再生医学

生物材料与组织再生

名誉主编　王正国　张兴栋

主　　编　付小兵　Nicholas A. Peppas　顾晓松

编写委员会（以姓氏汉语拼音为序）

Antonios G. Mikos　　Kam W. Leong　　Nicholas A. Peppas

常　江　陈晓峰　程　飚　丁建东　付小兵　高长有

谷涌泉　顾晓松　韩春茂　韩忠朝　黄跃生　蒋　青

孔德领　李校堃　刘昌胜　刘宏伟　刘祖国　欧阳宏伟

万怡灶　汪忠镐　王　琳　王正国　吴耀炯　肖　健

解慧琪　杨宇民　张　凯　张兴栋　周　琪　朱楚洪

朱剑虹

人民卫生出版社
·北京·

图书在版编目（CIP）数据

再生医学：生物材料与组织再生/付小兵，（美）
尼古拉斯·A. 佩帕斯（Nicholas A. Peppas），顾晓松主
编．—北京：人民卫生出版社，2020. 12
ISBN 978-7-117-31284-4

Ⅰ.①再… Ⅱ.①付…②尼…③顾… Ⅲ.①生物材
料 Ⅳ.①R318.08

中国版本图书馆 CIP 数据核字（2021）第 032431 号

人卫智网 www.ipmph.com	医学教育、学术、考试、健康，	
	购书智慧智能综合服务平台	
人卫官网 www.pmph.com	人卫官方资讯发布平台	

再生医学：生物材料与组织再生

Zaisheng Yixue:Shengwu Cailiao yu Zuzhi Zaisheng

主　　编：付小兵　Nicholas A. Peppas　顾晓松
出版发行：人民卫生出版社（中继线 010-59780011）
地　　址：北京市朝阳区潘家园南里 19 号
邮　　编：100021
E - mail：pmph @ pmph. com
购书热线：010-59787592　010-59787584　010-65264830
印　　刷：北京顶佳世纪印刷有限公司
经　　销：新华书店
开　　本：889×1194　1/16　印张：48
字　　数：1419 千字
版　　次：2020 年 12 月第 1 版
印　　次：2020 年 12 月第 1 次印刷
标准书号：ISBN 978-7-117-31284-4
定　　价：628. 00 元

打击盗版举报电话：010-59787491　E - mail：WQ @ pmph. com
质量问题联系电话：010-59787234　E - mail：zhiliang @ pmph. com

编　者

（以姓氏汉语拼音为序）

Adam M. Navara	Rice University
Ami Saheba	Duke University
Antonios G. Mikos	Rice University
Julia Vela Ramirez	The University of Texas at Austin
Kam W. Leong	Columbia University
Nicholas A. Peppas	The University of Texas at Austin
Sulin Chen	Duke University
边　旭	国家药品监督管理局医疗器械注册管理司
常　江	中国科学院上海硅酸盐研究所
陈润开	中国人民解放军总医院第一医学中心
陈晓峰	华南理工大学材料科学与工程学院
程　飚	中国人民解放军南部战区总医院(原广州军区广州总医院)
崔彩云	北京大学口腔医学院
丁建东	复旦大学高分子科学系
董艳梅	北京大学口腔医学院
段勇超	中国科学院动物研究所,中国科学院大学
冯国伟	天津医科大学肿瘤医院
付小兵	中国人民解放军总医院医学创新研究部
傅增祥	西北工业大学生命学院
高长有	浙江大学高分子科学与工程学系
高方莉	南开大学生命科学学院
谷涌泉	首都医科大学宣武医院
顾　奇	中国科学院动物研究所,中国科学院干细胞与再生医学创新研究院,中国科学院大学
顾晓松	南通大学教育部·江苏省神经再生重点实验室
韩春茂	浙江大学医学院附属第二医院
韩忠朝	中国医学科学院血液病医院
何华成	温州大学化学与材料工程学院
胡　添	中国人民解放军总医院医学创新研究部
胡　文	南通大学神经再生重点实验室
胡文治	中国人民解放军总医院医学创新研究部
黄　沙	中国人民解放军总医院医学创新研究部
黄跃生	深圳市人民医院,南方科技大学第一附属医院,暨南大学第二临床医学院
霍　达	中国人民解放军陆军军医大学基础医学院
江旭品	中国人民解放军陆军军医大学第一附属医院
姜玉峰	中国人民解放军战略支援部队特色医学中心(原解放军第306医院)
蒋　青	南京大学医学院附属鼓楼医院
蒋　笑	暨南大学附属第一医院
孔德领	南开大学生命科学学院
雷　波	西安交通大学前沿科学技术研究院
李　刚	中国人民解放军陆军军医大学基础医学院
李　军	国家药品监督管理局医疗器械注册管理司
李　澜	南京大学医学院附属鼓楼医院
李　莉	昆明医科大学第二附属医院
李　夏	中国科学院动物研究所,中国科学院大学
李海红	湖北省十堰市太和医院
李美蓉	中国人民解放军总医院医学创新研究部
李琪琳	华中科技大学同济医学院附属协和医院
李倩坤	中国人民解放军总医院第一医学中心
李晓麟	华中科技大学同济医学院附属协和医院
李校堃	温州医科大学
李宗金	南开大学医学院
林　才	温州医科大学附属第一医院
林　海	四川大学生物材料工程研究中心,四川大学生物医学工程学院
刘　靖	厦门大学眼科研究所
刘昌胜	华东理工大学超细材料制备与应用教育部重点实验室

刘宏伟　暨南大学附属第一医院

刘文博　国家药品监督管理局医疗器械技术审评中心

刘祖国　南华大学附属第一医院,厦门大学眼科研究所

龙赟子　北京大学口腔医学院

马　奎　中国人民解放军总医院医学创新研究部

马若昱　中国科学院动物研究所,中国科学院大学

毛　葱　温州医科大学附属第二医院

毛峥伟　浙江大学高分子科学与工程学系

宁良菊　四川大学华西医院

牛忠伟　中国科学院理化技术研究所,中国科学院大学

欧阳宏伟　浙江大学李达三·叶耀珍干细胞与再生医学研究中心

秦　华　中国人民解放军总医院医学创新研究部

沈　宓　南通大学神经再生重点实验室

沈艺恬　中国科学院上海硅酸盐研究所

盛旭燕　北京大学口腔医学院

史新立　国家药品监督管理局医疗器械技术审评中心

孙晓艳　中国人民解放军总医院医学创新研究部

田　野　中国科学院理化技术研究所

万怡灶　华东交通大学先进材料研究院,天津大学材料学院

汪忠镐　首都医科大学宣武医院

王　聪　首都医科大学宣武医院

王　飞　南开大学生命科学学院

王　健　华中科技大学同济医学院附属协和医院

王　靖　华东理工大学超细材料制备与应用教育部重点实验室

王　琳　华中科技大学同济医学院附属协和医院

王进美　清华大学深圳研究生院

王赛楠　北京大学口腔医学院

王潇潇　清华大学深圳研究生院

王晓亚　中国科学院上海硅酸盐研究所

王新刚　浙江大学医学院附属第二医院

王正国　中国人民解放军陆军军医大学附属大坪医院

吴　疆　温州医科大学药学院

吴耀炯　清华大学深圳研究生院

肖　健　温州医科大学药学院

解慧琪　四川大学华西医院

杨　晨　中国科学院上海硅酸盐研究所

杨　晓　四川大学生物材料工程研究中心

杨　域　中国人民解放军南部战区总医院

杨倩倩　华中科技大学同济医学院附属协和医院

杨思明　中国人民解放军总医院第四医学中心

杨宇民　南通大学神经再生重点实验室

杨志伟　华东交通大学先进材料研究院

姚　响　东华大学材料科学与工程学院,化学纤维研究所

叶　开　南开大学生命科学学院

于　珊　浙江大学高分子科学与工程学系

俞远满　华东理工大学超细材料制备与应用教育部重点实验室

曾令琴　中国人民解放军陆军军医大学基础医学院

张　凯　四川大学医疗器械监管科学研究院,四川大学生物材料工程研究中心,四川大学生物医学工程学院

张　磊　华中科技大学同济医学院附属协和医院

张　磊　中国人民解放军南部战区总医院

张　然　南开大学生命科学学院

张　薇　东南大学医学院

张　杨　华中科技大学同济医学院附属协和医院

张翠萍　中国人民解放军总医院医学创新研究部

张全超　华东交通大学先进材料研究院

张兴栋　四川大学医疗器械监管科学研究院,四川大学生物材料工程研究中心,四川大学生物医学工程学院

赵　强　南开大学生命科学学院

赵夫健　南方医科大学口腔医院

郑永涛　复旦大学附属华山医院

周　琪　中国科学院干细胞与再生医学创新研究院,北京干细胞与再生医学研究院

朱　萌　中国科学院理化技术研究所

朱楚洪　中国人民解放军陆军军医大学基础医学院

朱大帅　南开大学生命科学学院

朱剑虹　复旦大学附属华山医院

朱向东　四川大学生物材料工程研究中心,四川大学生物医学工程学院

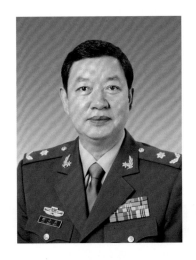

付小兵，中国工程院院士，创伤和组织修复与再生医学专家。现任中国人民解放军总医院医学创新研究部创伤修复与组织再生研究中心主任、全军创伤修复与组织再生重点实验室主任，教授、创伤外科研究员、博士研究生导师。1995 年国家杰出青年科学基金获得者。2009 年当选为中国工程院院士。2018 年当选为法国医学科学院外籍院士。2019 年当选为中国医学科学院首批学部委员。2020 年当选为美国医学与生物工程院会士。

担任国际创伤愈合联盟执行委员、亚洲创伤愈合联盟主席、国务院学位委员会学科评议组成员、中国工程院医药卫生学部副主任、国家技术发明奖和国家科技进步奖评委、中国生物材料学会理事长、中华医学会理事、中华医学会组织修复与再生分会主任委员、中华医学会创伤学分会名誉主任委员、全军医学科学技术委员会常委、全军战创伤专业委员会主任委员等。担任国家重点基础研究发展计划（"973 计划"）"创伤和组织修复与再生项目"首席科学家，国家重点研发计划"生物材料构建微环境与组织再生"项目负责人，国家自然科学基金创新群体（2012—2020，连续 3 期）负责人，全军"十二五"和"十三五"战创伤重大项目首席科学家，全军"十三五"重点学科专业建设项目"战创伤外科学"首席科学家。担任《解放军医学杂志》总主编，*Military Medical Research*（SCI 收录期刊）主编和 *Wound Repair and Regeneration* 等 20 余个国内外学术期刊编委等。

长期从事创伤和创伤后的组织修复与再生医学研究，在战创伤医学、组织修复与再生医学和生物治疗学三大领域取得了系统性和创造性成绩，具体涉及火器伤与创伤弹道学、生长因子与材料生物学、干细胞诱导分化与组织再生、严重创伤重要内脏缺血性损伤的主动修复与再生以及中国人体表慢性难愈合创面发生新特征与防控的创新理论与关键措施研究等。1986—1988 年，曾先后 4 次赴云南老山前线参加战伤救治与战伤调查，经受了战争考验并获得宝贵的战伤救治经验。1991 年出版了国际上第一部《生长因子与创伤修复》学术专著，1998 年在国际著名医学杂志《柳叶刀》（*Lancet*）首先报道了成纤维细胞生长因子对烧伤创面的多中心治疗结果，推动了我国基因工程生长因子类国家一类新药的研发与临床应用，被英国广播公司（BBC）以"把牛的激素变成了治疗烧伤药物"进行高度评价，成果获 2003 年度国家科技进步奖二等奖。2001 年再次在 *Lancet* 首先报道了表皮细胞通过去分化途径转变为表皮干细胞的重要生物学现象，为组织修复和再生提供了原创性的理论根据，被国际同行以"相关研究对细胞去分化给予了精彩的总结"和"是组织修复与再生的第四种机制"等进行了充分肯定，部分成果获 2008 年度国家科学技术进步奖二等奖。2007 年所带领的团队在国际上首先利用自体干细胞再生汗腺获得成功，为解决严重创烧伤患者后期的出汗难题提供了基础，被国际同行评价为"里程碑式的研究"。2008 年发现并在国际上首先报道了中国人体表慢性难愈合创面流行病学变化的新特征，推动了中国慢性难愈合创面创新防控体系的建立并取得显著效果，被国际同行以"向东方看"进行了高度评价，成果获 2015 年度国家科学技术进步奖一等奖。

作为我国新一代战创伤和组织修复与再生医学学科和学术带头人,牵头组织召开了5次以"再生医学"为主题的香山科学会议和6次有关创伤和组织修复与再生医学的中国工程科技论坛和"组织修复与再生"双清论坛等高层次学术会议;牵头成立了以中华医学会组织修复与再生分会为代表的8个与创伤、烧伤、组织修复与再生、创面治疗和康复等有关的全国二级学会;牵头或参与制订了中国工程院、中国科学院和全军有关战创伤、再生医学与转化医学的国家科技规划;牵头撰写了向国家高层领导人提出进一步重视加强我国干细胞基础研究与转化应用的重大建议,对国家2015年开放干细胞临床研究(研究项目和研究基地双备案)起到了重要作用;牵头撰写了有关重视我国创伤防控和在我国重要战略发展区域构建能够应对重大灾难事故和重大安全事件的一体化紧急医学救援体系的重大建议,其中部分重大建议已获得国家高层领导人的重视并开始实施;作为发起人和牵头人,提出在中国医院建立针对体表难愈合创面的专科——创面修复科,获得国家卫生健康委员会批准同意建设,为我国外科学领域新增一个三级学科作出了重要贡献。以上相关工作对从整体上推动中国战创伤医学、严重战创伤紧急医学救援体系的建设、干细胞和组织工程与再生医学、生物材料与生物治疗学的发展起到了重要作用。

主编出版《中华战创伤学》、《中华创伤医学》、《再生医学:基础与临床》、《再生医学:原理与实践》、《再生医学:转化和应用》、《现代创伤修复学》、《创伤、烧伤与再生医学》(研究生教材)、《干细胞与再生医学》(全国高等学校教材)、《军队转化医学艺术》以及英文版 *Advanced Trauma and Surgery* 等大型学术专著28部,参编30余部。在 *Lancet*、*Science-Translational Medicine*、*Biomaterials* 等国内外杂志发表学术论文600余篇,其中SCI收录期刊280余篇。以第一完成人获国家科学技术进步奖一等奖1项、二等奖3项,省部级一等奖3项。获中国医学科学家奖、何梁何利基金科学与技术进步奖、"求是"杰出青年奖、中国工程院"光华"青年奖、中国人民解放军杰出专业技术人才奖、中华医学会创伤学分会终身成就奖、中华医学会烧伤外科学分会终身成就奖和国际创伤修复研究终身成就奖等多项荣誉。被评为全军优秀共产党员、全军优秀教师和全国优秀科技工作者。2012年和2018年分别被中共中央宣传部和中央军委政治工作部作为"时代先锋"和科技创新重大典型在全国宣传报道。2020年获全国创新争先奖章。荣立一等功1次、二等功3次、三等功1次。培养硕士研究生、博士研究生和博士后人员等80余人。

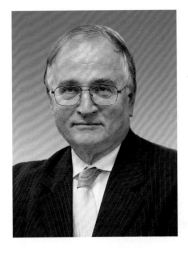

Nicholas A. Peppas,美国国家工程院院士、美国国家医学院院士、美国国家发明家学院院士、美国艺术与科学院院士、法国国家科学院院士、西班牙皇家科学院院士、雅典学院（希腊）和得克萨斯学院院士。1971年获得雅典国立技术大学工程学学士学位，1973年获得麻省理工学院科学博士研究生学位，拥有根特大学、帕尔马大学、雅典大学、卢布尔雅那大学、帕特拉斯大学和雅典国立技术大学的荣誉博士研究生学位，担任四川大学和北京协和医学院荣誉教授。指导了110多名博士研究生、180多名博士后和研究生的研究。

现任得克萨斯大学奥斯汀分校生物材料、药物输送和再生医学研究所所长，科克雷尔家族董事会化学、生物医学工程、儿科、外科和药剂科系主席教授。美国科学发展协会（American Association for the Advancement of Science, AAAS）、美国化学工程师学会（American Institute of Chemical Engineers, AIChE）、美国物理学会（American Physical Society, APS）、美国化学学会（American Chemical Society, ACS）、材料研究学会（Materials Research Society, MRS）、生物材料协会（Society for Biomaterial, SFB）、生物医学工程协会（Biomedical Engineering Society, BMES）、美国医学与生物医学工程学会（American Institute for Medical and Biological Engineering, AIMBE）、美国药物科学学会（American Association of Pharmaceutical Scientists, AAPS）、美国工程教育学会（American Society of Engineering Education, ASEE）会士。曾任国际生物材料科学与工程学会联合会主席、美国科学发展协会工程分会主席、美国生物医学工程学会（Biomedical Engineering, BME）主席理事会主席、美国生物材料协会（Society for Biomaterial, SFB）主席和控释协会主席。

Peppas教授是生物材料、药物递送系统和生物纳米技术领域的全球领军人物。42年来，他通过多学科交叉的方法，发现了生物医学系统的基本原理，并建立了理性设计方法，开发设计了新一代用于患者治疗的医疗系统和设备，开发了控释装置和生物组织中药物和蛋白质扩散的模型。2012年他获得了美国国家工程院（NAE）创始人奖，为美国国家工程院对该领域的最高等级奖项。

先后获得美国化学工程师学会（American Institute of Chemical Engineers, AIChE）创始人奖、William Walker奖和Jay Bailey奖等奖项，并于2008年被评为当代百名化学工程师。曾荣获美国生物医学工程杰出科学家奖、美国医学与生物工程院Galletti奖、美国生物材料学创始人奖、Clemson奖和Hall奖等众多奖项。

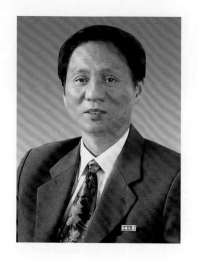

顾晓松，南通大学教育部·江苏省神经再生重点实验室主任，江苏省基础医学优势学科带头人，获首届国家杰出青年科学基金，2015 年当选中国工程院院士，2019 年任中国医学科学院学部委员。担任中国生物医学工程学会副理事长、中国解剖学会名誉理事长、中国医院协会临床新技术应用专业委员会主任委员、世界重建显微外科学会创会会员、*Curr Stem Cell Res Ther* 副主编、人体解剖学国家精品课程主持人、人体解剖学国家教学团队学术带头人，培育了一支能参与国际竞争的组织工程与神经再生创新团队。

三十多年来，他带领学术团队在组织工程与神经再生研究方面取得突出创新性研究成果：①提出"构建生物可降解组织工程神经"的学术观点，被作为新的理念载入英国剑桥大学新版教科书。②研制生物力学性好、降解可调控、低免疫原性、有利于血管生长和神经导向生长的组织工程神经，发明了构建组织工程神经的新技术和新工艺。③发明生物可降解人工神经移植物，在国际上率先将壳聚糖人工神经移植物应用于临床，受试患者损伤肢体功能明显恢复，优良率 85%。已经完成临床试验，正进入产品注册证书的申报。④创建了自体骨髓间充质干细胞组织工程神经修复长距离神经缺损的新技术方法，成功修复人正中神经干 8cm 缺损，术后患者功能恢复良好。⑤创新性地研制了新一代细胞基质化丝素组织工程神经，并获中国发明专利及美国、欧亚、澳大利亚等国际发明专利，为我国组织工程神经研究的创新与转化应用进入国际领先地位发挥着重要作用。*Science* 杂志撰文称"顾教授在世界上第一个将壳聚糖神经移植物应用于临床，完成第一个转化人工神经研究进入临床，是组织工程神经转化医学的开拓者(translational pioneer)"。

主持"国家高技术研究发展计划"（"863 计划"）项目、国家重点基础研究发展计划（"973 计划"）项目和国家自然科学基金重点项目，主持"面向 2035 的我国再生医学创新与产业发展战略研究重点咨询项目"；获中国发明专利 12 项，国际发明专利 5 项；发表 SCI 收录期刊学术论文 200 余篇，学术论文被 *Cell*、*Science*、*Nature*、*Nature Materials* 等权威期刊引用和评述，他引 4 000 多次；研究成果被载入 68 部国际英文专著与教材；多次应邀在香山科学会议、战略性新兴产业培育与发展论坛、医疗器械创新与发展研讨会等大会作特邀报告；主编/副主编专著与教材 8 部；获国家技术发明奖二等奖（排名第一），省部级一、二等成果奖 3 项。2014 年获何梁何利基金科学与技术进步奖。2017 年获全国创新争先奖。

序

生物材料是组织修复和再生医学研究中最具活力的领域之一。生物材料作为诱导组织修复与器官再造或替代产品,是材料学、生命科学和医学等关注的重点与研发热点。生物材料经历了第 1 代惰性材料和第 2 代具有活性或降解性质材料后,已发展到兼具可降解和生物活性的第 3 代生物材料。近年来,以生物材料作为人工细胞外基质模板,或仿生构建有利于组织再生微环境,或直接诱导组织再生,或作为器官再造与替代产品等应用研究已经显示出丰硕成果。另外,3D 打印技术与生物材料的有机结合对扩展材料应用于修复和再生提供了更加广阔的平台。由于人体的复杂性,完全用体外培养的组织细胞以及生物活性材料替代或再生组织器官过程涉及细胞、材料以及细胞与材料间相互作用,体内植入又涉及免疫、生长发育、血液供应、神经支配、功能调节、老化等问题,需要细胞生物学、发育生物学、分子生物学、生物材料学、临床医学等多学科研究人员有机结合才能共同攻关。可以预测,从材料学领域入手有可能是实现完美修复与再生的重要手段,值得我们高度关注。

2017 年我接任中国生物材料学会理事长之后,深感生物材料是一个博大精深的广阔领域,生物材料研发和应用有可能为实现完美修复与再生提供重要手段。为此,我向前辈王正国院士和张兴栋院士等建议,可否召开一次以生物材料和组织再生为主题的香山科学会议,以此来加强和推动基础医学、临床医学和生物材料学在组织修复与再生领域的交叉与融合。2017 年 10 月 15—16 日以"组织再生材料:从基础研究创新到临床转化应用"为主题的第 607 次香山科学会议在北京成功召开。会议由中国人民解放军总医院付小兵院士、南通大学顾晓松院士、中国科学院动物研究所周琪院士、美国得克萨斯大学奥斯汀分校 Nicholas A. Peppas 院士、美国哥伦比亚大学 Kam W. Leong 院士和美国莱斯大学 Antonios G. Mikos 院士担任执行主席。来自高校、科研机构、研发单位和政府管理部门等 50 位专家学者(包括院士 11 人、国家杰出青年基金获得者或长江学者 17 人)应邀参加了会议。本次会议中心议题为:①用于组织修复与再生创新生物材料研发的关键科学问题;②突破创新生物材料应用于组织修复与再生关键技术难题;③创新生物材料产品临床转化应用的政策法规配套、政府监管与人才培养问题等。与会专家围绕中心议题进行了深入的交流和讨论,并凝练出了我国组织再生材料发展的新的科学问题与解决成果转化应用瓶颈难题的技术思路和方法,并就推动加速组织再生材料向临床转化应用相关管理政策制定、推动政府完善和有效执行相关政策法规等若干重大科学和管理问题和共性关键技术,达成初步共识。

基于这次会议的重要学术成果,我们邀请了部分参会专家和因故未参加会议但提供了重要建议的专家,一起编著了这本以生物材料与组织再生为重点的学术专著。这本专著的特点包括:①突破领域限制,将临床医学、基础医学、生物学和材料学等领域进行有机融合,特别凸显生物材料在组织修复与再生领域的作用;②撰写内容多集中在生物材料与组织再生领域,反映该领域研发的最新进展以及将来可能从材料学领域突破解决完美修复与再生关键科学问题和技术难题的思路与手段;③大部分章节内容包含了作者在该领域的最新研究成果,是我国生物材料在再生医学领域初步应用的体现;④邀请了三位美国工程院院士作为会议共同主席,他们在生物材料和生物医学工程领域享有国际盛誉,为这次高水平学术会议贡献了很好的思路与建议。

这本《再生医学：生物材料与组织再生》是继《再生医学：原理与实践》(第 264 次再生医学香山科学会议成果)、《再生医学：基础与临床》(第 384 次再生医学香山科学会议成果)和《再生医学：转化与应用》(第 543 次再生医学香山科学会议成果)三部本领域大型综合性学术专著出版之后的第四部以专题为主的再生医学学术著作，是第 607 次再生医学香山科学会议的具体成果之一。希望它的出版发行能够对国内外从事该领域基础研究、临床治疗、生产以及管理等领域的专家有一定参考作用。

衷心感谢香山科学会议办公室领导和评审专家对我国再生医学事业发展的大力支持；感谢为这本专著出版提供自己宝贵经验的各位专家学者；感谢为这部专著出版进行策划和组稿等工作付出辛勤劳动的所有工作人员。

由于这本专著涉及生物材料与组织修复和再生多个领域，范围比较广，内容比较多，因此在写作上可能存在一定差异，部分内容可能存在需要商榷的地方。恳请读者提出批评建议，以利我们进一步修改完善。

中国工程院院士
中国生物材料学会理事长
2019 年 9 月 7 日

目　录

第**1**章

再生医学中的生物材料

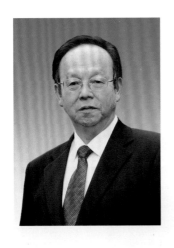

张兴栋

中国工程院院士,美国国家工程院外籍院士,四川大学教授,国际生物材料科学与工程学会联合会主席,国家食品药品监督管理总局医疗器械分类技术委员会执行委员会主任委员。

Xingdong Zhang, is a member of the Chinese academy of engineering, foreign member of the National Academy of Engineering in USA, professor of Sichuan University, president of the International Union of Scieties for Biomaterials Science and Engineering (IUSBSE), chairman of Executive Committee of the Technical Committee, on the Classification of Medical Devices of National Food and Medical Products Administration in China.

摘要

再生医学是当代医学的新兴和前沿领域,是未来最有发展前景的方向之一。干细胞技术、基因工程、组织工程、组织器官移植等是目前支撑再生医学的主要技术,其发展均离不开生物材料。生物材料可为细胞分化和干细胞等的募集提供支撑和微环境;为基因治疗提供靶向运输和控释载体,为组织和器官重建提供动态变化的力学、生物学环境等。本文将报告生物材料用于再生医学的两种原创性进展:一是发现和证明通过材料自身优化设计,不外加活体细胞和生长因子,可调控细胞内级联基因表达,引导细胞沿特定组织方向分化形成特定组织材料,即材料可刺激机体发生特定反应,募集内源性干细胞,集聚和刺激细胞分泌生长因子,转变材料学信号(因素)为细胞内分子信号,从而诱导特定组织再生和形成。基于生物材料骨诱导研究,中国学者证明了生物材料可诱导软骨、韧带和中枢神经再生,开创了生物材料和再生医学发展的新方向。二是发现和证明纳米生物材料可选择性凋亡肿瘤细胞,而不影响正常细胞的增殖和分化,还可促进骨细胞增殖,并在初步临床试验中显示出疗效。这一发现开拓了具有治疗以及组织再生作用的生物材料发展的新方向。

Abstract

As an emerging frontier science and technology in modern medicine, development of regenerative medicine holds the most promising application in future. Stem cell technology, gene engineering, tissue engineering, tissue/organ xenotransplantation etc. are the most fundamental technologies to support the development of regenerative medicine. The revolution of these technologies is largely dependent on the use of biomaterials. Biomaterials can offer accommodation and niche for cell differentiation and migration, provide targeted delivery and controlled release for gene therapy, and create dynamic mechanical and biological environment for tissue/organ to remodel. This chapter presents several recent developments of biomaterials' application in regenerative medicine. Firstly, it was proven that through tailoring of a biomaterial, activated signal cascade and guided cell differentiation towards target tissue can be achieved, without addition of cells or cytokines. In other words, the biomaterial itself can stimulate specific host response, recruit stem cells and enrich endogenous cytokines. These biological cues can then be transmitted as intracellular signals and finally induce regeneration of host tissue. Based on the precursory research on osteoinductive biomaterial, the induced regeneration of cartilage, ligament and central nervous system were subsequently achieved. Secondly, biomaterials with nano-level size possess specific antitumor ability without affecting healthy normal cell growth and differentiation. Furthermore, calcium phosphate-based nanoparticles can promote osteogenesis and has proven its antitumor effect in pilot clinical trials. These findings suggest the therapeutic potential of biomaterials to be applied in regenerative medicine as a future direction.

再生医学是通过功能组织或器官结构的再生来治疗疾病、先天性缺陷和损伤的科学与技术，是当代医学的新兴和前沿领域，是未来30年科学与技术最有发展前景的方向之一。按照美国食品药品监督管理局（U. S. Food and Drug Administration, FDA）的观点，器官移植、细胞治疗、基因治疗、组织工程、刺激内源性修复等是目前支撑再生医学发展的主要技术（图1-1），其发展均离不开生物材料。

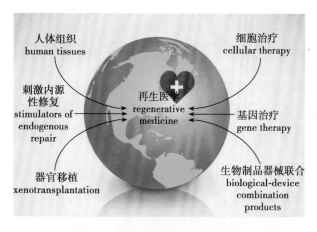

图 1-1　再生医学的主要支撑技术

生物材料的首要功能是为细胞、细胞产物和细胞外基质提供过渡性容器，即组织工程支架，支撑组织再生修复；生物材料亦能为药物、细胞及基因治疗提供靶向运输和控释载体，达到时间和空间上的可控释放，如免疫疾病及肿瘤治疗等；生物材料还能作为激发机体发生特定内源性反应的刺激物，刺激机体内源性修复等（图1-2）。简言之，生物材料为再生医学中组织或器官的重建提供了动态变化的生物环境及物理化学信号，特别是大范围的组

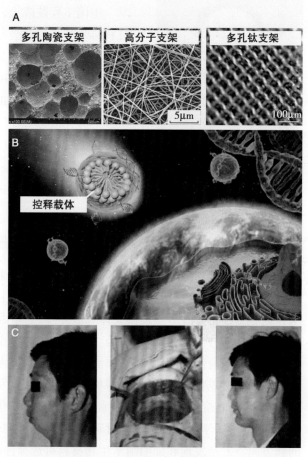

图 1-2　再生医学中生物材料的作用
A. 组织工程支架；B. 药物、基因、细胞传递和控释载体和系统；C. 刺激内源性修复的植入物。

织器官缺损修复更离不开作为组织工程支架的生物材料。因此，生物材料是再生医学的一个重要基础。

自20世纪40年代中期现代生物材料产生以来，生物材料在组织器官的修复与替代方面的应用不断扩大，并获得了巨大的成功。但是，其对组织器官的修复主要是缺损组织的形态和简单力学功能的恢复，或是被动地作为组织工程中的细胞、细胞外基质和细胞产物的支架或容器，以及药物控释系统中作为药物、基因等的载体，而不具有调控细胞行为和分化途径、诱导组织再生的生物功能。当代科学技术，特别是医学的进步，已使组织器官的修复发展到一个新的阶段：再生组织或器官，实现被损坏的组织或器官的永久康复。在传统生物材料面临着严峻挑战的情况下，可刺激机体发生特定反应，调动机体自我康复能力，通过与细胞和生物环境相互作用，改塑材料为细胞外基质，调控细胞沿特定组织细胞系分化，再生特定组织或器官，成为当代生物材料发展方向和前沿。但是，传统观念认为，无生命的生物材料不可能诱导组织器官的再生，只有活性生物物质可以诱导或刺激组织再生。可喜的是，经过近30年的研究，生物材料已取得突破性进展，可以通过自身的优化设计，赋予其调控细胞行为和分化方向，诱导特定组织再生或重建的

生物功能，从而为再生医学的发展开拓了一条新的途径。本章将对此作简单介绍。

第一节　组织诱导性生物材料

无生命的生物材料可以通过自身优化设计，而不是外加细胞或活性因子，诱导有生命的组织或器官再生。

一、骨诱导生物材料

如前所述，传统观念认为，无生命的生物材料不可能诱导有生命的组织再生。20世纪90年代初，中国科学家发现并证明一定的多孔磷酸钙陶瓷可以诱导骨再生（图1-3）。10类不同组成和结构的多孔磷酸钙陶瓷，植入6类不同种属动物非骨部位后，对万余张组织切片的统计分析显示，材料的骨诱导作用是与材料组成、结构和动物种系密切相关的（图1-4）。

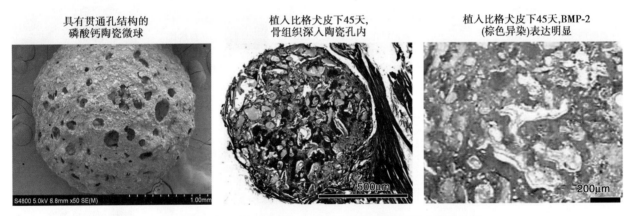

图1-3　多孔磷酸钙陶瓷植入狗背肌内45天取材后的组织学分析
BMP-2. bone morphogenetic protein-2，骨形态发生蛋白质-2。

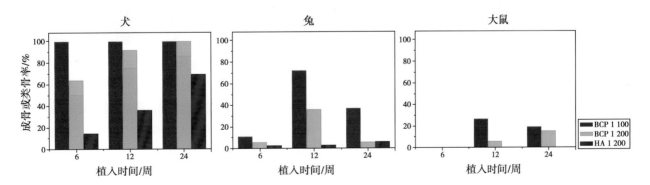

图1-4　不同多孔磷酸钙陶瓷在不同种属动物中诱导成骨的统计分析
BCP 1 100. 烧结温度为1 100℃的双相磷酸钙陶瓷；BCP 1 200. 烧结温度为1 200℃的双相磷酸钙陶瓷；HA 1 200. 烧结温度为1 200℃的羟基磷灰石陶瓷。

进一步研究揭示,诱发材料骨诱导作用的必要材料学因素是:三维贯通的类骨多孔结构和表面类骨磷灰石的形成。多孔且孔壁富含贯通微孔的磷酸钙陶瓷表现出骨诱导性,而致密或孔壁闭合的磷酸钙陶瓷无骨诱导性。三维贯通孔隙结构的存在与否,是材料有无骨诱导性的首要决定因素(图1-5)。基因层面,多孔结构可上调细胞成骨基因表达,归因于类骨多孔结构有利于新骨形成所需营养和氧的供应,而表面微孔更易于富集微环境中的离子或蛋白。此外,骨诱导性材料表面能够在模拟体液或体内生理环境中形成类骨磷灰石(图1-6),这是一种在生物大分子参与和调控下,结晶不完善

的磷灰石微晶所形成的表面层。宿主微环境亦能影响材料表面类骨磷灰石的形态,不同植入部位、不同相组分的多孔磷酸钙陶瓷能够形成不同形貌及尺寸的类骨磷灰石。同时,类骨磷灰石表面层的厚度、面积与材料诱导骨生成的量呈正相关趋势,说明类骨磷灰石的形成是材料诱导成骨的关键材料学因素之一。大量的研究证实,经适当的表面生物活化处理,表面形成类骨磷灰石层的多孔钛金属,植入体内也可诱导骨形成。此现象既说明孔结构和类骨磷灰石两个因素促进材料诱导成骨的普适性,又大大拓宽了生物材料骨诱导理论的应用范围。

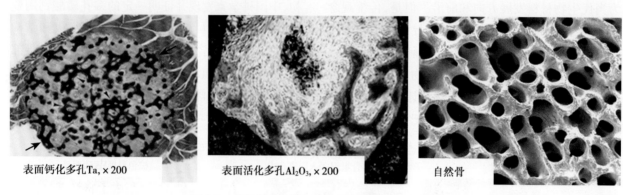

表面钙化多孔Ta,×200　　表面活化多孔Al₂O₃,×200　　自然骨

图1-5　类骨多孔结构在诱发材料骨诱导中的作用

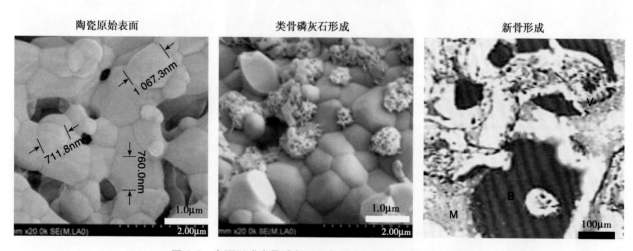

陶瓷原始表面　　　　类骨磷灰石形成　　　　新骨形成

图1-6　表面形成类骨磷灰石层在诱发材料骨诱导中的作用
V.血管;M.陶瓷材料;B.新骨。

材料可以诱导骨再生的立论点是自然骨的形成过程。自然骨的形成是在成骨部位的间充质干细胞,通过一系列的细胞分化过程完成。细胞分化过程受控于细胞内级联激活的成骨基因表达,后者则取决于细胞所处的微环境。材料介入生物环境必将改变细胞所处的微环境,影响细胞内基因表达及细胞分化方向,从而可能形成特定的组织(图1-7)。

研究发现,骨诱导性材料可以募集间充质干细胞迁入待修复区域。高分辨透射电镜观察发现,材料植入早期长入其内部孔隙的、丰富的纤维组织可以提供成骨分化所必需的间充质细胞。同时,通过免疫组织化学染色切片观察发现,植入动物体内的骨诱导性磷酸钙陶瓷孔隙内有大量骨髓来源的间充质干细胞。近年来,有研究者通过性别交叉实

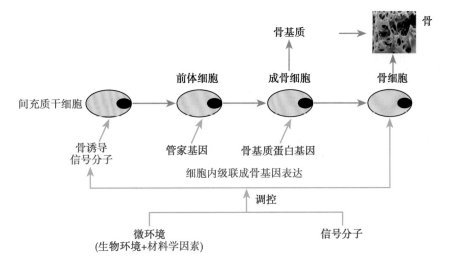

图 1-7　自然骨形成过程中的细胞分化和级联基因表达

验,将雄性比格犬的骨髓干细胞移植入雌性动物骨髓中,随后对雌性比格犬肌内植入骨诱导性磷酸钙陶瓷,4 周后不但观察到陶瓷内部新骨生成,还在其孔隙内检测到雄性动物干细胞来源的 Y 染色体。研究结果证明,在磷酸钙陶瓷异位诱导成骨的过程中,骨髓中的干细胞会被募集迁移至非骨位置,直接参与骨诱导过程。募集而来的骨髓干细胞具备骨、软骨、脂肪等多向分化潜能,其分化方向受到各种生长因子的调控。因此,骨诱导过程亦离不开材料对干细胞成骨分化的维持,直至其分泌骨基质形成骨组织。早期已有研究表明,骨诱导性材料具备吸附富集某些生长因子或细胞因子的功能,植入后

材料的免疫组织化学切片显示孔隙内具有骨形态发生蛋白质-2(bone morphogenetic protein-2,BMP-2)的显著阳性着色。体内外吸附实验同样证明,骨诱导性材料可特异性吸附富集 BMP-2、重组人转化生长因子-β1 (transforming growth factor-β1,TGF-β1)等生长因子蛋白。再者,骨诱导性材料亦能直接刺激与其接触的细胞,激活细胞中成骨基因级联表达,并转录为细胞因子,这些因子将通过自分泌或旁分泌通路再作用于自身或其他细胞,使其定向分化(图 1-8)。体内外研究显示,干细胞能够积极响应骨诱导性材料的刺激,促使细胞内 TGF-β1、BMP-2、核心结合因子(core binding factor 1,Cbfa1)、

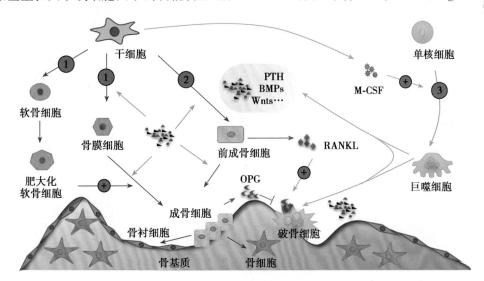

图 1-8　骨诱导相关细胞及信号通路

PTH. parathyroid hormone,甲状旁腺激素;BMPs. bone morphogenetic proteins,骨形态发生蛋白家族;Wnts. Wnt proteins,Wnt 蛋白质类;OPG. osteoprotegrin,护骨因子;M-CSF. macrophage colony-stimulating factor,巨噬细胞集落刺激因子;RANKL. receptor activator of nuclear factor-κB ligand,核因子 κB 受体激活蛋白配体。

骨钙蛋白（osteocalcin，OCN）、骨唾液酸蛋白（bone sialoprotein，BSP）、整合素（integrin）等成骨相关基因蛋白发生时序性变化。其中，有报道显示，诸如BMP/Smad（drosophila mothers against decapentaplegic protein）、Wnt（Wingless-type MMTV integration site family）等经典骨发育信号通路在材料诱导成骨过程中亦具有重要作用。这些通路的上调与否甚至可以作为预测材料骨诱导性的指标。

材料除了能够改变干细胞自身分泌的因子来调控其成骨分化，还能通过旁分泌通路改变其周围炎性细胞的因子分泌来诱导干细胞成骨。研究确证，材料植入动物体内早期的组织切片中即观察到巨噬细胞。一方面，骨诱导性材料可改变单核/巨噬细胞的表型及其表达的单核细胞趋化蛋白（monocyte chemotactic protein，MCP）、胰岛素样生长因子（insulin like growth factor，IGF）、血管内皮生长因子（vascular endothelial growth factor，VEGF）、前列腺素E2（prostaglandin E2，PGE2）等免疫相关炎性因子，这些因子的表达变化进一步解释了巨噬细胞与骨诱导性材料共培养可促进干细胞迁移和成骨分化。另一方面，巨噬细胞能够顺应材料刺激而发生

破骨细胞分化。分化而来的破骨细胞将材料识别为骨，在其表面发生类似于骨吸收的作用，改变材料表面微观形貌以及离子的溶出释放行为等，再作用于干细胞，诱导其成骨分化。

除了通过刺激宿主免疫反应来间接调控成骨，骨诱导性材料还能够通过调控血管生成来促进成骨。材料诱导成骨过程中常常伴随着大量毛细血管的新生。体内外实验研究表明，骨诱导材料有促进内皮细胞的增殖和血管分支作用（图1-9）。这个过程可能由材料介导的内皮细胞自分泌或成纤维细胞旁分泌作用来实现。血管的生成不仅提供了新陈代谢物质的输送，并且可以将其他部位，如骨髓中的干细胞运送至成骨部位。另外，血管中的内皮或周皮细胞还可能受材料或其他分泌因子（如炎性因子）的刺激作用而转换为间充质干细胞［上皮-间充质转化（epithelial-mesenchymal transition，EMT）效应］，为成骨提供可分化的干细胞。从材料角度而言，植入材料中血管的生成受到材料结构、组分及降解速率的影响。简而言之，骨诱导材料可能通过综合调控干细胞自分泌/旁分泌、免疫反应和血管生成等过程来实现其骨诱导功能。

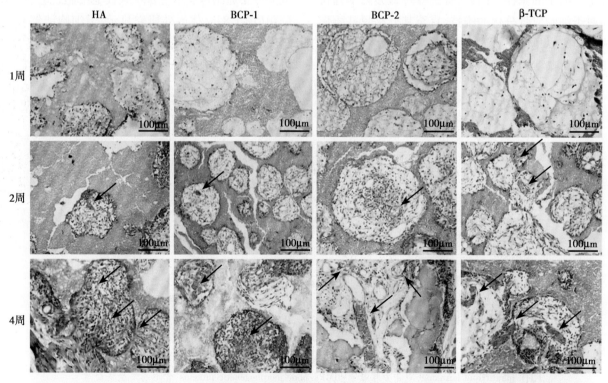

图1-9　多孔磷酸钙陶瓷植入小鼠大腿肌内不同时期的组织学分析（HE染色，内部孔隙内有大量新生血管）
HA. 羟基磷灰石；BCP-1. 羟基磷灰石占比70%的双相磷酸钙陶瓷；BCP-2. 磷酸三钙占比70%的双相磷酸钙陶瓷；β-TCP. β-磷酸三钙陶瓷；1周. 植入皮下1周；2周. 植入皮下2周；4周. 植入皮下4周。

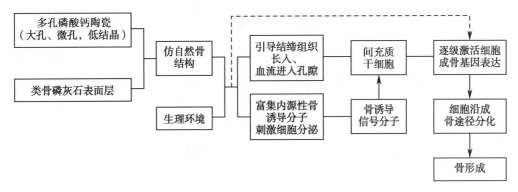

图 1-10　生物材料诱导骨形成的机制假设

图 1-10 为生物材料诱导骨再生的机制简图。

骨诱导性材料的阶段性研究成果已初步实现工程化和临床转化。基于多孔磷酸钙陶瓷开发的骨诱导人工骨作为骨缺损腔充填剂和不承力部位的骨修复体,迄今临床应用已超过 30 万例(图 1-11)。典型的案例是应用于骨腔缺损的填充修复,其中 1 例用于 6 岁儿童右胫骨病变行病灶清除后的颗粒人工骨植入,术后 25 年随访,患者已成人且双下肢等长,步态正常;骨诱导椎板材料的临床应用已超过 20 年,材料既可诱导骨再生,也能形成光滑脊柱内膜;颗粒和柱状骨诱导人工骨组合应用于股骨头缺血性坏死病例,亦表现出良好的修复效果。2016 年以来,国内外研究人员进一步采用先进的材料表面生物活化改性技术,在可承重生物惰性钛合金、聚醚醚酮表面进行改性,增强其体内形成类骨磷灰石层的能力或仿生矿化沉积类骨磷灰石涂层,赋予材料良好的生物活性甚至骨诱导性,创造了基于高界面结合强度的仿生脊柱融合器。这一突破,解决了常规融合器与界面骨结合不稳定、生物力学相容性差等影响融合的难题,可实现脊柱长期稳定的融合。

生物材料骨诱导性的研究和骨诱导人工骨的研发成功,是生物材料学与工程的突破性进展,证明了无生命的生物材料可以诱导有生命的骨再生

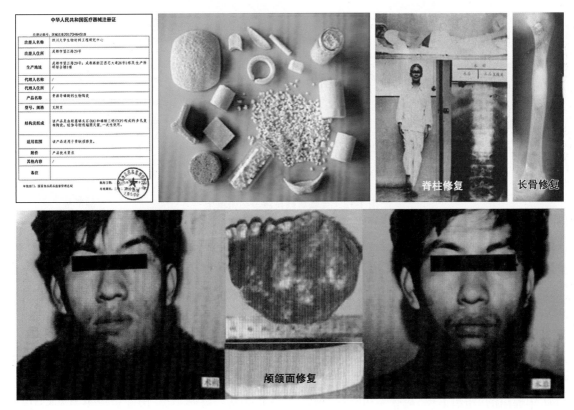

图 1-11　骨诱导人工骨产品及其临床应用实例

和形成,为再生医学的发展开辟了一条新的途径,即可利用优化设计的生物材料植入体内,直接刺激机体再生组织或器官,可称之为体内组织工程(in vivo tissue engineering),"划时代地宣告再生医学中骨诱导材料的到来"(T. Kokubo 教授),是"对中国和全球骨骼-肌肉系统治疗方面的开创性贡献,并引领生物材料产品开发"。

二、韧带再生生物材料

断裂或缺损的韧带修复,特别是撕裂的前交叉韧带修复,一直是医学,特别是运动医学的难题,后者不仅要求修复断裂的韧带,且要求腱骨融合。除了自体肌腱外,目前临床应用的人工韧带植入物以不可降解的合成高分子材料为主。不可降解的人

工移植物无法修复断裂的韧带并形成正常的移植物-骨愈合,易形成瘢痕组织,重建效果不理想,容易失效导致手术失败。如何再生韧带并构建更理想的人工植入物及其与天然骨的过渡界面,利用材料营造的微环境诱导实现韧带再生和生理性腱骨愈合,是肌腱与韧带修复面临的主要难题。文献报道中多种材料被尝试用于促进韧带再生和腱骨融合,但均未获得理想的效果。

最近,上海一家公司将乳酸和己丙内酯共聚物加入纤维蛋白原,通过电纺技术制成纳米纤维膜,卷曲后制成人工韧带植入物,用于前交叉韧带撕裂修复。动物实验证实,断裂的前交叉韧带已经初步再生,再生韧带与骨形成了一定的腱骨融合(图 1-12)。

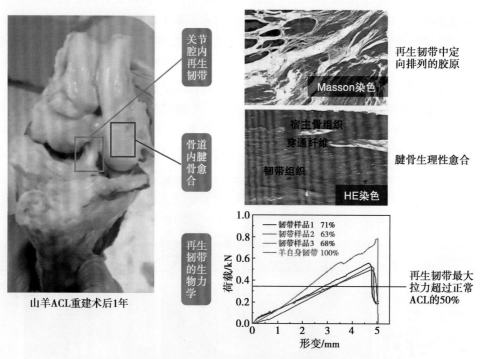

图 1-12　生物材料可诱导韧带再生
ACL. anterior cruciate ligament,前交叉韧带。

这项研究表明,优化设计的生物材料不仅可诱导硬组织(骨),且可诱导非骨组织的再生。

第二节　组织工程的生物材料支架可被赋予调控细胞沿特定细胞系分化的生物功能

1997 年提出的"组织工程"概念是再生医学和生物材料科学的突破性进展,开创了利用生物材料

再生组织或器官的新途径,特别是大范围组织缺损的再生。其基本原理是设计具有仿生生物结构的材料为支架,利用生物技术(外加活体细胞和/或生长因子等)赋予其生物功能,通过体外培养形成活体器械,再植入体内再生组织或器官(图 1-13)。

通常认为,作为组织工程的生物材料支架,仅是细胞、细胞外基质、细胞产物等的容器,随组织再生或形成将降解消失,因此对组织再生起过渡性支撑作用,而无需具备调控细胞行为及分化途径的生

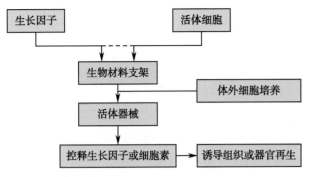

图 1-13　组织工程再生植入材料设计原理

物功能。但近年的研究发现,通过优化设计的生物材料支架,可具有调控细胞行为和分化途径的生物功能,从而可促进或加速组织再生,并解决关节软骨、中枢神经等再生的临床难题。

一、优化设计的Ⅰ型胶原基水凝胶可调控骨髓间充质干细胞沿成软骨细胞系方向分化

软骨损伤的修复是再生医学中的难点之一。由于软骨独特的组成与结构特点,软骨缺损的自我修复能力十分有限。虽然关节灌洗术、微骨折技术、同种异体软骨移植等解决了部分患者的困难,但是,关节软骨修复区域的复杂动态变化往往使再生组织出现退化,丧失关节软骨的表型,因而失去负重功能。近年来,以组织工程为基础的软骨修复技术逐步得到发展,利用可降解吸收的支架材料接

种软骨细胞或干细胞,构建组织工程软骨,已经取得较好进展。为了获得理想的组织工程化软骨,多种可降解吸收材料均被用于尝试调控软骨细胞的表型和干细胞的软骨分化,如胶原、透明质酸、硫酸软骨素、海藻酸、丝素蛋白等天然高分子材料,以及聚乳酸(polylactic acid,PLA)、聚乳酸-羟基乙酸共聚物(polylactic-co-glycolic acid,PLGA)、聚己内酯(polycaprolactone,PCL)等人工合成高分子材料。这些材料被用于制备多孔支架、纤维、薄膜、凝胶等多种形式的载体,支持细胞的增殖和分化。但软骨分化诱导条件不确定、再生组织表型不稳定、易于去分化以及外源性生长因子的安全性风险等问题,导致实际应用中的巨大局限性。因此,如何诱导关节软骨的再生,并维持再生软骨的表型稳定是目前亟待解决的问题。赋予软骨支架(或基质)以生物功能可能有助于维持再生关节软骨表型及稳定问题。

2009年首次发现Ⅰ型胶原基水凝胶可通过优化设计调控骨髓基质干细胞(BMSC)向成软骨细胞系分化,诱导类关节软骨形成。下图为研究Ⅰ型胶原基水凝胶诱导 BMSC 向成软骨细胞系分化的扩散盒模型(图 1-14)。所谓扩散盒是一种允许体液渗透而不允许细胞进入的容器。将Ⅰ型胶原基水凝胶与 BMSC 混合后,置入扩散盒中,再植入兔的皮下,发现类关节软骨形成。但如果扩散盒内仅

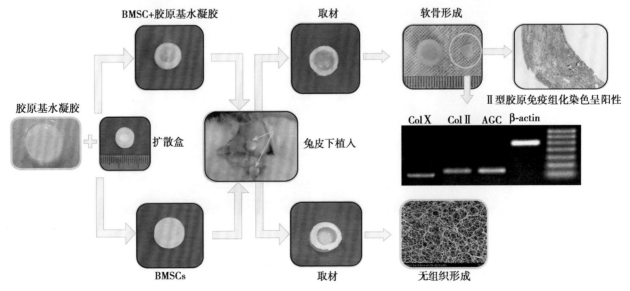

图 1-14　皮下植入的扩散盒内Ⅰ型胶原基水凝胶复合 BMSC 可向软骨分化

BMSC.骨髓基质干细胞;Col X.collagen type X,X型胶原蛋白;Col Ⅱ.collagen type Ⅱ,Ⅱ型胶原蛋白;AGC.aggrecan,聚蛋白聚糖;β-actin,β-肌动蛋白。

封装Ⅰ型胶原基水凝胶或 BMSC,取出后观察到封装物消失。

为验证Ⅰ型胶原基水凝胶作为软骨支架(基质)的软骨组织工程修复效果,进行了 50 只贵阳小香猪膝关节软骨缺损统计学修复实验,疗效良好(图 1-15)。

基于上述研究,胶原基水凝胶作为软骨支架基质的临床试验正在进行,初步结果良好(图 1-16)。

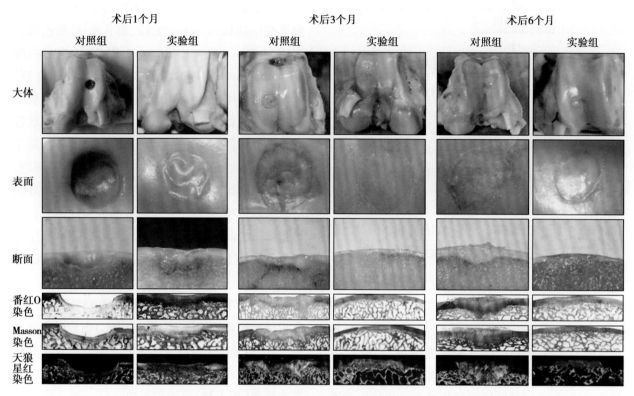

图 1-15　50 只贵阳小香猪膝关节软骨缺损处胶原基水凝胶+BMSC 修复效果

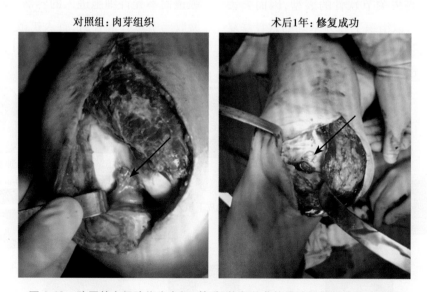

图 1-16　胶原基水凝胶作为支架(基质)修复关节软骨缺损的初步临床试验

二、具有募集和激活神经元干细胞功能并再生中枢神经损伤的支架材料

脊髓损伤是中枢神经系统的严重创伤,临床也称截瘫。目前尚无有效干预或修复成年哺乳类动物脊髓损伤的手段。在过去的几十年里,成年中枢神经系统的特化区域发现了内源性的多潜能干细胞。这些内源性的干细胞可以持续地分化成神经

元,参与新环路的形成,使神经损伤后的部分功能恢复。这一发现在治疗脑部损伤和神经退行性疾病方面取得了一定的进展。2015年,首都医科大学研究团队发现装载有可激活、募集并迁移成年啮齿类动物内源性神经干细胞的生物材料,可在脊髓病损部位使神经干细胞分化为成熟的神经元,继而与宿主已有的神经环路整合,恢复传导功能。2018年,进一步证明长期控制释放神经营养因子(NT3)的可降解壳聚糖水凝胶可改善损伤局部微环境,促进灵长类恒河猴的皮质脊髓束长距离再生,越过损伤区与宿主脊髓建立起功能性神经网络,从而使截瘫肢体功能恢复。由于恒河猴与人类的神经解剖结构及生理功能极为相近,这一研究成果为临床治愈脊髓损伤患者带来了希望(图1-17)。

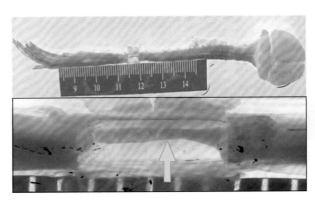

图1-17　生物材料可诱导中枢神经再生

上述研究表明,具有生物功能的组织工程支架(基质)可以极大地促进组织再生和功能重建,解决组织工程的一些难题。

第三节　通过对生物材料的优化设计,不外加药物或生物活性因子,可使生物材料具有再生组织和治疗重大疾病的功能

按照生物材料的定义,生物材料不是药物,其作用不是必须通过新陈代谢或免疫等实现,但可与药物结合使用。因此,对于生物材料自身药理或治疗功能的研究,长期以来未得到足够的关注。当代材料科学技术,特别是纳米技术的进展,为具有治疗功能的生物材料研究开辟了新的视野。纳米粒子,因其尺度效应,内部原子排列极不规则,从而具有极高的活性,不但易于和生物环境中的蛋白结合,而且可穿透细胞膜,进入细胞与细胞器相互作用,进而对机体产生超越微米级材料的影响。

一、无机纳米材料对细胞增殖和凋亡的选择性作用

最近的研究发现,纳米羟基磷灰石具有选择性地增殖或凋亡细胞的作用,将其与成纤维细胞、成骨细胞等正常细胞和黑色素肿瘤细胞、骨肉瘤细胞等共培养,发现肿瘤细胞可被凋亡或增殖被抑制,而对正常细胞的增殖无影响,甚至可能促进增殖(图1-18)。

早在1993年,日本研究者Aoki等在纳米羟基磷灰石粒子负载多柔比星进行体外抗肿瘤的实验中,意外发现作为空白对照的纳米羟基磷灰石粒子对Ca-9肿瘤细胞的增殖同样具有抑制作用,而且负载多柔比星的纳米羟基磷灰石粒子的肿瘤抑制时间明显长于多柔比星单独作用的时间,从而提出纳米羟基磷灰石可能具有抗肿瘤效应。2003年,武汉理工大学研究团队比较了纳米羟基磷灰石粒子与顺铂、多柔比星、长春新碱、环磷酰胺及丝裂霉素等药物对Hela肿瘤细胞的抑制效果,结果发现纳米羟基磷灰石粒子的肿瘤抑制率虽不及这些传统的抗肿瘤药物,但是其58.7%的肿瘤抑制率仍然显示了巨大的抗肿瘤潜能。同时,该团队观察到纳米羟基磷灰石粒子可以进入人肝癌细胞系Bel-7402细胞内部,并对其增殖产生明显抑制作用。随后,四川大学、华东理工大学、浙江大学和武汉大学等多个研究机构对纳米羟基磷灰石粒子的抗肿瘤特性和机制进行了深入研究。体外研究发现,将纳米羟基磷灰石粒子与多种类型的肿瘤细胞(肝癌细胞、乳腺癌细胞、黑色素瘤细胞等)进行共培养,均可抑制肿瘤细胞增殖、促进肿瘤细胞凋亡,且其抗肿瘤效果与细胞种系、粒子组成、粒径、浓度和作用时间等因素密切相关。但纳米羟基磷灰石粒子对正常细胞增殖无抑制作用,甚至可以促进正常细胞的增殖。在体内研究中,Zhao等人将纳米羟基磷灰石粒子原位注射至小鼠肿瘤模型,发现其有效地抑制了肿瘤生长。此外,纳米硫化铜和纳米硅化镁材料也被观测到具备显著的抑制肿瘤效果,而对瘤旁正常组织无影响。

目前,对于纳米粒子抗肿瘤的机制已有以下几

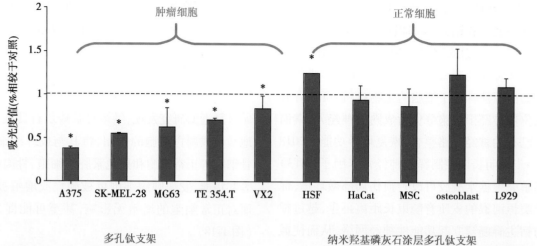

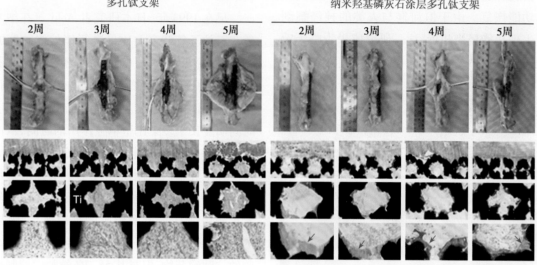

图 1-18　纳米羟基磷灰石可选择性抑制肿瘤细胞增殖,对正常细胞增殖无影响

$500\mu g/ml$ 纳米羟基磷灰石粒子,48 小时共培养后对不同肿瘤细胞(A375、SK-MEL-28、MG63、TE 354. T、VX2)及正常细胞(HSF、HaCat、MSC、osteoblast、L929)的抑制率;纯多孔钛骨修复支架植入 2~5 周后,支架旁肿瘤体积不断长大,支架孔内渗入大量肿瘤细胞(蓝色),而纳米羟基磷灰石涂层多孔钛支架植入后,支架旁肿瘤体积不变,支架孔内无肿瘤细胞,出现新生骨组织(红色)。*.相较对照组有显著差异($P<0.05$)。

点共识:①由于肿瘤组织具高通透性和滞留效应(enhanced permeability and retention effect,EPR 效应),纳米羟基磷灰石粒子多在肿瘤处聚集,由于其粒径小、比表面积大、吸附性强等特性,更容易与肿瘤细胞的细胞膜结合然后通过胞吞途径被肿瘤细胞摄入胞内,形成囊泡体。透射电镜观察发现纳米羟基磷灰石粒子入胞后将导致肿瘤细胞的局部超微结构发生明显变化,如胞质局部水肿,空泡化严重;线粒体肿胀崩解,嵴结构紊乱;核膜周间隙扩大,细胞核固缩,染色质凝集形成圈状核仁,并伴随凋亡小体出现。这一系列变化揭示了纳米羟基磷灰石粒子可能通过引发细胞器功能障碍和细胞内环境失衡,抑制肿瘤细胞生长。②纳米羟基磷灰石

粒子作用在肿瘤细胞负责蛋白与脂质合成的内质网,导致内质网扩张,影响了细胞增殖相关蛋白的合成,进而抑制了肿瘤细胞增殖。③纳米羟基磷灰石粒子在溶酶体内通过释放钙离子,影响细胞内钙平衡,引起细胞氧化应激反应,并最终激活线粒体介导的细胞凋亡和 Caspase 凋亡通路。其中,纳米羟基磷灰石粒子激活线粒体凋亡通路和 Caspase 凋亡通路被文献广泛证实。武汉大学研究人员发现,纳米羟基磷灰石粒子与人胃癌细胞 SGC-7901 共培养后,通过上调 Caspase-3、Caspase-9 和线粒体 Bax 的表达,下调线粒体 Bcl-2 的表达,激活了线粒体介导的凋亡通路。华东理工大学研究团队同样发现,纳米羟基磷灰石粒子通过激活 Caspase 凋亡通路与

线粒体凋亡通路,促进了肝癌细胞 HepG2 的凋亡。线粒体在细胞凋亡过程中具有至关重要的作用,它是细胞生命活动的控制枢纽,不仅掌控着细胞能量代谢,还是细胞凋亡的调控中心。其中 Bcl-2 和 Bax 是调节线粒体凋亡通路的重要蛋白。Caspase 家族在介导细胞凋亡的过程中同样具有重要作用,其中 Caspase-3 为关键的执行分子,它在凋亡信号传导的许多途径中发挥功能。在凋亡的早期阶段,Caspase-3 被激活,裂解相应的胞质胞核底物,最终导致细胞凋亡(图 1-18)。这些研究表明,调控细胞凋亡通路和影响细胞相关蛋白合成

可能是纳米羟基磷灰石粒子抗肿瘤的主要机制,对探索纳米材料应用于抗肿瘤治疗具有重要意义。

磷酸钙生物材料对于成骨的促进作用已被广泛地证实。研究发现,纳米晶的磷酸钙陶瓷较微米晶材料可以显著地上调细胞成骨基因表达(图 1-19)。纳米磷酸钙粒子由于结晶的不完整性,更易于降解为钙、磷粒子,从而为成骨细胞增殖提供营养。纳米粒子对于细胞增殖和凋亡的选择性作用具有重要的临床应用价值,可望发展出兼具组织再生和重大疾病防治功能的生物材料。

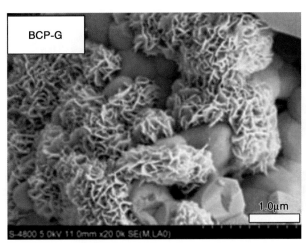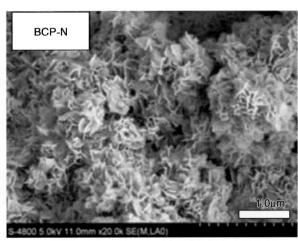

图 1-19 模拟体液浸泡 3 天后,微米晶粒双向磷酸钙陶瓷(BCP-G)表面有少量类骨磷灰石形成,而成骨性更强的纳米双向磷酸钙陶瓷(BCP-N)表面有大量类骨磷灰石形成

二、兼具骨再生和肿瘤抑制功能的生物材料

众所周知,恶性肿瘤是危害人体健康和生命的主要疾病之一,临床肿瘤切除术后的缺损组织再生和抑制肿瘤复发、扩散是迄今尚未解决的世界性难题。传统的药物治疗及放化疗对于肿瘤细胞杀灭具有一定效果,但同时可能杀灭正常细胞。除传统药物治疗外,靶向纳米技术已成为当前发展肿瘤早期诊治材料的重要手段,例如纳米载药微粒、纳米基因载体等,但单纯依靠这些药物和靶向载体难以实现残留肿瘤细胞的清除及组织再生的需求。发展具有肿瘤治疗、组织再生作用的新型多功能生物材料及植入器械已成为当前肿瘤治疗的一个新方向。四川大学生物材料工程研究中心与四川大学华西医院组成的研究团队,将优化的纳米羟基磷灰石粒子负载到骨再生支架材料,与肿瘤细胞混

合植入动物体内后,发现肿瘤组织的形成和生长得到明显的抑制,但缺损部位的骨生长无影响。将其用于恶性骨肿瘤切除后的缺损腔创面及缺损腔充填,术后 1.5 年随访,肿瘤复发率有显著的降低。上述研究为发展兼具缺损组织再生和肿瘤抑制功能的生物材料研发提供了良好的基础。

三、治疗局部骨质疏松的生物材料

随着人口老龄化,骨质疏松症成为威胁人类健康的主要疾病,且发病率不断增高。目前针对骨质疏松的预防和治疗方法主要是服用雌激素、甲状旁腺素、双膦酸盐等药物。药物治疗骨质疏松虽然已取得一定进展,但治疗周期长,钙磷盐很难在易发骨折区域有效沉积,不利于患者功能的迅速恢复,且相关报道证实其有较高的毒副作用。现阶段临床用于骨质疏松骨折的填充材料仍然以生物惰性聚甲基丙烯酸甲酯(polymethyl methacrylate,PMMA)骨水泥

为主,难以实现骨再生,且由于其力学性能与骨不匹配,极易造成填充区域邻近椎体骨折和再骨折的发生。Zhao 等于 2017 年证明纳米羟基磷灰石粒子可特异性促进骨质疏松成骨细胞增殖分化,激活内质网钙泵并降低机体的炎症反应,加速骨质疏松骨缺损修复(图 1-20)。

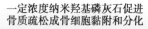
一定浓度纳米羟基磷灰石促进
骨质疏松成骨细胞黏附和分化

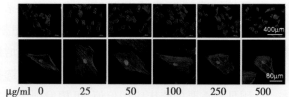

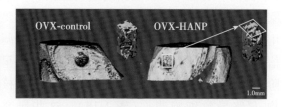
注射纳米羟基磷灰石促进缺损区愈合

纳米羟基磷灰石提升细胞内钙
激活内质网钙泵表达

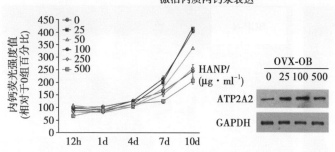

增加骨质疏松缺损区新生骨力学强度

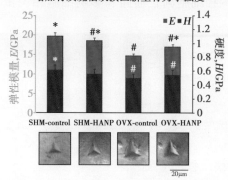

图 1-20　纳米羟基磷灰石促进骨质疏松骨缺损处新骨再生

OVX-OB. 骨质疏松成骨细胞;ATP2A2. 内质网钙泵;GAPDH. 内参蛋白;HANP. hydroxyapatite nanoparticles,纳米羟基磷灰石粒子;OVX-control. 骨质疏松大鼠对照组;OVX-HANP. HANP 干预治疗的骨质疏松大鼠组;SHM-control. 健康大鼠对照组;SHM-HANP. HANP 干预治疗的健康大鼠组;*. 与 OVX-control 比具备显著差异($P<0.05$);#. 与 SHM-control 比具备显著差异($P<0.05$)。

上述研究表明,纳米羟基磷灰石粒子及负载纳米羟基磷灰石粒子的材料有用于骨质疏松治疗的潜力。

发展具有重大疾病治疗功能的生物材料,是近年来生物材料研究的新方向,亦为再生医学的发展提供了一条新的途径。

四、结语

人口老龄化的今天,生物材料和再生医学的发展极大地延续了人类生命,提高了生命质量,同时创造了巨大的经济效益,革新了临床治疗方案,为我国医疗事业的发展开辟了全新的道路。由于人体组织器官形态和功能的复杂性,再生医学及生物材料还有相当长的路要走。涉及的技术难题包括:实现功能性修复;附属物的再生;多重损伤组织同步修复再生;具备稳定来源和特性的功能活性细胞。通过材料自身优化设计再生组织或器官,或防治重大疾病,是再生医学发展的新方向。基于组织诱导性生物材料研究转化的医疗器械便于储存、运输和临床应用,亦能够节省时间和治疗费用。目前尚存的问题是其科学基础有待于建立和完善,需要进一步探索和确证材料可诱导多种组织再生,并在分子水平上建立材料诱导组织再生的理论体系。此外,再生医学中生物材料的转化必须进一步强化,将新技术、关键技术引入临床研究并向临床转化推进。这一过程不但需要科研和临床的渗透与协作,更离不开配套的政策法规、政府监管与人才培养。

(杨晓　朱向东　张兴栋)

参 考 文 献

[1] YUAN H, Van BLITTERSWIJK C, De GROOT K, et al. A comparison of bone formation in biphasic calcium phosphate (BCP) and hydroxyapatite (HA) implanted in muscle and bone of dogs at different time periods [J]. J Biomed Mater Res A, 2006, 78(1):139-147.

[2] YUAN H, Van BLITTERSWIJK C, De GROOT K, et al.

Cross-species comparison of ectopic bone formation in biphasic calcium phosphate (BCP) and hydroxyapatite (HA) scaffolds[J]. Tiss Eng,2006,12(6):1607-1615.

[3] BAO C Y,ZHANG Y Z,WANG H L,et al. Stress analysis and optimizing of osteoinductive Ca-P ceramics and Net-Cage-structured titanium alloy in dog segmental femoral defect reparation[J]. Key Engin Mater, 2006, 309:231-234.

[4] TANG Z,TAN Y,NI Y,et al. Comparison of ectopic bone formation process induced by four calcium phosphate ceramics in mice[J]. Mater Sci Engin C, 2017, 70(2):1000-1010.

[5] WANG J,CHEN Y,ZHU X,et al. Effect of phase composition on protein adsorption and osteoinduction of porous calcium phosphate ceramics in mice[J]. J Biomed Mater Res Part A,2014,102(12):4234-4243.

[6] YUAN H,YANG Z,LI Y,et al. Osteoinduction by calcium phosphate biomaterials[J]. J Mater Sci Mater Med,1998, 9(12):723-726.

[7] De GROOT J. Carriers that concentrate native bone morphogenetic protein in vivo[J]. TissueEng, 1998, 4(4):337-341.

[8] FAN H,IKOMA T,TANAKA J,et al. Surface structural biomimetics and the osteoinduction of calcium phosphate biomaterials[J]. J Nanosci Nanotechnol, 2007, 7(3):808-813.

[9] BARRADAS A,YUAN H,van BLITTERSWIJK C,et al. Osteoinductive biomaterials:current knowledge of properties,experimental models and biological mechanisms[J]. Eur Cells Mater,2011,21:407-429.

[10] ZHAO C,ZHU X,LIANG K,et al. Osteoinduction of porous titanium:a comparative study between acid-alkali and chemical-thermal treatments[J]. J Biomed Mater Res Part B-Applied Biomaterials, 2010, 95(2):387-396.

[11] YANG Z,YUAN H,ZOU P,et al. Osteogenic responses to extraskeletally implanted synthetic porous calcium phosphate ceramics:an early stage histomorphological study in dogs[J]. J Mater Sci Mater Med,1997,8(11):697.

[12] SONG G,HABIBOVIC P,BAO C,et al. The homing of bone marrow MSCs to non-osseous sites for ectopic bone formation induced by osteoinductive calcium phosphate [J]. Biomaterials,2013,34(9):2167-2176.

[13] WANG K,WANG M,WANG Q,et al. Computer simula-tion of proteins adsorption on hydroxyapatite surfaces with calcium phosphate ions[J]. J Eur Ceram Soc, 2017,37(6):2509-2520.

[14] ZHU X,FAN H,LI D,et al. Protein adsorption and zeta potentials of a biphasic calcium phosphate ceramic under various conditions[J]. J Biomed Mater Res Part B-Applied Biomater,2007,82(1):65-73.

[15] ZHU X,ZHANG H,FAN H,et al. Effect of phase composition and microstructure of calcium phosphate ceramic particles on protein adsorption[J]. Acta Biomaterialia, 2010,6:1536-1541.

[16] LOU Z,ZENG Q,CHU X,et al. First-principles study of the adsorption of lysine on hydroxyapatite (100) surface [J]. Applied Surface Science, 2012, 258(11):4911-4916.

[17] WANG K,ZHOU C,HONG Y,et al. A review of protein adsorption on bioceramics[J]. Interface Focus, 2012, 2 (3):259-277.

[18] WANG J,ZHANG H,ZHU X,et al. Dynamic competitive adsorption of bone-related proteins on calcium phosphate ceramic particles with different phase composition and microstructure[J]. J Biomed Mater Res Part B:Applied Biomater,2013,101(6):1069-1077.

[19] TANG Z,WANG Z,QING F,et al. Bone morphogenetic protein Smads signaling in mesenchymal stem cells affected by osteoinductive calcium phosphate ceramics [J]. J Biomed Mater Res A,2015,103(3):1001-1010.

[20] CHEN X,WANG J,CHEN Y,et al. Roles of calcium phosphate-mediated integrin expression and MAPK signaling pathways in the osteoblastic differentiation of mesenchymal stem cells[J]. J Mater Chem B,2016,4(13):2280-2289.

[21] EYCKMANS J,ROBERTS SJ,SCHROOTEN J,et al. A clinically relevant model of osteoinduction:a process requiring calcium phosphate and BMP/Wnt signalling[J]. J Cellular Molecular Med,2010,14(6):1845-1856.

[22] BOLANDER J,CHAI Y,GERIS L,et al. Early BMP, Wnt and Ca^{2+}/PKC pathway activation predicts the bone forming capacity of periosteal cells in combination with calcium phosphates[J]. Biomaterials, 2016, 86:106-118.

[23] CHEN Z,WU C,GU W,et al. Osteogenic differentiation of bone marrow MSCs by beta-tricalcium phosphate stimulating macrophages via BMP2 signaling pathway[J]. Biomaterials,2014,35(5):1507-1518.

[24] CHEN X,WANG J,WANG J,et al. The positive role of macrophage secretion stimulated by BCP ceramic in the ceramic-induced osteogenic differentiation of pre-osteoblasts via Smad-related signaling pathways[J]. Rsc Advances,2016,6(104):102134-102141.

[25] WANG J,LIU D,GUO B,et al. Role of BCP ceramic-mediated secretion of signalling molecules by macrophages in migration and osteoblastic differentiation of MSCs[J]. Acta Biomaterialia,2017,51:447-460.

[26] CHAI Y,ROBERTS S,DESMET E,et al. Mechanisms of ectopic bone formation by human osteoprogenitor cells on CaP biomaterial carriers [J]. Biomaterials, 2012, 33(11):3127-3142.

[27] CHEN Y,WANG J,ZHU X,et al. Enhanced effect of β-tricalcium phosphate phase on neovascularization of porous calcium phosphate ceramics:in vitro and in vivo evidence[J]. Acta Biomaterialia,2015,11:435-448.

[28] MEDICI D,OLSEN B. The role of endothelial-mesenchymal transition in heterotopic ossification[J]. J Bone Mineral Res,2012,27(8):1619-1622.

[29] TANG Z,LI X,TAN Y,et al. The material and biological characteristics of osteoinductive calcium phosphate ceramics[J]. Regen Biomater,2018,5(1):43-59.

[30] YUAN B,CHENG Q,ZHAO R,et al. Comparison of osteointegration property between PEKK and PEEK:Effects of surface structure and chemistry[J]. Biomaterials, 2018,170(1):116-126.

[31] CHEN H,WANG C,YANG X,et al. Construction of surface HA/TiO2 coating on porous titanium scaffolds and its preliminary biological evaluation[J]. Mater Sci Eng C,2017,70(2):1047-1056.

[32] YUAN B,CHEN Y,LIN H,et al. Processing and properties of bioactive surface-porous PEKK[J]. ACS Biomater Eng,2016,2(6):977-986.

[33] FUJIBAYASHI S,NEO M,KIM H,et al. Osteoinduction of porous bioactive titanium metal [J]. Biomaterials, 2004,25(3):443-450.

[34] LI Z,YUAN T,GUO L,et al. An in vitro study of collagen hydrogel to induce the chondrogenic differentiation of mesenchymal stem cells [J]. J Biomed Mater Res A, 2012,100(10):2717-2725.

[35] ZHANG L,LI K,XIAO W,et al. Preparation of collagen-chondroitin sulfate-hyaluronic acid hybrid hydrogel scaffolds and cell compatibility in vitro [J]. Carbohyd Polym,2011,84(1):118-125.

[36] ZHENG L,SUN J,CHEN X,et al. In vivo cartilage engineering with collagen hydrogel and allogenous chondrocytes after diffusion chamber implantation in immunocompetent host[J]. Tissue Eng Part A,2009,15(8):2145-2153.

[37] LIU J,LIN H,LI X,et al. Chondrocytes behaviors within type I collagen microspheres and bulk hydrogels:an in vitro study[J]. Rsc Adv,2015,5(67):54446-54453.

[38] DUAN H,GE W,ZHANG A,et al. Transcriptome analyses reveal molecular mechanisms underlying functional recovery after spinal cord injury[J]. Proc Nat Acad Sci U S A,2015,112(43):13360.

[39] ZHANG S,EVE Y,DUAN H,et al. NT3-chitosan elicits robust endogenous neurogenesis to enable functional recovery after spinal cord injury[J]. Proc Nat Acad Sci U S A,2015,112(43):13354-13359.

[40] RAO J,ZHAO C,ZHANG A,et al. NT3-chitosan enables de novo regeneration and functional recovery in monkeys after spinal cord injury[J]. Proc Nat Acad Sci U S A, 2018,115(2):E5595-5604.

[41] HIDEKI A,MASATAKA O. Effect of adracin-adsorbing HAP-sol on Ca-9 cell growth[J]. Reports Institute Meal Dental Eng,1993,27:39.

[42] CAO X,QI Z,DAI H. Cytotoxinic mechanism of hydroxyapatite nanoparticles on human hepatoma cell lines[J]. J Wuhan Univ Technol-Mater Sci,2003,18:66-68.

[43] ZHANG C,NI D,LIU Y,et al. Magnesium silicide nanoparticles as a deoxygenation agent for cancer starvation therapy[J]. Nat Nanotechnol,2017,12:378-386.

[44] WANG X,LV F,LI T,et al. Electrospun micropatterned nanocomposites incorporated with Cu$_2$S nanoflowers for skin tumor therapy and wound healing[J]. ACS Nano, 2017,11(11):11337-11349.

[45] HAN Y,LI S,CAO X,et al. Different inhibitory effect and mechanism of hydroxyapatite nanoparticles on normal cells and cancer cells in vitro and in vivo[J]. Sci Rep, 2015,4:7134.

[46] CHEN X,DENG C,TANG S,et al. Mitochondria-dependent apoptosis induced by nanoscale hydroxyapatite in human gastric cancer SGC-7901 cells[J]. Biol Pharm Bulletin,2007,30(1):128.

[47] YUAN Y,LIU C,QIAN J,et al. Size-mediated cytotoxicity and apoptosis of hydroxyapatite nanoparticles in human hepatoma HepG2 cells[J]. Biomaterials,2010,31(4):730-740.

［48］ ZHAO R, XIE P, ZHANG K, et al. Selective effect of hydroxyapatite nanoparticles on osteoporotic and healthy bone formation correlates with intracellular calcium homeostasis regulation［J］. Acta Biomater, 2017, 59: 338-350.

［49］ LI X, SONG T, CHEN X, et al. Osteoinductivity of porous biphasic calcium phosphate ceramics spheres with nano-crystalline and their efficacy in guiding bone regeneration ［J］. ACS Appl Mater Interfaces, 2019, 11（4）: 3722-3736.

［50］ ZHANG K, ZHOU Y, XIAO C, et al. Application of hydroxyapatite nanoparticles in tumor-associated bone segmental defect［J］. Sci Adv, 2019, 5（8）: eaax6946.

第2章

材料微环境与组织再生

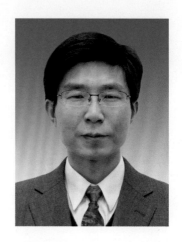

丁建东

聚合物分子工程国家重点实验室主任,复旦大学高分子科学系教授,博士研究生导师,国际生物材料科学与工程学会联合会会士。

Jiandong Ding, the director of the State Key Laboratory of Molecular Engineering of Polymers, a Full Professor and a Supervisor of Ph. D Candidates, a fellow of International Union of Societies for Biomaterials Science and Engineering.

摘要

　　机体内的细胞处在一种复杂的微环境中,组织器官正常功能的维持也离不开稳定的微环境;在各类组织器官的再生与修复进程中,其所处微环境状态同样起着至关重要的作用。本章作者将组织再生微环境大体分为材料微环境、组织微环境以及两者相互融合变化后的动态微环境。如果将细胞外基质、细胞因子和邻近的其他细胞等组织微环境因素都看作特殊"材料"的话,我们可以认为组织再生微环境其实就是一种复杂多样且伴随动态变化的材料微环境,即"广义"的材料微环境。因而,研究材料微环境中各类因素对细胞行为和功能的影响成为一个重要的基础研究方向,这也是组织修复与再生领域科学中的重要基石。借助于近年来所发展的材料手段(如材料表面图案化技术、单分子层自组装技术、大范围软硬可调基底材料的构建技术等),科学家们已经较为系统地研究了多种材料微环境对细胞黏附、迁移、增殖和分化等行为的影响。在本章内容中,我们将从材料化学微环境、材料物理微环境和材料纳米因素等角度出发,总结目前材料微环境对细胞行为功能影响领域的最新研究进展,并对相关领域后续重要的研究方向进行展望。

Abstract

　　The cells in our bodies live in a very complex microenvironment, which is critical for the maintenance of normal functions of tissues and organs. In the process of tissue repair or regeneration, the corresponding tissue regeneration microenvironment plays important roles. Herein, we classify the tissue regeneration microenvironment into material-based microenvironment, tissue-based microenvironment, and dynamic microenvironment along with material degradation and tissue repair. If the cues of tissue-based microenvironment such as extracellular matrix, cytokines and even neighboring cells are all regarded as "materials", we could regard the tissue regeneration microenvironment as a "material"-based microenvironment with dynamic changes. Hence, the study of the cell-"material" interactions becomes an important fundamental research direction, which also serves as the cornerstone in the fields of tissue repair and regeneration. Based on the development of material techniques such as surface patterning technique, self-assembled monolayers technique and the construction technique of soft to hard hydrogel with large adjustable scales, scientists have made extensive investigations on the effects of material-base microenvironment cues on cell adhesion, migration, proliferation and even cell differentiation. In this chapter, we summarize the latest research progress about material-based microenvironment effects on cell behaviors and functions; the complex material microenvironment will be classified into chemical cues, physical cues and material nanocues. At last, some research topics will be discussed as perspective.

第一节　组织再生微环境的含义与研究意义

机体内的细胞处在一种高度复杂化的微环境（microenvironment）中，其间充斥着各式各样的生物、物理和化学信号。多样化细胞功能的实现主要依赖于细胞的固有属性以及对应微环境的信号状态。特定细胞通过对微环境中各种信号的刺激作出响应，从而帮助其所属组织和器官实现功能化。生物体内的各类组织器官各司其职，进而维持了生命体的正常运行。

组织器官日常功能的维持离不开正常稳定的微环境状态。当组织器官出现损伤时，需要采取有效手段使其获得快速而有效的修复或再生。在各类组织器官的修复或再生过程中，其所处的微环境状态同样起着至关重要的作用。随着生物材料技术和再生医学的发展，基质辅助组织修复或再生（matrix-based tissue repair or regeneration）在临床治疗中扮演着越来越重要的角色。

依据基质辅助组织修复或再生的实施方略及过程，可将组织再生相关的微环境（组织再生微环境）大体分为植入材料本身所带来的材料微环境（material-based microenvironment，如材料的物理化学特性等）、被植入组织自身周围的组织微环境（tissue-based microenvironment，如组织内的细胞、胞外基质和各类因子等）以及植入后材料与组织逐步融合后的动态微环境（dynamic microenvironment with material degradation and tissue growth，如材料降解、组织包被等情况）。

简要的组织再生过程及组织再生微环境分类示意图见图2-1。

如果将细胞外基质、细胞因子和邻近的其他细胞等组织微环境因素都看作特殊"材料"的话，我们可以认为组织再生微环境其实就是一种复杂多样且伴随动态变化的材料微环境，即"广义"的材料微环境。微环境的状态在组织再生和正常细胞与组织功能的维持中均起着至关重要的作用。因而，研究组织再生微环境状态对细胞行为和功能的影响就成为组织修复与再生科学的重要基石之一。而探究各类微环境状态对细胞行为和功能的影响必然离不开大量细胞-材料相互作用（cell-material interactions）方面的基础研究。

依据材料的特性，可以将材料微环境进一步细分为材料的化学组成（chemical composition）、材料的几何特征与拓扑形貌（geometry and topography）、材料的荷电性（charge performance）、材料的软硬与力学性能（stiffness and biomechanics）、材料表面的纳米因素（nanocue）等。研究并揭示上述各种材料微环境状态对细胞行为与功能的影响在组织再生领域中有着重要的指导意义。

在传统的细胞培养体系中，影响细胞-材料相互作用的各种因素往往是混杂在一起而难以分开的。如何将这些因素合理地分离，从而准确地研究单因素的作用效应及机制，便成为一个重要的基础研究方向。得益于先进材料技术的发展，表面图案化技术等手段可用于构建具有细胞黏附反差特性的图案，进而达到对细胞黏附的精确控制。该技术有望用于剥离干扰因素研究"广义"的材料微环境中各种单因素对细胞黏附、迁移、增殖和分化等行为的影响，从而为深入而准确地理解材料微环境对细胞行为的影响提供独到的手段。

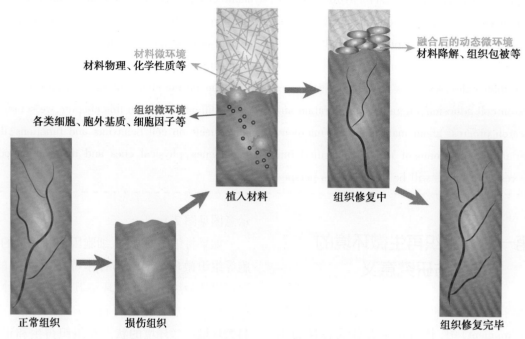

图 2-1　基于组织再生过程的组织再生微环境的分类示意图

材料微环境
材料物理、化学性质等

组织微环境
各类细胞、胞外基质、细胞因子等

融合后的动态微环境
材料降解、组织包被等

植入材料　　组织修复中

正常组织　　损伤组织　　组织修复完毕

本章作者课题组借助独到的材料表面图案化手段,在材料表面化学特性、材料软硬以及材料表面的纳米因素等微环境特征对细胞黏附与分化行为影响的研究中做了较为系统的基础研究工作。本章将结合国内外同行及本课题组在该领域的重要基础研究工作对材料微环境与细胞响应行为相关的研究进展进行总结;同时,也将依据目前的研究现状对材料微环境与组织再生相关研究领域进行部分展望。

第二节　材料化学因素对细胞行为的影响

通常意义上的化学组成是指其中各化学元素的组成及比例,一般用化学分子式表示。如水的化学式是 H_2O,表示每个分子由两个氢原子(H)及一个氧原子(O)组成。对混合物而言,其化学组成还包括其中各种纯物质种类及比例。在传统的化学和物理学研究领域中,科学家们早已发现并确证物质的官能团、荷电性、分子手性特征等因素对其溶解性、化学反应性以及催化性等诸多性能具有显著影响。在新兴的组织再生医学与生物材料研究领域,科研工作者不禁想问:材料表面的官能团、分子手性特征等化学因素是否也能对细胞的行为和功能产生显著影响? 近年来,随着先进材料制备技术和生物学表征手段的发展,科学家们做出了大量有价值的基础研究工作来解答上述疑惑。现将相关研究进展小结如下。

一、材料表面官能团对细胞行为的影响

生物材料及组织再生领域近年来的研究表明,材料表面特征官能团不仅能够显著影响材料自身的化学反应特性,亦能对细胞的黏附和分化等行为产生显著影响。关于不同化学成分基底材料(如不同类型的胶原蛋白、不同类型的聚合物等)对细胞行为和功能的影响也存在大量的研究报道,由于未明确到单独的官能团层面,故在此不作详述。

随着自组装材料技术的发展,Curran 和 Hunt 等在 2005 年利用不同硅烷试剂的自组装技术在洁净的玻片表面构建了一系列不同化学官能团的单分子层表面。所使用硅烷化试剂的不同之处在于端部带有不同的化学官能团,中间的碳链长度相当;官能团种类包括—CH_3、—NH_2、—SH、—OH 和—COOH。当他们将人的骨髓基质干细胞(human bone marrow derived mesenchymal stem cell)接种到上述表面,并在基础培养液中经过 1 周左右的培养后,对比发现—NH_2 上的细胞数量最多且该表面上细胞 mRNA 的表达状况(Ⅱ 型胶原蛋白降低、

CBFA1 升高)提示其可能利于成骨分化;—COOH 上的细胞呈现出与—NH₂ 上不同的形态且 Ⅱ 型胶原蛋白的表达量提升,提示—COOH 表面可能利于干细胞的成软骨分化。为了获得更为准确而深入认识,Curran 和 Hunt 等后续还对不同官能团表面的干细胞进行了长达 4 周左右的培养观察。培养环境不仅包括基础培养液,还包含了成软骨诱导液和成骨诱导液。不同官能团组间的综合研究结果对比表明:未经接枝处理的玻片(对照组)和—CH₃ 表面较利于干细胞的表型维持;—NH₂ 和—SH 表面不管是在基础培养液还是诱导液中均更利于成骨分化,不利于成软骨分化;而—OH 和—COOH 表面则更利于成软骨分化,不利于成骨分化。可见,材料表面的化学官能团能够显著影响细胞黏附和分化等行为。

除上述二维(2D)表面的研究结果外,Benoit 和 Anseth 等通过利用带不同官能团的丙烯酸单体结合聚乙二醇大单体[poly(ethylene glycol)dimethacrylate,PEG-DA],成功构建了含不同小分子官能团的三维(3D)水凝胶体系并进一步研究了 3D 环境

中的化学官能团对人骨髓基质干细胞功能的影响。该研究使用的丙烯酸单体包括 3-氨基丙基甲基丙烯酸酯(3-aminopropyl methylacrylate,带—NH₂)、叔丁基甲基丙烯酸酯(t-butyl methacrylate,带叔丁基结构)、甲基丙烯酸磷酸乙二醇酯(ethylene glycol methacrylate phosphate,带—H₂PO₄)、3,3,4,4-四氟丁基甲基丙烯酸酯(3,3,4,4-tetrafluorobutyl methacrylate,带氟碳结构)和甲基丙烯酸(methacrylic acid,带—COOH)。上述聚乙二醇大单体及各类丙烯酸单体的分子结构式见图 2-2。为保证不同水凝胶体系维持相对一致的物理性能,各组水凝胶的合成中混入的相应丙烯酸单体(带相应特征官能团)含量均较低。其研究结果表明,虽然包裹在不同凝胶内部的干细胞具有类似的细胞形态,但在基础培养液中培养 3 周左右后,干细胞却表现出了显著不同的成骨和成脂分化潜能:例如在带—H₂PO₄ 基团的水凝胶内部,干细胞较利于成骨基因的表达,而在带—CH₃ 基团水凝胶内部的干细胞则更利于成脂基因的表达。可见,3D 环境内部的特征官能团亦能对细胞行为产生显著影响。

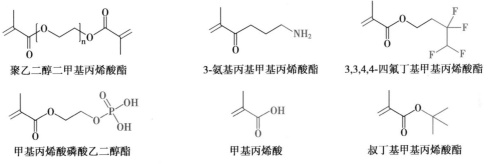

图 2-2　聚乙二醇大单体和带不同小分子官能团的丙烯酸单体的分子结构示意图
单体中的特征官能团以红色突出显示。

随后,Ren 和 Cui 等还研究了神经干细胞在不同化学官能团(—OH、—SO₃H、—NH₂、—COOH、—SH 和—CH₃)自组装表面的黏附和分化等行为。其实验结果表明:神经干细胞在—SO₃H 表面体现出最大的接触和铺展状态,而在—CH₃ 表面则呈现出最小的接触面积和较圆的铺展状态。此外,他们的研究结果还表明基底表面的化学官能团对神经干细胞的迁移和分化也存在不同程度的影响。

除在玻片表面利用自组装构建不同官能团基底外,Chen 和 Ye 等还通过化学修饰的方法在聚己内酯(PCL)薄膜表面构筑了"悬挂"不同化学基团的表面(PCL—CH₃、PCL—OH、PCL—CH =O、

PCL—NH₂ 和 PCL—COOH)。各类基底材料的分子结构示意图见图 2-3。这些表面能够对人骨髓基质干细胞的黏附、增殖和分化等行为产生调控作用:例如 PCL—NH₂ 表面最利于成骨分化,而 PCL—CH₃ 表面则最利于成软骨分化。Li 和 Chen 等在金纳米颗粒表面通过接枝引入不同官能团的研究结果同样证实,官能团能够显著影响干细胞的分化行为。

最近,利用特定巯基试剂的自组装并结合独到的微米图案转移技术,复旦大学丁建东课题组在持久抗细胞黏附的聚乙二醇[poly(ethylene glycol),PEG]水凝胶表面成功制备了具备不同官能

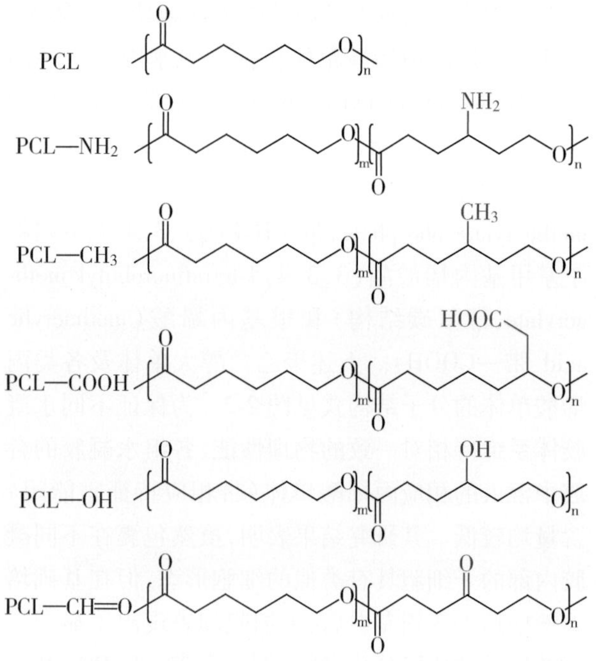

图 2-3 PCL 及用不同小分子官能团改性基材的分子结构示意图

每组材料中的特征官能团以红色突出显示。

团(—CH₃、—OH、—COOH 和—NH₂)的微米图案。后续细胞实验结果表明,相比于荷电的—COO⁻和—NH₃⁺而言,偏中性的—CH₃ 和—OH 能够吸附的蛋白量相对较少,从而导致其表面细胞的铺展面积相对更小,进而更利于干细胞的成软骨分化(图 2-4)。

本章作者课题组的进一步研究还发现,在铺展面积相同的情况下(微米岛控制黏附面积一致),不管是偏中性还是带电荷的基团,其成软骨分化程度并无显著性差异(图 2-4 中部所示)。该研究结果首次揭示:材料表面的官能团和荷电情况并不直接调控干细胞分化,而是通过影响非特异性的蛋白吸附(不同的蛋白吸附能力)来影响骨髓基质干细胞的黏附状态(不同的细胞黏附铺展面积),从而间接地影响了干细胞的分化行为。

二、材料表面分子旋光性对细胞行为的影响

"手性"(chirality)是用于描述一个物体的形态不能通过平移与旋转的操作与其镜面图像完全重叠的特征。在生物界,"同手性"(homochirality)的选择是一种普遍存在并令人着迷的现象,该特征有利于维持生物化学反应的特异性与有效性。"同手

性"特征可通过核心生物分子的选择而明确体现,如地球上的生命系统总是单一地选择 L 型氨基酸和 D 型脱氧核糖分别作为其蛋白质和 DNA 的组成基元;此外,生物大分子的三维结构以及生物体的发育过程亦体现出明显的手性选择特征。因而,考察细胞对基底手性特征(如分子旋光性)的响应便成为一个重要的基础科学问题。

在该领域中,较为前期的研究工作主要集中在考察分子手性界面或镜像晶面对细胞黏附行为的影响。美国哈佛医学院的 Yavin 及其合作者在 20 世纪 70 年代便首次观察到胚胎神经细胞在聚 L 型赖氨酸表面的黏附明显优于聚 D 型赖氨酸表面。1994 年,以色列魏茨曼科学院的 Hanein 和 Geiger 等观察到非洲爪蟾(Xenopus laevis)肾内皮细胞在镜像晶体表面的黏附选择特性,当将内皮细胞接种到(S,S)型和(R,R)型酒石酸钙晶体的{011}晶面上 10 分钟后,他们观察到(S,S)表面仅有少量细胞黏附,而(R,R)表面则黏附了较多的细胞。该研究首次揭示了细胞能够响应镜像晶体表面的细微差别。十多年后,Sun 和 Chi 等报道了人免疫细胞在 L 型和 D 型异丁酰基半胱氨酸(NIBC)表面的黏附差异行为,实验结果表明细胞更易黏附到 L-NIBC 修饰的表面,其黏附数量和铺展状况均优于 D 型表面(图 2-5A)。该课题组后续进一步的研究结果还表明:当增加材料表面的手性中心时,细胞在分子手性表面的黏附差异与偏好能得到进一步的增强。这些先驱的研究工作揭示并证实了细胞能够响应基底表面细微的分子手性特征差异。此外,Zhou 和 Chen 等还观察到 L929 成纤维细胞在 L型半胱氨酸和 D 型半胱氨酸自组装单分子层表面的黏附差异行为,并在一定程度上证实是由于 L 型表面能够吸附相对较多的蛋白进而促进了成纤维细胞的黏附。EI-Gindi 和 Kehr 等近期还利用内皮细胞和 C-6-glioma 细胞在 D 型青霉胺(D-penicillamine,D-PEN)基底表面的黏附差异成功实现了两种细胞的分离。

综合上述研究表明,多种非干细胞(non-stem cells)的黏附行为受到基底表面分子手性特征的影响。随着细胞生物学、生物材料学和组织再生医学的飞速发展,干细胞由于具有自我复制更新的能力与定向诱导分化的潜能而被公认为一种十分重要

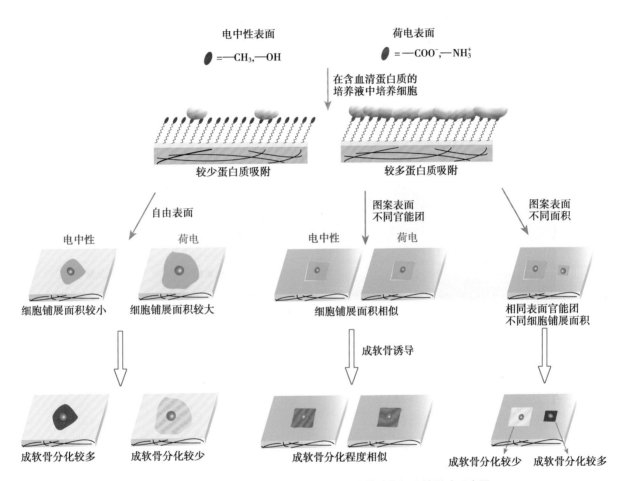

图 2-4　基底表面官能团对干细胞黏附和成软骨分化行为的影响示意图

与偏中性的表面(—CH₃、—OH)相比,带电荷的表面(—COOH、—NH₂)能够从培养液中吸附更多蛋白质,如图上方所示。与带电荷表面相比,偏中性表面上细胞铺展面积更小,进而利于成软骨分化,如图中"自由表面"情况所示;而当用微米岛固定细胞的铺展面积后(不同官能团、统一铺展面积),带电荷表面与偏中性表面相比成软骨分化不再具有显著性差异,如图中"图案表面不同官能团"情况所示;当用微米岛固定细胞的铺展面积后(不同铺展面积),对任何一种表面来说,始终是小的铺展面积利于成软骨分化,如图中"图案表面不同面积"情况所示。

引自:CAO B,PENG Y M,LIU X N,et al. Effects of functional groups of materials on nonspecific adhesion and chondrogenic induction of mesenchymal stem cells on free and micropatterned surfaces[J]. ACS Appl Mater Interfaces,2017,9(28): 23574-23585.

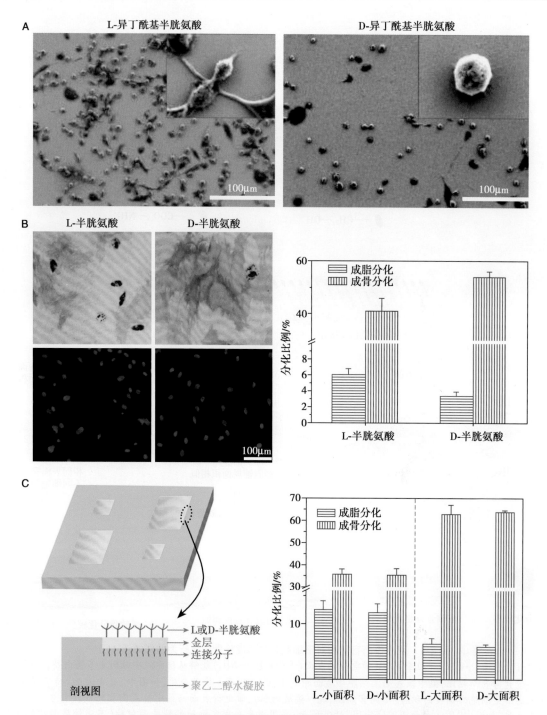

图 2-5　材料表面的分子旋光性对免疫细胞和干细胞行为的影响

A. 巨噬细胞在 L-NIBC(异丁酰基半胱氨酸)和 D-NIBC 表面黏附 24 小时后的扫描电镜照片。右上角插入图片为相应组别特征区域的局部放大图,以便于清晰显示细胞的黏附铺展状态。B. 骨髓基质干细胞在 L-Cys(半胱氨酸)和 D-Cys 表面经过 1 周共诱导后的成骨和成脂分化结果。左图为分化后的染色显微照片,其中上行图片为成骨标志物碱性磷酸酶(标记为蓝色)和成脂标志物油滴(标记为红色)的染色结果;下行图片为对应区域细胞核(标记为蓝色)的荧光显微照片。右图为 L-Cys 和 D-Cys 表面成骨成脂分化的统计结果。C. 骨髓基质干细胞在 L-Cys 和 D-Cys 微米岛上的分化结果。左图为 L-Cys 和 D-Cys 微米岛的结构示意图,其中的金层通过连接分子与 PEG 水凝胶基底共价连接,金微米岛表面上分别接枝有 L-Cys 或 D-Cys 从而形成大(large)、小(small)两对分子手性微图案。右图为 L-Cys 和 D-Cys 微米岛表面干细胞经 1 周共诱导后的成骨和成脂分化统计结果。

图 A 引自:SUN T L,HAN D,RIEHEMANN K,et al. Stereospecific interaction between immune cells and chiral surfaces[J]. J Am Chem Soc,2007,129(6):1496-1497.

图 B、C 引自:YAO X,HU Y W,CAO B,et al. Effects of surface molecular chirality on adhesion and differentiation of stem cells[J]. Biomaterials,2013,34(36):9001-9009.

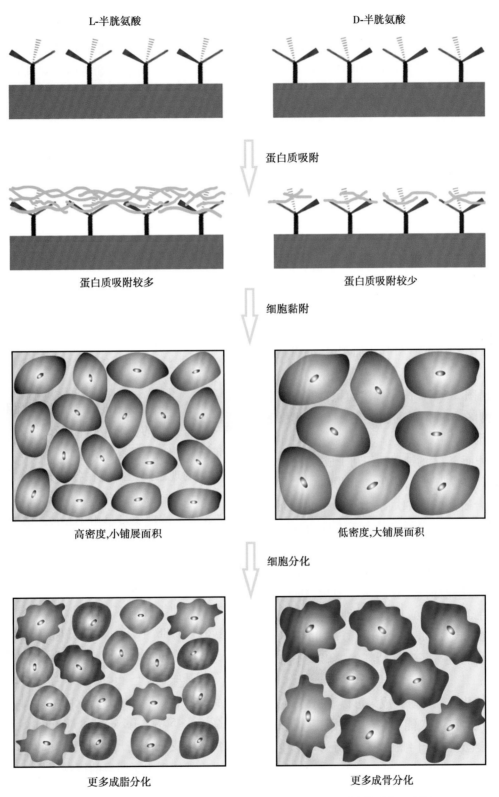

图 2-6　材料表面分子旋光性对干细胞黏附和分化行为影响的过程示意图
引自：YAO X，HU Y W，CAO B，et al. Effects of surface molecular chirality on adhesion and differentiation of stem cells[J]. Biomaterials，2013，34(36)：9001-9009.

的种子细胞,因而研究材料表面分子手性特征对干细胞黏附和分化等行为的影响已变得十分迫切。

近期,复旦大学丁建东课题组选择以 L 型和 D 型半胱氨酸(Cys)作为一对典型的手性分子,借助于巯基试剂的自组装技术和独到的图案转移技术成功构建了有无图案化的分子手性表面。L 型和 D 型表面的蛋白吸附结果显示,L 型表面能够吸附更多的蛋白质。模型干细胞(大鼠骨髓基质干细胞)在上述表面的响应结果表明,细胞在 L 型表面的黏附数量高于 D 型表面(但细胞的平均黏附面积小于 D 型表面)。干细胞经诱导分化后,L 型表面成脂分化的比例高于 D 型表面,而 D 型表面的成骨分化比例却高于 L 型表面(图 2-5B)。

为了弄清分子手性效应到底是如何达到对细胞分化行为产生影响的,本章作者课题组还在持久抗细胞黏附的 PEG 水凝胶表面成功制备了大小两种面积的分子手性微米图案对,分别为 L-大面积(L-large)、D-大面积(D-large)和 L-小面积(L-small)、D-小面积(D-small),以此来达到对细胞黏附铺展面积的有效控制(图 2-5C)。固定黏附面积后的单细胞分化结果表明在相同铺展面积下,L 型和 D 型微米岛表面上细胞分化状况并无显著性差异,而对于不同的铺展面积而言,大的铺展面积利于成骨分化,小的铺展面积利于成脂分化,分化统计结果见图 2-5C。

上述综合研究结果首次揭示:分子手性表面上细胞分化状况的差异很可能是由于表面的分子手性特征首先导致了蛋白吸附和细胞黏附面积的差异(对应于不同的细胞应力),进而影响了干细胞的分化,影响过程如图 2-6 所示。随后,Deng 和 Gao 等借助在金纳米颗粒上接枝手性聚合物[聚丙烯酰-L(D)-缬氨酸,poly acryloyl-L(D)-valine]的手段也证实了材料的分子手性特征能够影响干细胞的分化行为。

综合上述代表性的研究成果可以看出,基底表面的分子手性特征不仅能够影响蛋白的吸附和细胞的黏附,甚至还能对干细胞的分化行为等产生显著影响。

第三节　材料物理因素对细胞行为的影响

材料的物理性能通常包含材料的密度、熔点、导热性、导电性、软硬度、柔韧性、拓扑形貌等性能。在组织再生医学和生物材料研究领域,除本章第二节中提到的材料化学因素外,科研工作者们同样也考察并研究了材料的诸多物理性能如材料的软硬度、材料表面的拓扑形貌等因素对细胞多种行为和功能的影响。此外,一些动态力学刺激等物理因素对细胞行为的影响也获得了较为广泛的研究。现将相关研究动态简介如下。

一、材料表面拓扑形貌对细胞行为的影响

基于材料表面拓扑形貌构建的可行性较高,实施方案亦很多样,因而有关拓扑形貌对细胞行为和功能的影响获得了科学界的广泛研究。该研究领域几乎涉及拓扑形貌对细胞黏附、迁移、增殖和分化等方方面面的研究,甚至还涉及其对亚细胞结构如细胞核形貌与功能的影响。本部分内容将就部分较为"规整"拓扑形貌对细胞行为影响的研究报道作简要总结。

1. 材料表面拓扑形貌对细胞黏附和取向的影响　已有大量的研究报道证实材料表面的拓扑形貌能够影响细胞的黏附和取向行为,该研究领域中最有名的现象便是细胞在各向异性表面的拉伸取向行为,即材料表面拓扑结构对细胞的"接触引导"效应。该现象最早由 Harrison 等在 1912 年提出。"接触引导"这一术语则是 Weiss 等在观察细胞在纤维状材料表面的黏附取向行为时提出。

在具备凹槽或凸嵴的拓扑表面,接触引导效应通常会促使细胞沿着凹槽或凸嵴的伸展方向排列并拉长。1988 年,Wood 等发现与平整膜相比,间充质细胞(fin mesenchymal cells)在具有凹槽结构的石英基底(宽 $1\sim4\mu m$,深 $1.1\mu m$,间距 $1\sim4\mu m$)上能够沿着凹槽延伸方向取向排列,且其迁移速度提高了 $3\sim5$ 倍。Teixeira 和 Murphy 等甚至还发现,人角膜上皮细胞在尺度小至 70nm 的凹槽拓扑结构上仍然体现出了明显的接触引导效应,而平整膜上的细胞则大部分体现出圆形性形状。此研究结果还表明,发生拉伸取向细胞的百分比并未随着横向间距尺寸的改变而变化,但随着凹槽深度尺寸的提升却有所增大。Yim 和 Leong 等也发现大于 90% 的平滑肌细胞沿着栅线状拓扑结构发生了拉

伸取向,而平整膜上的取向并不明显。

此外,Kim 和 Levchenko 等还构建了梯度变化的拓扑形貌并研究了细胞在其表面的响应行为。其拓扑结构的凸嵴宽固定为 1μm,凸嵴高固定为400nm,凹槽宽度在 1.0~9.1μm 变化。他们的研究结果表明,与较稀疏的区域相比,NIH 3T3 成纤维细胞在较密集的凸嵴区域沿着凸嵴延伸方向取向和拉长的趋势更为明显。可见,细胞还能响应基底拓扑结构的密度等参数,进而调整自身的取向和形态等特征。

然而,并非所有的细胞种类均偏好于沿着凸嵴或凹槽方向取向,这主要取决于细胞的种类和拓扑结构的特征。当将海马细胞和小脑颗粒神经元接种到 100nm 宽、0.1μm 间距、100~400nm 深的凹槽表面时,Webb 和 Wood 等观察到这些神经细胞的轴突却是垂直于凹槽方向伸展和取向。类似现象也被 Rajnicek 等报道过,其研究结果表明虽然脊髓神经元的轴突是沿着凹槽方向伸展取向(平行取向),但海马神经元的轴突却在较浅、较窄的凹槽表面发生了垂直取向(在较深、较宽的凹槽表面为平行取向)。此报道使用的拓扑形貌是石英表面的凹槽结构,深为 14~1 100nm、间距为 1μm、宽分别为1μm、2μm、4μm。此外,Gerecht 和 Langer 等发现当加入细胞骨架抑制剂时,人胚胎干细胞在光栅状拓扑形貌表面的接触引导取向被明显破坏,该研究结果提示细胞骨架完整性的维持是基底拓扑形貌接触引导效应发挥作用的必要条件。

除了显著影响细胞的取向特征外,材料表面拓扑形貌甚至还能影响细胞与基材黏附作用的强弱。例如 Karuri 和 Murphy 等的研究结果表明,人角膜上皮细胞在小宽度凹槽表面的黏附得到了明显增强。他们先将角膜上皮细胞接种到 400~4 000nm 宽的凹槽表面,培养 24 小时后将这些黏附好的细胞置于一个流场中(可调节产生不同的剪切力),实验结果表明经过同样强度流场的“冲洗”后,细胞在 400nm 宽凹槽上的黏附数量明显多于更宽尺度的组别。

2. 材料表面拓扑形貌对细胞迁移行为的影响
细胞迁移在损伤修复、免疫防御以及组织再生方面均发挥着重要的作用。除细胞与材料接触最初始的黏附行为外,科学家证实材料表面的拓扑形貌亦

能显著调控细胞的迁移行为。如 Kim 和 Levchenko 等人发现拓扑结构的尺寸和疏密程度等均能显著影响成纤维细胞 NIH 3T3 的迁移行为。其研究结果表明成纤维细胞倾向于沿着具备最优拓扑形貌参数的区域迁移和极化取向。此外,当将大鼠骨髓基质干细胞培养到柞蚕丝素蛋白纤维(直径为400~1 200nm)上时,Qu 和 Zhang 等观察到在细纳米纤维上的细胞的迁移情况远远高于粗纤维表面。还有研究证实在不同直径(15~100nm)的 TiO₂ 纳米管表面,大鼠骨髓基质干细胞在 15nm 上的黏附与迁移均是最优的。

综合上述研究提示,通过设计恰当表面的拓扑形貌能够引导细胞在组织修复部位朝着特定的方向迁移,进而提升组织修复效率并加快组织修复进程。

3. 材料表面拓扑形貌对细胞增殖行为的影响
部分研究报道证实基底的某些拓扑形貌同样能够显著影响细胞的增殖行为。例如 Green 和 Recum 等研究了腹部成纤维细胞在方形凹坑或柱子表面2 周内的生长速率,结果表明与平整膜或凹坑相比,细胞在 2μm 和 5μm 高度柱子表面的增殖速率得到了明显的增强。Wan 和 Wang 等的报道却表明成骨样细胞 OCT-1 在具备凹坑或柱子结构表面的增殖速率与平整膜相比并未得到显著增强。纳米级别的粗糙表面亦被证实能影响细胞的增殖行为,Washburn 等利用退火温度梯度法制备了不同粗糙度(范围为 0.5~13nm)的聚乳酸表面,细胞实验表明成骨细胞 MC 3T3-E1 在粗糙表面的增殖速率往往低于平整膜表面,且当表面粗糙度大于1.1nm 后细胞的增殖速率便发生了显著下降。另外,部分其他文献也报道了细胞在平整膜表面的增殖速率快于纳米栅格表面的现象。

上述研究结果均证实材料表面拓扑形貌能够有效调控细胞的增殖行为,至于不同的影响趋势则很可能是由于细胞种类和表面拓扑结构的尺度特征不同所导致。

4. 材料表面拓扑形貌对细胞分化行为的影响
借助于微米和纳米尺度范围内规则拓扑结构构建的研究表明,可以通过调节拓扑形貌的特征参数来实现对细胞分化行为的有效调控。如 Steinberg 等研究了早期角化细胞在硅橡胶 PDMS 微米柱阵列

（直径 5μm，高度 15μm，间距分别为 8μm、11μm 和 14μm）上的分化行为，研究结果表明，早期角化细胞分化的特征性蛋白（cytoplasmic keratin）在最小间距的微米柱上表达最高。Yim 和 Leong 等还仔细研究了拓扑形貌特征（具有不同宽度的栅格结构，宽度范围为 0.4~10μm）对人骨髓基质干细胞成神经分化的影响，该结果显示与平整膜和宽栅格拓扑结构相比，窄栅格上细胞的成神经分化标记物 MAP2（microtubule-associated protein 2）表达显著上调；与此同时，他们还发现这种拓扑效应能够在加入诱导因子视黄酸时得到显著增强。Leong 课题组后续的深入研究进一步表明在小的栅格结构上，细胞斑联蛋白（Zyxin，一种焦点黏附复合物的组成部分）的表达显著下调，由此他们推测很可能是小的栅格结构降低了人骨髓基质干细胞焦点黏附上的机械应力进而调控了干细胞的分化行为。此外，即使在没有诱导因子存在的条件下，Lee 等发现 0.4μm 的凸峰/凹槽图案结构依然能够快速而有效地促进人骨髓基质干细胞朝神经方向进行分化。

上述研究提示可以通过设计优化材料表面拓扑形貌的手段来帮助达到调控干细胞定向分化的目的。相关研究为生物材料的设计和组织再生医学的发展提供了积极的指导作用。

5. 材料表面拓扑形貌对亚细胞结构如细胞核变形等行为的影响 近年来，随着拓扑形貌对细胞行为影响研究的进一步深入，科学家们开始逐渐关注拓扑结构是否对亚细胞结构亦能产生显著影响。十分有趣的是，Davidson 和 Anselme 等发现 SaOs-2（human osteosarcoma-derived cell）细胞在具有特定微米柱阵列的聚乳酸［poly（L-lactic acid），PLLA］表面发生了严重的核变形现象，但细胞的活性并未受到明显的影响。

复旦大学丁建东课题组的研究发现，骨髓基质干细胞在特定的 PLGA 微柱阵列上表现出了明显的核变形现象，进一步的细化研究表明干细胞在 5μm 高的柱子表面（正方形微米柱，边长 3μm，间距 6μm）变形最为明显（图 2-7）。

上述研究结合其他相关报道综合表明，基底拓扑形貌的参数特征是影响细胞核是否变形及变形程度的重要因素，且细胞核的变形程度和过程有明显的细胞种类依赖性，在此不予详述。

那么，当细胞核形态在特定微米柱阵列表面发生严重的变形后，细胞的基因表达状态是否也会发生明显的改变呢？带着这一疑问，丁建东课题组以骨髓基质干细胞为模型细胞，考察了干细胞核变形后的成骨和成脂诱导分化行为。与平整膜上未发

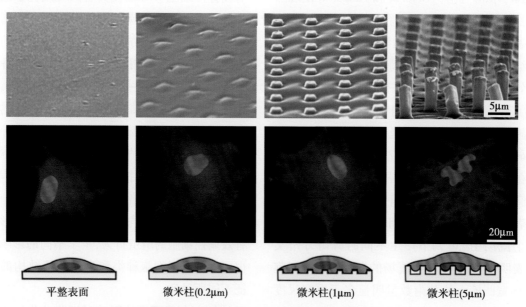

平整表面　　　微米柱(0.2μm)　　　微米柱(1μm)　　　微米柱(5μm)

图 2-7 骨髓基质干细胞在不同高度微米柱表面的核变形现象

第一行展示了不同高度微米柱阵列的扫描电镜照片，柱高从左至右依次为平整膜、0.2μm、1μm、5μm；第二行对应微米柱上细胞培养 6 小时后的荧光染色照片，细胞核标记为蓝色，F-actin 标记为红色；第三行给出了细胞核在对应微米柱表面核变形的示意图。在所考察范围内，5μm 高微米柱上核变形最为明显。引自：PAN Z，YAN C，PENG R，et al. Control of cell nucleus shapes via micropillar patterns［J］. Biomaterials，2012，33（6）：1730-1735.

生核变形的干细胞相比,核变形后对应干细胞的黏附投影面积相对变小,但细胞的成骨分化却得到了加强,成脂分化有所减弱。该结果不能通过经典的干细胞铺展面积对其成骨成脂分化行为的影响趋势(大的铺展面积利于成骨分化,小的铺展面积利于成脂分化)予以解释,因而该研究提示细胞核自身的形貌特征很可能是一个独立的调控干细胞分化行为的因素。

二、材料软硬度对细胞行为的影响

机体内不同组织器官具备不同的软硬度,且跨度范围相对较大,如神经组织较软,而骨组织却很硬,因而考察材料软硬度对细胞行为和功能可能产生的影响成为了一类重要的基础研究课题。借助于材料技术尤其是具备良好生物相容性且软硬度可调范围大的水凝胶合成技术的发展,科学家们逐渐揭示了材料软硬对细胞行为和功能的影响。正如 Discher 等所描述的那样,"组织细胞能够感受到基底材料的软硬并对其作出反应"。

早在 1997 年,Pelham 和 Wang 等便报道了正常大鼠肾上皮细胞和 3T3 成纤维细胞在较硬的基底表面黏附铺展较为明显,而在较软的基底表面铺展却相对较差。他们当时所利用的基材是涂覆有胶原的具备不同软硬的聚丙烯酰胺水凝胶体系。有趣的是,该研究同时还观察到细胞在较软基底表面的运动速率和板状伪足的活性均得到了增强。当将 3T3 成纤维细胞接种到具有软硬反差的表面后,该课题组后续研究还有趣地发现,较软基底一侧的细胞能够很容易地跨越"软-硬交界"并迁移到基底较硬的一侧,同时细胞铺展面积与应力也相应增加;然而较硬一侧基底上的细胞却很难跨越"硬-软交界"并迁移到较软的一侧,当这部分细胞触及到"硬-软交界"处后往往发生缩回或转向运动(不会迁移到软基底表面)。其他研究小组也报道并证实了类似的基材软硬对细胞黏附和迁移行为的影响。

上述研究暗示基底材料的软硬能够影响细胞的黏附、迁移等行为。此外,科学家还考察了材料软硬对细胞分化行为的影响。2006 年,Engler 和 Discher 等首次报道了基底材料的软硬能够显著影响人骨髓基质干细胞的分化行为。经过一段时间的培养后,在软的基底表面,干细胞发生了成神经分化;在中等软硬度的表面发生了成肌分化;而在较硬的表面则发生了成骨分化。

上述先驱报道提示,与机体组织类似软硬的材料利于促进多能干细胞偏向该组织细胞方向进行分化,类似结论也得到了后续基础研究报道的证实和支持。如 Saha 等的研究报道也发现在与脑组织类似软硬的基底上 β-tubulin Ⅲ 的表达量最高,即表明在较软基底表面上的细胞更倾向于朝着神经细胞分化。

有趣的是,凭借利用微米柱测量细胞应力的丰富经验,Fu 和 Chen 等随后想到利用适宜的微米柱阵列(拓扑形貌)来调节基底材料软硬度的方案,进而实现了利用简洁的图案技术来研究细胞对基底软硬的响应行为。实验研究中,他们利用同种材料制备了不同高度的弹性微米柱阵列(柱子直径为 $2\mu m$,柱子中心间距为 $4\mu m$,高度范围为 $1\sim 13\mu m$),然后对人骨髓基质干细胞在这些拓扑图案表面的黏附和分化行为进行了表征。结果表明干细胞在硬的基底表面(柱子高度为 $0.97\mu m$)铺展较好而在软的基底表面(柱子高度为 $12.9\mu m$)则缩成圆形。经分化诱导后,他们发现微米柱的软硬(高低)能够显著影响细胞的分化行为:较软微米柱阵列(高柱)上的细胞利于成脂分化,而较硬微米阵列(矮柱)上的细胞却利于成骨分化。

但是,美国学者的研究受到了一部分欧洲学者的质疑。来自英国和德国的部分知名课题组于 2012 年在 *Nature Materials* 上联合撰文,表示按照当初美国学者的实验设计,在材料软硬度发生改变的同时,材料表面的化学性质也有一定的改变,这才是细胞行为发生变化的真正原因。

为了对这个重大基础科学问题给出确切答案,迫切需要有一种十分严格的材料制备手段,可以将基底软硬度与材料的表面化学性质独立调控。而本章作者课题组通过多年研究所发展的一种独到的图案化表面技术在此展现了其魅力。利用浸涂(dip-coating)技术并结合独到的纳米图案转移技术,Ye 和 Ding 等在持久抗细胞黏附的 PEG 水凝胶表面成功制备得到了可细胞黏附的 RGD(精氨酸-甘氨酸-天冬氨酸)纳米点阵。结合不同分子量 PEG-DA 的合成等手段,进而制备得到不同软硬的

PEG 基底材料(但表面含有相同的 RGD 纳米阵列来促进细胞的黏附)。大鼠骨髓基质干细胞在上述材料表面的黏附和分化结果表明:在相对较硬的基底表面,细胞体现出更大的铺展面积和细胞应力,

进而更利于成骨分化;而细胞在较软的基底表面则体现出较小的铺展面积和细胞应力,进而更利于成脂分化,这一趋势在间距为 49nm 和 135nm 的 RGD 点阵基底上均得到了验证(图 2-8)。

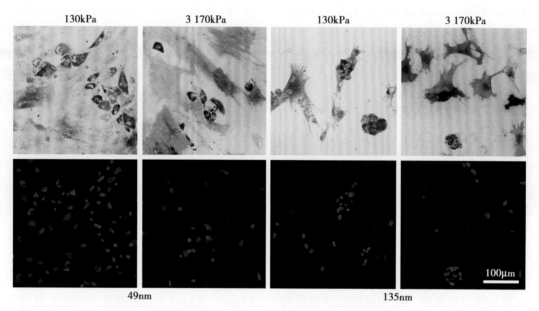

图 2-8　骨髓基质干细胞在不同软硬表面的成骨成脂分化行为

第一行展示了成骨成脂共诱导后的明场染色照片,细胞中的脂肪滴(成脂标记物)被油红标记为红色,碱性磷酸酶(成骨标志物)被固蓝标记为蓝色。第二行展示了对应区域的荧光显微照片,细胞核被 4′,6-二脒基-2-苯基吲哚(4′,6-diamidino-2-phenylindole,DAPI)标记为蓝色。

引自:YE K,WANG X,CAO L P,et al. Matrix stiffness and nanoscale spatial organization of cell-adhesive ligands direct stem cell fate[J]. Nano Lett,2015,15(7):4720-4729.

本章作者课题组的上述研究报道利于不同的材料手段或细胞种类,从不同角度和侧面证实了较为一致的材料软硬对细胞行为和功能的影响。由于采用特殊的材料技术严格将软硬度和表面化学予以独立调控,这是迄今为止确证材料软硬度影响干细胞分化的最具决定性的实验证据。

三、动态力学刺激对细胞行为的影响

机体内的微环境状态往往是处在一个动态的变化过程中的,例如血管内皮细胞时常处在一种随脉动变化的剪切和拉伸应力环境中,关节处的软骨和骨组织则时常处在随运动变化的剪切、拉伸或压缩应力环境中。基于此,动态力学刺激作为一类重要的微环境物理因素也获得了科学界较为广泛的关注。

早在 20 世纪 80 年代,通过将细胞接种到可形变的平膜基材表面并对基材加以周期性拉伸,Dartsch 和 Betz 等便观察到周期性拉伸刺激能够显著

影响细胞的黏附和骨架重排行为。系列研究报道证实单轴的周期性拉伸更倾向于促使细胞沿着垂直于拉伸的方向进行取向排列,实验研究的细胞种类主要包括成纤维细胞、平滑肌细胞、内皮细胞和骨髓基质干细胞等。

通过更为细致和深入的研究,科学家还发现周期性拉伸不仅能够影响细胞的黏附取向和骨架重排,还能够显著影响细胞的增殖、蛋白质合成和细胞分化等后续行为。此外,部分研究报道还发现,细胞对周期性拉伸的响应具有频率依赖性,即细胞对高频信号的响应快,对低频信号响应慢,在过低的频率下甚至难以观察到明显的取向响应。如 Jungbauer 和 Spatz 等的研究结果表明,当刺激频率低于 0.1Hz 时,人皮肤成纤维细胞(human dermal fibroblasts)经过拉伸刺激后并未体现出明显的取向行为;当信号频率低于 0.01Hz 时,鼠胚胎成纤维细胞(rat embryonic fibroblasts)经过拉伸刺激后亦未体现出明显的取向行为。综合上述研究报道,表明

周期性的动态力学刺激能够在调控细胞的黏附、取向、增殖、蛋白质合成甚至干细胞的分化等行为和功能中扮演重要角色。

传统体外静态培养手段获得的软骨组织由于力学性能较差而难以成功应用于临床上的软骨修复。Yan 和 Zhou 等的研究报道证实，与传统静态的软骨组织培养方案相比，力学刺激（如每次以 100g 的离心力持续 30 分钟，每 2 天进行 1 次刺激）

环境可以促进并提升软骨基质的有序排列及胶原等大分子间的交联程度，进而提升体外培养软骨组织的力学强度。为进一步优化力学刺激的方法与参数，该课题组还尝试过剪切力刺激（以 30rpm 的速率持续旋转）和静态液压刺激（每次以 5MPa 持续 30 分钟，每 2 天进行 1 次刺激）等方案，研究结果表明静态液压刺激条件下培养获得的再生软骨组织力学性能等综合性能最优（图 2-9）。

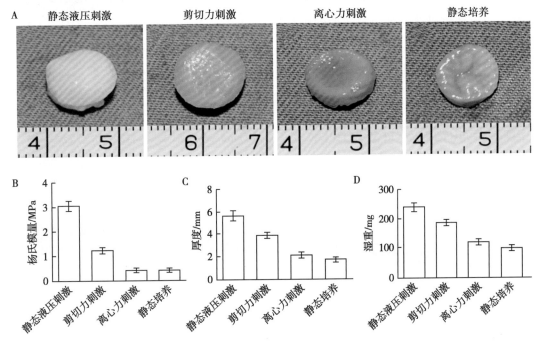

图 2-9　在不同体外培养环境中培养的软骨组织及其性能表征结果
A. 在不同体外环境中培养获得的软骨组织的全局照片。从左至右的培养环境依次为静态液压刺激（HP）、剪切力刺激（shear）、离心力刺激（centri）和传统的静态培养（static）。B. 不同体外环境培养获得软骨组织杨氏模量的统计结果。C. 不同体外环境培养获得软骨组织厚度的统计结果。D. 不同体外环境培养获得软骨组织湿重的统计结果。
引自：CHEN J, YUAN Z Y, LIU Y, et al. Improvement of in vitro three-dimensional cartilage regeneration by a novel hydrostatic pressure bioreactor[J]. Stem Cells Transl Med, 2017, 6(3): 982-991.

通过合作研究，他们还研制成功了一款软骨再生专用反应器。该反应器能模拟关节的力学微环境来对三维培养物施加持续的静态液压，进而显著提升了再生软骨的质量与力学性能。此类研究为体外培养获得具备良好力学性能的软骨组织打下了坚实的基础并加快了软骨再生临床应用的进程。

近年来，由材料降解带来的动态刺激等因素可能对细胞行为产生的影响也开始获得了关注。有趣的是，通过构建可光降解的基于聚乙二醇的水凝胶体系，Kloxin 和 Anseth 等观察到人骨髓基质干细胞在水凝胶降解速率最快区域（光照最容易到达的表层）的黏附铺展面积最大，在内层及不发生降解

的水凝胶区域的铺展面积则有不同程度的下降。此外，Khetan 和 Burdick 等还对比研究了干细胞在降解和非降解状态水凝胶内部的分化行为，其中的可降解组别水凝胶内部含基质金属蛋白酶（matrix metalloproteinase, MMP），易在细胞本身的参与下发生降解。研究结果表明干细胞在降解水凝胶体系中（相对较软）的黏附铺展反而较好、应力较大，最后利于成骨分化；而在非降解水凝胶体系中（相对较硬）的细胞铺展较差、应力较弱，进而利于成脂分化。上述分化差异难以用传统静态的基材软硬对干细胞成骨和成脂分化的影响（相对较硬的基底利于细胞铺展和成骨分化，较软的基底利于成脂分

化,本章第三节第二部分中有详细表述)来解释。截至目前,虽然不可降解基底上的大量基础研究报道证实偏圆形的、较小铺展面积的、骨架受扰乱的干细胞更利于发生成软骨分化或成脂分化,但Feng和Bian等的研究报道却表明与非降解水凝胶体系相比,降解水凝胶体系内的干细胞尽管黏附铺展更好,但却更利于成软骨分化。上述类似"矛盾"现象也逐渐被其他文献所报道。

综上所述,大量研究报道从不同侧面表明,材料本身的降解很可能提供了另外一种调控细胞行为与功能的动态刺激因素。复旦大学丁建东课题组的近期工作则直接表明,材料降解速率本身就是干细胞分化的一个独立调节参量。

第四节　其他材料微环境如纳米因素对细胞行为的影响

鉴于纳米因素在尺度与功能方面的特殊性,在此我们将其作为影响细胞行为的一种材料微环境因素专门予以介绍。本章节中我们将着重介绍在纳米尺度范围内,表面纳米级凹凸结构以及活性分子的空间分布等纳米因素对细胞黏附、细胞分化以及细胞表型维持等性能的影响与调控。相关研究进展从"分子"层面上为我们揭示了新颖而独特的材料微环境因素。

一、纳米级凹凸结构的空间排布对细胞行为的影响

借助于先进的电子束刻蚀(electron beam lithography)手段,Dalby等人成功制备得到了尺寸和规整度均可调节的纳米级凹痕结构(nanopit)阵列,进而系统而深入地研究了纳米级凹痕结构的空间分布特征对细胞行为的影响。有趣的是,他们发现即使是在不含诱导液的基础培养液中培养3~4周后,具有纳米级凹痕结构(高度和直径均在纳米级别)的表面仍能对细胞的分化行为产生显著影响,且这一效应与纳米级凹痕结构的规整或无规排布有关:与平整膜和规整阵列相比,细胞在无规排列的纳米级凹痕结构表面表达了更多的成骨特征性蛋白,如骨桥蛋白(osteopontin,OPN)和骨钙蛋白(osteocalcin,OCN)。此外,无规的纳米级凹痕结构

排列还促使其表面的干细胞分泌产生了骨矿物质(bone minerals)。这一纳米因素对干细胞成骨作用的诱导几乎达到了与成骨诱导液类似的作用。

此外,该课题组后续的研究还筛选出了一种能够长时间维持干细胞表型(即干性维持)的特殊纳米阵列。该研究结果显示即使经过长达2个月的体外培养扩增,人骨髓基质干细胞在具有规整纳米级凹痕结构(直径120nm,高度100nm,中心间距300nm)的聚己内酯材料表面依然表达出了明显的干性标记物STRO-1(a murine IgM monoclonal antibody,也被称为MoAb)和ALCAM(activated leukocyte cell adhesion molecule,亦被称为CD166)。这两类干性标记物在平整膜和无规纳米级凹痕结构[直径120nm,高度100nm,中心间距范围为(300±50)nm]表面则未见明显表达。

更为深入的实验还证实,这一效应并不随着干细胞种类和基底材料类别的变化而改变:更换细胞种类(骨髓来源的基质干细胞,脂肪组织来源的基质干细胞)和材料类别(聚碳酸酯、聚苯乙烯)后均得到同样的结论。进一步的纳米特征参数对比实验发现,凹痕直径为500nm且覆盖率为20%的规整表面能够提供最优的干性维持能力。

除上述具有代表性的研究工作外,还有大量的研究报道证实二氧化钛(TiO_2)纳米管的直径、碳纳米管的排列方式、纳米纤维的尺寸等纳米因素亦能显著影响干细胞的黏附和分化等行为。

二、活性物质的空间分布对细胞行为的影响

借助于纳米图案化表面的构建,近年来的研究成果不仅从分子层面揭示了细胞黏附的部分规律与特征,而且还相继证实基底材料上活性物质的空间分布等纳米特征能显著影响细胞的表型维持和分化等行为。

传统的研究报道表明基底材料中的配体(ligand)种类,如精氨酸-甘氨酸-天冬氨酸(RGD)、精氨酸-谷氨酸-天冬氨酸-缬氨酸(REDV)等在细胞黏附的调控中起着十分重要的作用。不仅如此,这些活性物质的空间分布在调控细胞焦点黏附的形成过程中同样扮演着重要角色。

复旦大学丁建东课题组与德国Spatz课题组利

用嵌段共聚物胶束自组装辅助的方法首次平行制备了规整（六方点阵）与无规的金纳米点阵（直径约为10nm，平均间距为55~100nm），如图2-10A所示。随后在金纳米点上接枝促进细胞特异性黏附的RGD配体，从而获得活性分子RGD的纳米点阵。因为整合素（integrin）头部直径大约范围在8~12nm，而金纳米点的直径也在10nm左右，空间

范围正好可以保证一个配体和整合素与其结合。在金点上接枝好RGD（每个金点对应一个RGD）和玻片背景区域接枝好抗细胞黏附的寡聚乙二醇后，Huang和Ding等人对成骨细胞MC-3T3在纳米图案表面的黏附规律作了深入研究。统计结果表明，要形成生物学意义上的焦点黏附，首先必须具备有效的整合素团簇，细胞由较好黏附到较差黏附的突变

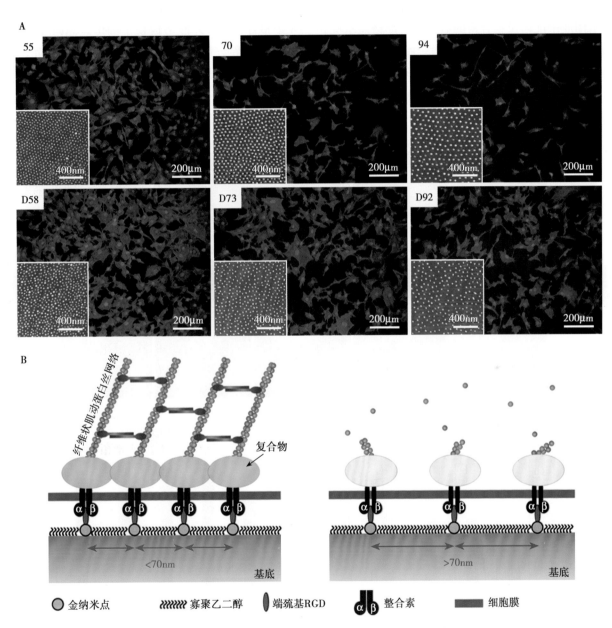

图2-10　活性分子RGD的空间分布对细胞黏附的影响

A.成骨细胞MC3T3-E1在不同纳米间距RGD阵列表面黏附的荧光显微照片。基底其他空白区域用自组装的PEG单分子层做钝化处理。细胞骨架F-actin标记为红色，细胞核标记为蓝色。图片左下角插入的图像为对应基底上金纳米点阵的原子力显微镜（AFM）照片。每幅图片右上角的数字代表对应基底上纳米点阵的平均间距，单位为nm，其中的字母"D"代表该图案为无规排列。B.细胞黏附机制示意图。当整合素团簇内部的平均纳米间距小于临界纳米间距（70nm）时才能形成稳定的焦点黏附复合物，进而引导细胞骨架发生组装并形成生物学意义上的焦点黏附。

引自：HUANG J H，GRATER S V，CORBELLINI F，et al. Impact of order and disorder in RGD nanopatterns on cell adhesion [J]. Nano Lett，2009，9（3）：1111-1116.

间距大约在70nm。因而,只有当有效的整合素团簇(团簇内部整合素平均间距<70nm)形成后才能形成有效的细胞特异性黏附,当平均间距>70nm时则不能形成有效黏附(图2-10)。

上述报道揭示,形成有效的焦点黏附需要首先具备有效的整合素纳米团簇,且对团簇内部整合素的平均间距有要求,即细胞黏附存在活性分子临界纳米间距。那么,形成有效焦点黏附是否还对每个纳米团簇中配体及整合素的数量有着严格需求呢,即活性物质的数量是否也存在一个临界值?为解决这一有趣的基础科学问题,Schvartzman和Wind等进行了精心的纳米阵列设计,结合电子束刻蚀和纳米压印刻蚀技术,成功制备了具有不同排布特征

的Au-Pd纳米点阵,其中包含依次由2~7个纳米点构成的6种团簇(每个纳米点的直径为8nm,团簇内点与点的间距在50~100nm范围内变化)。同样,他们也在纳米点上接枝了RGD配体并对基底空白区域进行了细胞黏附钝化处理。其研究结果表明细胞黏附不仅对团簇内部整合素的平均间距有要求(临界值在60~80nm),而且还对每个团簇中的配体及整合素的数量有需求——至少需要与4个整合素结合才能形成稳定的焦点黏附复合物,且这一临界数量与配体RGD的全局密度无关。

此外,利用精细的嵌段共聚物自组装技术并结合独到的纳米图案转移技术,复旦大学丁建东课题组在持久抗细胞黏附的PEG水凝胶基底表面成功

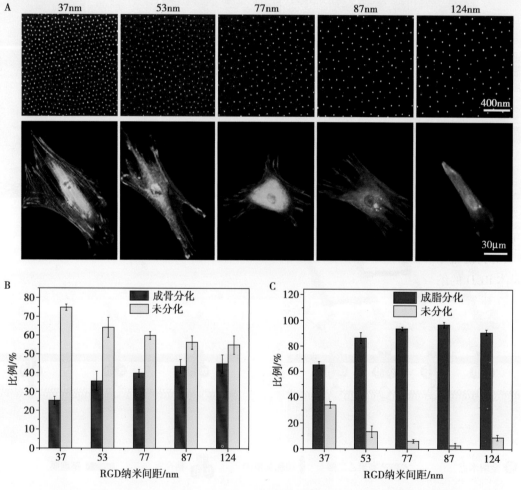

图2-11 活性分子RGD的空间分布对人骨髓基质干细胞黏附和分化行为的影响

A.各类不同间距金纳米点阵的电镜照片与相应表面的细胞黏附荧光照片。第一行图片为PEG水凝胶表面不同间距金纳米点阵的场发射扫描电镜照片,平均纳米间距见图上方标识;第二行为对应不同纳米间距RGD表面上典型的细胞培养24小时后的荧光照片。细胞骨架F-actin、焦点黏附vinculin和细胞核分别被标记为红色、绿色和蓝色。B.经7天成骨诱导分化后,干细胞在不同RGD间距基底表面成骨分化的统计结果。C.经7天成脂诱导分化后,干细胞在不同RGD间距基底表面成脂分化的统计结果。

引自:Wang X,Yan C,YE K,et al. Effect of RGD nanospacing on differentiation of stem cells[J]. Biomaterials,2013,34(12):2865-2874.

制备了不同间距的 RGD 纳米点阵,间距范围为 37~124nm。干细胞在其表面的黏附和分化结果首次揭示,基底材料上活性物质的空间分布(配体 RGD 阵列的纳米间距)是一个调控干细胞黏附与分化的独立因素。当 RGD 的纳米间距小于 70nm 时,细胞能够形成相对较好的焦点黏附,铺展面积较大;而当间距大于 70nm 时,很可能由于细胞不能形成稳定的焦点黏附进而导致细胞黏附效果变差,铺展面积变小(图 2-11A)。干细胞的分化结果表明大的 RGD 纳米间距既利于成骨分化也利于成脂分化(图 2-11B,图 2-11C)。而微米图案领域的权威文献报道已经证实小面积仅利于成脂分化而不利于成骨分化,因而作者推断这一纳米因素对细胞分化行为的影响很可能独立于细胞黏附而直接发挥诱导作用。

为了排除上述分化差异中掺杂的细胞铺展面积因素的影响,复旦大学丁建东课题组还设计并最终在 PEG 水凝胶表面成功制备了微米-纳米杂合图案。在本研究中,通过微米图案来固定细胞的铺展面积,同时通过微米岛中的纳米图案来单一调控微米区域的纳米间距因素。借助这一精巧的材料手段,该课题组的研究结果率先表明,不管是在较小还是较大的铺展面积状态下,大的纳米间距与小的纳米间距相比均更利于干细胞的成骨和成脂分化,进而成功剥离铺展面积因素的影响,并证实材料表面配体 RGD 的纳米间距是一个独立的调控干细胞分化的因素。

活性物质的空间分布除对上述细胞黏附和骨髓基质干细胞成骨、成脂分化行为的影响外,复旦大学丁建东课题组还进一步研究揭示,此纳米因素亦能显著调控骨髓基质干细胞的成软骨分化行为甚至调控软骨细胞本身的表型维持以防止其退分化。此外,Muth 和 Lee-Thedieck 等的研究成果还表明,配体的纳米间距对造血干细胞(hematopoietic stem cell, HSC)的分化行为也可产生显著影响。

第五节　组织再生材料微环境研究的展望

本章作者将组织再生微环境细分为材料微环境、组织微环境和两者融合后所变化了的动态微环境。如果将细胞和周围的组织也看作广义"材料"的话,组织再生微环境其实可统一归结为一种复杂多样且伴随动态变化的材料微环境。后续我们分别从材料化学微环境、材料物理微环境和材料纳米因素等角度出发总结了当前科研界的研究进展。

这些有趣而极具价值的科研论文借助各自独到的材料技术手段探讨了原本相互交织、难以阐明的细胞-材料微环境相互作用中的若干基本科学问题。相关研究进展从多角度独立确证了多种材料微环境能够对细胞的黏附、取向、增殖、迁移和分化等行为产生显著性影响,并拓展了对细胞行为调控因素的认识。这为深入而全面地理解材料微环境对细胞行为的影响和调控这个经典难题提供了重要的参考价值,也为再生医学领域中新型生物医用材料的设计和研发奠定了部分理论基础。

当然,在组织再生微环境相关研究领域中,同时也还存在着诸多基础科学问题与应用科学问题亟待解决。这些问题包括但不限于以下内容。

1. 动态微环境的影响研究需要进一步的拓展深入 相对于各类静态微环境因素来说,虽然对动态微环境也有少量研究(如本章作者课题组的近期工作),但是,目前关于动态微环境的影响研究还相对欠缺,当然这与人们对动态微环境的了解程度不足以及动态微环境本身的构建难度较大有很大的相关性。随着材料制备技术与工程技术的发展,后续需要通过材料和工程手段的融合来达到在体外模拟组织修复动态微环境的目的,即调节组织修复过程中材料微环境与组织微环境交互作用形成的新的动态微环境,进而考察其对细胞行为和功能的影响。相关研究能够在体外便捷、有效地评估各类动态材料微环境的实际效应与功能。

2. 各类再生微环境是否存在协同效应有待研究 前述大量研究已通过借助独特的材料手段考察并确证了多种单一因素对细胞行为的影响,这在基础研究领域是不可或缺的步骤。然而,当我们将多种有利因素结合到一种或一类基底材料上时,两种甚至多种因素间是否具备协同效应还需要进一步的实验验证。此类研究能够帮助我们确定调控细胞特定功能的主要因素与次要因素,以及获得这些因素间的相互作用信息,进而为高效指导生物材料的设计提供直接帮助。

3. 动物体内的微环境效应研究亟待加强　前述大量研究结论均是基于体外细胞培养实验得出，当然这些体外实验有助于排除干扰因素的影响进而确证单因素的确切效应。然而，这些基础研究的最终目的仍然在于指导体内实验并推进其最终的临床应用，因而各类材料微环境因素对体内细胞行为甚至组织再生过程是否具备同样的作用效果还需要大量动物实验结果加以验证考察。

4. 结合基础科学研究进行成果转化　利用所研究的体内外规律和知识指导新型生物材料和组织再生微环境的设计，进而开展临床前的动物实验甚至后续临床实验考察，或结合这些基础研究知识指导现有产品的升级换代，如进行特殊的表面或本体改性，进而提升现有生物材料或医疗器械产品的生物疗效及生物安全性能。

（丁建东　姚响）

参 考 文 献

[1] YAO X, PENG R, DING J D. Cell-material interactions revealed via material techniques of surface patterning [J]. Adv Mater, 2013, 25(37): 5257-5286.

[2] HUANG N FLI S. Regulation of the matrix microenvironment for stem cell engineering and regenerative medicine [J]. Ann Biomed Eng, 2011, 39(4): 1201-1214.

[3] IRELAND R GSIMMONS C A. Human pluripotent stem cell mechanobiology: manipulating the biophysical microenvironment for regenerative medicine and tissue engineering applications [J]. Stem Cells, 2015, 33(11): 3187-3196.

[4] MAKRIS E A, GOMOLL A H, MALIZOS K N, et al. Repair and tissue engineering techniques for articular cartilage [J]. Nat Rev Rheumatol, 2015, 11(1): 21-34.

[5] MUMME M, BARBERO A, MIOT S, et al. Nasal chondrocyte-based engineered autologous cartilage tissue for repair of articular cartilage defects: an observational first-in-human trial [J]. Lancet, 2016, 388(10055): 1985-1994.

[6] HUNT J A. Regenerative medicine-Materials in a cellular world [J]. Nat Mater, 2008, 7(8): 617-618.

[7] DAS R K. Harnessing cell-material interaction to control cell fate: design principle of advanced functional hydrogel materials [J]. J Chem Sci, 2017, 129(12): 1807-1816.

[8] CHEN C S, MRKSICH M, HUANG S, et al. Geometric control of cell life and death [J]. Science, 1997, 276(5317): 1425-1428.

[9] FLAIM C J, CHIENS, BHATIA S N. An extracellular matrix microarray for probing cellular differentiation [J]. Nat Methods, 2005, 2(2): 119-125.

[10] TSAI Y, CUTTS J, KIMURA A, et al. A chemically defined substrate for the expansion and neuronal differentiation of human pluripotent stem cell-derived neural progenitor cells [J]. Stem Cell Res, 2015, 15(1): 75-87.

[11] CURRAN J M, CHEN R, HUNT J A. Controlling the phenotype and function of mesenchymal stem cells in vitro by adhesion to silane-modified clean glass surfaces [J]. Biomaterials, 2005, 26(34): 7057-7067.

[12] CURRAN J M, CHEN R, HUNT J A. The guidance of human mesenchymal stem cell differentiation in vitro by controlled modifications to the cell substrate [J]. Biomaterials, 2006, 27(27): 4783-4793.

[13] BENOIT D S W, SCHWARTZ M P, DURNEY A R, et al. Small functional groups for controlled differentiation of hydrogel-encapsulated human mesenchymal stem cells [J]. Nat Mater, 2008, 7(10): 816-823.

[14] REN Y J, ZHANG H, HUANG H, et al. In vitro behavior of neural stem cells in response to different chemical functional groups [J]. Biomaterials, 2009, 30(6): 1036-1044.

[15] CHEN M, ZHANG Y, ZHOU Y, et al. Pendant small functional groups on poly (E-caprolactone) substrate modulate adhesion, proliferation and differentiation of human mesenchymal stem cells [J]. Colloid Surface B, 2015, 134: 322-331.

[16] LI J J, KAWAZOE N, CHEN G P. Gold nanoparticles with different charge and moiety induce differential cell response on mesenchymal stem cell osteogenesis [J]. Biomaterials, 2015, 54: 226-236.

[17] CAO B, PENG Y M, LIU X N, et al. Effects of functional groups of materials on nonspecific adhesion and chondrogenic induction of mesenchymal stem cells on free and micropatterned surfaces [J]. ACS Appl Mater Inter, 2017, 9(28): 23574-23585.

[18] CAO B, PENG R, LI Z H, et al. Effects of spreading areas and aspect ratios of single cells on dedifferentiation of chondrocytes [J]. Biomaterials, 2014, 35(25): 6871-6881.

[19] MASON S. Biomolecular homochirality [J]. Chem Soc Rev, 1988, 17(4): 347-359.

[20] BROWN N AWOLPERT L. The development of handedness in left/right asymmetry [J]. Development, 1990, 109

（1）:1-9.

［21］ YAVIN E, YAVIN Z. Attachment and culture of dissociated cells from rat embryo cerebral hemispheres on polylysine-coated surface［J］. J Cell Biol, 1974, 62（2）: 540-546.

［22］ HANEIN D, GEIGER B, ADDADI L. Differential adhesion of cells to enantiomorphous crystal surfaces［J］. Science, 1994, 263（5152）: 1413-1416.

［23］ SUN T, HAN D, RHEMANN K, et al. Stereospecific interaction between immune cells and chiral surfaces［J］. J Am Chem Soc, 2007, 129（6）: 1496-1497.

［24］ ZHANG M, QING G, SUN T L. Chiral biointerface materials［J］. Chem Soc Rev, 2012, 41（5）: 1972-1984.

［25］ ZHOU F, YUAN L, LI D, et al. Cell adhesion on chiral surface: The role of protein adsorption［J］. Colloid Surface B, 2012, 90: 97-101.

［26］ EL-GINDI J, BENSON K, DE-COLA L, et al. Cell adhesion behavior on enantiomerically functionalized zeolite L monolayers［J］. Angew Chem Int Edit, 2012, 51（15）: 3716-3720.

［27］ YAO X, HU Y, CAO B, et al. Effects of surface molecular chirality on adhesion and differentiation of stem cells［J］. Biomaterials, 2013, 34（36）: 9001-9009.

［28］ PITTENGER M F, MACKAY A M, BECK S C, et al. Multilineage potential of adult human mesenchymal stem cells［J］. Science, 1999, 284（5411）: 143-147.

［29］ TAKAHASHI KYAMANAKA S. Induction of pluripotent stem cells from mouse embryonic and adult fibroblast cultures by defined factors［J］. Cell, 2006, 126（4）: 663-676.

［30］ DENG J, ZHENG H H, ZHENG X W, et al. Gold nanoparticles with surface-anchored chiral poly（acryloyl-L（D）-valine）induce differential response on mesenchymal stem cell osteogenesis［J］. Nano Res, 2016, 9（12）: 3683-3694.

［31］ HARRISON R G. The cultivation of tissues in extraneous media as a method of morphogenetic study［J］. Anat Rec, 1912, 6（4）: 181-193.

［32］ WEISS P. Experiments on cell and axon orientation invitro-the role of colloidal exudates in tissue organization［J］. J Exp Zool, 1945, 100（3）: 353-386.

［33］ WOOD A. Contact guidance on microfabricated substrata-the response of teleost fin mesenchyme cells to repeating topographical patterns［J］. J Cell Sci, 1988, 90: 667-681.

［34］ TEIXEIRA A I, ABRAMS G A, BERTICS P J, et al. Epithelial contact guidance on well-defined micro-and nano-structured substrates［J］. J Cell Sci, 2003, 116（10）: 1881-1892.

［35］ YIM E K F, REANO R M, PANG S W, et al. Nanopattern-induced changes in morphology and motility of smooth muscle cells［J］. Biomaterials, 2005, 26（26）: 5405-5413.

［36］ KIM D H, HAN K, GUPTA K, et al. Mechanosensitivity of fibroblast cell shape and movement to anisotropic substratum topography gradients［J］. Biomaterials, 2009, 30（29）: 5433-5444.

［37］ WEBB A, CLARK P, SKEPPER J, et al. Guidance of oligodendrocytes and their progenitors by substratum topography［J］. J Cell Sci, 1995, 108: 2747-2760.

［38］ RAJNICEK A M, BRITLAND S, MCCAIG C D. Contact guidance of CNS neurites on grooved quartz: influence of groove dimensions, neuronal age and cell type［J］. J Cell Sci, 1997, 110: 2905-2913.

［39］ GERECHT S, BETTINGER C J, ZHANG Z, et al. The effect of actin disrupting agents on contact guidance of human embryonic stem cells［J］. Biomaterials, 2007, 28（28）: 4068-4077.

［40］ KARURI N W, LILIENSIEK S, TEIXEIRA A I, et al. Biological length scale topography enhances cell-substratum adhesion of human corneal epithelial cells［J］. J Cell Sci, 2004, 117（15）: 3153-3164.

［41］ KIM D H, SEO C H, HAN K, et al. Guided cell migration on microtextured substrates with variable local density and anisotropy［J］. Adv Funct Mater, 2009, 19（10）: 1579-1586.

［42］ QU J, ZHOU D D, XU X J, et al. Optimization of electrospun TSF nanofiber alignment and diameter to promote growth and migration of mesenchymal stem cells［J］. Appl Surf Sci, 2012, 261: 320-326.

［43］ PARK J, BAUER S, SCHLEGEL K A, et al. TiO$_2$ nanotube surfaces: 15nm-an optimal length scale of surface topography for cell adhesion and differentiation［J］. Small, 2009, 5（6）: 666-671.

［44］ GREEN A M, JANSEN J A, VANDERWAERDEN J, et al. Fibroblast response to microtextured silicone surfaces-texture orientation into or out of the surface［J］. J Biomed Mater Res, 1994, 28（5）: 647-653.

［45］ WAN Y Q, WANG Y, LIU Z M, et al. Adhesion and proliferation of OCT-1 osteoblast-like cells on micro-and nano-scale topography structured pply (L-lactide) [J]. Biomaterials,2005,26(21):4453-4459.

[46] WASHBURN N R,YAMADA K M,SIMON C G,et al. High-throughput investigation of osteoblast response to polymer crystallinity:influence of nanometer-scale roughness on proliferation[J]. Biomaterials,2004,25(7-8):1215-1224.

[47] STEINBERG T,SCHULZ S,SPATZ J P,et al. Early keratinocyte differentiation on micropillar interfaces[J]. Nano Lett,2007,7(2):287-294.

[48] YIM E K F,PANG S W,LEONG K W. Synthetic nanostructures inducing differentiation of human mesenchymal stem cells into neuronal lineage[J]. Exp Cell Res,2007,313(9):1820-1829.

[49] KULANGARA K,YANG Y,YANG J,et al. Nanotopography as modulator of human mesenchymal stem cell function[J]. Biomaterials,2012,33(20):4998-5003.

[50] LEE M R,KWON K W,JUNG H,et al. Direct differentiation of human embryonic stem cells into selective neurons on nanoscale ridge/groove pattern arrays[J]. Biomaterials,2010,31(15):4360-4366.

[51] DAVIDSON P M,OZCELIK H,HASIRCI V,et al. Microstructured surfaces cause severe but non-detrimental deformation of the cell nucleus[J]. Adv Mater,2009,21(35):3586-3590.

[52] PAN Z,YAN C,PENG R,et al. Control of cell nucleus shapes via micropillar patterns[J]. Biomaterials,2012,33(6):1730-1735.

[53] LIU X N,LIU R L,GU Y X,et al. Nonmonotonic self-deformation of cell nuclei on topological surfaces with micropillar array[J]. ACS Appl Mater Inter,2017,9(22):18521-18530.

[54] LIU X N,LIU R L,CAO B,et al. Subcellular cell geometry on micropillars regulates stem cell differentiation[J]. Biomaterials,2016,111:27-39.

[55] PENG R,YAO X,CAO B,et al. The effect of culture conditions on the adipogenic and osteogenic inductions of mesenchymal stem cells on micropatterned surfaces[J]. Biomaterials,2012,33(26):6008-6019.

[56] PELHAM R J,WANG Y L. Cell locomotion and focal adhesions are regulated by substrate flexibility[J]. Proc Natl Acad Sci USA,1997,94(25):13661-13665.

[57] LO C M,WANG H B,DEMBO M,et al. Cell movement is guided by the rigidity of the substrate[J]. Biophys J,2000,79(1):144-152.

[58] ENGLER A J,SEN S,SWEENEY H L,et al. Matrix elasticity directs stem cell lineage specification[J]. Cell,2006,126(4):677-689.

[59] SAHA K,KEUNG A J,IRWIN E F,et al. Substrate modulus directs neural stem cell behavior[J]. Biophys J,2008,95(9):4426-4438.

[60] FU J P,WANG Y K,YANG M T,et al. Mechanical regulation of cell function with geometrically modulated elastomeric substrates[J]. Nat Methods,2010,7(9):733-736.

[61] TRAPPMANN B,GAUTROT J E,CONNELLY J T,et al. Extracellular-matrix tethering regulates stem-cell fate[J]. Nat Mater,2012,11(7):642-649.

[62] YE K,WANG X,CAO L P,et al. Matrix stiffness and nanoscale spatial organization of cell-adhesive ligands direct stem cell fate[J]. Nano Lett,2015,15(7):4720-4729.

[63] YE K,CAO L P,LI S Y,et al. Interplay of matrix stiffness and cell-cell contact in regulating differentiation of stem cells[J]. ACS Appl Mater Inter,2016,8(34):21903-21913.

[64] DARTSCH P C,HAMMERLE H,BETZ E. Orientation of cultured arterial smooth-muscle cells growing on cyclically stretched substrates[J]. Acta Anat,1986,125(2):108-113.

[65] GOLI-MALEKABADI Z,TAFAZZOLI-SHADPOUR M,RABBANI M,et al. Effect of uniaxial stretch on morphology and cytoskeleton of human mesenchymal stem cells:static vs. dynamic loading[J]. Biomed Tech,2011,56(5):259-265.

[66] JUNGBAUER S,GAO H J,SPATZ J P,et al. Two characteristic regimes in frequency-dependent dynamic reorientation of fibroblasts on cyclically stretched substrates[J]. Biophys J,2008,95(7):3470-3478.

[67] YAN D,ZHOU G D,ZHOU X,et al. The impact of low levels of collagen IX and pyridinoline on the mechanical properties of in vitro engineered cartilage[J]. Biomaterials,2009,30(5):814-821.

[68] CHEN J,YUAN Z Y,LIU Y,et al. Improvement of in vitro three-dimensional cartilage regeneration by a novel hydrostatic pressure bioreactor[J]. Stem Cell Transl Med,2017,6(3):982-991.

[69] KLOXIN A M,TIBBITT M W,KASKO A M,et al. Tunable hydrogels for external manipulation of cellular microenvironments through controlled photodegradation[J].

Adv Mater,2010,22(1):61-66.

[70] KHETAN S,GUVENDIREN M,LEGANT W R,et al. Degradation-mediated cellular traction directs stem cell fate in covalently crosslinked three-dimensional hydrogels[J]. Nat Mater,2013,12(5):458-465.

[71] PENG R,YAO X,DING J D. Effect of cell anisotropy on differentiation of stem cells on micropatterned surfaces through the controlled single cell adhesion[J]. Biomaterials,2011,32(32):8048-8057.

[72] YAO X,PENG R,DING J D. Effects of aspect ratios of stem cells on lineage commitments with and without induction media[J]. Biomaterials,2013,34(4):930-939.

[73] FENG Q,ZHU M L,WEI K C,et al. Cell-mediated degradation regulates human mesenchymal stem cell chondrogenesis and hypertrophy in MMP-sensitive hyaluronic acid hydrogels[J]. PLoS One,2014,9(6):e99587.

[74] DALBY M J,GADEGAARD N,TARE R,et al. The control of human mesenchymal cell differentiation using nanoscale symmetry and disorder[J]. Nat Mater,2007,6(12):997-1003.

[75] MCMURRAY R J,GADEGAARD N,TSIMBOURI P M,et al. Nanoscale surfaces for the long-term maintenance of mesenchymal stem cell phenotype and multipotency[J]. Nat Mater,2011,10(8):637-644.

[76] PENG Y M,LIU Q J,HE T L,et al. Degradation rate affords a dynamic cue to regulate stem cells beyond varied matrix stiffness[J],Biomaterials,2018,178:467-480.

[77] HUANG J H,GRATER S V,CORBELLINL F,et al. Impact of order and disorder in RGD nanopatterns on cell adhesion[J]. Nano Lett,2009,9(3):1111-1116.

[78] XIONG J P,STEHLE T,ZHANG R G,et al. Crystal structure of the extracellular segment of integrin alpha V beta 3 in complex with an Arg-Gly-Asp ligand[J]. Science,2002,296(5565):151-155.

[79] WANG X,YAN C,YE K,et al. Effect of RGD nanospacing on differentiation of stem cells[J]. Biomaterials,2013,34(12):2865-2874.

[80] WANG X,LI S Y,YAN C,et al. Fabrication of RGD micro/nanopattern and corresponding study of stem cell differentiation[J]. Nano Lett,2015,15(3):1457-1467.

[81] LI Z,CAO B,WANG X,et al. Effects of RGD nanospacing on chondrogenic differentiation of mesenchymal stem cells[J]. J Mater Chem B,2015,3(26):5197-5209.

[82] LI S Y,WANG X,CAO B,et al. Effects of nanoscale spatial arrangement of arginine-glycine-aspartate peptides on dedifferentiation of chondrocytes[J]. Nano Lett,2015,15(11):7755-7765.

[83] MUTH C A,STEINL C,KLEIN G,et al. Regulation of hematopoietic stem cell behavior by the nanostructured presentation of extracellular matrix components[J]. PLoS One,2013,8(2):e54778.

[84] QI Y L,QI H P,HE Y,et al. Strategy of metal-polymer composite stent to accelerate biodegradation of iron-based biomaterials[J]. ACS Appl Mater Inter,2018,10(1):182-192.

[85] YAO X,LIU R L,LIANG X Y,et al. Critical areas of proliferation of single cells on micropatterned surfaces and corresponding cell type dependence[J]. ACS Appl Mater Inter,2019,11(17):15366-15380.

[86] YAO X,DING J D. Effects of microstripe geometry on guided cell migration[J]. ACS Appl Mater Inter,2020,12(25):27971-27983.

[87] LIU Q,ZHENG S,YE K,et al. Cell migration regulated by RGD nanospacing and enhanced under moderate cell adhesion on biomaterials[J]. Biomaterials,2020,263:120327.

[88] LIN W J,ZHANG H J,ZHANG W Q,et al. In vivo degradation and endothelialization of an iron bioresorbable scaffold[J]. Bioact Mater,2021,6:1028-1039.

第3章
生物材料结构信号和化学信号调控组织再生

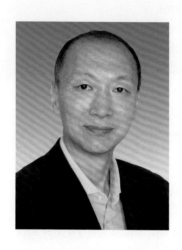

常江

国际生物材料科学与工程学会联合会终身荣誉会士,英国皇家化学会会士,美国医学与生物工程院会士,中国生物材料学会常务理事。

Jiang Chang, Fellow of International Union of Societies for Biomaterials Science and Engineering (FBSE), Fellow of Royal Society of Chemistry (FRSC), and Fellow of American Institute for Medical and Biological Engineering (AIMBE). Executive number of Chinese Society for Biomaterials.

摘要

在再生医学领域,生物材料与细胞的相互作用是重要研究课题之一。材料的物理化学性质将直接影响细胞行为,进而影响组织再生。其中,控制生物材料表面拓扑形貌以及相关活性离子释放是最典型的两类材料学调控方法。在组织修复及再生领域,应用微纳米拓扑结构独特的形貌效应可调控细胞的黏附、形态、排列等,进一步还会影响干细胞分化及相关组织再生。同样的,生物材料中释放出来的活性离子也能够有效地调控细胞的命运,影响组织特异性细胞以及干细胞的表型,进而影响组织再生。然而无论是拓扑形貌还是活性离子释放,它们与细胞相互作用的具体机制仍不完全清楚。近年来,得益于微纳米技术的快速发展以及组织工程技术的不断成熟,越来越多的科研工作者开始研究生物材料对细胞行为及组织再生的调控作用。本章节也将从生物材料表面微纳米拓扑结构以及材料释放的生物活性离子这两个不同角度综述相关研究进展,着重分析探讨微纳米拓扑结构信号和化学信号在调控细胞行为、影响组织再生方面所扮演的不同角色,以及存在的不同生物学机制,从而为组织工程材料设计以及功能化诱导再生提供理论依据和应用指导。

Abstract

In the field of regenerative medicine, the interaction between biomaterials and cells is one of the important research topic. The physicochemical properties of the material will directly affect the cell behavior and then tissue regeneration. Among these, two of the most typical mediating methods are:1) by controlling the surface topography of biomaterials, and 2) by controlling related active ion release of the biomaterials. In the field of tissue repair and regeneration, the unique morphology effect of micro-nano topological structure can regulate cell adhesion, morphology, and alignment, and further influence stem cell differentiation and related tissue regeneration. Similarly, the active ions released from biomaterial also can effectively regulate the differentiation fate of cells, affect the phenotypes of tissue-specific cells and stem cells, and then affect tissue regeneration. However, it remains unknown how the topography or active ions released from biomaterials interacts with cells. In recent years, thanks to the rapid development of micro-nano technology and tissue engineering technology, more and more researchers are starting to study the regulation of biomaterial on cell behavior and tissue regeneration. In this chapter we are reviewing the relevant research progress from the two different perspectives of the surface micro-and nano-topology of biomaterials and bioactive ions released from materials, and focuses on the analysis of the different roles of micro and nano-topological structure signals and chemical signals in regulating cell behavior and affecting tissue regeneration. The different biological mechanisms have also been discussed. The purpose is to provide theoretical basis and application guidance for the design of tissue engineering scaffold materials and induction of functional tissue regeneration.

第一节　引　言

随着再生医学及细胞技术的发展,生物材料已被证实具有主动促进细胞分化与组织再生的功能。理解和认识生物材料与细胞以及组织的相互作用是设计理想组织工程材料的关键。近些年越来越多的证据表明,生物材料的表面拓扑结构信号以及化学离子信号对细胞分化以及组织再生具有重要的影响。结构信号方面:材料的表面拓扑形貌、刚度、比表面积、粗糙度等表面性质都会对细胞行为产生影响。其中,材料表面拓扑形貌对细胞影响的研究是最具应用前景却也是最具挑战的方向之一。这主要是由于在材料表面构建可控拓扑形貌具有一定难度,并且很难将拓扑形貌从众多表面性质中单独剥离并进行量化。幸运的是,随着微纳米加工技术的快速发展,已有越来越多的方法可以在不同材料表面构建可控微纳米形貌,为研究细胞与材料表面拓扑形貌之间的相互作用提供了可能。一般来说,微米形貌由于与细胞整体尺寸接近,容易通过接触引导来调控细胞形态,而纳米形貌则与细胞受体的尺寸接近,更容易影响细胞的命运。化学信号方面,生物材料中释放的生物活性离子在人体新陈代谢中是必不可少的,且在生理过程中也起着重要的作用。据报道,从材料中释放出来的一部分生物活性离子可以影响组织特异性细胞以及干细胞的表型。无机离子作为外部化学信号可能通过调控细胞行为,如细胞黏附、增殖、分化等,进而影响

组织再生。例如 Ca、P、Si、Sr、Zn、B、Co、Cu 和 Mg 可以激活与骨矿化、骨重塑和血管生成有关的机制,从而诱导骨再生。然而,无论是结构信号还是化学信号,它们与细胞相互作用的具体机制,特别是这些信号诱导细胞分化与组织形成的分子机制仍不完全清楚。近年来,在生物材料和再生医学领域,生物材料对细胞行为及组织再生的调控作用越来越受到关注。因此,本章节分别从生物材料表面微纳米拓扑结构以及材料释放的生物活性离子这两个不同角度综述相关研究进展,着重分析探讨了结构和化学信号在调控细胞行为、影响组织再生方面所扮演的不同角色,以及存在的不同生物学机制。结构方面,我们概述了主要的微纳米结构加工方法,并通过分析多种材料表面微纳米形貌对细胞行为的影响,总结出其中可能的生物学机制。最后,以骨组织工程为例,介绍了微纳米组合拓扑形貌在促进材料骨整合以及体内成骨中的作用,从而进一步证明了对生物材料表面进行拓扑形貌优化是提高其生物学性能的重要方法。化学信号方面,我们主要概述了生物材料中释放的不同生物活性离子在组织工程与再生医学领域的应用研究,重点讨论了它们在调控不同组织细胞以及干细胞行为,包括细胞黏附、增殖、分化等方面的共性及个性规律以及相应分子机制,并探讨了不同生物活性离子在诱导多种组织修复再生(如骨再生、血管新生、软骨再生、牙周再生和神经再生)方面的作用以及如何控制这些离子从生物材料中有效释放,从而为组织工程材料设计以及功能化诱导再生提供理论依

据和应用指导。

第二节 生物材料结构信号对 组织再生的诱导作用

一、通过微米和纳米技术获得表面拓扑形貌

大量的研究表明,通过在材料的表面构建拓扑形貌能够有效地调控细胞行为以及组织再生。例如,通过电子束光刻法在聚二甲基硅氧烷(PDMS)表面构建随机排列的纳米小孔,能够在体外诱导人骨髓间充质干细胞(hBMSC)向成骨方向分化。再比如,与传统的表面光滑的羟基磷灰石(HA)陶瓷支架相比,通过热水法制备的表面具有微纳米结构的羟基磷灰石支架不仅能够在体外促进细胞成骨分化,植入体内后还能够增强材料的体内成骨性能。因此,选用合适的微纳米加工方法来构建材料表面拓扑形貌是实现细胞调控的重要一步。在这一部分,我们回顾了多种微纳米加工技术的最新进展,为了方便描述,我们将这些微纳米加工技术分为自上而下、自下而上以及它们的组合方法三类。

1. 自上而下的微纳米加工技术 光刻技术是目前最常见的微纳米加工技术,主要用于硅片表面的微加工,一般精度范围在几个微米。通过对光源的优化,在实验室中可以获得小于100nm的光刻图案。另外,在传统光刻技术的基础上,研究人员还开发出了软光刻(SL)、等离子光刻(PL)、纳米压印光刻(NIL)、毛细管力光刻(CFL)、胶体光刻(CL)、嵌段共聚物光刻(BCPL)、电子束光刻(EBL)、纳米转印(NTP)等一系列非常规光刻技术。除了硅片,聚二甲基硅氧烷(PDMS)也是常用于光刻研究的材料。PDMS的超弹性使得其能够很轻松地复制基底图案。但无论是硅片还是PDMS,都不是理想的生物材料,其固有的生物惰性大大限制了它们在生物医学领域,特别是在组织工程领域的应用。正是基于这样的考量,许多研究人员尝试着将这些光刻技术应用到活性生物材料上,例如将图案复制到聚乙二醇(PEG)或者聚乙烯醇(PVA)表面。然而,通过这些方法制备的拓扑形貌仍然集中在二维(2D)平面上,而很明显,细胞在体内是处于三维

(3D)微环境中的。近几年,一种称为直接激光写入(DLW)的特殊光刻技术可以通过使用双光子聚合获得3D支架。利用这种技术既可以一步直接激光写入制备三维刚性季戊四醇四丙烯酸酯(PET-TA)支架和3D软性ormocomp(一种无机-有机杂化聚合物)支架,也可以通过多步法制备聚乙二醇二丙烯酸酯/季戊四醇四丙烯酸酯(PEG-DA/PETTA)复合支架及PEG-DA/PETTA/ormocomp复合支架。

其他自上向下的方法,包括等离子喷涂技术、静电纺丝技术和3D打印技术都已被广泛应用于组织工程支架制备以及植入材料表面修饰。其中,等离子喷涂技术常被用于制备骨科植入物的表面涂层,这些涂层在离子化过程中可以很容易地形成微纳米形貌。然而,等离子喷涂得到的这些微纳米结构的形貌尺寸皆不可控,往往还需进行后处理。另外,等离子过程中易产生高温使得等离子技术很少应用于高分子材料的表面加工。与等离子喷涂技术不同的是,静电纺丝技术常被用于制备胶原蛋白、壳聚糖、聚乙烯醇(PVA)、聚己内酯(PCL)等生物高分子支架,这些支架都是由纳米纤维或微米纤维组成。然而,这些纤维的无规则致密分布使得细胞无法浸润生长,并不是理想的3D多孔支架。相比之下,3D打印技术则能够更好地控制支架的三维结构,包括PCL、PEG、HA等在内的多种生物材料均可以通过3D打印技术进行加工。只不过一般的3D打印技术很难实现对微米或纳米尺寸的调控,将3D打印和静电纺丝结合之后的直写熔融电纺技术,既可以有效地控制纤维的分布,又能够调控支架孔径到微米尺寸,更加有利于研究材料微纳米结构对细胞的影响。总的来说,自上而下的微纳米加工方法多是基于材料的物理性质而进行的机械加工方法,常用于构建大尺寸的材料体系。

2. 自下而上的微纳米加工技术 自组装技术是最常用的自下而上的微纳米加工方法,通过细小的组件不断地自组装而形成更大、更稳定、更具有层次的结构。自主装的原理既可以基于材料的物理性质又可以基于材料的化学性质。例如"呼吸图案法"(breath figures),在高湿度环境下,将聚合物溶解于和水不相容的低沸点有机溶剂中,随着溶液中溶剂的快速挥发,溶液表面温度降低使得环境中的水蒸气凝结成液滴并自组装排列于聚合物中。

最后水分挥发,形成蜂窝状的孔结构。此方法适用于在多种聚合物上进行微纳米孔加工,孔径尺寸常介于几百纳米到几百微米之间。除了物理方法,还可以通过化学方法进行自组装。例如,通过化学键连接热力学不相容的不同高分子嵌段可以自组装成高度规则的超分子结构,其特征尺寸为 10 ~ 100nm,由于相分离而产生的纳米图案可作为模板而用于纳米刻蚀。然而,通过上述这些自组装技术来制备大尺寸结构仍然是一个挑战。相比之下,层层自组装技术(LBL)更适合用于制备大尺寸且结构复杂的器件,无论是有机组分还是无机组分都可以通过化学或物理方式层层叠加而形成最终的多层结构。

另外,还有两种常用的自下而上的微纳米加工技术。一种是适用于有机材料的"褶皱加工技术",基本原理是基于材料的热不稳定性,通过加热或折叠等外力刺激形成皱褶状的微纳米结构。另一种是适用于无机材料的晶体生长技术,其中最常见的就是通过水热反应或溶剂热反应在无机材料表面构建微纳米形貌。总的来说,自下而上的微纳米加工方法多是基于材料的化学性质而进行的化学加工方法,常用于构建小尺寸的材料体系。无论是自上而下还是自下而上的微纳米加工技术,其中单独的某一种微纳米技术往往都很难实现多尺度结构的调控,而人体组织又恰恰是典型的多尺度结构,为了获得合适的仿生结构,常常需要将不同的微米加工技术进行组合而用于材料加工。

3. 微纳米加工技术的组合　一般而言,生物组织包含微米尺寸结构和纳米尺寸结构,每个微米或纳米结构都有其自身的功能。目前已有不少人工模拟多尺度仿生结构的报道,实现这些仿生结构最简单的方法就是重复使用某种微纳米加工技术或将多种加工技术相互组合。例如,壁虎足趾具有超强的黏附性能,甚至在光滑的玻璃上壁虎都能攀爬自如,主要原因就是其独特的足趾刚毛阵列,这些足趾表面由数百万个微米尺度刚毛组成,而这些微米尺度刚毛又可进一步分割成数百个刮刀状纳米尺度结构。为了模拟这种独特的结构,科研工作人员提出许多方法,包括两步紫外辅助毛细管力加工法、光刻和软光刻结合法等。然而,这些方法中所用的材料大多不适合细胞生长。为了研究细胞

在多尺度拓扑形貌上的行为,需要将这些微纳米加工方法引用到生物材料上。目前已有一些报道,例如 Kubo 等人通过自组装技术在酸腐蚀产生的 TiO_2 微米凹坑表面成功制备了纳米级球状纳米结构,从而构建钛表面的微纳米组合结构。Yang 等人将嵌段共聚物的自组装技术与光刻技术进行结合,制备出微米沟和纳米孔构成的组合结构。此外,除了二维组合结构,一些多尺度 3D 支架也在组织工程应用中崭露头角。例如,3D 打印和静电纺丝组合可以在支架大孔结构中嵌入 PCL/胶原纳米纤维。类似地,毛细管力学光刻和褶皱法组合可以获得适用于肠组织黏附的多尺度图案 PLGA 贴片。尽管过去几十年,微纳米制备技术发展迅速,但材料表面拓扑形貌与细胞或组织之间的内部联系仍不清楚。幸运的是,越来越多的研究人员已经意识到微纳米结构在组织再生中的重要性,这必将进一步推动微纳米加工技术的发展。

二、材料表面拓扑形貌对细胞行为和组织再生的影响以及可能的生物学机制

众所周知,细胞对拓扑形貌十分敏感,材料表面微纳米结构能够影响细胞的行为并进一步影响组织再生。早期的研究主要集中在表面微米图案对细胞的"接触引导",而最近的研究则更专注于揭示微纳米形貌对细胞命运的影响(特别是干细胞),以及这个过程中细胞和材料是如何相互作用的。但无论对于何种基质材料,细胞黏附显然都是细胞与拓扑形貌相互作用的第一步。因此,本章将重点讨论以下两个问题:①不同的拓扑形貌会对细胞行为产生怎样的影响?特别是对干细胞命运的影响;②微米或纳米形貌是如何被细胞感知并通过什么信号通路调控细胞命运?

1. 拓扑形貌对细胞黏附、形态及排列的影响　当细胞接触拓扑形貌产生时,细胞黏附是细胞和材料响应的第一步。细胞外基质(ECM)是细胞微环境的主要组成之一,它是一个包含微纳米多级尺度的复杂的分子网络。为了更加深入地了解细胞与材料表面拓扑形貌的相互作用,研究细胞与细胞外基质的相互作用是非常有必要的。细胞通过不同的黏附分子与 ECM 接触,最常见的途径就是整合素介导的细胞-ECM 相互作用。细胞通过整合素与

ECM 连接,而整合素是一组由 α 和 β 亚基组成的异源二聚体跨膜蛋白,通过识别细胞外侧的特定氨基酸序列,将细胞骨架与 ECM 连接起来。细胞-细胞外基质相互作用建立后,细胞得以铺展并通过一系列细胞内信号传导级联[包括黏着斑(FA)和细胞骨架细丝]感受拓扑形貌表面的形态特征。

整合素的活化及聚集在细胞-ECM 相互作用中起着至关重要的作用。最典型的研究案例就是采用与精氨酸-甘氨酸-天冬氨酸(RGD)结合的金簇阵列来控制和研究整合素对细胞的影响。例如,在 Elisabetta 的工作中,整合素聚集的距离阈值被控制在 58nm 以内。当整合素聚集的距离超过 58nm 时,细胞黏附变得不稳定。可能原因在于黏着斑更容易在小的纳米图案上形成,而细胞无法在 70nm 以上的大尺寸上形成黏附肌动蛋白束。除了配体尺寸之外,纳米结构有序性也能影响细胞黏附,与具有有序配体的纳米图案相比,无序纳米图案更有利于细胞黏附,这主要归功于局部配体的多分散性。有趣的是,除了尺寸和有序度,配体密度也能影响细胞黏附,相比于微米尺寸的间距,细胞对配体间纳米级的间距更加敏感,这主要是由于配体密度对整合素聚集以及 FA 形成都有着至关重要的影响。

以上这些研究表明,整合素或其他细胞黏附分子会受到微米或纳米形貌特征的影响进行分布和聚集。相应的,细胞形态也会受到微米或纳米形貌的影响。Ding 的团队在通过微纳米形貌控制细胞形态上做了很多工作。一个典型的例子就是通过剥离光刻法制备的具有不同 RGD 微图案的 PEG 水凝胶来控制单个间充质干细胞。细胞会完全改变它们的形状以适应微小的空间。不仅细胞骨架,细胞核的形状也可以通过微图案进行调控。例如,骨髓间充质干细胞的细胞核可以在 PLGA 微柱上自我变形,并进一步转变成不同的核形状,包括圆形、方形哑铃和不对称球形。另外,纳米尺度的表面形貌也可以影响细胞的形态和铺展,并且常被应用于重塑神经细胞生长。大量的研究证明,比起在平坦的表面,神经元在纳米材料表面上会产生更多的神经突,且其生长速度以及生长质量都相对更好。

接触引导是细胞与拓扑形貌相互作用时最容易产生的现象,由 Harrison 在 1911 年首次观察到。与纳米结构相比,细胞更容易在微米尺度方向上形成有序排列。例如细胞会沿着微米沟槽排列,但并不总是如此。一个典型的例子是海马神经元的神经突会垂直于微槽延伸,而脊髓神经元的神经突则沿着微槽延伸。其他类型的拓扑形貌,例如微纳米柱或微纳米褶皱也可以调控细胞的排列方向。总的来说,细胞的黏附、铺展以及排列都可以通过拓扑形貌进行调控,也很容易直接进行观察分析。除此之外,拓扑形貌还会影响干细胞的命运,这也是目前组织工程领域的一大研究热点。

2. 图案表面上的干细胞命运　近些年来,越来越多的研究人员开始研究材料表面拓扑形貌与其对干细胞表型的影响,但由于文献中报道的拓扑形貌、材料基底以及干细胞类型多种多样,所以很难准确地揭示其内在联系。这里,我们总结出三种典型的可用来调控干细胞表型的拓扑形貌。首先是具有几何图案的拓扑形貌,在分子水平上会产生精确的配体间距,通过结合黏附蛋白或多肽(如 RGD)来模拟 ECM 的黏附特性。干细胞的表型也会受到这些几何图案的影响。研究表明,当间充质干细胞(MSC)被限制到较小的粘连图案上时,会朝着脂肪细胞分化;但是当间充质干细胞黏附区域较大时,则会朝着成骨方向分化。另外,黏附图案的几何形状也同样会影响干细胞的分化。当间充质干细胞被重塑为圆形、方形、矩形、三角形和星形时,发生成骨和成脂分化的趋势也各不同。方形细胞呈现最好的成脂分化,而矩形细胞则呈现最佳的成骨分化。第二种会显著影响干细胞表型的拓扑形貌是具有一定取向的微纳米结构,例如凹槽结构或定向纤维。在 Shinya 的研究中,使用有序的脊和凹槽结构来探索形貌对间充质干细胞的影响,结果显示,细胞在 400nm 间距的有序沟槽上有更高的 RUNX2 和 BGLAP 表达,显示出明显的成骨分化趋势。类似的,Yau 的研究表明取向结构纤维可以通过促进功能性 siRNA 的摄取来促进间充质干细胞的成骨分化。但 Dalby 的工作有所不同,他的研究表明,在具有 120nm 直径的有序纳米凹坑的材料表面,间充质干细胞的干性可以维持 8 周。而随机排列的纳米凹坑材料表面,间充质干细胞表现出明显的成骨分化。最后,微纳米组合结构也能够有效地调控干细胞表型。当纳米尺寸 RDG 阵列被限制在微图案中时,组合结构中可以观察到更多的干细胞成骨分化趋势。而 n-(3-二甲氨基)丙基甲基丙烯酰胺的微纳米组合形貌则能够维持小鼠胚胎干细胞(mESC)干性 3 周以上。可见,拓扑形貌能够在很大程度上调控干细胞命运,而分析这个过程中可能的生物学机制将为以后设计更加有效的材料表面拓扑形貌提供指导。

3. 细胞-形貌相互作用的可能机制　在这里我们介绍了三种可能的拓扑形貌-细胞相互作用机制(图 3-1)。正如前面提到的,细胞黏附是细胞与拓扑形貌相互作用中必不可少的部分。这个过程中,机械传导途径被激活。在涉及细胞/材料界面的所有力传导机制中,由于基质引起的细胞骨架收缩机制是最具有相关性的。通过"感觉"拓扑形貌,细胞骨架蛋白中的肌动蛋白和分子运动肌球蛋白 II 相互结合与滑动,产生细胞骨架收缩。这其中涉及的典型信号通路就是 Rho/ROCK 信号通路。通常,*Ras* 同源基因家族成员 A(*RhoA*)可以通过肌球蛋白轻链激酶(MLC)和 Rho 相关激酶(ROCK)调节肌球蛋白收缩,而 MLC 会通过磷酸化和激活的 ROCK 来产生细胞收缩相关行为,包括细胞黏附。此外,Rho 和 ROCK 对不同的拓扑形貌特征也会产生不同的响应,是非常好的形貌感知和细胞调节器。

关于拓扑形貌影响细胞命运的另一可能机制就是通过拉伸激活通道(SAC)改变钙离子浓度来调控细胞行为。通过调节蛋白质-蛋白质相互作用,SAC 可以选择性地让特定离子穿透。当涉及拓扑形貌特征时,可以频繁观察到钙离子通道的变化。早在 1997 年,Rajnicek 就观察到钙离子通道阻滞剂可以降低大鼠胚胎海马神经元在微米沟槽上的垂直排列,暗示着拓扑形貌可能会通过影响钙离子通道变化来影响细胞命运。最近有实验表明,当人 MG-63 细胞在具有均匀硅-钛微米柱阵列(5μm×5μm×5μm)上培养时,其细胞内 Ca^{2+} 浓度降低,并伴随着肌动蛋白骨架的缩短。这些结果揭示了钙离子传导信号在拓扑形貌信号调控细胞命运中起到了重要作用。

黏着斑响应机制是被广泛研究的拓扑形貌-细胞相关作用机制。整合素可以感知基质信号,并通过非受体酪氨酸激酶,例如黏着斑激酶(FAK)传递信号,相关信号可以由 FA 直接传递到细胞核中。FAK 可以通过降解 p53(肿瘤蛋白 53)来促进细胞增殖和存活。同时,FAK 还可以激活下游细胞外信号调节激酶(ERK)来影响细胞分化。此外,各种研究已经证明了 FAK 分布对于不同的微米或纳米形貌具有敏感性。这意味着拓扑形貌可以通过改变FAK 分布来间接调控细胞命运。其他酪氨酸激酶如 Src,在调节细胞黏附方面也有类似的作用,抑制Src 会增强细胞对微纳米形貌的敏感性,进一步证明了黏着斑响应机制是重要的拓扑形貌-细胞调控

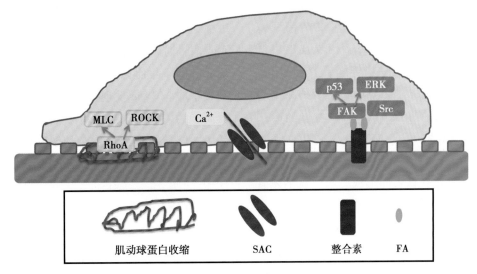

图 3-1　拓扑形貌-细胞相互作用的可能机制:Rho/ROCK 调节,钙通道改变和酪氨酸激酶激活
MLC. 肌球蛋白轻链激酶;ROCK. Rho 相关激酶;RhoA. *Ras* 同源基因家族成员 A;FAK. 黏着斑激酶;FA. 黏着斑;SAC. 拉伸激活离子通道;ERK. 细胞外信号调节激酶;Src. 酪氨酸激酶。

机制。

总的来说，与微纳米形貌表面接触时，细胞"感受"到所处环境的形貌特征，继而改变自身形态以适应这种新的"地面"。而细胞骨架的变化也会进一步影响细胞核的形状，染色体的排列和基因转录，从而影响细胞命运。

三、微纳米拓扑形貌在组织工程及植入材料中的应用

尽管我们总结了不同拓扑形貌对细胞行为的影响，并讨论了这其中可能的生物学机制。但是这些研究大部分是在惰性材料上进行的，对临床应用的指导有限。只有将这些微纳米结构应用到生物活性材料上才真正具备临床指导价值。正是基于这样的考虑，越来越多的科研工作者开始关注生物活性材料上的拓扑形貌对细胞命运及组织再生的影响。这里我们以骨组织工程材料为例，介绍表面微纳米拓扑形貌在促进材料成骨方面的应用。

生物活性陶瓷是常见骨组织工程材料，但对于陶瓷表面微纳米结构的研究却是非常有难度的，主要是由于陶瓷本身的脆性使得其并不适用于常规的微加工方法。我们使用网状尼龙筛作为模板在羟基磷灰石上构建出微米图案，与传统的具有平坦表面的生物陶瓷相比，表面具有微图案的陶瓷表现出更好的细胞黏附、增殖和成骨分化性能能力。此外，我们还通过硬模板转化法在磷酸三钙陶瓷表面构建不同的微米尺度和纳米尺寸HA结构。有趣的是，与单独纳米尺度结构或微米级尺度结构相比，微纳米杂化结构表现出更好的体内外成骨生物活性。除块体陶瓷材料外，具有纳米结构的介孔生物活性玻璃和硅酸钙涂层也能促进材料的体内新骨长入，从而显著提高医用植入材料的临床效果。

目前，钛植入材料仍然是主要的临床用骨植入材料，通过阳极氧化在钛表面形成二氧化钛纳米管能够增强材料与骨组织的结合，并且加强植入界面上的新骨形成。这可能是由于二氧化钛纳米管上调了组蛋白 H3 在赖氨酸 4（H3K4）上的甲基化水平，从而进一步促进了成骨基因 *Runx2* 和骨钙素的表达。实验表明，直径为 70nm 的二氧化钛纳米管表现出最佳的促骨整合与骨形成能力。除了 TiO_2

纳米管，还可以通过酸处理在钛表面获得纳米多孔结构、通过模板化阳极氧化在钛表面形成的纳米柱结构、通过纳米压印在钛植入物上制备的不同的纳米结构，这些拓扑形貌也能够促进钛植入体的骨结合以及骨形成能力。在其他组织工程应用中，如膀胱组织工程、神经组织工程和血管组织工程中，适当的微纳米形貌特征也表现出积极的促进效果，所以将微纳米形貌与组织工程材料相结合将是提高材料生物学性能的有效途径。

第三节　生物材料化学信号对组织再生的诱导作用

一、生物活性离子诱导骨再生

一些疾病或外伤等常常会引起骨缺损，其治疗涉及诸多理论与技术的难题。目前临床上最常用的骨缺损修复方法包括自体骨或异体骨移植，但这些方法存在供体来源有限、供区损伤、移植骨的形态大小等方面很难满足要求、移植免疫排斥和致病性等缺陷。而一些负载生物活性离子的生物材料参与构建的组织工程骨模型有望克服这些缺点，现将具有刺激新骨生成的活性离子材料总结如下。

锂（Li）离子是骨替代物的新型添加剂，它一方面可以通过抑制糖原合成酶激酶（GSK3）的活性，激活 Wnt 信号通路从而促进骨合成和骨重构；另一方面，在骨和软骨骨折愈合过程中锂离子能够激活 Wnt 信号通路中重要的信号转导蛋白 β-连环蛋白所介导的 T 细胞因子（TCF）依赖性转录，从而促进新骨生成。Wang 发现在钛合金 Ti6Al4V 上包裹含锂离子的磷酸钙涂层可有效增加细胞黏附及增殖活力。Li 等人证明锂掺杂的磷酸钙骨水泥可以促进成骨细胞增殖分化，同时又可保持其优异的力学性能。

铁（Fe）离子也被证明具有较好的促成骨作用。Zhang 等合成的超顺磁性铁掺杂的磷酸钙水泥（Fe-CPC）显示出良好的可注射性和抗压强度，随着铁离子浓度的增加，表面负电荷会持续增加且水合作用加快。在 Fe-CPC 上培养的小鼠骨髓间充质干细胞（mBMSC）表现出较好的贴壁形态、增殖能

力以及成骨分化能力。该材料浸提液通过释放一定量的铁离子可显著提升小鼠骨髓间充质干细胞和人脐静脉内皮细胞(HUVEC)的增殖速率,但当其浓度超过临界值时,可能会存在一定的细胞毒性。此外,他们还发现铁离子具有诱导成骨和血管新生的作用,因此,Fe-CPC结合了原位自凝、可注射性、超顺磁性、骨生成、血管生成和骨传导性于一体,有望应用于骨重建。

锌(Zn)离子掺杂的磷酸盐玻璃也被认为具有良好的促成骨能力。一方面,锌离子通过提高碱性磷酸酶(ALP)活性,进而促进成骨细胞的增殖以及成骨相关基因的转录,例如胶原-I、ALP、骨调素和骨钙素,从而促进骨形成。其中,ALP活性的增加对骨基质矿化极为重要,它可提高骨生理代谢活性,以促进合成更多胶原。另一方面,锌离子可抑制破骨细胞的生成及其对骨的再吸收作用,从而促进新骨再生。此外,锌离子还具有抗炎抗菌作用,可很好地促进伤口愈合。Calasans-Maia曾经比较过羟基磷灰石(HA)和锌掺杂的羟基磷灰石(ZnHA)对兔胫骨骨修复的影响,与HA组相比,ZnHA组在整个实验期内都没有观察到炎症反应的迹象。而且ZnHA组显示出明显优于HA组的骨再生速度,这表明锌离子增强并加速了与HA有关的成骨作用。

镁(Mg)是人体中含量排名第十的一种元素,人体一半的镁都存在于骨骼中。镁离子对骨骼的影响从日常饮食中就能表现出来:若摄入过多,骨矿物晶体明显变小;若短期缺乏,会引起骨矿物质和钙含量提高;若长期缺乏,则导致骨量减少,胫骨近端成长受到抑制。鉴于此,含镁离子的生物玻璃得到广泛的关注和研究。Zreiqat发现一定浓度的镁离子能够增强骨细胞黏附能力,而且在股骨缺损修复研究中,掺杂有磷酸镁的羟基磷灰石表现出更好的成骨特性。Varanasi发现释放镁离子的生物玻璃浸提液可以促进成骨细胞表达Col I、ALP以及成骨标志物Runx2和骨钙素,从而进一步促进成骨。Park等人将镁离子掺入纳米多孔的钛氧化物表面,结合后其表面形貌和粗糙度基本不变,但从材料中释放出的镁离子可以很好地促进细胞黏附。此外,镁离子的掺入增加了细胞中成骨相关基因以及整合素的高表达。同样,掺杂镁的骨水泥也有类似促进骨再生的性质,且材料初始机械强度高、固化时间短、体内降解速度快,明显优于不掺杂的磷酸钙骨水泥。因此,镁掺杂的材料可以通过增强成骨细胞的黏附和分化来改善骨植入物的生物学活性,帮助骨骼愈合。

锶(Sr)离子作为雷尼酸锶的组成成分,早已用于临床治疗骨质疏松症。研究表明它可以增强前成骨细胞增殖和基质胶原合成,并促进成骨细胞活性,刺激骨基质合成,同时还可抑制骨吸收。锶离子掺杂的生物玻璃通过活化钙敏感受体(CaSR)和其下游信号通路,一方面可刺激成骨细胞活性,另一方面也可诱导破骨细胞凋亡以抑制其功能。值得注意的是,少量的锶离子可显著促进新骨生成,但锶过量会对骨盐沉积有负面影响,原因是它会减少钙吸收,改变矿物性质。Lin等人合成了多孔锶掺杂硅酸钙(SrCS)陶瓷支架并研究了SrCS浸提液离子产物对卵巢缺失大鼠骨髓间充质干细胞(rBMSC-OVX)成骨分化,以及对人脐静脉内皮细胞(HUVEC)成血管分化的影响。体外研究结果显示,SrCS释放的锶和硅离子可提高细胞活性和ALP活性,增加rBMSC-OVX成骨相关基因表达,并在不添加任何成骨、成血管诱导剂的情况下促进细胞高表达VEGF。从SrCS浸提液刺激的rBMSC-OVX细胞中可观察到细胞外信号相关激酶ERK和p38信号通路的活化,这些作用又可分别被ERK抑制剂PD98059和p38抑制剂SB203580所阻断。此外,SrCS的离子提取物可以刺激HUVEC增殖、分化和血管生成过程。体内实验表明,SrCS在临界尺寸的OVX颅骨缺损模型中有显著的刺激骨再生和血管生成的作用,这可能是由于SrCS的离子提取物可调节内源性间充质干细胞的成骨分化,同时又可抑制破骨细胞生成,并且促进内皮细胞(EC)的血管生成活性,因此锶离子掺杂有望提高骨植入物的成骨能力。

铜(Cu)离子也被广泛报道可促进间充质干细胞成骨分化。Shi等采用原位一锅法制备了掺杂低氧诱导铜离子的介孔二氧化硅纳米球(MSN)并体外评估了该纳米球的生物学效应。研究发现Cu-MSN可持续释放硅和铜离子,并且具有可控的降解性。Cu-MSN进入人体后会被免疫细胞吞噬,进而促进细胞启动部分促炎因子,通过促进成骨和成血管因子的生成并抑制破骨细胞生成因子的分泌，从而形成有利于成骨的免疫微环境。Cu-MSN通过激活Onostatin M（OSM）诱导的免疫微环境从而促进骨髓间充质干细胞成骨分化。这些结果表明，新型Cu-MSN可作为具有骨刺激能力的免疫调节剂，并应用于骨再生和治疗。此外，铜离子还具有抗炎抗菌作用，这也是用铜离子掺杂的又一大好处。

人体中99%的钙（Ca）都位于骨骼中，与磷酸盐结合，主要以羟基磷灰石的形式存在。Zhou等人在体外实验中证实：低浓度（2~4mmol/L）的钙离子可以促进成骨细胞增殖，中浓度（6~8mmol/L）的钙离子可以促进成骨分化和细胞外基质矿化，但更高浓度（大于10mmol/L）的钙离子却有一定细胞毒性。Bunting通过溶胶-凝胶法用不同质量百分数的钙（0、5%、10%和15%）处理介孔二氧化硅干凝胶，发现5%和10%的钙离子都能刺激细胞增殖，但只有5%的钙能通过活化ALP并激活ERK1/2信号通路来促进成骨相关基因的表达，而15%的钙则会抑制ALP的活性。

越来越多的数据表明，硼（B）是保证人类健康的重要微量元素之一，尤其是对伤口愈合和维持骨骼健康有着重要作用。饮食缺硼的小鼠骨形成能力显著降低，增加硼摄入量则可使其骨矿物质密度显著增加，压缩强度和拉伸骨强度也有所增加。Dzondo-Gadet研究发现硼离子可促进离体的胎盘核合成VEGF和TGF-β等功能性生长因子，这两者都是对新骨形成和伤口愈合有重要作用的蛋白质。Ying等人首次评估了硼离子对人骨髓间充质干细胞成骨分化的影响。他们发现适量硼的引入会促进ALP、骨钙素、I型胶原蛋白和骨形态发生蛋白7等成骨基因表达的增加，说明硼离子可以通过刺激人骨髓间充质干细胞增殖分化期成骨分化相关标志物基因的表达来增加成骨效应，因此掺杂硼离子可能成为骨组织工程中增强细胞成骨能力的有效途径。在2015年，Li首次对氮化硼纳米管（BNNT）与间充质干细胞的相互作用进行了研究，结果发现氮化硼纳米管支持间充质干细胞的附着和生长，具有良好的生物相容性。氮化硼纳米管可增加蛋白吸附能力，促进间充质干细胞的增殖，增加间充质干细胞的总蛋白分泌。此外研究还发现氮化硼纳米管可增强碱性磷酸酶（ALP）活性，表明其可以促进间充质干细胞成骨。

为探讨铬（Cr）离子对组织再生的作用，Pabbruwe将铬离子掺杂在氧化铝管中做了一系列研究发现：在正常组织和植入物的界面处细胞活性和骨吸收明显增加，这说明铬离子可显著刺激骨重构。铬是作为固溶体结合到氧化铝中的，因此推测组织响应是表面化学效应而不是显微结构的结果。所以这项工作表明，掺杂少量特定元素的生物惰性陶瓷可显著改变多孔植入物内组织生长、分化和成骨。

研究发现另一种三价金属离子——镓（Ga）离子可以抑制破骨细胞的分化和形成，从而减少破骨细胞的再吸收作用，进而抑制骨吸收。此外，镓离子还具有抗菌效应，即使是低浓度（1mol%）的镓离子也可显著抑制革兰氏阴性菌和阳性菌的生长。

除了以上常见元素之外，部分镧系元素也具有一定的组织再生诱导作用。Diana团队制备出一种钐（Sm）离子掺杂的P_2O_5强化玻璃HA复合物，发现钐离子的掺杂可促进细胞增殖以及成骨相关基因的表达。此外，钐离子对金黄色葡萄球菌和表皮葡萄球菌都具有一定的抑菌作用。Coelho研究了镧（La）离子掺杂的P_2O_5玻璃HA复合物，发现镧离子既可以促进细胞黏附增殖，又能够通过提高ALP活性、骨钙素表达、基质矿化以及成骨相关基因表达来促进成骨分化。此外，该研究团队还讨论了镝（Dy）离子的成骨诱导作用，发现它也可以通过提高ALP表达和细胞外基质矿化来促进成骨分化，同时抑制成脂分化。铈（Ce）离子是另一热门的镧系掺杂元素，Morais通过研究Ce^{3+}掺杂的P_2O_5玻璃HA复合物发现，Ce^{3+}可促进成骨细胞黏附、增殖，促进成骨相关基因表达，并且抑制革兰氏阳性菌的生长。Coelho指出低浓度（1×10^{-9}mol/L和1×10^{-7}mol/L）Ce^{3+}可抑制细胞外基质矿化，中浓度[（1×10^{-9}mol/L）~（1×10^{-4}mol/L）]Ce^{3+}可促进鼠的成骨细胞分化，高浓度（1×10^{-6}mol/L和1×10^{-4}mol/L）Ce^{3+}则会诱导细胞调节的矿化过程。

除了镧系离子，还有一些四价及以上的离子也有一定的促进新骨生成的作用，如锰（Mn）离子。锰是人体必需的微量元素，在多种代谢途径和细胞内稳态维持中都起着关键性作用，且在软骨和骨形成中起重要作用。研究报道，锰是必不可少的整合素的配体，并且也是锰超氧化物歧化酶（MnSOD）的组成成分之一，MnSOD 可以中和活性氧 ROS 的生成，从而抑制破骨促进成骨。Pabbruwe 研究团队制备得到了掺杂锰离子的氧化铝管，研究发现锰离子的掺杂显著增强了氧化铝管的成骨作用。Yu 等人将高锰酸钾引入微弧氧化（MAO）电解质溶液中，从而得到稳定的含锰的二氧化钛涂层。用这种方法合成的含锰二氧化钛涂层有致密的表面，因此有优异的抗腐蚀能力，并可缓慢、持续释放锰离子超过 6 周。缓释的锰离子改善了二氧化钛涂层的成骨活性和抗菌能力。因此，他们合成的含有锰的二氧化钛涂层结合了成骨和抗菌性能，这为未来生物医学植入物的表面设计提供了更好的思路。

在人体内的骨骼和结缔组织中都能够发现硅（Si）离子的存在，它是硬组织生成和钙化的必需元素，有利于软骨和糖胺聚糖的形成，因此对于骨的形成与维护有着重要的作用。最近的研究发现，可溶的硅离子能显著抑制破骨细胞的形成和活性。Obata 等人用静电纺丝法合成了可释放硅离子的超细纤维网络，这种网络是由硅掺杂的球霰石以及聚乳酸杂化构成。由于它们的柔韧性和孔隙率，它们可以形成用于引导骨再生的理想的膜或支架。研究发现，该超细纤维网络在模拟体液中可以提高羟基磷灰石的形成，且它所缓慢释放的微量硅离子可以促进成骨相关细胞增殖，并在活体实验中帮助新骨合成。Vahabzadeh 也发现硅掺杂的磷酸钙骨水泥中也具有相似的促成骨特性，硅的掺入不仅不影响最终产物的组成，又可促进新骨形成。

研究表明，钒（V）离子能够促进骨、牙齿矿化，促进成骨细胞增殖分化，增加基质胶原合成。含钒的化合物（如抗坏血酸）可通过激活 ALP 的活性从而促进成骨分化，最终影响骨形成。Srivastava 等人曾对掺入钒在改善骨结构和形态等方面进行研究，发现相比于其他微量元素（铁、锌、铜、钴、锰、铬），钒对成骨细胞分化的诱导作用最强，它可上调碱性磷酸酶活性以及矿化分别达 145% 和 150% 之高。因此，钒掺杂的整形外科植入物可以更好地促进骨形成以及骨整合。

钛（Ti）和钛合金经常被用作各类植入物的研发，研究表明钛对新骨再生的作用具有两面性。一方面，大尺寸的钛材料具有很好的骨整合性，可以与骨细胞形成直接的化学、物理键，而不形成纤维组织，因此比较适合作为骨植入物。但是另一方面，小尺寸钛（比如从材料中释放出的钛颗粒和钛离子）则具有一定的骨溶性，将 Ti 微粒与成骨细胞进行共培养可以发现破骨细胞生成因子的形成增多。同样将 Ti 微粒与骨髓间充质干细胞进行共培养也可以发现干细胞成骨分化受到抑制，同时白细胞介素-8 表达量增加。这都与钛的尺寸及表面积有关。因此，在使用钛合金材料时也要注意钛离子的释放。

还有一种具有促成骨效应的离子是磷（P）离子，它是生物材料中最常见的活性离子之一。据报道磷离子可以通过刺激骨生成中的关键调控因子 Gla 蛋白的表达从而促进骨形成。

综上，许多生物活性离子从不同角度都能促进新骨生成，而组织工程支架构建过程中究竟需要掺杂何种离子以达到最佳效果则需根据具体需求做进一步分析。

二、生物活性离子诱导血管新生

血管生成是组织再生的一个很重要的环节，血管新生的过程包括内皮细胞的迁移、增殖和分化，最终引起新血管的生成。这一过程是由体内血管生成的化学信号所控制的，这一信号刺激新血管生成的同时也会修复受伤的血管。本部分将总结一些对血管新生有促进作用的生物活性离子。

镁（Mg）离子可以刺激内皮细胞一氧化氮的生成，后者可以抑制血管抑素（一种血管生成抑制剂）的表达从而促使内皮细胞增殖迁移，同时促进一系列促血管生成因子的表达，如血管内皮生长因子（VEGF）、碱性成纤维细胞生长因子（bFGF）和转化生长因子-β（TGF-β）等，促进血管生成。

铜（Cu）离子是常见的血管生成剂，其作用机制是通过刺激低氧诱导因子 HIF1 α 的表达和功能，进而刺激 VEGF 表达，促进内皮细胞增殖迁移。Hu 等人发现，铜离子对于人脐静脉血管内皮细胞的刺激作用较为显著，但对真皮纤维原细胞和动脉平滑肌细胞没有作用。Gerard 进一步发现，铜离子与成纤维生长因子 FGF-2 联用具有协同促进血管生成作用。因此，许多研究者在进行材料设计时都会掺杂铜离子以促进血管新生。比如，Barralet 将硫酸铜与磷酸钙复合可促进血管化,促进伤口愈合,他们发现铜离子可提高内皮细胞活性,促进其释放生长因子,促进胶原酶的合成,帮助内皮细胞迁移。

硼(B)离子除了有促进成骨作用外,也有一定的促进血管新生作用。Durand 等人评价了掺硼生物活性玻璃(在45S5系统中掺杂质量分数为2%的 B_2O_3)的离子溶解产物的促血管生成效果。实验对象为胚胎鹌鹑绒毛膜(CAM),研究发现胚胎鹌鹑 CAM 中的整合蛋白 avb3 的表达有所提高,且血管密度有了进一步的增加。更重要的发现是,用该离子溶解产物处理 CAM 2 天和 5 天后观察到的血管生成效果与用 10mg/ml 成纤维细胞生长因子处理 CAM 后的效果相当。这些结果表明,该材料释放出的溶解产物硼离子能够刺激体内血管生成。

钴(Co)离子作为常用的促血管生成的生物活性离子,作用机制主要是通过模拟低氧状态,稳定 HIF-1 α,从而刺激促血管生成因子的分泌,因此,许多有关生物陶瓷或玻璃的研究中都通过掺杂钴离子来刺激血管新生。Quinlan 等把含有钴离子的可吸收生物活性玻璃颗粒制备成生物活性玻璃/胶原糖胺聚糖支架并对其进行生物学评价。体外分析表明,掺入平均粒径为 100μm 的钴生物活性玻璃显著增加内皮细胞中 VEGF 的表达。此外,研究结果证明该支架有支持成骨细胞增殖和骨生成的能力。类似地,Kulanthaivel 等人合成了钴掺杂的羟基磷灰石,研究发现,钴的掺杂很大程度上提升了细胞活力和增殖能力。而且钴掺杂还提高了分化标志物(Runx2 和 Osterix)的表达且促进更多的结节形成,因此可以诱导骨细胞的分化。此外,钴掺杂的羟基磷灰石样品显著增加骨细胞(MG-63)中 HIF-1 alpha 和 VEGF 的表达,有效促进血管生成。

镍(Ni)离子也具有类似于铜(Cu)离子和钴(Co)离子的作用,Priya 通过湿化学法合成了 Ni^{2+} 掺杂的纳米羟基磷灰石(nHAp)并进行表征。分析发现镍离子的掺杂不引起晶体结构的显著变化,但降低 nHAp 的结晶度。在样品中没有观察到表面积、ζ 电位和蛋白质吸附的主要变化。生物学表征显示,镍离子掺杂以浓度依赖的方式影响骨细胞(MG-63)的细胞活力、增殖和分化。ELISA 和 RT-

PCR 研究显示,与对照相比,镍离子掺杂的 nHAp 可诱导细胞表达 VEGF。通过免疫细胞化学和 RT-PCR 分析发现,HIF-1 α 的表达也有所增加。因此镍离子掺杂纳米羟基磷灰石可以通过稳定 HIF-1 α,诱导 VEGF 表达,最终促进血管生成,故可作为促进血管生成的生物材料用于骨组织工程。

研究证实,硅(Si)离子可以促进人真皮成纤维细胞和脐静脉内皮细胞表达 VEGF,上调 eNOS 的合成,从而促进血管新生。我们研究团队深入探究了硅酸钙(CS)与人皮肤成纤维细胞(HDF)和人脐静脉内皮细胞(HUVEC)的共培养的血管新生效果。研究发现 CS 离子浸提液可以在共培养的 HDF 中刺激血管内皮生长因子(VEGF)的表达,并增强共培养的 HUVEC 中 VEGF 受体(KDR)的表达,刺激内皮一氧化氮合酶和一氧化氮的产量增加,最终促进血管新生。其中,共培养的 HUVEC 中的血管内皮钙黏蛋白的表达被上调,并且钙黏蛋白集中在细胞连接处以促进血管形成。因此硅离子被证实在硅酸盐生物陶瓷诱导血管新生中起重要作用,且有效的硅离子浓度约为 0.7~1.8μg/ml。

此外,磷(P)离子对于调控血管新生也具有积极作用,它可以增加 VEGF、MMP-2、bFGF 以及 FOXC2 的表达。

三、生物活性离子诱导软骨再生

由疾病、创伤所引起的创伤性和退行性软骨组织损伤在医疗领域始终是个难题,由于软骨没有血液供应,营养来自周围的关节滑液,受损伤后很难再生。传统的治疗方法主要包括自体和异体组织移植,但是自体移植材料来源有限,而异体组织又容易发生免疫排斥,因此,采用组织工程技术替代、修复、再生软骨是很有前途的治疗方法。在此过程中选择应用具有组织再生诱导作用的生物材料或者活性离子显得至关重要,其中最重要的就是镁(Mg)离子。镁盐、纯镁或镁合金都具有相应的软骨修复作用,研究表明这些材料释放的镁离子可加速软骨再生。镁离子通过与整合素相互作用从而增强关节滑液的间充质干细胞的黏附,促进早期软骨基质的合成,但浓度高于 20mmol/L 会影响软骨机械性能,原因是高浓度会降低胶原蛋白和葡糖氨基葡聚糖的产生。Witte 等人曾尝试用镁合金（AZ91）制成开放式可降解的支架，来暂时充当软骨下骨板的代替物。结果发现其降解速度太快，以致支架上的软骨修复效果一般。但是周围的软骨组织没有受到快速降解过程的影响，并且在降解的植入物的边缘处可以观察到新的骨形成。因此，他们认为未来可以针对这一现象优化合金，用氟化镁或磷酸钙如羟基磷灰石来包裹合金，使其初始的腐蚀速度降低，以给予软骨再生足够的时间。

四、生物活性离子诱导牙周再生

牙周组织主要包括牙骨质、牙龈、牙周膜和牙槽骨等，这些组织将牙齿牢牢地固定在颌骨上。牙周病是由细菌引起的牙周组织的感染，这种感染会引起炎症，从而造成牙龈萎缩、牙槽骨的渐进性吸收，最终导致牙齿松动、脱落。目前常见的牙周组织再生术，就是先在牙槽骨中功能丧失部位使用含胶原成分的骨粉或骨替代材料进行修复，然后在骨粉上覆盖诱导牙槽骨组织生长的生物膜，促进骨再生。与此同时，包裹在外面的牙龈也会沿着牙槽骨生长。大约两三个月以后，松动的牙齿就会重新稳固，恢复正常的咀嚼功能，因此采用能够快速诱导牙周组织再生的生物材料或活性离子对于恢复牙齿功能至关重要。

据报道，锶（Sr）离子具有促进牙周再生的作用。Wu 等证明，从溶胶-凝胶基的介孔生物玻璃中释放出来的锶离子可促进细胞增殖和成牙分化，从而促进牙周组织再生。同时他们制备了含 Sr 的介孔生物活性玻璃（Sr-MBG）支架并研究了在组织工程支架系统中 Sr 的添加是否能刺激牙周膜细胞（PDLC）的成骨/成牙分化。该团队对 Sr-MBG 支架的组成、微观结构和介孔性质（比表面积、纳米孔体积和纳米孔分布）进行了表征，并系统地研究了 PDLCs 在不同 Sr-MBG 支架上的增殖情况、碱性磷酸酶（ALP）活性和成骨/牙骨质发生相关基因表达（ALP、Runx2、Col Ⅰ、OPN 和 CEMP1）。结果表明，Sr 对 MBG 支架材料的介孔结构有重要影响，Sr 含量较高会降低有序介孔及表面积与孔容比。材料中锶离子可以以可控的方式从 Sr-MBG 支架中释放，且 Sr 的掺入显著刺激了 PDLC 的 ALP 活性以及成骨、牙骨形成相关的基因表达。此外，该材料在模拟体液环境中仍保持优良的磷灰石矿化能力。该研究表明将 Sr 掺入 MBG 支架是刺激 PDLC 生物反应的可行方法。因此，Sr-MBG 支架是一种很有前途的牙周组织工程应用的生物活性材料。

最新的设计概念是将锶离子和药物组成治疗复合物并通过介孔生物活性玻璃纳米粒子（MBN）共同递送以刺激牙周再生。其中，Sr 离子在结构上掺杂到 MBN 中，而药物 Phenamil 作为 BMP 信号转导的小分子活化剂装载在外部，用于刺激源自牙髓的人类间充质干细胞骨/牙齿形成和矿化。两者可通过 Trb3 依赖性 BMP 信号通路协同作用形成刺激。

Qu 等制备了一种三维纳米纤维明胶/磷酸镁的混合支架。这种支架不仅可以模仿天然牙基质的微观纳米结构和化学组成，还可以不断地向牙髓干细胞（DPSC）控释化学信号——镁（Mg）离子，从而提供理想的微环境以促进 DPSC 的增殖、分化和生物矿化。在体外研究中发现，该混合支架明显促进 DPSC 的增殖、ALP 活性以及牙源性分化基因表达。体内研究进一步证实，该三维纳米纤维明胶/磷酸镁的混合支架促进更多的细胞外基质沉淀、硬组织形成以及牙源性分化的标记蛋白的表达。因此我们可以得出结论：这种仿生纳米结构杂化支架中释放金属离子的方法可以用来帮助牙周组织再生。

五、生物活性离子诱导神经再生

周围神经损伤后，一般很难再生，严重损伤导致的周围神经病变常常不能通过缝合来治疗，即使在缝合适当的情况下，也可能导致神经功能受限和受影响区域的感觉剥夺。在这些情况下，治疗受损神经的大缺口（>4mm）的最好办法是使用自体移植物。然而，由于自体移植材料来源有限以及可能引起继发效应，如供体部位发病，神经修复非常需要一个替代途径。

为了比较 SKNBE 神经元细胞在生物玻璃上的黏附、增殖和分化，Sabbatini 等将这些细胞以 5%、10% 和 20% 的浓度在掺杂锌离子的 BG 上培养，并采用不掺杂离子的 45S5 生物玻璃作为对照。结果显示低浓度锌离子掺杂的生物玻璃可有效促进未分化的 SKNBE 神经元细胞的黏附和增殖活性，而高浓度锌离子掺杂的生物玻璃可在一定程度上抑制细胞增殖，但同时又可促进分化型SKNBE细胞表型的基因表达上调，因此，在周围神经导管释放适当浓度的锌离子对于周围神经不连续性的修复是有利的。

第四节　结论与展望

生物材料领域的研究已经从最基础的植入物填充转变为对于能够调控细胞行为、积极促进组织再生的生物活性材料的需求。在过去的几十年里，组织细胞命运会受到材料表面拓扑结构以及其释放的化学离子信号的影响已经成为一种共识。近些年的研究及临床实践已经证明，具有特定微纳米结构和化学组成的生物材料能够通过调控细胞行为进而增强组织再生过程，在组织器官愈合、再生中发挥了重要作用。此外，越来越多证据表明，调控生物材料的结构和化学信号不仅可以促进骨/牙等硬组织再生，还可促进多种软组织再生。近些年来，微纳米加工技术的快速发展，特别是以光刻为代表的微纳米加工方法使得材料表面拓扑形貌得以精确控制，最终能够优化并设计出更利于组织再生的材料。此外，根据组织的特异性精确调控化学组成，使材料释放出具有生物学活性的无机离子，从而能够实现组织的特异性及高效性修复。尽管生物材料对细胞行为的调控研究取得了许多进展，但许多科学问题尚未得到解决。生物材料的结构和化学信号是否具有一定组织特异性？我们是否可以个性化设计出最接近人体组织结构的多级结构拓扑形貌？是否可以找到并设计出最接近人体组织有机/无机成分的材料化学组成？这些问题都有待进一步地探究。目前我们也还不能总结出用于不同组织再生的材料的最佳形貌和最佳生物活性化学组成，还尚未完全了解结构信号和生物活性离子信号之于细胞分化以及组织再生的作用机制，而从源头揭示生物材料特定结构和化学信号的作用，并了解这些信号的生物学作用机制才能更好地指导材料设计并应用于组织再生。虽然有些科学问题尚待阐明，有些技术难题尚待攻克，但生物材料的发展趋势必然会为病损组织、器官的愈合、再生创造出更多、更新、更实用的替代品，在挽救患者

生命、减少伤残及最大限度地恢复功能方面发挥巨大作用。

（常江　杨晨　沈艺恬　王晓亚）

参考文献

[1] YAO X, PENG R, DING J D. Cell-Material interactions revealed via material techniques of surface patterning[J]. Adv Mater, 2013, 25(37): 5257-5286.

[2] DEFOREST C A, TIRRELL D A. A photoreversible protein-patterning approach for guiding stem cell fate in three-dimensional gels[J]. Nat Mater, 2015, 14(5): 523-531.

[3] ALBY M J, GADEGAARD N, OREFFO R O C. Harnessing nanotopography and integrin-matrix interactions to influence stem cell fate[J]. Nat Mater, 2014, 13(6): 558-569.

[4] SARI D P, BANG S, NGUYEN L, et al. Micro/Nano surface topography and 3D bioprinting of biomaterials in tissue engineering[J]. J Nanosci Nanotechno, 2016, 16(9): 8909-8922.

[5] CUTIONGCO M F A, GOH S H, AID-LAUNAIS R, et al. Planar and tubular patterning of micro and nano-topographies on poly(vinyl alcohol) hydrogel for improved endothelial cell responses[J]. Biomaterials, 2016, 84: 184-195.

[6] CHEN Y F. Nanofabrication by electron beam lithography and its applications: a review[J]. Microelectron Eng, 2015, 135: 57-72.

[7] ZHANG W J, WANG G C, LIU Y, et al. The synergistic effect of hierarchical micro/nano-topography and bioactive ions for enhanced osseointegration[J]. Biomaterials, 2013, 34(13): 3184-3195.

[8] WADE R J, BURDICK J A. Advances in nanofibrous scaffolds for biomedical applications: from electrospinning to self-assembly[J]. Nano Today, 2014, 9(6): 722-742.

[9] OZBOLAT I T, HOSPODIUK M. Current advances and future perspectives in extrusion-based bioprinting[J]. Biomaterials, 2016, 76(37): 321-343.

[10] MUNOZ-BONILLA A, FERNANDEZ-GARCIA M, RODRIGUEZ-HERNANDEZ J. Towards hierarchically ordered functional porous polymeric surfaces prepared by the breath figures approach[J]. Prog Polym Sci, 2014, 39(3): 510-554.

[11] RAHMOUNI S, LINDNER A, RECHENMACHER F, et al. Hydrogel micropillars with integrin selective peptido-

mimetic functionalized nanopatterned tops:a new tool for the measurement of cell traction forces transmitted through alpha(v)beta(3)-or alpha(5)beta(1)-Integrins [J]. Adv Mater,2013,25(41):5869-5874.

[12] WANG X,LI SY,YAN C,et al. Fabrication of RGD micro/nanopattern and corresponding study of stem cell differentiation[J]. Nano Lett,2015,15(3):1457-1467.

[13] JEONG H E,LEE J K,KIM H N,et al. A nontransferring dry adhesive with hierarchical polymer nanohairs[J]. Proc Nat Acad Sci U S A,2009,106(14):5639-5644.

[14] Kubo K,Tsukimura N,Iwasa F,et al. Cellular behavior on TiO$_2$ nanonodular structures in a micro-to-nanoscale hierarchy model[J]. Biomaterials,2009,30(29):5319-5329.

[15] YANG K,JUNG H,LEE HR,et al. Multiscale,hierarchically patterned topography for directing human neural stem cells into functional neurons[J]. Acs Nano,2014,8(8):7809-7822.

[16] KIRN T G,PARK S H,CHUNG H J,et al. Hierarchically assembled mesenchymal stem cell spheroids using biomimicking nanofilaments and microstructured scaffolds for vascularized adipose tissue engineering[J]. Adv Funct Mater,2010,20(14):2303-2309.

[17] WALTERS N J,GENTLEMAN E. Evolving insights in cell-matrix interactions:elucidating how non-soluble properties of the extracellular niche direct stem cell fate [J]. Acta Biomater,2015,11:3-16.

[18] NIKKHAH M,EDALAT F,MANOUCHERI S,et al. Engineering microscale topographies to control the cell-substrate interface[J]. Biomaterials,2012,33(21):5230-5246.

[19] YE K,WANG X,CAO L P,et al. Matrix stiffness and nanoscale spatial organization of cell-adhesive ligands direct stem cell fate[J]. Nano Lett,2015,15(7):4720-4729.

[20] YANG K,JUNG K,KO E,et al. Nanotopographical manipulation of focal adhesion formation for enhanced differentiation of human neural stem cells[J]. Acs Appl Mater Inter,2013,5(21):10529-10540.

[21] KIM J H,KIM H W,CHA KJ,et al. Nanotopography promotes pancreatic differentiation of human embryonic stem cells and induced pluripotent stem cells[J]. Acs Nano,2016,10(3):3342-3355.

[22] GILCHRIST C L,RUCH D S,LITTLE D,et al. Microscale and meso-scale architectural cues cooperate and compete to direct aligned tissue formation[J]. Biomaterials,2014,35(38):10015-10024.

[23] KIRMIZIDIS G,BIRCH M A. Microfabricated grooved substrates influence cell-cell communication and osteoblast differentiation in vitro[J]. Tissue Eng Part A,2009,15(6):1427-1436.

[24] WATARI S,HAYASHI K,WOOD J A,et al. Modulation of osteogenic differentiation in hMSCs cells by submicron topographically-patterned ridges and grooves[J]. Biomaterials,2012,33(1):128-136.

[25] JAGGY M,ZHANG P,GREINER A M,et al. Hierarchical micro-nano surface topography promotes long-term maintenance of undifferentiated mouse embryonic stem cells[J]. Nano Lett,2015,15(10):7146-7154.

[26] PAN H H,XIE Y T,LI K,et al. ROCK-regulated synergistic effect of macropore/nanowire topography on cytoskeletal distribution and cell differentiation[J]. RSC Adv,2015,5(123):101834-101842.

[27] GLUKHOV A V,BALYCHEVA M,SANCHEZ-ALONSO J L,et al. Direct evidence for microdomain-specific localization and remodeling of functional L-type calcium channels in rat and human atrial myocytes[J]. Circulation,2015,132(25):2372-2384.

[28] NAKAMURA Y,HARADA H,KAMASAWA N,et al. Nanoscale distribution of presynaptic Ca^{2+} channels and its impact on vesicular release during development[J]. Neuron,2015,85(1):145-158.

[29] WANG P Y,BENNETSEN D T,FOSS M,et al. Modulation of human mesenchymal stem cell behavior on ordered tantalum nanotopographies fabricated using colloidal lithography and glancing angle deposition[J]. Acs Appl Mater Inter,2015,7(8):4979-4989.

[30] SEQUEIRA S J,SOSCIA D A,OZTAN B,et al. The regulation of focal adhesion complex formation and salivary gland epithelial cell organization by nanofibrous PLGA scaffolds[J]. Biomaterials,2012,33(11):3175-3186.

[31] ZHAO C C,XIA L G,ZHAI D,et al. Designing ordered micropatterned hydroxyapatite bioceramics to promote the growth and osteogenic differentiation of bone marrow stromal cells[J]. J Mater Chem B,2015,3(6):968-976.

[32] LIU X G,LIN K L,WU C T,et al. Multilevel hierarchically ordered artificial biomineral[J]. Small,2014,10(1):152-159.

[33] LIN K L,XIA L G,GAN J B,et al. Tailoring the nanostructured surfaces of hydroxyapatite bioceramics to pro-

mote protein adsorption, osteoblast growth, and osteogenic differentiation[J]. Acs Appl Mater Inter, 2013, 5(16): 8008-8017.

[34] WANG X H, ZHOU Y N, XIA L G, et al. Fabrication of nano-structured calcium silicate coatings with enhanced stability, bioactivity and osteogenic and angiogenic activity[J]. Colloid Surface B, 2015, 126: 358-366.

[35] LI L, WANG R, LI B, et al. Lithium doped calcium phosphate cement maintains physical mechanical properties and promotes osteoblast proliferation and differentiation [J]. J Biomed Mat Res B Appl Biomater, 2017, 105 (5): 944-952.

[36] YAMAGUCHI M, WEITZMANN M N. Zinc stimulates osteoblastogenesis and suppresses osteoclastogenesis by antagonizing NF-kappa B activation[J]. Mol Cell Biochem, 2011, 355(1-2): 179-186.

[37] SHI M, CHEN Z, FARNAGHI S, et al. Copper-doped mesoporous silica nanospheres, a promising immunomodulatory agent for inducing osteogenesis[J]. Acta Biomater, 2016, 30: 334-344.

[38] LI X, WANG X, JIANG X, et al. Boron nitride nanotube-enhanced osteogenic differentiation of mesenchymal stem cells[J]. J Biomed Mat Res B Appl Biomater, 2016, 104 (2): 323-329.

[39] PABBRUWE M B, STANDARD O C, SORRELL C C, et al. Bone formation within alumina tubes: effect of calcium, manganese, and chromium dopants[J]. Biomaterials, 2004, 25(20): 4901-4910.

[40] MORAIS D S, COELHO J, FERRAZ M P, et al. Samarium doped glass-reinforced hydroxyapatite with enhanced osteoblastic performance and antibacterial properties for bone tissue regeneration[J]. J Mater Chem B, 2014, 2 (35): 5872-5881.

[41] YU L, QIAN S, QIAO Y, et al. Multifunctional Mn-containing titania coatings with enhanced corrosion resistance, osteogenesis and antibacterial activity[J]. J Mater Chem B, 2014, 2(33): 5397-5408.

[42] NIELSEN F H. Micronutrients in parenteral nutrition: Boron, Silicon, and Fluoride[J]. Gastroenterology, 2009,

137(5 suppl): S55-S60.

[43] SRIVASTAVA S, KUMAR N, THAKUR R S, et al. Role of Vanadium (V) in the differentiation of C3H10t1/2 Cells towards osteoblast lineage: a comparative analysis with other trace elements[J]. Biol Trace Elem Res, 2013, 152(1): 135-142.

[44] VASCONCELOS D M, SANTOS S G, LAMGHARI M, et al. The two faces of metal ions: from implants rejection to tissue repair/regeneration[J]. Biomaterials, 2016, 84: 262-275.

[45] KULANTHAIVEL S, ROY B, AGARWAL T, et al. Cobalt doped proangiogenic hydroxyapatite for bone tissue engineering application[J]. Mater Sci Eng C Mater Biol Appl, 2016, 58: 648-658.

[46] PRIYA B A, SENTHILGURU K, AGARWAL T, et al. Nickel doped nanohydroxyapatite: vascular endothelial growth factor inducing biomaterial for bone tissue engineering[J]. Rsc Adv, 2015, 5(89): 72515-72528.

[47] SAGHIRI M A, ASATOURIAN A, ORANGI J, et al. Functional role of inorganic trace elements in angiogenesis-Part I: N, Fe, Se, P, Au, and Ca[J]. Crit Rev Oncol Hematol, 2015, 96(1): 129-142.

[48] HAGANDORA C K, TUDARES M A, ALMARZA A J. The Effect of Magnesium ion concentration on the fibrocartilage regeneration potential of goat costal chondrocytes[J]. Ann Biomed Eng, 2012, 40(3): 688-696.

[49] LEE J H, MANDAKHBAYAR N, EL-FIQI A, et al. Intracellular co-delivery of Sr ion and phenamil drug through mesoporous bioglass nanocarriers synergizes BMP signaling and tissue mineralization[J]. Acta Biomater, 2017, 60: 93-108.

[50] QU T, JING J, JIANG Y, et al. Magnesium-containing nanostructured hybrid scaffolds for enhanced dentin regeneration[J]. Tissue Eng Part A, 2014, 20(17-18): 2422-2433.

[51] SABBATINI M, BOCCAFOSCHI F, BOSETTI M, et al. Adhesion and differentiation of neuronal cells on Zn-doped bioactive glasses[J]. J Biomater Appl, 2014, 28 (5): 708-718.

第四章
梯度生物材料制备与细胞迁移行为的调控

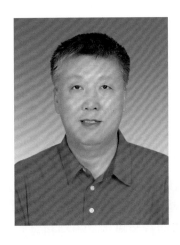

高长有

教授,国际生物材料科学与工程学会联合会会士,美国医学与生物工程院会士,中国生物材料学会副理事长。

Professor Changyou Gao, fellow of the International Union of Societies for Biomaterials Science and Engineering (FBSE), fellow of the American Institute for Medical and Biological Engineering (AIMBE), associate president of Chinese Society for Biomaterials.

摘要

再生医学,指可以代替人类的细胞、组织或器官并建立或者恢复正常生理功能的技术。组织的再生与修复需要种子细胞在特定的时间准确地迁移至特定的部位。通过特定的微环境,为目标细胞的分化和增殖提供生物信号。原位诱导组织结构和功能的重建对组织修复与再生尤为重要。当环境中存在梯度变化的化学或物理信号时,细胞膜和细胞骨架会发生极化,导致细胞的两端呈现差异。细胞响应环境中的梯度信号作出相应行为的性质被称作趋化性、趋触性和趋硬性。因此,可以通过对细胞施加不平衡的相互作用力来驱动细胞的定向运动,例如在体外模拟梯度结构和信号,构建"梯度材料"并研究其对细胞行为的影响。梯度材料是指一种或几种物理或化学性质在空间上连续变化的材料。本章中介绍了生物体内存在的梯度以及诱导细胞迁移行为的机制;分别详述了表面化学梯度、表面物理梯度、反向/叠加梯度、正交梯度以及三维梯度的制备方法,进而从化学、物理、复杂梯度以及三维梯度材料的角度出发,阐述了其对细胞迁移行为的影响。本章最后总结了梯度材料研究现状,并对材料制备技术的改进以及梯度材料在组织修复与再生领域的应用前景进行了展望。

Abstract

Regenerative medicine is a process of replacing or regenerating human cells, tissues or organs to restore or establish their normal functions. One important approach is inductive tissue regeneration, which is defined as a technology to repair the tissues or organs using a bioactive matrix in situ. In this way, regeneration of tissues or organs can be achieved by recruitment of environmental matured cells and guided differentiation of stem cells. Therefore, one of the most important issues is to build up an in vivo microenvironment which can provide spatio-temporal signals to guide the adhesion, migration, proliferation, differentiation and apoptosis of cells at right locations and timing. Cells in a living body migrate in response to gradients of stimuli such as soluble chemoattractants (chemotaxis), surface-attached molecules (haptotaxis) and biophysical contact cues (durotaxis or mechanotaxis). Gradients of attractive molecules could guide growing axons to their targets. In vivo gradients of chemical signals have been proved to exist and their roles in guiding the translocation of cells have been widely recognized. The introduction of so-called 'gradient materials', i. e. spatio-temporal gradients, offers a means to serve as an in vitro model, enabling the studies of cell behaviors in a complex but precisely defined microenvironment. The gradient materials have been used to study the cellular responses in terms of cell adhesion, distribution and alignment. Recently, cell migration on gradient materials and their potential applications in tissue regeneration have attracted more and more attention. In this chapter, we focus on the role of the gradient materials in guiding cell migration. Specific biological examples of gradients existing in vivo and the mechanism of induced cell migration will be summarized. Technologies for preparing the gradient materials will be introduced, followed by the migration behaviors of cells on the gradient materials. Finally, current challenges and future prospective are suggested.

第一节 引 言

长期以来,由于事故、遗传、疾病等原因所导致的组织与器官缺损或功能丧失,严重影响了人类的健康和生活质量。目前的治疗方法主要有器官移植、外科手术重建、人工产品替代等。但是,上述治疗手段存在免疫排斥、供体不足、缺少生物活性功能等问题。随着分子生物学、医学、材料学及其交叉学科领域的发展,组织工程与再生医学概念及方法逐渐出现与完善,在组织修复与再生中表现出独特优势。该治疗方法有望解决长期以来困扰人们的有关组织和器官缺损及活性再生的问题。

再生医学,指一种能代替人类的细胞、组织或器官,建立或者恢复正常生理功能的技术。再生医学主要包括以下三大研究方向。一是人体组织工程:先在体外环境中利用细胞重新构建组织或器官,然后移植到人体内解决组织缺损等问题;二是干细胞移植,即将组织干细胞或前体细胞移植到组织缺损处,然后通过特定的微环境,为目标细胞的分化和增殖提供生物信号,原位诱导组织结构和功能的重建;三是药物/基因治疗,即通过生长因子或基因治疗的手段诱导组织再生。由此可见,再生医学涵盖了更多的学科内容,对生物材料提出了更高的要求。如何设计一种能够在时间和空间上对细胞的行为进行调控的材料,是再生医学领域非常关键的问题。

组织的再生与修复需要种子细胞在特定的时间准确地迁移至特定的部位。生物体内存在多种化学信号梯度,可以诱导细胞的迁移行为,从而指导多种生理学过程的发生。但体内的生理环境较为复杂,影响因素较多,因此,科学家们通过在体外模拟这种浓度梯度,构建所谓的"梯度材料",为研究细胞在复杂微环境中的行为提供了一种相对简单的手段。1962 年,Boyden 等研究了细胞对于呈梯度分布的刺激因子的响应,但在实验过程中并没有观察到细胞的运动。Carter 等在 1965 年报道,运用钯蒸气沉积的方法,在醋酸纤维素膜表面形成金属钯微粒的梯度,产生细胞黏附性递增的梯度表面,可以诱导小鼠成纤维细胞沿着梯度方向发生迁移。研究中 Carter 等首次提出了"趋触性(haptotaxis)"。这个词源于希腊语,haptein 意为系住,taxis 意为排列。20 世纪 80 年代开始,梯度材料的制备技术得到了快速发展。在此基础上,通过调节材料的梯度表面来调控细胞行为的研究日益深入。梯度材料在细胞迁移和再生医学领域都有着巨大的潜在应用前景,因此引起了人们越来越广泛的关注。

第二节 体内梯度和细胞迁移

一、细胞迁移的意义及过程

细胞迁移,是指细胞在感受到某种迁移信号后产生的运动。在人的生命过程中,细胞迁移始终发挥着重要的作用。例如在胚胎发育阶段,不管是最初的原肠胚形成,还是后期的神经系统发育,都涉及细胞迁移过程。在成人体内,细胞迁移也与一系列生理过程息息相关。例如,炎症反应就是由白细胞迁移至受损部位,发挥噬菌作用和免疫功能而产生的现象;伤口愈合是成纤维细胞和血管内皮细胞迁移的结果;肿瘤转移是因为肿瘤细胞从初始位置迁移到血管中,并在血流的带动下迁移到新的位置。当细胞不能正常地发生迁移或者不能迁移到恰当的位置时,就会造成机体异常甚至威胁生命。例如,神经细胞的异常迁移会导致大脑发育畸形,从而造成精神或智力的缺陷。此外,在再生医学和组织工程中,细胞迁移也是至关重要的。特别是在生物材料原位诱导组织再生中,首先需要体细胞或干细胞迁移到材料中,然后才能发生进一步的增殖和分化,分泌所需的细胞外基质,产生功能性结构,最终达到组织再生的目的。早在 1675 年,van Leeuwenhoek 就观察到了细胞的运动。但是直到最近几十年,随着荧光显微技术和分子生物学技术的发展,对细胞迁移的研究才有了长足的发展。细胞迁移是一个复杂的循环过程,需要细胞骨架、细胞膜和胞内信号转导系统的协同作用。细胞迁移时,在确定细胞运动方向后,细胞边缘肌动蛋白合成并伸出伪足。前进方向上细胞前端黏附,细胞尾部与基底脱附。最终,在细胞内部以及尾部形成了驱动细胞向前运动的牵引力(图 4-1)。

每个循环周期分成四个步骤。

细胞前端突出:这是细胞响应趋化因子的信号首先做出的反应。分布在细胞前端的肌动蛋白单体聚合形成肌动蛋白纤维,即微丝(actin filament),不断推动细胞膜向前突出,伸出伪足。当微丝依靠某些蛋白如细丝蛋白或绒毛蛋白的连接成束状时,形成的是丝状伪足(filapodia)。而当微丝成网状时,形成的是扁平的板状伪足(lamellipodia)。这种交联使得微丝能获得足够的刚性来驱动细胞膜的伸展。微丝的前端(靠近细胞膜的一端)肌动蛋白的聚合和后端的解聚处于一种动态平衡状态。如果细胞膜黏滞阻力与速度无关,那么肌动蛋白的聚合速度就决定了细胞膜的伸展速度。

伪足与基底的黏着:细胞前端形成的伪足通过

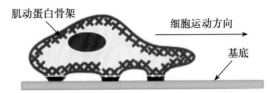

前端形成突触

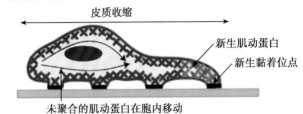

细胞前端黏附

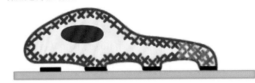

细胞尾部脱黏附

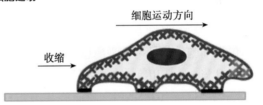

细胞运动

图 4-1　细胞迁移步骤示意图

细胞膜上的整合蛋白受体固定在基底上,形成黏着斑。干涉反射显微镜(interference reflection microscopy,IRM)图像和活细胞跟踪录像显示:随着细胞整体的不断前进,最初在细胞前端形成的黏附位点一直固定在基底上,并且不断增大,直至到达细胞的尾部。这种锚定作用为细胞的行进提供了牵引力。它的大小取决于基底的配体密度、细胞膜表面的受体密度和受体-配体间的亲和力。当细胞与基底的黏着力很弱时,基底提供给细胞的牵引力不足以让细胞克服尾部的黏附力发生迁移,细胞迁移的速度很小。但黏着力太大时,细胞尾部无法回缩而被固定在基材表面上,同样不利于细胞迁移。

细胞体收缩和前移:细胞前端固定好后,细胞骨架进行收缩和前进。由于基底对细胞施加了黏附力,细胞会产生相反方向的收缩力,但是这种力的大小并不能单独地决定细胞的迁移速率。理论分析结果表明,基底对细胞的黏附力转化为细胞收缩力的比率决定了细胞迁移的速度。只有当比率适中时才能获得最高的迁移速度。

细胞尾部释放：细胞的尾部与基底分离时，细胞表面的整合素大部分被留在基底上。残留在细胞膜上的整合素一部分与基底正常解离并依旧分布在其表面，另外的则以胞吞作用的形式被细胞内吞，进而被肌动蛋白承载并回收转运。

由此可见，此过程涉及了包括细胞骨架重排、微丝的组装和解组装、细胞黏着斑的形成和解离等分子生物学层次的行为。而这些细胞响应行为的基础是细胞内外信号的转换及传递。与迁移相关的调节蛋白有黏着斑激酶（focal adhesion kinase，FAK）、促分裂原活化蛋白激酶（mitogen-activated protein kinase，MAPK）和 Rho 家族三磷酸鸟苷酶（Rho family guanosine triphosphatase，Rho GTPase）等。Rho GTPases 在细胞迁移中扮演着重要的角色。Cdc42 和 Rac 调节肌动蛋白的聚合和细胞膜的突起，而 Rho 则通过调节肌动蛋白纤维的解聚，产生细胞质流动和细胞体收缩所需要的力。MAPKs 包括细胞外信号调节激酶（extracellular signal-regulated kinase，ERK）、丝裂原活化蛋白激酶 p38（p38 map kinase，p38MAPK）和原癌基因蛋白/活化蛋白 1 抗体（c-Jun N-terminal kinase，JNK），均能通过提高肌动蛋白的聚合来促进细胞迁移。例如，ERK1 和 ERK2 能促进肌球蛋白轻链激酶（myosin light chain kinase，MLCK）和肌球蛋白轻链（myosin light chain，MLC）磷酸化，加快细胞迁移。此外，许多下游信号分子也参与了迁移的过程。例如，丝氨酸/苏氨酸的激酶 p65PAK（p65 activated kinase）可以调控细胞黏附复合物的动态变化，以利于细胞的黏附和收缩状态的转换。

二、体内的梯度

细胞的运动是细胞生命活动的必然结果。细胞合成蛋白质和 DNA 的过程中，肌动蛋白也在进行更新换代，从而推动了细胞的运动。但在不受到外界梯度信号的刺激时，细胞做无规运动，没有方向性。只有当细胞感知到外界信号时，才会在梯度信号的影响下出现极化。影响细胞迁移的外加刺激可以是物理信号或者是化学信号，只要它们能被细胞膜上的受体感知到，就可以通过信号通路传导

到细胞内部，诱发细胞的迁移。细胞可以识别出这些信号的方向和空间分布梯度，从而沿着梯度的方向运动。生物体内的梯度信号包括化学信号和物理信号，它们都能有效诱导细胞的定向运动。

（一）物理梯度

物理梯度是指物理性质如硬度、拓扑结构、孔隙率等发生的渐进变化。骨组织中就存在典型的物理梯度。骨的表层为坚硬致密的骨密质，而内部为海绵状的骨松质。这种结构可以在保证骨的硬度和韧性的同时，为骨组织提供优良的透气性和营养供应能力。从外部到内部，骨组织的孔径逐渐增大。骨组织的强度与组织的孔隙率和孔隙大小呈反比关系。所以，骨组织中同时存在着模量的梯度。牙组织中，由于化学组成和物理结构的梯度变化，也导致力学性质由内到外发生了梯度变化。此外，一些病理学过程也会导致体内产生额外的物理梯度。例如，血管粥样硬化、肝硬化、肿瘤、瘢痕等都会导致局部模量增加，从而导致与正常组织之间产生模量的梯度差异。

细胞会对这些物理信号梯度产生响应，从而沿着信号的变化方向发生迁移。例如，随着基底硬度增加，细胞的铺展会变好，并且向着模量高的方向迁移。细胞的这种性质叫做趋硬性（durotaxis/mechanotaxis）。肿瘤组织因为具有较高的模量，会诱导血管内皮细胞（vascular endotheliocyte，VEC）和平滑肌细胞（smooth muscle cell，SMC）向着高模量方向迁移，从而促进了肿瘤内的血管生成。瘢痕组织的高模量也能诱导成纤维细胞的迁移而加速伤口愈合。

细胞对基底硬度差异的响应，是通过细胞膜表面受体在与基底作用时的移动距离来感知的。在较软的基底上，由于材料更容易发生形变，在作用力较小时，与细胞的作用位点就会产生较大的变形，从而使得细胞膜表面的受体也出现较大的位移；在较硬表面上，细胞受力作用点位移很小时，材料就能产生一个很强的机械作用力反馈（图 4-2）。大的应力作用能激活细胞膜上的离子通道或使得一些应力敏感蛋白发生构象转变。这一过程又会影响酪氨酸的磷酸化程度，从而调节黏着位点的黏附强度和肌动蛋白的牵引力大小。当细胞伸出伪足来感受周围环境的变化时，在硬的表面上能感知

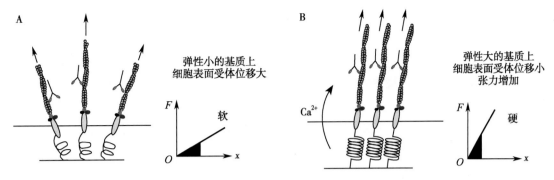

图 4-2　基底刚度感知模型

假设初始动力来源于细胞黏附相关的细胞骨架-肌球蛋白相互作用。A. 在软质基底上，受体-配体结合位点作用力弱。当有能量输入时（力-位移图像下方黑色区域），在作用力下，受体-配体结合位点可移动距离大（x 轴）。B. 在硬质基底上，同样的能量消耗（力-位移图像下方同样大小的黑色区域）导致更大的张力（y 轴），受体-配体结合位点移动距离小（x 轴）。且张力增加可以通过应力激活通路诱导细胞外钙离子进入。

到更强的机械力信号，从而产生更强的牵引力；在软的一端由于持续感受到弱的反作用力而导致黏附的稳定性变差。因此，细胞在模量梯度信号的刺激下，会沿着力学信号更强的方向迁移。通过在同一表面制备力学性质阶梯变化的纳米柱，根据纳米柱的变形情况，可以观察到同一细胞在不同硬度表面的受力情况确实存在差别。除了硬度外，细胞还能对其他的物理信号产生响应，如神经细胞和成肌细胞对电场的响应（galvanotaxis），单细胞生物的趋光性（phototaxis）以及对重力的响应（geotaxis）等。

（二）化学梯度

生物体内的化学梯度有两种形式：溶液中的趋化分子（chemoattractants）梯度和基质固定的生物分子梯度。溶液中的趋化分子可以是脂类激素（lipid hormones）、补体片段（complement fragments）或趋化因子（chemokines），如骨形态发生蛋白（bone morphogenetic protein，BMP）、基质衍生生长因子（stromal cell-derived factor-1，SDF-1）、血管内皮生长因子（vascular endothelial growth factor，VEGF）、表皮生长因子（epidermal growth factor，EGF）、转化生长因子（transforming growth factor，TGF）等。体内环境中的一些小分子或离子（如 O_2、H^+ 等）的梯度也能诱导细胞的定向迁移，如肿瘤细胞可以感受到周围血管释放的 O_2 梯度从而向血管部位迁移。由于血液环境的 pH 高于肿瘤组织，癌细胞能沿着 pH 增加的方向运动，而内皮细胞则趋向于向 pH 低的方向运动，促进肿瘤部位的血管生成。细胞在受到不同的外界刺激时，能够分泌出各种趋化分子，在体液环境中，由于扩散作用，

会形成以分泌源为中心的浓度梯度，从而诱导受体细胞沿着梯度方向迁移（chemotaxis）。如组织坏死区域的细胞能分泌巨噬细胞炎症蛋白（macrophage inflammatory protein 2-α，MIP2-α），从而诱导中性粒细胞聚集到伤口部位对坏死细胞进行吞噬。伤口处的皮肤角质细胞也能分泌更多的 EGF 从而诱导内皮细胞向伤口处迁移，促进血管再生。

基质固定的生物分子梯度既可以是生长因子的梯度，也可以是细胞外基质蛋白，如纤维粘连蛋白（fibronectin，Fn）、层粘连蛋白（laminin，Ln）、胶原（collagen）等的梯度。细胞表面以及细胞外基质中的糖蛋白，可以捕获溶液中扩散的生长因子，使其固定在表面上，从而形成第二类梯度：基质固定的生长因子梯度。如内皮细胞表面的类肝素糖蛋白可以与血液中的白细胞介素-8（interleukin-8，IL-8）、MIP 等因子结合，形成表面固定的梯度，从而诱导白细胞在内皮层表面滚动迁移，并且在浓度合适的部位改变形态穿过血管壁，进入炎症部位。细胞的这种沿着基质固定的趋化因子梯度迁移的现象，叫做趋触性（haptotaxis）。在通常情况下，可溶性的趋化因子和固定的趋化因子梯度是同时存在的，如在神经系统发育过程中，溶液中的导素（netrins）和基质表面固定的肝配蛋白（ephrin）和壁板蛋白（semaphorin）同时诱导着神经腺细胞的迁移。除了化学诱导因子外，化学排斥因子也对控制迁移的方向性起着重要作用。在斑马鱼原肠胚发育阶段，胚胎的中胚层会分泌细胞迁移的排斥剂（repellent），如启动子（Wun1、Wun2）和干扰素跨膜蛋白 1（IFITM1），而内胚层会分泌诱导剂 SDF-1，从而保证了胚胎细胞精

确地迁移到后部的胚胎内层,形成胚胎尾肠。

三、梯度诱导细胞迁移的机制

自然界中,在一个均匀的环境中,物体会发生随机的无规则运动,即布朗运动。而当环境中存在梯度变化的化学或物理信号时,细胞膜和细胞骨架会发生极化,细胞的两端呈现差异。已有研究发现,表面能的梯度可以定向运输液体和微粒。因此,梯度有时也被称为固定在基底上的"引擎",它可以通过对细胞施加不平衡的相互作用力来驱动细胞的定向运动。

细胞的趋化性迁移包括运动能力、方向性、极化三个方面。细胞运动是一个伪足周期性地伸展与收缩的过程。前端肌动蛋白的聚合驱动了伪足的形成,尾端肌球蛋白微丝收缩导致黏附尾部的释放。方向性是由细胞感知趋化分子浓度差异的能力和梯度的斜率共同决定的,增加斜率可以增强细胞迁移的方向性。细胞的极化不仅指细胞形态的拉长,更涉及细胞内信号分子的分布变化。极化后的细胞,前端会变得对趋化分子更为敏感。因此,当趋化分子梯度方向改变时,细胞会转向而不是形成新的前端。值得指出的是,运动性和极化对于细胞响应梯度方向性并不是必要的。当细胞被微丝抑制剂拉春库林 A(latrunculin A)等能抑制骨架合成的分子处理后,细胞只能呈现球形。但在外加信号梯度存在时,细胞内的信号分子还是能相应地做

出梯度排列。近期的研究已经对细胞对趋化信号的响应机制有了初步了解(图 4-3)。许多细胞外源的分子可以触发和促进细胞的迁移。一些分子能起到增加细胞迁移能力的作用(增活信号,chemokinetic signal),还有一些分子能对细胞迁移的方向产生诱导作用(趋化或趋触信号,chemotactic or haptotactic signal)。当细胞受到梯度的趋化信号刺激时,趋化因子的受体本身并不会产生极化,但是它们会把这种非对称性的信号传递到细胞内部,从而产生极化的内源性反应。三磷酸磷脂酰肌醇 [phosphatidylinositol(3,4,5)trisphosphate,PIP3] 就是一种在细胞膜上产生的传递信号的小分子,它能够募集其他的分子(如 AKt/PKB,protein kinase B)到细胞膜。细胞迁移前端 PI3 激酶的激活又可以诱导 PIP3 的聚集。这种对 PIP3 不对称的聚集,会促进 Rho 家族的 GTPases(包括 Rac 和 Cdc42)的激活以及肌动蛋白的聚合。Cdc42 是一种调节细胞极化的关键分子,当这种分子的表达被抑制时,细胞将无法对外界梯度产生响应而发生极化,只能无规运动。细胞前端 Rac 和 Cdc42 的激活,同时也是刺激肌动蛋白聚合的关键因素,它们能促进细胞在前端伸出伪足。体内细胞在受到趋化因子刺激进行定向迁移的过程中,会通过自分泌(autocrine)或旁分泌(paracrine)的方式来放大梯度,保证定向迁移的持续进行,直至目标部位。在斑马鱼原肠胚形成初期,胚胎尾部会分泌 SDF-1,SDF-1 向前端扩

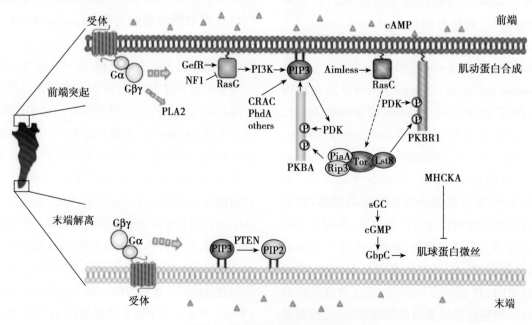

图 4-3　控制趋化性的信号通路

散,形成梯度。在 200 分钟之内,这个信号产生的梯度会被不断放大,然后稳定下来。这是因为当胚胎细胞的 SDF-1 受体 CXCR7 被激活后,也会根据激活程度产生和分泌 SDF-1,从而起到增强梯度的作用。当中性粒细胞受到炎症信号的刺激发生迁移的同时分泌白三烯 B4(leukotriene B4,LTB4),形成 LTB4 的二次趋化因子梯度,进一步促进自身的定向迁移。巨噬细胞受到肿瘤细胞分泌的集落刺激因子(colony stimulating factor,CSF)作用时会产生 EGF,而 EGF 又能进一步促进肿瘤细胞分泌 CSF,从而放大梯度信号,促进巨噬细胞向肿瘤部位迁移。

第三节 梯度材料及其制备方法

一、表面化学梯度的制备方法

(一) 基于单分子层组装的梯度制备方法

表面单分子层自组装(self-assembly monolayer,SAM)根据基底大致分为两类:一种是玻璃基底或硅基底表面的修饰,另一种是金基底或银基底表面硫醇的修饰。

最经典的表面硅烷梯度的构建方法是 1992 年 Whitesides 提出的。将癸基三氯硅烷溶解在液体石蜡中,靠近硅片表面并使其挥发,硅烷沿着表面扩散,并部分吸附,从而形成梯度。Chaudhury 等利用这种方法构建了其他表面上的硅烷梯度,并通过调控表面亲疏水性使液滴在表面运动。Genzer 利用硅烷扩散形成梯度的原理,制备了表面引发剂的梯度,进而成功得到了聚合物分子刷的梯度。该修饰方法在其他基底例如聚二甲基硅氧烷(polydimethylsiloxane,PDMS)和多孔二氧化硅表面同样适用。溶剂扩散的方法也能够制备表面梯度。将硅烷[Cl₂(CH₃)₂Si]溶解在三氯乙烯中,表面覆盖二甲苯,当两种溶剂互相渗透,在浸入的硅片表面或玻璃片表面形成梯度。由化学组分梯度得到表面亲疏水性梯度的制备方法有很多,例如硅片表面微接触印刷、紫外辐照使硅片表面氧化(梯度滤光片或梯度的辐照时间)等。

在表面预先吸附一层 SAM,对其梯度处理也能构建梯度。例如,移除一部分 SAM,再回填其他分子(图 4-4A);或将末端分子通过处理,将一部分端基转化为其他分子。例如将金片表面接枝的 4-硝基联苯通过电子束处理,将末端选择性还原成氨基,进一步固定其他高分子链,形成链密度的梯度(图 4-4B)。

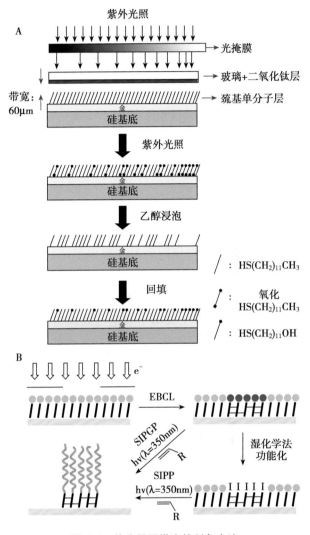

图 4-4 单分子层梯度的制备方法

A. 紫外辐照下硫醇单分子层的光催化氧化,随后回填第二组分获得梯度表面。B. 通过自发光照和光聚合(self-initiated photografting and photopolymerization,SIPGP)或表面引发光聚合(surface-initiated photopolymerization,SIPP)技术制备结构化的聚合物刷。

硫醇梯度的制备方法是由 Liedberg 在 1995 年提出的,通过两种功能硫醇在金片表面扩散,形成连续梯度。Terrill 基于电化学沉积提出了另一种通过电势窗口烷硫醇的梯度制备方法。电势窗口宽度和电极间距的改变可以调节梯度的宽度和斜率。这种方法制备的烷硫醇梯度在其他方面有很多应用,例如质谱、纳米粒子黏附等。

光催化氧化、低能电子和X线可以降解烷硫醇的单分子组装层,进而获得烷硫醇梯度。改变在X线下的曝光时间能够得到单一组分的梯度。Blondiaux等制备了两组分的烷硫醇梯度,构建一个完整的烷硫醇梯度;通过氧自由基梯度氧化,随后用饱和的另一组分取代,能够形成两组分的互补梯度。Ballav用一系列不同剂量的低能电子修饰单分子层,其与第二组分的交换过程速率取决于浸润过程中的辐照剂量。

基于印刷的方法也可以制备表面梯度。利用PDMS印章将饱和的波浪形烷硫醇转移至表面,制备得到不同外形的梯度。Geissler利用接触印刷在纳米尺度上得到了径向渐变的梯度。调控PDMS的厚度能够在密度最高的区域得到紧密结合的单分子层。喷墨打印的方法大大扩展了硫醇梯度的可控范围,从微纳米级增加到了厘米级别,在一种梯度形成的同时,可以回填另一种硫醇,得到互补梯度。

(二) 自上而下(Top down)技术

自上而下技术主要用于在惰性表面引入活性位点,以便进一步功能化。对于没有活性基团的惰性表面,如聚乙烯(polyethylene,PE)、聚丙烯(polypropylene,PP)、聚四氟乙烯(polytetrafluoroethylene,PTFE)、聚酯(polyester)等,可使用高能量的等离子体、高能电子束、紫外线等对表面进行修饰(图4-5)。通过逐步改变曝光时间或发射源的能量值可以制备得到连续变化的梯度表面。这种方法中,化学成分的变化通常伴随着轻微的物理粗糙度的增加。

1. 等离子体处理　等离子由高能量的粒子,包括电子、原子、离子、中性分子和自由基组成。通过这些粒子轰击基材时,会对其表面产生刻蚀。使用氮气、氨气、氧气、二氧化硫等气体可以在表面引入各种官能团,如氨基、羧基、羟基、磺酸基等基团。这些活性基团可以用来固定生物活性大分子或者进行表面的自由基聚合,制备复杂的梯度表面。Spijker等将样品置于等离子体处理装置中,在上方固定铝质掩膜来屏蔽等离子体,越靠近样品中心区域,等离子体越容易被遮挡,于是由内至外改性程度增加进而产生梯度。通过改变掩膜和样品之间的距离,可以方便地调节所产生的梯度斜率。Mangindaan等通过在样品上方2mm处固定掩膜制备得到了亲水性梯度变化的聚丙烯薄膜。相反地,使用含氟气体的等离子体处理则会使材料变得疏水。这个方法的优点是,它可以适用于任何聚合物材料,同时还可以通过选用不同的气体得到不同的基团。但是,电晕处理得到的表面通常比较粗糙且化学组分不规则。另外,活化的表面不稳定,长时

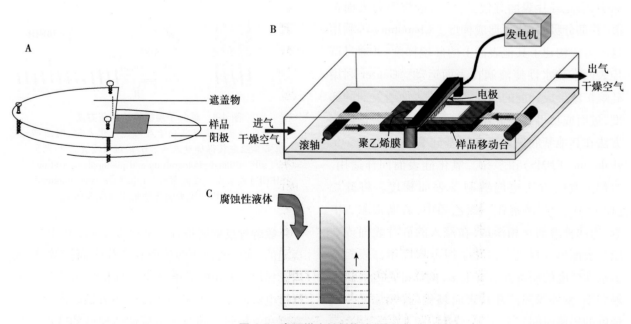

图4-5　表面梯度材料构建实例

A.辉光放电反应室的示意图(侧视图);B.在聚乙烯表面通过电晕放电构建梯度的示意图;C.通过化学降解的方法构建梯度的过程图。

间放置会失效。

2. 电晕处理法　相较于等离子体技术,电晕处理是一种相对简单和廉价的技术,因为它不需要在真空中进行。Lee 和他的同事是利用这一技术创建梯度表面的先驱者。他们将电极连接到一个无线电频率发生器上,然后将聚合物薄膜放置在电极下端。电晕处理后,聚合物表面产生碳自由基和过氧化物,并可进一步分解成极性的官能团,如羟基、醚、酮、醛、羧酸、羧酸酯等。逐渐增加电晕强度,同时通过电驱动器控制样品台的移动,活性基团密度会随着位置的改变而梯度变化。电晕处理还可以得到表面的亲水性也呈现梯度变化的材料。另外材料表面产生的自由基基团也可以用于引发表面接枝聚合。

3. 紫外线辐照法　这种方法与电晕处理法类似,是将聚合物表面用紫外线照射,可通过光氧化反应机制在表面产生过氧基团。移动光掩膜可控制照射时间,也可直接用灰度梯度光掩膜得到过氧基团密度梯度变化的聚合物膜(图4-5)。这种方法反应步骤简单(仅需一步反应),而且反应条件较为温和。除此之外,也可以利用紫外光刻技术制备梯度材料。此技术的优点是通过使用不同的光掩膜,可以方便地调控梯度的形状。

4. 化学刻蚀技术　这种方法通常用于降解聚酯等聚合物的主链和侧链。竺亚斌等建立了聚合物表面氨解技术,用于在聚酯材料上引入氨基基

团。类似的还有碱解技术,即利用碱液改性聚酯材料,引入羧基基团。通过将聚合物膜逐渐抽离或浸入反应液,均可制备得到连续的梯度表面。谈华平等将聚(L-乳酸,PLLA)膜竖直固定于容器中,通过微量注射泵连续注入己二胺溶液,制备得到表面具有氨基梯度的 PLLA 膜,氨基密度从上到下连续增大。此外,这种技术也可应用于改变聚电解质多层膜的组成和结构,用来构建物理梯度。

(三) 自下而上(Bottom up)技术

然而,自上而下技术通常只能应用于制备聚合物表面梯度,并且只能制备简单的梯度图案,不适于直接固定生物大分子(如 ECM 蛋白和生长因子等),因此无法满足调控细胞响应的复杂要求。而自下而上技术能更广泛地应用于表面改性和产生复杂而精细的梯度图案。通过调节引入的单元分子的接枝密度,链的长度和链柔性,可以使表面逐渐从亲水变为疏水,从柔软变为刚性,从阻抗细胞黏附变为促进细胞黏附。具体的方法见图4-6。

1. 注射法　注射法通过逐步提高或者降低反应溶液的高度,使表面修饰上有机单层渐变图案。该方法简单方便,条件温和不需要特殊仪器。它可以制备各种毫米和厘米级的化学功能梯度。通过预设注射速度,梯度的位置直接对应反应时间。而且通过改变反应液的注射速度,可以调整梯度的斜率。接枝分子的密度由上至下线性增加,其底端由于反应时间最长,接枝密度最大。Yu 等将正十二烷基硫

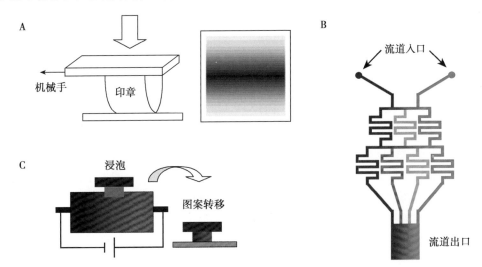

图 4-6　通过印章及微流道方法构建梯度的实例

A. 使用半圆柱形印章构建的梯度。随着压力增大,接触面积增加。暗色区域表示更疏水的部分。B. 典型的微流道构建梯度的方法示意图。C. 在 Ag/AgCl 电极上加电压,浸润在聚赖氨酸溶液中。将印章浸入溶液放置10分钟后,使印章与表面接触并施压,从而将梯度图案转移至表面。

醇［$HS(CH_2)_{11}CH_3$］缓慢加入容器中与竖直放置的金片反应,然后再与巯基十二醇［$HS(CH_2)_{10}CH_2OH$］反应,得到从超疏水渐变到超亲水的梯度表面。利用这种方法,梯度的斜率很容易调整,较高的注射速度可以制备更加陡峭的梯度。此外,还可以通过改变溶液的浓度和反应时间来调整梯度的斜率。进一步将制备得到的梯度均匀浸入另一种反应液,或者再次用注射法在相同的方向或相反的方向产生梯度,可以得到更加复杂的梯度图案。

2. 微接触印刷技术　微接触印刷技术(microcontact printing,CP)是 Whitesides 和他的同事们开发的一项技术,已被广泛用于建立多功能性和高精准性的纳米图案。最近,在原有的基础上发展了一系列的技术,如贴花转移印刻(decal transfer microlithography,DTM)、纳米转移印刻(nanotransfer printing,nTP)和金属转移印刻(metal transfer printing,MTP)等。Jeon 等发现转移到基底上的十八烷基三氯硅烷(octadecyltrichlorosilane,OTS)的表面覆盖率随印章与基底接触时间的延长而增加。将半球形的硅橡胶(PDMS)的球面接触基底,并且在上方逐步施加压力使其变形,于是球面与基底的接触面积逐渐增加,从中心到边缘区域,接触时间缩短,转移到基底的硅烷形成密度连续变化的梯度。OTS 密度梯度的长度由硅橡胶的曲率和半径决定。Kraus 等结合扩散法和微接触印刷法制备化学梯度。溶液分子由于重力作用通过楔形块状的硅橡胶垂直扩散到底部,由于印章厚度的不均匀性导致沉积到表面的分子密度梯度变化。虽然微接触印刷技术可以制备复杂的梯度图案,但是它只限于二维平面。

3. 微流体印刻技术　微流体印刻技术(microfluidic lithography,μFL)提供了一种简单通用的方法来制备生长因子、ECM 蛋白、酶、药物等生物活性分子的梯度。此外,通过设计微流道系统可以改变梯度的斜率和形状(线性/非线性)。Gunawan 等将层粘连蛋白和胶原蛋白溶液分别注射到两个注射入口中。当两种溶液通过复杂的微流道时它们不断混合和分离。在两端的流道中,由于原始的溶液没有经过混合,所包含的层粘连蛋白或胶原蛋白的浓度最高。最后,当溶液汇聚到出口处流出,形成两种蛋白的浓度梯度。微流体系统也可用于生成物理梯度。例如,通入氢氟酸溶液并最终汇聚

到硅片基底上,刻蚀硅片表面,可制备粗糙度渐变的梯度。利用微流道系统制备单官能团单体和双官能团单体的方向浓度梯度,经过紫外线辐照后聚合,便可建立表面模量梯度。这种技术只限于制备二维的梯度,但它具有很多优点,如设备体积小、需要的溶液量少和能耗低等。而且由于它温和的条件和复杂精确的流道设计,特别适合创建多种生物分子组合的梯度表面。

4. 电化学方法　电化学方法包括两个方面。一是利用等电聚焦(isoelectric focusing,IEF)原理使带电分子在电场作用下形成浓度梯度,然后转移到所需的基底上。在电场中,电解质分子在溶液中沿着电场迁移。例如,带正电荷的聚赖氨酸(poly-L-lysine,PLL)在靠近阴极的区域积累,并形成一个浓度梯度。将 PDMS 印章浸入梯度溶液中浸泡,取出后将梯度图案转移到基底膜上便可获得 PLL 的梯度。这种方法可以应用于聚电解质,包括蛋白质、多肽和多糖。通过调整电场强度和溶液 pH 可以改变分子的电荷性质,从而调整梯度的斜率。实验过程中浸泡印章这一步必须非常小心,避免扰动溶液中的浓度梯度。二是基于巯基的氧化还原反应发展的一项技术。通过施加外部电场,正、负两个电极间电化学电势能逐渐变化,利用硫醇在金表面特有的还原解附/氧化吸附反应,可以在空间上控制表面的硫醇浓度,即负极硫醇得到电子还原而发生解吸附,从而浓度降低,而往正极方向逐渐增加,形成梯度。同样,这种方法也可以简单地通过调整电压值来调控梯度的斜度和尺寸。

二、表面物理梯度

(一)表面形貌梯度

将粒子通过聚合物刷梯度固定在表面,粒子密度不均匀,可以形成粗糙度的梯度。由于聚合物刷的长度限定了粒子的大小,过大的粒子无法穿过聚合物刷层固定在表面,因此粒径通常为几个纳米左右(图 4-7A)。通过静电相互作用也可以将粒子固定在表面,例如将带正电的聚乙烯亚胺表面,浸泡在带有负电的二氧化硅粒子分散液中再提拉,粒子能够吸附在聚乙烯亚胺表面,形成梯度。为了保证粒子在表面的稳定性,后续需要 1 000℃以上烧结。由于金纳米粒子-聚合物间的作用力远小于金纳米

粒子间作用力,因此真空条件下,利用热蒸发,使金纳米粒子在聚苯乙烯膜表面组装形成小聚集体的密度梯度。

如果用硅表面做电化学反应的阳极,那么在表面会出现孔结构,通过调节电解质中阳极附近氢氟酸的浓度能够调节孔隙大小。因此,在电极表面构建氢氟酸的密度梯度,能够在表面刻蚀出大小不一的孔结构的梯度,该方法被称为电化学刻蚀。例

如,在两片硅片两端加电压,电极附近实时的溶液密度从中间向两边梯度增加,在表面形成孔隙的梯度(图 4-7B)。

将粗糙表面梯度抛光也是制备表面形貌梯度的一种方式。将铝材基板用金刚石粒子喷砂,进而浸泡在化学抛光溶液中,慢慢将铝基材拉出。由于化学抛光时间梯度改变,在表面形成一个粗糙度梯度(图 4-7C)。

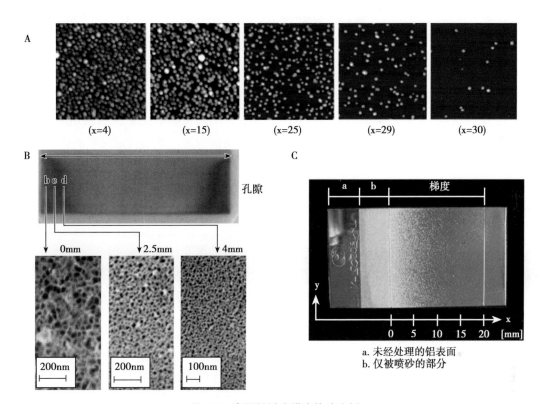

图 4-7　表面粗糙度梯度构建实例

A. 通过蒸发(3-氨基丙基)三乙氧基硅烷和液体石蜡的混合物底物吸附的金颗粒的 AFM 图像;B. 蚀刻而成的多孔硅梯度以及与边缘不同的距离位置的扫描电镜照片;C. 铝表面粗糙度梯度的光学图像。

聚合物有很多特殊性质,通过加热使聚合物分相也可以制备梯度,分相后的聚合物形成表面粗糙度梯度,并垂直于温度梯度的方向。利用聚合物在不同温度下的结晶性质不同,构建一个温度梯度,在梯度方向上结晶行为不同,可以构建表面粗糙度梯度。将低密度聚乙烯加热熔化,并慢慢降温重结晶,再在温度梯度下退火处理,能够得到聚乙烯薄膜上的孔隙结构的梯度。

(二)表面硬度梯度

水凝胶杨氏模量或剪切模量在同一方向连续变化即可构成表面硬度梯度。

对于光交联得到的水凝胶,原位实时控制光化学反应进程能够制备出可控的梯度。前驱体中光

引发剂激活自由基的剂量和光的辐照程度正相关,因此可以控制自由基聚合的反应动力学,得到梯度。聚合物主链和侧链的光响应基团,对光照产生的响应可以分为两种,化学交联或断链。例如硝基苄基、缩酮-缩醛衍生为可光分解的基团;可光交联的基团如肉桂酸、苯乙烯、冰片烯和苯甲酮等。然而基于光引发活性基团制备的梯度,在细胞培养过程中会对细胞表型造成一定影响甚至导致细胞死亡。因此能够用于细胞培养的水凝胶梯度,通常是分解交联位点或形成第二个聚合物网络,即互穿网络结构。控制光照剂量的方式通常有以下两种:使光照穿透灰度梯度的光掩膜或以一定速率拖动光掩膜改变光照时间(图 4-8A)。

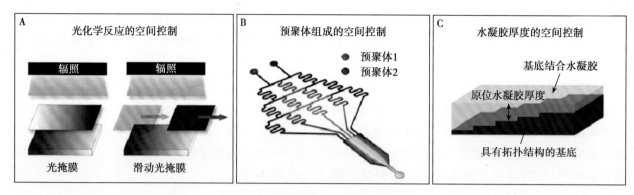

图 4-8　制备模量梯度水凝胶的方法

A.使用光掩膜或滑动掩膜局部控制光化学反应构建梯度示意图;B、C.使用微流体梯度发生器的示意图。

通过制备空间上组分连续变化的前驱体溶液也能够得到梯度变化的水凝胶,通常的方法是通过流体动力学连续改变单体和交联剂的比例(图 4-8B 和图 4-8C)。一种简单的方法是使两滴组分不同的液滴互相渗透形成梯度,该方法由于梯度宽度非常有限,无法精确调控,往往得不到相对稳定的梯度。想要得到精确、稳定的梯度,需要通过一些反应或发生装置辅助,例如通过微流道梯度发生器将两种或多种前驱体溶液通过微流道重复汇合再分离或注射泵辅助的方式等。

带有相反电荷的聚电解质层层组装制备多层膜是表面修饰的重要手段之一,该方法简单、组分明确、所得多层膜的机械性能和化学性能便于精确调控。引入交联剂能够使层层组装形成的多层膜结构更加稳定。通过构建交联剂的梯度,可以得到交联度渐变,即模量渐变的聚电解质多层膜材料(图 4-9A)。一定浓度的盐溶液对聚电解质的电荷有屏蔽作用,使聚电解质间相互作用减弱,导致多层膜解离。一部分水溶性聚电解质溶解在溶液中,多层膜的溶胀行为改变,因此硬度改变。通过构建盐溶液的浓度梯度,能够在聚电解质多层膜表面得到刻蚀程度不同、模量渐变的梯度(图 4-9B)。

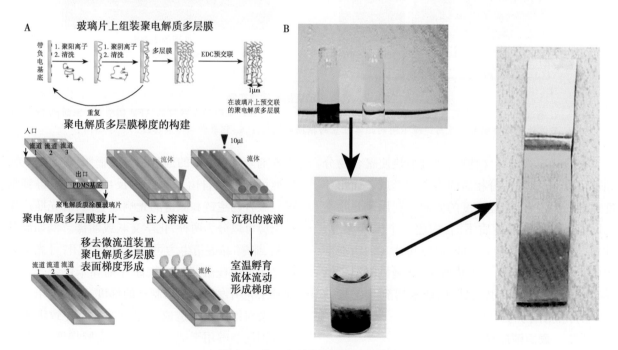

图 4-9　基于多层膜的梯度材料构建

A.载玻片上的 PEM 膜结构,及在其表面构建生物分子梯度的示意图:①将 PEM 与 PDMS 微流体装置接触;②在微通道中引入预填充溶液;③将小滴生物分子置于每个微通道的入口处,从入口到出口的正向流动;④梯度是通过反向流动(出口到入口)产生的;⑤去除该装置,得到表面梯度的 PEM 膜。B.通过盐溶液蚀刻沉积在硅表面聚烯丙基胺盐酸盐(polyallylamine hydrochloride,PAH)7.5/聚丙烯酸(polyacrylic acid,PAA)3.5 薄膜,产生厚度梯度。

三、反向/叠加梯度的制备方法

在同一梯度方向可能存在两种以上性质的同时变化,若这两种性质的变化趋势相同,则为叠加梯度;变化趋势相反,则为反向梯度。如Campagnola等利用多光子激发光化学交联,制备了Fn阵列密度和点阵中Fn浓度同时增加的叠加梯度。Jiang等在铜锥表面制备了从锥顶到底端亲水性逐渐增加的梯度,通过拉普拉斯锥的曲率变化和表面能的同时驱动,加速了水滴募集的过程。

Wang等先在硅片表面利用碳纳米粒子沉积形成的模板得到了树枝状结构的二氧化硅梯度,进一步对二氧化硅进行梯度的化学修饰可以得到化学与物理梯度叠加或反向的梯度,用以研究物理化学性质不同的梯度表面对细胞的捕获能力(图4-10A和图4-10B)。Alsberg等通过具有两个进液口的微流道,改变注入的液体的种类,可以在琼脂糖水凝胶中得到不同的反向梯度,如两种生长因子、多肽、纳米粒子等的反向浓度梯度。当只有一种液体中含有交联剂时,还可以得到水凝胶模量和化学因子的反向梯度。Harley也通过类似的微流道系统制备了两种细胞的反向梯度。Scheibel等通过制备明胶和纤维蛋白原的反向梯度膜,得到了化学组成和力学性能同时变化的梯度。

当反向梯度中两种化学组分含量互补时,可形成互补梯度。如Tan等通过程序化控制双头电纺的两组分流量制备了表面聚己内酯(polycaprolactone,PCL)和聚乳酸-羟基乙酸共聚物[poly(lactic acid-glycolic acid)copolymer,PLGA]组分互补变化的梯度(图4-10C)。Qin等利用这种方法制备了明胶/PLGA、聚乙烯吡咯烷酮(polyvinylpyrrolidone,PVP)/PLGA等多种双组分互补梯度。表面聚合物刷的互补梯度可以是分子密度的互补,也可以是分子链段长度的互补。Li等通过制备聚(乙二醇)甲基醚丙烯酸甲酯[poly(ethylene glycol)methyl ether methacrylate,P(PEGMA)]和聚(N-异丙基丙烯酰胺)[poly(N-isopropylacrylamide),PNIPAAm]两个嵌段的分子链段长度互补梯度来研究两个互补嵌段的长度关系对细胞黏附和脱附的影响。互补梯度的制备通常是先制备一种物质的梯度,然后回填另一物质。通过同时在材料的两端放置反应分子

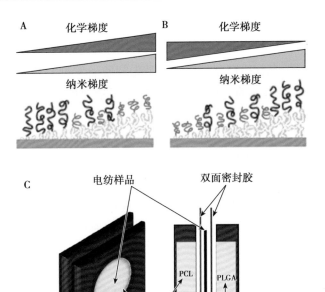

图4-10　纳米形貌和化学梯度
A.在平行方向上重叠;B.在反平行方向上重叠;C.通过程序化控制双头电纺的两组分流量获得互补梯度的示意图。

源进行对向扩散的方法,也可以直接制备出互补梯度。Krebsbach等通过蒸汽双向沉积,在聚合物膜表面直接得到了氨基和醛基的互补梯度。

四、正交梯度的制备方法

正交梯度是指两种材料的性质在两个相互垂直的方向上独立变化的梯度,常用于对多种物理化学因素的影响进行高效筛选。跟互补梯度一样,制备正交梯度也需要先制备出一个方向的梯度,再在其垂直方向引入另一种梯度。利用微流道的方法,通过在接收腔的两个垂直方向引入不同的流体,可以一步得到正交梯度。若为聚合物刷梯度,也可以分为分子量梯度和分子链密度梯度。Genzer等通过原子转移自由基聚合(atom transfer radical polymerization,ATRP)在硅片表面先制备了聚甲基丙烯酸羟乙酯(poly-hydroxyethylmethacrylate,PHEMA)的分子量梯度,然后再把基底旋转90°后同样的方法制备了聚甲基丙烯酸甲酯(polymethylmethacrylate,PMMA)分子量梯度,从而得到了PHEMA和PMMA嵌段共聚物组成的正交梯度(图4-11)。Becker等用偶极-偶极环加成(dipole-dipole cycloaddition)和巯基-双键(thiol-ene)两种点击化学反应机制分别在两个垂直的方向上制备了两种功能性多肽的密度梯度。若是先制备引发剂密度梯度,再在垂直方向制备聚合物分子量梯度,则可以得到分子量和分子密度正交变化的梯度,最终宏观表现为在一角处聚合物层厚度最大,而其对角方向厚度最小。Barrett 等在组装 PAA/PAH 多层膜时,将基底浸入 NaCl 浓度梯度或 pH 梯度中组装。在组装 PAA 层和 PAH 层时,基底的放置方向相差90°,从而得到在 PAA 层和 PAH 层厚度正交变化的多层膜梯度。梯度变化除了化学性质还可以是

物理性质。Gadegaard 等制备了条带深度和宽度正交变化的物理梯度,以对多种细胞在条带表面的黏附行为进行高效筛选。Spencer 等通过制备微米级(酸刻蚀)和纳米级(纳米粒子沉积)粗糙度的正交梯度,研究了粗糙度对细胞成骨分化能力的影响,发现微米级粗糙度越大,而纳米级粗糙度适中的时候,细胞成骨分化趋势最明显。规则的表面拓扑形貌(图案化)与化学成分的正交梯度也有较多报道。Voelcker 等通过将电化学刻蚀和电化学接枝联用,制备了孔径和 RGD 密度的正交梯度。

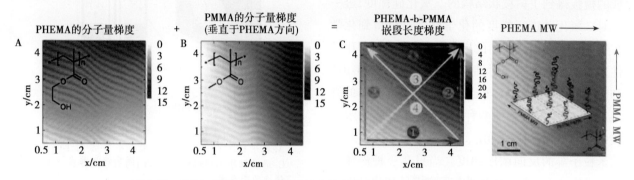

图 4-11　在同一基底上制备长度连续变化的 PHEMA-b-PMMA 嵌段共聚物
PMMA.聚甲基丙烯酸甲酯;PHEMA.聚甲基丙烯酸羟乙酯。

五、三维梯度的制备方法

相比于平面二维梯度,三维梯度能更有效、更直接地模拟生物体内真实环境。因此,三维梯度材料的制备技术非常重要。通常情况下,三维梯度可以分为以下两种:物理梯度,例如孔径大小和孔隙率的梯度;化学梯度,例如固定在三维支架或水凝胶内部的生物活性分子例如多肽、生长因子等的密度梯度(图 4-12A)。

对于大孔支架,由离心衍生出来的一系列方法能够得到孔隙率或孔径大小的梯度(图 4-13)。例如离心-加热烧结和离心-冻干的方法,能够制备孔径梯度分布的大孔支架,得到的孔径大小与离心转速密切相关。利用相分离(温度梯度驱动的冷冻处理)-再冻干的方法,能够获得孔径范围更大的梯度。

三维打印是一种快速成型技术,可以运用逐层打印的方式来构建材料,是制备三维梯度的重要手段之一。通过三维打印,可以打印出孔隙率的梯

度,还能够打印出孔隙率和组成均为渐变结构的三维梯度。

三维空间上的化学梯度大致可以分为可溶分子梯度及固定分子梯度,制备方法较为单一,通常采取扩散或对流的方式。Boyden 小室或其类似物经常被用做研究可溶分子梯度(例如细胞培养基中)的辅助工具。然而其缺陷在于只能单纯模拟可溶分子梯度,并不能提供一个真实的三维培养环境。因此,需要在细胞相容的大孔水凝胶(例如琼脂糖、纤维蛋白以及胶原蛋白)内引入可溶分子梯度,要么提供单一来源或双侧来源的可溶分子信号,或者将信号直接传递到凝胶内部的不同位置。

三维空间固定分子的梯度通常以大孔支架为基底,辅以梯度的表面修饰,与二维平面的修饰方法类似。例如聚合物支架表面通过氢键作用梯度固定肝素后结合生长因子构成梯度,将生长因子包裹在可降解微球中复合在支架材料中,控制微球的降解得到生长因子浓度梯度,以及微流道器械辅助在水凝胶表面构建梯度(图 4-12B)。

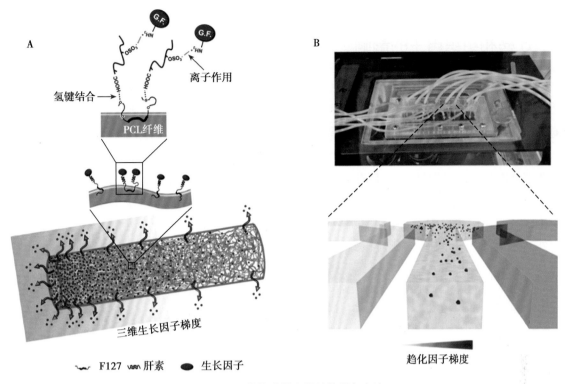

图 4-12　三维化学梯度材料的制备方法

A. PCL/F127 三维支架上通过肝素结合形成生长因子梯度的示意图；B. 微流体装置示意图，信号源和趋化因子溶液能够在装置内形成稳定线性梯度。

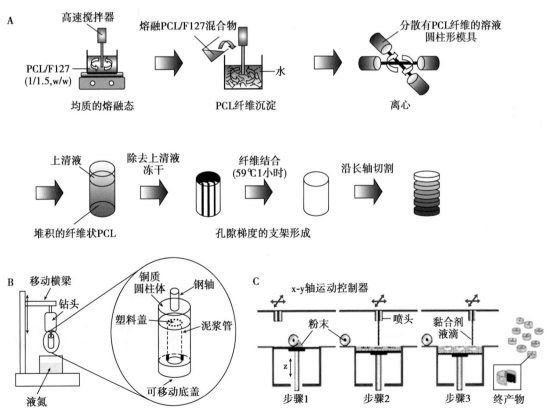

图 4-13　三维多孔支架的制备方法

A. 通过离心法制备孔径梯度的 PCL 支架示意图；B. 纺丝装置示意图；C. 层压工艺（TheriForm）示意图，其中薄层的粉末扩散，用液体黏合剂在所需区域中黏合在一起。

第四节　梯度生物材料对细胞迁移和组织再生的影响

在组织工程中,材料对细胞行为的影响不容忽视。细胞在生物材料表面或界面处可以完成基本的细胞功能如细胞黏附、迁移、增殖和分化,是组织成功修复和再生的必要条件。相应地,具有生物活性可以调节细胞行为的生物材料,可以在某些方面促进组织修复。之前研究表明,细胞倾向于通过整合素受体或一些黏附蛋白附着在模拟细胞外基质或细胞外基质组分的环境中。细胞膜表面受体能够像探针一样检测周围环境,并触发一系列细胞内通路,调控细胞产生响应后做出相应的行为。因此通过材料调节细胞行为,能够诱导组织修复和再生。

一、化学梯度的影响

由于生物体内细胞受 ECM 蛋白、生长因子和其他信号分子的梯度作用而发生迁移,因此可以通过在体外构建化学梯度来研究各因素对细胞迁移行为的影响。化学组分的改变可导致表面极性、

亲/疏水性、厚度、表面能、介电常数、电荷、生物相容性等性质的改变,进而调节细胞黏附、铺展和增殖。ECM 蛋白、多肽和生长因子都可以固定在表面来模拟体内梯度的生理环境。

（一）细胞外基质蛋白分子梯度调控细胞迁移

Meier 在微流道内制备了 $300\mu m$ 的 PI3K 激酶梯度,发现细胞可以在短时间内迅速对梯度做出响应并极化(图 4-14A)。纤维粘连蛋白和层粘连蛋白介导细胞的通信和运动,它们的分子中有一些结构域可以结合到细胞膜上的受体。例如,人类纤维粘连蛋白包含 RGD 序列(精氨酸-甘氨酸-天冬氨酸),它可以特异性结合 $\alpha_5/\alpha_8/\alpha_V/\alpha_{IIb}$ 整合素亚群(如 $\alpha_5\beta_1$、$\alpha_8\beta_1$、$\alpha_V\beta_1$、$\alpha_V\beta_3$、$\alpha_V\beta_5$、$\alpha_V\beta_6$、$\alpha_V\beta_8$ 和 $\alpha_{IIb}\beta_3$)。纤维粘连蛋白和层粘连蛋白可以与细胞膜上的受体特异性相互作用,进而启动信号转导途径将细胞外部刺激传递到细胞内。Reichert 构建了纤维粘连蛋白的梯度,发现该梯度对主动脉内皮细胞的定向迁移有促进作用。Rajagopalan 研究了纤维粘连蛋白和 RGD 肽对成纤维细胞铺展和运动的影响。虽然在两种表面,细胞的迁移速度是相似的,但在纤维粘连蛋白修饰的表面细胞黏着斑更大,细胞黏附力更强。这些结果表明成纤维细胞对

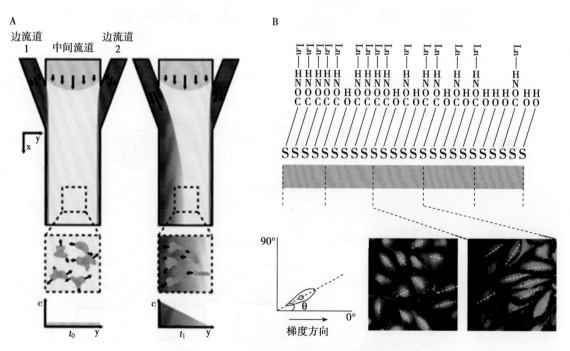

图 4-14　趋化因子影响细胞行为的实例

A. 三通道微流道示意图,用于形成交替趋化梯度。在 t_0,没有化学诱导(红色)引入细胞部位(虚线框)。细胞肌动蛋白聚合形成随机突起,如绿色所示。在 t_1 时,SF1 引入趋化性刺激,导致细胞沿梯度方向向左迁移。B. 通过喷墨印刷在底物上产生层粘连蛋白梯度的示意图及细胞在不同区域的荧光显微镜照片。

纤维粘连蛋白有较高的亲和力。Gunawan等采用微流道技术制备了线性的层粘连蛋白浓度梯度。大鼠IEC-6小肠隐窝细胞迁移的速率不受梯度的斜率影响，但是在蛋白浓度高的区域，细胞迁移的方向性变差。Cai采用微接触印刷的方法在镀金材料表面得到一层羧基自组装的单分子层，进而共价连接了层粘连蛋白的密度梯度，发现内皮细胞集中黏附在层粘连蛋白密度相对较大的区域，且层粘连蛋白的密度梯度对内皮细胞沿梯度方向取向有明显作用，极化率达70%（图4-14B）。胶原蛋白是存在于细胞外基质中的主要蛋白质，它可以促进细胞的黏附和铺展。Cai等研究了内皮细胞在胶原蛋白梯度表面的定向迁移运动。在梯度表面，低和适中的胶原蛋白密度区域，细胞显示出了沿着梯度定向迁移至胶原蛋白密度高的区域的趋势。然而，在高胶原蛋白密度的区域，细胞则沿着胶原蛋白梯度相反的方向迁移，表明细胞的迁移依赖于表面的胶原蛋白密度。生物信号的梯度材料，为细胞提供了逐渐增强的信号刺激，诱导细胞定向极化并定向迁移。梯度对细胞迁移的影响主要取决于梯度的绝对浓度差和梯度的斜率。Smith等研究了牛主动脉内皮细胞在纤维粘连蛋白的浓度梯度上的运动，发现内皮细胞在沿着纤维粘连蛋白浓度增加的方向上迁移的

速度增加。他们还报道，在纤维粘连蛋白浓度0.34～1.23ng/mm³范围内，增加纤维粘连蛋白梯度的斜率有利于提高人类微血管内皮细胞的迁移速度。

（二）生长因子梯度调控细胞迁移

由于其显著的生物功能，生长因子被认为是一类具有潜力的趋化诱导剂，在组织再生中发挥重要作用。碱性成纤维细胞生长因子（basic fibroblast growth factor，bFGF）是一组被称为成纤维细胞生长因子家族（FGFs）的蛋白质之一。Wu等通过表面肝素分子的密度梯度，制备了bFGF密度梯度，发现在其密度适中时，平滑肌细胞迁移速率最高。DeLong等制备了复合bFGF的梯度水凝胶，主动脉平滑肌细胞朝梯度方向排列，并沿着生长因子浓度增加的区域定向迁移。Liu等发现血管内皮生长因子（VEGF）的梯度能显著促进内皮细胞的定向迁移，在结合了纤维粘连蛋白（Fn）梯度后，细胞迁移的速率增加了2倍（图4-15）。Stefonek-Puccinelli和Masters等发现角质细胞在表皮生长因子梯度上比在均匀表面上迁移速率增加近10倍。固定的胰岛素样生长因子-1（insulin-like growth factors，IGF-1）梯度也会促进角质细胞迁移。然而，当表皮生长因子（epidermal growth factor，EGF）和IGF-1两种因子结合时，梯度对细胞的迁移速率没有太大影响。

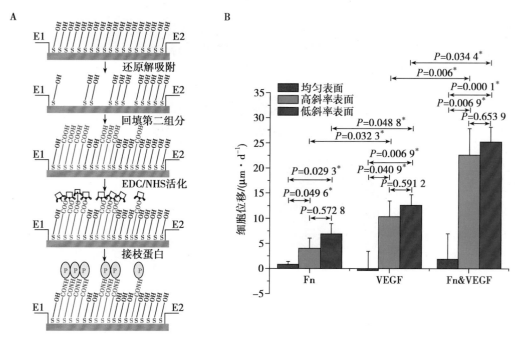

图4-15　表面蛋白质密度梯度的构建及其对细胞迁移的影响

A.通过电化学方法构建表面蛋白质密度梯度的示意图。B.在梯度表面，牛主动脉内皮细胞在24小时内向蛋白质密度更高的方向迁移距离统计；Fn.纤维粘连蛋白；VEGF.血管内皮生长因子。*.$P<0.05$。

（三）衍生多肽梯度调控细胞迁移

当蛋白质和生长因子固定在表面的时候，很容易发生构象转变而失活。由于多肽具有更好的稳定性，所以通常情况下，常用蛋白质分子中具有特定功能的氨基酸序列即功能多肽来代替蛋白质。DeLong 和 Guarnieri 等均发现 RGD 多肽的密度梯度水凝胶可以诱导成纤维细胞的定向迁移，并能提高细胞的迁移速度（与 RGD 密度均匀水凝胶相比）。通过微接触印刷的方法可以精确地调控RGD 位点的梯度阵列。细胞可以朝 RGD 位点间距小的区域极化并迁移（图 4-16）。亮氨酸-赖氨酸-丙氨酸-缬氨酸（IKVAV）肽是层粘连蛋白中介导黏附的功能序列。Adams 等制备 IKVAV 梯度网格，发现鸡胚背根神经节生长锥与梯度相遇时，会发生转向并沿着梯度方向迁移。精氨酸-谷氨酸-天冬氨酸-缬氨酸（REDV）多肽能够与内皮细胞表面整合素受体 $\alpha_4\beta_1$ 结合，特异性识别内皮细胞。Yu 等在聚己内酯表面通过多巴胺沉积共价接枝双键改性透明质酸，继而构建了内皮细胞选择性多肽 REDV密度梯度。该梯度能够选择性促进内皮细胞黏附。内皮细胞在 REDV 多肽表面迁移方向性提高（86%）、迁移速率增大（14μm/h），且该 REDV 多肽密度梯度具有定向调控细胞集群迁移的能力。Sarvestani 基于模型的理论计算预测单个细胞的迁移速度。该模型预测细胞的迁移速度和梯度斜率呈双相依赖，即梯度的斜率太低或太高都会使细胞迁移速率变慢，在适中斜率的梯度表面细胞具有最高的迁移速度。

二、物理梯度的影响

（一）基底模量梯度调控细胞迁移

材料的硬度和拓扑形貌对其表面的细胞行为影响巨大。细胞的形貌、黏附、基因表达甚至分化和侵袭等行为均会受到细胞周围硬度的调控。绝

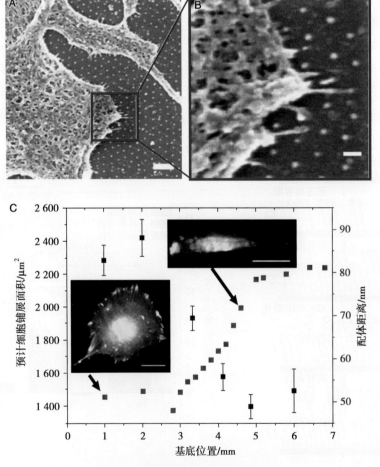

图 4-16　表面图案化对细胞黏附的影响
A、B.成骨细胞 MC3T3 在接触并感知 80nm 图案后伸出伪足；C.在基底不同位置细胞投影面积统计。

大部分细胞的黏附和铺展随基底硬度增加变好,表现出更完整精细的细胞骨架形态。类似结果被Pelham证实,细胞在柔软的基底上黏附变差,板状伪足活性提高,因此细胞迁移能力变强。Han等利用3~5mol/L盐溶液处理聚电解质多层膜,构建了多层膜模量的梯度,发现高密度下平滑肌细胞向高模量方向迁移。Lo等构建了表面修饰胶原蛋白的模量梯度的水凝胶,并证实成纤维细胞倾向于从软质基底向模量更高的区域迁移。Wong等发现在模量梯度表面,血管平滑肌细胞可以从软的区域迁移到硬的一侧,使得细胞在24小时后聚集于模量高的区域(图4-17)。Lo等研究了细胞在这种物理梯度上的响应机制。整个过程涉及黏着斑激酶等多种信号分子的表达。从能量方面讲,当提供给细胞等量的能量时,由于在软的基底上z方向的位移相对较大,能量的耗散增加,基底提供给细胞的反作用力变小,较弱的反馈使得细胞黏附变差。当细胞检测到在单位细胞长度上两端基底牵引力的不平衡时,细胞便定向迁移至黏附力大的一侧,即从软端定向迁移到硬端。然而细胞能感知的硬度范围有限,例如Yeung发现范围在2~55 000Pa的硬度梯度表面,成纤维细胞的铺展面积在3 000Pa时突然增大。不同组织来源或相关细胞适应的周围环境模量差异很大。例如正常的心肌的模量变化约为0.6kPa/mm,而心肌梗死病变心肌的模量变化可达8.7kPa/mm。Martinez利用光交联构建了聚电解质膜的梯度,发现鼠动脉平滑肌细胞A7r5沿模量梯度方向极化,并且具有硬度响应,在硬度较高时铺展和黏附较好;相比之下,人骨肉瘤细胞U2OS则没有表现明显的极化,对不同硬度的区域也没有响应。

(二)基底拓扑形貌梯度调控细胞迁移

材料表面拓扑形貌能够影响细胞迁移行为。Kim等利用紫外辅助毛细力光刻技术(ultraviolet-

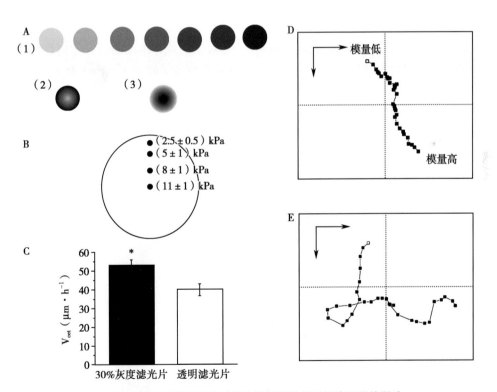

图4-17 通过光掩膜调节材料表观模量及其对细胞迁移的影响

A. 用于控制丙烯酰胺聚合过程的光掩膜图案:(1)灰度从10%~70%变化(间隔为10%);(2)辐射状的图案,从内到外,灰度值增加;(3)与(2)中灰度值反向变化的辐射状图案,从内到外,灰度值降低。光掩膜灰度值越高,水凝胶模量越低。B. 通过微压痕方法测得凝胶的杨氏模量。C. 在30%灰度滤光片和透明滤光片下聚丙烯酰胺凝胶上的细胞迁移速率。D. 在杨氏模量辐射状变化凝胶表面的细胞迁移轨迹,发现细胞趋向于向模量更高的方向迁移。E. 在30%灰度滤光片下成胶的聚丙烯酰胺凝胶表面细胞迁移轨迹。平滑肌细胞在15kPa表面(30%灰度滤光片)的迁移速率显著高于20kPa表面(无滤光片),同时明显高于在细胞培养板表面的迁移速率(10~20μm/h)。

assisted capillary force lithography，CFL）建立了纳米-微米沟槽密度梯度变化的阵列图案。在拓扑结构密集区域，成纤维细胞沿沟槽方向排列和延伸更为明显，细胞迁移随着沟槽间距变大先增加后减小，在沟槽间距为 250μm 左右时，细胞迁移速率最大。不同的基底表面拓扑形貌影响细胞的骨架排列，诱导细胞表现出不同的迁移行为。Mak 等制备一种管径逐渐缩小的微管模拟癌细胞在体内组织基质中或通过血管壁外渗转移过程中遇到的狭小空间来测试癌细胞的决策反应。高转移性乳腺癌细胞 MDA-MB-231 显示出很高的转移性，有 87% 的细胞迁移到狭小的区域内。相比之下，只有 75% 的非上皮细胞的转移性乳腺癌细胞 MCF-10A 转向迁移。

（三）基底粗糙度梯度调控细胞迁移

表面粗糙度的梯度对细胞迁移行为也有影响。Andrukhov 发现，在粗糙度 1～4μm 变化的表面，MG-63 成骨细胞在粗糙度最高时，迁移速率最低。Li 在表面构建了 PLGA 粒子的密度梯度，因而形成了表面粗糙度 80～900nm 渐变的梯度。考察背根神经节细胞在表面的形态发现，在粗糙度为 550nm 左右时，细胞的轴突生长最长，铺展最好。

三、多向及复杂梯度的影响

（一）山峰型、放射状梯度调控细胞迁移

山峰型或放射状的梯度，有助于放大梯度对细胞的聚集作用。Wong 等发现水凝胶模量的放射状梯度表面，若模量为中间高、边缘低，平滑肌细胞则向水凝胶中心聚集；若为中间软、边缘硬，细胞则向水凝胶的边缘迁移。Kidoaki 等通过光交联在水凝胶表面得到了模量高的方形区域，细胞从周围模量低的区域向方形区域迁移。控制光的衍射，可以控制该区域边界处模量变化的斜率。斜率越小，细胞从周围向方形区域迁移的速率越慢（图 4-18）。Levchenko 等通过模板法制得了放射状的方格图案的密度梯度。在梯度表面，细胞向图案密集的方向迁移。他们还通过截面为三角形的微流道系统在基底表面制备了山峰形的 Fn 密度，同样观察到了细胞向中心迁移聚集的现象。当细胞靠近山峰的顶端时，由于生长因子与细胞表面配体的作用饱和，不再具有趋向性，最终细胞主要集中在中间生长因子浓度高的区域。

（二）反向/叠加梯度调控细胞迁移

反向或多向梯度通常用于比较不同的趋向信号对细胞迁移的影响。如为了比较物理和化学信号对 3T3 成纤维细胞迁移方向性的影响，Rajagopalan 等制备了胶原蛋白密度和水凝胶模量的反向梯度，结果表明化学诱导信号比机械信号更能吸引细胞。Rao 等则认为细胞对不同信号的响应与细胞种类有关。在 EGF 梯度的诱导下，前列腺癌细胞可以穿过梯度变细的管道，而相应的正常细胞则会

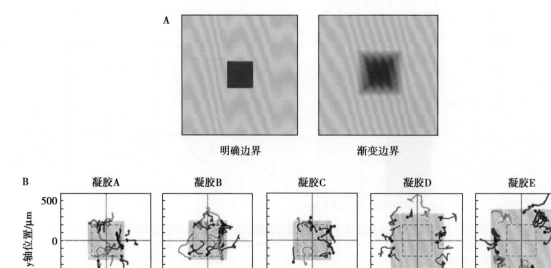

图 4-18　放射状梯度对细胞迁移的影响
A. 弹性梯度的边缘条件可以控制；B. 在不同的梯度边界处细胞迁移轨迹。

折回。Lin 等发现在 T 细胞趋化物质 CCL21 存在的条件下，T 细胞会沿着另一种受体 CCL19 浓度梯度的反方向迁移，因而通过制备 CCL21 和 CCL19 的反向梯度，可以进一步增强 T 细胞的定向运动。Mao 等制备了一种六角形的微流道系统，可以在同一系统中分别形成六种趋化因子的梯度。将负载干细胞的琼脂糖水凝胶置于六角形的中心（图4-19A），在多种趋化因子的协同或竞争作用下，干细胞沿着最适宜的梯度方向迁移（图 4-19B）。通过这种方法，不仅能高效筛选趋化因子对干细胞的募集效应，且能够分析出趋化因子间的协同或抑制作用。

叠加梯度由于多物质的共同作用，可以实现对细胞迁移的进一步促进，甚至在促进细胞迁移的同时促进细胞的其他功能。Netti 等在水凝胶中复合了 RGD 和 DNA 载体的叠加梯度，实现了细胞的空

间诱导和转染的同步进行。Comelles 通过结合模板复刻和微流道，制备了表面拓扑图案和 Fn 密度梯度的叠加，梯度的长度仅为 500μm，与细胞的尺寸在同一个数量级上，因而能有效调控细胞的行为。

（三）　细胞选择性梯度调控细胞黏附和迁移

组织修复是多种细胞迁移的共同效果。在体内，某些细胞的迁移会促进组织修复，而另一些细胞的迁移会导致修复异常。这就要求在设计调控细胞迁移的生物材料时，要考虑不同细胞的特殊性质，以达到细胞选择性的效果。近年来发现不同细胞对表面的物理性质会有不同的响应。如 Wang 等发现相对于正常细胞，癌细胞表面有更多的微纳结构，因而可以通过具有微纳结构的表面实现癌细胞的特异性捕获。Gadegaard 等发现，在纳米柱阵列高度的梯度上，内皮细胞随着纳米柱高度增加黏

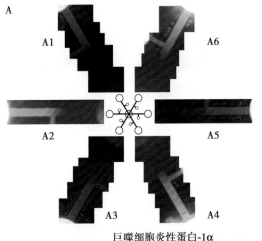

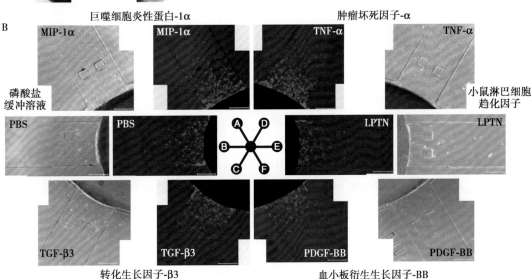

图 4-19　多种趋化因子对细胞竞争性迁移的影响
A. 应用于竞争性迁移表征的六方微流道装置示意图；B. 几种趋化因子对竞争性迁移的影响。

附性能增强,而成纤维细胞黏附性能减弱。通过细胞因子的特异性作用实现对体内细胞的选择性调控依然是研究的主要方向。如 Kreuger 等利用微流道制备了 VEGF 和 FGF-2 的山峰形梯度,发现它们能诱导静脉内皮细胞(human umbilical vein endothelial cells,HUVEC)迁移,但对动脉内皮细胞(human umbilical aortic endothelial cells,HUAEC)的影响不明显。Ren 等构建了 PHEMA 和层粘连蛋白衍生多肽酪氨酸-异亮氨酸-甘氨酸-丝氨酸-精氨酸(YIGSR)多肽密度互补梯度,发现该反向梯度表面能够选择性调控内皮细胞的选择性黏附和定向迁移。

四、三维梯度

由于细胞迁移受到细胞外基质和外界环境刺激的影响,因此三维环境下的细胞黏附及迁移与二维平面上有很大区别。细胞周围环境相对平面硬度较低,细胞外基质分泌并包裹在细胞周围(图4-20A),细胞在迁移时可能不依赖伪足,需要对硬度以及化学刺激更加敏感(图 4-20B)。同时从分子水平上,细胞在三维环境迁移需要更持久的方向性,小 GTP 酶具有信号传导开关的作用,表达升高;同时合成板状伪足时高表达的 Rac 蛋白表达量降低。

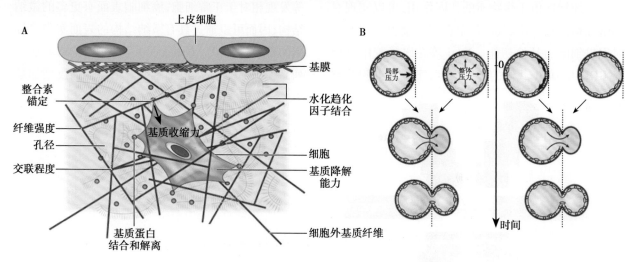

图 4-20   细胞外基质微环境及阿米巴迁移示意图

A. 三维环境对于细胞功能非常重要。细胞外基质(extracellular matrix,ECM)的机械性能取决于其组成、结构和交联程度。ECM 能够将信号传递给周围环境中的细胞。B. 极化的膜泡由细胞膜从细胞骨架的局部分离或肌动蛋白皮质的局部破裂产生。

细胞在三维环境中主要有两种迁移方式:间充质迁移和阿米巴迁移。间充质迁移与二维平面迁移类似,属于动力依赖型迁移。间充质迁移依赖于整合素介导,肌动蛋白合成后细胞骨架重排,加强细胞与基质间连接,诱导细胞极化,细胞形态呈梭形。阿米巴迁移则类似"blebbing migration",整合素不聚集,肌动蛋白与胶原蛋白纤维界限模糊,因此与基底黏附力弱。通常情况下细胞呈圆形,依靠挤压自身通过基底间隙从而迁移。大部分组织细胞在三维环境下是间充质迁移,阿米巴迁移方式主要见于肿瘤细胞例如淋巴癌或肺癌细胞,或中性粒细胞等非肿瘤细胞中。在肿瘤细胞迁移中,通常两种迁移方式会相互转换。

Lee 构建了 RGD 修饰的 PEG 水凝胶,发现人

真皮成纤维细胞(human dermal fibroblast,HDF)能够侵袭到水凝胶内部,以形成触角并不断前进的方式迁移(图 4-21A 和图 4-21B)。Silva 等制备了多孔支架,考察急性早幼粒细胞在支架中的迁移行为,发现全反式维甲酸(all-trans retinoic acid,AT-RA)诱导细胞分化后,能够促进其在支架内部迁移(图 4-21C 和图 4-21D);再用紫杉醇处理诱导分化后的细胞,能够抑制其在支架内部迁移。Tampieri 和 Roy 等都发现将孔隙率梯度陶瓷支架植入兔股骨/颅骨缺损部位时,在较高的孔隙率支架的部位新骨形成的能力增强。孔径梯度变化的蚕丝蛋白支架可以在体内诱导形成一个形态结构渐变的组织。大孔径和高孔隙率的支架可以促进软骨细胞和成骨细胞的生长,同时孔径较小和孔隙率较低的

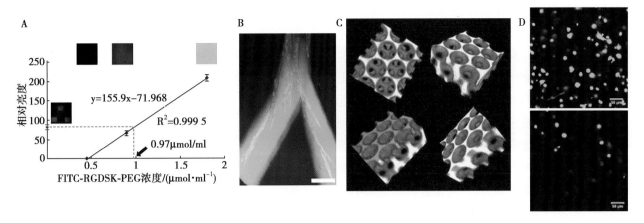

图 4-21　多孔支架内部急性早幼粒细胞迁移行为研究
A. 通过已知浓度的 FITC-RGDSK-PEG-丙烯酸酯标准曲线校定在水凝胶中结合的 RGDS 浓度；B. 在胶原酶敏感 PEG 水凝胶内的 RGDS 图案化区域内，三维迁移的 HDF 共聚焦图像；C. 支架的三维重建；D. 共聚焦切片显示支架中不同深度迁移的 ATRA 分化 APL 细胞密度，发现紫杉醇处理后细胞在支架内垂直迁移距离减小，即细胞通过支架孔隙的能力被降低了。

支架则利于成纤维细胞的增殖。

细胞也可以响应三维海绵支架和水凝胶中的化学梯度信号而发生迁移。Sundararaghavan 等发现复合了 RGD 的配体密度梯度的透明质酸三维支架上可诱导小鸡主动脉弓移植体的细胞沿着 RGD

梯度长入支架内部。Lühmann 等同样也证明了在二维或三维支架中固定免疫球蛋白样细胞黏附分子 L1（TG-L1 Ig6）梯度有利于细胞的排列和定向迁移。Moore 等制备了含神经生长因子（nerve growth factor，NGF）和神经营养因子-3（neurotrophin-3，NT-

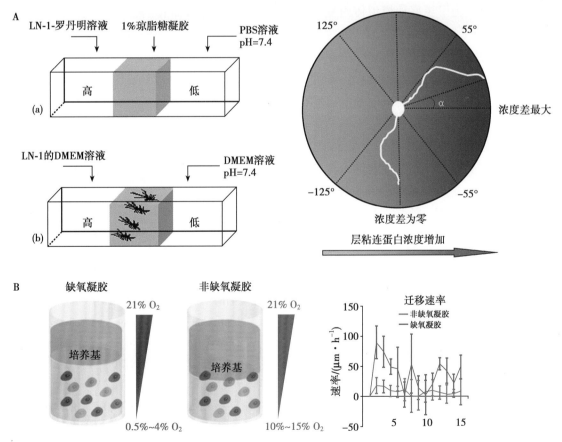

图 4-22　氧气浓度对细胞迁移的影响
A. 背根神经节细胞（dorsal root ganglia，DRG）培养的实验示意图及轴突在层粘连蛋白梯度上生长的示意图；
B. HI 水凝胶中的缺氧和非缺氧 O₂ 梯度的示意图，发现缺氧梯度中的细胞迁移速率较非缺氧环境中更快。

3)的 PHEMA 凝胶。在水凝胶表面种植背根神经节细胞时,细胞可以感应两种因子的协同诱导作用,沿着梯度迁移,穿过水凝胶到达浓度高的一端。Musoke-Zawedde 和 Shoichet 等在透明质酸凝胶上制备 RGD 肽梯度,可以诱导初级神经细胞的突起生长。将层粘连蛋白梯度固定在三维凝胶中,发现鸡胚背根神经节细胞的伸长和迁移受梯度诱导,且与层粘连蛋白的梯度斜率有关(图 4-22A)。肿瘤细胞侵袭与氧气浓度相关,因此在含氧量低的明胶凝胶中,外界干预给予氧气浓度梯度刺激,发现肿瘤细胞趋向于向含氧量低的凝胶中侵袭和转移,迁移速率明显增大(图 4-22B)。

第五节　结论与展望

　　研究者们发展了多种制备梯度材料的技术,并成功得到物理性质、固定分子和可溶因子沿一个或多个方向逐渐变化的二维/三维梯度材料。梯度材料能够模拟体内微环境并在体外提供可供研究细胞定向迁移的平台。为了更好地模拟体内复杂的环境,研究者还构建了复杂结构或多因子的梯度材料,包括两种或多种梯度的结合、山峰形、放射状梯度、反向/叠加梯度以及对特定细胞具有选择性的梯度。目前大多数关于梯度材料上的细胞迁移的研究都停留在平面表面。然而研究三维基质中包覆细胞的迁移情况,更接近于体内真实的细胞迁移行为。三维支架中的梯度在制备和表征上稍微复杂一些。更重要的是,三维环境中的细胞行为表征手段较平面上更为复杂,是一个较大的挑战。

　　正在进行和未来的研究任务是改进梯度材料制备方法,并将其与体外和体内的细胞迁移行为结合,从而揭示具有复杂结构和功能的组织及器官的再生机制。发展更先进的技术方法用来制备形状可控、稳定性高以及多种功能的梯度。同时需要改进细胞在材料表面或内部行为的表征方法并将其标准化。此外,应该改进材料合成技术,构建生理学或病理学相关的梯度材料来研究组织形态发生等细胞迁移复杂的时空演化。模拟天然组织和细胞结构特征的支架材料结合复杂的梯度信号,在复合多种细胞的组织或器官再生中有着巨大的应用潜力。

（于珊　毛峥伟　高长有）

参 考 文 献

[1] BOYDEN S. The chemotactic effect of mixtures of antibody and antigen on polymorphonuclear leucocytes[J]. J Exp Med,1962,115(3):453-466.

[2] CARTER S B. Principles of cell motility: the direction of cell movement and cancer invasion[J]. Nature,1965,208(5016):1183-1187.

[3] ANANTHAKRISHNAN R, EHRLICHER A. The forces behind cell movement[J]. Int J Biol Sci,2007,3(5):303-317.

[4] LO C M,WANG H B,DEMBO M,et al. Cell movement is guided by the rigidity of the substrate[J]. Biophys J,2000,79(1):144-152.

[5] LANGE J R,FABRY B. Cell and tissue mechanics in cell migration[J]. Exp Cell Res,2013,319(16):2418-2423.

[6] DONA E,BARRY J D,VALENTIN G,et al. Directional tissue migration through a self-generated chemokine gradient[J]. Nature,2013,503(7475):285-289.

[7] CAI H Q,DEVREOTES P N. Moving in the right direction: how eukaryotic cells migrate along chemical gradients[J]. Semin Cell Dev Biol,2011,22(8):834-841.

[8] BLONDIAUX N,ZURCHER S,LILEY M,et al. Fabrication of multiscale surface-chemical gradients by means of photocatalytic lithography[J]. Langmuir,2007,23(7):3489-3494.

[9] STEENACKERS M,KULLER A,STOYCHEVA S,et al. Structured and gradient polymer brushes from biphenylthiol self-assembled monolayers by self-initiated photografting and photopolymerization (SIPGP)[J]. Langmuir,2009,25(4):2225-2231.

[10] SPIJKER H T,BOS R,VAN OEVEREN W,et al. Protein adsorption on gradient surfaces on polyethylene prepared in a shielded gas plasma[J]. Colloid Surface B,1999,15(1):89-97.

[11] SHIN Y N,KIM B S,AHN H H,et al. Adhesion comparison of human bone marrow stem cells on a gradient wettable surface prepared by corona treatment[J]. Appl Surf Sci,2008,255(2):293-296.

[12] CHOI S H,NEWBY B M Z. Micrometer-scaled gradient surfaces generated using contact printing of octadecyltrichlorosilane[J]. Langmuir,2003,19(18):7427-7435.

[13] DERTINGER S K W,CHIU D T,JEON N L,et al. Generation of gradients having complex shapes using microfluidic networks[J]. Anal Chem,2001,73(6):1240-

1246.

[14] VENKATESWAR R A, BRANCH D W, WHEELER B C. An electrophoretic method for microstamping biomolecule gradients[J]. Biomed Microdevices, 2000, 2(4): 255-264.

[15] BHAT R R, FISCHER D A, GENZER J. Fabricating planar nanoparticle assemblies with number density gradients[J]. Langmuir, 2002, 18(15): 5640-5643.

[16] KARLLSSON L M, TENGVALL P, LUNDSTROM I, et al. Back-side etching-a tool for making morphology gradients in porous silicon[J]. J Electrochem Soc, 2002, 149 (12): C648-C652.

[17] KUNZLER T P, DROBEK T, SPRECHER C M, et al. Fabrication of material-independent morphology gradients for high-throughput applications[J]. Appl Surf Sci, 2006, 253(4): 2148-2153.

[18] HABAULT D, ZHANG H J, ZHAO Y. Light-triggered self-healing and shape-memory polymers[J]. Chem Soc Rev, 2013, 42(17): 7244-7256.

[19] WONG J Y, VELASCO A, RAJAGOPALAN P, et al. Directed movement of vascular smooth muscle cells on gradient-compliant hydrogels[J]. Langmuir, 2003, 19(5): 1908-1913.

[20] SUNYER R, JIN A J, NOSSAL R, et al. Fabrication of hydrogels with steep stiffness gradients for studying cell mechanical response[J]. Plos One, 2012, 7(10): e46107.

[21] GIRIDHARAN V, YUN Y, HAJDU P, et al. Microfluidic platforms for evaluation of nanobiomaterials: a review [J]. J Nanomater, 2012, 2012: 789841.

[22] KUO C H R, XIAN J, BRENTON J D, et al. Complex stiffness gradient substrates for studying mechanotactic cell migration[J]. Adv Mater, 2012, 24(45): 6059-6064.

[23] NOLTE A J, TAKANE N, HINDMAN E, et al. Thin film thickness gradients and spatial patterning via salt etching of polyelectrolyte multilayers[J]. Macromolecules, 2007, 40(15): 5479-5486.

[24] ALMODOVAR J, CROIZIER T, SELIMOVIC S, et al. Gradients of physical and biochemical cues on polyelectrolyte multilayer films generated via microfluidics[J]. Lab Chip, 2013, 13(8): 1562-1570.

[25] YANG G, CAO Y H, FAN J B, et al. Rapid generation of cell gradients by utilizing solely nanotopographic interactions on a bio-inert glass surface[J]. Angew Chem Int Edit, 2014, 53(11): 2915-2918.

[26] BONANI W, MOTTA A, MIGLIARESI C, et al. Biomolecule gradient in micropatterned nanofibrous scaffold for spatiotemporal release[J]. Langmuir, 2012, 28(38): 13675-13687.

[27] TOMLINSON M R, GENZER J. Formation and propertics of multivariant assemblies of surface-tethered diblock and triblock copolymers[J]. Polymer, 2008, 49(22): 4837-4845.

[28] OH S H, KIM T H, LEE J H. Creating growth factor gradients in three dimensional porous matrix by centrifugation and surface immobilization[J]. Biomaterials, 2011, 32: 8254-8260.

[29] OH S H, PARK I K, KIM J M, et al. In vitro and in vivo characteristics of PCL scaffolds with pore size gradient fabricated by a centrifugation method[J]. Biomaterials, 2007, 28(9): 1664-1671.

[30] HARLEY B A, HASTINGS A Z, YANNAS I V, et al. Fabricating tubular scaffolds with a radial pore size gradient by a spinning technique[J]. Biomaterials, 2006, 27 (6): 866-874.

[31] SHERWOOD J K, RILEY S L, PALAZZOLO R, et al. A three-dimensional osteochondral composite scaffold for articular cartilage repair[J]. Biomaterials, 2002, 23 (24): 4739-4751.

[32] KIM B J, HANNANTA-ANAN P, CHAU M, et al. Cooperative roles of SDF-1 alpha and EGF gradients on tumor cell migration revealed by a robust 3D microfluidic model [J]. Plos One, 2013, 8(7): e68422.

[33] EISENSTEIN M. Artificial organs honey, I shrunk the lungs[J]. Nature, 2015, 519(7544): S16-S18.

[34] ZHANG J, MA X Y, LIN D, et al. Magnesium modification of a calcium phosphate cement alters bone marrow stromal cell behavior via an integrin-mediated mechanism [J]. Biomaterials, 2015, 53: 251-264.

[35] MEIER B, ZIELINSKI A, WEBER C, et al. Chemotactic cell trapping in controlled alternating gradient fields[J]. P Natl Acad Sci USA, 2011, 108(28): 11417-11422.

[36] CAI K Y, DONG H D, CHEN C, et al. Inkjet printing of laminin gradient to investigate endothelial cellular alignment[J]. Colloid Surface B, 2009, 72(2): 230-235.

[37] LIU L Y, RATNER B D, SAGE E H, et al. Endothelial cell migration on surface-density gradients of fibronectin, VEGF, or both proteins[J]. Langmuir, 2007, 23(22): 11168-11173.

[38] HIRSCHFELD-WARNEKEN V C, ARNOLD M, Cavalcanti-Adam A, et al. Cell adhesion and polarisation on molecularly defined spacing gradient surfaces of cyclic RGDfK peptide patches[J]. Eur J Cell Biol, 2008, 87(8-9):743-750.

[39] YU S, GAO Y, MEI X, et al. Preparation of an Arg-Glu-Asp-Val peptide density gradient on hyaluronic acid-coated poly(epsilon-caprolactone) film and its influence on the selective adhesion and directional migration of endothelial cells[J]. ACS Appl Mater Inter, 2016, 8(43): 29280-29288.

[40] KAWANO T, KIDOAKI S. Elasticity boundary conditions required for cell mechanotaxis on microelastically-patterned gels[J]. Biomaterials, 2011, 32(11):2725-2733.

[41] RAO S M N, TATA U, LIN V K, et al. The migration of cancer cells in gradually varying chemical gradients and mechanical constraints[J]. Micromachines, 2014, 5(1): 13-26.

[42] MENDELSON A, CHEUNG Y K, PALUCH K, et al. Competitive stem cell recruitment by multiple cytotactic cues dagger[J]. Lab Chip, 2013, 13(6):1156-1164.

[43] GRIFFITH L G, SWARTZ M A. Capturing complex 3D tissue physiology in vitro[J]. Nat Rev Mol Cell Bio, 2006, 7(3):211-224.

[44] CHARRAS G, PALUCH E. Blebs lead the way: how to migrate without lamellipodia[J]. Nat Rev Mol Cell Bio, 2008, 9(9):730-736.

[45] LEE S H, MOON J J, WEST J L. Three-dimensional micropatterning of bioactive hydrogels via two-photon laser scanning photolithography for guided 3D cell migration [J]. Biomaterials, 2008, 29(20):2962-2968.

[46] DA SILVA J, LAUTENSCHLAGER F, SIVANIAH E, et al. The cavity-to-cavity migration of leukaemic cells through 3D honey-combed hydrogels with adjustable internal dimension and stiffness[J]. Biomaterials, 2010, 31 (8):2201-2208.

[47] DODLA M C, BELLAMKONDA R V. Anisotropic scaffolds facilitate enhanced neurite extension in vitro[J]. J Biomed Mater Res A, 2006, 78A(2):213-221.

[48] LEWIS D M, PARK K M, TANG V, et al. Intratumoral oxygen gradients mediate sarcoma cell invasion[J]. P Natl Acad Sci USA, 2016, 113(33):9292-9297.

第五章
调控氧和生物电场微环境促进创面修复

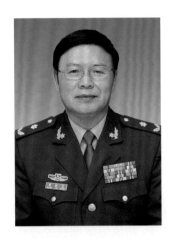

黄跃生

教授,中华医学会理事,中华医学会烧伤外科学分会前任主任委员,中国老年医学学会烧创伤分会首任会长,中国生物材料学会烧创伤创面修复材料分会主任委员,全军烧伤外科学专业委员会主任委员。

Dr. Yuesheng Huang, is the board member of the Chinese Medical Association, Chairman of branch in Burn Surgery of Chinese Burn Association, the president of Branch in Burns and Trauma of the Chinese Society for Geriatric Medicine, the Chairman of Burn and Trauma Wound Repair Materials Branch of Chinese Society for Biomaterials, Chairman of Burn Surgery of Military Medical Association.

摘要

在很多年前就已经在人皮肤创面中发现,创面形成后即形成低氧及生物电场微环境。皮肤损伤后局部血管破坏导致急性组织缺氧,继而快速浸润的炎性细胞及间质细胞高代谢导致氧耗增加,进一步加重创面局部组织缺氧。创面低氧已通过测量局部氧分压得到证实,而低氧在创面形成后促进血管生成中的作用也被大家公认。局部组织氧浓度改变后激活多种信号通路,从而调节低氧下的细胞功能,包括 Notch 1 及整合素 β1 通路的激活,AMPK 信号通路的抑制,CD9、BNIP3 分子及其下游信号通路的调控等,最终参与创面愈合的调节。此外,创面形成后立即产生内源性生物电场,主要通过跨上皮电势差的形成产生创面中心为负极、创周为正极的电场环境,直到创面再上皮化结束,而生物电场作为细胞迁移方向性信号介导创面愈合过程中表皮细胞的移行。生物电场在创面愈合过程中主要通过多种信号使细胞发生极性改变,包括 PI3K/PTEN 信号通路、膜受体及整合素等,介导细胞方向性迁移。另外,研究表明,低氧预处理可增强表皮细胞的趋电性,电场亦可通过 mTORC1 信号通路的激活,参与内皮间质转化的调控。此外,细胞自噬在电场介导的细胞方向性运动速率调控中也起重要调节作用。

Abstract

Injury that disrupts an epithelial layer instantaneously generates hypoxia microenvironment and endogenous electric fields (EFs), which were detected at human skin wounds many years ago respectively. Following injury, vessel function is compromised leading to acute tissue hypoxia and the hypoxic state is sustained further due to rapid influx of inflammatory and mesenchymal cells with a high metabolic demand for oxygen. Local relative hypoxia has been observed in wounds by direct measurement of local oxygen pressure and its necessity in maintaining good angiogenesis during wound healing has been well defined. Changes in systemic and cellular oxygen concentrations induce tightly regulated response pathways that attempt to modulate cell function in hypoxic conditions. Most of these responses occur through the activation of Notch 1 and integrin β1, the inhibition of AMPK pathway and the regulation of tetraspanin CD9 and BNIP3 and its downstream signaling during wound healing. Besides, endogenous electric fields (EFs) are also generated instantaneously after an injury due to the collapse of the trans-epithelial potentials, with the wound center being more negative than the surrounding tissue and thus acting as the cathode of the endogenous EF until wound re-epithelialization is complete and endogenous EFs have been proposed as a directional cue guiding the migration of keratinocytes in wound healing. EFs play an overriding guidance role in directing cell migration in epithelial wound healing and the electrotaxis or galvanotaxis is mediated by polarized activation of multiple signaling pathways that include PI3 kinases/Pten, membrane growth factor receptors and integrins. Moreover, the galvanotactic migration of keratinocytes was enhanced by hypoxia preconditioning as a result of the increased directionality rather than the increased motility of keratinocytes, Electric field-induced suppression of PTEN drives epithelial-to-mesenchymal transition via mTORC1 activation, Additionally, autophagy as important functional regulator in the electric-enhanced directed motility.

第一节　引　言

烧伤、创伤是平战时最常见的伤类。大面积烧伤、创伤创面严重威胁生命。同时,慢性糖尿病足、压疮、癌性溃疡及外伤性溃疡等慢性创面、难愈创面成为临床面临的严峻挑战,严重影响患者生活质量。尽管目前促进创面修复的方法很多,如大面积烧伤创面早期切削痂植皮、微粒皮移植、MEEK 植皮、自体游离皮片移植、皮瓣修复、创面负压吸引治疗、应用生物材料等,但仍不能达到人们对创面修复"又快又好"和"完美修复"的要求,因此,开发更多经济、有效、安全的治疗方法加速创面修复,对于缓解患者痛苦、提高生活质量具有重要的社会和经济价值。近年来,微环境因素对创面修复的作用受到越来越多的关注,其中氧和生物电场是非常重要的微环境因素。

皮肤作为机体的屏障,可抵御外来刺激和伤害、保护机体内部组织。对于烧伤患者而言,烧伤创面既是烧伤对机体所造成损害的集中典型表现和烧伤诊断的重要依据,也是烧伤治疗的重点内容和评价治疗效果的关键指标。在治疗过程中,封闭创面(再上皮化)乃是烧伤、创伤患者治疗的焦点,在该过程中,角质形成细胞经过一系列复杂精细的事件失去上皮细胞特征,获得间充质细胞特征[即上皮-间充质转换(epithelial-mesenchymal transition,

EMT)],从静止细胞转换为运动细胞,启动迁移,并移行至创面。上皮-间充质转换是创面愈合的基础,细胞获得的迁移能力则是再上皮化过程的启动事件及重要环节。

细胞完成启动过程、获得迁移能力后,沿着创面逐渐移行。在迁移过程中,角质形成细胞经过伪足形成、胞体收缩、黏附解离等过程纵向延伸,从创缘向创面中心迁移。自噬(本文中自噬皆指大自噬,macroautophagy)是通过溶酶体降解、再利用自身受损的细胞器和多余的大分子物质的一条主要分解代谢途径,降解的底物可以提供能量,重建细胞结构。研究表明,自噬参与了生物体的发育、分化、免疫等过程,和某些疾病如肿瘤的侵袭、转移有关。黏着斑、整合素家族、黏着斑激酶和 Rho 家族相关蛋白等在细胞迁移过程中发挥着重要作用,自噬可降解多种细胞中的黏着斑脚手架蛋白、信号整合器等,参与调控细胞迁移。

正常皮肤中存在着跨上皮电势差,创面形成后,跨上皮电势差消失,同时产生内源性的直流电场。该直流电场以创缘为正极,创面中心为负极,在创面修复的全过程中持续存在并影响细胞的行为。研究表明,电场是指导角质形成细胞从创缘向创面定向移行的关键微环境因素,但其促进细胞启动及获得运动能力的机制尚不清楚。考虑到上皮-间充质转换及自噬在细胞迁移中的重要作用,我们推测或许电场与这两种现象有关,但电场是否及如何引起细胞发生上皮-间充质转换、电场作用下细胞自噬活性如何、自噬是否与角质形成细胞迁移有关等问题均未见报道。因此，笔者着眼于探索创面修复过程中电场与细胞迁移的关系以及上皮-间充质转换和自噬在迁移中发挥的作用。

此外，急性创面形成时，患者皮肤屏障受损，体液丢失，机体有效循环血量减少，组织氧供及血供减少；创面局部血管网受损后，组织的氧供进一步减少，同时由于创面肉芽组织生成、炎性细胞浸润等，组织氧耗增加。在上述整体因素和局部因素共同作用下，氧供-氧耗失衡，创缘组织处于低氧状态。在创面修复过程中，低氧微环境持续存在并影响修复过程，直至再上皮化完成后才会消失，因此其重要性不言而喻。研究表明，适度低氧环境与角质形成细胞开始迁移的时间及位置一致，在前期研究中，我们发现低氧可促进角质形成细胞发生上皮-间充质转换，但它促进细胞运动性的相关机制尚不明确。笔者通过多个维度探究创面修复过程中低氧与细胞迁移的关系以及相关机制，并从应用与转化医学的角度，探究通过生物材料调节创面低氧与电场微环境促进创面愈合的方法。

第二节　创面形成后氧分压变化及其对创面修复的影响

一、创面形成后氧分压变化

大量临床实践表明，半通透敷料包扎、负压吸引等短暂低氧环境可以提高创面愈合速度，长期低氧则可造成创面不愈，慢性创面进行高压氧治疗也可加快创面愈合，这提示氧浓度阈值与作用时间阈值对创面修复细胞的行为有重要影响。由此可见，相对低氧微环境有利于创面修复。

采用 Hypoxyprobe™-1 Plus Kit 研究小鼠 Ponch 创面形成后创缘周围低氧程度、分布位置及随时间变化的规律。红色荧光表示组织低氧，其荧光强度可代表低氧程度。以创面形成后第3天为例，低氧部位主要分布在创缘，离创面越远，低氧程度越轻，直至消失（图5-1）。创缘低氧状态于创面形成2天后开始出现，第3天最为明显，随着时间的延长，低氧情况逐渐缓解。

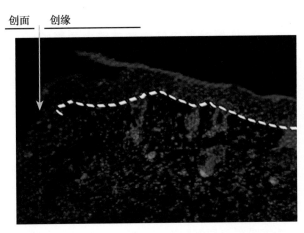
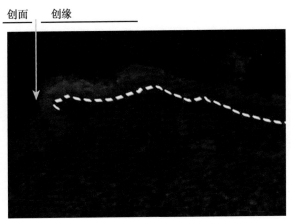

图 5-1　创面氧分压检测（哌莫硝唑）
蓝色. DAPI 染胞核；红色. 低氧指示（×200）。

建立小鼠深Ⅱ度烫伤模型，并检测创面愈合过程中组织氧分压变化：采用 C57 小鼠，备皮后用固体烫伤仪致伤。致伤压力为烫伤棒自重0.5kg，致伤温度为80℃，致伤时间为5秒，烫头面积2cm²。随后观察愈合过程，并用组织氧分压仪检测创缘和正常皮肤的组织氧分压。结果表明，创伤后创缘氧分压较正常皮肤显著降低，贯穿了整个再上皮化过程，愈合末期氧分压逐渐恢复正常（图5-2）。

二、氧分压对创面修复的影响

1. 低氧对表皮细胞迁移的影响　小鼠原代表皮细胞经低氧（2%）处理3、6、9小时后，细胞的运动范围随时间的延长先增加后减小，低氧处理6小

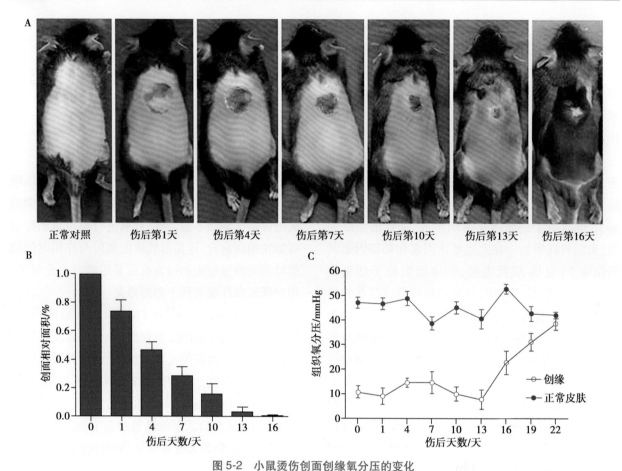

图 5-2   小鼠烫伤创面创缘氧分压的变化

A. 小鼠烫伤创面伤后不同时相点创面图片；B. 小鼠烫伤创面伤后不同时相点创面百分比；C. 小鼠烫伤创面创缘和正常皮肤的组织氧分压。

时者运动范围最大(图 5-3)，提示低氧处理后的各时相点的细胞运动轨迹速度均大于常氧组。单层细胞划痕实验同样发现，低氧 6 小时组小鼠原代表皮细胞单层划痕创面 24 小时的愈合率明显大于常氧组，换言之，低氧处理可明显促进表皮细胞迁移(图 5-4)。

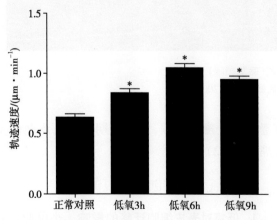

图 5-3   活细胞工作站观察不同时间低氧对小鼠原代表皮细胞运动性的影响

$*.P<0.05$。

2. **低氧对表皮细胞增殖能力的影响**   采用 CCK8 法和 Western Blot 法分别检测低氧环境对细胞增殖能力的影响。结果表明，短时间低氧处理(1 小时、3 小时、6 小时)均促进细胞的增殖，低氧时间延长到 24 小时后细胞增殖减缓甚至受到抑制，且检测增殖细胞核抗原(PCNA)的表达变化同样证明这一点(图 5-5)，提示适度低氧可促进表皮细胞增殖，而长时间低氧则抑制其增殖。

3. **较长时间低氧处理抑制创面愈合**   采用非透氧膜覆盖创面制作在体低氧处理自身对照模型，连续处理 7 天，发现长时间低氧处理组创面愈合显著抑制。组织切片 HE 染色结果提示，长时间低氧处理显著抑制肉芽组织生长。

综上所述，创面形成后第 2 天创缘处于低氧状态，伤后第 3 天达到低氧高峰。创缘表皮细胞增殖活跃的区域与低氧区域一致，向创面中心迁移的表皮细胞也处于活跃的增殖状态；体外低氧微环境显著促进表皮细胞迁移和运动性；而长时间低氧则抑制肉芽组织形成，导致创面愈合延迟。

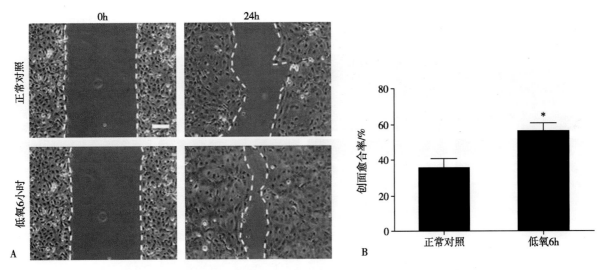

图 5-4　低氧对小鼠原代表皮细胞迁移的影响

A. 小鼠原代表皮细胞片层划痕实验 0 小时及 24 小时照片（N，常氧组；H，低氧组）；B. 常氧组与低氧组创面愈合率统计图。＊. $P<0.05$。

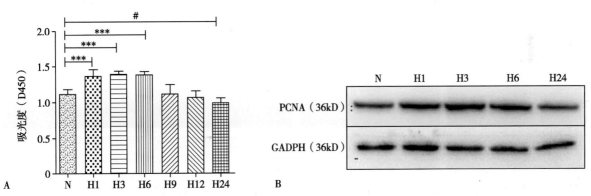

N：对照组　H1：低氧1h组　H3：低氧3h组　H6：低氧6h组
H9：低氧9h组　H12：低氧12h组　H24：低氧24h组

N：对照组　H1：低氧1h组　H3：低氧3h组　H6：低氧6h组
H24：低氧24h组

图 5-5　低氧环境对细胞增殖能力的影响

A. CCK8 法检测低氧对表皮细胞增殖的影响；B. Western Blot 检测低氧对表皮细胞中 PCNA 蛋白表达影响。＊＊＊. $P<0.05$，＃. $P<0.05$。

第三节　适度低氧促进创面修复的机制

一、低氧通过下调 CD9 水平促进表皮细胞迁移

CD9 属于四次穿膜蛋白（tetraspanin）分子家族成员，最先被发现表达于造血系统细胞中，随后又被发现表达于多种类型细胞中，参与多种细胞生物学过程，包括调节精卵融合、肿瘤迁移、细胞运动性及黏附分化等。使用 CD9 单克隆抗体或 siRNA 下调 CD9 表达均可促进人黑色素细胞的运动性，并

且 CD9 可负调控施旺细胞及内皮的迁移。然而，CD9 的下调对黑色素瘤细胞运动性却起抑制作用，且瞬时高表达 CD9 可促进黑色素瘤细胞在基质胶中的侵袭能力。这些研究表明 CD9 对细胞的迁移或运动性的作用在不同的细胞中存在差异。

建立小鼠皮肤全层创面愈合模型，对正常皮肤（0 天）、伤后 3 天、5 天、7 天及 10 天创面标本进行免疫荧光染色，发现表皮细胞 CD9 呈 U 形表达变化，即创面形成后 CD9 的表达先下降后升高至正常水平，表明 CD9 与创面表皮细胞表型转换有关（图 5-6）。CD9 基因敲除的小鼠，皮肤创面愈合速度明显受抑制，细胞增殖不受 CD9 干预的影响，其抑制效应可能在于表皮迁移受损，表明 CD9 参与

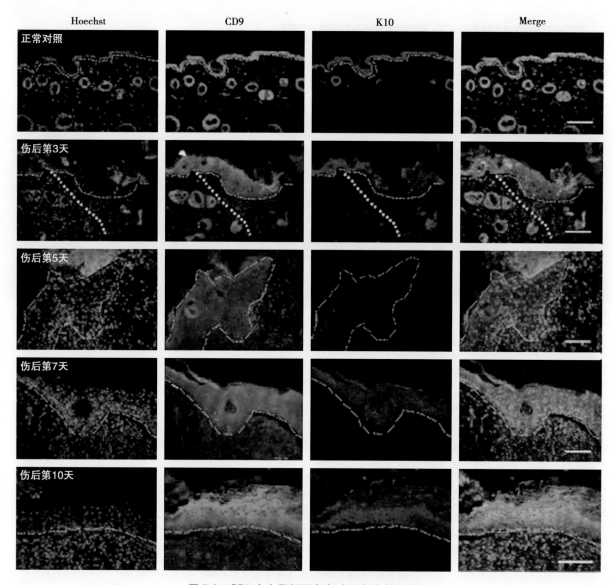

图 5-6   CD9 在小鼠创面愈合过程中的表达变化

皮肤创面愈合的调控。

低氧处理表皮细胞后,CD9 的蛋白表达及 mR-NA 水平均呈下降趋势。通过调控 CD9 在表皮细胞中的表达,划痕法建立细胞创面愈合模型,并将细胞处于低氧环境(2% 氧浓度),活细胞工作站实时动态观察细胞创面愈合速率。结果显示,低氧可促进表皮细胞的创面愈合速率,而 CD9 在细胞中的高表达可抑制低氧对表皮细胞创面愈合的促进作用,CD9 干扰后则可进一步促进低氧介导的表皮细胞创面愈合的速率。另外,还发现低氧环境可激活 p38/MAPK 信号通路,通过使用 p38/MAPK 信号通路抑制剂或 MKK6(Glu)重组腺病毒转染调节低氧条件下表皮细胞中 p38/MAPK 信号通路的激活,证实 p38/MAPK 信号通路参与表皮细胞中 CD9

蛋白水平的调节。

为进一步观察 p38/MAPK 激活同 CD9 在表皮细胞中的调控关系,我们还对小鼠皮肤创面愈合过程中创缘移行表皮细胞中的 p38/MAPK 激活及 CD9 的表达情况进行检测。取小鼠皮肤创面不同愈合时相点(正常皮肤、伤后第 5 天及伤后第 14 天)创面组织切片,进行免疫组织荧光染色,观察在皮肤创面不同时相点时创面表皮细胞中 p38/MAPK 激活及 CD9 的表达情况。结果显示,正常皮肤表皮细胞中 p-p38 水平极低,未达检测水平,而 CD9 呈较高表达;伤后第 5 天时,创面移行表皮细胞中 p-p38 水平明显升高,而 CD9 则下调;当伤后第 14 天时,即创面再上皮化完成后,p-p38 水平又下调至接近正常皮肤表皮细胞中的水平,而 CD9

则相应地达到正常表皮细胞中的表达量。再次说明在小鼠皮肤创面修复中，创缘移行表皮细胞内 p38/MAPK 激活及 CD9 的蛋白表达也表现出负相关趋势。这也再次佐证了表皮细胞中 p38/MAPK 通路对 CD9 表达水平的调节作用，同时由于创面形成后创缘组织处于低氧环境，这也为低氧通过 p38/MAPK 信号通路介导 CD9 表达及表皮细胞迁移调控提供了更好的证据。

本研究明确了创面修复中 CD9 表达水平的变化，发现创面形成早期创缘低氧微环境是介导移行表皮细胞 CD9 表达变化的重要因素。本研究深化了对 CD9 在创面愈合中作用的认识，也为揭示创面愈合规律提供了新的视角，并为创面愈合的临床治疗提供了新的可能的分子靶点。

二、Notch 1 信号通过 β1 整合素参与低氧诱导的表皮细胞迁移

氧分压是影响表皮发育和功能的重要微环境因素，创伤后细胞的高耗氧量和血管损伤，导致局部低氧微环境的形成，但缺氧对创面愈合是否有利目前仍存在争议。本研究采用组织氧分压监测仪，检测烧伤创面氧分压的时空分布，并且通过免疫组织化学染色，观察到 NICD（Notch 1 信号通路的激活标志物）和整合素 β1（表皮干细胞的生物标志物）在创缘的分布与氧分压的改变具有相关性。通过体外的细胞实验，进一步证实低氧可通过调控 Notch 1 信号通路，促进整合素 β1 的高表达，从而促进角质形成细胞的迁移。

采用小鼠皮肤烫伤模型，免疫组织化学染色检测正常皮肤、伤后第 4 天、伤后第 22 天创面整合素 β1 和 NICD 的表达。创缘 Notch 1 信号通路活化标志物 NICD 的表达显著低于正常皮肤；创缘整合素 β1 的表达则显著高于正常皮肤，两者的表达变化趋势与创缘低氧的变化呈一定关系，可能系创缘氧分压的改变所致（图 5-7）。

为了研究低氧对表皮细胞 NICD 和整合素 β1 的影响，我们建立细胞低氧模型。实验结果显示：低氧显著抑制 NICD 的表达，但显著促进整合素 β1 的表达，这与整体动物实验结果相契合。同时，免疫荧光染色结果表明，低氧不仅抑制 NICD 的表达，还抑制 NICD 由细胞核向细胞质的转位，后者

也是 Notch 1 信号通路受抑制的表现，提示低氧（2% O_2）增加表皮细胞整合素 β1 的表达，同时抑制 Notch 1 信号通路的活化。为进一步明确 Notch 1 信号通路是否介导了低氧促进的整合素 β1 高表达，我们使用 Notch 1 配体（Jaggcd-1 或 Dll4），Notch 1 抑制剂 DAPT 及 siRNA 调控 Notch 1 信号通路，结果表明，DAPT 增加整合素 β1 的表达，存在浓度依赖性；而使用 siRNA 有效抑制 Notch 1 后也显著增加整合素 β1 的表达。

常氧条件下，Jagged-1 和 Dll4 均有效激活 Notch 1 信号通路，并抑制整合素 β1 的表达。更重要的是，低氧条件下，Jagged-1 和 Dll4 均可重新激活 Notch 1 信号通路，并抑制低氧对整合素 β1 表达的促进作用，这说明 Notch 1 信号通路在低氧介导的整合素 β1 高表达中发挥重要作用。由于整合素 β1 对细胞迁移发挥重要作用，并结合低氧微环境贯穿于整个创面愈合过程，我们推测 Notch 1 信号通路和整合素 β1 的表达在低氧介导的表皮细胞迁移中发挥重要作用。接下来划痕实验结果表明，抑制 Notch 1 信号通路和低氧处理均可有效促进 HaCaT 细胞迁移，而靶向干扰整合素显著抑制细胞迁移（图 5-8）。细胞增殖实验表明，各组间细胞增殖无明显差异，这证明，Notch 1 信号通路和整合素 β1 的表达在低氧介导的表皮细胞迁移中发挥重要作用。

既往研究发现，Notch 1 信号在异常增生的表皮中被下调，例如在癌症和银屑病中，以及在再上皮化的第一阶段。但在光疗后的银屑病斑块以及在伤口愈合后新生的分层的表皮中，它又恢复到正常水平。Notch 1 信号在角质形成细胞系中发挥类似开关的作用，它使细胞分化，减少整合素的表达。以上的这些现象也与我们的实验结果相符。然而，其他研究表明，在 CHO（中国仓鼠卵巢）细胞中，NICD 激活整合素。在血管内皮细胞和成纤维细胞中，NICD 促进细胞迁移。不难发现，Notch 信号的激活可引起多样化的细胞生物学效应，并且是以一种细胞类型和环境依赖的方式。在角质形成细胞中，我们发现低氧在一定程度上抑制了 Notch 1 信号，促进整合素 β1 的表达，促进细胞迁移，揭示了在创面愈合过程中，低氧使角质形成细胞发生了类似于"逆分化"的过程。Notch 1 信号通路参与

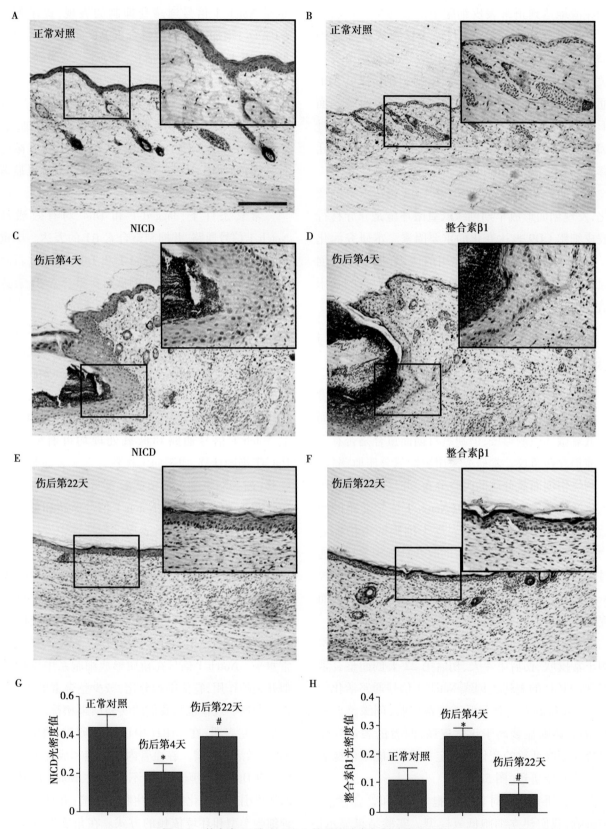

图 5-7　整合素 β1 和 Notch 1 信号通路参与创面愈合过程

A、C、E. 免疫组织化学染色检测正常皮肤、小鼠皮肤烫伤模型伤后第 4 天、伤后第 22 天创面 NICD 的表达；B、D、F. 免疫组织化学染色检测正常皮肤、小鼠皮肤烫伤模型伤后第 4 天、伤后第 22 天创面整合素 β1 的表达；G. 不同处理组创面 NICD 表达光密度值统计图；H. 不同处理组创面整合素 β1 表达光密度值统计图（ *. $P < 0.05$ 同正常对照组比较，#. $P < 0.05$ 同正常对照组比较）。NICD. Notch 1 信号通路的激活标志物。

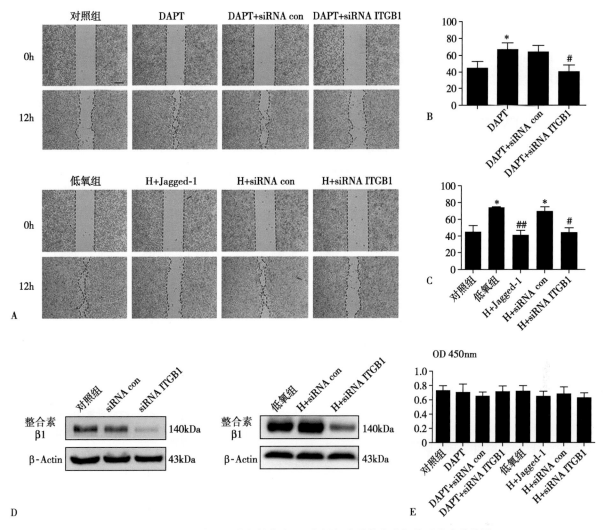

图 5-8 Notch 1 信号通路和整合素 β1 在低氧介导的表皮细胞迁移中的作用

A. 调控 Notch 1 信号通路后对表皮细胞迁移影响（DAPT 及 siRNA ITGB1 抑制 Notch 1 信号通路；Jagged-1 和 Dll4 激活 Notch 1 信号通路）；B 和 C. 不同处理组创面愈合率（＊. $P<0.05$ 同对照组比较，#. $P<0.05$ 同 siRNA con 组比较，##. $P<0.05$ 同低氧组比较）；D. 整合素 β1 蛋白表达水平；E. CCK8 检测不同处理组细胞增殖水平。

了低氧诱导的创缘区域整合素 β1 的上调，并且这种整合素 β1 的高表达促进了角质形成细胞迁移。虽然人们在几十年前就认识到低氧在伤口愈合中存在，但是，"细胞的氧传感在细胞适应和修复过程中的作用"仍然是一个相对较新的研究领域。这项研究的结果可能会帮助人们拓展对这一领域的认识。

三、低氧通过抑制 AMPK 促进 mTORC1-介导的表皮细胞迁移

本课题组前期研究发现，低氧可以促进角质形成细胞的运动能力。p70S6K、4EBP1 是雷帕霉素靶蛋白 mTORC1 的下游作用靶点，与 mRNA 加工、蛋白质合成及细胞的生长、增殖等密切相关，是调节细胞功能状态的关键信号蛋白。这两个蛋白经磷酸化激活后结构发生改变，拥有生物活性，可发挥一系列功能。p-p70S6K、p-4EBP1 是 mTORC1 通路激活的经典标志物，通过 Western blot 和细胞免疫荧光技术检测低氧处理后角质形成细胞中上述标志物的表达变化，结果表明低氧不影响总的 P70S6K、mTOR 蛋白的转录翻译表达，可显著增加细胞中 p-p70S6K 和 p-4EBP1 的表达，这种升高的趋势在低氧处理 3 小时后即可检测到，且呈时间依赖性，说明低氧激活细胞的 mTORC1 通路。

雷帕霉素（rapamycin）是 mTORC1 的经典抑制剂，可与细胞内 FKBP12 结合形成复合物，从而抑制 mTORC1 的活性。证明低氧可以激活 mTORC1 之后，选择 6 小时为低氧时间，利用雷帕霉素反向

调控其活性,结果表明 p70S6K、4EBP1 总蛋白表达水平不受低氧及雷帕霉素处理的影响。mTORC1 包括 mTOR、Raptor、mLST8 等多种蛋白,其中 Raptor 是 mTORC1 独有的组成成分。使用慢病毒作为载体敲减 Raptor,建立效果明显、稳定性好的敲减细胞后,mTORC1 活性显著受抑。

通过活细胞工作站研究抑制该蛋白活性对单个细胞运动能力的影响,发现正常细胞的运动轨迹集中靠近其各自的起始位置,范围较小,低氧处理则促使细胞的运动范围增加,这与低氧促进细胞运动性的结论一致。加入雷帕霉素处理后,细胞的运动范围明显减小,而敲减 Raptor 的细胞在接受低氧处理后运动范围也较小。说明无论通过化学药物还是基因手段,抑制 mTORC1 活性都会引起单个角质形成细胞的运动能力下降(图 5-9)。利用划痕实验研究 mTORC1 失活对单层细胞侧向迁移能力的影响,发现经过 24 小时的观察后,正常对照组(N 组)的细胞通过侧向迁移覆盖了原划痕区域的 45%,低氧的细胞对划痕区域的覆盖面积明显增加,抑制 mTORC1 活性可抑制单层细胞的侧向迁移。

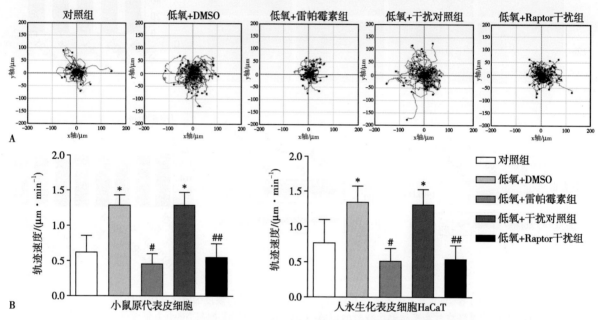

图 5-9   mTORC1 失活对单个角质形成细胞运动能力的影响

A. 抑制 mTORC1 活性后表皮细胞运动轨迹图;B. 抑制 mTORC1 活性后对原代表皮细胞及 HaCaT 细胞运动轨迹速度影响统计图。*. $P < 0.05$ vs. N 组;#. $P < 0.05$ vs. H6+DMSO 组;##. $P < 0.05$ vs. H6+shNC 组。

既往报道中低氧对 mTORC1 的影响结论不一,部分研究发现低氧可抑制 mTORC1,亦有研究指出低氧的肿瘤细胞中 mTORC1 处于激活状态,提示 mTORC1 在不同的处理措施和细胞类型中可能受到不同通路的调节。许多文献指出 AMPK 作为上游信号,可调节 mTORC1 的状态。p-AMPK、p-ACC 是 AMPK 激活的经典标志物。低氧不影响 AMPK 的转录翻译表达,可显著降低细胞中 p-AMPK 和 p-ACC 的表达,这种下降的趋势在低氧处理 3 小时后即可检测到,且呈时间依赖性,说明低氧可抑制 AMPK 通路。利用 AMPK 通路的经典激活剂活化 AMPK,并检测 mTORC1 的变化,发现激活 AMPK 通路可抑制 mTORC1。同样通过活细胞工作站观察发现 AMPK 激活可抑制表皮细胞单个细胞运动能力及单层角质形成细胞侧向迁移速率。

四、BNIP3 通过 FAK 信号通路促进低氧条件下表皮细胞迁移

既往研究证实,BNIP3 广泛分布于皮肤的表皮层,对表皮细胞的稳态及分化发挥重要作用,但其对表皮细胞迁移的影响尚无研究报道。低氧可上调多种肿瘤细胞 BNIP3,这与肿瘤细胞的侵袭转移密切相关。FAK 是调控细胞骨架的重要分子,对细胞迁移有重要的调控作用。已知 BNIP3 在上皮源性肿瘤的侵袭转移中发挥重要作用,而低氧条件下的表皮细胞中 BNIP3 的表达也明显上调。将体外培养的小鼠原代表皮细胞在活细胞工作站下连续动态观察并记录各组细胞的运动情况,结果提示:

经低氧处理 6 小时,小鼠原代表皮细胞的运动范围增加,运动的轨迹速度也增加,而特异性干扰BNIP3 组的表皮细胞运动范围和运动的轨迹速度均明显减小。细胞片层划痕模型同样证实,干扰BNIP3 表达后低氧表皮细胞迁移率于划痕后 12 小时起便明显低于对照组。

另外,还发现低氧条件下小鼠原代表皮细胞中BNIP3 的下调可明显降低 p-FAK 的表达水平,而FAK 总蛋白无明显变化,说明 BNIP3 的下调抑制了低氧条件下 FAK 信号通路的活化。进一步使用TAE226(FAK 的特异性抑制剂)处理后,低氧条件下表皮细胞 p-FAK 表达减少,p-FAK/FAK 的比例下降,即 TAE226 对 FAK 活性的抑制效应是明显的;通过单个细胞运动性检测,我们发现抑制 FAK活性后,表皮细胞的运动范围明显缩小,运动速度明显下降;通过片层细胞划痕实验模拟在体创面上皮化过程,结果表明,从划痕后 12 小时开始,创面愈合率显著降低,提示抑制 FAK 活性可显著抑制表皮细胞迁移速率。

第四节　创面生物电场的变化及其对创面修复的影响

一、创面生物电场的变化

1. 电场的形成——跨上皮电势差(TEP)　哺乳动物(包括人类)及两栖动物的上皮组织中存在方向性的极性转运,如角膜上皮将阳离子(主要是钠离子)转移到基底层,阴离子(主要是氯离子)转移到泪液层中,基底层则有较多阳离子,顶端有更多阴离子。角膜上皮最外层细胞之间通过紧密连接形成主要的电阻屏障,由此产生跨上皮电势差(TEP)。不同组织的电势差不同,对于几内亚猪而言,在有毛发和无毛发的皮肤中,电压强度分别为 $0.5 \sim 10mV$、$30 \sim 100mV$。人类皮肤的电压与几内亚猪的强度类似,随测量区域的不同略有波动,大约为 $10 \sim 60mV$。TEP 在生物发育中会发生变化,通过变化调节发育过程;另外 TEP 广泛存在于生物体内,包括呼吸系统、胃肠道系统、泌尿系统、胆管系统、前列腺、乳腺、神经系统、视网膜、晶状体等。在这些上皮组织中,创面电场的产生、电场激活的信号通路、细胞反应等都与角膜和皮肤中的类似。

2. 创面电场　在 19 世纪中期,德国生理学家Emil Du-Bois Reymond 通过自制的电流计检测到自己手指皮肤创面的电流。随着现代科技的发展,玻璃微电极和振动探针检测技术已逐渐发展成熟,尤其是振动探针技术已实现了非侵入式测量,可检测多种组织包括大鼠皮肤、角膜创面及晶状体内源性电场的强度及随时间变化的规律。

创面形成后,皮肤屏障受损,创面处的电压迅速降低,远离创面的完整皮肤仍维持电压,这种电势差推动电流从正极向相对负极——创面流动,因此形成创面内源性的直流电场(EF)。该直流电场由完整的皮肤或角膜组织指向创面,以创缘为正极,创面中心为负极。创面电场可随时间、空间位置发生变化,创缘的电场强度最强,且电流强度随伤后时间延长而逐渐增加。角膜创面刚刚形成时,电流约为 $4\mu A/cm^2$,随后逐渐增加,在伤后 60 分钟时达到 $10\mu A/cm^2$,随后维持在 $4 \sim 8\mu A/cm^2$ 持续存在;人类皮肤创面形成后电流大约为 $8 \sim 10\mu A/cm^2$,而微针阵列和电生理成像技术则检测到皮肤创面电场强度为 $100 \sim 177mV/mm$,不同检测技术所得的结果一致。豚鼠皮肤一旦形成创面,也会即刻出现稳定的内源性直流电场,强度约为 $140mV/mm$。该电场可指导创缘细胞定向迁移,在促进创面愈合中起重要作用。创面电场强度的变化和方向改变都说明电场是对损伤因素的积极反应,而并非带电离子的单纯漏出。

二、创面生物电场对创面修复的影响

1. 趋电性　电场可引起多种细胞定向迁移,这种现象称为趋电性,趋电性因细胞类型、培养环境不同而有所差异。不同类型的细胞定向迁移方向不同,即使是来源于同一组织的细胞也有可能朝不同方向迁移,例如,角膜上皮细胞和成骨细胞都从正极向负极迁移,而角膜基质成纤维细胞和破骨细胞则由负极向正极迁移。当电场强度低至 $25mV/mm$(直径 $20\mu m$ 的细胞上电压为 $0.5mV$)时,角质形成细胞和角膜上皮细胞即可定向迁移至电场负极,生理强度的电场($40 \sim 180mV/mm$)更能指引细胞运动。在同样强度的电场条件下,人皮肤成纤维细胞则需要更长的时间才会对电场做出反应。对于角膜上皮细胞而言，电信号是压倒其他一切因素的指导信号，在模拟在体电场强度的体外实验中，改变电场方向，角膜上皮细胞则向相反方向迁移，运动方向完全由电场决定，电场所发挥的作用远远大于损伤刺激、接触抑制、群体压力和趋化因子等其他因素。

体外电场实验中，培养体系中的很多分子包括生长因子、细胞因子等都会带上电荷，电场可能使这些带电分子重新分布，并形成一个化学梯度。为了研究趋电性和趋化性之间的关系，研究人员使用垂直于电场方向的连续流动培养基，能够使化学梯度消失，这种情况下高尔基体仍然会发生极性分布，细胞的趋电性与正常组无差别。对许多细胞而言，G 蛋白耦联受体是感受化学浓度梯度、发生趋化效应的必需分子，盘基网柄菌细胞若发生 G 蛋白亚基突变，则会失去趋化性。但当这种亚基突变的细胞处于电场中时，仍然拥有趋电性，在电场中会发生方向性迁移，保持细胞运动性。综合上述结果可知，趋电性与趋化性无关，细胞通过趋化性以外的分子或通路感受电刺激。需要注意的是，培养体系中的死细胞对电场无反应，不会受电场力驱动而迁移，主动的定向迁移反应与电场力驱动的运动亦完全不同。

2. 电场与单层细胞迁移　划痕实验可以较好地模拟创面修复过程中单层角质形成细胞的侧向迁移行为，研究包括单个细胞运动、胞外基质、胞间相互作用等因素在内的协同作用。定向迁移时，细胞会发生极化，高尔基体是参与细胞极化、定向迁移的重要因素。在成纤维细胞和上皮细胞中，高尔基体可重塑细胞骨架，指引膜泡蛋白运输，将核内体回送至迁移侧。重塑的微管可引起细胞前侧表面受体和黏附分子富集，这是收缩的必需步骤。细胞方向性迁移时，高尔基体会重分布到胞核前侧，直面运动方向，当细胞由正极向负极运动时，高尔基体即重分布在负极一侧，扰乱其重分布会显著抑制细胞定向迁移。值得注意的是，当创面中电场方向与默认的极化方向（从创缘到创面）相反时，高尔基体极化及细胞定向迁移都完全与电场方向保持一致，并不受其他因素的影响。

生理强度的电场既然是创面中指导细胞定向迁移的决定性因素，它便可以决定细胞迁移或远离创面中心。当外加电场方向与创面自身的电场一致时，创缘角质形成细胞向创面的迁移会明显增加；当二者方向相反时，外加电场在低至 12.5mV/mm 时就可显著减少向创面迁移的细胞，强度上升到 25mV/mm 时则可以压倒其他因素，完全阻止细胞向创面迁移。

3. 电场与多层细胞迁移　皮肤、角膜创面修复时，多层上皮细胞共同迁移。研究表明，多层细胞对电场的反应与单层细胞一致，其迁移方向完全由电场决定，外加电场与创面固有愈合方向相反时，多层细胞仍按照由正极向负极的方向远离创面中心运动。若改变电场方向，则细胞迁移方向逆转，向创面迁移。

4. 电场与细胞分裂、神经出芽、血管生成　创面形成后，机体启动一系列精细复杂的反应协同作用，共同封闭创面，完成再上皮化。除了肉芽生成、角质形成细胞增殖、迁移、分化以外，局部血管断裂、缺失后机体通过血管新生，增加毛细血管数目，重新建立微循环。交感神经纤维通常仅存在于皮肤深层真皮及皮下组织，创伤造成周围神经损伤后，它会以神经出芽的方式与感觉神经纤维伴行，到达浅层真皮组织。

体外培养的角膜上皮细胞增殖时，其分裂面垂直于电场方向，这对创缘大约 $500\mu m$ 范围内的细胞而言十分重要，因为此范围也是创面内源性电场最强的区域。某些化学药物可通过增强细胞离子转运功能而增加电场强度，由此引起创缘细胞分裂增加约 40%，更多细胞的有丝分裂纺锤体与电场方向大致平行，分裂面则与电场方向垂直。电场增强时，朝向创面处的神经出芽现象更多，且出现得更早，而减弱电场后，出芽现象明显减少。外加电场也可以指导血管内皮细胞和血管生成。综上所述，生理强度的电场可影响多种创面修复事件，包括细胞定向迁移、增殖，神经出芽，血管生存等。电场与创面愈合存在正相关关系，证明电场是控制在体创面修复的关键因素。角膜和皮肤创面中所检测的内源性创面电场强度大于 42~150mV/mm，这个强度远大于离体实验中所采用的数据，因此我们更有理由相信，内源性电场是调控创面修复过程的决定性因素。

5. 细胞对电场信号的感应　当培养体系中某些化学物质存在浓度差异时,细胞会根据物质类型、浓度差异向特定方向移动,这种行为称为趋化性。当细胞受到趋化力的驱动发生方向性迁移时,细胞中 PI3K 通路激活,并集中分布在细胞迁移的前缘,PTEN 是 PI3K 的负向调节蛋白,则分布在相反一侧,即后缘,这两种分子在感知趋化物质及细胞极化中有重要作用,并称为"指南针分子"。用无血清培养基培养中性粒细胞和角质形成细胞时,生理强度的电场可迅速激活 PI3K 通路。研究表明,表达 GFP-Akt 细胞接受电场刺激后,GFP-Akt 极性分布在细胞迁移的方向,说明 PI3K 以一种极化的方式富集在细胞面向负极的一侧。若改变外加电场的方向,GFP-Akt 则会重新分布在负极一侧,说明电场可以定向激活细胞 PI3K 通路。在 PI3K 活化侧,细胞膜突触形成伪足,向此侧定向迁移,另外,如果用药物抑制 PI3K 活性或通过基因手段敲除相关基因后,小鼠创面修复过程中细胞趋电性和定向迁移能力都严重受损,说明 PI3K 在细胞对电场的感知中发挥关键作用。利用组织特异性手段敲除角质形成细胞中的 *PTEN* 基因后,细胞 Akt 磷酸化水平及趋电性显著增加,因此 PTEN 和 PI3K 也是首对被确定与细胞趋电性有关的分子,细胞如何引起胞内信号的变化尚未可知,或许与电场影响离子转运体、离子通道如 Na^+/H^+ 交换体的功能有关。

除 PTEN 和 PI3K 通路外,细胞中的 EGF 受体、MAPK、ERK、Src 和整合素家族等也会被激活。Isseroff 和 Zhao 等发现,电刺激细胞 10 分钟后,EGF 受体就会在角质形成细胞、角膜上皮细胞中重分布至负极一侧,下游信号 ERK1/2 和极化的肌动蛋白丝也重分布到细胞朝向负极侧。电场引起的定向迁移中,常见到多种信号通路极性分布到细胞特定一侧,这一点与趋化性一致。整合素可以与胞外基质相互作用,感知机械力等其他各种环境信号,调节各种细胞内信号。当成纤维细胞在电场中定向迁移时,胞内的整合素 α5、α5β1 重新分布,参与细胞的感知和迁移;敲除 β4 后,角质形成细胞的电趋性减弱,若通过转染技术让细胞重新表达 β4 蛋白后,电趋性也同时恢复正常。因此,细胞对电场的感知及定向迁移涉及多种信号通路,是一个复杂而精细的调控网络。

除了上述信号通路与电场引起的定向迁移有关,cAMP、Rho、小 GTPase 等都可以调节角质形成细胞和神经细胞的趋电性。胞质内钙离子的变化也是一个重要的调节机制,但目前实验所得出的结论互相矛盾,一些实验证明钙离子在电趋性中发挥重要或必需作用,而另外一些研究则得到完全相反的结论。这或许与钙离子在细胞中发挥的广泛作用有关,钙离子除了可以参与信号转导外,还与细胞稳态、黏附、分化、迁移密切相关。

第五节　创面生物电场促进创面修复的机制

一、低氧预处理促进表皮细胞趋电性迁移

表皮细胞有效地向创面中心迁移是创面愈合过程中的关键步骤。表皮细胞要实现向创面中心快速有效地迁移,就需要知道迁移的方向。创面内源性的直流电场作为一个重要的方向信号,指导表皮细胞有效地向创面中心的迁移。创面内源性的直流电场是皮肤创面形成时皮肤屏障破坏、跨上皮电势差消失所产生,创面中心为电场的负极,创缘为电场的正极,此电场一直持续到创面完全再上皮化后才消失。

以往研究表明内源性的直流电场强度为 42~100mV/mm,并且随着时间和空间在不断变化。在体外,生理强度的直流电场能够指导多种细胞朝着一定的方向迁移,称为趋电性。表皮细胞在直流电场中从正极向负极迁移,这跟在体表皮细胞在内源性直流电场中迁移的方向一致。更有意义的是,最新的研究显示电场是上皮创面愈合过程中最重要的方向信号,这表明电场在创面愈合过程中所起的作用比以往的认识更加重要。然而创面微环境是复杂的,除了电场,表皮细胞向创面中心的迁移可能还受到同时存在于创面微环境中的其他因素的影响。这些因素会对创面表皮细胞方向性的迁移产生什么样的影响还不得而知。尽管一些细胞膜蛋白和胞质蛋白已经被证实与表皮细胞趋电性迁移密切相关,但是创面微环境中的其他因素是否通

过影响这些分子来影响表皮细胞趋电性迁移还不得而知。

创面形成后，由于局部血液循环障碍和创周细胞氧耗的增加，导致创面形成低氧的微环境。研究表明，在创面中心处氧分压最低，为 0 ~ 10mmHg（0~1.3% O_2），离创缘越近，氧分压越高，在创缘处氧分压大约为 60mmHg（7.9% O_2）。创面形成后表皮细胞没有立即开始迁移，而是在几个小时以后才开始迁移，低氧可能在表皮细胞迁移的启动中起着重要作用。事实上，低氧已经被证明能够增强表皮细胞和成纤维细胞的运动性，并且在创面的再上皮化中起着重要的作用。创面的再上皮化不仅依赖于表皮细胞的运动，更重要的是表皮细胞运动的方向。然而，低氧是否会对创面愈合过程表皮细胞方向性的迁移产生影响还未见文献报道。大量的研究描述了表皮细胞趋电性的迁移，然而这些研究都是在常氧条件进行的，都忽略了在体表皮细胞开始迁移之前已经存在的创面低氧微环境。

创面形成后会产生内源性的直流电场，此电场是创面愈合过程中指导表皮细胞向创面中心迁移的最重要的方向信号。在体外，生理强度的直流电场能指导多种细胞进行方向性的迁移。有的细胞朝向正极迁移，有的细胞朝向负极迁移，另外还有些细胞随着外界环境的变化迁移的方向也发生变化。以往研究表明表皮细胞在电场中从正极向负极迁移。另外，内源性直流电场在发育、再生等过程中也起到了至关重要的作用。生理强度的直流电场除了对细胞的迁移产生影响外，还会对细胞的分裂、神经细胞的生长、血管的再生等产生影响。实时观察细胞的生物学行为对于研究发育、再生及创面的愈合有着非常重要的作用。外加直流电场对细胞生物学行为的影响是一个动态的过程，所以实时观察外加直流电场作用下细胞的生物学行为是研究的基础。

分别给细胞外加 0、25mV/mm、50mV/mm、100mV/mm 和 200mV/mm 的电场，观察细胞迁移的变化情况，结果发现，在没有外加电场（即电场强度为 0mV/mm）时，原代小鼠表皮细胞朝着每个方向迁移的细胞数目基本相当。在外加直流电场后，细胞朝向电场负极方向迁移，并且随着电场强度的增加，朝向负极方向迁移的细胞数目增加。随着电

场强度的增强，表皮细胞迁移的方向性增强。小鼠原代表皮细胞在外加直流电场的作用下不仅表现出方向性迁移，而且迁移的速度也在增加。给原代小鼠表皮细胞外加 50mV/mm 的直流电场作用 6 小时，结果显示，在外加直流电场作用 1 小时末，细胞已经表现出明显的趋电性，随着外加电场时间的延长，细胞迁移的方向性增强，在外加直流电场作用 3 小时末进入了平台期。此后随着时间的延长，平均方向性不再增加，仍保持相当水平。

创面形成后在产生内源性的直流电场的同时，由于局部血液循环障碍及创周细胞氧耗的增加，也形成了创面低氧的微环境。创面的低氧微环境在创面愈合过程中起着积极的作用。文献报道，创面形成后表皮细胞并没有立即开始迁移，而是在几个小时以后才开始迁移，因此低氧可能在表皮细胞迁移的启动中起着重要作用。另外半暴露疗法使得创面的氧分压较暴露创面更低，而创面再上皮化的速度相较暴露创面更快。此外，已有研究表明，创面的急性低氧通过促进表皮细胞、成纤维细胞以及血管内皮细胞的增殖和迁移促进创面的愈合。创面的再上皮化需要的是表皮细胞从创缘向创面中心的迁移，而不是没有方向的运动。创面内源性直流电场能够指导表皮细胞从创缘向创面中心迁移，并且是指导表皮细胞迁移的最重要的方向性信号。体外研究也表明，外加生理强度的直流电场能够指导表皮细胞进行方向性的迁移。

结果表明低氧不仅能够促进表皮细胞的运动性，而且能够增强表皮细胞趋电性迁移（图 5-10）。6 小时 2% 的低氧预处理后，原代小鼠表皮细胞趋电性迁移的电压阈值降为<25mV/mm。因此，在接近创面中心电场强度较低处，在创面低氧微环境的帮助下，表皮细胞仍能有效地向创面中心迁移，使得创面尽早封闭。众所周知，长时间严重低氧会抑制创面的愈合，使得创面长期不愈，导致慢性创面的形成。长期慢性低氧能够抑制真皮成纤维细胞的增殖活性，同时也降低了胶原蛋白的合成，另外对表皮细胞的迁移可能也有一定的抑制作用，这可能是慢性创面长期不愈的原因。然而众多研究表明，创面的急性低氧对于创面的愈合有积极的作用，而且创面微环境中的氧浓度随着时间和空间在不断变化，因此，低氧的程度对创面的愈合至关重

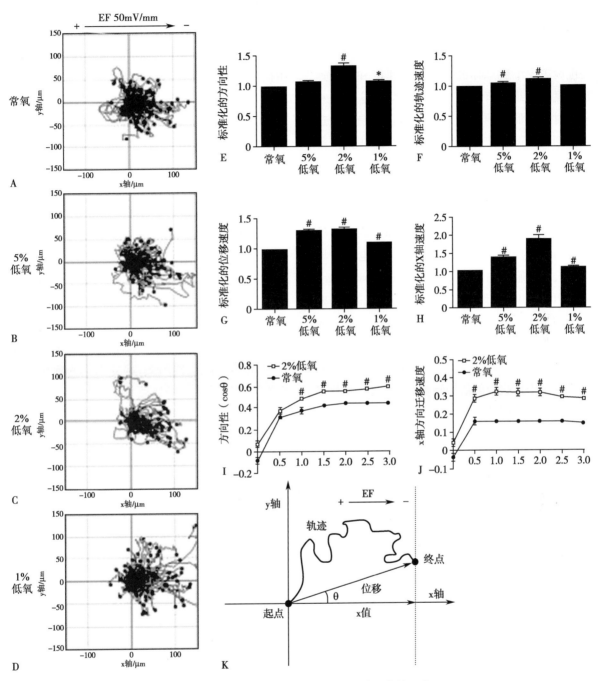

图 5-10　低氧预处理能够促进表皮细胞趋电性迁移

先将细胞分别置于常氧、5%低氧、2%低氧以及1%低氧环境中预处理6小时,然后在常氧条件下给细胞外加50mV/mm 的直流电场3小时,活细胞工作站下观察记录表皮细胞迁移情况。A～D 为细胞迁移的轨迹图,将细胞迁移的起始点归到坐标轴的原点(0,0),线条代表细胞迁移的轨迹,线条末端的黑点代表细胞迁移的终点;E～H 为细胞迁移的方向性(cos θ 值)、轨迹速度、位移速度及 x 轴迁移速度标准化后的统计图;I～J 为表皮细胞迁移的方向性(cos θ 值)和 x 轴迁移速度每半小时的统计图;K 为细胞迁移相关参数的示意图。(＊.$P<0.05$、#.$P<0.01$ 和常氧对照组相比)。

要。2%的低氧预处理对表皮细胞趋电性迁移的促进作用最强,我们还发现 3 小时和 6 小时 2%的低氧预处理后,即使在没有外加直流电场的作用下,表皮细胞迁移的平均轨迹速度和位移速度较常氧对照组也有一定程度的增加,而 12 小时 2%的低氧预处理后表皮细胞迁移的平均轨迹速度和位移速度较常氧对照组都有一定程度的下降。这表明相对较长时间的低氧预处理对表皮细胞的趋电性迁移以及细胞的运动性(无论是否外加直流电场)都有一定程度的抑制作用。

低氧预处理促进了电场指导下单层表皮细胞创面愈合,其促进作用大于单独低氧预处理与单独外加电场对创面愈合的促进作用之和。低氧预处理通过增强表皮细胞趋电性进而促进了电场指导下单层表皮细胞创面愈合。活性氧(reactive oxygen species,ROS),比如超氧阴离子、过氧化氢等,主要产生于细胞线粒体的呼吸链。研究表明,在低氧环境中细胞内 ROS 的产生会增加。虽然高水平的 ROS 对细胞和组织有损伤作用,然而低水平的 ROS 是广泛存在于细胞内的信号转导分子,能够调节许多信号通路及基因的表达。文献报道,ROS 与细胞的方向性迁移之间有密切的关系,它能够调节中性粒细胞和肝促纤维化细胞的方向性迁移。另外也有文献报道,超氧阴离子在纤维肉瘤细胞和神经胶质瘤细胞的趋电性迁移过程中起着非常重要的作用。因此,我们提出 ROS 是否涉及低氧预处理促进的表皮细胞趋电性迁移中。通过实验观察到低氧预处理能够增加表皮细胞内 ROS 的生成,且 ROS 是电场指导下表皮细胞方向性迁移所必需的,但不是表皮细胞运动所必需的;低氧预处理通过增加细胞内 ROS 的生成促进表皮细胞的趋电性迁移。

二、生物电场对表皮细胞发生上皮-间充质转换的影响及其机制

皮肤创面形成后,机体会立即产生以创缘为正极、创面中心为负极的内源性直流电场,该电场在创面修复的全过程中持续存在,作为重要的微环境因素影响角质形成细胞的生物学行为。创面修复过程中,角质形成细胞经过特定的生物学行为,从有极性的静止细胞转变为失去极性的运动细胞,失去上皮样细胞的特点,获得间充质细胞的特点,即发生 EMT,启动细胞迁移,该过程是创面修复的基础。

EMT 过程的经典事件可作为判断 EMT 是否发生及其进展程度的标志。E-cadherin 表达水平下降和 N-cadherin 表达增高提示细胞间连接松解,波形蛋白表达增加说明细胞骨架重构,Snail、Slug 作为抑制 E-cadherin 转录的锌指转录因子,也是判断 EMT 发生的重要标志物。外加直流电场处理可显著增加 Snail 和 Slug 的表达,这种升高的趋势在电场处理 2 小时后即可检测到,且呈时间依赖性;同时波形蛋白表达水平逐渐升高,E-cadherin 表达下调和 N-cadherin 表达增加说明细胞在处理后发生了 cadherin 转换。这些标志物的变化证明电场处理后角质形成细胞失去其上皮细胞样特征,取而代之的是典型的间充质样细胞特点,说明这些细胞发生了 EMT 转换。

在正常细胞中,可看到 E-cadherin 广泛表达于角质形成细胞与细胞之间的连接处,主要分布在胞膜中,形成铺路石样图案,部分细胞的胞质中可见少量阳性表达。电场处理后,细胞中 E-cadherin 表达明显减少,表现为相同染色条件及拍摄条件下细胞荧光亮度显著减弱,相对强度有统计学差异;胞膜阳性染色也明显减少,不再形成铺路石样的细胞间连接,在部分细胞的胞质中可见少量阳性表达,说明电场处理后细胞间 E-cadherin 参与的黏附连接减少,上皮特征减少,有利于细胞运动。波形蛋白表达分布的情况也证明了这一点。正常细胞中仅有极弱的红色荧光,电场处理后可见到明亮的荧光,荧光强度明显增加,与对照组相比,相对强度有显著统计学差异。除了亮度的变化之外,表达红色荧光的细胞数目亦有所增多,红色荧光沿细胞长轴分布,粗细不等,参与构成细胞的骨架。上述变化说明电场处理使细胞获得了间充质样细胞的特点,而重组的细胞骨架有利于细胞运动(图 5-11)。

EMT 的发生使细胞脱离细胞与基底膜、细胞与细胞之间的黏附固定,重构细胞骨架,能够与相邻细胞分离并迁移到其他部位,有利于创面愈合。活细胞工作站观察发现外加直流电场处理角质形成细胞后,单个细胞的运动能力增强,同时可促进单层细胞侧向迁移。电场处理可引起细胞中上皮样标志物表达减少,同时其间充质标志物表达增

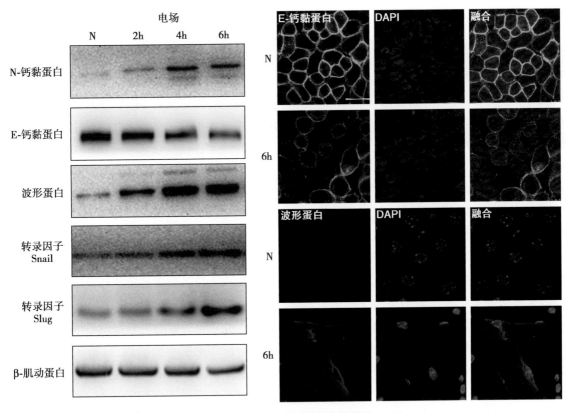

图 5-11　外加直流电场对 EMT 的影响
DAPI. 4,6-联脒-2-苯基吲哚。

加,明显促进了单个细胞的运动能力及单层细胞的侧向迁移,证明电场处理使细胞发生了 EMT。*PTEN* 的突变或缺失常见于不同的肿瘤中,并与肿瘤细胞的 EMT 密切相关,而电场处理后表皮细胞中 PTEN 蛋白的表达水平下降,加电时间越长,PTEN 含量下降越明显。敲减 *PTEN* 可进一步促进由电场刺激引起的 EMT 标志物变化,并促进单个角质形成细胞的运动能力,同时可促进单层细胞侧向迁移。过表达 *PTEN* 可逆转电场对 EMT 的诱导,并抑制单个细胞的运动性和单层细胞的侧向迁移。另外电场可通过 PTEN 调节 mTORC1 最终参与电场诱导的 EMT。这些结果证实 PTEN、mTORC1 既是细胞感受、转换电信号的分子,亦是 EMT 过程的重要调节信号(图 5-12)。

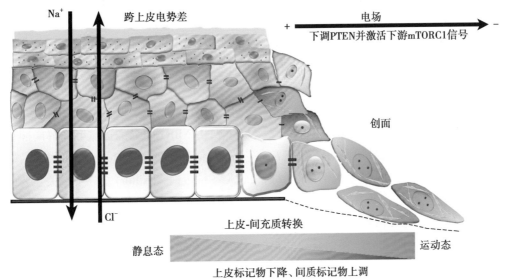

图 5-12　电场对角质形成细胞 EMT 的影响及其机制示意图

三、自噬在生物电场引起的角质形成细胞定向迁移中的作用

正常皮肤中的极性上皮转运存在方向性,细胞可将阴离子(主要是氯离子)转移到角质层中,阳离子(主要是钠离子)转到基底层。基底层阳离子多,顶端阴离子多,由此产生跨上皮电势差(TEP)。TEP 在生物体内广泛存在,皮肤创面形成后,跨上皮电势差消失,同时立即产生内源性的直流电场(EF)。该直流电场以创缘为正极,创面中心为负极。创缘的电流强度较创面中心强,且随伤后时间延长而逐渐增加,在伤后大约 120 分钟达到顶峰,此后在创面修复的全过程中持续存在,作为重要的微环境因素影响角质形成细胞的生物学行为。研究表明,创面修复过程中,角质形成细胞从创缘向创面中心移行,而生物电场则是介导细胞方向性迁移的关键信号。

创面修复过程中,角质形成细胞经过一系列复杂精细的程序由静止态转换为运动态,细胞间黏附分子减少,细胞骨架蛋白重组,从而使细胞获得迁移能力,启动再上皮化,随后细胞继续向创面中心迁移,完成再上皮化。如前文所述,我们发现电场可以促进角质形成细胞启动,发生 EMT,运动性增强,但随后电场促进细胞继续定向运动的具体机制并不明确。在迁移过程中,细胞朝创面中心一端的骨架蛋白聚合,前端细胞膜突出并伸出片状伪足;伪足与细胞外基质相互作用,通过黏附蛋白及黏着斑复合体等分子,使伪足锚定在外基质中,固定细胞;随后细胞朝创缘一端的黏着解离,随着细胞体的收缩,纵向延伸,细胞向创面中心迁移运动。细胞骨架及细胞黏附等过程协调运作,提供趋动力,推动细胞不断向创面中心迁移,最终覆盖创基,封闭创面。

自噬是一种广泛存在于真核生物细胞中的现象,参与细胞多种生理过程、信号通路等。在正常情况下,细胞可维持一个较低的自噬水平,该基础水平可维持细胞内环境稳定。低氧、饥饿、紫外线照射、药物作用等应激环境可诱发自噬活性增加。自噬可以分为大自噬、小自噬和分子伴侣介导的自噬。大自噬是由来源于内质网的双层膜结构环绕,包裹待降解物后与溶酶体融合,形成自噬溶酶体,降解其中的物质;小自噬则是由溶酶体的膜突起,直接包裹待降解物,并与溶酶体融合后进行降解;CMA 则是通过分子伴侣结合特定的蛋白,将其转运到溶酶体后进行消化,该过程通过分子伴侣对待降解物进行特定选择,这是与大自噬、小自噬最大的区别。大自噬在真核生物细胞中普遍存在,与多种生命活动、疾病、衰老等密切相关,故受到了广泛关注。本课题研究的自噬为大自噬,在本文中以自噬简称。

自噬体可以包裹多余或受损的细胞器、错误折叠的蛋白、多余的脂类、核苷酸等物质,将它们消化、降解为游离氨基酸、核苷、磷酸、甘油和脂肪酸等。这些小分子物质被重新释放到胞质中,为细胞提供能量及原料,参与物质合成及代谢,维持细胞稳定。除了可分解细胞器及胞质内容物外,自噬还可以降解细胞胞吞的物质,包括病原体,帮助机体抵抗感染。除了基础生物及生化外,自噬的研究已经扩展至临床疾病病理的研究,例如自噬与肿瘤、神经退行性疾病的关系。由于临床疾病发展和自噬过程、调控的复杂性,自噬在临床疾病中所扮演的角色十分复杂,并非单一的"黑"或"白",例如自噬在肿瘤中就发挥着"双刃剑"的作用。首先,自噬可以降解突变基因、受损蛋白,控制有害物质的积累,防止细胞癌变;其次,在某些肿瘤(如肺癌)形成之后,细胞具有较高的自噬水平,通过自噬降解细胞外基质的某些成分,降低细胞的黏附,增加其运动能力,同时高水平的自噬有利于细胞在迁移过程中的存活,促进肿瘤转移。自噬的"双刃剑"角色可能与细胞类型、细胞周期、肿瘤阶段、自噬激活程度密切相关,说明自噬所发挥的作用与具体环境密切相关。

为了实现有效的细胞迁移,细胞黏着斑解体,且这种分解是决定细胞运动速度的关键因素,研究表明,由 NBR1 介导的自噬可降解局部黏附组成成分,使黏着斑解体。Mowers EE 指出,黏着斑蛋白 PXN(桩蛋白,paxillin)是一个至关重要的脚手架和信号整合器,它可以通过保守的 LC3 结合区域(LIR)与 LC3B 直接结合,促进黏着斑解体和细胞迁移。Zhao 等发现抑制自噬可通过 ROS/HO-1 通路抑制卵巢癌细胞迁移。另外,饥饿诱导的自噬可增加 β1 整合素和自噬溶酶体的共定位,引起 β1 整

合素到溶酶体的转运增加,迁移下降,但这种现象存在于完全剥夺营养的极端条件下,是否可以类推至其他生理情况仍不确定;而另外有研究指出 β1 整合素转运到溶酶体中可促进细胞移行,而非抑制运动能力,这些相反的结论可能与处理措施、饥饿程度等因素相关,但可以确定的是,在细胞迁移过程中,自噬参与调控并影响细胞迁移。

创面修复过程中,角质形成细胞经过一系列复杂精细的程序转换为具有间充质表型的细胞,通过减少细胞间黏附分子、细胞骨架蛋白重组、特定基因转录翻译调节等获得迁移能力,从而实现再上皮化。作为创面再上皮化的起始步骤和关键限速环节,角质形成细胞的迁移能力受到了广泛关注。研究表明,角质形成细胞迁移功能受损会引起创面不愈,是形成慢性创面的重要原因之一。

创面修复过程中,角质形成细胞受到内源性电场的影响,发生 EMT,获得运动能力,启动移行过程。随后经过伪足形成、胞体收缩、黏附解离等过程纵向延伸,从创缘向创面定向迁移。电场是决定角质形成细胞定向迁移的关键因素,既往研究仅探索了电场如何决定细胞迁移的方向,并未研究电场如何促进细胞定向迁移速度。我们首先证明电场可促进角质形成细胞的细胞运动性并引起定向迁移。其次,发现电场可引起细胞自噬水平显著增加。但自噬是一个动态过程,这种增加可能是自噬生成增加,或是由自噬流受损所导致的自噬体累积,也有可能上述两种原因共同存在。自噬流是否通畅关系到自噬对细胞的作用结果,故我们通过进一步的研究证明加电时自噬生成增加,细胞中溶酶体可正常酸化,自噬体和溶酶体顺利融合,溶酶体可正常降解底物,自噬流通畅,不存在由于自噬流受损导致的自噬累积。通过 siRNA 敲除自噬关键基因 ATG5 后,电刺激不再引起细胞自噬水平增加,而细胞定向迁移速度显著下降,运动的方向性无变化,说明外加直流电场处理可通过自噬促进角质形成细胞定向迁移能力(图 5-13)。

自噬是通过溶酶体降解、再利用自身受损的细胞器和多余的大分子物质的一条主要分解代谢途径,降解的底物可以提供能量和重建细胞结构。自噬在进化上高度保守,存在于所有真核细胞中。研究表明,自噬在许多重要的生物学过程中都发挥了

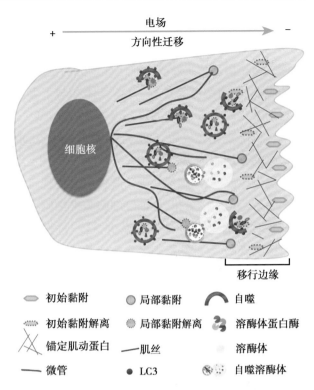

图 5-13　自噬调节电场条件下细胞定向迁移速度

多重作用,参与生物发育、分化、死亡、衰老、免疫,也有证据证明自噬和某些疾病如肿瘤、神经退行性疾病的发生、发展有关。自噬建立的降解-再利用动态循环是细胞保护的关键机制,可以帮助机体应对各种应激。除了在代谢应激时发挥保护作用之外,基础水平的自噬还可维持细胞稳态,是细胞内质量控制的机制,它可以将错误折叠的蛋白和受损的细胞器降解。自噬功能受损的细胞,包括肝细胞、心脏细胞、神经细胞等,都会出现蛋白聚集、包含物小体积累;小鼠肝脏敲除 ATG7 时会出现肝大,神经细胞敲除 ATG7 后则会出现神经退行性变。在胚胎发育的不同阶段,自噬出现不同程度的激活,参与特定组织的分化。自噬还可以调节机体固有免疫和获得性免疫,与坏死、坏死性凋亡、细胞迁移、肿瘤侵袭转移有关。

黏着斑、整合素家族、黏着斑激酶和 Rho 家族相关蛋白等在细胞迁移过程中发挥着重要作用。自噬可参与黏着斑中脚手架蛋白、信号整合器的降解,整合素家族中的重要成员 β1 整合素可以转运到溶酶体,影响迁移。另外,自噬也与细胞骨架的重组及分布有密切关系。这些现象都说明自噬在细胞迁移中发挥重要作用。本实验中,下调自噬水平后,细胞对电刺激的定向反应仍然存在,运动方

向性好,与对照细胞无统计学差异;细胞定向迁移速度显著下降,说明自噬在细胞侧向爬行的过程中发挥关键作用。角质形成细胞迁移包括伪足形成、胞体收缩、黏附解离等过程,自噬具体参与了哪一过程的变化尚不清楚,需要进一步进行研究。

在再上皮化完成后,细胞迁移不再是焦点,取而代之的是细胞的重塑、分化。在这个过程中,细胞形态发生改变,细胞器减少。既往研究发现自噬参与了特定组织的分化,比如红细胞和T细胞在成熟分化时,细胞内线粒体数目减少,这一过程就是由自噬实现的,自噬缺陷则会导致线粒体堆积。另外,自噬也参与脂质小滴的形成、神经母细胞瘤分化、神经胶质瘤干细胞分化、祖细胞分化。因此我们推测自噬也参与角质形成细胞的重塑和分化,但自噬通过何种途径改变细胞状态尚未可知;另外细胞中有多种类型的自噬,不同类型的自噬发挥了何种特异性功能以及其调节机制也不清楚,都需要进一步的研究。

自噬作为重要的代谢途径,在多种重要的生物学过程中都发挥了多重作用,多种疾病例如肿瘤、神经退行性疾病的发生、发展都与自噬异常有关。若想通过调节自噬达到治疗疾病的目的,就必须注意过多或过少的自噬都对人体有害。如果想通过加强电场条件下细胞自噬水平来促进细胞迁移速度,加快再上皮化进程,就必须全面了解电场调节自噬的机制。自噬精细复杂的调节网络也将成为治疗的难点,表观遗传层面的修饰如组蛋白过度乙酰化或者甲基化都会影响 *ATG* 基因的表达;转录层面的调节包括 FOXO 家族、E2F 家族、NF-κB 通路等,翻译后调节又包括磷酸化、乙酰化等修饰,除此之外还包括蛋白与蛋白之间的相互作用。这些调节机制相互影响,形成一个复杂的网络,所以电场调节自噬机制的研究仍任重道远。

总之,外加直流电场处理可引起角质形成细胞发生定向迁移,迁移速度增加,自噬生成增加,细胞中溶酶体酸化正常,自噬体和溶酶体顺利融合,溶酶体可正常降解底物,自噬流通畅;下调细胞自噬水平不影响细胞运动的方向性,但可显著影响细胞定向迁移速度,降低自噬水平可导致运动能力下降,说明外加直流电场处理通过自噬促进角质形成细胞的定向迁移能力。

第六节　调控氧和生物电场微环境因素促进创面修复的材料

电场和低氧都同时持续存在,共同调控创面修复过程,而且发现低氧还可以使细胞在更低电场强度时即会出现更明显的趋电性等反应,这种协同作用对完成创面修复极其有利。既往一系列的实验研究充分证明低氧和电场微环境对创面愈合的重要作用,为电场、低氧的在体临床应用提供了实验基础。那么,能否利用生物材料调控创面氧和生物电场微环境促进创面修复?

一、在体研究:低氧对小鼠创面愈合的作用

采用的聚偏二氯乙烯(polyvinylidene chloride)膜对氧气的通透率为 $40 \sim 90 \mathrm{ml/m}^2 \times 24\mathrm{h} \times 1\mathrm{atm}$($1\mathrm{atm} = 101.325\mathrm{kPa}$),聚甲基戊烯(polymethylpentene)膜对氧气的通透率为 $60\,000 \sim 65\,000\mathrm{ml/m}^2 \times 24\mathrm{h} \times 1\mathrm{atm}$,是聚偏二氯乙烯膜的约 $700 \sim 1\,500$ 倍,两者对二氧化碳和水蒸气的通透率相似。氧气可自由通过聚甲基戊烯,但聚偏二氯乙烯(低氧膜)对氧气基本不通透,故认为二者覆盖在创面上时,可分别营造常氧和低氧环境。建立小鼠创面低氧模型(图 5-14),结果表明:低氧处理后创面愈合速度加快。将低氧处理 1 小时 1 次、1 小时 2 次、3 小时、6 小时各组中低氧创面愈合情况进行统计比较,可见低氧 1 小时 1 次、1 小时 2 次、3 小时的愈合速度相似,均快于低氧 6 小时,比较各组中常氧创面愈合情况,可见相似的趋势(图 5-15)。

低氧处理对创面愈合影响的组织学观察结果如下,HE 染色:伤后第 5 天,低氧处理 6 小时组表皮厚度较常氧组明显增加(考虑与角质细胞的增殖有关),另外通过血管腔中的红细胞判断微血管的分布及数量,可知低氧组皮下微血管密度较高(图 5-16)。增殖细胞核抗原(PCNA)免疫组织化学染色:通过 PCNA 的免疫组织化学染色检测创面细胞增殖的情况,伤后第 5 天,低氧处理 6 小时组创面处于增殖期的细胞数目明显增多(图 5-17)。通过 Masson 染色,观察胶原分布情况,无论低氧组还是

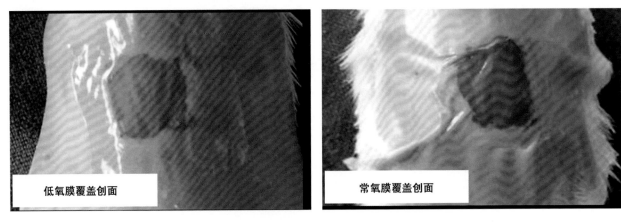

图 5-14　小鼠创面低氧模型

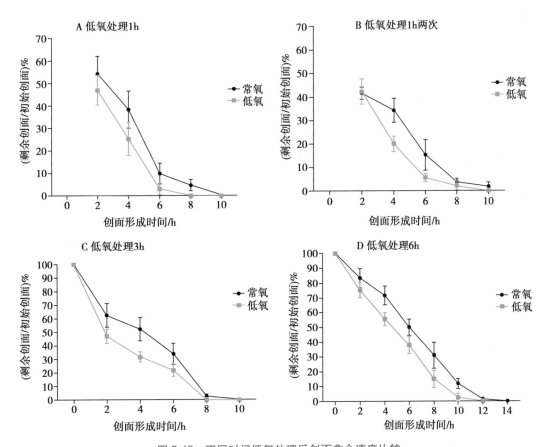

图 5-15　不同时间低氧处理后创面愈合速度比较

A. 低氧处理 1 小时后创面愈合速度；B. 低氧处理 1 小时 2 次后创面愈合速度；C. 低氧处理 3 小时后创面愈合速度；D. 低氧处理 6 小时后创面愈合速度。

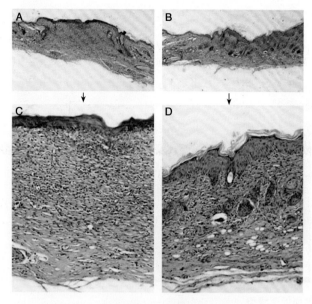

图 5-16　创面组织 HE 染色(伤后第 5 天)

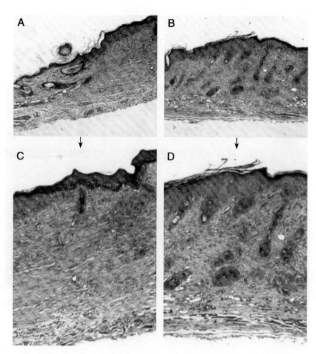

图 5-18　创面组织 Masson 染色(伤后第 5 天)

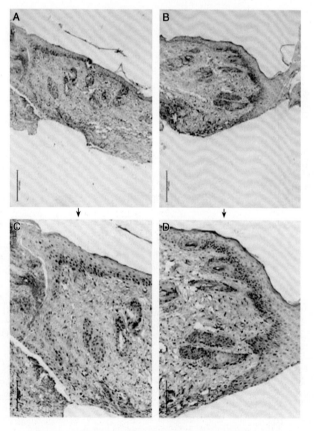

图 5-17　创面组织 PCNA 免疫组织化学染色(伤后第 5 天)

常氧组,创面处的胶原纤维均较多,粗细不等,排列致密紊乱,周围被均质化的基质包围,两组之间胶原数目及排列均无明显差异(图 5-18)。

综上所述,创面经 1 小时、3 小时、6 小时低氧处理后,剩余创面面积较常氧组小,愈合速度较快。

在发现单次低氧处理对创面修复具有促进作用的基础上,进一步应用多次重复低氧,观察其对创面修复的影响,发现伤后低氧处理 1 小时之后的次日再低氧处理 1 小时,其结果与低氧 1 小时相似。再上皮化过程的完成速度与创面的深度、有无损伤肌肉层、血管等密切相关。低氧可能影响创面修复的多种过程。低氧处理后创面表皮层厚度明显增加,可能与低氧调节了角质细胞的增殖、迁移相关。PCNA 的免疫组织化学染色结果发现,低氧组处于活跃的增殖期的细胞数目更多,表皮层厚度增加。此外,本实验 HE 染色、Masson 染色可见低氧创面中含有较多血管,表明低氧可以促进血管生成。低氧处理 6 小时整体愈合速度小于低氧 1 小时、3 小时处理组,提示低氧处理时间较长时,加速创面愈合的作用会减弱甚至可能减慢愈合速度。

二、电场耦合负压一体化装置促进创面修复

实验所用电极采用碳纤维材料(图 5-19),具有低电阻、低产热、无电化学反应和高电导率等性能,完美符合实验所需电极圈正极和柔性负极的要求。根据实际测量值改变电源大小,以保证创缘附加电场大小为 100mV/mm。利用巴马香猪建立可

持续稳定施加负压耦合电场的创面愈合模型,发现外加正向生物电场可明显促进伤口愈合,表现为创面愈合率明显升高;而外加反向生物电场可明显抑制伤口愈合,表现为创面愈合率明显降低(图5-20)。正向施加电场促进伤口新生上皮往伤口中心爬行(图5-21);同时,施加外加电场改变细胞排列方式;施加外加电场促进肉芽新生血管的形成(图5-22)。

生物电场促进创面愈合,促进上皮化,暗示了不同方向的外加电场对角质形成细胞有各方各面的影响。电场耦合负压治疗7天后可见电场对于细胞增殖有明显的作用(图5-23)。不同方向的外加电场对角质形成细胞的分化有明显差别。通过分化标志物K10的染色,可见电场耦合负压治疗3天时电场对于细胞分化有明显的作用(图5-24),提示外加电场可调控表皮细胞分化。

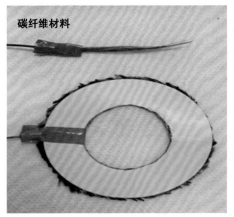
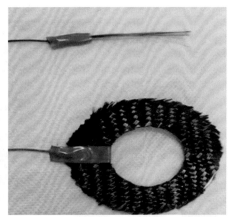

图 5-19　碳纤维电极圈

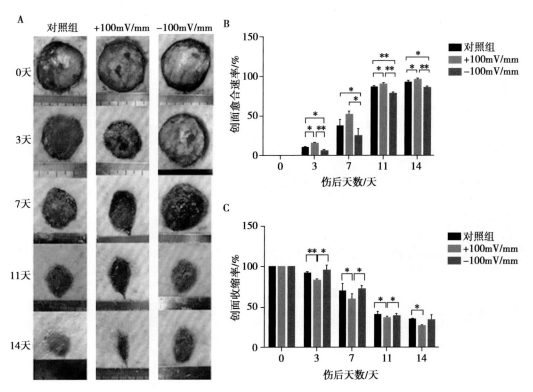

图 5-20　不同情况的外加电场对创面愈合的影响

A. 巴马香猪皮肤全层缺损创面施加负压耦合电场后不同时相点创面照片(伤后0、3、7、11、14天)的创面愈合模型;B. 不同时相点创面愈合速率变化统计图;C. 不同时相点创面收缩率变化统计图。*. $P < 0.05$;**. $P < 0.01$。

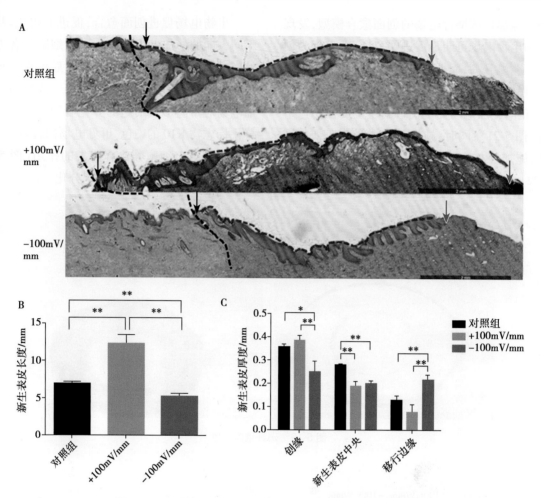

图 5-21　不同情况的外加电场影响新生上皮形态、长度及厚度

A. 巴马香猪皮肤全层缺损创面施加负压耦合电场后 14 天创面组织 HE 染色图；B. 不同处理组创面新生表皮长度统计图；C. 不同处理组创面新生表皮厚度统计图。＊. $P<0.05$；＊＊. $P<0.01$。

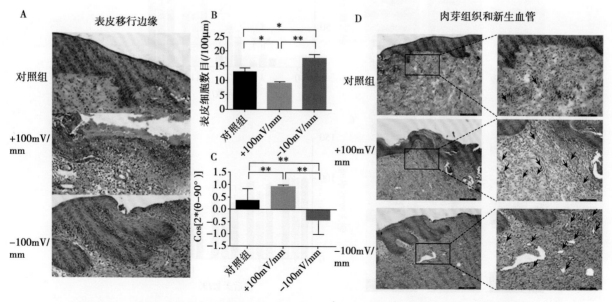

图 5-22　不同方向的外加电场对表皮末端角质形成细胞的影响及肉芽组织新生血管的影响

A. 巴马香猪皮肤全层缺损创面施加负压耦合电场后 14 天创缘组织 HE 染色图；B. 不同处理组创缘新生表皮细胞数目统计图；C. 不同处理组创缘表皮移行方向性统计图；D. 巴马香猪皮肤全层缺损创面施加负压耦合电场后 14 天不同处理组创面组织中肉芽组织及新生血管情况（HE 染色）。＊. $P<0.05$；＊＊. $P<0.01$。

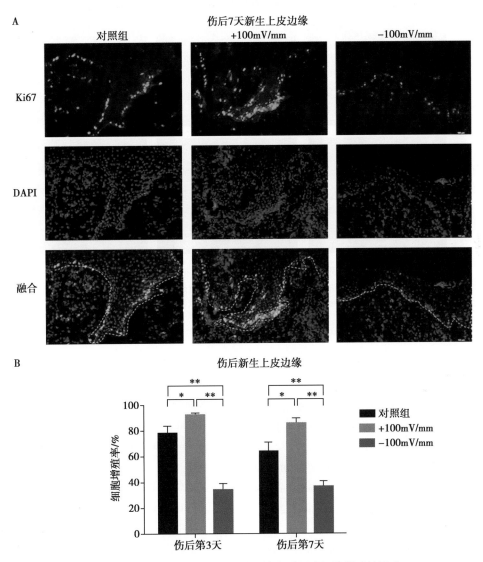

图 5-23 不同方向的外加电场对创缘角质形成细胞增殖的影响

A. 巴马香猪皮肤全层缺损创面施加负压耦合电场后 7 天创面组织免疫荧光染色图(Ki67,增殖标记物);B. 不同处理组创面新生表皮增殖统计图。∗.$P<0.05$;∗∗.$P<0.01$。DAPI. 4,6-联脒-2-苯基吲哚。

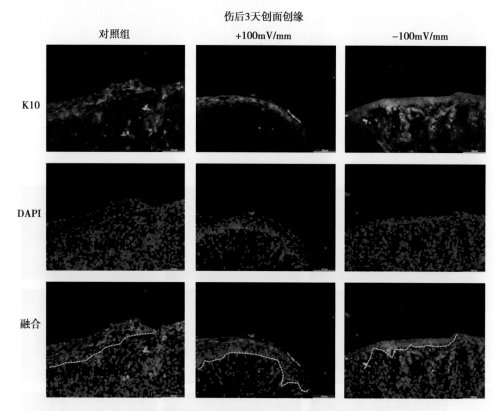

伤后3天创面创缘

图 5-24   不同情况的外加电场对创缘角质形成细胞分化的影响

巴马香猪皮肤全层缺损创面施加负压耦合电场后 3 天创面组织分化标记物 K10 免疫荧光染色
图(K10,角蛋白 10;DAPI 示细胞核)。DAPI.4,6-联脒-2-苯基吲哚。

（江旭品   黄跃生）

参 考 文 献

[1] FALANGA V,McKENZIE A,EAGLSTEIN W H. Heterogeneity in oxygen diffusion around venous ulcers[J]. J Dermatol Surg Oncol,1991,17(4):336-339.

[2] MORIYAMA M,MORIYAMA H,UDA J,et al. BNIP3 plays crucial roles in the differentiation and maintenance of epidermal keratinocytes[J]. J Invest Dermatol,2014, 134(6):1627-1635.

[3] REID B,NUCCITELLI R,ZHAO M. Non-invasive measurement of bioelectric currents with a vibrating probe[J]. Nat Protoc,2007,2(3):661-669.

[4] LI L,GU W,DU J,et al. Electric fields guide migration of epidermal stem cells and promote skin wound healing[J]. Wound Repair Regen,2012,20(6):840-851.

[5] ZHAO M,JIN T,MCCAIG C D,et al. Genetic analysis of the role of G protein-coupled receptor signaling in electrotaxis[J]. J Cell Biol,2002,157(6):921-927.

[6] RIDLEY ABJ,SCHWARTZ MBA,BURRRIDGE K,et al. Cell migration:integrating signals from front to back[J]. Science,2003,302(5651):1704-1709.

[7] PU J,ZHAO M. Golgi polarization in a strong electric field [J]. J Cell Sci,2005,118(Pt 6):1117-1128.

[8] ZHAO M,SONG B,PU J,et al. Electrical signals control wound healing through phosphatidylinositol-3-OH kinase-gamma and PTEN[J]. Nature, 2006, 442(7101):457-460.

[9] ZHAO M,BAI H,WANG E,et al. Electrical stimulation directly induces pre-angiogenic responses in vascular endothelial cells by signaling through VEGF receptors[J]. J Cell Sci,2004,117(Pt 3):397-405.

[10] GUO A,SONG B,REID B,et al. Effects of physiological electric fields on migration of human dermal fibroblasts [J]. J Invest Dermatol,2010,130(9):2320-2327.

[11] HUANG L,CORMIE P,MESSERLI M A,et al. The involvement of Ca^{2+} and integrins in directional responses of zebrafish keratocytes to electric fields[J]. J Cell Physiol,2009,219(1):162-172.

[12] MESSERLI M A,GRAHAM D M. Extracellular electrical fields direct wound healing and regeneration [J]. Biol Bull,2011,221(1):79-92.

[13] HOWARD M A,ASMIS R,EVANS K K,et al. Oxygen

and wound care：a review of current therapeutic modalities and future direction［J］. Wound Repair Regen，2013，21（4）：503-511.

［14］RIDGWAY P F，ZIPRIN P，PECK D H，et al. Hypoxia increases reepithelialization via an alphavbeta6-dependent pathway［J］. Wound Repair Regen，2005，13（2）：158-164.

［15］DANIEL R J，GROVES R W. Increased migration of murine keratinocytes under hypoxia is mediated by induction of urokinase plasminogen activator［J］. J Invest Dermatol，2002，119（6）：1304-1309.

［16］LI W，LI Y，GUAN S，et al. Extracellular heat shock protein-90alpha：linking hypoxia to skin cell motility and wound healing［J］. EMBO J，2007，26（5）：1221-1233.

［17］HUMAR R，KIEFER F N，BERNS H，et al. Hypoxia enhances vascular cell proliferation and angiogenesis in vitro via rapamycin（mTOR）-dependent signaling［J］. Faseb J，2002，16（8）：771-780.

［18］SIDDIQUI A，GALIANO R D，CONNORS D，et al. Differential effects of oxygen on human dermal fibroblasts：acute versus chronic hypoxia［J］. Wound Repair Regen，1996，4（2）：211-218.

［19］KANG S，LEE D，THEUSCH B E，et al. Wound hypoxia in deep tissue after incision in rats［J］. Wound Repair Regen，2013，21（5）：730-739.

［20］SAYAGNER P，ARNOUX V. Epithelio-mesenchymal transition and cutaneous wound healing［J］. Bull Acad Natl Med，2009，193（9）：1981-1991.

［21］WIRAWAN E，BERGHE T V，LIPPENS S，et al. Autophagy：for better or for worse［J］. Cell Res，2012，22（1）：43-61.

［22］YANF Z，KLIONSKY D J. Mammalian autophagy：core molecular machinery and signaling regulation［J］. Curr Opin Cell Biol，2010，22（2）：124-131.

［23］YORIMITSU T，KLIONSKY D J. Autophagy：molecular machinery for self-eating［J］. Cell Death Differ，2005，12（Suppl 2）：1542-1552.

［24］DAS G，SHRAVAGE B V，BAEHRECKE E H. Regulation and function of autophagy during cell survival and cell death［J］. Cold Spring Harb Perspect Biol，2012，4（6）：997-1001.

［25］GUAN J L，SIMON A K，PRESCOTT M，et al. Autophagy in stem cells［J］. Autophagy，2013，9（6）：830-849.

［26］PARZYCH K R，KLIONSKY D J. An overview of autophagy：morphology，mechanism，and regulation［J］. Antioxid Redox Signal，2014，20（3）：460-473.

［27］PANG M，WANG H，RAO P，et al. Autophagy links beta-catenin and Smad signaling to promote epithelial-mesenchymal transition via upregulation of integrin linked kinase［J］. Int J Biochem Cell Biol，2016，76：123-134.

［28］MOWERS E E，SHRIFI M N，MACCLEOD K F. Novel insights into how autophagy regulates tumor cell motility［J］. Autophagy，2016，12（9）：1679-1680.

［29］KENIFIC C M，WITTMANN T. Autophagy in adhesion and migration［J］. J Cell Sci，2016，129（20）：3685-3693.

［30］XU Z，KLIONSKY D J. Autophagy promotes cell motility by driving focal adhesion turnover［J］. Autophagy，2016，12（10）：1685-1686.

［31］ZHANG X J，CHEN S，HUANG K X，et al. Why should autophagic flux be assessed？［J］. Acta Pharmacol Sin，2013，34（5）：595-599.

［32］CECCONI F，LEVINE B. The role of autophagy in mammalian development：cell makeover rather than cell death［J］. Dev Cell，2008，15（3）：344-357.

［33］DODSON M，DARLEY-USMAR V，ZHANG J. Cellular metabolic and autophagic pathways：traffic control by redox signaling［J］. Free Radic Biol Med，2013，63：207-221.

第六章
用于组织工程和再生医学的分子和细胞印迹智能支架

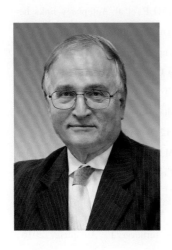

Nicholas A. Peppas

美国国家工程学院、国家医学科学院、美国艺术与科学学院、国家发明家学院、法国国家科学院、西班牙皇家科学院、雅典学院(希腊)和得克萨斯学院院士。

Nicholas A. Peppas is a member of the National Academy of Engineering, the National Academy of Medicine, the American Academy of Arts and Sciences, the National Academy of Inventors, the National Academy of France, the Royal Academy of Spain, the Academy of Athens (Greece) and the Academy of Texas.

摘要

生物材料作为组织工程的重要组成部分,一直是再生医学和修复医学进步和发展的重要环节。现代新型生物材料除了要满足传统生物材料的生物惰性和生物相容性以外,还需要对环境的改变产生相应应答,也被称为新型智能生物材料。作者一直致力于研发新型智能生物材料,使材料对于生物环境中相关生理变化产生识别和应答,并在本文中重点介绍了分子印迹新型智能材料的研发、生产和应用过程。这些材料中使用了具有生物识别作用的分子结合相关组织工程支架,可以对相应细胞和生物大分子产生募集作用。具有分子印迹的组织工程支架,可以在体外或者体内募集靶向细胞,使得组织工程材料实现细胞黏附、细胞识别和细胞排列。此外,本文还介绍分子印迹智能生物材料在组织修复和再生的优势和前景。

Abstract

As an important part of tissue engineering, biomaterials have always been an important part of the progress and development of regenerative medicine and reconstructive medicine. In addition to meeting the biological inertia and biocompatibility of traditional biological materials, modern new biological materials also need to respond to changes in the environment, also known as new intelligent biological materials. The author has been working on developing new intelligent biomaterials that can recognize and respond to physiological changes in the biological environment. This paper focuses on the development, production and application of new intelligent materials for molecular imprinting. Using molecules with biometric effects, combining with related tissue engineering scaffolds, recruitment of corresponding cells and biological macromolecules is achieved. Molecular imprinted tissue engineering scaffolds can collect targeted cells in vitro or in vivo, enabling tissue engineering to achieve automatic cell adhesion, cell recognition and cell arrangement. In addition, the advantages and prospects of molecular imprinted intelligent biomaterials in tissue repair and regeneration are introduced.

一、前言

本文阐述了有关组织工程材料用于基础研究创新或临床应用的问题，旨在论述和讨论生物材料的作用及其在再生医学领域应用的新方向。本文还讨论了提高患者生活质量的重要医疗设备的研究进展。

截至 2016 年 4 月，美国全国器官移植候补名单上有 14.13 万人。而 2015 年仅有 39 100 例移植手术，超过 13% 的患者在接受捐赠器官前死亡。

组织再生是再生医学领域的一个重要课题。文中提到的组织损伤涉及骨、肌腱、肌肉、皮肤、神经和软骨。它们有急性损伤，也有慢性损伤，包括创伤、烧伤、溃疡和伤口。因为这些疾病特征的差异，使得开发一个通用的生物材料来治疗这些疾病非常具有挑战性。

20 世纪 70 年代，生物材料组织替代物开始用于替代器官。1972 年由哈佛大学和麻省理工学院的伯克和亚纳斯开发的"人造皮肤"可能是最早的此类器官替代物。早期的一些生物材料包含胶原蛋白和纤维。后来，再生生物材料领域得到了迅猛发展。

2017 年再生生物材料年销售额超过 2 800 亿美元。预计到 2040 年这些产品的销量将增长 300%。全世界范围内，生物材料的新兴研究领域正在涌现，如生物材料辅助伤口修复，减少器官移植和优化诊断系统。目前的组织再生策略包括了以合成或天然材料为基础的生物支架、凝胶、薄片和植入物。

在新型材料的研发中，以天然聚合物为基础，加入合成化合物，是目前探索生物材料在再生医学中应用的主要途径之一。然而，这些新型生物材料仍然需要化学物质和生物材料的结合，以促进再生和愈合。因此，目前许多科学家尝试在生物材料中添加生长因子或蛋白质。

再生医学领域的一个新需求是开发具有快速识别能力的诊断系统。如图 6-1 所示，这些诊断系以微球或纳米球的形式存在，微球表面装饰有生物大分子，为其提供了理想的生物学特性。生物材料的识别主要是在生物元素上进行的。例如，抗体与抗原、蛋白质与底物的相互作用被认为是生物系统识别的早期形式。在现代再生医学中存在的问题是：我们能否创造出一种合成生物材料，来替代识别过程，从而降低成本，提高稳定性？

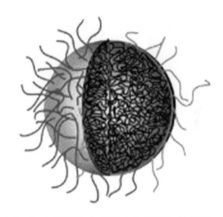

图 6-1　具有识别能力的聚合物微球和纳米球，生物大分子提供了与液体接触时的识别特性

Peppas 和 Clegg（2016）在一篇文章中对如何解决这一问题进行了思考，指出了这些技术必须克服的挑战，目的是改善生物材料对生理环境的反应。

二、水凝胶支架在组织工程中的应用

不可降解和生物可降解支架是由水凝胶制备的，我们认为水凝胶是非常重要的新型材料。水凝胶支架设计思路为组织工程提供外周环境，并在支架中植入细胞（图 6-2）。因此，水凝胶支架决定了组织工程中替代组织空间结构的关键。虽然新型支架的制造技术有很多，如表面固定、微囊化、基质包封、多细胞聚集等，但我们尤其感兴趣的是创造出一种智能、可识别、对生理环境有反应、在生理环境下能够做出反应的支架。

在 Culver 等（2017 年）最近的一篇文章中，讨论了分子识别在再生医学、成像和药物传递过程中的最佳应用，从而解决了这些问题的复杂性，如图 6-3 所示。

表面结构固定	微囊形成	基质包裹		微球聚集
表面黏附上前期形成的微载体	细胞包裹在微囊屏障内	原位形成水凝胶或微粒		自发或诱导
外表面/孔隙	免疫封闭隔离	不可降解载体：运输细胞产物（◆）	可降解载体：运输细胞或细胞产物	

图 6-2　水凝胶支架决定替代组织的外界结构，为组织再生提供外周环境支持
本图是这一过程中的各个步骤。（引自 Bidarra, et al. Acta Biomater, 2013）

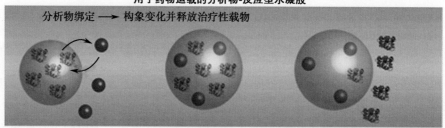

用于药物运载的分析物-反应型水凝胶

分析物绑定 ⟶ 构象变化并释放治疗性载物

分析物-反应型水凝胶的感应性能

分析物绑定 ⟶ 构象变化并产生可检测信号

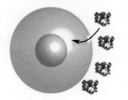

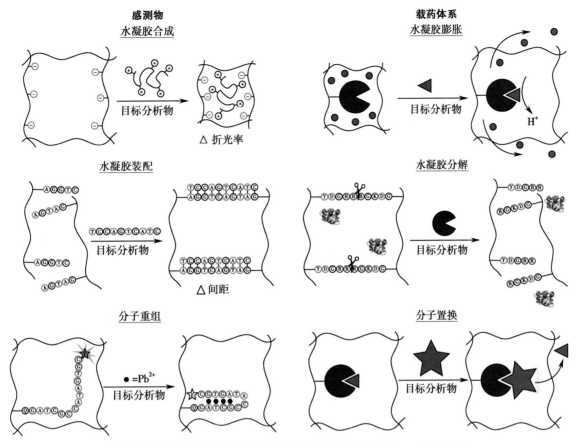

图 6-3　再生医学、成像和药物传递过程的方法(引自 Culver, et al. 2017)

三、分子印迹过程

前面介绍的识别材料是通过分子印迹或分子修饰工艺制备的。在 Neves 等人(2017)最近的一篇文章中提出了分子印迹的新方法或新工艺。通过这些方法，我们可以将模板合并到聚合物结构中，以便以后能够识别。图 6-4 显示了前面描述的识别聚合物网络的主要生产过程。

选择合适的模板分子、功能单体和交联剂后，

将所有组分混合在合适的溶剂(如去离子水、磷酸盐缓冲液)中，形成预聚合复合物(模板功能单体)。然后进行聚合，稳定特定的空腔和结合位点。

最后，通过模板等洗涤步骤，去除未反应单体和交联分子，得到理想的分子印迹聚合物(MIP)。不同的聚合物官能团可以与不同的蛋白质结构域相互作用，因此使用杂多聚体系统(具有多个官能团的功能单体)可以改善印迹特征。此外，这些官能团还可以改变最终 MIP 的化学和/或机械性能，如图 6-5 所示。

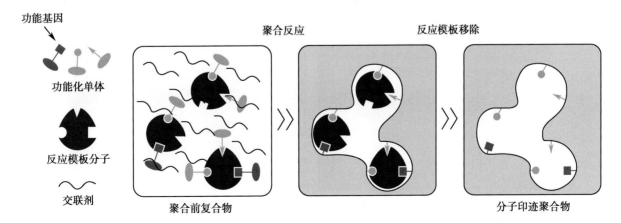

图 6-4　识别聚合物网络的主要生产过程(引自 Neves, et al. 2017)

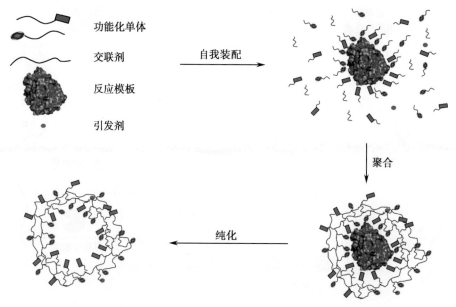

图 6-5　识别聚合物网络分子印迹的步骤（引自 Peppas 和 Clegg. 2016）

自然识别是生物领域中一个众所周知的过程，可以在抗体、酶、核酸和细胞中观察到。累积的超分子力可导致高亲和力的识别。Hilt 和 Byrne（2004）对这一过程进行了出色的分析。我们在分子印迹技术方面有 20 年的经验。我们已经在这个领域发表了 11 项美国专利和 100 多篇文章。

生物分析物是一个具有良好的生物印迹和识别能力的例子，由聚乙二醇 200 二甲基丙烯酸酯（PEG200DMA）与丙烯酸共聚（以二甲基亚砜制备），具有 67% 交联率的识别网络识别荧光标记葡萄糖。图 6-6 所示的识别网络（左）对葡萄糖的识别强度几乎是对照组的 5 倍。此外，我们还证明了相同的凝胶材料可以帮助比较结合。在图 6-7 中，我们展示了聚乙二醇 200 二甲基丙烯酸酯（PEG200DMA）与丙烯酸（二甲基亚砜制备）共聚

合 67% 交联率的凝胶网络是如何从葡萄糖（A）中识别半乳糖（B 和 C）的。

四、再生医学和组织工程

分子印迹（MI）在组织工程（TE）中的应用已经成为一个非常重要的研究领域。蛋白质的 MI 可以支持 TE 方法，特别是基于支架的自下而上的策略，开发用于植入或细胞培养系统的细胞指导支架。植入支架后，支架由 MI 能够选择性地识别和吸附生物高分子。在生物损伤部位存在多种混合分子信号，因此，分子印迹结合的大分子（图 6-8），将反过来促进细胞募集和吸附蛋白质。

MI 技术使生产支架承载能力高的模板分子和/或控制蛋白质定向吸附，并增加蛋白与配体交互活动结合位点的数量，将有利于细胞募集

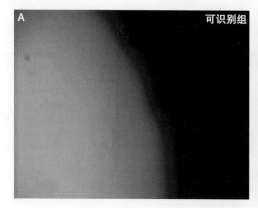

图 6-6　荧光葡萄糖类似物与聚乙二醇-丙烯酸共聚物 67% 交联比的识别
A. 可识别组 [I = 208.84+/-6.48（10 000 像素）]；B. 对照组 [I = 208.84+/-6.48（10 000 像素）]。

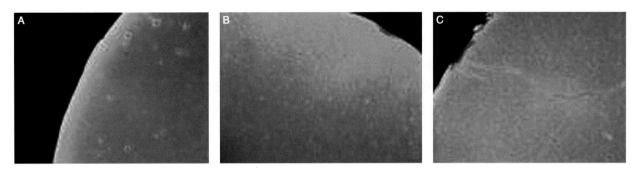

图 6-7　荧光葡萄糖类似物在聚乙二醇-丙烯酸共聚物中 67% 交联比的识别与半乳糖的识别比较
半乳糖/荧光葡萄糖类似物竞争性结合。A. 单一荧光葡萄糖类似物组;B. 半乳糖浓度 = 3 000×荧光葡萄糖浓度;C. 半乳糖浓度 = 100×荧光葡萄糖浓度。

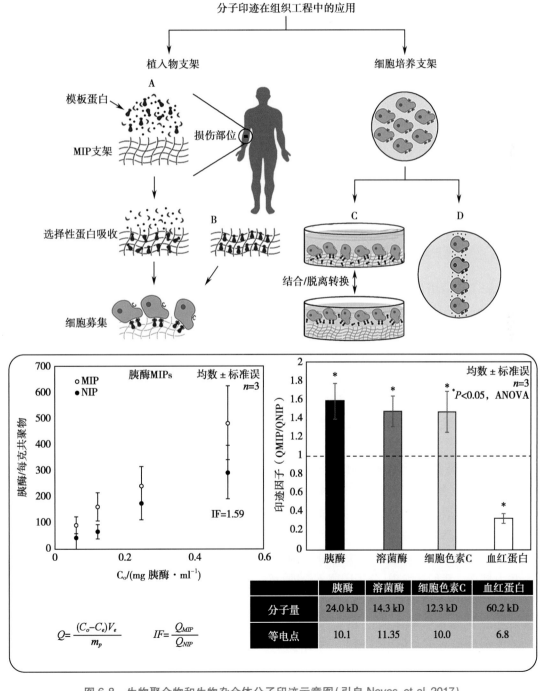

图 6-8　生物聚合物和生物杂合体分子印迹示意图(引自 Neves,et al. 2017)

（图 6-8B）。由 MI 构建的支架还可用于细胞培养系统。

印迹后修饰可以影响多种细胞行为功能，例如材料表面化学对细胞行为学的影响（图 6-8C）。另一种可能性是使用 MI 探索细胞形态学（图 6-8D），在细胞黏附点分子印迹支架的部位进行识别。然而，这些支架对于一些基于细胞的 TE 方法也有很大的价值，因为它们可能需要细胞或组织在体外增殖。

分子印迹技术在组织工程中的应用还有很多。蛋白质分子印迹可以支持组织工程方法，特别是基于支架的自下而上的植入细胞指导支架的开发策略。图 6-9 显示了印迹网络如何识别和吸引不同数量的胰蛋白酶、溶菌酶或细胞色素 C。

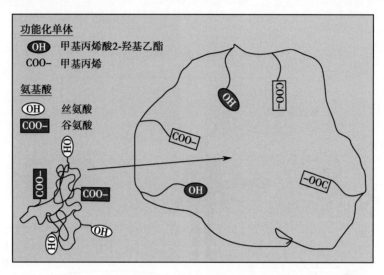

图 6-9　含有—OH 和—COOH 实体的构件在网络微腔的联想和调节过程中被含有相似构件的支架识别

如何为组织工程应用设计具有特异性识别能力的新型支架，一直是该领域内的一个问题。针对这个问题，我们实验室和其他研究人员通过计算机分子对接研究该问题。计算对接可以优化配体结合位姿的预测特性。通过对氢键和配体内能的物理和经验数据的计算，可以确定最佳的评分函数，从而实现对特定系统的最佳识别结构的区分。

例如，我们报道某些分子识别人血清白蛋白（HSA）的能力。其他重要的对接结果表明，HSA 最容易被识别（并与表 6-1 中单体产生的凝胶结合）。因此，含有 3-氨基苯硼酸（3-APBA）并与甲基丙烯酸二乙氨基乙酯（DEAEMA）交联的凝胶对 HSA 的亲和力最高。我们还发现，分子印迹不会改变新水凝胶的细胞相容性。

根据对接结果显示，单体的亲和顺序呈下降趋势，单体可以被植入支架中。因此，含有 3-氨基苯硼酸（3-APBA）的凝胶对 HSA 的亲和力最高。

表 6-1　人血清白蛋白（HSA）的亲和识别结果

类型	单体	分数
碱性	3-氨基苯硼酸（3-APBA）	25.0
酸性	4-乙烯基苯甲酸（4-vinylbenzoic-acid）	24.2
碱性	甲基丙烯酸二乙氨基乙酯（DEAE-MA）	22.1
中性	乙烯吡咯烷酮（NVP）	20.8
中性	苯乙烯（styrene）	20.7
碱性	4-乙烯基吡啶盐（4-vinylpyridine）	20.0
碱性	二甲基胺基乙酯（DMAEMA）	19.8
酸性	甲基丙烯（MAA）	19.0
中性	聚乙二醇甲基丙烯酸酯（PEGMA）	18.6
中性	甲基丙烯酸 2-羟基乙酯（HEMA）	18.5
酸性	海藻酸（alginic acid）	16.8
中性	碱活化材料（AAm）	16.8
酸性	氨基酸（AA）	16.4
中性	甲基丙烯酸甲酯（MMA）	16.2

五、组织工程中的识别

图6-9显示了一种可用于组织工程技术的识别凝胶。在这个体系中，通过交联过程和调节，含有—OH和—COOH的基团被支架识别。这种可识别的组织工程支架将来可能用于替换骨折损伤、肌腱、皮肤等。

六、选择性识别凝胶的其他应用

Kryscio和Peppas（2012）在几年前讨论了另一个重要的应用。在这个应用中，识别凝胶被放置在微悬臂阵列上，当聚合物凝胶识别外部化合物的存在时，它们能够弯曲阵列的组件（图6-10）。Khurshid等（2011）和Bayer等（2011）在论文中也讨论过这个想法。

- 开发可以选择性识别具有作为潜在疾病标记物蛋白的共聚物网络
- 整合这些硅材料反应底物从而制备可用于多种方向的新型设备(例如生物传感)

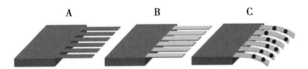

图6-10　当聚合物凝胶识别印迹化合物时，放置在微悬臂阵列上的识别凝胶能够弯曲阵列组件

七、结论

生物活性支架在再生医学、组织工程等相关领域具有重要意义。这些支架解决了供体与组织的主要临床需求。使用天然材料和合理的分子印迹排列构建可能能够在生长因子传递和组织工程支架中隔离和传递有效载荷。这些智能材料能够感知并对环境做出反应，因此，开发用于组织再生的快速识别支架已成为可能。

致谢

这项研究得到了得克萨斯大学-葡萄牙研究项目的部分支持。我们感谢丹妮拉·巴里奥斯·桑托斯协助撰写这篇文章。

（胡添　译）

参考文献

［1］ANNABI N, TAMAYOL A, UQUILLAS J A. Rational design and application of hydrogels in regenerative medicine ［J］. Adv Mater, 2014, 26: 85-124.

［2］BAYER C L, PÉREZ HERRERO É, PEPPAS N A. Alginate films as macromolecular imprinted matrices［J］. J Biomater Sci Polym Ed, 2011, 22: 1523-1534.

［3］BOSE S, ROY M, BANDYOPADHYAY A. Recent advances in bone tissue engineering scaffolds［J］. Trends Biotechnol, 2012, 30(10): 546-554.

［4］CLEGG J R, WECHSLER M E, PEPPAS N A. Vision for functionally decorated and molecularly imprinted polymers in regenerative engineering［J］. Regen Engin Transl Med, 2017, 3: 166-175.

［5］CULVER H, CLEGG J, PEPPAS N A. Hydrogels responsive to analytes and external biological inputs［J］. Chem Res, 2017, 50: 170-178.

［6］CULVER H, PEPPAS N A. Method of preparation of biodegradable nanoparticles with recognition characteristics: US, Provisional Patent No. 61/883, 630 filed. 2014-09-27.

［7］HILT J Z, BYRNE M E. Configurational biomimesis in drug delivery: molecular imprinting of biologically significant molecules［J］. Adv Drug Del Rev, 2004, 56: 1599-1620.

［8］KHURSHID S S, SCHMIDT C E, PEPPAS N A. Optimization of molecularly imprinted polymers of serotonin for biomaterial applications［J］. J Biomat Sci Polym Ed, 2011, 22: 343-362.

［9］KRYSCIO D R, FLEMING M Q, PEPPAS N A. Conformational studies of common protein templates in macroolecularly imprinted polymers［J］. Biomed Microd, 2012, 14: 679-687.

［10］KRYSCIO D R, FLEMING M Q, PEPPAS N A. Protein conformational studies for macromolecularly imprinted polymers［J］. Macromol Biosci, 2012, 12: 1137-1144.

［11］KRYSCIO D R, PEPPAS N A. Surface imprinted thin polymer film systems with selective recognition for bovine serum albumin［J］. Anal Chim Acta, 2012, 718: 109-115.

［12］METCALFE A D, FERGUSON M W J. Tissue engineering of replacement skin: the crossroads of biomaterials, wound healing, embryonic development, stem cells and regeneration［J］. J R Soc Interface, 2007, 4: 413-437.

［13］NEVES M I, WECHSLER M E, GOMES M E. Molecularly imprinted intelligent scaffolds for tissue engineering applications［J］. Tissue Engineering Part B: Reviews,

2016,23:27-43.

［14］ PEPPAS N A. Mimetic drug delivery systems for release with specific molecular triggers：US,Patent App. 20,100/210,835,2010.

［15］ PEPPAS N A,CLEGG J R. The challenge to improve the response of biomaterials to the physiological environment ［J］. Regen Biomater,2016,3:67-71.

［16］ PEPPAS N A,DURGHAM A. Highly porous recognitive polymer systems：US,Patent 8,741,316. 2014-06-04.

［17］ PEPPAS N A, EKERDT B, GOMEZ M. Method and process for the production of multicoated,recognitive and releasing systems：US,patent 8,771,713. 2014-07-08.

［18］ PEPPAS N A, EKERDT B, GOMEZ M. Method and process for the production of multicoated,recognitive and releasing systems：US,Patent 8,821,899. 2014-09-02.

［19］ PEPPAS N A,PEREZ-HERRERO E. Protein imprinting by means of alginate-based polymer microcapsules：US, Patent 8,940,394. 2015-01-27.

［20］ PLACE E S, EVANS N D,STEVENS M M. Complexity in biomaterials for tissue engineering［J］. Nat Mater, 2009,8:457-470.

阅读原文,请扫描二维码

第七章
用于再生医学疗法的制造和应用的热凝胶

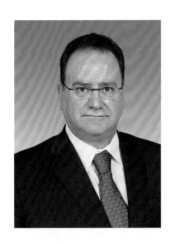

Antonios G. Mikos

莱斯大学（Rice University）路易斯·考尔德（Louis Calder）生物工程与化学与生物分子工程教授，J·W·Cox 生物医学工程实验室主任，莱斯大学组织工程卓越中心主任。

Antonios G. Mikos is the Louis Calder Professor of Bioengineering and Chemical and Biomolecular Engineering at Rice University. He is the Director of the J. W. Cox Laboratory for Biomedical Engineering and the Director of the Center for Excellence in Tissue Engineering at Rice University.

摘要

再生医学疗法通常需要具有复杂几何形状和动态变化能力的材料。为了促进对材料合成、传递和排出的更好控制，科学家已经做了大量的工作来开发能够对某些刺激做出反应的生物材料。热凝胶聚合物是一类刺激敏感性材料，它们会随着温度的波动而发生相位变化。生物医学研究人员利用这一现象，设计了许多再生医学技术，包括注射药物输送和组织工程支架，以及用于 3D 打印的临时结构。本章将讨论这些聚合物经过热凝胶化的机制，并深入研究更常用的天然和合成聚合物。在此还将讨论研究人员对这些聚合物进行必要的修改，以改变它们的凝胶温度、细胞相容性或生物降解性，使它们更利于生物医学的应用。最后，我们将讨论热凝胶聚合物在再生医学领域的最新应用，以及它们对未来研究的影响。

Abstract

Regenerative medicine therapies often require materials with complex geometries and dynamic behavior. Much work has been done to develop biomaterials that are responsive to certain stimuli to facilitate more control over synthesis, delivery, and excretion. Thermogelling polymers are one set of these stimuli-sensitive materials that undergo a phase change in response to fluctuations in temperature. Biomedical researchers have taken advantage of this phenomenon to engineer a number of regenerative medicine technologies, including injectable drug delivery depots and tissue engineering scaffolds, and temporary structures for 3D printing. This chapter will discuss the mechanisms through which these polymers undergo thermal gelation, as well as look in-depth at the more commonly used natural and synthetic polymers. It will also discuss the necessary modifications that researchers have made to these polymers to change their gelation temperatures, cytocompatibility, or biodegradability, and make them more useful for biomedical applications. Finally, we will discuss recent applications of thermogelling polymers in the field of regenerative medicine, and the promise they hold for the future.

一、前言

为了利于水凝胶的制造和提高及其有效载荷，可以将对某些刺激（如光、pH 和温度）的敏感反应纳入水凝胶系统。这些刺激反应型凝胶可以提供更简单、更可调的凝胶合成方法，减少侵入性植入方法，以及稳定体内的材料动态。这一章将重点介绍水凝胶，当达到临界溶液温度时，水凝胶从它们的前体溶液状态转变为凝胶状态，称为"溶胶-凝胶转变"。这些通常被称为"热凝胶聚合物"，或者简称为"热凝胶"。

大多数自然产生的热凝胶，如琼脂糖或明胶，当它们从加热的溶液状态冷却到上临界温度（upper critical temperature）时就会变成凝胶状态。这是意料之中的，因为随着温度的降低，大多数凝胶分子排列更加有序。然而，一些天然衍生的热凝胶，如甲基纤维素或壳聚糖，以及许多应用于再生医学技术的合成热凝胶，在经过下临界温度（lower critical temperature）后，具有奇特的凝胶行为。这种行为可以在生物医学应用中得到利用：由于生理温度通常高于环境温度，在体外合成和处理过程中，下临界温度在生理温度和环境温度之间的聚合物呈液体状态，但一旦插入体内，就会在原位形成凝胶。这一点非常有利于可注射系统的开发，它可以减少药物传递和组织工程技术的在植入体内过程中的侵入损伤。到达上临界温度的凝胶也可以作为一种 3D 打印的材料。本章将讨论这些聚合物经历热诱导凝胶的机制，最常见的天然和合成热凝胶在生物医学的应用，这些热凝胶在注射给药和组织工程系统应用方面的最新进展以及它们在 3D 打印

中的潜力。

二、热凝胶的形成机制

热凝胶的形成有多种机制。许多从蛋白质和多糖中提取的天然聚合物，包括明胶、琼脂糖和卡拉胶，由于来自蛋白质或多糖，保留了生物大分子的原始螺旋状态，是螺旋结构的转变导致热凝胶化（图 7-1A）。在加热状态下，这些聚合物以随机线圈的形式存在。随着温度的降低，为了使自由能最小化，线圈开始重新聚集成螺旋结构，它们都在同一条链内折叠，并在不同的链之间相互作用。然后这些螺旋聚集在一起，形成凝胶网络的连接点。

另一种常见的凝胶化机制是疏水相互作用（图 7-1B），已经观察到疏水相互作用是甲基纤维素、聚 N-异丙基丙烯酰胺（PNIPAAm）和一些两亲性嵌段共聚物热凝胶化的主要机制。在较低的温度下，水和分子亲水部分之间的氢键控制着系统，所以聚合物链在很大程度上是相互独立的。然而，随着温度的升高，系统的熵增加，产生负的自由能，亲水聚合物之间的相互作用受阻，导致疏水聚合物相互作用变得更加普遍。当聚合物链聚合时，它们脱水并析出溶液，形成凝胶。

还有一种形成凝胶的机制是通过胶束包裹（图 7-1C），这是在许多两性亲和热凝胶中观察到的，最明显的是泊洛沙姆两性亲和分子在水溶液中自然形成胶束，随着温度或浓度的增加，胶束之间的接触增多。在一定浓度下，胶束几乎缠结到足以形成网络，所以温度的微小变化将导致胶束网络达到一个临界胶凝点。在这些浓度下，这些两亲性共聚物表现为热凝胶形式。

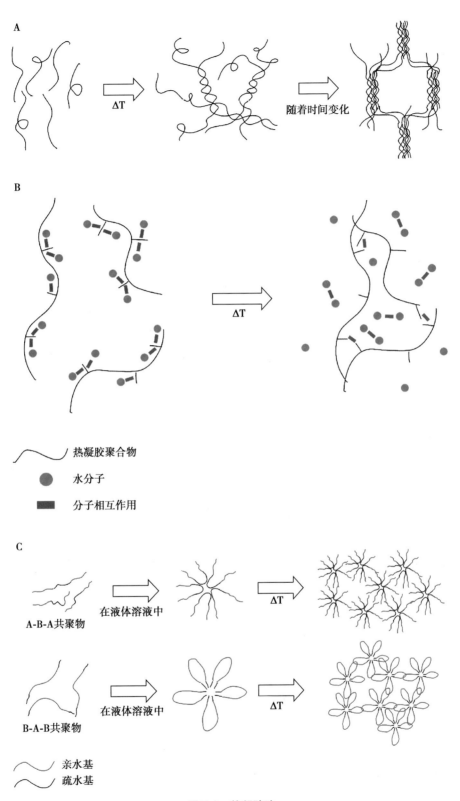

图 7-1 热凝胶法

A. 当随机聚合物线圈聚合成螺旋状以最小化自由能时，发生线圈-螺旋跃迁。这些螺旋相互聚合形成凝胶网络。B. 通过疏水相互作用，凝胶化的热凝胶聚合物发生水-聚合物相互作用，该功能使其在系统中做主导作用。随着温度的升高，聚合物-聚合物相互作用和水-水相互作用加剧，聚合物链聚集并析出溶液。C. 亲两性共聚物在溶液中会形成胶束。随着温度的升高，胶束开始聚集并缠绕在一起，形成凝胶网络。

三、热凝胶聚合物的类型

（一）天然热凝胶聚合物

1. 纤维素   纤维素是世界上最常见的有机化合物,通常从树木或棉花等植物中提取,但也可以从细菌或海洋脊索动物中分离出来。纤维素是由具有高分子内氢键的重复葡萄糖单体组成,不溶于水。然而,对单体结构的修饰可以减少这种氢键,并产生水溶性和热凝胶性的纤维素衍生物。这些热凝胶衍生物中最常见的是甲基纤维素(图 7-2A),它是通过醚化反应将链上的羟基与甲氧基取代而制备的。这种反应通常分为两个步骤:首先,由于纤维素不溶解,反应后的纤维素会在碱性介质

(如氢氧化钠)中膨胀。接下来,它将被醚化剂处理,如碘甲烷、氯甲烷或硫酸二甲酯,生成甲氧基取代衍生物甲基纤维素。甲基纤维素是一种天然衍生的热凝胶,具有低临界溶液温度(LCST)。其通过疏水相互作用而不是螺旋结构转换形成热凝胶。其下临界温度介于 40℃ 和 70℃ 之间,具体下临界温度数值取决于甲氧基取代度和在溶液中甲基纤维素的浓度。这可能是使甲基纤维素难以用于生物医学的原因之一,甲基纤维素必须与盐混合,或与疏水性更强的材料共聚,从而将下临界温度降至生理温度以下。一旦凝胶化,甲基纤维素就会形成一种细胞相容的生物降解基质,其硬度为 1~10Pa。

甲基纤维素最常用于可注射凝胶体系,尤其是

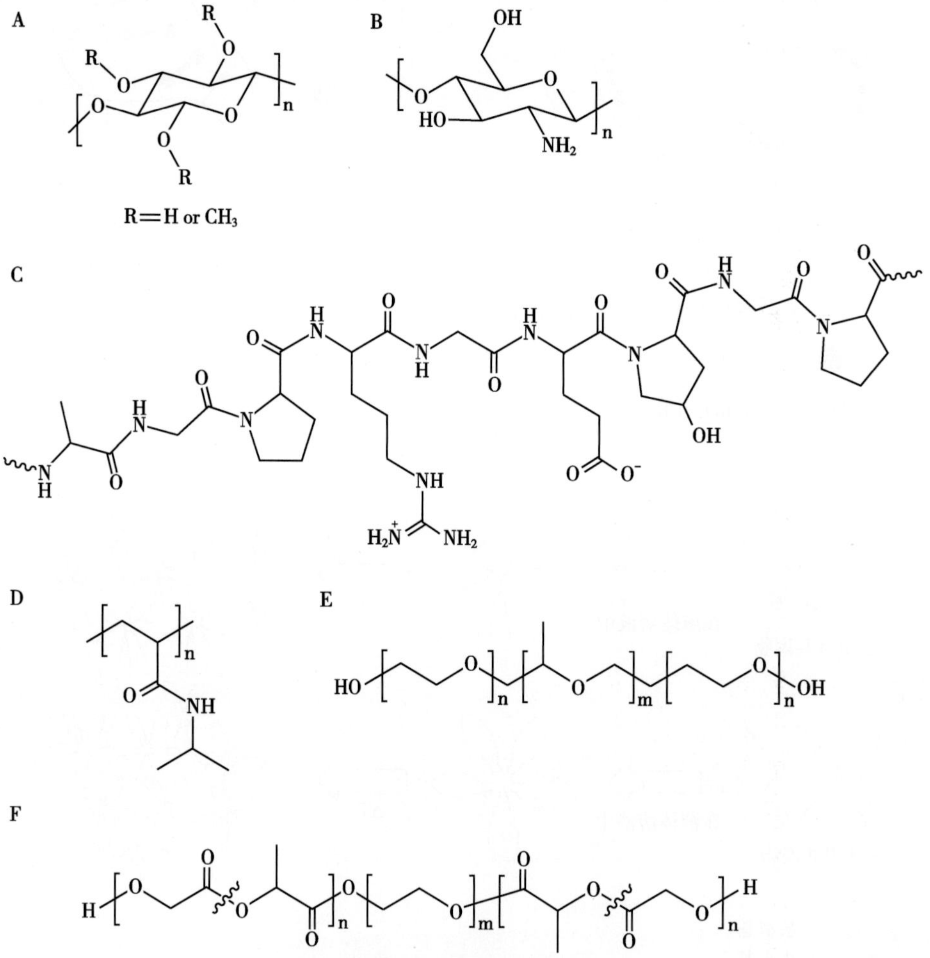

图 7-2   常见热凝胶聚合物的分子结构

A. 甲基纤维素。R 基团是甲基,其影响聚合物的溶解度和下临界温度。B. 壳聚糖。NH₂ 基团可以方便地接枝各种生物分子和共聚物。C. 明胶。分子中心的 RGD 细胞结合基序促进细胞的生存和增殖。D. 聚 N-异丙基丙烯酰胺。异丙基最初在溶液中水化,但随着温度的升高,异丙基开始通过疏水相互作用聚集。E. 聚环氧乙烷。亲水性的 PEO 基团从疏水的 PPO 核心侧壁形成 A-B-A 两亲性三嵌段共聚物,在水溶液中胶束化。F. 聚乳酸羟基乙酸-聚乙二醇-聚乳酸羟基乙酸共聚物。疏水的 PLGA 嵌段与亲水的聚乙二醇核相邻,形成在水溶液中胶束化的 B-A-B 两亲性三嵌段共聚物。

结合组织工程技术。最近发表的一项研究使用了一种可注射的甲基纤维素,该系统含有用于伤口愈合的银纳米颗粒。作者将甲基纤维素溶液与醋酸银盐类化合物混合,增加其脱盐效果。注射后,醋酸银分子离解成离子状态。由于其固有下临界温度低于生理温度,甲基纤维素会在原位形成凝胶。另外,银离子在原位氧化形成具有抗菌性能的氧化银纳米颗粒,能够使细菌减少99.9%。同样的研究小组也采用了类似的模型,使用磷酸钙纳米颗粒进行骨再生。

甲基纤维素还与从脂肪组织中提取的可溶性胞外基质(sECM)一起用于伤口愈合。将6%(质量百分比)的sECM融入甲基纤维素,足以把下临界温度从44℃降低至34℃,创建一个原位热凝胶聚合物。当这种混合热凝胶与脂肪干细胞一起使用时,全层皮肤伤口愈合速度加快,与单独使用混合水凝胶或对照组相比,瘢痕较少。透明质酸还可以与甲基纤维素结合并用于神经组织工程。以1∶7的比例混合透明质酸和甲基纤维素,与聚乙二醇(PEG)交联。透明质酸和甲基纤维素在体内降解较快,但由于PEG交联剂的加入而延迟了降解。透明质酸甲基纤维素(HAMC)在24.4℃发生热凝胶反应,形成直径50~70μm的气孔。但在细胞毒性研究中,HAMC凝胶轻微降低细胞存活率,但仍需要进行彻底的体内研究,以评估该系统在神经组织工程中的应用潜力。

2. 壳聚糖　壳聚糖是另一种常见的多糖(图7-2B),是通过壳聚糖的去乙酰化而得到的。壳聚糖是从甲壳类动物(如螃蟹和虾)外壳中发现的一种化合物。壳聚糖溶于弱酸,在溶液pH大于6时自发形成凝胶。然而,如果用磷酸盐(如甘油磷酸酯或磷酸铵)中和,壳聚糖将在生理pH下保持溶解状态,凝胶会随温度而变化。虽然最初认为是由于甘油磷酸盐中的甘油破坏了水分子的氢键,使壳聚糖具有了这种新的热凝胶能力,但进一步的研究表明,无甘油作用下不仅可以产生凝胶,而且比基于甘油的体系更快。这种现象,再加上壳聚糖由磷酸盐交联后形成的不可逆热凝胶,可能说明了一种机制,即二价磷酸离子与壳聚糖链之间除了增加疏水相互作用外,还有电荷离子键的相互作用。

当壳聚糖被磷酸盐中和后,根据其分子量、浓度,以及去乙酰化程度,可得出其下临界温度大致为30℃。壳聚糖具有生物降解性和细胞相容性,但用于中和反应中使用的甘油磷酸盐具有潜在的细胞毒性,这引起了人们的关注。此外,壳聚糖有可用的胺基基团,由于其相对高的反应活性,便于附着各种生物分子以进一步细化水凝胶,使壳聚糖成为一种常见的多聚热凝胶。

最近的一项研究使用含细胞壳聚糖热凝胶,结合3D打印多聚聚己内酯(PCL)技术,构建人造骨骼支架。研究人员使用PCL支架解决骨髓间充质干细胞相容性问题。在37℃培养时,壳聚糖稠化,使得混合支架与PCL获得一定的强度,增加壳聚糖在细胞培养中的作用。与PCL支架相比,杂交支架上的细胞具有更高的成骨基因表达水平,包括碱性磷酸酶(ALP)和骨钙蛋白(OCN),钙沉积水平也高于PCL和壳聚糖支架。壳聚糖热凝胶还可以装载重组人骨形态发生蛋白质-2(BMP-2),并在7天内释放。

壳聚糖主体打印出来后,构建了相对坚固且具有良好溶解性的水凝胶支架。尽管打印后可以选择性地种植细胞,但由于所用的酸性交联剂和该溶剂蒸发后导致的凝胶硬度增强,使壳聚糖并不适用于含细胞打印。相较而言,壳聚糖与明胶混合,可以创造出适合细胞打印的生物墨水。壳聚糖-明胶复合材料具有良好的抗微生物活性,已被应用于皮肤工程领域。复合材料生物墨水表现出轻微的触变性,具有高临界溶解温度(UCST),明胶作为该体系中的主要成分。在优化细胞种植浓度和打印压力后,研究人员能够打印直径为450μm的水凝胶纤维。将细胞直接种植在生物墨水表面,与仅由壳聚糖组成的水凝胶相比,细胞在明胶壳聚糖混合生物墨水表面的存活率显著提升。在两年后的一项研究中,研究人员使用一种便宜的(<1 000美元)生物打印机,展示了复合生物墨水在生物3D打印中的前景。有趣的是,壳聚糖明胶生物墨水呈现出低临界溶液温度,而不是前期研究中报道的在26℃和32℃范围内形成凝胶的高临界溶解温度。由于这种低临界溶液温度,生物墨水必须在混细胞前冷却,然后打印在加热的打印平台上。由于这种预冷过程,研究人员观察发现该体系中细胞存活率低于其他生物打印系统(<75%),但实验结果仍然

显示单一使用热凝胶是一种生物墨水的良好选择。

3. 明胶 明胶是一种经过加工的胶原蛋白，其三重螺旋结构大部分变性为单一螺旋结构（图7-2C）。明胶是天然聚合物中最常用的热凝胶材料。早在14世纪，欧洲已经出现食用明胶，明胶相关的研究也非常深入和透彻。明胶分子结构中，含有大量的精氨酸-甘氨酸-天冬氨酸（RGD）氨基酸序列片段，该片段可以促进细胞黏附，在细胞被明胶包裹后后具有良好的细胞活性。明胶还很容易通过一些常见的交联剂发生交联反应，也可以通过基质金属蛋白酶降解。如前所述，当明胶冷却时，其螺旋结构会发生转变，在临界温度下，形成一个螺旋状的凝胶网络。

明胶的上临界温度为24℃到34℃，具体温度取决于明胶浓度。也正是由于这个原因，明胶需要与另一个聚合物形成共聚合物，从而使得上临界温度上升至37℃，或者使得自身低临界溶液温度的热凝胶成为系统中的主要成分。由于明胶分子中的氨基酸片段对细胞增殖具有促进作用，并且明胶容易被酶降解，使得明胶成为最常用的负载细胞水凝胶材料。

明胶是一种热门的生物打印材料，因为它保留了传统3D打印墨水的特征：加热液化，冷却后凝固。该打印方法也用于打印明胶甲基丙烯酰胺支架，该生物墨水可以通过光敏交联，在温度发生变化时仍然保持其结构。结果表明，聚合物浓度和打印温度对打印结构的直径有显著影响。此外，当紫外线剂量为 1 800mJ/cm^2 时，打印细胞的存活率>97%。研究人员能够将明胶的热凝胶性能与甲基丙烯酰胺的光敏性能相结合，构建一种生物墨水，其打印分辨率可以达到400μm，打印纤维存储模量为10kPa，打印后14天细胞存活率在97%以上。同样，明胶可以与海藻酸盐混合促进热凝胶打印，与氯化钙发生离子交联。在这两种情况下，我们都可以观察到明胶用于热凝胶打印，通过打印后交联反应，形成强度更高的打印结构。

明胶也被用作牺牲替代材料，形成负载细胞的血管化管道。通过打印一种含细胞的明胶/胶原同心圆结构，升高温度，洗脱液化明胶形成管道。被包裹的细胞会附着在周围的胶原蛋白上，形成一个含细胞的血管通道。

（二）合成热凝胶聚合物

1. 聚 N-异丙基丙烯酰胺（PNIPAAm） PNIP-AAm 可能是最广为人知、应用最广泛的热凝胶聚合物（图7-2D）。自20世纪50年代首次合成后，因为加热后经历溶胶-凝胶转变，在20世纪80年代后期和90年代初引起广泛关注，特别是在生物医学领域。特别是，未改性 PNIPAAm 的下临界温度大约是30~35℃，该温度范围在生理温度以下，但高于环境温度，使其相当适合生物应用。

采用自由基聚合、氧化还原聚合、可逆加成-碎裂链转移（RAFT）聚合和原子转移自由基聚合（ATRP）等方法合成具有热凝胶能力的 PNIPAAm。然而，PNIPAAm 是不可生物降解的，因此为了使其具有生物降解性能，必须使其交联从而获得生物降解性，或者使用水解或酶解的基团对其进行改性，将其降解为亲水性组分，从而使下临界温度高于生理温度，促进聚合物的再吸收。此外，PNIPAAm 凝胶可以经历一种称为"协同作用"的物理收缩，这种收缩将极大地改变支架形状，除非在其形变之前进行交联。

已经有了大量的研究报道基于 PNIPAAm 水凝胶的各种生物医学应用，这一节只能罗列部分内容，我们将只关注其在再生医学中的近期应用。在开发基于 PNIPAAm 的可注射水凝胶体系方面，已经有了大量的研究，该系统在体内可吸收，不会因与骨组织工程同时使用而导致形变。因为甲基丙烯酸甘油酯（GMA）具有一个下垂的环氧环，所以 PNIPAAm 可以与 GMA 发生共聚反应。该环氧环作为二胺交联剂聚胺（PAMAM）交联链，可防止形成凝胶。此外，丙烯酸酯（dimethyl-γ-butyrolactone，DBA）加入反应，作为聚合物分子主架。DBA 含有一个可水解的内酯环，水解后可降解为亲水羟基和羧基。这种降解导致下临界温度上升至生理温度以上，使得聚合物容易被吸收。同时加入丙烯酸（acrylic acid，AA）对体系的下临界温度进行微调。实验证明，这些可注射凝胶一旦注入颅骨缺损处，可以维持间充质干细胞的存活率并促进矿化。

利用天然化学物质交联（NCL）作为交联机制，而不是环氧胺反应，开发了类似的双胶凝注射体系。NCL 通过硫酯和 N 端半胱氨酸的转硫酯化反应，进行氮元素到硫元素的重新排列，形成稳定的肽键。尽管 NCL 之前已经被认为是一种具有选择和生物相容性的化学反应，但它发生速度缓慢，因此很难用于可注射系统。然而，如果在该系统中加入热凝胶，热凝胶可以用来保持注入材料的形状，为 NCL 交联争取反应时间。因此，半胱氨酸端基单体，N-(2-羟丙基)甲基丙烯酰胺-半胱氨酸(HP-MACys)与 PNIPAAm 和 PEGf 发生共聚反应，形成 PNIPAAm-co-HPMACys-PEG-PNIPAAm-HPMACys 共聚物。这种共聚物在 37℃ 形成凝胶，该凝胶和硫代酸酯修饰的聚乙二醇(PEG)或透明质酸交联时产生凝胶，该凝胶具有 5kPa 的储存模量，显示了作为组织工程支架的良好的机械条件。该系统也已应用于 3D 打印。将共聚物打印在 37℃ 的温度平台上，水凝胶会产生良好的打印性能，交联后的打印物储存模量可达 9kPa。此外，将 PCL-N-羟基琥珀酰亚胺加入交联体系中，水凝胶能够通过共价接枝得到更加坚固的结构，使得打印物达到超过 600kPa 的储存模量。与透明质酸交联的水凝胶，细胞存活率可高于 90%，也充分说明了该方法在骨科组织工程方面的潜力。

最近的另一项研究利用 PNIPAAm 的热凝胶特性使透明质酸更易于打印。通过将 PNIPAAm 嫁接到透明质酸的主干上，研究人员能够将 PNIPAAm 的热响应特性融入共聚物网络中。因此，水凝胶在加热的打印平台上也可以维持打印结构。然后将打印物置于紫外线下交联，凝胶内未聚合的甲基丙烯酸透明质酸在紫外线的作用下进行交联，形成热聚合透明质酸-PNIPAAm 和光聚合透明质酸-甲基丙烯酸酯(HAMA)的网络。随后将温度降至 4℃，透明质酸-PNIPAAm 开始溶解，留下 HAMA 网络保持打印的凝胶纤维结构。

2. 聚环氧乙烷(PEO-PPO-PEO) 即泊洛沙姆，商标名为普朗尼克®，是一种由两个亲水的共聚物聚环氧乙烷(PEO)和两侧的疏水聚合物丙烯氧化物(PPO)组成的两亲共聚物(图 7-2E)。这种 A-B-A 型两亲三嵌段共聚物有利于在较低温度下形成热凝胶。研究发现，泊洛沙姆 F127(PF127)溶解温度较低，因此有利于生物方向的应用。在室温下(低于 25℃)该水凝胶是黏性溶液，但是在体温(37℃)下则形成固体凝胶。泊洛沙姆随着温度的上升，其内部形成微型颗粒，从而形成固体凝胶。

与 PNIPAAm 类似，这种合成的聚合物具有较低的免疫原性，但也不能生物降解，必须对其进行改性，使其更适合在生物体内使用，也更适合包裹细胞。

泊洛沙姆用于药物输送有着悠久的历史。最近，PF127 与透明质酸(HA)混合，形成了一种可注射给药系统，增加了非甾体抗炎药(NSAID)局部给药的稳定性。HA 上的乙酰基与 PF127 上的甲基相互作用，形成微颗粒间交联，可减缓凝胶的降解速度。由于降解速度减慢，药物释放时间得以延长，从而减少注射和降低高浓度释放带来的副作用。

PF127 已作为一种替代材料用于打印复杂的组织结构。复合生物墨水由明胶、纤维蛋白原、透明质酸和甘油组成，并可用于打印两种不同细胞类型的复杂系统。使用 PCL 从水凝胶内部提供机械力支持，而 PF127 被用作外部支架帮助维持其打印结构形状，类似于传统 3D 打印中的支持结构。一旦打印完成，PF127 就随着温度的升高而褪去。该方法有利于构建复杂结构。如耳朵，需要充分种植软骨细胞，以获取强大的机械力支持以及孔隙结构用于物质交换。

与前面讨论的聚 N-异丙基丙烯酰胺-透明质酸体系类似，未改性的 PF127 已经与双丙烯酸 PF127(PF127-DA)混合，以打印具有促进提高细胞存活率的"纳米结构"支架。使用 17% 的未改性 PF127 和 3% PF127-DA，研究人员能够在加热打印平台上打印出高分辨率的打印结构。然后使 PF127-DA 进行光敏聚合反应，当温度一旦降低至 PF127 的下临界温度，未改性的泊洛沙姆随即褪去，在打印结构中留下多孔隙结构。这些孔隙结构，即为"纳米结构"，可以将包裹在内的牛软骨细胞存活率从 60% 提升至 86%。此外，尽管原始 PF127-DA 结构相当脆弱，压缩模量小于 2kPa，但是加入甲基丙烯酸透明质酸后，其硬度可以增加 4 倍。

3. 聚乳酸羟基乙酸-聚乙二醇-聚乳酸羟基乙酸(PLGA-PEG-PLGA) 是一种 B-A-B 三联共聚物，核心亲水基团与疏水基团侧翼(图 7-2F)类似于泊洛沙姆。PLGA-PEG-PLGA 共聚物可以通过形成微型颗粒产生热凝胶。这种反应的温度取决于许多因素，包括分子质量、乳酸和乙醇酸链的序列结构。基于这些因素，有些聚合物可以设计成室温为液态,温度到达体温后形成凝胶。不像泊洛沙姆,PLGA-PEG-PLGA 共聚物是可生物降解的,并且其体内潴留时间更长。

PLGA-PEG-PLGA 凝胶已广泛应用于药物输送。例如,使用 PLGA-PEG-PLGA 注射水凝胶可局部给药多柔比星 20 多天,在小鼠肉瘤模型中发现,与另外两种系统性给药方式相比,在同样的药物剂量下,热凝胶载药系统具有更显著的抗肿瘤作用。类似的,使用 PLGA-PEG-PLGA 热凝胶共聚物将辛伐他汀注入大鼠骨缺损模型,体外培养成骨细胞与辛伐他汀缓释水凝胶显示出更高的矿化程度和成骨表达。μCT 分析结果显示,体内骨组织的骨密度显著性高于对照组。总的来说,PLGA-PEG-PLGA 水凝胶作为注射给药系统具有很大的应用前景。

PLGA-PEG-PLGA 共聚物也被用作组织工程的可注射体系。在兔模型中,一种共聚物被用来将骨髓间充质干细胞运送到全层关节软骨缺损处。该共聚物在原位形成支架,与天然组织有一定程度的结合。再生组织的力-位移曲线与对照组的曲线非常相似。此外,注射含细胞凝胶后杨氏模量和压缩模量均显著高于仅注射凝胶组,但与对照组相差不大。组织学结果也显示,糖胺聚糖和Ⅱ型胶原蛋白的含量显著提高,但仍未达到对照水平。尽管如此,该体系在具有软骨再生能力的同时,还能减少瘢痕和宿主免疫反应。

4. 其他合成聚合物　聚氨酯是热凝胶聚合物在再生医学技术领域应用的另一个案例,尤其是3D 打印技术中具有巨大潜力。最近的研究工作集中在聚氨酯的开发上,以聚丙交酯-二醇或聚丙交酯-二醇为软性片段,二异氰酸酯为硬性片段。将神经干细胞包埋入聚氨酯生物墨水进行 3D 打印,然后将打印物植入中枢神经系统受损的斑马鱼模型中。80%以上的实验斑马鱼可以免于神经系统功能障碍。此外,在 PLLA 和 PDLLA 段中加入聚环氧乙烷进一步增强了凝胶形成能力,而聚氨酯生物墨水仅使用热凝胶就能达到约 6.5kPa 的模量,令人印象深刻。聚氨酯将是未来生物打印研究的重要材料。

此外,聚环亚氨基醚是另一种新型生物墨水。最近的一项研究使用了聚(2-代-2-噁唑啉)(POx)和聚(2-代-5,6-二氢-4H-1,3-噁唑啉)(POzi)的共聚物。该材料具有很高的触变性,剪切后可立即恢复。热凝胶材料的储存模量也相当高,约为 1~2kPa。此外,这种生物墨水包裹的成纤维细胞,在打印后存活率超过 90%。总的来说,聚环亚氨基醚生物墨水研究提供了另一种热凝胶材料,虽热该生物墨水在体内环境中还没有得到相应的验证,但也体现了对该材料研究的意义。

四、结论及最后考虑事项

本文综述了热凝胶聚合物及其凝胶化机制,以及使用最常见的天然及合成聚合物在再生医学中的一些最新应用。热凝胶很显然已经取得了很大的成功,并且在局部给药和组织工程等方面有很好的应用前景。热凝胶很明显地在3D 打印领域拥有一席之地,因为热凝胶对温度变化的反应可以在打印过程中得到运用。例如,在永久性交联之前形成热凝胶,可以使其作为空腔结构的替代材料。该领域在未来还有很大发展空间,比如说,与共价交联共聚物相比,热凝胶材料机械强度仍然很低,对于某些承重组织,如骨组织和软骨组织,热凝胶很难在这些领域提供应有的机械强度。此外,很多当前使用的热凝胶存在生物降解性能差以及无法包裹细胞等问题,所以提高热凝胶生物相容性,以及如何有效降解的问题都需要得到解决。话虽如此,热凝胶的流动性和溶解可逆性都是材料科学和组织工程领域重要的性能,其应用潜力也受到研究人员创造性的限制。

致谢

感谢美国国立卫生研究院对这项工作的支持（P41 EB023833 和 R01 AR068073）。

（胡添 译）

参 考 文 献

[1] KOETTING MC,PETERS JT,STEICHEN SD,et al. Stimulus-responsive hydrogels:theory, modern advances, and applications[J]. Mater Sci Eng:R:Reports,2015,93:1-49.

[2] WANG X,WANG C,ZHANG Q,et al. Cheng. Near infrared light-responsive and injectable supramolecular hydrogels for on-demand drug delivery[J]. Chem Commun, 2016,52:978-981.

［3］ WANG D, WAGNER M, BUTT H, et al. Supramolecular hydrogels constructed by red-light-responsive host-guest interactions for photo-controlled protein release in deep tissue［J］. Soft Matter,2015,11:7656-7662.

［4］ SHI K,LIU Z,WEI Y,et al. Near-infrared light-responsive poly (N-isopropylacrylamide)/graphene oxide nanocomposite hydrogels with ultrahigh tensibility［J］. ACS Appl Mater Interfaces,2015,7:27289-27298.

［5］ KWON SS, KONG BJ, PARK SN. Physicochemical properties of pH-sensitive hydrogels based on hydroxyethyl cellulose-hyaluronic acid and for applications as transdermal delivery systems for skin lesions［J］. Eur J Pharm Biopharms,2015,92:146-154.

［6］ MUKHOPADHYAY P, CHAKRABORTY S, BHATTA-CHARYA S, et al. pH-sensitive chitosan/alginate core-shell nanoparticles for efficient and safe oral insulin delivery［J］. Int J Biol Macromol,2015,72:640-648.

［7］ LIU J, HUANG Y, KUMAR A, et al. pH-sensitive nanosystems for drug delivery in cancer therapy. Biotechnol Adv,2014,32:693-710.

［8］ KLOUDA L. Thermoresponsive hydrogels in biomedical applications:A seven-year update［J］. Eur J Pharm Biopharm,2015,97:338-349.

［9］ LIOW SS,DOU Q,KAI D,et al. Thermogels:in situ gelling biomaterial［J］. ACS Biomater Sci Eng,2016,2:295-316.

［10］ GORNALL JL,TERENTJEV EM. Helix-coil transition of gelatin:helical morphology and stability［J］. Soft Matter, 2008,4:544-549.

［11］ VAN DE VELDE F, ANTIPOVA AS, ROLLEMA HS,et al. The structure of κ/ι-hybrid carrageenans II. Coil-helix transition as a function of chain composition［J］. Carbohydr Res,2005,340:1113-1129.

［12］ PICULELL L, NILSSON S. Anion-specific salt effects in aqueous agarose systems. 1. Effects on the coil-helix transition and gelation of agarose［J］. J Phys Chem, 1989, 93:5596-5601.

［13］ BOHIDAR HB,JENA SS. Kinetics of sol-gel transition in thermoreversible gelation of gelatin［J］. J Chem Phys, 1993,98:8970-8977.

［14］ VIEBKE C, PICULELL L, NILSSON S. On the mechanism of gelation of helix-forming biopolymers［J］. Macromolecules,1994,27:4160-4166.

［15］ SARKAR N. Thermal gelation properties of methyl and hydroxypropyl methylcellulose［J］. J Appl Polym Sci,

1979,24:1073-1087.

［16］ KLOUDA L,MIKOS AG. Thermoresponsive hydrogels in biomedical applications［J］. European J Pharm Biopharm,2008,68:34-45.

［17］ MATANOVIĆ MR, KRISTL J, GRABNAR PA. Thermo-responsive polymers:insights into decisive hydrogel characteristics, mechanisms of gelation, and promising biomedical applications［J］. Int J Pharm, 2014, 472: 262-275.

［18］ CABANA A,AI T-KADI A,JUHÁSZ J. Study of the gelation process of polyethylene oxide_a-polypropylene oxide_b-polyethylene oxide_a copolymer (poloxamer 407) aqueous solutions［J］. J Colloid Interface Sci,1997,190: 307-312.

［19］ RUDIN A,CHOI P. The elements of polymer science and engineering. Academic Press,2012.

［20］ FINKENSTADT VL, MILLANE RP. Crystal structure of Valonia cellulose Iβ［J］. Macromolecules, 1998, 31 (1998):7776-7783.

［21］ SWATLOSKI RP,SPEAR SK,HOLBREY JD,et al. Dissolution of cellose with ionic liquids［J］. J Am Chem Soc,2002,124:4974-4975.

［22］ NASATTO PL,PIGNON F,SILVEIRA JLM,et al. Methylcellulose,a cellulose derivative with original physical properties and extended applications ［ J ］. Polymers, 2015,7:777-803.

［23］ LI L,SHAN H,YUE CY,et al. Thermally induced association and dissociation of methylcellulose in aqueous solutions［J］. Langmuir,2002,18:7291-7298.

［24］ KIM MH,PARK H, NAM HC, et al. Injectable methylcellulose hydrogel containing silver oxide nanoparticles for burn wound healing ［ J ］. Carbohydr Polym, 2018, 181:579-586.

［25］ KIM MH,KIM BS,PARK H,et al. Injectable methylcellulose hydrogel containing calcium phosphate nanoparticles for bone regeneration ［ J ］. Int J Biol Macromol, 2018,109:57-64.

［26］ ZHANG L, WANG Y, LIU H, et al. Developing hydroxypropyl methylcellulose/hydroxypropyl starch blends for use as capsule materials［J］. Carbohydr Polym,2013, 98:73-79.

［27］ NURKEEVA ZS, MUN GA, KHUTORYANSKIY VV, et al. Complex formation of methylcellulose with poly (acrylic acid)［J］. Polym Int,2000,49:867-870.

［28］ KIM EJ,CHOI JS,KIM JS,et al. Injectable and thermosensitive soluble extracellular matrix and methylcellulose hydrogels for stem cell delivery in skin wounds[J]. Biomacromolecules,2015,17:4-11.

[29] ZHUO F,LIU X,GAO Q,et al. Injectable hyaluronan-methylcellulose composite hydrogel crosslinked by polyethylene glycol for central nervous system tissue engineering[J]. Mater Sci Engg:C,2017,81:1-7.

[30] CHENITE A,CHAPUT C,WANG D,et al. Novel injectable neutral solutions of chitosan form biodegradable gels in situ[J]. Biomaterials,2000,21:2155-2161.

[31] BERGER J,REIST M,MAYER JM,et al. Structure and interactions in covalently and ionically crosslinked chitosan hydrogels for biomedical applications[J]. European J Pharm Biopharm,2004,57:19-34.

[32] NAIR LS,LAURENCIN CT. Biodegradable polymers as biomaterials[J]. Prog Polym Sci,2007,32:762-798.

[33] DASHNAU JL,NUCCI NV,SHARP KA,et al. Hydrogen bonding and the cryoprotective properties of glycerol/water mixtures[J]. J Phys Chem B, 2006, 110: 13670-13677.

[34] ZHOU HY,CHEN XG,KONG M,et al. Effect of molecular weight and degree of chitosan deacetylation on the preparation and characteristics of chitosan thermosensitive hydrogel as a delivery system[J]. Carbohydre Polym,2008,73:265-273.

[35] MOLINARO G,LEROUX J,DAMAs J,et al. Biocompatibility of thermosensitive chitosan-based hydrogels:an in vivo experimental approach to injectable biomaterials [J]. Biomaterials,2002,23:2717-2722.

[36] BHATTARAI N,RAMAY HR,GUNN J,et al. PEG-grafted chitosan as an injectable thermosensitive hydrogel for sustained protein release[J]. J Control Release,2005, 103:609-624.

[37] GANJI F,ABDEKHODAIE MJ. Synthesis and characterization of a new thermosensitive chitosan-PEG diblock copolymer[J]. Carbohydr Polym,2008,74:435-441.

[38] CHO JH,KIM S,PARK KD,et al. Chondrogenic differentiation of human mesenchymal stem cells using a thermosensitive poly(N-isopropylacrylamide) and water-soluble chitosan copolymer[J]. Biomaterials, 2004, 25: 5743-5751.

[39] CAO Y,ZHANG C,SHEN W,et al. Poly(N-isopropylacrylamide)-chitosan as thermosensitive in situ gel-forming system for ocular drug delivery[J]. J Control Release,2007,120:186-194.

[40] CHUNG HJ,GO DH,BAE JW,et al. Synthesis and characterization of Pluronic® grafted chitosan copolymer as a novel injectable biomaterial[J]. Curr Appl Phys,2005, 5:485-488.

[41] PARK KM,BAE JW,JOUNG YK,et al. Nanoaggregate of thermosensitive chitosan-Pluronic® for sustained release of hydrophobic drug[J]. Colloids Surf B Biointerfaces,2008,63:1-6.

[42] PARK KM,LEE SY,JOUNG YK,et al. Thermosensitive chitosan-Pluronic® hydrogel as an injectable cell delivery carrier for cartilage regeneration [J]. Acta Biomater, 2009,5:1956-1965.

[43] TANG Y,DU Y,HU X,et al. Rheological characterisation of a novel thermosensitive chitosan/poly(vinyl alcohol) blend hydrogel[J]. Carbohydr Polym, 2007, 67: 491-499.

[44] DONG L,WANG S,ZHAO X,et al. 3D-printed poly(ε-caprolactone)scaffold integrated with cell-laden chitosan hydrogels for bone tissue engineering[J]. Sci Rep,2017, 7:13412(9 pp).

[45] WU Q,MAIRE M,LEROUGE S,et al. 3D printing of microstructured and stretchable chitosan hydrogel for guided cell growth[J]. Adv Biosyst, 2017, 1: 1700058 (6 pp).

[46] WU Q,THERRIAULT D,HEUZEY M. Processing and properties of chitosan inks for 3D printing of hydrogel microstructures [J]. ACS Biomater Sci Eng(Article ASAP),2018,(10 pp).

[47] NG WL,YEONG WY,NAING MW. Polyelectrolyte gelatin-chitosan hydrogel optimized for 3D bioprinting in skin tissue engineering[J]. Int J Bioprinting,2016,2: 53-62.

[48] ROEHM KD,MADIHALLY SV. Bioprinted chitosan-gelatin thermosensitive hydrogels using an inexpensive 3D printer[J]. Biofabrication,2017,10:015002(15 pp).

[49] PEREDA M,PONCE AG,MARCOVICH NE,et al. Chitosan-gelatin composites and bi-layer films with potential antimicrobial activity[J]. Food Hydrocolloids,2011,25: 1372-1381.

[50] TANIOKA A,MIYASAKA K,ISHIKAWA K. Reconstitution of collagen-fold structure with stretching of gelatin film[J]. Biopolymers,1976,15:1505-1511.

[51] TAN H,HUANG D,LAO L,et al. RGD modified PLGA/gelatin microspheres as microcarriers for chondrocyte delivery[J]. J Biomed Mater Res Part B Appl Biomater,

2009,91:228-238.

[52] NICHOL JW,KOSHY ST,BAE H,et al. Cell-laden microengineered gelatin methacrylate hydrogels[J]. Biomaterials,2010,31:5536-5544.

[53] LEFEBVRE V,PEETERS-JORIS C,VAES G. Modulation by interleukin 1 and tumor necrosis factor α of production of collagenase,tissue inhibitor of metalloproteinases and collagen types in differentiated and dedifferentiated articular chondrocytes[J]. Biochim Biophys Acta,1990,1052:366-378.

[54] TOSH SM,MARANGONI AG. Determination of the maximum gelation temperature in gelatin gels[J]. Appl Phys Letts,2004,84:4242-4244.

[55] BILLIET T,GEVAERT E,DE SCHRYVER T,et al. The 3D printing of gelatin methacrylamide cell-laden tissue-engineered constructs with high cell viability[J]. Biomaterials,2014,35:49-62.

[56] DUAN B,HOCKADAY LA,KANG KH,et al. 3D bioprinting of heterogeneous aortic valve conduits with alginate/gelatin hydrogels[J]. J Biomedl Mater Resh Part A,2013,101:1255-1264.

[57] LEE VK,KIM DY,NGO H,et al. Creating perfused functional vascular channels using 3D bio-printing technology[J]. Biomaterials,2014,35:8092-8102.

[58] SCHILD HG. Poly（N-isopropylacrylamide）:experiment,theory and application[J]. Prog Polym Sci,1992,17:163-249.

[59] CHIANTORE O,GUAITA M,TROSSARELLI L. Solution properties of poly（N-isopropylacrylamide）.[J] Die Makromolekulare Chemie:Macromol Chem Phys,1979,180:969-973.

[60] INOMATA H,GOTO S,SAITO S. Phase transition of N-substituted acrylamide gels. Macromolecules,1990,23:4887-4888.

[61] WOOTEN WC,BLANTON RB,COOVER JR HW. Effect of pH on homopolymerization of N-isopropylacrylamide[J]. J Polym Sci,1957,25:403-412.

[62] OTAKE K,INOMATA H,KONNO M,et al. Thermal analysis of the volume phase transition with N-isopropylacrylamide gels. Macromolecules[J],1990,23:283-289.

[63] SCHILD HG,TIRRELL DA. Interaction of poly（N-isopropylacrylamide）with sodium n-alkyl sulfates in aqueous solution[J]. Langmuir,1991,7:665-671.

[64] GANACHAUD F,MONTEIRO MJ,GILBERT RG,et al.

Molecular weight characterization of poly（N-isopropylacrylamide）prepared by living free-radical polymerization[J]. Macromolecules,2000,33:6738-6745.

[65] XIA Y,YIN X,BURKE NAD,et al. Thermal response of narrow-disperse poly（N-isopropylacrylamide）prepared by atom transfer radical polymerization[J]. Macromolecules,2005,38:5937-5943.

[66] XIA Y,BURKE NAD,STÖVER HDH. End group effect on the thermal response of narrow-disperse poly（N-isopropylacrylamide）prepared by atom transfer radical polymerization[J]. Macromolecules,2006,39:2275-2283.

[67] KIM S,HEALY KE. Synthesis and characterization of injectable poly（N-isopropylacrylamide-co-acrylic acid）hydrogels with proteolytically degradable cross-links[J]. Biomacromolecules,2003,4:1214-1223.

[68] KIM S,CHUNG EH,GILBERT M,et al. Synthetic MMP-13 degradable ECMs based on poly（N-isopropylacrylamide-co-acrylic acid）semi-interpenetrating polymer networks. I. Degradation and cell migration[J]. J Biomed Mater Res Part A,2005,75:73-88.

[69] NERADOVIC D,VAN STEENBERGEN MJ,VAN-STEELANT L,et al. Degradation mechanism and kinetics of thermosensitive polyacrylamides containing lactic acid side chains[J]. Macromolecules,2003,36:7491-7498.

[70] FUJIMOTO KL,MA Z,NELSON DM,et al. Synthesis,characterization and therapeutic efficacy of a biodegradable,thermoresponsive hydrogel designed for application in chronic infarcted myocardium[J]. Biomaterials,2009,30:4357-4368.

[71] MA Z,NELSON DM,HONG Y,et al. Thermally responsive injectable hydrogel incorporating methacrylate-polylactide for hydrolytic lability[J]. Biomacromolecules,2010,11:1873-1881.

[72] CUI Z,LEE BH,VERNON BL. New hydrolysis-dependent thermosensitive polymer for an injectable degradable system[J]. Biomacromolecules,2007,8:1280-1286.

[73] CUI Z,LEE BH,PAUKEN C,et al. Manipulating degradation time in a N-isopropylacrylamide-based co-polymer with hydrolysis-dependent LCST[J]. J Biomater Sci,Polym Edit,2010,21:913-926.

[74] VO TN,EKENSEAIR AK,KASPER FK,et al. Synthesis,physicochemical characterization,and cytocompatibility of bioresorbable,dual-gelling injectable hydrogels[J]. Biomacromolecules,2013,15:132-142.

[75] ZHANG J,PEPPAS NA. Synthesis and characterization

of pH-and temperature-sensitive poly (methacrylic acid)/poly (N-isopropylacrylamide) interpenetrating polymeric networks [J]. Macromolecules, 2000, 33: 102-107.

[76] EKENSEAIR AK, BOERE KWM, TZOUANAS SN, et al. Synthesis and characterization of thermally and chemically gelling injectable hydrogels for tissue engineering[J]. Biomacromolecules, 2012, 13: 1908-1915.

[77] EKENSEAIR AK, BOERE KWM, TZOUANAS SN, et al. Structure-property evaluation of thermally and chemically gelling injectable hydrogels for tissue engineering [J]. Biomacromolecules, 2012, 13: 2821-2830.

[78] VO TN, EKENSEAIR AK, SPICER PP, et al. In vitro and in vivo evaluation of self-mineralization and biocompatibility of injectable, dual-gelling hydrogels for bone tissue engineering[J]. J Control Release, 2015, 205: 25-34.

[79] WATSON BM, VO TN, TATARA AM, et al. Biodegradable, phosphate-containing, dual-gelling macromers for cellular delivery in bone tissue engineering[J]. Biomaterials, 2015, 67: 286-296.

[80] WATSON BM, VO TN, ENGEL PS, et al. Biodegradable, in situ-forming cell-laden hydrogel composites of hydroxyapatite nanoparticles for bone regeneration [J]. Industrial Eng Chem Res, 2015, 54: 10206-10211.

[81] BOERE KWM, SOLIMAN BG, RIJKERS DTS, et al. Thermoresponsive injectable hydrogels cross-linked by native chemical ligation[J]. Macromolecules, 2014, 47: 2430-2438.

[82] BOERE KWM, BLOKZIJL MM, VISSER J, et al. Biofabrication of reinforced 3D-scaffolds using two-component hydrogels[J]. J Mater Chemy B, 2015, 3: 9067-9078.

[83] KESTI M, MÜLLER M, BECHER J, et al. A versatile bioink for three-dimensional printing of cellular scaffolds based on thermally and photo-triggered tandem gelation [J]. Acta Biomater, 2015, 11: 162-172.

[84] ZHAO X, LIU W, CHEN D, et al. Effect of block order of ABA-and BAB-type NIPAAm/HEMA triblock copolymers on thermoresponsive behavior of solutions[J]. Macromol Chem Phys, 2007, 208: 1773-1781.

[85] RUEL-GARIEPY E, LEROUX J. In situ-forming hydrogels—review of temperature-sensitive systems[J]. Eur J Pharm Biopharms, 2004, 58: 409-426.

[86] LIPPENS E, SWENNEN I, GIRONÈS J, et al. Cell survival and proliferation after encapsulation in a chemically modified Pluronic® F127 hydrogel[J]. J Biomater Appl, 2013, 27: 828-839.

[87] KABANOV AV, ALAKHOV VY. Pluronic® block copolymers in drug delivery: From micellar nanocontainers to biological response modifiers [J]. Crit Rev Ther Drug Carrier Syst, 2002, 19(1): 1-72.

[88] BATRAKOVA EV, KABANOV AV. Pluronic® block copolymers: evolution of drug delivery concept from inert nanocarriers to biological response modifiers[J]. J Control Release, 2008, 130: 98-106.

[89] JUNG Y, PARK W, PARK H, et al. Thermo-sensitive injectable hydrogel based on the physical mixing of hyaluronic acid and Pluronic® F-127 for sustained NSAID delivery[J]. Carbohydr Polym, 2017, 156: 403-408.

[90] KANG H, LEE SJ, KO IK, et al. A 3D bioprinting system to produce human-scale tissue constructs with structural integrity[J]. Nature Biotechnol, 2016, 34: 312-319.

[91] MÜLLER M, BECHER J, SCHNABELRAUCH M, et al. Nanostructured Pluronic® hydrogels as bioinks for 3D bioprinting[J]. Biofabrication, 2015, 7: 035006 (18 pp).

[92] JEONG B, BAE YH, KIM SW. Drug release from biodegradable injectable thermosensitive hydrogel of PEG-PLGA-PEG triblock copolymers [J]. J Control Release, 2000, 63: 155-163.

[93] SHIM MS, LEE HT, SHIM WS, et al. Poly (D, L-lactic acid-co-glycolic acid)-b-poly (ethylene glycol)-b-poly (D, L-lactic acid-co-glycolic acid) triblock copolymer and thermoreversible phase transition in water[J]. J Biomed Mater Res, 2002, 61: 188-196.

[94] CHEN L, CI T, YU L, et al. Effects of molecular weight and its distribution of PEG block on micellization and thermogellability of PLGA-PEG-PLGA copolymer aqueous solutions[J]. Macromolecules, 2015, 48: 3662-3671.

[95] YU L, ZHANG Z, DING J. Influence of LA and GA sequence in the PLGA block on the properties of thermogelling PLGA-PEG-PLGA block copolymers[J]. Biomacromolecules, 2011, 12: 1290-1297.

[96] YU L, CI T, ZHOU S, et al. The thermogelling PLGA-PEG-PLGA block copolymer as a sustained release matrix of doxorubicin[J]. Biomater Sci, 2013, 1: 411-420.

[97] YAN Q, XIAO L, TAN L, et al. Controlled release of simvastatin-loaded thermo-sensitive PLGA-PEG-PLGA hydrogel for bone tissue regeneration: in vitro and in vivo characteristics[J]. J Biomed Mater Res Part A, 2015, 103: 3580-3589.

［98］ WANG P,CHU W,ZHUO X,et al. Modified PLGA-PEG-PLGA thermosensitive hydrogels with suitable thermosensitivity and properties for use in a drug delivery system［J］. J Mater Chem B,2017,5:1551-1565.

［99］ MIYAZAKI M,MAEDA T,HIRASHIMA K,et al. PEG-based nanocomposite hydrogel:Thermoresponsive sol-gel transition controlled by PLGA-PEG-PLGA molecular weight and solute concentration［J］. Polymer,2017,115:246-254.

［100］ ZHANG Y,ZHANG J,CHANG F,et al. Repair of full-thickness articular cartilage defect using stem cell-encapsulated thermogel［J］. Mater Sci Eng C,2018,88:79-87.

［101］ TSAI Y,LI S,HU S,et al. Synthesis of thermoresponsive amphiphilic polyurethane gel as a new cell printing material near body temperature［J］. ACS Appl Mater Interfaces,2015,7:27613-27623.

［102］ HSIEH F,LIN H,HSU S. 3D bioprinting of neural stem cell-laden thermoresponsive biodegradable polyurethane hydrogel and potential in central nervous system repair［J］. Biomaterials,2015,71:48-57.

［103］ LORSON T,JAKSCH S,LÜBTOW MM,et al. A thermogelling supramolecular hydrogel with sponge-like morphology as a cytocompatible bioink［J］. Biomacromolecules,2017,18:2161-2171.

阅读原文,请扫描二维码

第八章
拓扑引起的形态学变化以及 THP-1 和初级巨噬细胞的细胞因子分泌

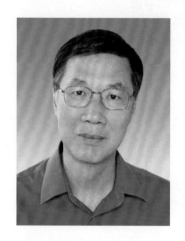

Kam W. Leong

哥伦比亚大学生物医学工程 Samuel Y. Sheng 冠名教授。于宾夕法尼亚大学获得了化学工程博士学位。在约翰·霍普金斯医学院(Johns Hopkins School of Medicine)生物医学工程系任教近 20 年后,于 2006 年到杜克大学(Duke University)研究细胞与纳米结构之间的相互作用用于治疗应用。

Kam W. Leong is the Samuel Y. Sheng Professor of Biomedical Engineering at Columbia University. He received his PhD in Chemical Engineering from the University of Pennsylvania. After serving as a faculty in the Department of Biomedical Engineering at The Johns Hopkins School of Medicine for almost 20 years, he moved to Duke University in 2006 to study the interactions of cells with nanostructures for therapeutic applications.

摘要

巨噬细胞在介导异物对移植物的反应方面起着重要作用。目前改变异物反应的主要研究集中在生物材料表面化学的调节上。我们提出了一个假设,即在模仿天然细胞外基质(ECM)结构的过程中,微米和纳米拓扑解构可以影响异物反应模型中巨噬细胞的行为。我们设计了一个实验,使用聚二甲基硅氧烷(PDMS)网格线,以不同的宽度(300nm~1μm)来描述拓扑对巨噬细胞行为的影响。对两种类型的人单核细胞/巨噬细胞系统,即 THP-1 细胞系和外周血单核细胞(PBMC)来源的初级巨噬细胞进行了 1~7 天的检测。与平面对照相比,拓扑图网格导致 THP-1 细胞扩散和吞噬活性下降。PDMS 网格中 IL-1ra 和 MCP-1 的分泌量在第 1 天较平面下降,而相应的白细胞介素-10(IL-10)水平在第 7 天随拓扑图的增大而升高。异物巨细胞(FBGC)融合在第 3 天明显低于平面巨噬细胞,但在第 7 天出现逆转。一般来说,原发性巨噬细胞细胞因子分泌在第 1 天对拓扑图的影响较为敏感。本实验结果表明,在不同来源的单核/巨噬细胞中,拓扑对细胞黏附、形态改变、吞噬活性、FBGC 融合和细胞因子分泌有不同的影响。

Abstract

Macrophages play a major role in mediating foreign body response to implants. The majority of current effort to alter the foreign body response has focused on modulating biomaterial surface chemistry. We address the hypothesis that micro-and nano-topographical cues, in mimicking native ECM architecture, can influence macrophage behavior in the foreign body response model. Poly（dimethyl siloxane）（PDMS）gratings of line widths between 300 nm to 1 μm were used to characterize the effect of topography on macrophage behavior. Two types of human monocyte/macrophage cell systems, THP-1 and peripheral blood monocyte（PBMC）-derived primary macrophages, were examined over 1 to 7 days. Topography gratings caused decreased THP-1 cell spreading and phagocytic activity compared to planar controls. THP-1 secretion of IL-1ra and MCP-1 decreased on PDMS gratings compared to planar surfaces at Day 1, while the corresponding IL-10 levels increased with larger-sized topography at Day 7. FBGC fusion in primary macrophages was significantly reduced compared to planar counterparts at Day 3, but the trend was reversed at Day 7. In general, primary macrophage cytokine secretion was sensitive to topographic effects on Day 1. This study presents evidence that topography can differentially affect cell adhesion, morphology change, phagocytosis activity, FBGC fusion and cytokine secretion in monocyte/macrophage cells derived from different sources.

一、前言

单核细胞/巨噬细胞系统在介导异物反应中的炎症和创面愈合活动中起着关键作用,决定了植入物的最终成败。炎症期,种植体周围的单核细胞分化为巨噬细胞,附着在生物材料种植体上,介导损伤组织和病原体的清除。在创面愈合阶段,黏附的巨噬细胞可能会融合到异物巨细胞（FBGC）中,分泌活性氧、细胞因子、趋化因子和降解酶,这些都可能降解移植物。在异物反应过程中,植入部位周围复杂的生化提示也有助于招募其他细胞,如淋巴细胞、中性粒细胞、成纤维细胞和其他巨噬细胞。

我们对影响巨噬细胞在异物反应过程中的行为参数了解是有限的。迄今为止,大多数研究都集中在材料表面化学的影响和它的调制,以减少不利的异物反应。研究人员提出,拓扑也可能在这一过程中发挥重要作用。我们将研究扩展到亚微米范围的拓扑图,并通过在大鼠体内使用种植系统检测黏附性小鼠巨噬细胞 RAW 264.7 系早期炎症和创面愈合反应,以及体内晚期巨噬细胞行为。拓扑对巨噬细胞行为的影响与表面化学无关,与纳米拓扑或平面对照相比,巨噬细胞对微米大小的拓扑网格具有更大的敏感性。这一现象似乎反映了巨噬细胞对颗粒吞噬大小的敏感性。

为了加深我们对拓扑对巨噬细胞行为影响的理解,我们的研究从两种不同来源检测了人类巨噬细胞:①THP-1,一种稳定的单核细胞系;②从人类外周血单核细胞（PBMC）中提取的初级巨噬细胞。

选择单核细胞 THP-1 作为人单核细胞向种植体表面黏附巨噬细胞分化的模型,较黏附型巨噬细胞有所改善。未分化 THP-1 单核细胞与原代单核细胞在细胞因子分泌、细胞表面标记物表达等方面存在差异,但在分化因子的刺激下,与原代单核细胞/巨噬细胞相似。具体来说,加入丙二醇甲醚醋酸酯（PMA）可以诱导 THP-1 细胞分化为巨噬细胞样细胞。PMA 处理的 THP-1 细胞在形态学、抗原和膜受体表达以及分泌产物表达等方面与单核细胞来源的巨噬细胞相似。从人全血中分离的原代巨噬细胞的选择为体外巨噬细胞行为研究提供了最接近的模型。然而,体外 FBGC 融合需要加入 IL-4 或 IL-13,供体可变性被认为是一个固有的混杂变量。因此,同时使用 THP-1 来源和 PBMC 来源的巨噬细胞是为了更好地理解拓扑在介导巨噬细胞反应中的作用。

在这项研究中,聚二甲基硅氧烷（PDMS）网格 1 μm 平行线宽度 300nm,间距相同,用来研究巨噬细胞应对拓扑对细胞黏附、形态、细胞因子分泌、FBGC 融合和吞噬活动。

二、材料和方法

所有化学品均购自 Sigma-Aldrich（St. Louis, MO）,细胞培养试剂购自 Mediatech（Manassas, VA）,除非另有说明。

（一）拓扑衬底制备

采用软性光刻、缝合和压印相结合的混合技术来制造面积足以进行细胞研究的聚二甲基硅氧烷（PDMS）拓扑表面。PDMS 基板还提供了光学清晰度和力学性能,可以承受细胞收缩力。简而言之,这种混合技术利用传统的软光刻技术,将一次硅模的图形连续地转移到二次 PDMS 复制件上。二级 PDMS 复制品被缝合到一个更大的二级模具中,并压印在一个三级聚苯乙烯涂层硅片上。第三个模型用于制造所需拓扑的 PDMS 复制品。使用这种混合动力技术制造了 PDMS 基片(Sylgard® 184,康宁),其多聚物前体与固化剂的比例为 10:1,网格

组成的大小间距为 300nm、500nm 和 1μm(宽度:周长 = 1:2),高度为 350nm。平面 PDMS 控制是通过在平面硅片表面(宽度 = 0nm)进行热固化制成的。图 8-1 显示了我们研究中使用的理想拓扑的典型 PDMS 复制品。将 PDMS 复制物切割成 21mm 直径的圆盘,放入 12 孔组织培养板中。细胞播种前,先用 70% 乙醇消毒 1 小时,然后用磷酸盐缓冲盐水(PBS)冲洗 2 次。

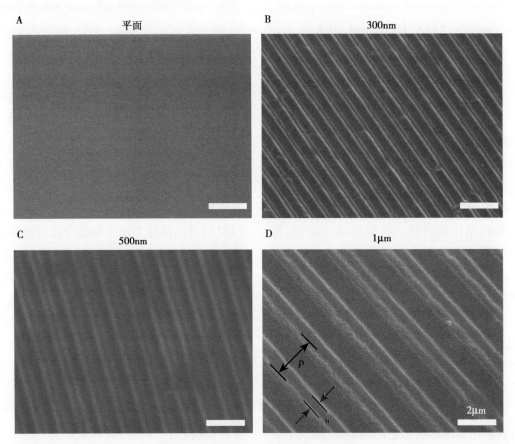

图 8-1　采用混合技术制作的 PDMS 网格

PDMS 网格的 SEM 显微图:A. 平面控制,B. 300nm,C. 500nm,D. 1μm 网格。样品的高度为 350nm,宽度:周期(w:p)比为 1:2μm。比例尺 = 2μm。

(二) THP-1 细胞培养

人类单核细胞/巨噬细胞,THP-1(ATCC 马纳萨斯,弗吉尼亚州),用含 1640 培养基,添加 10% 胎牛血清、100U/ml 青霉素和链霉素、10mmol/L HEPES 缓冲液、1mmol/L 丙酮酸钠以及 0.05mmol/L β-巯基乙醇。将细胞添加到无菌的 PDMS 网格样品中,密度为 $2×10^5/cm^2$,在 12 孔组织培养聚苯乙烯(TCPS)板,加入 2ml 的完全培养基。每个网格尺寸组选取 3 个视野(n = 3),用于每个时间点观测。在接种后 24 小时内,用 50ng/ml 的 PMA 处理

THP-1 细胞,化学诱导细胞分化和黏附。在 37℃ 恒温箱中培养细胞(二氧化碳浓度为 5%,湿度为 95%)。每隔 1 天更换 1 次细胞培养基,分别于培养的第 1、3、7 天,用甲醇固定、染色细胞,以观察细胞的黏附性和形态学。收集上清液,离心,除去非黏附细胞和细胞碎片,-80℃ 保存,用于细胞因子分泌水平的分析。

(三) PBMC 来源的巨噬细胞培养和 FBGC 融合

从美国红十字会卡罗来纳血液服务中心

（ARCBS，Durham，NC）购买的全血，按照制造商的协议和文献中描述的标准程序，通过 ficol-paque 离心（GE Healthcare Biosciences，Piscataway，NJ）分离外周血单核细胞来源的巨噬细胞。简单地说，从血液中分离出来的单核细胞在 Hanks 平衡盐溶液（HBSS）中洗涤 3 次，然后在 RPMI 1640 培养基中重新悬浮，培养基中添加 1% 的抗生素（100U/ml 青霉素、100μg/ml 链霉素、0.25μg/ml 两性霉素）。细胞接种于含有无菌 PDMS 网格的 12 孔组织培养板上，密度为 $2×10^6$ 细胞/板，在 2ml 的培养基中加入 20% 的血清，在 37℃下培养 2 小时，使单核细胞黏附在 PDMS 网格上。2 小时和 24 小时后，将上清液替换为含有抗生素的新鲜培养基，将组织培养板放在含 5% CO_2 的培养箱中：温度 37℃，湿度为 95%。第 3 天，在培养基中添加抗生素、5% 热灭活血清（56℃灭活 1 小时）和 15ng/ml 重组人 IL-4（R&D Systems，Minneapolis，MN）。细胞培养到第 7 天，每隔一天更换一次培养基。该巨噬细胞培养体系利用 IL-4 在体外异物反应模型中启动 FBGC 融合。

在每个时间点（第 1 天、第 3 天和第 7 天），对甲醇固定样本进行染色，观察巨噬细胞黏附、形态变化和 FBGC 融合情况。在每个时间点收集上清液，离心除去非黏附细胞和细胞碎片，放置于-80℃储存。取每个网格尺寸的 3 个视野，用于每个时间点观测。统计学数据取平均值±标准误。本实验伦理符合杜克大学、美国卫生与公众服务部（DHHS）和 ARCBS 机构审查委员会（IRB）的规定（2008 年 7 月 1 日批准）。

（四）组织学染色及图像分析

在每个时间点，将拓扑图网格上的黏附细胞于 100% 冰冷甲醇中固定 5 分钟，然后用吉姆萨染色，为显微镜成像（Nikon TE2000U）做准备。每个样本随机选择 8~10 个不同视野进行观察（放大 20 倍和 40 倍）。不同供体的 THP-1 和 PBMC 来源巨噬细胞的显微图像具有代表性。每个网格尺寸至少有 120 个细胞（$n=3$）进行形态学测量。R-ratio 是衡量细胞伸长率和形态学变化的指标，为细胞长轴的长度：细胞短轴的长度。一个完美的圆形细胞 R 值是 1。伸展细胞在我们的研究中定义为 R

值≥2.5。使用 ImageJ（NIH，Bethesda，MD）和 ImagePro（Media Cybernetics，Bethesda，MD）进行图像分析。

（五）细胞因子分泌谱免疫分析

THP-1 和初级单核细胞/巨噬细胞在应对拓扑 Bio-Plex 阵列系统上进行黏附相关细胞因子检测（Bio-Rad，CA），使用多路复用悬珠免疫方法检测（微孔、BILlerca MA）9 个因子：IL-1 受体激动剂（IL-1ra）、IL-1β、IL-6、IL-10、IL-12、炎症蛋白-1α（MIP-1α）、单核细胞趋化蛋白-1（MCP-1）、肿瘤坏死因子-α（TNF-α）和血管内皮生长因子（VEGF）。简单地说，上清液在 4℃下与抗体微球孵育过夜，然后与细胞因子结合微球二抗孵育 1 小时。通过生物素-链霉亲和素（biotin-streptavidin）的结合，将藻蓝菊染料与微球结合 30 分钟。除另有说明外，所有培养步骤均在室温下的平板振动筛上进行。根据平均荧光强度读数测量细胞因子浓度（pg/ml），并与试剂盒中已知细胞因子浓度读数生成的 4 和 5 参数 Logistic（4PL 和 5PL）标准曲线进行比较。Bio-Plex 阅读器在每次读取之前都经过校准和验证，严格遵循制造商的说明。

（六）吞噬作用分析

吞噬作用测定使用直径 1μm 的黄绿色羧酸盐微球（Polysciences 沃灵顿，PA），配制 10% 的溶液，37℃孵育 30 分钟，然后添加培养基，稀释 10 倍（每个细胞对应 10 个微球）。在 37℃的黑暗环境中，这些微球与黏附的 THP-1 细胞在各自的 PDMS 网格上孵育 3 小时，从而被细胞吞噬。荧光标记聚苯乙烯微球用于细胞吞噬实验，其信号噪声比。孵育后，用冷 PBS 洗涤三次，除去未被吞噬的微球，立即用 4% 多聚甲醛固定。采用小麦胚芽凝集素对该细胞膜进行无渗透性反染，按照产品说明书进行处理。使用荧光凝胶（电子显微镜科学，Hatfield，PA）固定和染色样品，固定和染色样品安装在玻璃盖片上，将聚苯乙烯微球（激发：441nm，发射：486nm）和细胞膜（激发：555nm，发射：565nm）的荧光成像（尼康 TE2000U）。每个样本随机观察 8~10 个独立区域的图像（放大倍数分别为 20 倍和 40 倍）。每个网格大小至少测定 150 个细胞（$n=3$）

的吞噬活性,通过计算至少有一个聚苯乙烯微球被摄取的细胞数量占细胞总数的百分比,计算出吞噬率。

（七）统计分析

数据采用均数±平均标准误表示,采用方差分析对不同治疗组进行统计学分析。所有成对的多重比较都是使用 Tukey 法事后测试进行的。$P < 0.05$ 认为差异有统计学意义。

三、结果

（一）THP-1 的黏附和形态学改变

图 8-2 为 PDMS 网格上贴壁 THP-1 巨噬细胞 1~7 天的显微照片。第 1 天,THP-1 贴壁细胞(图 8-2A1~D1)细胞形态和分布在所有拓扑表面具有可比性,其形态与 PBMC 来源的初级巨噬细胞相似。黏附细胞由所有 PDMS 表面的圆形亚群和细

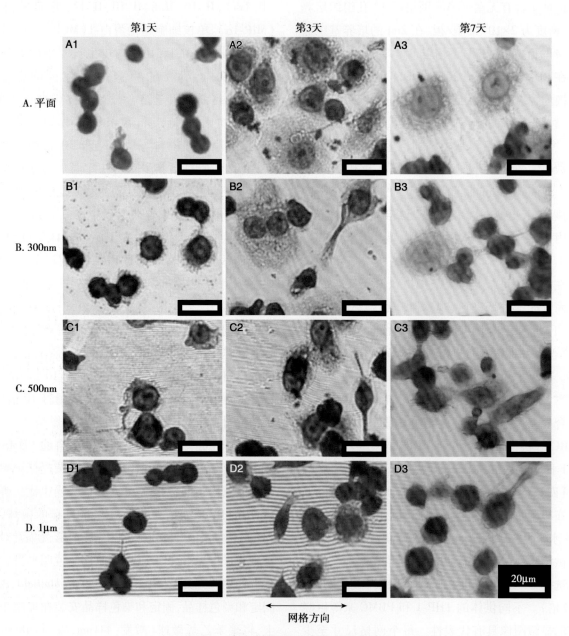

图 8-2　THP-1 细胞对 PDMS 拓扑的响应

第 1 天(A1~D1)、第 3 天(A2~D2)和第 7 天(A3~D3)对 PDMS 网格上贴壁 THP-1 细胞的显微照片进行了检测。第 3 天和第 7 天,细胞扩散减少,拓扑尺寸增加(A. 平面控制;B. 300nm;C. 500nm;D. 1μm 网格)。PDMS 的拓扑结构对贴壁细胞收缩能力的影响,该现象在 500nm(C2)和 1μm(D2)网格上培养第 3 天最为明显。May-Grunwald 吉姆萨染色剂,比例尺:20μm。

长亚群组成。第 1~3 天,THP-1 细胞扩散性显著增加,但到第 7 天略有下降。有趣的是,细胞扩展随着 PDMS 网格尺寸的增大而减小(图 8-2A2~D2)。THP-1 细胞收缩力足够强大而扭曲底层 PDMS 网格,最明显的是 500nm(图 8-2C1,C2)和 1μm 大小网格(图 8-2D1、D2)第 1 天和第 3 天的样本。第 7 天的样本与第 3 天的样本具有相同的趋势,在较大的拓扑上细胞的扩散减少(图 8-2A3~D3)。

图 8-3 为 THP-1 细胞扩增、细胞黏附密度和伸长的形态学测量结果。形态学计量分析显示,细胞在第 1 天(图 8-3)各表面积上的扩散结果类似,但在第 3 天和第 7 天,细胞扩散随着网格宽度的增加呈下降趋势。拓扑诱导的细胞迁移在第 3 天变化显著,在 300nm 与 1μm 组之间以及 500nm 与 1μm 组之间均有统计学差异(P<0.05)。在较大拓扑结构上细胞伸展面积的下降,可能和细胞和平面的接触面积减少有关。在平面上,细胞有 60% 的细胞膜面积与平面接触,但是在 1μm 网格上接触面积降低至小于 25%。细胞黏附点密度在所有 PDMS 网格尺寸中均类似(图 8-3B)。细胞伸长的量化使用平均 R 值测量,该数据在第 1 天和第 3 天没有显著差别,但在第 7 天表现出对拓扑结构的显著差异(图 8-3C)。增加拓扑结构大小,在细胞培养第 7 天,R 值在各个组均下降(方差分析,P<0.01),最明显的差异在 1μm 组和 500nm 组之间(P<0.05)以及平面对照组(P<0.01)。黏附和延展的细胞(R 值≥2.5,边界与网格相对夹角≤30°)比例很小,不到 10% 的总贴壁细胞(图 8-3D)。在 THP-1 细胞中没有观察到拓扑学变化与细胞延展系数的相关性(图 8-4)。

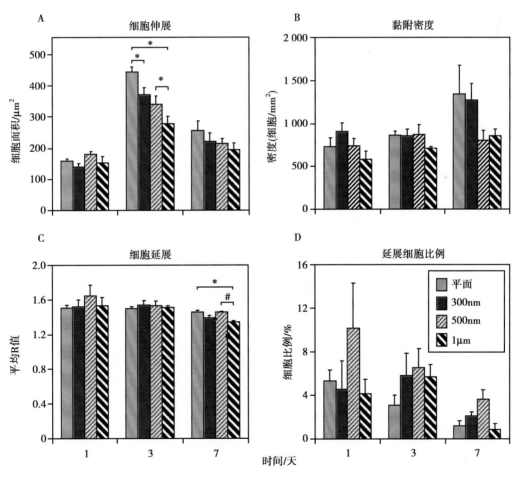

图 8-3　PDMS 网格上贴壁 THP-1 细胞的形态测量

A. 细胞扩散性(在第 3 天和第 7 天),随着拓扑尺寸的增大而减小;B. 细胞黏附密度在所有拓扑上具有可比性;C. 细胞伸长,减少拓扑大小,平均 R 值在第 7 天显著增加;D. 延展的细胞(R 值≥2.5)与网格之间的夹角小于 30° 的数量,并没有显示出明显的趋势。数据报告为平均值±标准差(n=3)。统计分析使用 ANOVA/post-hoc Tukey 测试,确定意义 P<0.05 和 P<0.01。

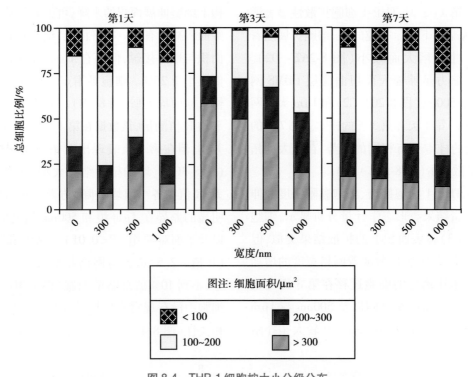

图 8-4　THP-1 细胞按大小分级分布

第 3 天,在较大的拓扑结构表面细胞延展程度下降,该结果与细胞的数量减少有关(>300μm²)。

(二)THP-1 细胞因子分泌谱图

图 8-5 显示了在第 1 天、第 3 天和第 7 天测量到的 THP-1 细胞因子水平(pg/ml,每 1 000 个细胞)拓扑结构诱导的变化。使用多元分析,我们检测了 9 个细胞因子:IL-1 受体激动剂(IL-1ra)、IL-1β、IL-6、IL-10、IL-12、血管内皮生长因子(VEGF)、肿瘤坏死因子-α(TNF-α)、巨噬细胞炎症蛋白-1α(MIP-1α)和单核细胞趋化蛋白-1(MCP-1)。检测到的细胞因子根据其在异物反应过程中的作用进行分类:促炎或抗炎、促修复或抗修复。除抗炎/抗修复细胞因子 IL-10 外,分化初期检测到的细胞因子均有较高的表达水平:①抗炎/促修复因子 IL-1ra;②促炎/促修复细胞因子 IL-1β 和 VEGF;③促炎/阻碍修复细胞因子 TNF-α、MIP-1α、MCP-1。

IL-1ra 作为促进修复和抗炎细胞因子,其分泌量从第 1 天到第 3 天一般增长 2 倍多(pg/ml,每 1 000 个细胞),然后在第 7 天下降到初始水平(图 8-5A)。与平面对照组相比,PDMS 拓扑线索 IL-1ra 水平在第 1 天降低了一半以上:300nm($P<0.05$)、500nm($P<0.05$)和 1μm 网格($P<0.05$)。IL-1ra 与后期(第 3 天和第 7 天)的拓扑诱导变化无明显相关性,图 8-5B 显示抗炎/抗修复的细胞因子 IL-10,在前期未检测到,但在第 7 天随着拓扑尺寸的增大呈明显的升高趋势($P<0.05$)。平面样品 300nm 与 500nm 网格($P<0.005$)比较差异有统计学意义;在 300～500nm 网格样品之间差异有统计学意义($P<0.01$)。

IL-1β 与 VEGF 作为促炎症和促修复细胞因子,在分泌的变化趋势上有一定差异。IL-1β 是早期炎症常见的细胞因子,从第 1 天到第 3 天,其表达量增加 2 倍,从第 3 天至第 7 天其表达量下降 90%(图 8-5C)。VEGF 水平随着时间的变化逐渐增加(图 8-5D)。在各个时间点没有发现这两种细胞因子与拓扑结构变化有任何关联。在每个时间点也对促炎症和抗修复细胞因子 TNF-α、MIP-1α、MCP-1 进行检测(图 8-5E～G)。TNF-α 分泌量随着时间变化而逐渐降低,并且没有发现与拓扑结构的相关性(图 8-5E)。同样,MIP-1α 分泌也没有显示和拓扑结构的相关性,并且在第 7 天的表达量显著下降(图 8-5F)。MCP-1 水平于第 1 天至第 3 天逐渐升高,而在第 7 天下降(图 8-5G)。拓扑结构变化对于 MCP-1 分泌水平的影响在第 1 天具有统计学意义($P<0.05$),与平面对照相比,细胞在 PDMS

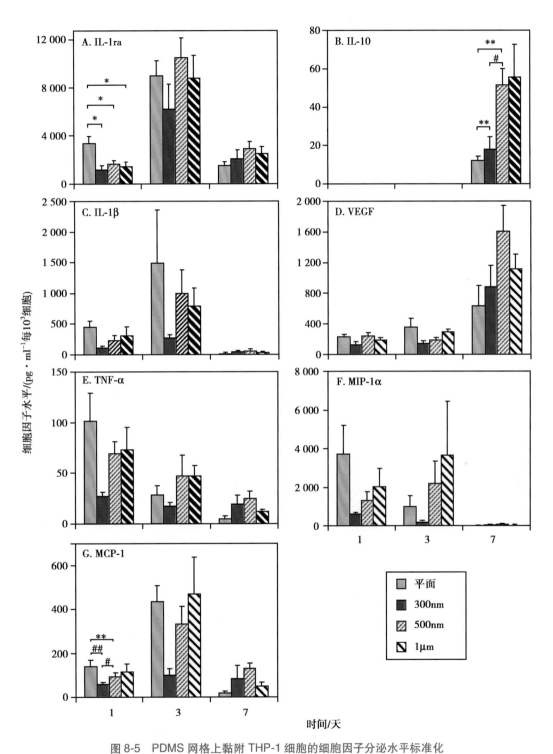

图 8-5　PDMS 网格上黏附 THP-1 细胞的细胞因子分泌水平标准化

THP-1 细胞的标准化后细胞因子分泌（pg/ml，每 1 000 个细胞），IL-1ra、IL-1β、IL-10、VEGF、TNF-α、MIP-1α 和 MCP-1 通过酶联免疫分析，数据以平均值±标准差（$n=3$）方式呈现。统计分析使用 ANOVA/Post-hoc Tukey's。*. $P<0.05$。每个细胞因子的检测灵敏度下限为 3.2pg/ml。

网格上的分泌量下降,各组均有统计学差异(P<0.005)。上清液中未检测到 IL-6 和 IL-12(促炎和抗修复细胞因子)。为了统一呈现不同类型的数据,将所有细胞因子(图 8-6A)根据细胞数量统一化。对于各个时间点每个组的相对表达量根据平面对照组进行标准化,趋势仍然非常相似(图 8-6B)。

(三) 原发性巨噬细胞黏附、形态改变及 FBGC 融合

为了扩展巨噬细胞对拓扑反应的体外模型,使用原代人巨噬细胞以提高其临床相关性和应用性至关重要。从人全血中分离出 PBMC,并使其分化为巨噬细胞,将巨噬细胞种植在带有拓扑结构的 PDMS

样品上。图 8-7 显示在第 1 天、第 3 天和第 7 天,PBMC 源巨噬细胞可以稳定地黏附在平面、300nm、500nm 和 1μm PDMS 网格上。第 1 天各组形态学变化差异不大(图 8-7A1~D1),除了一些细胞有所伸展。并且对于大尺寸拓扑结构,即 500nm(图 8-7C1)和 1μm 网格(图 8-7D1),细胞沿着网格方向生长。在第 3 天的样本中(图 8-7A2~D2),细胞保留了与第 1 天类似的形态。有趣的是,在这个时间点伸展和沿着网格生长的细胞数量轻微上升。为了在体外模型中诱导 FBGC 融合,第 3 天向培养基中添加 IL-4。第 7 天的样品显示细胞伸展明显,未观察到细胞伸展状态(图 8-7A3~D3)。

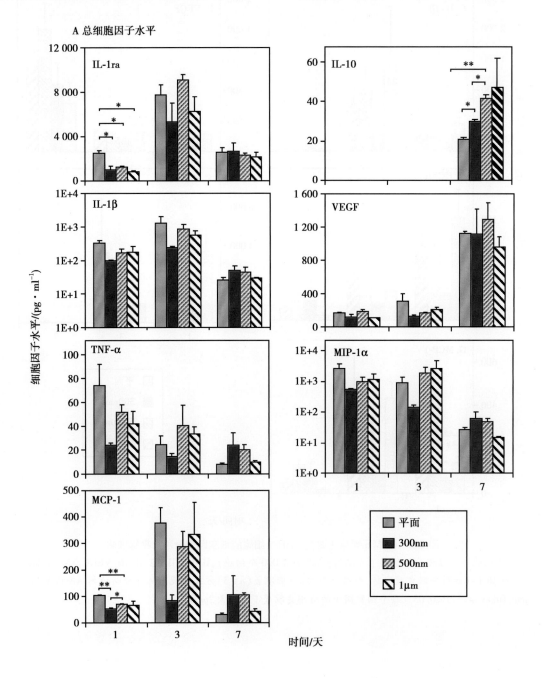

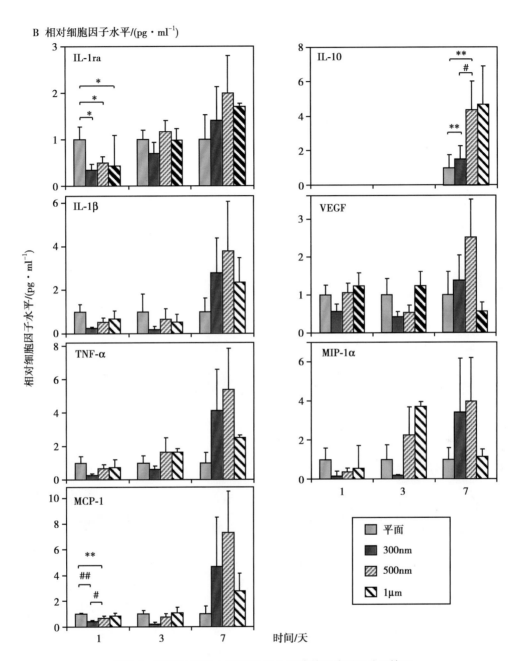

图 8-6　PDMS 网格上贴壁 THP-1 细胞的细胞因子分泌情况

A. THP-1 细胞因子分泌水平（pg/ml）对拓扑结构改变的影响，IL-1ra、IL-1β、IL-10、VEGF、TNF-α、MIP-1α 和 MCP-1 使用多种免疫检测方法检测。B. 细胞因子水平根据平面对照组和细胞数量做标准化。数据以平均值±标准差（n=3）的形式呈现。统计分析使用 ANOVA/Post-hoc Tukey's 方法。*. $P<0.05$，**. $P<0.01$，#. $P<0.005$，##. $P<0.001$。每个细胞因子的检测灵敏度下限为 3.2pg/ml。

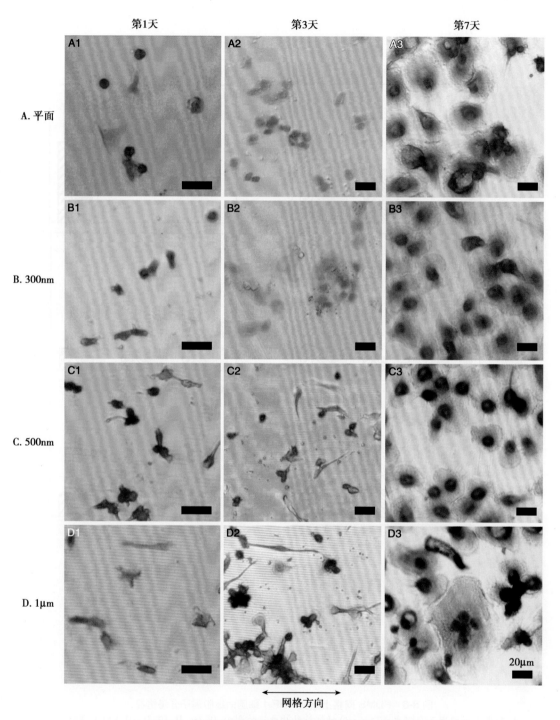

图 8-7　PBMC 来源巨噬细胞对 PDMS 拓扑学的反应

PBMC 来源巨噬细胞在 PDMS 网格上培养第 1 天、第 3 天和第 7 天的显微照片：平面对照组（A1～A3）、300nm（B1～B3）、500nm（C1～C3）和 1μm（D1～D3）。在第 1 天和第 3 天，一些细胞在 500nm（C1、C2）和 1μm（D1、D2）网格上伸展，并沿着网格生长。第 7 天观察到 IL-4 诱导 FBGC 融合导致细胞伸展显著增加（A3、B3、C3、D3）。May-Grunwald 吉姆萨染色剂；比例尺：20μm。

对于 PDMS 表面上黏附的巨噬细胞进行形态学检测,结果显示第 1 天和第 3 天无明显差别,形态学数据在第 3 天到第 7 天之间显著增加(图 8-8A)。细胞黏附密度在第 1 天和第 3 天显示对于拓扑学的高度敏感性(图 8-8B),但是在第 7 天没有明显趋势。尽管少数细胞确实在拓扑表面明显伸长,但是平均 R 值没有显示其与拓扑学和时间具有

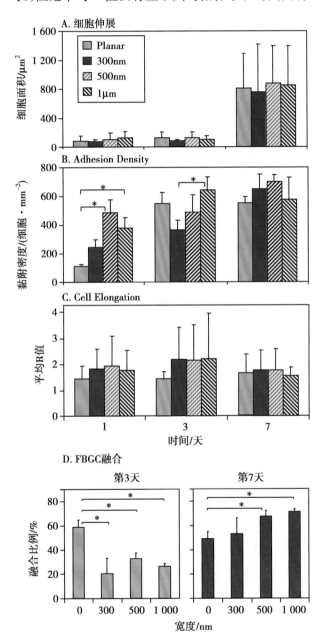

图 8-8　PDMS 网格上附着的 PBMC 来源巨噬细胞的形态学测量

PBMC 来源的贴壁巨噬细胞在 PDMS 网格上的形态学表现为:A. 细胞增殖;B. 细胞黏附密度;C. 细胞伸展;D. FBGC 融合程度。数据以均值±标准差($n=2$, 3)呈现。统计分析使用 ANOVA/Post-hoc Tukey's 方法。*. $P<0.05$。

相关性(图 8-8C)。异物反应的功能测量包括检查拓扑对 FBGC 融合的影响(图 8-8D):与平面对照相比,巨噬细胞在 PDMS 网格(300nm、500nm 和 1μm)的融合能力显著降低($P<0.05$),但在第 3 天受到 IL-4 刺激后,第 7 天融合能力显著增加($P<0.05$)。与平面对照组相比,FBGC 融合能力在 500nm 网格($P<0.05$)和 1μm 网格组上最为显著($P<0.05$)。

(四) 原代巨噬细胞细胞因子释放

图 8-9 展示了原代巨噬细胞在 PDMS 网格作用下的细胞因子分泌情况,由于细胞黏附在不同形态学尺寸下的变化,细胞因子分泌根据细胞数量做统一量化($pg \cdot ml^{-1}$/100 细胞)。拓扑诱导的细胞因子变化通过检测抗炎和促修复细胞因子来表示,第 1 天,IL-1ra 在各组之间具有统计学差异(ANOVA,$P<0.001$),与平面对照相比,其分泌量在 300nm 组($P<0.05$)、500nm 组($P<0.05$)和 1μm 组($P<0.05$)明显下降(图 8-9A)。同样,IL-10 作为一种抗炎/抗修复细胞因子,与平面对照相比,细胞在 PDMS 拓扑网格上的分泌量明显降低(ANOVA,$P<0.001$),与平面对照组相比,各组在第 1 天分泌量均小于对照组(图 8-9B)。IL-1β 与 VEGF 作为促炎促修复细胞因子,在对于拓扑结构的变化在第 1 天的结果相似。与对照组相比,IL-1β 在 PDMS 网格中分泌量下降(方差分析,$P<0.001$),各组均有统计学差异(图 8-9C)。VEGF 的表达和变化趋势与之类似(图 8-9D)。

一般来说,促炎/抗修复细胞因子 TNF-α、MIP-1-α、IL-6 和 MCP-1 在第 1 天高表达(约比其他细胞因子高出一个数量级),并在早期表现出对于拓扑变化的敏感性(图 8-9E ~ H)。TNF-α 是一个强效的早期炎症细胞因子,与平面对照相比,在 PDMS 网格上培养的细胞,在第 1 天其分泌水平升高(ANOVA,$P<0.001$,图 8-9E)。增加拓扑大小使得 TNF-α 水平下降,与平面对照组相比,每组都均有统计学意义,在 300nm 与 500nm 组之间也具有统计学差异($P<0.05$)。在第 1 天 MIP-1α 分泌量高(超过标准曲线数据),在第 3 天其表达量减少至其 1/3,但在第 3 天和第 7 天其表达量与拓扑学变化无关(图 8-9F)。

IL-6 的分泌趋势与 TNF-α 一致,在第 1 天和第

3 天,有一些细胞因子表达水平发生变化(图 8-9G)。在第 1 天,相比平面对照组,IL-6 分泌量在 PDMS 网格上显著减少(方差分析,$P<0.01$)。IL-6 分泌在 300~500nm 网格间显著降低($P<0.005$)。第 3 天,PDMS 网格诱导 IL-6 分泌量高于平面对照组。

同样,分泌 MCP-1 的镜像分子 MIP-1α 的趋势,除了第 1 天,拓扑的变化产生显著差异(ANOVA,$P<0.001$,图 8-9H)。一般来说,随着拓扑尺寸增加,MCP-1 分泌量降低,除了在 1μm 组其表达量小幅上升。与平面对照相比,300nm 组的表达量下降水平最为显著($P<0.005$);500nm 组($P<0.05$)和 1μm 组($P<0.005$)与 300nm 组相比也存在统计

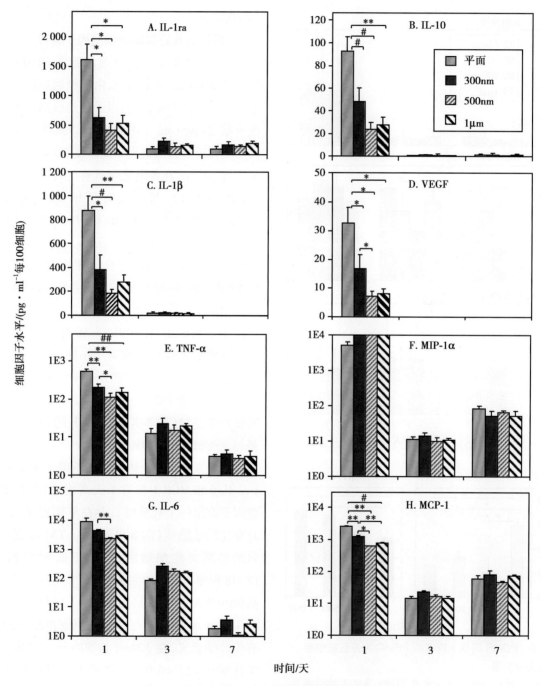

图 8-9　PBMC 来源巨噬细胞的细胞因子基础分泌量

各种细胞因子变化(绝对值,pg/ml)使用酶联免疫分析法(IL-1α、IL-1β、IL-10、VEGF、TNF-α、MIP-1α、MCP-1 和 IL-6)。数据以平均值±标准差呈现,每个样本重复三次独立实验($n=2$)。统计分析使用 ANOVA/Post-hoc Tukey's 方法。确定意义 $*$. $P<0.05$,$**$. $P<0.01$,$\#$. $P<0.005$,$\#\#$. $P<0.001$。每个细胞因子的检测下限为 3.2pg/ml。

学差异。

IL-12 是促炎和抗修复细胞因子,在上清液中未检测到。每个细胞因子的检测下限为 3.2pg/ml。细胞因子总水平(图 8-10A)及其相应的相对表达量,并与各时间点平面对照组细胞密度和细胞因子分泌水平统一化计算(图 8-10B)。

(五)吞噬作用的活动

在第 1 天、第 3 天和第 7 天,通过 PDMS 网格和平面对照组观察贴壁 THP-1 细胞的吞噬活性(图 8-11,图 8-12)。拓扑结果的变化对第 1 天样品

的吞噬活性影响不大,但是 PDMS 网格上 THP-1 细胞吞噬率在第 3 天降低(ANOVA,$P<0.05$)。与平面对照相比,所有 3 个 PDMS 网格的吞噬活性在第 3 天都较低,但此时拓扑尺寸的增加对应着吞噬百分比的增加。尤其是细胞的吞噬活动,300nm 组与平面对照组相比显著下降($P<0.05$),和 1μm 组相比也显著下降($P<0.05$)。第 7 天的吞噬活性较第 1 天和第 3 天高,但对拓扑结构的变化没有显著差异。THP-1 细胞中荧光标记的微球和细胞膜的吞噬作用如图 8-13A~C 所示。

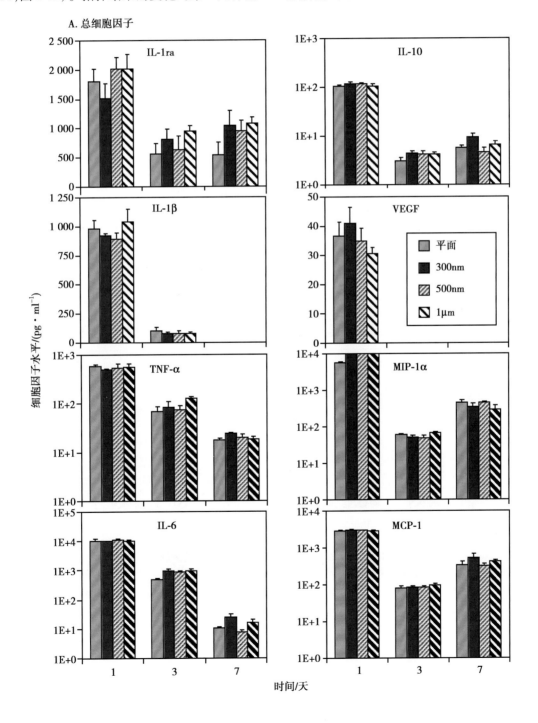

A. 总细胞因子

时间/天

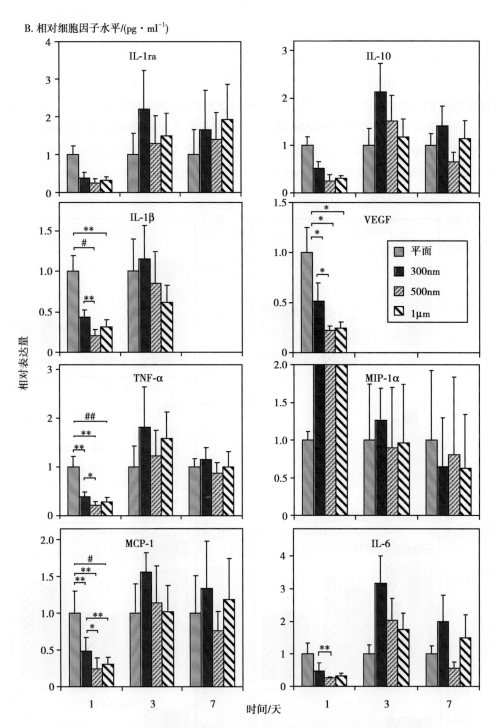

图 8-10　PDMS 网格上黏附的 PBMC 来源巨噬细胞的细胞因子分泌情况

各种细胞因子对于拓扑学变化(绝对值,pg/ml)使用酶联免疫分析(IL-1α、IL-1β、IL-10、VEGF、TNF-α、MIP-1α、MCP-1 和 IL-6)。数据以平均值±标准差呈现,每个样本重复三次独立实验(n=2)。统计分析使用 ANOVA/Post-hoc Tukey's 方法。∗. $P < 0.05$,∗∗. $P < 0.01$,#. $P < 0.005$,##. $P < 0.001$。每个细胞因子的检测下限为 3.2pg/ml。

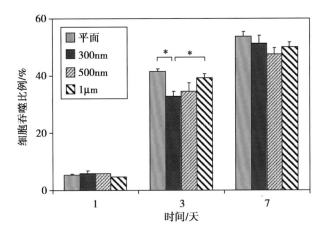

图 8-11　PDMS 网格上黏附的 THP-1 细胞吞噬活性

通过计算吞噬至少一个聚苯乙烯微球的细胞数量与细胞总数的百分比来确定吞噬活性。数据报告为平均值±标准差($n=3$)。统计分析使用方差分析。*.$P<0.05$。

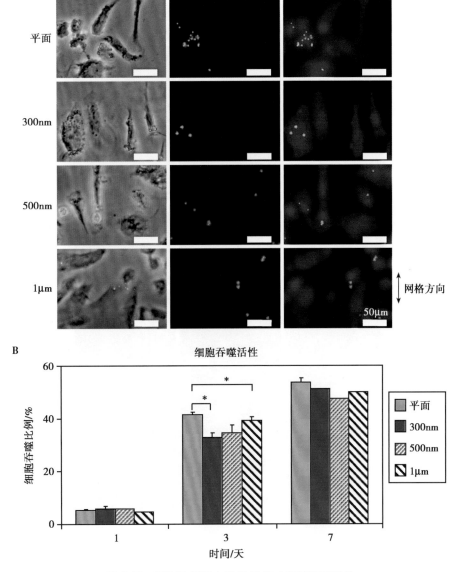

图 8-12　PDMS 网格上贴壁 THP-1 细胞吞噬活性

A. 黏附的 THP-1 细胞吞噬荧光标记的聚苯乙烯微球,在第 3 天获取的图片。左图显示相应的 PDMS 网格上附着 THP-1 细胞,荧光图(中)显示绿色荧光微球(中)被细胞吞噬(右),细胞膜标记为红色,细胞膜内可见染色微球(黄色)。B. 通过计算至少吞噬一个聚苯乙烯微球的细胞数占细胞总数的百分比来确定吞噬活性。数据报告为平均值±标准差($n=3$)。统计分析使用方差分析/因果测试。确定意义 *.$P<0.05$。比例尺=50μm。分别用荧光羧基化微球(绿色)和 WGA-555 染色(红色)观察聚苯乙烯微球和细胞膜。

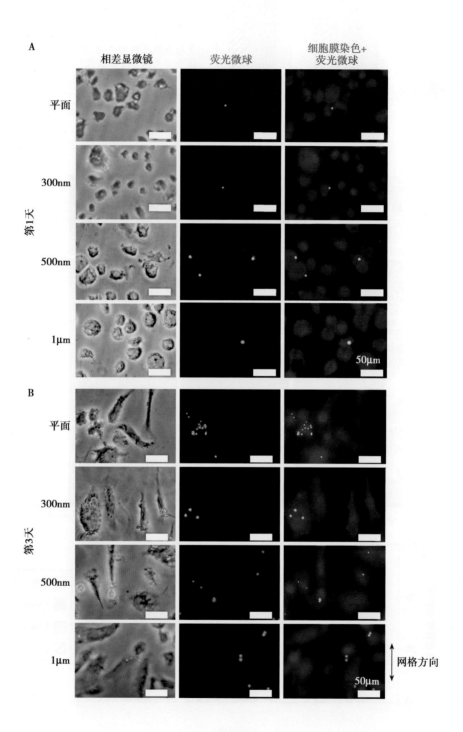

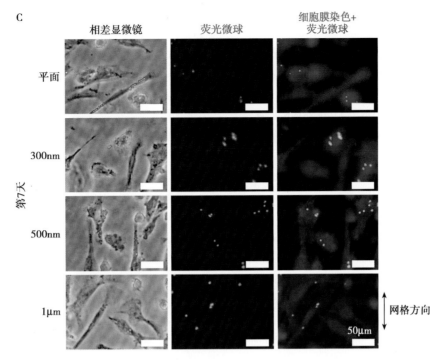

图 8-13　PDMS 网格上附着 THP-1 细胞对聚苯乙烯微球的吞噬作用

典型的相衬图和荧光图显示，黏附 THP-1 细胞在各自的 PDMS 网格上培养后 1 天（A）、3
天（B）和 7 天（C），吞噬荧光标记的聚苯乙烯微球。荧光微球和细胞膜的可视化使用荧光
羧基化微球（绿色）和 WGA-555（红色），分别显示吞噬微球（黄色）。比例尺 = 50μm。

四、讨论

PDMS 尺寸在 300nm 和 1μm 之间被选为适合细胞生长的范围。我们通过观察巨噬细胞在每个时间点的形态变化、细胞黏附、细胞因子释放、FBGC 融合和吞噬活性等参数，来表现巨噬细胞对拓扑结构的反应。

巨噬细胞伸展通常被认为是一种巨噬细胞活化的表型。在本研究的第一个细胞研究中，THP-1 在第 3 天显示出，巨噬细胞在更大的拓扑上的伸展显著减少。因此，拓扑大小的增加可能导致 THP-1 细胞的"活性减弱"。而 PBMC 来源的巨噬细胞形态、细胞伸长、细胞黏附与形态学无明显相关性。有趣的是，通过吞噬作用或异物巨细胞（FBGC）融合的检测结果，与巨噬细胞形态学无关。将所有 PDMS THP-1 细胞的吞噬活性相比，发现较大的网格尺寸有更明显降低吞噬作用（从 300nm 到 1μm）。较大的拓扑（1μm 网格）一方面限制细胞伸展，另一方面产生了促进吞噬作用的启动效应。巨噬细胞更倾向于吞噬微米级别微球，而不是纳米粒子或纳米级别的结构，在 1～2μm 范围内可以观察到吞噬峰值。

通过 PBMC 源巨噬细胞对 FBGC 融合实验显示，第 3 天在 PDMS 网格上的融合明显减少。第 3～7 天间，IL-4 的加入刺激体外 FBGC 融合，逆转了这一趋势：第 7 天时 FBGC 融合增加与拓扑图尺寸增加相关。IL-4 刺激并没有掩盖拓扑结构的效应，反而逆转了拓扑对 FBGC 融合的作用，也如同第 3 天观察到的结果。综上所述，形态拓扑上的改变可能无法完全解释表征的结果，如活化表型、THP-1 巨噬细胞吞噬活性、原代巨噬细胞 FBGC 融合等。我们推测，与平面对照相比，拓扑网格结构提供了一个各向异性的表面，阻止了传统的 THP-1 细胞的伸展和在 FBGC 融合过程中 PBMC 来源巨噬细胞的迁移。

作者不会直接或间接地获得任何形式的利益。

（胡添　译）

参 考 文 献

[1] ANDERSON J M. Inflammatory response to implants[J]. ASAIO Trans, 1988, 34:101-107.

[2] ANDERSON J M, RODRIGUEZ A, CHANG D T. Foreign

body reaction to biomaterials[J]. Semin Immunol,2008, 20:86-100.

[3] LUTTIKHUIZEN D T,HARMSEN M C,VAN LUYN M J. Cellular and molecular dynamics in the foreign body reaction[J]. Tissue Eng,2006,12:1955-1970.

[4] GRETZER C,EMANUELSSON L,LILJENSTEN E,et al. The inflammatory cell influx and cytokines changes during transition from acute inflammation to fibrous repair around implanted materials[J]. J Biomater Sci Polym Ed,2006, 17:669-687.

[5] MILLER K M,ROSE-CAPRARA V,ANDERSON J M. Generation of IL-1-like activity in response to biomedical polymer implants:a comparison of in vitro and in vivo models[J]. J Biomed Mater Res,1989,23:1007-1026.

[6] SONG E,OUYANG N,HORBELT M,et al. Influence of alternatively and classically activated macrophages on fibrogenic activities of human fibroblasts[J]. Cell Immunol,2000,204:19-28.

[7] LEWIS J B,WATAHA J C,MCCLOUD V,et al. Au(Ⅲ), Pd(Ⅱ),Ni(Ⅱ),and Hg(Ⅱ)alter NF kappa B signaling in THP1 monocytic cells[J]. J Biomed Mater Res A, 2005,74:474-481.

[8] GRETZER C,GISSELFALT K,LILJENSTEN E,et al. Adhesion,apoptosis and cytokine release of human mononuclear cells cultured on degradable poly(urethan urea), polystyrene and titanium in vitro[J]. Biomaterials,2003, 24:2843-2852.

[9] BRODBECK W G,NAKAYAMA Y,MATSUDA T,et al. Biomaterial surface chemistry dictates adherent monocyte/ macrophage cytokine expression in vitro[J]. Cytokine, 2002,18:311-319.

[10] DINNES D L,SANTERRE J P,LABOW R S. Influence of biodegradable and non-biodegradable material surfaces on the differentiation of human monocyte-derived macrophages[J]. Differentiation,2007,76(3):232-244.

[11] BABENSEE J E,PARANJPE A. Differential levels of dendritic cell maturation on different biomaterials used in combination products[J]. J Biomed Mater Res A,2005, 74:503-510.

[12] SPILLER D,MIRTELLI C,LOSI P,et al. In vitro evaluation of the PEtU-PDMS material immunocompatibILity: the influence of surface topography and PDMS content [J]. J Mater Sci Mater Med,2009,20:2511-2520.

[13] ROSENGREN A,BJURSTEN L M. Pore size in implanted polypropylene fILters is critical for tissue organization

[J]. J Biomed Mater Res A,2003,67:918-926.

[14] SANDERS J E,CASSISI D V,Neumann T,et al. Relative influence of polymer fiber diameter and surface charge on fibrous capsule thickness and vessel density for single-fiber implants[J]. J Biomed Mater Res A,2003,65:462-467.

[15] PARKER J A,WALBOOMERS X F,VON DEN HOFF J W,et al. The effect of bone anchoring and micro-grooves on the soft tissue reaction to implants[J]. Biomaterials, 2002,23:3887-3896.

[16] CAMPBELL C E,VON RECUM A F. Microtopography and soft tissue response[J]. J Invest Surg,1989,2:51-74.

[17] CHEN S,JONES J A,XU Y,et al. Characterization of topographical effects on macrophage behavior in a foreign body response model[J]. Biomaterials,2010,31(13): 3479-3491.

[18] AHSAN F,RIVAS I P,KHAN M A,et al. Targeting to macrophages:role of physicochemical properties of particulate carriers—liposomes and microspheres—on the phagocytosis by macrophages[J]. J Control Release, 2002,79(1-3):29-40.

[19] TABATA Y,IKADA Y. Effect of the size and surface charge of polymer microspheres on their phagocytosis by macrophage[J]. Biomaterials,1988,9:356-362.

[20] SCHAFER V,VON BRIESEN H,ANDREESEN R,et al. Phagocytosis of nanoparticles by human immunodeficiency virus(HIV)-infected macrophages:a possibILity for antiviral drug targeting[J]. Pharm Res,1992,9(4): 541-546.

[21] FOSTER N,LEA S R,PRESHAW P M,et al. Pivotal Advance:Vasoactive intestinal peptide inhibits up-regulation of human monocyte TLR2 and TLR4 by LPS and differentiation of monocytes to macrophages[J]. J Leukoc Biol,2007,81:893-903.

[22] ANTALSZALMAS P,VAN STRIJP J A G,WEERSINK A J L,et al. Quantitation of surface CD14 on human monocytes and neutrophILs[J]. J Leukoc Biol,1997,61: 721-728.

[23] TSUCHIYA A,YAMABE M,YAMAGUCHI Y,et al. Establishment and characterization of a human acute monocytic leukemia-cell line(THP-1)[J]. Int J Cancer, 1980,26:171-176.

[24] AUWERX J. The human leukemia-cell line,THP-1-A multifaceted model for the study of monocyte-macrophage

differentiation[J]. Experientia,1991,47:22-31.

[25] MCNALLY A K,ANDERSON J M. Beta1 and beta2 integrins mediate adhesion during macrophage fusion and multinucleated foreign body giant cell formation[J]. Am J Pathol,2002,160:621-630.

[26] MCNALLY A K,DEFIFE K M,ANDERSON J M. Interleukin-4-induced macrophage fusion is prevented by inhibitors of mannose receptor activity[J]. Am J Pathol,1996,149:975-985.

[27] MCBANE J E,MATHESON L A,SHARIFPOOR S,et al. Effect of polyurethane chemistry and protein coating on monocyte differentiation towards a wound healing phenotype macrophage [J]. Biomaterials, 2009, 30: 5497-5504.

[28] JONES J A,MCNALLY A K,CHANG D T,et al. Matrix metalloproteinases and their inhibitors in the foreign body reaction on biomaterials[J]. J Biomed Mater Res A, 2008,84:158-166.

[29] STERN M,SAVILL J,HASLETT C. Human monocyte-derived macrophage phagocytosis of senescent eosinophILs undergoing apoptosis. Mediation by alpha v beta 3/CD36/thrombospondin recognition mechanism and lack of phlogistic response[J]. Am J Pathol,1996,149: 911-921.

[30] GENG Y J,HANSSON G K. Interferon-gamma inhibits scavenger receptor expression and foam cell formation in human monocyte-derived macrophages[J]. J Clin Invest, 1992,89:1322-1330.

[31] DJALDETTI M,SALMAN H,BERGMAN M,et al. Phagocytosis—the mighty weapon of the sILent warriors[J]. Microsc Res Tech,2002,57:421-431.

[32] SCHRIJVERS D M,MARTINET W,DE MEYER G R,et al. Flow cytometric evaluation of a model for phagocytosis of cells undergoing apoptosis[J]. J Immunol Methods, 2004,287:101-108.

[33] FLEMMING R G,MURPHY C J,ABRAMS G A,et al. Effects of synthetic micro-and nano-structured surfaces on cell behavior[J]. Biomaterials,1999,20:573-588.

[34] ABRAMS G A,SCHAUS S S,GOODMAN S L,et al. Nanoscale topography of the corneal epithelial basement membrane and Descemet's membrane of the human[J]. Cornea,2000,19:57-64.

[35] OHTANI O,USHIKI T,TAGUCHI T,et al. Collagen fibrILlar networks as skeletal frameworks:a demonstration by cell-maceration/scanning electron microscope method

[J]. Arch Histol Cytol,1988,51:249-261.

[36] CHEHROUDI B,MCDONNELL D,BRUNETTE D M. The effects of micromachined surfaces on formation of bonelike tissue on subcutaneous implants as assessed by radiography and computer image processing[J]. J Biomed Mater Res,1997,34:279-290.

[37] HU W,YIM E K,REANO R M,et al. Effects of nanoimprinted patterns in tissue-culture polystyrene on cell behavior[J]. J Vac Sci Technol A,2005,23:2984-2989.

[38] KIM D H,HAN K,GUPTA K,et al. Mechanosensitivity of fibroblast cell shape and movement to anisotropic substratum topography gradients[J]. Biomaterials,2009,30: 5433-5444.

[39] YIM E K,PANG S W,LEONG K W. Synthetic nanostructures inducing differentiation of human mesenchymal stem cells into neuronal lineage[J]. Exp Cell Res,2007, 313:1820-1829.

[40] YIM E K,REANO R M,PANG S W,et al. Nanopattern-induced changes in morphology and motILity of smooth muscle cells[J]. Biomaterials,2005,26:5405-5413.

[41] MOSSER D M,EDWARDS J P. Exploring the full spectrum of macrophage activation[J]. Nat Rev Immunol, 2008,8:958-969.

[42] VIGNERY A. Macrophage fusion:molecular mechanisms [J]. Methods Mol Biol,2008,475:149-161.

[43] GORDON S. Alternative activation of macrophages[J]. Nat Rev Immunol,2003,3:23-35.

[44] MANTOVANI A,SICA A,SOZZANI S,et al. The chemokine system in diverse forms of macrophage activation and polarization [J]. Trends Immunol, 2004, 25: 677-686.

[45] MANTOVANI A,SOZZANI S,LOCATI M,et al. Macrophage polarization:tumor-associated macrophages as a paradigm for polarized M2 mononuclear phagocytes[J]. Trends Immunol,2002,23:549-555.

[46] JONES J A,CHANG D T,MEYERSON H,et al. Proteomic analysis and quantification of cytokines and chemokines from biomaterial surface-adherent macrophages and foreign body giant cells[J]. J Biomed Mater Res A, 2007,83:585-596.

[47] GHREBI S,HAMILTON D W,WATERFIELD D J,et al. The effect of surface topography on cell shape and early ERK1/2 signaling in macrophages:linkage with FAK and Src[J]. J Biomed Mater Res A,2013,101(7): 2118-2128.

［48］ HAMLET S,ALFARSI M,GEORGE R,et al. The effect of hydrophILic titanium surface modification on macrophage inflammatory cytokine gene expression［J］. Clin Oral Implants Res,2012,23(5):584-590.

［49］ KLOPFLEISCH R,JUNG F. The pathology of the foreign body reaction against biomaterials［J］. J Biomed Mater Res A,2017,105(3):927-940.

［50］ LUU T U,GOTT S C,WOO B W,et al. Micro-and nanopatterned topographical cues for regulating macrophage cell shape and phenotype［J］. ACS Appl Mater Interfaces,2015,7(51):28665-28672.

［51］ MOON H,CREMMEL C V,KULPA A,et al. Novel grooved substrata stimulate macrophage fusion,CCL2 and MMP-9 secretion［J］. J Biomed Mater Res A,2016,104 (9):2243-2254.

［52］ SAINO E,FOCARETE M L,GUALANDI C,et al. Effect of electrospun fiber diameter and alignment on macrophage activation and secretion of proinflammatory cytokines and chemokines［J］. Biomacromolecules,2011;12 (5):1900-1911.

［53］ SCHAUB N J,BRITTON T,RAJACHAR R,et al. Engi-neered nanotopography on electrospun PLLA microfibers modifies RAW 264. 7 cell response［J］. ACS Appl Mater Interfaces,2013,5(20):10173-10184.

［54］ SCHAUB N J,D'AMATO A R,MASON A,et al. The effect of engineered nanotopography of electrospun microfibers on fiber rigidity and macrophage cytokine production［J］. J Biomater Sci Polym Ed,2017,28(13):1303-1323.

［55］ WANG T,LUU T U,CHEN A,et al. Topographical modulation of macrophage phenotype by shrink-fILm multiscale wrinkles［J］. Biomater Sci,2016,4(6):948-952.

［56］ ZHANG Q,HWANG J W,OH J H,et al. Effects of the fibrous topography-mediated macrophage phenotype transition on the recruitment of mesenchymal stem cells:an in vivo study［J］. Biomaterials,2017,149:77-87.

阅读原文,请扫描二维码

第九章

生物活性玻璃与组织再生修复

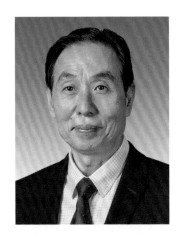

陈晓峰

教授,博士研究生导师,华南理工大学材料学院生物医学工程系主任、华南理工大学生物医学工程研究院常务副院长。中国生物材料学会副理事长、国际生物材料科学与工程学会联合会会士、全国外科植入物和矫形器械标准化技术委员会委员。

Chen Xiaofeng, Ph. D. , Professor and Director of Department of Biomedical Engineering, School of Materials and Engineering, South China University of Technology (SCUT); Deputy director of Institute of Biomedical Engineering of SCUT. He is Vice President of Chinese Society for Biomaterials, Fellow of Biomaterials Science and Engineering (FBSE), International Union of Society of Biomaterials Science and Engineering; Member of the National Technical Committee for standardization of Surgical Implants and Orthopaedic Devices.

摘要

生物活性玻璃是一类具有良好生物相容性和组织修复特性的无机非金属生物医学材料,近年来受到生物医学材料研究和临床医学领域的高度重视,并取得良好的临床疗效。当用于组织修复时,这类材料不仅可以与骨组织发生化学键合,也可以与软组织形成化学键合,促进组织的再生和修复。经过几十年的发展,生物活性玻璃的制备工艺经历了从熔融法、溶胶-凝胶法到溶胶-凝胶/有机模板法等各个阶段,材料的应用范围也从传统的骨组织修复扩展到齿、皮肤等组织的再生修复等领域。在骨修复领域,基于其独特的基因激活作用和促进新骨形成特性,生物活性玻璃近年来逐渐从腔隙性骨缺损的填充扩展到应用于修复节段性骨缺损以及骨量增加。在皮肤创面修复领域,生物活性玻璃可减轻局部炎症反应,上调成血管相关因子,刺激血管再生,增强成纤维细胞的活性,加快皮肤创面的愈合速度。齿科修复方面,生物活性玻璃被发现具有诱导牙髓干细胞迁移、增殖和成牙本质向分化的作用,并可诱导牙髓组织形成牙髓牙本质复合体样结构。此外,基于其优良的生物矿化性能,以生物活性玻璃为基质材料的牙本质脱敏剂、深龋盖髓剂等产品的开发也取得重要进展。本章主要介绍生物活性玻璃的概况以及生物活性玻璃在骨、齿科、皮肤再生修复领域的应用进展。

Abstract

Bioactive glasses are a kind of inorganic nonmetallic biomaterials with excellent biocompatibility and ability for tissue regenerative and restoration. In recent years, much attention has been paid of bioactive glass in the field of biomedical material and clinical medicine, due to its excellent clinical effects. It could chemically bond with both bone tissue and soft tissue, and promote tissue regeneration and repair. After decades of development, several methods have been used to prepare bioactive glasses, including melt method, sol-gel method, sol-gel combined with organic template method. The application of bioactive glasses also extends from the traditional bone repair to the restoration of teeth, skin and other tissues. In the field of bone regeneration, based on its unique gene activation and characteristics of promoting new bone formation, bioactive glasses have been used to repair large bone defects and bone augmentations. For the skin wound healling, bioactive glasses show many excellent performances, such as reducing local inflammation, upregulation of vascularized factors, stimulating vascular regeneration, enhancing fibroblast activity and accelerating the healing of skin wounds. In dental repair aspect, bioactive glass has been found to induce the migration, proliferation and differentiation of pulp stem cells. It is also found that bioactive glass has the ability to induce pulp tissue to form pulp dentin complex structure. Moreover, the product development of dentin desensitizing agent and pulp capping agent have also made important progress due to the excellent biomineralization performance of bioactive glass. This chapter mainly introduces the general situation of bioactive glasses and its application progress in the regenerative repair fields of bone, teeth and skin.

第一节　生物活性玻璃概述

一、生物活性玻璃组成与结构

生物活性玻璃（bioactive glass），又称生物玻璃（bioglass），是一类具有表面反应活性的，能够用于人体组织修复、功能替代与再生、能使组织和材料之间形成键合作用的无机非金属生物材料（图9-1）。生物活性玻璃材料最初由美国佛罗里达大学生物材料科学家 Larry L. Hench 教授于 20 世纪 70 年代初研制成功，并成功应用于骨科和齿科临床。

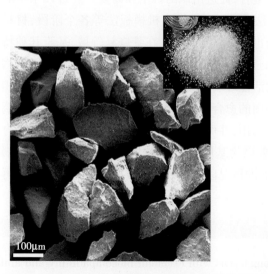

图 9-1　45S5 生物活性玻璃的外观形貌（SEM）照片

生物活性玻璃的主要化学成分为 Na_2O-CaO-SiO_2-P_2O_5，并在此基础上发展出不同组分的生物活性玻璃材料，常见生物活性玻璃的组成如表 9-1 所示。

生物活性玻璃是具有无规则网络结构的非晶态固体材料，其 X 射线衍射（XRD）图谱表现为宽阔的弥散衍射峰，这是非晶态固体材料的典型特征（图 9-2）。

根据玻璃结构理论，生物活性玻璃的网络是由硅氧四面体通过顶角上的桥氧（bridge oxygen，O_b）相互连接成的无规则三维网络（图 9-3）。由于玻璃组成中含有较多的网络外体氧化物（Na_2O 和 CaO），导致玻璃结构网络中的断点较多，断点处的氧离子称为非桥氧（non-bridge oxygen，O_{nb}），呈负一价，Na^+ 和 Ca^{2+} 分布于网络断点周围，以维持材料内部结构的电中性。P_2O_5 组分的存在则进一步导致玻璃网络中的断点增多，这是由于玻璃网络中的磷氧四面体 $[PO_4]$ 中具有一个不对称的双键，双键处的氧离子因化合价饱和不能同硅氧四面体相连，从而也进一步使得玻璃网络断点增多。正是由于生物玻璃网络的非桥氧比例较高，导致玻璃网络中大量"断点"从而使玻璃在含水的生理环境中具有较高的化学活性，玻璃表面的 Na^+ 和 Ca^{2+} 可以与水溶液中的 H^+ 发生快速的离子交换，最终在材料表面形成类骨的碳酸羟基磷灰石矿化层（HCA），生物

表 9-1 生物玻璃的组成

单位：mol%

型号	SiO$_2$	Na$_2$O	CaO	CaF$_2$	P$_2$O$_5$	B$_2$O$_3$	Al$_2$O$_3$
45S5.4F	46.1	24.4	16.2	10.8	2.6	0	0
45S5	46.1	24.4	26.9	0	2.6	0	0
#1(S63.5P6)	65.7	15.0	15.5	0	2.6	0.4	0.6
#9(S53P4)	53.9	22.6	21.8	0	1.7	0	0
#10(S45P7)	46.6	24.1	24.4	0	3.0	1.8	0
52S4.6	52.1	21.5	23.8	0	2.6	—	—
55S4.3	55.1	20.1	22.2	0	2.6	—	—
60S3.8	60.1	17.7	19.6	0	2.6	—	—
42SF	42.1	26.3	17.4	11.60	2.6	—	—
46SF	46.1	24.4	16.14	10.76	2.6	—	—
49SF	49.1	23.0	15.18	10.12	2.6	—	—
52SF	52.1	21.5	14.28	9.52	2.6	—	—
55SF	55.1	20.1	13.32	8.88	2.6	—	—
60SF	60.1	17.7	11.76	7.84	2.6	—	—

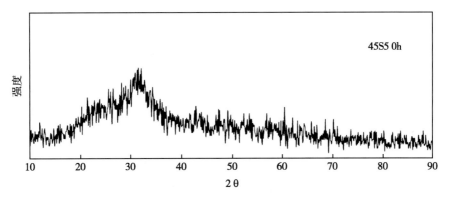

图 9-2 45S5 生物活性玻璃的粉末 X 射线衍射图谱

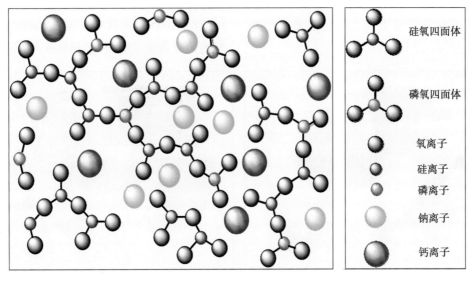

图 9-3 45S5 生物活性玻璃的无规则网络结构示意图

活性玻璃通过此矿化层同宿主骨形成骨性结合。概括来看,生物活性玻璃与骨结合的过程归纳为如下 12 个步骤:

（1）体液中的 H^+（或 H_3O^+）离子与玻璃表面的 Na^+ 发生离子交换;

（2）玻璃表面硅羟团（$\equiv Si—OH$）形成;

（3）硅羟团相互聚合 $\equiv Si—OH + HO—Si \equiv \rightarrow \equiv Si—O—Si \equiv$;

（4）Ca^{2+}、PO_4^{3-}、CO_3^{2-}、OH^- 离子吸附在材料表面附近,并以无定形磷酸盐形式析出;

（5）晶化形成碳酸羟基磷灰石（$Ca_{10}(PO_4, CO_3)_6(OH)_2$, hydroxyl-carbonate-apatite, HCA）;

（6）各种生理物质吸附于 HCA 层;

（7）巨噬细胞活动（action of microphages）;

（8）成骨干细胞（osteoblast stem cells）附着;

（9）成骨细胞同步增殖和分化（synchronised proliferation and differentiation）;

（10）基质生成;

（11）基质晶化;

（12）新骨生长。

生物活性玻璃的这种特殊组成和结构导致的高化学和生物活性对其骨结合特性和骨再生修复功能起到关键性作用。20 世纪 70—90 年代的研究主要集中在生物活性玻璃制备、结构与性能表征、材料力学性质、生物矿化特性等方面,直到 2000 年后,对生物活性玻璃的研究逐渐扩展到微纳米生物活性玻璃、元素掺杂、硅基杂化材料、靶向控释载体的研制、材料与细胞相互作用、基因激活作用、促进组织再生修复机制等诸多方面。目前已成为生物材料研究的热点方向之一。

二、生物活性玻璃的分类

生物活性玻璃包括以下不同的种类:

按制备方法分为:熔融法生物活性玻璃（MBG）、溶胶-凝胶法生物活性玻璃（SGBG）、溶胶-凝胶结合模板法微纳米生物活性玻璃（MNBG）等。

按化学组成分为:硅酸盐基生物活性玻璃、硼酸盐基生物活性玻璃、磷酸盐基生物活性玻璃。

按临床应用分为:组织替代型生物活性玻璃、组织工程型生物活性玻璃、组织修复型生物活性玻璃、功能型生物活性玻璃。

按物理结构分为:生物活性玻璃粉体材料、生物活性玻璃块体材料、生物活性玻璃多孔支架材料、微纳米生物活性玻璃材料、生物活性玻璃复合材料。

三、生物活性玻璃的临床应用

大量的研究证明,生物活性玻璃的降解产物能够显著促进骨组织相关细胞以及内皮细胞的增殖和细胞生长因子的形成,增强成骨分化基因的表达,从而显著促进骨组织和血管组织的形成。目前生物活性玻璃的临床应用主要包括骨、齿替代与组织修复、软组织创面愈合、口腔粘结剂、抗过敏牙膏等。经过近三十年的基础性研究、动物实验和临床观察,已开发出多个产品用于骨科临床,如用于牙周缺损修复、颌骨缺损填充、牙槽脊增高及人工种植牙根周围固定用的 PerioGlas®,四肢及脊椎骨修复用的 NovaBone®（图 9-4）,中耳骨修复用的 DUKE-MIDTM 等,这些产品在临床应用中收到良好的治疗效果。后续的研究进一步发现,生物活性

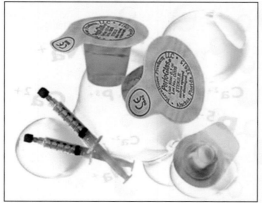
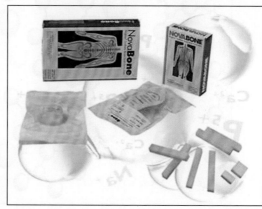

图 9-4　临床应用的生物活性玻璃骨缺损修复体

玻璃材料不仅可以和骨组织发生化学键合,同时也可以与软组织化学键合,并能促进软组织如皮肤组织的修复和再生。在大量实验研究和动物试验的基础上,已经开发出多个可用于急慢性皮肤创面及黏膜溃疡修复的产品如肌肤生®(DermGlas®)和德莫林®(Dermlin®)等产品已成功应用于临床治疗,并取得良好的治疗效果。

近年来华南理工大学陈晓峰课题组在国家自然科学基金重点项目和面上项目支持下,通过溶胶-凝胶法结合有机分子自组装模板法制备出新一代生物活性玻璃——微纳米生物活性玻璃(图9-5),显示出比传统的生物玻璃更为优异的生物学性质,如快速的生物矿化活性,促进的细胞生物相容性,显著提高的组织修复能力和可控的生物降解性,在药物、基因控释载体及骨、齿组织修复部件的制作中展现了新的应用。

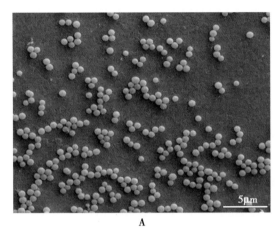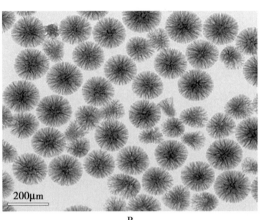

图 9-5　微纳米生物活性玻璃(MNBG)的显微形貌照片
A. 球形 MNBG 颗粒扫描电镜(SEM)照片；B. 放射状 MNBG 颗粒透射电镜(TEM)照片。

所研发的新一代生物活性玻璃皮肤创面修复产品正在进行临床实验,并取得了非常理想的初期效果,用于骨、齿修复的临床产品也在研发之中。另外一些基于微纳米生物活性玻璃的潜在应用如生物成像、基因药物输送、肿瘤治疗、骨质疏松症治疗等正处于研究当中,已经获得了生物医学材料界的高度重视,陈晓峰课题组目前已就这一领域的研究工作发表了200余篇论文,并获授权20余项国家发明专利。微纳米生物活性玻璃作为新型的骨组织和软组织修复材料,已显示出良好的应用前景。

（陈晓峰　雷波）

第二节　生物活性玻璃在皮肤创面修复中的基础及应用研究

一、生物活性玻璃对创面修复的细胞学研究

生物活性玻璃具有良好的生物相容性和生物活性,已成功应用于硬组织(如骨、牙组织等)修复,在其应用于硬组织修复的过程中发现,它们除了能和骨组织形成稳定的键合外,还能促进细胞的增殖,调节损伤修复相关基因的表达,具有基因激活的作用,提示其可用于皮肤等软组织的修复。

创伤修复是一个由多种细胞、细胞因子及细胞外基质共同参与的生物学过程,过程复杂但高度有序,总的来说,主要包括细胞的迁移、增殖和分化,细胞因子的分泌、细胞外基质的沉积和重塑等。其中,细胞对推动创面修复进程起到了关键作用。因此,研究生物活性玻璃对参与创面修复的细胞的调控作用具有重要意义。参与创面修复的细胞主要包括各种炎性细胞(如中性粒细胞、肥大细胞、巨噬细胞)和组织修复细胞(如表皮细胞、成纤维细胞、血管内皮细胞等)。近年来,相关研究取得了一些重要的进展。本小节将分别就生物活性玻璃对巨噬细胞、成纤维细胞及血管内皮细胞的调控作用进行重点叙述。

（一）生物活性玻璃对巨噬细胞的作用研究

巨噬细胞是一种重要的免疫细胞,在创面修复

中发挥重要的免疫功能,包括吞噬作用和抗原呈递。另外,巨噬细胞能产生很多细胞因子和化学趋化因子,从而激发新生血管的形成、胶原的合成及纤维化等过程。Leibovich 等发现巨噬细胞缺陷的小鼠表现出创面修复迟缓的症状,包括上皮化过程延迟、血管再生延迟及肉芽组织形成异常等。创面部位的巨噬细胞可呈现出不同的表型,根据它们的活化状态和功能,可分为两类:M1 型——经典活化的巨噬细胞(classically activated macrophage)和 M2 型——替代性活化的巨噬细胞(alternatively activated macrophage)。事实上,巨噬细胞存在一系列连续的功能状态,而 M1 型和 M2 型只是这种连续状态的两个极端。在相关因子的调节下,如细菌产物脂多糖(lipopolysaccharide,LPS)和炎性因子干扰素(interferon,IFN)等,巨噬细胞能分化为 M1 型巨噬细胞。M1 型巨噬细胞通过释放炎性介质诱导产生肿瘤坏死因子(tumor necrosis factor,TNF)、一氧化氮(NO)和白介素-6(interleukin-6,IL-6),从而促进炎性反应并表现出抗菌性能。另外,M1 型巨噬细胞在 IL-4 和 IL-13 的作用下能分化为 M2 型巨噬细胞,它能抑制炎症反应和适应性免疫反应。这两种巨噬细胞对于创面修复来说都很重要,因此,两者之间平衡对于创面修复的不同阶段非常重要。比如说,创伤修复初期,需要更多的 M1 型巨噬细胞来清除坏死碎片和杀死可能侵入的抗原,而在创面修复的后续阶段,如肉芽组织快速增殖期,M2 型巨噬细胞将发挥更大的作用。而在病理性修复过程中,这两者之间的平衡可能被打破,导致创面难愈。

近年来的研究发现,生物活性玻璃可影响巨噬细胞的行为及活化状态。早在 2002 年,Bosetti 等便发现生物活性玻璃颗粒可被巨噬细胞吞噬,与 58S 溶胶-凝胶生物玻璃相比,45S5 生物玻璃可促进巨噬细胞的黏附、伸展,并可上调细胞因子如肿瘤坏死因子 α(tumor necrosis factor-α,TNF-α)的表达。Day 等发现 45S5 及磷酸锌生物活性玻璃可调控人巨噬细胞及单核细胞细胞因子 TNF-α、IL-10 和 IL-6 的分泌。当巨噬细胞被脂多糖激活成 M1 型巨噬细胞时,45S5 可显著降低其分泌的细胞因子 TNF-α 及 IL-6 的表达,磷酸锌生物活性玻璃也可下调巨噬细胞 IL-6 的表达量;同时,IL-10 的表达水平在两种生物活性玻璃的刺激下均得到有效的

提升。这一研究表明生物活性玻璃可抑制促炎性因子的表达,并能升高抗炎性因子的水平,提示我们生物活性玻璃可调控巨噬细胞分泌炎症相关细胞因子来抑制炎症反应的发生。Varmette 等研究了溶胶-凝胶生物活性玻璃即 58S、含锌生物活性玻璃、含铜生物活性玻璃对脂多糖激活的巨噬细胞的作用,结果表明,巨噬细胞先与生物活性玻璃共培养再加入脂多糖被其激活后,TNF-α 的表达量比先加脂多糖后加生物活性玻璃(或生物活性玻璃释放离子产物)要显著地降低;同时,与 58S 生物活性玻璃相比,含锌生物活性玻璃及含铜生物活性玻璃对巨噬细胞 TNF-α 的表达有更好的下调效果,提示这三类生物活性玻璃可应用于预防创面出现过度的炎症反应,具有良好的前景。

Dong 等研究了生物活性玻璃的离子产物对巨噬细胞 M1 型向 M2 型转变的调控作用及巨噬细胞表型转变与修复细胞之间的作用关系,结果显示生物活性玻璃离子产物可激活巨噬细胞向 M2 型转变,使其分泌更多抗炎性因子(IL-10 和 TNF-β)及促血管生长因子[血管内皮生长因子(vascular endothelial growth factor,VEGF)和碱性成纤维细胞生长因子(basic fibroblast growth factor,bFGF)]、并表达更少的促炎症因子(TNF-α 和 IL-1β)。此外,在使用巨噬细胞及生物活性玻璃共培养后的条件培养基培养内皮细胞和成纤维细胞后,内皮细胞的成血管能力及成纤维细胞分泌细胞外基质蛋白的能力均得到提升。通过体内实验表明,生物活性玻璃降低了创面的炎症反应周期,且创面中可见更少的中性粒细胞及巨噬细胞,并加快了创面修复。因此,生物活性玻璃通过调控巨噬细胞表型转变来抑制炎症反应可能是其促进创面修复的一个重要的原因。

总的来说,目前关于生物活性玻璃对巨噬细胞的调控作用及机制的报道相对较少。因此,后续关于生物活性玻璃对巨噬细胞的行为调控、表型变化及相关机制等方面尚需深入研究,以期更好地阐明其促进创面修复的相关原理。

(二) 生物活性玻璃对成纤维细胞的作用研究

成纤维细胞是皮肤真皮层的主要细胞,在创面修复的多个阶段都发挥了重要的作用。创面发生

初期,创面周边本处于静息状态(quiescent)的成纤维细胞被激活并开始增殖,之后在创面处多种细胞因子的吸引下向创面迁移。一旦成纤维细胞迁移到创面部位,它们就开始合成新的富含胶原的细胞外基质,以替代创伤发生初期形成的临时基质-纤维蛋白凝块。随着新的细胞外基质逐渐增多,创面处的细胞外基质的应力增加。在细胞外基质高应力及转化生长因子-β(transforming growth factor,TGF-β)的共同刺激下,一部分成纤维细胞分化为肌成纤维细胞。肌成纤维细胞同样可以合成胶原。同时,它们还具有收缩能力,从而促进创面收缩,有利于创面尽快闭合。但是,在创面修复后期,肌成纤维细胞的凋亡不足或过度分化均与病理性瘢痕的形成密切相关。此外,成纤维细胞能通过分泌多种生长因子,如 bFGF、TGF-β、血小板衍生生长因子(platelet derived growth factor,PDGF)等,促进创面的再生修复。

近年来研究表明,生物活性玻璃可调控成纤维细胞的生长、分泌、迁移及分化等行为。Day 等在2004年就发现,低浓度(0.01~0.2wt%)45S5 生物活性玻璃(<5μm)涂层与成纤维细胞共培养24小时后,能促进成纤维细胞的增殖,并检测到显著升高的 VEGF 表达水平。将人成纤维细胞和包裹有45S5 生物活性玻璃(0~1wt%,平均粒径4μm)的海藻酸盐微球共培养发现,在生物玻璃的浓度为0.01wt%和0.1wt%时,成纤维细胞能分泌大量的 VEGF,但浓度为1wt%的微球无法刺激成纤维细胞分泌 VEGF,表明成纤维细胞对生物玻璃的应答具有浓度依赖性。此外,将人成纤维细胞培养在含有45S5BG 的涂层上,能分泌大量的 VEGF 和 bFGF,共培养后,收集到的成纤维细胞条件培养基也能刺激内皮细胞的增殖和血管的形成。Yu 等发现生物活性玻璃可诱导成纤维细胞高表达 VEGF、bFGF、表皮生长因子、I 型胶原蛋白和纤连蛋白,经生物活性玻璃激活后,成纤维细胞膜片可显著加快创面的修复。Li 等也发现,生物活性玻璃可激活成纤维细胞和内皮细胞共培养体系中的成纤维细胞高表达 VEGF,从而提高内皮细胞的成血管能力,共同加快创面的修复。Wang 等研究了掺铜生物活性玻璃复合支架对成纤维细胞的作用,发现其具有良好的生物相容性,并可提高成纤维细胞表达成血管相关生长因子如 VEGF、PDGF 和 bFGF 的水平,提高支架的成血管能力,促进创面修复。陈晓峰课题组发现生物活性玻璃微球可促进成纤维细胞的迁移,并调控其细胞外基质的分泌和向肌成纤维细胞的分化,进一步研究明确生物活性玻璃微球对成纤维细胞分化的调控作用是通过 TGF-beta-Smad 信号通路介导的。

综上所述,生物活性玻璃可促进成纤维细胞的增殖、迁移,并上调相关生长因子的表达,促进创面的修复;此外,生物活性玻璃还可通过调节成纤维细胞的分化,从而促进创面修复进程,在创面修复领域具有良好的应用前景。

(三) 生物活性玻璃对内皮细胞的作用研究

在创面修复过程中,血管内皮细胞会参与血管再生等过程。血管再生是一个复杂的动态的生理过程,在细胞和生长因子、黏附物质等调节下,机体内的血管会以出芽或者微血管融合的方式生成新血管,创面附近的血管内皮细胞也会进行分裂、增殖并最终演变成毛细血管,并最终成熟为血管。新生血管对创面修复尤其重要,不仅能为创面输送氧气和营养物质,还能为新生的肉芽组织起支架的支撑作用。正常情况下,内皮细胞一般为静止的,机体受损后,受到各种生长因子和细胞因子等调控,如 bFGF 和 VEGF 等,创面边缘的内皮细胞开始迁移至创面部位,并形成新生毛细血管。因此,通过增殖、分化、迁移及参与血管再生等生理过程,血管内皮细胞可对创伤修复产生重要作用。

早期研究已发现生物活性玻璃可促进内皮细胞的增殖及血管形成。45S5 生物玻璃能促进内皮细胞的增殖、增加内皮细胞血管化因子的表达。研究表明,无论是细胞直接与45S5 生物玻璃颗粒接触,还是与含有生物玻璃溶出离子或离子基团的浸提液接触,都会增加新生血管的形成速度;将含有45S5 生物玻璃颗粒涂层的高分子支架材料移植到大鼠皮下后也能观察到新生血管的形成。后续研究发现45S5 生物活性玻璃能显著提高成纤维细胞表达和分泌血管化相关生长因子 VEGF、bFGF 的量,将这些被激活的成纤维细胞的培养基用于培养人真皮微血管内皮细胞发现其增殖明显加快,血管网形成明显增多。此外,45S5 生物玻璃和胶原的复合支架可促进内皮细胞的增殖,并在体外和体内均表现出良好的成血管性能。

近年来,由于血管再生在创面修复中的重要作用,生物活性玻璃与内皮细胞的相互作用研究越见深入。同济大学王德平教授课题组/上海市第六人民医院张长青教授课题组联合制备了微米尺寸的硼酸盐生物活性玻璃纤维和掺铜硼酸盐生物活性玻璃纤维。体外培养时发现硼酸盐生物活性纤维形成的离子微环境对成纤维细胞和内皮细胞无毒性,且能促进内皮细胞的迁移、成纤维细胞的管状形成、成血管相关生长因子的分泌和成血管基因的表达。应用于全层皮肤缺损创面修复时,与空白对照组相比,两种硼酸盐生物活性玻璃纤维能加速伤口愈合,促进创面处胶原的沉积、成熟和有序排列,显示出优异的全层皮肤创伤修复性能。同时基于更好的血管化效应,掺铜硼酸盐生物活性玻璃纤维相较于无掺杂的硼酸盐生物活性玻璃纤维,有着更佳的创伤修复性能。陈晓峰课题组研究了内皮细胞在微纳米生物活性玻璃影响下的增殖、迁移及体外成血管性能,发现其能促进细胞的迁移、增殖,并能上调血管再生相关基因(VEGF、bFGF 等)及其主要受体和它们的下游调节基因内皮型一氧化氮合成酶的表达,从而提高其体外成血管的性能。动物实验也证实纳米生物活性玻璃能加快创面中血管的形成,促进难愈合创面的修复。同时,生物活性玻璃的复合纳米纤维支架可促进内皮细胞的增殖及成血管蛋白的表达,在体内可促进创面血管化,并加快创面愈合。此外,掺铜生物活性玻璃复合支架也可促进内皮细胞的增殖及成血管,有利于创面修复。Li 等制备了生物活性玻璃/鸡蛋壳膜材料,发现其可提高内皮细胞表达 VEGF 及其受体(VEGF receptor 2, KDR)、低氧诱导因子(hypoxia-inducible factor-1α, HIF-1α)、内皮细胞一氧化氮(endothelial nitric oxide, eNOS)的水平,并可在体内促进血管的形成及诱导创面快速愈合。

总的来说,生物活性玻璃可诱导创面中巨噬细胞、成纤维细胞及内皮细胞等修复相关细胞积极参与创面修复,从而促进创面快速愈合。

二、生物活性玻璃对创面修复的动物学研究

虽然体外研究已证实生物活性玻璃对包括巨噬细胞、成纤维细胞及内皮细胞在内的参与创面修复的多种关键细胞具有重要的调控作用,但考虑到体外细胞培养环境与体内生理/病理环境存在巨大差异,通过动物创面模型研究机体内生物活性玻璃对创面修复的作用并探讨相关的机制具有重要意义。

(一)生物活性玻璃抗炎抗菌性能对创面修复的影响

在创面修复进程中,炎症反应是创面受损后修复的开始阶段,它以中性粒细胞和吞噬细胞的浸润为特征。中性粒细胞能清除创面的外来颗粒物及细菌,并通过结痂或巨噬细胞的吞噬等生理过程将其排出创面。随着炎症反应的发生,单核细胞进入创面并激活变成巨噬细胞。巨噬细胞的出现对创面修复非常关键,由于巨噬细胞能分泌多种有利于创伤修复的因子如 PDGF、VEGF 等,在它们和其他化学趋化因子的作用下,肉芽组织开始形成,创面的修复阶段开始从炎症期过渡到组织修复期,预示着增生阶段将要开始。对于正常创面来说,炎症反应可以为创面修复做好前期准备,如清除坏死组织、抵抗细菌侵袭、募集和激活成纤维细胞等,它是一个自我限制的过程。与之不同的是,慢性难愈性创面的炎症反应只能引起更为严重的炎症和进一步的损伤。在急性创面中,中性粒细胞在创面受损约 72 小时后即会消失,而慢性创面中,它们会出现在整个愈合过程中,这可能是由外伤、组织受到压迫、细菌过度繁殖、白细胞捕捉或缺血再灌注引起的。因此,修复材料的抗炎抗菌性能对于创面修复,尤其是慢性难愈性创面的修复,是非常关键的。

早在 20 世纪 80 年代,Wilson 等报道了生物活性玻璃与软组织接触时的生物相容性,实验结果表明其不会引起动物的炎症反应,且植入的生物活性玻璃材料上有组织的长入和黏附,甚至将它们植入在剪切应力会引起颗粒微移动的部位,这一结果也不受影响,说明胶原组织和生物活性玻璃已在体内牢牢结合。这些早期研究是将生物活性玻璃引入软组织修复界的重要尝试。事实上,45S5 生物活性玻璃界面和软组织稳定的结合是生物活性玻璃临床应用于中耳修复的理论基础。Rectenwald 等将生物活性玻璃植入腹腔,发现其可减轻内毒素引起的炎症反应,并可能跟生物活性玻璃引起的 IL-6 水平变化相关。

前期研究表明,生物活性玻璃可通过调控巨噬细胞分泌炎症因子来抑制炎症反应的发生。Dong等通过大鼠全层皮肤缺损模型创面修复实验表明,生物活性玻璃通过调控巨噬细胞行为降低了创面的炎症反应周期,创面中可见更少的中性粒细胞及巨噬细胞,并加快了创面修复。基于糖尿病等难愈合创面长期处于炎症反应状态的情况,这些结果提示生物活性玻璃可能会对糖尿病创面等慢性难愈性创面的长期炎症反应具有很好的抑制效果。陈晓峰课题组等将45S5生物活性玻璃、传统溶胶-凝胶生物活性玻璃58S和微纳米生物活性玻璃应用于糖尿病大鼠全层皮肤缺损创面,发现三种生物活性玻璃在创面愈合初期能在创面表层形成一层由生物活性玻璃、炎性细胞和创面渗出液组成的黄色膜状物,它们均能加快创面的愈合速度,和对照组相比,其炎症反应程度减轻、巨噬细胞出现和消失更快,最终诱导了糖尿病难愈合创面的快速愈合。同时,他们还发现生物活性玻璃复合制剂可减轻糖尿病创面的炎症反应,使创面修复过程中的炎症反应阶段较快结束,使创面修复提早进入后续的组织增殖期,加快了糖尿病创面的愈合进程。此外,将静电纺丝法制备的含胶原/聚己内酯/生物活性玻璃敷料应用于糖尿病难愈合创面,发现其可加快糖尿病创面炎症反应的结束,并促进创面的修复。研究表明,生物活性玻璃释放的活性离子可能在这些抗炎过程中起到关键的作用,加快了创面的愈合。

此外,生物活性玻璃还具有抗菌功能。Zhang等发现生物活性玻璃的抗菌效果可随着pH和碱性离子含量的升高而增强。不过生物活性玻璃的抗菌作用也和细菌的种类相关,它们对需氧细菌有较好的抑制效果。Mortazavi等评价了溶胶-凝胶法制备的58S、63S和72S纳米生物活性玻璃颗粒的抗菌性能,结果发现58S和63S对大肠杆菌、假单胞杆菌、伤寒杆菌、金黄色葡萄球菌有很好的抑菌效果,这与zhang等的发现一致,说明生物活性玻璃的抗菌性能与其成分及溶出离子密切相关。Hu等在家兔皮肤创口模型上研究对比了含银纳米生物活性玻璃和普通含银生物活性玻璃的抗菌效果,结果发现,含银纳米生物活性玻璃对大肠杆菌具有更强的抑菌性能。

综上所述,生物活性玻璃具有抗炎抗菌性能,这种性能可能跟生物活性玻璃的组成及其释放的活性离子密切相关,应用于创面修复后,能加快创面中炎症反应的结束,使创面快速进入增殖阶段,从而促进创面修复。由于过度的炎症反应是导致糖尿病等慢性创面难愈的重要原因之一,生物玻璃的抗炎抗菌性能将有希望在修复慢性难愈性创面方面展现出优异的疗效。

(二)生物活性玻璃对创面生长因子分泌及血管化的影响

创面修复过程中,新血管的快速形成保证了新生肉芽组织的氧气和营养需求,是创面修复的重要步骤。血管再生受多种因素的影响,主要依赖于创面周边组织的细胞外基质、内皮细胞等。血管再生过程受多种生长因子的调控,一开始FGF家族起主导作用,随后,其他生长因子如VEGF、TGF-β、血管生成素、血管生成素-1和血小板反应素等也参与其中。此外,含氧量低和乳酸含量过高也可能会刺激血管再生。这些细胞因子可通过刺激巨噬细胞或内皮细胞产生碱性成纤维细胞和血管内皮生长因子,从而诱导血管的形成。创面中被激活的表皮细胞也能产生大量的VEGF、bFGF等,它们为修复初期的血管化提供了有力的基础,而血管内皮细胞生长因子则对创面修复4~7天即肉芽组织形成时期的血管化过程很关键。

快速诱导血管化的能力对于生物材料促进组织再生和修复过程是至关重要的。但是,将生长因子载入生物材料中仍存在一定的技术难题,并且花费昂贵,因此,急需一种新的有效的方法来更好地促进血管化进程,利用生物材料本身来促进血管化不失为一个明智的选择。体外研究表明45S5生物玻璃能增加细胞血管化因子的表达,不管是细胞直接还是间接和45S5生物玻璃颗粒或其浸提液离子产物接触。近几年,关于生物活性玻璃在促进创面组织血管化方面的体内研究得到了快速发展。Gerhardt等发现微纳米生物活性玻璃复合聚乳酸支架可刺激VEGF的高表达,大鼠皮下移植实验表明,复合支架材料的血管化程度更高。值得注意的是,生物活性玻璃促进血管化的能力是浓度依赖性的,过高浓度的生物活性玻璃可抑制组织血管化。陈晓峰课题组也发现,合适的浓度条件下,纳米生物活性玻璃能上调血管再生相关基因 *VEGF*、*bFGF*

的主要受体及它们的下游调节基因内皮型一氧化氮合成酶的表达，并能刺激内皮细胞中 VEGF、bFGF 蛋白的表达，由于这些基因和蛋白的调节作用，内皮细胞增殖、迁移速率提高，加速了血管再生的进程，应用到糖尿病创面发现，生物活性玻璃组激发了创面修复相关的生长因子 VEGF 和 bFGF 的分泌，创面组织的血管化速度加快，为糖尿病创面的快速愈合打下了良好的基础。同时，通过对生物活性玻璃/胶原复合膜的研究发现，如图 9-6 所示，复合膜可能通过激活 HIF-1α-VEGF 信号通路加快糖

尿病难愈创面的血管化进程，使得创面中的血管数量更多，也更为成熟，从而提高了创面的愈合速率。掺杂铜硼酸盐的生物活性玻璃也可提高创面中生长因子 VEGF 和 bFGF 的分泌，显著加快全层皮肤缺损创面的血管化程度，并促进胶原的形成和重塑，加快创面修复。此外，已有研究报道了将硼酸盐生物活性玻璃纳米纤维应用于临床糖尿病创面，发现它可促进创面的愈合，并能减少瘢痕组织的产生，这些效果可能也跟生物活性玻璃能加快创面的血管化密切相关。

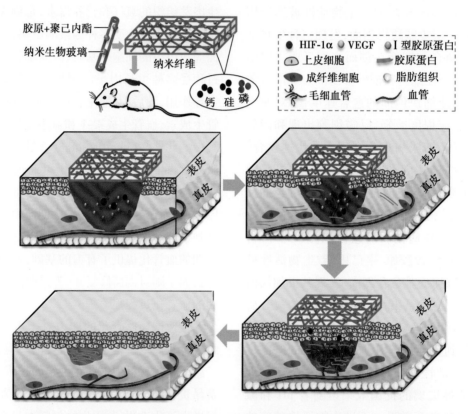

图 9-6　生物活性玻璃纳米纤维可通过上调生长因子表达促进血管再生及创面修复
HIF-1α. 低氧诱导因子；VEGF. 血管内皮生长因子。

综上所述，生物活性玻璃可调控参与创面修复细胞如巨噬细胞、成纤维细胞及内皮细胞等的生物学行为，促进其增殖、分化或分泌生长因子，加快创面的上皮化或血管化，同时，生物活性玻璃可减轻创面的炎症反应，共同促进创面的快速愈合。

三、生物活性玻璃在创面修复应用中的临床研究

（一）生物活性玻璃在慢性难愈性创面修复中的临床应用

慢性难愈性创面，俗称溃疡，也称慢性伤口或

慢性创面，目前国际伤口愈合学会对于慢性创面的定义和描述尚无统一界定，通常理解为：在各种内外因素的作用下，无法通过正常、有序、及时的修复过程达到解剖和功能上完整状态，进入一种病理性炎症反应状态的创面。宏观上来说，慢性难愈性创面的形成主要是由血管生成不足、神经支配受损以及细胞迁移障碍等造成，包括静脉性溃疡、缺血性溃疡、压力性溃疡、代谢性溃疡、感染性溃疡、恶性溃疡、放射性溃疡、创伤性溃疡等；微观上，慢性难愈性创面的修复是炎性细胞、修复细胞、细胞外基质及细胞因子等多因素共同参与并高度协调、相互

调控的复杂过程。一方面免疫细胞异常激活后,大量炎性因子、蛋白水解酶和活性氧簇等释放,过度炎症反应使表皮及肉芽无法形成;另一方面,创面因缺血缺氧,胶原蛋白合成减少,成纤维细胞、表皮细胞等的增殖和迁移受限,导致创面迁延不愈。

我国慢性创面患者占外科住院患者的 1.5% ~ 3.0%,其中静脉性溃疡、压力性溃疡、糖尿病性溃疡以及创伤感染性溃疡是最为常见的,占慢性创面的 88% 左右。如何尽快促进慢性创面修复,是近年来困扰外科医师的一个难题。目前,针对慢性难愈性创面的治疗措施主要以外科清创换药、创面负压封闭引流、应用外源性生长因子等技术为主。近十年来,在传统外科清创换药的基础上加用生物活性玻璃被广泛应用于慢性难愈性创面,并取得了较好的临床效果。周来生等通过细胞、动物及临床实验,发现生物活性玻璃能明显促进皮肤创面愈合,其作用机制为主动诱导上皮细胞增殖,并持续性地诱导细胞自身的 IV 型胶原蛋白与 EGF 的合成,这一创面局部的生物增效作用对创面的快速愈合起了重要作用,且研究过程中,治疗组创面均未发生细菌感染,显示生物活性玻璃具有明显的抑菌作用;同时,由于采用的生物活性玻璃化学成分类似于人体内天然存在的无机元素,具有安全性和稳定性,因此,生物活性玻璃因其独特的优势成为慢性难愈性创面修复的一个新的方向。

(二) 生物活性玻璃在压力性溃疡创面修复中的临床应用

压疮是皮肤或皮下组织的局限性损伤,通常位于骨隆突处,一般由压力或压力联合剪切力引起。国内根据临床表现和发展过程将压疮分为瘀血红润期、炎性浸润期、浅度溃疡期及坏死溃疡期。I期(淤血红润期)为压疮初期,局部软组织受压后,出现红、肿、热、麻木或触痛。此期为可逆性改变,只要及时去除诱因,就可恢复。II期(炎性浸润期)红肿部位如继续受压,局部的血液循环得不到及时改善,局部红肿向外浸润、变硬,受压皮肤呈紫红色,有小水疱形成,极易破溃。III期(浅度溃疡期)水疱继续扩大,表皮破溃,露出创面,有黄色渗出液,感染后创面有脓性分泌物覆盖,致使浅层组织坏死,疼痛加剧。IV期(坏死溃疡期)坏死组织侵入真皮下层和肌肉层,感染严重者,可向深部和周围组织扩展,脓性分泌物增多,有臭味,坏死组织呈黑色。如不及时控制感染,可引起脓毒败血症,危及患者生命,此期需要手术干预治疗。

王芳等将德莫林用于治疗 8 例 II 期压疮患者,发现 2 天后创面渗出减少,红肿消退,3 ~ 6 天全部愈合,创部无瘢痕形成。赵建华等用德莫林治疗 4 例 II ~ III 期压疮患者,发现 2 ~ 3 天后创面渗出减少,红肿消退,4 ~ 7 天创面干燥结痂,全部临床愈合,创部无瘢痕形成。白玉洁等将德莫林用于 6 例 II 期压疮患者,发现连续治疗 5 ~ 7 天痊愈。邵红艳等将位置不同、大小不等(1.2 ~ 3cm)的 70 例浅度溃疡期压疮老年患者随机分为两组,分别使用德莫林喷剂和红外线照射治疗,发现德莫林治疗组创面治愈率为 93%、平均治愈时间为 7.00 天,红外线对照组创面治愈率为 70%,平均治愈时间为 10.86 天,治疗组治愈率和平均治愈时间明显优于对照组。刘芳等将 62 例浅度溃疡期压疮患者随机分为两组,分别使用德莫林和莫匹罗星软膏治疗,发现使用德莫林治疗组患者的治疗总有效率是 96.77%,平均痊愈时间为(10.34±0.97)天,而使用莫匹罗星软膏对照组患者总有效率是 87.10%,平均痊愈时间为(14.27±1.26)天,两组的差异有统计学意义。余幼芬等将压疮面积约为(8±2)cm² 的 52 例 II ~ III 期压疮患者随机分为两组,分别使用德莫林软膏联合康惠尔溃疡贴和湿润烧伤膏治疗,发现使用德莫林软膏联合康惠尔溃疡贴的患者有效率为 90.3%,平均愈合时间为(14.86±1.60)天,而使用湿润烧伤膏的患者有效率为 70.0%,平均愈合时间为(21.84±3.60)天,两组比较有统计学差异。

上述研究表明生物活性玻璃可显著提高压疮患者创面愈合率,缩短创面愈合时间,是一种治疗 II ~ III 期压疮的有效方法。II ~ III 期压疮由于炎症浸润,局部皮肤破溃,创面有渗液渗出,局部应用生物活性玻璃后能有效中和创面的酸性产物,减少渗出,保持创面干燥;同时生物活性玻璃能主动诱导上皮细胞增殖,提高压疮患者创面愈合率,缩短愈合时间;本药在应用过程中,未出现过敏症状,而且愈合后皮肤无明显瘢痕,在临床上值得推广。

(三) 生物活性玻璃在糖尿病性溃疡创面修复中的临床应用

糖尿病足指的是糖尿病患者因下肢远端神经

异常和不同程度的血管病变导致的足部感染、溃疡和(或)深层组织破坏。糖尿病足的表现为感染、溃疡和坏疽。糖尿病足感染依据感染范围和症状分为轻度、中度、重度感染;溃疡依据病因可分为神经性、缺血性和混合性溃疡;坏疽的性质可分为湿性坏疽、干性坏疽和混合性坏疽3种类型。依据不同的病变程度对糖尿病足进行分级,目前临床上主要采用 Wagner 分级:0 级指有发生足溃疡危险因素,但目前无溃疡;1 级指足部表浅溃疡,无感染征象,突出表现为神经性溃疡;2 级指较深溃疡,常合并软组织感染,无骨髓炎或深部脓肿;3 级指深部溃疡,有脓肿或骨髓炎;4 级指局限性坏疽(趾、足跟或前足背),其特征为缺血性坏疽,通常合并神经病变;5 级指全足坏疽。治疗前对糖尿病足患者进行正确的分类和分级,有助于选择合理的治疗方案和判断预后。在糖尿病足的治疗中,要重视综合治疗,包括良好的代谢管理、下肢运动康复治疗、药物治疗、手术干预治疗、糖尿病足创面处理等。国外资料显示在所有的非外伤性低位截肢手术中,糖尿病患者占 40%~60%,在糖尿病相关的低位远端截肢中,有 85% 是发生在足部溃疡后。糖尿病患者中足部溃疡的患病率为 4%~10%。我国糖尿病患者 1 年内新发溃疡发生率为 8.1%,糖尿病足溃疡患者 1 年内新发溃疡发生率为 31.6%。对于 Wagner 分级为 4~5 级的糖尿病足坏疽患者,一般采取手术干预;而对于 Wagner 分级为 1~3 的糖尿病足溃疡患者,可采取保守换药治疗,因此,加快糖尿病足溃疡创面愈合,促进创面修复,减少手术截趾(肢)率具有重要临床价值和意义。

罗自通等将德莫林用于治疗糖尿病足部溃疡创面,发现德莫林治疗组总有效率为 78.5%,而对照组(碘附)总有效率只有 40%,两组对比差异有统计学意义。董克习等将肌肤生用于糖尿病足患者,发现治疗组治愈 9 例,好转 9 例,总有效率 90.0%,而对照组治愈 3 例,好转 11 例,总有效率 66.7%,两组总有效率比较差异有统计学意义。上述研究表明生物活性玻璃可以使糖尿病足溃疡创面缩小变浅,分泌物减少,新鲜肉芽组织生长,创面结痂愈合。

吕志敏等将德莫林应用于糖尿病足患者,发现德莫林治疗组有效率 40%(4/10),有效平均时间

(3±2)天,显效率 50%(5/10),显效平均时间(15±7)天,总有效率 90%;而对照组有效率 35.4%(4/11),有效平均时间(10±3)天,显效率 9%(1/11),显效平均时间(30±7)天,总有效率 45.5%。鲍云霞等将德莫林用于糖尿病足溃疡创面,发现德莫林治疗组好转率 52.08%(25/48),好转平均时间(4±2)天,显效率 39.59%(19/48),显效平均时间(10±6)天,总有效率 91.67%,而对照组好转率 46.88%(15/32),好转平均时间(9±4)天,显效率 25%(8/32),显效平均时间(20±7)天,总有效率 71.88%。上述结果表明德莫林治疗组疗效明显优于对照组,并且治疗组显效及有效或好转平均时间均较对照组明显缩短,说明德莫林可以提高糖尿病足溃疡患者愈合率,显著缩短糖尿病足愈合时间。

生物活性玻璃联合新型敷料应用于糖尿病足溃疡创面在临床上亦取得较好的效果,不仅能促进糖尿病足创面的修复,还能营造相对湿润的愈合环境,减少感染机会。琚枫等将 88 例糖尿病足患者随机分为两组,分别使用德莫林联合纳米银医用抗菌敷料和碘附纱布治疗,使用德莫林联合纳米银医用抗菌敷料的患者有效率为 84.1%,其中 2 级、3 级病变治疗有效率分别为 85.2%、82.4%,平均愈合时间为(31.2±14.2)天,而使用碘附纱布的患者有效率为 63.6%,其中 2 级、3 级病变治疗有效率分别为 68%、57.9%,平均愈合时间为(75.3±45.3)天。使用德莫林联合纳米银医用抗菌敷料的患者入院 14 天、28 天细菌培养阳性率分别为 22.98%、15.17%,而使用碘附纱布的患者入院 14 天、28 天细菌培养阳性率分别为 59.47%、39.92%。杜新艳等将 60 例 2、3 级糖尿病足溃疡患者分为生物活性敷料组、新型敷料组和传统敷料组。生物活性敷料组采用联合清创,银离子敷料控制感染、藻酸盐敷料和泡沫敷料管理渗液的换药方法,另外加用德莫林;新型敷料组前期处理同生物活性敷料组,未加用德莫林;传统敷料组选用碘仿纱条和凡士林纱布换药。生物活性敷料组伤口愈合总有效率(95%)明显优于新型敷料组(60%)和传统敷料组(40%)。生物活性敷料组愈合时间 12~40 天[(22.46±7.32)天],新型敷料组愈合时间 15~62 天[(38.71±12.32)天],而传统敷料组愈合时间 21~73 天[(50.57±10.29)天]。上述研究结果表

明生物活性玻璃联合新型敷料治疗糖尿病足溃疡总有效率明显高于传统敷料组，溃疡愈合速率较传统敷料组明显加快，原因在于：传统敷料的主要缺点是容易使伤口脱水、结痂，不利于上皮细胞爬行，愈合速度缓慢，且碘附属于皮肤表面消毒剂，虽有抗菌作用，但已被证实具有细胞毒作用，抑制肉芽组织生长，减慢愈合速率；新型敷料能营造湿润性的愈合环境，有利于坏死组织的溶解，降低感染机会，同时不会形成干痂，避免伤口疼痛，促进伤口细胞增殖分化和移行，有利于加速伤口愈合；在应用新型敷料的基础上加用生物活性玻璃，能主动诱导上皮细胞增生，促进伤口快速愈合，同时有效地中和创面的酸性渗出物，保持创面不受感染。

总的来说，生物活性玻璃能够提高糖尿病足溃疡愈合率，显著缩短愈合时间；同时，可与新型敷料一起使用，使创面在相对湿性环境中愈合，减少感染。因此，生物活性玻璃在糖尿病足溃疡创面修复中具有很好的临床价值和意义。

（四）　生物活性玻璃在烧伤性溃疡创面修复中的临床应用

烧伤残余创面是指短时间内不能愈合的深度烧伤创面或者由于感染需要对其进行清创、抗感染及植皮等治疗措施的创面。烧伤残余创面形成的常见原因有：①大面积烧伤，多次手术修复创面，手术打击以及创面营养成分丢失，能量消耗，血红蛋白以及血浆白蛋白不足，创面愈合迟缓；②创面反复感染，尤其耐药菌感染；③自体移植皮源不够等原因，造成植皮不及时和植皮密度不够；④植皮后新生长皮耐磨性差，创面换药揭除敷料动作过大及愈合后患者功能锻炼时导致上皮破溃；⑤深Ⅱ度创面和取皮较深的供皮区创面在愈合过程中，残留在真皮内的皮脂腺、汗腺分泌物阻塞形成潴留性小囊泡，继而感染破溃形成残余创面；⑥早期破溃的创面未进行及时有效的处理，形成慢性溃疡。由于烧伤残余创面的特点常常是散在分布，反复破溃，迁延不愈，因此综合治疗是治疗残余创面的关键，包括全身营养支持治疗、浸浴治疗、全身或局部抗感染治疗，创面应用药物治疗以及手术植皮治疗等。临床上对于面积较大的残余创面（>5cm），可以通过植皮方法修复创面，效果较好，但多个部位反复出现的小的残余创面，可采用浸浴结合创面局部用

药治疗。浸浴治疗能够保证烧伤患者残余创面处于湿润无菌的环境，有利于创面的愈合，而生物活性玻璃作为一种新型的材料，由于其特殊的生物活性，能够促进烧伤患者烧伤残余创面的愈合。因此，采用生物活性玻璃并结合浸浴疗法对烧伤患者的烧伤残余创面进行治疗，取得了令人满意的结果。

彭云等将生物活性玻璃结合浸浴治疗用于烧伤残余创面，发现可以缩短创面愈合时间，提高愈合率和细菌清除率。治疗组创面愈合时间为（10.00±3.80）天，用药7天、15天后创面愈合率分别为76%、97%；对照组创面愈合时间为（16.00±5.7）天，用药7天、15天后创面愈合率分别为54%、89%。治疗组创面细菌清除率达90.00%，对照组创面细菌清除率达68.00%，治疗组显著高于对照组，两组比较有统计学差异（$P<0.05$）。胡亮等将60例烧伤残余创面患者随机分为试验组和对照组，试验组采用浸浴治疗结合创面外用生物活性玻璃（肌肤生），对照组采用浸浴治疗结合外用碘附纱布覆盖，发现试验组创面用药14天愈合7例，21天愈合8例，对照组14天愈合1例，21天愈合3例，试验组总有效率为93.3%，显著高于对照组的56.7%。试验组有2例患者在用药后出现局部刺痛，皮肤发热感，未做特殊处理，症状均在30分钟内自行缓解。

王钰等将生物活性玻璃（特肤生）用于治疗小面积深Ⅱ度创面、Ⅲ度烧伤后残余肉芽创面、植皮后皮间隙，结果发现治疗组创面愈合时间为（9±3）天，比对照组（11±4）天提前2天左右愈合；用药后1~6天治疗组渗出评分低于对照组，用药后7~12天两组渗出差异无统计学意义；受试者中有2例出现不适，表现为接触药物之初轻微疼痛，数分钟后可适应。本研究结果表明生物活性玻璃用于烧伤后期创面，可缩短创面愈合时间，并且用药早期减轻创面渗出的作用较为明显。胡晓燕等将生物活性玻璃（康倍）用于治疗深Ⅱ度创面、Ⅲ度烧伤后残余肉芽创面、植皮后皮间隙，结果发现试验组显效18例，有效1例，可疑有效1例，总有效率为95%；对照组显效1例，有效9例，可疑有效10例，总有效率为50%，试验组疗效明显优于对照组。本研究结果表明，烧伤创面在生物活性玻璃的作用

下,愈合加快,修复改善,值得临床推广和应用。

（五）生物活性玻璃在放射性溃疡创面修复中的临床应用

根据美国放射肿瘤学研究中心的分级标准,将皮肤急性放射损伤分为5级。0级:皮肤无变化;1级:滤泡样暗色红斑或脱发、干性脱皮、出汗减少;2级:触痛性或鲜色红斑,片状湿性脱皮或中度水肿;3级:皮肤皱褶以外部位的融合的湿性脱皮,凹陷性水肿;4级:溃疡、出血、坏死。

薛建芬等将德莫林糊剂用于预防头颈部放射性皮肤损伤,发现德莫林试验组和对照组急性放射性皮肤损伤发生率均为100%,但是德莫林组严重程度显著低于对照组,中重度放射反应(Ⅲ+Ⅳ级)德莫林组为15%,对照组为47%。本研究表明德莫林虽然不能降低急性放射性皮肤损伤发生率,但能显著降低急性放射性皮肤损伤严重程度,大多出现Ⅰ、Ⅱ级放射性皮肤损伤,并且损伤反应出现时间晚。万坤等将60例Ⅲ、Ⅳ级放射性皮肤损伤患者随机分为两组,试验组使用湿润烧伤膏联合德莫林喷剂,对照组使用湿润烧伤膏,发现放疗停止后20天,试验组治愈率(13.3%)明显高于对照组(3.3%),且试验组治疗效果更好。

（六）生物活性玻璃在慢性创面供皮区修复中的临床应用(典型病例介绍)

典型病例:患者,女性,53岁,既往体健,此次因全身多处火焰烧伤2小时入院,查体见头面部、颈部、双前臂、双手、双小腿、双足烧伤,面积约28%,可见大小不一水疱,表皮剥脱后基底红白相间,部分苍白,触痛明显,肢端血运尚可,诊断全身多处烧伤,28%TBSA Ⅱ~Ⅲ度。入院后积极完善相关检查,给予抗感染等对症支持治疗。手术当日于左大腿取自体刃厚皮,厚度0.25mm,大小5.0cm×10.0cm,干纱布压迫止血,均匀喷洒德莫林(2g/100cm²),凡士林覆盖后干纱布加压包扎。术后隔日换药,进行VAS评分,并观察创面局部渗出、红肿情况,记录最终愈合时间。结果发现术后第2天,VAS评分6分,创面渗液3分,创面红肿0分;术后第4天,VAS评分6分,创面渗液2分,创面红肿0分;术后第6天,VAS评分5分,创面渗液2分,创面红肿0分;术后第8天,VAS评分8分,创面渗液1分,创面红肿0分;术后第10天,创面完全上皮化愈合(图9-7)。

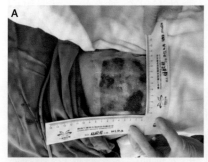 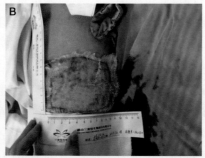 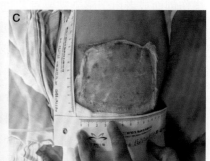
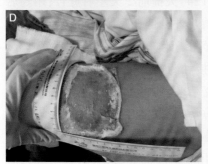 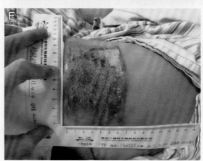 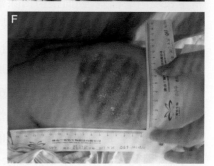

图9-7 典型病例创面愈合进程图
A.手术当天;B.术后第2天;C.术后第4天;D.术后第6天;E.术后第8天;F.术后第10天。

综上所述,生物活性玻璃可调控参与创面修复的细胞,促进其增殖、分化或分泌生长因子,加快创面的上皮化或血管化;在临床上,生物活性玻璃产品能够提高各类慢性创面的愈合,显著缩短愈合时间,改善修复效果。因此,生物活性玻璃在创面修复尤其是对各类慢性难愈性创面的修复具有很好的临床价值和广阔的市场应用前景。

（林才 毛葱）

第三节 生物活性玻璃在骨组织再生修复中的基础及应用研究

一、概述

生物活性玻璃用于骨组织的再生修复是其目前最主要的临床应用。第一代生物活性玻璃（45S5）应用于临床已多年，并取得了良好的骨修复效果，如目前临床应用的倍骼生（PerioGlas®），作为牙周缺损及囊肿切除后的骨修复填充体，在临床应用已达近 20 年；固骼生（NovaBone®）用于各种骨缺损修复及促进骨折修复愈合等，临床应用也超过 15 年，均取得了良好的临床治疗效果。一般认为生物活性玻璃植入机体后与体液、软组织、骨组织接触时，材料瞬间与组织间发生复杂的离子交换，在玻璃的表面发生析碱反应，与体液中的氢离子发生离子交换，Si-O-Si 键被溶解断键，在界面上形成碳酸羟磷灰石层。羟磷灰石随即成核、析晶，形成羟磷灰石晶体的网架，继而其表面形成的羟磷灰石层进一步激活骨祖细胞的自分泌反应，使其产生各种细胞因子，引起未分化间充质细胞、骨生长蛋白、纤维蛋白、胶原纤维在局部的沉积，促进细胞黏附和成骨细胞表型的表达，并最终导致颗粒周围骨的迅速增殖，从而达到成骨作用。

随着生物活性玻璃用于骨缺损修复研究的深入，近年来越来越多的研究聚焦于新型生物活性玻璃的研发和性能优化，以及生物活性玻璃促进成骨的机制研究。基于分子生物学层面的新型生物活性玻璃的研究成为一种新的材料设计方向。特别是微纳米生物活性玻璃的成功研制，极大地增加了其比表面积，同时可用于负载促进成骨的各种药物及生物因子。此外，具有三维多孔结构的生物活性玻璃支架材料的出现使生物活性玻璃可用于修复某些承重部位的骨缺损，临床应用范围更为广泛。本节分别从生物活性玻璃的细胞学响应、支架材料的制备和临床应用三个方面介绍生物活性玻璃在骨组织再生修复中的研究进展。

二、生物活性玻璃促进骨再生修复的细胞学响应

（一）生物活性玻璃促进骨再生修复的基因激活机制

生物活性玻璃区别于其他骨修复材料的特有属性是生物活性玻璃独特的基因激活作用。当与体液接触后，生物活性玻璃可迅速释放出硅、钙、磷等元素，而这些元素在生物活性玻璃的促成骨性能中起到非常重要的作用并直接影响细胞中基因的表达。其中硅元素是成骨发育中一种重要的元素，缺乏硅元素后导致骨代谢的异常。钙是骨和牙齿的主要组成元素，同时也是细胞内的第二信使，广泛存在于各种细胞中，参与和调节细胞的多种功能。随着 RT-PCR、RNA 杂交、原位杂交、实时 RT-PCR、基因芯片等先进研究技术的应用，生物活性玻璃的基因激活作用近年来开始得到越来越深入的研究。表 9-2 为以往报道的 45S5 玻璃上调和下调的成骨相关基因。

表 9-2 45S5 上调和下调的成骨相关基因

基因	功能	细胞类型	表达
碱性磷酸酶（ALP）	钙的磷酸化	FOB，HOB，HOB cell line，Rat OB	+
骨涎蛋白（BP）	结缔组织矿化的特异性蛋白，可调控 HA 成核	Rat OB，HOB	+
Ⅰ型胶原蛋白	由骨细胞生产的骨基质中的主要有机成分	FOB，HOB，HOB cell line	++
骨桥蛋白（OP）	骨细胞通过 $\alpha_v\beta_3$ 整合素锚钉到矿化的骨表面	FOB，HOB，Rat OB	+
骨钙蛋白（OC）	在骨形成早期激活成骨细胞和破骨细胞	FOB，HOB，Rat OB	+
骨粘连蛋白（ON）	一种在骨里面以很高浓度存在的糖蛋白	FOB，HOB，Rat OB	+
成骨特异性转录因子（Cbfal/Runx2）	骨生成的"主导基因"，敲除 Cbfal 的老鼠不能成骨	FOB，ES preOBcell line	+
骨形态蛋白（BMP-2）	引导骨形成的蛋白	HOB cell line	++

注：基因表达：+. 表达，++. 上调；OB. osteoblast，成骨细胞；FOB. foetal osteoblasts，胚胎成骨细胞；HOB. human osteoblasts，人成骨细胞。

基于近几年的研究,Jell 等提出了生物活性玻璃的基因激活作用机制。细胞主要是通过其表面能够识别细胞因子、趋化因子、机械应力、气体和生理性离子的受体与周围环境发生相互作用。细胞外基质可与细胞表面的整合素等受体发生相互作用,从而导致胞内信号分子的级联放大效应,并作用于特定的转录因子来激活或者关闭基因表达。被生物活性玻璃激活的基因通过转录和翻译过程合成相应的蛋白质,细胞的表型就是由这些蛋白质所决定的。而通过这一过程,细胞的增殖、存活、分化或基质形成也发生相应的变化,使细胞实现了对生物活性玻璃刺激的响应。生物活性玻璃所溶出离子的类型、离子的释放速率、玻璃的表面化学结构和拓扑结构以及材料界面的剪切应力这四个方面对生物活性玻璃调控相关细胞的基因表达起到决定性作用(图9-8)。

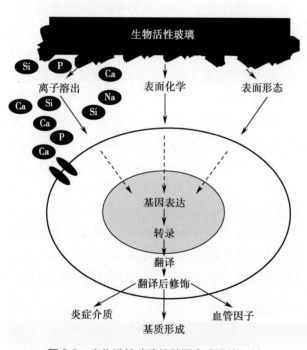

图 9-8   生物活性玻璃的基因表达调控机制

目前国内外关于第一代生物活性玻璃(45S5)的基因激活机制研究较为透彻,而对微纳米生物活性玻璃介导干细胞成骨分化的研究相对较少且不够深入,特别是对具有不同形貌、大小、组成的微纳米生物活性玻璃与成骨相关细胞的相互作用过程和影响规律、微纳米结构在不负载诱导因子情况下介导干细胞成骨分化的能力和作用机制等方面的研究,仍存在许多未知领域。Jones 课题组研究了

亚微米级的溶胶-凝胶生物活性玻璃对骨髓干细胞和脂肪干细胞的影响,研究发现亚微米级颗粒可以通过内吞作用进入细胞,不影响细胞的代谢活性,并随时间逐渐降解,低浓度下几乎没有细胞毒性;Boccaccini 课题组报道了 45S5 熔融生物活性玻璃纳米颗粒可以有效促进骨髓干细胞的黏附、增殖、成骨分化,一定浓度下可以显著上调骨钙素、I 型胶原蛋白等成骨基因表达,促进血管内皮生长因子产生。笔者课题组研究发现微纳米生物活性玻璃可通过激活 ERK 和 p38 信号通路促进成骨相关基因的表达(图9-9)。

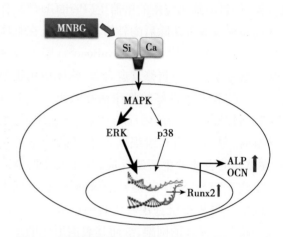

图 9-9   通过释放 Si、Ca 离子,激活 MAPK 信号通路促进成骨相关基因的表达

(二) 生物活性玻璃促进骨再生修复的骨免疫调节

目前生物材料体外成骨性能主要是通过研究生物材料对成骨相关细胞的成骨分化能力来评价。然而许多在体外研究中表现出较好成骨性能的材料被植入体内后却不能促进骨修复。因此,这种缺乏体内实际环境考量的体外成骨性能评价系统具有一定的局限性。近年来的研究表明,生物材料植入到骨缺损部位后可以引起机体对异物的固有免疫反应以及适应性免疫反应,这些免疫反应能够发挥双向调节作用,既可以起到正性的促进骨修复作用,也可以阻碍生物材料的促成骨作用。而固有免疫系统中的一份子——巨噬细胞,由于其在组织损伤后能够具有显著的组织再生调控作用而受到了广泛的关注。巨噬细胞既可以通过经典激活途径(classical activation macrophage, M1)促进炎症反应,清除病原体;也可以通过替代激活途径(alternative activation macrophage, M2)抑制炎症反应,促进

组织修复。M1 和 M2 是巨噬细胞的两种极化类型,巨噬细胞受细胞外微环境影响向 M1 和 M2 极化,且这种极化具有可逆性。巨噬细胞这种显著的功能可塑性,使其在疾病和组织再生中起到关键的作用。巨噬细胞在骨修复材料的作用下可向 M1 和 M2 不同方向极化,进而影响骨缺损部位炎症的持续时间,最终影响骨缺损部位的修复进程,而这也是导致不同生物材料骨修复能力呈现差异性的关键因素。系统考察巨噬细胞在生物活性玻璃作用下的极化状态,以及极化的巨噬细胞对骨再生过程的影响,将有助于进一步解释生物活性玻璃对骨再生影响的免疫学机制,为生物活性玻璃在骨修复中的应用找到新的治疗思路。通过生物活性玻璃这种特殊材料作为对巨噬细胞功能的调控介质,达到促进病损骨组织重建的目的,这种方法可以避免有害的持续过度炎症反应。由于生物活性玻璃植入体内后会经历不同程度的降解,目前免疫调节在生物活性玻璃骨再生修复的研究主要集中于玻璃溶出离子对骨修复的影响。

钙(Ca)是磷酸钙骨生物材料的一种主要成分,在某些炎症信号通路中是重要的参与者。非经典的 Wnt5A 与 FZ5 结合可以激活 Wnt/Ca^{2+} 信号通路,通过钙调蛋白(CaM)依赖的蛋白激酶 II(CAMK II)、蛋白激酶 C 等下游炎症因子,激活转录因子 NF-κB 来上调炎症细胞因子的基因表达。高浓度的细胞外 Ca 也被发现能激活钙敏感受体(CaSR)信号级联导致 Wnt5A 的产生,从而通过抑制 NF-κB 来降低 TNF-α 的表达,或通过 Wnt5A/Ror2 信号通路下调 TNFR1 的表达,而达到抑制炎症反应的作用。

硅是骨发育的必需微量元素,在骨再生的早期矿化阶段,活跃的钙化部位可以发现硅元素。膳食中硅摄入不足会导致骨骼畸形,而在膳食中补充硅元素可以抑制去卵巢动物的骨吸收。液体硅已被报道能促进成骨细胞的增殖、分化和胶原产生。生物活性玻璃中释放的含硅离子的产物对成骨细胞的增殖分化也有类似的刺激效应。Si 离子还可能引发免疫反应,例如,二氧化硅粒子的吸入是矽肺的主要原因。与微米级的二氧化硅相比,纳米二氧化硅粒子具有轻微的纤维化作用,可能是由于其扩散和转移比微米级粒子更容易。此外,因为在病变部位和该组患者血液中发现了高浓度的硅,研究认为,硅凝胶乳房植入物的降解产物接触宿主组织可能会导致自身免疫性疾病或炎症性疾病。

三、改性生物活性玻璃用于骨组织再生修复的研究

随着研究的不断深入及生物活性玻璃的制备工艺的发展,目前已成功制备出适用于不同应用要求的各种生物活性玻璃材料。对生物活性玻璃的研究也已经从探讨组成、结构与生物矿化性能等理化性质逐渐发展到材料对细胞的生物学作用、药物及生长因子输送、基因治疗等领域。其中将生物活性玻璃作为药物、生长因子及基因等输送载体的相关研究大大拓宽了生物活性玻璃的研究领域,使生物活性玻璃的研究更符合第三代生物医学材料的特征,即材料具有刺激、响应及介导组织自我修复的能力。本节简要介绍微量元素掺杂、药物和生物因子装载对生物活性玻璃改性后骨组织再生修复的影响。

(一) 微量元素掺杂对生物活性玻璃成骨性能的影响

前面已提到生物活性玻璃中的 Si、Ca、P 等离子溶出产物能够刺激成骨细胞或骨祖细胞的增殖与分化,且能够激活与成骨细胞分化密切相关的基因。然而除了 Si、Ca、P 等传统生物活性玻璃的主要组成元素外,一些微量元素同样有着积极的生物学效应,而且溶胶凝胶工艺制备生物活性玻璃时具有很强的结构可设计性。根据应用需求,一些微量元素如 Mg、Zn、Sr 等可通过溶胶-凝胶引入到生物活性玻璃材料中,从而进一步提高生物活性玻璃的性能。目前生物活性玻璃中离子的掺杂主要集中在 Li、Sr、Co、Cu、B 等离子,研究发现这些离子的掺杂对于成骨、成血管有一定的促进作用。

镁(Mg)元素是骨代谢过程中的重要元素,影响成骨和破骨细胞的活性,促进骨细胞的增殖和稳定性,刺激新骨形成。有研究表明,Mg 掺杂的生物活性玻璃(Mg-BG),由于 Mg 的引入破坏了玻璃的网络结构,因而具有更快的离子释放速率。然而,Varanasi 等发现 Mg-BG 的浸提液与细胞共培养,与成骨分化相关的基因如 *COL-I*、*ALP*、*Runx2* 表达量上调。

锌（Zn）元素是人体重要的微量元素，它参与DNA及蛋白的合成，并通过蛋白合成刺激骨形成，且能够增加ATP酶活性，调节成骨分化相关基因如 *COL-I*、*ALP*、*OCN* 的表达。有报道发现ZnO取代CaO而引入生物活性玻璃（Zn-BG）中，由于Zn-O键能达到180KJ/mol，大于Ca-O的键能110kJ/mol，因而Zn离子很难从玻璃中溶出，进一步减缓了Si、Ca等离子的释放，也抑制了其磷灰石形成能力。

锶（Sr）元素同样是一种人体内重要的微量元素，且与骨组织间有良好的亲和性。低剂量的Sr能够有效地治疗骨质疏松症，目前药物雷尼酸锶（strontium ranelate）在治疗骨质疏松症上起到良好的效果。研究发现，一定量的Sr能够促进成骨细胞增殖、分化，同时通过抑制破骨细胞形成防止骨组织再吸收，从而促进新骨的长成。Zhang等采用3D打印技术制备含锶的介孔生物活性玻璃支架（Sr-MBG），并将该支架用于修复鼠颅骨缺陷，研究发现该支架有较好的成骨能力，能刺激MC3T3-E1细胞增殖和分化，并能刺激新生血管的形成。

铜（Cu）在人体内含量较少，然而研究发现其对成血管有显著作用。Wu等制备Cu-MBG支架，该支架能够刺激骨髓间充质细胞分泌HIF-1α、VEGF和成骨相关基因的表达，并且能够通过持续释放布洛芬起到抗菌作用，使得该支架同时具有血管生成能力、成骨能力和抗菌能力。Wang等采用模板法制备CuO掺杂的硼酸盐生物活性玻璃支架，当CuO的掺杂量为3wt%时对hBMSC无毒性，且显著提高ALP的活性，并且Cu的掺杂显著提高血管生成和成骨活性。

显然，载入一定量的微量元素可进一步提高生物活性玻璃的理化性能以及生物学性能，因此在制备过程中载入某种或几种元素至生物活性玻璃网络结构中，更好地应用于组织缺损修复也是生物活性玻璃研究的重要方向。

（二）生物活性玻璃负载药物促进骨再生修复的研究

生物活性玻璃作为药物载体主要用于抗感染类药物，如常江教授课题组最早将介孔生物活性玻璃用于装载抗生素类药物庆大霉素，介孔生物活性玻璃可实现庆大霉素的缓释作用，从而延长给药时间。Ahmed EI-Fiqi等以纳米介孔生物活性玻璃为载体吸附抗生素氨苄西林钠，研究发现药物吸附量随着药物初始浓度的增大而增大，释放实验表明氨苄西林钠可持续缓慢释放。Zhu等将具有成骨作用的双膦酸盐类药物阿仑膦酸钠装载进介孔生物活性玻璃微球中，药物分子的释放速度与玻璃组分中钙含量有关，钙含量越多，释放速率越慢。Wu等合成出一种硼掺杂的介孔生物活性玻璃支架，将地塞米松（dexamethasone，Dex）吸附进介孔孔内，药物持续释放达350小时，并且载有Dex的掺硼介孔生物活性玻璃支架能够显著提高成骨细胞ALP活性表达及上调成骨相关基因（*Col I*、*Runx2*、*ALP* 和 *BSP*）的表达。本课题组研究发现高分子支架通过控释卵磷脂、阿仑膦酸钠等生物分子可以促进细胞成骨分化和新骨形成。

此外，一些具有促进成血管作用的小分子药物也成功载入介孔生物活性玻璃中。其中小分子药物二甲氧乙二酰甘氨酸（dimethyloxallyl glycine，DMOG）可穿透细胞抑制HIF-PHD进而稳定HIF-1α的表达，成为近年来研究的热点。Zhu等在制备DMOG负载介孔生物活性玻璃粉体后，以（3-羟基丁酸和3-羟基己酸）聚合物［poly（3-hydroxybutyrate-co-3-hydroxyhexanoate）polymers，PHBHHx］为粘结剂，采用3D打印的方法制备DMOG负载的MBG/PHBHHx复合支架。该支架可实现DMOG的缓释，体内实验证实具有促进血管再生和骨修复的作用。Wu等以P123（EO_{20}-PO_{70}-EO_{20}）为模板剂、聚氨酯海绵为造孔剂制备80Si-15Ca-5P介孔生物活性玻璃（MBG）支架，将支架浸泡入DMOG-PBS溶液，体外研究发现DMOG的掺杂显著增强HIF-1α的稳定性、VEGF的分泌和成骨相关基因的表达，但是体外释放曲线表明大部分负载的DMOG在24小时内释放。

（三）生物活性玻璃负载生物因子促进骨再生修复的研究

为了加速骨修复过程，通常在骨组织工程支架中加入某种生长因子［如骨形态发生蛋白质（BMP-2）、成骨生长性肽（OGP）、碱性成纤维生长因子（bFGF）等］促进骨细胞的增殖与分化，达到加快骨修复与再生目的。然而由于在材料加工过程中会损失一部分生物因子，且生物因子在体内释放速度较快,目前尚无较好的生物因子装载方法。Raha-man 课题组发现负载 BMP-2 的生物活性玻璃多孔支架材料用于大鼠颅骨缺损模型修复,其修复效果明显高于纯支架材料和未负载 BMP-2 支架;Kim 等制备了粒径在 200~300μm、介孔孔径为 2.5~6.3nm 的生物活性玻璃微载体,所制备的微球具有大量的介孔结构和较高的比表面积,可实现对 bFGF 的持续释放,同时载有 bFGF 的生物活性玻璃微载体更有利于促进 MSC 的黏附与增殖。Wu 等采用介孔生物活性玻璃支架吸附 VEGF,研究发现,介孔生物活性玻璃支架的 VEGF 装载效率明显高于普通溶胶-凝胶生物活性玻璃支架,并且前者的突释现象减弱,缓释效果更为明显。Ahmed EI-Fiqi 等将小分子干扰 RNA(small interfering RNA,siRNA)装载进纳米介孔生物活性玻璃内,siRNA 可在体外持续释放 3 天,纳米生物活性玻璃和 siRNA 复合物能被细胞吞噬,吞噬效率达 80%,siRNA 的沉默效果明显高于对照组,比对照组下调 15% 左右,说明纳米生物活性玻璃是一种新型纳米基因载体。

四、生物活性玻璃骨组织工程支架的制备研究

目前临床应用的生物活性玻璃产品多为粉末状,只能用于填充非承重部位的骨缺损,而对于需要一定力学支撑的骨缺损部位则需要采用骨组织工程支架修复。近年来将生物活性玻璃制备成具有三维空间结构的支架材料成为研究的热点。目前对于骨修复支架材料的机械性能要求无统一标准。一般观点认为,支架应与植入部位的骨形态、结构和功能相适应,以使支架与骨的结合更优化。值得一提的是,支架的机械性能还要适应在成骨过程中,支架的降解和软组织的长入带来的变化。关于支架孔径的报道没有一定要求,一般接受的组织工程支架内部连通孔径大小范围约为 150~500μm,这样不仅可以使细胞较容易地长入,而且可以促进新血管生成,同时有利于营养物质传输等。目前生物活性玻璃支架的制备方法有添加造孔剂法、聚合物泡沫模板法、定向冷冻成型法、气体发泡法、快速成型法和 3D 打印等,总结如下:

造孔剂法是最常见的支架材料制备方法,Jones

等将聚甲基丙烯酸甲酯(PMMA)微珠和生物活性玻璃颗粒以质量比 1:1 混合后烧结,得到生物活性玻璃多孔支架,结果表明 PMMA 烧结后不易产生遗留物,但支架孔径在很大程度上受 PMMA 微珠的粒径影响,而高分子造孔剂的粒径又很难达到统一,因此,造孔剂法制备的支架孔连通性很差,且孔结构可控性差。相比造孔剂法,有机模板法可在一定程度上提高支架孔洞连通性。Chen 等将聚氨酯泡沫浸入生物活性玻璃浆料中,在 250℃ 烧结 3 小时除去高分子,得到聚氨酯泡沫状的生物活性玻璃支架,孔洞连通性有所改善,但是支架力学性能较差,此法得到的 45S5 玻璃陶瓷支架抗压强度仅有 0.4MPa。Sylvain Deville 等利用冰晶替代高分子模板,通过控制冷冻方向和降温速率,而后在烧结前利用升华作用去除冰晶,从而得到取向性孔结构的支架,这种方法被称为"冷冻铸型法"。研究表明,通过冷冻铸型法制备的生物活性玻璃支架在垂直于冷冻方向上的孔具有一定的连通性,但平行于冷冻方向上孔洞连通性差。利用气体发泡法同样可以提高生物活性玻璃支架孔连通性。Lacroix 等通过在生物活性玻璃溶胶中加入一定量的表面活性剂来稳定溶胶在搅拌过程中产生的气泡,在溶胶发生凝胶之前倒入模具,而后经 700℃ 钙化后得到泡沫状生物活性玻璃支架。

3D 打印技术作为一种新兴的材料成型工艺,与传统工艺相比,具有增材制造、快速一次成型、可构建复杂三维微观结构等技术特点。在生物医学领域,3D 打印是目前发展最快,最具应用潜力的发展方向。目前采用 3D 打印技术制备骨修复材料的研究较多,而对于生物活性玻璃支架的 3D 打印研究则相对较少。Jones 等早在 2004 年就提出泡沫溶胶-凝胶法制备 3D 打印生物活性玻璃大规模生产用于组织工程的想法,但是由于打印出的支架机械强度和断裂韧性较差,不能用于修复需要承受一定负重的骨缺损。Chang 等采用聚乙烯醇(PVA)或海藻酸盐、普朗尼克为黏结剂与生物活性玻璃粉体混合后制成打印浆料,并且通过改进打印针头打印出中空结构的支架,且具有较好的机械性能。Zhao 等采用模板法制备锶掺杂生物活性玻璃粉体后,以聚乙烯醇(PVA)为粘结剂采用 3D 打印技术制备含锶的介孔生物活性玻璃支架(Sr-MBG),该

介孔支架孔径约 400μm，高孔隙度（±70%），抗压强度约为（8.67±1.74）MPa，研究发现该支架有较好的成骨能力并能刺激 MC3T3-E1 细胞增殖和分化。Bergmann 等采用 3D 打印技术制备 β-磷酸三钙/生物活性玻璃复合支架，其弯曲强度达到 14.9MPa。Zhao 等采用 3-羟基丁酸与 3-羟基己酸共聚酯（PHBHHx）为粘结剂，制备生物活性玻璃复合支架，发现支架抗压强度为 5~12MPa，与其他黏结剂相比，PHBHHx 更有利于细胞的黏附增殖，以及成骨相关基因的表达。本课题组在前期采用溶胶-凝胶法结合有机模板法合成生物活性玻璃微球的基础上，采用甲基纤维素为粘结剂制备生物活性玻璃支架，并通过支架后处理，可实现抗压强度达到 22MPa（图 9-10）。

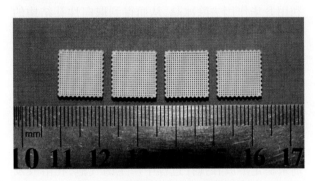

图 9-10   高强度生物活性玻璃支架

五、生物活性玻璃用于骨组织再生的临床应用现状

生物活性玻璃修复骨缺损应用于临床多年，取得了良好的骨修复效果，目前主要应用于填充非承重部位的骨缺损。随着生物活性玻璃骨组织工程支架研究的深入，其在节段性骨缺损和骨增加领域也有部分应用。

（一）生物活性玻璃应用于修复节段性骨缺损

大尺寸节段性骨缺损修复是目前的医学难题，不同类型的骨修复材料已经被尝试用于该类型骨缺损的修复。然而目前大部分骨修复材料仅具有骨传导性，对于超过临界尺寸的骨缺损修复效果欠佳。因此，节段性骨缺损修复的研究集中于利用干细胞、组织工程技术，通过三维仿生构建，制备出具有多孔多级非均质结构的新型三维仿生生物活性材料。由于生物活性玻璃具有优良的骨诱导性，近年来有少量关于其用于大段骨缺损修复的报道。如 Jia 等采用 3D 打印的方法以普朗尼克 F-127 为粘结剂制备 13-93 生物活性玻璃和 2B6Sr 生物活性玻璃支架，烧除有机物后将支架植入新西兰白兔股骨 1cm 骨缺损处，9 个月后在材料内部和支架周围都出现新骨和新生血管。Tang 等将 rhBMP-2 负载入多级孔结构生物活性玻璃支架，并用于修复家兔桡骨节段骨缺损，12 周后在骨缺损处产生大量新骨。可见生物活性玻璃虽可用于修复节段性骨缺损，但治疗周期较长，还有诸多问题需要解决。

（二）生物活性玻璃应用于骨量增加

生物活性玻璃除了用于骨缺损的修复，近年来在骨量增加领域也有部分应用。与骨缺损修复不同，骨量增加主要是将生物活性玻璃植入骨萎缩部位，其中应用最多的是萎缩牙槽嵴的骨量增加。Wang 等在犬牙槽嵴萎缩动物模型牙槽嵴顶制备隧道，将颗粒型生物活性玻璃注入隧道内，塑性后升高牙槽嵴，发现生物活性玻璃颗粒与骨组织结合紧密，软组织长入多孔的生物活性玻璃中。然而该方法生物活性玻璃为颗粒状，骨膜下塑性困难，升高牙槽嵴的高度有限，临床效果不理想。Knapp 等将生物活性玻璃与聚四氟乙烯（e-PTFE）屏障膜配合使用，研究了材料对牙槽嵴骨的骨量增加效果，用以解决种植牙时牙槽嵴骨骨量不足的问题。研究发现生物活性玻璃对于增加牙槽嵴骨量效果不理想，平均牙槽嵴宽度增加 1.1mm。Margonar 等报道了 7 例采用生物活性玻璃扩增牙槽嵴的报道，表明生物活性玻璃能够维持牙槽嵴的结构并且达到满意的修复效果，组织学表现为新形成的骨与生物活性玻璃颗粒连接紧密。Correia 等将壳聚糖与纳米生物活性玻璃颗粒结合制备 CHT/BG-NPs 纳米复合支架，该支架同时具备形状记忆功能和生物矿化成骨功能，并且发现了其组成最佳配比，在骨再生方面有较大的潜在应用价值。Peter 等采用 Sol-Gel 法制备纳米生物活性玻璃陶瓷-壳聚糖-明胶复合支架，其孔径在 150~300μm，该支架有利于蛋白的吸附，有望成为一种牙槽嵴再生材料。以上研究可以看出生物活性玻璃在骨量增加领域具有巨大应用前景，有望解决临床种植牙骨量不足的问题。

（赵夫健   陈晓峰）

第四节　生物活性玻璃在牙体牙髓组织修复再生中的基础及应用研究

一、概述

牙体牙髓组织主要包括牙釉质（enamel）、牙本质（dentin）和牙髓，是牙齿行使功能的核心结构（图9-11）。

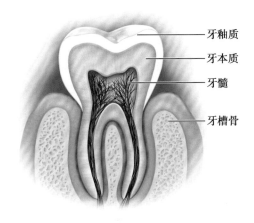

图9-11　牙体牙髓组织示意图

牙釉质由来源于外胚层的成釉细胞形成，是高度矿化的组织，含95%的无机物、1%的有机物和4%的水，其中无机成分大部分为羟基磷灰石，有机成分为蛋白质、有机酸盐等。牙釉质具有渗透性和溶解性，釉质表面微孔、晶体间的缝隙等是牙釉质与外界物质交换的通道，是牙釉质再矿化的基础。牙釉质遇酸可溶解，其溶解度从表层釉质到内部釉质与牙本质交界逐渐增加。牙本质和牙髓均由来源于中胚层的牙乳头形成。形成牙本质的细胞是成牙本质细胞，由牙乳头细胞在上皮-间充质相互作用下分化形成，其胞体位于牙髓腔近牙本质处，细胞突起伸入牙本质小管。牙本质由成牙本质细胞分泌胶原基质，随后胶原基质矿化成熟形成牙本质。牙本质较釉质矿化程度低，由70%的无机物、20%的有机物和10%的水组成。牙本质的无机成分也为羟基磷灰石，有机成分中90%为胶原蛋白，其余为非胶原蛋白，包括牙本质磷蛋白、牙本质涎蛋白、蛋白多糖等。牙本质具有小管样结构，其渗透性高于牙釉质；由于小管中有成牙本质细胞突，

牙本质具有敏感性。牙髓是疏松结缔组织，由细胞和纤维性基质构成，其中牙髓的细胞主要包括成牙本质细胞、成纤维细胞、巨噬细胞、树突状细胞、淋巴细胞等。牙髓的纤维主要为Ⅰ型胶原蛋白，还包括大量血管、神经和非纤维性基质等。牙髓组织具有形成牙本质、营养牙体牙髓组织、感觉神经纤维传导痛觉和防御的能力。牙本质和牙髓由于其胚胎发生和功能上关系密切，被称为牙髓牙本质复合体（dentin pulp complex）。

（一）牙体牙髓组织修复再生面临的问题

牙萌出后，由于成釉细胞分泌降解酶将成釉细胞和釉质基质中的大部分蛋白质降解，使牙釉质无法自主修复再生。龋病、外伤、磨损等原因造成的牙釉质受损，会使带有神经末梢的牙本质直接暴露于口腔中，食物中的冷热酸甜刺激可产生牙本质敏感症状，是影响健康的常见问题。通过脱敏剂封闭牙本质小管是治疗牙本质敏感的常用方法，但目前常用的脱敏剂，如氯化锶、氟化钠、硝酸钾、草酸钾等与牙本质之间主要是机械结合而不是化学结合。当暴露于酸性条件或刷牙时，脱敏剂容易从牙本质表面去除，效果并不持续。因此，研发可促进脱矿牙本质再矿化或可介导牙本质再生的生物活性材料具有重要的意义。

牙髓位于牙体硬组织围绕成的牙髓腔内、被无让性的牙本质包绕，牙髓组织基质富含丰富的纤维并且具有黏性，无有效的血液侧支循环，仅借狭窄的根尖孔与根尖周组织相连，这些解剖特点使牙髓组织对环境变化的反应有自身的特点，不同于身体的其他组织受到损伤可以通过组织再生得到自体修复，牙髓组织修复再生能力有限。成牙本质细胞是终末分化细胞，无分裂能力，牙萌出后其可终生持续分泌细胞外基质形成继发性牙本质；成牙本质细胞受到外界因素的刺激使得局部细胞凋亡或坏死，牙髓组织中的未分化外胚间充质细胞、成纤维细胞分化为成牙本质细胞，形成修复性牙本质；诱导继发和修复性牙本质形成是活髓保存治疗的基础。活髓保存治疗需要在近髓或已暴露的牙髓组织创面上覆盖具有保护牙髓、诱导牙本质形成的活髓保存材料，又称盖髓剂。盖髓剂的生物相容性、生物活性以及理化性能对活髓保存治疗的效果至关重要。

当牙髓发生感染性炎症时,修复和再生能力丧失,针对牙髓组织的不可逆损伤,目前临床医疗中不得不摘除牙髓进行根管治疗,通过人工合成材料填塞髓腔、修补牙体缺损。牙齿失去牙髓,不再具备形成修复性牙本质的功能,缺乏对外界刺激的防御功能。20世纪80年代后期学者提出了"组织工程"概念,主要包括模仿自然组织或器官发育的组织或器官体外再生以及其植入体内替代患病或受损的组织或器官。组织工程的必备三要素包括种子细胞、生物支架和生长因子,这些要素被单独或组合应用于牙髓牙本质复合体的再生。生物支架不仅能够为种子细胞的黏附、生长提供与体内相似的三维环境,同时生物支架可以被制备成为所需特定的形状和添加生长因子为种子细胞的增殖、分化和组织再生等提供了良好的诱导环境,随着移植时间的增加,生物支架降解、被吸收并由包含血管和神经的宿主组织代替,寻找理想的生物材料用于牙髓牙本质复合体再生具有重要意义。随着再生医学研究的深入,牙髓再生也成为目前牙科领域的研究热点。理想的牙髓再生包括牙髓牙本质复合体组织结构的再生和生理功能的恢复,目前这一目标尚未实现,牙髓再生仍有许多尚未解决的难题。

(二) 生物活性玻璃与牙体牙髓组织修复再生

目前应用于牙体牙髓组织损伤修复再生的材料主要有天然高分子材料、人工合成高分子材料、无机材料和由上述材料复合构建的复合材料。生物活性玻璃既能在分子水平刺激细胞增殖、激活基因、诱导细胞分化和组织生成,也具有可降解性能,是具有良好应用前景的第三代生物医用材料。生物活性玻璃植入体内后能迅速矿化生成羟基磷灰石层,与骨和软组织均能形成活性键合,其释放的离子可促进多种基因表达,促进组织再生。生物活性玻璃产品,如 PerioGlas®,已经广泛应用于口腔临床医学,但主要用于骨缺损的修复,如临床上用于拔牙窝的填充和牙周病所致骨缺损的修复,效果良好而且无不良反应。生物活性玻璃颗粒(商品名诺华敏,Novamin®)用于牙本质敏感症的治疗,目前已经成功商业化并已加入牙膏。上述产品中的生物活性玻璃为通过熔融法制备的 45S5 (Bioglass®),其化学组成和形貌难以精确控制,材料颗粒带有无规则棱角,不利于细胞黏附和增殖。近20~30年,材料学家不断改进生物活性玻璃的制备方法,以提高其生物活性。北京大学口腔医学院董艳梅课题组将华南理工大学陈晓峰教授课题组利用溶胶-凝胶技术结合有机模板法制备的系列微纳米生物活性玻璃应用于牙体牙髓组织损伤的修复再生研究,证实了生物活性玻璃在这个领域具有可观的临床应用前景。

二、生物活性玻璃治疗牙本质敏感的应用与研究

牙本质敏感是暴露的牙本质对外界刺激产生的一种短暂、尖锐的疼痛,一般是由磨损、机械摩擦、饮食的酸蚀、牙龈退缩、牙周手术等造成牙本质小管的暴露引起的。治疗牙本质敏感的方法,一是通过封闭牙本质小管降低牙本质的渗透性,二是降低牙髓神经的兴奋性。通过封闭牙本质小管来治疗牙本质敏感是比较有效的方法,主要包括氯化锶、氟化钠、硝酸钾、草酸钾,牙本质粘接剂等试剂,以及激光治疗等。然而,这些脱敏剂主要是通过与牙本质的机械结合而不是化学结合来完成的。当暴露于酸性条件或刷牙时,容易从牙本质表面被去除,疗效并不持续。

作为一种具有特殊组分的钠钙磷硅酸盐玻璃,生物活性玻璃因具有良好的生物活性和化学稳定性,可与骨组织产生直接的化学结合而应用于骨组织缺损的修复。20世纪90年代中期,生物活性玻璃开始用于牙本质敏感症的治疗。关于生物玻璃促进牙本质表面矿物形成的机制,目前比较一致的看法认为,生物玻璃在口腔内接触唾液后可释放硅离子并聚集在牙本质表面,通过凝缩作用形成硅醇基,作为磷灰石的成核中心,硅醇基分裂形成带负电的 Si-O 单位同时,生物玻璃中的钙离子迅速与唾液中的氢离子交换,pH 可瞬间升高,使钙离子和磷酸根离子从生物玻璃中释放出来,带负电的 Si-O 单位可吸收唾液中的钙离子,形成硅酸钙,带正电荷,与唾液中的磷酸根结合,形成无定形的磷酸钙结构,进而结晶形成磷灰石,并不断吸附周围的钙和磷酸根离子聚集形成晶体。这种新形成晶体的化学成分和结构与生物体内的磷灰石类似,进一步的研究证实为透钙磷石晶体($CaHPO_4 \cdot 2H_2O$)。

因此,用生物玻璃处理暴露的牙本质后,在牙本质表面形成的针状或片状结构的磷灰石沉淀可与牙本质小管形成机械嵌合,封闭开放的牙本质小管,从而使牙本质渗透性明显降低,从而达到治疗牙本质敏感症的目的。

(一) 生物活性玻璃治疗牙本质敏感症的应用

2004年,研究者首次将直径约18μm的生物玻璃45S5(商品名为诺华敏)添加到牙膏中,用于治疗牙本质敏感。含诺华敏的牙膏最早应用于美国,为不含氟的脱敏牙膏。

用含有诺华敏的牙膏刷牙后,牙膏中的生物活性玻璃能够附着在牙本质表面形成羟基磷灰石层。诺华敏还替代传统牙膏中的氧化铝作为摩擦剂,可降低牙龈出血的发生率,减少牙面菌斑生长。除了牙膏中应用,诺华敏还可以作为抛光膏用于临床牙本质敏感的治疗和牙齿漂白治疗后脱矿牙釉质的再矿化。

Orsini等将临床上患牙本质敏感症的患者随机分组,分别用含生物玻璃的牙膏,或含有氟化钠/硝酸钾的普通脱敏牙膏处理敏感部位,在8周后通过冷水测试、探诊的主观反应来比较两种牙膏的脱敏效果,结果表明含生物玻璃的脱敏牙膏的效果更好。研究者Tirapelli通过对临床患牙本质敏感的患者进行为期6个月的研究,统计患者对吹气、冷水和探诊的反应分级,也证实生物玻璃有良好的脱敏效果。

(二) 生物活性玻璃治疗牙本质敏感症的研究及进展

口腔中的唾液能溶解附着在牙本质表面的物质,日常饮食中的酸可清除牙本质表面的玷污层,开放牙本质小管,这些因素都使得牙本质敏感容易治疗后再次复发。因此,理想的脱敏剂不仅能够即刻封闭牙本质小管,降低牙本质的渗透性,还应该能够耐受酸和唾液的长期侵蚀。

对生物活性玻璃封闭牙本质小管的稳定性的研究表明,矿物沉淀进入牙本质小管的深度可达55.8~62.6μm,最多可以达到270μm,且形成的磷灰石棒状结构与牙本质小管的结构相适应,固位力较强;在经酸处理后,牙本质表面的矿物质仍存在。这可能与玻璃可以持续在口内环境中释放离子以

及唾液含有饱和的钙磷离子有关。因此,生物玻璃用于治疗牙本质敏感症有良好的稳定性。

近年来,随着生物活性玻璃制备工艺的改进和研究的深入,研究者发现生物活性玻璃的形貌影响其促进牙本质矿化的效果。

生物活性玻璃粒径的大小影响其比表面积和表面能。粒径越小,材料的比表面积越大,可加快离子的释放,促进矿化。因此,研究者希望通过减小生物玻璃的粒径来改善脱敏效果。与传统的熔融法制备生物玻璃相比,利用溶胶凝胶法获得的生物玻璃直径可小至几十纳米。纳米生物玻璃中离子的释放速度快,3小时即可形成磷灰石晶体;Na^+和H^+的置换使溶液中pH升高,有利于Si的释放和Ca、P的沉积,促进再矿化过程,所形成的矿物沉积在牙本质小管内是连续的,与牙本质小管的外形相适应。牙本质脱矿后胶原结构不被破坏,胶原支架脱矿后的间隙在20~25nm,在中性条件下,胶原的静电荷为0,而酸性条件时,静电荷为正值。当材料的粒径大于支架间隙时,就不能深入到胶原支架中。因此,当粒径小于20nm时,能够有效进入胶原间隙,进一步证明了粒径大小的重要性。

研究还发现生物玻璃的形貌也对其性能有影响。利用介孔硅酸盐生物材料(nano CaO mesoporous silica, NCMS)处理脱矿的牙本质,能够明显降低牙本质的导电率,牙本质表面会形成20~30μm的磷灰石层,其主要成分为$CaHPO_4 \cdot 2H_2O$,并可深入牙本质小管100μm。NCMS以介孔纳米级硅材料作为CaO的载体,由于介孔硅有较高的比表面能,CaO颗粒能够快速溶解在磷酸溶液中。将NCMS与磷酸混合,能够快速释放钙离子,所获得的悬浮液中含有饱和的Ca^{2+}和HPO_4^{2-},而且随着NCMS中碱性的CaO的溶解,pH升高,深入到牙本质小管后,Ca^{2+}和HPO_4^{2-}就慢慢形成$CaHPO_4 \cdot 2H_2O$。Ca^{2+}和HPO_4^{2-}浓度越高,进入到小管的就越多,沉淀就越深,当pH达到4.0时,小管壁上的羟基磷灰石就会成核。在这个过程中,介孔材料只作为载体,不参与反应。介孔越小,比表面积越大,越有利于离子的释放,磷灰石形成的加快,加快了再矿化的速率。球形的生物玻璃颗粒因能够与牙本质小管的外形相适应,减少材料与小管之间的缝

隙,也可以更好地封闭牙本质小管。

鉴于生物活性玻璃的形貌对牙本质矿化的影响,进而将会对治疗牙本质敏感症的效果产生影响,北京大学口腔医院董艳梅教授课题组观察了不同粒径、孔隙和分散性的微纳米生物活性玻璃(华南理工大学陈晓峰教授课题组制备,见表9-3)在牙本质表面形成矿物层的速度、质量及其稳定性,分析生物活性玻璃的形貌对牙本质表面形成矿物层的影响。研究发现,粒径小、比表面积大的纳米生物活性玻璃(n-BG)在处理人牙本质后,在牙本质上形成矿物质的速度快(图9-12)、对牙本质小管的封闭率高(图9-13),具体分别为 n-BG 组[(68.02±4.22)%]>亚微米生物活性玻璃(sm-BG)组[(48.01±6.85)%]>微米生物活性玻璃(m-

BG)组[(38.63±7.5)%]>未处理组[(25.38±8.53)%];且在可口可乐中浸泡后,n-BG 组牙本质表面仍保留大量矿物质(图9-14),表面粗糙度较低且三维形貌规整(图9-15),说明 n-BG 处理牙本质后,增加了牙本质的耐酸性。这项研究证实了粒径小、比表面积大的纳米生物活性玻璃矿物形成速度更快、更稳定,且矿物耐酸性更强,有可能成为更为理想的脱敏材料。

牙本质的矿化分为纤维内矿化和纤维间矿化,前者指矿化晶体沉积在胶原分子结构内间隙且沿微纤维间隙生长;后者指矿化晶体沉积在微纤维表面以分隔胶原纤维。天然的矿化牙本质是通过纤维内和纤维间的磷灰石晶体保护其不被基质金属蛋白酶(matrix metalloproteinase,MMPs)和

表9-3　3种58S生物活性玻璃的化学组成及形貌特征

	SiO$_2$	P$_2$O$_5$	CaO	粒径	孔径	形状
n-BG	58%	9%	33%	20~30nm	23nm	球形,有团聚现象
sm-BG	58%	9%	33%	500nm	3nm	球形,分布均匀
m-BG	58%	9%	33%	平均17.4μm	9nm	团块状,有团聚现象

n-BG. 纳米生物活性玻璃;sm-BG. 亚微米生物活性玻璃;m-BG. 微米生物活性玻璃。

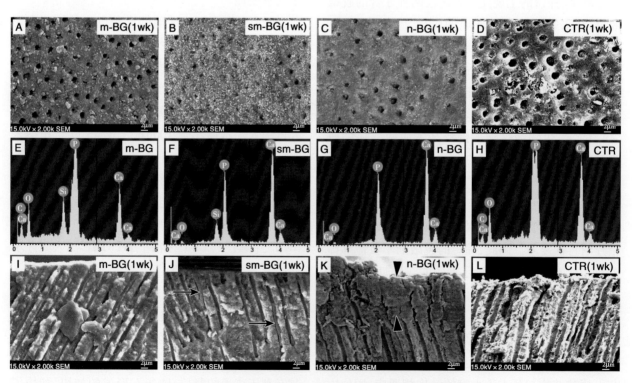

图9-12　扫描电镜观察三种不同形貌生物活性玻璃介导下牙本质矿化

A~D. 各组横断面的扫描电镜图像;E~H. 表面元素组成;I~L. 牙本质小管的纵剖面图像,图 I 所示为 sm-BG 组小管内有新形成的矿物质,图 K 箭头所示为 n-BG 组牙本质小管内形成约10μm的矿物层;wk. 周。

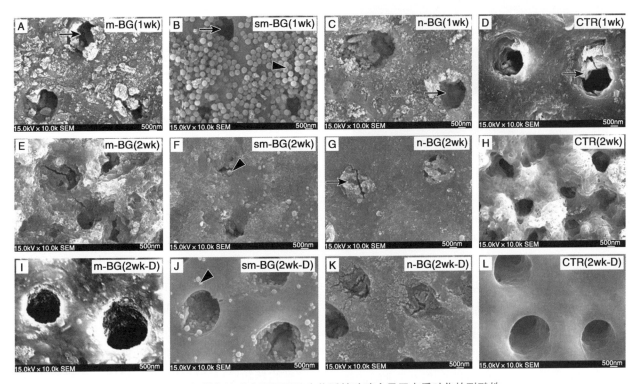

图 9-13　扫描电镜观察不同形貌生物活性玻璃介导牙本质矿化的耐酸性

A~D. 为图 9-12 中 A~D 高倍镜下图像,箭头所示为各组牙本质小管内均有明显的矿物形成;E~H. 为 2 周后牙本质表面图像,箭头所示为 sm-BG 组牙本质表面有明显的矿物形成,n-BG 组小管内有栓状矿物形成;I~L. 各组样本浸入可乐 2 分钟后的表面图像;wk. 周。

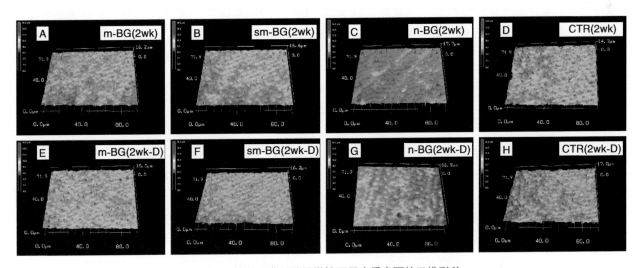

图 9-14　激光三维形貌显微镜下牙本质表面的三维形貌

A~D.2 周后牙本质表面的三维形貌;E~H. 样本在可乐中浸泡 2 分钟后表面的三维形貌;wk. 周。

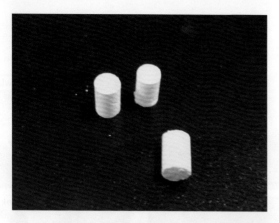

图9-15　微纳米生物玻璃盖髓剂调和后经模具成形的外观图

半胱氨酸组织蛋白酶(cysteine cathepsins)降解的,其中纤维内晶体起着关键作用,并决定着牙本质的机械性能。

研究表明,尽管生物活性玻璃可促进牙本质表面的矿物形成,但仅能增加牙本质表面的微硬度,牙本质的机械性能没有明显改善,可见牙本质的矿化过程只发生在表面,而胶原纤维内并没有矿物形成。为实现脱矿牙本质胶原纤维内和纤维间矿化,恢复牙本质的机械性能,董艳梅课题组还探索了使用牙本质非胶原蛋白的多肽片段RGDS与n-BG共同处理脱矿牙本质,结果发现较单独使用n-BG,增加了牙本质的机械强度,推测在RGDS介导下,进入牙本质小管的n-BG形成的矿物质可进入牙本质胶原纤维内,实现牙本质胶原纤维内再矿化。这为进一步研究制备增强牙本质机械性能的脱敏剂提供了新途径。

三、生物活性玻璃盖髓剂的研究与临床应用

当牙髓组织损伤局限或可逆时,牙髓治疗首选的策略是使用盖髓剂封闭露髓孔,诱导牙髓组织自身修复产生新的牙本质以保存活髓。盖髓剂的作用在于既可促进牙髓创伤的愈合,又可避免新的刺激损伤牙髓。因此,盖髓剂对保存活髓成功与否起重要作用。理想的盖髓剂应具有良好的生物活性;能够促进牙髓组织的修复再生;具有抗菌性;药效稳定、持久,便于操作。

(一)盖髓剂的临床应用现状

氢氧化钙(calcium hydroxide)长期作为盖髓剂广泛应用于临床治疗,目前常用的成品制剂包括Dycal (Denstply Caulk, DE, USA)、Pulpdent and Tempcanal (Pulpdent Corp., Brookline, MA, USA)、Calvital(Neo Dental Chemical Products Co., Tokyo, Japan)。氢氧化钙具有抗菌性、可促进矿化,能在露髓孔处形成牙本质桥继而保护牙髓,防止细菌侵入。然而由于氢氧化钙具有强碱性,与其接触的牙髓组织会发生凝固性坏死,下方牙髓组织慢性炎症浸润;氢氧化钙诱导形成的牙本质桥不完全,有隧孔样结构和细胞包涵体,会成为细菌微渗漏的通道,引起牙髓的再次感染,导致治疗失败。因此,氢氧化钙不是理想的盖髓剂。

无机三氧化物聚合物(mineral trioxide aggregate, MTA)是1993年Lee首先报道,1998年FDA批准用于临床的牙髓治疗用材料。MTA由硅酸钙、氧化铝、氧化钙和硅酸盐组成,具有良好的生物相容性,封闭性好,能有效防止微渗漏。MTA还具有一定的组织诱导性,研究发现MTA直接与人牙髓细胞接触后可诱导其分化形成牙本质样细胞;大量动物及临床研究表明,MTA盖髓后可在材料下方观察到完整、致密的牙本质桥,无隧道样缺损,紧邻牙本质桥可见有细胞极性的成牙本质细胞样细胞排列。MTA盖髓后诱导形成的牙本质桥显著厚于应用氢氧化钙作为盖髓剂者,且很少呈多孔样,其下方很少产生牙髓炎症,不形成坏死层。近年来有较多文献观察了MTA作为盖髓剂进行直接盖髓的疗效,并与氢氧化钙进行比较。Hilton等对376颗患牙进行了直接盖髓,患者平均年龄为37.9岁,年龄跨度为8~90岁,2年的回访结果显示氢氧化钙组的失败率为31.5%,MTA组的失败率为19.7%,两组间差异有统计学意义。Aguilar和Linsuwanont对恒牙因深龋露髓后行活髓保存治疗的临床研究进行了Meta分析,将入选文献的原始数据做加权处理后发现:MTA用于直接盖髓治疗的成功率为90.5%,显著高于氢氧化钙作为盖髓剂的成功率70.6%。因其良好生物学性能和直接盖髓效果,MTA是目前检验新型盖髓剂的"金标准"。然而MTA仍存在着固化时间长、临床操作性差、可引起牙冠变色以及价格昂贵等不足。

MTA 良好的临床效果和巨大的商业成功，吸引许多公司进一步研发硅酸盐类的盖髓剂。iRoot（Innovative Bioceramix，Vancouver，Canada）是加拿大创新生物陶瓷公司于 2006 年研发出的新一代齿科系列产品，包括 iRoot SP、iRoot BP、iRoot BP Plus 和 iRoot FS 等，其成分均由硅酸钙、二氧化锆、氧化钽、磷酸二氢钙、氢氧化钙、增固剂、填料等组成，但增固剂含量略有差异使其性状分别为膏状或糊剂状，可适应于不同情况下的治疗需要。作为预混合、可注射的生物陶瓷，其在充填入术区后可吸收组织液或牙本质中的水分引发固化反应，而不需要临床使用时再进行粉液调拌，这使其临床操作性能较 MTA 得到很大改善。研究证实 iRoot BP Plus 的性能与 MTA 相似，可诱导修复性牙本质形成，封闭性好且不会引起牙冠变色，近年来成为继 MTA 之后广受临床欢迎的盖髓剂。但目前尚缺乏其直接盖髓成功率的临床研究报告。Biodentine™（Septodont，Saint Maur des Fossés，France）是 2010 年出现的一种新型硅酸三钙水泥材料，粉剂主要由 $3CaO \cdot SiO_2$、$2CaO \cdot SiO_2$、碳酸钙及含有氯化钙和水溶性聚合物的液剂组成，使用时需将两种组分调拌。Biodentine 的黏稠度和磷酸盐水门汀相似，较 MTA 可操作性强。Brizuela 进行临床疗效研究发现，Biodentine 在年轻恒牙上直接盖髓后 1 年的临床成功率与 MTA、氢氧化钙均无显著差异，但该研究失访率较高（59.2%），仍需更多的临床研究来验证。

随着生物活性可降解材料的发展，诱导组织再生并最终替换材料本身，实现原位组织再生，应成为更加理想的治疗途径。理想的生物活性材料，在诱导组织原位再生的同时，应可逐渐在组织中降解，从而被正常组织替代。因此，探索组织诱导性更强的材料作为盖髓剂，仍是牙髓损伤修复和再生领域努力的方向。

（二）微纳米生物活性玻璃盖髓剂的研究

20 世纪 90 年代，有学者尝试将生物玻璃用于盖髓治疗。Oguntebi 等使用 45S5 Bioglass 进行直接盖髓，90 天后所有样本均有连续的牙本质桥产生，6 例样本中有 2 例发生轻微的炎症，但研究也发现所形成的牙本质桥中不含牙本质小管结构。

Salako 等曾使用 S53P4 生物玻璃粉末与生理盐水调拌成糊剂以后覆盖在 SD 大鼠磨牙牙髓断面上，结果显示牙髓组织在 2 周时出现炎症，部分甚至发生坏死，推断生物活性玻璃可能会引起牙髓的急性炎症反应，而 4 周时部分牙髓有逐渐愈合恢复的倾向。

上述两篇研究中均采用熔融法制备的生物玻璃粉末直接盖髓，分析其可能存在以下问题：①生物活性玻璃粉末直接与牙髓组织接触时，由于离子的快速溶出，初期会形成较高的 pH，不利于牙髓细胞的生长；②传统熔融法制备的生物活性玻璃结构较为致密，材料组成不够均匀，比表面积小，生物活性有待提高。

华南理工大学陈晓峰教授课题组于 2015 年构建了以微纳米生物活性玻璃为主要活性成分的盖髓剂。该盖髓剂为粉、液二相构成，调拌后有自固化效果。粉是溶胶-凝胶法结合有机模板法制备的微纳米生物活性玻璃，通过调节化学组分，设计了一系列组分不同的生物活性玻璃。实验发现，生物活性玻璃的桥氧个数越多，硅氧四面体的聚集越紧密，则生物活性越低，因此最终选择了其中含非桥氧键最多的一种玻璃粉末进行后续实验，其化学组成为 82.36% SiO_2、15.36% CaO 和 2.28% P_2O_5（摩尔百分比）。液剂分为两种，一种为磷酸盐缓冲溶液（phosphate buffer solution，PB）调拌而成的盖髓剂称 BG-PB；另一类在磷酸盐缓冲溶液中添加有机物海藻酸钠（sodium alginate，SA）。加入海藻酸钠的主要目的是调节盖髓剂的理化性能，实验发现，海藻酸钠的加入不会影响盖髓剂的固化时间，但能影响其抗压强度：当海藻酸钠的质量分数小于 1% 时，能提高盖髓剂的抗压强度，但继续加大海藻酸钠的质量分数，盖髓剂抗压强度反而下降。这是因为当海藻酸钠含量较低时，海藻酸钠短链起增强增韧作用，并在晶体间形成离子键连接，使样品的抗压强度增大；当海藻酸钠含量较高时，溶液黏度增大，离子运动受限，使晶体生长受到抑制，并不能起到提高抗压强度的作用。对盖髓剂进行体外细胞学筛选发现，含 0.5% 和 1% 海藻酸钠的盖髓剂之间细胞毒性并无显著差别，因此选用液剂中海藻酸钠含量为 1% 的盖髓剂进行后续试验，称此盖髓剂为

BG-PB-SA。

北京大学口腔医学院董艳梅教授课题组以MTA 为对照,对 BG-PB 和 BG-PB-SA 盖髓剂的理化性质及体内盖髓效果进行了一系列的临床前评价。BG-PB、BG-PB-SA 调和后的性状及手感类似于玻璃离子水门汀(图 9-15),具有一定的可操作性,初凝时间为 7~8 分钟,终凝时间为 12~14 分钟,二者间差异无显著性,终凝时间均较 MTA(160 分钟)明显缩短,有利于临床使用。BG-PB抗压强度为 14~17MPa,BG-PB-SA 的抗压强度为21~27MPa,均低于 MTA。BG-PB、BG-PB-SA 在SBF 中使 pH 升高至 8.07,显著低于 MTA 的最高pH8.47;BG-PB 与 BG-PB-SA 的封闭性好,亚甲蓝染色实验显示其封闭性能与 MTA 无显著差异(图 9-16)。

生物学性能方面,BG-PB-SA 对人牙髓细胞的生长无抑制作用,无细胞毒性。BG-PB 能促进人牙髓细胞的生长。大鼠体内直接盖髓实验发现,1 周时 BG-PB、BG-PB-SA 与 MTA 均只造成牙髓的轻度炎症,且多有薄层硬组织形成(图 9-17)。4 周时,未加盖髓剂的对照组牙髓发生坏死,也可观察到不完整的牙本质桥;而三个盖髓剂组 BG-PB、BG-PB-SA 与 MTA 均能诱导形成完整的牙本质桥,且下方可见成牙本质细胞样细胞极性排列(图 9-18)。三个盖髓剂组在各时间点的细胞炎症反应和硬组织形成情况差异均无显著性。因此在大鼠体内研究显示 BG-PB、BG-PB-SA 具有与 MTA 相似的良好的直接盖髓效果。

目前的研究显示具有自主知识产权的新型生物活性玻璃盖髓剂具有良好的理化性质和直接盖髓效果,需要提高其机械性能和改善剂型,进一步为临床转化和应用奠定基础。

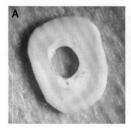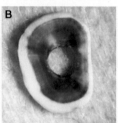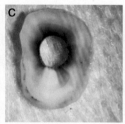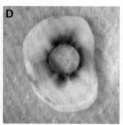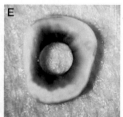

图 9-16　微纳米生物玻璃盖髓剂封闭性实验亚甲蓝染色后
A. 阴性对照组;B. 阳性对照组;C. BG-PB 组;D. BG-PB-SA 组;E. MTA 组。

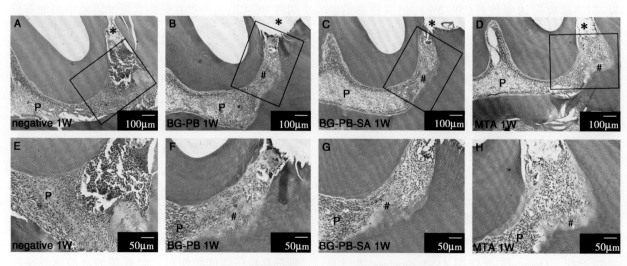

图 9-17　生物玻璃盖髓剂 1 周的直接盖髓效果
A. 阴性对照组;B. BG-PB 组;C. BG-PB-SA 组;D. MTA 组;E~H. A~D 中实线框的放大图。P. 牙髓;*. 露髓孔;#. 薄层硬组织;W. 周。

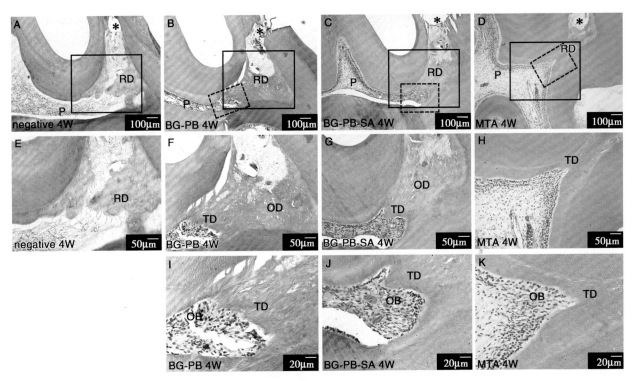

图9-18 生物玻璃盖髓剂4周的直接盖髓效果

A.阴性对照组;B.BG-PB组;C.BG-PB-SA组;D.MTA组;E~H.A~D中实线框的放大图;I~K.B~D中虚线框的放大图;P.牙髓;∗.露髓孔;RD.修复性牙本质;TD.小管样牙本质;OD.骨样牙本质;OB.成牙本质细胞样细胞;W.周。

四、生物活性玻璃诱导牙髓组织再生的研究

人类牙齿常常受到龋病和外伤的侵袭,引发牙本质的缺损以及牙髓组织的损伤坏死,一旦发生很难恢复,直接影响牙齿的健康和功能。目前临床上对牙体牙髓疾病的治疗方法仍然以物理性替代充填治疗为主,如根管治疗、树脂充填,这些治疗方法虽然能在一定程度上延长牙齿的使用寿命,但无法保证牙齿的正常生理结构与功能。由于牙髓的丧失加上治疗过程带来的创伤,经过根管治疗的牙齿长期保存率大大低于正常牙齿。此外,年轻恒牙牙髓活性过早丧失还将终止牙根进一步的发育成熟。理想的疾病治疗方法是促使创伤愈合,最大程度上恢复组织器官原有的生理结构和功能。因此,在牙体牙髓病的治疗过程中,如果能够诱导丧失的牙髓及牙本质的再生,将是一项有意义的工作,一直是牙髓病学研究的重要领域和发展方向。

牙髓中含有成牙本质细胞,主要功能是产生牙本质,该细胞形成突起伸入到周围致密的牙本质中,构成牙髓牙本质复合体结构。牙髓牙本质复合体是牙齿的主体以及功能结构,也是牙本质区别于骨组织的结构特征,赋予牙齿独特的感知及防御能力,能够对外界刺激作出反应,在一些情况下能够重新启动分化程序新生牙本质,从而在一定程度上保护牙髓组织。因此,牙髓牙本质复合体的形成是实现牙髓再生的重要标志。理想的牙髓再生甚至全牙再生的最终目的之一是牙髓牙本质复合体组织结构的再生,即成牙本质细胞呈高柱状沿牙本质的矿化前沿极性排列,同时成牙本质细胞的细胞质形成成牙本质细胞凸起嵌入到钙化成牙本质基质,牙本质基质含有相应的牙本质小管结构,恢复牙髓牙本质复合体的感觉、营养、形成和保护功能。

牙髓再生可以分为原位组织再生和组织工程再生两种。原位组织再生是使用生长因子或生物活性材料植入患处,诱导机体自身组织再生修复牙髓。组织工程再生是指使用前体细胞或干细胞体外培养扩增后,接种于合适的可吸收支架材料上,经过体外培养后植入患处,随着支架材料的降解,宿主血管和神经的长入,实现牙髓再生。不管是原位组织再生,还是组织工程再生,都离不开合适的生物活性材料的使用。目前用于牙髓牙本质

再生的材料主要有天然高分子材料(如胶原、明胶、藻酸盐、壳聚糖、纤维素、丝蛋白等),人工合成高分子聚合材料[如聚乳酸(polylactic acid,PLA)、聚乙交酯(poly glycolic acid,PGA)、聚丙交酯乙交酯(polylactide-co-glycolide,PLGA)、聚己内酯(polyepsiloncaprolactone,PCL 等)]和无机材料[如羟基磷灰石(hydroxyapatite,HA)、磷酸三钙(tricalcium phosphate,TCP)、生物活性玻璃(bioactive glass,BG)]等。天然和人工合成的高分子生物材料只能为牙髓再生提供支持作用,不具备诱导再生的牙髓组织分化形成功能性牙本质的生物诱导能力,且在免疫源性和降解性等方面存在不足。一些生物陶瓷材料兼具生物活性和生物可降解性,对探索适于牙髓牙本质复合体再生的第三代生物材料具有重要意义。

(一)生物活性玻璃对人牙髓细胞的生物学作用

生物活性玻璃的研究和开发,在很大程度上弥补了传统生物材料的缺陷,成为第三代生物材料的典型代表,带动和促进了骨组织工程和原位骨组织再生的发展。生物活性玻璃良好的生物诱导活性及在骨科的成功应用提示其也可能用于牙髓及牙本质的修复再生治疗。研究表明,生物活性玻璃对牙髓细胞具有良好的生物相容性,将二者通过 Transwell 小室共培养,细胞增殖活性与空白对照组相比无统计学差异。近些年,生物活性玻璃的制备方法和工艺得到了很大的发展,与传统的熔融法制备的生物活性玻璃相比,新一代溶胶-凝胶法制备的生物活性玻璃所含孔隙增多,比表面积和硅含量增加,生物活性提高。此外,材料尺寸结构和元素组成的不同,也决定了材料在表征和性能上的差别。在生物活性玻璃里添加锶的成分能促进牙髓细胞的成牙本质向分化,低浓度的锶($0.1\sim2.5$mmol/L)能够促进牙髓细胞的增殖和 ALP 活性,但对克隆形成率和细胞迁移没有影响。特定浓度的锶能够通过钙敏受体(calcium sensing receptor,CaSR)及下游 MAPK 信号通路促进成牙相关基因 *DSPP*、*DMP* 的表达,以及胶原的分泌和基质的矿化。通过将纳米生物活性玻璃表面氨基化,能够将其从负电荷变成正电荷,有利于吸附生物大分子或药物。此外,研究发现氨基化的纳米生物活性玻璃颗粒被牙髓细胞内吞后显著提高胞内钙磷离子浓度,促进成牙本质分化相关指标 *DMP-1*、*DSPP* 和 *OCN* 的表达。

北京大学口腔医学院董艳梅教授课题组利用我国材料学家们制备的新型微纳米生物活性玻璃在牙髓再生领域开展了系列的研究。该课题组的研究发现:将牙髓细胞接种于附着有生物活性玻璃颗粒的培养板上,原本均匀分布的牙髓细胞逐渐以生物活性玻璃簇为中心围绕材料生长。通过扫描电镜可见牙髓细胞在生物活性玻璃颗粒表面完全铺展,覆盖材料表面,还可观察到细胞伪足伸展到纳米材料簇结构之中。将生物活性玻璃加入 Transwell 下室中,其释放的离子可诱导上室中更多的牙髓细胞迁移,表明生物活性玻璃对人牙髓细胞具有趋化作用。生物活性玻璃还能够增强牙髓细胞中黏附相关因子的表达,促进牙髓细胞增殖和矿化结节形成,成牙本质向分化标志物 *DMP-1*、*DSPP* 表达增强。研究还比较了具有相同组成成分,但尺寸结构上存在差异的微米及纳米生物活性玻璃对牙髓细胞的生物学作用,发现纳米生物活性玻璃较微米生物活性玻璃具有更高的生物活性,对牙髓的成牙诱导活性更强,在牙髓牙本质再生方面具有更好的应用前景。生物活性玻璃的纳米尺寸结构特征赋予了其更高的比表面积和总孔体积,从而使得纳米生物活性玻璃在体内接触体液的面积更大,离子释放速度增快,加速了生物活性材料与牙髓细胞作用的整个反应进程。另外,生物活性玻璃的纳米表面形貌提高了材料的表面粗糙度,丰富了材料的表面空间构象,为牙髓细胞提供了更多的活性位点和生物信号,有利于蛋白和细胞的黏附和相互作用,使牙髓细胞能够在纳米生物活性玻璃表面快速而紧密地贴附。随着体液中纳米生物活性玻璃材料释放离子,牙髓细胞快速作出反应,朝向材料的方向迁移,溶液中的离子浓度也可直接影响牙髓细胞成牙分化相关基因的表达。另外,采用植酸为前驱体合成的生物活性玻璃(phytic acid derived bioactive $CaO-P_2O_5-SiO_2$ gel-glasses,PSC)是用溶胶-凝胶法制备而得,植酸($C_6H_{18}O_{24}P_6$)作为磷的前驱体,是从植物种子中提取的一种有机磷酸类化合物,与传统磷前驱体相比毒性小,显著提高了 PSC 的生物相容性。同时 PSC 是在低温、低毒及低成本下制备,在原子水平具有均匀的结构,可在更大组分范围实现其生物活性。本课题组研究 PSC 对牙髓细胞的作用发现，PSC 浸提液相较于传统 45S5 浸提液促进牙髓细胞增殖作用更显著，能够更早和更强地促进牙髓细胞表达 DSPP 和 DMP-1 以及矿化结节的形成，PSC 分泌离子的速率和浓度、表面羟基磷灰石的形成速度是影响牙髓细胞成牙本质方向分化基因表达的重要因素。

通过上述文献回顾和研究发现，生物活性玻璃能够促进牙髓细胞的增殖、迁移、成牙本质向分化和矿化，这是其可在牙髓牙本质再生领域应用的基础。

（二）生物活性玻璃在牙髓再生中的研究与应用

基于生物活性玻璃对牙髓细胞的增殖和成牙本质方向分化具有良好的诱导性，研究者希望通过将其与其他高分子材料复合以提高支架在牙髓再生中的诱导能力。Won-Jung Bae 等证实含有纳米生物活性玻璃的胶原复合支架的成牙诱导能力强于单纯的胶原支架。Ga-Hyun Kim 等也证实生物活性玻璃-聚己内酯-明胶支架材料能够通过激活整合素、BMP 及 MAPK 信号通路，从而促进牙髓细胞的成牙向分化。Qu 等证实含生物活性玻璃的纳米纤维明胶支架材料能够有效促进牙髓细胞的增殖和成牙向分化。Hyun-Chang Lim 等将装载有地塞米松的纳米生物活性玻璃颗粒与聚己内酯/明胶复合，利用电纺丝技术制备支架材料，实现药物缓释，能够显著增强牙髓细胞的增殖、成牙本质向分化及矿化能力；对信号通路的研究发现，整合素、BMP 及 mTOR 介导的信号通路激活在该复合支架成牙诱导中发挥作用。本课题组的研究也证实牙髓细胞在聚己内酯/亚微米生物活性玻璃复合支架上的增殖及成牙本质向分化能力更强。

牙髓牙本质复合体的形成是牙髓再生的重要标志。董艳梅课题组率先使用多种动物模型探索了生物活性玻璃在体内诱导牙髓牙本质复合体再生的作用。首先采用经典裸鼠皮下异位移植实验，将微纳米生物活性玻璃与大鼠磨牙牙冠复合后行裸鼠皮下异位埋植，成功证明了生物活性玻璃对牙髓牙本质功能复合体再生的诱导作用。研究者取 SD 大鼠磨牙自牙颈部断开，弃去牙根，保留冠部硬

组织及冠髓组织，将消毒后的生物活性玻璃铺放于牙冠冠髓断面上，而后植入裸鼠皮下。对照组即单独的牙冠经皮下埋植后，2 周时牙髓内部即可见少量散在不规则团块状基质的生成，新生基质前沿的细胞呈扁平状，少量散在的细胞胞体被包裹在新生的基质中，结构形态类似于新生骨组织（图 9-19A、图 9-19B），6 周时牙髓内部新生的不规则基质团块增多，冠部原发性牙本质下方亦可见少量新生的基质（图 9-19C、图 9-19D）。纳米生物活性玻璃组 2 周时在植入牙冠的牙髓断面上可见被均匀染色的新生基质，基质在近髓侧连成一层，表面整齐排列有高柱状的呈极向分布的类成牙本质样细胞，牙冠内部的牙髓组织形态正常（图 9-19E、图 9-19F）；6 周时，纳米生物活性玻璃材料上方近髓侧生成更多形态规则、厚度一致的细胞外基质，基质的前沿部分可见类似前期牙本质样结构，并可见牙本质小管样结构贯穿新生的牙本质样组织当中，新生成的矿化基质与其表面高柱状类成牙本质细胞共同形成牙髓牙本质复合体样结构。冠部原发性牙本质下方也可见新生成的类牙本质层，并与材料上方的类牙本质层连接成一个整体，牙冠内部牙髓组织正常，可见大量的血管（图 9-19G、图 9-19H）；6 周时，微米生物活性玻璃组材料上方也能看见牙髓牙本质复合体样结构的生成，但新生牙本质层较纳米生物活性玻璃组薄（图 9-19I、图 9-19J）。

采用类似的裸鼠皮下异位移植研究发现与 45S5 组相比，以植酸为前驱体制备的生物活性玻璃 PSC 能够诱导形成更规整的、具有牙本质小管的牙髓牙本质复合体组织，且形成的牙本质层更厚（图 9-20）。

基于体内外的系列研究，我们提出生物活性玻璃诱导牙髓牙本质复合体形成的机制可能是：生物活性玻璃可诱导牙髓中或根尖来源的一些干细胞或者前体细胞由成纤维状分化形成高柱状的类成牙本质细胞，在生物活性玻璃表面极性整齐排列。随着细胞的极性分布，会在生物活性玻璃的表面分泌基质并矿化。在基质的分泌过程中，生物活性玻璃表面形成的类成牙本质细胞向着一个方向移动，在移动的过程中留有成牙本质细胞突起包埋在新生的基质中，生成的矿化组织与天然的牙髓牙本质复合体结构类似（图 9-21）。

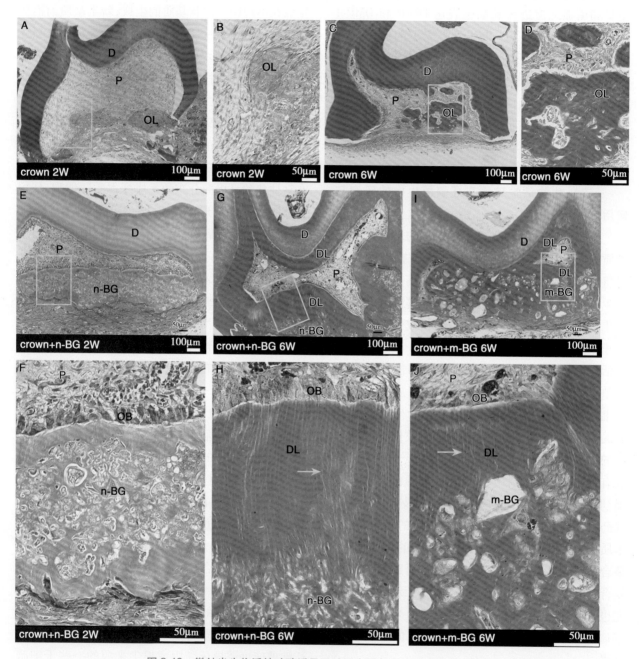

图 9-19 微纳米生物活性玻璃诱导牙髓牙本质复合体形成的体内研究

A 和 B. 牙冠经皮下埋植 2 周后的 Masson 染色结果，B 图为 A 图的局部放大；C 和 D. 牙冠经皮下埋植 6 周后的 Masson 染色结果，D 图为 C 图的局部放大；E 和 F. 牙冠与 n-BG 复合后经皮下埋植 2 周的 Masson 染色结果，F 图为 E 图的局部放大；G 和 H. 牙冠与 n-BG 复合后经皮下埋植 6 周的 Masson 染色结果，H 图为 G 图的局部放大；I 和 J. 牙冠与 m-BG 复合后经皮下埋植 6 周的 Masson 染色结果，J 图为 I 图的局部放大；D：dentin，牙本质；DL. dentin-like tissues，牙本质样组织；m-BG. micro-bioactive glass，微米生物活性玻璃；n-BG. nano-bioactive glass，纳米生物活性玻璃；OB. odontoblast-like cells，成牙本质样细胞；OL. osteodentin-like tissues，骨样牙本质组织；P. pulp tissue，牙髓组织；W. 周。

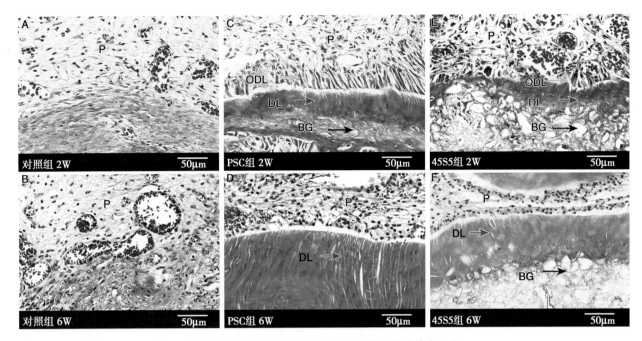

图 9-20　PSC 诱导牙髓牙本质复合体形成的体内研究

A 和 B. 牙冠经皮下埋植 2 周和 6 周后的 Masson 染色结果；C 和 D. 牙冠与 PSC 复合后经皮下埋植 2 周和 6 周后的 Masson 染色结果；E 和 F. 牙冠与 45S5 复合后经皮下埋植 2 周和 6 周后的 Masson 染色结果；BG. bioactive glass，生物活性玻璃，见黑色箭头；DL. dentin-like tissues，牙本质样组织，见红色箭头；ODL. odontoblast-like cells，成牙本质样细胞，见绿色箭头；P. pulp tissue，牙髓组织；W. 周。

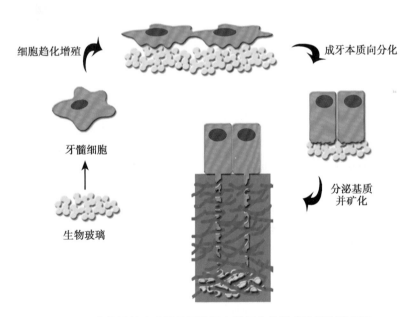

图 9-21　生物活性玻璃诱导牙髓牙本质复合体形成机制的模式图

已有研究表明了生物活性玻璃在牙髓损伤修复再生方面具有良好的应用潜质。但生物活性玻璃的成牙诱导活性受其组成、结构、形貌等因素影响，还需进一步研究明确何种类型和结构的生物活性玻璃最有利于牙髓损伤的修复再生治疗。

（董艳梅　王赛楠　崔彩云　盛旭燕　龙赟子）

参 考 文 献

[1] HENCH L L. The story of Bioglass®[J]. J Mater Sci：Mater Med，2006，17(11)：967-978.

[2] HENCH L L，POLAK J M. Third-generation biomedical materials[J]. Science，2002，295(5557)：1014-1017.

[3] JONES J R. Reprint of: review of bioactive glass: from hench to hybrids[J]. Acta Biomater,2015,23:S53-S82.

[4] MIGUEZ-PACHECO V, HENCH L L, BOCCACCINI A R. Bioactive glasses beyond bone and teeth: emerging applications in contact with soft tissues[J]. Acta Biomater, 2015,13:1-15.

[5] HENCH L L. Bioceramics: from concept to clinic[J]. J Am Ceramic Soc,1991,74(7):1487-1510.

[6] HENCH L L. The future of bioactive ceramics[J]. J Mater Sci:Mater Med,2015,26(2):86.

[7] XUE Y,DU Y,YAN J,et al. Monodisperse photoluminescent and highly biocompatible bioactive glass nanoparticles for controlled drug delivery and cell imaging[J]. J Mater Chem B,2015,3(18):3831-3839.

[8] YU M,XUE Y,MA P X,et al. Intrinsic ultrahigh drug/miRNA loading capacity of biodegradable bioactive glass nanoparticles toward highly efficient pharmaceutical delivery[J]. ACS Appl Mater Interfaces,2017,9(10):8460-8470.

[9] ZHAO F,LEI B,LI X,et al. Promoting in vivo early angiogenesis with sub-micrometer strontium-contained bioactive microspheres through modulating macrophage phenotypes[J]. Biomaterials,2018,178:36-47.

[10] ZHAO F, XIE W, ZHANG W, et al. 3D printing nanoscale bioactive glass scaffolds enhance osteoblast migration and extramembranous osteogenesis through stimulating immunomodulation[J]. Adv Healthc Mater, 2018,7(16):1800361.

[11] MIGUEZ-PACHECO V, HENCH L L, Boccaccini AR. Bioactive glasses beyond bone and teeth: emerging applications in contact with soft tissues[J]. Acta Biomater, 2015,13:1-15.

[12] GURTNER G C, WERNER S, BARRANDON Y, et al. Wound repair and regeneration [J]. Nature, 2008, 453 (7193):314-321.

[13] LEIBOVICH S,ROSS R. The role of the macrophage in wound repair:a study with hydrocortisone and antimacrophage serum[J]. Am J Pathol,1975,78(1):71.

[14] OKI A,PARVEEN B,HOSSAIN S,et al. Preparation and in vitro bioactivity of zinc containing sol-gel-derived bioglass materials[J]. J Biomed Mater Res Part A,2004,69 (2):216-221.

[15] XYNOS I D,EDGAR A J,BUTTERY L D,et al. Ionic products of bioactive glass dissolution increase proliferation of human osteoblasts and induce insulin-like growth

factor II mRNA expression and protein synthesis[J]. Biochem Biophys Res Commun,2000,276(2):461-465.

[16] XYNOS I D,EDGAR A J,BUTTERY L D,et al. Gene-expression profiling of human osteoblasts following treatment with the ionic products of Bioglass® 45S5 dissolution[J]. J Biomed Mater Res,2001,55(2):151-157.

[17] JELL G, STEVENS M M. Gene activation by bioactive glasses[J]. J Mater Sci:Mater Med,2006,17(11):997-1002.

[18] VARGAS G E, HARO DURAND L A, CADENA V, et al. Effect of nano-sized bioactive glass particles on the angiogenic properties of collagen based composites[J]. J Mater Sci-Mater Med,2013,24(5):1261-1269.

[19] ZHU M,ZHAO S,XIN C,et al. 3D-printed dimethyloxallyl glycine delivery scaffolds to improve angiogenesis and osteogenesis[J]. Biomater Sci,2015,3(8):1236-1244.

[20] SHENG X,GONG W,HU Q,et al. Mineral formation on dentin induced by nano-bioactive glass[J]. Chin Chem Lett,2016(27):1509-1514.

[21] LI Y,THULA T T,JEE S,et al. Biomimetic mineralization of woven bone-like nanocomposites:role of collagen cross-links [J]. Biomacromolecules, 2012, 13 (1): 49-59.

[22] GAO T,ARO H T,YLANEN H,et al. Silica-based bioactive glasses modulate expression of bone morphogenetic protein-2 mRNA in Saos-2 osteoblasts in vitro[J]. Biomaterials,2001,22(12):1475-1483.

[23] BROWN B N, RATNER B D, GOODMAN S B, et al. Macrophage polarization:an opportunity for improved outcomes in biomaterials and regenerative medicine[J]. Biomaterials,2012,33(15):3792-3802.

[24] ZHAO S,ZHANG J,ZHU M,et al. Three-dimensional printed strontium-containing mesoporous bioactive glass scaffolds for repairing rat critical-sized calvarial defects [J]. Acta Biomater,2015,12(15):270-280.

[25] ALTAII M,RICHARDS L,ROSSI-FEDELE G. Histological assessment of regenerative endodontic treatment in animal studies with different scaffolds:a systematic review[J]. Dent Traumatol,2017,33(4):235-244.

[26] PIETAK A M,REID J W,STOTT M J,et al. Silicon substitution in the calcium phosphate bioceramics[J]. Biomaterials,2007,28(28):4023-4032.

[27] NIELSEN S P. The biological role of strontium[J]. Bone,2004,35(3):583-588.

[28] SHI X,REN L,TIAN M,et al. In vivo and in vitro osteo-

genesis of stem cells induced by controlled release of drugs from microspherical scaffolds[J]. J Mater Chem, 2010,20(41):9140-9148.

[29] CHEN Q Z,THOMPSON I D,BOCCACCINI A R. 45S5 Bioglass-derived glass-ceramic scaffolds for bone tissue engineering[J]. Biomaterials, 2006, 27 (11):2414-2425.

[30] LUO Y,ZHAI D,HUAN Z,et al. 3D printing of hollow struts-packed bioceramic scaffolds for bone regeneration [J]. ACS Appl Mater Interfaces,2015,7(43):24377-24383.

[31] JIA W,LAU G Y,HUANG W,et al. Bioactive glass for large bone repair[J]. Adv Healthcare Mater, 2015, 4 (18):2842-2848.

第十章
新型丝胶生物材料创新研发及其在创伤修复中的应用

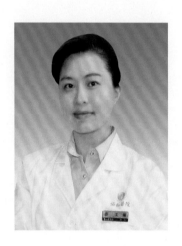

王琳

教授,华中科技大学同济医学院附属协和医院教授、博士研究生导师、再生医学中心主任。教育部长江学者奖励计划特聘教授、国家"万人计划"领军人才。

Dr. Lin Wang, is the Professor/Founder/Director of the Research Center for Tissue Engineering and Regenerative Medicine, Union Hospital, Huazhong University of Science and Technology. She was elected to "The Yangtze River Scholar" by the Ministry of Education in 2017 and the "Ten thousand plan-Scientific and technological innovation leader" in 2019.

摘要

创伤修复及再生医学的发展瓶颈之一是缺乏合适的组织工程生物材料。蚕丝是我国特有的生物资源,以往蚕丝中丝胶的生物医学价值未被认识而常被作为丝绸行业的废料丢弃,科学家们对其研究、认知甚少。

王琳教授带领的课题组是目前在创伤与再生医学领域对丝胶生物材料进行系统研究并具有国际竞争力的科研团队,在丝胶生物材料的创新研发及其在创伤修复中的应用研究中取得一系列原创成果。该课题组率先成功提取了结构完整并具生物活性的丝胶蛋白,发现并揭示了丝胶蛋白具有细胞黏附性、天然荧光特性、高生物相容性和低免疫原性以及优越成胶性等多种优良的生物学特性,不仅为再生医学提供了一种性能优越的新型生物材料,还为其在组织工程与创伤修复中的研究和应用打下了重要的理论基础。该课题组还成功研发了多种丝胶水凝胶及衍生物,自主研发了一系列性能优良、转化前景良好的丝胶组织工程产品,并应用于多种组织(中枢以及外周神经、心肌、皮肤、软骨)的创伤修复,研究开创了丝胶在再生医学中研究与应用的新领域,并具有良好的转化及临床应用前景。

丝胶生物材料在生物医学领域的研发利用,能使缫丝行业副产物转变成为具有高科技含量的生物材料并应用于创伤修复,相关技术及修复策略适用于多种创伤以及心脑血管疾病的修复及治疗,应用前景良好;同时,也能实现生物资源的有效利用,变废为宝,具有显著的环境生态效益及经济效益。相关技术有可能改变并提升我国传统缫丝行业的现状,实现行业的升级和转型。

Abstract

One of the major challenges for tissue repair and regeneration is lack of suitable biomaterials. Silk is a special biomaterial that was originally from China. The major component of silk, silk fibroin, has now been widely studied and utilized;while the other major component of silk,sericin,was traditionally considered as a waste product from silk industry and its value was underestimated and unexplored until Wang's team studied and reported its value for tissue regeneration.

Prof. Wang's research team is currently one of the leading research groups on silk sericin. They successfully extracted pure sericin with biological activities for the first time and characterized and revealed its critical biological properties,such as biocompatibility,photo-luminescence,low immunogenicity and superior gelation properties. Their findings not only provided a new type of biomaterial for tissue regeneration but also provided important rationale and solid foundation for sericin's future application. Based on its unique properties,Wang's team successfully developed new types of sericin biomaterials and utilized them for various types of tissue repair. A number of multi-functional sericin biomaterials such as scaffolds,nerve guidance channels and drug delivery vehicles were developed and used forvarious types of injury treatments such central and peripheral nerve regeneration,cardiac tissue repair as well as cartilage and skin repair. etc and have achieved satisfactory therapeutic outcomes in preclinical animal models. Through these work,they developed a new type of biomaterial and opened up possible new applications for sericin biomaterial for wound repair and regeneration,which may lead to future clinical translation.

Together,this work suggests sericin is an ancient material with emerging value in tissue engineering. And Wang's team aim to transform sericin,this silk by-products into high-tech tissueengineering products for wound repair and tissue regeneration. Meanwhile,economical and environmental benefits can be achieved when sericin is recycled and effectively utilized. The successful translation of the relevant technologies may benefit patients and contribute to the modern silk industry in the near future.

第一节　丝胶蛋白

一、丝胶蛋白概述

蚕丝行业是人类历史上最古老的行业之一,最早起源于中国,养蚕缫丝、织绸制衣是中国古代人民的智慧结晶。根据史料记载和考古调查发现,早在 5000 年前的新石器时代,中国人就已发明了养蚕取丝;到 2000 多年前的春秋战国时期,中国人已能利用蚕丝织出精美的丝绸。蚕丝是我国特有的生物资源,蚕丝行业在我国古代经济文化发展中发挥了非常重要的作用;在此基础上发展起来的丝绸文化极大地促进了我国古代经济文化的发展并将中原文化推向了鼎盛;公元前 139 年,汉武帝派张骞出使西域开辟了"丝绸之路",至此,中国的蚕丝业从亚洲开始逐步走向世界。

以产茧取丝为目的饲养的蚕主要包括:鳞翅目(Lepidoptera)家蚕蛾科(Bombysidae)和天蚕蛾科(Saturnidae),如家蚕(domestic silkworm or mulberry silkworm, *Bombyx mori*)、柞蚕(oak silkworm, *Antheraea pernyi*)、蓖麻蚕(eri silkworm, *Philosamia cynthia ricini*)等。家蚕(*Bombyx mori* L)是由古代野桑蚕移入室内被驯养逐渐形成,因其以桑叶为食,故又称为桑蚕。

蚕丝(silk)是由熟蚕结茧时绢丝腺分泌的丝液凝固而成的蛋白质纤维,是以丝素(fibroin)为中心,丝胶(sericin)包裹在丝素两根单纤维外围形成的复丝(图 10-1)。

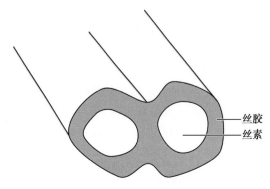

图 10-1　蚕丝横截面示意图,丝胶包绕丝素构成蚕丝纤维

丝胶是包裹在丝素纤维表面的天然大分子黏性蛋白,约占蚕茧含量的25%~30%。丝胶主要由绢丝腺的中部丝腺分泌,丝素则是由绢丝腺的后部丝腺分泌。

在过去的很长一段时间,蚕丝中的丝胶被当作纺织行业的废料而去除,全球每年大约有5万吨丝胶被废弃,不仅造成生物资源的严重浪费,还带来水体污染。

近年来,研究者逐步发现丝胶具有多种重要的生物学特性,并在此基础上逐步发掘了它在生物医药领域的应用潜力;特别是关于丝胶生物材料的系列研究一定程度上拓展了其在组织工程、创伤修复等重要医学领域的应用。

二、丝胶蛋白的结构与组成

丝胶约占茧层质量的25%~30%,除含少量蜡质、碳水化合物、色素和无机成分外,主要成分为丝胶蛋白(通常称为丝胶)。

丝胶蛋白是一种结构复杂的球状蛋白,相对分子质量为1.4万~31.4万,主要由18种常见的氨基酸组成。其中含量最高的氨基酸为丝氨酸,约占总氨基酸含量的33.43%。其次为天冬氨酸(16.71%)和甘氨酸(13.49%),这三种氨基酸的含量约占到丝胶蛋白总氨基酸的60%以上。

天然丝胶蛋白主要呈无规卷曲的二级结构,并含有部分β构象,几乎不含α螺旋结构。接近丝素的内层丝胶中含β结构的比例相对外层丝胶高,但外层丝胶在特定环境条件特别是在湿度影响下,部分无规卷曲能向β结构发生不可逆转化。此外,添加塑化剂、交联剂,或冻干丝胶蛋白溶液等也可增加β折叠的形成。

三、丝胶蛋白的提取方法

通常提取丝胶蛋白的主要目的是将丝胶蛋白与丝素纤维分离,目前丝胶蛋白提取方法主要包括高温水解法、酶法、高温碱水法、酸提取法和溴化锂低温提取法等。现将几种主要的丝胶蛋白提取方法简述如下。

(一)高温水解法

高温水解法是将蚕丝浸泡于热水中,使可溶性的丝胶溶解,再采用过滤或离心等方法将不溶性的丝素去除,获得丝胶蛋白水溶液,再经干燥得到丝胶粉的方法。高温水解法可有效去除不溶性的丝素,提取条件较温和,可使丝胶蛋白的结构得到保护,此方法的优势在于能获得丝胶蛋白而不会引入其他化学物质,不足之处是产率过低,不适用于大量工业化提取。

(二)碳酸钠高温提取法

碳酸钠高温提取法是使用碳酸钠溶液提取丝胶蛋白,该提取方法主要是将剪碎的蚕茧浸泡于碳酸钠溶液中,加热至100℃,丝胶蛋白易溶于碳酸钠溶液,而丝素纤维不溶于碳酸钠溶液。而后通过过滤或离心等方法去除丝素;再将获得的丝胶蛋白碳酸钠溶液进行透析、浓缩或干燥获得丝胶蛋白。碳酸钠高温提取法是一种常用的从蚕丝中分离丝胶蛋白的方法,在提取家蚕和非家蚕丝胶蛋白的研究中均有报道。利用该方法提取丝胶蛋白产率高于高温水解法,但缺点是反应条件苛刻,且丝胶蛋白在碱性条件下易降解,因此不易得到完整的丝胶蛋白。

(三)酸析法

酸析法是利用丝胶蛋白在等电点(pH 3.8~4.5)溶解度最小的特点,将丝胶蛋白从水溶液中析出,再回收利用的方法。此方法是工业分离蛋白质常用的方法之一。其优势在于工艺流程简单、提取成本相对低廉,且获得的丝胶蛋白纯度较高,缺点是提取率不理想;另外,由于提取过程中常采用氢氧化钠和盐酸调节溶液酸碱度,会导致产物中含有盐酸和氯化钠而难以直接应用于医药领域,也导致通过该方法获得的丝胶蛋白仍需进一步纯化。

(四)溴化锂低温提取法

溴化锂低温提取法是利用溴化锂溶液在低温条件下溶解丝胶蛋白,再经透析、浓缩以获得理想浓度的丝胶蛋白水溶液的方法。此方法是目前已报道的从蚕丝中提取丝胶蛋白比较温和的方法之一:丝胶蛋白的结构不易受到破坏,提取产率较高。但是该提取方法也存在一定局限性:丝素纤维会在提取的过程中溶于溴化锂溶液,导致提取的丝胶蛋白纯度较低。为解决此问题,可利用丝素缺失型家蚕品种的蚕茧提取丝胶蛋白。王琳教授课题组采用溴化锂溶液处理自然突变的丝素缺失型家蚕蚕茧(185*Nd-s*突变蚕茧),成功提取了结构完整并具有生物活性的丝胶蛋白,并证明通过此方法提取的丝胶蛋白结构更加稳定、多肽骨架更具刚性。

总之,不同的提取方法不仅影响丝胶蛋白的产量及分子量,而且对其理化特性和生物学特性也有不同程度的影响,某些提取方法还会引入有毒有害的化学成分。因此,研究者应根据不同应用需要而考虑选取适宜的丝胶蛋白提取方法。

四、丝胶蛋白的生物学特性

近年来,丝胶蛋白的生物学特性不断被发掘,丝胶蛋白因具有优越的成胶性能、细胞黏附性、高生物相容性、低免疫原性以及天然荧光特性,被逐步证明是适于组织修复的天然生物材料。

(一) 溶解性

丝胶蛋白是一种复合蛋白,具有较好的水溶性。根据在水中的相对溶解性,丝胶蛋白可分为不同组分。利用加热水解法提取的丝胶蛋白溶液,经蛋白质分级沉淀,获得了易溶性(丝胶蛋白 A)和难溶性(丝胶蛋白 B)两种组分。根据蚕茧中丝胶蛋白在沸水中溶解速度的不同,将丝胶蛋白分为丝胶Ⅰ、Ⅱ、Ⅲ和Ⅳ。此外,丝胶蛋白在丝素纤维表面分布位置不同,溶解性也不同。位于丝素纤维外层的丝胶蛋白易溶于沸水,而位于内层的丝胶蛋白相对难溶。

丝胶蛋白的溶解性还与其氨基酸组成、排列方式以及分子量密切相关。具有极性基团的氨基酸残基能与水分子形成电荷作用(大部分以氢键形式存在),促进蛋白的溶解。具有非极性基团的氨基酸残基通过分子间疏水性作用而聚集,从而抑制蛋白的溶解。氨基酸组分分析表明,丝胶蛋白分子由 18 种氨基酸组成,包括含有丰富羟基、羧基,以及氨基等极性侧链的氨基酸。尽管不同来源的蚕茧提取的丝胶蛋白,各氨基酸含量稍有差别,但丝胶蛋白中极性氨基酸残基含量占 70% 以上,其中具有羟基侧链的氨基酸含量大于 40%。丰富的极性氨基酸残基使丝胶蛋白具有良好的水溶性。氨基酸的排列方式也直接影响蛋白分子的空间结构。丝胶蛋白主要以无规则卷曲形式存在,并含有 5% ~ 10% 的 β-折叠结构。由于丝胶蛋白分子间排列较疏松的无规卷曲分子结构,分子间相互作用力较小,水分子易于渗透,进一步促进了丝胶蛋白的水溶性。丝胶蛋白的水溶性同样受分子量大小(10 ~

400kDa)的影响,其分子量大小的不同主要取决于提取方法(酸性、碱性、酶)以及提取条件(温度、压力、pH 以及时间)的不同。通常,低分子量的丝胶蛋白具有更好的水溶性,而高分子量的丝胶蛋白相对更难溶于水。

(二) 凝胶特性

丝胶蛋白溶液具有自凝特性,有机溶剂(乙醇)处理,低温(10℃)以及 pH 6 ~ 7 的条件下往往导致丝胶蛋白自凝。丝胶蛋白的自凝过程与其蛋白分子结构有关,在其形成凝胶的过程中,分子结构由无规卷曲转变为 β-折叠结构,导致蛋白分子之间作用力增强,从而形成分子间交联的网状结构。但这种分子间作用力在高温条件下较弱,当温度加热到 50 ~ 60℃ 时,自凝胶将恢复到水溶液状态。但丝胶蛋白自凝形成的水凝胶机械性能较差,一定程度上限制了其在生物医学领域的研究和应用。

水凝胶作为一类常用的生物材料载体,是多种组织工程生物支架及其他衍生物的结构基础。纯丝胶蛋白因具有完整的多肽骨架和丰富的侧链基团,有利于化学交联、理化修饰,这种特性为制备不同类型的丝胶水凝胶及衍生物提供了良好的物质基础。

(三) 细胞黏附性

细胞黏附是细胞移植及存活的首要条件。王琳教授课题组发现纯丝胶水凝胶可以支持多种细胞的黏附及生长;进而又发现丝胶蛋白及其衍生物具有优良的天然细胞黏附性,可替代复杂且昂贵的化学修饰(如 RGD 多肽修饰)来增强生物材料的细胞黏附性;这为丝胶蛋白及其衍生物作为细胞载体用于组织修复提供了重要的功能基础。虽然目前还不明确丝胶蛋白细胞黏附的具体机制,在目前已克隆的家蚕丝胶基因中也尚未发现黏附序列(如 RGD、YIGSR),但并不排除这些黏附序列可能存在于尚未发现的丝胶基因中;另外,有研究报道丝胶蛋白的细胞黏附特性可能与丝胶基因(ser1、ser2、ser3)中丰富的重复序列有关。因此,尽管具体的生物机制还有待进一步研究,丝胶蛋白的细胞黏附功能已被应用于多种生物医学研究。

(四) 高生物相容性与低免疫原性

良好的生物相容性与低免疫原性是生物材料应用于生物医学领域的必要条件和基础。在早期研究中,由于认知水平及技术瓶颈的限制,研究者们对丝胶生物材料存在误解,认为丝胶是导致蚕丝具有免疫原性的元凶,也有部分研究者认为丝胶与丝素在一起会引起免疫反应。但近年来,大量新研究结果证明丝胶作为一种天然生物材料具有良好的生物相容性与低免疫原性,从而改变了人们对丝胶的传统误解。为了纠正前人关于丝胶的错误认知,王琳教授课题组系统研究了丝胶生物材料的炎症反应、免疫原性、变异原性、血液及组织细胞相容性,实验证明丝胶不仅无细胞毒性,还能显著促进细胞的增殖;丝胶蛋白也不会诱导炎性细胞的活化以及促炎性因子的表达。此外,王琳教授课题组还通过一系列动物实验证明,与美国食品药品监督管理局(FDA)认证的生物材料海藻酸盐及壳聚糖相比,丝胶生物材料引起的炎症反应程度更轻,并且其变应原性和免疫原性也更低。研究证明丝胶蛋白其实是一种具有高生物相容性和低免疫原性的生物材料,其生物安全性能够满足多种生物医学应用的要求。此发现澄清了多年来限制丝胶研究的误解,为丝胶蛋白在生物医学中的研究与应用提供了重要的理论基础。

（五）天然荧光特性

丝胶蛋白具有广谱的荧光特性。激发光波长在 280~560nm,相应的发射光谱处于两个波段范围,即 280~300nm(此波段范围具有高强度峰)和 340~600nm。丝胶蛋白经化学交联形成的水凝胶仍能保留荧光特征,但其发射光谱较丝胶蛋白的荧光相比发生一定的位移,变为 300~600nm(低强度峰)和 500~700nm(高强度峰)两个波长范围。丝胶蛋白的天然荧光特征可能与蛋白中存在芳基发色团的氨基酸有关,如色氨酸、苯丙氨酸和酪氨酸。丝胶的这种天然多色荧光特性,为再生医学提供了一类具有实时荧光监测功能的新型生物材料,适用于生物材料的体内示踪。

五、丝胶蛋白的应用形式及制备方法

丝胶蛋白含有丰富的极性氨基酸和功能基团,采用不同的交联方法如物理交联、化学交联,再结合化学修饰、光蚀刻、模具成型或与高分子材料复合等手段,可以制备形式多样、功能各异的丝胶蛋白及其衍生物,应用于多种生物医学研究。

（一）丝胶水凝胶的制备及应用

水凝胶是以水为分散介质的凝胶,是具有三维网状结构的高分子聚合物。根据不同组织修复再生的需求,采用不同的方法可设计并制备不同类型的丝胶蛋白水凝胶,目前研究中应用的丝胶蛋白水凝胶主要包括以下几种类型:

1. 从丝素突变型蚕茧 *185-Nds* 中采用 LiBr 法提取丝胶蛋白,使用化学交联剂戊二醛交联,可制备一种具有荧光特性和可注射特性的丝胶水凝胶,该水凝胶具有良好的细胞黏附性能,可促使多种细胞黏附和增殖。

2. 采用家蚕蚕茧(白玉)经碱提法提取丝胶,经化学修饰和氧化葡聚糖交联制备而成丝胶/葡聚糖复合水凝胶,该水凝胶保持了丝胶蛋白本身的荧光特性,可实时示踪,具有监测体内药物释放及水凝胶体内降解的能力,并且可搭载抗肿瘤化疗药物抑制黑色素瘤的生长。

3. 从丝素突变型蚕茧 *140-Nds* 中采用 LiBr 法提取丝胶蛋白,采用天然生物交联剂京尼平交联制备的丝胶水凝胶,不仅生物相容性良好,还具有神经保护和神经营养作用,能够支持小鼠神经元在糖氧剥夺的状态下存活,能作为治疗缺血性脑卒中的良好细胞载体。该丝胶水凝胶还可通过原位注射方式用于小鼠缺血性心肌梗死的治疗,使心功能得到显著改善。

4. 从丝素突变型蚕茧 *185-Nds* 中提取丝胶蛋白,将丝胶蛋白和海藻酸钠按照不同的比例混合,以戊二醛和钙离子为交联剂制备的互穿网络(interpenetrating polymer network,IPN)水凝胶,不仅能克服海藻酸水凝胶机械强度差的特点,还使复合水凝胶具备了细胞黏附性。

5. 从丝素突变型蚕茧 *140-Nds* 中采用碱提法提取丝胶蛋白,经甲基丙烯基修饰的丝胶蛋白与 Irgacure 2959 等光引发剂混合通过紫外光照射交联,可制备得到光交联的丝胶水凝胶,该水凝胶具有良好的生物相容性、可控性降解特性和可注射性,能够用于皮肤和软骨修复。

此外,还可以采用辣根过氧化物酶、乙醇等交联剂制备丝胶水凝胶。

（二）丝胶生物支架的制备及应用

组织工程生物支架是根据人体不同组织器官结构及功能特点设计制备的、能植入体内并与活体组织细胞整合的细胞外基质,是工程化组织的基本结构。理想的生物支架能够为细胞增殖提供良好的生长环境、三维空间及物理支持，其结构与原生正常组织相似、移植到体内能修复受损组织与器官，同时能随着组织修复的进程而降解。

王琳教授课题组从丝素缺陷型蚕茧中提取丝胶蛋白，使用天然生物交联剂京尼平制备丝胶水凝胶，再经模具成型、低温冻干后制备得到具备多孔结构、生物相容性高、机械性能良好的神经导管，该神经导管移植到大鼠坐骨神经离断损伤模型后，能有效修复受损神经，达到外周神经结构与功能的恢复。

（三）丝胶蛋白纳米颗粒的制备及应用

纳米颗粒是指至少在一个维度上小于100nm的颗粒。纳米药物载体已成为目前生物医学的研究热点。丝胶蛋白因具有独特的生物学特性，可作为制备纳米颗粒的良好生物材料应用于多种生物医学研究。目前研究中应用的丝胶蛋白纳米颗粒主要包括以下几种类型：

1. Cappello AR等使用丝胶蛋白与聚氰基丙烯酸乙酯混合制备成纳米颗粒，利用该纳米颗粒搭载降血脂药非诺贝特可显著提高药物在体内和体外的生物活性。

2. Kundu SC等使用丝胶蛋白和泊洛沙姆通过自组装的方式制备成纳米颗粒，搭载抗肿瘤药物紫杉醇，可显著抑制MCF-7细胞的生长。

3. 王琳教授课题组利用自组装原理制备了多功能丝胶纳米药物载体。亲水性的丝胶蛋白，经pH敏感腙键修饰疏水性化疗药物多柔比星能形成嵌合体分子，该分子在水溶液中自组装可得到丝胶-多柔比星耦联纳米颗粒，在此纳米颗粒上进一步修饰叶酸分子，可制备靶向叶酸受体阳性肿瘤细胞的多功能药物载体。该药物载体具有良好的血液相容性，并可高效靶向肿瘤组织，同时响应肿瘤局部酸性环境精准释放化疗药物，达到特异性杀伤肿瘤的目的。

第二节　丝胶蛋白在创伤修复中的应用

在过去，丝胶往往被当作缫丝行业的废料，其应用潜力未得到足够的研究和发掘。近年来，随着

研究的深入，人们逐渐认识到丝胶蛋白是一种性能优良的生物材料，可能在生物医学中具有较好的应用前景。目前，将丝胶蛋白应用于创伤修复与疾病治疗的研究受到越来越多的关注。本节主要介绍丝胶蛋白在神经修复、心肌修复、皮肤修复、软骨修复及肿瘤治疗中的研究及应用。

一、丝胶蛋白在中枢神经修复中的应用

中枢神经创伤主要包括脊髓损伤、创伤性脑损伤、脑卒中和脑肿瘤等。其中，脑卒中是最常见的中枢神经损伤，多发于高龄人群。统计显示，在2015年，全球共约630万人死于脑卒中，占总死亡人数的11%，脑卒中已经成为世界范围内人类死亡的第五大病因。近年来，关于脑卒中治疗的研究取得了一定进展，但目前脑卒中的临床治疗效果仍不尽如人意。面对脑卒中高发病率和高死亡率的严峻形势，亟待研发更加有效的治疗方法和修复策略。

（一）中枢神经的细胞分类和功能

人类大脑皮层包含上百亿个神经元，彼此之间通过神经突触进行信息传递。除神经元外，中枢神经系统还含有大量的神经胶质细胞，包括星形胶质细胞、少突胶质细胞和小胶质细胞。不同类型的中枢神经细胞具有不同的功能。

1. **神经元**　由胞体、树突和轴突组成。神经元胞体含有细胞核、高尔基体、核糖体和其他细胞器，承担大部分常规的代谢功能。胞体内还可见大量由粗面内质网和核糖体构成的尼氏体。

2. **星形胶质细胞**　中枢神经系统中体积最大、数量最多的胶质细胞。该细胞填充于神经元之间的空隙内，其形成的神经胶质膜是血-脑屏障的重要组分。星形胶质细胞可调节细胞外的钾离子浓度，使其维持在合适的水平；还可以通过摄入神经递质以及减少神经递质的弥散，调节递质分子在突触间隙的存留时间；它还具有调节神经元葡萄糖供应的功能。

3. **少突胶质细胞**　中枢神经系统的少突胶质细胞更类似于外周神经系统的施万细胞，它们可形成绝缘的髓鞘，避免无效的电信号传递。

4. **小胶质细胞**　来源于巨噬细胞，是最小的神经胶质细胞。主要参与中枢神经系统的炎症反应，包括感染、损伤以及脑肿瘤等，是中枢神经免疫

系统的重要组分。

（二）脑卒中的分类、发病机制及治疗

脑卒中，是一种急性脑血管疾病。根据发病机制的不同，脑卒中分为缺血性脑卒中和出血性脑卒中。缺血性脑卒中多是由于各种血栓随着血流进入颅内动脉使得血管腔急性闭塞或严重狭窄，引起相应供血区脑组织坏死及功能障碍的一组临床综合征，主要发病诱因有糖尿病、高血压和动脉粥样硬化等。出血性脑卒中则是由于脑血管破裂或者血管畸形造成的脑实质内出血，继发引起局部脑组织坏死及功能障碍。在所有的脑卒中患者中，缺血性脑卒中最为常见，约占总数量的75%~80%。

脑卒中导致神经元损伤是一个复杂的病理生理过程。缺血性脑卒中发生时，局部脑组织缺血缺氧会引起脑组织能量代谢障碍，同时还存在血流对脑组织的再灌注损伤，这些会使神经细胞产生损伤级联反应。主要包括能量代谢障碍，兴奋性氨基酸毒性以及自由基的大量产生，使神经细胞发生去极化、钙离子内流和线粒体失能，从而引发细胞凋亡。在梗死后期，由于神经细胞再生能力极弱，病变组织萎缩，坏死组织由小胶质细胞清除后会留下有空腔的瘢痕组织。脑卒中发生后，神经细胞死亡以及神经组织缺损会引起瘫痪、运动失调、感觉异常、意识障碍等。因此，促进神经元的再生以及功能性神经环路的形成，是有效治疗脑卒中的关键。

目前临床上针对脑卒中的有效治疗方法非常有限。基于组织型纤溶酶原激活剂（tPA）的溶栓治疗和介入性治疗（经导管血栓切除术）在缺血性脑卒中的发病早期可疏通脑血管、恢复脑组织血流灌注，有良好的治疗效果。但是，这类方法的治疗时间窗较短，如溶栓治疗时间窗<4.5小时，经导管血栓切除术的治疗时间窗<6小时，因此大部分脑卒中患者无法获得及时救治。脑保护剂和自由基清除剂主要用来保护濒临死亡的神经细胞（主要位于半影区），而对梗死区损伤的神经细胞无法发挥作用。其他的治疗方法多为支持治疗和对症治疗，如呼吸支持、降低脑水肿、控制血压以及控制感染等。

由于大脑功能复杂，神经元再生能力非常有限，现有的治疗方法不能对损伤的脑组织进行有效修复，因此亟待研发新的有效治疗方案。伴随着再生医学的发展，组织工程修复策略为解决这一难题提供了新的思路。

（三）组织工程在脑卒中修复中的应用

组织工程是一门涉及生物学、医学、化学、材料学、工程学等多种学科的新兴交叉学科，主要立足于构建合适的细胞生存微环境以促进组织再生修复。种子细胞、生长因子及生物材料是组织工程修复的三大要素。利用组织工程技术应用于脑卒中修复的关键在于构建具有生理功能的神经组织来替代或修复损伤的脑组织。

由于中枢神经组织结构和功能的特殊性，应用于脑卒中修复的理想组织工程生物材料需满足以下要求：①良好的神经细胞相容性，这有利于种子细胞在支架材料中的生长、存活、增殖和分化；②低免疫原性，移植后不会发生明显的免疫排斥反应，减少潜在的安全风险；③多孔的微观结构，微米孔径结构有利于搭载种子细胞；互通的网状结构有利于能量物质及代谢产物的交换和扩散；④与脑组织相匹配的机械性能；⑤合适的降解速率；⑥携带及缓释细胞因子或药物的能力。

随着组织工程技术的发展，多种生物材料（包括人工合成的多聚物和天然材料）已经被应用于脑卒中修复的探索研究中，如透明质酸/甲基纤维素水凝胶，海藻酸盐水凝胶，胶原以及聚乳酸/聚乳酸-羟基乙酸等。目前的研究策略主要是将生物材料与细胞因子联用，或将生物材料与干细胞联合使用，通过立体定位注射或微创手术的方式移植到梗死的脑组织中。这些材料在小鼠动物模型中取得了较好的组织修复效果，部分还取得了一定的功能恢复。然而这些生物材料普遍存在一定缺陷，如透明质酸/甲基纤维素和海藻酸盐水凝胶无法有效黏附细胞，聚乳酸/聚乳酸-羟基乙酸材料的降解产物会降低局部组织微环境的 pH，胶原类材料具有一定的免疫原性。这些都提示了进一步探索研发新型生物材料应用于中枢神经修复的必要性。

（四）丝胶蛋白在脑卒中修复中的应用

丝胶蛋白因具有多种生物活性，包括细胞黏附性、良好的细胞相容性、低免疫原性、可降解性等，近年来受到越来越多研究者的关注。王琳教授课题组成功研发了可搭载神经细胞的的丝胶水凝胶用于脑卒中修复（图 10-2），该水凝胶具有以下优

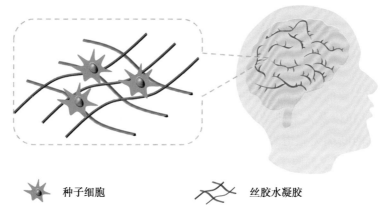

种子细胞　　　　　丝胶水凝胶

图 10-2　丝胶水凝胶用于脑卒中治疗的示意图

点：①多孔的微观结构；②合适的机械性能；③稳定的吸水膨胀率；④良好的神经细胞相容性。在体外脑卒中模型（OGD，氧糖剥夺模型）中，该水凝胶显示了良好的神经保护作用，可保护原代神经细胞抵抗缺氧缺糖损伤。通过相关的分子生物学实验发现此神经保护作用与抑制细胞凋亡通路密切相关。通过体外细胞实验还发现该水凝胶可支持神经细胞长期存活。通过动物实验进一步证实，丝胶水凝胶可用作神经细胞的良好载体用于体内移植，促进移植细胞的长期存活和生长。

由于缺血性脑卒中造成局部严重的炎症反应以及缺氧缺糖等恶劣微环境，移植细胞很难存活，往往造成组织工程修复效果不佳。王琳教授课题组研究发现丝胶水凝胶具有良好的神经保护作用，可使神经细胞抵抗严苛的缺氧缺糖微环境，抑制细胞凋亡；不仅如此，丝胶水凝胶生物支架还可直接作为神经细胞的良好载体显著提高移植细胞的存活率；这两方面的作用对于提高组织工程修复效果至关重要。王琳教授课题组证明了丝胶水凝胶在脑卒中的组织工程修复方面具有较好的应用潜力，为丝胶生物材料应用于中枢神经创伤修复奠定了研究基础。

二、丝胶蛋白在外周神经损伤修复中的应用

（一）外周神经的结构特点

外周神经是指脑和脊髓以外的所有神经，包括神经节、神经干、神经丛及神经终末装置。外周神经负责联系中枢神经系统和外周效应器，其主要功能是感受刺激，将神经冲动传入神经中枢，并将神经中枢的冲动传出，支配肌肉运动和腺体分泌。

外周神经由许多外形、大小各异的神经纤维束或神经束组成，被结缔组织包裹和分隔，依次形成神经内膜、神经束膜和神经外膜 3 个层次的鞘膜。根据轴突外是否包裹髓鞘结构，神经纤维可以分为有髓神经纤维和无髓神经纤维两大类。在外周神经系统中，施万细胞膜延伸包绕神经纤维卷成数层脂质绝缘层，称为髓鞘，也称为髓磷脂鞘。每根神经纤维上的髓鞘并不是一层连续不断的膜，而是每隔一定距离呈节段状分布，在两段髓鞘之间的无髓鞘部分称为郎飞结。髓鞘具有电阻高、电容低的特点，不允许带电离子通过，能起到绝缘作用，因而通过轴突的电流只能使郎飞结处的轴膜发生去极化而产生兴奋。所以，在有髓神经纤维上神经冲动呈跳跃式传导，传导速度受神经纤维的粗细和节间体长度的影响。神经纤维越粗，节间体越长，传导速度就越快。无髓神经纤维的轴突外没有髓鞘包裹，而是被不同程度地直接包埋于施万细胞表面凹陷所形成的纵沟内，一个施万细胞可通过凹沟包埋数个轴突。由于缺少髓鞘的包被，无髓神经纤维上的神经冲动呈连续传导，传导速度慢于有髓神经纤维。

（二）外周神经离断损伤现状及其治疗策略

与中枢神经不同，外周神经由于没有颅骨、脊柱以及血-脑屏障的保护，更容易遭受毒素或机械性损伤。外周神经离断是临床常见的致残性疾病。严重创伤、肿瘤切除、先天畸形等原因均可导致外周神经的离断。我国每年约有 50 万新发外周神经离断患者，外周神经损伤可导致神经支配区域感觉和运动功能障碍，极大降低了患者的生活质量，导

致严重残疾。虽然外周神经相较于中枢神经具有较强的再生能力，但目前长距离外周神经缺损的修复与功能重建仍是世界范围内临床医学研究中的一大难题。

目前外周神经离断主要的治疗方法有两断端无张力缝合、自体神经移植以及人工神经导管（移植物）桥接（图 10-3）。两断端无张力直接缝合是目前临床上最常用的方法，但仅局限于<5mm 的短距离神经缺损，且通常会导致神经瘤或瘢痕组织的形成，从而阻碍神经的修复。对于较长距离的外周神经缺损（>5mm），则存在自体神经移植供体来源有限、管径匹配度低、对供区神经可造成二次损伤等问题。自体神经移植的理想替代治疗方法是人工神经导管移植。人工神经导管具有生物相容性高、易于功能化以及工程技术精密等特点，因此可实现与受损神经结构与功能的高度匹配。

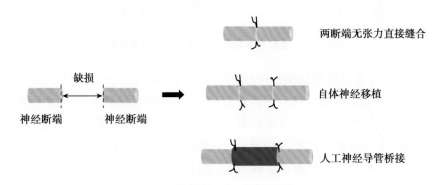

图 10-3　外周神经离断损伤治疗策略示意图

（三）外周神经损伤治疗的组织工程概况

近年来，人工神经导管用于外周神经离断损伤的修复已成为研究热点。理想的神经导管能够引导轴突从近端向远端再生，为神经再生提供机械支持及良好的微环境，协助再生组织摄取营养物质、排出代谢产物，还可以防止周围纤维结缔组织侵入。

生物材料是制备人工神经导管的基础，按材料来源可分为天然材料和人工合成材料两大类。天然材料是指来源于动植物的材料，又可分为两类：①生物组织及其衍生物，包括骨骼肌、静脉、去细胞神经等；②从生物组织提取的高分子聚合物，例如壳聚糖、丝素蛋白、胶原、明胶、纤维蛋白、角蛋白等，这些材料一般都具有可降解性。人工合成材料主要是一些合成的高分子聚合物，根据其是否可降解分为两类：①不可降解的聚合物，如硅胶、聚四氟乙烯等；②可降解的聚合物，如聚乙醇酸、聚乳酸-羟基乙酸共聚物等。通过这些材料制备的人工神经导管已被用于动物实验，其中部分产品已经开始临床试验或应用。

到目前为止，已有多种不同生物材料制备的神经导管得到 FDA 的认证并已应用于临床研究，包括用 I 型胶原蛋白（collagen type I）制备的 Neura-Gen® 神经导管，用聚乙醇酸（polyglycolic acid，PGA）制备的 Neurotube® 神经导管和聚己内酯（polycaprolactone，PCL）制备的 Neurolac® 神经导管。此外，我国顾晓松院士团队研发的基于壳聚糖（chitosan）的神经导管也已得到国家食品药品监督管理总局（CFDA）的认证并已用于临床实验。

根据使用材料的发展，人工神经导管分为三代。第一代神经导管以硅胶管为代表。早在 20 世纪 80 年代，Lundborg 及其同事即开始对硅胶管修复外周神经缺损进行研究。临床实验表明硅胶管对肢体远端小间隙神经缺损具有较好的修复作用。但是由于硅胶在生物体内不可降解，长期留存于局部组织，可导致排异反应，阻碍神经生长或者压迫组织再生等，需要二次手术取出，因而其临床应用受到限制。为了克服这一缺点，第二代人工神经导管的制备采用了一系列天然或人工合成的可降解生物材料作为原材料。这类导管可被生物机体降解和吸收，无需二次手术取出，是其用于外周神经修复的一大优势。第三代人工神经导管则是在第二代导管的基础上对其进行改性，一方面搭载了细胞、神经营养因子等促神经修复的因子，另一方面对导管的设计进行了进一步优化，包括导管内表面刻槽、管腔填充、管腔内置纤维支架、多通道管腔等,进一步提高了修复效率。

尽管组织工程神经导管的应用在外周神经损伤修复中取得了一定的成果,但仅有极少数神经导管的修复效果可与自体神经移植的效果相匹配。因此,研发修复效率更高的神经导管具有重要临床意义。

(四) 丝胶蛋白的组织工程研究及其在外周神经缺损修复中的应用

施万细胞在外周神经再生中发挥着重要的功能,被认为是用于组织工程神经修复最理想的种子细胞之一。外周神经缺损发生后,施万细胞增殖并沿断裂轴突定向排列,形成büngner带,与局部募集的巨噬细胞共同清除髓鞘降解产物与变性坏死的轴突,同时分泌包括胶质细胞源性神经营养因子(GDNF)、神经生长因子(NGF)、脑源性神经营养因子(BDNF)、睫状节神经营养因子(CNTF)等神经营养因子促神经再生。王琳教授课题组发现,与施万细胞共培养时,丝胶蛋白不仅具有良好的生物相容性,还可促进施万细胞分泌神经营养因子GDNF及NGF,具有神经营养作用。此特点使丝胶蛋白能作为一种具有优势的生物材料应用于外周神经的创伤修复。王琳教授课题组制备了多孔结构的丝胶神经导管,该导管生物力学性能好,具有可控性降解的特性、低免疫原性,有利于神经导向生长,导管孔隙率及孔径大小能满足外周神经再生要求,导管的机械强度能与外周神经组织相匹配,对大鼠5mm坐骨神经离断损伤具有良好的修复作用,能够高效恢复外周神经结构与功能,主要包括增加再生轴突的密度与髓鞘厚度,提高坐骨神经指数与神经传导速率。该研究证明了此功能化修饰的丝胶神经导管,可作为治疗药物、种子细胞、生长因子的良好载体应用于外周神经修复,达到神经结构和功能的恢复;基于此,丝胶神经导管的组织工程修复策略为较长距离外周神经创伤修复提供了新途径、新方法。

(五) 丝胶生物支架在外周神经慢性卡压损伤修复中的应用

1. 外周神经卡压的概念及治疗　外周神经卡压是指外周神经受到压迫,而引起疼痛、产生感觉或运动功能障碍等。广义的外周神经卡压是指神经在其行程任何一处受到卡压而出现感觉、运动等功能障碍。狭义的外周神经卡压是指外周神经经过某些解剖学特定部位,如经过肌腱、穿过肌肉、绕过骨性隆起、经过骨纤维鞘管及异常纤维束带处,因这些组织本身较硬韧,神经本身因肢体运动在这些部位反复摩擦造成局部水肿等炎症反应,使鞘管容积减小,神经在压迫及反复摩擦下引起血液循环障碍,发生脱髓鞘改变,造成不同程度感觉及运动功能障碍。

20世纪80年代中期,Mackinnon、Brien等通过大量动物实验来模拟人类外周神经慢性卡压损伤,研究发现,阶段性脱髓鞘改变及轴索变性是外周神经慢性卡压损伤的主要病理变化,并证实病变进展过程有三个基本变化:慢性缺血、血-神经屏障改变以及严重的华勒变性。

目前外周神经卡压的治疗有非手术治疗(保守治疗)和手术治疗两种。非手术治疗包括局部注射皮质类固醇激素、制动、理疗等,手术治疗则是对卡压神经行松解术。这两种治疗方法虽能一定程度缓解症状,但治标不治本,均未能直接针对神经损伤的结构及功能进行修复。

组织工程技术有望克服上述治疗方法的缺点,可通过制备的生物支架搭载合适的治疗因子,移植至创伤处发挥治疗作用,以促进外周神经结构及功能的恢复。

2. 丝胶生物材料的组织工程研究及其在外周神经慢性卡压损伤治疗中的应用　可降解生物材料是制备生物支架的理想选择。用于组织修复的各种生物材料各有优缺点,如能合理利用多种材料设计制备复合生物材料,则有望达到优势互补、增强功能、促进修复的目的。针对慢性神经卡压损伤,王琳教授课题组将丝胶蛋白与壳聚糖按照一定的比例混合,设计并制备了丝胶/壳聚糖复合生物支架,并将其作为神经生长因子NGF的缓释载体,用于大鼠坐骨神经慢性卡压损伤的修复,取得了良好的修复效果并达到了神经结构和功能的恢复。治疗后,大鼠坐骨神经传导速率得到显著的恢复,神经髓鞘的厚度显著增加,并使神经支配的腓肠肌萎缩得到了改善。该复合型生物支架中主要组分丝胶提高了支架的机械强度,壳聚糖组分提升了支架的抗菌、抗粘连性能。同时,丝胶蛋白与壳寡糖(壳聚糖体内降解的中间产物)还具有神经营养和神经保护作用。此外,这种丝胶/壳聚糖复合生物支架在体内可降解,具有良好的生物相容性、低免疫原性以及神经营养等特性,修复效果良好。因此,利用该丝胶复合生物支架搭载神经生长因子的修复策略有望在将来应用于腕管综合征等慢性神经卡压疾病的临床治疗,具有较好的应用前景。

三、丝胶蛋白在心肌修复中的应用

缺血性心脏病是我国乃至全球范围内人口死亡的首要原因,2012 年全世界约 740 万人死于缺血性心脏病,占全球人口死亡总数的 13.2%。近年来,急性心肌梗死等缺血性心脏病的研究和治疗方面取得了较多进展,但其发病率与死亡率仍居高不下,形势严峻,因此亟需研发有效的治疗方法。

(一) 心肌的结构和功能

心肌由单个心肌细胞的分支网络构成,并通过单个心肌纤维在电生理和机械生理方面相互联系作为一个单元发挥功能。按形态功能不同可将心肌细胞分为①工作心肌细胞,包括心室心房中有收缩功能的心肌细胞;②传导系统心肌细胞,包括起搏细胞、浦肯野纤维等心肌自律性细胞;③具有分泌肽类激素的分泌性心肌细胞,主要分布在心房中。与骨骼肌结构基本相似,二者都是横纹肌,但心肌与骨骼肌的功能特征不同,如心肌具有节律性收缩功能,且耐疲劳性强。

心肌在形态结构功能上有以下特征:

1. 微细结构　正常成人的心肌细胞呈短柱状,含 1~2 个细胞核,且细胞核多位于细胞中央。心肌的肌原纤维不如骨骼肌那样规则明显,肌丝被少量肌浆和大量纵行排列的线粒体分隔成粗细不等的肌丝束,故心肌横纹不如骨骼肌明显。心室肌细胞肌内膜内陷形成 T 小管,而心房肌细胞仅有少量或没有 T 小管,且心肌的 T 小管位于 Z 线水平。心肌细胞的肌浆网缠绕在肌原纤维周围,可不完整,其功能与骨骼肌肌浆网一样,可储存、释放和再摄取钙离子。心肌肌浆网较稀疏,其末端仅在 T 小管的一侧形成终池,其与肌浆网的连接只形成二联体,而骨骼肌的则是三联体。相邻两心肌细胞分支处伸出的短突相互嵌合形成闰盘,位于 Z 线水平。

2. 血液供应　心肌的血供来源于冠状动脉,每个心肌细胞与毛细血管距离不超过 8μm,且心肌膜的灌流量很大,约为肝脏的 5 倍、静息期骨骼肌的 15 倍。心肌膜内的血管沿结缔组织聚合体走行,并在心内膜内广泛分支形成丰富的吻合脉管丛。由于心肌对氧的需求量很高,因此心肌对缺血引起的损伤非常敏感。

3. 心肌电生理学特性　心肌组织具有兴奋性、自动节律性、传导性。心肌组织在受到刺激后产生动作电位,并将动作电位传递到相邻心肌细胞。工作心肌细胞接受心脏传导系统的电冲动产生兴奋-收缩耦联,心肌细胞的特殊结构保证了整个心房肌或心室肌作为一个整体发生收缩或舒张,以完成泵血功能。

(二) 心肌梗死后修复的细胞和分子机制

心肌梗死后修复涉及三个重叠阶段:炎症期、增殖期和成熟期。以啮齿类动物为例,急性心肌梗死发生后,组织缺氧诱导心肌细胞大量死亡,释放细胞内容物并触发急性炎症。在炎症期(心肌梗死后 0~4 天),由于活性氧大量产生、补体激活,首先诱导中性粒细胞的浸润,同时中性粒细胞可以释放趋化因子并诱导受损部位单核细胞及巨噬细胞的聚集。二者共同发挥吞噬作用以清除坏死的细胞及基质碎片。在增殖期(心肌梗死后 0~3/4 周),上调的转化生长因子-β(transforming growth factor-β,TGF-β)和白细胞介素-10(interleukin-10,IL-10)抑制炎症反应,同时上调的血管内皮生长因子(vascular endothelial growth factor,VEGF)募集内皮祖细胞促进血管化。成纤维祖细胞在 TGF-β 和 CCL2(C-C motif chemokine ligand 2,C-C 基序趋化因子配体 2)的刺激下激活并分化为肌成纤维细胞,活化的肌成纤维细胞产生细胞外基质蛋白,与广泛的微血管网络形成高度血管化的肉芽组织。在成熟期(心肌梗死后 2/3~4/6 周),大量修复性细胞发生凋亡,形成基于胶原纤维为主的致密瘢痕组织。

(三) 心肌组织工程概述

缺血性心脏病、风湿性心脏病等多种原因所致心肌损伤的共同特点,是具有收缩功能的心肌细胞数量相对或绝对减少,受损心肌细胞由无收缩功能的纤维瘢痕组织取代,未受损的心肌细胞代偿性肥大,部分代偿失去的心肌功能,最终发展成心力衰竭。因此,促进有收缩功能的心肌细胞再生,将是有效地治疗心肌损伤的关键。综合现有的临床治疗策略,传统的内科药物、介入和外科手术治疗并不能实现心肌再生,因此难以从根本上治愈心肌损伤、修复心脏功能。缺血性心脏病一旦发展到心力衰竭终末期,心脏移植是目前挽救生命的唯一方法。但因供体来源有限、移植排斥反应、治疗费用高昂等方面的限制,心脏移植难以普遍开展。随着再生医学与组织工程技术的发展,心肌组织工程为解决这一难题提供了新的思路。

在心肌再生修复中,生物支架材料起到非常重要的作用:一方面能为治疗性的生长因子提供良好的缓释载体,并提高其生物活性及半衰期;另一方面为种子细胞(如已进入临床试验阶段的骨髓来源干细胞、心肌祖细胞、脂肪来源干细胞及成肌细胞)提供类细胞外基质的微环境,使其免受损伤心肌梗死局部恶劣微环境的影响,从而提高细胞存活率和移植率,最终有效定植于心肌层以重建富含功能性的、可同步跳动的心肌组织。由于大多数生物支架直接影响生物体,其特性对受损组织结构和功能恢复至关重要,因此应从营养物质和代谢产物的运输,生物活性分子或药物的递送,材料的降解速率、可识别的表面分子、生物相容性以及机械性能等多方面综合评价生物材料的作用及价值。

心肌组织工程的目的在于构建具有生理功能的心肌组织以替代并修复受损的心肌。使植入的构建体尽快与受体组织进行血流互通,并与残存心肌之间建立兴奋收缩耦联,是心肌组织工程的难点。由于心肌组织结构功能的特殊性,组织工程中使用的生物支架需满足以下几个要求:①生物材料应易获取,具有高生物相容性、低免疫原性,并且可以为细胞增殖和分化提供安全的环境,以便分化成具有功能性的心肌细胞。②心肌修复的理想生物材料应可降解,组织相容性好,不引起或仅引起微弱的免疫反应,并可为损伤的心脏提供机械和功能支持。③机械性能方面,应具有足够弹性以匹配心肌收缩和舒张。④合适的降解速率,使得降解速率与组织新生速率保持一致。⑤合适的孔隙率,以便氧气和营养物质的交换扩散并有利于新生组织的血管化。因此,理想的组织工程生物支架或组织工程化的心肌应具有良好的弹性模量、机械强度和稳定性,从而保证血管化或在植入后迅速形成血管,并不引起免疫排斥反应。

随着心肌组织工程的发展,目前已有多种生物材料应用于心肌再生修复,如海藻酸盐、胶原蛋白、纤维蛋白、壳聚糖、自组装肽、脱细胞材料以及人工合成聚合物水凝胶。这些生物材料通常被制成可注射的形式,如可注射水凝胶,再以微创技术递送至梗死心肌病灶。即便在未联合种子细胞和治疗性分子的情况下,这些水凝胶在临床前研究中也具有一定促进心功能恢复的效果。然而,这些生物材料也都存在一些缺陷,如海藻酸盐不能维持细胞黏附,壳聚糖在中性溶液中溶解度和细胞黏附性不足,基质胶来源于小鼠肿瘤所以具有诱导肿瘤发生的风险;这些生物材料的局限性也提示了仍需继续研发性能更好的生物材料应用于心肌的创伤修复。

(四)丝胶蛋白在心肌组织工程中的应用

丝胶蛋白具有良好的生物活性,如生物可降解性、低免疫原性、细胞黏附性等,近年来受到越来越多研究者们的关注。王琳教授课题组研发了一种可注射型丝胶水凝胶并在体内成功应用于缺血性心肌梗死的治疗。

该课题组通过系统的体外体内实验,探索并揭示了丝胶蛋白心肌保护作用的三种机制:①抗炎:丝胶蛋白能明显抑制促炎性细胞因子的表达却不影响抑炎性细胞因子;②抗凋亡:丝胶蛋白具有抑制心肌细胞和内皮细胞凋亡的能力;③促血管生成:丝胶蛋白在体外能促进内皮细胞的血管化,并促进血管内皮生长因子的表达。该丝胶水凝胶心肌注射6周之后在小鼠心肌梗死模型中产生了良好的治疗效果,主要体现在:①丝胶水凝胶能减少左心室梗死面积和瘢痕组织的形成,促进心肌梗死后心功能的恢复;②丝胶水凝胶能抑制心肌梗死诱导的炎症反应,主要通过抑制炎性细胞因子的表达和炎症细胞的浸润;③丝胶水凝胶能促进新血管的生成并有效减少细胞凋亡(图10-4)。

由于心肌梗死通常导致受损组织产生严重炎症反应、导致心肌缺血缺氧、造成恶劣的微环境,移植的细胞或组织工程化心肌组织往往难以存活,以致组织工程修复策略难以发挥其应有的治疗效果。王琳教授课题组研发了可注射型丝胶水凝胶作为心肌细胞的良好载体,能显著减少细胞凋亡并促进新生血管生成,同时能有效减少梗死面积以及瘢痕组织的形成,从而达到心肌结构和功能的恢复,显著提高

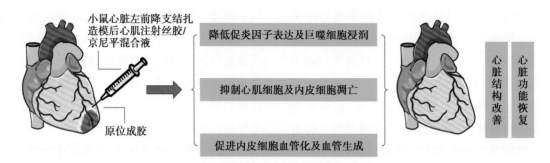

图 10-4　可注射型丝胶水凝胶治疗心梗示意图

了组织工程修复效率,为心肌修复提供了新方法。

四、丝胶蛋白在皮肤修复中的应用

皮肤损伤在临床上十分常见,虽然人体皮肤具有一定的自主修复能力,但大面积皮肤缺损却易引起组织坏死甚至功能丧失,往往导致严重的不良后果。近年来,随着医学科技的快速发展,皮肤创伤修复的方法正不断地更新,由早期单纯的敷料治疗到之后的自体或异体皮肤移植,再到目前新兴的组织工程皮肤替代物,皮肤创伤的修复治疗取得了众多进展。

(一) 皮肤的结构与功能

皮肤是人体面积最大的器官,覆盖整个人体外表面。一般成年人的皮肤总面积为 $1.5 \sim 1.7 m^2$,总质量约占体重的 $1/16$。皮肤是人体与外界环境之间的重要天然屏障,承担着保护机体、排泄汗液、调节体温、感受刺激等多种重要功能,调节机体与外界环境相适应。

皮肤组织由表皮、真皮和皮下组织三部分构成,其中表皮和真皮间存在大量血管、淋巴管和神经,同时,某些部位还具有毛发、汗腺、皮脂腺、毛囊等附属器官(图 10-5)。

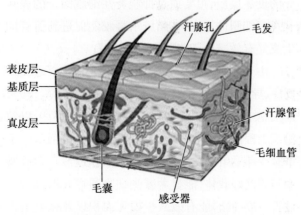

图 10-5　皮肤的组织结构示意图

表皮是皮肤的最浅层,主要由角化形成细胞构成,其典型结构由内到外依次为基底层、棘层、颗粒层、透明层和角质层。基底层主要由位于基底膜上的基底细胞组成,是角化形成细胞的生发中心;从棘层到透明层,细胞逐步分化为成熟的角化形成细胞;角质层由终末分化状态完全角化的死细胞构成。表皮基底层的角质形成细胞逐步分化成熟,不断向上推移最终从角质层脱落。脱落的细胞可由基底层的增殖细胞进行补充,提示该处具有一定数量的干细胞,此类表皮干细胞的不断增殖分化使得表皮始终处于持续的更新状态。此外,在角质形成细胞间还零散分布有少量的非角质细胞,如决定皮肤颜色的黑色素细胞、能识别抗原与免疫相关的朗格汉斯细胞,以及具有突触样结构的梅克尔细胞等,它们与角质细胞共同维持皮肤的正常结构与功能。

真皮位于表皮下层,通过基底层与表皮相连,主要由结缔组织构成。真皮一般分为乳头层和网织层两部分。乳头层胶原纤维和弹性纤维致密排列,含大量的细胞和毛细血管,同时还有许多游离的神经末梢,与皮肤触觉相关;网织层位于乳头层下方,由致密的结缔组织组成,含大量弹性纤维和胶原纤维束,使得皮肤具有较大弹性和韧性。此外,该层还有较多血管、淋巴管和神经,某些部位还含有毛囊、皮脂腺、汗腺等结构。

皮下组织由疏松的结缔组织和脂肪组织构成,位于真皮下层且与真皮无明显界限,它将皮肤与深部组织进行连接,使得皮肤具有一定的可动性。

(二) 皮肤损伤及修复

皮肤作为保护体表的重要组织器官,很容易受到外界或其他因素的损伤,其损伤原因主要包括外伤、烧伤、炎症、溃疡、糖尿病坏疽及先天性疾病等。

通常情况下,当皮肤损伤部位面积较小、程度较轻时,可通过自身的修复能力愈合。皮肤创面愈合过程可分为创面早期炎症反应、细胞增殖及血管新生以及基质成熟重塑（即瘢痕形成）三个阶段（图10-6）：①创面早期炎症反应阶段，皮肤创伤发生后数小时内便出现炎症反应，表现为充血、浆液渗出、白细胞浸润以及局部红肿，同时伤口处血液和渗出液中的纤维蛋白原很快凝固形成凝块；②细胞增殖阶段，主要表现为角质形成细胞、血管内皮细胞以及成纤维细胞的迁移、增殖和分化，从而实现再上皮化，形成肉芽组织，使创面愈合；③成熟和重塑阶段，主要包括胶原纤维交联增强，由杂乱无序的排列趋于有序的水平排列，Ⅲ型胶原蛋白逐步被Ⅰ型胶原蛋白替代，过度增生的毛细血管逐渐消失，细胞外基质中氨基多糖和水分含量减少，该过程历时较长，伤口处还可能出现瘢痕。

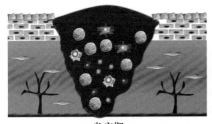 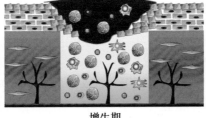 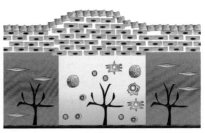

炎症期　　　　　　　　　　增生期　　　　　　　　　　塑形期

图10-6　皮肤创面修复的过程示意图

　　然而，当皮肤损伤部位面积过大时，正常皮肤组织所剩无几，自体皮源不能及时封闭创面，新生的皮肤组织不能完全覆盖伤口，且过大的创面也可能造成感染，严重的甚至会危及生命。在这种情况下，则需要通过自体移植、异体移植或使用皮肤替代物的方式来进行修复。自体移植修复创面的效果良好，但面临缺乏可供移植的自体皮肤组织、有时需要二次手术等问题；异体组织移植除了上述局限外，还可能引起免疫排斥反应和潜在的病毒感染；人工皮肤替代物虽然在临床治疗深度烧伤、慢性病导致的难以愈合的创伤以及皮肤溃疡等方面取得了良好的效果，但是目前皮肤替代物的研发还处于初级阶段，研究的产品仍存在诸多问题。因此，开发一种更为理想的组织工程皮肤替代物来进行大面积皮肤缺损的修复是亟待解决的临床问题。

（三）皮肤损伤的组织工程修复

　　近年来随着组织工程学的发展，含有细胞或生长因子成分的组织工程化皮肤成为研究的热点。通过组织工程技术制备的类似正常组织的人工皮肤用于皮肤创面修复，既能有效加速伤口愈合、减轻瘢痕痉挛，又解决了供体不足和免疫排斥等问题。应用于皮肤创面修复的组织工程人工皮肤必须满足以下几个特点：①来源丰富且易获取，制备工艺简便，成本较低；②能够在体外长期保存；③具有与人体皮肤类似的机械强度和柔韧性；④具有良好的生物相容性，不引起机体免疫排斥反应；⑤能够有效阻止细菌的侵入；⑥能够清除创面坏死组织，防止进一步损伤；⑦具有一定的保湿性，既能吸收创面的渗出液，又能保持合适的湿润程度。

　　用于制备组织工程人工皮肤的生物材料主要包括天然高分子材料和人工合成高分子材料两大类。其中，天然生物材料因具有易获取、可降解性以及良好的生物相容性等多种优点而被广泛应用于皮肤修复材料的制备中。常见的天然生物材料主要包括：①胶原蛋白，作为细胞外基质的主要成分，可在创面愈合过程中补充暂时缺失的基质，并能对愈合过程进行有效的调控。其中最常见的是胶原蛋白/壳聚糖复合支架，该支架具有优良的力学性能和生物可降解性，但缺点是壳聚糖本身具有免疫原性；②明胶，是胶原经部分水解后得到的蛋白，具有无抗原性、易于吸收等优点，但其力学性能较差，为了改善这一缺陷常需要与其他材料复合使用；③壳聚糖，是由自然界广泛存在的几丁质经脱乙酰作用而得到的一种多糖，因其具有良好的血液相容性、安全性及可降解性被广泛关注，且其表面含有较多游离羟基和氨基，可通过引入不同的基团得到具有不同性能的壳聚糖衍生物，但其免疫原性限制了它的应用；④透明质酸，是一种广泛分布于人体各部位的酸性黏多糖，独特的高吸水性和良好的生物相容性使其在创伤愈合中具有良好的生物活性;⑤丝素蛋白,是蚕茧的主要成分,不仅具有良好的生物相容性和降解性能,而且易加工修饰、降解产物无毒,其机械强度也优于其他生物材料。

因皮肤修复的临床需要,目前已有许多商品化的皮肤替代物被应用于皮肤损伤的治疗。例如1996年问世的Integra®被用于Ⅲ度烧伤治疗中,能够明显缩短创伤的愈合时间;1998年出现的人工皮肤Apligraf®被广泛应用于糖尿病性溃疡和静脉性溃疡的治疗中,效果显著;再如2001年美国公司研发的真皮替代物Dermagraft®也已被成功应用于各类烧伤及糖尿病溃疡的治疗中;此外,2007年空军军医大学(第四军医大学)自主研发的组织工程双层皮肤"安体肤",适用于烧烫伤、糖尿病溃疡及各种难愈型皮肤创面的修复,在临床上取得了较为理想的治疗效果。

尽管目前已有多种生物材料及皮肤替代物应用于皮肤的创伤修复,然而这些生物材料都存在各自的缺陷,尚不能达到理想的修复效果,所以研究者们仍需进一步探索和研发新型组织工程产品应用于皮肤的创伤修复。

(四) 丝胶蛋白在皮肤损伤修复中的应用

丝胶蛋白作为一种天然蛋白,近年来因其优良的生物相容性、生物可降解性以及低免疫原性等优势引起了国内外研究学者的关注。目前研究中涉及丝胶生物材料的组织工程化皮肤材料主要包括:①柞蚕茧丝胶蛋白与聚丙烯酰胺(PAA)以四甲基乙二胺(TEMED)交联形成的复合水凝胶,不仅成胶迅速,具有适宜的力学强度,可吸收创面渗出液,可于体内降解,而且能促进细胞黏附和增殖,无细胞毒性,适于真皮损伤的修复;②覆于聚四氟乙烯上不含交联剂的柞蚕蚕茧丝胶膜,不仅解决了丝胶蛋白本身的易碎性和延展性较差等问题,还具有更高的机械强度,以及良好的生物相容性和低免疫原性;③以戊二醇为交联剂对丝胶蛋白和胶原蛋白进行交联,不仅能改善丝胶蛋白的溶胀性和稳定性,还能促进成纤维细胞及角质细胞的生长、增殖,使其成为组织工程皮肤创面修复材料的合适选择之一。

王琳教授课题组采用碱提法从丝素缺失型蚕茧中提取丝胶蛋白,并进行了甲基丙烯酸酐化学修饰,继而将修饰后的丝胶蛋白在光引发剂I2959的作用下通过紫外线交联制备了一种可注射型丝胶水凝胶——甲基丙烯修饰的丝胶蛋白水凝胶(SerMA丝胶水凝胶),用于皮肤创面修复并取得了较好的修复效果(图10-7)。

该SerMA丝胶水凝胶在实验中表现出适于皮肤修复的诸多优点,主要体现为:①具有良好的生物相容性:将人类脐静脉细胞(HUVEC)与该水凝胶共培养96小时后,仍有90%以上细胞存活;②能够促进细胞黏附及增殖:将小鼠成肌细胞(C2C12)种植于水凝胶表面,能促进细胞的迅速黏附,并表现出良好的促细胞增殖特性;③能够促进细胞迁移:将小鼠成纤维细胞(NIH 3T3)与该水凝胶共孵

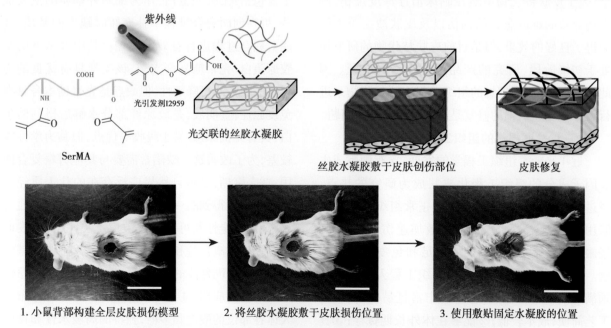

1. 小鼠背部构建全层皮肤损伤模型　　2. 将丝胶水凝胶敷于皮肤损伤位置　　3. 使用敷贴固定水凝胶的位置

图10-7　甲基丙烯基修饰的丝胶蛋白水凝胶用于体内组织工程软骨生物支架的制备和应用

育时,能促进细胞更快地迁移,因此能提高皮肤损伤的修复效率;④低免疫原性:将小鼠巨噬细胞(RAW264.7)与该水凝胶共培养时,细胞形态未发生明显变化,不发生分化,且不会引起炎性因子的上调。这些结果证明了 SerMA 丝胶水凝胶具有较低的免疫原性,且能有效促进细胞的黏附、增殖和迁移,是一种性能良好的生物材料。

王琳教授课题组将 SerMA 丝胶水凝胶应用于小鼠皮肤损伤模型的治疗中,取得了较好的治疗效果,主要体现为:①该水凝胶能够促进皮肤损伤的修复,且新生组织接近于正常组织;②该水凝胶能有效减少小鼠创面簇分化抗原68(CD68)和髓过氧化物酶(myeloperoxidase,MPO)阳性细胞数量,即能够减轻皮肤损伤前期的炎症反应;③该水凝胶能够促进皮肤创面的 VEGF、簇分化抗原31(CD31)以及平滑肌动蛋白(α-smooth muscles actin,α-SMA)等多种促血管生长因子的表达,并能够有效促进创面血管的再生。

王琳教授课题组研究证明:将 SerMA 丝胶水凝胶应用于小鼠的皮肤创面修复能够显著促进受损皮肤组织的修复与新血管的生成,同时能有效减少瘢痕组织。该丝胶水凝胶具有良好的创面修复效果,因此可作为良好的生物材料用于皮肤的创伤修复。

五、丝胶蛋白在关节软骨修复中的应用

(一) 关节软骨概述

关节软骨(articular cartilage)为关节表面的薄层透明软骨,其表面光滑且附有滑液,是一种特殊类型的结缔组织,主要由软骨细胞(chondrocytes)和胶原蛋白、蛋白聚糖等细胞外基质组成。独特的结构和组成使其表面具有低摩擦力、高润滑性、减震性和耐磨性的特点,同时可分散和传递运动负荷,减少关节间骨骼摩擦,帮助关节进行润滑、无痛的活动。

(二) 关节软骨损伤及修复

近年来,由于运动创伤人数的增加和人口结构的老龄化,关节软骨和骨关节炎的发病率逐年升高。软骨损伤主要由创伤引起,可形成软骨及软骨下骨的局限性或大范围损伤,并可导致关节炎的发生。一般按软骨损伤的程度可分为:①部分厚度的

软骨损伤(partial-thickness articular cartilage defect,PTCD),即缺损深度不超过软骨钙化层;②全层关节软骨缺损(full-thickness cartilage defect,FTCD),即损伤穿透钙化层。临床上软骨损伤一般采用 ICRS 分级法:0 级为正常关节软骨;Ⅰ级为软骨肿胀、软化;Ⅱ级为软骨表面缺损小于软骨全层的50%;Ⅲ级为软骨表面缺损大于软骨全层的50%,但软骨下骨未裸露;Ⅳ级为全层软骨缺损,软骨下骨裸露或缺损。由于关节软骨无血管、淋巴管和神经分布,在创伤发生后,再生能力有限,难以自愈,往往导致患者运动功能的减退或丧失,给患者和家庭带来痛苦和沉重的负担。因此,及时有效地治疗软骨损伤对缓解关节软骨退化、骨赘形成、进行性滑膜增生和提高患者生活质量等方面具有重要意义。

目前关节软骨修复方法主要包括:①全膝关节置换术:该技术要求高,术后并发症多,尤其容易发生感染、神经血管损伤、关节不稳、下肢深静脉血栓等。②关节镜下关节腔冲洗:即清理软骨碎屑,是将不稳定的软骨予以切除,清除各种致炎因子。然而这仅延缓了软骨的进一步损伤,并没有真正对受损软骨组织进行修复。③关节腔注射技术:是指通过在关节腔内注射生物附加物,如透明质酸、血浆、细胞因子等,给予损伤软骨可分化细胞或细胞因子诱导以达到治疗目的。该技术可改善软骨损伤处的生物环境,提升软骨再生能力。但频繁注射、长期注射会影响治疗效果。④微骨折术:是通过手术在软骨损伤的区域打孔,释放有分化能力的骨髓间充质细胞,增强间充质细胞从骨髓到软骨受损部位的迁移,在损伤处形成纤维软骨组织。然而,微骨折术可能会导致中期和长期的软骨下骨改变,出现软骨下骨囊肿和病灶内骨赘。且微骨折术后形成的纤维软骨含有大量的纤维组织,只能在短期内改善患者症状,不能在功能上完全替代透明软骨。此外,微骨折术的修复效果依赖于骨髓间充质细胞、骨髓生长因子的活性,并与患者的年龄密切相关,因此微骨折术对高龄患者的疗效较差。⑤自体移植:是取患者的自体软骨移植于缺损部位,与微骨折术相比,该方法形成的软骨物理功能和生理功能与健康软骨更相近,恢复速度更快。然而自体骨软骨移植易导致取材部位发生病理性损伤、迁延不愈

等问题。⑥异体移植：扩展了供体来源，但存在发生感染、免疫排斥反应、费用昂贵及对供体细胞活性要求较高等缺点。⑦自体软骨细胞植入技术：由于患者使用自体软骨细胞，避免了移植异体细胞或异物而出现的免疫排斥反应或病毒感染，使发生并发症的可能性降到最低。然而，自体软骨细胞植入技术还存在以下缺点：①至少需要两次手术；②患者恢复的时间较长；③使用骨膜瓣在软骨损伤处密封植入的细胞，容易导致皮瓣肥大；④植入的软骨细胞在机械性能上与原组织存在差异。

上述各种方法都属于有创性治疗，因此一定程度上增加了手术风险，延长了患者术后恢复时间，同时也面临供体短缺、易引起免疫排斥反应、易形成纤维软骨等问题，治疗效果有限。近年来，随着组织工程与再生医学的快速发展，人们对于关节软骨修复的研究取得了诸多进展，为关节软骨的成功修复与再生带来了新希望。

（三）软骨组织工程

软骨组织工程的三要素主要包括：种子细胞、生物支架和生长因子。生物支架材料作为人工合成细胞外基质，主要作用是模拟细胞在体内生长的微环境，为种子细胞（软骨细胞、骨膜或软骨膜细胞、骨髓来源基质干细胞、脂肪来源干细胞、脐带来源干细胞等）形成软骨组织提供生长和分化的良好微环境。

理想的软骨组织工程生物支架材料应具有以下特性：①良好的生物相容性：不仅要满足生物医用材料的一般要求，如无毒，无致癌、致畸、致突变等，还要求不引起炎症反应和免疫排斥反应，同时有利于细胞生长和分化；②良好的生物降解性：基质材料应能降解，降解产物对细胞无毒害作用，且降解速率与组织生长速率相适应、达到可控性降解；③合适的结构：应具有多孔的三维立体结构，孔隙率应达90%以上，较高的面积体积比能为细胞的黏附生长、细胞外基质的沉积、营养和氧气的进入及代谢产物的排出等提供有利条件；④可塑性和一定的机械强度：能为新生组织提供一定的力学支撑，并可维持至新生组织自身具备一定机械强度；⑤良好的表面活性：生物材料需提供良好的细胞接触位点，有利于细胞黏附、增殖、分化及迁移。

水凝胶是一种三维交联网状生物材料，具有与天然细胞外基质类似的理化性质，如高含水量、高孔隙率、可生物降解性和生物相容性，是组织工程和再生医学领域中一种十分具有吸引力的生物材料。水凝胶不溶于水，但有明显的溶胀性，交联后形成的网状微孔结构能携带大量水分子，使之拥有类似于活体组织的弹性特征。细胞包埋于这样的微孔结构中既可有效地黏附固定，又可以周围的水为媒介进行细胞间的信号传递。在过去的十多年中，水凝胶类生物材料应用于组织工程软骨的研发已经取得了较多进展。

迄今为止，由不同天然或人工合成聚合物及其衍生物构成的各种类型的水凝胶已被用于关节软骨组织的重建，如海藻酸盐、琼脂糖、壳聚糖、透明质酸、明胶、胶原、丝素蛋白、聚乙烯醇（PVA）、聚乙二醇（PEG）。然而，上述软骨生物支架材料仍然具有一些缺陷：天然材料力学性能差，难以在早期提供足够的支撑和保护，来源少，大规模制备困难且批量均一性较差；一些合成聚合物（例如 PEG、PVA）亲水性和表面活性不足，细胞吸附力较弱，降解产物生物相容性差。因此，目前仍亟待进一步研发生物材料用于关节软骨损伤的治疗。

（四）丝胶蛋白在软骨修复中的应用

基于丝胶蛋白的特性和水凝胶在组织工程和创伤修复中的重要应用价值，王琳教授课题组将 SerMA 丝胶水凝胶作为细胞外基质应用于软骨的微创修复。

该 SerMA 丝胶水凝胶具有适用于软骨修复的多种优势，主要包括：①荧光特性，甲基丙烯基修饰的丝胶蛋白（SerMA）具有良好的荧光特性，其发射光谱位于两个荧光波长范围（300～520nm 和 540～800nm）之间。SerMA 丝胶水凝胶的荧光强度高，注射到小鼠体内可示踪，实时监测水凝胶的位置和动态降解过程。②良好的生物相容性，可支持软骨细胞在其上长期存活，并不会激活巨噬细胞（RAW 264.7）产生炎症反应，生物相容性良好。③细胞黏附性和促细胞增殖能力，可促进软骨细胞的有效黏附和增殖。④促软骨修复的生物学特性，在 SerMA 丝胶水凝胶上生长的软骨细胞可分泌 II 型胶原蛋白和糖胺多糖（glycosaminoglycan，GAG），且高表达 II 型胶原蛋白 a、聚蛋白多糖（aggrecan）以及

SOX9(SRY-related High mobility group-box gene 9)等软骨分化的关键基因。⑤可采用光交联,无需使用化学交联剂。⑥可通过改变甲基丙烯酰基修饰程度,精确调整水凝胶的机械性能及降解速率、"按需"优化,以满足不同类型软骨的个性化修复需求。

将 SerMA 溶液与软骨细胞混匀,通过皮下注射

植入裸鼠背部,再通过紫外交联形成类软骨基质结构。8~12 周后,体内植入的 SerMA 丝胶水凝胶成功地产生了具有三维结构的人造软骨(图 10-8)。其中软骨细胞不仅能在 SerMA 丝胶水凝胶中长期存活增殖,还能产生软骨特异性细胞外基质。这种人工制备的软骨具有与原生软骨相似的结构及功能特性,因此适用于软骨的创伤修复。

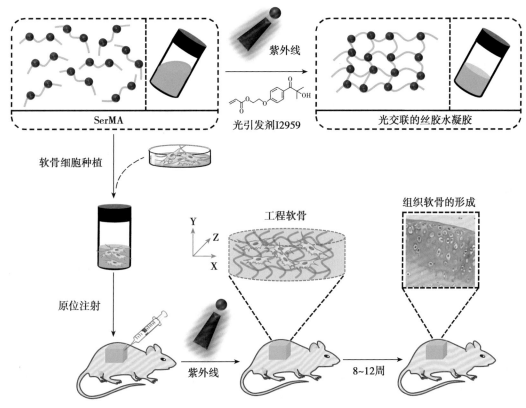

图 10-8 丝胶水凝胶合成及动物实验流程图

王琳教授课题组研究证明,这种光交联的 SerMA 丝胶水凝胶具有良好的生物相容性、能有效促进软骨细胞增殖、上调软骨形成相关基因表达以及促进软骨细胞外基质的沉积,并能形成具有功能性的软骨组织。此外,SerMA 丝胶水凝胶可通过微创注射的方式应用于关节创伤处,与临床常用的有创性治疗相比,可减轻患者的痛苦,因此在软骨的创伤修复方面具有良好的应用前景。

六、丝胶蛋白作为药物载体在肿瘤治疗中的应用

恶性肿瘤是导致我国乃至世界人口死亡的主要原因之一,严重威胁着人们的身心健康,给家庭和社会带来了沉重负担,是全球性的公共卫生问

题。在 2015 年,我国约有 430 万例新增癌症病例和 281 万例癌症死亡病例发生。随着我国人口数量的增长和老龄化程度的加深,恶性肿瘤负担将持续加重。现代医学技术的飞速发展,使得肿瘤的诊疗困境在一定程度上得到了改善,尤其是先进的肿瘤外科技术和各种抗癌新药,让部分恶性肿瘤患者特别是早期患者获得完全缓解且长期生存,但是针对病情急剧恶化和发生转移的晚期肿瘤患者,目前尚未找到完全有效的治疗策略。此外,肿瘤耐药性、肿瘤干细胞等治疗难点,使得现有的临床治疗方法面临着极大挑战。因此,继续研究新的肿瘤治疗策略刻不容缓。

(一)恶性肿瘤及其化疗概述

肿瘤是指机体在各种致瘤因素作用下,局部组

织的细胞在基因水平上失去对其生长的正常调控，导致细胞异常克隆增生而形成的肿块。根据其细胞学特性及其对机体的影响程度可将肿瘤分为良性肿瘤和恶性肿瘤。与良性肿瘤相比，恶性肿瘤呈现出更大程度的侵袭性和转移性，对机体的危害更为显著。目前较为明确的导致恶性肿瘤发生的因素主要包括两大类：①外源性因素：包括物理性因素、化学性因素、生物性因素等；②内源性因素：包括遗传因素、内分泌因素和免疫因素等。

化疗是目前临床上治疗恶性肿瘤最有效的手段之一，与放疗、手术治疗并称为治疗恶性肿瘤的三大主要手段。化疗作为一种全身性的治疗方式，主要用于发生远处扩散的中晚期患者。化疗药物根据来源、化学结构和作用机制不同，可分为烷化剂、抗代谢药物、抗肿瘤抗生素、植物药、铂类、免疫制剂、激素等种类。化疗药物可通过靶向 DNA 化学结构以及核酸合成或转录、微管蛋白合成等过程发挥作用。给药途径包括静脉注射、口服、腔内给药等。但是，传统的化疗模式在实际应用中存在着不可忽视的局限性：①基于细胞膜上的药物输出泵（如 P-糖蛋白）、谷胱甘肽解毒酶、DNA 修复或 DNA 拓扑异构酶等异常机制产生的肿瘤耐药性往往会导致化疗失效；②传统的化疗方式——全身性给药使化疗药物无选择性地散布于全身各组织器官，不仅降低了药物到达肿瘤部位的浓度，而且会导致严重的系统性毒副作用；③某些小分子化疗药物循环稳定性差，易被机体清除，也进一步减弱了化疗效果。因此，需要借助外源性辅助手段来提高传统化疗的有效性，同时减少药物的毒副作用。其中，药物载体的合理设计及其在肿瘤化疗中使用是改善传统化疗模式的有效方法之一。

（二）药物载体及其在肿瘤治疗中的应用

药物载体（drug carriers）是指能以包裹、吸附或连接等方式携带药物并输送到作用靶点的系统。药物载体可以提高化学药物的选择性、有效性和安全性，在药物控释技术中起着至关重要的作用。药物载体的控释主要通过长期缓慢释放药物或者在某些刺激下（如 pH、温度、光、生物酶、氧化还原环境等）触发式释放药物来实现。药物载体可改善药物的药代动力学特性，提高药物的生物利用度，增加药物到达作用靶点的浓度，并且降低药物对正常

组织的损伤。简而言之，理想的药物载体可以实现定时、定位、定速释放药物，因此可弥补传统化学药物选择性差、不可调控等缺陷。

常用的药物载体种类有脂质体、纳米粒、微球、微囊泡、凝胶等。用于制备药物载体的材料主要包括两大类：①天然高分子材料：如脂类、多糖类、蛋白质类材料等；②人工合成高分子材料：如聚乳酸-羟基乙酸共聚物（polylactic-co-glycolic acid，PLGA）、聚乳酸（polylactic acid，PLA）、聚乙二醇（polyethylene glycol，PEG）等。目前已有一些载体类化疗药物被批准临床使用，如戈舍瑞林植入剂（戈舍瑞林-聚乳酸-羟基乙酸共聚物）可用于膀胱癌、乳腺癌的治疗，白蛋白结合型紫杉醇可用于转移性乳腺癌的治疗，多柔比星脂质体可用于卵巢癌的治疗等。

（三）基于丝胶蛋白的药物载体及其在肿瘤治疗中的应用

丝胶蛋白是一种天然高分子蛋白质，作为药物载体具有较好的应用前景，主要原因在于其具有以下三个特点：①可塑性：丝胶蛋白含有大量羧基、氨基等化学活性基团，易于修饰与改性，可被制成多种剂型的药物载体以灵活应用于多种肿瘤类型；②良好的生物安全性：丝胶蛋白是一种天然蛋白，化学毒性弱，对细胞具有很好的相容性，且其免疫原性较低，在体内不会造成严重的急、慢性炎症反应，因此具有很好的生物相容性；③生物可降解性：丝胶蛋白在体内可经溶解和酶解等方式降解。这种可降解特性一方面可使药物经丝胶生物材料本身的降解得以释放，另一方面可实现无残留的药物治疗，进一步提高药物载体在体内使用的安全性。

目前研究中基于丝胶蛋白的药物载体类型主要有丝胶纳米粒、丝胶蛋白包裹的无机纳米粒及丝胶水凝胶，以下将分类进行阐述。

1. 基于丝胶纳米粒的药物载体　纳米粒是目前研究最多的药物载体类型，其尺寸大小通常在 10～100nm，可由天然高分子物质或合成高分子物质制备而成，常见的形式主要有纳米球和纳米囊。纳米粒与其他类型的药物载体最大的区别在于其可控的肿瘤靶向性。它一方面可以因高渗透长滞留效应（enhanced permeability and retention effect，EPR effect）被动靶向肿瘤组织，另一方面可以在其

表面修饰特异性结合某一受体的配体以主动靶向到肿瘤组织和细胞。此外,纳米粒主要是通过细胞内吞作用进入内涵体-溶酶体,这有利于躲避耐药性细胞膜上的药物外排通道而维持胞内的药物浓度;另外,还可以根据内涵体-溶酶体内的特殊环境设计刺激响应性的纳米粒以达到药物控释的目的。

(1)纯丝胶纳米粒:纯丝胶纳米粒是由单一的丝胶蛋白作为原材料合成的纳米级细微型颗粒,其生物相容性良好、亲水性强、形态稳定,可用于搭载和递送化疗药物或某些肿瘤治疗性基因。通过对丝胶纳米粒进行功能化修饰还可提高其肿瘤靶向性。

1)叶酸耦联型丝胶-多柔比星纳米粒:通过pH敏感性的腙键将疏水性的小分子蒽环类化疗药物多柔比星连接于亲水性的肼基化丝胶蛋白,在水中可自组装成携有多柔比星的丝胶纳米粒。叶酸共价修饰于丝胶纳米粒上作为结合位点可主动靶向叶酸受体高表达的肿瘤细胞。这种叶酸耦联型丝胶-多柔比星纳米粒的粒径为 36.2~71.4nm,表面电势约为-15mV。由于多柔比星是通过 pH 敏感的腙键连接于丝胶蛋白,因此多柔比星从载体的释放依赖于腙键在酸性环境中的断裂,即 pH 响应性药物释放。该纳米粒能够特异性地被叶酸受体高表达的肿瘤细胞内吞,进入酸性细胞器溶酶体,快速释放多柔比星至细胞核,实现肿瘤特异性化疗。

2)阳离子型丝胶纳米粒:通过乙醇去溶剂化技术(ethanol desolvation technique)和戊二醛交联法可形成单一分散的球形丝胶纳米粒,其粒径为100~150nm,表面电势约为-25.6mV。这种丝胶纳米粒能够被细胞吞噬,且细胞毒性较低。用多聚赖氨酸进一步修饰该纳米粒可使其表面电势转变为+30mV,形成阳离子型丝胶纳米粒,搭载负性核糖核酸或化学药物,用于肿瘤的基因治疗或化疗。

(2)复合型丝胶纳米粒:复合型丝胶纳米粒是由丝胶蛋白与其他天然或合成高分子化合物形成的混合原料所合成的纳米级颗粒,可搭载和递送亲水性和疏水性的化学药物,适用于多种肿瘤的治疗。

1)丝胶/泊洛沙姆纳米粒:聚氧乙烯聚氧丙烯醚嵌段共聚物泊洛沙姆(poloxamer),又名普兰尼克(pluronic),是一种两亲性非离子表面活性剂,即具有固定的亲水端和疏水端。将丝胶蛋白与泊洛沙姆的混合溶液滴加至水相中,可自组装成粒径约为 100nm 的胶束样"核-壳"式纳米粒,可用于搭载亲水性或疏水性的抗肿瘤药物。其中,亲水性的药物结合于亲水性的"壳"部,而疏水性的药物结合于疏水性的"核"部(图 10-9)。例如,搭载了疏水性抗肿瘤药物紫杉醇的丝胶/普兰尼克纳米粒可以有效杀伤人乳腺癌细胞 MCF-7。

2)丝胶/壳聚糖纳米粒:丝胶/壳聚糖纳米粒可通过物理-化学两步交联法合成。首先,负电性的丝胶蛋白与正电性的壳聚糖通过电荷间的相互作用进行结合,接着引入碳二亚胺〔1-(3-Dimethyl-aminopropyl)-3-ethylcarbodiimide hydrochloride, EDC〕进行化学交联以提高纳米粒的整合性和稳定性(图10-10)。这种丝胶/壳聚糖复合型纳米粒粒径约为200nm,且具有 pH 触发式电荷翻转的特性,即在中

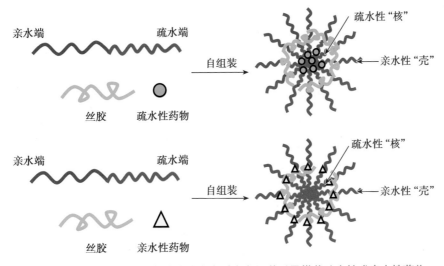

图 10-9 两亲性分子在含有丝胶的水介质中自组装以及搭载疏水性或亲水性药物

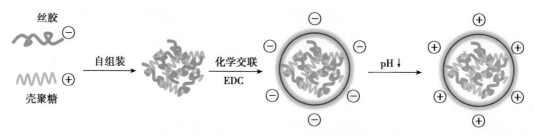

图 10-10　丝胶/壳聚糖纳米粒的合成和电荷翻转示意图

性环境（pH 7.4）下带负电荷，在弱酸性环境（pH 6.0）下翻转为正电荷，且随着 pH 的降低，其表面电势进一步升高，这与纳米粒在酸性环境下的氨基/羧基比例增加有关。这种 pH 触发式的电荷翻转特性，一方面可增强纳米粒在血液中的稳定性，延长纳米粒的循环时间，另一方面可提高肿瘤细胞对纳米粒的摄取。丝胶/壳聚糖纳米粒通过吸附作用搭载抗肿瘤药物多柔比星，且随着 pH 的降低，纳米粒搭载药物的效率降低，释放药物的速率升高。细胞对纳米的摄取效率也随着 pH 的降低显著升高，因此，携带多柔比星的丝胶/壳聚糖纳米粒对肿瘤细胞的杀伤力也随着 pH 的降低而增强。

2. 基于丝胶蛋白包裹的介孔二氧化硅纳米粒的药物载体　介孔二氧化硅纳米粒（mesoporous silica nanoparticle，MSN）是一种具有规则有序孔道结构的无机纳米材料，具备极高的比表面积和比孔容、可调的孔径和粒径大小、可供化学修饰的内外表面、较低的生理毒性等优良特性，在药物搭载和控释的研究中发挥了重要作用。介孔二氧化硅纳米粒主要通过吸附作用搭载药物，其孔径和比表面积决定了对药物的吸附能力。在孔径足以吸附药物的前提下，纳米粒的比表面积越大，其吸附药物的能力越强。介孔二氧化硅纳米粒控释药物主要通过在其外部设计合适的"阀门"实现。这些"阀门"在到达作用靶点前通常处于关闭状态，以避免药物的提前泄漏。当暴露于特定的刺激下，"阀门"打开并释放出药物，即刺激响应性药物释放。常用的"阀门"实体物质有聚合物、无机纳米粒能、环糊精、生物大分子等。

将丝胶蛋白作为"阀门"包裹于负载药物的介孔二氧化硅纳米粒表面，可提高纳米粒的药物包封、细胞内吞以及细胞内药物释放效率，其原因在于：①丝胶蛋白具有天然的细胞黏附性，将丝胶蛋白包裹于介孔二氧化硅纳米粒外层时，可通过与细胞间黏附作用提高细胞内吞纳米粒的效率；②丝胶蛋白富含多种可供化学修饰的极性基团（如氨基、羧基、羟基等），利用这些化学基团将丝胶共价连接于介孔二氧化硅纳米粒上，可有效防止药物的提前泄漏，还可以刺激响应性药物释放；③丝胶蛋白可被木瓜蛋白酶家族水解酶水解，而肿瘤细胞的溶酶体内高表达各种组织蛋白酶。由于溶酶体是纳米粒被细胞内吞进入细胞内的必经细胞器，丝胶蛋白的这种蛋白酶可降解性为实现细胞内多重刺激响应性药物的释放提供了重要基础。

丝胶蛋白包裹的介孔二氧化硅纳米粒（sericin coated MSN，SMSN）的制备和药物搭载过程包括：①通过逐步化学修饰合成醛基化的介孔二氧化硅纳米粒；②通过将载体分散在药物（如多柔比星）溶液中进行混匀而实现药物搭载（多柔比星@醛基化介孔二氧化硅纳米粒）；③通过丝胶蛋白的氨基与介孔二氧化硅纳米粒的醛基的化合作用将丝胶蛋白包裹于载药纳米粒的表面，并形成酸敏感的亚胺键。因此，该载体进入细胞后快速释放药物同时依赖于溶酶体中的两种刺激，即强酸性环境和丰富的蛋白酶（图 10-11）。

这种具有双重响应性的丝胶-介孔硅纳米药物载体不仅能够高效搭载化疗药物，还可实现药物的控释，即在中性和弱酸性环境下几乎无药物泄漏，而在酸性和蛋白酶存在的条件下快速释放药物。搭载了多柔比星的丝胶-介孔硅纳米粒不仅能够杀伤药物敏感性肿瘤细胞，还可逆转药物外排泵介导的肿瘤多重耐药性，在小鼠耐药性乳腺癌移植瘤模型中有效抑制肿瘤的生长。此外，这种纳米药物载体生物安全性高，能够显著减弱多柔比星对小鼠重要组织器官的损伤。

3. 基于丝胶水凝胶的药物载体　丝胶水凝胶由丝胶蛋白在水介质发生交联而形成。将药物溶解或分散于丝胶蛋白水溶液中，或者利用化学键将

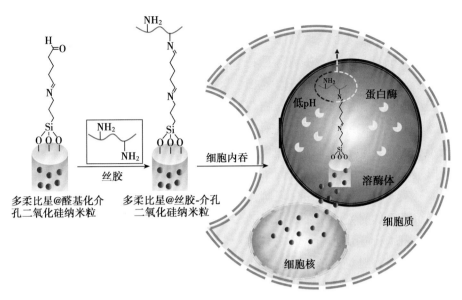

图 10-11 多柔比星@丝胶-介孔二氧化硅纳米粒的合成过程示意图

药物连接于丝胶蛋白上并溶解于水介质中,通过交联可形成携带有药物的丝胶水凝胶。丝胶水凝胶可分为纯丝胶水凝胶和复合型丝胶水凝胶两种类型。后者是将丝胶蛋白与其他天然或合成高分子材料共混交联而成,可通过各组分性能之间取长补短来获得单一组分水凝胶无法达到的综合性能。由于丝胶蛋白是一种生物可降解型高分子材料,因此药物从丝胶水凝胶中释放出来的速率一方面取决于药物本身在体系中的溶解性,另一方面取决于丝胶水凝胶在释放环境中的降解速率。研究表明,丝胶水凝胶在碱性环境中的降解速度大于在中性和酸性环境中的降解速度,且药物在生理性条件下从丝胶水凝胶中释放的时间能维持在 20 天以上。通过改变复合型水凝胶的成分比例还可调控水凝胶的降解率和药物的释放速度。

丝胶水凝胶主要是通过化学键交联而成。如纯丝胶水凝胶可通过引入交联剂京尼平或戊二醛交联而成。丝胶/葡聚糖复合型水凝胶则通过丝胶的氨基结合葡聚糖的羟基交联而成。丝胶水凝胶作为药物载体用于肿瘤治疗时的给药途径主要包括两种:①将体外已成型的丝胶水凝胶药物载体经皮切口包埋于肿瘤旁;②将丝胶水凝胶前体液或半固态液通过注射器注入瘤旁或瘤内,使其在内部生理条件或外源性刺激下原位成胶,即可注射水凝胶。这种给药方式与皮下包埋相比创伤性小、操作简便、组织定位性强,且能降低非靶点部位的药物浓度从而减小毒副反应。

由于丝胶蛋白具有独特的荧光特性,因此将药物搭载于丝胶水凝胶用于体内时,可以通过荧光探测器无创性监测体内的丝胶降解和药物释放情况。将纯丝胶水凝胶和丝胶/葡聚糖复合型水凝胶注射于小鼠皮下均能检测到较强的荧光信号,且荧光稳定性高,不易猝灭。将搭载多柔比星的丝胶/葡聚糖复合型水凝胶注射于黑色素瘤荷瘤小鼠的瘤旁区域,不仅能抑制肿瘤的生长,还能实时、长期监测体内水凝胶的降解和多柔比星的缓释情况。因此,通过监测的数据可对影响药物释放的各因素加以分析,从而优化水凝胶的设计策略,以满足各种治疗需求。

肿瘤的异质性减弱了传统化疗的治疗效果,限制了传统化疗的适用范围。由于丝胶生物材料具有多种优越特性,使其可作为合适的化疗药物载体应用于肿瘤的靶向治疗:丝胶蛋白的可塑性使其可被制成多种剂型以便针对性地应用于不同肿瘤的靶向治疗,丝胶蛋白的细胞黏附性使得药物载体可被肿瘤细胞高效摄取,其生物可降解性可使药物载体在肿瘤微环境或肿瘤细胞内响应性快速释放药物,实现对肿瘤的特异性杀伤。此外,丝胶蛋白的天然荧光特性还可被用于药物载体在体内的实时示踪。王琳教授课题组基于丝胶多功能药物载体的研究为肿瘤的靶向治疗提供了新材料和新方法,具有广阔的研究与应用前景。

七、丝胶蛋白的应用前景及意义

近年来,人们通过对丝胶蛋白的研究,发现它除了具有良好的生物相容性、荧光特性、可降解性及高可塑性等优势外，还具有支持多种细胞增殖分化、促细胞因子分泌、抗炎和促血管生成等独特的生物学性能。将丝胶蛋白应用于创伤修复领域，如神经、心肌、皮肤和软骨的修复以及药物载体方面的研究已经取得了一定进展。但目前对丝胶蛋白的研究还不够充分，丝胶蛋白的多种生物学活性、理化特性以及其与机体在细胞与分子水平的相互作用机制还有待更深入的研究；现阶段丝胶蛋白应用于组织修复的研究还主要集中于动物实验，要进一步实现临床应用还需要更充分的安全性和有效性评估。随着对丝胶蛋白研究的逐渐深入以及再生医学的发展，通过新技术新方法，将丝胶与其他生物材料相结合而制备兼具多种材料优势，同时能克服单一材料缺陷的复合生物材料将会成为发展方向之一。在未来，基于丝胶生物材料的组织工程修复方法不仅有望应用于多种疾病与创伤的修复和治疗，也为这类疾病提供了新的替代疗法。

王琳教授课题组通过一系列原创研究，率先成功提取了结构完整并具生物活性的丝胶蛋白，发现了其具有多种优良的生物学性能，不仅为再生医学提供了一种性能优越的新型生物材料，还为其在组织工程与创伤修复中的研究和应用打下了必要的理论基础。王琳教授课题组还成功研发了多种丝胶水凝胶及丝胶衍生物，自主研发了一系列性能优良、转化前景良好的丝胶组织工程产品，并应用于多种组织（心肌、皮肤、软骨、中枢以及外周神经）的创伤修复，研究开创了丝胶在再生医学中研究与应用的新领域，并具有良好的转化及临床应用前景。

丝胶生物材料在生物医学领域的研发利用，能使缫丝行业副产物转变成为具有高科技含量的生物材料，相关技术及修复策略适用于多种创伤以及心脑血管疾病的修复及治疗，应用前景良好；同时，也能实现生物资源的有效利用，变废为宝，具有显著的环境生态效益及经济效益。相关技术有可能改变并提升我国传统缫丝行业的现状，实现行业的升级和转型。

（王琳　杨倩倩　王健　李琪琳

张磊　李晓麟　张杨）

参 考 文 献

[1] 向仲怀. 蚕丝生物学[M]. 北京：中国林业出版社，2005：1-5.

[2] 丁斐，刘伟，顾晓松. 再生医学[M]. 北京：人民卫生出版社，2012：55-57.

[3] WANG Z, ZHANG Y, ZHANG J, et al. Exploring natural silk protein sericin for regenerative medicine：an injectable, photoluminescent, cell-adhesive 3D hydrogel[J]. Sci Rep, 2014, 4：7064-7074.

[4] TERAMOTO H, NAKAJIMA K, TAKABAYASHI C. Preparation of elastic silk sericin hydrogel[J]. Biosci Biotechnol Biochem, 2005, 69(4)：845-847.

[5] MANDAL BB, KUNDU SC. Self-assembled silk sericin/poloxamer nanoparticles as nanocarriers of hydrophobic and hydrophilic drugs for targeted delivery[J]. Nanotechnology, 2009, 20(35)：355101-355114.

[6] ZHANG Y, LIU J, HUANG L, et al. Design and performance of a sericin-alginate interpenetrating network hydrogel for cell and drug delivery[J]. Sci Rep, 2015, 5：12374-12386.

[7] LIU J, QI C, TAO K, et al. Sericin/dextran injectable hydrogel as an optically trackable drug delivery system for malignant melanoma treatment[J]. ACS Appl Mater Interfaces, 2016, 8(10)：6411-6422.

[8] JIAO Z, SONG Y, JIN Y, et al. In vivo characterizations of the immune properties of sericin：An ancient material with emerging value in biomedical applications[J]. Macromol Biosci, 2017, 17(12)：1700229-1700234.

[9] AGRAWAL CM, RAY RB. Biodegradable polymeric scaffolds for musculoskeletal tissue engineering[J]. J Biomed Mater Res, 2001, 55(2)：141-150.

[10] ARAMWIT P, KANOKPANONT S, NAKPHENG T, et al. The effect of sericin from various extraction methods on cell viability and collagen production[J]. Int J Mol Sci, 2010, 11(5)：2200-2211.

[11] MOZAFFARIAN D, BENJAMIN E J, GO A S, et al. Heart disease and stroke statistics-2015 update：A report from the American Heart Association[J]. Circulation, 2015, 131(4)：e29-e322.

[12] ALBERS G W, BATES V E, CLARK W M, et al. Intravenous tissue-type plasminogen activator for treatment of acute stroke：the Standard Treatment with Alteplase to Reverse Stroke (STARS) study[J]. Jama, 2000, 283(9)：1145-1150.

[13] DELCROIX G J, SCHILLER P C, BENOIT J P, et al. Adult cell therapy for brain neuronal damages and the role of tissue engineering [J]. Biomaterials, 2010, 31 (8):2105-2120.

[14] EGEBLAD M, RASCH M G, WEAVER V M. Dynamic interplay between the collagen scaffold and tumor evolution[J]. Current opinion in cell biology, Curr Opin Cell Biol,2010,22(5):697-706.

[15] MENEI P, MONTERO-MENEI C, VENIER M C, et al. Drug delivery into the brain using poly(lactide-co-glycolide) microspheres [J]. Expert Opin Drug Del, 2005, 2 (2):363-76.

[16] BIBLE E, CHAU D Y, ALEXANDER M R, et al. The support of neural stem cells transplanted into stroke-induced brain cavities by PLGA particles[J]. Biomaterials,2009,30(16):2985-2994.

[17] KUNDU B, KUNDU S C. Silk Sericin/Polyacrylamide in situ Forming Hydrogels for Dermal Reconstruction[J]. Biomaterials,2012,33(30):7456-7467.

[18] XIE H, YANG W, CHEN J, et al. A silk sericin/silicone nerve guidance conduit promotes regeneration of a transected sciatic nerve [J]. Adv Healthc Mater, 2015, 4 (15):2195-2205.

[19] LI X, YANG W, XIE H, et al. CNT/sericin conductive nerve guidance conduit promotes functional recovery of transected peripheral nerve injury in a rat model[J]. ACS Appl Mater Interfaces, 2020, 12 (33): 36860-36872.

[20] ZHANG L, YANG W, XIE H, et al. Sericin nerve guidance conduit delivering therapeutically repurposed clobetasol for functional and structural regeneration of transected peripheral nerves[J]. ACS Biomater Sci Eng,2019,5 (3):1426-1439.

[21] MC NAMARA K, ALZUBAIDI H, JACKSON J K. Cardiovascular disease as a leading cause of death:how are pharmacists getting involved? [J]. Integr Pharm Res Pract,2019,8:1-11.

[22] MORI S, TRETTER J T, SPICER D E, et al. What is the real cardiac anatomy? [J]. Clin Anat, 2019, 32 (3): 288-309.

[23] LIEHN E A, POSTEA O, CURAJ A, et al. Repair after myocardial infarction, between fantasy and reality:the role of chemokines [J]. J Am Coll Cardiol, 2011, 58 (23):2357-2362.

[24] VUNJAK-NOVAKOVIC G, LUI K O, TANDON N,et al. Bioengineering heart muscle:a paradigm for regenerative medicine[J]. Annu Rev Biomed Eng, 2011, 13:245-267.

[25] OGLE B M, BURSAC N, DOMIAN I, et al. Distilling complexity to advance cardiac tissue engineering[J]. Sci Transl Med,2016,8(342):342ps13.

[26] PEREA-GIL I, PRAT-VIDAL C, BAYES-GENIS A. In vivo experience with natural scaffolds for myocardial infarction:the times they are a-changin'[J]. Stem Cell Res Ther,2015,6:248.

[27] SONG Y, ZHANG C, ZHANG J, et al. An injectable silk sericin hydrogel promotes cardiac functional recovery after ischemic myocardial infarction [J]. Acta Biomater, 2016,41:210-223.

[28] YILDIRIMER L, THANH N T, SEIFALIAN A M. Skin regeneration scaffolds:a multimodalbottom-up approach [J]. Trends Biotechnol,2012,30(12):638-648.

[29] DONG Y, HASSAN W U, KENNEDY R, et al. Performance of an in situ formed bioactive hydrogel dressing from a PEG-based hyperbranched multifunctional copolymer[J]. Acta Biomater,2014,10(5):2076-2085.

[30] GU Z, XIE H, HUANG C, et al. Preparation of chitosan/silk fibroin blending membrane fixed with alginate dialdehyde for wound dressing [J]. Int J Biol Macromol, 2013,58:121-126.

[31] DASH B C, MANDAL B B, KUNDU S C. Silk gland sericin protein membranes:fabrication and characterization for potential biotechnological applications[J]. J Biotechnol,2009,144(4):321-329.

[32] FRAGONAS E, VALENTE M, POZZI-MUCELLI M, et al. Articular cartilage repair in rabbits by using suspensions of allogenic chondrocytes in alginate[J]. Biomaterials,2000,21:795-801.

[33] SKARDAL A, ZHANG J, MCCOARD L, et al. Photocrosslinkable hyaluronan-gelatin hydrogels for two-step bioprinting[J]. Tissue Eng Part A,2010,16 (8):2675-2685.

[34] LUTOLF M P, RAEBER G P, ZISCH A H, et al. Cell-responsive synthetic hydrogels[J]. Adv Mater,2003,15: 888-892.

[35] YANG J, ZHANG Y S, YUE K, et al. Cell-laden hydrogels for osteochondral and cartilage tissue engineering [J]. Acta Biomater,2017,57:1-25.

[36] HUANG L, TAO K, LIU J, et al. Design and fabrication of multifunctional sericin nanoparticles for tumor targe-

ting and pH-responsive subcellular delivery of cancer chemotherapy drugs[J]. ACS Appl Mater Interfaces, 2016,8（10）:6577-6585.

［37］ CRIVELLI B, PERTEGHELLA S, BARI E, et al. Silk nanoparticles: from inert supports to bioactive natural carriers for drug delivery[J]. Soft Matter,2018,14（4）: 546-557.

［38］ WANG J, YANG S, LI C, et al. Nucleation and assembly of silica into protein-based nanocomposites as effective anticancer drug carriers using self-assembled silk protein nanostructures as biotemplates[J]. ACS Appl Mater Interfaces,2017,9（27）:22259-22267.

［39］ HU D, XU Z, HU Z, et al. pH-triggered charge-reversal silk sericin-based nanoparticles for enhanced cellular uptake and doxorubicin delivery[J]. ACS Sustainable Chem Eng,2017,5（2）:1638-1647.

［40］ LAMBONI L, GAUTHIER M, YANG G, et al. Silk sericin: A versatile material for tissue engineering and drug delivery[J]. Biotechnol Adv,2015,33（8）:1855-1867.

［41］ YANG Y, CAI Y, SUN N, et al. Biomimetic synthesis of sericin and silica hybrid colloidosomes for stimuli-responsive anti-cancer drug delivery systems[J]. Colloids Surf B Biointerfaces,2017,151:102-111.

［42］ SUKTHAM K, KOOBKOKKRUAD T, WUTIKHUN T, et al. Efficiency of resveratrol-loaded sericin nanoparticles: Promising bionanocarriers for drug delivery[J]. Int J Pharm,2018,537（1-2）:48-56.

［43］ SHUAI Y, YANG S, LI C, et al. In situ protein-templated porous protein-hydroxylapatite nanocomposite microspheres for pH-dependent sustained anticancer drug release[J]. J Mater Chem B,2017,5（21）:3945-3954.

［44］ MANDAL B B, KUNDU S C. Self-assembled silk sericin/ poloxamer nanoparticles as nanocarriers of hydrophobic and hydrophilic drugs for targeted delivery[J]. Nanotechnology,2009,20（35）:355101.

［45］ OTSUKI R, YAMAMOTO M, MATSUMOTO E, et al. Bioengineered silkworms with butterfly cytotoxin-modified silk glands produce sericin cocoons with a utility for a new biomaterial[J]. Proc Natl Acad Sci U S A,2017, 114（26）:6740-6745.

［46］ DAS S K, DEY T, KUNDU S C. Fabrication of sericin nanoparticles for controlled gene delivery[J]. RSC Adv, 2014,4（5）:2137-2142.

第十一章

仿生材料与组织再生

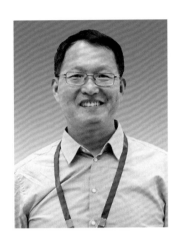

吴耀炯

博士研究生导师,清华大学深圳研究生院教授,清华-伯克利深圳学院教授。

Dr. Yaojiong Wu is a professor of Tsinghua University Graduate School at Shenzhen, and Tsinghua-Berkeley Shenzhen Institute.

摘要

胶原蛋白和黏多糖,作为天然生物材料,是真皮和其他多种组织中广泛存在的细胞外基质(ECM)大分子。两者交联后形成的类似 ECM 的网状结构,是较理想的细胞支持材料,在生物活性、生物相容性和生物可降解性等方面,具有合成材料难以媲美的综合性能优势,已作为皮肤组织工程的支持材料应用于临床多年。但材料受来源、提取方法等因素影响,存在批次间成分差别较大的不足,并有传播动物来源的疾病的风险。仿生功能自组装多肽材料是近些年快速兴起研究的新型合成材料,它在一定条件下可自组装形成纳米纤维,交联后呈类似 ECM 的网状结构。该材料由于具有来源稳定,组织相容性好,体内降解后无毒,并可根据不同组织的需要,有针对性地在骨架分子上添加可介导不同生物信号的氨基酸序列等特点,已广泛用于多种组织的再生修复和组织工程研究,并取得了一系列令人鼓舞的结果,预示光明的临床应用前景。如能改进材料在自组装过程中的过酸环境,并提高材料机械强度方面的可塑性,则会有更加广泛的应用空间。

Abstract

Collagens and glycosaminoglycans, as major extracellular matrix molecules, widely exist in the dermis and many other tissues. After cross-linking, they form networks, similar to that in the extracellular matrix, exhibiting ideal properties in bioactivity, biocompatibility and biodegradation, which are superior to synthetic materials. For these, the materials have been extensively used in the bioengineering of skin equivalents, which have been approved for clinical use since many years ago. However, the materials have limitations in their stability of composition; the components of materials may vary among different batches. In addition, the materials may carry risks of transmitting animal-derived diseases. Biofunctional self-assembling peptides are new synthetic materials emerged in the past years. They are able to self-assembly to form networks similar to that in the extracellular matrix, thereby to support cell survival and growth. Importantly, the materials are advantageous in their stability of quality to animal derived materials, high biocompatibility, no toxicity after degradation, and plasticity in carrying biofunctional motifs to induce diverse cell signals. For these, the materials have been used extensively in the repair and regeneration of many tissues, and achieved impressive results, promising extensive clinical applications. In the future, if improvements can been made to the materials in reducing acidity during peptide self-assembly, and increasing the plasticity of peptide hydrogels in mechanical strength, the materials will have more extensive applications in cell therapy and tissue engineering.

随着多学科技术领域的突破与生物技术不断交叉融合，以生物材料和干细胞为主的组织工程和再生医学将成为未来人类生命科学及医学诊疗的新的突破口，为目前尚无有效治疗手段的组织器官缺损修复和重建带来希望。其中，生物支架材料将在这些疾病治疗中起到关键作用。生物支架材料将从简单的机械支持、物理桥梁及有限控制细胞和药物的传递工具发展成为能够诱导干细胞分化、调控细胞生长及增殖作用的载体-生物组织相互作用的生物学界面。模仿细胞外基质（ECM）的仿生支架材料将在组织再生领域大放异彩。

根据来源，仿生生物材料可以分为两大类，天然材料和合成材料。天然生物材料，如胶原蛋白、黏多糖和 Matrigel 等，因其存在的广泛性和内在的生物活性得到了研究人员的青睐。用于组织再生和修复的材料很多来源于纯化或改性的天然 ECM。这些天然材料的化学组成和机械性能可以较好地与组织匹配，并且可以引发一系列复杂的生化信号。同时，天然材料通常可以在体内降解，降解产物温和易代谢。而合成材料，尤其是近些年快速兴起的功能自组装多肽材料，具有天然生物材料和合成生物材料的某些优点，在组织再生和组织工程领域具有广泛的应用空间。

第一节　胶原蛋白-黏多糖材料

胶原蛋白（collagen，C）是人体内分布最广的蛋白质之一，是 ECM 的主要组成成分。胶原蛋白易获得，并且具有良好的生物降解性和生物相容性。在过去几十年，基于胶原蛋白的生物材料已经应用在组织工程的多个领域中，并且依然在飞速发展中。现今组织再生领域中，胶原蛋白多来源于牛的皮肤和肌腱、猪的皮肤以及鼠尾。设计生物活性胶原蛋白支架，有四个关键点需要控制：胶原蛋白纤维结构需要避免引起血小板聚集、需含有细胞结合的配体、孔径合适以及降解速度适宜。

黏多糖（glycosaminoglycan，GAG）具有长链结构，由重复的二糖单元构成，其连接在蛋白质上，形成糖蛋白。GAG 作为 ECM 的重要组成部分，影响着多种生物功能，如细胞迁移、分化和血管生成等。由于长链上含有大量的磺酸或羧酸基团，GAG 具有强负电荷性，吸水性极强，并因此与渗透压关系密切。这些性能使富含 GAG 的组织（如关节软骨）具备了高压缩模量和优秀的抗变形能力。

一、胶原蛋白-黏多糖多孔隙材料的生物及机械特性

胶原蛋白-黏多糖（C-GAG）支架是通过冻干胶原蛋白和黏多糖的混悬液而得到，是仿天然 ECM 的典型代表，具有一系列的优点，在组织工程领域大放异彩。C-GAG 支架具有三维连通的孔结构、可调控的降解速度和吸收速度、大量细胞黏附的配体以及机械完整性，已经用在了组织工程的各个方面，包括皮肤、周围神经和结膜组织的体内再生，以及体外作为三维微环境用于探索细胞与 ECM 的相互作用等。

C-GAG 是在 20 世纪 70 年代由麻省理工学院的 Ioannis Yannas 教授和哈佛大学医学院附属麻省总医院外科医生 John F. Burke 共同研制出来。John F. Burke 在创伤治疗上的研究加上 Ioannis Yannas 在胶原蛋白化学方面的积累，两人合作开发出了组织工程领域的第一个生物活性支架 C-GAG。C-GAG 支架中，胶原蛋白和黏多糖各有作用。胶原蛋白具有降解性可控、抗原性/免疫原性

相对较弱等优点,并在此前已在临床应用。GAG 的引入,除了仿生之外,还基于以下几个方面。首先,虽然胶原蛋白的降解速率可以通过交联调节,但交联过多会导致材料易碎变硬,GAG 的引入延缓了胶原蛋白的降解,并减少了过度交联。其次,GAG 还可以显著增强材料的力学性能,包括弹性模量和断裂强度。扫描电镜显示,加入 GAG 后支架的微孔结构更加开放,有助于细胞在支架内的迁移。另外,GAG 的加入还赋予了支架独特的止血性能。

C-GAG 支架孔隙结构会影响细胞的黏附和迁移,影响细胞向支架内部生长的速度和深度。细胞黏附能力和活性与细胞类型、支架组成以及孔径尺寸有关;反过来,支架孔径尺寸也严重影响着细胞形态和表型。在多孔氮化硅支架中,内皮细胞更倾向于黏附在孔径小于 $80\mu m$ 的支架中,而成纤维细胞更倾向于黏附在孔径大于 $90\mu m$ 的大孔径支架上。在聚 L-乳酸支架中,血管平滑肌细胞更易黏附在孔径范围在 $63\sim150\mu m$ 的支架上,而成纤维细胞则能够黏附在孔径范围更宽泛($38\sim150\mu m$)的支架上。多种细胞都表现出了对孔径大小的依赖性,细胞更倾向黏附在孔径尺寸比自身尺寸大的支架上。

二、胶原蛋白-黏多糖多孔隙材料在组织再生中的应用

C-GAG 支架在组织工程领域备受关注,其最主要的几个应用包括皮肤、周围神经和结膜再生修复等,除此之外,C-GAG 在骨、心脏瓣膜、关节软骨、泌尿器官和脊髓再生修复中也显示了重要的作用。C-GAG 支架在组织再生中发挥多个作用,包括物理抑制伤口挛缩,为细胞和新生组织生长提供机械支持,富含配体和信号分子以及促进细胞黏附、增殖和分化等。

1. 周围神经再生　周围神经损伤经常需要搭建神经管桥来修复。在神经管桥内加入多孔支架材料可以提高神经再生的质量。多孔支架起着物理支持和诱导细胞迁徙至组织缺损或伤口的作用。适用于神经修复的 C-GAG 支架具有轴向拉长直径约 $10\sim20\mu m$ 的孔径,为施万细胞(Schwann cell)的迁移和神经断端之间轴突的形成提供接触导向。降解半衰期为 6 周的 C-GAG 支架再生周围神经的效果与自体移植效果一致,而后者一直是修复周围神经缺损的"金标准"。

2. 结膜和角膜再生　在兔子动物模型中,C-GAG 支架可以改变结膜全层病变伤口收缩和瘢痕形成的愈合机制。支架可以显著减少伤口收缩,促进基质层的生成。C-GAG 也是人工角膜的理想基质。体外研究显示,角膜基质细胞、上皮细胞和内皮细胞可以在 C-GAG 支架上连续共培养超过 12 周,这些细胞产生了新的 ECM,形成了完整的上皮、基底膜和内皮细胞单层。

3. 软骨和纤维软骨组织工程应用　C-GAG 支架在骨组织中也有应用,包括关节软骨、半月板和椎间盘等,对于支架的交联密度、化学组成以及孔径大小和生长因子等添加物在关节软骨再生中的作用已有较多研究。

三、基于胶原蛋白-黏多糖多孔隙材料的组织工程皮肤

C-GAG 支架最初是作为无细胞的真皮替代物而设计的,其在组织工程皮肤中的应用最为经典。基于 C-GAG 支架本身形成的真皮替代物,可促进皮肤伤口愈合过程,已用于治疗大面积烧伤患者的暂时性伤口创面覆盖及慢性皮肤溃疡的治疗。研究发现,只有 C-GAG 孔径为 $40\sim140\mu m$,降解速度为 $2\sim3$ 周,表面含有大量整合素 $\alpha_1\beta_1$ 和 $\alpha_2\beta_1$ 配体时,C-GAG 支架才能促进皮肤组织修复。在伤口收缩过程中,成纤维细胞通过整合素黏附在 C-GAG 支架上,这一重要的性能决定了支架可以减慢伤口收缩,细胞黏附在支架材料上大大减少了伤口收缩过程中细胞之间的互相黏附。细胞黏附在支架上的时间是 $2\sim3$ 周,支架降解过快会影响支架在伤口愈合中的作用。此类无细胞组织工程真皮的代表性产品为 Integra®(Integra Life Science)。Integra® 是美国食品和药物管理局(FDA)批准的第一个组织工程产品,它由两部分组成,表层是合成的硅胶聚合物,真皮层是 C-GAG 冻干的支架。表层起到屏障作用,控制水分的流失和细菌的侵入,并将在真皮层血管化后被移除。真皮层 C-GAG 支架则被成纤维细胞和其他伤口内的细胞浸润,随着细胞在支架内的渗透,支架材料逐渐降解并被新合成的胶原蛋白等 ECM 分子取代。Integra® 虽然最初被 FDA 批准用于Ⅲ度烧伤创面,但临床结果显示其对不愈合的糖

尿病足溃疡（diabetic foot ulcer，DFU）也有明显疗效。2017 年，国内生产同类产品的深圳兰度生物材料有限公司生产的 Lando® 人工真皮通过了国家药品监督管理局的批准。

Steven T. Boyce 和 Edward E. Tredget 等人将自体或异体的角质细胞和成纤维细胞种植在 C-GAG 支架上，形成同时含有表皮和真皮细胞的双层组织工程皮肤。此类组织工程皮肤的代表性产品是 Apligraf®（Organogenesis，Inc.）。这是第一个基于同种异体细胞的产品，1998 年被 FDA 批准用于治疗 DFU 和下肢静脉溃疡。其制备方法是，将新生儿成纤维细胞种植在 I 型牛胶原蛋白支架上，培养一定时间后，再将新生儿角质细胞种植在表面上，经气-液界面培养后，角质细胞形成类似表皮的角质层，经此得到同时具有表皮和真皮双层含细胞结构的皮肤替代物。Apligraf® 中的成纤维细胞和角质细胞在患者体内的生存时间不超过 6 周，它们通过分泌细胞因子和生长因子，起到了促进伤口愈合的作用。基于相同的技术，Boyce 团队制备了含经过体外扩增培养的病人自体皮肤角质细胞和成纤维细胞的双层组织工程皮肤，并成功应用于临床治疗大面积烧伤患者。2007 年，同类产品在我国获国家药品监督管理局批准应用于临床。

含自体表皮和真皮细胞的双层组织工程皮肤移植到创面后能够形成永久表皮层，在一定程度上能够替代自体植皮，拯救大面积烧伤患者的生命；但不能形成毛囊、皮脂腺、汗腺等皮肤附属结构，皮肤的结构和功能并没有完全恢复。清华大学深圳研究生院吴耀炯课题组将表皮干细胞和真皮干细胞种植在 C-GAG 支架上，经体外培养后移植到裸鼠全层皮肤缺损伤口，形成含毛囊和皮脂腺的新生皮肤，为研发具备毛囊再生能力的新一代组织工程皮肤奠定了基础。实现皮肤结构和功能的全替代，是组织工程皮肤的目标，亟需在细胞和材料等方面取得技术突破。

第二节　仿生多肽材料

仿生材料的一重要类型是合成高分子材料。得益于其单体化学组成和结构的多样性，多种合成高分子材料应用在了组织再生领域中，仿生水凝胶材料是其中的典型代表，如聚丙烯酰胺、聚丙烯酸、聚酯以及聚醚等。合成高分子材料较天然材料具

有来源稳定、成分明确、制备过程经济、可重复生产等优点，但在生物活性（尤其是综合生物功能方面）、生物相容性和体内降解速度的可控性等方面却难以媲美天然生物材料，因此在组织再生领域的应用受到了限制。设计化学成分明确、生物功能可控的合成材料是未来研究方向。

近些年，功能自组装多肽材料（self-assembly peptide）快速兴起，该类材料兼具合成生物材料和天然生物材料的优点，材料来源稳定，可重复性好，更重要的是材料的可塑性好，可以根据不同组织再生的需要，特异性地添加具有特定生物功能的氨基酸片段，在组织再生领域显示了巨大的应用前景。本章节着重介绍自组装多肽类材料及其修饰和其在组织再生领域中的应用。

一、自组装多肽水凝胶材料

1989 年麻省理工学院 Shuguang Zhang 等在研究酵母遗传学和结构蛋白学时，无意间发现了第 1 个自组装多肽 EAKA16-II（AEAEAKAKAEAE-AKAK）。它由丙氨酸（alanine，A）、谷氨酸（glutamate，E）和赖氨酸（lysine，K）交替排列而成，通过天然自互补的离子相互作用形成了 β-折叠的构型，并具有有序的纳米纤维结构。EAKA16-II 不仅在酸碱介质（pH 1~11）中结构稳定，还可以抵抗热处理、1% 十二烷基磺酸钠、8mol/L 尿素以及 6mol/L 盐酸胍。加入盐后，在培养皿中可见薄层膜状透明物质。自此之后，科研工作者们相继开发了多种自组装多肽，广泛应用于三维细胞培养、组织工程、再生医学以及传感设备等领域，部分已进入临床研究阶段。

自组装多肽是通过"自下而上"而非"自上而下"的方法获得，是原子与原子或分子与分子之间作用形成的一种新型的超分子。这种方法要求我们对每一个分子结构单元以及它们的性能和自组装性能有较深入的了解。

通常小分子的自组装是在疏水作用、π-π 键、氢键或静电作用的驱动下完成的。氨基酸的化学成分，使其具备了自组装的潜能。当多肽片段具备了合适的氨基酸序列时就具备了自组装的能力。在水溶液中，多肽分子有不同的二级结构（β-折叠、β-发夹、α-螺旋和卷曲螺旋）；在合适的信号（pH、离子或剪切）刺激下，二级结构自组装成纳米纤维；

纳米纤维在三维方向上增长形成了更粗更长的纤维,并进一步自组装形成纤维网络结构。多肽纤维的网络结构可以捕捉水分子,形成水凝胶。通过控制最初的氨基酸序列,多肽水凝胶的物理性能可以精确控制。可根据不同组织的特点和用途,灵活添加不同分子的功能片段,使之更具有组织特异性,有利于组织特异性干细胞分化微环境的构建。

多肽自组装的优点:

(1)多肽自组装材料具有纳米纤维和纳米空隙的结构,可以最大程度上模仿 ECM 结构,而冻干支架和化学交联水凝胶的纤维直径和空隙尺寸多是微米级。

(2)多肽自组装材料的组成是天然氨基酸,具备生物相容性、生物可降解性和无免疫原性的优点。

(3)容易功能化,可根据组织需要灵活添加功能片段,有利于构建组织特异性干细胞分化微环境。

(4)多肽易合成,多肽序列、可重复性以及多分散性都可以精确控制,合成过程自动化,不需要复杂的过程,如复杂化学反应、苛刻的反应条件、有毒/昂贵的催化剂/酶以及冗长的纯化过程。

(5)化学成分明确,更加安全。

二、自组装多肽水凝胶材料的种类

1. 离子互补类自组装多肽(ionic-complementary self-assembling peptides) 根据电荷分布,离子互补类自组装多肽可以分为以下四类:Ⅰ类(-+-+-+-+),如 RADA16-Ⅰ(Ac-RADARADA-RADARADA-CONH$_2$);Ⅱ类(--++--++),如 RADA16-Ⅱ(Ac-RARADADARARADADA-CONH$_2$);Ⅲ类(---+++)和Ⅳ类(----++++)。

RADA16-Ⅰ和 RADA16-Ⅱ是用精氨酸(arginine,R)和天门冬氨酸(aspartic acid,D)替代 EAKA16 中的赖氨酸和谷氨酸而得。在水溶液中,丙氨酸之间形成疏水相互作用,而带正电荷的精氨酸和带负电荷的天门冬氨酸通过分子间的静电离子作用结合在一起。它们自组装形成直径约 10nm 的纳米纤维,纳米纤维相互交织形成支架,支架孔径在 5~200nm,含水量在 99% 以上(1~10mg/ml,w/v)。RADA16-Ⅰ可以促进细胞增殖和组织再生,已经商业化应用于科研,商品名 PuraMatrix™。RADA16-Ⅰ水凝胶的存储模量只有 5Pa,比 Matrigel(80Pa)、胶原和纤维蛋白水凝胶(385~510Pa)更加柔软。支架形成及其机械性能受以下 4 个因素影响:①氨基酸序列;②疏水性;③多肽链的长度;④自组装时间。疏水残基(丙氨酸 A、缬氨酸 V、异亮氨酸 I、亮氨酸 L、酪氨酸 Y、苯丙氨酸 F 和色氨酸 W)的含量与自组装的速度和支架的机械性能关系密切。一般,疏水成分含量越高,支架越易形成,机械性能也越强(图 11-1)。

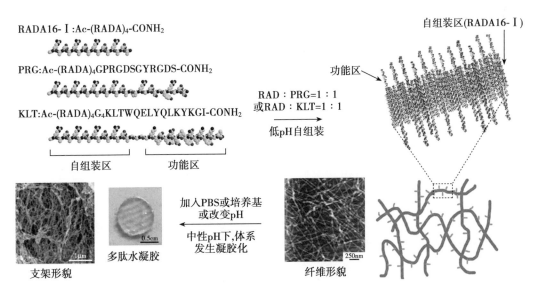

图 11-1 多肽分子模型和自组装多肽纳米纤维支架示意图
RADA16-Ⅰ β-折叠的一侧为疏水的丙氨酸,另一侧分布着交替排列的带正电荷精氨酸和负电荷的天门冬氨酸。PRG 和 KLT 中的功能域在纳米纤维主架外侧。AFM 和 SEM 图显示了自组装多肽典型的纳米纤维结构。(译自 Xi Liu,et al,Nanoscale,2012)

MAX1（VKVKVKVK-VDPPT-KVKVKVKV-CONH$_2$）和 MAX8（VKVKVK VK-VDPPT-KVEVKVEV-CONH$_2$）是由 Darrin J. Pochan、Joel P. Schneider 及其合作者们开发。MAX1 不会引起人红细胞溶血，NIH 3T3 细胞可以在支架上黏附。但是，由于 MAX1 凝胶过慢，它并不适合包埋细胞，而 MAX8 可以均匀地包埋细胞。在体外，MAX1 和 MAX8 均不激活巨噬细胞。这类多肽可以剪切变稀，通过施加剪切力，凝胶可以变为流动的液体，去除剪切力后，材料恢复到凝胶状态。

Amalia Aggeli 开发了一系列 P$_{11}$ 自组装多肽，它由 11 个氨基酸组成，典型组分是几个谷氨酰胺残基 Q 和交替排列的极性和芳香氨基酸残基。其中，比较出名的是 P$_{11}$-2（Ac-QQRFQWQFEQQ-CONH$_2$），早期报道也称之为 DN1。P$_{11}$-2 采取 β-股构型，可以自组装成高度有序的 β-折叠带和纤维等。通过在关键位置引入突变，P$_{11}$-2 具有了对 pH 敏感的性能。P$_{11}$-3，其与 P$_{11}$-2 的区别是将第 9 个氨基酸 E 换成 Q，它可以作为二氧化硅纳米管的纤维模板。P$_{11}$-4（Ac-QQRFEWEFEQQ-CONH$_2$）表面上 4 个谷氨酸残基组成负电荷簇，成为了 Ca^{2+} 的潜在结合位点。大量实验证明，P$_{11}$-4 可以对早期龋齿进行再矿化，相关产品（Curodont™ Repair）正在临床试验中。更重要的是，P$_{11}$-4 可以通过大肠埃希菌合成，这种方法比固相合成更经济适用。研究还发现 P$_{11}$ 多肽对鼠细胞是无毒性的，且在鼠内不引起任何免疫反应。P$_{11}$ 多肽在注射前是液态的，注射到目标位置后会自发自组装形成水凝胶。

2. 补偿共自组装类多肽（complementary co-assembling peptide） 上面提到的自组装多肽需要改变 pH 才能形成水凝胶，这个过程会刺激细胞。研究者们开发了补偿共自组装类多肽水凝胶，即两个带相反电荷的多肽序列，利用两者之间的吸引和排斥作用形成水凝胶，避免了 pH 改变。典型例子如带正电荷的 Ac-LKLKLKLKLKLK-CONH$_2$ 和带负电荷的 Ac-LDLDLDLDLDLD-CONH$_2$。多肽序列之间的自我排斥性能阻止了不可控的自发组装，而两个链之间的静电相互作用又驱使它们可以共

自组装形成纳米纤维的结构。

对于 RADA 类和补偿共自组装类多肽，其形成的纳米纤维进一步组装成 3D 结构。根据多肽的浓度和聚集成的纳米结构，其含水量在 95%～99%，水凝胶的孔径在 5～200nm。

3. 两亲类自组装多肽（peptide amphiphiles，PA） PA 包含了一大类分子，作为一种新型材料，这类分子在再生医学领域也显示了强大的潜力。Samuel I. Stupp 实验室开发了一系列 PA，PA 通常由四部分组成：①疏水区，多是烷基长链，软脂酸是最常用的一种烷基长链，是含 16 个碳原子的饱和脂肪酸，它存在于天然植物油和蛋白质中；②β-折叠区，也叫短肽序列区，用于调节 PA 的机械性能和凝胶性能，同时，β-折叠区也影响着纳米结构形貌，纳米结构可以是圆柱、螺旋条以及更大的纳米带；③带电荷氨基酸区，通常包含 1～3 个带电荷的氨基酸，目的是增加水溶解性和调节凝胶性能；④生物活性区，这个区域在结构上来说不是必须的，通常包含一个生物活性的信号表位，分布在纳米纤维的表面，如层粘连蛋白的 IKVAV 片段（图 11-2）。

水介质中，PA 在烷基尾巴之间的疏水作用和 β-折叠区的氢键作用的驱使下完成自组装。典型的 PA 组装的纤维，宽约 6～12nm，最大可达几微米。改变溶液 pH 或加入盐会屏蔽带电氨基酸的电荷，引起 PA 凝胶化，这个过程甚至在 PA 质量分数小于 1% 时也可以发生。PA 水凝胶的机械强度可以通过调整三个结构域而改变，典型存储模量位于 10kPa 级别。高度水化的 PA 纳米纤维水凝胶表面上具有高密度的表位，使其成为细胞培养和组织工程的理想基质。

4. 其他类多肽 除了上面提到的，还有通过其他非共价键作用形成的多肽。二苯胺多肽利用氢键和芳香基的 π-π 键，形成长度 100μm 的管状纳米结构。其他可形成管状结构的多肽还有环多肽等。

三、多肽的改性

1. 降解性能 组织工程中，基质重组是控制和指导干细胞生长和分化的重要因素。理想的包

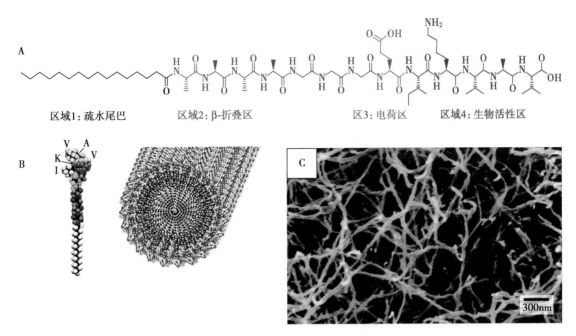

图 11-2 两亲类自组装多肽（PA）

A. PA 的典型结构，其含有 4 个部分：疏水尾巴区域、β-折叠区域、带电荷区域和活性区域。B. 含 IKVAV 活性域的 PA 的分子示意图，白色代表疏水尾巴，红色代表 β-折叠区域，绿色代表带电荷氨基酸区域，黄色代表活性区域。C. 含 IKVAV 活性域的 PA 水凝胶的 SEM 图。（译自 Linlin Sun, et al, Int J Nanomed, 2017）

埋细胞的基质应具备细胞介导的降解性能，为细胞铺展、增殖、迁移和重组创造出空间。线性脂肪族聚酯聚乳酸（PLA）、聚羟基乙酸（PGA）及聚乳酸-羟基乙酸共聚物（PLGA）具有宽泛可调的降解性能，其降解性能依赖于分子链上酯键的无规水解，降解行为不能精确控制。因此，构建对 ECM 蛋白酶敏感的自组装多肽，是科研工作者的研究兴趣点。在多肽领域关于酶降解的改性也有相关的综述文献已经发表。

科研工作者把基质金属蛋白酶（MMP）敏感片段 PVGLIG 插入到了 RADA 单元中，研究发现，插入的 PVGLIG 可以阻止 β-折叠的自组装，使 RADA 失去了凝胶的性能。因此，必须有足够多的 RADA 单元来克服插入 PVGLIG 的影响。当每三个 RADA 连接一个 MMP 敏感序列 PVGLIG 时，材料具有最佳的自组装性能和物理性能。支架暴露在 MMP-2 24 小时后，含 PVGLIG 的水凝胶发生了酶解现象，而无 PVGLIG 支架则无明显的断裂。

有研究者对 $K_2(SL)_6K_2$ 自组装多肽进行改性，引进了 MMP-2 特异性降解位点 LRG。此类多肽具有 ABA 结构，两亲性的 B 段驱使多肽自组装，带电荷的 A 段控制自组装发生的条件。通过对 A 和 B 段氨基酸的精确选择可以控制自组装纤维的长度和形成水凝胶的黏弹性。MMP-2 降解位点在 B 段的引入使水凝胶可以在胶原酶Ⅳ作用下降解，促进了细胞在水凝胶的铺展和迁移。

Ho-Wook Jun 等科研工作者将 MMP-2 酶解位点 GTAGLIGQ 引入 PA 中，加入二价阳离子后，PA 会自组装，将自组装的水凝胶在胶原酶Ⅳ中孵育 1 周后，水凝胶的质量减少了 50%，孵育 1 个月后，水凝胶完全降解。包埋在含酶解位点水凝胶中的细胞可以铺展，而在无酶解位点的水凝胶中，细胞呈圆形。水凝胶中的细胞分泌酶降解和重组了支架网络结构，为细胞伸展提供了空间。Michael C. Giano 等制备了五个对 MMP-13 敏感程度不同的 β-发夹多肽水凝胶，在酶作用 14 天后，不同敏感程度的水凝胶显示了不同的降解速率（5%~70%）和不同的 SW1353 细胞迁移速率。

2. 生物识别性能 组织微环境影响着细胞命运（增殖和分化），设计可以刺激特定细胞响应，并指导新组织形成的材料，是当前仿生材料的研究热点。在多肽中引入特定的功能分子创造特异性的干细胞壁龛来促进和指导细胞黏附、迁移、增殖和分化是一种有效手段。引入功能化域的目的是增加多肽材料的生物活性,功能化域本身通常不具备自组装能力,但也不影响原多肽骨架的自组装性能。

科研工作者们在自组装多肽中引入了多种生物活性的功能域,常见的功能域见表11-1。多种功能域片段链接到了 RADA 侧位上。最常用的功能域是短肽序列精氨酸-甘氨酸-天冬门氨酸(RGD),RGD 来源于纤连蛋白,可显著促进多种细胞的黏附和存活。在 RADA-Ⅰ 中引入 RGD 后,由于位阻作用,其形成的纳米纤维变短,水凝胶机械强度减弱,但对细胞存活的支持能力增强;引入 SKP-PGTSS(骨髓归巢多肽分子)后,在不添加任何生长因子的情况下,神经干细胞活性增强,且向神经元和神经胶质细胞分化的能力增强;引入 IKVAV(层粘连蛋白活性序列)后,鼠神经干细胞在 RA-DA16-Ⅰ 水凝胶中的增殖和迁移能力大幅提高。此外,对其他自组装多肽的功能化也有较多研究,如 Andrea Caprini 等用 KLPGWSG(可结合神经干细胞表面分子)改性了自组装多肽 LDLK12,改性后的多肽可以促进神经干细胞的分化。在 PA 中引入功能域可以促进细胞与支架的相互作用;引入 IKVAV 后,PA 水凝胶可以选择性地促进神经干细胞向神经元分化;引入转化生长因子(TGF)亲和功能域的 PA 可以促进关节软骨的再生。

表 11-1 功能域短肽序列及其来源和生物功能

功能域短肽序列	来源	功能
PRG(PRGDSGYRGDS)	纤连蛋白 RGD 序列	促进多种细胞黏附、存活
IKVAV	层粘连蛋白	促进神经突长出
HSNGLPL	亲和 TGF-β1 多肽	促进 MSC 软骨分化,促进关节软骨再生
SKPPGTSS PFSSTKT	骨髓归巢多肽分子	增加神经干细胞活力
ALKRQGRTLYGF	成骨生长多肽	促进骨细胞增殖与分化
YIGSR RYVVLPR	层粘连蛋白序列	促进成骨细胞增殖、分化和迁移
KLPGWSG	可结合神经干细胞表面分子	调控神经干细胞增殖和分化
DGRGDSVAYG	成骨细胞黏附分子	成骨细胞增殖、分化和迁移
KLT(KLTWQELYQLKYKGI)	VEGF 片段	激活 VEGF 受体

四、自组装多肽生物材料在再生医学中的应用

自组装多肽水凝胶已用于多种组织损伤的再生修复研究,在减少组织损伤后细胞凋亡、促进组织功能的恢复等方面均显示了一定的效果,尤其是针对不同组织特异性添加了功能片段后,仿生功能自组装多肽展示了更加明显的介导组织再生作用。另外,自组装多肽材料复合细胞或其他材料的使用,发挥多种成分的协同作用,是提高组织再生效果,实现组织或器官功能替代的努力方向(图11-3)。

1. 自组装多肽在皮肤及其附属器官再生中的应用 皮肤是身体最大的器官,因暴露在体表而极易受到损伤。2008 年,Aurore Schneider 等人利用纳米生物技术通过结合自组装多肽水凝胶纳米纤维支架和表皮生长因子(epidermal growth factor,EGF)来提高伤口的上皮化的速度。该研究中所应用的自组装多肽水凝胶为常见的 RADA16-Ⅰ,所用的皮肤模型为人工制备的人皮肤替代物(bioengineered human skin equivalent,HSE),这种组织模型具有许多人类皮肤的形态和表型特性,能够用于检测伤口的再上皮化情况。将 HSE 制作成一个全层深度的伤口后,伤口边缘的上皮细胞经过一系列的调控,能够使伤口再上皮化。研究人员在这种 HSE 伤口表面滴加 RADA16-Ⅰ 溶液,在不到 30 分钟的时间内,RADA16-Ⅰ 溶液迅速自组装形成水凝胶,完全填充伤口,并覆盖伤口表面。RADA16-Ⅰ 经历了自组装,形成了独特的三维结构,稳定地覆盖在伤口表面,表明这种材料可以作为一种伤口敷料。

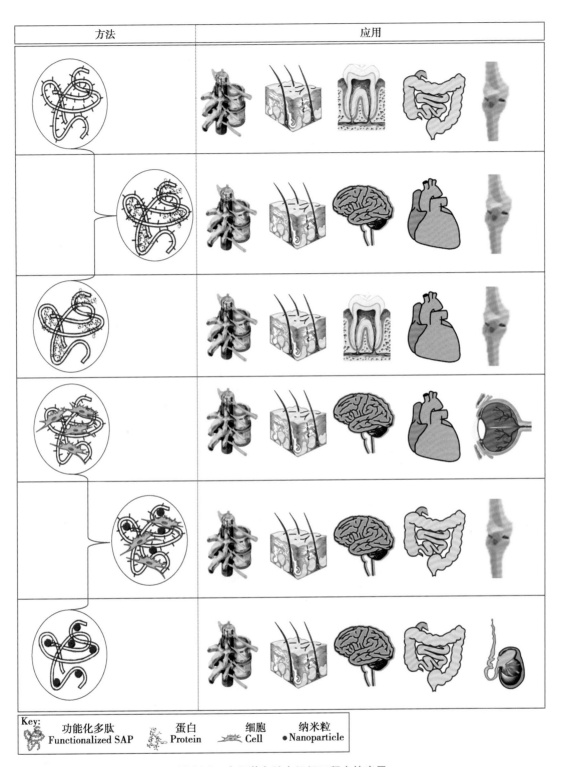

方法	应用

Key:
功能化多肽 Functionalized SAP　　蛋白 Protein　　细胞 Cell　　●纳米粒 Nanoparticle

图 11-3　自组装多肽在组织工程中的应用

左侧显示自组装多肽的不同应用方法,包括作为组织再生和组织工程的支架材料,以及用于纳米粒和药物的体内投放和细胞移植等。右侧显示不同方法在器官和组织再生修复中的应用。(译自 Pugliese R,Gelain F. Trends Biotechnol,2017)

自组装多肽水凝胶支架模拟了 ECM 的结构和孔隙度,生长因子和营养物质可以缓慢、自由地扩散到支架内。于是有研究将 EGF 包裹在自组装多肽水凝胶中(SAP-EGF),来提升其对伤口愈合的速率。

SAP-EGF 在磷酸缓冲液(PBS,一种含磷酸盐的生理盐水)中 48 小时的 EGF 释放曲线显示,EGF 仍然存在于 SAP 支架材料中,并且在与 PBS 的孵育过程中没有被释放出来。而当 SAP-EGF 与伤口接触时,EGF 才会从水凝胶中释放出来。通过测量伤口上皮化过程中上皮层伸展的长度,研究人员发现,含有 EGF 的自组装多肽可以使伤口的覆盖率提高 5 倍,比不使用 EGF 的 SAP 要高出 3.5 倍。而由 SAP-EGF 引起的伤口快速上皮化主要是由于 EGF 促进了上皮细胞的增殖。这些结果表明,这种自组装多肽水凝胶具有许多适合于皮肤伤口治疗的特性,包括伤口覆盖、生物材料的功能化、局部生长因子的释放等,可以加速伤口的上皮化,促进伤口愈合,有望发展成为一种有效的促伤口愈合制剂。

上述研究结果是基于体外模型,科学家们利用鼠的烧伤模型对其功能进行了更深入的研究。

烧伤是世界上第四常见的创伤,Ⅲ度烧伤是皮肤最严重的损伤之一。每年有数以百万计的人因热水、火焰和热油而遭受严重残疾甚至死亡的危险。尽管随着医疗水平的不断进步和创伤后护理水平的提升,烧伤患者的存活率和恢复率也有所提高,但是对于严重烧伤患者来说,恢复过程是漫长的,同时还伴随着感染的风险,甚至会引起死亡。烧伤包扎在伤口愈合过程中起着至关重要的作用,伤口愈合的各个阶段都需要提供一个最佳的微环境,才能达到满意的组织修复。烧伤伤口与切除的伤口不同,在烧伤的伤口上,伤口在损伤后会进一步扩大,周围组织继续坏死,导致伤口再上皮化减慢和产生过多的液体渗出物,从而导致烧伤伤口水肿。因此,抑制坏死和炎症应该是烧伤伤口敷料的重要功能。即使在理想的条件下,伤口的愈合也会伴随着瘢痕组织的形成,并且可能会损害愈合组织的外观和功能。此外,由于凝血区产生的氧化和炎症压力,烧伤的伤口与撕裂和钝伤相比有更高的坏死风险。因此,如果烧伤不及时恰当地处理,会导致损伤区域附近的正常组织转化为坏死组织,增加伤口的深度和范围。严重烧伤损伤也会产生快速而强烈的系统免疫反应,毛细血管通透性增加,蛋白质漏入组织间隙,以及免疫细胞大量表达促炎症因子等,可导致休克。因此,需要研发新的技术来解决烧伤损伤的独特的病理生理需求,即组织的快速修复、瘢痕的最小化以及功能的重建和美观的重现。

虽然许多伤口敷料已经应用于临床实践,但很少有伤口敷料能完全满足伤口愈合要求。例如,多年来,网状的棉纱布敷料已被有效地应用于渗出物严重和坏死的伤口,但是这种敷料缺乏促进伤口愈合的作用。天然的多糖伤口敷料,如右旋糖酐、海藻酸钙和甲壳素,以及合成的伤口敷料,如聚氧乙烯敷料和硅胶敷料,在炎症和清创的阶段有一定作用,但对上皮组织和肉芽组织的形成没有什么帮助。胶原蛋白和猪小肠黏膜下层组织材料具有显著增加上皮化速率的作用;然而,它们的潜在抗原性极大地限制了其临床应用。理想的敷料应能够防止感染,维持皮肤水分,清洁伤口,并为组织再生提供适宜的微环境。而仿生的自组装多肽水凝胶在这些方面拥有很好的应用前景。

四川大学的赵晓军团队利用大鼠烧伤模型对 RADA16-Ⅰ 在皮肤烧伤伤口方面的应用进行了研究,并与常用的敷料:壳聚糖、PLA 和 Ⅰ型胶原蛋白等进行了比较分析。与其他敷料相比,在所有伤口愈合阶段,RADA16-Ⅰ 治疗的伤口愈合率明显提高。在受伤 3 小时后,观察到 RADA16-Ⅰ 治疗组没有明显的水疱出现,而壳聚糖治疗组中,伤口处有水疱产生。RADA16-Ⅰ 治疗的伤口结痂在第 5 天开始,第 17 天脱落。壳聚糖处理过的伤口结痂在第 8 天开始,第 22 天脱落,延迟了 3~5 天。这说明 RADA16-Ⅰ 可以加速伤口愈合。RADA16-Ⅰ 治疗组的平均伤口愈合率总是比其他组(壳聚糖、PLA、胶原蛋白和空白组)高 10%~30%,在受伤后的第 21 天愈合率几乎达到 80%,而其他治疗组只有 45%~60%($P<0.05$)。在伤口愈合的第 50 天,与壳聚糖相比,RADA16-Ⅰ 治疗的伤口处再生了更多的毛发。这表示自组装的 RADA16-Ⅰ 多肽水凝胶伤口敷料可以减少组织坏死,促进上皮化和肉芽组织的形成,进而更有效地促进伤口愈合。

2014 年,Yihua Loo 等利用超短肽(小于 7 个氨基酸)自组装成的水凝胶治疗大鼠的烧伤,取得不错的效果。这项研究选择的两个超短肽都含有赖氨酸($Ac-ILVAGK-NH_2$ 和 $Ac-LIVAGK-NH_2$),它可以促进开放性伤口的止血。赖氨酸的类似物和衍生物,如 ε-氨基苯丙酸和环己酸是抗纤溶剂,可以通过竞争性抑制蛋白水解酶活性来防止血液流失,从而防止血凝块的分解。组织坏死过程中,细胞释放的核酸能激发免疫反应;这两种短肽可以结合

DNA 减弱其免疫刺激效果,这在一定程度上可减轻烧伤引起的炎症反应。选择含有赖氨酸的多肽的另一个好处是,它们在盐溶液作用下,如正常的生理盐水和 PBS,成胶性能增强,且得到的凝胶具有更大的硬度。因此,用 PBS 来制备水凝胶敷料,不仅可以保持生理 pH,还可以增加敷料吸收伤口渗出物的能力。

该研究进一步用大鼠局部深度烧伤模型,以 Mepitel® 为对照,对超短肽水凝胶作为伤口敷料的疗效进行了评价。Mepitel® 是一种临床应用的标准敷料,由一种涂有硅酮的柔性聚酰胺网组成。使用水凝胶作为烧伤敷料的一个重要优点在于它们可能促进坏死结痂的组织自溶性清创。自溶性清创优于物理方法,在于物理方法可能会在去除坏死的结痂组织的同时破坏正在修复的组织。研究中用的这两种超短肽水凝胶都刺激了自溶性清创。实验显示,在第 8 天,所有超短肽水凝胶处理的实验动物伤口全部启动了清创;相比之下,用 Mepitel® 处理的实验动物伤口在第 10 天才全部启动了清创。超短肽处理的实验动物伤口在第 12 天完成了全部的清创,而 Mepitel® 处理的实验动物伤口在第 14 天才完成。所有超短肽水凝胶处理的伤口清创无论是开始还是完成时间都早于 Mepitel®。通过加速对坏死组织的自溶性清除,超短肽水凝胶为细胞提供了进入损伤区域并开始组织再生的空间。伤口的重新上皮化在保护机体免受病原体侵害方面起着重要的屏障作用。当皮肤屏障被破坏时,免疫系统就会产生细胞因子来击退入侵的病原体。严重烧伤中,细胞因子的过度生产(细胞因子风暴)会引起过度的炎症,从而引发器官衰竭并导致患者死亡。通过加速再上皮化来关闭伤口并恢复皮肤屏障,可降低感染的风险。与使用 Mepitel® 治疗组相比,使用超短肽水凝胶治疗的伤口愈合速度要快得多。在第 10 天,Ac-ILVAGK-NH₂ 和 Ac-LIVAGK-NH₂ 处理的伤口再上皮化分别为 58.6% 和 55.0%,而 Mepitel® 只有 47.3%。在第 14 天,超短肽水凝胶达到了 86.2% 和 92.9% 的伤口上皮化,这明显高于 Mepitel® 敷料的 62.8%。同样,组织学检测结果显示,到第 14 天,超短肽水凝胶处理的伤口几乎完成了表皮的再生,超过 90% 的受伤组织被新的上皮组织覆盖,而新的表皮几乎和健康的皮肤

一样厚。表皮的基底细胞也开始进入受伤的真皮中形成新的毛囊的前体。相比之下,在 Mepitel® 处理的伤口上皮化区域更小、更薄、更脆弱。因此,与 Mepitel® 相比,超短肽水凝胶伤口敷料促进了上皮组织的再生,进而降低了感染的风险。研究结果还表明,这两种超短肽之间的微小氨基酸序列差异可能会影响伤口愈合的速度;Ac-LIVAGK-NH₂ 促伤口上皮化效果更佳。

超短肽的体内生物相容性在多个动物模型中得到了充分的研究,均表明它们不引起细胞和体液免疫反应,细胞对植入的水凝胶反应轻微,没有发现产生抗体,多种验证实验都证明了它们的非诱变、非免疫原性和非过敏性特性。

在伤口愈合过程中,细胞因子和生长因子之间复杂的相互作用促成了不同细胞的迁移和增殖,以调节炎症、肉芽组织、再上皮化、基质形成和重塑的过程。为了深入了解水凝胶在烧伤愈合中对细胞因子表达水平的影响,在伤口愈合的第 7 天和 14 天取皮肤样本检测其中 10 种细胞和生长因子的表达量,包括粒细胞-巨噬细胞集落刺激因子(GM-CSF)、干扰素-γ(IFN-γ)、白介素-1α(IL-1α)、IL-1β、IL-2、IL-4、IL-6、TGF-β、肿瘤坏死因子-α(TNF-α)和血管内皮生长因子-α(VEGF-α)。在第 7 天,在水凝胶治疗组与 Mepitel® 治疗组之间,这些细胞因子表达水平没有统计学上的显著差异。到第 14 天,用 Ac-LIVAGK-NH₂ 和 Mepitel® 治疗的伤口的细胞因子表达量与健康皮肤相当,而 Ac-ILVAGK-NH₂ 显著提高了 IL-4、IL-6、TNF-α 和 GM-CSF 的表达,后三种是促炎细胞因子。IL-1α 由表皮角质细胞生成,具有维持屏障功能。当皮肤屏障被破坏时,IL-1α 被分泌以刺激胶原蛋白生成和细胞增殖。IL-1α 还与 TNF-α 协同作用诱发炎症并促进伤口再上皮化。IL-6 是另一种不可或缺的细胞因子,它间接诱导白细胞浸润、血管生成和上皮形成。同样,GM-CSF 通过直接促进角质细胞增殖和间接调节 IL-6 来促进伤口重新上皮化。由于用 Ac-LIVAGK-NH₂ 治疗的伤口已几乎完全被重新上皮化,这些促炎细胞因子的表达被下调,达到接近未损伤皮肤的水平。而在 Ac-ILVAGK-NH₂ 治疗组,IL-1α,IL-6 和 TNF-α 呈较高的表达水平,是由于伤口愈合较慢,伤口正在进行上皮化。因此,这两种

超短肽之间表现出的不同炎症反应过程可以归因于再上皮化速率的差异。

超短肽水凝胶的应用,加速了自溶清创,刺激上皮细胞增殖,促进伤口闭合,加快了重度烧伤的恢复。超短肽水凝胶结合了商业敷料和传统水凝胶纳米纤维支架的优点,为组织再生提供了新的思路。其无色透明的特点便于伤口的观察,在证明了生物相容性和有效性之后,未来的应用前景包括与抗生素等联合使用,以防止感染和加速组织再生。这种自组装多肽也便于对不同配方设计进行修改,从可以补充水分的膜,到局部凝胶以及喷雾配方,配方的多功能性将促进不同需求的商业化。在应用的时候,可以通过在冻干的多肽干粉中加入一定量的无菌水来重新构建水凝胶。这种配方设计将大大降低运输成本,并有可能为急诊医学带来革命性的变化,为部分深度烧伤患者提供方便易用的一线治疗产品。

2017 年 Fatih Yergoz 等人用 PA 作为治疗烧伤的伤口敷料。所选的多肽序列为带正电荷的 K-PA(lauryl-VVAGK-Am),带负电荷的 HM-PA(Lauryl-VVAGEGD(K-psb)S-Am)和带负电荷的 E-PA(lauryl-VVAGE)。HM-PA 分子的结构中引入磺酸基、羟基和羧基来模拟肝素,E-PA 作为非生物活性的对照多肽。在中性环境中,以上两种带负电荷的多肽分别按比例与带正电荷 K-PA 混合,可以自组装成纤维网络,形成与 ECM 相似的结构。为了观察 HM-PA(与 K-PA 2∶1混合)水凝胶作为伤口敷料的作用,研究分别以非生物活性的 E-PA(与 K-PA 1∶1混合)的水凝胶、蔗糖溶液(用于配制水凝胶)以及商品化的敷料 3M™ Tegaderm™ 为对照。在第 12、14 和 16 天,相比于蔗糖溶液,HM-PA 组的伤口面积明显减小,而 E-PA 组和 3M™ Tegaderm™ 组并没有明显加快伤口的愈合。

烧伤伤口的修复不仅体现在伤口本身的愈合,还包括新形成的胶原蛋白替换受损的 ECM,伤口局部的清创,以及形成新的皮肤附属器官。通过对肉芽组织形成、再上皮化、结痂形成、伤口收缩和皮肤附属结构的再生过程进行评价,以确定伤口修复的程度。皮肤伤口修复的主要特征之一是肌纤维细胞的收缩活动造成肉芽组织面积逐渐减少。HM-PA 水凝胶处理的伤口在第 7 天肉芽组织区域显著缩小,这表明肝素模拟水凝胶增强了成纤维细胞的招募和/或局部成纤维细胞分化成肌纤维细胞的能力。除了损伤部位的物理收缩外,伤口的恢复还取决于 ECM 的局部重构包括清创和新基质蛋白的累积。HM-PA 水凝胶在早期阶段对伤口闭合有显著的影响,而它对 ECM 重塑的影响更持久。HM-PA 水凝胶处理后伤口部位的成功重建也与伤口结痂的清除迅速有关,在第 14 天的时候,结痂的面积比蔗糖溶液和 3M™ Tegaderm™ 处理的伤口大幅减小。另外,在第 7 天和第 14 天,HM-PA 水凝胶处理后伤口中有大量血管生成,这说明其可以促进伤口早期的血管生成。VEGF 和 FGF-2 的 qRT-PCR 分析进一步支持了这些结果,在 HM-PA 水凝胶治疗组中,第 7 天时这些血管生成因子表达量显著增加。

严重烧伤伤口的特征是强烈的局部免疫反应,损伤部位的代谢率更高,皮质醇和细胞因子水平升高,从细胞外空间到伤口部位的液体、氧气和营养素的输送有限,导致受影响的组织逐渐坏死。因此,有效修复烧伤伤口需要调节代谢、免疫、稳态和血管生成等环节。肝素和硫酸乙酰肝素在烧伤部位大量表达可以通过防止凝血来促进早期伤口愈合,同时激活一系列的促炎和抗炎信号,并与生长因子结合,如 VEGF、FGF、HGF 和 TGF-β,刺激成纤维细胞、上皮细胞和内皮细胞的增殖。然而,动物来源的肝素有传播人畜共患病的风险,这使得研发具有肝素功能的先进材料更有必要性。多肽水凝胶材料在这方面有很多优势,包括它们与 ECM 的相似性,易于修饰,能够不断地给受伤部位补水以及可以与细胞因子、抗生素、生长因子和/或干细胞联合应用等。HM-PA 水凝胶模拟肝素活性,并在中性 pH 条件下形成一种生物相容性水凝胶。HM-PA 水凝胶曾被证明可以结合生长因子,促进骨、软骨分化,提高胰岛移植的成功率等。HM-PA 水凝胶模拟肝素活性可以结合生长因子、锁住水分和具有黏多糖特征,能有效地促进深度烧伤的损伤修复。HM-PA 水凝胶处理的伤口有较多的皮肤附属结构形成,伤口愈合和再上皮化速度提高,以及减少结痂形成,这与肝素在早期伤口愈合过程中所扮演的重要角色相同。

在烧伤的伤口内,缺氧和营养贫瘠的环境对

组织的再生非常不利,这使得血管生成在伤口愈合中的作用特别重要。然而,在伤口愈合过程完成后,血管通常会被重新吸收,而在伤口愈合的后期,过度的血管生成也会影响组织修复和功能,例如可能会导致瘢痕过度形成。因此,血管生成和抗血管生成之间的平衡对于伤口的愈合是至关重要的,而 HM-PA 水凝胶能够通过调节血管生成和吸收来满足这一需求。因此,在早期伤口愈合过程中,HM-PA 的存在能够有效地刺激血管生成,而在接下来的几天里它的降解将使重构得以继续。HM-PA 中模拟肝素的结合位点可以与VEGF165 结合,保留住内源性的 VEGF,在伤口处刺激细胞自分泌信号,以此促进血管生成。此外,肝素与其他因子(如 EGF)结合,可以促进成纤维细胞的招募、增殖和分化,这都可能是 HM-PA 加速伤口愈合的原因。

组织烧伤后,伤口部位的胶原蛋白基质完全变性,留下一个紊乱的、坏死性的细胞外环境。在伤口修复过程中,伤口部位的细胞碎片被清除,新的、交联的胶原蛋白基质由成纤维细胞产生。因此,胶原蛋白的排列可以用来测量伤口愈合的过程,健康的 ECM 的特征是两轴胶原蛋白纤维相互交织,形成一个网状的外观,而功能失调的 ECM 则只表现出单轴的胶原蛋白。在蔗糖和 $3M^{TM}Tegaderm^{TM}$ 治疗的伤口中,定位分析显示胶原蛋白纤维仅排列在一个轴上,而正常皮肤和 HM-PA 水凝胶治疗组织的胶原蛋白呈两轴纤维相互交织排列。总之,研究证明了肝素模拟多肽水凝胶能够促进伤口收缩和再上皮化,防止瘢痕过度形成,促进烧伤伤口修复。

皮肤附属结构的再生是伤口愈合的一种理想结果,反映了皮肤结构的完整再生。但人皮肤严重损伤后,缺失的皮肤附属器基本不能再生;目前的细胞化组织工程(人工)皮肤仅能再生皮肤的表皮结构,实现创面的覆盖,但缺乏皮肤的附属器官如毛囊、皮脂腺、汗腺等的再生,从而缺少了正常皮肤的外观和许多功能(所形成的皮肤如瘢痕,伸缩差,影响关节活动;皮肤感觉迟钝、干燥发炎、怕热等),给患者带来很大痛苦。皮肤附属器官的再生是实现完整的皮肤再生的瓶颈部分。

毛囊作为身体最小的器官,是皮肤附属器官的重要组织部分。毛囊由上皮和间充质细胞构成,其中蕴藏干细胞,并有皮脂腺等结构的附着,结构比较复杂。毛囊除了形成毛发外,还参与皮肤的感知功能。皮脂腺分泌的油脂能滋润皮肤、毛发,同时保护皮肤,防止皮肤水分蒸发,而且皮脂呈弱酸性,可以抑制和杀灭皮肤表面的细菌。皮脂腺是维护皮肤内稳态所需的重要保障,萎缩性皮脂腺会影响皮脂成分进而影响皮肤的生理屏障。因此,组织工程皮肤如果能再生毛囊和皮脂腺,对于提高患者皮肤修复后的功能和生活质量均具有重要意义。

同体内其他器官的形成原理类似,毛囊的形成与再生也是上皮干细胞和诱导细胞(间质细胞)相互作用的结果。研究证明,成人的皮肤存在多种具有形成毛囊能力的上皮干细胞(epithelial stem cells),它们位于皮肤的表皮基底层和毛囊,但它们均依赖恰当的微环境,包括合适的间充质细胞和ECM 分子,单独将皮肤上皮干细胞注射到成人或成年鼠皮肤往往不能形成新的毛囊。因此,通过新材料,尤其是能够介导毛囊形成所需要的关键信号的合成材料,构建毛囊再生微环境,对于实现皮肤损伤后的毛囊再生以及构建具有毛囊再生能力的组织工程皮肤均具有重要意义。

基于自组装多肽的多方面的优点及在皮肤和其他多种组织损伤修复中所展示出的作用,清华大学深圳研究生院吴耀炯研究组对自组装多肽水凝胶对干细胞毛囊形成过程中的支持作用进行了研究。该研究中选用的多肽序列除了经典的 RADA16-I 还有 Ac-RADARADARADA-RADAGPRGDSGYRGDS-CONH$_2$(PRG)。PRG是在 RADA16-I 的基础上加了一段序列,添加的这段序列中含有两个 RGD 功能化片段。RGD序列有利于细胞的黏附和生长,使多肽具有更高的生物活性。研究人员用原子力显微镜(AFM)检测两种多肽的纳米纤维形成情况显示,在低浓度下,PRG 形成的纳米纤维会比较短小(图 11-4),在高浓度下,PRG 不能形成纳米纤维结构(图 11-5)。这可能是因为 PRG 序列中添加的功能片段有较大的空间位阻,影响了多肽的自组装。而两种多肽RADA16-I 和 PRG 按照 1:1 的比例混合后(RA-DA-PRG),不论在低浓度还是高浓度下,RADA-PRG 均可以自组装成纳米纤维结构。

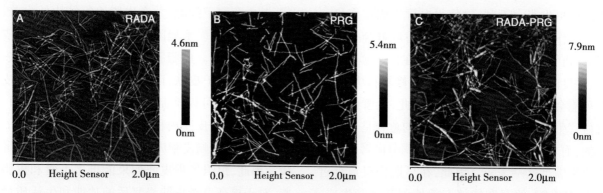

图 11-4 低浓度(0.01%)多肽水凝胶 的 AFM 扫描图

低浓度下,三种多肽均形成了纳米纤维,RADA16-Ⅰ(A)和 RADA-PRG(C)形成了较长的纳米纤维,而 PRG(B)形成的纳米纤维比较短小。(修改自 Wang,et al,Nanomedicine,2016)

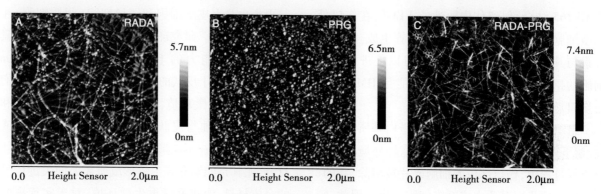

图 11-5 高浓度(0.1%)多肽水凝胶的 AFM 扫描图

高浓度下,RADA16-Ⅰ(A)和 RADA-PRG(C)形成了纳米纤维,而 PRG(B)不能形成纳米纤维。(修改自 Wang,et al, Nanomedicine,2016)

  自组装多肽的一个特性就是在适当的条件下会自组装形成排列有序的纳米纤维,进而纳米纤维交叉形成类似于 ECM 的结构。将浓度为 1%(w/v)的三种多肽溶液分别放入西林瓶中,倒置西林瓶。结果发现,RADA16-Ⅰ形成了水凝胶,它不会从瓶底滑落;PRG 液体从瓶底沿壁流下,不能形成水凝胶;RADA-PRG 与 RADA16-Ⅰ类似,保留在西林瓶底部。这个结果也验证了之前 AFM 的结果,形成纳米纤维结构是形成水凝胶的必要步骤。流变学检测也得出相似的结论,其结果如图 11-6 所示,其中 G'代表储能模量,而 G"代表损耗模量,G'和 G"分别表示了材料的弹性和黏性,RADA16-Ⅰ和 RADA-PRG 的 G'储能模量远大于 G"损耗模量,这说明它们具有较好的弹性和成胶性能,而 PRG 的 G'储能模量和 G"损耗模量接近,说明 PRG 的成胶性能较差,流动性比较好。

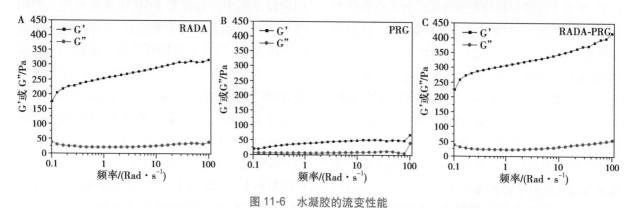

图 11-6 水凝胶的流变性能

RADA16-Ⅰ(A)和 RADA-PRG(C)的储能模量 G'大于损耗模量 G",说明这两种多肽呈凝胶状态,而 PRG(B)的储能模量 G'和损耗模量 G"接近,说明 PRG 是黏稠液体,而不是凝胶。(修改自 Wang,et al,Nanomedicine,2016)

　　研究显示，RADA-PRG 多肽水凝胶对真皮干细胞(skin derived precursor，SKP)具有良好的支持作用。将培养的 SKP 经绿色荧光蛋白(GFP)基因标记后种在三种不同的自组装多肽水凝胶中(RADA16-Ⅰ、PRG 和 RADA-PRG)，pH 中和之后，置于 37℃、5% CO_2 细胞培养箱中培养。每 2 天进行一次换液，培养 3 天时，在荧光显微镜下观察细胞的形态。结果如图 11-7 所示，在显微镜下观察到 PRG 中的细胞没有 RADA16-Ⅰ 和 RADA-PRG 中的那么铺展；而高倍镜下可清晰观察到 RADA-PRG 中的 SKP 更为伸展，RADA16-Ⅰ 中部分细胞伸展较好，而 PRG 中的细胞伸展较少，显示 RADA-PRG 能够更好地支持 SKP 黏附。

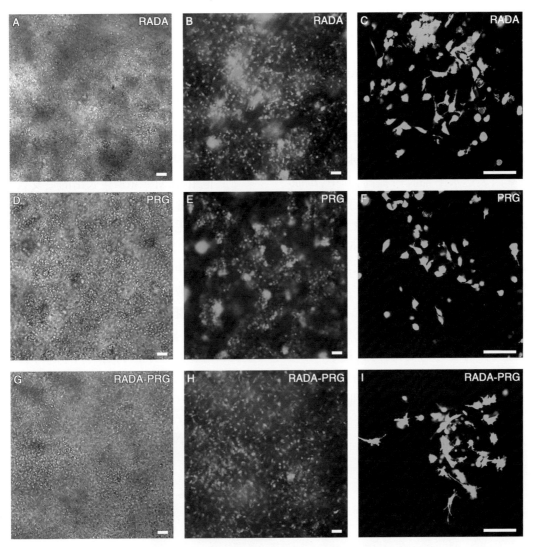

图 11-7　SKP 在多肽水凝胶中的生长情况

SKP 在不同水凝胶中的相差图和荧光图，A～C. RADA；D～F. PRG；G～I. RADA-PRG。(修改自 Wang，et al，Nanomedicine，2016)

　　荧光标记 SKP 的方法只能观察到细胞在水凝胶中的形态，而观察不到细胞与水凝胶的相互作用。因此，研究采用了扫描电子显微镜的方法，结果如图 11-8 所示，可以看到，SKP 在三种多肽水凝胶中都可以生长，而且无论是在水凝胶的表面还是内部，都可以观察到细胞伸展的众多突起和对多肽纤维的黏附。

　　研究进一步观察了 SKP 在多肽水凝胶中的长期生存情况。培养 3 天的时候，RADA16-Ⅰ 和 RADA-PRG 水凝胶中的 SKP 数量明显高于普通培养和 PRG 水凝胶；而 7 天之后 RADA-PRG 中的细胞数量明显高于其他组，这种趋势一直延续到 14 天。这说明 RADA-PRG 较其他两种多肽水凝胶能更好地支持 SKP 的生长和增殖。

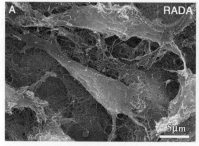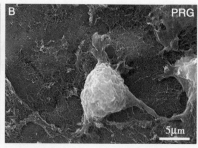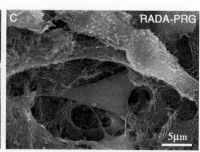

图 11-8　SKP 与多肽水凝胶相互作用

扫描电镜显示,SKP 黏附在多肽支架上,并伸展和形成了众多突起,A. RADA16-Ⅰ;B. PRG;C. RADA-PRG。(修改自 Wang,et al,Nanomedicine,2016)

　　碱性磷酸酶(AP)水平是反映 SKP 诱导毛囊形成能力的可靠指标,培养 3 天后,AP 在三种多肽水凝胶中的活性为:RADA-PRG > RADA16-Ⅰ > PRG。其他毛囊再生相关的一些基因的表达水平也有差异,RADA-PRG 组较其他两种水凝胶组,大部分相关基因表达水平都有所提高,其中,*Bmp6*、*Wnt5a* 和 *Alx3* 提高明显,*Akp2* 显著高于其他两组,这与之前 AP 蛋白活性检测结果一致。另外还可以看出,部分基因如 *Sox18*、*Pdgfra*、*Nog*、*Fgf7* 在 PRG 中的表达有所下降,显示 PRG 水凝胶对 SKP 的支持作用不够充分。

　　上述体外实验结果显示,多肽水凝胶,尤其是 RADA-PRG 对 SKP 的存活、增殖和毛囊诱导相关基因的表达均具有良好的支持作用,提示 RADA-PRG 可作为干细胞毛囊形成支持材料。为此,该研究进行了动物实验检验。将 SKP(和新生鼠表皮细胞)与不同的多肽水凝胶混合后移植到裸鼠背部皮肤伤口中,同时用 Matrigel 作为对照。3 周后,观察小鼠毛囊再生的情况如图 11-9 所示,所有组中,裸鼠的背部均长出明显的毛发,其中,以 RADA-PRG 为支持材料的移植部位生长出来的毛发明显多于其他组,而对照组所生长出的毛发数量相对较少。组织切片荧光显微镜下分析显示,GFP 标记的 SKP 形成了毛囊的毛乳头(dermal papilla,DP)结构(图 11-10)。另外,组织学分析细胞移植后不同时间伤口组织中 CD45$^+$ 的白细胞的数量,未见水凝胶引起白细胞数量的增多。这与既往研究结果一致,显示多肽水凝胶组织相容性好,不引起炎症反应。总之,本研究显示,RADA-PRG 对于皮肤干细胞的生长和毛囊再生有很好的支持作用,并且有理想的组织相容性,是作为组织工程皮肤支架的较理想材料。

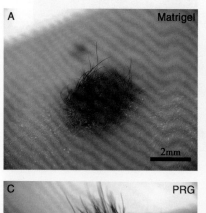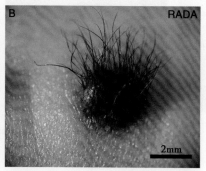
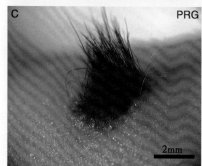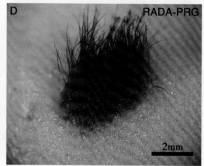

图 11-9　移植 3 周后,多肽水凝胶支持皮肤干细胞在伤口处再生了毛发

A. Matrigel;B. RADA;C. PRG,D. RADA-PRG。(修改自 Wang,et al,Nanomedicine,2016)

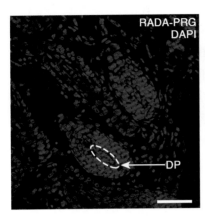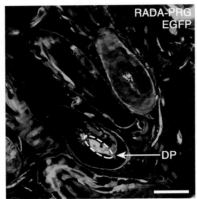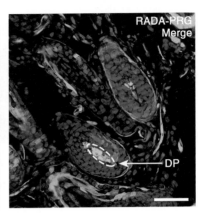

图 11-10　RADA-PRG 为支持材料再生的毛囊（修改自 Wang,et al,Nanomedicine,2016）

2. 自组装多肽水凝胶材料在神经再生中的应用　自组装多肽水凝胶广泛用于周围神经及中枢神经组织损伤的再生修复研究，取得了一些令人鼓舞的效果，预示一定的临床应用前景。

周围神经较易受到损伤，当神经断端之间的间隙很小时，主要采用神经接合的治疗方式，但在损伤较大时，通常需要移植自体神经或神经导管。神经导管虽然解决了自体神经来源不足的问题，但因其内部是空的，当损伤较大时，其修复效果较差。向神经导管中注入适宜的支架可以提高其修复能力。有文献报道，通过一定的技术，PA 多肽可以在神经导管中沿着轴向定向排列，形成与天然周围神经类似的结构。为了进一步改善生物学性能，该研究将两个功能短肽 RGD 和 IKVAV 分别接到了 PA 上，并注射到神经导管 PLGA 中，形成神经移植物 PLGA/PA-RGD 和 PLGA/PA-IKVAV。利用大鼠坐骨神经缺损模型，比较了不同移植物对神经修复的作用。结果显示，相比于 PLGA 组，自体神经、PLGA/PA-RGD 和 PLGA/PA-IKVAV 组明显加快了大鼠运动和感觉功能的恢复。组织学显示，PLGA/PA-RGD 和 PLGA/PA-IKVAV 组的缺损处显示了更多的神经轴突和施万细胞。

诸多因素阻碍中枢神经损伤后的再生修复，如瘢痕形成、组织坏死后液化形成腔隙、成熟脑组织中多种抑制轴突形成和生长的因子。既往大量研究显示，RADA16-Ⅰ 及在其基础上添加功能片段形成的衍生物，如 RADA16-IKVAV、RADA16-RGD 或两者的混合物 RADA16-IKVAV/RGD 形成的水凝胶，均能促进中枢神经组织和周围神经的修复与再生。概括其机制，主要有以下方面：①快速拟合中枢神经组织损伤造成的间隙：一方面 RADA16 具有快速止血功能，减少急性损伤造成的出血；另一方面，自组装多肽纳米纤维提供有助于神经再生的介质，例如，有研究显示，将 RADA16-Ⅰ 溶液用于仓鼠脑组织刀切割损伤的部位，有助于视觉的恢复，提示 RADA16-Ⅰ 可能有助于损伤神经轴突纤维的再连接；②减少损伤造成的神经元凋亡：有研究显示，RADA16-IKVAV/RGD 能够抑制损伤神经组织的炎症反应，促进神经干细胞的成活与分化，减少神经损伤后凋亡神经元数量；③促进神经细胞功能恢复：体外研究显示，RADA16-Ⅰ 不仅支持 PC12 细胞的生长，还促进体外培养的海马神经元形成功能性突触；RADA16-IKVA 有助于神经干细胞黏附，并诱导其向神经元定向分化。体内研究显示，RADA16-IKVAV 不但促进神经干细胞移植后成活，并显示出对神经干细胞向神经元分化的定向诱导功能。最近有研究显示，携带层粘连蛋白功能片段 IKVAV 的多肽水凝胶与胚胎干细胞来源的脑皮质神经祖细胞共同移植到大鼠脑梗死区域，可见多肽材料明显促进移植物的成活和向神经元的分化，进而促进组织再生和功能恢复。

另外，最近有研究显示自组装多肽有助于改善阿尔茨海默症。有研究将连接了 IKVAV 的 PA 注射到动物阿尔兹海默症小鼠模型，两周后结果显示，该多肽通过干扰皮质和海马中 Aβ 淀粉样斑块的形成，改善了大脑的认知障碍。另一项研究则显示，从 β 淀粉样蛋白中间片段衍生出的短肽连接到 PLGA 纳米微球上，可以有效抑制 Aβ 淀粉样斑块的形成。这些报道为研究阿尔茨海默病新的治疗方法带来了新思路，但需要更多的研究进一步明确其效果及作用机制。

自组装多肽水凝胶特别适合用于急性脊髓损伤的治疗。在急性脊髓损伤部位使用自组装多肽水凝胶可快速填充受损的组织空隙，减少进一步出血。另外，多肽水凝胶可抑制脊髓损伤后的炎症反应，从而减少后续组织变性引起的神经纤维退化。对于慢性和亚急性脊髓损伤，组织修复最大的挑战是损伤后形成的脊髓空洞。最近有研究显示，功能化多肽水凝胶 RADA16-IKVAV/RGD 填充的脊髓组织缺损能够诱导神经纤维向材料内延伸。但由于多肽水凝胶内在的局限性，如难以形成按一定方向规整排列的粗纤维，与静电纺丝技术结合使用是一个发展方向。静电纺丝是一种广泛使用的生产微结构和纳米结构支架材料的技术，能够产生理想的按一定方向排列的纤维。多种合成材料如聚己酯（PCL）、PLGA、聚乙烯对苯二酸盐和天然材料如海藻酸、透明质酸、胶原蛋白等已成为静电纺丝的原料。最近有研究将自组装多肽溶液进行静电纺丝，形成规则排列的多肽纤维，这有可能成为一种较理想的修复脊髓损伤的材料，但其效果有待进一步研究。

鉴于神经再生过程的复杂性，单纯一种材料的作用具有明显的局限性，未来不但需要研发出更多的功能化多肽，可能还需要与不同生物材料、药物和/或细胞的巧妙结合，但这些复合元素在提高了治疗效果的同时，也增加了产品审批的复杂性。

3. 自组装多肽水凝胶材料在心肌再生中的应用   以 RADA16 为代表的自组装多肽材料已用于多个心脏损伤修复研究，无论多肽水凝胶本身，还是结合细胞或生长因子，均显示对于损伤心肌的修复作用。在 RADA16-Ⅰ 基础上添加整合素结合位点 RGD 形成的自组装功能多肽 PRG 或添加 VEGF 功能片段形成的功能多肽 KLT［Ac-(RADA)$_4$G$_4$KLTWQELYQLKYKGI-CONH$_2$］，与间充质干细胞一起注射到小鼠梗死心肌后，见心肌内血管密度明显增加，左心室功能（左心射血分数）显著改善。

Notch 1 信号通路对于心肌再生有重要作用。因此，大量研究试图通过激活 Notch 1 信号通路促进损伤心肌的再生。从临床应用角度考量，Notch 1 配体在体内不稳定，单独使用效果不会理想；基因

过表达 Notch 1 配体或受体方法受到基因治疗技术环节不成熟的限制，短期内难以应用于临床。比较可行的方法是将 Notch 1 配体结合到材料上，实现缓释和持久效果。最近有研究将 Notch 1 配体 Jag-ged-1 功能片段（H$_2$N-CDDYYYGFGCNKFCRPR-OH）结合到自组装多肽 RADA16-Ⅱ 上形成 Notch 信号功能化自组装多肽，将该多肽水凝胶注射到大鼠梗死心肌后，显示其能够显著抑制心肌梗死后的纤维化，大幅改善左心室功能。

大量研究显示，多肽水凝胶与生长因子结合可增加后者在体内的稳定性，随着多肽材料的降解，生长因子被缓慢释放。血小板生长因子-BB（PDGF-BB）通过诱导心肌细胞 AKT 磷酸化，激活 AKT 信号通路，阻止缺血心肌细胞发生凋亡；这种作用与 PDGF-BB 介导的 AKT 信号的强度和持续时间有关。研究显示，多肽水凝胶复合 PDGF-BB 后注射到大鼠梗死后心肌，能够使 PDGF-BB 持续释放达 14 天可显著减少梗死后心肌细胞死亡，缩小心肌梗死面积，改善左心室收缩功能，而单独注射多肽水凝胶或 PDGF-BB 则效果不明显。同样，有研究通过生物素-链霉亲和素（biotin-streptavi-din）结合机制将胰岛素样生长因子-1（IGF-1）嫁接到自组装多肽骨架上，形成 IGF-1 自组装多肽水凝胶。将其注射到心肌后可持续释放 IGF-1 达 28 天；如将 IGF-1 自组装多肽水凝胶与心肌细胞一起注射到大鼠梗死心肌，则显示更加明显的心肌修复效果。最近有研究在 IGF-1 多肽水凝胶内混合间充质干细胞，一起移植到兔梗死心肌；结果显示，相比于单独使用 IGF-1 多肽水凝胶，结合了间充质干细胞的水凝胶显示了更加明显的减轻心肌炎症反应和心肌细胞凋亡的效果。

自组装多肽水凝胶与细胞的联合移植，显示了两者的协同作用。有研究将 RADA16 自组装多肽单独或与骨髓单个核细胞混合注入猪梗死心肌，显示两者对心肌梗死后的组织重建过程均有明显的作用，多肽水凝胶本身对梗死后左心室的收缩功能的恢复有改善，而多肽水凝胶复合骨髓单个核细胞则对梗死后左心室的收缩和舒张功能均有明显改善。最近有研究将 RADA16-Ⅰ 与间充质干细胞混合后的溶液敷在大鼠陈旧心肌梗死（心肌梗死后 4 周）部位的心脏表面（心外膜面），两者立即形成含

间充质干细胞的多肽水凝胶层。结果显示,该间充质干细胞水凝胶制剂提高了多个心肌损伤修复基因的表达,减轻了心肌纤维化,促进了心肌内新的血管形成,总体上显示出对陈旧性心肌梗死病变有较大改善。

4. 自组装多肽材料在骨和软骨组织再生中的应用 骨移植是治疗骨缺损的重要治疗方法,但由于供体骨来源不足,发展受到限制。因此,组织工程骨的研发是解决骨来源的重要途径。组织工程骨的制备,支持材料是一重要环节,可介导成骨信号的自组装多肽已用于多个成骨研究。

骨形态发生蛋白质家族(bone morphogenetic proteins,BMPs)是转化生长因子β超家族的重要成员。BMP2和BMP7具有诱导间充质细胞向成骨和成软骨分化的功能,其中BMP2已经在临床上用于促进骨折愈合以及脊柱融合治疗。但它们的单独使用存在成本高、体内易于降解、作用短暂、需重复性给药等弊端。为此,有多个研究试图将其功能片段连接到RADA16-Ⅰ,既能增加RADA16-Ⅰ对成骨的支持与诱导作用,也能延长BMP的生物作用。

既往研究证明,仿BMP2功能片段P24(KIP-KASSVPTELSAISTLYLDDD),具有类似BMP2的促成骨生物功能,能够诱导骨髓基质细胞向成骨分化及异位骨形成。将P24连接到RADA16-Ⅰ形成RADA16-P24,RADA16-P24虽然仍然具备自组装成水凝胶的能力,但作为成骨材料,存在降解过快的不足。PLGA作为仿生成骨支持材料,有比较理想的机械强度、生物相容性和生物可降解速度。有研究将RADA16-P24与PLGA复合形成RADA16-P24-PLGA共聚物,在此基础上负载骨髓来源的间充质干细胞,RADA16-P24-PLGA明显支持间充质干细胞黏附,两者共同移植到大鼠皮下后,可见有类似骨组织形成。

同样,有研究将BMP-7的三个潜在功能片段连接到RADA16-Ⅰ的C末端,分别形成RADA-SNV、RADA-KPS和RADA-KAI。将它们分别与RADA16-Ⅰ按1∶1的比例混合形成水凝胶,观察不同水凝胶对椎间盘髓核细胞表达胶原蛋白Ⅱ,聚蛋白多糖(aggrecan)和sox-9的影响,发现RADA-KPS更具类似BMP7的生物功能,能够使椎间盘髓核细胞表达更高水平的聚蛋白多糖。另外,RADA-KPS

和RADA16-Ⅰ混合形成的水凝胶对间充质干细胞增殖也具有明显的支持作用,当该水凝胶与间充质干细胞一起移植到体外椎间盘模型时,它能够显著促进间充质干细胞的存活。

多个研究显示,自组装多肽RADA16可作为间充质干细胞软骨形成的支持材料。为进一步增强多肽材料对间充质干细胞的成软骨诱导能力,最近有研究合成了一类含有N-cadherin(钙黏着蛋白)功能片段的自组装功能多肽,并显示了明显的促进间充质干细胞向软骨分化的功能。N-cadherin是一个细胞膜蛋白,通过影响细胞间的连接和信号传递,调控软骨的形成与发育;抑制N-cadherin的表达会导致透明软骨形成障碍。从N-cadherin细胞外片段衍生而来的含HAVDI序列的片段,具有类似N-cadherin的诱导软骨形成功能。将该片段连接到自组装多肽KLD-12,形成仿生功能化自组装多肽,与人间充质干细胞共培养,见对后者有明显的成软骨分化诱导作用,表现为成软骨基因表达升高,蛋白聚糖(proteoglycan)和Ⅱ型胶原蛋白合成分泌增加等。关节软骨损伤与退行性改变是影响关节功能的常见疾病,这些研究进展为后续研究软骨修复与再生的新方法奠定了基础。

5. 自组装多肽临床应用研究 微量的RADA16可使伤口在15秒内止血。新近研究进一步发现,RADA16主要通过激发血块形成促进血液凝固,而基本不引起血小板和补体C3a激活。RADA16作为止血剂已经进行了用于内镜治疗后伤口止血的临床研究,初步结果显示治疗安全、有效。P_{11}-4是根据骨组织的ECM分子特点设计的自组装多肽,该材料已用于治疗早期龋齿修复的临床研究,希望通过材料吸引矿物沉积修复牙齿骨组织缺损,初步结果显示治疗安全、有效。

五、自组装多肽材料的局限性与未来展望

自组装多肽材料由于其特定的结构和分子间的相互作用,能够形成纤维状的复杂的纳米结构,在形状、大小和孔隙上与ECM的天然纤维蛋白相似。此外,自组装多肽材料拥有一些与细胞结合的位点,可以与细胞相互作用并影响它们的一些生物功能。自组装多肽材料可以提供类似于天然ECM

的微环境,支持细胞的生长和分化,或作为细胞移植的载体。自组装多肽材料作为组织工程的支架材料,不仅解决了材料与细胞相容性差的问题,而且在生物活性、细胞黏附性、降解性、免疫原性、促细胞活性、仿细胞外微环境等方面均优于其他支架材料,具有广阔的发展空间和应用前景。自组装多肽支架材料实现了在分子水平从微观到宏观地进行新材料的设计,为组织工程领域的发展提供了新的动力。

但是,自组装多肽材料的研究还面临着很多挑战。首先,现在还不能准确地预测和控制自组装多肽的结构,如无法控制多肽纳米管在三维方向上的增长。自组装通常在分子尺度上产生高度有序的结构,例如在纳米尺度上(例如带状、纳米粒子、纳米管),但是在微观尺度上,纤维聚集主要是随机的。这对于特定结构的细胞或组织的应用有所限制。如果可以在微尺度和宏观层面上指导多肽自组装,可为宿主和/或移植的细胞提供特定的空间,更好地参与组织的再生。如何获取更复杂的纳米纤维结构自组装多肽材料也是今后的研究方向。其次,自组装多肽材料,特别是水凝胶支架,其机械性能还不能完全满足要求,需要进一步改善和提高。由于自组装多肽的分子量较低,以及自组装过程中的弱非共价键作用,低机械性能(在刚度、弹性等方面)是自组装多肽材料的主要缺点,因此应用局限于诸如大脑等软组织的支架。因此,对自组装多肽材料生物力学的进一步改进是必要的。能否通过化学方法改变自组装多肽水凝胶的生物力学特性,使其适用于多种目标组织或器官,而不改变其生物相容性等生物功能,需要科学家们进一步研究。另外,还需对自组装多肽做进一步的改性,使其具有靶向性、控制细胞活动等特殊的功能。自组装多肽材料可以专门设计用于靶向治疗的仿生定制,这是其很大的一项优势。自组装和联合组装多肽材料可以实现功能化,并可实现多重功能化,以达到所需的仿生特性,特别是与宿主组织和/或细胞进行特定的相互作用。但如何具体实现仿生定制的功能可能还有很长一段路要走。如果这些问题得以解决,自组装多肽材料将会得到更广泛的应用,对社会的进步与发展起到重要的推动作用。

自组装多肽材料的开发和研究已经有 20 年了,有些产品已经进入了临床试验阶段,可能很快就会进入临床应用中。相信在不久的将来,会有越来越多的不同序列的功能化自组装多肽材料不断涌现。然而,就像所有其他仿生结构一样,每一种新的功能化自组装多肽序列都应该在体外和体内进行全面的细胞毒性、安全性和免疫原性测试。因此,在定制一个新的自组装多肽材料时,应该考虑到一个长远的监管措施,例如功能化自组装和联合组装多肽在临床应用中应当按医疗器械还是药物监管等问题。

(王进美　王潇潇　吴耀炯)

参 考 文 献

[1] AGGELI A, BELL M, BODEN N, et al. Responsive gels formed by the spontaneous self-assembly of peptides into polymeric beta-sheet tapes [J]. Nature, 1997, 386 (6622):259-262.

[2] AGGELI A, BELL M, CARRICK L M, et al. pH as a trigger of peptide beta-sheet self-assembly and reversible switching between nematic and isotropic phases[J]. J Am Chem Soc,2003,125(32):9619-9628.

[3] BAB I, GAZIT D, CHOREV M, et al. Histone H4-related osteogenic growth peptide (OGP):a novel circulating stimulator of osteoblastic activity[J]. EMBO J,1992,11 (5):1867-1873.

[4] BIAN L, GUVENDIREN M, MAUCH R L, et al. Hydrogels that mimic developmentally relevant matrix and N-cadherin interactions enhance MSC chondrogenesis [J]. Proc Natl Acad Sci,2013,110(25):10117-10122.

[5] BOOPATHY A V, MARTINEZ M D, SMITH A W, et al. Intramyocardial delivery of notch ligand-containing hydrogels improves cardiac function and angiogenesis following infarction[J]. Tissue Eng, Part A, 2015, 21 (17-18): 2315-2322.

[6] BRAY S J. Notch signalling:a simple pathway becomes complex[J]. Nat Rev Mol Cell Biol,2006,7(9):678.

[7] BRUNTON P A, DAVIES R P, BURKE J L, et al. Treatment of early caries lesions using biomimetic self-assembling peptides--a clinical safety trial[J]. Br Dent J,2013, 215(4):E6.

[8] CAPRINI A, SILVA D, ZANONI I, et al. A novel bioactive peptide:assessing its activity over murine neural stem cells and its potential for neural tissue engineering[J]. New Biotechnol,2013,30(5):552-562.

[9] CHAMBERLAIN L J, YANNAS I V, ARRIZABALAGA

A,et al. Early peripheral nerve healing in collagen and silicone tube implants:myofibroblasts and the cellular response[J]. Biomaterials,1998,19(15):1393-1403.

[10] CHAU Y,LUO Y,CHENG A C,et al. Incorporation of a matrix metalloproteinase-sensitive substrate into self-assembling peptides—a model for biofunctional scaffolds [J]. Biomaterials,2008,29(11):1713-1719.

[11] ELLIS-BEHNKE R G,LIANG Y X,YOU S W,et al. Nano neuro knitting:peptide nanofiber scaffold for brain repair and axon regeneration with functional return of vision[J]. Proc Natl Acad Sci U S A,2006,103(13):5054-5059.

[12] FALANGA V,ISAACS C,PAQUETTE D,et al. Wounding of bioengineered skin:cellular and molecular aspects after injury[J]. J Inv Dermatol,2002,119(3):653-660.

[13] GELAIN F,BOTTAI D,VESCOVI A,et al. Designer self-assembling peptide nanofiber scaffolds for adult mouse neural stem cell 3-dimensional cultures[J]. PloS One,2006,1(1):e119.

[14] GELAIN F,SILVA D,CAPRINI A,et al. BMHP1-derived self-assembling peptides:hierarchically assembled structures with self-healing propensity and potential for tissue engineering applications[J]. ACS Nano,2011,5(3):1845-1859.

[15] Genove E,Shen C,Zhang S,et al. The effect of functionalized self-assembling peptide scaffolds on human aortic endothelial cell function [J]. Biomaterials,2005,26(16):3341-3351.

[16] GIANO M C,POCHAN D J,SCHNEIDER J P. Controlled biodegradation of self-assembling beta-hairpin peptide hydrogels by proteolysis with matrix metalloproteinase-13[J]. Biomaterials,2011,32(27):6471-6477.

[17] HAINES-BUTTERICK L,RAJAGOPAL K,BRANCO M,et al. Controlling hydrogelation kinetics by peptide design for three-dimensional encapsulation and injectable delivery of cells[J]. Proc Natl Acad Sci U S A,2007,104(19):7791-7796.

[18] HARTGERINK J D,BENIASH E,STUPP S I. Self-assembly and mineralization of peptide-amphiphile nanofibers[J]. Science (New York,NY),2001,294(5547):1684-1688.

[19] HORII A,WANG X,GELAIN F,et al. Biological designer self-assembling peptide nanofiber scaffolds significantly enhance osteoblast proliferation,differentiation and 3-D migration[J]. PloS One,2007,2(2):e190.

[20] HSIEH P C H,DAVIS M E,GANNON J,et al. Controlled delivery of PDGF-BB for myocardial protection using injectable self-assembling peptide nanofibers[J]. J Clinical Invest,2006,116(1):237-248.

[21] HSU W C,SPILKER M H,YANNAS I V,et al. Inhibition of conjunctival scarring and contraction by a porous collagen-glycosaminoglycan implant[J]. Invest Ophthalmol Visual Sci,2000,41(9):2404-2411.

[22] ICHIHARA Y,KANEKO M,YAMAHARA K,et al. Self-assembling peptide hydrogel enables instant epicardial coating of the heart with mesenchymal stromal cells for the treatment of heart failure[J]. Biomaterials,2018,154:12-23.

[23] LI A,HOKUGO A,YALOM A,et al. A bioengineered peripheral nerve construct using aligned peptide amphiphile nanofibers[J]. Biomaterials,2014,35(31):8780-8790.

[24] LI R,XU J,WONG D S H,et al. Self-assembled N-cadherin mimetic peptide hydrogels promote the chondrogenesis of mesenchymal stem cells through inhibition of canonical Wnt/β-catenin signaling [J]. Biomaterials,2017,145:33.

[25] LI X,CHEN Y Y,WANG X M,et al. Image-guided stem cells with functionalized self-assembling peptide nanofibers for treatment of acute myocardial infarction in a mouse model[J]. Am J Transl Res,2017,9(8):3723-3731.

[26] LIU X,WANG X,HORII A,et al. In vivo studies on angiogenic activity of two designer self-assembling peptide scaffold hydrogels in the chicken embryo chorioallantoic membrane[J]. Nanoscale,2012,4(8):2720-2727.

[27] LOO Y,WONG Y C,CAI E Z,et al. Ultrashort peptide nanofibrous hydrogels for the acceleration of healing of burn wounds [J]. Biomaterials,2014,35(17):4805-4814.

[28] LUNDBORG G,GELBERMAN R H,LONGO F M,et al. In vivo regeneration of cut nerves encased in silicone tubes:growth across a six-millimeter gap[J]. J Neuropathol Exp Neurol,1982,41(4):412-422.

[29] MATSON J B,AND STUPP S I. Self-assembling peptide scaffolds for regenerative medicine[J]. Chem Commun (Cambridge,UK),2012,48(1):26-33.

[30] MENG H,CHEN L,YE Z,et al. The effect of a self-assembling peptide nanofiber scaffold (peptide)when used

as a wound dressing for the treatment of deep second degree burns in rats[J]. J Biomed Mater Res, Part B, 2009,89(2):379-391.

[31] PAN H, HAO S, ZHENG Q, et al. Bone induction by biomimetic PLGA copolymer loaded with a novel synthetic RADA16-P24 peptide in vivo[J]. Mater Sci Eng C Mater Biol Appl, 2013, 33(6):3336-3345.

[32] PASHUCK E T, CUI H, STUPP S I. Tuning supramolecular rigidity of peptide fibers through molecular structure [J]. J Am Chem Soc, 2010,132(17):6041-6046.

[33] PUGLIESE R, GELAIN F. Peptidic biomaterials:from self-assembling to regenerative medicine[J]. Trends Biotechnol, 2017,35(2):145-158.

[34] SAINI A, SERRANO K, KOSS K, et al. Evaluation of the hemocompatibility and rapid hemostasis of (RADA)4 peptide-based hydrogels[J]. Acta Biomater, 2016,31: 71-79.

[35] SCHNEIDER A, GARLICK J A, EGLES C. Self-assembling peptide nanofiber scaffolds accelerate wound healing [J]. PloS One, 2008, 3(1):e1410.

[36] SHAH R N, SHAH N A, DEL ROSARIO LIM M M, et al. Supramolecular design of self-assembling nanofibers for cartilage regeneration[J]. Proc Natl Acad Sci U S A, 2010, 107(8):3293-3298.

[37] SUN L, ZHENG C, WEBSTER T J. Self-assembled peptide nanomaterials for biomedical applications:promises and pitfalls[J]. Int J Nanomed, 2017,12:73-86.

[38] TAO H, WU Y, LI H, et al. BMP7-based functionalized self-assembling peptides for nucleus pulposus tissue engineering[J]. ACS Appl Mater Interfaces, 2015, 7(31): 17076-17087.

[39] TYSSELING-MATTIACE V M, SAHNI V, NIECE K L, et al. Self-assembling nanofibers inhibit glial scar formation and promote axon elongation after spinal cord injury[J]. J Neurosci, 2008, 28(14):3814-3823.

[40] WANG X, WANG J, GUO L, et al. Self-assembling peptide hydrogel scaffolds support stem cell-based hair follicle regeneration[J]. Nanomedicine, 2016,12(7):2115-

2125.

[41] WANG X, WANG X, LIU J, et al. Hair follicle and sebaceous gland de novo regeneration with cultured epidermal stem cells and skin-derived precursors[J]. Stem Cells Transl Med, 2016,5(12):1695-1706.

[42] WU X, HE L, LI W, et al. Functional self-assembling peptide nanofiber hydrogel for peripheral nerve regeneration[J]. Regener Biomater, 2007,4(1):21-30.

[43] XIONG N, DONG X Y, ZHENG J, et al. Design of LVFFARK and LVFFARK-functionalized nanoparticles for inhibiting amyloid β-Protein fibrillation and cytotoxicity [J]. ACS Appl Mater Interfaces, 2015, 7(10): 5650-5662.

[44] YANG H, YANG H, XIE Z, et al. Self-assembling nanofibers alter the processing of amyloid precursor protein in a transgenic mouse model of Alzheimer's disease[J]. Neurol Res, 2015,37(1):84-91.

[45] YANNAS I V, BURKE J F. Design of an artificial skin. I. Basic design principles[J]. J Biomed Mater Res, 1980,14(1):65-81.

[46] YERGOZ F, HASTAR N, CIMENCI C E, et al. Heparin mimetic peptide nanofiber gel promotes regeneration of full thickness burn injury[J]. Biomaterials, 2017,134: 117-127.

[47] YOSHIDA M, GOTO N, KAWAGUCHI M, et al. Initial clinical trial of a novel hemostat, TDM-621, in the endoscopic treatments of the gastric tumors[J]. J Gastroenterol Hepatol, 2014,29(4 suppl):77-79.

[48] ZAULYANOV L, KIRSNER R S. A review of a bi-layered living cell treatment (Apligraf) in the treatment of venous leg ulcers and diabetic foot ulcers[J]. Clin Interventions Aging, 2007,2(1):93-98.

[49] ZHANG M, AI W W, MEI Z L, et al. Delivery of biotinylated IGF-1 with biotinylated self-assembling peptides combined with bone marrow stem cell transplantation promotes cell therapy for myocardial infarction[J]. Exp Ther Med, 2017,14(4):3441-3446.

第十二章
复合小分子化合物生物材料与组织修复和再生

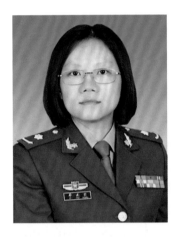

李美蓉

2011 年获博士学位,师从付小兵院士。近年来主要从事皮肤组织创伤修复与再生的研究。围绕干细胞可塑性及旁分泌效应,以及促再生小分子获得了系列原创性的结果。作为课题负责人承担多项国家自然科学基金和博士后基金项目。现为中国研究型医院学会创面防治与组织损伤修复专业委员会青年委员、中国老年医学学会烧创伤分会青年委员和中国医药生物技术学会皮肤软组织修复与重建技术分会委员。

Li Meirong, received her Ph. D. in 2011 and the tutor is academician Fu Xiaobing. She mainly research on skin wound repair and regeneration. A series of original results have been obtained around the plasticity and paracrine effects of stem cells, as well as regenerative small molecules. . As the subject leader, She has obtained the project from the National Natural Science Foundation of China and a number of National Natural Science Foundation and China Postdoctoral Science Foundation. She is a member of the Youth Committee of the Chinese Research Hospital Association, the Youth Committee of the Chinese Geriatrics Society, and the Committee of the China Medicinal Biotechnology Association.

摘要

组织工程相关再生医学的发展在多种组织修复及再生中发挥重要作用。干细胞与生物材料的结合,生长因子与生物材料的结合均已证实具有促进多种组织修复及再生的效果。近年来,随着人们对于修复过程的解析及药物筛选平台的发展,小分子化合物逐渐进入人们的视线。小分子化合物具有可合成、低成本、可控性等特点,获得广泛的关注。目前,利用小分子化合物能够实现多种细胞重编程、去分化及定向分化。因此,利用小分子化合物获得靶细胞是未来细胞治疗的重要手段。同时,小分子化合物可以替代修复及再生路径中的关键生长因子,以期实现损伤局部关键修复信号网络的调控。本章中就小分子化合物在组织修复领域中的发展进行概述,并重点分述复合小分子化合物的生物材料在神经、骨、软骨、心血管及皮肤修复中的应用现状及进展,最后对于小分子化合物在组织修复中存在的问题进行分析,并对其在组织修复中的发展进行展望。小分子化合物治疗将是未来再生医学领域十分重要的手段。

Abstract

The development of tissue engineering related regenerative medicine plays an important role in various tissue repair and regeneration. The combination of stem cells and biomaterials or growth factors and biomaterials have proved to be effective in promoting the repair and regeneration of various tissues. In recent years, with the in-depth understanding of the repair process and the development of drug screening platform, small molecules have gradually come into people's attention. Small molecules have the characteristics of easily synthesis, low cost, controllability and so on, have attracted wide attention. Currently, small molecules can be used to realize reprogramming, dedifferentiation and directional differentiation in variety of cells. Therefore, using small molecules to obtain target cells is an important means of future cell therapy. At the same time, small molecules can replace the key growth factors in repair and regeneration pathways, in order to realize the regulation of local critical repair signal network. In this chapter, the development of small molecules in tissue repair is summarized, and the application status and progress of biomaterials compounded with small molecules in nerve, bone, cartilage, cardiovascular and skin repair are reviewed. Finally, the problems of small molecules in tissue repair are analyzed, and the development in tissue repair is prospected. Small molecule therapy will be a very important tool in the field of regenerative medicine in the future.

第一节　复合小分子化合物生物材料的产生

机体在衰老、疾病或者损伤等条件下，其自身修复能力减退，无法恢复原有组织形态及功能。再生医学为人类面临的大多数医学难题带来新的希望。传统再生医学往往利用同种异体移植和自体移植的方法来修复大面积组织损伤。然而该种方法需要外科干预，其中有限的供体组织、供体部位损伤、慢性疼痛、移植后免疫相关并发症或供体与受体之间的疾病传播都限制了传统再生医学的发展。目前，再生医学能够同时复合生命科学、材料科学、药学、临床医学、生物工程学等多种学科的原理和方法，研究及开发能够修复、替代或再生受损组织器官的技术与方法。近年来，再生医学的内涵仍在不断扩大，包括组织工程、细胞和细胞因子治疗、基因治疗和微生物治疗等。国际再生医学基金会（IFRM）已明确把组织工程定为再生医学的分支学科。随着组织工程概念的扩展，凡是能引导组织再生的各种技术方法均被列入组织工程范畴，因此，组织工程和再生医学并没有严格的区分。

组织工程已经成为一种很有前景的跨学科技术手段来解决器官替换和再生需求。它结合工程、材料和生命科学的原理，创造出能够恢复生理功能的生物替代品。目前，生物材料（支架）、细胞和刺激信号是组织工程中的三个主要组分，以提供组织或器官移植替代物。这三个主要组成部分可以单独使用，也可以相互结合。

生物支架是组织工程中非常重要的组分。随着材料学的发展，各种新生材料层出不穷。理想的生物支架将模仿受损组织的细胞外基质（ECM）。支架内三维（3D）孔隙允许氧气、营养物质、代谢物、细胞信号和调节因子的充分运转，具有促进靶细胞存活、增殖和 ECM 沉积的功能，有助于受损组织再生。此外，血管化是组织修复中的重要环节，生物支架应具备诱导新生血管形成的作用。ECM 通常由两类大分子组成：蛋白质（如胶原蛋白、弹性蛋白和纤维蛋白）和糖胺聚糖（硫酸软骨素和硫酸肝素）。随着仿生材料的发展，已有相应策略来使用相同或类似 ECM 组分来模拟靶组织 ECM 特征。另外，目前的生物支架还能够以载体的形式运输细胞和药物，从而达到支持和治疗效应。

靶向性移植修复细胞是促进组织再生的直接手段。细胞通常被植入三维多孔生物支架中。植入细胞自身分泌 ECM，原有生物支架最终被降解。近年来，在多孔生物材料中植入细胞的方法已被用于组织工程，并被应用于机体的各种组织中，如血管、大脑和眼睛，甚至帮助恢复复杂器官的功能，如心脏、肝脏。然而复合细胞的组织工程仍然存在两个重要缺陷：①构建组织工程替代物，植入细胞的来源；②植入细胞活性及功能维持。

获得植入细胞手段从最初依靠提取自身组织中

的细胞,到干细胞分化,每种方法均有各自的优势及劣势。目前主要依赖干细胞分化手段获得目的细胞。诱导的多潜能干细胞(iPSC)是目前备受关注的细胞类型,它具有等同于胚胎干细胞(ESC)的分化能力,却不存在伦理上的争议。另外,成体干细胞,特别是间充质干细胞(MSC),具备多向分化潜能,也是获得靶细胞的重要来源。随着药物筛选平台的广泛应用,利用小分子化合物调控生物学功能已不是难事。目前利用小分子化合物的手段能够实现细胞的分化、去分化、转分化,甚至重编程。通过小分子化合物诱导能够成功将机体常见的成纤维细胞重编程为神经干细胞、心肌细胞、iPSC 等。小分子化合物通常是指分子量小于 1 000Da 的非肽类生物活性有机化合物。与肽或蛋白质的生物因子不同,小分子化合物在生物医学研究中的应用具有许多优点。它具有作用选择性、水溶性和细胞渗透性。临床应用后,不易诱发免疫反应,与蛋白类药物相比,小分子能够通过修饰化学结构获得,合成的成本相对较低。此外,小分子能够通过快速、可逆和精确的方式诱导细胞分化。因此,小分子化合物的效应是可控的。小分子化合物的诱导方法可能是未来获得目的细胞的常用手段。

生长因子是细胞体内外存活及发挥功能的重要调节因素。复合生长因子的组织工程也逐渐被人们重视。一方面生长因子能够增强细胞的生物学功能,加强复合细胞组织工程的效应;另一方面生长因子的释放能够进一步活化损伤组织的修复潜能,起到"一箭双雕"的效果。到目前为止,许多生长因子被证实具有显著的促修复作用,如血小板源性生长因子(VEGF),转化生长因子-β1、β2(TGF-β1、β2),肌肉生长抑制素 8(GDF8),骨形态发生蛋白质-12(BMP-12),结缔组织生长因子(CTGF)等。然而,生长因子的生产成本较高,获得率较低,且具有潜在的副作用,如致瘤性。而小分子化合物可以特异性活化组织修复及再生的相关信号通路,从而激活组织自身的修复潜能,或者小分子化合物诱导损伤局部的修复细胞直接转变为靶细胞,从而促进修复,实现损伤组织的原位再生。小分子化合物的应用很大程度上能够代替细胞因子和外源性移植细胞成分,小分子化合物实现组织再生的方式分为体内及体外两种(图12-1)。最近产生的大量新型再生小分子化合物,能够结合先进的组织工程支架可控性地将药物输送至靶组织,发挥修复组织的功能。

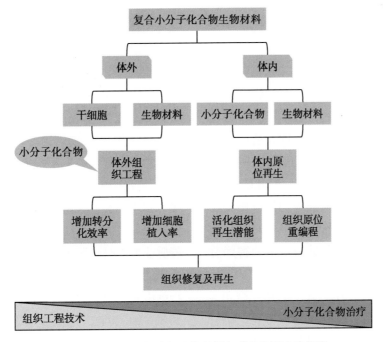

图 12-1 小分子化合物生物材料促进组织再生路径图

第二节 复合小分子化合物生物材料在各组织修复中的应用

一、复合小分子化合物生物材料在神经修复再生中的应用

神经系统疾病包括两类:神经精神类别神经系统疾病和其他类别神经系统疾病。神经精神分类中的神经紊乱包括癫痫、阿尔茨海默病、帕金森病、多发性硬化和偏头痛。其他类别的神经系统疾病包括脑血管疾病、神经感染、神经系统损伤性疾病。目前神经系统疾病是死亡的重要原因,占全球总死亡人数的12%。在神经系统疾病中,阿尔茨海默症和其他原因相关的痴呆症占死亡总数的2.84%,而2005年发达国家脑血管疾病占死亡总数的比例约为8%。因此,寻找有效治疗策略是治疗神经系统疾病的重要前提。

神经元丢失是多种神经退行性疾病如帕金森病、脊髓损伤、卒中和亨廷顿舞蹈病(HD)的常见特征。受损区域的细胞替代疗法为人类神经疾病提供了强有力的新治疗策略。许多干细胞可以向神经分化。利用小分子诱导获得神经相关细胞近几年得到长足发展。

(一) 小分子化合物联合生物材料促进干细胞神经方向定向分化

由于细胞移植后存活率低,科学家试图通过使用天然和合成的生物材料支架来越过这一障碍。支架不仅能够填补缺损,连接损伤区域两端,还可作为ECM模拟原有组织环境,以提供合适的引导信号,改善细胞活力并分化为特定细胞。各种天然及合成聚合物,包括聚己内酯(PCL)、聚乳酸-羟基乙酸共聚物(PLGA)、胶原和明胶等均被应用到神经组织工程中。在细胞与生物支架相结合基础上,利用外源性小分子化合物诱导进一步增加神经分化及转分化效率,如此将大大减少初始细胞用量。PCL具有良好的机械性能、生物降解性和生物相容性,已被证明有助于促进干细胞的定向分化。小分子化合物LY294002能够通过PI3K/AKT/GSK-3信号通路显著促进PCL/胶原纳米纤维支架上hEnSC向运动神经元样细胞分化。

(二) 小分子化合物联合生物材料直接修复神经损伤

随着人类对神经退行性疾病发生机制的深入研究,细胞替代疗法并非唯一治疗手段。音猬因子(Shh)信号是中枢神经系统发育过程中的重要信号分子。而大脑中Shh信号失调与孤独症谱系障碍、抑郁症、痴呆、卒中、帕金森病、亨廷顿病、运动缺陷、癫痫、脱髓鞘疾病、神经病以及脑肿瘤等神经系统疾病的发生密切相关。因此,Shh信号通路调节剂对上述神经系统疾病的治疗具有重大意义。多种相关小分子化合物被开发出来,下面是一些代表性的Shh信号通路调节剂。

1. 神经系统疾病治疗相关的小分子化合物 氯苯并噻吩(chlorobenzothiophene)、SAG能够通过与Patched1(Ptch1)受体下游的Smo结合而正向调节Shh途径。它通过上调神经胶质瘤致病因子(Gli)mRNA的表达而保护神经元并诱导神经发生。SAG能够改善胶质细胞和神经元的增殖,且没有神经毒性。口服SAG刺激齿状回颗粒下区的神经元增殖。另外,SAG通过上调Gli1蛋白丰度,增加组装抑制蛋白1(profilin 1)蛋白水平,来诱导海马神经元的轴突延长,借此改善Ts65Dn小鼠的海马突触可塑性和NMDA受体功能,改善学习和记忆功能。此外,SAG下调成年C57Bl/6小鼠的纹状体中的Gli3和神经胶质细胞系来源的神经营养因子(GDNF)表达,维持黑质纹状体中的神经化学和细胞稳态。

嘌吗啡胺(purmorphamine),Smo激动剂,一种2,6,9-三取代嘌呤衍生物直接结合并刺激Smo。据报道,嘌吗啡胺能够诱导不同区域分化为特定的前脑神经元亚型,包括GABA中间神经元、纹状体中棘神经元和谷氨酸能神经元,可用于治疗基于神经元损伤的神经系统疾病。另外,它已被证明能够保护海马神经元对抗过氧化氢诱导的氧化损伤。静脉注射嘌吗啡胺可以恢复受损神经,并对卒中后小鼠的神经具有保护作用。嘌吗啡胺还能上调组织型纤溶酶原激活物(tPA)在受损的神经元中的表达和减少细胞凋亡,降低血-脑屏障(BBB)通透性,减弱反应性星形胶质细胞增生和炎症,并增加缺血区域神经元的新生。此外,嘌吗啡胺还能够通过促进Gli1的表达提高人纹状体神经干细胞(STROC05)分

化成 DARPP-32⁺神经元的效率。

芬戈莫德(fingolimod)是用于治疗多发性硬化的鞘氨醇 1-磷酸(S1P)受体调节剂,具有亲脂性,能够自由穿过 BBB,并直接作用于少突胶质细胞,诱导髓鞘再生。在自身免疫性脑脊髓炎期间,芬戈莫德治疗(0.3mg/kg)显著增加小鼠脑和脊髓白质中少突胶质细胞祖细胞的增殖。此外,用芬戈莫德治疗的自身免疫性脑脊髓炎小鼠,其 Shh 及其受体 Smo 和下游效应物 Gli1 在脑白质中的水平上调。

三碘甲腺原氨酸(triiodothyronine),一种甲状腺激素,可显著上调成年大鼠脑内对角线带、皮质层 V 和纹状体外侧区中 Shh mRNA 的表达。此外,它还上调了扣带皮质、皮质层 V、侧面纹状体、内侧纹状体和齿状回中的 Ptch1mRNA 表达。此外,三碘甲状腺原氨酸给药后,Smo 受体在成年大鼠脑皮质、脑室下区和齿状回中的表达水平显著上调,且临床症状皆有改善。

糖皮质激素、哈西奈德、氟替卡松、氯倍他索和氟轻松也已被报道为 Smo 激动剂并激活 Hh 信号传导。它们与 Smo 结合,促进其内化,激活 Gli,刺激原代神经元前体细胞增殖以及与 Shh 蛋白发挥协同作用。

2. 神经系统输送小分子化合物的生物材料 中枢神经系统是身体最微妙的微环境之一,由于 BBB 的屏障作用,其稳态得到保护。BBB 是一种高度复杂的结构,紧密地调节有限数量小分子的离子运动,甚至限制从血液到脑组织的大分子的数量,从而保护其免受伤害和疾病。因此,BBB 也显著阻碍了向脑组织的药物输送,从而妨碍了一些神经疾病的治疗。上述小分子需要适当的载体才能够实现脑内运输。目前已有相应的策略来应对 BBB 的上述限制,以达到治疗目的。近年来,随着纳米医学的出现,纳米粒子(NP)技术正在迅速发展。NP 大小在 1~100nm,兼具化学和生物稳定性,掺入亲水性和疏水性药物的可行性,以及能够通过多种途径实现药物输送,包括口服、吸入和肠胃外。而且,NP 可以通过共价缀合至各种配体、抗体或蛋白质以靶向特定组织。

目前已经有多种能够穿透 BBB 的纳米生物材料。首先是脂质体纳米材料,是纳米颗粒药物输送系统的第一代,由两亲性脂质构成的单层或双层囊泡构成,限定了内部的水性腔。脂质体根据它们的尺寸和片层的数量分类如下:①尺寸高达 100nm 的单层小囊泡(SUV);②尺寸大于 100nm 的大单层囊泡(LUV)和一个双层;③多层囊泡(MLV),可以达到几微米的大小,由许多同心脂质双层结构组成。脂质体主要用于脑部药物输送来治疗脑缺血和脑肿瘤。脂质体纳米材料分为许多类型,包括阳离子脂质体、固体脂质纳米粒。其中阳离子脂质体,是最初的转染载体,能包裹核酸(例如 DNA)形成脂质体复合体,后由吸附介导的内吞和内化转移到细胞中,避免了溶酶体的消化。最常用的阳离子脂类是 1,2-二油酰基-3-三甲胺-丙烷(DOTAP)与二油酰基磷脂酰乙醇胺(DOPE)的混合。在进行酸化后(pH 5~6),DOPE 融合破坏细胞内脂膜的稳定性,将其内容物释放到细胞质中。因此,药物可以进入内皮细胞,类似于 DNA,增强了它们穿越屏障并进入神经元。研究显示,脂质体复合物转染神经元 SH-SY5Y 细胞,其效率远高于脂质体转染。另外,具有光反应特性的阳离子脂质体可以明显改善啮齿动物体内紫杉醇的脑内输送,增强对胶质母细胞瘤的细胞毒性作用。

固体脂质纳米粒(SLN)是一种稳定的基于脂质的纳米载体,具有固体疏水性脂质核心,药物可以溶解其中。SLN 的优势在于其生物相容性,药物包封率比其他 NP 高,并且持续释放。此外,SLN 可以通过控制其表面特性来控制药物只被单核-巨噬细胞系统摄取。已经有 SLN 介导的脑给药的报道。例如,啮齿动物体内静脉注射 SLN 携带钙通道阻滞剂药物,与直接注射药物组相比,前者的药物脑内吸收率更高,并能长时间维持较高的药物浓度。另外,使用 SLN 包裹 3′,5-二辛酰基 5-氟-2-脱氧尿苷(DO-FUdR),与单纯使用 FUdR 相比,前者具有约 2 倍的脑内靶向效率。因此 SLN 能够有效提高药物穿透 BBB 的能力,是一种很有前途的治疗中枢神经系统疾病的药物靶向系统。

聚合物纳米颗粒(polymer-based nanoparticle)是以多聚物为基础的纳米材料,主要包括聚合物纳米粒、高分子胶束、树突状聚合物 3 种类型。其中,聚合物纳米颗粒由药物可嵌入的核心聚合物基质组成,尺寸通常在 60~200nm。最受欢迎的是聚乳酸(PLA)、聚羟基乙酸(PGA)、聚乳酸-羟基乙酸共聚物（PLGA）、聚酸酐、聚氰基丙烯酸酯和聚己内酯。尽管开发了各种合成和半合成聚合物，但也可以使用天然聚合物如壳聚糖。用 PLGA 包裹抗结核药物（利福平、异烟肼、吡嗪酰胺、安那非布坦）制成的 NP 用于小鼠的脑给药，能够维持血浆中高药物浓度 5～8 天。另外，聚氰基丙烯酸丁酯（PB-CA）NP 被成功地用于将功能性蛋白质运输到神经元和神经元细胞系中。

聚合物胶束由两亲性共聚物形成，其在水性介质中的聚集导致具有亲水性壳和疏水性核的球形结构，并具有良好稳定性。稳定性可以通过壳或核心链之间的交联而得到改善。聚合物胶束的另外一个可调节特征是它能够响应外部刺激（pH、光、温度、超声波等），以达到对药物的控释。最常用的聚合物之一是普鲁洛尼克型（Pluronic 型），基于环氧乙烷和环氧丙烷的嵌段共聚物。已有相关文献报道将该聚合物作为载体进行脑内给药。壳聚糖偶联的 Pluronic 纳米载体与大脑的特定靶肽（狂犬病毒糖蛋白；RVG29）注射小鼠后，结果显示与纳米载体缀合的量子点荧光团或加载到载体中的蛋白质在大脑中聚集。

树枝状聚合物（dendrimers）是分支聚合物，具有树的结构。典型的树枝状聚合物围绕核心对称，当充分延伸时，通常在水中采用球形三维形态。中心核在结构上可以识别为具有至少两个相同的化学官能团；从这些基团开始，可以衍生出具有至少一个分支连接点的其他分子的重复单元。链条和分支不断重复形成径向同心层。因此，树状大分子外围紧密排列，核心松散排列，在树状大分子捕获药物能力中起关键作用。聚酰胺-胺（PAMAM）是合成树状大分子中最著名的分子。PAMAM 的核心是二胺（通常是乙二胺），其与丙烯酸甲酯反应，然后与乙二胺反应以形成 0 代 PAMAM，连续的反应产生更高的世代。Albertazzietal 等研究显示 PAMAMs 树枝状大分子能够快速地在中枢神经系统中扩散，并能够透过神经元。另外，Kannan 等研究表明，系统性给与聚酰胺胺树枝状聚合物后，其能够特定靶向到脑瘫部位的小胶质细胞和星形胶质细胞中，为临床治疗神经炎性疾病提供机会。

当然，针对不同的神经系统疾病需使用不同的治疗策略。脊髓损伤（SCI）是导致部分或完全瘫痪的重要原因。SCI 患者目前尚无法治愈。脊髓损伤治疗中，诱导轴突再生十分必要。目前已经有几种不同类型的生物材料，能够指导轴突再生，并将生物材料与蛋白质或小分子化合物相复合来提高移植干细胞的生存力。水凝胶支架是最常用的生物支架，但其在脊髓损伤修复中缺乏定向诱导再生轴突穿透损伤部位的能力。因此，水凝胶支架目前的应用是限制继发性损伤并改善损伤后的神经元活性。由于水凝胶支架本身不具备渗透性，所以通常将其制作成包含小分子化合物的载体，以此来减轻 SCI 的症状。已有研究证实水凝胶负载小分子化合物在脊髓损伤动物模型中的功效。由透明质酸和甲基纤维素（HAMC）制成的复合材料，进一步负载释放神经营养因子-3（NT-3）的纳米颗粒继而制成的水凝胶注射到成年大鼠的 SCI 模型中发现，与无药物 HAMC 水凝胶空载组和空白治疗组相比，NT-3 释放组损伤病灶显著减小。且 Taylor 研究团队也进一步通过 NT-3-纤维蛋白水凝胶系统证实该结论。

此外，静电纺丝能够提供纳米级直径的纤维以模仿天然 ECM，这对于神经组织工程应用来说具有巨大优势。电纺纳米纤维具有较大的表面积和较高的孔隙度，这表明电纺纳米纤维支架提供了一个与周围组织细胞融合的基质环境，适合有效的养分输送和细胞通讯。已经证实静电纺丝能够促进轴突再生。若药物可溶于聚合物溶剂中，且不会在静电纺丝过程中发生变化，则可通过乳液静电纺丝的方法将药物掺入纤维内。Schaub 和 Gilbert 使用乳液静电纺丝法将小分子抗代谢药物 6-氨基烟酰胺（6AN）掺入电纺 PLLA 纤维中，能显著降低星形胶质细胞的代谢活性。另外，该方法也可以用于脊髓损伤模型中。然而，乳剂静电纺丝的局限性在于药物包裹体改变了纤维的物理性质，特别是纤维排列和直径。纤维排列和直径的变化直接影响了神经突延伸和细胞沿纤维的迁移速率。咯利普兰（rolipram）是一种小分子药物，具有减轻炎症和促进突起生长的能力。Zhu 等将咯利普兰负载在 PLLA/PLGA 电纺纤维表面。该支架植入大鼠脊髓半切模型后，再生较单纯纤维植入组明显增强，功能恢复明显改善。

因此，小分子化合物与生物材料相互结合将给神经系统疾病的治疗提供具有前景的治疗手段。

二、复合小分子化合物生物材料在骨修复再生中的应用

骨具有再生能力。随着年龄增长,骨量减少,脆性骨折和骨质疏松症(OP)的发生增加。另外,年龄相关的细胞改变,成骨细胞介导的异常骨形成和破骨细胞介导的骨吸收,骨髓脂肪化以及成骨祖细胞的减少,都将影响创伤后的骨修复。另外,在创伤、肿瘤消融和先天性骨异常等造成的大量骨缺损中,还需要治疗干预以指导再生和促进骨修复。自体骨移植被认为是骨缺损治疗的金标准。不幸的是,自体移植的骨组织来源有限,修复效率低并伴有术后综合征。同时异体移植和异种移植存在疾病传播和免疫排斥的风险。因此,组织工程技术是潜在的骨骼修复的重要手段。

小分子化合物为基础的组织工程在骨骼肌修复和再生中发挥重要作用。由于高通量筛选技术的进步,在过去的十年中已经发现了一百多种成骨小分子化合物。在这些成骨小分子化合物中,许多可能成为促进骨修复的新生代药物。它们的成骨活性已经在各种临床前动物模型中被证实。一方面通过小分子化合物诱导能够获得靶细胞,用于细胞移植;另一方面可以通过载体直接用于损伤局部,活化骨组织自身修复潜能,促进骨的原位再生。目前将这些小分子化合物与生物材料一起应用,能够更好地发挥促进骨再生作用。

骨修复相关的小分子化合物复合生物材料

1. 嘌吗啡胺(purmorphamine)　嘌吗啡胺是一种 2,6,9-三取代嘌呤,是具有促进骨修复功能的小分子化合物,具有比 BMP-4 更有效的诱导成骨的效果。有趣的是,即使高达 $20\mu M$ 的嘌吗啡胺浓度,也没有观察到显著的细胞毒性。嘌吗啡胺刺激的小鼠胚胎来源成纤维细胞 C3H10T1/2,碱性磷酸酶(ALP)活性显著增加近 50 倍,成骨分化相关基因,如核结合因子 $\alpha1$(Cbfa1/Runx2)明显上调。在分化过程中,嘌吗啡胺通过激活 Hh 信号通路诱导成骨,并调节其下游靶基因,如 $Gli1$ 和 $Patch$。另外,嘌吗啡胺能够活化人(hMSC)Hh 途径,在体内、外增加下游靶基因(如 Smo、$Ptch1$、$Gli1$ 和 $Gli2$)的表达。

目前,已有骨修复相关负载嘌吗啡胺的载体。Belotiet 等以 $3\mu mol/L$ 的嘌吗啡胺处理纯钛表面,接种到该材料中的 hMSC 其成骨细胞相关基质合成明显上调,并有骨样结节形成。另外,磷酸三钙和咯嘌呤胺(0.01 和 0.1wt%)的复合骨粘合剂负载嘌吗啡胺后形成的生物材料不具有细胞毒性,持续释放嘌吗啡胺,并显著上调 Gli 表达,从而促进骨再生。

2. 氧化型胆固醇(oxysterols)　氧化型胆固醇是在动物和植物中丰富的胆固醇和植物甾醇的氧化产物。它们能够调控细胞分化方向,例如它们能促进干细胞成骨分化,同时抑制脂肪方向分化。M2-10B4 小鼠来源间充质干细胞(MSC)在短期暴露于氧化型胆固醇后,能够显著增加 ALP 活性和诱导矿化作用。长时间氧化型胆固醇诱导可明显提高 MSC 成骨基因骨钙素(OCN)和成骨细胞分化相关的关键转录因子 $Runx2$ 的表达。Amantea 等证实氧化型胆固醇通过非经典 Wnt 途径调节 Dickkopf 相关蛋白 1(Dkk-1)诱导骨生成。此外,Hh 通路蛋白激酶 C(PKC)和蛋白激酶 A(PKA)依赖性机制,可能也参与了氧化型胆固醇诱导的骨形成。

氧化型胆固醇可与生物材料联合用于骨修复。负载有氧化型胆固醇混合物的多孔 PLGA 支架被植入骨缺损部位,具有显著促进骨形成及再生效应。另外,负载氧化型胆固醇的生物可降解水凝胶支架植入大鼠颅骨缺损后,能够诱导体内骨再生。近来,对于氧化型胆固醇类似物的合成进行了大量研究,并制备出一系列具有高诱导效力的新型氧化型胆固醇,可显著增加氧化型胆固醇药物家族的成骨效力。

3. 他汀类药物　他汀类药物也被称为 3-羟基-3-甲基戊二酰辅酶 A(HMG-CoA)还原酶抑制剂,能够抑制 HMG-CoA 向甲羟戊酸的转化,因此被广泛用作降胆固醇药物。然而,根据许多报道,他汀类药物还可诱导干细胞的体内、外成骨分化。研究显示他汀类药物美维诺林(mevinolin)促进了小鼠骨髓 MSC 克隆的 D1 细胞中 OCN、CD44、CD47 和 CD51 的表达,并增强 ALP 活性。辛伐他汀能够直接诱导鼠 ESC 分化为成骨细胞,成骨标志物如 I 型胶原蛋白(Colla1)、Runx2、成骨相关转录因子(OSX)和骨钙素(OCN)的表达明显增加。值得注意的是,辛伐他汀的效果具有剂量依赖性,在高浓度情

况下会产生严重副作用。此外,研究表明,其他他汀类药物,如康帕丁也可促进干细胞成骨效应,明显增加 BMP-2、骨保护素(OPG)和血管内皮生长因子(VEGF)的表达,同时抑制向脂肪细胞分化。

基于他汀类药物溶解度的不同(脂溶性或水溶性),需要不同的药物载体系统,以水凝胶载药系统最为常见。Benoit 等通过合成氟伐他汀释放单体,然后将这些大分子结合到 PEG 水凝胶。研究人员利用释放氟伐他汀的水凝胶载体系统,成功地将 hMSC 诱导为成骨细胞。另有研究显示,可生物降解的明胶水凝胶可以用于控制释放辛伐他汀促进骨再生。最近,一种基于 PEG 的辛伐他汀前药(SIM-mPEG)装置被研制出来,它能够自组装成胶束并包裹游离辛伐他汀包封成 SIM/SIMmPEG 胶束。SIM/SIM-mPEG 胶束将被周围的炎性细胞和其他细胞摄取,并释放辛伐他汀,从而促进骨骼愈合。另外,可生物降解的聚氨酯载药系统复合多种他汀类药物后被证实均具有增强骨再生效果。因此,他汀类药物是一种极具前景的治疗骨缺损及骨质流失疾病的小分子药物。

4. 地塞米松(DEX) DEX 是一种合成的糖皮质激素,对诱导干细胞的成骨分化具有时间和剂量依赖性。据报道,DEX 能够协同 Runx2/Cbfa1 促进干细胞成骨分化,并通过调节丝氨酸残基(Ser125)的磷酸化,对 Runx2 发挥负调控作用。由于其诱导干细胞成骨作用,DEX 是大多数成骨介质中不可或缺的添加剂。

近年来,已有关于复合 DEX 的生物材料诱导干细胞成骨分化方面的研究报道。Nuttelman 等制备 PEG-水凝胶支架可以持续释放 DEX,其成功地将包裹的 hMSC 分化为成骨细胞。另外,应用 DEX加载的羧甲基壳聚糖/聚(酰氨基胺)树状大分子NP 与羟基磷灰石(HA)和淀粉-聚己酸内酯(PCL)复合的 3D 支架,能够在体外分化大鼠 MSC 为成骨细胞。另外,DEX/抗坏血酸-2-磷酸/β-甘油磷酸盐负载的微球支架有效延缓成骨分化因子释放,并成功地诱导支架上生长的干细胞分化为成骨细胞。

5. 白藜芦醇 白藜芦醇是一种可食用的多酚二苯乙烯植物雌激素,最初是从葡萄皮和药草中获得。它在降低低密度脂蛋白(LDL 氧化)和抑制血小板聚集等方面起着重要作用。白藜芦醇在促进干细胞成骨分化和预防骨质疏松方面发挥重要作用。白藜芦醇提高干细胞 ALP 活性和成骨细胞分化相关基因的表达。此外,它还活化雌激素信号通路,通过沉默调节蛋白 1/叉头框蛋白 3α(Sirt1/Foxo3a)轴增强 hMSC 的成骨分化,增加成骨基因如 Runx2 和 OCN 的表达水平。此外,Shakibaei 等提出成骨转录分子 Runx2 的乙酰化/去乙酰化水平在 hMSC 的成骨过程中起关键作用,研究显示 Runx2 乙酰化降低 Sirt-1 表达。此外,据报道白藜芦醇还可以通过活化 Wnt 信号通路,促进成骨。

因为白藜芦醇可显著增强未分化细胞的成骨分化,它已被用于促进骨形成,治疗骨关节炎,并可用于在植入组织工程支架前的预处理。Kamath 等将白藜芦醇负载到白蛋白纳米粒(RNP)后,进一步封装在 PCL-RNP 复合支架中。该体系既可以持续释放白藜芦醇,也能够促进 hMSC 分化为成骨细胞。

6. 生物类黄酮 生物类黄酮(如槲皮素、染料木黄酮和淫羊藿苷)、吡喃酮衍生物具有抗氧化剂和抗微生物等特性。类黄酮还能抑制骨吸收和促进干细胞的成骨分化。在黄酮类化合物中,淫羊藿苷是在传统中药淫羊藿(epimedii)中提取,已被深入研究。淫羊藿苷(icariin)被证实能够以剂量依赖的方式促进人和大鼠 MSC 的成骨分化,ALP 活性和 Runx 2 表达水平的显著升高。此外,淫羊藿苷还通过激活 BMP 信号来诱导 BMP-4 的产生。最近又有研究表明淫羊藿苷通过雌激素受体途径激活细胞外调节蛋白激酶(ERK)和 Jun 氨基末端激酶(JNK)促进细胞分化为骨细胞。另外,淫羊藿苷能诱导骨保护素(OPG)的产生和破骨细胞的凋亡,从而保护骨免于被吸收。总之,淫羊藿苷是促进骨修复和再生潜力的小分子化合物,它不仅促进干细胞成骨,而且还诱导 OPG 的产生,与 RANKL 结合从而抑制破骨细胞分化。

淫羊藿苷用于骨修复已经引起越来越多的关注,近年来已经开发出一系列的载体系统。载有淫羊藿苷的壳聚糖/HA 支架表现出很好的骨诱导性和缓释性,增强体外 hMSC 的成骨分化并促进体内长时间骨缺损的修复。聚羟基丁酸戊酸酯(PHBV)支架也已经用于淫羊藿苷的载体。这些多孔支架持续释放淫羊藿苷,研究证实 0.1% 淫羊藿苷支架能够有效改善成骨细胞的成骨性。

7. 褪黑素 褪黑素也被称为 N-乙酰-5-甲氧基色胺,由松果体分泌,是关乎睡眠质量的重要激素。它在癌症治疗、抗衰老和调节昼夜节律方面发挥重要作用。褪黑激素通过 MT2 受体和 BMP/ERK/Wnt 通路诱导细胞成骨分化,显著增加 ALP 活性和上调成骨细胞相关标志物的表达,如Runx2、OCN、骨涎蛋白(BSP)和 BMP-2。目前有包裹褪黑素的 PLGA 微球,该微球能够持续释放褪黑激素,并大大增强了 MSC 的成骨效应。此外,高生物相容性的铝酸钙-褪黑素支架也被证实有助于促进 hMSC 的体外成骨及体内促进缺损颅骨的再生。

8. 双膦酸盐(BP) BP 具有 P-C-P 骨架结构,广泛用于代谢性骨疾病的治疗,并抑制骨吸收。同时它能够诱导破骨细胞凋亡,其结构特点使它们能够与钙晶体结合。BP 能够促进干细胞的成骨分化。含氮的 BP 阿仑膦酸盐上调成骨相关标志物的表达水平,如 BSP、OPN 和 BMP-2,并且以剂量依赖性的方式增加 ALP 活性。阿仑膦酸钠通过磷酸化 ERK 和 JNK 来发挥作用。氯膦酸盐(clodronate)是另一种类型的 BP,直接促进 ST2 细胞(多能间充质细胞系)成骨分化,可能与蛋白酪氨酸磷酸酶和/或丝氨酸/苏氨酸磷酸酶失活有关。另外,BP 可以刺激成骨样细胞产生 OPG,从而保护骨吸收和预防骨质疏松症。

近几年来,许多研究都集中在发展支架/微球包裹 BP 的控释系统来诱导干细胞的成骨分化。在各种类型的 BP 中,阿仑膦酸钠诱导成骨效率最高,所以人们对其最为关注。按照所需生物材料的不同,目前载体系统分为三种类型。第一种载体系统是由无机材料组成,主要包括 HA、介孔二氧化硅(MS)和磷酸钙。第二种递送系统主要由生物聚合物组成,如 PCL、PLGA、PHBV 和壳聚糖。这些生物聚合物通常被设计成微球体、多孔微球体或水凝胶,可以通过物理和化学相互作用加载药物。第三种载体是生物聚合物的复合物和无机材料。该载体系统的药物装载体系和机械性能均具有可调节性。MS-HA/PLGA 或 HA/PLGA 复合支架能够持续释放阿仑膦酸钠,并成功诱导滑膜 MSC 向成骨细胞体外分化(SMSC)。体内研究显示负载阿仑膦酸盐的 PLGA 支架能够显著改善颅骨缺损。

9. 其他 除上述提到的小分子化合物,还有

很多小化学物质能够促进干细胞成骨分化。1,25-二羟基维生素 D[1,25(OH)$_2$D]是维生素 D 的代谢产物,能够促进未分化细胞向成骨细胞谱系分化,并且能与 TGF-β 发挥协同作用。维生素 D 衍生物处理细胞后,成骨相关标志物,如 BMP-2、BMP-6、Runx2/Cbfa1 和 OSX,显著上调,最终诱导未分化细胞分化为成骨细胞。雌激素,又叫 17β-雌二醇,通过提高 ALP 活性增强骨生成,以剂量依赖的方式促进 BMP-2、OCN 和 Cbfa1 的表达。该过程由雌激素受体(ER),特别是 ERα 介导。视黄酸(RA)也能够以剂量依赖的方式诱导成人脂肪来源 MSC 成骨分化,增加 BMP 受体亚型 I B 的水平,它在干细胞向成骨细胞的分化中起关键作用,提高Runx2、OPN 和 OCN 的表达。此外,水杨酰亚胺-2-苯硫酚,治疗发热和风湿性疾病,能够通过激活 MAPK 途径促进 hMSC 的骨化。

总之,小分子化合物可以通过活化成骨相关信号通路,包括 Hh、Wnt、MAPK、BMP、AMPK 来控制干细胞成骨分化方向,调节成骨相关靶基因,最终促进骨修复及再生。因此,负载小分子化合物的组织工程技术是未来治疗骨疾病的有效措施。

三、复合小分子化合物生物材料在软骨修复再生中的应用

与骨不同,软骨缺乏内在修复潜能。软骨缺乏血管形成,同时致密的 ECM 结构阻碍生长因子和软骨细胞(负责关节软骨更新的细胞类型)迁移至缺损部位。因此,创伤和老化引起的损伤促进关节表面软骨的逐渐消耗,导致关节活动度受限、关节疼痛和退行性骨关节炎(OA)。

OA 是退化性关节疾病,其特征表现为慢性关节软骨侵蚀,ECM(蛋白多糖和 II 型胶原蛋白)的丧失、纤维化、软骨下硬化和骨骼过度生长,但 OA 潜在的发生机制尚不明确。目前认为,它是机械性变性的组合,与软骨细胞活性下降及 ECM 的重新分布导致关节力量的再分配有关。其中衰老造成的软骨细胞及成纤维细胞样滑膜细胞分泌大量的促炎因子和基质降解因子是导致软骨细胞活性下降及 ECM 重新分布的重要原因。手术干预,如微骨折手术、自体软骨细胞植入(ACI)已用于临床实践超过 20 年。后者是在清创的软骨缺损处植入软

骨细胞并覆盖骨膜瓣或胶原膜,同时复合软骨细胞的 3D 胶原蛋白或透明质酸基质的植入物。然而,该方法与骨移植具有相同的缺点,如移植物的机械性能不稳定、纤维软骨形成,均造成该植入体的性能比原生软骨差。目前,已开发出多种具有促进细胞软骨分化及软骨修复作用的小分子化合物。

通过局部输送小分子化合物诱导内源性再生潜能已经成为软骨再生研究中的热点。通常使用生物活性生长因子来诱导干细胞分化成软骨细胞。然而已经发现一些天然的或合成的小分子化合物也能够诱导/促进干细胞成为软骨细胞。

软骨修复相关的小分子化合物复合生物材料

1. 苦参素（KGN） KGN 是杂环类药物分子。KGN 以剂量依赖的方式促进 hMSC 的成软骨分化。当用 KGN 处理 hMSC 和软骨细胞时,与对照组相比,Ⅱ型胶原（Colla Ⅱ）、聚集蛋白聚糖和金属蛋白酶Ⅰ抑制剂的表达水平上调,表明 KGN 诱导软骨发生并获得软骨细胞表型。KGN 能够结合交联肌动蛋白,该蛋白与肌动蛋白微丝的丝素蛋白 A 相结合,然后干扰丝裂素 A 与转录因子核心结合因子 β 亚基（CBFβ）之间的相互作用,最终通过调控 CBFβ-Runx1 的转录程序促进软骨细胞分化。此外,KGN 通过透明质酸-CD44 路径来保护软骨。

KGN 作为一种新型小分子药物,已经引起广泛重视。Kang 等通过离子胶凝法将 KGN 与各种分子量的壳聚糖共轭,然后生成结合 KGN 的壳聚糖小颗粒（纳米颗粒和微米颗粒）,治疗骨关节炎。该载体能够持续释放 KGN 达 7 周。在大鼠关节手术模型中发现,KGN 复合系统可以诱导 hMSC 软骨形成,并显著降低关节的退行性改变。因此,KGN 在软骨再生和退行性疾病,如骨关节炎的治疗中具有巨大潜力。

2. TD-198946 TD-198946 是由 Yano 等使用 Col2GFP-ATDC5 系统发现并合成的噻吩吲唑衍生物。TD-198946 诱导 C3H10T1/2 细胞合成软骨基质,并以剂量依赖方式增加软骨形成标志物 Col2a1 和软骨蛋白聚糖（Acan）的内源性表达。另外,与 BMP-2 和 TGF-β1 相比,TD-198946 是一种更有优势的药物,它能够诱导软骨细胞再分化,从而抑制软骨细胞的过度生长或去分化,这在软骨重建中具有重要意义。另外,通过 Runx1 的小干扰 RNA

（siRNA）,初步证实了 TD-198946 通过诱导 Runx1 表达来发挥软骨分化作用。

TD-198946 是新发现的化学合成小分子,其具体作用机制尚在进一步研究中。最近,将 TD-198946 与生物材料相结合构建细胞膜片用于软骨重建。软骨细胞和 hMSC 培养在 TD-198946 处理的聚（N-异丙基丙烯酰胺）材质的温敏性培养皿中形成软骨细胞膜片,并将该膜片用于软骨缺损部位,成功修复软骨缺损。因此,TD-198946 是软骨修复工程的理想的刺激分子,有利于软骨疾病的治疗。

3. 前列腺素 前列腺素是细胞花生四烯酸的代谢物,在多种组织,包括软骨中发挥调节分子的作用。其中前列腺素 E_2（PGE_2）在软骨中最为丰富,并且以剂量依赖方式在体外诱导干细胞的软骨分化,可能通过增加环磷酸腺苷（cAMP）水平来诱导软骨方向分化。然而,也有研究显示 PGE_2 通过 cAMP 依赖性途径导致牛关节软骨细胞的凋亡。且 PGE_2 在特定浓度范围内能够抑制软骨细胞分化。因此 PGE_2 在软骨修复中作用尚需进一步确定。

4. 氨基葡萄糖（GlcN） GlcN 包括透明质酸/硫酸软骨素和硫酸肝素,通常从几丁质、糖蛋白和糖胺聚糖中获得的天然氨基单糖。GlcN 处理 hMSC 后,细胞中 Colla Ⅱ 和聚集蛋白聚糖的表达水平增加,表明 hMSC 向软骨分化。此外,GlcN 通过增强硫酸化蛋白聚糖的积累,抑制基质金属蛋白酶13（MMP-13）和基质降解酶的表达维持软骨细胞表型。此外,葡萄糖硫酸盐上调聚集蛋白聚糖核心蛋白 mRNA 的表达,同时抑制基质降解酶 MMP-3 的产生和活性,这有助于预防关节软骨损耗,发挥软骨保护作用。因此,GlcN 主要通过抑制体内软骨基质的降解,而不是恢复软骨结构来发挥作用。

负载 GlcN 的载药体系也已经被用于软骨修复。2006 年,Hwang 等制备包裹 GlcN 的 PEG 水凝胶。含有 GlcN 的水凝胶能够促进小鼠 ESC 向软骨细胞分化。尽管如此,在 GlcN 用于临床治疗之前还需要更多的研究数据的支持。

5. DEX DEX 不仅诱导成骨,而且诱导干细胞的软骨形成。Derfoul 等发现糖皮质激素（GC）在 hMSC 的成软骨分化中发挥重要作用。GC 通过糖皮质激素受体（GR）直接调节软骨基质基因的表达水平来促进软骨形成。此外，DEX 提高了蛋白聚糖和 Col Ⅱ 蛋白的表达，这对于维持软骨细胞表型至关重要。除 hMSC，DEX 以剂量依赖的方式有效地诱导兔骨髓 MSC 和小鼠 ESC 的软骨方向分化。DEX 还能够降低基质金属蛋白酶的合成，从而抑制胶原降解。

Bae 等在 2010 年对体内释放 DEX 载体系统进行了研究。作者制备了具有不同释放曲线的含 DEX 的无孔（NPMS）和多孔（PMS）PLGA 支架，且将 NPMS 和 PMS 支架与水凝胶复合，并进一步将大鼠 MSC 负载其中。然后将构建好的支架注射到裸鼠皮下。通过检测软骨特异性标志证实移植 MSC 体内分化为软骨细胞。然而，Silbermann 等体外研究结果提示 DEX 能够降低胶原蛋白的合成，阻碍了髁突软骨的生长，说明 DEX 对软骨形成的作用存在争议，尚需进一步明确。

6. 其他　除上述小分子化合物，双丁酰环 AMP（dbcAMP）也具有促进软骨形成的作用，但是其促进作用与小鼠损伤部位及损伤修复的时期有重要关系。dbcAMP 通过促进非软骨细胞向软骨细胞的分化来发挥软骨修复作用。另外，RA 能够对干细胞的软骨方向分化起到双向调节的作用。低浓度 RA 起到促进作用，而高浓度 RA 则抑制软骨形成。此外，乙醇显著促进胚胎 MSC 向软骨细胞分化，并通过增加 Ⅱ 型胶原蛋白和聚集蛋白聚糖 mRNA 的表达增强软骨基质形成。遗憾的是，尚未见这些小分子化合物与生物材料结合促进软骨修复的相关报道。

因此，小分子化合物结合生物材料是治疗骨及软骨疾病十分具有前景的策略。但是小分子化合物真正应用于临床还需要大量的前期研究，在将来的研究中应进一步加强小分子化合物复合生物材料的体内研究，为其临床应用提供更多的依据。

四、复合小分子化合物生物材料在心血管系统修复再生中的应用

据世界卫生组织统计，2012 年有 1 750 万人死于心脏病，占全球死亡人数的 31%。心血管疾病已经成为全球主要死因之一，严重影响人民健康，目前尚缺乏有效的治疗手段。因此，发展新型、高效、经济的心脏疗法是世界范围内的共同目标。众所周知，成人心脏的再生能力非常有限，大多数心脏病往往伴随着心肌细胞的严重损坏和心脏病理性重塑，最终导致心力衰竭甚至猝死。心肌梗死后，损伤区域被纤维瘢痕所取代，一方面可以保护心脏壁不破裂，另一方面丧失收缩和传导电信号功能，最终导致心脏压力升高，不可逆转地影响心脏功能。因此，心脏移植是治疗这些患者的可能方法之一。显然，由于心脏供体的短缺，这种治疗方法在很大程度上是不可行的，同时要考虑移植后所需的终身免疫抑制剂治疗。因此，替代再生疗法是非常必要的。在过去 20 年里，人们对干细胞疗法给予了极大的关注，并在文献中对此进行了广泛的回顾。移植干细胞可以作为心脏修复的种子细胞，促进受损心肌的再生。但是干细胞在体内转分化效率很低，并且多来自异体干细胞，伴随免疫排斥。因此，寻找可替代的自体细胞源成为细胞替代疗法中的重要任务。

基于小分子化合物诱导初始细胞重编程为心肌细胞（CM）已有报道。直接重编程的纯化学方法在本质上比转基因方法更安全。近来，利用小分子化合物的组合可实现小鼠和人成纤维细胞直接重编程为 CM。

两个独立研究小组利用不同的小分子化合物混合成功诱导小鼠成纤维细胞为心肌细胞样细胞（CiCM）。其中 You 等的研究团队筛选出 12 个小分子化合物，它们具备诱导细胞重编程或保持 ESC 多能性的能力。为了鉴定小分子化合物组合中哪些为心肌细胞诱导的关键性小分子化合物，他们采用从培养体系中依次减少其中一个小分子化合物的方法，最终确定了核心小分子化合物组合，足以将鼠成纤维细胞转化成 CiCM。这五个核心小分子化合物调节不同的细胞靶标，依次为糖原合酶激酶 3（GSK-3）、激活素受体样激酶 5（ALK5）、环 AMP、ras GTP 酶激活蛋白（Ras-GAP）/胞外信号调节激酶（ERK）和钙通道，说明重编程过程是复杂的，是由多条细胞信号通路介导的。与此同时，Xie 的研究小组又发现了另一种小分子化合物组合[Chir99021、RepSox、for-skolin、VPA、Parnate、TTNPB、DZnep（CRFVPTZ）]，该组合也能够重编程小鼠成纤维细胞为 CiCM，其中 CRFV 为该组合中诱导重编程的核心小分子化合物。

总之，上述方法均能将鼠成纤维细胞转化为自

发跳动心肌细胞样细胞。另外,重编程获得的CiCM都表达心脏特异性标记物,具有心脏基因典型的表观遗传状态,并显示与生理状态下CM相似的亚细胞结构。此外,CiCM具备典型的心脏钙通量和电生理特征,如自发性收缩。

最近,Ding研究小组首次成功地将人成纤维细胞重编程为跳动的心肌细胞。他们小分子化合物组合的理念是基于能够诱导或增强细胞重编程的小分子组合,并与若干心源性分子(例如激活素A、BMP4和VEGF)组合以诱导其向心肌细胞表型分化。其中关键原则是首先促进细胞表观遗传处于重编程状态,将染色质处于开放状态。因此,细胞对外源性心源性因子的刺激反应更强,这些刺激可以结合关键基因的启动子/增强子区域,调节TGF-β、Wnt和GSK3β等关键通路。另外,Cao等筛选了几组化合物,除了由SB431542、CHIR99021、parnate和forskolin组成的SCBF组合外。最后他们优化了由9个小分子化合物(9C)组成的"鸡尾酒",能够通过顺序诱导中胚层、心脏祖细胞和最后的心肌细胞,再现心脏生理。将人类包皮成纤维细胞转化为CiCM。CiCM呈现良好的肌节结构,并表达特异的形态学和功能性心肌标志物,如心肌肌钙蛋白T和I、连接蛋白43(connexin43)、心房利钠因子和MLC2v,且获得的CiCM中有97%在体外自发跳动。因此证明它们是具有类似于CM的电生理学特征的功能性心肌细胞。该策略的优势在于CiCM是由直接重编程获得,而非通过多能细胞的状态,保持了亲本基因组的稳定性。此外,9C重编程而来的CiCM移植到小鼠心肌梗死模型后,促进受损区域的再肌化,发挥治疗作用。这些结果为人体细胞完全基于药物直接重编程为CM提供了全新的手段。然而,小分子化合物重编程的手段面临以下两个难题:转化效率和获得心肌细胞的成熟度。

为了解决低转化效率问题,生物材料与小分子化合物相结合的手段用于进一步提升重编程的转化效率。纳米材料在生物医学研究中具有无可比拟的优势,由于其生物相容性、可控性,作为潜在的药物载体受到了极大关注。一系列纳米材料被用作载体来输送药物,如金纳米棒(AuNR)、量子点(QD)、石墨烯纳米粒子和介孔二氧化硅纳米粒子(MSN)。在各种纳米材料中,MSN被考虑作为最

安全的材料(已被FDA批准),且具有高负载能力、可调节的粒度和孔径、多功能表面性能和无与伦比的生物相容性。最重要的是其具有独特的中空结构,大的表面和内部区域可以用作储存药物的储存器。MSN作为药物输送平台,可以将小分子5-氮杂胞苷更有效地递送到干细胞中,增加心肌细胞转化效率。5-氮杂胞苷主要通过改变心肌细胞分化基因和心脏标志物基因的组蛋白修饰调控区域。

另外,抗坏血酸(AA,现称维生素C)负载的荧光TRITC介孔二氧化硅纳米粒子(TMSN-AA)可以作为诱导hESC分化成心肌细胞的潜在工具。TMSN-AA纳米复合物能够将hESC阻滞在细胞周期G1期,并降低hESC中OCT4和SOX2的表达,较单独使用AA显著增加心肌细胞的分化效率。此外心肌标志物,心肌肌钙蛋白I(cTnI)和胎肝激酶1(FLK-1)在TMSN-AA纳米组中显著上调。因此,初步证明了载药纳米颗粒对hESC分化的有效性,在心肌组织工程中具有潜在的前景。

五、复合小分子化合物生物材料在血管修复再生中的应用

血管化是任何组织修复的必要环节,因此,如何修复及再生血管也是再生医学中的研究热点。目前,MSC已被证实具有显著的促进血管新生的作用。此外,MSC还能够分泌一系列具有营养作用(例如抗细胞凋亡、促血管生成和抗瘢痕形成)和免疫调节作用的细胞因子。目前,基于MSC已开展大量临床试验,用于治疗自身免疫性疾病、心肌梗死、实体器官/移植物移植和缺血性创伤。但是同样面临着低植入率的问题,将影响其在体内作用时间及最终的作用效能。

现已研究表明低氧培养环境与骨髓中MSC的天然生存环境(1%~7%)十分类似,该环境可以增加hMSC的促血管生成营养因子的分泌,以VEGF的变化最为显著,并改善植入细胞的存活。继而提出了预处理或"训练"hMSC可改变其分化状态和活性因子的分泌,进而增加其治疗价值的理念。此外,用生长因子如表皮生长因子(EGF)或音猬因子处理MSC也具有相似效果,但是其依赖于重组蛋白的方法,成本十分昂贵,且需保持其使用活性。因此,利用小分子化合物来活化缺氧相关重要信号

分子,如 HIF 靶基因可能会达到类似效果。

目前研究发现小分子化合物邻二氮菲(phenanthroline)刺激细胞能够模拟低氧微环境,诱导低氧相关靶蛋白,且促进干细胞向内皮方向分化。与生物材料基质胶混合,能够显著增加体内毛细血管密度,证实该小分子化合物能够增加干细胞的植入率,直接促进体内、外的血管化能力。

此外,还可以利用小分子化合物与生物材料相结合直接作用于内皮细胞,诱导体内血管化过程。辛伐他汀对内皮祖细胞(EPC)有促进作用,使损伤部位血管化速度加快。据报道,广泛用于降低血清胆固醇水平的疏水性药物辛伐他汀参与动员和从骨髓募集 EPC 到损伤的血管,并加速动物模型中血管的再内皮化。辛伐他汀还可以诱导 EPC 的迁移,增加 EPC 的趋化性,并抑制 EPC 的凋亡。此外,据报道,辛伐他汀可以通过增加毛细血管密度来诱导血管生成。在药物洗脱血管移植研究中,药物辛伐他汀被包裹在泰国丝素/凝胶-水凝胶移植物中,从而实现了血管再内皮化。另外,制作的泰国丝素蛋白/明胶与辛伐他汀-胶束的生物血管贴片具有临床治疗潜力。大鼠颈动脉体内植入含有辛伐他汀-胶束(GSM100-贴片)的贴片,研究结果显示植入后 2 周,贴片中成功地募集 EPC 并观察到再内皮化。因此,辛伐他汀对于内皮祖细胞具有作用机制的多效性,主要通过增加血管内皮生长因子(VEGF),内皮型一氧化氮合酶(eNOS)和整合素 α5β1 来发挥功能。

六、复合小分子化合物生物材料在韧带修复再生中的应用

肌腱将肌肉与骨骼连接,在压力转移和关节稳定性方面起着至关重要的作用。然而,肌腱组织非常容易受到损伤。并且由于 ECM 密度高,胶原蛋白独特的组织结构和血管生成不良,所以其再生能力较弱。目前的临床手段均难以满足治疗需求,迫切需要更为有效治疗技术和用于肌腱修复的治疗手段。

组织工程的发展已经成为再生肌腱修复的潜在策略。大量研究强调基质弹性和底物构型在调控干细胞命运中的重要性。肌腱细胞主要生长在平行胶原纤维组成的微环境中,使用对齐排列的纳米/微米纤维腱组织支架可能是支持肌腱再生的明智选择。但实践证明该材料在韧带的再生中效果并不理想。虽然在组织结构上满足要求,但是创面局部的诱导信号较弱,难以实现真正的修复与再生。复合小分子化合物的生物材料为韧带修复提供潜在的治疗手段。

载有曲古抑菌素 A(TSA)的聚 L-乳酸(PLLA)取向纤维(A-TSA)支架,能够持续性释放 TSA,促进腱细胞分化。此外,A-TSA 支架原位植入大鼠韧带损伤模型,促进了跟腱再生,实现结构和力学性能方面的恢复,初步提示该策略对于肌腱再生的可能性。小分子化合物复合生物材料促进韧带修复领域还刚刚起步,还需要挖掘更多有效小分子化合物实现韧带的修复及再生。

七、复合小分子化合物生物材料在皮肤修复再生中的应用

皮肤是人体最大的器官,位于机体最外层,易于受到各种物理、化学的损伤,如创伤、烧伤、化学物质、紫外线辐射和微生物感染等。成体皮肤损伤后为瘢痕性愈合,修复后的皮肤缺乏附件结构,难以发挥原有生理功能。重要关节部位的瘢痕将影响患者的行动,严重影响美观。因此,如何促进皮肤组织的再生也是再生医学中的重点之一。皮肤修复是由多种细胞相互协调、共同参与的病理生理过程,主要分为三个相互交叠的阶段:炎症期、增殖期和组织重塑期。

与大部分组织再生中存在的问题类似,修复细胞不足及损伤局部再生能力不足,是阻碍皮肤再生的两大重要问题。研究证实,外源性补充修复细胞的确能够促进皮肤组织再生。富含血小板的血浆中混合角质形成细胞和成纤维细胞可以促进全层皮肤伤口愈合。另一项研究表明,细胞纤维素/丙烯酸水凝胶负载人表皮角质形成细胞和人真皮成纤维细胞能够显著加速烧伤创面愈合。另外使用生物活性纳米纤维支架(由胶原蛋白、聚己内酯以及生物活性玻璃纳米颗粒组成,CPB)通过上调 HIF-1α/VEGF/SDF-1α 信号通路,促进内皮祖细胞增殖、迁移和内皮祖细胞的管状形成,继而加速创面愈合。皮肤修复所需的靶细胞同样可以通过干细胞分化策略获得,且利用小分子诱导干细胞分化

为皮肤相关修复细胞也得到广泛研究。

角质细胞是皮肤再上皮化的重要细胞。干细胞分化是获得角质细胞的主要途径。研究显示 iPSC 或 hESC 在 RA 和 BMP-4 作用，可以分化为角质形成细胞。在角质形成细胞分化过程中，RA 是一种常见的分化剂，用于将干细胞诱导分化至神经外胚层，并上调角蛋白 18（K18）和转录因子 p63 的表达，其中 p63 参与表皮形态发生和外胚层特化，同时抑制神经方向分化。Wnt 信号也被证明在上皮分化中起关键作用。RA 信号诱导 β-连环蛋白定位于细胞膜，同时减少核 β-连环蛋白的量，并下调经典 Wnt 信号传导。因此，经典 Wnt 信号的下调也能够诱导 iPSC 的上皮分化。另外，Src 家族激酶抑制剂 SU6656 调节 β-连环蛋白易位至细胞膜，直接磷酸化 β-连环蛋白，并抑制 β-连环蛋白与经典 Wnt 依赖性基因表达的 E-钙黏着蛋白结合，提示 SU6656 可以诱导人 iPSC 分化成上皮细胞。此外，SU6656 上调上皮细胞相关基因 *K18/K8* 的表达，同时抑制多能性基因 *Oct*4 表达。这些上皮细胞为细胞移植应用和皮肤再生医学提供了丰富的资源。除此之外，内皮细胞、毛囊干细胞等都是重要皮肤修复细胞。小分子化合物诱导获得内皮细胞已在前面部分进行总结，但是目前尚未见小分子获得毛囊干细胞的报道，这需要我们进一步研究。同时，利用小分子化合物结合生物材料获得皮肤修复相关细胞的方法同样缺乏。但利用小分子化合物来直接调控创面微环境从而促进皮肤再生的手段已见报道。

纳米结构敷料是创面的新型敷料，可以克服目前其他敷料的局限性。将抗生素、促再生因子或抗炎药物与纳米生物材料相结合构建新型敷料是创面治疗非常具有前景的方法。在前面章节已经提到，静电纺丝是制造输送药物纳米敷料的首选技术。目前，抗生素、抗炎剂、抗氧化剂和/或天然来源的化合物，均可以通过静电纺丝技术进行负载，并有利于创面修复。如利用纳米敷料可在体外和体内高效加载抗生素庆大霉素、头孢他啶以对抗金黄色葡萄球菌、白色葡萄球菌和铜绿假单胞菌，来改善伤口愈合过程。另外，基于 Wnt 信号通路在皮肤组织修复及再生中的重要性，我们制作了复合 Wnt 信号通路激活剂（氯化锂）的壳聚糖缓释敷料，

该生物敷料具有抑制创面炎症、加速创面血管化、再上皮化，并促进皮肤再生的作用。

第三节　复合小分子化合物生物材料的发展

小分子化合物容易合成、筛选和优化，通过药代动力学能够很好地检测其生物利用度，且通过与生物材料相结合能够达到小分子化合物的靶向治疗。目前小分子化合物复合生物材料促进组织修复的方式主要为两种：①体外通过小分子化合物诱导获得目的细胞，对组织损伤后的"补充治疗"；②通过小分子化合物修饰损伤微环境，活化组织自身修复潜能，完成"活化治疗"。根据现有的研究结果，并不能得出哪种策略更好。每种方法都有其优点和局限性。

小分子化合物直接重编程，即一个体细胞直接转变为另一个体细胞，是再生医学领域的一个令人兴奋的成果。迄今为止，小分子化合物已经将成纤维细胞重编程为神经元、心肌细胞，甚至 iPSC。随着药物筛选平台的进步，对各类细胞发育过程的深入了解，将会通过直接重编程手段获得更多类型的体细胞。因此，重编程对于机体重要脏器，如神经组织和心脏来说，是整个领域的变革，并为药物开发开辟了一系列全新的生物靶点。另外，体内直接重编程是小分子重编程领域的终极目标。通过小分子化合物诱导手段，体内直接将一种细胞转变成靶细胞，从而弥补修复细胞的不足，来达到再生的目的。目前，已经有相关的研究证实体内直接重编程的可行性。当然，再生候选药物的开发首先需要对潜在的药理学相关信号传导途径和/或细胞靶标有深入的了解。

小分子化合物修饰损伤微环境，主要目的是促进损伤局部干细胞的招募及分化，或是上调再生相关信号通路，即促进组织原位再生。小分子化合物的体内应用仍然具有挑战性。首先是其体内、外功能的一致性。例如，体外异噁唑具有很强的活化心肌的功能。但是体内研究结果显示，异噁唑并未发挥治疗作用。因此，小分子化合物的体外功能表现，并不能完全在体内进行复制。其次就是小分子化合物在不同细胞类型、不同种属之间作用的一致

性。如相同的小分子诱导不同种属来源 MSC,可得到不同的分化方向。最后,体内应用小分子化合物的安全性评估。在小分子化合物正式进入临床之前,大量基础研究和适当的临床前动物研究及评估是必不可少的。当然,挑战是固然存在的,小分子化合物也肯定会在再生医学中发挥越来越重要的作用。

(李美蓉)

参 考 文 献

[1] PANDOLFI L,MINARDI S,TARABALLI F,et al. Composite microsphere-functionalized scaffold for the controlled release of small molecules in tissue engineering [J]. J Tissue Eng,2016,7:2041731415624668.

[2] DELCROIX G J,SCHILLER P C,BENOIT J P,et al. Adult cell therapy for brain neuronal damages and the role of tissue engineering [J]. Biomaterials, 2010, 31(8): 2105-2120.

[3] ZhANG M,LIN Y H,SUN Y J,et al. Pharmacological reprogramming of fibroblasts into neural stem cells by signaling-directed transcriptional activation [J]. Cell Stem Cell,2016,18(5):653-667.

[4] LIN T,WU S. Reprogramming with small molecules instead of exogenous transcription factors [J]. Stem Cells Int,2015,2015:794632.

[5] LAURENCIN C T,ASHE K M,HENRY N,et al. Delivery of small molecules for bone regenerative engineering:Preclinical studies and potential clinical applications [J]. Drug Discov Today,2014,19(6):794-800.

[6] BAGHER Z,AZAMI M,EBRAHIMI-BAROUGH S,et al. Differentiation of wharton's jelly-derived mesenchymal stem cells into motor neuron-like cells on three-dimensional collagen-grafted nanofibers [J]. Mol Neurobiol, 2016,53(4):2397-2408.

[7] EBRAHIMI-BAROUGH S,HOVEIZI E,YAZDANKHAH M, et al. Inhibitor of pi3k/akt signaling pathway small molecule promotes motor neuron differentiation of human endometrial stem cells cultured on electrospun biocomposite polycaprolactone/collagen scaffolds [J]. Mol Neurobiol,2017,54(4):2547-2554.

[8] PATEL S S,TOMAR S,ShARMA D,et al. Targeting sonic hedgehog signaling in neurological disorders [J]. Neurosci Biobehav Rev,2017,74(Pt A):76-97.

[9] DAS I,PARK J M,ShIN J H,et al. Hedgehog agonist therapy corrects structural and cognitive deficits in a down syndrome mouse model [J]. Sci Transl Med, 2013, 5 (201):201ra120.

[10] CHECHNEVA O V,MAYRHOFER F,DAUGHERTY D J,ct al. A smoothened receptor agonist is neuroprotective and promotes regeneration after ischemic brain injury [J]. Cell Death Dis,2014,5:e1481.

[11] ZHANG J,ZHANG Z G,LI Y,et al. Fingolimod treatment promotes proliferation and differentiation of oligodendrocyte progenitor cells in mice with experimental autoimmune encephalomyelitis [J]. Neurobiol Dis, 2015, 76:57-66.

[12] DESOUZA L A,SATHANOORI M,KAPOOR R,et al. Thyroid hormone regulates the expression of the sonic hedgehog signaling pathway in the embryonic and adult mammalian brain [J]. Endocrinology, 2011, 152(5): 1989-2000.

[13] PETKAR K C,CHAVHAN S S,AGATONOVIK-KUSTRIN S,et al. Nanostructured materials in drug and gene delivery:a review of the state of the art [J]. Crit Rev Ther Drug Carrier Syst,2011,28(2):101-164.

[14] ISHII T,ASAI T,OYAMA D,et al. Treatment of cerebral ischemia-reperfusion injury with pegylated liposomes encapsulating fk506 [J]. FASEB J, 2013, 27(4): 1362-1370.

[15] ZHAO M,CHANG J,FU X,et al. Nano-sized cationic polymeric magnetic liposomes significantly improves drug delivery to the brain in rats[J]. J Drug Target,2012,20 (5):416-421.

[16] MARTINS S,THO I,REIMOLD I,et al. Brain delivery of camptothecin by means of solid lipid nanoparticles:Formulation design, in vitro and in vivo studies [J]. Int J Pharm,2012,439(1-2):49-62.

[17] KIM J Y,CHOI W I,KIM Y H,et al. Brain-targeted delivery of protein using chitosan-and rvg peptide-conjugated,pluronic-based nano-carrier[J]. Biomaterials,2013, 34(4):1170-1178.

[18] DONAGHUE E I,TATOR C H,SHOICHET M S. Sustained delivery of bioactive neurotrophin-3 to the injured spinal cord[J]. Biomater Sci,2015,3(1):65-72.

[19] BAGHER Z,EBRAHIMI-BAROUGH S,AZAMI M,et al. Cellular activity of wharton's jelly-derived mesenchymal stem cells on electrospun fibrous and solvent-cast film scaffolds [J]. J Biomed Mater Res A, 2016, 104 (1):218-226.

［20］ ZHU Y,WANG A,SHEN W,et al. Nanofibrous patches for spinal cord regeneration［J］. Adv Funct Mater,2010, 20(9):1433-1440.

［21］ FAGHIHI F,ESLAMINEJAD B M,NEKOOKAR A,et al. The effect of purmorphamine and sirolimus on osteogenic differentiation of human bone marrow-derived mesenchymal stem cells［J］. Biomed Pharmacother,2013,67 (1):31-38.

［22］ MONTGOMERY S R,NARGIZYAN T,MELITON V,et al. A novel osteogenic oxysterol compound for therapeutic development to promote bone growth: Activation of hedgehog signaling and osteogenesis through smoothened binding［J］. J Bone Miner Res,2014,29:1872-1885.

［23］ PAGKALOS J,CHA J M,KANG Y,et al. Simvastatin induces osteogenic differentiation of murine embryonic stem cells［J］. J Bone Miner Res,2010,25(11):2470-2478.

［24］ PENGDE K,FUXING P,BIN S,et al. Lovastatin inhibits adipogenesis and prevents osteonecrosis in steroid-treated rabbits［J］. Joint Bone Spine,2008,75(6):696-701.

［25］ NUTTELMAN C R,TRIPODI M C,ANSETH K S. Dexamethasone-functionalized gels induce osteogenic differentiation of encapsulated hMSCs［J］. J Biomed Mater Res A,2006,76(1):183-195.

［26］ SHAKIBAEI M,SHAYAN P,BUSCH F,et al. Resveratrol mediated modulation of sirt-1/runx2 promotes osteogenic differentiation of mesenchymal stem cells:potential role of runx2 deacetylation［J］. PloS One,2012,7: e35712.

［27］ KAMATH M S,AHMED S S,DHANASEKARAN M,et al. Polycaprolactone scaffold engineered for sustained release of resveratrol:therapeutic enhancement in bone tissue engineering［J］. Int J Nanomedicine,2014,9:183-195.

［28］ XIA L,LI Y,ZHOU Z,et al. Icariin delivery porous phbv scaffolds for promoting osteoblast expansion in vitro［J］. Mater Sci Eng C Mater Biol Appl,2013,33(6):3545-3552.

［29］ PARK K H,KANG J W,LEE E M,et al. Melatonin promotes osteoblastic differentiation through the bmp/erk/wnt signaling pathways［J］. J Pineal Res,2011,51(2): 187-194.

［30］ SHI X,WANG Y,VARSHNEY R R,et al. In-vitro osteogenesis of synovium stem cells induced by controlled release of bisphosphate additives from microspherical me-soporous silica composite［J］. Biomaterials,2009,30: 3996-4005.

［31］ MAKRIS E A,GOMOLL A H,MALIZOS K N,et al. Repair and tissue engineering techniques for articular cartilage［J］. Nat Rev Rheumatol,2015,11(1):21-34.

［32］ OHBA S,HOJO H,CHUNG U I. Bioactive factors for tissue regeneration:state of the art［J］. Muscles Ligaments Tendons J,2012,2(3):193-203.

［33］ YANO F,HOJO H,OHBA S,et al. A novel disease-modifying osteoarthritis drug candidate targeting runx1［J］. Ann Rheum Dis,2013,72(5):748-753.

［34］ AOYAMA T,LIANG B,OKAMOTO T,et al. PGE$_2$ signal through ep2 promotes the growth of articular chondrocytes［J］. J Bone Miner Res,2005,20(3):377-389.

［35］ JOHNSTONE B,HERING T M,CAPLAN A I,et al. In vitro chondrogenesis of bone marrow-derived mesenchymal progenitor cells［J］. Exp Cell Res,1998,238(1): 265-272.

［36］ BAE S E,CHOI D H,HAN D K,et al. Effect of temporally controlled release of dexamethasone on in vivo chondrogenic differentiation of mesenchymal stromal cells ［J］. J Control Release,2010,143(1):23-30.

［37］ BRUYNEEL A A,SEHGAL A,MALANDRAKI-MILLER S,et al. Stem cell therapy for the heart:blind alley or magic bullet? ［J］. J Cardiovasc Transl Res,2016,9(5-6):405-418.

［38］ CAO N,HUANG Y,ZHENG J,et al. Conversion of human fibroblasts into functional cardiomyocytes by small molecules［J］. Science,2016,352(6290):1216-1220.

［39］ PROBST C E,ZRAZHEVSKIY P,BAGALKOT V,et al. Quantum dots as a platform for nanoparticle drug delivery vehicle design［J］. Adv Drug Deliv Rev,2013,65(5): 703-718.

［40］ CHENG J,DING Q,WANG J,et al. 5-azacytidine delivered by mesoporous silica nanoparticles regulates the differentiation of p19 cells into cardiomyocytes ［J］. Nanoscale,2016,8(4):2011-2021.

［41］ BENITA Y,KIKUCHI H,SMITH A D,et al. An integrative genomics approach identifies hypoxia inducible factor-1 (hif-1)-target genes that form the core response to hypoxia［J］. Nucleic Acids Res,2009,37(14):4587-4602.

［42］ DOORN J,FERNANDES H A,LE BQ,et al. A small molecule approach to engineering vascularized tissue ［J］. Biomaterials,2013,34(12):3053-3063.

［43］WILLIAMS C,XIE A W,EMANI S,et al. A comparison of human smooth muscle and mesenchymal stem cells as potential cell sources for tissue-engineered vascular patches［J］. Tissue Eng Part A,2012,18:986-998.

［44］TONG W Y,SHEN W,YEUNG C W,et al. Functional replication of the tendon tissue microenvironment by a bioimprinted substrate and the support of tenocytic differentiation of mesenchymal stem cells［J］. Biomaterials,2012,33(31):7686-7698.

［45］ZHANG C,WANG X,ZHANG E,et al. An epigenetic bioactive composite scaffold with well-aligned nanofibers for functional tendon tissue engineering［J］. Acta biomaterial,2018,66:141-156.

［46］LI H,ZHOU H,FU X,et al. Directed differentiation of human embryonic stem cells into keratinocyte progenitors in vitro:An attempt with promise of clinical use［J］. In Vitro Cell Dev Biol Anim,2016,52(8):885-893.

［47］LIAN X,SELEKMAN J,BAO X,et al. A small molecule inhibitor of src family kinases promotes simple epithelial differentiation of human pluripotent stem cells［J］. PloS One,2013,8(3):e60016.

［48］SELEKMAN JA,LIAN X,PALECEK SP. Generation of epithelial cell populations from human pluripotent stem cells using a small-molecule inhibitor of src family kinases［J］. Methods Mol Biol,2016,1307:319-327.

［49］AL HAJ ZEN A,NAWROT DA,HOWARTH A,et al. The retinoid agonist tazarotene promotes angiogenesis and wound healing［J］. Mol Ther,2016,24(10):1745-1759.

［50］LANGLE D,HALVER J,RATHMER B,et al. Small molecules targeting in vivo tissue regeneration［J］. ACS Chem Biol,2014,9(1):57-71.

第十三章

包载生长因子的生物材料与组织修复

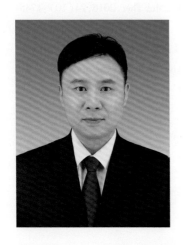

肖健

研究员、博士研究生导师,温州医科大学药学院副院长,材料制剂与再生医学中心主任。

Dr. Jian Xiao is professor and Ph. D. Supervisor, subdecanal of college of pharmacy of Wenzhou Medical University, chairman of Material Preparation and regeneration Medical Centra.

摘要

生长因子是体内细胞增殖分化至关重要的一类多肽,在细胞生长发育、组织修复等多方面都起到重要作用。当机体处于损伤状态时,内源性的生长因子已经不能够满足组织修复需要,而给予适量的外源性生长因子在一定程度上能够促进组织的修复。虽然有一些参与组织修复的生长因子已经确定,但是应用于临床却存在一定的局限性,生长因子降解速率快、作用时间短,临床上一般采用多次大剂量给药的方式,使生长因子利用率低,造成浪费,同时还面临着安全性和成本效益的问题。本文着重探讨常用的一些仿生生物材料结合生长因子在各类组织工程中的应用,首先是具有三维结构的水凝胶支架,其优秀的生物相容性和亲水性能使其在再生医学中应用广泛,包载生长因子具有良好的缓释作用。其次为静电纺丝纳米纤维,其良好的空隙结构和优秀的机械性能,能够有效模拟细胞外基质微环境,在血管支架中的应用也广为人知。此外,纤维网状三维结构能够进行多样修饰,能对多种生长因子进行包载,同时包载量大,在未来组织工程中的应用将不可限量。常见的生物纳米颗粒材料,在组织工程中也应用广泛,它主要通过静电吸附、共价连接等作用将生长因子结合在其表面,或者直接将蛋白分子等包裹在颗粒内部,然后通过靶向分子与细胞表面特异性受体结合,也可在细胞摄取作用下进入细胞内,实现安全有效的靶向药物输送和基因治疗作用,此外,还可直接将生长因子蛋白修饰到一些聚合物、无机材料以及抗菌材料上,如聚乙二醇(polyethylene glycol,PEG)、两性离子等,通过化学键位、物理吸附、特异性生物作用等结合生长因子到聚合物中,提高蛋白的稳定性,促进生长因子的缓控释放,延长因子的作用时间,起到多重促进组织生长修复的作用,这也是这类生物材料在组织工程发展中的应用趋势。

Abstract

Growth factors, as a type of polypeptide, is essential for cell proliferation and differentiation, and play an important role in cell proliferation, tissue regeneration and so on. When the body was in jury, the secretion of endogenous growth factor can not meet the repair of the injured tissue. To some extent, the administration of exogenous growth factors promote the repair of the tissue and shorten healing time. Although some growth factors were useful for tissue regeneration, some limitations were also existed in clinical practice simultaneously. The degradation rate of growth factors was too fast to produce effective function on wound so that the action time was very short. Clinically, multiple high-dose administration methods were used for tissue regeneration. The utilization of growth factor was very low and resulting in waste seriously. Growth factors repairing faced a security and cost-effective issues. This article focuses on the application of some biomimetic biomaterials combined with growth factors in various tissue engineering. Firstly, hydrogel scaffold with three-dimensional structure was introduced which was possessed on excellent biocompatibility and hydrophilic properties, that can be widely used in regenerative medicine. Growth factors packaged in hydrogels had a good sustained release effect. Thereafter, electrospinning nanofibers also have good pore structure and excellent mechanical properties, and it can also simulate the microenvironment of extracellular matrix with cells can easy live. And the electrospinning scaffold of blood vessels was widely well-known in tissue engineering, and the three-dimensional structure of the fiber network can be modified multiply, included modification with various growth factors, and it can also prolong the drug release. In addition, another biological material nanoparticle was also widely used in tissue engineering. It can bind growth factors and other drugs on the surface through electrostatic adsorption, covalent attachment, or directly encapsulates protein molecules inside the particles, and then passed through the target molecule. It binds to cell surface-specific receptors and enters cells within cellular uptake to achieve safe and effective targeted drug delivery and gene therapy. However, polymer modifications such as growth factor proteins can be performed directly, such as polymer PEG, zwitterionics, etc. , and growth factors can be modified to these polymers by chemical bond sites, and it can increase the stability of the protein and extend the effect of the factor release time. Finally, we also discuss the combination of inorganic materials and some antibacterial materials with during application of growth factors. This is also the application trends of such biological materials in the development of tissue engineering.

- -

第一节　水凝胶生物材料

一、水凝胶与生长因子

（一）生长因子概述

生长因子是一类对靶细胞增殖和分化有调节作用的多肽，是体内重要的信号分子，在调节生长发育、组织修复、肿瘤发生等多方面发挥重要作用。大多数生长因子由多种细胞分泌的长肽链或糖蛋白构成，这些肽链以内分泌、自分泌或旁分泌的形式与细胞表面特殊受体结合而发挥作用。生长因子种类繁多，用途广泛，见表13-1。

虽然有一些参与组织修复的生长因子已经得以确定，但是将它们应用于临床存在局限性，还面临着安全性和成本效益的问题，而导致这些问题最可能的原因是生长因子在应用时没有适当的递送系统。

（二）水凝胶概述

水凝胶（hydrogel）是一种具有亲水性的聚合物链网络体系，也被认为是一种胶态凝胶，其中水是分散介质。在具有网状交联结构的水溶性高分子中有一部分疏水残基和亲水残基，亲水残基与水分子结合，将水分子连接在网状内部，而疏水残基则遇水膨胀。水凝胶是高吸水性的（含水量可以超过90%），性质柔软，能保持一定的形状。由于其显著的水分含量，水凝胶非常类似于自然组织，也有相当程度的灵活性。

1894年，"水凝胶"一词第一次出现在文章中被大众所知晓。

表 13-1　部分生长因子的作用部位和主要作用

缩写	作用部位	主要作用
人血管生成素-1(ANG-1)	血管、心脏、肌肉	血管成熟和稳定
人血管生成素-2(ANG-2)	血管	使内皮细胞与周围组织不稳定、退化和分离
成纤维细胞生长因子-2(FGF-2)	血管、骨骼、皮肤、神经、脊柱、肌肉	内皮细胞的迁移、增殖和存活,抑制胚胎干细胞的分化
人骨形态发生蛋白-2(BMP-2)	骨、软骨	成骨细胞的分化和迁移
人骨形态发生蛋白-7(BMP-7)	骨、软骨、肾	成骨细胞的分化和迁移,肾发育
表皮细胞生长因子(EGF)	皮肤、神经	调节上皮细胞生长、增殖和分化
促红细胞生成素(EPO)	神经、脊柱、皮肤	促进红细胞的存活和红细胞前体的发展
肝细胞生长因子(HGF)	骨、肝、肌肉	间充质干细胞的增殖、迁移和分化
类胰岛素 1 因子(IGF-1)	肌肉、骨骼、软骨、肝、肺、肾、神经、皮肤	细胞增殖和抑制细胞凋亡
神经生长因子(NGF)	神经、脊柱、脑	神经细胞的存活和增殖
血小板源性生长因子[PDGF-AB(或-BB)]	血管、肌肉、骨骼、软骨、皮肤	胚胎发育,增殖,迁移,内皮细胞生长
转化生长因子-α(TGF-α)	脑、皮肤	基底细胞或神经细胞的增殖
转化生长因子-β(TGF-β)	骨、软骨	骨形成细胞的增殖和分化,上皮细胞的抗增殖因子
血管内皮生长因子(VEGF)	血管	内皮细胞的迁移、增殖和存活

凡是水溶性或亲水性的高分子,通过一定的化学交联或物理交联,都可以形成水凝胶。这些高分子按其来源可分为天然和合成两大类。天然的亲水性高分子包括多糖类(如淀粉、纤维素、海藻酸、透明质酸、壳聚糖等)和多肽类(如胶原、聚 L-赖氨酸、聚 L-谷胺酸等)。天然高分子具有更好的生物相容性、对环境的敏感性以及丰富的来源、低廉的价格,因而正引起越来越多的关注。但是天然高分子材料稳定性较差,易降解。合成的亲水高分子包括醇、丙烯酸及其衍生物类,如聚乙烯醇、聚丙烯酸、聚甲基丙烯酸、聚丙烯酰胺、聚 N-聚代丙烯酰胺等。人工合成的水凝胶通常存在凝胶强度低、韧性差和吸水速度慢等缺点,无法满足使用的要求。研究者针对提高水凝胶的力学性能开展了大量的研究工作,开发了几类具有优异机械性能的新型水凝胶,如拓扑型水凝胶、双网络结构水凝胶、复合水凝胶、大分子微球复合水凝胶、疏水缔合凝胶和均一链结构水凝胶等,其中,复合水凝胶由于具有高强度、复合手段多样化的优点而受到广泛关注。

根据水凝胶大小形状的不同,分为宏观凝胶与微观凝胶,即微球;根据形状的不同,宏观凝胶又可分为柱状、多孔海绵状、纤维状、膜状、球状等,制备的微球又可分为微米级别及纳米级别。

根据水凝胶网络键合的不同,可分为物理凝胶和化学凝胶。物理凝胶是通过物理作用力,如静电作用、氢键、链的缠绕等形成的,这种凝胶是非永久性的,通过加热凝胶可将其转变为溶液,所以也被称为假凝胶或热可逆凝胶。许多天然高分子在常温下呈稳定的凝胶态,如 k2 型角叉菜胶、琼脂等;在合成聚合物中,聚乙烯醇(polyvinyl alcohol,PVA)是一个典型的例子,经过冰冻融化处理,可得到在 60℃ 以下稳定的水凝胶。化学凝胶是由化学键交联形成的三维网络聚合物,是永久性的,又称为真凝胶。

水凝胶的常用用途包括:①组织工程支架,当用作支架时,水凝胶能模拟细胞生长的三维微环境;②细胞培养,水凝胶涂层细胞培养板可用于细胞培养;③缓释给药系统;④用于清除坏死和纤维化组织;⑤响应于特定分子(如葡萄糖或抗原)的水凝胶可以用作生物传感器;⑥隐形眼镜(如硅水凝胶和聚丙烯酰胺);⑦烧伤或其他难愈合伤口的愈合敷料,伤口凝胶能很好地帮助创造或维持潮湿的环境;⑧局部药物释放的"水库",特别是离子药物,通过离子导入(见离子交换树脂);⑨模拟动物的黏膜组织,用于药物传递系统黏膜黏着性的测试。

(三) 包载生长因子的水凝胶研发进展

水凝胶在再生医学中是有前途的材料,这是由于它们具备亲水性、生物相容性和以受控方式释放生长因子的能力。对于其降解性能,可以通过设计引入环境敏感性断裂基团使其在特定环境因素刺激作用下发生凝胶网络断裂而实现。

在一项研究中,研究者开发了一种基于明胶用于生物活性血管内皮生长因子(vascular endothelial growth factor,VEGF)递送的水凝胶系统。研究人员对水凝胶制备过程进行了优化,使血管内皮生长因子功能性结合,同时防止其降解和变性,并对其在神经组织工程中的适用性进行了表征。结果显示,基于明胶用于生物活性血管内皮生长因子递送的水凝胶系统适用于神经组织工程。另一个应用广泛的领域是骨软骨组织再生。来自多种天然或合成聚合物的水凝胶支架都可以用作递送生物化学因子的载体,而生物化学因子刺激组织缺陷部位内宿主祖细胞的软骨形成分化。另一项研究基于复合水凝胶及其在骨软骨组织再生的生长因子传递中的作用,制备了一种模仿天然骨软骨组织结构、可生物降解的复合水凝胶材料。结果显示,双层复合水凝胶递送胰岛素样生长因子-1能影响骨软骨组织修复。另一项研究表明,胰岛素样生长因子-1和骨形态发生蛋白质-2在不同层次的双递送可协同增强软骨下骨形成,但对软骨修复影响不大。这项研究的结果有助于启发对递送多种生长因子的骨软骨组织再生材料的三维空间设计。

二、包载生长因子的水凝胶在各类疾病的研究与应用

(一) 创伤、烧伤

整个创面愈合过程主要由生长因子调控,而在创面愈合过程中,外源性补充某些生长因子或通过外源性生长因子刺激内源性生长因子活性,可达到

促进创面修复的作用。例如一些慢性难愈合创面之所以经久不愈,其主要原因是创面缺乏炎症反应,缺乏内源性生长因子的释放与生长刺激作用,同时组织修复细胞(上皮细胞、成纤维细胞)又处于一种休眠状态,当外源性应用血小板衍生生长因子、成纤维细胞生长因子、表皮生长因子(epidermal growth factor,EGF)等,可直接作用于组织修复细胞,启动修复过程。

EGF是目前临床上大量使用的促进伤口愈合、减轻瘢痕的基因工程药物,其含量增多有利于创面的牢固愈合,同时外用EGF对健康受试者或烧伤患者均具有较好的耐受性和安全性。Choi等制备具有黏合性和热响应性包裹重组人表皮生长因子(recombinant human epidermal growth factor,rhEGF)的水凝胶,水凝胶释放负载rhEGF的速率依赖于水凝胶的降解速率。将水凝胶用于动物的背部伤口并照射光,通过在伤口部位局部增加rhEGF的浓度以维持角质形成细胞的分化能力,从而促进创面愈合。Lao等开发了一种新的rhEGF水凝胶,在体外发现从水凝胶基质释放的rhEGF能保持其刺激BALB/c 3T3细胞系增殖的生物活性。糖尿病动物模型实验发现rhEGF水凝胶能明显缩小创面面积,与水凝胶基质相比,含rhEGF的水凝胶对于创面EGF受体表达有诱导的作用。体外释放和糖尿病动物模型实验发现,水凝胶作为一种对EGF的局部应用释放系统,具有长效和持续释放生物活性rhEGF的优点,并具有促进糖尿病创伤愈合的治疗潜力。

成纤维细胞生长因子(fibroblast growth factor,FGF)具有促进成纤维细胞增殖、刺激血管新生、参与神经再生、增加局部脱氧核糖核酸(deoxyribonucleic acid,DNA)合成等作用。其中,酸性成纤维细胞生长因子(acidic fibroblast growth factor,aFGF)和碱性成纤维细胞生长因子(basic fibroblast growth factor,bFGF)对组织的修复作用有一定差别。Ishihara等将bFGF包载于光交联壳聚糖水凝胶,实验发现bFGF在水凝胶中的活性长时间稳定(超过14天)。将合成水凝胶应用于愈合受损的糖尿病(db/db)老鼠中,发现具有生物活性的bFGF分子从水凝胶中的受控释放,诱导血管生成,促进创面愈合。Wu等开发了一种热敏感性肝素-泊洛沙姆

（heparin-poloxamer，HP）水凝胶，用于加载和递送不同的生长因子（aFGF 和 bFGF），用于体内的伤口愈合。通过广泛的体内测试（包括伤口闭合率、肉芽形成、再上皮化、细胞增殖、胶原蛋白和血管生成表达），系统地评估比较了所得到的基于不同生长因子和是否含有 HP 凝胶材料对伤口愈合效率的影响，发现基于 aFGF 和 bFGF 的 HP 水凝胶拥有优越的愈合活性以改善伤口闭合，而基于 aFGF 的 HP 水凝胶敷料比基于 bFGF 的水凝胶敷料具有更高的愈合功效，这表明不同的 FGF 结构特性会导致其在 HP 凝胶中不同的结合和释放方式，从而影响伤口愈合效率。

VEGF 通过与血管内皮细胞表面特异性受体结合发挥生物学效应，能够促进内皮细胞增殖、新生血管形成和增加血管通透性。Yamaguchi 等由低分子量肝素修饰的星形聚乙烯醇聚合物（PEG-LM-WH）和二聚体重组人血管内皮细胞生长因子（rh-VEGF）制备了 rhVEGF 水凝胶，这种新型材料除具有常见水凝胶敷料的一般性质外，其特点还在于将 rhVEGF 二聚体作为水凝胶网络的交联点。存在于细胞膜的 rhVEGF 受体可以有选择地破坏水凝胶敷料中的交联点，使 rhVEGF 随着凝胶体系被破坏而逐渐得到释放。此研究结果证明生长因子与相应结合体联合作用可达缓释蛋白的目的，并为制备新型生长因子可控释放敷料提供了新思路。

（二）脊髓损伤

脊髓损伤（SCI）是一种骨科常见病症，是一种破坏性的疾病，可导致感觉和自主神经功能的突然丧失。目前的治疗包括减压手术、损伤稳定、继发性并发症的预防和康复。然而，神经系统的恢复是有限的，而各种生长因子在脊髓损伤中的应用潜力正日益突出。

2006 年，Jain A 的团队研究出一种原位成胶的琼脂糖水凝胶支架并将其作为脑源性神经营养因子（brain-derived neurotrophic factor，BDNF）的释放载体，用于成年大鼠的脊髓损伤模型。这种热可逆支架能够支持体内的三维神经轴突延伸，是药物运载的有效载体，用于持续地局部递送营养因子。研究表明，BDNF 促进轴突生长入支架，对在支架与宿主脊髓交界处的阳性神经元和轴突、阳性星形胶质细胞和正硫酸软骨素蛋白多糖的定量分析表明，

BDNF 进一步降低琼脂糖凝胶在体内引起的最小炎症反应。这些热可逆支架具有很大的潜力，可以作为细胞生长的三维支架，并在损伤部位提供神经营养因子和潜在的抗瘢痕剂，促进脊髓损伤后的再生。

可降解水凝胶是运送生长因子促进疾病组织或受损组织再生的有效工具。神经营养因子的传递在中枢神经系统的组织修复中有很大的潜力，特别是对脊髓损伤的治疗。在 2006 年 Burdick JA 团队的这项工作中，通过光引发聚合合成的基于聚乙二醇（PEG）水凝胶来研究神经营养因子（neurotrophins）的传递。通过改变网络交联密度来控制神经营养因子的释放，从而影响神经营养因子的扩散和从几星期到几个月的总释放时间。其中一种神经营养因子——睫状神经营养因子（ciliary neuro-trophic factor，CNTF）的释放及活性，是通过细胞增殖实验和检测从视网膜外植体长出的神经突来评估的。相比无睫状神经营养因子的对照组，从可降解水凝胶中释放的 CNTF 能显著刺激更多的神经突生长。

星形胶质细胞在脊髓损伤中起双重作用，既可作为轴突生长的抑制屏障，又可作为营养支持。因此，将这些细胞移到缺损中，而不是使之在外围形成瘢痕，可以促进病变的轴突再生，需要使用生物材料支架促进星形胶质细胞的迁移。Macaya 等在 2013 年研究了京尼平共价交联的可注射的以胶原为基质的水凝胶，将成纤维细胞生长因子-2（fibro-blast growth factor-2，FGF-2）以自由形式包载入内或封装在脂类微管（lipid microtubules，LMTS）中再进行包载。FGF-2 显著增加了星形胶质细胞的数量和它们在凝胶的迁移距离，并导致它们以一种连锁模式迁出水凝胶。相对于非交联水凝胶的对照组，京尼平交联的胶原水凝胶降低星形胶质细胞浸润的数量；然而，封装在 LMTS 中的 FGF-2 恢复了胶质细胞的渗透水平，使之接近非交联的水凝胶。总体来说，包载了 FGF-2-LMTS 的可注射的胶原交联水凝胶是一种很有前景的材料，通过将星形胶质细胞吸引到移植物中为脊髓损伤的治疗提供新的思路。

科研团队对开发临床治疗药物持续低水平释放的新方法非常感兴趣。MAX8 是基于肽的 β 发

夹的水凝胶,具有独特的剪切稀释性,去除剪切力后能够立即修复,使 MAX8 成为在局部损伤部位注射给药的一个很好的载体。2015 年,Lindsey 的团队研究利用 MAX8 水凝胶作为神经生长因子(nerve growth factor,NGF)和 BDNF 输送系统,这两种神经营养生长因子目前都被应用于脊髓损伤的实验性治疗。实验发现,MAX8 水凝胶包载 NGF 和 BDNF 后并没有影响凝胶的形成或修复,剪切稀化并没有导致生长因子立即释放。实验证明这种水凝胶为生长因子提供了保护性的环境,使它们至少 28 天内并未发生体外降解。NGF 和 BDNF 的缓释能够引发 PC12 神经细胞发生神经突样的扩展,这可能是通过 NGF/BDNF 信号通路导致的。更重要的是,通过调节 MAX8 水凝胶浓度,可以调整生长因子的释放曲线。可能是由于应用剪切力维持了在结构域内对生长因子的有效捕获,水凝胶的初始剪切稀释(如注射时)不会导致封装在其内的生长因子过早释放。在此研究中,MAX8 水凝胶表现出优异的允许更大剂量荷载和持续治疗性生长因子释放以及潜在的减轻副作用和改善现有疗法的能力。

神经生长因子(NGF)在脊髓损伤治疗中具有良好的应用前景,但其物理化学稳定性较差,通过血脊髓屏障的能力较差。2016 年温州医科大学药学院的赵应征团队开展了新型肝素-泊洛沙姆(HP)温敏水凝胶的构建,提高神经生长因子在脊髓损伤再生中的效果。基于 NGF 的 HP 水凝胶具有良好的形态和稳定的 NGF 体外生物活性。基于 NGF 的 HP 水凝胶联合治疗显著增强 NGF 的细胞摄取效率,无明显细胞毒性。在基于 NGF 的 HP 水凝胶组观察到它能显著改善脊髓损伤大鼠的神经功能和组织形态,对极端粉碎性大鼠脊髓损伤模型的神经胶质瘢痕的形成有明显的抑制作用。基于 NGF 的 HP 的保护作用是抑制慢性内质网应激诱导的细胞凋亡。在脊髓损伤大鼠实验中,HP 水凝胶与原位注射技术在实验组中表现出较好的神经保护作用。这种新的组合技术将为脊髓损伤再生提供有效的策略。

将接种了细胞的藻酸盐水凝胶移植到脊髓损伤部位,可提供轴突桥,并物理性地引导再生轴突以直线方式生长。然而,没有额外的生长刺激,桥

接轴突不能延伸到远端的宿主脊髓。2017 年 Liu 及其团队研究了一个联合方法,在大鼠脊髓颈椎(C$_5$)半横断损伤支持下行轴突再生。脊髓横断后,将接种了施万细胞(Schwaan cell,SC)的海藻酸钠水凝胶植入病变部位,并从大鼠尾静脉注射能够表达脑源性神经生长因子(BDNF)的 5 型腺相关病毒(adeno-associated virus 5,AAV5)。此外,还研究了尾侧脊髓实质内注射施万细胞是否能进一步增强轴突的再生,使之重新进入宿主脊髓。数据表明,含血清素的下行轴突在生物素葡聚糖胺(biotin dextran amine,BDA)的追踪下,延伸到了整个支架。当尾部 BDNF 表达激活时,再生轴突的数量显著增加,短暂的 BDNF 递送在基因表达关闭后能够维持轴突生长。下行轴突限于尾部支架和宿主的交界处,BDNF 甚至连续表达长达 8 周。只有通过尾静脉注射施万细胞,才有可能通过支架和宿主的交界处促进轴突再生,使轴突成功地进入尾侧脊髓。

(三) 脑损伤

在脑损伤中,能够在中枢神经系统(CNS)中提供持续、定点分子传递的生物材料载体具有治疗和应用研究的潜力。2012 年,Song B 等提出用一种双嵌段共聚水凝胶(DCH)作为蛋白质效应分子的持续局部释放库。研究中测试了两种 DCH,先前的研究显示,K(180)L(20)和 E(180)L(20)自组装成具有生物相容性、生物可降解性的释放库,在小鼠前脑注射后能维持 4~8 周。为了评价体内的生物活性蛋白传递,测量了小鼠前脑胆碱能神经元的大小,因为其能够对 NGF 表现出细胞肥大的反应。在体内试验中,对水凝胶的储存模量进行了调整,使其低于中枢神经系统组织的储存模量。与在缓冲液中注入的 NGF 相比,溶解在 K(180)L(20)或 E(180)L(20)中的 NGF 能显著延长 NGF 的生物活性,维持至少 4 周的局部前脑胆碱能神经元肥大,并诱导离注射部位更远距离(最多 5mm)的神经元肥大。这些结果表明,在中枢神经系统内注入这种水凝胶药物可以在血-脑屏障内持续提供生物活性蛋白生长因子。

向脑组织输送药物是具有挑战性的,因为全身给药需要采用高剂量以实现血-脑屏障的扩散,并且易导致全身毒性。通过侧脑室注射一个微泵/导管系统可完成局部递送,但会导致脑组织损伤,容

易出现感染。另一种局部递送方法——EPI 皮质传递，直接释放生物分子到大脑而引起组织的破坏程度最小。Wang Y 的研究团队在 2012 年用透明质酸/甲基纤维素（hyaluronan/methyl cellulose，HAMC）水凝胶 EPI 皮质传递，实现促红细胞生成素（erythropoietin，EPO）的局部释放，诱导室管膜下区（subventricular zone，SVZ）的内源性神经干细胞和祖细胞，促进小鼠脑卒中损伤后修复。研究发现，通过侧脑室注射 EPO 能促进神经形成，因此 EPO 能够成为测试这种新的 EPI 皮质传递策略的一个理想生物分子。他们研究了在脑卒中损伤神经修复中 HAMC 水凝胶的宿主组织免疫反应和 EPO 的药物释放，发现 HAMC 水凝胶释放的 EPO 在卒中后 4 天和 11 天减轻了炎症反应，减小了卒中腔的尺寸，增加了梗死周围区神经元的数量，并促进了成神经细胞在室管膜下区的迁移，并使室管膜下区和损伤皮质的细胞凋亡减少。EPI 皮质传递介导的 HAMC 水凝胶应用，是 EPO 向大脑递送的一种很有前景的微创治疗方法。

疾病和损伤后的大脑修复非常困难，因为招募和动员干细胞到病变区域很困难。更重要的是，缺乏结构和营养支持来维持有限的干/祖细胞存在。2014 年的一项研究探讨可注射的明胶水凝胶吸引室管膜下区（SVZ）的神经祖细胞向移植水凝胶移动。胶质细胞源性神经营养因子（glial cell-line-derived neurotrophic factor，GDNF）包裹在水凝胶内，水凝胶内的空隙阻止胶质瘢痕形成。直接将水凝胶植入室管膜下区，成神经细胞可以迁移入水凝胶中。在植入水凝胶 7 天后，由于 GDNF 的作用，水凝胶周围的双皮质素（doublecortin，DCX）阳性的成神经细胞与病变的对照组相比明显增多。21 天后，在水凝胶周围没有观察到成神经细胞，说明神经细胞迁移已经停止了，成神经细胞成熟了或没有存活。可注射的明胶水凝胶的研制对某些神经变性疾病和脑损伤的治疗有重要意义。GDNF 和水凝胶的孔隙能有效防止胶质瘢痕形成，使植入物与周围神经组织之间更好地融合和相互作用。

干细胞结合生物可降解的可注射支架释放生长因子在再生医学，尤其是神经系统疾病的治疗方面有很大的应用前景。在 2017 年 Kandalam 的一项研究中，结合人类骨髓中分离出的成人多向诱导（multilineage-inducible，MIAMI）干细胞和药理活性微载体（pharmacologically active microcarriers，PAMS），合成可注射的无毒硅烷化羟丙基甲基纤维素（silanized-hydroxypropyl methylcellulose，Si-HPMC）水凝胶，获得一种可注射的无毒的细胞和生长因子递送系统。它直接指示移植细胞的存活和/或神经元分化，将它们安全移植到中枢神经系统，并增强它们的组织修复性能。用一种模型蛋白来优化脑源性神经营养因子（BDNF）的纳米沉淀条件后，将 DNF 的纳米沉淀包载入纤维连接蛋白（FN）涂料的 PAMS 水凝胶中。体外释放实验表明，在该凝胶中 BDNF 表现出一种延长的、双相的释放且不产生突释效应。研究表明，PAMS 和 Si-HPMC 水凝胶在 1 周后增加了 MIAMI 细胞神经分化标记物的表达。此外，3D 环境（PAMS 或水凝胶）促进了 MIAMI 细胞分泌生长因子和趋化因子。这些结果表明，PAMS 结合 Si-HPMC 水凝胶传递 BDNF 在神经系统疾病中是一种新的局部传递工具，它不仅提供了有神经保护作用的 BDNF，还提供了骨髓干细胞。这为神经系统的血管新生、神经保护和轴突生长促进系统的研究发展提供了初步证据。

对于神经修复的神经装置来说，由于插入装置时不可避免的神经损伤和宿主细胞异物排斥反应形成的致密鞘都会导致装置性能下降，因此为了确保神经假体的长期性能，可能需要局部药理干预。2009 年 Jhaveri SJ 的研究认为神经营养因子的局部给药，能提高神经元的存活和促进神经元向装置电极生长，从而提供改进的电极神经通信和设备性能来记录和刺激中枢神经系统的活动。在这项研究中，开发了三种不同类型的聚甲基丙烯酸羟乙酯 [poly（2-hydroxyethyl methacrylate），PHEMA] 水凝胶，并评估了它们的存储容量和神经营养因子、神经生长因子（nerve growth factor，NGF）的释放率。此外，开发出了一种使用不同的 PHEMA 水凝胶常规涂层的微型神经义肢装置。用背根神经节（dorsal root ganglion，DRG）神经元原代培养对来自水凝胶的神经生长因子的生物学反应进行了测定。神经元生长过程被用来评估释放 NGF 的生物学反应。研究表明，PHEMA 水凝胶涂料可用于神经装置，符合大脑局部神经营养因子传递的需要。

（四）其他系统疾病

括约肌或其支持神经和血管损伤会导致压力性尿失禁。2013 年 Liu 的团队研究出过度表达 VEGF 的尿源性干细胞（urine-derived stem cells，USC）并将其包载入 I 型胶原水凝胶内，体内植入后发现该材料具有一定的促进血管生成、细胞存活、细胞生长、移植细胞的骨骼肌表型分化和神经支配的作用。USC 用含有人 VEGF165 和绿色荧光蛋白（green fluorescent protein，GFP）基因的腺病毒转染。将 USC-GFP、USC-VEGF-GFP、USC-VEGF-GFP 与内皮细胞、表达 GFP 的人体骨骼肌细胞（作为对照）分别加入胶原水凝胶中并注射入裸鼠皮下。实验观察发现与 USC-GFP 组相比，USC-VEGF-GFP 组表现出更广泛的血管生成和更多的植入细胞存活，且表达内皮标记物、肌源性标记物的细胞和表达了神经标记物的再生神经纤维也明显增加。表达 VEGF 的 USC 通过促进血管生成从而提高了移植细胞的存活率，促进了 USC 的骨骼肌表型分化和再神经支配。这种方法对细胞疗法治疗压力性尿失禁的发展具有重要的临床意义。

在骨组织再生领域，2007 年 Kim 及其团队将丙烯酸酯化的透明质酸（hyaluronan，HA）水凝胶作为骨形态发生蛋白-2（bone morphogenetic protein-2，BMP-2）与人骨髓间充质干细胞（mesenchymal stem cells，MSC）的支架，研究其对大鼠颅骨缺损再生的作用。骨髓间充质干细胞和/或 BMP-2 在成胶过程中加入水凝胶。与对照组相比，加入 BMP-2 水凝胶中的细胞存活率提高了 55%。活体颅骨缺损再生的实验中，设立了五个不同的组别（即对照组、水凝胶组、水凝胶与 BMP-2 组、水凝胶与 MSC 组、水凝胶与 BMP-2 和 MSC 组），植入 4 周后组织学结果表明，与其他组相比，含有 BMP-2 和 MSC 的水凝胶具有最高的骨钙素表达量，促进干细胞向成骨细胞分化和新生血管生成。本研究表明 HA 水凝胶可用于组织再生的细胞和生长因子载体。

缺血性外周动脉疾病中，EPO 作为一种有效的血管生成因子能够减轻缺血器官损伤，但它的应用受到不良的全身红斑效应和血浆半衰期短的限制。2009 年，Li 将 EPO 浸泡的明胶凝胶微球（gelatin hydrogel microspheres，GHM）肌内注射到股动脉结扎的大鼠后肢，结果表明凝胶微球会不断释放少量 EPO，局部刺激血管生成，并没有产生严重的不良反应。8 周后，与其他组相比，EPO-GHM 组缺血肢体的血液灌流获得明显改善。血红蛋白水平没有增加，内皮祖细胞也没有增加。然而，毛细血管和小动脉密度显著增加。虽然治疗不影响血管内皮生长因子或白介素-1 的水平，但是它上调了 EPO 受体和基质金属蛋白酶-2，激活了下游信号蛋白激酶（Akt）通路和内皮型一氧化氮合酶，这可能与这种水凝胶明显的血管新生和动脉性效应有关。这种药物输送系统有望成为一种新的无创性治疗缺血性外周动脉疾病的药物。

血管闭塞性疾病的治疗中，各种促进侧支血管生长发育的生长因子被认为是理想药物。然而，一个有效的递送系统尚未建立。2004 年，Hosaka 设计了一个方法，用酸性凝胶微球（acidic gelatin hydrogel microsphere，AGHM）结合碱性成纤维细胞生长因子（bFGF）来增强侧支血管的功能，研究了动脉内应用 bFGF-AGHM，被释放的 bFGF 可以被留在远端小口径血管，通过动脉形成的过程，诱导功能性侧支血管，保证血液供应。

三、包载多种生长因子的水凝胶控释调节

包载生长因子的水凝胶的精细三维空间控制，可以利用双光子技术连接分子来实现。在这种方法中，激光被用来精确测定三维水凝胶光化学反应发生的位置，对药物或黏合剂进行化学固定。单一治疗剂的肽序列，精氨酸-甘氨酸-天冬氨酸-丝氨酸含来自纤连蛋白的 RGD 序列肽整合素结合序列，已用于空间引导轴突生长。这种方法已被用来作为蛋白黏合剂，为多种治疗药物提供独立控制。在用适当的蛋白质溶液清洗水凝胶材料前，可以先固定多个蛋白黏合剂，通过物理结合，使蛋白黏合剂将蛋白分子放在适当的位置（图 13-1）。这一设计意味着在任何敏感性蛋白加入材料之前，所有的化学反应都已经发生，从而不影响蛋白活性。这种方法也广泛适用于其他蛋白质，只需要一种常见的生物素或芽胞杆菌核糖核酸酶抑制剂修饰。不同空间区域的数量受到能被包入的生物素-链霉亲和素样式结合对的数量的限制。将这项技术与可注射的形状记忆水凝胶材料结合起来，可以在不规则形

状损伤部位的可注射水凝胶内实现精细的空间控制。然而,这种固定化方法不能提供比其他固定化策略更有效的时间控制传递。

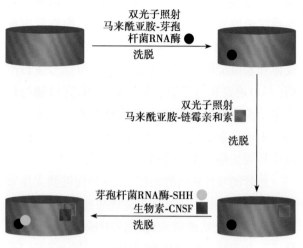

图 13-1　水凝胶三维空间控制示意图

第二节　静电纺丝生物材料

一、静电纺丝概述

(一) 发展历程

静电纺丝是一种广泛使用的纤维制作技术,是高分子流体在强电场下雾化的特殊形式,此时雾化分裂出的物质不是微小液滴,而是聚合物微小射流,可以运行相当长的距离,最终固化成纤维,其本质是一种特殊的纤维制造工艺。聚合物溶液或熔体在强电场中进行喷射纺丝,在电场作用下,针头处的液滴会由球体变为圆锥体(即“泰勒锥”),并从圆锥尖端延展得到纤维细丝,可生产出直径从 2nm 到几微米的聚合物纤维,过去的十年中研究和商业对该技术的关注度大大增加。

静电纺丝是一种古老的技术,它 1897 年首次被瑞利观测到,1914 年由 Zeleny 详细研究,并在 1934 年由 Formhals 获得专利。Taylor 的电动喷气飞机的工作奠定了静电纺丝的基础。1934—1944 年,Formhals 发表了一系列专利,描述了使用静电力生产聚合物长丝的实验装置。第一个关于静电纺丝的专利(美国专利号:2116942)被发布用于制造纺织纱线,并且使用丙酮和乙二醇单甲醚作为溶剂,使用 57kV 电压静电纺丝纤维素乙酸酯。这个过程在 1934 年获得了 Antonin Formhals 的专利,后来又在

1938 年、1939 年和 1940 年分别被授予了相关专利(美国专利号 2116942、2160962 和 2187306)。Formhals 的纺纱工艺由一个可移动的纱线收集装置组成,用于收集处于拉伸状态的纱线,如传统纺纱中的纺纱鼓。近 60 年来,已有 50 多项静电纺丝聚合物熔体和溶液专利申请。冯内古特和纽鲍尔(1952 年)发明了一种用于电子雾化的简单装置,并产生直径约 0.1mm 的高度带电均匀液滴流。之后,Drozin 研究了在高电位下一系列液体分散到气溶胶中的情况,Simons 申请了一种电动旋转设备的专利,用于生产超薄、重量非常轻、不同图案的无纺布。1971 年,鲍姆加藤制造了一种产生直径在 0.05 ~ 1.1μm 电纺丙烯腈纤维的装置。自从 20 世纪 80 年代以来,特别是近年来,静电纺丝过程已经重新引起人们的关注。用纳米技术制造超细纤维或直径小于或等于纳米的各种聚合物纤维结构比较容易,因此,人们对此技术的兴趣大增。通过全世界 200 多所大学和研究机构对静电纺丝过程中各个方面的研究,以及生产的纤维和基于静电纺丝的应用专利数量的增加,可发现静电纺丝逐渐普及。一些公司如 eSpin Technologies、NanoTechnics 和 KATO Tech 正在积极地从静电纺丝所带来的独特优势中获得收益,而像 Donaldson Company 和 Freudenberg 这样的公司在过去的 20 年里一直在使用这个工艺来生产空气过滤产品。

静电纺丝具有生产多孔结构的新型天然纳米纤维和纺织品的独特能力。自 21 世纪初以来,世界各地的研究人员一直在研究静电纺丝过程。静电纺丝在过去十年之所以得到了很多关注,不仅是因为它在纺制各种聚合物纤维方面的多功能性,而且还因为它能始终如一地生产亚微米尺寸的纤维,而这种尺寸的纤维用传统的机械纺丝难以获得。电纺纤维具有比普通纤维更小的孔隙和更高的表面积,已成功应用于纳米催化、组织工程支架、防护服、过滤、生物医药、制药、光电子、医疗保健、生物技术、国防安全和环境工程等各个领域。总体来说,这是一种相对稳定和简单的技术,可以从多种聚合物中生产纳米纤维。电纺纳米纤维还具有几个优点,例如极高的表面体积比、可调节的孔隙率、适应各种尺寸和形状的延展性,通过控制纳米纤维组合物的性能,使其达到所需结果。由于这些优

点,电纺纳米纤维在过去几年被广泛用于各种研究,如过滤、光学和化学传感器,电极材料和生物支架等领域。该技术在纺织工业中用于制造无纺纤维织物已有60多年的历史。

（二）工艺过程

静电纺丝技术是一种独特的方法,利用静电力从聚合物溶液或熔体中产生细纤维,由此制得的纤维具有比传统纺丝方法所得的纤维更小的直径(从纳米到微米)和更大的表面积。此外,为了产生电纺丝,需要几十千伏范围内的220V交流电压。静电除尘器和杀虫喷雾器等各种技术的工作方式与静电纺丝工艺相似,它们都基于一个同样的原理,即强相互电排斥力克服带电聚合物液体中较弱的表面张力。目前,有两个标准静电纺丝装置,即纵向和横向。随着这项技术的扩展,一些研究小组已经开发出了更复杂的系统,可以更加可控和高效的方式制造更复杂的纳米纤维结构。静电纺丝在室温和大气条件下进行。静电纺丝装置的典型设置见图13-2。基本上,静电纺丝

系统由3个主要部分组成:1个高压电源、1个喷丝头(例如移液管吸头)和1个接地集电板(通常是1个金属丝网、平板或旋转心轴),并利用高压源将一定极性的电荷注入聚合物溶液或熔体中,然后朝着极性相反的集电极加速。大多数聚合物在静电纺丝前溶解在一些溶剂中,当它完全溶解时形成聚合物溶液。然后将聚合物流体引入毛细管中进行静电纺丝。然而,一些聚合物可能会散发难闻的气味,甚至对人体有害,所以这些过程应该在具有通风系统的室内进行。静电纺丝过程中,在毛细管末端由表面张力保持的聚合物溶液受到电场的作用,在液体表面感应出电荷。当施加的电场达到临界值时,排斥电力克服表面张力。最终,溶液的带电射流从泰勒锥体的顶端喷出,并且在毛细管尖端和收集器之间的空间中发生不稳定且快速的喷流搅动,导致溶剂蒸发,留下聚合物。射流只在喷丝头的尖端稳定,之后开始不稳定。因此,静电纺丝工艺为纤维形成提供了简化的技术。

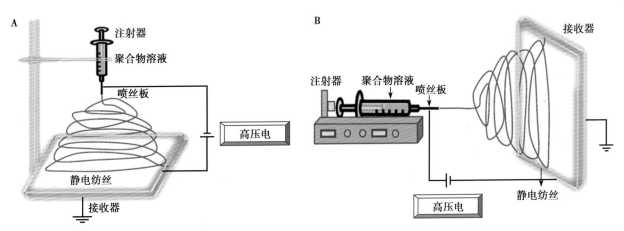

图13-2　静电纺丝装置示意图
A.纵向静电纺丝装置;B.横向静电纺丝装置。

（三）静电纺丝常用材料

有多种聚合物用于静电纺丝,并能够在亚微米范围内形成精细的纳米纤维,并用于各种领域。据报道,电纺纳米纤维来自各种合成聚合物、天然聚合物或两者的混合物,包括蛋白质和核酸,甚至多糖。多年来,人们已成功从几种天然聚合物中电纺出200多种合成聚合物,并根据其特征进行了表征。

1. 蚕丝　蚕丝是从蚕中获得的天然纤维,几千年来一直用于纺织工业。基本上,丝素蛋白有两

种,即疏水性丝素蛋白和亲水性丝素蛋白。由于丝素蛋白具有良好的生物相容性、可生物降解性、最小的炎症反应和良好的机械性能等几个独特的生物学特性,现已作为生物医学领域中有前景的材料之一,并被广泛研究。丝素蛋白来源广泛,包括蚕茧、蜘蛛牵引丝和具有纤连蛋白功能的重组杂合丝状聚合物。丝素蛋白因性质优良及其潜在的益处可与电纺丝结合。丝素蛋白可以通过电纺丝轻松制成纳米纤维的形式。随着丝素纳米纤维的可用

性,其潜在用途愈发广泛。最初,研究人员在丝素蛋白静电纺丝实验中遇到了问题,因为在静电纺丝过程中难以选择合适的溶剂来控制丝素的构象转变。Zarkoob 等首次报道蚕蛹蚕丝可用六氟-2-丙醇(hexafluoroisopropanol,HFIP)作为溶剂电纺丝成纳米级纤维。之后,Sukigara 利用响应面法研究了静电纺丝参数(电场、收集头距离和浓度)对家蚕再生丝形态和纤维直径的影响,发现在生产直径小于100nm 的均匀圆柱形纤维时,丝素蛋白浓度是最重要的参数。由于具有高比表面积、高强度和高表面能等显著特性,丝蛋白纳米纤维被广泛用于各种领域。例如,在生物医学中可作为组织工程支架、伤口敷料和药物输送系统。同时,因其具备优良的热导率和电导率,也用于电气和纺织业中。Jin 等使用 HFIP 水溶液纺丝不同的聚环氧乙烷(polyethylene oxide,PEO)和丝的共混物并获得均匀的纤维(800nm×1 000nm),但是该技术涉及使用可能影响机械性能的 PEO 和降低纤维的生物相容性。为了避免这些问题,研究人员成功地从纯桑蚕丝素蛋白水溶液中制备了电纺丝素蛋白纤维。Zhang 等研究了人主动脉内皮细胞(human aortic endothelial cells,HAEC)和人冠状动脉平滑肌细胞(human coronary artery smooth muscle cells,HCASMC)对电纺丝素蛋白支架的反应,以评估其对血管组织工程的潜力。

2. 壳聚糖　壳聚糖由于其物理和化学性质,包括其固态结构和溶解状态构象,使其成为一种具有生物相容性以及生物降解性的天然聚合物,用于生物医学应用和化妆品中。来自纯壳聚糖的电纺织物直到 2004 年才开发出来。早期的工作是用聚乙烯醇等共混物进行的。2004 年以后,一些研究人员使用四氢叶酸(tetrahydrofolic acid,THF)和乙酸作为溶剂进行纯壳聚糖的直接静电纺丝。已经通过静电纺丝产生了平均直径低至 130nm 的壳聚糖的无纺纤维。

3. 胶原蛋白　胶原蛋白是人体内最丰富的蛋白质家族,已被广泛用于体外和体内组织工程。在许多原生组织中,Ⅰ型和Ⅲ型胶原蛋白的聚合物是细胞外基质的主要结构元素。有几种不同类型的胶原蛋白,可以从各种来源中分离出来。体内超过80%的胶原蛋白主要由Ⅰ、Ⅱ、Ⅲ型组成,在所有物种中都有相似的特征。胶原蛋白是高度保守、相对无免疫原性的,已被用于各种组织工程应用。胶原蛋白的主要功能是为其所在的组织提供结构支撑,但也隔绝了许多组织维持和再生所需的因素。因此,它也被认为是组织工程领域理想的支架材料。

4. 透明质酸　透明质酸(hyaluronic acid,HA)是由葡萄糖醛酸和 N-乙酰氨基葡糖组成的线性多糖,是结缔组织细胞外基质(extracellular matrix,ECM)的主要成分,具有许多重要的生物学功能,是最常用的以碳水化合物为基础的天然物质。HA 被认为是胶原纤维的分子过滤器、减震器和支撑结构,由于其良好的生物相容性和生物降解性,已被广泛用于生物医学领域,如伤口敷料、组织支架、关节炎治疗、药物递送和植入物材料的组分。最初,由于透明质酸溶液的高黏度、高表面张力和强保水能力,使用静电纺丝难以将透明质酸制备成均匀尺寸的纤维。由于静电纺丝中溶剂蒸发不足,保水能力可能导致电纺丝纳米纤维在集电器上融合。只有在吹制辅助静电发展后,才能成功地将 HA 制成水溶液纳米纤维非织造膜。Um 等报道了几种制备透明质酸溶液的方法,该溶液在快速蒸发的溶剂中具有足够的分子缠结,同时仍然通过使用电吹技术保持低黏度和表面张力。

5. 明胶　明胶是一种通过控制水解作用从胶原中衍生出来的天然聚合物,由于其在生理环境中的生物降解性和生物相容性,通常用于制药和医学领域。通常,明胶有 A 型和 B 型两种类型,分型取决于从胶原中分离的水解条件。由于明胶具有聚电解质性质,加上其强氢键,难以在约37℃或更高的温度下溶解于水中形成胶体溶胶,在较低温度(例如室温)下发生凝胶化等因素,阻碍了其纤维形成能力。明胶在没有任何特殊处理(例如交联)的情况下,很少作为组织工程的候选材料。可以通过与其他聚合物共混来制备组织工程支架来进行明胶的静电纺丝和机械表征。

6. 纤维蛋白原　纤维蛋白原是大自然的临时创伤愈合基质,是设计和制造组织工程支架以及止血和伤口敷料的另一种天然聚合物。因为纤维蛋白原具有诱导细胞相互作用,以及易降解性、无免疫原性和促进细胞迁移的天然能力,成为了用于开发电纺丝组织工程支架的候选材料。由于具有高表面积体积比,可用于凝块形成。电纺纳米纤维蛋白原纤维蛋白垫非常适合用于伤口敷料和止血产品。纤维蛋白原的静电纺丝垫应具有良好的结构完整性,使其易于从收集器中取出并进行处理。现已经尝试了各种溶剂用于纤维蛋白原静电纺丝,使电纺纤维蛋白原垫湿润迅速,也不溶于生理盐水,作为水合垫至少在 48 小时内保持完整,以使其具有作为止血绷带或组织工程脚手架所需的特性。

7. 共聚物　使用共聚物的静电纺丝使聚合物材料的性能增强,包括热稳定性、机械强度和阻隔性能的调整,因此通常通过共聚、熔融共混和掺入无机填料的方法被用于工程结构应用。使用共聚物来合成所需性质的新材料是一种可行的方案,并且与均聚物相比,基于共聚物的电纺支架性能可以显著改善。可生物降解的疏水性聚酯通常具有良好的机械性能,但缺乏对组织工程的细胞亲和力,但是通过掺入适当的亲水性聚合物链段,细胞亲和力增加。除了细胞亲和力之外,还可以通过在静电纺丝中使用共聚物来调整机械性能、形态、结构、孔径和分布、生物降解性和其他物理性质。例如,弹性聚(乙烯-共-乙烯醇)纳米纤维垫在添加聚乙交酯(polyglycolide acid,PGA)用于共混静电纺丝后变得更硬。Saito 等合成了一种含有聚乳酸(poly-lactic acid,PLA)、对二氧环己酮(polydioxanone,PPDO)和聚乙二醇(Polyethylene glycol,PEG)(PLA-b-PPDO-b-PEG)的三嵌段共聚物,独特的嵌段共聚物在降解速率和亲水性之间明显地表现出了良好的平衡。甲基丙烯酸甲酯(Methyl methacry-late,MMA)与甲基丙烯酸(Methacrylic acid,MAA)的共聚反应可以提高聚甲基丙烯酸甲酯(polymeth-yl methacrylate,PMMA)的热稳定性。聚甲基丙烯酸(PMAA)的玻璃化转变温度高于聚甲基丙烯酸甲酯(PMMA),并且由于加热时形成酸酐,它也表现出更高的降解温度。Bhattarai 等已经开发了一种基于聚(对二氧杂环己酮-co-L-丙交酯)-嵌段-聚乙二醇(PPDO/PLLA-b-PEG)的新型嵌段共聚物,其可以被静电纺丝成支架,在组织工程和药物释放中观察到,PPDO 和 PLLA 链段的随机配置以及 PEG 寡聚物的引入显著改善了电纺支架的生物降解性和亲水性。基于一种可降解的聚酯型聚氨酯(DegraPol)的电纺支架,含有聚(R)-3-羟基丁酸-二醇的结晶嵌段和与二异氰酸酯连接的聚(ε-己内酯-共-乙交酯)-二醇的嵌段已被研究作为骨骼肌组织工程的潜在支架。这种嵌段共聚物 DegraPol 具有传统聚酯的特性,聚氨酯具有良好的加工性和独特的弹性,并且与组织细胞具有良好的亲和性。因此,基于共聚物的静电纺丝是增强用于组织工程聚合物性质的有力选择。

二、静电纺丝与生长因子

对于组织工程支架,电纺纤维由于形态相似,可作为有效的细胞外基质类似材料。通过支架的结构优化和表面改性可以增强细胞附着和增殖。静电纺丝是在静电场中形成聚合物纳米纤维的过程。电纺丝支架的纳米直径和高孔隙度实际上类似于细胞外基质的结构,可为细胞生长提供有利的环境。此外,通过表面改性技术,例如等离子体处理和表面接枝共聚物等向支架添加所需官能团,最终增强了细胞附着和细胞增殖能力。

在配制高分子聚合物溶液时加入生长因子,或纺织出电纺纤维后,将纤维浸泡在生长因子溶液中,使生长因子成功地固定在纤维表面上,其量与施用的浓度相对应,研究结果表明,这种可控的纤维可作为载药支架,提供了一个有效的组织生长因子递送系统,适于组织工程应用。

高分子聚合物的电纺纤维可用作血-脑屏障(blood brain barrier,BBB)毛细血管基底膜的新模型。基底膜分离星形胶质细胞和内皮细胞,并与成纤维细胞生长因子-2(fibroblast growth factor-2,FGF-2)等生长因子有关。FGF-2 由星形胶质细胞产生并在内皮细胞中诱导特殊分化功能,对星形胶质细胞也有作用。目前各项研究表明组织工程支架材料的表面形貌和生长因子表达对细胞功能的重要性。此外,结果表明,FGF-2 修饰的纳米原纤维支架可以在组织工程应用中替代中枢神经系统(central nervous system,CNS)损伤或疾病后丢失的组织或使其再生。

三、静电纺丝与组织工程

(一)静电纺丝应用于组织工程的优势

设计出能模拟细胞外基质(ECM)的材料一直是人造生物材料设计领域的研究热点。利用细胞外基质的独特几何特征,包括其三维结构和网状纤维形态,可以支持给定的细胞表型,定向细胞迁移,并操纵细胞空间行为。电纺丝可以很容易地形成高孔隙的、相互连接的纤维基质,用来模拟 ECM 的自然纤维形态结构,作为有效地支持细胞的强大模板,有效地传递细胞,并可使多种组织再生。

近年来,人们越来越关注利用这种技术生产纳米纤维,特别是制备由各种天然和合成聚合物组成的用于组织工程的纳米纤维支架,如聚乳酸、聚氨酯、丝素蛋白、胶原蛋白、透明质酸、纤维素、壳聚糖/胶原蛋白。尽管静电纺丝具有几个优点,但纳米纤维的生产量一直是一个严重的瓶颈问题,限制了它们的应用。为了提高这些纺丝纤维的生产速率,多个研究小组已对采用两层静电纺丝系统,下层为铁磁悬浮液,上层为聚合物溶液,多个喷丝板或喷嘴系统排列成线/圆/矩形以及新的底部喷气静电纺丝(气泡静电纺丝)进行了研究。在各种应用中都需要使用大量的纤维,而通过单喷射来放大纳米纤维并不是非常可行的方案。各研究小组使用多孔空心管以获得多个射流,在这种情况下,通过增加管的长度和孔数可以提高生产率。

(二) 静电纺丝结合生长因子在组织工程中的应用

1. 静电纺丝在皮肤修复中的应用　皮肤在受到外界刺激损伤下,如创伤、手术及烧伤等急慢性损伤以后会在皮肤表面形成伤口,此时皮肤损伤易引起新陈代谢紊乱、水分和各种营养物质消耗过快,从而导致免疫力低下,如不及时治疗可能引起其他并发症,严重者甚至可能危及生命。皮肤愈合是一个复杂缓慢的过程(图 13-3),因此,在受损之后尽快修复皮肤创面非常重要。传统医用敷料的材质主要是脱脂棉纱布、纱布条、棉球和棉膜等天然纤维性材料,可以干燥伤口,具备物理隔离功能。虽然传统敷料制作简单、价格便宜,但是传统敷料与渗出物结痂后易造成伤口粘连,在进行换药时可引起新的创伤,且伴随疼痛,同时有易引起细菌滋生、止血性能不佳等不良反应。设计的新型敷料应满足以下要求:生物相容性好,不会对人体产生刺激、中毒和病变等不良反应;具有保湿、稀释的作用,在有效保留渗出液的同时不积液;不易与伤口渗出物粘连,尽量减少对新生组织的损伤,换药时疼痛感轻;具有预防伤口感染的作用。

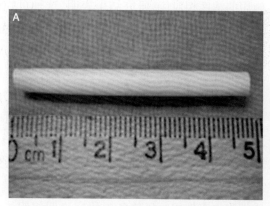
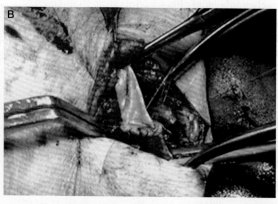

图 13-3　静电纺丝血管支架的应用(Anwarul Hasan 研究组)

能促进伤口愈合的生长因子也很多,可以由实验室菌类、植物精华等天然物质提取而来,与人体自身所分泌的生长因子完全一致,可以安全用于人体,并无毒副作用和依赖性;有的生长因子还可以直接到达细胞核,对基因起到修复作用,促进细胞分裂、繁殖、获得新生,使疾病从根本上得到有效的治疗,同时提升机体的各项功能,并且可以使容颜得到美化;在皮肤愈合过程中,参与的生长因子繁多,通常情况下多为广义的肽激素,包括 FGF、

EGF、胰岛素、血小板衍生生长因子(platelet-derived growth factor, PDGF) 以及生长激素释放抑制因子(somatostatin, SRIH) 等,其中碱性成纤维细胞生长因子 bFGF 在巨噬细胞、平滑肌细胞以及内皮细胞中都有所分泌。在皮肤愈合中,给予外源性的 bFGF 能够促进细胞增殖、分化和成熟,在伤口愈合中起到至关重要的作用。适量的 bFGF 在伤口修复的过程中能够对肉芽组织产生一定的作用,刺激皮肤肉芽组织生成与上皮化。bFGF 还可以通过调节

胶原的降解、更新,达到减少瘢痕形成的目的。成纤维细胞生长因子(FGF)及其受体(FGFR)被认为是胚胎发育和组织修复的必要条件。

静电纺丝所具备的多功能性使其流行的速度日益加快,目前,静电纺丝技术在生物医学、环境工程和能量的收集与储存方面的应用成为研究的重点,其比表面积大、载药量大,且所得的纤维纺丝与很多细胞外基质(extracellular matrix,ECM)中的胶原纳米纤维结构非常相似,在组织工程如皮肤创面修复中也起到至关重要的作用。目前有研究者也将很多常见材料用于电纺应用与皮肤修复,如胶原、藻酸盐类等。胶原没有固定的机械性能,虽然其抗原性低、可降解,但是也容易被细菌污染变质,在渗出和感染性伤口创面中应用欠佳。同样,藻酸盐等虽然具有良好的防水性、止血功能,但是容易干燥结痂,在创面应用中也有很多缺点。而有研究将降解高分子聚合物PLGA作为载体,以其担载姜黄素和碱性成纤维细胞生长因子(bFGF)应用于创面模型,而PLGA本身具有可降解性、生物相容性好,并具有一定的支撑作用,而姜黄素具有一定的抗炎作用。三者搭配对创面愈合起到一定的促进作用。三者本身并不具有化学键的结合,而将材料和生长因子、姜黄素等一起混纺,则能够将药物包载在纺丝内部,能够起到一定的控释作用并能够增加稳定性。该静电纺丝纤维膜敷料本身对正常细胞没有毒害作用,且相较于对照组,该纤维膜能够明显缓解炎症的发生,促进肉芽组织爬行和皮肤的修复。另外,促进伤口愈合的方式有很多种,包括促进肉芽组织爬行、促进胶原形成或者直接对表皮爬行具有促进作用,而EGF是一种单链多肽生长因子,对表皮有明显的促进生长的作用。EGF属于由13个配体组成的EGF家族的一员,其生物学功能是通过其位于细胞表面的4种跨膜的酪氨酸激酶受体(ERBB)来完成的。皮肤创伤修复中,EGF能够特异性识别整个表皮层尤其基底层的受体,并与之结合,通过激活几个相关信号通路来促进表皮细胞的生长,加速上表皮的重建。而有研究表明利用氨基的化学反应,EGF被共价交联到静电纺丝PCL纳米纤维的表面。在体动物实验表明,移植共价交联EGF的纳米纤维支架与直接注射EGF溶液相比,前者能够显著地加快

创伤的愈合。而PCL在组织工程中最为常见,与PLGA相似,具有良好的生物相容性和可降解性,结合透明质酸HA,还可以有效克服PCL的疏水作用用。皮肤创伤修复的很多重要的生物学过程,如炎症反应、新生组织的生成、表皮组织的生成以及组织重塑等都要受到HA的调节。且HA可以通过受CD44调节的信号通路来促进肿瘤坏死因子α(TNF-α)、白介素-1β(Interleukin-1β,IL-1β)和白介素-8(Interleukin-8,IL-8)的表达,而且表达的升高量与HA的浓度呈正相关,在皮肤创伤修复中细胞的迁移对于新生组织的生成起着极其重要的作用。HA还可以通过其在细胞表面的信号受体,如CD44(透明质酸受体)、细胞间黏附分子-1(intercellular cell adhesion molecule-1,ICAM-1)、细胞游走受体(receptor for HA-mediated motility,RHAMM)等调节细胞的运动机制来促进细胞迁移。将PCL、HA以及EGF混合之后作为皮肤创面敷料应用于急性创面模型中,各种成分能够发挥优势,对皮肤的愈合起到明显的促进作用,能够明显促进表皮的爬行和恢复。但是EGF主要的特点在于促进表皮的爬行,对新生血管的作用并不是特别明显。也有研究将VEGF代替EGF作为敷料应用于创面模型,发现对皮肤的愈合也起到至关重要的作用,尤其是能够促进新生血管的形成。在以后的急性创面中,多因子载入静电纺丝纤维膜也具有良好的应用前景。

EGF不仅在进行性创面中有一定的疗效,在慢性创面愈合中也起到一定的作用。慢性伤口形成后,炎性细胞不断涌入伤口,细胞基质中有大量炎性细胞因子,致使创面长期处于一种慢性炎症状态,伤口愈合的过程被打断,不能及时正常地进行。慢性伤口的表面抑制巨噬细胞活性的转化生长因子β1的水平降低,造成巨噬细胞的活性增高。高活性的巨噬细胞会分泌大量的单核细胞趋化蛋白-1(monocyte chemotactic protein 1,MCP-1),这将吸引更多的巨噬细胞进入伤口表面。大量的巨噬细胞会分泌大量的炎性细胞因子,这些炎性细胞因子会诱发高水平的基质金属蛋白酶。高水平的基质金属蛋白酶会阻碍细胞外基质的形成,并破坏伤口愈合过程中必不可少的生长因子(包括血管内皮生长因子、表皮生长因子、血小板生长因子等)、受体

以及基质蛋白,阻碍肉芽组织的形成,从而抑制上皮的形成,使伤口不能正常愈合。而在伤口表面持续补充生长因子,如 bFGF、EGF 等,可明显加快伤口愈合的速度,为患者减轻痛苦的同时促进整个创面的修复。如有研究 PLA 与包载 EGF 蛋白的壳聚糖纳米颗粒结合的纳米纤维敷料,具有良好的缓释作用,将其作为创面辅料应用于慢性皮肤创面,起到加速创面愈合的良好作用。

各种仿生材料都有各自的优缺点,胶原、聚己内酯(PCL)、聚乳酸-羟基乙酸共聚物(PLGA)、聚乙烯醇(PVA)、丙交酯-己内酯共聚物[poly(L-Lactide-co-caprolactone),PLCL]、透明质酸(HA)等都是非常好的源头材料。克服各自的缺点,可进行各种材料的混合弥补,然后进行药物的载入,都在组织工程中起到一定的作用。容易染菌的药物,可以混入 Ag 等离子克服缺点,还可以起到一定的抗菌效应。而机械性能不好的胶原等可以混入具有一定机械性能强度的 PLGA、PCL 克服缺点,同时还能够解决 PCL 疏水的缺点,两者结合,各自发挥优势,而在生长因子的载入方面,也是多样化的,在以后的研究中,发挥药物之间的协同作用,是非常好的研究方向。

2. 静电纺丝结合生长因子在血管组织工程中的应用　血管组织工程指利用血管壁的正常细胞和生物可降解材料来再生血管的科学。组织工程血管化一般需要三个重要元素:组织工程支架、血管生成细胞和细胞因子。静电纺丝纤维具有高孔隙率,增加了细胞与纤维的接触面积,更有利于细胞的黏附,成为组织再生中较成熟的方法。

血管内皮生长因子(VEGF)又称血管通透因子(vascular permeability factor,VPF),是一种高度特异性的促血管内皮细胞生长因子,具有促进血管通透性增加、细胞外基质变性、血管内皮细胞迁移、增殖和血管形成等作用。血管内皮生长因子有 5 种不同的亚型,根据氨基酸的数目命名为 VEGF121、VEGF145、VEGF165、VEGF189、VEGF206,其中VEGF165 为 VEGF 的主要存在形式。VEGF 能够促进低氧环境下血管的增生,通过提高血浆酶原活化因子(plasminogen activator,PA)和血浆酶原活化因子抑制因子-1(plasminogen activator inhibitor-1,PAI-1)的信使 RNA 表达,来提高血浆酶原活化

因子的活性,促进细胞外蛋白水解,进而促进新生毛细血管的形成。同时 VEGF 可以诱导血浆蛋白溶酶原激活物、血浆溶酶原激活物抑制剂-1、基质胶原酶以及组织因子等在内皮细胞的表达,激发V3 因子从内皮细胞中释放出来,从而改变细胞外基质,使其更易于血管生长。VEGF 为内皮细胞分裂促进剂,它介导着内皮细胞发生迁移及增殖,会导致血管通透性增加,从而加速基底膜降解,继而构建新生血管。在血管组织工程中,静电纺丝血管是非常优秀的生物支架,主要原因是其具有强大的机械性能、良好的生物降解性等,同时比表面积大,可以进行大量载药,且血管壁牢固,不易导致血管内部血液或者细胞基质的外漏。有研究者将VEGF 直接包载入材料中进行静电纺丝,但是也很容易造成局部作用药物浓度过大等问题,容易对组织细胞产生一定的影响,将 VEGF 水溶液通过水包油(W/O)乳液法制备成有效释放 VEGF 的静电纺丝纤维管可以有效解决该问题,能够使药物的释放更加稳定。此法水包油静电纺丝并不会影响VEGF 在体外的生物活性,得到的纺丝能够促进内皮细胞的生长爬行,而内皮细胞是构成血管的基本组分之一,目前大部分采用细胞来促进组织工程皮肤血管化的方法,都直接或间接地使用了能够应用于血管再生和血管化形成的内皮细胞结合三维支架。

主要涉及的仿生材料也是最为传统的聚己内酯(PCL)材料,而有实验也证明了 PCL 的力学性能和柔韧性是无可比拟的,在体内的降解时间大致为 1 年,可作为良好的血管支架材料,相较于其他材料,如聚乙醇酸(PGA)与聚乳酸-羟基乙酸共聚物(PLGA)的相对硬度较大、降解过快,PCL 柔韧性更好、降解缓慢且利于细胞的增殖,更适合作为支架材料。也有研究发现,将聚左旋乳酸(PLLA)和聚己内酯(PCL)按 70∶30 比例(质量比,下同)共混电纺,制备的多孔膜支架与猪冠状动脉平滑肌细胞复合培养 105 天,观察到该支架能长时间支持血管平滑肌细胞生长和增殖,且维持细胞表型,有望成为理想的血管支架材料。也有利用 PLLA 和PCL(70∶30)电纺制备了直径 3mm、壁厚 100μm的管状支架,该支架抗张强度为 7MPa,远远超过腹主动脉(1.47MPa),植入兔腹壁浅静脉 7 周后,支

架仍保持通畅且结构完整。此外,还有研究将静电纺丝血管纤维纺织成三层结构,每层还可以混入不同的药物增加血管化进程,如采用 PCL、弹性蛋白(elastin,ELAS)、胶原蛋白(collagen,Col)按不同配比共混的电纺,顺利构建了三层血管支架,这就意味着每层的纺丝层都起到不同的作用,可进行多层载药,同时增加了纺丝机械性能,满足血管所必需的内皮压力、爆破值,利于血管正常的工作,不会出现移植部位纤维血管崩塌等现象。总而言之,多层血管支架能更好地模拟天然血管的形态结构与力学性能,将成为电纺制备小直径血管支架的趋势。

可见静电纺丝本身非常适用于血管,也具备完善的技术。另外,在血管中加入适当肝素可以起到抗凝血的作用(见图 13-3),加入生长因子,如PDGF、VEGF 等能够促进内皮细胞的增殖,进而促进血管再生。当然,人体很复杂,要将生长因子和静电纺丝结合再利用到人体还有一段路程要走,移植的纤维血管是否能消除患者的痛苦,以及是否能够减少免疫排斥反应等,都还需要漫长的时间去研究探索。

3. 静电纺丝结合生长因子在心脏中的应用冠心病严重威胁着人类的健康,近年来其患病率急速上升,冠状动脉旁路移植术和经皮冠脉介入治疗已经挽救了大量冠心病患者的生命,但是,对于弥漫性冠脉血管病变、微小血管病变以及二次手术缺乏桥血管等患者,目前国内外均无有效的治疗方式,大量终末期冠心病患者只能期盼难以广泛推广的心脏移植。在激光心肌血运重建术的动物实验中发现,激光打孔过程中释放热量,导致周围组织由内向外形成炭化焦痂层、凝固性坏死层和心肌细胞变性层,并在 2 周后孔道完全闭塞,其主要原因是在进行组织修复过程中出现纤维化,产生凝血现象,不利于心肌修复。那么基于该问题,研究者发现利用静电纺丝良好的机械弹性,同时加载肝素缓释抗凝形成的支架直通心腔,一方面通过支架的力学特性支撑孔道开放,另一方面通过支架的生物降解特性,缓释肝素持续抑制凝血途径的激活,避免孔道因挤压或血栓而闭塞,有效克服了上述问题。

但是,真正的心肌血流灌注依赖于孔道周围下游血管网络的重建,即只有这些微循环的连接才能将血液分配到缺血的心肌。因此,在保证力学特性的前提下,在支架侧壁产生排列规则的微孔,并通过生物高分子材料复合碱性成纤维细胞生长因子(bFGF),基于与内皮细胞硫化肝素受体的高度亲和力,启动内皮细胞合成基质金属蛋白酶,降解基底膜屏障,并释放扩张血管,诱导内皮细胞、平滑肌细胞、成纤维细胞、巨噬细胞向管腔侧壁发芽、迁移,促进下游血管网络及侧支血管的重建,从而改善周围缺血心肌的灌注。另外,研究者将 bFGF 复合肝素化聚己内酯(PCL)/聚乳酸-羟基乙酸共聚物(PLGA)支架移植入小型猪心肌,后期在组织切片染色中发现材料的加入能够减少心肌壁的纤维化,减少周围心肌炎性细胞的浸润,同时肝素的加入具有明显的抗凝血作用,减少血块的形成,能够保持透壁性孔道的长期开放,使心腔内血流能够通过灌注周围缺血组织,促进心肌功能的恢复,进而改善整体心脏功能,同时能促进血管的形成,促进心肌壁缺损的修复。而 bFGF 载入静电纺丝中,能够有效延长其作用,但依旧作用时间有限,在前期能够有效诱导细胞迁移、其他细胞因子的分泌。碱性成纤维细胞生长因子与肝素的结合,能够有效地改善心脏的功能。

4. 静电纺丝复合生长因子应用于牙周组织缺损的修复　在口腔医学领域,牙周病、根尖病变、创伤等原因造成牙周组织的缺损,拔牙后剩余牙槽嵴的吸收,以及在种植义齿修复时骨量不足等原因均会造成牙齿支撑组织缺损。目前这些问题主要通过能够在缺损部位增加骨量或改善骨质量的引导组织再生术,或引导骨组织再生术来进行治疗。其中引导组织再生术(guided tissue regeneration,GTR)可用于牙周组织的缺损修复,此方法将一种屏障材料置于牙根和牙龈瓣之间,阻挡牙龈结缔组织细胞和上皮细胞与牙根先接触,保证牙周膜组织来源细胞和牙槽骨细胞优先占据牙根面而生长,使组织修复再生能力得到最大限度的发挥。而静电纺丝是制备超细纤维的一种重要方法,得到的电纺纤维具有直径小(几纳米至几微米)、比表面积高等特点,经过调节参数,形成一定厚度的超细纤维膜,放置在牙根面与牙龈瓣之间的生物屏障间,以诱导牙周组织的再生,这也是牙周引导组织再生的核心所在。

研究者将重组人骨形态发生蛋白2（Recombinant Human bone morphogenetic protein-2, rhBMP2）生长因子作为治疗药物，rhBMP2是一种骨形态形成蛋白生长因子，是一类小分子蛋白，在血液和组织中含量微小，具有多种调节功能，在组织修复过程中调节细胞的增殖、趋化、分化和细胞外基质的生物合成等，能明显促进牙周组织的再生和修复，这种蛋白还能够诱导动物或人体间充质细胞分化为骨、软骨、韧带、肌腱和神经组织。但是这种蛋白也存在和其他生长因子一样的弊端，就是在体内容易被酶类降解失去作用，所以目前针对rhBMP2生长因子的治疗逐渐转向基因治疗，比如基因转移、基因转染等。将rhBMP2载入具有纳米结构的静电纺丝纤维中，能够有效降低rhBMP2的降解速率，并能够保持一定的稳定性和生物活性。羧甲基壳聚糖为应用于牙周组织的常见材料，其具有一定的降解性可有效满足牙周组织的修复过程，同时具有杀菌消炎作用，可以引导牙周组织再生重建，也不必要二次手术取出。但因其具有水溶性，机械性能较差，故需加入羟基磷灰石混合进行电纺。因为羟基磷灰石本身也是人体自然骨的主要成分，能够提高膜的力学性能和拉伸强度。而rhBMP2事先通过微球对其进行包载，保护其活性，再对其进行混合电纺丝，能够进一步增加rhBMP2的稳定性，而在一定的电压下，并不会破坏微球本身的结构，自然不会破坏rhBMP2的生物活性。另外，Susan Liao等研究者制备的胶原/透明质酸/PLGA膜，具有三层梯度复合结构，其最外层为PLGA无孔膜材料，中间为复合过渡层，内层为胶原的多孔膜材料。这种复合膜材料不仅能综合胶原的生物相容性、骨引导性和力学性能等优势，有效避免了降解过程中引起的无菌炎症反应，还能够充分发挥引导组织再生的功能。这种材料复合和结构化的概念在其他生物材料里也同样得到了应用。

5. 静电纺丝在软骨损伤修复中的应用 因创伤、炎症、肿瘤等导致的软骨损伤在临床上较为常见，且涉及软骨损伤性疾病的患病率还会因为我国人口老龄化问题的加剧而进一步升高，从而严重影响人们的生活质量并增加社会负担。软骨因为自身的结构和功能特点，导致其受损后再生能力很差，因此这类患者常常需要接受各类保守治疗或手术治疗，甚至无法治疗而终身残疾。但是传统的治疗方法都存在着不可忽略的缺点，如组织移植术中的自体移植需要开辟第二术区，造成二次创伤，异体移植会引起免疫排斥反应，且供体来源受限；骨髓刺激术所修复的组织性能较正常软骨组织差，且远期效果不佳。而在软骨损伤治疗中常见的组织工程是不错的方法，常见的组织工程必须包含三大因素：种子细胞、生物支架、生物因子，常采用相关工艺制备成具有特定形状、结构和性能的组织工程支架，再将一定数量的种子细胞接种到支架上，在生物因子的程序性刺激下，细胞按照预定的程序合成分泌相应的细胞外基质，并以生物支架为模板组装成特定的结构，同时生物支架逐渐降解，为新生组织提供空间，从而最终修复受损组织和器官。

在软骨组织工程中，常用的支架材料主要有天然高分子材料、合成高分子材料等。每一种材料都有其优点和缺点，没有一种单一的材料能够同时具备其作为组织工程支架的所有性能。常用的天然高分子材料主要有胶原、明胶、透明质酸、壳聚糖、脱细胞软骨基质、丝素蛋白（silk fibroin, SF）等。天然高分子材料通常具有良好的生物相容性、亲水性、生物降解性，其降解产物可以完全被机体吸收，因此被广泛应用于软骨组织工程中。而常用的合成高分子材料主要有PLA、PGA、PCL、PEG、聚羟基丁酸酯（polyhydroxybutyrate, PHB）等，其中PGA、PLA、PCL已获得美国FDA批准应用于临床。已有研究者将聚乳酸（PLA）进行改造得到左旋聚乳酸（PLLA），然后与丝素蛋白复合进行静电纺丝，之后接入原代软骨细胞和生长因子进行培养，发现原代软骨细胞能够正常生长，同时能够防止软骨细胞的去分化作用，使软骨细胞维持正常形态，分泌软骨特异性的ECM，具有较好的成软骨效果，为软骨损伤修复提供了良好的基础。当然，除此之外，胶原、透明质酸钠和硫酸软骨素属于软骨细胞外基质，同时也是一种优异的生物材料，具有良好的组织相容性。同时利用这三种原料构建组织工程软骨支架，一方面这样的支架包含软骨细胞表面受体的特异识别位点，可以很好地保存软骨细胞而不流失，且抗原性较弱，不易引起排斥反应，具有良好的组织相容性；另一方面这些基质构建的支架可以较好地模拟软骨细胞生长的微环境,有利于细胞在支架上的黏附、生长和分裂增殖,还能进一步将合成的天然细胞外基质作为支架使细胞聚集而构建组织,控制组织结构并调控细胞表型,在软骨组织损伤中能够明显促进修复,为以后软骨组织修复提供有力的基础。

四、面临挑战

除了取得巨大的成功之外,静电纺丝法和纺丝纳米纤维还存在一些需要克服的困难。使用静电纺丝膜和支架进行组织工程时遇到的主要挑战是在正常的被动播种条件下,支架上的细胞分布不均匀和缺乏细胞迁移。由于其在各种组织工程中作为细胞支架的潜力,使细胞浸润成为纤维结构的问题得到了迅速的关注。通过使用传统的静电纺丝技术,纳米纤维以简单且低成本的方式获得。然而,随着纺丝时间的增加,这种方法会形成具有巨大纤维密度的网格。据报道,随着电纺纤维直径的减小,每单位长度的纤维与纤维接触的数量增加,并且网孔中的平均孔半径减小。由于这些因素,结构中的小孔与较大细胞之间产生尺寸的不匹配,这会限制细胞在支架内部迁移的能力,特别是对于 3D 组织/器官,这种限制可能会阻碍电纺丝纤维的发展和应用。所以,制订一种可以使用静电纺丝技术制造透过细胞的支架的方法是非常重要的。已经报道了几种方法来解决这些问题。Ekaputra 等研究了三种改善细胞浸润的方法及其可行性。第一种方法是采用医用级聚 ε-己内酯/胶原蛋白[medical grade poly(ε-caprolactone)/collagen,mPCL/Col]作为主要纤维与水溶性聚合物聚环氧乙烷(PEO)和明胶共同静电纺丝,以增加结构中的空隙体积,并从中选择性去除固体物质网格。此外,也可以用水溶性聚合物进行静电纺丝,以促进细胞浸润。第二种方法是使用微米尺寸的mPCL/Col(μmPCL/Col)来增加纤维与纤维之间的距离,从而增加孔隙尺寸。第三种方法是使用μmPCL/Col 与肝素共同沉积。Heprasil 是一种基于化学修饰的透明质酸的合成 ECM,已经被开发用于三维细胞培养和组织工程。由于包含肝素(糖胺聚糖水凝胶),在细胞可以迁移的密集组装的纤维内产生了可酶降解的基质袋。他们已经发现微米纤维与肝素的组合是最成功的方法。除更好的细胞迁移外,肝素还可以促进特定组织工程应用中的生物活性因子的可控释放。Kidoaki 等也提出了选择性浸出的概念来创造微孔,也有类似的报道,如将明胶掺入 PCL 静电纺丝溶液中以提高细胞由于明胶快速溶解而迁移到 PCL 网状物中的能力。

第三节 纳米粒子载体

一、纳米粒子概述

纳米技术(nanotechnology)是 21 世纪战略技术的制高点,是在纳米尺度对物质进行制备研究和工业化,利用纳米尺度物质进行交叉研究和工业化的一门综合性的技术体系。纳米技术研究的主要内容是纳米粒子、纳米结构、纳米材料和纳米器件。国际上公认 0.1~100nm 为纳米尺度空间,101~1 000nm 为亚微米体系,小于 1nm 为原子团簇。纳米空间是介于宏观和微观之间的相对独立的中间领域。药剂学领域中纳米粒子的研究早于"纳米技术"概念的出现,20 世纪 70 年代即已经对纳米脂质体、聚合物纳米囊和纳米球等多种纳米载体进行了研究。涉及的给药途径包括注射、口服和眼部给药等。在药物传输系统领域一般将纳米粒的尺寸界定在 1~1 000nm,显然,该范围包括了大小在100nm 以上的亚微米粒子。就目前的研究而论,药物传输系统中的纳米粒子及相关技术主要用于促进药物溶解、改善吸收、提高靶向性从而提高有效性等,近年来更专注于研究纳米系统对生物大分子药物传输的作用,根据药剂领域界定的纳米尺寸范围以及药物在纳米载体中多以分子状态存在,药物的根本性质并无改变,故许多研究的实质与纳米技术的科学内涵有一定距离,纳米技术(不只是纳米粒子)在药物传输中的意义和前景还有待进一步认识。

二、常用的纳米材料

纳米粒子(nanoparticle)也叫超微粒子,尺寸在1~1 000nm,通常由天然或合成高分子材料制成,目前无机材料也研究得比较多,主要通过静电吸附、共价连接将药物结合在其表面,或者直接将药物分子包裹在其中,然后通过靶向分子与细胞表面特异性受体结合,在细胞摄取作用下进入细胞内,实现安全有效的靶向药物输送和基因治疗。纳米控释系统作为独特的药物新剂型得到越来越广泛的关注。纳米粒子根据其材料及工艺可分为以下三种,分别为有机纳米粒子、无机纳米粒子、智能纳米粒子。

(一)有机纳米粒子

纳米粒子使用的载体材料目前多为天然或者合成的可降解的高分子化合物。天然高分子及其衍生物可分为蛋白类(白蛋白、明胶和植物蛋白)和多糖类(纤维素和淀粉及其衍生物、海藻酸盐、壳聚糖等)。合成高分子主要有聚乳酸、聚己内酯等。

1. 天然化合物

(1)环糊精:环糊精是一种来自淀粉的环状材料,其结构是葡萄糖单体通过 $1,4$-α 连接的环状分子。在水相中,通过分子内氢键作用形成稳定的桶状结构,外围是亲水性表层而易溶于水溶液中,内部是疏水性的空腔,可以有效地包含疏水性的小分子,而形成主客体作用(环糊精称为主体,包含的小分子称为客体,这种通过疏水性作用的结合称为主客体作用)。采用 α-环糊精(α-cyclodextrin,α-CD)穿入两端带有可光交联基团的改性聚乙二醇(PEG)链形成包含复合物,通过疏水性端基的自组装形成纳米粒子,并将抗肿瘤药物多柔比星负载到纳米粒子中,结果显示,超分子纳米粒子具有很好的生物相容性和药物缓释作用,载药纳米粒子对肿瘤细胞具有很好的杀伤效果。

张先正等制备了由 α-环糊精及其经马来酸酐改性的衍生物与聚 ε-己内酯(PCL)通过主客体包合作用形成的超分子纳米胶束,并研究了这种胶束的药物释放性能,发现其具有良好的药物缓释效果。李俊等通过聚阳离子改性 β-环糊精,并与聚乙二醇-聚丙二醇-聚乙二醇(PEG-PPG-PEG)三嵌段形成包含复合物,利用改性 β-环糊精上的聚阳离子缩合 DNA 形成 DNA/纳米粒子复合物,该纳米复合物具有很高的体外基因转染效率。

(2)壳聚糖:壳聚糖是多聚阳离子,壳聚糖及其衍生物具有增强穿透作用和酶抑制作用,使其成为生物大分子如多肽、蛋白质、基因和酶等的优良运送载体。壳聚糖本身具有确切的抗肿瘤作用,可能通过多种机制达到抑制肿瘤的目的。壳聚糖可以通过多种方法制备纳米粒子,制备成纳米粒子以后可以提高稳定性,防止其被生物酶降解,并可以实现控释和靶向治疗的作用。

2. 合成化合物

(1)聚乳酸:聚乳酸是生物可降解及生物相容性聚酯,聚乳酸嵌段共聚物是新型合成聚合材料之一,生物相容两亲性聚合物能在水中自聚集形成不同形态的纳米粒子,在药物控制释放体系中的应用越来越广。李资玲采用透析法制备 F127 泊洛沙姆(pluronic F127)/聚乳酸纳米粒子,并包埋紫杉醇。结果显示 pluronic F127/聚乳酸嵌段共聚物具有很好的生物相容性,紫杉醇的 pluronic F127/聚乳酸纳米粒子的释放曲线在前 20 小时内呈现快速释放,此后表现为缓慢释放,综上,pluronic F127/聚乳酸适合用作药物载体。

(2)聚己内酯:聚己内酯(PCL)是一种人工合成聚酯类生物高分子材料,生物相容性很好。将 PCL 应用到药物研究发现其对甾体类药物具有良好的透过性,并获得了满意的药物释放行为。李家诗等将含有羧基侧基官能团的己内酯类聚合物,通过溶剂挥发(O/W)和超声乳化相结合的方法制得纳米粒子,并使用 5-氟尿嘧啶(5-fluorouracil,5-FU)作为模型药物,研究了纳米粒子的载药和释放性能,研究表明,载药纳米粒子可以控制 5-FU 的释放速率,释放时间可持续至 96 小时以上。郑施施通过开环聚合法制备了三嵌段高分子化合物聚己内酯-聚乙二醇-聚己内酯(PCL-PEG-PCL),并将其用于姜黄素的负载合成了三嵌段高分子化合物 PCL-PEG-PCL,然后采用乳液挥发法制备负载姜黄素的 PCL-PEG-PCL 纳米粒子,结果证明黄素纳米粒子具有良好的缓释功能。

(二)无机纳米粒子

无机纳米材料用于药物载体可达到靶向运输、控释缓释药物的效果,因此无机纳米材料在靶向性给药、药物控制释放和缓释、癌症治疗等方面有良好的应用前景。

1. 非金属材料

(1)介孔纳米粒子:介孔二氧化硅纳米粒子(mesoporous silica nanoparticle,MSN)是粒径为 10~

600nm、孔径为 2~50nm 的二氧化硅纳米粒子,它具有较大的比表面积和比孔容,表面易功能化、毒性低,有良好的生物相容性和稳定性,因此介孔材料在催化、吸附、分离、药物递送等领域有广泛的应用。2001 年,Vallet-Regi 等首次尝试将有序介孔纳米材料 MCM-41(mobile composite material-41)用作非甾体抗炎药物布洛芬的载体,开辟了 MSN 在医药领域的应用研究。由于其具有巨大的比表面积和比孔容,可以负载较多的药物,以及丰富的硅羟基易于被修饰或改性,现在 MSN 作为药物载体已经广泛用于口服递药、注射以及经皮靶向递药系统中。NehaShrestha 发现多孔硅经壳聚糖修饰后可用于运载胰岛素,通过改善胰岛素的跨细胞渗透,增加胰岛素与肠道细胞黏液层的表面接触,提高细胞对胰岛素的摄入,有利于突破胰岛素、蛋白质、多肽等药物难以口服的瓶颈。HOU 等用多孔硅作为药物载体包载柔红霉素来治疗视网膜疾病,使柔红霉素释放时间作用从几天延长到 3 个月。通过调控将纳米粒子孔径从 15nm 变为 95nm,使柔红霉素的释放率增大了 63 倍,从而调控药物的释放。未经修饰的 MSN 静脉注射后主要通过被动靶向到肝、脾等部位。近年来,也有一些利用配体、抗体、特定基因片段实现 MSN 主动靶向的研究报道。Lu 等将叶酸经过 3-氨丙基三乙氧基硅烷(3-aminopropyl-triethoxysilane,APTS)硅烷化后,与 MSN 表面硅醇基以酰胺键键合,链接在 MSN 表面达到主动靶向目的。目前将 MSN 用于主动靶向的研究报道并不多,且多数报道仅限于体外实验,选择的靶向分子仍以叶酸、转铁蛋白、半乳糖等为主。

(2)羟基磷灰石纳米粒子:纳米羟基磷灰石(nano-hydroxyaptite,nHAP)是一类多孔性的无机材料,由于其溶解度较高、表面能较高,具有优良的生物相容性以及与蛋白质分子的高亲和性,已被广泛用于蛋白缓释药物载体。滕利荣等以羟基磷灰石纳米粒子为载体,吸附牛血清白蛋白并考察了影响其吸附的因素,同时测定了羟基磷灰石纳米粒子-牛血清白蛋白复合物的体外释放度,结果表明羟基磷灰石纳米粒子能够作为蛋白类缓释药物的载体。

(3)氧化石墨烯:氧化石墨烯(graphene oxide,GO)是碳家族的一种新型二维纳米材料,表面含有羧基、羟基、环氧基等丰富的官能团,能增强氧化石墨烯的分散性、亲水性以及对聚合物的兼容性,有超大的比表面积。虽然在很多方面的应用研究取得了很好的成果,但在药物载体方面潜在价值的研究还处于初级阶段。在大多数情况下,药物和石墨烯为基础的材料之间的相互作用是非共价键。除了非共价相互作用,它们之间也存在共价相互作用。例如,化疗药物 1,3-双(2-氯乙基)-1-亚硝基脲[1,3-bis(2-chloroethyl)-1-nitrosourea,BCNU] 可以通过酯化反应与聚丙烯酸(polyacrylic acid,PAA)氧化石墨烯相结合,用于治疗恶性脑肿瘤。这种纳米载体系统,提高了药物的热稳定性,显著延长 BCNU 的半衰期,药物的释放通过酯键的水解来控制。吴少玲研究氧化石墨烯作为药物载体时,发现氧化石墨烯具有很强的载药能力,研究影响氧化石墨烯对抗血液肿瘤药物(多柔比星)的载药能力的因素时,发现温度的变化、pH 的改变、氧化石墨烯的加入量能影响氧化石墨烯对抗血液肿瘤药物(多柔比星)的载药能力。

2. 金属纳米粒子

(1)磁性纳米粒子:磁性纳米粒子(magnetic nanoparticles,MNP)是一类智能型的材料,具有纳米材料和磁性材料双重性质。磁性纳米粒子可以直接作用于肿瘤细胞,还可以协同外加磁场作用于肿瘤细胞,同时也可以作为药物载体作用于肿瘤细胞。将磁性纳米粒子表面包裹高分子材料后与蛋白质结合,作为药物载体注入体内,在外加磁场的作用下,通过磁性纳米粒子的磁导向,使其向病变部位移动,从而达到定向治疗的目的。一方面可以提高药物对病变部位的靶向性,从而提高治疗效果、降低毒副作用,另一方面还可以达到缓释的目的。夏婷等发现四氧化三铁(Fe_3O_4)纳米粒子在 0.555~3.310mg/ml 范围内均可抑制人肝癌(human heptocarcinoma cell line,HepG-2)细胞增殖,且对 HepG-2 细胞的生长抑制呈剂量依赖性。龚连生等把磁性多柔比星白蛋白纳米粒注射入移植性肝癌模型的大鼠肝动脉,并在肝肿瘤区外加磁场,实验结果显示大片肿瘤组织坏死,说明磁性多柔比星白蛋白纳米粒具有很强的抗肿瘤作用。信涛等采用乳化-超声-加热固化法制备了抗肿瘤靶向药物碘化油磁性纳米颗粒,并将其注入荷瘤大鼠肝固有动脉中,结果显示碘化油磁性纳米颗粒作用于肝肿瘤之后,肝癌细胞出现大量凋亡与坏死。

(2) 金纳米粒子:金纳米粒子是指直径在0.5~250nm 的金超微粒子,自身具有一定生物活性,也可以作为载体负载药物。Mukherjee 等发现金纳米粒子可以阻断 VEGF165 和 bFGF 这两种具有肝素结合点的蛋白与相应受体的结合,达到抑制细胞增殖的目的。金纳米粒子在作为药物载体时,通过形成金-硫(Au-S)配位键,含巯基的化合物可以在金纳米粒子表面进行自组装,得到稳定的纳米粒子,从而将药物负载在金纳米粒子表面。Asadishad 等以巯基化聚乙二醇-1500 修饰金纳米粒子,在聚乙二醇的另一端连接上叶酸和多柔比星。细胞实验表明,该复合物对叶酸受体表达丰富的人口腔表皮样癌细胞(KB 细胞)和人肺腺癌细胞 A549 的毒性均大于多柔比星;但对正常细胞人前皮肤纤维细胞(human foreskin fibroblast, HFF)的毒性要小,显示出一定的靶向性。

(3) 层状双金属氢氧化物:层状双金属氢氧化物(layered double hydroxide,LDH)由二价金属离子及三价金属离子组成,层状结构有记忆效应,其层间的阴离子可交换,有特殊的酸碱性、荧光性质、热稳定性。利用 LDH 作为药物载体,能有效地控制药物释放,可提高药物输送效率。LDH 表面存在大量的羟基,便于进行表面功能化修饰,增强靶向性,避免被巨噬细胞吞噬而从人体内清除,提高药物的输送效率。Gao 等通过共沉淀法在 LDH 层间成功地嵌入维生素 C,维生素 C 的阴离子垂直插于 LDH 层间,热稳定性显著增强。通过离子交换反应来释放维生素 C,延长释放时间。

(三) 智能纳米粒子

刺激响应型聚合物纳米粒子是一类可以在外界信号刺激下发生结构、形状、性能改变的纳米粒子。利用这种刺激响应性可调节纳米粒子的某种宏观行为,故而刺激响应型聚合物纳米粒子也被称为智能纳米粒子。根据刺激信号的不同,刺激响应型纳米粒子可分为 pH、温度、磁场、光、超声、酶、化学物质等类型,其中以 pH、温度、光等最为常见。

1. pH 敏感纳米粒子　pH 敏感聚合物的典型特点就是含有可作为质子给体或受体的可电离部分。通常的 pH 敏感聚合物纳米药物载体正是通过在载体中引入 pH 敏感单元而达到 pH 响应的目

的。随着 pH 的改变,载体中的 pH 敏感部分会诱导纳米粒子发生聚集或者溶解,从而调控所负载药物的释放。Park 等将多柔比星(doxorubicin,ADR)通过 pH 敏感的腙键连接于聚合物制得了一系列的 pH 敏感纳米粒子,研究发现,在生理 pH(7.4)下,该载药聚合物纳米粒子非常稳定,而当 pH 降到 5~6 时(对应内涵体及溶酶体的环境 pH),ADR 开始迅速释放,从而发挥药效。

2. 温度敏感纳米粒子　温度敏感药物载体一般由热敏性聚合物制备而成。此类聚合物都有一个临界溶解温度(critical solution temperature,CST)。当低于某个温度时聚合物是水溶性的,但当温度高于此温度时却变成水不溶性的。其中报道最多的是氮取代的丙烯酰胺类聚合物,最常见的为聚 N-异丙基丙烯酰胺[poly(N-isopropylacrylamide),PNIPAAm]。Gao 等开发了一种基于 PNIPAAm 接枝三甲基壳聚糖共聚物的温敏纳米粒子,并将其用于基因载体。通过改变温度,比如在25℃时,该温敏的基因载体转染效果大为提高。

3. 光敏感纳米粒子　光刺激响应纳米粒子的制备通常是在聚合物的主链中引入光敏基团,比如偶氮苯、二苯乙烯、三苯甲烷等。在光照条件下,以上基团会发生结构、极性等变化并进一步引起整个纳米粒子产生形态变化,从而引起药物的释放。Kim 以一类末端含有两种光敏基团 2-硝基苯酯或偶氮苯的一种支化分子为前驱体,将药物载入其空腔,制备成载药纳米胶囊。研究发现,该载药纳米胶囊在紫外光照射下形态发生改变,从而明显加速药物的释放。

(四) 小结

目前纳米粒的载体材料多使用天然或合成的可降解的高分子化合物,但天然化合物制备工艺复杂,有时会导致抗原反应,合成材料又缺乏足够的生物相容性,且由于本身的不稳定性及生物安全性限制了它们在临床中的应用,所以还需根据高分子材料降解速率和药物性质对聚合物进行分子设计,开发出高安全性生物材料。近年来,无机纳米材料在靶向给药、药物缓控释等方面表现出良好的应用前景,但目前的研究大多处于试验阶段。相信随着现代化技术的不断发展,无机纳米药物载体也将在人类重大疾病的诊断、治疗、预防等方面发挥重大

的作用。

三、纳米药物载体分类、制备及概述

用纳米粒子作为药物载体可实现靶向输送、缓释给药的目的,这是由于小粒子可以进入很多大粒子难以进入的人体器官组织,如小于 50nm 的粒子就能穿过肝脏内皮或通过淋巴传送到脾和骨髓,也可能到达肿瘤组织。另外,纳米粒子能越过许多生物屏障到达病灶部位,如透过血-脑屏障把药物送到脑部,通过口服给药可使药物在淋巴结中富集等。具有生物活性的大分子药物(如多肽、蛋白类药物)很难越过生物屏障,用纳米粒子作为载体可克服这一困难,并提高其在体内输送过程中的稳定性。用纳米粒子实现基因非病毒转染,是输送基因药物的有效途径。

(一) 纳米粒子的类型

1. 纳米脂质体 粒径控制在 100nm 左右并用亲水性材料如聚乙二醇进行表面修饰的纳米脂质体在静脉注射后兼具“长循环”(long-circulation)和“隐形(stealthy)”或“立体稳定(stereo-stable)”的特点,对减少肝脏巨噬细胞对药物的吞噬、提高药物靶向性、阻碍血液蛋白质成分与磷脂等的结合、延长体内循环时间等具有重要作用。纳米脂质体也可作为载体来改善生物大分子药物经口服或其他给药途径吸收,如透皮纳米柔性脂质体和胰岛素纳米脂质体等。

2. 固体脂质纳米粒子 与磷脂为主要成分的脂质体双分子层结构不同,固体脂质纳米粒(solid lipid nanoparticle,SLN)是由多种类脂材料如脂肪酸、脂肪醇及磷脂等形成的固体颗粒,其性质稳定、制备较简便,具有一定的缓释作用,主要适合于难溶性药物的包裹,被用作静脉注射或局部给药达到靶向定位和控释作用的载体。

3. 纳米囊和纳米球 主要由聚乳酸、聚丙交酯-乙交酯、壳聚糖、明胶等生物降解高分子材料制备。可用于包裹亲水性药物,也可包裹疏水性药物。根据材料的性能,适合于不同给药途径,如静脉注射的靶向作用、肌内注射或皮下注射的缓控释作用,口服给药的纳米囊和纳米球也可用非降解性材料,如乙基纤维素、丙烯酸树脂等。

4. 聚合物胶束 这是近几年正在发展的一类新型的纳米载体,可有目标地合成水溶性嵌段共聚物或接枝共聚物,使之同时具有亲水性基团和疏水性基团,在水中溶解后自发形成高分子胶束(polymeric micelles),完成对药物的增溶和包裹,因为具有亲水性外壳及疏水性内核,适合于携带不同性质的药物,亲水性的外壳还具备“隐形”的特点。目前研究较多的是聚乳酸与聚乙二醇的嵌段共聚物,而壳聚糖及其衍生物因其优良的生物降解特性正在受到密切关注。

5. 纳米药物 在表面活性剂和水等附加剂存在下直接将药物粉碎加工成纳米混悬剂(nanosuspension),适合于包括口服、注射等途径给药以提高吸收或靶向性,通过对附加剂的选择可以得到表面性质不同的微粒。特别适合于大剂量的难溶性药物的口服吸收和注射给药,据报道,一种艾滋病治疗药通过制备成具有黏膜黏附性的纳米混悬剂后生物利用度得到显著提高。

(二) 纳米粒子的制备方法

纳米粒子的制备方法可分为 3 类,即溶解(或熔融)分散法、机械粉碎法、化学反应法,其中一些早已在非纳米微粒载体的制备中得到广泛应用。

1. 超临界技术 将聚合物或药物溶解在超临界液体中,当该液体通过微小孔径的喷嘴减压雾化时,随着超临界液体的迅速气化,即析出固体纳米粒。该法曾用于相对分子质量在 10 000 以下的聚乳酸纳米粒的制备,但不适合于更大的聚乳酸。因为大多数药物和载体材料在超临界液体中不溶解,有时可以应用所谓“超临界反溶剂(anti-solvent)”技术,即将聚合物或药物溶解在可与超临界液体相混溶的“反溶剂”中,同时雾化,在高压下超临界流体可以完全吸收“反溶剂”,而析出纳米粒子。

2. 聚合法 乳液聚合是一种经典的、常用的高分子合成方法,系将 2 种互不相溶的溶剂在表面活性剂的作用下形成微乳液,在微乳滴中单体经成核、聚结、团聚、热处理后得纳米粒子。例如把单体烷基腈基丙烯酸酯溶于乳液的分散相,在乳化剂存在下与水形成微乳体系,由引发剂在乳滴或胶束中发生聚合即形成固体纳米粒。影响粒子大小的因素包括 pH、乳化剂和稳定剂种类及用量、单体浓度等。

3. 凝聚分散法 一些大分子如明胶、阿拉伯胶、壳聚糖、海藻酸钠或两亲性的聚合物等采用单凝聚或复凝聚法制备纳米粒。例如，将含有壳聚糖-PEG嵌段共聚物的水溶液与聚阴离子化合物三聚磷酸钠的水溶液混合，由于相反电荷的结合凝聚成纳米粒子。两亲性的壳聚糖-PEG嵌段共聚物和聚乳酸-聚乙二醇嵌段共聚物或接枝共聚物，则可以在水中直接形成纳米胶束。

4. 高压均质法 第一代纳米均质技术是利用研磨设备对药物-表面活性剂溶液进行充分研磨，通常需要数小时甚至数天。第二代技术系利用高压均质设备，在高压下（$1.5 \times 10^5 kPa$ 以上）将微粉化药物表面活性剂溶液挤出通过直径约 $25 \mu m$ 的孔隙，由于被挤流体在孔隙中的动压瞬间极大地增加，而在挤出孔隙时则其静压迅速减小，在室温条件下发生水的剧烈沸腾，产生气穴现象和爆裂，这种爆破力足以使药物微粉进一步崩碎，经过 $10 \sim 20$ 次循环，可得到粒子大小在 $100 \sim 1000nm$、固体含量 $10\% \sim 20\%$ 的纳米混悬剂。

5. 熔融分散法 主要用于固体脂质纳米粒子（solid lipid nanoparticles，SLN）的制备。将药物溶解在熔融类脂材料中，在表面活性剂的水溶液中分散和乳化。将得到的粗乳高压匀化成 O/W 型乳剂，冷却至室温，脂质固化即得。也可将药物溶解在熔融脂质中，待脂质药物混合物固化后，置于液氮或干冰中研磨。在低于脂质熔点 $5 \sim 10 \, ^{\circ}C$ 的温度下，将得到的粉末分散于表面活性剂水溶液中，高压匀化后冷冻干燥或喷雾干燥即得。

6. 溶剂蒸发法 该法采用聚合物和药物的有机溶液与水在乳化剂存在下形成稳定乳液，经高压匀乳或超声后，在连续搅拌及一定温度和压力条件下蒸去溶剂即得纳米混悬液或假胶乳（pseudo-latex）。影响粒子大小的因素有乳化剂、相比例、搅拌速度、蒸发速度等。如果需要包裹水溶性药物，则需要制备成 W/O/W 复乳。

7. 乳化/溶剂扩散法 该法是溶剂蒸发法的改进方法。以丙酮或甲醇为"水相"，以不溶于水的有机溶剂如二氯甲烷或氯仿为"油相"，在乳化剂存在下，由于大量"水相"的迅速扩散将"油相"分散成微细液滴，在蒸发溶剂后形成固体纳米粒。该方法不需要均乳或超声，故称为"低能乳化"。

在金属材料和无机材料领域及其专业文献中，

还有许多方法，如真空冷凝法、机械粉碎法、气相沉积法、超声雾化法、化学沉淀法等用于纳米粒的制备。一些氧化物也可经溶液、溶胶、凝胶等转变进而固化，再经低温热处理生成纳米粒子。但其中一些方法需要的苛刻条件，如高温、酸、碱等对制备纳米药物或纳米载体不一定适宜。

（三）纳米粒子的载药和表面修饰

1. 纳米粒子载药方法 在纳米粒子制备过程中包裹药物或在溶液中吸附药物均是常用的载药方法，一般而言，前一种方法可以得到更高的载药量和包封率。影响包封率和载药量的因素包括材料的性质和药物的性质、pH、药液浓度和聚合物浓度等。例如，聚甲基腈基丙烯酸酯纳米粒对甲氨蝶呤的载药量低于对更生霉素，而烷基碳链越长则对药物的亲和力越强。又如聚异丁基腈基丙烯酸酯纳米粒子对药物的吸附在 pH $2.0 \sim 7.4$ 范围内符合 langmuir 吸附机制。大幅度提高载药量或包封率的方法是将药物与聚合物材料形成复合物，例如多柔比星与乳酸/羟基乙酸（PLGA）结合后其纳米粒子包封率和载药量分别达 96.6% 和 3.5%，而采用乳液/溶剂扩散法得到的包封率和载药量仅为 6.7% 和 0.3%。

2. 纳米粒子的表面修饰 如前所述，对纳米粒子进行表面修饰可以改变其表面性质和作用，表面修饰用材料有以下 3 类。

（1）以 PEG、PEO、泊洛沙姆为表面修饰材料：PEG 是应用最广泛的微粒表面修饰材料。实现修饰的方法大多是预先将 PEG 与聚乳酸或磷脂酰胆碱等化学结合，然后再制备纳米粒子。也有的采用疏水键吸附或电性结合的方法。PEG 的相对分子质量或包衣厚度及包衣密度对长循环效果有明显影响。以 PEG5000 修饰的 PLA 纳米粒子，其衣层厚度约为 $4.3nm$，以 PEG20000 修饰的聚乳酸（PLA）纳米粒，其衣层为 $7.8nm$，前者可以更有效地避免肝脏巨噬细胞的吞噬，二者的效果均优于波洛沙姆 188 修饰的纳米微粒。

（2）以壳聚糖、环糊精等多糖为表面修饰材料：除了这些材料的亲水性质可以延长纳米粒子在体内的循环时间和减少巨噬细胞的捕获外，这类物质特别是两亲性的环糊精作为纳米粒子表面修饰剂还可以起到增加药物包封率和载药量的效果。阴离子多糖类聚合物肝素的亲水性部分与聚甲基丙烯酸甲酯结合形成两亲性共聚物纳米粒子,肝素的抗凝活性作用可以阻止血液成分对纳米粒子的黏附以及对抗血浆蛋白质对药物的竞争而延长循环时间。

（3）以聚山梨酯等表面活性剂为表面修饰材料:大量治疗性药物难以透过血-脑屏障,纳米粒子本身可因脑内皮细胞的内吞作用而进入血-脑屏障,将纳米粒用聚山梨酯80等表面活性剂进行修饰可以进一步增加药物对血-脑屏障的渗透,显著提高脑内药物浓度而减少全身血液循环中的药量。

四、纳米粒子作为药物载体的用途

（一）概述

使用纳米药物作为载体有很多优点:①载药微球作为异物而被巨噬细胞吞噬,到达分布集中的肝、脾、肺、骨髓、淋巴等靶部位;连接有配基、抗体、酶底物所在的靶部位。②到达靶部位的载药微球,可由于载体材料的种类或配比不同而具有不同的释药速度。调整载体材料种类或配比,可调整药物的释放速度,制备出具有缓释特性的载药微球。③由于载药微球的黏附性及小的粒径,既有利于局部用药时滞留性的增加,也有利于药物与肠壁的接触时间与接触面积,提高药物口服吸收的生物利用度。④可防止药物在胃酸性条件下水解,并能大大降低药物与胃蛋白酶等消化酶接触的机会,从而提高药物在胃肠道中的稳定性。⑤载药微球可以改变膜运转机制,增加药物对生物膜的透过性,有利于药物透皮吸收与细胞内药效发挥。

药物既可以通过物理包埋也可以通过化学键合的方式结合到聚合物纳米粒子中。载有药物的聚合物纳米粒子通常以胶体分散体的形式通过口服、经皮、皮下及肌内注射、动脉注射、静脉滴注和体腔黏膜吸附等给药方式进入人体。

制备聚合物纳米粒子的方法主要有以下3种:①单体聚合形成聚合物纳米粒子;②聚合物后分散形成纳米粒子;③结构规整的两亲性聚合物在水介质中自组装形成纳米粒子。

1. 单体聚合制备的聚合物纳米粒子 聚氰基丙烯酸烷基酯(polyalkylcyanoacrylate, PACA)在人体内极易发生生物降解,且对许多组织具有生物相容性。制备聚氰基丙烯酸烷基酯纳米粒子采用的是阴离子引发的乳液聚合方法,通常以 OH^- 为引发

剂,反应一般在酸性水介质中进行,常用的乳化剂有葡聚糖、乙二醇与丙二醇的嵌段共聚物和聚山梨酸酯等,具体制备过程见图 13-4。当反应介质 pH 偏高时, OH^- 浓度大,反应速度快,形成的 PACA 分子量低,以此作为给药载体材料进入人体后,降解速度太快,不利于药物缓释。因此聚合反应介质的 pH 通常控制在 1.0~3.5 范围内。

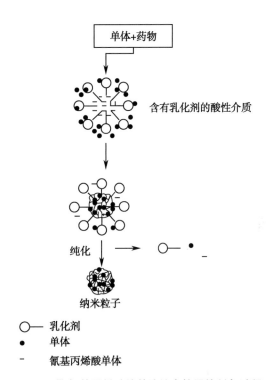

图 13-4 聚氰基丙烯酸烷基酯纳米粒子的制备过程

PACA 纳米粒子载药的方式有两种:一是药物与单体一起加入,药物在聚合反应过程中被包埋在粒子内;二是聚合反应完成后,药物通过吸附进入粒子内部。有学者报道用 吐温-80(Tween-80)作为乳化剂合成聚氰基丙烯酸丁酯纳米粒子,用于脑部靶向给药,可以透过人体血-脑屏障,进入中枢神经系统,对治疗阿尔茨海默病、脑肿瘤等脑部疾病有明显效果。

2. 聚合物后分散形成的纳米粒子 脂肪族聚酯类聚合物,如 PLA、PLG、PLGA、PCL 等,还有一些天然高分子,如白蛋白、壳聚糖、海藻酸盐等,它们具有良好的可生物降解性,现已被广泛用于给药载体。要把这些聚合物制成纳米粒子,通常采用后分散法。以下列举文献报道的具体方法:①溶剂蒸发法(solvent evaporation method)。聚合物和药物一起溶于二氯甲烷、氯仿或醋酸乙酯等有机溶剂

中,再加到含有乳化剂的水体系中进行乳化,形成 O/W 型乳液,然后通过加温、减压或连续搅拌等方式把有机溶剂蒸发除去,最后形成聚合物纳米粒子的水分散体系。②自发乳化/溶剂扩散法(spontaneous emulsion/solvent diffusion method)。用亲水性有机溶剂(如丙酮、甲醇等)和疏水性有机溶剂(如二氯甲烷、氯仿等)形成的混合溶剂溶解聚合物和药物作为油相,分散在水中,由于亲水性有机溶剂会自动从油相扩散到水相,两相之间的界面会产生湍流,从而形成纳米粒子。动物实验证明,与直接用胰岛素水溶液给药相比,聚合物纳米粒子给药具有明显的降血糖效果,且持续时间长。

3. 药用生物降解性合成高分子材料 一般来说,药物载体是由高分子材料来充当的,包括天然高分子材料和合成高分子材料。由于天然高分子载体材料不能完全适合应用要求,所以生物降解性合成高分子材料愈来愈受重视,近年来国内外生物降解性合成高分子材料主要是聚乳酸和聚己内酯,作为药物缓释载体。

(1)聚乳酸(PLA):PLA 是一种具有优良的生物相容性和可生物降解的聚合物,是目前研究最多的聚酯类生物降解材料之一。聚乳酸无毒、无刺激性、无免疫原性并且生物相容性好,可安全用于体内,因此,被用作可生物降解的药物缓释载体,已经得到美国 FDA 的认可。

(2)聚己内酯(PCL):PCL 是具有良好药物通透性能的高分子材料,在医学领域已经有广泛的应用。Pitt 和 Schindler 早在 20 世纪 70 年代就提出 PCL 可用作药物控释载体,并对其药物通过性和生物降解性进行了系统研究。宋存先等研究了 PCL 在大鼠体内的降解情况,发现 PCL 的降解分两个阶段进行:第一个阶段为分子量不断下降但不发生形变和失重,起始分子量 6.6 万的 PCL 在体内可以完整保存 2 年;第二阶段是低分子量的 PCL 开始变为碎片并发生失重,最终降解物逐渐被有机体吸收和排泄而不蓄积于体内,因此可以用作体内的药物控制释放材料。

4. 两个生物可降解纳米药物载体报道

实例一 南京医科大学基础医学院生物技术系姚俊博士,利用味精的原料——谷氨酸,为抗癌药物打造了一辆"好车"。这辆"车"既能运药,又

能精确打击癌细胞,降低药物的毒副作用。该发明叫作"γ-聚谷氨酸纳米药物载体",能让药物更易在病灶组织滞留、富集,慢慢发挥效应;"车内空间"也大,能装载更多药物,从而增加药物疗效,降低毒副作用,目前已获国家专利。在癌细胞的表面,有特定的抗体受体,可以用作药物靶点。找到相应的抗体,安装在"车"上,可以自动"定位"癌细胞,并运药至癌细胞,避免对正常细胞的"误伤"。

这辆"车"很智能,能对"路况"作出响应。例如,人体内各组织的环境 pH 各有差别,特别是肿瘤组织的 pH 一般低于正常组织。设定遇到特定 pH 环境时,再释放药物,从而可设计针对某器官或肿瘤的给药机制。在这辆"车"的制造过程中,还可设置多种"开关"和"触发按钮",除了上述的 pH,还可让它对温度、酶等因素也有不同响应。姚俊介绍说:"例如肝脏有一种特有的酶,谷氨酰转移酶(glutamyl transpeptadase,GGT),它具有切开'车厢'卸载药物的本领,那么我们可由此设计针对肝脏组织的给药系统。"由于原料易于获得,工艺绿色,可通过微生物发酵大规模制备 γ-聚谷氨酸。而且,由于载体材料由谷氨酸单体组成,能被机体吸收、代谢和排泄,不易产生积蓄和毒副作用。

实例二 湖南大学化学生物传感与计量学国家重点实验室主任谭蔚泓带领课题组,研发出一种能向肿瘤细胞靶向输送大量抗癌药物的 DNA"纳米火车",其不仅可提高抗癌药物的靶向性,减少药物的毒副作用,还可大大增加药物的携带量。相关成果发表于《美国国家科学院院刊》。据了解,这种"纳米火车"的"车体"由多条 DNA 短单链通过分子自组装而成,宽 3~5nm,长度可视需要增减。其整体结构十分简单,三维结构形似火车。它的"火车头"由核酸适配体构成,可与某种特定癌细胞的膜蛋白结合,为给药系统提供"方向"和"动力";通过分子自组装形成的 DNA 结构则构成了一节一节的高容量"车厢",用于装载抗癌药物分子或其他生物试剂,比如可装载荧光成像试剂,对整个过程进行实时监测。

该"纳米火车"可大幅提高抗癌药物的携带量。由于传统给药系统是"一个萝卜一个坑",一次往往只能携带一个药物分子,不足以杀死癌细胞。采用"火车"式设计,则可一次性携带 300~

1 000个药物分子。这有助于缩短患者的治疗周期，降低治疗成本。同时，由于核酸适配体可与目标物质或细胞高特异性地结合，由它构成的"火车头"可精准地将药物输送至癌变区域，从而避免对正常细胞的"误伤"，精准性大大高于传统的化学抗癌药物。此外，由于整列"火车"由生物分子组成，不存在传统的无机或高分子材料在生物体内难降解的问题，从而减少了对人体潜在的毒副作用。谭蔚泓透露说，该团队已针对白血病、肺癌、乳腺癌、胰腺癌和肝癌等癌细胞的特有生物标志物，筛选出不同的核酸适配体。这意味着运用"纳米火车"成果，将来还有望开发出一次靶向不同类型癌症的"多弹头"药物。

5. 高分子纳米药物载体系统　目前，人们已经成功研制尺寸在1~1 000nm的多种形态的高分子纳米药物，如高分子纳米微球、高分子纳米凝胶、高分子蛋白复合物、高分子纳米囊泡、树枝状大分子载体等（图13-5）。

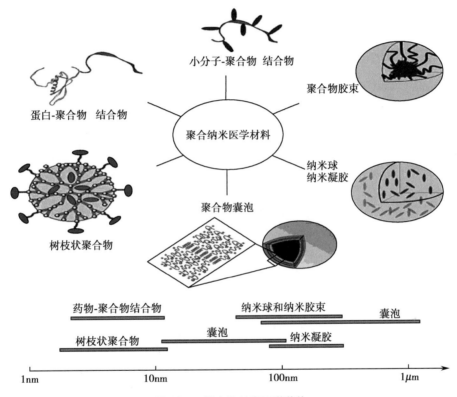

图13-5　聚合物纳米医学载体

与其他胶体载体相比，聚合物纳米颗粒在与生物体液接触时稳定性更高，它们的聚合物性质可控，可实现持续的药物释放。它们有非常好的理化性质，如大小、表面电位、亲水-疏水平衡等。基于这个原因，聚合物纳米颗粒可作为潜在的药物载体用于生物活性成分，如抗肿瘤药物、疫苗、寡核苷酸、肽等。

（二）纳米载体治疗作用靶向治疗癌症/肿瘤

生物可降解聚合物纳米载体（例如胶束和囊泡）在药物和蛋白质的控制和释放领域展现了广阔的应用前景。

理想的纳米靶向药物释放系统应该能够在血液中保持稳定，具有较长的循环时间，其通过主动或被动靶向方式富集到肿瘤组织后，可被肿瘤细胞高效内吞，在肿瘤细胞内载体会快速分解、快速释放药物，实现肿瘤特异性高效治疗，同时降低药物的毒副作用。

癌症/肿瘤的靶向治疗（含纳米载体技术）见图13-6。

（三）纳米聚合物胶束载体

自20世纪90年代以来，基于聚合物的药物传递系统就被作为治疗人类重大疾病的有效手段开始研究，包括聚合物胶束、脂质体、纳米球、纳米囊等，被统称为纳米药物。其粒径可能超过100nm，但通常应小于500nm。作为一种新型的载体，聚合物胶束具有载药范围广、结构稳定、组织渗透性优良、体内滞留时间长、能使药物有效地到达靶点等特点，是很有发展前景的药物载体。

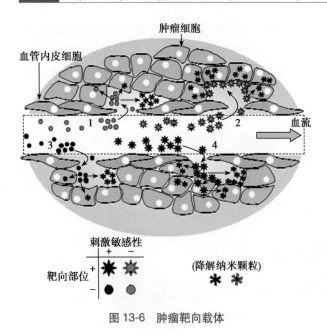

图 13-6　肿瘤靶向载体

1. 自聚集胶束　把两亲性聚合物溶解到水中,当浓度高于临界胶束浓度(critical micelle concentration,CMC)和临界胶束温度(critical micelle temperature,CMT)时,可自聚集形成纳米聚集体,即自聚集聚合物胶束。疏水链段之间由于疏水相互作用而聚集形成粒子的内核,外壳则由亲水链段形成刷状结构,这些亲水链段通常具有生物相容性并对粒子分散在水中起立体稳定作用,在亲水链段末端还可引入具有靶向功能的组分。在水中溶解度低的两亲性聚合物也可以先溶解在有机溶剂中,然后在水性缓冲液中透析。

两亲性二嵌段(亲水-疏水)或三嵌段(亲水-疏水-亲水)共聚物最常用于制备自聚集聚合物胶束用于药物的传输,也有应用接枝聚合物的报道(图 13-7)。亲水性嵌段通常由聚乙二醇(PEG)或聚氧乙烯(PEO)组成,疏水性嵌段的选择主要取决于药物与疏水核的相容性和胶束的动力学稳定性,组成二嵌段共聚物疏水嵌段,如聚-L-氨基酸;L-生物可降解聚酯,包括聚乙醇酸、聚-D-乳酸、聚-D,L-乳酸、乳酸/乙醇酸共聚物和聚-ε-己内酯;磷脂/长链脂肪酸;组成三嵌段共聚物的疏水嵌段如聚氧丙烯。

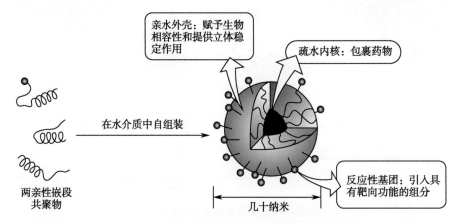

图 13-7　两亲性嵌段共聚物自组装形成纳米粒子

当嵌段共聚物胶束化形成的纳米粒子用于给药载体时,其特点是内核载药量大,在人体内分布主要由粒子大小和粒子表面性质决定,与内核包裹的药物无关。与小分子表面活性剂相比,聚合物的临界胶束浓度(CMC)很低,在水溶液中离解速度慢,因此药物可在载体内停留较长时间,保证有足够量的药物到达人体病灶部位。

Kataoka 等为了把抗癌药物多柔比星用聚合物纳米粒子作为载体输送到肿瘤细胞,他们首先合成出 PEG 与聚天冬氨酸(polyaspartic acid,PAsp)的嵌段共聚物(PEG-PAsp),然后利用 PAsp 链段上的羧基与多柔比星(DOX)分子上的伯氨基发生缩合反应,就可以通过化学结合的方式把 DOX 连接到 PAsp 链段的侧链上(图 13-8)。

为获得具有靶向功能的聚合物纳米粒子,在合成两亲性嵌段共聚物时,常在亲水链段端基引入可反应性基团,如缩醛基。类似的,还可以把糖基固定在聚合物粒子表面,作为具有特异性识别功能的组分。如果接枝共聚物是由疏水的骨架链和亲水的支链构成,该接枝共聚物分散在水中就会自组装形成具有核壳结构的纳米粒子(图 13-9),粒子内核由疏水骨架链组成,而外壳则是亲水的支链。

一方面,像多肽、蛋白类亲水性较强的生物大分子药物很难通过口服而被胃肠道吸收,是由于生

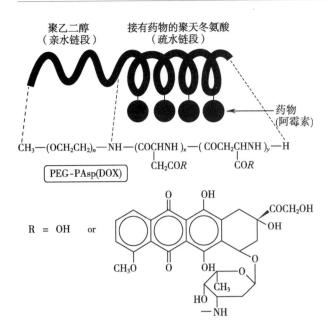

图 13-8　接有多柔比星的聚乙二醇-聚天冬氨酸嵌段共聚物的结构

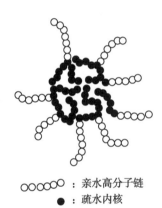

图 13-9　两亲性接枝共聚物自组装形成的纳米粒子

物大分子药物易被胃肠道中的酶分解,稳定性差;另一方面是由于肠道表面黏膜是亲脂性的,水溶性好和极性高的药物很难透过。如果采用上述接枝共聚物形成的纳米粒子作为给药载体,由于粒子表面存在大量离子基团或亲水基团,亲水性药物通过静电相互作用或氢键作用结合在粒子表面,载有药物的粒子可以吸附在肠道黏膜上,释放药物进入上皮细胞,并最终到达毛细血管(图 13-10)。

2. 单分子胶束　单分子胶束从形貌上类似于自聚集胶束,但由单一的聚合物分子组成,该聚合物分子通过共价键和两亲链链接。例如,取决于它们的结构和组成,共聚物可能具有星状或树枝状结构,这些共聚物可能会聚集形成多分子,或以单分子胶束形式存在。树枝状大分子被广泛用作制备单分子胶束的嵌段,因为它们高度支化,具有明确

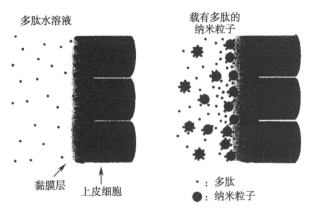

图 13-10　包裹在聚合物纳米粒子内的降血钙素被肠道黏膜吸收的机制

的球状形态而且表面功能可控。树枝状的核可包载各种药物分子。但是,由于在树枝状聚合物合成过程中的结构限制,以及树枝状聚合物的相对紧凑的结构,这种胶束的载药能力是有限的。为增加载药量,可用疏水嵌段修饰树枝状的内核,然后再附加上 PEO 链。研究表明,这些单分子胶束可以包封疏水性药物依托泊苷,而且载药量较高。

(四) 聚合物复合物作为抗癌纳米药物

随着生命科学和高分子科学的发展,两种学科的联系和交叉越来越密切。众多的低毒或无毒的高分子材料被应用到药物研发领域,高分子材料已逐渐由辅助作用向主导地位转变,形成具有特征的高分子药物,为药物的发展提供了更为广阔的空间。一些传统的小分子药物和蛋白类药物,以抗肿瘤药物为例,如紫杉醇、喜树碱、L-天门冬酰胺酶等,具有优良的抗肿瘤活性,但由于水溶性差、毒性高、在人体内易被酶代谢失活等不足,使这些药物在临床应用中受到了一定的限制。高分子耦联药物的出现,为这些药物的临床应用带来了新的契机。

1. 高分子耦联药物　根据药代动力学以及载体药物的设计思想,Ringsdorf 教授首次提出高分子耦联药物的模型。Ringsdorf 教授认为,对于一个具有生物活性的高分子耦联药物,其结构至少应由 3 个不同的功能单元所组成:①高分子聚合物部分,使得整个体系可溶,所选聚合物对人体无毒或低毒。②药物部分,用于治疗特定疾病。③具有靶向或透膜作用的功能部分,用于将药物运送到病变部位。

高分子耦联药物的优点可以归纳为以下 4 点:

①药物与高分子耦联后,药物可被高分子链缠绕包裹,从而可避免药物达到作用部位前就被人体内的一些酶代谢、失活,高分子链对药物起到保护作用。②用水溶性高分子修饰难溶性药物,可改善药物的水溶性,达到增溶的目的。③高分子药物在血液循环中是稳定的,且不能自由穿越细胞壁,这使得高分子耦联药物在血液循环中停留的时间有所延长,延长了药物的作用时间。④高分子耦联药物能在特定组织部位或细胞内释放药物。目前高分子耦联抗肿瘤药物是该研究领域的热点,这类高分子药物只能通过肿瘤组织所特有的血管裂隙才能进入组织间,再通过胞吞作用被细胞摄取,使药物能较多地富集在肿瘤组织处,起到一种被动靶向的作用。

2. 蛋白类高分子耦联抗肿瘤药物 首次应用于肿瘤治疗的高分子药物是以高分子-蛋白耦联药物的形式出现的。1990 年初,新抑癌蛋白耦联苯乙烯-马来酸共聚物(novel tumor suppressor protein coupled with styrene-maleic acid copolymer, SMANCS)和聚乙二醇(PEG)修饰蛋白在临床中的应用,标志着一类新型抗肿瘤药物的出现。目前,高分子-蛋白耦联药物在化疗过程中多作为一种辅助手段,但对其本身的抗肿瘤研究也在进行当中。已上市或进入临床试验阶段的高分子-蛋白耦联药物见表 13-2。

表 13-2 高分子蛋白耦联药物

产品	商品名	研究阶段	临床应用
SMANCS	Zinosratin/Stimatmer	已上市	肝细胞癌
PEG-L 天门冬酰胺酶	Oncaspar	已上市	急性淋巴性白血病
PEG-GCSF	Neujasta	已上市	防止化疗过程中的中性粒细胞细胞减少症
PEG-IFN-α 2a	PEG-asys	已上市 临床 I / II 期	乙型肝炎、丙型肝炎、黑色素瘤、肾细胞癌
PEG-IFN-α 2b	PEG-Intron	已上市 临床 I / II 期	丙型肝炎、黑色素瘤、肾细胞癌、多发性骨髓瘤

(1) 新抑癌蛋白耦联苯乙烯-马来酸共聚物(SMANCS):新抑癌蛋白(new tumor suppressor protein,NCS)是一种活性很强的抗肿瘤蛋白,在纳摩尔浓度级有效,但 NCS 毒性很大,主要是骨髓抑制,而且生物半衰期很短,严重限制了它的临床应用。苯乙烯-马来酸共聚物(styrene-maleic acid copolymer,SMA)与 NCS 的载体药物可大大延长 NCS 的生物半衰期,同时,它能特异地载运 NCS 进入肝癌细胞中。在 SMANCS 的首次临床研究中,研究人员对 44 例患者进行了治疗观察,将 SMANCS 溶于油性淋巴闪烁试剂后注入患者体内,通过 X 线放射显影观察到 SMANCS 在肿瘤部位富集明显,86% 的患者体内 α-胎蛋白(肝癌细胞的生物标记物)浓度显著降低,96% 的患者肿瘤组织体积明显缩小。经临床证明 SMANCS 适用于大多数肝癌患者,患者在给药一周后病情明显减轻。SMANCS 于 1994 年在日本上市,用于晚期和复发性肝癌的治疗。

(2) PEG 修饰蛋白:PEG 是中性、无毒、两亲性的聚合物,主要分为线性结构（相对分子质量 $5\times10^3 \sim 30\times10^3$）和支化的链状结构（相对分子质量 $40\times10^3 \sim 600\times10^3$）。由于 PEG 的无毒特性及良好的生物相容性和血液相容性,使之成为一种被广泛应用的生物修饰材料,也是被美国食品药品监督管理局(FDA)批准的、极少数能作为体内注射药用的合成聚合物之一。

PEG 修饰蛋白质、多肽类药物,可以延长药物的半衰期、降低免疫原性,同时最大限度地保留其生物活性。自 1991 年第一个用 PEG 修饰的蛋白药物 PEG-腺苷脱氨酶(PEG-adenosine deaminase,PEG-ADA)被 FDA 批准上市后,许多国际知名制药公司,如 Enzon、Schering Plough、Roche、Amgem 等,积极推进 PEG 修饰蛋白质、多肽类药物的技术。

1) PEG-天门冬酰胺酶(PEG-L-asparaginase,PEG-L-ASP):L-ASP 是一种有效的抗肿瘤药物,能够催化 L-天冬酰胺(肿瘤生长所需氨基酸之一)水解成为 L-天冬氨酸,将它与其他化疗药物联合应用是治疗白血病的一种常用方法。但由于 L-ASP 是从大肠埃希菌中提纯出来的,且在血液中的存留时间很短,需要长期接受治疗的白血病患者极易发生免疫反应。经 PEG 修饰后,L-ASP 的免疫原性显著降低,血浆半衰期从 20 小时增加到 357 小时。PEG-L-ASP(oncaspar)于 1994 年上市,是第二个被批准上市的 PEG 修饰的蛋白药物,用于治疗急性淋巴性白血病和恶性黑色素瘤。

2)PEG-粒细胞集落刺激因子(PEG-granulocyte colony stimulating factor,PEG-GCSF):GCSF 可诱导造血干细胞的增殖和分化,导致血液中的中性粒细胞数目增加,另外它还能刺激成熟中性粒细胞从骨髓中释放并激活中性粒细胞的功能,常用于治疗因化疗或先天原因导致的血液中中性粒细胞减少症。PEG-GCS 于 2002 年上市,它是将相对分子质量 $200×10^3$ 的 mPEG 共价耦联在重组人粒细胞集落刺激因子(recombinant human granulocyte colony stimulating factor,rhGCSF)的 N 末端氨基,其体内半衰期比 rhGCSF 延长 10 倍。临床上用于治疗由化疗引起的中性粒细胞减少症,每个化疗周期只需皮下注射一次 6mg,即能达到 rhGCSF 每天注射的治疗效果。

3)PEG-干扰素(PEG-Interferon,PEG-IFN-α):IFN-α 是一类能提高机体免疫力的细胞因子,具有抗病毒、抗肿瘤作用。目前 IFN-α 主要作为肿瘤、慢性病毒性肝炎等疾病的治疗剂,其疗效和安全性得到了广泛的认同。与未经 PEG 修饰的 IFN-α 相比,PEG-IFN-α 的半衰期延长,毒性降低,免疫原性减弱,副作用减少,蛋白水解减少,生物活性相对提高。2000 年,欧洲联盟批准了先灵葆雅公司的 PEG-IFN-α 2b 上市,这是世界范围内第一个 PEG 化的干扰素产品。2002 年,罗氏公司的 PEG-IFN-α 2a 被 FDA 批准上市。这两种药物主要用于慢性病毒性肝炎的治疗,对肿瘤(如神经胶质瘤和转移性黑色素瘤)的治疗研究正在进行中。

4)PEG-白介素 2(PEG-Interleukin 2,PEG-IL-2):IL-2 是一个糖基化的淋巴因子,它能促进 T 淋巴细胞增殖,并激活淋巴因子,是目前免疫疗法中重要的细胞因子。但其水溶性差、生物活性不稳定、血浆半衰期短,影响了它的疗效。基因工程菌株生产的重组 IL-2(rIL-2)是非糖基化蛋白,但生物活性与天然 IL-2 相当。研究者发现,用 PEG 修饰 rIL-2 后,其溶解度增加,血浆半衰期延长。在小鼠实验中,PEG-rIL-2 明显延长了肝癌腹水小鼠的生存期,并明显抑制了肝癌细胞向肺部转移。

3. 小分子类高分子耦联抗肿瘤药物　多柔比星、紫杉醇、喜树碱等小分子药物在抗肿瘤治疗中具有重要的地位,但是这些小分子药物在治疗过程中对肿瘤组织缺乏特异选择性,对正常组织的毒副作用较大。此外,水溶性不好、体内的不稳定性和剂量限制性毒性等不足也限制了该类药物的应用。因此,研究者将这类小分子药物通过可解离的化学键连接到高分子上,制成高分子耦联药物,以改善药物的溶解性,提高药物对肿瘤组织的靶向性,减少药物毒性和免疫原性等。目前,常用于耦联小分子药物的聚合物主要有 N-(2-羟丙基)甲基丙烯酰胺[N-(2-hydroxypropyl)methacrylamide,HPMA]、聚 L-谷氨酸(poly-L-glutamic acid,PG)、聚乙二醇(PEG)等。

(1)N-(2-羟丙基)甲基丙烯酰胺类(HPMA):HPMA 的水溶性好、油/水分配系数接近 1、稳定性较高,有较好的生物相容性,且易于连接到糖基和抗体上。药物可以直接或通过小肽片段间接连接到 HPMA 上,在药物进入人体后,通过溶酶体蛋白酶降解聚合物的侧链或小肽片段,从而释放药物。HPMA 的不足是不能在人体内被酶降解,属于非生物降解聚合物。目前,进入临床 I／II 期的 HPMA-抗肿瘤药物主要有 HPMA-多柔比星(PK1,FCE28068)、HPMA-氨基半乳糖-多柔比星(PK2,FCE28069)、HPMA-抗体-多柔比星、HPMA-紫杉醇(PNU166945)、HPMA-喜树碱(PNU166148)、HPMA-铂酸盐(AP5280)等。

PK1 对多种癌症都有不错的治疗效果,尤其是对肺癌和乳腺癌的疗效较为显著,而其毒性较多柔比星小很多。在小鼠实验中,研究人员发现多柔比星在肿瘤细胞中的含量较正常组织高近 70 倍,而且小鼠对这种高分子药物的耐药剂量也是多柔比星的 10 倍左右。目前,在 II 期临床研究中,PK1 在乳腺癌和非小细胞型肺癌的治疗中显示出了较好的活性。

PK1 本身并不具有肝靶向性,但临床前研究显示,在 HPMA 共聚物分子上增加氨基半乳糖结构后,可显著提高药物的肝靶向。PK2 是目前临床研究中唯一具有靶向配体的高分子耦联药物(图 13-11),它是通过模拟无唾液酸蛋白酶(asialoglycoprotein,ASGP)的结构,靶向肝细胞和肝癌细胞上的

ASGP 受体,用于原发性肝细胞癌和转移性肝癌的治疗。研究者在 PK2 的 I／II 期临床研究中发现,PK2 经静脉注射给药 24 小时后,在肝部蓄积量可达到给药剂量的 15%～20%,在肝肿瘤组织中的多柔比星含量是应用多柔比星单体治疗时的 12～50 倍,表明连有氨基半乳糖的 PK2 具有肝靶向性。

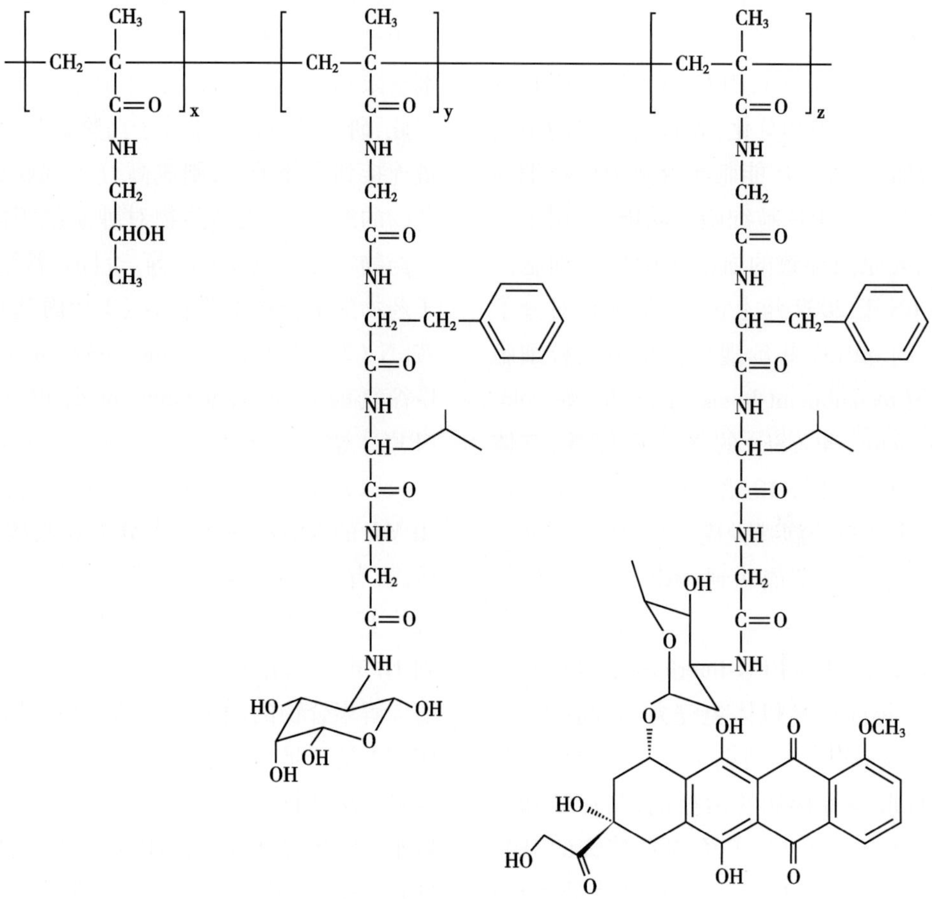

图 13-11　PK2 的结构式

（2）聚 L-谷氨酸类（PG）:PG 是无毒性的高分子聚合物,对人类、家兔和豚鼠没有免疫原性,具有生物可降解性,在溶酶体半胱氨酸蛋白酶,尤其是组织蛋白酶 B 的作用下降解成单体 L-谷氨酸,主要经肾排出。目前,进入 I／II 期临床研究的 PG-抗肿瘤药物主要为 PG-紫杉醇（PG-paclitaxel,PG-TXL,CT2103）和 PG-喜树碱（PG-camptothecin,PG-CPT,CT-2106）。

PG-TXL 是最早进入临床试验的 PG 类高分子耦联药物,结构见图 13-12,其溶解度比紫杉醇提高 80 000 倍,而且明显地减少了系统毒性、提高了抗肿瘤疗效。在用放射性元素［^{3}H］标记［^{3}H］PG-TXL、PG-［^{3}H］TXL 和［^{3}H］TXL 的细胞吸收试验中发现,PG-TXL 可在肿瘤细胞附近持久释放 TXL,显著延长了吸收时间。药代动力学数据显示,PG-TXL 的血浆半衰期也明显延长。

在 PG-TXL 的 I／II 期临床研究中,研究者发现 PG-TXL 对一些化疗无效的患者也有疗效。小鼠实验也证明 PG-TXL 对卵巢癌、乳腺癌治疗的效果比紫杉醇单体好。

喜树碱是拓扑异构酶 I 的抑制剂,是重要的抗肿瘤药物,对于治疗顽固性结肠癌、肺癌和卵巢癌有良好的效果。然而,同紫杉烷类药物一样,喜树碱的水溶性极差,毒副作用明显。Singe 等发现喜树碱（CPT）可通过自身的功能性基团（20-OH）或者通过连接中间体与 PG 的羧基相连,所形成的 PG-CPT 水溶性明显增加,并且体内稳定性显著提高。临床前研究的数据显示,应用 PG-CPT 时,注射剂量增加到喜树碱单体治疗安全剂量的 4 倍时,都未显示出剂量限制性毒性。在一些动物模型中,PG-CPT 单用或与 5-氟尿嘧啶联合用药,都显示出很好的抗肿瘤活性。

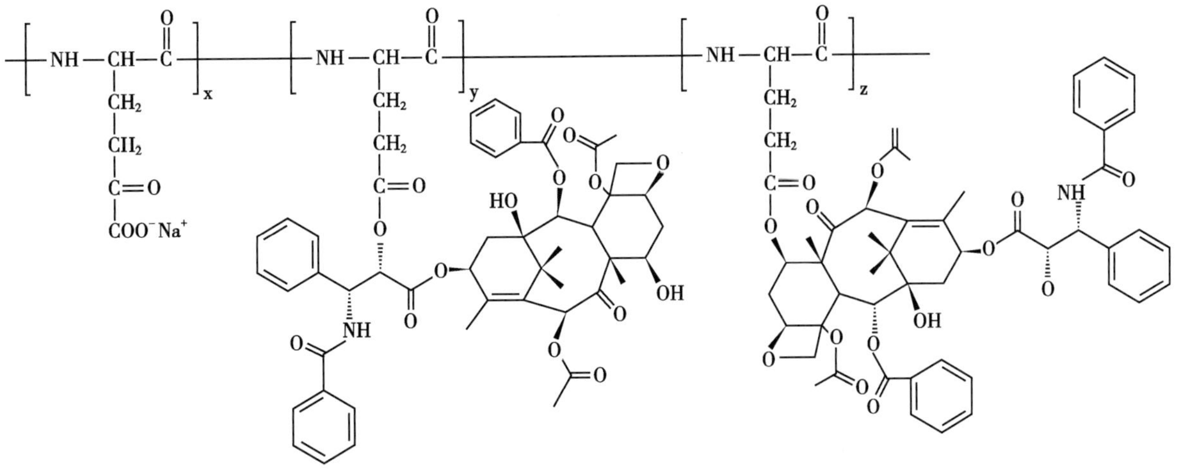

图 13-12 PG-TXL 的结构式

（3）聚乙二醇类（PEG）：鉴于 PEG 在蛋白类药物中的成功应用，小分子药物进行 PEG 修饰也越来越多。经 PEG 修饰能够显著改善难溶药物的水溶性，而且由于增强通透保留（enhanced permeability retention，EPR）效应，很多 PEG-抗肿瘤药物能够被动靶向肿瘤组织。美国恩佐公司选用 PEG-喜树碱复合物作为 I 期药代动力学和安全性试验的测试物。喜树碱与 PEG 结合后，不仅溶解度提高，而且内酯环结构得到稳定。研究显示，PEG-CPT 能明显延长喜树碱在体内的存留时间，半衰期>72 小时。目前，PEG-CPT 开始进入 II 期临床研究，主要用于对小细胞肺癌的治疗。

（五）微凝胶/纳米凝胶交联聚合物颗粒在药物传输系统中的研究

纳米水凝胶是一种水溶胀性的、具有交联结构的亲水纳米高分子材料，因其含水量高、溶胀快、生物兼容性好等优点得到广泛研究及应用。纳米水凝胶，作为一种药物传递载体，主要应用于易被生物酶类降解、生物半衰期短的多肽、蛋白质及核酸类等生物大分子药物的口服给药或注射给药。"智能纳米水凝胶"可以响应环境的微小变化而发生可逆性相变，实现药物在体内的定点、定时、定量释放，从而减少用药次数、提高药物疗效、降低患者用药成本、减少药物的不良反应。

制备方法：光刻和微成型方法、微流体法、生物聚合法[水包油（O/W）乳化异构方法、水均相凝胶化法、喷雾干燥法、葡聚糖的化学交联]、非均相自由基聚合、异构控制/活性自由基聚合。

五、纳米载体药物在组织工程中的应用

（一）纳米载体输送核酸药物分子用于癌症治疗的研究

纳米药物载体具备与生物大分子（例如肽段、蛋白质和核酸）类似的尺寸范围。凭借其小尺寸的特点，纳米颗粒具备比微米级的颗粒更容易被细胞内吞的能力，从而可以成为有效的癌症特异性药物输送载体。另外，内吞进入的纳米颗粒能够与生物大分子在特定的亚细胞区域相互作用，对癌细胞的存活和增殖的某些信号通路可能产生影响。更重要的是，纳米药物载体可以在一定程度上克服由于机体的血管屏障和免疫防御系统造成的药物利用率低的瓶颈。比如，与病原微生物尺寸接近的微米级颗粒容易被在体内循环的巨噬细胞捕获，从而被网状内皮免疫防御系统迅速从体内清除。

纳米药物输送系统还可以克服传统抗肿瘤药物制剂的很多缺陷。然而，有些药物的低溶解性严重影响了其在癌症治疗中形成稳定的制剂。使用聚合物胶束和脂质体之类的纳米药物输送载体可以将疏水性药物稳定地包载在其疏水的微环境中，另外，纳米颗粒也可以提高药物在血液循环过程中的生物利用度和治疗效率，低分子量的药物会被肾脏很快清除，降低在靶向位点的有效药物浓度。与小分子药物相比，纳米颗粒能够增加药物的血液循环时间，保证有足够量的药物能够到达靶向组织。纳米药物载体的另一个优势是可以有效控制药物的毒性和释放行为，因为纳米颗粒将药物包载在其中,不仅降低了药物对正常组织的毒性,而且能够保护药物不会被机体代谢降解。新型的纳米颗粒可以受到外部信号(比如光照、温度和肿瘤微环境等)调控来释放其中的治疗物质,这样的载体系统会进一步提高癌症治疗的效率。

因此,针对肿瘤中抑癌基因的缺失、血管增生和缺氧微环境的特点,可以构建不同的核酸药物给药的纳米载体和输送系统,可高效地将目的药物输送到特定的细胞内,体外和体内实验都表现出显著的肿瘤治疗效果。癌症的产生和发展是一个非常复杂的过程,治疗方法常常涉及与肿瘤生长相关的方方面面。纳米颗粒在克服现有治疗方法不足中具备巨大潜力。凭借对肿瘤组织被动靶向的特有能力,很多尺寸在几百纳米以下的有机和无机纳米材料被用来作为癌症治疗和检测的有力工具,其中包括聚合物胶束、脂质体、树枝状分子和聚合物纳米颗粒等。

大肠癌是重要的消化道恶性肿瘤之一。肿瘤组织缺氧是常见现象,其为了适应缺氧而形成大量新生血管。VEGF 在大肠癌及多种肿瘤的新生血管形成过程中起关键性调控作用,与肿瘤的发生、侵袭和转移密切相关,现已成为肿瘤靶向治疗的重要靶点。RNAi 是序列特异性转录后的基因沉默现象,由 21~23 个核苷酸(nucleaotident)的双链 siRNA 介导同源信使 RNA(mRNA)降解,利用靶向 VEGF 的 siRNA 可抑制 VEGF 的产生,从而抑制肿瘤细胞的生长。目前多用病毒或脂质体作为载体将 siRNA 导入靶细胞,但存在靶向性差、诱发突变、基因转染效率低、与靶基因 mRNA 结合效率低等问题有待解决。

纳米颗粒黏附性强、体积小,可在血管中随血液循环,并可透过血管壁进入各脏器的细胞内,可延长药物在局部组织或部位的滞留时间,增加药物的接触面积,提高药物的吸收和生物利用度。包裹到纳米颗粒中的 RNAi 载体的血浆半衰期比原载体更长,将 RGD 小肽配体整合到纳米颗粒表面,可使纳米颗粒特异性地与表达整合素的肿瘤细胞结合,有效地介导 RNAi 载体转导到细胞内高水平表达。

(二)组织因子靶向性蛋白纳米粒子在抗血栓治疗中的应用

组织因子(tissue factor,TF)是一种分子量为 47kD 的跨膜糖蛋白,作为血浆凝血因子的受体启动外源性凝血过程。研究表明,TF 除了参与止血外,其异常表达与脑血栓、动脉粥样硬化、急性冠脉综合征、深静脉血栓、弥散性血管内凝血、炎症及肿瘤等密切相关,日益受到广泛关注,相关的靶向研究在血栓的诊疗领域前景十分看好。目前有关 TF 及其配体凝血因子Ⅶ(FⅦ)的研究发现,FⅦ上类表皮生长因子Ⅰ区多肽是与 TF 结合的重要配体,该肽段具有结合功能而无促凝活性,基于配体受体的相互作用而成为靶向制剂的导向功能基。

血栓性疾病是一类严重危害人类健康的疾病,已成为我国与西方国家人口死亡和致残的主要原因。它主要包括动脉血栓性疾病和静脉血栓性疾病,常累及全身多个脏器,涉及临床各学科。尽管目前有关抗血栓药物的研究工作取得了较大进展,但出血和再狭窄风险使对抗栓药物的选择仍存争议。此外,当心脑血管病患者就医时,血栓往往已形成并导致了血管栓塞,而这些脏器缺血后再治疗效果不佳。由此可见,在抗血栓治疗中,研制副作用小、特异性强、适用于早期使用的靶向抗血栓制剂具有重大意义。

纳米技术是靶向制剂研究中的热门之一,纳米粒介导的靶向治疗是通过纳米粒子作为载体,包裹药物核苷酸、蛋白或小分子化合物,同时在纳米粒表面连接具有导向功能的靶头,将药物递送到靶向部位,提高药物在局部的浓集和释放,从而实现靶向干预治疗。目前临床上,有关纳米粒介导的靶向抗肿瘤治疗已经取得了显著成效,而有关血栓性疾病的纳米靶向治疗并不多见,伴随着纳米技术的成熟,在血栓性疾病的诊治中运用纳米靶向技术已成为可能。

(三)智能纳米微载体负载血小板衍生生长因子 C 防治静脉血栓形成

静脉血栓栓塞症(venous thromboembolism,VTE)包括深静脉血栓形成(deep venous thrombosis,DVT)及肺血栓栓塞症(pulmonary thromboembolism,PTE)两种不同临床特点且具有潜在风险的疾病,未及时诊断及治疗可发展为血栓形成后综合征,甚至肺栓塞而失去生命。现有资料显示 VTE 患者的病死率高达 5%~23%,即使症状明确,通过正规诊断及临床治疗,病死率也有 1%~2%。而

DVT 患者有 1/3 发生血栓后综合征（postthrombotic Syndrome，PTS），PTE 患者 4%～5% 发生肺动脉高压。DVT 的防治刻不容缓，目前对深静脉血栓性疾病的治疗方案包括抗凝、药物溶栓、手术等手段，各种方法均存在不同程度的局限性。药物抗凝、溶栓都有不同程度的引起全身出血等并发症的可能，手术取栓及介入置管溶栓治疗在血栓的急性发作期效果较明显，但治疗过程中器械及导管易损伤静脉瓣并且血栓极易复发，加上静脉血管内皮修复缓慢，导致 PTS 的发生率居高不下。因此，临床上迫切需要高效快速促进内皮修复的方法。

血小板衍生生长因子（platelet derived growth factor，PDGF）是正常组织生长和分化的重要生长因子，包括至少 PDGF-A、PDGF-B、PDGF-C、PDGF-D 四个成员，其中 PDGF-A 和 PDGF-B 的研究已较成熟，而 PDGF-C 则是新发现的成员之一。研究表明 PDGF-C 有较强的促进血管新生的能力，通过激活特异性酪氨酸激酶，促进细胞 DNA 合成和增殖，这种多重生物学效应弥补了 VEGF 和 bFGF 等生长因子的不足，且 PDGF-C 参与了动脉损伤后修复的过程，机制是促血管平滑肌细胞凋亡或干预血管平滑肌细胞迁移。

用微载体吸附 PDGF-C 药物，通过微载体的溶解或降解释放来达到延长 PDGF-C 作用时间的目的。另外，结合壳聚糖微载体表面的抗凝和靶向修饰，磺酸化和吸附肌球蛋白 4 抗体，使壳聚糖微球具有抗凝和靶向性，使药物载体靶向到病变部位，延长 PDGF-C 生长因子局部作用时间，同时使病变部位不易产生凝血。

第四节　聚合物修饰生长因子

一、生长因子蛋白质类药物

生长因子是细胞分泌的一类可调节细胞功能的生物活性多肽，由具有特定序列的多个氨基酸组成，通过传递信号来调节细胞的活动。同种生长因子对不同类型细胞的分裂、分化、迁移和基因表达既可促进也可抑制，如转化生长因子对成纤维细胞具有促进作用而对角质细胞却具有抑制作用。生长因子具有以下特点：稳定性相对较差，在体内的

半衰期很短；分配系数较低、内扩散性较差，且不易通过生物膜；带电性不同，生长因子易和聚电解质在静电作用下形成聚电解质复合物。

设计外源性载体的最佳方法就是仿生，即模拟细胞、ECM（细胞外基质）及生长因子之间的多重作用机制，由生物相容性良好的生物材料制备成与天然 ECM 分子的结构与功能相似的载体基质对生长因子进行控制释放，载体的仿生化要求主要从以下几方面考虑：①载体应具有适宜的结合位点与生长因子进行复合使生长因子固定于载体上，且在载体植入体内的过程中，生长因子可稳定存在而保持活性；②载体植入体内后，应能屏蔽特异酶或其他物质对生长因子的降解，同时载体对其特异降解作用能及时产生响应，以便在有效时间内及时释放生长因子且发挥活性；③生长因子、ECM 之间存在协同和拮抗作用，新型载体应能与生长因子产生协同效应，并可实现对二重及多重生长因子的级联控制释放，有效发挥生长因子间的协同作用，以达到按体内自然状态促进组织再生的作用；④由于各种组织形成过程的复杂性，载体应能对生长因子进行缓慢而持续的释放，以防止生长因子速释，给细胞、组织生长带来的负面效应，要求生长因子尽量按所需生物剂量释放以便与组织生长同步。利用仿生化方法寻求新型控制载体是生长因子控制释放载体研究的有效途径。

近年来，由于生长因子作为蛋白质类药物在临床应用的日益广泛，以蛋白质类药物为主体的生物医药产业也渐渐成为了 21 世纪的朝阳产业，最近几年，西方国家主要跨国医药企业都正在向生物医药方向转型。美国 FDA 已批准基因重组人生长激素、干扰素和白介素等上百种蛋白质类药物上市。我国生物医药技术的研究和开发起步虽然较晚，但发展速度较快，已有 20 多种基因工程药物和基因工程疫苗上市，进入临床研究的生物新药已达 150 多个。目前正在研究和应用的蛋白质类药物的治疗领域已经涉足 200 多种疾病，并且绝大多数蛋白质类药物都是与影响广大人民健康的癌症、传染性疾病、神经性疾病和心血管疾病等高发性重大疾病的治疗相关。

蛋白质药物主要有蛋白质激素、干扰素、血浆蛋白质、蛋白质类生长调节因子、神经营养因子、黏

蛋白、胶原蛋白、碱性蛋白、蛋白酶抑制剂、植物凝集素、白介素和集落刺激因子等。蛋白质药物由于具有作用专一、高效等特点,对人类健康发挥着重要作用,其原料有动植物细胞和微生物细胞等非人体来源。若将非人体来源的药物蛋白通过静脉注射常刺激机体的免疫系统产生特异性免疫应答,生成对该种蛋白的抗体;继续注射该种蛋白后就会产生过敏反应。即使不产生过敏反应,免疫应答也会导致蛋白质失活或加快蛋白质的代谢,从而降低药物蛋白的疗效。蛋白药物的疗效不仅取决于蛋白质特定的化学结构,还取决于其特定的空间结构,因此可以通过基因工程、化学修饰等手段对部分或全部缺陷进行弥补,其中化学修饰以其灵活多样、简便易行的优点得到了较为广泛的应用。

与小分子药物相比,蛋白质类药物具有高活性、高特异性、低毒性、生物功能明确、有利于临床应用等特点。但是,蛋白质类药物的免疫原性和肾的清除作用等因素大大降低了蛋白质类药物的安全性和利用效率。同时由于人体内环境复杂,蛋白酶、人体免疫响应以及氧化环境等都会降低蛋白质类药物的生物活性。事实上,微小的pH、离子强度或温度的变化都可能导致蛋白质的表面电荷、体积大小、内部结构发生变化,从而影响其热稳定性、溶解能力等变化,甚至引起蛋白质类药物降解并失去生物活性。至今,大多数蛋白质类药物在临床使用中仍局限于静脉、皮下和肌内注射等侵入式给药方式。但这些侵入式的给药方式也带来了一系列问题,从而限制了其在临床上的广泛应用:第一,药物在血液中的半衰期短,利用效率低,需要高频率地重复注射昂贵的蛋白质类药物;第二,蛋白质类药物生产工艺复杂,注射剂型的生产条件更加苛刻,需要严格控制热源、内毒素等指标,从而使药物制剂成本很高;第三,药物的储运条件苛刻,储运成本高;第四,注射剂型在临床使用中不方便,且易于传染疾病。

目前,对蛋白质类药物进行修饰是改善蛋白质药物安全性和利用效率的主要手段。蛋白质的修饰方法主要有人为介入的生物修饰和化学修饰两种方法。前一种方法通过蛋白质合成过程中的结构改变来实现,往往通过基因工程定点突变技术改变氨基酸序列或以非天然氨基酸取代其类似天然氨基酸来改造蛋白质结构;后一种方法发生在翻译后,主要通过对蛋白质分子侧链上巯基、氨基和羧基等进行接枝达到修饰的目的。目前,因第二种修饰方法较为直接,且修饰后蛋白质生物功能改变较小而受到生物医用高分子领域的深入研究,常用的修饰材料包括合成高分子、天然多糖、磷脂等,并以聚乙二醇(PEG)修饰蛋白质类药物的研究最为成熟和广泛。

二、各类聚合物修饰蛋白

(一)聚乙二醇修饰蛋白质类药物

聚乙二醇(PEG)是一种线形或带分支的中性聚合物,通常呈电中性,易溶于水和多种有机溶剂。在水溶液中,PEG以高度水合形式存在,每个乙氧基单元可以紧密结合一个分子水。为避免PEG分子在蛋白质修饰过程中发生分子自身及分子间的交联和团聚,通常采用一端钝化处理的甲氧基聚乙二醇(methoxy polyethylene glycol,mPEG)来修饰蛋白质分子,其化学通式见图13-13。

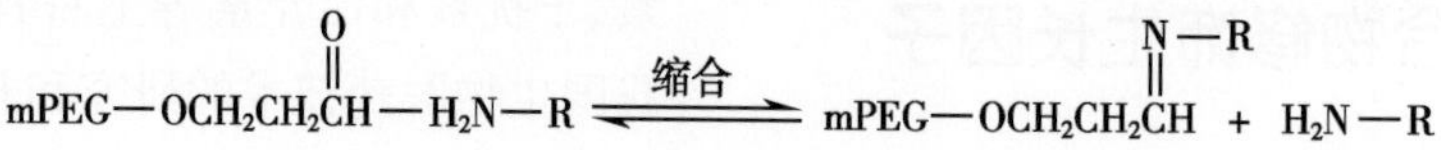

$$mPEG—OCH_2CH_2CH—H_2N—R \xrightleftharpoons{缩合} mPEG—OCH_2CH_2CH \overset{N—R}{\underset{\|}{}} + H_2N—R$$

图13-13 甲氧基聚乙二醇(mPEG)修饰蛋白质

PEG修饰蛋白质的研究兴起于20世纪70年代后期,1977年Abuchowski等最先发明了蛋白质的PEG化,PEG与牛血清蛋白的反应是PEG修饰蛋白质的第一个例子,同时证明了PEG修饰的蛋白质类药物比未修饰的有更好的疗效。1990年,第一个PEG化的蛋白质类药物被FDA批准用于临床——可用于治疗重度联合免疫缺陷综合征(se-vere combined immunodeficiency disease,SCID)的PEG-腺苷脱氨酶,商品名为Adagen。化学修饰剂与蛋白质的反应主要有酰化反应、烷基化反应、氧化和还原反应、芳香环取代反应等。有代表性的修饰剂有乙酰咪唑、卤代乙酸、N-乙基马来酰亚胺、碳化二亚胺、焦碳酸二乙酯、四硝基甲烷、N-卤代琥珀酰亚胺、羧甲基纤维素、多聚唾液酸、聚氨基酸、葡聚糖、聚乙二醇等。与其他修饰剂相比,聚乙二醇类修饰剂毒性小、无抗原性、具有良好的两亲性,且生物相容性已经得到 FDA 的认证,是应用最多的一类修饰剂。聚乙二醇(PEG)修饰技术,又称 PEG 化,是一项利用聚乙二醇衍生物对蛋白质进行修饰的技术。目前,美国 FDA 已批准了 5 个 PEG 化的蛋白质药物,同时国外还有 28 种 PEG 化的蛋白质药物正处于不同的临床试验期。PEG 为一种亲水、不带电荷的线性大分子,当其与蛋白质的非必需基团共价结合时,可作为一种屏障挡住蛋白质分子表面的抗原决定簇,避免抗体的产生,或者阻止抗原与抗体的结合而抑制免疫反应的发生。蛋白质经 PEG 修饰后,相对分子量增加,肾小球的滤过减少; PEG 的屏障作用保护了蛋白质不易被蛋白酶水解,同时减少了抗体的产生,这些均有助于蛋白质类药物循环半衰期的延长,从而达到提高药效、减少用药次数的目的。

1977 年,Abuchowski 等证明,修饰后蛋白比未修饰蛋白更加有效。普遍认为,经 PEG 修饰后,大多数蛋白质的性质会发生以下变化:①免疫原性与抗原性降低;②循环半衰期延长;③溶解性增加;④耐蛋白酶水解;⑤生物利用度提高;⑥毒性降低;⑦热稳定性及机械稳定性增加;⑧等电点、电泳行为、动力学性质等改变。另外,修饰作用还体现在体内活性提高而体外活性降低。一般与 PEG 耦合的大分子,与未修饰的分子相比,其物理与化学性质会发生改变,如构象、空间位阻、静电结合性质、疏水性等。与受体连接的亲和力经常受到这些物理、化学性质变化的影响而降低。而修饰后蛋白在生物体内循环半衰期延长这一特性在体外活性检测时不能被体现,故而修饰后蛋白体外活性降低。

PEG 为一种无色透明的液体,常温下,PEG 相对分子质量小于 1 000 时为液体,分子质量大于 1 000 时呈米白色糊状或固体,微有异臭,易溶于有机溶剂,有较强吸湿性,对人体无毒副作用,因此可用 PEG 来修饰蛋白质类药物,以改善蛋白质类药物的性质,使其效果更好。PEG 主要从以下几个方面提高蛋白质药物的药效:①PEG 修饰的蛋白质分子质量增大,肾清除率降低,半衰期延长;②PEG 能够掩盖蛋白质表面的抗原识别位点,降低免疫原性;③PEG 水溶性较好,提高蛋白质药物在水溶液中的溶解度;④PEG 在蛋白质表面起到屏蔽和位阻效应,降低蛋白酶的水解作用,提高稳定性。传统的 PEG 修饰主要是对蛋白质中的赖氨酸残基进行修饰,但由于蛋白质中赖氨酸残基数目较多,因此修饰位点也较多,这就会造成修饰产物的不均一性以及低生物活性,同时也使修饰产物的分离纯化更困难。通过蛋白质定点修饰可以避免随机修饰的盲目性,这样既不影响蛋白质活性中心的结构,又能选择性地使 PEG 修饰剂与蛋白质中特定部位进行连接。

1. 针对蛋白质中氨基末端(—NH$_2$)的定点修饰　蛋白质中可以被定点修饰的氨基(—NH$_2$)主要是蛋白质 N 端的 α-氨基(α-NH$_2$)和赖氨酸的 ε-氨基(ε-NH$_2$),通常蛋白质 N 端的 α-NH$_2$ 的等电点(pKa)为 7.6~8.0,赖氨酸的 ε-NH$_2$ 的等电点为 10.0~10.2。因此,可以通过控制溶液 pH 来对蛋白质 N 端的 α-NH$_2$ 进行修饰,常用的修饰剂为醛基化 PEG 试剂(mPEG),如 mPEG-丙醛、mPEG-丁醛等。Huang 等利用丙醛对重组人成纤维细胞生长因子-2(rhFGF-2)进行修饰(图 13-14)。将溶解于硼酸钠溶液中的 rhFGF-2 结合到肝素-琼脂糖柱中,然后将 mPEG-丙醛溶液作为流动相流过肝素-琼脂糖柱,最后用硼酸钠缓冲液洗脱未反应的 mPEG-丙醛,用含 2mol/L 氯化钠的硼酸钠溶液洗脱 PEG-rhFGF-2,再经脱盐等纯化 PEG-rhFGF-2,结果表明,PEG-rhFGF-2 在生物体内的免疫原性降低了 50%。

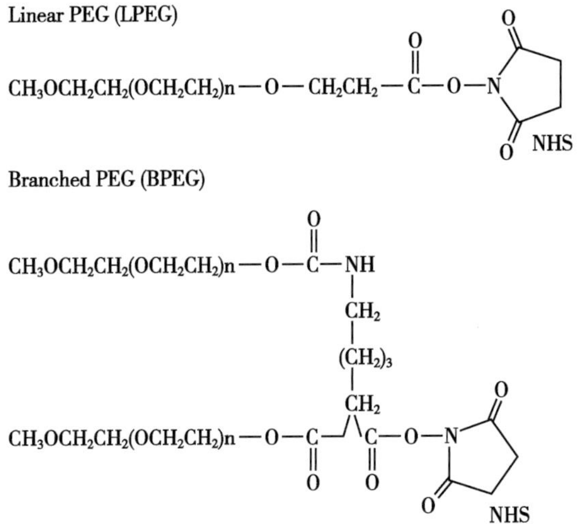

图 13-14　PEG 试剂的结构

还可以利用基因工程对蛋白质 N 端氨基进行修饰,Yoshioka 等利用基因突变技术实现了对肿瘤坏死因子 2-α(tumor necrosis factor 2-α,TNF2-α)的定点修饰,他们从噬菌体文库中选取原 TNF2-α 中赖氨酸(Lys11、Lys65、Lys90、Lys98、Lys112、Lys128)分别被甲硫氨酸 11(Met11)、丝氨酸 65(Ser65)、脯氨酸 90(Pro90)、精氨酸 98(Arg98)、天冬酰胺 112(Asn112)、脯氨酸 128(Pro128)替换的突变体 TNF2-α,然后用 mPEG-NHS(N-羟基琥珀酰亚胺)、分支状 PEG 修饰蛋白质 N 端氨基进行修饰,修饰产物纯度较高,细胞实验表明修饰产物的活性相对也较高。

在一些蛋白质中,N 端—NH₂ 为其活性中心的组成部分,这时就不能对蛋白质 N 端—NH₂ 进行修饰,Youn 等研究出了一种定点修饰赖氨酸 ε-NH₂ 的策略(图 13-15),他们用 9-芴甲氧羰基(FMOC)作为保护剂,使鲑降钙素中的 N 端—NH₂ 和赖氨酸 ε-NH₂ 被修饰,只保留 Lys18 的 ε-NH₂,然后将 PEG-琥珀酰亚胺丙酸盐(SP-mPEG)加入反应物中,进行修饰反应。修饰反应完成以后向修饰产物中加入哌啶,使 FMOC 从修饰产物中脱离,20 分钟后用去离子水或含三氟醋酸的乙腈加入到溶液中终止反应。结果表明,PEG-鲑降钙素的活性为鲑降钙素的 8.8 倍。随后,他们用同样的方法对生长激素释放因子和胰高血糖素样肽进行了修饰,也达到了较好的效果。

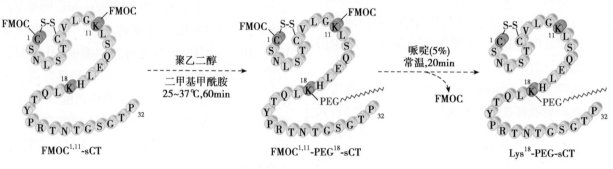

图 13-15 定点修饰赖氨酸

2. 针对蛋白质中的巯基进行定点修饰 蛋白质中所含半胱氨酸残基数目较少,多形成二硫键,这就为定点修饰提供了便利。常用的针对巯基的 PEG 修饰剂有 PEG-马来酰亚胺、PEG-邻-吡啶-二硫醚、PEG-乙烯基砜、PEG-碘乙酰胺等。

(1)对蛋白质中原有的二硫键进行修饰:在一些蛋白质中,二硫键对于维持蛋白质的活性以及高级结构是必需的,对二硫键进行修饰可能导致其活性丧失、空间结构破坏。Brocchini 等研究了一种双烷基化试剂,该试剂对二硫键的修饰反应分两步:①还原剂将二硫键还原为两个硫醇;②双烷基化试剂将硫醇烷基化为三碳桥。PEG 通过三碳桥与蛋白质共价耦联。在此方法中,三碳桥(PIT)能够替代二硫键起到稳定修饰产物空间结构的作用,并保持蛋白质的生物活性(图 13-16)。Huang 等用 PIT-PEG 对人重组角质细胞生长因子 2(rhKGF-2)进行修饰,PIT-PEG 与 rhKGF-2 以摩尔比 9:1,在 25℃、pH 6.2 的醋酸盐溶液中反应 2 小时,用甘氨酸终止反应,反应产物经 SDS-PAGE 测定,结果显示两条带,一条为 rhKGF-2 带,另一条为 PIT-PEG-rhKGF-2 带,表明修饰产物的均一性良好,后续实验表明修饰后 rhKGF-2 的活性为未修饰 rhKGF-2 的 60%,并且修饰后 rhKGF-2 的热稳定性和结构稳定性都得到了提高,免疫原性降低。

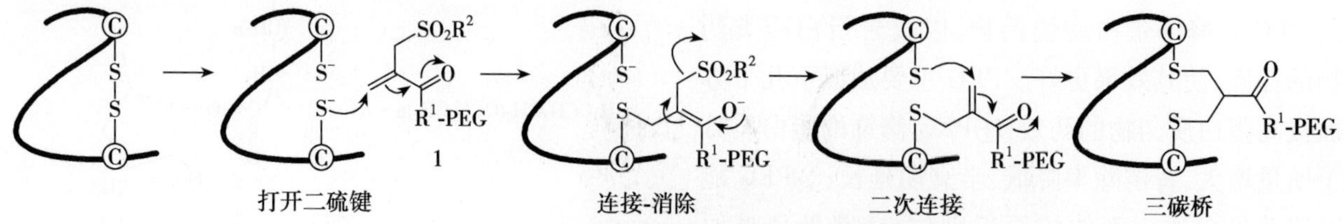

图 13-16 双烷基化 PEG 试剂将硫醇烷基化

（2）酶催化的定点修饰：酶催化定点修饰法反应条件温和、酶催化高度专一，修饰能够准确定位在特定位点上，产物均一性好，质量容易控制，是非常有前景的修饰方法之一。

1）转谷氨酰胺酶催化的定点修饰：谷氨酰胺酶（TGase）是一种蛋白质修饰酶，能催化蛋白质谷氨酰胺残基上的 γ-酰胺基团与自由伯胺（蛋白质中常为赖氨酸的 ε-氨基）发生酰基转移反应，反应式为 $R\text{-}CONH_2 + R'NH_2 \longrightarrow R\text{-}CONHR' + NH_3$，其中 R 为含谷氨酰胺残基的蛋白质或多肽，R′为含烷基胺基团的 PEG 修饰剂。TGase 广泛存在于哺乳动物、无脊椎动物、植物、微生物中的组织和体液中，如肝、毛囊、上皮、前列腺、血液等，具有多种生理功能，例如促进细胞分化、肿瘤生长和凋亡等。目前 TGase 根据来源主要分为两种：来源于豚鼠肝脏的转谷氨酰胺酶（G-TGase）和来源于微生物的转谷氨酰胺酶（M-TGase），在蛋白质的定点修饰中常用的是 M-TGase。M-TGase 来源于链霉菌属，相对分子质量为 37 900，分子中的 Cys64 对于维持酶的活性是重要的。它可以通过与蛋白质中的谷氨酰胺残基反应，达到蛋白质定点修饰的目的。TGase 与蛋白质内谷氨酰胺残基的特异选择性蛋白质或多肽序列的可伸缩性相关，要求酰基供体插入的序列具有高度的构象柔性。Fontana 等在 M-TGase 存在下，用 PEG 修饰剂与 rIL-2 反应，修饰产物相对分子质量为 35 000，并且修饰产物的均一性好、活性较高，半衰期为未修饰 rIL-2 的 10 倍。

对于仅含一个谷氨酰胺残基的蛋白质，直接用 MTGase 在缓冲液中反应就可达到定点修饰，但是对于含两个及以上谷氨酰胺残基的蛋白质，直接用 M-TGase 在缓冲液中进行反应，就会产生异构体，在这种情况下，可以在有机溶剂中进行反应，有机溶剂能够使蛋白质二级结构发生改变，从而减少某些区域的柔性，改变蛋白质构象，使位于柔性区域的谷氨酰胺无法接触到 TGase，而不受有机溶剂影响的柔性区域的谷氨酰胺残基可以被 TGase 特异性修饰。人生长因子中含有两个谷氨酰胺残基，在体内半衰期较短，Mero 等在不同有机溶剂中进行了转谷氨酰胺酶对人生长因子（human growth hormone，hGH）的修饰反应，结果表明，在有机溶剂中得到的修饰产物活性提高。

2）糖基转移酶催化的定点修饰：在一些微生物中表达的蛋白具有天然的糖基化位点，因此可以利用糖基转移酶对这些蛋白进行定点修饰。其修饰反应由两步组成：第一步，乙酰半乳糖胺在乙酰半乳糖胺（N-acetyl-D-galactosamine，GalNAc）转移酶的催化下连接到蛋白质中丝氨酸或苏氨酸上得到 O-GalNAc 残基；第二步，唾液酸-PEG 与 O-GalNAc 残基在唾液酸转移酶的催化下进行反应使唾液酸-PEG 与 O-GalNAc 残基相连得到 PEG 定点修饰产物，该方法已用于粒细胞集落刺激因子、粒细胞-巨噬细胞集落刺激因子和干扰素 α-2b 等的修饰。

3）羧基的定点修饰：针对羧基的定点修饰常用的修饰剂为 mPEG-酰肼（图 13-17），反应常在酸性环境中进行，在酸性条件下，蛋白质中的氨基大多呈质子化形式，而不与羧基发生反应，mPEG-酰肼的等电点较低，在酸性条件下可以选择性地与羧基进行耦联。

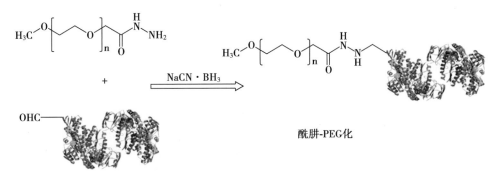

$$\text{NaCN} \cdot \text{BH}_3$$

酰肼-PEG化

图 13-17　羧基与 PEG-酰肼的位点特异性聚乙二醇化

3. PEG 化药物在医学上的运用

（1）应用于肿瘤靶向：PEG 化药物目前仍然主要应用于肿瘤治疗，现在有多种药物正进行后期临床试验。许多研究表明，经过 PEG 修饰的药物更容易浓集于肿瘤部位而远离正常细胞，这大大增加了强毒性药物或放射性同位素的应用前景。研究人员同时发现,经 PEG 修饰的免疫球蛋白具有更强的肿瘤渗透能力,循环半衰期也得到改善。一般而言,大多数实体瘤能够提高血管渗透性,小分子药物极易从血管渗漏出去,无法在肿瘤部位达到治疗浓度,只有像多聚体和脂质体这样的大分子能够滞留在肿瘤部位,杀伤肿瘤细胞。这种效应促使了一大批肿瘤药物的出现。在非骨髓来源的恶性肿瘤患者的化疗过程中,化疗药物也会引起髓系粒细胞的抑制作用,因而会出现中性粒细胞减少症,常常会增加临床中性粒细胞减少症相关发热的发病率。Neulasta TM (peg filgrastim)可以刺激抗感染的白细胞(中性粒细胞)的产生,从而降低患者感染的概率。通过 PEG 的交联,Neulasta 在体内的半衰期大大延长,明显减少患者的发热症状,而且减少了频繁注射给患者带来的痛苦。该药已通过美国 FDA 认证,具有广阔的市场前景。可以预见,PEG 化药物的这种特异性靶向能力必将在肿瘤治疗方面发挥更大的作用。

（2）与脂质体联合应用:脂质体是由一层或多层双分子磷脂膜(每层由水相隔开)所组成的微型球状物,它作为一种新型靶向给药系统,具有无毒、长效等特点,但也存在一些问题,如易被网状内皮系统(RES)所摄取,立体空间不稳定,药物包封率不高,这些都阻碍了脂质体产业化和进一步的发展。Blume 等大胆采用 PEG 单甲醚的磷脂酰乙醇胺衍生物(PEGPE)作为非糖基脂质体取得了较好的结果,从而提出了一个长效脂质体的新类型。各国学者开始对这种 PEG 交联的脂质体进行广泛的研究,证实了这种新型脂质体在减少 RES 吸收和提高药物稳定性方面确实有效。O tsubo T 制备了传统多柔比星(L-ADM)脂质体和表面被 PEG 修饰的长循环免疫多柔比星脂质体(34A-PEG-L-ADM),研究它们对患有侵害性肺曲霉病的小鼠的治疗作用。等量注射这两种药物后发现,小鼠生存率依次为 16.7%和 100 %,1 小时后小鼠肺内药物浓度依次为 2.8μg/g 和 42.3μg/g,后者约是前者的 15 倍。药代动力学研究表明 PEG 的修饰降低了脂质体被 RES 摄取的概率,大大延长了药物的体内半衰期。其原因可能为:①空间位阻效应,PEG 是线形聚合物,缠绕在脂质体表面,形成一个较厚的立体位阻层,这一位阻层阻碍了脂质体与

RES 的作用;②提高膜表面的亲水性,PEG 有很强的极性基团,延长体内半衰期。这两因素同时存在、共同作用。随着研究不断深入,PEG 修饰药物与脂质体的交联技术也不断发展,可以预见,在未来的一段时间内还有较大的应用前景。

（3）应用于慢性病治疗:PEG 化蛋白药物在慢性病方面的治疗作用也正越来越受到人们的重视。Nektar 公司生产的 PEGASYS（PEG 耦联干扰素 α-2a）、PEG-INTRON（PEG 耦联干扰素 α-2b)用于治疗慢性丙型肝炎,具有提高生物利用度、低毒、长效等特点,已获 FDA 许可上市;PEG 修饰的 1 型肿瘤坏死因子受体（P EGsTNF-RI）应用于慢性炎症治疗,其 Ⅱ 期临床研究表明该药物能够显著减缓类风湿关节炎的关节肿胀和疼痛。可见,PEG 修饰的蛋白药物为慢性病治疗架构了一个崭新的平台。

（二）聚丙烯酰胺类聚合物修饰蛋白

聚丙烯酰胺是一种由丙烯酰胺交联聚合得到的高吸水性的聚合物。研究发现,一些化学交联的取代丙烯酰胺类高分子化合物是一种水凝胶,它可在水中溶胀并保持大量水分而同时又不会溶解,并且具有良好的生物相容性,所以药物可以采用包埋或吸附的方法固定在水凝胶中。同时,由于聚丙烯酰胺类聚合物具有温度敏感特性,当温度升高至其最低临界溶解温度时,其体积会突然缩小,发生相分离,利用这一温敏特性可以设计出智能分子开关来释放药物。但是,丙烯酰胺单体具有神经毒性、肾毒性和遗传毒性,并且被认为有一定的致癌性,所以聚丙烯酰胺类聚合物在蛋白质药物的临床应用中值得探讨。

刘铮等以丙烯酰胺使蛋白丙烯酰化,再使用四甲基乙二胺作为引发剂,双丙烯酰胺作为交联剂,来包埋辣根过氧化氢酶（horseradish peroxidase, HRP）,发现修饰后的蛋白十分稳定,未修饰的蛋白在高于 40℃的条件下就开始失活,而经过包埋的 HPR 在 65℃条件下加热 90 分钟后还能保持 80%的活性。包埋过程见图 13-18。

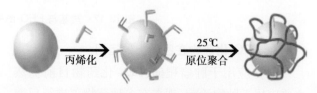

图 13-18　HPR 的包埋过程

（三）两性离子类聚合物修饰蛋白

近年来，两性离子聚合物被证明具有优异的抗蛋白质非特异性吸附能力，在未稀释血清等复杂环境中显示出了优于 PEG 的抗蛋白质非特异性吸附能力，使之更能满足蛋白质类药物的实际使用环境，因此有可能取代 PEG 成为更好的蛋白质修饰材料。两性离子聚合物主要包括磷-铵（磷酰胆碱类，如聚 2-甲基丙烯酰氧基乙基磷酰胆碱，pMPC）、磺-铵（磺酸甜菜碱类，如聚磺酸甜菜碱甲基丙烯酸酯，pSBMA）、羧-铵（羧酸甜菜碱类，如聚羧酸甜菜碱甲基丙烯酸酯，pCBMA）三大类两性离子材料。

从 20 世纪七八十年代起就不断有磷酰胆碱类似物被合成，最早的是在 1977 年合成的 MPC，但是当时的合成效率很低，之后对合成路线进行了改进。Ishihara 等将 MPC 与甲基丙烯酸烷基酯共聚，以所制备的共聚物和醋酸纤维素为原料制备出了 MPC 血液透析膜，得到的血液透析膜的机械性能良好，并具有高的渗透性，且呈现出阻抗蛋白质吸附特性，血小板黏附和变形也得到了抑制。在我国，袁江等也较早对两性离子聚合物的表面修饰进行了广泛研究。作者与 Jiang 教授借鉴这些研究结果，系统研究了抗蛋白质非特异性吸附材料纳米水平的结构和化学组成，证明了水分子在材料表面上的紧密结合是形成抗蛋白质非特异性吸附特性的主要原因，而在纳米水平的正负电荷均匀分布、聚合物的舒展结构等首先是为了满足材料表面水合的要求，进而通过其自由度的升高，来进一步降低蛋白质分子在材料表面的吸附。

在上述三种两性离子聚合物中，羧铵类材料羧酸类甜菜碱（图 13-19）的应用潜力尤为突出。它是甘氨基酸类似物，细胞毒性很低，具有许多有益的生物特性，能够调节体内的渗透压，还可以作为甲基供体，并能促进脂肪代谢等。一般甜菜碱对体内环境无害，小白鼠皮下注射时致死剂量为 18.14g/kg，绝大部分甜菜碱在动物体内被代谢，能够进入蛋白质合成过程，分解时产生的氮对体内环境负荷极其微小。

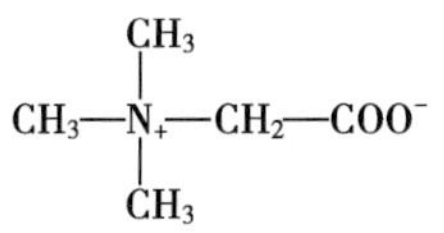

$$CH_3-\overset{\overset{\displaystyle CH_3}{|}}{\underset{\underset{\displaystyle CH_3}{|}}{N^+}}-CH_2-COO^-$$

图 13-19 甜菜碱结构示意图

羧酸类甜菜碱与 PEG 相比，具有更好的耐生物氧化性和更强的亲水性。羧酸类甜菜碱类聚合物具备了更多的活化基团，通过羧酸类甜菜碱上羧基的活化，可以直接和蛋白质药物上的氨基耦合，而剩余活性中间体能够水解，回到抗蛋白非特异性吸附状态。同时，由于甜菜碱类聚合物分子本身的两性离子结构，对蛋白质进行修饰后不会影响其表面电荷分布，修饰后的蛋白质分子空间结构不会发生太大的变化，修饰产物的生物活性较 PEG 修饰产物可能有明显提高。因此，利用甜菜碱类聚合物对蛋白质的修饰方法与 PEG 相比有更多的材料本身性质和技术上的优势。

目前关于甜菜碱类聚合物修饰蛋白质的研究已证明了这一点。有研究利用相同分子量的羧酸甜菜碱聚合物（pCB）和 PEG 分别修饰 α-胰凝乳蛋白酶（CT），并对修饰产物的生物活性进行检测和对比发现，经过 pCB 修饰的 CT 的生物活性高于经 PEG 修饰的 CT。在高温（55℃）条件下变性 10 分钟后，PEG 修饰的 CT 已完全失去生物活性，而经 pCB 修饰的 CT 仍保有约 50% 的生物活性。另外，经 pCB 修饰的 CT 对底物的亲和性和在 5M 尿素溶液中的稳定性也都优于经 PEG 修饰的 CT。作者的一些最新研究结果也观察到由两性离子聚合物修饰可以获得活性上升的蛋白质类药物修饰体。这些研究结果均表明，与 PEG 相比，利用甜菜碱类聚合物对蛋白质类药物进行修饰在材料本身性质和技术上都具有更大的优势，这一方法在今后的蛋白质类药物的研究中具有广泛的应用前景。

第五节 无 机 材 料

一、无机材料概述

（一）无机材料的分类与作用

无机材料指由无机物单独或混合其他物质制成的材料。通常指由硅酸盐、铝酸盐、硼酸盐、磷酸盐、锗酸盐等原料和/或氧化物、氮化物、碳化物、硼化物、硫化物、硅化物、卤化物等原料经一定的工艺制备而成的材料。

无机材料一般可以分为传统的和新型的无机材料两大类。传统的无机材料是指以二氧化硅及其硅酸盐化合物为主要成分制备的材料,因此又称硅酸盐材料。新型无机材料是用氧化物、氮化物、碳化物、硼化物、硫化物、硅化物以及各种非金属化合物经特殊的先进工艺制成的材料。

1. 无机非金属　具有机械功能、热功能和部分化学功能的材料为无机非金属材料,分为氧化物和非氧化物,结构包括单晶、多晶、玻璃、复合材料、涂层及薄膜。社会各界鼓励开发具有较大市场、产业化技术较成熟和经济效益好的新型无机结构材料。

(1) 高性能结构陶瓷:高性能结构陶瓷具有比强度高、耐高温、耐磨损、耐腐蚀等优越性能。由于技术进步,结构陶瓷的性能提高,使其相对传统金属材料的优势日益显示出来,结构陶瓷部件已经有很大的国际市场。我国近年发展的高性能结构陶瓷有以下方面。

1) 航空、汽车、火车等交通车辆用的陶瓷零部件。

2) 现代工业用耐高温、耐磨损、耐腐蚀等高性能陶瓷结构件。

3) 可替代进口和特殊用途的高性能陶瓷结构件。

4) 电子陶瓷高温烧结用高级窑具材料与制品。

(2) 无机非金属功能材料:无机非金属功能材料是指具有电导性、半导体性、光电性、压电性、铁电性、耐腐蚀、化学吸附性、吸气性、耐辐射性等许多功能的一类材料。这类材料品种多,具有技术含量高、产品更新换代快、附加值高、经济效益明显的特点。

(3) 电子功能陶瓷材料:微电子工业是世界经济发展的一个热点。我国已将微电子产业列入发展重点,电子功能陶瓷是微电子器件的基本材料之一,用途广泛。我国近年重点支持发展的电子功能陶瓷材料有以下方面。

1) 大规模集成电路用新型封装材料和高频绝缘用新型高性能绝缘陶瓷。

2) 可代替进口的新型微波陶瓷和陶瓷电容器用介电陶瓷与铁电陶瓷。

3) 大规模集成电路用高性能贴片元件专用电子陶瓷原料与制品。

(4) 敏感功能陶瓷材料:敏感功能陶瓷在机电一体化用的传感器和微动作执行机构等方面有广泛的应用,我国在这方面有很大的进步,但一些关键的高性能传感器等产品与国外同类产品仍有差距,整体技术水平亟待提高。我国近年重点支持发展的敏感功能陶瓷材料有以下方面。

1) 新型高性能工业温度、湿度检测、汽车传感器用的陶瓷;各类气体探测用功能陶瓷;温度补偿器、热传感和自控加热元件等功能陶瓷。

2) 超声转换、微位移器、新型压电马达、滤波器用压电陶瓷材料。

3) 无机非金属智能材料、能源转换材料及产品。

(5) 光功能陶瓷材料:新型功能陶瓷材料具有独特的光电性能,已成为光通信产业不可缺少的材料。目前我国光通信用功能陶瓷材料与国外水平相比有较大差距,已成为我国信息技术和产业发展的瓶颈之一。我国近年重点支持发展的光功能陶瓷材料有以下方面。

1) 激光元件用功能陶瓷材料(包括激光调制、激光窗口材料),红外辐射与接收材料,实用化的光转换材料。

2) 光存储、视频显示和存储系统、光开关等用光功能陶瓷。

3) 薄膜显示、PDP 材料、高亮度超高效发光管用材料。

4) 新型高性能的光传输材料、光放大、光电耦合材料的功能陶瓷制品。

(6) 人工晶体:人工晶体又称合成晶体。单晶及多晶具有各种独特的物理性质,能实现电、光、声、热、力等不同能量形式的交互作用和转化,在现代科学技术中应用十分广泛。

人工晶体作为一种特种功能材料,在材料学、光学、光电子、医疗生物领域有着广泛的作用。用于人工晶体生长的方法有多种,如物理气相沉淀、水热法、低温溶液生长、籽晶提拉、坩埚下降等。其中水热法晶体生长可以使晶体在非受限的条件下充分生长,可以长出形态各异、结晶完好的晶体而受到广泛应用。水热法可用于生长各种大的人工晶体,制备超细、无团聚或少团聚、结晶完好的微晶。适合生长熔点较高,具有包晶反应或非同成分熔化,而在常温下又不溶解各种溶剂或溶解后即分解,不能再结晶的晶体材料。与其他的合成方法相比,水热法合成的晶体具有纯度高、缺陷少、热应力小、质量好等特点。近年来随着科学技术的不断发展,水热法合成技术得到广泛应用,该技术已成功地应用于人工水晶的合成、陶瓷粉末材料的制备和人工宝石的合成等领域。

（7）功能玻璃:功能玻璃是指采用精制、高纯或新型原料,并采用新工艺技术制成的具有特殊性能和功能的玻璃或无机非晶态材料,是高技术领域特别是光电技术不可缺少的基础材料。我国近年重点支持发展的功能玻璃有以下方面。

1）光传输功能玻璃。

2）光电、压电、激光、电磁、耐辐射、防紫外等功能玻璃。

3）特殊用途的高强度玻璃。

4）生物体和固定酶生物化学功能玻璃。

5）液晶显示用彩色滤光片。

（8）催化及环保用陶瓷:催化剂载体既要有良好机械性能,又要有化学环境稳定性和特定化学物质反应选择性。在汽车尾气和化工环保行业得到广泛应用。我国近年重点支持发展的催化及环保用陶瓷有以下方面。

1）代替进口、可形成批量生产的高性能催化剂载体。

2）环保用高性能多孔陶瓷材料。

2. 高分子材料　高分子材料也称为聚合物材料,是以高分子化合物为基体,再配有其他添加剂（助剂）所构成的材料。高分子材料按来源分为天然高分子材料和合成高分子材料。天然高分子是存在于动物、植物及生物体内的高分子物质,可分为天然纤维、天然树脂、天然橡胶、动物胶等。合成高分子材料主要是指塑料、合成橡胶和合成纤维三大合成材料,此外还包括胶粘剂、涂料以及各种功能性高分子材料。合成高分子材料具有天然高分子材料所没有的或较为优越的性能——较小的密度、较高的力学、耐磨性、耐腐蚀性、电绝缘性等。

（1）塑料:塑料是指以聚合物为主要成分,在一定条件（温度、压力等）下可塑成一定形状并且在常温下保持其形状不变的材料。塑料根据加热后的情况又可分为热塑性塑料和热固性塑料。加热后软化,形成高分子熔体的塑料称为热塑性塑料。主要的热塑性塑料有聚乙烯、聚丙烯、聚苯乙烯、聚甲基丙烯酸甲酯、聚氯乙烯、尼龙、聚碳酸酯、聚氨酯、聚四氟乙烯、聚对苯二甲酸乙二醇酯等。加热后固化,形成交联的不熔结构的塑料称为热固性塑料。常见的有环氧树脂、酚醛塑料、聚酰亚胺、三聚氰胺-甲醛树脂等。塑料的加工方法包括注射、挤出、膜压、热压、吹塑等。

（2）橡胶:橡胶又可以分为天然橡胶和合成橡胶。天然橡胶的主要成分是聚异戊二烯。合成橡胶的主要品种有丁基橡胶、顺丁橡胶、氯丁橡胶、三元乙丙橡胶、丙烯酸酯橡胶、聚氨酯橡胶、硅橡胶、氟橡胶等。

（3）纤维:纤维是高分子材料的另外一个重要应用。常见的合成纤维包括尼龙、涤纶、腈纶聚酯纤维、芳纶、丙纶纤维等。

（4）涂料:涂料是涂附在工业或日用产品表面起美观或保护作用的一层高分子材料,常用的工业涂料有环氧树脂、聚氨酯等。

（5）黏合剂:也是一类重要的高分子材料。人类在很久以前就开始使用淀粉、树胶等天然高分子材料做黏合剂。现代黏合剂通过其使用方式可以分为聚合型,如环氧树脂;热融型,如尼龙、聚乙烯;加压型,如天然橡胶;水溶型,如淀粉。

3. 新型无机材料

（1）氧化铝陶瓷材料:是一种以三氧化二铝为主要原料,以刚玉（$\alpha\text{-}Al_2O_3$）为主晶相的陶瓷材料。因其具有机械强度高、硬度大、高频介电损耗小、高温绝缘电阻高、耐化学腐蚀性和导热性良好等优良综合技术性能,以及原料来源广、价格相对便宜、加工制造技术较为成熟等优势,氧化铝陶瓷已广泛用于电子、电器、机械、化工、纺织、汽车、冶金和航空航天等行业,成为目前世界上用量最大的氧化物陶瓷材料。

（2）氮化硅陶瓷材料:氮化硅（Si_3N_4）陶瓷是一种高温结构陶瓷材料,属于无机非金属材料,在Si_3N_4中,硅原子和氮原子以共价键结合,使Si_3N_4具有熔点高、硬度大、机械强度高、热膨胀系数低、导热性好、化学性质稳定、绝缘性能好等特点。它在1 200℃的工作温度下可以维持强度不降低。氮化硅可用于制作高温轴承,制造无冷却式陶瓷发动机汽车、燃气轮机的燃烧室和机械密封环等,广泛应用于现代高科技领域。工业上普遍采用高纯硅和纯氮在较高温度下非氧化气氛中反应制取 Si_3N_4:$3Si+2N_2 \rightarrow Si_3N_4$。采用化学气相沉积法也可以得到纯度较高的 Si_3N_4:$3Si+2N_2+6H_2 \rightarrow Si_3N_4 + 12HCl$。除 Si_3N_4 外,高温结构陶瓷还有 SiC、ZrO_2、Al_2O_3 等。

(3)砷化镓半导体材料:砷化镓 GaAs 是一种本征(非掺杂)半导体,其禁带宽度比硅大,工作稳定比硅高(50~250)℃,引入掺杂元素的 GaAs 可用于制作大功率电子元器件。GaAs 中电子运动速度快,传递信息快,GaAs 可用于制造速度更快、功能更强的计算机。GaAs 中的被激发的原子回到基态时以光的形式释放能量,它具有将电能转换为光能的性能,可作为发光二极管的发光组分,也可以制成二极管激光器,用于光线光缆中传递红外光。目前主要采用镓和砷直接化合制备 GaAs。发展最早而且最为成熟的方法是气相外延法,即以 GaAs 为衬底材料,新生成的 GaAs 在衬底上外延生长。化学气相沉积法是一种制备 GaAs 的新技术。$Ga(CH_3)_3(g)$ 与 $AsH_3(g)$,在加热的 GaAs 衬底上发生反应:$Ga(CH_3)_3(g)+AsH_3(g) \rightarrow GaAs(s) + 3CH_4(g)$(温度 500~800℃)生产的 GaAs 沉积在衬底上。此法操作方便、可靠,可以批量生产,将成为 GaAs 的主要工业生产方法。

(4)氧化锡气敏陶瓷材料:气敏陶瓷材料是一类对气体敏感的陶瓷材料。早在 1931 年,人们就发现 Cu_2O 的电导率随水蒸气吸附而发生改变。现代社会对易燃、易爆、有毒、有害气体的检测、控制、报警提出了越来越高的要求,因此促进了气敏元件进行实用性研究,并取得突破性进展。氧化锡(SnO_2)是一种具有半导体性能的材料。以 SnO_2 为敏感材料的气敏传感器是将 SnO_2 及掺杂剂经过高温烧结制成的多孔性敏感元件。超细化($0.1\mu m$)的 SnO_2 具有相当大的比表面,所以它吸附气体的能力很强。SnO_2 气敏元件对 H_2、CO、CH_4 等还原性气体非常敏感,与被吸附气体交换电子引起表面电子得失。SnO_2 半导体能带和电子密度变化所产生的电信号可以被检测,由此可以测出气体的浓度。以 SnO_2 为敏感材料的气敏传感器具有快速、简便、灵敏等优点,可用于对易燃、易爆、有毒、有害气体的监控。

二、无机材料的优势与应用

目前,迅速发展的电子工业、空间科学、核技术、激光技术、高能电池、太阳能利用等领域,对材料性能提出了各种新的要求,因而在传统无机非金属材料基础上发展出了高温材料、高强材料、电子材料、光学材料以及激光、铁电、压电等材料,这些说明了新材料发展和高科技发展是紧密联系的。因此,它在现代工业、现代国防、现代生活的应用方面前景广阔。未来新材料的发展方向是各种材料相复合,既可改善无机材料脆性的弱点,也可具有高弹性模量、低比重、高韧性。未来电子材料的工程发展方向是微小型化、薄膜化,消除缺陷与微电子的集成工艺相结合。结构材料的工程研究方向主要是在应用上的可靠性,生产上的重复性、稳定性以及成本的逐步下降。新材料和传统无机材料相比,一个重要的变化是从劳动密集型向技术密集型并继续向知识密集型的新兴工业过渡。今后,多学科交叉的各种复合材料将越来越占据材料工业的主导地位。

随着社会和经济的发展,无机材料受到人们的广泛关注,其不再局限于传统用法,在现代工业的各个方面得到了广泛深入的发展。例如,金属材料的制备、陶瓷工艺应用、高分子材料、晶体生长技术等。越来越多的材料使用新技术来研究,不只是无机材料这一方面。通常金属材料是指金属元素或以金属元素为主构成的具有金属特性的材料的统称,包括纯金属、合金、金属间化合物和特种金属材料等。继石器时代之后出现的铜器时代、铁器时代,均以金属材料的应用为其时代的显著标志。现代,种类繁多的金属材料已成为人类社会发展的重要物质基础。近些年来,我国的陶瓷工业有很大发展,可从以下三方面说明:一是新技术与新工艺不断被采用,例如高梯度磁场选矿及其他选矿技术的应用,使陶瓷生产使用的天然原料质量得到保证。二是对陶瓷材料的性能与本质有了更深入的了解,这主要是因为一些研究材料组分和结构的技术与仪器的出现,使人们对陶瓷的认识进入了更高层次。三是新品种的开发。由于科学技术的推动和需要,使得能充分利用陶瓷的物理与化学特性,开发出许多高科技领域中应用的功能材料与结构材料。例如人造骨骼或器官的生物陶瓷,耐高温、高强度、高韧性的陶瓷部件等。高分子材料是由相对分子质量比一般有机化合物高得多的高分子化合物为主要成分制成的物质。一般有机化合物的相对分子质量只有几十到几百,高分子化合物是通过小分子单体聚合而成的、相对分子质量高达上万甚至上百万的聚合物。巨大的分子质量赋予了这类有机高分子崭新的物理、化学性质:可以压延成膜;可以纺织成纤维;可以挤铸或模压成各种形状的构件;可以产生强大的黏结能力;可以产生巨大的弹性形变;并具有质轻、绝缘、高强、耐热、耐腐蚀、自润滑等许多独特的性能。于是人们将它制成塑料、橡胶、纤维、复合材料、胶粘剂、涂料等一系列性能优异、丰富多彩的制品,使其成为当今工农业生产各部门、科学研究各领域、人类衣食住行各个环节不可缺少、无法替代的材料。当今,在高新技术材料领域中,人工晶体作为一种特种功能材料,在材料学、光学、光电子、医疗生物领域有着广泛的作用。用于人工晶体生长的方法有多种,如物理气相沉淀、水热法、低温溶液生长、籽晶提拉、坩埚下降等。其中水热法晶体生长可以使晶体在非受限的条件下充分生长,可以长出形态各异、结晶完好的晶体而受到广泛应用。水热法可用于生长各种大的人工晶体,制备超细、无团聚或少团聚、结晶完好的微晶,适合生长熔点较高,具有包晶反应或非同成分融化,而在常温下又不溶解各种溶剂或溶解后即分解,不能再结晶的晶体材料。与其他的合成方法相比,水热法合成的晶体具有纯度高、缺陷少、热应力小、质量好等特点。近年来,随着科学技术的不断发展,水热法合成技术得到广泛应用,该技术已成功地应用于人工水晶的合成、陶瓷粉末材料的制备和人工宝石的合成等领域。

(一) 金属材料的应用

主要应用于金属制品制造、金属工具制造、集装箱及金属包装容器制造、不锈钢及类似日用金属制品制造、船舶及海洋工程制造等。金属制品在工业、农业以及人们的生活各个领域的运用越来越广泛,也给社会创造了越来越大的价值。金属制品行业在发展过程中也遇到一些困难,例如技术单一、技术水平偏低、缺乏先进的设备、人才短缺等,制约

了金属制品行业的发展。为此,可以采取提高企业技术水平、引进先进技术设备、培养适用人才等手段提高中国金属制品业的发展。

(二) 陶瓷的应用

陶瓷制品种类繁多,其中主要用于建筑装饰工程中的陶瓷制品有以下几类。

1. 琉璃制品(琉璃瓦) 琉璃瓦主要有筒瓦与板瓦两种形式,其特点为富丽堂皇,经久耐用。琉璃瓦多用于民族色彩的宫殿式大屋顶建筑中。其他屋面用的琉璃瓦多为屋脊、兽头、人物、宝顶等。除用于屋面外,通过造型设计,已制成的有花窗、栏杆等琉璃制品,广泛用于庭院装饰中。

2. 陶瓷壁画 陶瓷壁画是以陶瓷面砖、陶板、锦砖等为原料而制作的、具有较高艺术价值的现代装饰材料。它不是原画稿的简单复制,而是艺术的再创造。它巧妙地运用绘画技法和陶瓷装饰艺术于一体,经过放样、制版、刻画、配釉、施釉、烧成等一系列工序,采用浸点、涂、喷、填等多种施釉技法和丰富多彩的窑变技术而产生出神形兼备、巧夺天工的艺术效果。

3. 卫生洁具 卫生洁具是现代建筑中室内配套不可缺少的组成部分。陶瓷质卫生洁具是传统的卫生洁具,主要有洗面器、浴缸、坐便器等。

4. 瓷砖 所谓瓷砖,是以耐火的金属氧化物及半金属氧化物,经由研磨、混合、压制、施釉、烧结之过程,而形成的一种耐酸碱的瓷质或石质等建筑或装饰材料,主要用于室内室外的装饰,如地面、墙面、台面、壁炉、喷泉以及外墙等。

(三) 高分子的应用

1. 塑料 塑料是指以聚合物为主要成分,在一定条件(温度、压力等)下可塑成一定形状并且在常温下保持其形状不变的材料。塑料根据加热后的情况又可分为热塑性塑料和热固性塑料。加热后软化、形成高分子熔体的塑料称为热塑性塑料,主要有聚乙烯、聚丙烯、聚苯乙烯、聚甲基丙烯酸甲酯、聚氯乙烯、尼龙、聚碳酸酯、聚氨酯、聚四氟乙烯、聚对苯二甲酸乙二醇酯等。加热后固化,形成交联的不熔结构的塑料称为热固性塑料,常见的有环氧树脂、酚醛塑料、聚酰亚胺、三聚氰胺-甲醛树脂等。塑料的加工方法包括注射、挤出、膜压、热压、吹塑等。

2. 橡胶 橡胶又可以分为天然橡胶和合成橡胶。天然橡胶的主要成分是聚异戊二烯。合成橡胶的主要品种有丁基橡胶、顺丁橡胶、氯丁橡胶、三元乙丙橡胶、丙烯酸酯橡胶、聚氨酯橡胶、硅橡胶、氟橡胶等。

3. 纤维 纤维是高分子材料的另外一个重要应用。常见的合成纤维包括尼龙、涤纶、腈纶聚酯纤维、芳纶、丙纶纤维等。

4. 涂料 涂料是涂附在工业或日用产品表面起美观或保护作用的一层高分子材料。常用的工业涂料有环氧树脂、聚氨酯等。

5. 黏合剂 黏合剂也是一类重要的高分子材料。人类在很久以前就开始使用淀粉、树胶等天然高分子材料做黏合剂。现代黏合剂通过其使用方式可以分为聚合型,如环氧树脂;热融型,如尼龙、聚乙烯;加压型,如天然橡胶;水溶型,如淀粉。

(四)水热法晶体生长的应用

水热法是由意大利科学家 Spezia 于 19 世纪末发明的,早期主要用于地球化学的相平衡研究及人工晶体的生长研究。1930 年德国的 IGFaben 在此基础上合成出了第一块祖母绿晶体。水热法合成祖母绿晶体的质量高于助熔剂法合成的祖母绿晶体的质量。绿柱石是一种结构复杂的硅酸盐矿物,含铬的绿柱石晶体即为祖母绿晶体,它是一种具有宽带辐射的优秀可调谐激光材料。采用温差水热法,以复杂的盐酸混合溶液为矿化溶剂,在较低温度压力条件下,可生长出无色透明的绿柱石晶体。

三、无机材料应用于水凝胶与创面愈合

(一)钙离子

伤口愈合过程的第一步是止血。血液快速凝固,以产生临时密封,防止大量出血和伤口暴露于环境。血液凝固级联反应是止血的关键过程,可以通过内源性或外源性凝血途径启动。内源性凝血途径通过与负电荷表面接触来激活因子XII(FXII)而启动;外源性凝血途径则由从损伤的细胞释放的细胞脂蛋白或在活化的单核细胞和内皮细胞的表面上表达的组织因子触发,血栓形成的关键因素包括凝血酶原的凝血酶形成和血小板的活化,血小板黏附并聚集到伤口部位的表面,有助于血液凝固。此外,活化的血小板释放有助于伤口愈合的血小板

衍生因子。血液相容性是评估宿主对与血液接触医疗器械的反应的关键评价指标,通常通过凝血级联反应的激活以及免疫学和炎症反应来描述血液对材料的反应。血液相容性是否良好由材料的预期用途决定:对于用作血管移植物的材料,其被期望拥有尽可能弱的凝血能力;而对于止血材料,其预期用途是快速诱导凝血,如基于带负电荷的官能化纳米纤维素钙离子交联的水凝胶,其通过内源性凝血途径有效触发血液凝固,并对补体系统影响最小。此外,将该水凝胶作为高岭土的载体,可以在克服颗粒止血剂缺点的基础上进一步提高其止血能力。

(二)铜离子

铜是人类长期使用的重要元素。它参与许多伤口愈合的相关过程,包括血管内皮生长因子的诱导、血管生成以及细胞外基质如角蛋白和胶原蛋白的表达和稳定。铜也是众所周知的抗微生物剂,可以通过降低伤口感染的可能性来改善愈合。研究显示,硫酸铜和氧化铜在健康小鼠和糖尿病小鼠中均能够促进伤口愈合,但需要控制其应用剂量,使患者避免发生铜中毒。铜离子的非正常升高可能是有害的,因为铜离子可能会干扰其他金属的体内平衡,损害 DNA,并产生对蛋白质、脂质和核酸不利的活性氧。小鼠口服铜离子的半数致死剂量(LD_{50})为 110mg/kg。在 Hodge 和 Sterner 量表中,铜离子的毒性等级为 3 级(中等毒性)。然而,如果铜离子从相应部位的载体中缓慢释放,则可以减轻毒性。目前有许多铜离子缓释相关的研究已经被报道,如有文章表明,铜离子可以通过铜三苯甲酸铜纳米颗粒(HKUST-1 nano particle,HKUST-1 NP)被储存在抗氧化柠檬酸盐基水凝胶内,而该水凝胶系统在体外表现出低细胞毒性的同时增加体内伤口闭合率。

金属有机骨架(metal organic framework,MOF)也称为多孔配位聚合物,是由多金属有机配体连接的无机金属离子或簇组成的一类结晶多孔材料。目前,已经有大量的金属有机骨架材料被合成,主要是以含羧基有机阴离子配体为主,或与含氮杂环有机中性配体共同使用。MOF 通常用于气体吸附和分离、催化、发光、检测、质子传导,其在生物医学领域还存在许多潜在的应用。MOF 在生理蛋白质

溶液中往往是不稳定的，然而，Zhang 等已经证明可以通过表面涂料来稳定 MOF。这些研究结果表明，通过在 MOF 表面涂覆 HKUST-1 NP 可以减缓其包封物质的爆发释放，可能使其适用于治疗伤口愈合。

（三）银离子和锌离子

微生物特别是金黄色葡萄球菌（*S. aureus*）感染易导致严重的组织损伤，因此应用阴离子和锌离子等强效抗菌物质来实现快速伤口治疗越来越获得广泛关注。伤口愈合需要潮湿的环境，无机抗微生物剂通常表现出细胞毒性，有机物质则由于抗生素滥用表现出不稳定性和耐药性，而水凝胶由于其生物降解性、优异的生物相容性以及三维聚合物网络的亲水性和环境友好性，可作为抗微生物剂和组织再生材料的载体，其吸收大量水分后，体积能膨胀到原来的 10 倍左右。银纳米颗粒（Ag nano particle，Ag NP）、氧化锌纳米颗粒（ZnO nano particles，ZnO NP）、石墨烯无菌抗菌剂或环丙沙星、万古霉素、氯霉素等有机抗微生物剂修饰过的水凝胶应用于伤口后，可以吸收伤口中的细菌并成功将其杀死。诸如 ZnO 的半导体纳米结构广泛用于太阳能转化，在通过电荷分离和电子-空穴产生的物质中，如抗微生物剂和光催化降解环境污染等也具有重要的应用。例如，从 ZnO 释放的锌离子可以促进成纤维细胞增生，对伤口皮肤再生期间的真皮和皮下组织周围的肌成纤维细胞的增殖和分化也特别重要。然而，由于电荷低分离效率和电荷载体的快速复合，纯 ZnO 纳米材料通常表现出相对较低的光能转换效率。

近来，已有研究者提出了由 Ag @ AgCl 组成的可见光触发的、高效稳定的光催化剂活性体系。感光材料照相胶片中的卤化物在光吸收之后产生电子-空穴对并且通过 Ag^+ 和光生电子的组合产生 Ag 原子。由于适量的 Ag 可以增强与抗微生物活性相关的光催化活性，与纯 ZnO 相比，掺入 Ag NP 的 ZnO 显示出更强的抗微生物活性。

（四）生物活性玻璃（bioactive glass，BG）

基于硅酸盐的 BG 释放的主要离子组分是 Si^{4+}，其已经被证明在刺激胶原蛋白生成和新生血管形成中起重要作用。最近的一项体外研究报告证实，溶胶-凝胶衍生的硅酸盐 BG 释放的 Si^{4+} 等能够直接作用于成纤维细胞，下调在伤口愈合过程中具有广泛影响的转化生长因子-β（TGF-β）信号及其下游分子 Smad2。另外，其能够抑制 I 型和 III 型胶原蛋白、纤连蛋白和 α-平滑肌肌动蛋白（alpha-smooth muscle actin，α-SMA），从而抑制它们向肌成纤维细胞的转化，抑制瘢痕形成。Yu 等的进一步研究报道了基于硅酸盐的 BG 和成纤维细胞衍生片的生物活性皮肤接枝复合材料，表明离子溶解产物刺激成纤维细胞分泌用于血管化和愈合过程的必要生长因子，体内实验证明了其具有显著的伤口闭合和新血管形成作用。有趣的是，在玻璃离子溶解产物存在下培养的成纤维细胞中，I 型胶原蛋白和 α-SMA 的表达在第 3 天初次上调，然后在第 7 天下调，这表明离子介导的 TGF-β 信号传导可增强伤口愈合。

第六节 抗 菌 材 料

人类生活环境中存在大量微生物，它们在适宜温度及养分下会迅速繁殖，导致物质的变质、腐败、发霉以及伤口化脓感染等现象，严重威胁人类的健康。而作为药物蛋白的递送载体，如何在有效递送的情况下又能抵抗外界环境的影响，使得抗菌材料成为当今新材料研究和开发的热点之一。抗菌材料是一类具有杀菌、抑菌性能的新型功能材料，其核心成分是抗菌剂，将极少量的抗菌剂添加至普通材料中制成抗菌材料，用它们制成的制品也就具有卫生自洁功能。抗菌剂分为无机抗菌剂和有机抗菌剂两类。其中无机抗菌剂包括金属离子（Ag、Cu、Zn 等）型（如银-沸石、银-活性炭、银-硅胶、银-磷酸盐等）和氧化物光催化型（如 TiO_2、ZnO、MgO 等），将其制成纳米级后，由于比表面积增大，可以更好地吸附微生物，所以有更好的抗菌效果。有机抗菌剂分为天然、低分子和高分子有机抗菌剂。天然抗菌剂来自天然提取物（如壳聚糖、甲壳质等），还包括桧柏、艾蒿、芦荟等的提炼产物，其耐热性差，应用范围窄；低分子有机抗菌剂主要有季铵（磷）类、吡啶、胍类、卤代胺等，往往因受热或溶出而丧失抗菌性能，毒性大、对环境污染大、不易加工且使用寿命较短，研究者将这些有机抗菌剂抗菌活性基团的单体直接聚合或通过无机金属离子、有机抗菌基团改性或无机/有机抗菌基团共同修饰得到高分子有机抗菌剂，其抗菌活性更高，而且性能稳定、易加工、抗菌长效,被广泛应用于树脂、纤维、纸张、医疗、水处理及塑料等领域。本文主要对以上抗菌材料及其抗菌机制做一综述。

一、无机抗菌材料

(一)无机抗菌材料概述

无机抗菌剂是利用银、铜、锌、钛等金属或其离子的杀菌、抑菌能力制备得到。目前应用最广泛的是以银离子等为活性组分的金属离子型和以 TiO$_2$ 为代表的光催化型。由于银离子的抗菌效果受光和热的影响较大,长期使用易被还原而降低抗菌效果,因此,一般选用能使银离子缓释的载体来制备载银抗菌剂。无机抗菌材料的抗菌机制及特点见图 13-20。

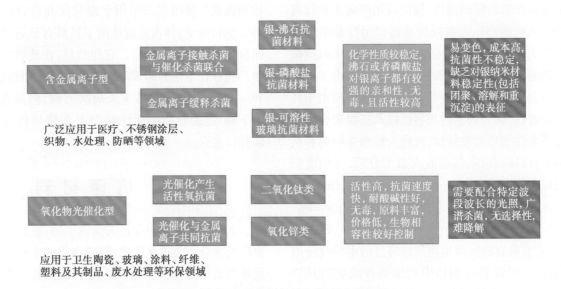

图 13-20　无机抗菌材料的分类,特点及应用

1. 含金属离子的抗菌剂　银系抗菌剂中的有效抗菌成分 Ag$^+$ 有两种反应。

(1)接触反应:抗菌剂缓释出的微量 Ag$^+$ 靠库仑引力牢固吸附于细胞膜上,然后击穿细胞壁进入细胞内使细菌蛋白质凝固,细胞就会丧失分裂增殖能力而死亡。此外,Ag$^+$ 也能破坏微生物电子传输系统、呼吸系统、物质传输系统,当菌体失去活性后,Ag$^+$ 又从菌体中游离出来,重复杀菌,因此其抗菌效果持久。

(2)光催化反应:在光作用下,Ag$^+$ 会激活吸附在粉体表面的水和空气中的氧气,产生羟自由基和氧负离子基团,它们在短时间内能破坏细菌的增殖能力,抑制或杀灭细菌。

由于抗菌剂的大量和长期使用,可造成抗药性细菌种类和数量的迅速增加,因此,国内外相继开展对载银抗菌金属材料的研究,目前已有多种各具优势的制备工艺被应用于此类材料的开发。可以预见,载银抗菌金属材料凭借结构材料和功能材料的双重功效,将在抗菌材料的应用中占据重要的地位。

2. 氧化物光催化型抗菌剂　二氧化钛的光催化抗菌机制是指在光作用下其表面产生的大量羟自由基和氧负离子团具有很强的化学活性,当这些自由基接触到微生物时,能与微生物内有机物反应,将其氧化成二氧化碳和水,从而在较短时间内就能杀灭微生物。二氧化钛只有在近紫外光下才具有抗菌活性,可以通过引入贵金属或过渡金属离子来拓展其光响应范围,如二氧化钛/银离子复合材料就具有双重抗菌效果。

目前,ZnO 抗菌被认为可能是几种机制共同作用的结果。氧化锌(ZnO)的抗菌机制有 3 种假设:①光催化机制。在光照射下,ZnO 价带上的电子(e$^-$)受激发跃迁到导带,留下带正电荷的空穴(H$^+$),e$^-$ 和 H$^+$ 会与吸附在材料表面的氧气、—OH 及水等反应,产生 OH$^-$、O^{2-} 和 H$_2$O$_2$ 等。其中具有极强氧化活性的 OH$^-$ 能够分解微生物,达到杀菌的目的;O^{2-} 的较强还原性也起到抗菌作用。②Zn^{2+} 溶出机制。游离出来的 Zn^{2+} 与蛋白质反应,破坏细菌细胞的生理活性。在杀灭细菌后,Zn²⁺从细胞中游离出来,重复上述过程。③活性氧抗菌机制。据推测,过氧化氢为 ZnO 产生抗菌性能的主要活性物质。

二、有机抗菌材料

(一) 有机抗菌材料的抗菌机制及特点

有机抗菌材料的抗菌机制及特点见表 13-3。

表 13-3　有机抗菌材料的抗菌机制及特点

分类	抗菌过程	特点	应用及展望
季铵盐	吸附、穿透、破膜	价格低廉、抗菌速度快,但不能持久抗菌,且药用剂量大,易使细菌产生抗药性	机器表面除菌、食品加工厂;可通过增长烷基链达到更好的抗菌效果
卤胺类	接触杀菌或释放氧化性卤正离子	稳定性强、杀菌广谱高效、易降解、毒性低;小分子不能直接被固载到各种基体材料表面	可深入研究把卤胺抗菌材料和纳米技术有机结合,有望在功能纤维、水消毒、涂料、医疗卫生等领域得到广泛应用
壳聚糖	破坏细菌细胞壁,阻碍细菌自由活动	生物相容性好,成本低,对人体无毒害,但水溶性较差,难以用作添加剂使用	被广泛用于医学、食品营养学、环境保护等领域;对分子进行改性后可提高其抗菌性能,拓宽抗菌领域,如季铵型壳聚糖、羧甲基壳聚糖

(二) 低分子有机抗菌剂

在溶液中,季铵盐的季氮原子所带的正电荷可破坏微生物细胞膜,使蛋白质变性或破坏细胞结构。由于磷元素电负性比氮元素弱,所以季磷盐比季铵盐能更好地吸附细菌细胞,抗菌性更高。而胍及其衍生物具有强碱性,能与带负电荷的细菌相互吸引,束缚细菌的自由活动,造成"接触死亡"。另外,在电场力下,细胞壁和细胞膜上的负电荷由于分布不均而变形,造成物理性破裂,使细胞中的水、蛋白质等物质溢出,发生"细菌溶体"现象而死亡。吡啶盐具有优异的抗菌性,单体经聚合后,可得到具有抗菌性能的聚合物,被用作抗菌牙科修复材料。低分子抗菌剂的抗菌活性成分都是阳离子基团,但耐热性差、毒性大等是其应用受限的重要原因。

(三) 高分子有机抗菌剂

高分子抗菌剂的低毒性、稳定性、抗菌持久性、便于改性等优点使其备受青睐。其抗菌机制比较复杂,故不做介绍。带抗菌活性官能团的单体经高分子化后,相对分子量增大,电荷密度提高,而微生物细胞、细胞膜内的磷脂及一些膜蛋白水解均带负电荷,因此,相对分子量增大有助于对细菌表面膜的吸附和结合。而且对聚合物的修饰和改性可以灵活地引入无机、有机抗菌基团,合成各种不同需求的抗菌剂,制备出高性能、高选择性的高分子有机抗菌材料。但由于大多数高分子抗菌剂相容性较差,限制了其应用,故构筑新型核-壳结构的高分子抗菌剂至关重要。

(四) 天然抗菌剂

最常用的天然抗菌剂壳聚糖是一种带正电荷的活性物质,推测其抗菌机制有两种:①壳聚糖分子中的氨基正离子吸附在细胞表面形成一层高分子膜,阻止了营养物质向细胞内运输,也可以使细胞壁和细胞膜上的负电荷分布不均,破坏细胞壁的合成与溶解平衡,起到抑菌杀菌的作用;②渗透进入细菌内,吸附细菌体内含阴离子的物质,扰乱细菌正常的生理活动,从而杀灭细菌。壳聚糖作为可降解的天然高分子材料,成膜性良好,而且水解后会被人体吸收,是一种理想的药物载体,可以与海藻酸钠、纤维素、聚丙烯酸钠等高分子材料形成复合材料,制成复合载药微球,提高药物的载药量、包埋率及药物稳定性。

三、制备工艺

(一) 载纳米银抗菌粉体的制备方法

将质量百分比浓度为 0.01%~5.0% 的硝酸银水溶液中加入超细载体,经超声波震荡 0.5~4 小时后,加入浓度为 0.01%~5.0% 的表面助剂水溶液,在搅拌中加入浓度为 0.001%~1.0% 的水合肼水溶液,继续搅拌 10~30 分钟,获得含载纳米银粉

体的溶液。经过分离、洗涤、干燥，得到含银量
0.1%～20%的载纳米银抗菌粉体。其优点是：可以
制备不同种类的载纳米银抗菌粉体，载体可以是天
然矿物粉体，也可以是人工合成的纳米无机材料，
载银量可以根据需要调节；纳米银粒的粒度为10～
100nm，抗菌粉体成分均匀；原材料易得、制备方法
简单、成本低、易产业化，产品便于保存和应用；载
纳米银抗菌粉体可用在抗菌塑料、陶瓷、涂料、医疗
敷料等领域。

（二）复合抗菌粉体材料的制备与应用研究

采用液相法制备纳米磷酸锆载银、纳米二氧化
钛、纳米远红外线粉和超细沸石载银微粉，将它们
按一定比例混合，制成适合添加到陶瓷中的纳米复
合抗菌粉体材料。实验结果表明，该复合抗菌粉体
颗粒平均粒径小于100nm，具有广谱、高效、持久的
抗菌功能和无毒无刺激性。添加复合抗菌粉制备
的抗菌日用瓷的理化性能均达到国家日用瓷质量
标准的要求。

四、发展前景

目前我国在无机抗菌剂、有机抗菌剂、光触媒
抗菌剂等领域发展势头强劲，并已有少量产品投放
市场，其中不乏有创新的技术路线，如用纳米无机
微粒载带银等金属离子、纳米级二氧化钛光触媒等
均是利用具有国际先进水平的材料学基础研制开
发出的抗菌剂。近两年里，国家科技部中小企业创
新基金还分别支持了有机抗菌剂、二氧化钛光催化
活性剂、纳米抗菌剂、稀土活性复合抗菌剂4个项
目，无偿资助资金达300多万元，配套经费近1 000
万元。专家认为，抗菌材料的应用技术研究是抗菌
材料产业发展的关键环节之一，对行业的发展规模
具有极大的制约关系。因此，我们要加强抗菌材料
应用技术的开发，争取在应用技术开发及其产业化
中得到国家产业政策的进一步支持。目前我国抗
菌材料产业尚处于发展初期，许多产品也仍处于导
入期。正如新生事物刚出现时都会或多或少地存
在着各种问题一样，抗菌材料产业也面临着一些问
题，其中最突出的是由于目前尚无统一的行业和国
家标准对抗菌制品的抗菌性能进行规范而导致市
场混乱的问题。由于消费者无法从外观上区分抗
菌材料、抗菌制品与普通材料、普通制品的质量差

别，这在一定程度上给不法分子以可乘之机。因
此，今后为使这一新兴产业能够健康发展，业内人
士在呼唤国家尽快出台相应标准的同时，更要将分
散的研究开发力量集中起来，并要提倡行业自律，
协调行业发展。

第七节　应用于脊髓损伤的生物材料

一、脊髓损伤与生长因子

（一）脊髓损伤概述

急性脊髓损伤是常见的中枢神经系统疾病，也
是最具有破坏性的创伤性损伤之一。随着世界经
济的发展，脊髓损伤的发病率呈现逐年攀升的趋
势。脊髓损伤病程复杂，加之中枢神经系统的自我
恢复能力极其有限，对脊髓损伤的临床和基础研究
已经经历了漫长的探索，但一直以来仍缺乏有效的
治疗手段，目前临床上对于脊髓损伤的治疗仍然仅
局限于并发症的缓解和后期康复治疗，并不能实现
有效的神经功能恢复，不仅会给患者本人带来身体
和心理的严重伤害，还会给社会造成巨大的经济负
担。据世界卫生组织调查统计，脊髓损伤发生后，
患者出现过早死亡的可能性升高2～5倍，其中低
收入水平地区的患者存活率更低。因此，脊髓损伤
的治疗已经成为现代医药学领域的研究重点之一。
创伤发生后，脊髓组织中发生复杂的病理和生理变
化。从急性创伤的发生到损伤范围随时间的继续
蔓延扩大，脊髓损伤的发生发展经历从原发性损伤
到继发性损伤的动态过程。首先，创伤的发生造成
脊髓神经束断裂，神经元受损缺失，组织中血管破
坏。在原发性损伤的基础上，继发性损伤带来一系
列并发症则继续对脊髓组织造成蔓延性的损害，组
织中发生氧化应激反应，大量炎性细胞浸润，组织
缺血水肿和电解质紊乱，形成恶劣的微环境，损害
进一步蔓延至伤处周围的正常组织中，造成更多神
经元受损凋亡，髓鞘逐渐退化消失，同时，过度活化
的胶质细胞迁移至损伤处形成胶质瘢痕，使伤处形
成空洞，聚集的胶质细胞不但加剧空洞内和周围的
炎症反应，其形成的瘢痕屏障还阻碍了正常神经组
织向伤处的生长连接，从而阻断神经信号传导和神

经功能的实现。原发性损伤和继发性损伤中的这一系列不利因素最终造成脊髓组织不可逆的损坏，这一连续的动态病理变化极其复杂，无疑也给脊髓神经的修复带来困难，使脊髓损伤后的神经组织修复成为最具挑战性的研究热点和难点之一。脊髓损伤通过两个主要阶段导致感觉和运动功能的显著丧失：初始机械损伤导致结构性破坏，其次是包括炎症的长期继发性损伤，细胞凋亡，氧化应激和神经胶质的形成。目前，通过减压手术来稳定伤口，预防继发性并发症，通过药物进行康复管理被认为是功能恢复的关键。

（二）生长因子与脊髓损伤

对脊髓损伤后神经组织的修复，一方面需要补充伤处缺损的神经元，另一方面需克服组织中剧烈的炎症反应所产生的神经毒性作用，补充健康的组织细胞外基质，并为神经组织提供营养，改善伤处微环境。脊髓损伤之后涉及神经恢复的分子被设计用于改善变性组织的存活，抑制炎症，促进受损轴突的再生，并减少胶质瘢痕的形成——这是脊髓损伤后神经元轴突再生的障碍。碱性成纤维细胞生长因子（bFGF）与酸性成纤维细胞生长因子（aF-GF）是其中的一种涉及保护神经系统和再生的蛋白质，并被证明是安全的，在临床试验中是可行的。一项蛋白质组学研究表明生长因子可以减少凋亡神经元的数量、脊髓损伤后的炎症反应；然而作为一种大分子蛋白质，FGF 具有较差的血-脊屏障渗透性，因此生长因子通过皮下或静脉注射两者之一递送是无效的，原位给药可以帮助生长因子绕过血-脊屏障，但由于其有限的保存期限和对身体生化变化的敏感性，生长因子的作用受到限制。因此，急需找到一个更有效的生长因子给予和释放途径。许多新材料，如三维（3D）仿生水凝胶、纳米颗粒、脂质体、细胞支架等被用来携带物质（药物、抗体、肽或其他蛋白质）治疗脊髓损伤，并随着对脊髓损伤的机制的深刻理解，许多选择性的释放介质可以选择性地治疗靶向目标细胞或组织。

二、包载生长因子的生物材料

（一）水凝胶

水凝胶是含水量高和体表面积大的天然或合成的聚合物网络状物质，当植入到脊髓组织中可以为细胞和轴突提供力学支持，通过修饰可以具有生物降解性，并实现可控释放细胞分子。此外，水凝胶可以模仿天然的细胞外基质的结构和功能。水凝胶的结构和特性可以促进细胞生长、迁移，介导组织修复和再生。未来水凝胶的应用要求具有合成容易、稳定性、安全性和疗效性等特点。水凝胶可以进行物理、化学性交联，每类交联的水凝胶有自己的优点和缺点。化学交联的水凝胶具有较长存活期，但需要快速形成共价键，避免被消除。化学交联的水凝胶要求没有细胞毒性交联物，而物理交联水凝胶似乎对环境刺激更敏感（温度和 pH）。共价键的缺乏使水凝胶注射后容易被消除，因此高浓度的水凝胶注射是必需的，但可能导致脊髓受压。目前，结合物理交联和化学交联的复合交联具有很好的研究前景。

凡是水溶性或亲水性的高分子，通过一定的化学交联或物理交联，都可以形成水凝胶。这些高分子按其来源可分为天然和合成两大类。天然的亲水性高分子包括多糖类（淀粉、纤维素、海藻酸、透明质酸、壳聚糖等）和多肽类（胶原、聚 L-赖氨酸、聚 L-谷胺酸等）。合成的亲水高分子包括醇、丙烯酸及其衍生物类（聚丙烯酸、聚甲基丙烯酸、聚丙烯酰胺等）。

已经开发的水凝胶无毒，可生物降解，且其所具备的三维多孔结构可以作为保护以及装载和输送生物大分子的载体。成纤维细胞生长因子对脊髓损伤有保护作用，但由于缺乏物理化学稳定性和穿越血-脊屏障的能力而受到限制。作为有前途的生物材料，水凝胶含有大量的水和三维多孔结构并且通常用于加载和递送生长因子。已经有报道几种生长因子（GF）水凝胶系统用于治疗脊髓损伤，包括透明质酸、甲基纤维素和水凝胶、具有 BDNF 的透明质酸水凝胶、含有 bFGF 的水凝胶和载有 VEGF 的藻酸盐水凝胶。最理想的水凝胶脊髓损伤恢复应该是热敏性的，具有高负载能力，并提供对生长因子的最大保护。由于传统方法的局限性，我们需要设计一个理想的输送系统实现局部持续的释放。理想的运输系统应有的特点：①材料的生物相容性，不会引起免疫反应，降低宿主组织和移植组织之间可能出现的排斥反应。移植后，移植的细胞和分子仍然有自己的生物活性。②材料的稳定性。运输工具足够稳定以避免不利的环境因素，如温度、pH 等，为组织再生提供长期的支持。③材料的可降解性。植入材料必须是可降解的，残留的材料可能导致免疫反应、炎症反应和病变部位体积增大导致脊髓压缩。同时对降解速率也有要求，材料降解的速率应足够慢，使神经元有足够的时间生长、分化或产生有利的细胞分子。材料的降解速率应实现控制和可调。④无毒性。用于移植到脊髓损伤部位的材料应该具有安全性，对注射部位和宿主的组织或其他器官不产生伤害。这些材料应满足安全要求，并在移植前进行测试。⑤效率。材料的设计应实现低投入、高产出。由于生物材料的高浓度注射可能导致局部体积过大，在有限容量内脊髓受压，并增加了副作用的风险。⑥生物活性。材料的生物活性是由包括孔隙大小、长度等在内的不同的因素决定的，生物材料的纳米孔大小对细胞生长、迁移和生物活性分子的扩散极为重要。三维（3D）的孔隙结构可以模仿天然的细胞外基质和提供细胞间连接，决定细胞的生存和生长。材料的机械性能应类似于宿主组织，使生物材料结构可以承受周围组织产生的力，据报道，生物材料刚度对细胞也有影响，水凝胶的不同性质需要不同的测量方法。机械性能需要在干湿条件下进行动态力学检测。孔隙率的测试需要采用微型计算机断层扫描电子显微镜测试。水凝胶的毒性是通过对神经元存活和水凝胶系统内神经元生长情况分析后测定的。行为功能的恢复测试通过血-脑屏障试验和动态负重试验（dynamic weight bearing test）。组织学分析揭示了是否有新的神经元和血管的生成、胶质瘢痕形成、炎症反应和脱髓鞘化。生长因子可以有效抑制脊髓损伤后神经元凋亡，促进神经再生及分化，但由于其半衰期短，难以通过血-硬脊膜屏障，并且单独利用生长因子无法完成神经通路重建等作用，限制了生长因子的应用。针对生长因子的应用缺陷进行改进和优化。例如，联合应用具有协同作用的生长因子修复脊髓损伤。利用基因转染技术构建过表达生长因子的干细胞模型修复脊髓损伤，使神经营养因子持续分泌，参与干细胞分化。通过生物工程技术，利用水凝胶、纳米纤维支架等与生长因子联合，为脊髓损伤修复提供空间通道，重建脊髓神经通路。但如何选择最佳的生长因子

组合方案，如何寻找最佳的载体细胞，如何增强轴突穿透力与交汇区通透性，如何在众多材料与生长因子中找到最佳的组合，仍需加以研究完善，方能使生长因子得到更加广泛的应用。生长因子可以抑制神经元凋亡，促进神经再生与分化，对脊髓损伤有神经保护与修复作用，但其自身存在应用缺陷。近年来生长因子与小分子、干细胞、生物工程技术等联合研究为其应用提供了广阔的空间。但目前的实验数据多从动物实验中取得，临床应用的安全性及有效性尚需进一步的研究与探索。

通过细胞增殖实验观察 HEMA-MOETACL 水凝胶对骨髓基质干细胞生存的影响，结果显示，转染组与未转染组吸光度值间没有显著性差异，表明不同的空隙率 HEMA-MOETACL 水凝胶对细胞增殖能力没有显著的影响。但各组细胞的吸光度值均无明显增加。脱细胞血管基质结构起到类似脊髓外的硬脊膜组织的作用，具有显著的特点：有学者研究证明脱细胞血管基质主要由胶原纤维、弹性纤维、糖蛋白等组成，所以脱细胞血管基质支架存留了天然血管的完整的胞外基质组织结构和成分。维持血管弹性和机械强度的主要物质是弹性纤维与胶原纤维，且其具有抗原性低、降解生物性良好的特点。神经基底膜管结构与血管壁结构类似，并且其对神经细胞功能未发现有明显影响。保留细胞外基质的主要结构和成分的脱细胞血管基质，具有生物机械性能优良、免疫原性低的特点以及促进黏附性细胞生长和促进再生神经组织的作用，是一种理想的神经组织支架生物材料。以 HEMA-MOETACL 水凝胶为主要材料，该材料有良好的生物相容性、液态黏附性、与自体脊髓组织类似及特有的微孔结构等特点，使得组织、微血管易长入其微孔，促进损伤脊髓恢复解剖上的连续性，植入的复合材料与宿主脊髓达到良好整合，为神经细胞和轴突提供力学支持和良好的材料细胞作用界面，利于细胞黏附、生长。

（二）组织工程支架材料

脊髓损伤是多因素造成的，包括即刻的机械损伤，损伤后形成的细胞微环境，继发的缺血、缺氧、炎性细胞浸润，自由基的生成，内在成熟神经元的大量丢失以及体内的髓鞘相关抑制因子抑制与功能恢复密切相关的轴突的再生等。近年来组织工

程技术的兴起为脊髓损伤的修复带来了新的希望。组织工程支架材料治疗脊髓损伤需要三因素:种子细胞、组织工程支架、细胞因子。组织工程支架对于损伤的脊髓断端起到桥接作用,而种植于材料的种子细胞和/或细胞因子可以促进神经轴突的生长和迁移。可用于组织工程支架的材料可分为天然材料和人工合成材料,包括胶原、壳聚糖、藻酸盐凝胶、纤维蛋白凝胶、聚羟基丁酸酯、琼脂糖凝胶、聚乳酸、合成水凝胶、聚乙二醇等。

脊髓损伤修复的组织工程支架材料包括天然材料与人工合成材料。天然材料是将蛋白或碳水化合物的聚合物作为支架材料进行组织支架制作。天然材料具有显著的优点:生物可降解性、无毒副反应、多空隙性、生物性能同替换组织类似、价格便宜、获取方便。蛋白质和多糖是脊髓组织工程天然支架材料的主要来源,其中包括细胞外基质(Ⅰ型胶原蛋白、透明质酸)、来源于血液系统的聚合物(纤维连接蛋白、纤维蛋白)以及来源于海洋生物的聚合物(藻酸盐、琼脂糖、壳聚糖)等均可作为支架材料。

胶原:胶原的组织相容性较好,具有促进细胞黏附、增殖能力,对神经黏附和生长具有支持作用,以及容易被人体分解吸收等特点。脊髓损伤后,应用胶原进行缺损修复,有利于促进轴突再生。目前众多学者均认为胶原具有很高的机械强度、良好的生物相容性以及较低的抗原性,还具有桥接作用,以及良好的降解性和吸水性。迄今为止,已经发现的胶原种类有 27 种,其中Ⅰ型胶原蛋白所占比例最大,生物医学研究的关注度最高。

壳聚糖(chitosan):壳聚糖不仅具有较好的生物降解性和生物相容性,而且具有良好的机械强度和可塑性,能够适用于伤口敷料、药物载体和组织工程支架,有以下特性:异物反应发生率低,制备简单方便,机械和降解性均可控,促进其他分子黏附。它是兼具可塑性、生物相容性和可降解性的三维多孔支架。

聚羟基丁酸酯:聚羟基丁酸酯作为天然高分子聚合物在原核生物中广泛分布。它具有生物可降解性、高度生物相容性、光学活性、电压性,并且无免疫原性、无毒性、无刺激性。

藻酸盐凝胶(alginate hydrogel):藻酸盐是天然多糖碳水化合物,在体内可降解,提供细胞生长所需的三维支架。藻酸盐可交联形成网状藻酸钙离子凝胶,营养物质易于渗透扩散,藻酸盐水解后,产物由肾排出,无不良反应。

纤维蛋白具有介导传递细胞间信息的作用。以纤维蛋白为基础的组织工程支架能够减少反应性星形胶质细胞聚集,加速脊髓神经轴突再生,并且能够作为修复脊髓损伤的支架材料。

琼脂糖:琼脂糖主要由半乳糖及其衍生物构成,其结构均匀、不具毒性、空隙较大,主要适用于细胞培养,也可作为组织工程支架材料。

合成材料又称人造材料,是人为地把不同物质经化学方法或聚合作用加工而成的材料,其特质与原料不同。塑料、合成纤维和合成橡胶号称 20 世纪三大有机合成技术。随着组织工程以及材料学的发展,可降解支架层出不穷,并且广泛应用于骨、软骨、皮肤、血管等临床组织工程修复中。目前,聚羟基丁酸类化合物是脊髓损伤中应用较多的人工合成材料。将人工合成材料作为组织工程支架具有较多优势:可以按照要求设计材料的机械性能和降解速度,具有可控性;合成材料有更可靠更丰富的原料来源,在体内能够引起免疫反应;合成材料能够根据需要进行多性能结合。人工合成的不可降解生物材料同样具有可降解生物材料的生物相容性和低毒性,甚至是无毒性。其独特的优势在于具有较高的机械强度。

聚乳酸:聚乳酸是一种新型的生物降解材料,使用可再生的植物资源所提出的淀粉原料制成。聚乳酸具有良好的生物相容性,是可生物降解的高分子材料。

聚乙二醇:聚乙二醇无毒、无刺激性,具有良好的水溶性,并与许多有机物组分有良好的相溶性。它们具有优良的润滑性、保湿性、分散性、粘接性、抗静电性及柔软剂性,可作为损伤轴突膜的密封剂,并已成为修复受损神经膜的一种新材料。此外 PEG 多通道支架可以帮助轴突定向生长,减少二次损伤的抑制作用,并可通过加入移植细胞和神经营养因子改善微环境,促进神经再生,是良好的组织工程支架。有研究表明,将施万细胞悬液注射进聚乙二醇支架通道内,移植入 T_9 横断处理的大鼠内,1 个月后有丰富的再生轴突通过支架全长,同时损伤部位周围也有纤维组织形成,提示支架具有良好的促进轴突再生作用。

目前,组织工程是脊髓损伤研究的方向之一。脊髓损伤后空洞的形成和瘢痕形成导致神经轴突生长受到严重阻碍以及阻碍损伤区神经组织的恢复。脊髓损伤后的星形胶质细胞激活向损伤区迁移形成大量瘢痕。水凝胶是含水量高、比表面积大的化学性惰性合成高分子,植入脊髓组织中,为细胞和轴突提供力学支持。水凝胶植入脊髓损伤形成的空洞中,为星形胶质细胞提供附着物或新的路径,诱导星形胶质细胞继续迁移,消除细胞聚集,使其向脊髓损伤空洞区继续运动,消除胶质瘢痕产生的作用。植入材料能够诱导星形胶质细胞延伸,抑制脊髓损伤的瘢痕形成,但是在治疗初期依然无法阻止细胞和组织的不断丢失,损伤后的神经保护策略并不能阻止病变发展。普遍认为,组织工程支架可以模拟细胞外基质的生理状态,从而有利于细胞的黏附、迁移、扩增和分化。组织工程修复脊髓损伤着重于 3 个方面:种子细胞、组织工程支架及材料和细胞因子。种子细胞:种植种子细胞(或干细胞)可以更好地促进轴突长入管道,表明种子细胞具有修复脊髓损伤的潜力。目前用于修复脊髓损伤的种子细胞有:神经干细胞、胚胎干细胞、施万细胞、嗅鞘细胞、骨髓基质细胞、少突胶质细胞等。支架材料及结构:生物可降解聚合物作为支架材料有两大优势,可为轴突生长提供结构支持,并可携带有治疗作用的细胞因子。为了设计出符合要求的组织工程支架,需要考虑材料是否有以下特性:可减少胶质瘢痕形成;内有细胞黏附区域,有利于轴突顺利长入受损区域;支架可引导轴突生长并穿越胶质瘢痕,促进功能恢复等。理想的神经再生材料需要有优越的生物相容性、机械性和电性能。可降解、生物相容性好的材料可减少免疫反应;充分的机械性能,可为神经组织再生提供足够的物理支撑;良好的电性能可为神经元生长提供适当的电刺激。材料的表面结构可以为神经生长提供支持,而不仅是为细胞提供黏附的表面。Johansson 等研究发现在表面凹凸不平的材料上,轴突生长表现为沿着材料的凸纹,而不是凹纹生长,提示在构建材料时应设计更有利于轴突生长的表面结构。设计出模拟体内细胞分化所需的三维结构支架,会更有利

于细胞存活、增殖和分化,促进组织再生。高表面积体积比的纳米纤维支架被认为可以促进细胞黏附、存活和再生。细胞因子:最初设计神经导引管道的目的是连接神经间的缺损,但 Kemp 等的研究结果表明,在神经导引管道填充生长因子,可以更好地促进神经再生。Wang 等研究指出神经营养因子在神经生长、分化中起着重要的作用,携带神经营养因子 3 的神经干细胞向神经元分化的比例增加。研究表明胚胎中未成熟神经元会向成熟神经元分化,并生长出轴突,形成复杂的突触连接,其表面结构和可溶性因子在其中起到重要作用。裹有胶质细胞源性神经细胞因子的静电纺丝可作为神经管道,来修复周围神经较大的缺损。可用于组织工程支架的材料可分为天然材料和人工合成材料,以下着重介绍这些组织工程材料在脊髓损伤修复方面的应用。天然材料:天然材料通常是提取蛋白或者碳水化合物的聚合物,已被用作组织支架。这些材料优点较多:生物可降解性,无毒性,多空隙性(利于细胞和其他因子的黏附、生长),性能同替换组织相似,相对廉价易得。天然-天然材料复合支架:设计了一种多孔壳聚糖神经导管(nerve conduit,NC),并用过氧等离子处理法在导管的内表面加入层粘连蛋白(laminin,LN)以增加细胞亲和力。将 LN-NC 复合支架移植入 T_8 脊髓横断的大鼠内,1 个月后缺损区移植的导管内发现很多表达微管蛋白 βⅢ 阳性细胞和生长相关蛋白 43(GAP-43)的阳性细胞,提示 LN-NC 支架有很好的促进神经再生的作用。实验证明 LN-NC 支架可以阻止神经胶质瘢痕的形成,促进神经细胞生长,帮助轴突再生并引导轴突在受损脊髓中修复。Li 等切除大鼠 T_9 段脊髓的右 2/3 组织,把填充Ⅰ型胶原半流体的壳聚糖管植入脊髓 2mm 缺损处。术后 1 年发现壳聚糖+胶原组大鼠近端轴突再生并穿过移植管所在的损伤区进入远端脊髓,再生组织中可见到大量有髓、无髓神经阳性轴突和血管,大鼠瘫痪的后肢运动功能恢复。导管中的Ⅰ型胶原半流体可起到引导轴突再生穿过缺损间隙的作用。将异种Ⅰ型胶原纤维与黏多糖混合制备了一种多孔海绵状支架,植入脊髓损伤缺损处,结果发现在脊髓修复的组织中有胶质细胞及再生的脊髓轴突出现,实验证明这种网孔支架能保护剩余神经组织,引导脊髓再生纤

维的生长、延伸。天然-人工材料复合支架:研制了聚羟基丁酸(PHB)纤维制成的可降解导管,其表面涂有藻酸盐凝胶,与加入的施万细胞共同构成脊髓组织工程复合物。将这种复合物植入脊髓缺损区,可以起到保护受损神经元的作用,但是在促进神经再生方面作用有限。在随后的研究中,用纤连蛋白、层粘连蛋白、胶原蛋白Ⅳ分别对这种PHB导管进行表面处理,然后与施万细胞共同培养。结果显示修饰后的PHB支架促进了细胞的黏附和增殖,其中经纤维蛋白处理的PHB支架效果最显著。将结合胶原蛋白的羟化异丁酸多孔海绵植入SD大鼠脊髓半切损伤模型的损伤处,经2~4个月观察发现损伤界面处纤维胶质瘢痕反应少,无空洞形成,BDA顺行示踪显示有大量轴突长入海绵并贯穿整个移植物,提示复合物移植有助于轴突的再生。将包含转基因施万细胞的纤维蛋白溶液填充干冻聚乳酸大孔支架,并植入 $T_9 \sim T_{10}$ 全横断的大鼠体内。6周后发现有一定数量的神经轴突长入支架,但不能穿过支架全长。免疫组织化学观察发现支架内有丰富的血管形成,再生轴突髓鞘化。大鼠后肢运动功能有所改善。复合材料支架可以综合两种或多种材料的优点,同时弥补单一支架材料的不足,刚性较强的可降解材料可以与胶原、水凝胶、纤维粘连蛋白、纤维蛋白凝胶等柔软的材料结合,降解速度慢的壳聚糖可以与较易降解的纤维蛋白凝胶结合等。不论用哪些材料,所制成的复合支架都要具有生物相容性,这在宏观和微观上都影响神经轴突再生的能力和结构;不同大小分子的渗透性性能是评估营养物质进入支架和代谢废物排出的关键;要清楚支架在脊髓水环境中的膨胀程度,使其保持在合适的位置而不压迫再生的神经;柔软的支架能保证脊髓活动时不受伤害。理想的支架应具备合适的刚度、渗透性、膨胀性、多孔性、降解性和引导作用,在轴突修复过程中作为桥接平台提供足够的机械强度并诱导再生方向。神经恢复后支架应及时降解,降解产物应能够被机体及时清除且无毒副作用。虽然目前尚未找到这样一种完全合适的支架来治疗脊髓损伤,脊髓损伤和修复的实验中还有很多如材料降解之后的细胞环境改变、载体崩塌、种子细胞的定向分化、脊髓内轴突再生数量有限、再生距离较短、再生轴突不易穿越损伤区域、感觉

和运动功能恢复程度不佳等问题,但随着对脊髓损伤修复机制的深入研究,各种材料搭配的不断尝试,支架制造工艺的不断提高,相信不久将会发现更加理想的复合支架,使脊髓组织工程修复研究产生质的飞跃。

(三) 微球制剂

微球制剂作为一种新型给药技术,其研究已经比较成熟,药物微球可调节和控制药物的释放速度以达到长期给药的目的。作为药物释放体系载体,载药微球材料应满足以下性能要求:①具有优良的生物相容性(血液相容性、组织相容性及无免疫原性),无毒,不致畸,且降解后产物对细胞无毒害作用,不引起炎症和突变反应;②具有良好的生物降解性,降解时间和药物释放速率应能根据要求进行调控;③高分子的降解必须要发生在一个合理的期间内;④具有一定的机械强度,可用常规方法加工成型;⑤制备工艺简单;⑥原料来源丰富,价格便宜,适合大规模应用。作为蛋白质多肽类药物载体,在递送过程中,必须满足保持蛋白质活性正常这一特殊要求。用于包埋蛋白质、多肽、核酸、疫苗等活性物质或其他药物的可生物降解高分子材料很多,按照其来源可分为天然高分子材料、半合成高分子材料和全合成高分子材料。

1. 天然高分子材料 天然高分子材料是最常用的膜材和载体材料,包括明胶、阿拉伯胶、海藻酸盐、壳聚糖、蛋白类、淀粉等,其特点是来源广泛、价格低廉、性质稳定、无毒、可生物降解、成膜性和成球性好。但是天然高分子材料可能存在的免疫原性和杂质限制了其在微球长效缓释体系中的发展。

2. 半合成高分子材料 用于微球制备的半合成高分子材料多系纤维素衍生物,如羧甲基纤维素、邻苯二甲酸醋酸纤维、甲基纤维素、乙基纤维素、羟丙甲纤维素、丁酸醋酸纤维素、琥珀酸醋酸纤维素等。其特点是毒性小、黏度大、成盐后溶解度增大;由于易水解,故不宜高温处理,需临用时现配。

3. 全合成高分子材料 与天然材料相比,合成材料具有原料来源丰富、结构和性能可人为修饰和调控等优点,近20年来发展迅速。聚乳酸(PLA)和聚羟基乙酸(PGA)是最典型的合成可生物降解聚合物,无毒、无免疫刺激性、具有很好的生

物降解性和生物相容性。1970 年，PLA 和 PGA 首次被制备出来用于手术缝合线，由于这种材料具有良好的生物降解性，可以在体内通过聚酯水解降解成乳酸和羟基乙酸，进而转化为二氧化碳和水代谢排出体外，不需要像以前非可生物降解型材料必须通过手术取出来，因此得到了广泛的关注。1997 年，FDA 正式批准聚乳酸羟基乙酸（PLGA）作为可生物降解材料用于药物敷料，PLGA 已成为目前研究最广泛、应用最多的可生物降解高分子材料。截至目前，FDA 已批准了 8 种可注射微球剂型药品，所用微球制剂辅料均为 PLGA。

多肽、蛋白质类药物的缓释微球制剂技术的研究已经取得了重大进展，但当前研制的微球制剂仍存在粒径不均一、稳定性差、包封率低和突释现象严重等很多亟待解决的问题。新的膜乳化技术不断运用于蛋白质、多肽类微球制剂上，影响多肽、蛋白质类药物广泛应用的各种因素也将会不断被克服。因此，多肽、蛋白质类制剂将会有更广阔的应用前景。

（肖健 吴疆 何华成 李校堃）

参 考 文 献

［1］ DISCHER D E,JANMEY P,WANG Y L. Tissue cells feel and respond to the stiffness of their substrate［J］. Science,2005,310(5751):1139-1143.

［2］ CHWALEK K,LEVENTAL K R,TSURKAN M V,et al. Two-tier hydrogel degradation to boost endothelial cell morphogenesis［J］. Biomaterials, 2011, 32 (36): 9649-9657.

［3］ LU S,LAM J,TRACHTENBERG J E,et al. Dual growth factor delivery from bilayered, biodegradable hydrogel composites for spatially-guided osteochondral tissue repair ［J］. Biomaterials,2014,35(31):8829-8839.

［4］ WU J,ZHU J,HE C,et al. Comparative study of heparin-poloxamer hydrogel modified bFGF and aFGF for in vivo wound healing efficiency［J］. ACS Appl Mater Interfaces, 2016,8(29):18710-18721.

［5］ KAWAI K,SUZUKI S,Tabata Y,et al. Accelerated tissue regeneration through incorporation of basic fibroblast growth factor-impregnated gelatin microspheres into artificial dermis［J］. Biomaterials,2000,21(5):489-499.

［6］ JAIN A,KIM Y T,MCKEO R J,et al. In situ gelling hydrogels for conformal repair of spinal cord defects,and lo-

cal delivery of BDNF after spinal cord injury［J］. Biomaterials,2006,27(3):497-504.

［7］ BURDICK J A,WARD M,LIANG E,et al. Stimulation of neurite outgrowth by neurotrophins delivered from degradable hydrogels［J］. Biomaterials,2006,27(3):452-459.

［8］ MACAYA D J,HAYAKAWA K,ARAI K,et al. Astrocyte infiltration into injectable collagen-based hydrogels containing FGF-2 to treat spinal cord injury［J］. Biomaterials, 2013,34(14):3591-3602.

［9］ ZHAI Y Z,JIANG X,XIAO J,et al. Using NGF heparin-poloxamer thermosensitive hydrogels to enhance the nerve regeneration for spinal cord injury［J］. Acta Biomater, 2016,29:71-80.

［10］ LIU S,SANDNER B,SCHACKEL T,et al. Regulated viral BDNF delivery in combination with Schwann cells promotes axonal regeneration through capillary alginate hydrogels after spinal cord injury［J］. Acta Biomaterialia,2017,60:167-180.

［11］ SONG B,SONG J,ZHANG S,et al. Sustained local delivery of bioactive nerve growth factor in the central nervous system via tunable diblock copolypeptide hydrogel depots［J］. Biomaterials,2012,33(35):9105-9116.

［12］ WANG Y,COOKE M J,MORSHEAD C M,et al. Hydrogel delivery of erythropoietin to the brain for endogenous stem cell stimulation after stroke injury［J］. Biomaterials,2012,33(9):2681-2692.

［13］ KANDALAM S,SINDJI L,DELCROIX G J,et al. Pharmacologically active microcarriers delivering BDNF within a hydrogel:novel strategy for human bone marrow-derived stem cells neural/neuronal differentiation guidance and therapeutic secretome enhancement［J］. Acta Biomater,2017,49:167-180.

［14］ LIU G,WANG X,SUN X,et al. The effect of urine-derived stem cells expressing VEGF loaded in collagen hydrogels on myogenesis and innervation following after subcutaneous implantation in nude mice［J］. Biomaterials,2013,34(34):8617-8629.

［15］ WYLIE R G,AHSAN S,AIZAWA Y,et al. Spatially controlled simultaneous patterning of multiple growth factors in three-dimensional hydrogels［J］. Nat Mater,2011,10 (10):799-806.

［16］ LUO Y,SHOICHET M S. A photolabile hydrogel for guided three-dimensional cell growth and migration［J］. Nat Mater,2004,3(4):249-253.

［17］ ALMANY L,SELIKTAR D. Biosynthetic hydrogel scaffolds made from fibrinogen and polyethylene glycol for 3D cell cultures[J]. Biomaterials,2005,26(15):2467-2477.

[18] BALAKRISHNAN B,JAYAKRISHNAN A. Self-cross-linking biopolymers as injectable in situ forming biodegradable scaffolds[J]. Biomaterials,2005,26(18):3941-3951.

[19] CHOI J S,LEONG K W,YOO H S. In vivo wound healing of diabetic ulcers using electrospun nanofibers immobilized with human epidermal growth factor (EGF)[J]. Biomaterials,2008,29(5):587-596.

[20] LEE S J,LIU J,OH S H,et al. Development of a composite vascular scaffolding system that withstands physiological vascular conditions[J]. Biomaterials, 2008, 29(19):2891-2898.

[21] MCCLURE M J,SELL S A,SIMPSON D G,et al. A three-layered electrospun matrix to mimic native arterial architecture using polycaprolactone, elastin, and collagen:a preliminary study[J]. Acta Biomater, 2010, 6(7):2422-2433.

[22] HASAN A, MEMIC A, ANNABI N, et al. Electrospun scaffolds for tissue engineering of vascular grafts[J]. Acta Biomater,2014,10(1):11-25.

[23] LIAO S,WANG W,UO M,et al. A three-layered nano-carbonated hydroxyapatite/collagen/PLGA composite membrane for guided tissue regeneration[J]. Biomaterials,2005,26(36):7564-7571.

[24] LI J, YANG C, LI H Z, et al. Cationic supramolecules composed of multiple oligoethylenimine-grafted b-cyclo-dextrins threaded on a polymer chain for efficient gene delivery[J]. Adv Mater,2006,18(22):2969-2974.

[25] SHRESTHA N,SHAHBAZI M A,Araujo F,et al. Chitosan-modified porous silicon microparticles for enhanced permeability of insulin across intestinal cell monolayers [J]. Biomaterials,2014,35(25):7172-7179.

[26] HOU H,NIETO A,MA F,et al. Tunable sustained intra-vitreal drug delivery system for daunorubicin using oxidized porous silicon[J]. J Control Release, 2014, 178:46-54.

[27] LU J,LI Z,ZINK J I,et al. In vivo tumor suppression efficacy of mesoporous silica nanoparticles-based drug-delivery system:enhanced efficacy by folate modification [J]. Nanomedicine,2012,8(2):212-220.

[28] ZAMORE P D,TUSCHL T,SHARP P A. RNAi:double-stranded RNA directs the ATP-dependent cleavage of mRNA at 21 to 23 nucleotide intervals[J]. Cell, 2000, 101(1):25-33.

[29] PITTELLA F,ZHANG M,LEE Y. Enhanced endosomal escape of siRNA-incorporating hybrid nanoparticles from calcium phosphate and PEG-block charge-conversional polymer for efficient gene knockdown with negligible cytotoxicity[J]. Biomaterials,2011,32(11):3106-3114.

[30] KRAUSGRUBER T,BLAZEK K,SMALLIE T. IRF5 promotes inflammatory macrophage polarization and TH1-TH17 responses[J]. Nat Immunol, 2011, 12(3):231-238.

[31] QIN H,HOLDBROOKS A T,LIU Y,et al. SOCS3 deficiency promotes M1 macrophage polarization and inflammation[J]. J Immunol,2012,189(7):3439-3448.

[32] GURTNER G C,WERNER S,BARRANDON Y,et al. Wound repair and regeneration[J]. Nature, 2008, 453(7193):314-321.

[33] MERO A,SCHIAVON M,VERONESE F M,et al. A new method to increase selectivity of transglutaminase mediated PEGylation of salmon calcitonin and human growth hormone[J]. J Control Release,2011,154(1):27-34.

[34] DEFREES S,WANG Z G,XING R,et al. GlycoPEGylation of recombinant therapeutic proteins produced in Escherichia coli[J]. Glycobiology, 2006, 16(9):833-843.

[35] TURECEK P L,BOSSARD M J,SCHOETENS F,et al. PEGylation of biopharmaceuticals:a review of chemistry and nonclinical safety information of approved drugs[J]. J Pharm Sci,2016,105(2):460-475.

[36] GIANO M C,IBRAHIM Z,MEDINA S H,et al. Injectable bioadhesive hydrogels with innate antibacterial properties[J]. Nat Commun,2014,5(5):4095-4102.

[37] KOZLOVSKAYA V,ALEXANDER J F,WANG Y,et al. Internalization of red blood cell-mimicking hydrogel capsules with pH-triggered shape responses[J]. ACS Nano, 2014,8(6):5725-5737.

[38] XIAI J,CHEN S,YI J,et al. A cooperative copper metal-organic framework-hydrogel system improves wound healing in diabetes[J]. Adv Funct Mater, 2017, 27(1):1604872-1604879.

[39] MAO C,XIANG Y,LIU X,et al. Photo-inspired antibacterial activity and wound healing acceleration by hydrogel embedded with Ag/Ag@ AgCl/ZnO nanostructures[J]. ACS Nano,2017,11(9):9010-9021.

[40] NIH LR,GOJGINI S,CARMICHAEL S T,et al. Dual-function injectable angiogenic biomaterial for the repair

of brain tissue following stroke[J]. Nat Mater,2018,17
(7):642-651.

[41] ZHANG Y, LI Y, LIU W, et al. Dipole-dipole and H-Bonding interactions significantly enhance the multifaceted mechanical properties of thermoresponsive shape memory hydrogels[J]. Adv Fun Mater, 2015, 25(3): 471-480.

[42] DE FRANCE K J,YAGER K G,CHAN K J W,et al. Injectable anisotropic nanocomposite hydrogels direct in situ growth and alignment of myotubes[J]. Nano Lett, 2017,17(10):6487-6495.

[43] WU Y,WANG H,GAO F,et al. An injectable supramolecular polymer nanocomposite hydrogel for prevention of breast cancer recurrence with theranostic and mammoplastic functions[J]. Adv Fun Mater, 2018, 28(21): 1801000-1801010.

[44] LUO F,SUN T L,NAKAJIMA T,et al. Oppositely charged polyelectrolytes form tough,self-healing,and rebuildable hydrogels[J]. Adv Mater,2015,27(17):2722-2727.

[45] LIANG S,ZHANG Y,WANG H,et al. Paintable and rapidly bondable conductive hydrogels as therapeutic cardiac patches[J]. Adv Mater,2018,30(23):1704235-1704245.

[46] HE H,MARKOUTSA E,ZHAN Y,et al. Mussel-inspired PLGA/polydopamine core-shell nanoparticle for light induced cancer thermochemotherapy[J]. Acta Biomater, 2017,59:181-191.

[47] LIU R,MA G,MENG F T,et al. Preparation of uniform-sized PLA microcapsules by combining Shirasu porous glass membrane emulsification technique and multiple emulsion-solvent evaporation method[J]. J Control Release,2005,103(1):31-43.

[48] WEI W,WANG L Y,YUAN L,et al. Preparation and application of novel microspheres possessing autofluorescent properties[J]. Adv Funct Mater, 2007, 17(16): 3153-3158.

[49] HOFFMAN A S. The origins and evolution of 'controlled' drug delivery systems[J]. J Control Release,2008,132(3): 153-163.

第十四章

壳聚糖与组织再生

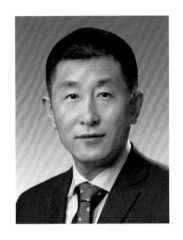

牛忠伟

研究员,博士研究生导师。中国科学院理化技术研究所生物材料与应用技术研究中心研究员,中国科学院大学岗位教授,2009 年中国科学院引进国外杰出人才计划获得者,中国康复医学会再生医学与康复专业委员会委员。

Zhongwei Niu, Professor, Doctoral Supervisor. Dr. Zhongwei Niu is currently a professor in Technical Institute of Physics and Chemistry, Chinese Academy of Sciences, and is also a professor of University of Chinese Academy of Sciences. He has received Hundred Talents Program of the Chinese Academy of Sciences in 2009, and is one of the members in Committee on Regenerative Medicine and Rehabilitation, Chinese Association of Rehabilitation Medicine.

摘要

壳聚糖是第二大天然高分子多糖甲壳素的脱乙酰化产物,是自然界中唯一的一种碱性阳离子多糖。壳聚糖具有优异的生物相容性、生物降解性、抗菌活性、止血性能、伤口促愈性,是近年来生物医用材料尤其是组织再生材料的理想原料以及该领域的研究热点。由于分子内及分子间强烈的氢键作用,壳聚糖的溶解性能有限,生物活性难以充分发挥,从而极大减缓了壳聚糖的研究速度,并限制了壳聚糖作为生物材料在组织工程上的应用。壳聚糖分子链中含有丰富的羟基、氨基等活性官能团,通过对这些官能团加以化学修饰不仅可以提高壳聚糖的水溶性和生物活性,还可以赋予壳聚糖新的性能,如环境响应性、两亲性等,从而使壳聚糖获得更广阔的应用空间。壳聚糖及其衍生物易于加工,再生性强,能够被制备成高分子膜、纳米纤维、水凝胶、微球、海绵、泡沫等多种形式而被广泛应用于皮肤、骨、软骨、神经等不同组织的修复与再生领域当中。

本章共包含 4 个小节,从材料、化学、医学、生物等多种角度分别向读者介绍了壳聚糖的概况、基本结构与性能、化学改性以及壳聚糖基生物材料在组织再生领域的相关应用,为广大读者与同行更加深入地认识了解壳聚糖的结构特性、功能构建、多元应用提供阅读素材。

Abstract

Chitosan is the N-deacetylated derivative of natural chitin, which is the second most abundant polysaccharide found on earth. As the only alkaline polysaccharide with positive charge in nature, chitosan has excellent biocompatibility, biodegradability, antibacterial activity, hemostatic property and wound healing activity. Chitosan has recently become an ideal biomaterial and also a research hotspot in the field of tissue regeneration due to its unique physiological functions. However, because of the strong intramolecular and intermolecular hydrogen bonding interaction, the solubility and biological activity of chitosan are mostly limited under physiological conditions, thus retards the research on chitosan and extremely restricts the applications of chitosan in tissue engineering. For such limitation to be overcome, chitosan has been chemically modified through the reactions of amino-groups and hydroxyl-groups to prepare derivatives with increased aqueous solubility and improved bioactivity. Moreover, through chemical modifications, chitosan may gain new functions, such as environmental stimuli-responses and amphiphilicity. Chitosan and its derivatives are easy to be regenerated, so that they are able to become a variety of forms such as polymeric film, nanofibers, hydrogel, microspheres, foam and sponge. And these chitosan based biomaterials could be widely used in tissue repair and regeneration of skin, bone, cartilage, nerve and so on.

This chapter consists of four sections on chitosan, including general introduction, basic structure and physicochemical properties, chemical modifications, and applications in the field of tissue repair and regeneration. We are aiming to provide readers and peers with a deeper understanding on chitosan for its structure, function and multiple applications in tissue engineering.

第一节　概　述

甲壳素（chitin）也称甲壳质，又名壳多糖、几丁质、聚 N-乙酰葡萄糖胺等，广泛存在于节肢动物如甲壳纲（虾、蟹等）、昆虫纲（蝗、蚕等）的外壳或蛹壳中，以及真菌、低等植物藻类的细胞壁中。甲壳素是白色或灰白色半透明片状固体。由于分子结构中存在大量的分子内及分子间氢键，使甲壳素具有较好的结晶结构与较差的溶解性能。甲壳素作为低等动物中的纤维组分，兼具高等动物组织中的胶原和高等植物纤维中纤维素的生物功能，因此生物特性十分优异，生物相容性好，生物活性高，且具有良好的生物降解性。

虽然甲壳素在自然界中含量仅次于纤维素，并一直为人类作着重要贡献，但从 1811 年发现纤维状的白色残渣到 1894 年明确其结构，先后用了将近一百年的时间。1859 年，法国科学家 C. Rouget 用浓氢氧化钾煮沸甲壳素，首次获得了可溶于有机酸中的物质。1894 年，F. Hoppe-Seiler 把这种碱处理过的甲壳素叫做壳聚糖（chitosan）。

壳聚糖是甲壳素脱去 55% 以上 N-乙酰基的产物，是带有阳离子的高分子碱性多糖，也是目前研究最广的多糖类天然生物材料。壳聚糖是外观呈白色或灰白色略有珍珠光泽的半透明固体，能够溶解在稀酸水溶液中制备成各种形态，具有优良的生物相容性和生物降解性。早在 1934 年，美国首次出现了关于制备壳聚糖的专利以及制备壳聚糖薄膜、壳聚糖纤维的专利，并在 1941 年报道了壳聚糖用作人造皮肤和手术缝合线方面的相关成果。此外，壳聚糖还可用作药物载体、膜屏蔽材料、细胞培养抗凝剂、创伤敷料以及止血材料等。甲壳素或壳聚糖具有良好的生物相容性和适应性，并具有消炎、止血、镇痛和促进机体组织生长等功能，因此被公认为是保护伤口的一种理想生物材料。壳聚糖及改性壳聚糖还具有医疗保健功能，如免疫调节、降低胆固醇、抗菌、促进乳酸菌生长、促进伤口愈合以及活化细胞等。由于壳聚糖分子中富含羟基与氨基两种官能团，可通过化学改性的方法改善其理化性质，尤其是溶解性，同时还可以赋予其多种新型功能。主要的改性方法包括酰基化、羧基化、醚化及水解反应等。壳聚糖及改性壳聚糖可以通过影响上皮细胞的膜通道来提高细胞的通透性，对某些可以使活性物质降解的酶具有抑制作用，从而促进细胞对生物活性物质的吸收。在大多数情况下，壳聚糖基植入体既不会引起纤维性包囊膜，也不会导致慢性炎症。壳聚糖的无抗原性对诱导细胞增殖、组织再生、促进植入体与宿主组织一体化具有重要意义。另外，壳聚糖还能够被加工成用于细胞移植和组织再生的多孔结构支架，因此在医用纤维、人造组织材料、生物工程材料等许多方面有着广阔的发展前景。总之,壳聚糖作为一种具有生物相容性、生物降解性、多种生物活性的高分子生物材料,有着巨大的应用潜力。

第二节　壳聚糖的结构特征与基本性质

一、壳聚糖的结构特征

壳聚糖化学名称为聚(1,4)-2-氨基-2-脱氧-β-D-葡萄糖,是聚阳离子多糖化合物,由 N-乙酰氨基葡萄糖以 β-1,4 糖苷键缩合而成,其结构简式如图 14-1 所示。

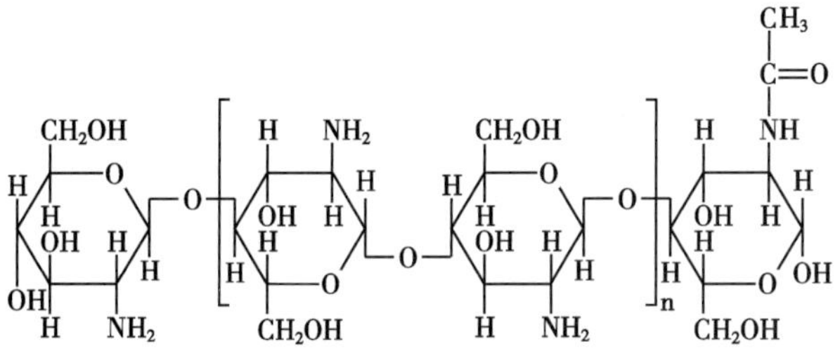

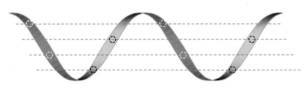

图 14-1　壳聚糖结构式

壳聚糖又被称为壳多糖、聚氨基葡萄糖,是甲壳素经过脱乙酰处理而得的产物。壳聚糖与大部分的生物大分子类似,也具有多级结构。已有研究结果表明,壳聚糖中存在复杂的双螺旋结构,如图 14-2 所示。其中,螺距为 0.515nm,一个螺旋平面由 6 个糖残基组成。

图 14-2　壳聚糖的双螺旋结构

大多数天然多糖以二糖为结构单元,壳聚糖也不例外。尽管从结构式上看,壳聚糖是由氨基葡萄糖(一般称作氨基葡萄糖残基,或者氨基葡萄糖单元)缩合而成,但当壳聚糖在受到壳聚糖酶自然降解时,最终产物是壳二糖而非氨基葡萄糖,由此证明壳聚糖的结构单元是壳二糖。

(一) 活性官能团

壳聚糖的主要活性官能团包括 6 位碳上的羟基、3 位碳上的羟基、2 位碳上的氨基或乙酰氨基。

壳聚糖中羟基的存在能够使壳聚糖发生醚化、酯化、O-乙酰化、接枝等化学反应。但壳聚糖中的两种羟基反应活性有所不同,6 位碳上的羟基属于一级羟基,在空间构象上有较大的自由旋转空间,位阻相对较小,反应活性较高;3 位碳上的羟基则是二级羟基,不能自由旋转,空间位阻较大,反应活性较低。

壳聚糖中氨基的存在也为许多化学反应的发生提供了条件,如乙酰化、季铵化、烷基化、接枝聚合、金属螯合等。壳聚糖分子中 2 位碳上的氨基和乙酰氨基均有一定的反应活性,乙酰氨基由于已经乙酰化,仅存一个活性氢原子,因而反应活性远低于氨基。因此,壳聚糖分子中氨基和乙酰氨基的占比与序列也是影响壳聚糖物理和化学性质的重要参数。

氨基的存在使壳聚糖极易受到体系 pH 的影响。pH 较低时,氨基质子化而带正电,使得壳聚糖转变成水溶性的阳离子多糖;当 pH>6 时,氨基去质子化使壳聚糖失去电荷,水溶性骤降。

(二) 氢键及结晶结构

壳聚糖的分子主链上分布着丰富的氨基和羟基,还有部分的 N-乙酰氨基,这些基团会形成分子内以及分子间的氢键,而这些氢键的存在进一步形成了壳聚糖大分子的二级结构。

壳聚糖的一个氨基葡萄糖残基中,其 3 位碳上的羟基可以形成四种氢键(图 14-3)。

此外,氨基葡萄糖残基 2 位碳上的氨基、6 位碳上的羟基也可形成分子间氢键(图 14-4)。

正是由于这些丰富的氢键,壳聚糖的分子结构呈现出高度的规整性,甚至形成结晶区。高分子化合物的结晶度与化合物的熔点、杨氏模量、透水性、吸附气体或液体的能力等密切相关,聚合物的结晶度越高,所制备材料的物理化学性质越稳定。壳聚糖的结晶度与其脱乙酰度和成膜时的温度密不可分,当脱乙酰度由 74% 提高至 85% 时,X 线衍射表明其结晶度增加了 6.4%;而在脱乙酰度相同的情况下将壳聚糖配制成一定浓度的乙酸溶液,并在不同温度下干燥成膜,从 X 线衍射和偏光显微镜结果可知,随着成膜温度的升高,壳聚糖的结晶度呈现下降趋势。

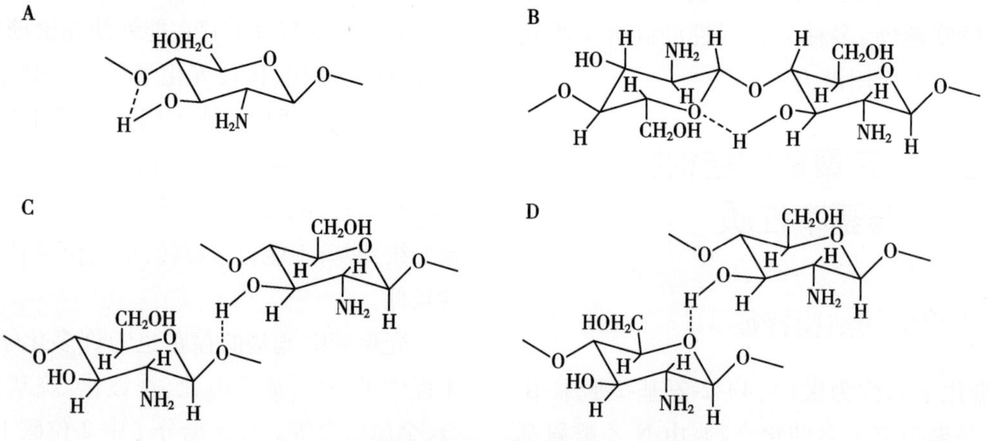

图 14-3　壳聚糖中 3 位碳上羟基形成的氢键

A. 与相邻的糖苷基（—O—）形成分子内氢键；B. 与同一条分子链上相邻呋喃环上的氧原子形成分子内氢键；C. 与另一条分子链上的糖苷基形成分子间氢键；D. 与另一条分子链上呋喃环上的氧原子形成分子间氢键。

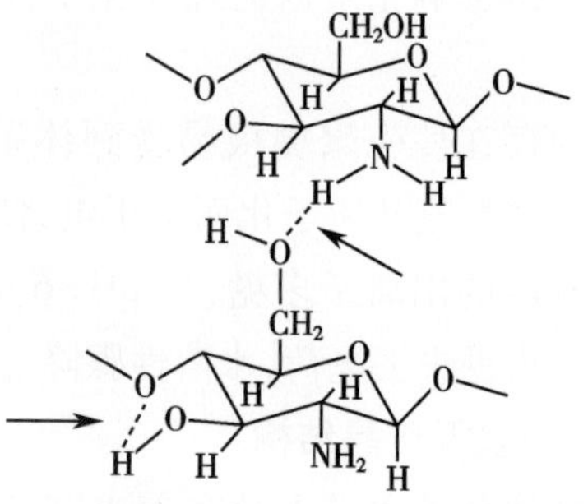

图 14-4　壳聚糖中 2 位碳上的氨基形成的氢键

二、壳聚糖的基本性质

（一）壳聚糖的物理性质

1. 溶解与再生　经甲壳素脱乙酰而得到的壳聚糖，脱乙酰度通常大于 55% 甚至在 70% 以上。由于自由氨基的含量较高，壳聚糖的溶解性能比甲壳素有所改善。pH 能够改变壳聚糖的电荷分布与溶解性能，壳聚糖中氨基的 pKa 值为 6~6.5，因此壳聚糖能够溶解在 pH<6 的稀酸水溶液中，常见有机酸如甲酸、乙酸、乳酸等，无机酸如稀盐酸与稀硝酸等都能够溶解壳聚糖。但值得注意的是，在硫酸、磷酸水溶液中以及如 N,N-二甲基甲酰胺、二甲基亚砜等有机溶剂中，壳聚糖是不溶的。在长时间的弱酸环境下中，壳聚糖主链发生降解，致使溶液的黏度下降，因此壳聚糖溶液需现配现用。

壳聚糖的溶解度与其分子量关系密切，一般来说，随着分子量的降低，壳聚糖的溶解性会有所提高。对壳聚糖进行酸解或酶解的研究结果表明，随

着降解的进行，水溶性壳聚糖所占的比例将会逐渐提高，其中聚合度为 2~10 的壳寡糖水溶性较好，在较高 pH 下也能充分溶解。主要原因是随着分子量的降低，壳聚糖分子内的氢键作用逐渐减弱，使壳聚糖分子链能够在溶液中充分舒展，进一步引起壳聚糖分子构象的变化。而链长缩短与分子构象改变均会增加壳聚糖在水溶液中的无序程度，使结晶性受到破坏，从而使溶解性大大提高。另有研究表明，壳聚糖在氢氧化锂尿素体系中反复冻融可得到壳聚糖的碱性溶液，原因可能也与氢键破坏和规整性降低相关。

壳聚糖的溶解性能与脱乙酰度也有一定联系。研究不同脱乙酰度壳聚糖在不同 pH 下的溶解性规律发现，在高 pH 区间，壳聚糖的溶解度随脱乙酰度的降低而增大，原因可能是脱乙酰度降低导致了 pKa 的增大。完全脱乙酰化的壳聚糖在中性 pH 条件下不溶解。

壳聚糖溶解后将溶剂挥发可得再生壳聚糖，此时的壳聚糖可由溶液转变成凝胶、膜、纤维等不同的物理形态。这就为壳聚糖基生物材料的加工成型、制备工艺提供了可行路线。

2. 通透性　壳聚糖的通透性具体表现为透气性与渗透性。

得益于壳聚糖的再生特性，通过壳聚糖溶液的溶剂挥发可得到可控多孔结构，并进一步制备透气性良好的生物材料。壳聚糖的透气性与壳聚糖膜的湿度关系密切，Despond 等研究了不同湿度条件

下,壳聚糖膜对氧气及二氧化碳的吸收率与渗透系数,用来表征壳聚糖膜对两种气体的透过性,结果表明,随着壳聚糖膜湿度的增加,膜对氧气与二氧化碳的透过性均增大,但二者在水中的溶解度不同,最终导致了壳聚糖膜对二氧化碳的透过性更大。

壳聚糖中存在大量羟基并表现出亲水性,使水性溶液能够透过壳聚糖膜从而赋予了壳聚糖膜渗透性,而这种渗透作用在壳聚糖用于医用敷料时是至关重要的。壳聚糖膜的渗透性与实验时间、实验用压力以及壳聚糖的自身特性相关,与大部分渗透膜类似,同样压力下,透水量随着实验时间的增加而增加;同等时间内,实验压力越大透水量越大。

壳聚糖膜的渗透性受脱乙酰度影响较大。有研究表明,在同等实验压力条件下,研究脱乙酰度对壳聚糖膜透水性的影响,发现随着脱乙酰度的增加,壳聚糖膜的透水量也逐渐提高。原因是随着脱乙酰度的增加,乙酰氨基转变为自由氨基,其亲水性更好。此外,单一的壳聚糖膜以及与其他生物分子复合的壳聚糖复合膜还对某些小分子药物具有一定的透过性,该透过性与膜的组成及药物种类相关。

(二) 壳聚糖的化学性质

1. 阳离子聚电解质　在酸性溶液中(pH < pKa),壳聚糖分子中的氨基能够被质子化,使壳聚糖分子链以阳离子聚电解质的形式存在于溶液中,因此能够与带负电的阴离子或聚阴离子通过如静电相互作用、偶极相互作用、氢键、疏水作用等相互作用形成复合物。

壳聚糖与其他高分子之间能形成聚电解质复合物,如黄原胶、卡拉胶、藻酸盐、果胶、肝素、透明质酸、硫酸软骨素、羧甲基纤维素、硫酸葡萄糖等。壳聚糖带正电的氨基与其他带负电基团之间的静电相互作用是聚电解质复合物形成的主要驱动力,这是一种强于氢键和范德华力的相互作用力。当溶液 pH 在壳聚糖与电负性电解质的 pKa 之间时,静电作用较强,二者所形成的聚电解质复合物容易以凝胶形式存在。此外,壳聚糖在形成聚电解质的过程中还受到分子量、分子量分布、氨基分布、脱乙酰度及构象的影响。利用壳聚糖的聚电解质特性,可以将带电荷的生物相容性多糖与壳聚糖制备成多层聚电解质胶囊、微球、多孔海绵或渗透薄膜等。

2. 金属螯合性　壳聚糖的糖残基在 2 位碳上有一个氨基或乙酰氨基,3 位碳上有一个羟基,二者在构象上均属于平伏键,使它们在一定 pH 下对一些金属具有螯合作用,因而能够对这些金属起到富集作用。壳聚糖作为一种天然的金属螯合剂,对 Mn^{2+}、Hg^{2+}、Pd^{2+}、Au^{3+}、Pt^{4+}、Cu^{2+}、Pb^{2+}、Ni^{2+}、Ag^+ 等重金属离子有较强的螯合能力,但对碱金属的吸附作用较差。基于这一点,可以利用壳聚糖实现对重金属与碱金属的分离。壳聚糖对金属的吸附顺序如下:铜离子>汞离子>锌离子>镉离子>镍离子>钴离子≈钙离子>铕离子>钕离子≈镨离子,二价及三价的金属离子通常会以氯化物的形式被吸附。

此外,壳聚糖的抗辐射能力也较强,可用于放射性金属如铀、锆、铌、钌等的处理。壳聚糖对镧系金属离子也有吸附性,且吸附作用与离子浓度和反应时间相关。

实验研究发现,壳聚糖的金属螯合性与 pH、金属浓度、金属/配体比例、壳聚糖聚合度、脱乙酰度等有关,且壳聚糖的螯合作用是几个糖单元中的氨基、羟基共同作用的结果。

3. 官能团反应性　壳聚糖分子链上含有丰富的反应性官能团,2 位碳上的氨基与 6 位碳上的羟基均比较活泼,能够参与多种化学反应,这也为化学改性壳聚糖衍生物的制备奠定了基础。壳聚糖可发生的常见化学反应如图 14-5 所示。

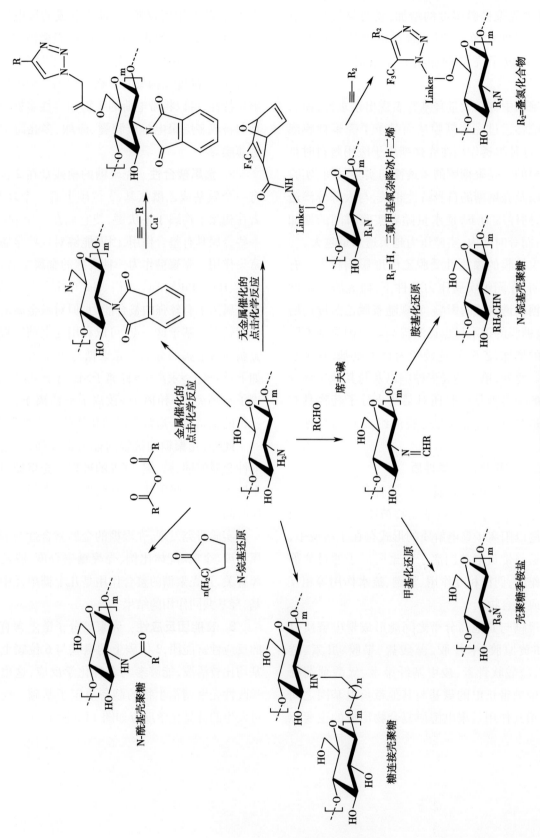

图 14-5　壳聚糖的常见化学反应

第三节 壳聚糖及改性壳聚糖的制备及生物活性

一、壳聚糖的生产工艺

甲壳素是自然界中除纤维素以外储量第二丰富的天然聚合物，而壳聚糖可以由甲壳素部分脱乙酰获得。甲壳素主要来源于节肢动物的外壳或蛹壳，以及真菌、低等植物藻类的细胞壁，每年自然界中大约产生 10^6 吨的甲壳素。甲壳素在水相的作用下通过热化学脱乙酰作用转化为壳聚糖，而壳聚糖在自然界中只在某些真菌如毛霉菌中产生。壳聚糖价格相对较低，可以起到与合成聚合物类似的作用，因此是昂贵的合成聚合物的一种理想替代品，可节约成本，通常被认为是一种环境友好型的绿色生物材料。

壳聚糖由随机分布的(1,4)-葡萄糖胺和N-乙酰氨基葡萄糖胺组成，因此，聚合物并没有完整无缺陷且一致的内聚分子结构，而很可能是一系列不同分子量、不同序列的聚合物的组合。脱乙酰度和解聚作用决定了壳聚糖最终的分子量及分子量分布。壳聚糖脱乙酰度的范围为 $40\% \sim 98\%$ ，分子量的变化为 $5 \times 10^4 \sim 2 \times 10^6$ 。不同分子量的壳聚糖，具有不同的性质。根据相应的应用，壳聚糖目前有如下五种等级：农业级（脱乙酰度 $\geqslant 85\%$ ），工业级（脱乙酰度 $\geqslant 75\%$ ），食品级（脱乙酰度 $65\% \sim 90\%$ ），化妆品级（脱乙酰度 $78\% \sim 82\%$ ）和药物级（脱乙酰度 $90\% \sim 95\%$ ），而壳聚糖的全球标准化也正在进行当中。

壳聚糖生产及制备所需的原料主要是水产品加工厂废弃的虾壳和蟹壳，其主要成分含有碳酸钙、蛋白质和甲壳素（20%左右）。因此，以虾壳蟹壳为原料来生产壳聚糖的工艺过程可以简单概括为脱钙、蛋白质去除、脱色和脱乙酰。目前，国内外制备壳聚糖应用最广泛的两种方法分别是酸解法和酶解法。

（一）酸解法

酸解法可以利用稀盐酸将不易溶解的碳酸钙转化为能够溶解的氯化钙并进一步被分离去除，再用稀碱液将蛋白质溶解析出，然后经过吸附剂、脱色剂等脱色并水洗干燥，得到初产物甲壳素，最后经过脱乙酰处理即可得到产品壳聚糖。此外，为了提高壳聚糖产率，需要事先对虾壳蟹壳原料进行预处理，再经干燥、粉碎、研磨、分选、精筛等过程，更有利于后期酸解加工法生产壳聚糖。目前，壳聚糖的工业制备主要还是应用酸解法。但无机酸会破坏壳聚糖的分子链，且生产过程能耗高，产生的废弃物对环境污染较为严重。

（二）酶解法

酶解法制备壳聚糖以及壳寡糖的不同之处在于，它利用乙二胺脱钙并利用蛋白酶去除蛋白质，之后通过特异性的酶对壳聚糖进行降解，可以选择性地切断壳聚糖分子中的 β-1,4 糖苷键，从而获得特定的低分子量壳聚糖，这种方法克服了化学降解过程中壳聚糖分子量分布变宽、均一性变差等缺点，所得的壳聚糖产品均一性较好。与传统使用的酸解法相比，酶解法不会发生副反应，反应条件温和，工艺较易控制，并且大大减少了酸碱的排放，实现了绿色生产，是一种较为理想的制备壳聚糖的方法。

无论是酸解法还是酶解法所得到的壳聚糖均不溶于水和碱溶液，只溶于部分弱酸溶液，使其在现实应用中受到了一定程度的限制。利用壳聚糖分子中化学活性较强的羟基和氨基，对壳聚糖进行改性处理，可以拓宽壳聚糖的应用范围。

二、改性壳聚糖的制备

壳聚糖的改性方法，包括物理改性（如共混）、生物改性（酶解或酶催化）以及化学改性。其中，化学改性一方面能够改善限制壳聚糖生物应用的水溶性差等缺陷，另一方面也能赋予壳聚糖新的性能。随着对壳聚糖及改性壳聚糖理化性质和生物活性研究的不断深入，壳聚糖及改性壳聚糖作为生物材料已引起人们越来越多的关注。

壳聚糖分子中的活性羟基基团以及氨基基团，赋予了壳聚糖独一无二的性能。壳聚糖的反应活性很大程度上取决于pH，pH决定了壳聚糖的带电状态和性质。壳聚糖能够在低pH条件下质子化，因此显正电性并具有一定的水溶性。相比之下，在中性或高pH下的壳聚糖不溶于水。壳聚糖的pKa近中性，其水溶性的转变发生在pH为 $6.0 \sim 6.5$ 的范围内，这一范围有利于生物材料的应用。

由于存在较强的分子内和分子间氢键且分子

链结构刚硬,壳聚糖材料结构致密,在大多数有机溶剂或水溶液中难以溶解,从而限制了壳聚糖的潜在应用。为了提高壳聚糖的溶解度,可以将亲水性或疏水性基团耦联于壳聚糖重复单元中,合成改性的壳聚糖。例如将 6 位碳上的羟基转化为羧基或氨基基团可提高壳聚糖在有机溶剂和水中的溶解度,进而拓宽其应用范围。

壳聚糖可以通过多种方法进行化学改性,包括酰基化改性、羧基化改性、季铵化改性、季磷化改性、胍基化改性、巯基化改性、希夫碱反应、交联改性以及点击化学改性等。与原壳聚糖相比,改性壳聚糖在化学、生物和功能上更具优势。Sarmento 等和 Inamdor 等的综述中总结了一些性能的改善,其中包括溶解度的增加、凝胶性能的提升和电荷性质的转变等。此外,通过对壳聚糖的改性,设计了具有双亲性的壳聚糖衍生物,并与各种生物活性和治疗分子进行自组装形成纳米结构,该纳米结构表现出提升的血液相容性、细胞相容性及 RNA 转染效率。各种化学改性使壳聚糖成为功能性聚合物产品的一种极具吸引力的原材料。

（一）酰基化改性

酰基化反应是壳聚糖的化学改性中研究最早的一类反应,酰基化壳聚糖的制备如图 14-6 所示。通过引入不同分子量的脂肪族酰基或者芳香族酰基,所得到的壳聚糖酰基化衍生物在水及有机溶剂中的溶解度将大幅提高。壳聚糖分子中 2 位碳和 6 位碳上分别带有氨基和羟基,因此,酰基化反应既可以发生在氨基上,生成相应的酰胺,又可以发生在羟基上,生成对应的酯。酰基化程度的高低主要取决于酰基化试剂如酰氯的用量,通常需要比壳聚糖自身氨基或羟基过量的酰基化试剂来获得具有高取代度的目标酰基化产物。同时酰基化程度还与取代基长短有关,当取代基碳链增长时,由于空间位阻效应的影响,很难得到高取代度产物。早期的酰基化反应是在乙酸和酸酐或酰氯中进行的,反应条件温和,反应速度较快,但试剂消耗过多、分子链断裂十分严重。近年来,研究人员发现甲磺酸也可替代乙酸进行酰基化反应。甲磺酸既可充当溶剂,又能起到催化作用,反应在均相中进行,所得产物酰基化取代程度较高。

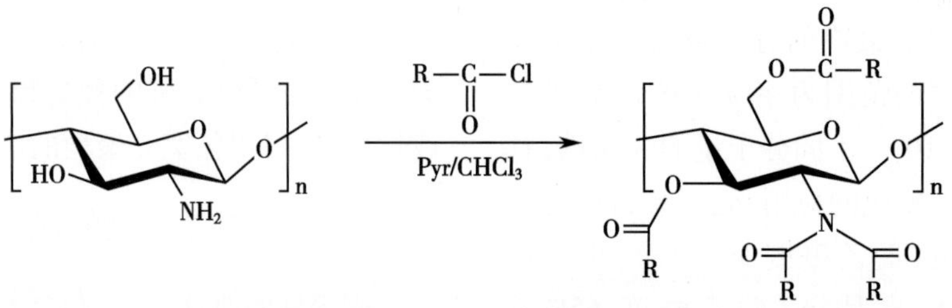

图 14-6　壳聚糖的酰基化改性

（二）羧基化改性

壳聚糖分子中既含有羟基,又含有氨基,因此,羧基化产物既可以是 O-羧基化壳聚糖又可以是 N-羧基化壳聚糖,而要想得到 O-羧基化壳聚糖为主的产物,在进行羟基的羧基化改性前,可利用芳香族的醛(酮)或者脂肪族的醛与壳聚糖 2 位碳上的氨基反应形成希夫碱,从而起到保护氨基的作用,反应结束后再脱保护即可得到 O-羧基化的改性壳聚糖。羧甲基壳聚糖是提高壳聚糖水溶性研究最多的化学改性产物之一。Chen 等通过控制反应条件,向壳聚糖的异丙醇-氢氧化钠混合液中分次加入氯乙酸,制备了 N,O-羧甲基壳聚糖,实现了壳聚糖羟基和氨基上的双羧基化取代。Ge 等利用超声波,在水中让壳聚糖与氯乙酸发生反应,制备了取代度高达 85% 的羧甲基壳聚糖。水溶性的羧甲基壳聚糖通常还可由壳聚糖与乙醛酸反应得到。

（三）季铵化改性

壳聚糖的 N-季铵化改性是最为常见的一类壳聚糖化学改性方法。这种方法不仅能够改善壳聚糖的水溶性,同时还能够增加改性壳聚糖的抗菌性能。

Guo 等合成了 N 取代季铵盐壳聚糖,如图 14-7 所示。结果表明 N 取代的季铵盐壳聚糖所带正电荷高于壳聚糖、希夫碱壳聚糖等,并且抗菌活性较高。Ling 等通过微波法合成了 N-季铵盐壳聚糖,并在不添加其他化学试剂的情况下,将其用于还原纳米金,从而得到均一的六角形或者球形金纳米颗粒。许晨等通过非均相反应合成了壳聚糖羟丙基三甲基季铵盐,并通过磁共振、红外光谱表征了其结构,改性壳聚糖的水溶性明显提高。此外,将10%的该壳聚糖季铵盐溶液与甘油、乙醇、丙二醇以任意比例混合后,均未观察到析出或沉淀现象。为了进一步提高改性壳聚糖衍生物的抗菌性能,Lim 等在制备了水溶性的壳聚糖羟丙基三甲基季铵盐(HTCC)基础上,进一步与羟甲基丙烯酰胺(NMA)发生反应,首次实现了对壳聚糖的双改性得到 NMA-HTCC。20 分钟内 10×10^{-6} 浓度下的 NMA-HTCC 对大肠埃希菌和金黄色葡萄球菌都有较好的抑制作用。

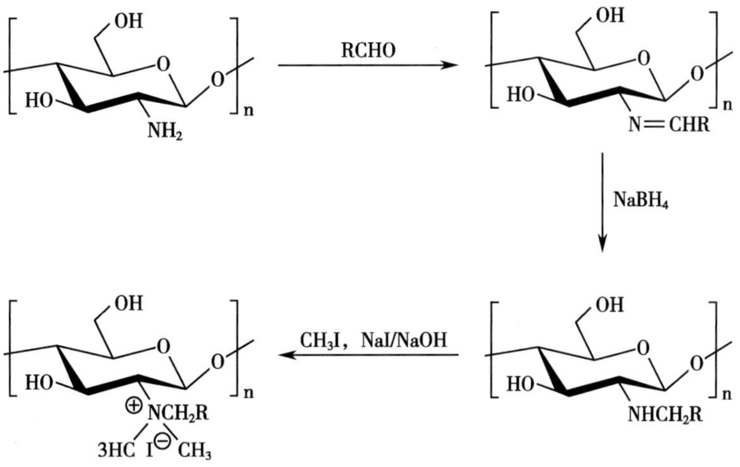

图 14-7　壳聚糖的季铵化改性

壳聚糖在季铵化改性后,所带的正电荷有所增加,抗菌性能显著提高,但与此同时,季铵盐的引入又增加了改性壳聚糖的细胞毒性,从而限制了其在生物医学方面的广泛应用。

(四) 季磷化改性

季磷盐壳聚糖是壳聚糖衍生物中的另外一种常见形式。聚季磷盐已被证明具有很好的聚阳离子性。有报道表明,含有季磷盐的阳离子聚合物比含有季铵盐的阳离子聚合物抗菌性能更优异。因此,季磷盐改性壳聚糖也受到了众多研究者的关注,大量的季磷化改性壳聚糖也被成功合成。

(五) 胍基化改性

胍基化反应通常可以将壳聚糖分子中的氨基直接转化为胍基,或者在壳聚糖分子中耦联含有胍基基团的物质。由于胍基更容易质子化,且碱性更强,从而使胍基壳聚糖不仅水溶性大大提高,其抗菌性能也有了极大的改善。Masson 等利用胍基乙酸、胍基丙酸对壳聚糖进行了胍基化改性,结果表明胍基距离壳聚糖的主链越近,抗菌效果越好。

(六) 巯基化改性

巯基能够赋予生物材料氧化还原调控的特性,通过硫醇与壳聚糖的反应,可以获得壳聚糖的巯基化衍生物。一旦巯基被引入壳聚糖,通过适当调控,所得的巯基化壳聚糖可能会具有环境响应的凝胶化特性,从而在药物输送、皮肤组织再生等生物医用领域中极具应用潜力。

(七) 希夫碱反应

希夫碱反应是对壳聚糖化学改性应用非常广泛的一种手段,不仅能够改善壳聚糖的水溶性,提高其抗菌性,还能够对壳聚糖中的氨基进行保护,从而实现只针对壳聚糖 O 端的化学改性。在壳聚糖与醛或酮之间的希夫碱反应中,所获得的是一种醛亚胺或酮亚胺,随后经硼氢化钠或氰基硼氢化钠还原可以转化为相应的 N-烷基化衍生物。壳聚糖希夫碱反应通式如图 14-8 所示。

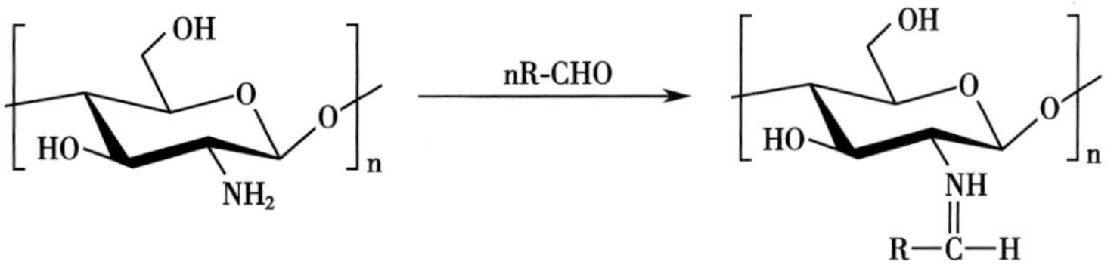

图 14-8　壳聚糖希夫碱反应通式

（八）交联壳聚糖

利用双官能团的醛类，如戊二醛作为壳聚糖的交联剂也很常见。壳聚糖分子中的氨基可以直接与交联剂进行交联形成希夫碱结构，也可以与交联剂交联后，再与其他小分子进行交联，甲醛、乙二醛、戊二醛、京尼平等均是较为常用的交联剂。交联反应在室温、不同 pH 下均可发生，且反应速率较快。其中，已经商业化的交联壳聚糖 chitopearl® 是由壳聚糖与过量的 1,6-二异氰亚胺反应，随后暴露在水蒸气中制得的。这种改性壳聚糖可以被用在色谱中或用作酶助剂。

（九）点击化学反应

合成改性壳聚糖的另一个重要反应是点击化学反应。点击化学本质上是一种铜原位催化的环加成反应。这种化学反应使复杂聚合物能够在室温极性溶剂中通过快速且不断地链接小单元来合成。迄今为止，利用这种方法已经得到了许多基于壳聚糖的衍生物，这些改性壳聚糖具有不同的官能团，从而拓宽了壳聚糖的应用领域。然而，由于铜易于被氧化以及金属络合聚合物去除困难等局限性，急需发展一种无金属催化的点击化学反应。利用 7-氧杂降冰片二烯功能化的壳聚糖，能够实现与叠氮化物之间的无金属催化点击反应，可以将水溶性壳聚糖衍生物与小极性分子或其他聚合物耦联在一起。未来该反应将有可能被用于生物医学领域中对生物活性分子的耦联。

三、壳聚糖及改性壳聚糖的生物活性

壳聚糖是天然大分子，具有良好的生物可降解性、生物相容性、抗菌性、无毒无抗原性，在生物医用材料领域具有广阔的应用前景。改性壳聚糖充分改善了天然壳聚糖在溶解性方面的缺陷，并赋予壳聚糖新的功能以适用于不同的应用领域。研究壳聚糖及改性壳聚糖的生物活性对其用作生物材料意义重大。

（一）生物可降解性

壳聚糖及具有壳聚糖骨架的改性壳聚糖具有生物可降解性，能够在动物胃肠道被降解，降解程度因不同动物而异。壳聚糖生物降解的主要形式是被溶菌酶等生物酶催化缓慢水解而解聚，一部分以二氧化碳的形式通过呼吸道排出体外，另一部分则会降解成为糖蛋白，进一步被吸收利用。

壳聚糖的降解速率与分子量和脱乙酰度相关，一般来说，分子量越大或脱乙酰度越高，则降解速率越慢。如溶菌酶对脱乙酰度>70%的壳聚糖的降解活性骤降，而完全脱乙酰化的壳聚糖在体内甚至不能被溶菌酶所催化水解。如此一来，可以利用高脱乙酰度的壳聚糖用作植入材料，如脱乙酰度>85%的壳聚糖能在体内维持数月。此外，如果壳聚糖的氮位上有其他基团，也有可能降低壳聚糖的降解速度。

将壳聚糖进行荧光标记并对老鼠进行腹腔注射，观察体内荧光分布以推断壳聚糖降解产物的代谢情况。实验结果表明大部分荧光集中在肾脏和尿道，说明壳聚糖被降解为小分子通过排尿排出，降解过程中的低分子量壳聚糖或壳寡糖并不会在体内积累，更无免疫原性。

（二）生物相容性

壳聚糖作为碱性天然多糖，生物安全性良好，对动植物都有良好的适应性，对生物体无刺激且炎症反应小。美国 FDA 批准壳聚糖用于伤口敷料，日本、意大利等国也批准壳聚糖用于食品当中，可见，壳聚糖的生物相容性是公认的。但值得注意的是，对壳聚糖进行化学修饰后所得的改性壳聚糖会因部分官能团的变化而引起生物相容性的改变。

以成纤维细胞为模型对壳聚糖及改性壳聚糖进行生物相容性评价，发现甲基吡咯烷酮壳聚糖引起的细胞增殖抑制率最低，壳聚糖盐酸盐的细胞毒性比聚赖氨酸小 4 倍。此外，多种哺乳动物细胞均能够在壳聚糖材料上黏附、伸展、生长、繁殖。

以动物脑组织为研究对象，发现颅内植入壳聚糖的实验大鼠在 30 天内，动物行为无明显改变，局部组织反应正常，说明壳聚糖的脑组织相容性良好。此外，报道表明，壳聚糖对兔子的眼睛黏膜和皮肤没有刺激性，对老鼠不产生口服毒性与急性毒性。部分改性壳聚糖的半抑制浓度 IC_{50} 如表 14-1 所示。

表 14-1　壳聚糖及改性壳聚糖的细胞毒性

壳聚糖(M$_w$;DD)	结构改性	细胞毒性	IC$_{50}$
18 700;95%	硬脂酸接枝	体外,A549 细胞	(369±27)μg/ml
	硬脂酸接枝并包载	体外,A549 细胞	(234±9)μg/ml
65 000;97%	N-辛基-O-硫酸	体外,原代大鼠肝细胞	>200mg/ml
20,45,200,460 000;87%	天冬氨酸盐	体外,Caco-2,pH=6.2	(0.67±0.24)mg/ml
			(0.61±0.10)mg/ml
			(0.65±0.20)mg/ml
			(0.72±0.16)mg/ml
	谷氨酸盐		(0.56±0.10)mg/ml
			(0.48±0.07)mg/ml
			(0.35±0.06)mg/ml
			(0.46±0.06)mg/ml
	乳酸盐		(0.38±0.13)mg/ml
			(0.31±0.06)mg/ml
			(0.34±0.04)mg/ml
			(0.37±0.08)mg/ml
	盐酸盐		(0.23±0.13)mg/ml
			(0.22±0.06)mg/ml
			(0.27±0.08)mg/ml
			(0.23±0.08)mg/ml
<50 000;78%	乳酸盐	体外,B16F10 细胞	2.50mg/ml
150 000~170 000;82%	乳酸盐		(2.00±0.18)mg/ml
60 000~90 000;>80%	谷氨酸盐		(2.47±0.18)mg/ml
180 000~230 000;77%	乳酸盐		(1.73±1.39)mg/ml
60 000~90 000;85%	盐酸盐		(2.24±0.16)mg/ml
100 000~130 000;81%	盐酸盐		(0.21±0.04)mg/ml
152 000;100%	羟乙基壳聚糖		(2.47±0.15)mg/ml
3 000~6 000;100%	20%,44%,55%二甲基壳聚糖盐酸盐	体外,MCF7 和 COS7 细胞,6 小时或 24 小时	>10mg/ml
3 000~6 000;100%	94%三甲基壳聚糖盐酸盐	体外,MCF7 细胞,6 小时	(1.402±0.210)mg/ml
100 000;100%	36%三甲基壳聚糖盐酸盐		(0.823±0.324)mg/ml
3 000~6 000;100%	94%三甲基壳聚糖盐酸盐	体外,COS7 细胞,6 小时	(2.207±0.381)mg/ml
100 000;100%	36%三甲基壳聚糖盐酸盐		>10mg/ml
5 000,25 000,50 000, 100 000,400 000;84.7%	40%三甲基壳聚糖	体外,L929 细胞,3 小时	30,70,90,270;>0.1mg/ml
1890 000;84.7%	12%聚乙二醇,40%三甲基壳聚糖		0.22mg/ml
3600 000;84.7%	25.7%聚乙二醇,40%三甲基壳聚糖		0.37mg/ml
300 000;84.7%	6.44%聚乙二醇,40%三甲基壳聚糖		>0.5mg/ml

M$_w$. 重均分子量;DD. 脱乙酰度。

（三）抗菌活性

自 1979 年 Allan 等提出壳聚糖具有广谱抗菌性以来，壳聚糖作为天然大分子抗菌剂引起了大量研究者的强烈兴趣。随着生活水平的不断提高，人们对抗菌剂的选择也越来越挑剔，无毒副作用、生物相容性较好的壳聚糖及改性壳聚糖成为各国科学家研究的重点，通过在壳聚糖上接枝不同的基团，壳聚糖的抗菌活性也能够得到进一步的提升。

根据文献报道，壳聚糖可以选择性地高效抑制口腔链球菌的生长，同时并不影响其他有益细菌的生长。并且，壳聚糖能够有效抑制幽门螺杆菌的生长，随着 pH 的降低与壳聚糖浓度的增加，抗菌作用逐渐增强。除此之外，壳聚糖对以金黄色葡萄球菌为代表的革兰氏阳性菌和以大肠埃希菌为代表的革兰氏阴性菌也有较强的抑制作用。分子量 18×10^4 Da 的壳聚糖在浓度为 500×10^{-6} mg/L 时对金黄色葡萄球菌与大肠埃希菌的杀灭率几乎达到 100%。另有研究表明，壳聚糖还能够通过增加真菌菌丝细胞膜的通透性、抑制菌丝生长，起到对真菌的有效抑制作用。

改性壳聚糖的抗菌活性近年来受到了研究者的重视，大量具有高效抗菌能力的改性壳聚糖被广泛报道。

Xiao 等利用 1-(3-二甲氨基丙基)-3-乙基碳二亚胺盐酸盐/N-羟基琥珀酰亚胺（EDC/NHS），在 MES 缓冲液中合成了一系列不同取代度的水溶性精氨酸改性壳聚糖，其浓度大于 150ppm 时能很好地抑制大肠埃希菌和金黄色葡萄球菌，改性壳聚糖抗菌活性明显高于天然壳聚糖。Tang 等考察了两种不同取代度的精氨酸改性壳聚糖对革兰氏阴性菌的抑制作用，发现二者对荧光假单胞菌和大肠埃希菌都有很好的抑制作用，低浓度下，低取代的精氨酸改性壳聚糖比高取代的精氨酸改性壳聚糖抗菌活性更高。笔者利用胍基化试剂与聚乙二醇对壳聚糖进行双改性，所得的双改性壳聚糖能够有效抑制金黄色葡萄球菌及耐药性金黄色葡萄球菌的生长，且对红细胞、肝细胞、成纤维细胞等哺乳动物细胞无毒副作用。Mowlana 等利用对羟基水杨醛对壳聚糖 6 位碳上的羟基进行改性，随后将改性壳聚糖与淀粉按照 1∶1 的比例共混制得复合膜，考察

其抗菌性发现，改性壳聚糖对革兰氏阳性菌有较好的抑制作用，改性壳聚糖-淀粉复合膜能够有效抑制革兰氏阴性菌及真菌。为了提高纤维素的抗菌、抗氧化活性，Li 等通过堆积沉积的方法将壳聚糖与木质磺酸盐络合物负载到纤维素表面，所得的复合材料对大肠埃希菌有较好的抗菌活性。Geisberger 等将巯基乙酸与不同分子量的壳聚糖交联，形成万能抗菌基团，并对比不同分子量壳聚糖-巯基乙酸的抗菌能力，得出低分子量壳聚糖-巯基乙酸抗菌效果良好。Wu 等将硫酸庆大霉素与羧甲基壳聚糖交联，形成的羧甲基壳聚糖-硫酸庆大霉素水凝胶，不仅能抑制细菌的生长，还能促进成骨细胞的黏附、迁移及分化。Friedman 等将壳聚糖与藻酸盐复合形成纳米粒子，用来包裹过氧化苯甲酰，不仅能有效地抑制痤疮丙酸杆菌的生长，起到治疗痤疮、粉刺的作用，还能有效减轻过氧化苯甲酰对正常细胞的毒副作用。

尽管研究者在壳聚糖及改性壳聚糖的抗菌机制方面做了大量的研究工作，但尚未得到明确而统一的抗菌结论。目前，被普遍接受的抗菌机制主要有以下几种。

1. 壳聚糖是一种聚阳离子碱性多糖，容易以带有负电荷的细菌细胞膜为作用靶点，使细胞壁趋于溶解、细胞膜变形，导致细胞内容物外泄而达到抗菌效果。

2. 壳聚糖或改性壳聚糖穿过细菌细胞膜渗透到细胞核中，与其中的 DNA 结合，从而阻碍 RNA 和蛋白质的合成，使细菌遗传物质的合成受到干扰，影响细胞的分裂和增殖，从而实现抗菌的目的。

3. 含有氨基的壳聚糖或改性壳聚糖能够螯合金属离子，从而抑制细菌对微量元素以及生长所必需营养物质的摄取。

通常认为高分子量的壳聚糖抗菌以第一种机制为主，而低分子量的壳聚糖以第二种机制为主。

壳聚糖及改性壳聚糖的抗菌活性主要受到分子量、pKa 或正电荷密度、脱乙酰度、取代度、疏水性、多功能基团、极性基团或多肽以及微生物种类等多方面因素的影响。因此在考虑壳聚糖及改性壳聚糖的抗菌活性时，应综合考察各方面因素。

（四）止血及抗凝血

血液在功能上同时存在凝血及抗凝血系统，二

者保持动态平衡以保证血液在血管内不断流动。凝血功能减弱,在血管受损后会导致止血困难而引起失血过多;抗凝血功能变弱则容易引起血栓、栓塞等形成。

一方面,壳聚糖可以被制成各种形式的止血材料,如粉末、溶液、纤维、多孔材料、凝胶、泡沫、薄膜等,并通过与另外一种或多种高分子材料复合来增强止血效果。扫描电子显微镜(SEM)显示,带正电荷的壳聚糖纳米粒子能够附着在红细胞带负电荷的细胞膜上,通过与红细胞强烈作用而加速凝血。而将二磷酸腺苷(adenosine diphosphate,ADP)或纤维蛋白原(fibrinogen,FN)负载于壳聚糖纳米颗粒上,则会进一步促进凝血过程,可用于伤口的止血和促进愈合。其中,ADP 能够与血小板受体结合并促进伤口愈合;而 FN 为血管稳定性和止血提供了物理支架。将 ADP 和 FN 同时与壳聚糖纳米粒子相结合,能够使 ADP 充分发挥作用,且 ADP/FN 与血液中的凝血酶相互作用,从而形成大量的纤维蛋白网络。另有文献报道,在壳聚糖主链上接枝疏水性烷基链段而获得的疏水改性壳聚糖,对肝素化的人全血具有凝胶化作用。如 0.25% 的疏水改性壳聚糖即可使人全血立即凝胶化,而添加环糊精后,凝胶化的人全血又可恢复。在动物实验中,1ml 的 0.5wt% 疏水改性壳聚糖在(4.5±0.6)秒内即可实现对大鼠静脉损伤的止血,(5.6±0.7)秒内即可对猪股静脉轻伤完成止血,因此可以作为安全有效的止血材料用来处理体外出血。

另一方面,壳聚糖还可以通过分子设计和化学改性得到类肝素结构,从而具备抗凝血功能,以此替代来源稀少、价格昂贵的肝素。磺化壳聚糖、羧甲基壳聚糖、壳聚糖硫酸酯均具有抗凝血作用,而壳聚糖硫酸酯的抗凝血活性甚至高于肝素。在 O 位羧基化后再磺化而得到的羧基/磺羧基之比为 0.9/0.58 的羧甲基壳聚糖硫酸酯,其对凝血时间延长的效果虽不如单一磺化的壳聚糖硫酸酯,但对凝血酶 AT-Ⅲ 的抑制作用却有所加强。

通过文献中对壳聚糖硫酸酯抗凝血性能的研究,可得出如下结论:①硫酸酯基团的存在是抗凝血活性的必要条件;②6 位碳上的硫酸酯基团是抗凝血活性的主要位点;③2 位碳和 3 位碳的磺化可增强改性壳聚糖的抗凝血活性,但并非关键因素;④分子量与标准肝素接近时,即 26 000 左右,抗凝血活性最强;⑤磺化壳聚糖中的羧基能够对抗凝血活性起到协同作用;⑥自由氨基的存在对抗凝血活性不利。

(五) 伤口促愈性

伤口愈合是在受伤之后立即开始、复杂而有序的过程。这个过程涵盖了不同类型的细胞、生长因子和细胞因子等一系列生理活动的串联,包括相互重叠而连续的 2 个阶段:①淤血和组织炎症阶段;②细胞增殖、新组织形成以及组织重塑阶段。

壳聚糖具有较高的生物活性并且具有促进伤口愈合的内在特性,其促进伤口愈合的机制主要包括以下两个方面:①在伤口愈合的组织炎症阶段,能够加速多形核细胞渗出到伤口区,刺激巨噬细胞迁移,促进伤口清洁;②在伤口愈合的组织重塑阶段,可以刺激纤维细胞增殖、淋巴细胞增殖和Ⅲ型胶原蛋白纤维形成。

文献中记录伤后 6 天肉芽组织中有丝分裂的细胞数目发现,壳聚糖处理的实验组中的有丝分裂细胞数明显多于对照组,证实壳聚糖可以加速成纤维细胞产生胶原。一氧化氮(NO)与伤口愈合中的血管生成、上皮细胞迁移和角化细胞增殖密切相关。Pattani 等通过体外实验与体内模型,研究了壳聚糖纳米粒子对淋巴细胞增殖和 NO 产生的重要意义。结果表明,壳聚糖纳米颗粒能够促进 NO 产生,从而促进伤口愈合。

羧甲基壳聚糖一方面能够在促进正常皮肤成纤维细胞生长的同时抑制瘢痕处成纤维细胞的增殖,从而避免过度愈合现象和瘢痕的出现;另一方面又因其与透明质酸类似的结构,可明显减少术后粘连的形成和发生。

第四节　壳聚糖在组织工程中的应用

生物移植材料通常是通过外科手术植入人体组织器官,用于修复、重建、替换人体组织的材料,与人体组织器官和血液长期接触。壳聚糖具有良好的生物相容性、生物降解性、抗菌性、止血镇痛性、神经细胞亲和性,同时还能选择性地促进细胞生长,且壳聚糖及改性壳聚糖材料对温度相对稳定,不会因体内温度改变而发生变形或缩水现象,是用于皮肤组织工程、神经组织工程、骨组织工程、软骨组织工程等组织修复、再生领域的一类理想生物材料。

一、壳聚糖与皮肤组织修复

皮肤是人体最大的器官,包覆于身体表面,约占成人体重的16%,具有屏障保护、新陈代谢、体温调节、机体免疫等多种功能。因创伤、烧伤、皮肤溃烂等导致的皮肤大面积损伤容易引起细菌感染、体液流失并引起多种并发症,甚至会造成死亡。皮肤创面治疗可以恢复受损组织的完整性,并防止机体动态平衡失调。而在皮肤组织修复当中,一方面医用敷料是目前创面处理最理想的选择之一;另一方面,当皮肤难以通过自我修复实现组织再生和恢复时,可以利用皮肤组织工程支架进行皮肤移植。壳聚糖及其衍生物的生物相容性好、毒性低、化学多样性好且生物降解性高,近年来在皮肤组织修复中的应用越来越灵活与丰富。

(一) 医用伤口敷料

医用伤口敷料能够有效地保护伤口,防止伤口感染或脱水,促进伤口愈合。早期的敷料虽然起到了一定的保护和吸湿作用,但在伤口愈合过程中容易发生粘连,造成二次损伤。壳聚糖基医用敷料(包括壳聚糖及其衍生物敷料、壳聚糖及其衍生物复合型敷料、壳聚糖及其衍生物载体型敷料等)生物相容性和生物降解性好、透气性佳,能够有效促进创面表皮再生和伤口愈合、减轻过度愈合及瘢痕的产生、促进伤口收缩、调节炎性介质的分泌、减少创面渗出,从而促进创伤组织的再生、修复和愈合。

1. 壳聚糖及其衍生物敷料 由于天然壳聚糖具有优异的再生性能,因而能够被加工成薄膜、纳米纤维、水凝胶、微球、纳米粒子、海绵、泡沫、载体等形式,进而开发成商业化医用伤口敷料。表 14-2 列举了商业化的壳聚糖基医用伤口敷料。

表 14-2　商业化的壳聚糖基医用伤口敷料

商品名	生产厂家
Tegasorb®	3M
Tegaderm®	3M
HemCon Bandage™	HemCon
Chitodine®	IMS
Trauma DEX®	Medafor

其中,3M 公司生产的 Tegasorb® 是一种水胶体敷料,用于轻微擦伤、裂伤、刀伤和压创,以促进伤口愈合;另一产品 Tegaderm® 抗菌敷料是用来覆盖及保护导管部位,并将各类导管器材固定到皮肤上的透明敷料;HemCon Bandage™ 以冻干的壳聚糖为基材,兼具快速止血与封闭伤口的功效。

与壳聚糖相比,基于壳聚糖衍生物的医用伤口敷料具有更加优异的性能,可为壳聚糖在医用敷料领域提供更为广阔的应用空间。如羧甲基壳聚糖生物片剂、糊剂均有良好的生物相容性,并能通过基质金属蛋白酶-13 的调控来控制细胞增殖及蛋白表达水平。再如笔者将合成的胍基/聚乙二醇双改性壳聚糖冻干在无菌无尘擦拭纸上得到简易敷料,并将其用于全皮层缺损金黄色葡萄球菌感染伤口修复中。研究结果表明双改性壳聚糖伤口敷料既能有效控制感染,又能以其良好的水溶性与生物安全性促进伤口愈合。

2. 壳聚糖及其衍生物复合型敷料 单一壳聚糖或壳聚糖衍生物敷料往往力学性能差、脆性较大、抗水性不足,因此可通过机械共混、化学交联、静电纺丝等多种方法将壳聚糖与天然或合成高分子进行复合,从而得到性能更好、应用更加广泛的复合型敷料。通常用来与壳聚糖及其衍生物复合的天然高分子包括胶原蛋白、海藻酸钠、明胶等,而能够与壳聚糖及其衍生物复合形成复合型敷料的合成高分子主要以聚乙烯醇(PVA)、聚乙烯吡咯烷酮(PVP)为主。

胶原蛋白是一种兼具生物相容性与生物可降解性且无抗原性的天然物质,其结构中由于含有 RGD 多肽序列而具有较好的细胞黏附性,加之其对伤口良好的止血作用,近年来逐渐成为医用敷料的首选。黄爱宾等将胶原蛋白与磺化羧甲基壳聚糖交联后再与硅橡胶复合,得到了一种具有双层结构的复合敷料。该复合型敷料具有更快的血管化能力,无细胞毒性,可实现深度烫伤创面的全层修复。

利用静电纺丝、光交联、辐射交联等方式,可将合成高分子与壳聚糖及其衍生物进行复合而制备医用伤口敷料。如 Zhou 等将聚乙烯醇/羧乙基壳聚糖(PVA/CECS)溶液进行电纺,得到的 PVA/CECS 复合纳米纤维伤口敷料对 L929 细胞无毒且

能促进该细胞的黏附与增殖。再如 Ignatova 等将
具有高效抗菌性能的壳聚糖季铵盐（QCS）与聚乙
烯吡咯烷酮（PVP）进行光交联，所得的 QCS/PVP
纳米纤维毡对创面细菌有良好的杀灭活性。PVA
与 PVP 共混后加入壳聚糖、增塑剂、药物等，得到
水凝胶膜，随后反复冻融并通过 γ 射线辐射交联制
得可用于严重皮肤组织烧伤或创伤的医用水凝胶
敷料。

3. 壳聚糖及其衍生物载体型敷料 除了将壳
聚糖及其衍生物与其他高分子材料复合来提高敷
料性能，还可以通过负载释放药物或生物活性因子
来达到提高壳聚糖基伤口敷料性能的目的。

将壳聚糖（CS）与游离脂肪酸如油酸（OA）和
亚油酸（LA）相结合，可以通过离子相互作用获得
聚合物胶束。所获得的聚合物胶束对细胞的存活
率有积极的影响。由于胶束的两亲性，这两种聚合
物胶束可用于不溶性药物的局部输送，进而控制感
染、促进伤口愈合。Sung 等制备了负载有米诺环
素的壳聚糖基伤口敷料，用来增强患处的治疗效
果。实验结果表明，5% PVA、0.75% 壳聚糖以及
0.25% 米诺环素组成的伤口敷料同时具有溶胀性、
柔韧性以及弹性，负载了米诺环素的伤口敷料比传
统敷料或无菌纱布更有助于大鼠背部的伤口愈合。

碱性成纤维细胞生长因子（bFGF）能够促进成
纤维细胞、内皮细胞和血管平滑肌细胞的增殖，刺激
肉芽组织增生，还能通过刺激表皮细胞生长因子而
加强表皮细胞增长、缩短创面愈合时间，具有诱导微
血管的形成、发育和分化等重要生理功能。Mizuno
等为了克服 bFGF 持续释放困难的问题，将其与羟丙
基壳聚糖醋酸缓冲液混合，经冷冻干燥得到负载有
bFGF 的壳聚糖敷料，该敷料 20 天后仍能使糖尿病
小鼠背部伤口持续缩小，说明该敷料可作为 bFGF
稳定释放的载体型敷料用于慢性创面修复。

表皮生长因子（EGF）具有促进上皮细胞分裂，
加速上皮细胞、内皮细胞及成纤维细胞迁移的生物
活性，能够促进伤口愈合。向壳聚糖膜材料中加入
同浓度的 bFGF 与 EGF，所得的贴剂敷料在大鼠感
染创面治疗中不仅具有保护和抗感染功能，还可稳
定释放药物并辅助伤口引流。载有 EGF 的壳聚糖
复合凝胶对二度烧伤大鼠的愈合促进效果显著，细
胞增殖较快，伤口愈合时间明显缩短。

（二）皮肤组织工程支架

1. 仿细胞外基质支架 伤口愈合的最终过程
是缺损组织的再生，其中包括细胞增殖和组织重
构。细胞外基质（extracellular matrix，ECM）为组织
重构过程中诱导细胞生长提供了胶原纳米纤维构
成的物理支架及高度有序的微环境，这些对损伤组
织的再生都是至关重要的。虽然很难模拟 ECM 的
化学和生理特性，但可以通过电纺或自组装技术来
制备支架材料以实现与 ECM 类似的物理和结构功
能。壳聚糖本身不能形成电纺支架，但壳聚糖基仿
细胞外基质支架通常可由壳聚糖与其他物质共混
或改性制得。这些物质包括天然分子（如胶原蛋
白、氨基酸等）及合成分子（如聚乳酸-羟基乙酸、多
聚环氧乙烷等）。

通过将壳聚糖与胶原蛋白结合，可以获得机
械性能稳定的仿细胞外基质电纺支架。胶原蛋白
的增加也促进了成纤维细胞的增殖和迁移，有助
于伤口愈合过程。另外，Antunes 等利用精氨酸修
饰的壳聚糖与脱乙酰壳聚糖构建了亲水、多孔的
三维纳米纤维网络。雄性的 Wistar 大鼠创伤实验
中，在伤后的 14 天内，脱乙酰壳聚糖以及精氨酸
化壳聚糖处理的伤口愈合速度比对照组快。21
天之后，接受精氨酸化壳聚糖治疗的老鼠比用脱乙
酰壳聚糖或对照组的老鼠明显表现出更高的伤口
闭合率。

除上述天然分子能够与壳聚糖复合混纺外，合
成高分子也常被用在壳聚糖基仿细胞外基质皮肤支
架中。Xie 等研究了一种由壳聚糖和多聚环氧乙烷
（PEO）混合电纺而成的壳聚糖/PEO 纳米纤维支架，
并将聚乳酸-羟基乙酸（PLGA）纳米粒子分散在该纳
米纤维当中。与用组织培养板（TCP）培养组织的对
照组相比，人类皮肤成纤维细胞在壳聚糖/PEO 支架
中的增殖明显增加，且细胞生长速度显著提高。在
SD 大鼠的全皮层创伤实验中，以未经处理的伤口
和用商业透明玻璃处理的伤口作为对照，壳聚糖/
PEO 纳米纤维支架的伤口愈合治疗效果明显较好。
尽管所有的伤口均在四周内闭合，但是用壳聚糖/
PEO 纳米纤维支架处理的伤口因其愈合过程更快
而形成的瘢痕最小，毛发覆盖率最高。

2. 人造皮肤 皮肤由真皮和表皮两部分构
成，正常情况下皮肤的表皮、真皮及皮肤附属器具

有自我更新的能力,在肌肤受损时可通过自身调节进行正常的修复和再生。而一旦出现烧伤、软组织损伤以及皮肤坏死等大面积皮肤损伤,很难依靠皮肤的自我修复来实现组织的恢复与再生,因此需要皮肤移植。

人造皮肤也是皮肤组织工程中重要的支架材料,不仅能够促进表皮组织的迁移、黏附、增殖和分化,还能够改善创面修复、解决皮肤来源问题。作为皮肤替代物,人造皮肤需要有良好的生物相容性、生物可降解性、优良的力学性能、保湿性、抗菌性以及伤口促愈性。这些要求使壳聚糖及改性壳聚糖成为不可多得的人造皮肤原料。

由壳聚糖制得的人造皮肤具有以下优点:①柔软舒适,创面贴合性好,兼具透气性及吸水性;②可有效抑制细菌生长,具有抗感染效应;③具有止血、抑制疼痛和抑制瘢痕生长的效应;④具有良好的生物相容性和诱导组织再生的能力,不致敏、无黏膜刺激性,可促进皮肤生长。

此外,将胶原及糖胺多糖与壳聚糖交联,还可制得多孔组织工程支架,在该支架上接种皮肤成纤维细胞,可得到适于上皮细胞生长的类真皮层。这种人造真皮替代物从形态上与人类正常皮肤无异,可作为深度烧伤的人造皮肤模型。

随着皮肤组织工程的快速发展,与人体皮肤结构更为接近的壳聚糖双层皮肤模型现已问世。该双层人造皮肤分为上下两层,上层为多孔的表皮膜结构,可有效防止创面脱水、细菌感染,并能够及时排出伤口分泌物;下层为多孔的支架材料,吸水性强,可快速排出伤口代谢物,加速组织细胞增殖。此外,部分人造皮肤还可用于制备离体皮肤模型,作为人体皮肤的替代品广泛用于药物、化妆品及化工产品对皮肤的刺激实验当中,为推进体外药物毒性实验做出了显著的贡献。

二、壳聚糖与骨修复

骨组织(bone tissue)富含血管,因而自愈能力较强。多数情况下,轻微的骨断裂仅需固定数月即可愈合。但对于因先天性畸形、外伤、感染、肿瘤等原因导致的严重骨损伤或骨缺失,需要通过骨组织再生与重建的方法,利用植入体来提供骨愈合所需的生理微环境。植入体通常来源于自体骨组织、异

体骨组织或异种骨组织。自体骨组织来源受限,容易造成供区感染、神经受损、大范围软骨损伤,且本质属于一种以创伤修复创伤的模式;异体骨组织和异种骨组织由于免疫原性,容易导致宿主排斥反应。骨组织工程利用合成的支架材料作为植入体,近年来成为大块骨损伤重建的有效方法。

骨组织由细胞和骨基质(即钙化的细胞外基质)构成。依据此基本构成,骨组织工程由 Crane 等于 1995 年系统提出,其基本原理是:结合生物学和工程学的原理,将分离于自体的具有特定生物学活性的骨组织细胞经体外培养扩增,然后接种于一种具有良好生物相容性、可被人体降解吸收的三维支架(scaffold)上,并植入骨缺损部位,在支架逐步降解的同时,种植的骨组织细胞不断增殖、分化,并分泌细胞外基质以代替降解的支架材料,从而达到修复骨组织缺损的目的。

由于骨组织兼具硬度、韧性和弹性,不仅在运动中发挥着杠杆作用,而且作为重要承力组织支撑机体、保护内脏器官,因此理想的骨组织工程支架材料需要满足以下特征:①良好的生物相容性;②生物可降解性,且支架材料的降解速度应与骨再生速度一致;③细胞屏障性,即周围细胞无法浸润生长入支架;④物质透过性,支架材料需具备合适的孔隙率且具有相互贯穿的多孔结构,以利于营养物质运输、代谢废物排出以及新生血管长入;⑤优良的骨传导性,即支架材料需具有一定的生物机械性能,足以支撑骨在移植部位的生长并保持结构的完整性;⑥高度的骨诱导性,能够诱导种子细胞(如间充质干细胞)分化为骨原细胞和成骨细胞,进而实现骨组织再生。

壳聚糖作为一种天然高分子材料,具有良好的生物相容性和生物可降解性,优异的可加工性,广谱抗菌性,对人体无免疫原性,而且具有促进成骨细胞增殖及矿化能力,因此壳聚糖是理想的骨组织工程支架材料。

单一壳聚糖支架依然存在很多缺陷,例如力学性能较差,缺少对细胞黏附、增殖和分化的生物刺激信号等。为了克服单一材料的缺陷,全面提升壳聚糖支架的性能,最为有效的途径是加入其他材料以开发复合支架,从而使其更适用于骨组织重建。通常用来制备壳聚糖复合支架的材料有:①天然高

分子材料及其衍生物,如胶原、藻酸盐、丝素蛋白、透明质酸、明胶等,这些材料具有较好的细胞亲和力,有助于提高细胞在支架中的黏附、迁移和增殖能力;②人工合成高分子材料,如聚乳酸、聚己内酯、聚羟基丁酸等,可以精确调节支架的组成比例、力学性能和降解性能;③无机材料,如羟基磷灰石、磷酸三钙、生物活性玻璃等,这些材料一般与骨组织构成相似,具有生物活性,可以促进种子细胞的成骨分化和生物矿化。因此,基于壳聚糖与无机材料或高分子材料的复合人工支架材料近年来备受关注。

(一)壳聚糖-天然高分子复合支架

天然高分子材料是指从动植物中提取的高分子材料,通常来源广泛,生物相容性和生物可降解性优良,且含有一些有助于细胞黏附、迁移和增殖的生物活性基团。因此,科学家们常利用一些天然高分子材料,例如藻酸盐、胶原、明胶等,与壳聚糖共同构建复合支架,用于骨组织再生。

藻酸盐(alginate)又名褐藻酸钠、海带胶、褐藻胶、海藻酸钠,是从褐藻中提取出的一类聚阳离子共聚物,具有优异的生物相容性、无毒性、无免疫原性。单独的藻酸盐用于骨组织工程支架时机械性能较差,不足以稳定支撑骨组织的重建。当藻酸盐和壳聚糖共存时,其羧基($-COOH$)所带负电荷将与壳聚糖氨基($-NH_2$)所带正电荷发生离子相互作用,形成壳聚糖-藻酸盐复合物,以此复合物构建的生物可降解多孔支架,其弹性模量、屈服强度、生物学性能、促进成骨细胞黏附和增殖以及促进钙盐沉积的能力显著提高。Li 等利用壳聚糖和藻酸盐的复合物构建了一种生物可降解多孔支架,可促进成骨细胞的黏附、增殖以及钙质的沉积,将该复合支架植入体内,该支架表现出高度的组织相容性,以及促生物矿化能力。Martins 等通过层层自组装的方式,并利用图案化的聚二甲基硅氧烷(PDMS)作为模具、京尼平作为交联剂,制备了具有图案化小室的壳聚糖-藻酸盐 100 层双膜结构,这种壳聚糖-藻酸盐多层膜结构对人成骨样细胞的黏附和增殖有促进作用,且细胞与小室部分有更强的亲和力。Lu 等将 Cu 纳米粒子加入阴离子性的羧甲基壳聚糖/藻酸盐混合溶液中,随着 Cu^{2+} 从 Cu 纳米粒子中逐渐释放并将壳聚糖、藻酸盐交联,再通过冻

干法即可构建具有贯穿孔结构的壳聚糖-藻酸盐-Cu 复合支架,该支架通过上调黏附相关基因(黏着斑激酶 FAK、桩蛋白 PXN、黏着斑蛋白 VCL)的表达,增强对前成骨细胞的黏附,通过上调成骨相关基因的表达以及细胞外钙质沉积来促进成骨分化和生物矿化。体内实验表明,即使在金黄色葡萄球菌(S. aureus)感染的条件下,该复合支架也能在 4 周内重建血管化的新生骨组织。

胶原(collagen)是哺乳动物体内含量最多、分布最广的一类蛋白质,是构成动物细胞外基质的主要成分,具有良好的生物相容性、生物可降解性及生物活性,其缺点是强度较低、降解速度太快,作为组织工程支架时往往在修复完成之前就会塌陷。利用胶原与壳聚糖制备的复合支架,一方面由于壳聚糖有利于稳定胶原的纤维结构从而在流体环境下阻止支架变形,另一方面壳聚糖的加入可以促进细胞黏附和增殖,因而壳聚糖-胶原复合支架常用于骨组织再生。Wang 等制备壳聚糖-胶原复合膜材料,发现该复合材料可以通过 Erk1/2 激活的 Runx2 通路来加速 MC3T3-E1 的细胞增殖、成骨分化以及生物矿化。Gao 等用静电纺丝法开发了一种可吸收的壳聚糖-胶原纳米纤维膜,体外和体内实验证明该复合材料可有效引导骨组织的重建。Cao 等通过在壳聚糖-胶原复合支架中加入有机蒙脱土(OMMT),使支架的机械性能、溶胀性能、生物降解性能和生物矿化性能均得到提升。Leena 等将负载有水飞蓟素(silibinin)的壳聚糖纳米粒子与藻酸盐、胶原共混,制备多孔复合支架,随着水飞蓟素从壳聚糖纳米粒子中缓慢释放,将对控制骨形态发生蛋白(BMP)通路的 microRNA 表达发生上调作用,进而促进新生骨的形成。

明胶是由胶原部分降解而产生的生物高分子。动物来源的胶原可能具有免疫原性,而明胶不但消除了免疫原性,且价格相对较低。壳聚糖和明胶的复合物用于骨组织工程时,常加入第三种成分来提升性能。例如羟基磷灰石的加入将显著提高细胞在壳聚糖-明胶基质中的黏附和增殖能力,纳米 SiO_2 的加入可以大大提升壳聚糖-明胶复合支架的密度、孔隙率、降解性、力学一致性。Yan 等通过层层自组装的方式构建了壳聚糖-明胶-藻酸盐三维复合支架,并在支架中共混了细菌纤维素纳米晶

体,该三维支架具有规整的多孔结构、优良的抗压强度、可调控的生物降解速率。得益于细菌纤维素纳米晶体所提供的加固性和明胶所提供的 RGD 序列的细胞黏附性,成骨细胞前体细胞 MC3T3-E1 的黏附、增殖和分化能力均显著增强。Sharma 等通过对天然骨组织成分的模拟,制备了壳聚糖-明胶-藻酸盐-羟基磷灰石复合支架,该支架具有优良的机械性能和生物活性,具有相互交通的多孔结构,孔隙率 82%,平均孔径(112±19.0)μm,且具有优良的溶胀和生物降解能力,该支架可以有效促进成骨细胞的黏附、增殖并保持细胞表型。Oryan 等构建了含壳聚糖、明胶和人血小板凝胶的复合支架,并将支架植入大鼠桡骨临界骨缺损部位,该支架表现出了与自体骨移植相接近的新骨生成速度、骨密度、骨体积以及承力性能。

(二) 壳聚糖-合成高分子复合支架

天然高分子的普遍缺点是力学性能较差、不易控制降解速度,而人工合成的高分子材料可以精确调节支架的组成比例、力学性能和降解性能。因此,构建壳聚糖-合成高分子复合支架,可以同时利用壳聚糖的生物活性与合成高分子的可调控性,获得性能更佳的人造骨组织。

聚乳酸(PLA)常用来与壳聚糖构建复合型骨组织工程支架。最简单的构建复合支架的方法是将预先制备好的 L-聚乳酸(PLLA)支架浸入壳聚糖水溶液中获得。此支架在交替浸入含磷及含钙的溶液中后会生成磷酸钙前体,并进一步生成磷灰石层。此外,利用热致相变及冻干技术,也可以制备基于壳聚糖和 D,L-聚乳酸(PDLLA)-乙交酯共聚物的复合支架用于骨组织工程。在模拟体液的浸泡下,该支架表面可以形成磷灰石层。Xu 等利用静电纺丝法,结合自发分相和析晶原理,构建了具有核-壳及类岛结构的壳聚糖-聚乳酸生物复合支架。将成骨细胞前体细胞 MC3T3-E1 接种于该支架,细胞获得了显著增强的黏附、增殖、分化及矿化能力。

壳聚糖-聚乳酸复合支架中常加入含生物活性的第三组分来增强其骨再生性能。Niu 等报道了 L-聚乳酸多孔支架,该支架中负载了壳聚糖微球,用于 BMP-2 源多肽的输送释放,红外光谱表明 L-聚乳酸与壳聚糖之间存在很强的氢键,由于

氢键的存在,当壳聚糖微球的含量从 0 提高至50% 时,该复合支架的耐压强度可从 0.48MPa 提高至 0.66MPa。同时,壳聚糖微球的存在还可以中和 L-聚乳酸降解产物的酸性,药物释放研究表明多肽的释放速率是由 L-聚乳酸基质的降解速率所决定的。这些结果表明,该壳聚糖-聚乳酸支架可以用来负载生物活性因子进而用于骨再生。Santo 等制备了一系列基于 D,L-聚乳酸并填充有壳聚糖/硫酸软骨素纳米粒子的复合支架,这种复合支架具有药物释放能力,且由于壳聚糖/硫酸软骨素纳米粒子的存在,该支架表现出更强的溶胀能力,更有益于细胞黏附,且具有能够支撑骨组织的合适的机械强度。

聚己内酯(PCL)和聚乳酸-羟基乙酸共聚物(PLGA)也常用于构建骨组织工程复合支架。Dong 等在可注射性温敏型壳聚糖水凝胶中负载BMP-2,同时接种兔骨髓间充质干细胞,之后将该壳聚糖水凝胶注射入由 3D 打印制备的聚己内酯支架中,所构建的复合支架于两周后表现出了明显提升的促进骨髓间充质干细胞向成骨方向分化的能力以及促进骨基质形成的能力。Jiang 等通过先烧结壳聚糖-PLGA 复合微球、再修饰肝素的方法构建了一种微球支架系统,在肝素含量较低的条件下,该支架表现出了优异的促进 MC3T3-E1 细胞增殖和分化的能力。

(三) 壳聚糖-无机物复合支架

骨组织的细胞外基质由有机成分和无机成分构成,其中无机成分(又称骨盐)主要为磷酸钙,以及少量碳酸钙,极少量的镁、氟等离子。骨盐的60% 都是以结晶的羟基磷灰石形式存在,其余为无定形的胶体磷酸钙。正是由于骨盐与有机成分的结合,使骨基质十分坚硬,从而表现出较强的承重抗压能力。因此,基于仿生学原理,壳聚糖常与无机材料共同构建复合支架,用于骨组织再生,这些无机材料主要包括羟基磷灰石、生物活性玻璃、β-磷酸三钙等。

1. 壳聚糖-羟基磷灰石复合支架　羟基磷灰石(hydroxyapatite,HA)分子式为 $Ca_{10}(PO_4)_6(OH)_2$,与壳聚糖同为生物相容、生物可降解材料。作为动物骨骼的主要无机成分,羟基磷灰石兼具骨引导性和骨诱导性,且含有人体必需的钙、磷元素,具有良好

的理化性质和优异的骨再生特性。

从仿生学的角度,壳聚糖-羟基磷灰石复合支架符合骨基质中同时含有机物与无机物的特征,因此具备促进骨组织再生的能力。将壳聚糖溶解于离子液体中,与羟基磷灰石共混,之后在水中再生,即可获得壳聚糖-羟基磷灰石复合支架,所获得的复合支架不仅具有优异的骨引导性和结构特性(多孔微结构,孔隙率65%~85%,孔径100~300μm),同时获得了壳聚糖所带来的抗微生物活性,且有利于成骨样细胞的存活及增殖,可用于骨组织工程。

相比于普通的羟基磷灰石材料,骨组织工程中应用更多的是尺寸更小、溶解性更好、比表面积更大、生物活性更高的纳米羟基磷灰石颗粒。在生物可降解的壳聚糖-纳米羟基磷灰石支架中,羟基磷灰石纳米颗粒在壳聚糖基体中均匀分散,并与壳聚糖通过化学亲和力相互作用,使这些复合支架获得比纯壳聚糖支架更加优异的机械性能、理化性能和生物学性能。同时,羟基磷灰石纳米颗粒含量的增加会引起支架吸水性及降解速率的降低,并可以显著增强前成骨细胞的黏附和增殖。

在壳聚糖-羟基磷灰石复合支架中添加第三种活性成分,将可能提升支架的机械性能和生物活性。Venkatesan等制备了两种基于壳聚糖-羟基磷灰石复合材料的三组分支架用于骨组织工程的研究,一种添加硫酸软骨素,另一种添加支链淀粉,这样的三组分支架不仅具备了相互贯通的孔结构、可控的降解速度,而且明显促进了人成骨肉瘤细胞MG-63的细胞增殖、碱性磷酸酶活性以及Ⅰ型胶原蛋白的生成。纳米羟基磷灰石-壳聚糖-羧甲基纤维素三组分支架对人成骨肉瘤细胞MG-63和间充质干细胞MSC的体外培养和体内植入实验都证明了该支架具有良好的细胞相容性及组织相容性。Wang等将羟基磷灰石原位合成并混入胶原-壳聚糖基体中,得到胶原-壳聚糖-羟基磷灰石三组分复合支架,由于有机物纤维和无机沉积物的同时存在,该支架的弹性得以提升,且与成骨细胞相容性更高,提供了骨组织再生的可行方法。

2. 壳聚糖-生物活性玻璃复合支架　生物活性玻璃(bioactiveglass,BAG)是由SiO_2、Na_2O、CaO、P_2O_5等基本成分组成的硅酸盐玻璃,具有一系列优点:①具有骨引导性和骨诱导性,与骨和软组织都有良好的结合性;②具有生物降解性,且降解产物可以刺激生长因子的产生,促进细胞增殖,激活成骨基因表达;③生物活性玻璃的加入可以提升支架的蛋白吸附能力,增加矿物在支架上的沉积。因此,生物活性玻璃被广泛用于与壳聚糖共同制备复合多孔支架,以促进骨修复。

将生物活性玻璃陶瓷纳米粒子混入壳聚糖溶液中并冻干,可获得壳聚糖-生物活性玻璃复合支架,该支架具有足够的溶胀和降解能力以及优异的生物矿化能力。一种孔径150~300μm的壳聚糖-生物活性玻璃复合支架,可用于牙槽骨组织工程,研究结果表明该复合支架的降解速率和溶胀性能将随着生物活性玻璃的加入而降低,且随着体外孵育时间的延长,该支架上的矿物沉积将增加。体外研究证明了该复合支架可为细胞的黏附和迁移提供更为有利的环境。Yang等制备了藻酸盐-壳聚糖-生物活性玻璃复合支架,所获得的组织工程支架具有优异的机械性能和结构稳定性,与纯生物活性玻璃相比,该支架材料的抗压强度显著提高,且在湿环境中收缩率达30%,在模拟长期体液浸泡实验中,该复合支架表现出优异的耐拉伸性。Couto等利用壳聚糖、β-甘油磷酸和生物活性玻璃纳米粒子开发了一种可注射性复合支架,用于整形过程中骨组织的重建和再生。由于生物活性玻璃纳米粒子的存在,该复合支架在模拟体液环境下可形成磷灰石层,且磷灰石层的厚度随生物活性玻璃含量的增加而增加。

近年来,具有药物负载和释放能力的多功能性复合支架在促进组织愈合、再生方面表现优异,因而备受关注。这种支架材料可以通过将药物分子负载至可生物降解的载体中,再将该载体植入组织工程支架中来获得。Yao等通过复型技术,在45S5生物玻璃粉末上涂覆了一层负载有多孔聚己内酯和万古霉素的壳聚糖,不仅提高了支架的机械性能和抗压强度,并且可以缓释药物11天,成为理想的骨组织工程支架。通过反复冻融加冻干法先将模型蛋白药物负载于生物活性玻璃中,再将生物活性玻璃共混入聚乙烯醇-壳聚糖-胶原复合支架中,不仅可以调控孔隙率和抗压强度,而且在模拟体液环境中培养7天后,可观察到支架表面形成了磷灰石层,模型药物可缓释长达1个月。利用真空渗透技术将模型药物加替沙星负载于基于生物活性玻璃的多孔支架中，并在该支架表面涂覆壳聚糖溶液，可获得孔隙率63%~66%、孔径5~50μm的生物活性玻璃支架。由于外表面壳聚糖层可减缓药物的释放，该支架可以长期有效地释放药物，并成为兼具生物活性与生物相容性且无毒副作用的骨组织工程支架。

3. 壳聚糖-β-磷酸三钙复合支架 β-磷酸三钙（β-tricalcium phosphate，TCP）是磷酸三钙[Ca$_3$(PO$_4$)$_2$]的低温相，其最大优点是生物相容性好，可与骨直接融合，促进新骨生成，无任何局部炎性反应或全身毒副作用；最大缺点是易于在体内溶解，降解速度较快，与新骨生长速度不匹配，且在体内容易被细胞吞噬。通过结合壳聚糖制备复合支架，可充分利用β-磷酸三钙的生物相容性及骨诱导性，同时弥补其生物降解过快的不足。Bojar等将壳聚糖-β-磷酸三钙-藻酸盐复合支架植入成年母羊的下颌骨缺损部位，4个月后，组织学分析证明在植入支架处有新骨生成，且没有发生任何化脓性炎、肉芽肿性炎伴坏死等症状。Oryan等制备了壳聚糖-明胶-血小板复合支架，并向支架中添加羟基磷灰石和β-磷酸三钙，用在大鼠放射状骨损伤模型中，发现这种支架比仅添加羟基磷灰石的支架具有更高的骨引导性和骨诱导性，该支架的骨组织再生能力可以同自体移植相媲美。

（四）生长因子的加入

虽然壳聚糖本身具有加速骨再生的作用，然而其成骨活性与其他骨替代物相比依然较低。因此，在壳聚糖基骨组织工程支架中加入一些生长因子，可以大大提高壳聚糖基支架的骨再生能力。

骨形态发生蛋白质（bone morphogenetic proteins，BMP）具有诱导骨形成的作用。Akman等将BMP-6通过包埋技术混入壳聚糖支架中，当与成骨细胞前体细胞MC3T3-E1共培养时，该复合支架能够明显加速细胞外基质的产生，使MC3T3-E1具有更高的碱性磷酸酶和骨钙素的表达水平，以及更高的生物矿化活性。这说明BMP-6与壳聚糖支架的复合提供了一种诱导细胞成骨分化进而促进骨组织再生的方法。将负载有BMP-2的聚乳酸-羟基乙酸共聚物（PLGA）纳米胶囊以及负载有BMP-7的聚3-羟基丁酸酯-3-羟基戊酸酯共聚物（PHBV）纳

米胶囊同时加入壳聚糖基组织工程支架，在支架内接种间充质干细胞，可以实现BMP-2和BMP-7的先后释放，虽然使细胞增殖率略有降低，但可明显提高碱性磷酸酶活性，促进间充质干细胞向成骨方向分化。

骨组织有丰富的血管供应，因此血管内皮生长因子（vascular endothelial growth factor，VEGF）、血小板源性生长因子（platelet derived growth factor，PDGF）的加入可以加速骨修复过程中新血管的形成，进而促进骨的形成和生长。例如将负载有VEGF的藻酸盐微球加入壳聚糖支架中，可实现VEGF在特定损伤部位的可控释放。将VEGF和PDGF同时负载于透钙磷石-壳聚糖复合系统中，在兔股骨模型中，PDGF和VEGF先后从系统中释放并保留在移植部位附近，可以显著刺激骨组织的形成。Lee等报道了一种负载有PDGF的壳聚糖-磷酸三钙海绵体，释放的PDGF可以加速骨愈合过程，海绵基体的降解产物也可与新生骨融合，因此可以促进大鼠颅骨损伤部位的骨愈合。

三、壳聚糖与软骨修复

关节软骨，又称透明软骨，是一种光滑、白色的组织，在含有滑液的关节处覆盖于骨的关节表面。软骨可以吸收震动，分配负荷，为关节的近乎无摩擦运动提供一个润滑的表面。软骨由大量的软骨基质和有包囊的软骨细胞构成，软骨基质的主要成分包括水、Ⅱ型胶原蛋白以及聚集态的蛋白多糖，这些成分的浓度随它们在软骨组织中的深度不同而不同。软骨承重时，基质呈压缩状态，液体渗出至关节附近，起到润滑作用。短时间承重时，关节深部软骨组织几乎不变形，此时由隙间液体来承压，可见软骨基质对于维持软骨功能的重要性。

软骨虽然兼具柔性和韧性，但仍会由于髌骨脱位、屈曲过度等创伤或先天性原因受到损伤。软骨组织不含血管和神经，且软骨细胞的低代谢活动和软骨基质的高密度限制了软骨细胞向损伤处迁移，因而软骨在损伤后几乎不具备自我修复能力。目前软骨修复和复原的可选方案包括自体及异体骨软骨移植（osteochondral allograft/autograft）、自体软骨细胞移植技术（autologous chondrocyte implantation，ACI）、关节镜软骨手术（microfracture surgery）

等。这些方法有效但是均有局限性,例如关节镜软骨手术经常会导致机械性纤维软骨的产生,细胞移植技术中软骨细胞的体外培养很难维持表型的稳定等。

软骨组织工程是将软骨细胞或干细胞与天然或人工合成的支架材料相结合,其中支架充当临时的细胞外基质,其立体空间结构支持细胞的增殖、迁移和分化,细胞在支架的支撑中发挥其生物学特性、分泌软骨基质。随着所分泌软骨基质的增多,可吸收性支架逐渐降解、吸收,最终被细胞分泌的软骨基质所代替,进而构建健康的透明软骨。软骨组织工程的出现,可以解决软骨组织受伤、疾病、缺陷的问题,恢复正常软骨组织功能,在重建健康软骨方面表现优异。因此,发展仿生的、类似软骨强度的、生物相容、生物可降解、生物可吸收的支架引起了研究者们的极大关注。

近年来,壳聚糖基生物材料越来越多地被开发并用作软骨组织工程支架。除了人们所熟知的生物相容性、生物降解性、生物可吸收性、非免疫原性、抗微生物活性,以及有利于细胞黏附、分化和增殖的特性,壳聚糖基材料之所以能够用于软骨组织工程,还因为其与软骨成分之间的特殊关系:①壳聚糖的分子结构与软骨基质基本成分之一的糖胺多糖(GAG)相似,因而在软骨再生中可以起到重要作用;②壳聚糖能使软骨细胞保持不分化状态,且可以锁住软骨细胞所分泌的细胞外基质。

此外,壳聚糖还可以通过化学改性制备温敏型可注射水凝胶,以极小入侵方式实现植入组织工程支架的目的;也可以通过共价键或离子相互作用进行改性,或与其他高分子、无机材料、生长因子共混构建复合支架,实现壳聚糖基支架在机械性能和生物学性能上的优化。

(一)壳聚糖-天然高分子复合支架

如前所述,Ⅱ型胶原蛋白是软骨基质的重要成分,构成了软骨基质的框架,维持软骨的结构和正常功能。此外,胶原具有极强的吸水保水能力,还是一种诱导软骨形成的因子,因而是重建软骨功能的理想材料。然而,胶原降解速度快,机械性能差,因此,通过与壳聚糖的复合,构建各种壳聚糖-胶原复合支架可以改善其性能。利用不同分子量的壳聚糖与胶原制备复合支架,研究其机械性能和生物

降解性能,结果表明低分子量的壳聚糖可以提升支架的抗压模量并延长生物降解时间,当胶原/壳聚糖当量比为7:3时可明显促进细胞在支架上的黏附和增殖。Bi 等联合溶胶-凝胶、冻干及交联技术制备了胶原-壳聚糖和生物活性玻璃-胶原双相支架,该支架具有相互贯穿的多孔结构,且在模拟体液中会获得羟基磷灰石沉积层,骨髓间充质干细胞可在该双相支架上黏附并迁移,有利于实现软骨组织的再生。

明胶分子中富含短肽,可以提升细胞与材料之间亲和性,同时明胶可以促进软骨细胞的黏附、增殖以及分泌细胞外基质,因而科学家也常利用明胶与壳聚糖构建复合支架用于软骨再生。Sechriest 等报道了糖胺多糖增效的壳聚糖-明胶水凝胶用于软骨形成。与纯壳聚糖水凝胶相比,该复合水凝胶具有更快的促进软骨细胞黏附和增殖的效果。利用水溶胶法制备的酶-壳聚糖-明胶海绵体,孔隙率高于80%,用该海绵体培养人脂肪来源干细胞(hASC)时,hASC 超氧化物歧化酶活性增加而活性氧标志物水平降低,且Ⅰ型胶原蛋白表达下降,Ⅱ型胶原蛋白表达上升,这说明该海绵体可用于hASC 的输送以修复软骨组织。Xia 等利用冻干法制备了壳聚糖-明胶(1:1)多孔支架,将软骨细胞接种到支架上,软骨细胞可以黏附、迁移、增殖,并在支架上分泌软骨基质。Reed 等制备了壳聚糖-明胶复合支架来模拟天然关节软骨的生物机械性能以及吸水保水性能,在支架中负载生长因子 TGF-β1并接种软骨细胞,该支架可在无血浆蛋白存在的条件下,于3周内表现出明显增强的细胞外基质沉积能力。

藻酸盐来源丰富、易于塑型、生物相容性高,且营养物质易于渗透,也是软骨组织工程的合适材料。Li 等研究并比较了壳聚糖多孔支架和壳聚糖-藻酸盐复合多孔支架的溶胀性能,发现壳聚糖支架在模拟体液条件下很容易溶胀,而壳聚糖-藻酸盐复合支架由于壳聚糖氨基和藻酸盐羧基之间的离子相互作用,其在初期溶胀之后的6周测试中可以维持整体尺寸稳定,基于此原理,他们进一步发现复合多孔支架比单一支架具有更高的软骨细胞相容性,以及更强的促进软骨细胞黏附和增殖能力。Liverani 等制备了一种以多孔 45S5A 生物活性玻璃

为最底层,以壳聚糖-藻酸盐溶液涂覆中间层,壳聚糖电纺纳米纤维为最上层的多层复合支架,这种材料既不易分层,又具有良好的生物活性和提升的机械性能,可用于软骨的部分再生。有研究发现,壳聚糖-藻酸盐复合纤维比纯藻酸盐纤维具有更强的促软骨细胞黏附能力,软骨细胞在藻酸盐-壳聚糖复合纤维上培养时,不仅能够维持其典型的圆形形貌,而且能够分泌Ⅱ型胶原蛋白。透明质酸盐-壳聚糖-藻酸盐复合支架表面修饰上含RGD序列的蛋白,将该支架负载软骨细胞植入兔膝盖软骨损伤处,软骨将在1个月内部分修复,6个月内完全修复。

丝素蛋白(silk broin,SF)是一种从蚕丝中提取的天然高分子纤维蛋白,生物安全性和生物活性高,免疫原性低,更重要的是丝素蛋白对于水具有良好的通透性。为了克服其脆性高这一缺点,丝素蛋白常通过与其他材料共混,达到提高力学强度的目的。通过冻干法制备的壳聚糖-丝素蛋白复合支架中,丝素蛋白的加入不仅可以阻止支架在纯PBS中以及含溶菌酶PBS中的降解,从而延长复合支架在体内的生物降解时间,并且与纯丝素蛋白支架相比,壳聚糖-丝素蛋白复合支架更能促进软骨细胞的增殖和大鼠间充质干细胞向软骨细胞的分化。Li等研究了丝素蛋白/壳聚糖比率对二者形成的复合支架机械性能的影响,发现壳聚糖含量越高,材料的压缩模量和压缩强度越高。Silva等利用京尼平将壳聚糖和丝素蛋白交联,再通过冻干法获得壳聚糖-丝素蛋白海绵体。由于丝素蛋白的构象由α-螺旋/无规卷曲转变为β-折叠,因此该海绵体获得了更加稳定和有序的结构。与软骨样细胞AT-DC5共培养发现,该复合海绵体可以促进软骨样细胞的黏附、增殖和细胞外基质分泌,具有用于软骨组织修复的潜能。

其余天然高分子如透明质酸、淀粉等,也被用来与壳聚糖共混构建软骨支架。研究人员基于N-琥珀酰壳聚糖和醛基化透明质酸开发了一种可原位注射的复合水凝胶用于支持软骨组织再生,所接种的牛关节软骨细胞在该水凝胶中可维持细胞形貌并保持细胞活性。Ngoenkam等将软骨细胞接种于壳聚糖-淀粉-β-甘油磷酸可注射型复合支架中,这些细胞可以维持表型并分泌Ⅱ型胶原蛋白。

(二)壳聚糖-合成高分子复合支架

聚乳酸是一种热塑型生物可降解聚合物,通过乳酸单体或者环丙交酯二聚体的聚合而获得。聚乳酸可生物降解,可实现在自然界的循环,与其他材料的相容性好,且植入体内后的降解产物乳酸为人体自身成分。单独的聚乳酸由于硬度太高,将阻碍软骨修复过程,不适于作为软骨修复支架,因此将聚乳酸与具有低抗压强度的壳聚糖混合以制备更稳定的复合骨架是聚乳酸的最好选择。具有更高孔隙率或者相对更大孔径的支架更有利于软骨细胞的黏附、增殖和营养交换。Lou等将壳聚糖短纤维加入L-聚乳酸中获得多级多孔支架,该支架孔隙率高达94%,壳聚糖短纤维的加入大大提高了支架的压缩模量、蛋白吸附能力,且能在支架降解时维持微环境pH的稳定。Zhou等采用双相分离技术,制备了组氨酸接枝壳聚糖-L-聚乳酸复合支架,该支架的孔径12～25μm,孔隙率>92%,且孔径随组氨酸接枝壳聚糖/L-聚乳酸重量比的降低而降低,抗压强度和抗压模量分别能达到0.33～0.78MPa和1.75～5.28MPa,适用于软骨组织工程。

聚己内酯是ε-己内酯的开环聚合产物,它不仅具有良好的生物相容性、聚合物相容性以及生物降解性,还具有良好的形状记忆温控性质,更重要的是,聚己内酯的水解产物6-羟基己酸最终将完全代谢为水和二氧化碳,因此聚己内酯非常适用于植入性细胞生长支架。当与壳聚糖共混为复合支架时,带正电荷的壳聚糖将会弥补聚己内酯疏水性的缺陷,所获得的共混材料具有更高的细胞存活率、更强的细胞迁移能力和新陈代谢活性。Filova等制备了由壳聚糖微球功能化的聚己内酯泡沫支架,聚己内酯的特殊泡沫结构使支架具有优良的生物机械性能,适合用于软骨再生。Woodruff等制备壳聚糖-聚己内酯三维纤维网状支架,在该支架中,聚己内酯的加入改善了单一壳聚糖的脆性,使该支架获得了优异的物化和机械性能,成为软骨再生的理想支架材料。Abuelreich等在壳聚糖-聚己内酯纳米纤维支架上接种人骨髓间充质干细胞(hMSC),与在塑料基底上生长相比,在该支架上生长的hMSC具有较低的向成骨方向分化的能力,同时SOX9、COMP和Ⅱ型胶原蛋白的表达较高,说明其具有更高的软骨分化能力。

其他合成高分子也被用来与壳聚糖形成聚电解质复合物并用于软骨修复,例如聚谷氨酸、聚环氧乙烷以及它们的共聚物。当与壳聚糖共混时,这些合成高分子可为所形成的支架提供机械支持、三维结构或生物活性。Yan 等利用冻干法制备了含有 L-聚谷氨酸和壳聚糖的复合多孔支架,该支架具有相互贯穿的孔结构,孔径 $150\sim200\mu m$,溶胀率高达 700%,将兔脂肪干细胞在该支架上体外培养,证明该支架可以促进干细胞的黏附和增殖,可用于关节软骨缺陷的修复。Zhang 等利用酰胺化 L-聚谷氨酸和壳聚糖制备了一种无垢支架,并将脂肪干细胞原位沉积于支架上形成直径 $80\sim110mm$ 的多细胞微球,体外培养表明,接种于该复合支架上的干细胞微球对糖胺多糖和 Ⅱ 型胶原蛋白的表达量增加,而对 Ⅰ 型胶原蛋白的表达量降低,说明干细胞向软骨方向分化。将该支架植入体内 12 周后,新生软骨组织表现出与正常软骨相似的较高糖胺多糖、Ⅱ 型胶原蛋白表达以及较低 Ⅰ 型胶原蛋白表达的状态。Kuo 等制备壳聚糖-γ-聚谷氨酸复合支架,并在其表面修饰白蛋白、弹性蛋白和 L-聚赖氨酸,用于促进软骨组织再生,结果表明,与未经表面修饰的支架相比,该复合支架可以明显促进牛膝盖软骨细胞的黏附、生长、增殖以及软骨基质分泌,将显著提高软骨组织的再生能力。Lee 等开发了聚乙烯醇-羧甲基壳聚糖-聚乙二醇复合大孔支架用于软骨组织工程,通过 MTT、免疫组化、扫描电镜、透射电镜分析发现,该支架材料可以增强软骨细胞的黏附和增殖,并促进软骨细胞分泌糖胺多糖和 Ⅱ 型胶原蛋白,且植入体内未见不良反应。

(三) 壳聚糖-无机物复合支架

磷酸三钙、聚磷酸钙、羟基磷灰石等磷酸钙类无机材料生物相容性好,可被生物降解并最终被修复的组织所替代,降解产物钙和磷酸盐是生命体所必需,且不会引起炎症反应,是一类非常有效的软骨组织修复材料。磷酸钙的加入可使壳聚糖的强度、骨传导性、硬度得以提高,从而使壳聚糖更适合做软骨组织工程材料。Elder 等证明了壳聚糖-磷酸钙共混支架可以支持软骨细胞及间充质干细胞的黏附。Kandela 等构建了一种含壳聚糖-聚磷酸钙双相结构的复合支架,用于修复羊后腿膝关节的

软骨全层缺损,植入体内并受压 9 个月后,该支架与周围软骨及骨基质融合良好,更重要的是,植入体内的软骨会逐渐成熟,机械性能提升。Oliveira 等利用羟基磷灰石中 Ca/P 比 (1.67) 与软骨基质接近的特点,制备了羟基磷灰石-壳聚糖双层支架,山羊骨髓间充质干细胞可在此支架上黏附、增殖,在软骨培养基中培养 21 天后,干细胞可以分化为软骨细胞。

(四) 硫酸软骨素或生长因子的加入

在壳聚糖基复合支架中包覆硫酸软骨素、生长因子等分子,可以保证软骨细胞的生长和生物合成,提升支架材料的软骨再生能力。

硫酸软骨素 (chondroitin sulfate, CS) 是共价连接在蛋白质上形成蛋白聚糖的一类糖胺聚糖,广泛分布于动物组织的细胞外基质和细胞表面,具有止痛、促进软骨再生的功能。Choi 等利用光交联技术开发了负载 Ⅱ 型胶原蛋白和硫酸软骨素的壳聚糖基水凝胶用于修复软骨缺陷。研究表明 Ⅱ 型胶原蛋白和硫酸软骨素的加入能显著促进该水凝胶中软骨的形成,并且能够增强细胞与基质之间的相互作用。Silva 等设计制备了基于壳聚糖和硫酸软骨素的三维纳米结构,该三维纳米结构孔隙率高,吸水能力可达 300%,可以支持牛软骨细胞的黏附、增殖和代谢。Agrawal 等制备壳聚糖-丝素蛋白-硫酸软骨素复合支架并接种人间充质干细胞,定量 PCR 研究表明,接种的人间充质干细胞将更高表达 Ⅱ 型胶原蛋白、Sox9、蛋白聚糖,而较低表达 Ⅰ 型胶原蛋白,证明了干细胞在该复合支架中可向软骨方向分化。

生长因子具有促进软骨形成的能力,常见的生长因子包括转化生长因子 TGF-β1、TGF-β2、TGF-β3,骨形态发生蛋白质 BMP-2、BMP-4、BMP-6、BMP-7、BMP-9,类胰岛素生长因子 IGF-1,成纤维细胞生长因子 FGF-2 等。Lee 等将负载 TGF-β1 的壳聚糖微球加入壳聚糖-胶原复合支架中,同时加入硫酸软骨素,该支架中接种的软骨细胞表现出显著增强的增殖能力及产生糖胺多糖 (GAG) 的能力。Faikrua 等开发了一种负载有 TGF-β1 的壳聚糖-淀粉-β-甘油磷酸水凝胶,该水凝胶可以控制释放 TGF-β1 达 14 天并维持软骨细胞的正常功能,将该水凝胶接种软骨细胞并植入大鼠皮下组织,可以观察到细胞外基质重要成分 Ⅱ 型胶原蛋白和蛋白多糖的分泌。

Kim 等将负载 TGF-β1 的壳聚糖微球加入壳聚糖多孔支架中,实现了在含有血清和细胞这样复杂生理环境下 TGF-β1 的缓慢释放,该支架可增强软骨细胞的增殖能力并促进软骨细胞分泌软骨基质,这些结果在大鼠部分软骨损伤模型中同样得到了验证。为了修复局部软骨损伤,Sukarto 等设计制备了一种 RGD 改性的 N-甲基丙烯酸乙二醇壳聚糖水凝胶,在该水凝胶中接种脂肪干细胞,并同时负载两种生长因子 TGF-β3 和 BMP-6,研究表明两种生长因子可实现缓释,且可以有效促进脂肪干细胞高表达软骨形成标记物并向软骨细胞分化。

四、壳聚糖与神经修复

神经组织主要由接受刺激、传导兴奋的神经元(又称神经细胞),以及起支持、保护和营养作用的神经胶质构成。神经元的突起也叫神经纤维,负责传导兴奋。神经系统管理和协调身体的基本功能和活动,给身体各部位施以指令,对于维持身体功能起着至关重要的作用。神经受损将引起运动、视觉、听觉、嗅觉等功能障碍,科研工作者一直在努力研究神经修复的方法。然而不同于其他种类细胞,神经元的分裂能力较低,一旦遭到破坏,神经元将无法再生。临床上多采用自体神经移植来修复受损神经,但由于来源有限、直径不符,且易导致取材部位感觉或运动功能丧失、神经再生延迟以及神经错位支配等后遗症,因此限制了自体神经移植的应用。

采用神经导管技术,可以克服自体或异体神经移植的局限性。神经导管是指利用组织工程学的基本原理和方法构建具有良好生物相容性和生物活性的三维复合体,用以引导和促进神经修复和再生。基本过程包括将神经种子细胞接种于聚合物支架中,以及后续将支架植入损伤部位。通常,神经导管材料需要满足以下特征:①良好的生物相容性;②既能防止外来细胞长入导管,又能保证营养成分透入导管;③材料的降解速度适宜,既能保证在神经修复完成之前不会降解,以提供稳定的支撑结构,又需保证修复完成之后不会长久停留于体内,阻止之后与神经系统的融合;④导管的表面可以实现细胞黏附及迁移。

近年来,很多生物相容性材料被用来构建神经导管,其中,壳聚糖基材料具有良好的生物相容性、生物可降解性,且壳聚糖的物化和机械性能非常有利于促进神经元存活、支持神经元突起延长、帮助细胞迁移,因而非常适于神经组织工程。通过膜塑法制备的壳聚糖水凝胶管状材料,在用于鸡背根神经节神经元原代细胞的体外培养过程中,可促进细胞的黏附和分化,以及神经突起的延长。另一种光交联壳聚糖水凝胶,可促进原代皮层神经元分化出神经突起,促进背根神经节神经突起的延伸,还可以促进神经干细胞向微管蛋白丰富的神经细胞和星形胶质细胞的分化。

(一) 壳聚糖与神经种子细胞

在神经修复中,神经导管本身不足以提供神经再生环境,还需施万细胞(Schwann cell)、神经干细胞(neural stem cell)、嗅鞘细胞(olfactory ensheathing cell)和间充质干细胞(mesenchymal stem cell)等种子细胞直接参与或以分泌细胞外基质的方式保护神经元、诱导轴突延伸。导管材料对种子细胞的保护和诱导作用对于神经修复至关重要。

施万细胞是一类神经胶质细胞,具有保护轴突、维持轴突微环境、促进髓鞘形成及生成细胞外基质的功能。研究发现施万细胞与壳聚糖有良好的生物相容性,壳聚糖材料不仅有利于施万细胞的迁移,还能为施万细胞和神经纤维在神经间隙的迁移提供细胞及分子框架。Wrobel 等构建了壳聚糖薄膜并研究了多种施万细胞接种于该薄膜上的细胞行为,发现各种施万细胞在该薄膜上均可存活,且呈现出不同的新陈代谢活力和增殖行为。

神经干细胞是未分化的、可自我更新的细胞,由于其具有分化为神经元和胶质细胞的潜能而备受瞩目。壳聚糖因表面氨基含量最高且平衡含水量最低,因而可以提高神经干细胞的存活率。接种于壳聚糖材料上的神经干细胞数量并不会增加,但其细胞迁移能力会显著增强。

由于壳聚糖与这些神经种子细胞之间良好的相互作用,使壳聚糖可以作为人工神经导管的主要材料。

(二) 壳聚糖基复合材料与神经修复

除了生物相容性和生物可降解性,理想的神经导管还需要具备轻薄、适宜的机械性能、多孔结构、神经传导性和神经诱导性。单一的壳聚糖材料很难满足这些要求,因此科学家们研究了多种壳聚糖基复合材料的神经修复能力,构建了多种以壳聚糖为主要材料的复合型神经导管。

藻酸盐、胶原、丝素蛋白等天然高分子,以及聚己内酯、聚乳酸、聚氨酯等合成高分子常用于制备壳聚糖基复合神经导管,以改进壳聚糖的生物和机械性能。为了进一步提高生物相容性,可通过壳聚糖正电荷与藻酸盐负电荷之间的离子相互作用制备天然高分子基水凝胶,该水凝胶可作为嗅鞘细胞、神经干细胞生长的支架。通过研究壳聚糖-胶原复合膜对大鼠神经干细胞行为的影响,发现由于其低生物毒性以及对细胞生存的良好支撑作用,该杂化膜非常适于大鼠神经干细胞的培养。Xue 等先将狗骨髓间充质干细胞在壳聚糖-丝素蛋白复合支架中培养,然后将该支架脱细胞化,获得脱细胞基质表面化的神经支架,利用该支架成功衔接了狗坐骨神经中长达 60mm 的神经缝隙。12 个月后,所修复神经的生物行为、功能、组织学评价与自体移植的效果非常接近。在壳聚糖-聚己内酯电纺共混支架对成纤维细胞和施万细胞的影响的研究中,毒性研究和生物相容性研究表明成纤维细胞和施万细胞在该支架中有良好的黏附、迁移和增殖能力。利用相反转技术可制备含壳聚糖、聚己内酯、聚氨酯的复合膜材料,该膜材料可增强神经细胞的黏附和分化,神经细胞对膜的响应取决于膜中聚合物的种类和性质。将人牙髓干细胞(hDPSC)接种在以壳聚糖为夹层的蒙脱土-聚乙烯醇纳米纤维上,通过对 Oct-4、巢蛋白(Nestin)、NF-M、NF-H、MAP2 和 βⅢ-微管蛋白表达量的分析,证明该材料可诱导人牙髓干细胞向神经样细胞分化。

层粘连蛋白(laminin,LN)是胚胎发育中出现最早的细胞外基质成分,链上具有一段五肽序列 IKVAV 可与神经细胞结合,因而能够促进神经生长和迁移。很多课题组将层粘连蛋白衍生多肽结合于壳聚糖支架上来研究层粘连蛋白与神经细胞的亲和作用:如将层粘连蛋白多肽结合于壳聚糖浇铸膜上用于神经再生;有研究发现结合有层粘连蛋白多肽的壳聚糖更有利于神经突起延长;羟基磷灰石涂覆的壳聚糖导管上吸附层粘连蛋白或其衍生多肽用于神经再生;在壳聚糖-聚赖氨酸复合物支架表面涂覆层粘连蛋白或纤维连接蛋白,能够使神

经细胞与材料的亲和力显著提高。这些研究都证实了吸附有层粘连蛋白或其衍生多肽的壳聚糖基复合材料可以促进神经再生。

利用壳聚糖支架负载并释放如生长因子、酶、激素等功能分子,也能提高神经修复能力。生物可降解的壳聚糖假体中负载了孕激素,可用于兔面部神经再生模型,在孕激素缓慢释放的环境下,假体中可以生成有髓神经纤维。在京尼平交联的壳聚糖-丝胶三维多孔支架中负载神经生长因子(nerve growth factor,NGF),在神经生长因子的局部缓慢持续释放下,该支架可以支持施万细胞的生长,促进神经再生。此外,该支架的降解产物可以上调施万细胞中胶质细胞源性神经营养因子(GDNF)、早期生长反应蛋白 2(EGR2)、神经细胞黏附分子(NCAM)的表达水平,促进神经功能恢复,可能为慢性神经卡压综合征的治疗提供可靠的临床治疗手段。

(三)导电性壳聚糖基复合材料与神经修复

近几年来,基于导电聚合物并配合电刺激的组织工程材料为治疗神经损伤带来了希望。将聚3,4-乙烯二氧噻吩(PEDOT)纳米颗粒混入壳聚糖-明胶多孔材料中,材料的亲水性、电导率、机械性能和热稳定性均得到了提高,表现出优异的促进神经元样细胞 PC12 黏附和迁移的能力。将碳纳米管分散到壳聚糖中制备复合材料并经氧等离子体处理,使材料的导电性和表面氧含量得以提升。该复合材料不仅可以促进神经元黏附,还能支持神经元突触功能。神经元在此材料表面培养 21 天后仍可黏附并维持完整功能,该复合材料可以用于刺激并修复神经元植入性电极。含 2.5%聚吡咯、97.5%壳聚糖的杂化膜材料,用来对施万细胞施以电刺激,这些膜材料在没有电刺激时本身已具有极强的促进细胞黏附、迁移和增殖能力,当存在电刺激时,膜上的施万细胞将分泌出更多的神经营养因子 NGF 和 BDNF。

五、壳聚糖与其他组织工程

除了皮肤、骨、软骨、神经组织修复这些组织工程领域,生物相容性好、生物可降解的壳聚糖及改性壳聚糖材料还可用于其他方面的组织修复与再生,如血管再生、肝脏再生、肌骨系统再生、牙周再

生等。例如多肽 RGDSGGC 修饰的壳聚糖材料、利用超临界 CO_2 制备的壳聚糖多孔支架、戊二醛交联的壳聚糖水凝胶、冻干法制备的壳聚糖-海藻酸钠-聚氨酯三维多孔泡沫，都可以用于肌骨系统的再生；再如可释放胰岛素样生长因子（IGF-1）和骨形态发生蛋白-6（BMP-6）的壳聚糖-藻酸盐-聚乳酸羟基乙酸共聚物复合支架、铝酸钙增效的壳聚糖-胶原复合支架能够用于牙周再生；多层的由 L-聚乳酸纳米纤维增强的壳聚糖-胶原水凝胶可用于屈肌腱再生等。

随着材料科学与生物技术的加速发展，壳聚糖有望在组织修复和再生领域发挥更强大的作用。因此，学习并丰富壳聚糖及改性壳聚糖在生物医学领域特别是组织再生中的应用，使之形成产业化规模，必将产生巨大的经济效益、生态效益和社会效益，为我国的生物材料发展、经济社会发展作出重要的贡献。

（朱萌　田野　牛忠伟）

参 考 文 献

[1] 石淑先.生物材料制备与加工[M].北京:化学工业出版社,2009.

[2] 蒋挺大.壳聚糖[M].北京:化学工业出版社,2006.

[3] 施小文,邓红兵,杜予民.甲壳素/壳聚糖材料及应用[M].北京:化学工业出版社,2015.

[4] DESPOND S,ESPUCHE E,DOMARD A. Water sorption and permeation in chitosan films:Relation between gas permeability and relative humidity[J]. J Polym Sci,Part B:Polym Phys,2001,39(24):3114-3127.

[5] 蒋挺大.甲壳素[M].北京:化学工业出版社,2003.

[6] 谢宇.壳聚糖及改性壳聚糖制备与应用[M].北京:中国水利水电出版社,2010.

[7] CHEN L,DU Y,ZENG X. Relationships between the molecular structure and moisture-absorption and moisture-retention abilities of carboxymethyl chitosan-II. Effect of degree of deacetylation and carboxymethylation[J]. CarbohydrRes,2003,338(4):333-340.

[8] GE H C,LUO D K. Preparation of carboxymethyl chitosan in aqueous solution under microwave irradiation[J]. Carbohydr Res,2005,340(7):1351-1356.

[9] GUO Z,XING R,LIU S,et al. Antifungal properties of Schiff bases of chitosan,N-substituted chitosan and quaternized chitosan[J]. Carbohydr Res, 2007, 342(10):1329-1332.

[10] 许晨,卢灿辉,丁马太.壳聚糖季铵盐的合成及结构表征[J].功能高分子学报,1997(1):54-58.

[11] LIM S H,HUDSON S M. Synthesis and antimicrobial activity of a water-soluble chitosan derivative with a fiber-reactive group[J]. Carbohydr Res,2004,339(2):313-319.

[12] XIAO B,WAN Y,ZHAO M,et al. Preparation and characterization of antimicrobial chitosan-N-arginine with different degrees of substitution [J]. Carbohydr Polym,2011,83(1):144-150.

[13] TANG H,ZHANG P,KIEFT T L,et al. Antibacterial action of a novel functionalized chitosan-arginine against Gram-negative bacteria[J]. Acta Biomater,2010,6(7):2562-2571.

[14] SAHARIAH P,MASSON M. Antimicrobial Chitosan and Chitosan Derivatives:A Review of the Structure-Activity Relationship [J]. Biomacromolecules, 2017, 18 (11):3846-3868.

[15] 彭湘红.甲壳素、壳聚糖的改性材料及应用[M].武汉:武汉出版社,2009.

[16] LI H,PENG L. Antimicrobial and antioxidant surface modification of cellulose fibers using layer-by-layer deposition of chitosan and lignosulfonates [J]. Carbohydr Polym,2015,124:35-42.

[17] WU F,MENG G,HE J,et al. Antibiotic-Loaded Chitosan Hydrogel with Superior Dual Functions:Antibacterial Efficacy and Osteoblastic Cell Responses[J]. ACS Appl Mater Interfaces,2014,6(13):10005-10013.

[18] GEISBERGER G,GYENGE E B,HINGER D,et al. Chitosan-Thioglycolic Acid as a Versatile Antimicrobial Agent [J]. Biomacromolecules,2013,14(4):1010-1017.

[19] FRIEDMAN A J,PHAN J,SCHAIRER D O,et al. Antimicrobial and anti-inflammatory activity of chitosan-alginate nanoparticles:a targeted therapy for cutaneous pathogens[J]. J Invest Dermatol,2013,133(5):1231-1239.

[20] PATTANI A,PATRAVALE V B,Panicker L,et al. Immunological effects and membrane interactions of chitosan nanoparticles[J]. Mol Pharm,2009,6(2):345-352.

[21] 付小兵,吴志谷.现代创伤敷料理论与实践[M].北京:化学工业出版社,2007.

[22] 黄爱宾,郭端,徐少骏,等.胶原-磺化羧甲基壳聚糖/硅橡胶皮肤再生材料的制备及其对小型猪烫伤创面全层皮肤缺损的修复研究[J].高分子学报,2009

（2）：111-117.

［23］ ZHOU Y，YANG D，CHEN X，et al. Electrospun water-soluble carboxyethyl chitosan/poly（vinyl alcohol）nanofibrous membrane as potential wound dressing for skin regeneration［J］. Biomacromolecules，2008，9（1）：349-354.

［24］ IGNATOVA M，STARBOVA K，MARKOVA N，et al. Electrospun nano-fibre mats with antibacterial properties from quaternised chitosan and poly（vinyl alcohol）［J］. Carbohydr Res，2006，341（12）：2098-2107.

［25］ SUNG J H，HWANG M R，KIM J O，et al. Gel characterisation and in vivo evaluation of minocycline-loaded wound dressing with enhanced wound healing using polyvinyl alcohol and chitosan［J］. Int J Pharm，2010，392（1）：232-240.

［26］ MIZUNO K，YAMAMURA K，YANO K，et al. Effect of chitosan film containing basic fibroblast growth factor on wound healing in genetically diabetic mice［J］. J Biomed Mater Res，2003，64A（1）：177-181.

［27］ ANTUNES B P，MOREIRA A F，GASPAR V M，et al. Chitosan/arginine-chitosan polymer blends for assembly of nanofibrous membranes for wound regeneration［J］. Carbohydr Polym，2015，130：104-112.

［28］ XIE Z，PARAS C B，WENG H，et al. Dual growth factor releasing multi-functional nanofibers for wound healing［J］. Acta Biomater，2013，9（12）：9351-9359.

［29］ CRANE G M，ISHAUG S L，MIKOS A G. Bone tissue engineering［J］. Nat Med，1995，1（12）：1322-1324.

［30］ LI Z，RAMAY H R，HAUCH K D，et al. Chitosan-alginate hybrid scaffolds for bone tissue engineering［J］. Biomaterials，2005，26（18）：3919-3928.

［31］ MARTINS N I，SOUSA M P，CUSTODIO C A，et al. Multilayered membranes with tuned well arrays to be used as regenerative patches［J］. Acta Biomater，2017，57：313-323.

［32］ LU Y，LI L，ZHU Y，et al. Multifunctional copper-containing carboxymethyl chitosan/alginate scaffolds for eradicating clinical bacterial infection and promoting bone formation［J］. ACS Appl Mater Interfaces，2018，10（1）：127-138.

［33］ WANG X，GAN W，LONG L，et al. The mechanism of a chitosan-collagen composite film used as biomaterial support for MC3T3-E1 cell differentiation［J］. Sci Rep，2016，6：39322.

［34］ GAO B，LI X J，LIN M，et al. Development of a novel absorbable nanofiber chitosan-collagen membrane by electrospinning and the preliminary study on guided bone regeneration［J］. Chin J Stomatol，2018，53（2）：85-91.

［35］ CAO X，WANG J，LIU M，et al. Chitosan-collagen/organomontmorillonite scaffold for bone tissue engineering［J］. Front Mater Sci，2015，9（4）：405-412.

［36］ LEENA R S，VAIRAMANI M，SELVAMURUGAN N. Alginate/gelatin scaffolds incorporated with Silibinin-loaded Chitosan nanoparticles for bone formation in vitro［J］. Colloids Surf B Biointerfaces，2017，158：308-318.

［37］ YAN H，CHEN X，FENG M，et al. Layer-by-layer assembly of 3D alginate-chitosan-gelatin composite scaffold incorporating bacterial cellulose nanocrystals for bone tissue engineering［J］. Mater Lett，2017，209：492-496.

［38］ SHARMA C，DINDA A K，POTDAR P D，et al. Fabrication and characterization of novel nano-biocomposite scaffold of chitosan-gelatin-alginate-hydroxyapatite for bone tissue engineering［J］. Mater Sci Eng C Mater Biol Appl，2016，64：416-427.

［39］ ORYAN A，ALIDADI S，BIGHAM-SADEGH A，et al. Effectiveness of tissue engineered chitosan-gelatin composite scaffold loaded with human platelet gel in regeneration of critical sized radial bone defect in rat［J］. J Control Release，2017，254：65-74.

［40］ XU T，YANG H，YANG D，et al. Polylactic acid nanofiber scaffold decorated with chitosan islandlike topography for bone tissue engineering［J］. ACS Appl Mater Interfaces，2017，9（25）：21094-21104.

［41］ NIU X，FENG Q，WANG M，et al. In vitro degradation and release behavior of porous poly（lactic acid）scaffolds containing chitosan microspheres as a carrier for BMP-2-derived synthetic peptide［J］. Polym Degrad Stab，2009，94（2）：176-182.

［42］ SANTO V E，DUARTE A R，GOMES M E，et al. Hybrid 3D structure of poly（D，L-lactic acid）loaded with chitosan/chondroitin sulfate nanoparticles to be used as carriers for biomacromolecules in tissue engineering［J］. J Supercrit Fluids，2010，54（3）：320-327.

［43］ SANTO V E，DUARTE A R，POPA E G，et al. Enhancement of osteogenic differentiation of human adipose derived stem cells by the controlled release of platelet lysates from hybrid scaffolds produced by supercritical fluid foaming［J］. J Control Release，2012，162（1）：19-27.

［44］ DONG L，WANG S J，ZHAO X R，et al. 3D-Printed Poly（epsilon-caprolactone）Scaffold Integrated with Cell-laden Chitosan Hydrogels for Bone Tissue Engineering[J]. Sci Rep,2017,7(1):13412.

[45] JIANG T,KHAN Y,NAIR L S,et al. Functionalization of chitosan/poly(lactic acid-glycolic acid) sintered microsphere scaffolds via surface heparinization for bone tissue engineering[J]. J Biomed Mater Res,2010,93A(3):1193-1208.

[46] VENKATESAN J,PALLELA R,BHATNAGAR I,et al. Chitosan-amylopectin/hydroxyapatite and chitosan-chondroitin sulphate/hydroxyapatite composite scaffolds for bone tissue engineering[J]. Int J Biol Macromol,2012,51(5):1033-1042.

[47] WANG X,WANG X,TAN Y,et al. Synthesis and evaluation of collagen-chitosan-hydroxyapatite nanocomposites for bone grafting[J]. J Biomed Mater Res,2009,89A(4):1079-1087.

[48] YANG G,YANG X,ZHANG L,et al. Counterionic biopolymers-reinforced bioactive glass scaffolds with improved mechanical properties in wet state[J]. Mater Lett,2012,75:80-83.

[49] COUTO D S,HONG Z,MANO J F. Development of bioactive and biodegradable chitosan-based injectable systems containing bioactive glass nanoparticles[J]. Acta Biomater,2009,5(1):115-123.

[50] YAO Q,NOOEAID P,ROETHER J A,et al. Bioglass®;-based scaffolds incorporating polycaprolactone and chitosan coatings for controlled vancomycin delivery[J]. Ceram Int,2013,39(7):7517-7522.

[51] BOJAR W,KUCHARSKA M,CIACH T,et al. In vivo performance of the experimantal chitosan based bone substitute-advanced therapy medicinal product:a study in sheep[J]. Acta Pol Pharm,2016,73(1):209-217.

[52] ORYAN A,ALIDADI S,BIGHAM-SADEGH A,et al. Chitosan/gelatin/platelet gel enriched by a combination of hydroxyapatite and beta-tricalcium phosphate in healing of a radial bone defect model in rat[J]. Int J Biol Macromol,2017,101:630-637.

[53] AKMAN A C,SEDA T R,GÜMÜŞDERELİOĞLU M,et al. Bone morphogenetic protein-6-loaded chitosan scaffolds enhance the osteoblastic characteristics of MC3T3-E1 cells[J]. Artif Organs,2010,34(1):65-74.

[54] LEE Y M,PARK Y J,LEE S J,et al. The bone regenerative effect of platelet-derived growth factor-BB delivered with a chitosan/tricalcium phosphate sponge carrier[J]. J Periodontol,2000,71(3):418-424.

[55] BI L,LI D,LIU J,et al. Fabrication and characterization of a biphasic scaffold for osteochondral tissue engineering [J]. Mater Lett,2011,65(13):2079-2082.

[56] SECHRIEST V F,MIAO Y J,NIYIBIZI C,et al. GAG-augmented polysaccharide hydrogel:a novel biocompatible and biodegradable material to support chondrogenesis [J]. J Biomed Mater Res,2000,49(4):534-41.

[57] XIA W,LIU W,CUI L,et al. Tissue engineering of cartilage with the use of chitosan-gelatin complex scaffolds [J]. J Biomed Mater Res,2004,71B(2):373-380.

[58] REED S,WU B M. Biological and mechanical characterization of chitosan-alginate scaffolds for growth factor delivery and chondrogenesis[J]. J Biomed Mater Res,2017,105B(2):272-282.

[59] LI Z,ZHANG M. Chitosan-alginate as scaffolding material for cartilage tissue engineering[J]. J Biomed Mater Res,2005,75A(2):485-493.

[60] LIVERANI L,ROETHER J A,NOOEAID P,et al. Simple fabrication technique for multilayered stratified composite scaffolds suitable for interface tissue engineering [J]. Mater Sci Eng A,2012,557(45):54-58.

[61] SILVA S S,MOTTA A,RODRIGUES M T,et al. Novel genipin-cross-linked chitosan/silk fibroin sponges for cartilage engineering strategies[J]. Biomacromolecules,2008,9(10):2764-2774.

[62] NGOENKAM J,FAIKRUA A,YASOTHORNSRIKUL S,et al. Potential of an injectable chitosan/starch/beta-glycerol phosphate hydrogel for sustaining normal chondrocyte function[J]. Int J Pharm,2010,391(1/2):115-124.

[63] LOU T,WANG X,YAN X,et al. Fabrication and biocompatibility of poly(l-lactic acid) and chitosan composite scaffolds with hierarchical microstructures[J]. Mater Sci Eng:C,2016,64:341-345.

[64] CHEN Z X,LI MING CHUN,XIN M H,et al. Preparation and characterization of histidine-grafted-chitosan/poly(L-lactide) scaffolds[J]. J Funct Mater,2015,46(5):05118-05122.

[65] FILOVA E,JAKUBCOVA B,DANILOVA I,et al. Polycaprolactone foam functionalized with chitosan microparticles-a suitable scaffold for cartilage regeneration[J]. Physiol Res,2016,65(1):121-131.

[66] YAN S,ZHANG K,LIU Z,et al. Fabrication of poly(L-glutamic acid)/chitosan polyelectrolyte complex porous scaffolds for tissue engineering[J]. J Mater Chem B,

2013,1(11):1541-1551.

[67] ZHANG K,YAN S,LI G,et al. In-situ birth of MSCs multicellular spheroids in poly(L-glutamic acid)/chitosan scaffold for hyaline-like cartilage regeneration[J]. Biomaterials,2015,71:24-34.

[68] KUO Y C,KU H F,RAJESH R. Chitosan/gamma-poly (glutamic acid)scaffolds with surface-modified albumin, elastin and poly-l-lysine for cartilage tissue engineering [J]. Mater Sci Eng C Mater Biol Appl,2017,78:265-277.

[69] LEE S Y,WEE A S,LIM C K,et al. Supermacroporous poly(vinyl alcohol)-carboxylmethyl chitosan-poly(ethylene glycol)scaffold:an in vitro and in vivo pre-assessments for cartilage tissue engineering[J]. J Mater Sci Mater Med,2013,24(6):1561-1570.

[70] ELDER S,GOTTIPATI A,ZELENKA H,et al. Attachment,proliferation,and chondroinduction of mesenchymal stem cells on porous chitosan-calcium phosphate scaffolds[J]. Open Orthop J,2013,7(1):275-281.

[71] KANDEL R A,GRYNPAS M,PILLIAR R,et al. Repair of osteochondral defects with biphasic cartilage-calcium polyphosphate constructs in a Sheep model[J]. Biomaterials,2006,27(22):4120-4131.

[72] OLIVEIRA J M,RODRIGUES M T,SILVA S S,et al. Novel hydroxyapatite/chitosan bilayered scaffold for osteochondral tissue-engineering applications:scaffold design and its performance when seeded with goat bone marrow stromal cells[J]. Biomaterials,2006,27(36): 6123-6137.

[73] CHOI B,KIM S,LIN B,et al. Cartilaginous extracellular matrix-modified chitosan hydrogels for cartilage tissue engineering[J]. ACS Appl Mater Interfaces,2014,6 (22):20110-20121.

[74] SILVA J M,NICOLE G,RUI C,et al. Nanostructured 3D constructs based on chitosan and chondroitin sulphate multilayers for cartilage tissue engineering[J]. Plos One,2013,8(2):e55451.

[75] AGRAWAL P,PRAMANIK K,VISHWANATH V,et al. Enhanced chondrogenesis of mesenchymal stem cells over silk fibroin/chitosan-chondroitin sulfate three dimensional scaffold in dynamic culture condition[J]. J Biomed Mater Res B Appl Biomater,2018,106(7): 2576-2587.

[76] FAIKRUA A,WITTAYA-AREEKUL S,OONKHANOND B,et al. In vivo chondrocyte and transforming growth factor-β1 delivery using the thermosensitive chitosan/ starch/β-glycerol phosphate hydrogel[J]. J Biomater Appl,2013,28(2):175-186.

[77] KIM S E,PARK J H,YONG W C,et al. Porous chitosan scaffold containing microspheres loaded with transforming growth factor-β1:Implications for cartilage tissue engineering[J]. J Control Release,2003,91(3):365-374.

[78] SUKARTO A,YU C,FLYNN L E,et al. Co-delivery of adipose-derived stem cells and growth factor-loaded microspheres in RGD-grafted N-Methacrylate glycol chitosan gels for focal chondral repair[J]. Biomacromolecules,2012,13(8):2490-2502.

[79] WROBEL S,SERRA S C,RIBEIROSAMY S,et al. In vitro evaluation of cell-seeded chitosan films for peripheral nerve tissue engineering[J]. Tissue Eng,2014,20A (17/18):2339-2349.

[80] XUE C,REN H,ZHU H,et al. Bone marrow mesenchymal stem cell-derived acellular matrix-coated chitosan/ silk scaffolds for neural tissue regeneration[J]. J Mater Chem B,2017,5(6):1246-1257.

第十五章

蚕丝材料与组织再生

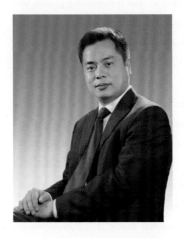

欧阳宏伟

浙江大学求是特聘学者,浙江大学医学院副院长,浙江大学国际联合学院(国际校区)常务副院长,浙江大学爱丁堡大学联合学院院长(创建国内第一个生物医学专业,为本领域培养创新人才,获国家教育先进集体)。国际骨科联合研究学会会士(ICORS Fellow),中国生物医学工程学会组织工程与再生医学分会主任委员。

Professor Hongwei Ouyang is the Qiu-shi distinguished professor of Zhejiang University. He serves as the Vice Dean of School of Medicine of Zhejiang University, the Vice Dean of International Campus of Zhejiang University, and the Dean of Zhejiang University-University of Edinburgh Institute. He is the Fellow of International Combined Orthopaedic Research Societies, the Chairman of Chinese Society of Biomedical Engineering (Tissue Engineering and Regenerative Medicine Section).

摘要

蚕丝是一种古老的生物材料,由蚕丝制成的手术缝线早在几个世纪前已经在临床使用。由于蚕丝来源广泛、力学性能优异、生物相容性好、降解速度可控且降解产物无毒副作用,使得蚕丝成为组织工程和再生医学领域非常有吸引力的材料。通过控制蚕丝的结构和加工过程,可以将蚕丝加工成多种形态,包括蚕丝纤维、蚕丝膜、蚕丝凝胶、蚕丝海绵和蚕丝微球等。目前已有大量文献报道蚕丝材料支架适用于不同组织的修复再生,尤其适合那些需要缓慢降解和良好力学性能支撑的组织修复应用,例如骨、软骨、肌腱/韧带等肌肉骨骼组织。除此之外,蚕丝材料用于角膜、神经、皮肤、血管、心脏和肝脏等组织的修复再生也取得了一定进展。然而,目前大部分蚕丝材料尚缺乏相关的临床前验证和临床试验评估等转化研究,因此限制了基于蚕丝材料的再生医学医疗器械在临床上的推广应用。本章首先简要概述蚕丝材料的基本特点和形态分类,随后重点介绍蚕丝材料在组织再生领域的最新研究,最后介绍蚕丝材料的临床转化研究、发展前景与面临的挑战。

Abstract

Silk is an ancient biomaterial. The surgical sutures made of silk have been used clinically for centuries. Due to its wide source, excellent mechanical properties, good biocompatibility, controllable degradation rate, and nontoxic degradation products, silk has become an attractive material for tissue engineering and regenerative medicine. By controlling the structure and processing of silk, it can be processed into various forms, including silk fibers, silk films, silk gels, silk sponges, and silk microspheres. A large number of literatures have reported that silk scaffolds are suitable for repair and regeneration of different tissues, and are particularly suitable for tissue repair applications that require slow degradation and good mechanical properties, such as bone, cartilage, tendon/ligament and other musculoskeletal tissues. In addition, silk materials have also been used to repair and regenerate other kinds of tissues such as cornea, nerves, skin, blood vessels, heart and liver etc. However, at present, most silk materials lack the relevant pre-clinical validation, clinical trial evaluation and other translational studies, thus limiting the clinical translation of silk-based regenerative medical devices. This chapter begins with a brief overview of the basic characteristics and various morphologies of silk materials, followed by a focus on the latest researches of silk materials for tissue repair and regeneration. Finally, the clinical translation research, prospects and challenges of silk materials are introduced.

第一节　引　言

说起蚕丝,人们首先会想到以蚕丝为原材料制成的纺织品,如丝绸、蚕丝被等。这种由熟蚕结茧时分泌的丝液凝固而成的连续长纤维,是人类最早利用的天然纤维之一。目前生活中使用的蚕丝通常来源于家蚕(学名:bombyx mori),家蚕生产的蚕丝叫做桑蚕丝(B. mori silk)。除了家蚕以外,天蚕蛾科和蛛形纲部分物种也能产丝,但尚未像桑蚕丝一样被广泛使用。

本章主要介绍桑蚕丝的生物医学应用。早在几个世纪以前,由蚕丝材料制成的医用手术缝线已经在临床上开始使用。作为一种天然材料缝合线,蚕丝线是过去100年来最常用的手术缝线之一,被广泛用于唇部、眼睛、口腔和皮肤等伤口的缝合。由于其力学性能优异、生物相容性好和降解速度可控,目前越来越多的研究尝试将不同类型的蚕丝材料用于组织工程和再生医学领域,如骨、软骨、角膜、皮肤等组织的修复再生。本章首先简要概述蚕丝材料的基本特点和形态分类,随后重点介绍蚕丝材料在组织再生领域的最新研究,并评估其在临床转化应用中的进一步发展前景与面临的挑战。

第二节　蚕丝材料的基本特点

一、结构

蚕丝主要由两种蛋白构成:构成蚕丝核心的丝素蛋白(fibroin)和覆盖在外侧的丝胶蛋白(ser-icin)。丝素蛋白占蚕丝蛋白总量的70%~75%,丝胶蛋白占25%~30%。通过在碱性溶液中煮沸,可以去除丝胶蛋白从而得到纯化的丝素蛋白,此过程也称作蚕丝脱胶。丝素蛋白纤维直径10~25μm,由重链(H链,分子量约390kDa)和轻链(L链,分子量约26kDa)按照1∶1比例组成。重链的Cys-c20(来自羧基末端的第20个残基)和轻链的Cys-172之间的二硫键将丝素蛋白连接在一起,并且与糖蛋白P25(分子量约25kDa)非共价连接。丝素蛋白重链的结晶区域含有结构高度重复的氨基酸序列GAGAGS(其中G是甘氨酸,A是丙氨酸,S是丝氨酸),形成反平行的β-折叠(β-sheet)。

目前已经报道的丝素蛋白晶体结构可分为三类,包括结晶前的丝腺状态(Silk Ⅰ)、由β-折叠二级结构组成的纺丝状态(Silk Ⅱ)和主要在界面(即气-水界面、水-油界面等)形成的三重螺旋晶体结构(Silk Ⅲ)。Silk Ⅰ结构是丝蛋白的天然形式,存在于家蚕丝腺中,是一种亚稳定晶体结构。水溶性的Silk Ⅰ在进行热处理或物理纺丝时易转化为Silk Ⅱ结构。用甲醇或氯化钾处理也能将Silk Ⅰ转换成β-折叠结构。β-折叠结构是不对称的,一侧被来自甘氨酸的氢侧链占据,而另一侧被来自疏水结构域的丙氨酸的甲基侧链占据。β-折叠的规则排列使得相对的甲基基团和氢基团相互作用以在晶体中形成层间堆叠。强氢键和范德华力形成了热力学稳定的结构。因此Silk Ⅱ的结晶区域的β-折叠是一种稳定交联的形式,决定了丝素蛋白的强度、韧性和抗溶解性,使其广泛应用于生物医学和纺织品制造等多个领域。

二、力学

生物材料构建的组织修复支架体内植入失败的主要原因之一是力学性能无法满足植入需求。目前被广泛研究的天然生物材料如胶原、壳聚糖和海藻酸钠等，其力学性能均难以达到很高水平。同样作为天然生物材料，特殊的内部结构赋予了蚕丝纤维极其优异的力学性能，使得蚕丝的拉力比最广泛使用的胶原材料高出几百倍。即使是交联过的胶原，其拉力也不及桑蚕丝的1/10，因此许多研究尝试将蚕丝与其他天然生物材料复合制成混合材料以提高力学强度。天然蚕丝纤维的极限拉伸强度甚至高于某些承载力学的肌肉骨骼组织，如主要由胶原构成的肌腱和骨组织等。

蚕丝的力学性能也不输某些合成材料。桑蚕丝的极限拉伸强度远高于聚乳酸与合成橡胶。笔者的研究表明，由桑蚕丝纤维经编得到的网片在纬向拉伸强度、缝合强度和撕裂强度上优于由聚卡普隆-25和聚丙烯编织的网片，并且在体内腹壁修复植入过程中不良作用更小。腹壁缺损模型可以认为是检测植入网片力学性能的一个经典模型。由于腹壁组织需承受很强的腹压，因此对植入网片的力学性能有很高要求。

除此之外，蚕丝纤维拉伸强度与伸长率之间具备了良好平衡，这意味着更好的韧性和延展性，在组织的修复应用中至关重要。如在腹壁缺损修复中，修复网片的伸长率需要控制在一定范围内，这是由于伸长率过大会造成植入网片的结构不稳定性，在动态力学变化过程中容易变形，导致疝复发。笔者的研究发现，桑蚕丝网片的伸长率远小于其他两款临床上广泛使用的合成材料编织网片，这有助于其在体内发挥更好的修复效果。

需要注意的是，尽管天然蚕丝纤维具有优异的力学性能，但是以丝素蛋白溶液为原材料制备出的大多数蚕丝材料并不具有很好的力学性能。有研究表明，丝素蛋白水溶液制备的蚕丝膜拉伸强度约为15.8MPa，甲酸溶液制备的蚕丝膜约为14.8MPa，三氟乙酸溶液制备的蚕丝膜约为7.8MPa。上述三种蚕丝膜的拉伸强度远小于天然桑蚕丝纤维高达500~600MPa的拉伸强度。造成这种差异的原因在于与天然纤维相比，再生

蚕丝材料中缺乏合适的二级结构和等级排序。最近的研究表明，通过在蚕丝溶液加工过程中控制其结构，能够将再生蚕丝材料的强度提高到天然纤维的水平。如Jiang等报道经过旋涂技术制备的多层蚕丝薄膜（layer-by-layer film）拉伸强度可提升至100MPa。如果可以根据应用需求控制再生蚕丝材料的力学性能，蚕丝材料的生物医学应用范围会更加宽广。

三、生物相容性

作为体内植入物，材料的生物相容性是决定材料植入失败与否的最重要特性之一。尽管蚕丝缝线作为一种已知的生物相容性材料已有悠久的临床应用历史，但是作为一种异种生物材料，仍有一些与蚕丝蛋白免疫相关的不良事件报道，如天然蚕丝缝线在术后可能会引发炎症反应和过敏反应。大多数研究认为这些不良反应主要是由于丝胶蛋白引起；如果将丝胶蛋白去除，纯丝素蛋白的生物学反应似乎与其他常用的生物材料相当。然而，近期研究表明，纯化的丝胶蛋白并不会引发炎症反应或细胞毒性作用，而是当丝胶蛋白和丝素蛋白物理结合，并且在另一种促炎剂存在时才会触发炎性反应。因此可以认为，单独的丝素蛋白经过灭菌后具有良好的生物相容性。植入体内的丝素蛋白膜诱导的炎症反应比胶原膜和聚乳酸薄膜更低。丝素蛋白支架材料在治疗包括骨缺损、软骨缺损、肌腱损伤等肌肉骨骼疾病时表现出良好的生物相容性。在皮肤烧伤修复中，丝素蛋白敷料的组织耐受性良好，新生的肉芽组织健康，无渗液或不良反应发生。用于角膜内皮移植的蚕丝膜在体内培养6周后没有显示出显著的炎性反应，并且成功与角膜基质整合。基于近年来广泛研究的结果，一些基于丝素蛋白材料的医疗器械产品已通过医药监管部门的审批，可以用于临床修复重建手术。例如，Allergan公司生产的Seriscaffold®丝素蛋白编织网片经美国食品药品监督管理局（U S Food and Drug Administration，U.S. FDA）批准用于软组织修复，苏州苏豪生物材料科技有限公司生产的丝代异®丝素蛋白膜经我国国家药品监督管理局（National Medical Products Administration，NMPA）批准用于皮肤创面治疗。这部分内容将在"蚕丝材料的临床转化"一

节详细展开。

丝素蛋白材料降解产生的不同大小和形态的降解产物可能会引起不同程度的免疫反应。降解产物微粒碎片激活免疫系统,是生物材料植入失败的主要原因之一。研究者们发现小块蚕丝纤维能够轻度诱导促炎细胞因子的产生并提高其吞噬作用。此外,用 α-糜蛋白酶消化形成的丝素蛋白降解产物会降低成纤维细胞的生长与黏附。因此,有必要对丝素蛋白植入物进行体内长期跟踪,以确保降解产物的生物相容性。

四、降解

目前,不同研究报道的蚕丝降解性能有很大差异,这是由于不同的研究条件对蚕丝降解速度有显著影响,如蚕丝材料的形态结构、植入位点的力学与生物学环境和动物模型等。由于体内降解速度缓慢,蚕丝缝线往往被认为是一种不可吸收线。但长期体内实验结果显示,蚕丝纤维在体内 1 年左右拉力会大幅度下降,在 2 年后很难在植入组织中检测到残留纤维,因此蚕丝缝线实际上是一种缓慢的可吸收缝线。与其他天然生物材料一致,蚕丝降解主要是通过异物反应介导的蛋白水解作用。目前已经发现几种蛋白酶可以用于丝素蛋白膜和纤维的降解,最常用的是来自灰色链霉菌的蛋白酶Ⅻ,其次是来自牛胰腺的 α-糜蛋白酶。这些蛋白酶将丝素蛋白结晶较少的区域切割成短肽,随后进一步被细胞吞噬和代谢。有研究使用了不同浓度和类型的蛋白酶处理丝素蛋白膜和纤维,并比较了它们降解性能的差异。结果显示经过 17 天酶处理后,丝素蛋白纤维的重量、聚合度和分子量几乎没有改变,而拉伸性能受到显著影响。但使用相同的酶处理丝素蛋白膜,其重量和聚合度有显著下降,并且平均分子量从 120kDa 降低至 53kDa。除了控制结构以外,改变丝素蛋白结晶度、孔径、孔隙率和分子量分布也能够调控丝素蛋白的降解速度,以使其符合体内植入所需条件。已知使用不同手段制备的丝素蛋白多孔海绵具有显著不同的降解性能,溶剂溶解的蚕丝海绵比具有相似孔径的水溶解的蚕丝海绵降解更慢:蛋白酶Ⅻ孵育条件下,前者的质量在 21 天后剩余 65%,而后者在 4 天内完全降解。造成这种差异的主要原因是支架表面粗糙度或者结晶程度或分布的差异。

作为天然生物材料,丝素蛋白的降解产物是多肽和氨基酸,降解产物安全无毒,可被机体吸收、利用。而合成材料,如聚乙交酯和聚丙交酯,降解产物虽然可以通过代谢途径吸收,但酸性降解副产物的形成会引发一些不良反应。因此天然生物材料与合成材料相比具有明显优势。蚕丝降解的另一优势是可以通过控制形态结构和制备过程等以调节降解速率到所需水平。许多合成材料和天然材料(如胶原)体内降解速度过快,往往在新生组织尚未长入前就过早地降低了力学支持。而蚕丝支架在体内缓慢的降解速度使其在需要缓慢降解和承载力学的组织修复应用中极具优势。有研究通过混合蚕丝材料与胶原材料以延长支架的降解时间,用于体内前交叉韧带的修复。尽管有以上优点,仍需要对蚕丝降解和体内吸收机制进行进一步的深入研究,确保其在体内应用过程中的安全性和有效性。

第三节　蚕丝材料的形态分类

除了天然蚕丝纤维以外,目前用于组织修复的蚕丝材料还有由丝素溶液构建的再生蚕丝支架。蚕丝材料制备的第一步是脱胶,去除外层的丝胶蛋白以得到纯化的丝素蛋白。接下来将固体丝素蛋白纤维溶解以获得丝素蛋白溶液。常用的溶解剂包括溴化锂和硫氰酸锂等离液盐浓缩液。最后将丝素蛋白浓缩溶液制备成不同形态的蚕丝支架,用于多种生物医学用途(图 15-1)。

一、蚕丝纤维

由蚕丝纤维编织而成的手术缝合线已经在临床上使用了几个世纪,其形式包括未脱胶的天然形式缝线和涂有蜡或硅树脂的脱胶形式缝线。除手术缝线以外,脱胶蚕丝纤维可通过编织等方法形成各种图案的编织物,如绳纱、缆纱、编织纱和变形纱等。通过改变蚕丝的纤度、股数、编织样式等可以控制编织物的孔隙大小、厚度、力学强度等,以适应修复需求。此外,丝素蛋白编织网片还可以作为组织工程基础支架与其他材料复合使用,以加强支架的力学强度,常用于韧带等需要高强度力学支撑的

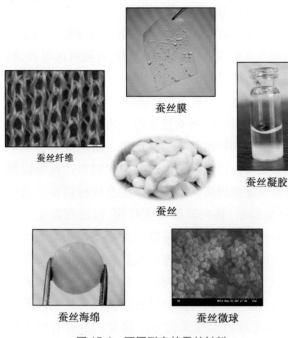

蚕丝纤维

蚕丝膜

蚕丝凝胶

蚕丝

蚕丝海绵

蚕丝微球

图 15-1　不同形态的蚕丝材料

组织修复。如 Shen 等报道将胶原与丝素蛋白编织网片复合形成海绵支架,体内 18 个月长期实验结果显示该支架不仅能够促进前交叉韧带损伤修复,还能够减缓骨关节炎的发生。

另一种形式的蚕丝纤维是蚕丝静电纺丝。该技术能够制备微米和纳米级的蚕丝纤维,使其更好地模拟细胞外基质的纳米特性。静电纺丝由蚕丝水溶液或有机溶液制备,其制备过程仅需注射泵、高压源和收集器,因此是一项简单、低成本的技术。使用甲酸作为纺丝溶剂能够制备平均直径 80nm、直径范围 30~120nm 的蚕丝纳米纤维。该纳米纤维能够促进人角质细胞和成纤维细胞的黏附和伸展。与天然蚕丝纤维相比,蚕丝静电纺丝具有高孔隙率和高表面积/体积比,有助于细胞黏附、生长和增殖。此外可以根据应用需求,调节蚕丝静电纺丝的形态和性能,并且可以通过在蚕丝溶液中加入生物活性分子制备载药静电纺丝。

二、蚕丝膜

丝素蛋白膜可以通过浇注蚕丝水溶液、酸性溶液或离子溶液等方式制备,同时也可以混合其他材料制备复合薄膜。由于这种浇注方法制备的薄膜是水溶性的,因此还需采用水蒸气退火、甲醇或乙醇浸泡、控制干燥等方法提高蚕丝膜的 β-折叠结晶度,以增加稳定性。甲醇或乙醇浸泡最为简单快

捷,但如果想要避免使用有机溶剂,可以使用水蒸气退火方式,即将丝素膜材料置于潮湿的环境中(如底部加水的真空干燥器)交联。研究表明水蒸气退火诱导形成的 β-折叠结晶度比甲醇处理更少。此外,有文献报道使用人工或旋转辅助的逐层沉积技术制备纳米级别的超薄蚕丝膜。通过控制蚕丝水溶液的浓度等条件可以制备所需厚度的膜。

体外实验表明丝素蛋白膜可以促进多种细胞的黏附与增殖,如间充质干细胞、成纤维细胞、角膜细胞等。成纤维细胞在丝素蛋白膜上的黏附与增殖效果与其在胶原膜上的效果一致。通过将蚕丝溶液与聚氧化乙烯混合,可以制备表面更为粗糙的多孔蚕丝膜以提高细胞的黏附率。用 RGD 序列对蚕丝膜表面进行化学修饰也能够大幅提高细胞的增殖与黏附。此外,有研究报道表面饰有特殊图案的蚕丝膜用于特定组织的修复。如使用反射式衍射光栅和聚二甲基硅氧烷(polydimethylsiloxane,PDMS)模具在蚕丝膜表面印上平行条纹,培养角膜细胞时能够引导细胞和分泌的细胞外基质沿着蚕丝膜表面的条纹平行排列,以模拟天然角膜基质平行排列的胶原纤维层。

三、蚕丝凝胶

蚕丝凝胶的制备是通过将丝素蛋白水溶液在酸、离子、电场、涡旋、超声或冻干等处理下形成的溶液-凝胶(sol-gel)转变。蚕丝水凝胶是一种三维聚合物网络,一般由 β-折叠结构组成。通过提高丝素蛋白溶液浓度、降低 pH、提高交联温度或者增加钙离子或聚氧化乙烯可以加速溶液-凝胶的转变。3%浓度的蚕丝溶液在 pH 3~4 条件下仅需 2天便可凝胶化,而在 pH 5~12 条件下需要 8 天。3%浓度的蚕丝溶液在室温条件下需要超过 30 天,在 37℃下需要约 5 天,而在 60℃条件下仅需要不到 5 天时间即可凝胶化;另外,同样在室温条件下,4%的蚕丝溶液需要 50 天,16%的蚕丝溶液需要不到 30 天即可完成溶液-凝胶转变。增加钙离子浓度可以缩短凝胶化时间,而在任何温度下加入钾离子后凝胶时间都没有变化。加入钙离子的冻干凝胶的孔径大于加入钾离子或者单纯蚕丝水溶液形成的冻干凝胶。以上结果说明钙离子比钾离子能更有效诱导丝素蛋白链之间的相互作用。

上述这些蚕丝凝胶由 β-折叠形成，因此结构稳定，力学性能较好，但也导致了凝胶的脆性较高。超声和涡旋处理制备的蚕丝凝胶弹性很小，塑性变形应变约 10%。近期报道的酶催化交联凝胶解决了这一问题。通过使用辣根过氧化物酶（horscradish peroxidase，HRP）和过氧化氢催化占蚕丝 5% 氨基酸比例的氨基酸酚基，得到力学性能可控、剪切应变大于 100%、压缩应变大于 70%、硬度在 200～10 000Pa 范围的可调弹性凝胶。这种新型蚕丝凝胶用于包裹人骨髓间充质干细胞体外培养显示出长期细胞存活率。其生物相容性在体内皮下植入实验中进一步得到证实，因此可用于软组织修复再生研究。

蚕丝凝胶的用途主要分为三点：一是作为材料支架包封细胞，构建体外细胞三维培养模型或体内组织工程化移植物。如利用超声处理制备的 4% 浓度的蚕丝凝胶能够用于体外培养人骨髓来源间充质干细胞，存活时间达到 21 天以上。包裹了大鼠骨髓间充质干细胞的蚕丝凝胶与蚕丝多孔支架复合后能够修复大鼠颅骨缺损。二是构建药物缓释系统，维持药物在体内的作用时间和效力。载有单克隆抗体的冻干法制备的蚕丝凝胶能够持续释放抗体长达 38 天，远高于普通超声法制备的蚕丝凝胶 10 天的缓释效果，并且从这种冻干凝胶释放出的抗体仍能保持生物活性。三是作为生物墨水用于 3D 打印。这要求材料具备最佳的挤出流变性、打印效能、打印分辨率、力学性能和生物相容性等特性。Rodriguez 等报道了以明胶作为填充剂和甘油作为无毒添加剂以诱导丝素蛋白物理交联形成的生物墨水。这种复合凝胶在 30～40℃ 打印时保持液体状态，打印出的支架置于 20～25℃ 条件下凝固，随后再置于甘油溶液中交联形成 β-折叠结构。该方法打印出的材料在体外生理条件下非常稳定，并且在小鼠皮下植入后可以保持形状长达 3 个月，同时促进细胞浸润和组织整合。该方法适用于体内软组织的重建修复。

四、蚕丝海绵

蚕丝海绵具有互连的多孔结构，其结构与体内生理环境结构相似，因此被广泛用于组织工程和再生医学研究。使用致孔剂、气体发泡和冻干等方法

可以将丝素蛋白溶液（水溶液或有机溶剂溶液）再生制备成蚕丝多孔海绵。

可以使用不同尺寸的盐（如氯化钠）作为致孔剂来制备丝素蛋白水溶液蚕丝海绵。先将盐与丝素蛋白溶液混合，材料成型后浸入水中将盐溶解。通过控制蚕丝溶液的浓度和盐晶的尺寸可以控制蚕丝海绵的孔径和孔隙率。该方法可以制备孔径 470～940μm 的多孔海绵。不同浓度的丝素蛋白溶液在使用相同粒径的氯化钠处理下，制备的蚕丝海绵孔径大小相似，但孔隙率随着浓度的上升稍有下降。由于在蚕丝水溶液固化之前氯化钠表面会有部分溶解，所以最终形成的孔径比盐晶的实际尺寸小 80%～90%。丝素蛋白水溶液制备的蚕丝海绵表现出一定的韧性和抗压强度。10% 浓度丝素蛋白水溶液形成的海绵支架具有高达（320±10）kPa 的压缩强度和（3 330±500）kPa 的压缩模量。支架的硬度、压缩强度和压缩模量随着丝素蛋白溶液浓度的增加而提高。

可以通过加入盐或糖作为致孔剂来制备丝素蛋白有机溶液蚕丝海绵。由于盐或糖不溶于有机溶剂，因此最终制备的海绵的孔隙大小与制备过程中使用的致孔剂的大小相一致。结果表明，与水溶液制备的蚕丝海绵相比，六氟异丙醇（HFIP）溶液制备的蚕丝海绵表面更光滑，孔隙度更低，力学强度更低，并且在蛋白酶作用下降解速度更慢。Tamada 报道也可以通过在注入模具并冷冻之前将少量溶剂（乙醇、甲醇、DMSO 等）加入丝素蛋白水溶液中制备有机溶剂型多孔海绵。首先将混合溶液冷冻，然后浸入缓冲液或水中除去溶剂。这种方法制备的丝素蛋白海绵由于有机溶剂诱导的 Silk Ⅱ 晶体结构的存在而具有良好的拉伸强度和压缩模量。

为了进一步提高蚕丝海绵的力学和生物学性能，研究者们尝试掺入填充剂制备复合蚕丝海绵支架。通过在蚕丝多孔海绵中加入碾磨的丝素蛋白颗粒，压缩模量从小于 50kPa 大幅提高到约 2.2MPa。在蚕丝蛋白 HFIP 溶液中加入微米尺寸的蚕丝纤维能够将压缩模量进一步提高到约 13MPa，满足骨松质的修复再生需求（约 10MPa）。另外，通过在蚕丝蛋白 HFIP 溶液中加入羟基磷灰石构建的复合海绵支架能够有效提高支架的骨传

导活性和力学性能。在生物反应器中使用该支架培养人骨髓间充质干细胞 5 周后能够形成杨氏模量大幅提高的骨样组织。该技术在骨组织工程领域有很强的应用前景。

五、蚕丝微球

蚕丝微球主要用于包裹并释放生长因子、小分子或药物,通常被设计为长效递送的药物载体,并通过肌内或皮下注射给药。目前常用的蚕丝微球制备方法主要有:乳液-溶剂蒸发/萃取法、溶剂置换、相分离、自组装和喷雾干燥等。Wang 等报道使用不饱和脂肪酸脂 1,2-二油酰基-sn-丙三基-3-胆碱磷酸(1,2-dioleoyl-sn-glycero-3-phosphocholine,DOPC)制备直径在 $1.6 \sim 2.7\mu m$ 的蚕丝微球。该方法将磷脂作为模板包封丝素蛋白水溶液和蛋白药物,反复冻融处理,产生尺寸均匀分布的小囊泡,再高速离心将磷脂去除。无论是在制备过程中还是最终的蚕丝微球中,都能够维持模拟蛋白药物辣根过氧化物酶的活性。药物释放效果取决于微球制备过程中使用氯化钠处理的时长,最多能够维持缓释效果长达 15 天。另一种更简单绿色的制备方法是利用丝素蛋白/聚乙烯醇(美国 FDA 批准的药物制剂成分)相分离技术制备不溶于水的蚕丝微球。该方法能够制备尺寸可控的、直径在 $300nm \sim 20\mu m$ 的均匀分布的微球。药物分子在蚕丝微球中的分布和负载效率取决于疏水性和电荷,进一步产生不同的药物释放曲线。如分子量为 479Da 的罗丹明 B 和分子量为 66 000Da 的四甲基罗丹明结合的牛血清白蛋白在 2 周内释放不足 5% 的负载量,而分子量为 10 000Da 的四甲基罗丹明结合的葡聚糖在 2 周内释放超过 60% 的负载量。

除直接注射外,蚕丝微球也可以与聚合物三维支架复合释放生长因子、药物等用于组织的修复再生。将微球掺入支架中,并且控制微球以特定的结构分布,使微球中包封的生长因子以空间和时间可控的方式释放。Wang 等报道将 DOPC 法制备的包封了重组人骨形态发生蛋白质-2(recombinant human bone morphogenetic protein-2,rhBMP-2)和重组人胰岛素样生长因子-1(recombinant human insulin like growth factor-1,rhIGF-1)的蚕丝微球在海藻酸钠支架中以梯度浓度方式排列。复合支架在含有

成骨和成软骨成分的培养基中培养 5 周后,在 rhBMP-2 单梯度浓度和 rhBMP-2/rhIGF-1 反梯度浓度支架中,人骨髓间充质干细胞能够沿着 rhBMP-2 浓度梯度显示出成骨和成软骨分化趋势。这种新型的蚕丝微球/支架系统提供了一种新的思路,即在三维培养环境中提供多种生长因子并且进行空间分布控制,这对复杂结构的组织工程研究至关重要。

第四节 蚕丝材料在组织工程中的应用

植入体内促进组织再生的支架材料需要材料与细胞间有良好的相互作用,形成功能性新生组织用于治疗需求。组织工程的传统手段是提前把细胞接种到支架材料上,体外培养形成细胞-支架复合物后再植入体内。也有研究报道直接把空白支架植入体内,诱导体内内源细胞参与组织的修复再生。支架材料将生长信号(物理结构、生化因子、力学刺激等)传递给接种在材料上或迁移进材料内的细胞,从而促进功能组织的新生。支架材料必须能够支持细胞的迁移、黏附、生长和分化。支架材料能够降解为可被宿主代谢的具有生物相容性的降解物,并且降解速度必须与组织生长和发育的速度相匹配。这种平衡确保了宿主和植入材料在组织修复过程中的力学和生物学相容性。目前,蚕丝材料已经被广泛应用于组织工程和再生医学领域,包括肌肉骨骼系统的骨、软骨、肌腱,眼科系统的角膜,复杂组织如心脏和肝脏等。下面将针对每种组织分别予以介绍。

一、骨组织工程中蚕丝材料的应用

骨组织是目前蚕丝材料研究最深入的目标组织之一。骨组织是一种致密的结缔组织,其基质主要由羟基磷灰石钙(赋予骨骼刚性的骨矿物质)和 Col Ⅰ(提高抗断裂性的弹性蛋白质)构成。蚕丝材料优异的力学性能能够满足骨修复材料所需的高强度和高韧性。蚕丝海绵支架在骨组织工程中应用最为广泛,蚕丝膜、凝胶、电纺丝等也有报道。

蚕丝海绵支架能够促进干细胞向骨系分化。研究显示在骨诱导培养液中,人骨髓间充质干细胞

在共价结合 RGD 序列的蚕丝海绵上培养 4 周后能生成 1.2mm 长、相互连通、有序排列的骨小梁类似组织，细胞呈现出立方形成骨细胞样形态；但在胶原支架上培养的细胞没有出现类似现象。通过在蚕丝海绵中加入陶瓷材料（如磷酸三钙、羟基磷灰石或生物活性玻璃）能够进一步提高支架的骨传导性和力学性能。在不添加成骨生长因子的灌注培养条件下，人骨髓间充质干细胞在丝素蛋白-羟基磷灰石复合多孔支架中能够形成骨样结构。平衡杨氏模量、钙含量、骨容量、骨容积分数、连接密度、骨小梁数和骨小梁厚度均随着羟基磷灰石含量的升高而改善。力学性能的提高与组织工程骨基质结构的连通性有关。羟基磷灰石的加入之所以能大幅促进骨基质形成，主要是由于：①提高了材料的骨传导性，促进骨基质增加；②为矿化提供成核位点，从而提高了骨小梁结构的连通性。此外，蚕丝海绵的孔径大小影响体外骨诱导的矿化能力。Thimm 等报道在 112~224μm 范围的较小孔径蚕丝海绵上培养人骨髓间充质干细胞能够大幅提高细胞外基质的矿化程度，优于 315~400μm 的中等尺寸孔径和 500~600μm 的大尺寸孔径支架上的培养效果。在另一项研究中，研究者们在小孔径（106~212μm）、中孔径（212~300μm）和大孔径（300~425μm）的 RGD 修饰的蚕丝海绵支架上接种人骨髓间充质干细胞，在体外分化成组织工程化骨样组织后将其植入小鼠颅骨缺损。植入 8 周后，在孔径大于 200μm 的支架内产生大量新生骨和钙沉积，可能是由于大孔径结构更好地促进了支架内部的细胞渗透和营养供应。

蚕丝膜主要用于体外成骨诱导。共价结合 RGD 序列的蚕丝膜能促进人成骨样细胞（Saos-2）的黏附，并且大幅提高碱性磷酸酶（alkaline phosphatase，ALP）活性，促进 I 型前胶原蛋白、骨钙素和矿化结节的形成，显示出很高的成骨诱导活性。在另一项研究中，利用碳二亚胺化学法将骨形态发生蛋白质-2（bone morphogenetic protein-2，BMP-2）固定在丝素蛋白膜表面，并进一步在成骨刺激剂中培养人骨髓间充质干细胞。结合了 BMP-2 的蚕丝膜能够显著提高 ALP 活性和促进钙沉积，上调 Col I、骨涎蛋白、骨桥蛋白、骨钙蛋白、BMP-2 和核心结合因子 α1（core-binding factor alpha 1，Cbfa1）的基因表达，远高于未修饰的丝素蛋白膜。并且研究通过在培养基中添加同等浓度的 BMP-2 进一步证实：人骨髓间充质干细胞在 BMP-2 修饰的丝素膜上表现出的成骨分化倾向主要是由于固定在蚕丝膜上的 BMP-2 蛋白的作用，而不是培养基中的可溶性 BMP-2 的作用。

多项研究报道了蚕丝凝胶用于体内骨缺损修复。Fini 等研究者比较了可注射蚕丝凝胶和聚乙丙交酯凝胶用于体外成骨细胞培养和体内兔股骨远端大尺寸缺损的修复效果。体外试验表明，与阴性对照相比，两种材料可显著提高细胞增殖。与聚乙丙交酯凝胶和阴性对照相比，蚕丝水凝胶组分泌的转化生长因子 β1（transforming growth factor-β1，TGF-β1）大幅增加。两种材料植入体内后均能促进兔股骨大尺寸缺损愈合。与聚乙丙交酯凝胶相比，蚕丝凝胶组的新生骨显示出更高的骨小梁体积、骨小梁厚度、矿物沉积率和骨形成率以及更低的骨小梁间距。除了骨小梁数量与正常骨有明显差异外，12 周时蚕丝水凝胶组形成的新生骨比合成材料对照组的新生骨更接近正常骨。蚕丝凝胶也可作为药物输送系统用于骨缺损的修复。Diab 等报道了由静电纺丝聚己内酯（polycaprolactone，PCL）纳米纤维网状管与丝素蛋白水凝胶组成的 BMP-2 缓释系统，用于大鼠股骨节段性缺损治疗。术后 12 周结果表明，蚕丝凝胶能够在体内有效缓释 BMP-2、促进新骨形成并提高修复组织的生物力学性能，新生骨的各项数值接近天然股骨。蚕丝水凝胶在术后 12 周时已完全降解。此外，研究者们也尝试制备矿化蚕丝水凝胶以进一步提高其力学性能并促进骨形成。通过在蚕丝凝胶内掺入钙离子，能够为羟基磷灰石晶体提供成核位点并调节其定向生长，并且进一步调节钙离子浓度和矿化时间以控制矿化程度和终材料的力学性能。这种矿化蚕丝凝胶可以很好地维持人成骨细胞的活性和增殖能力，并且提高凝胶中的矿物质含量，能够增强细胞-材料的相容性和成骨细胞的钙化能力。这种简单的仿生矿化法制备的蚕丝凝胶可以作为硬组织植入物用于骨缺损修复。

蚕丝静电纺丝构建的纳米级纤维支架可以提供很大的细胞接触表面积，因而在骨修复中也有广泛应用。再生蚕丝水溶液制备的平均直径为

（700±50）nm 的静电纺丝纤维垫能够支持人骨髓间充质细胞的黏附、伸展和增殖，黏附和增殖能力与天然丝素蛋白纤维（~15μm 直径）类似。将 BMP-2 和/或羟基磷灰石纳米颗粒与丝素蛋白水溶液混合制备的复合电纺丝支架能够进一步提高体外人骨髓间充质细胞的钙沉积能力和骨特异性基因的表达。X 射线衍射（X-ray diffraction，XRD）分析显示，与单纯丝素蛋白支架相比，在丝素蛋白/BMP-2 复合电纺丝支架上形成的磷灰石上具有更高的结晶度。羟基磷灰石纳米颗粒的加入进一步提高了骨形成。与其他支架相比，含有 BMP-2 和羟基磷灰石的复合电纺丝支架能够促进更多的钙沉积和 *BMP-2* 基因表达。

二、软骨组织工程中蚕丝材料的应用

软骨是一种无血管、无神经的结缔组织，覆盖在骨端关节头的表面，起到减少相邻两骨间的摩擦、缓冲运动时产生的震动等作用。软骨的自发修复和再生能力很差，如果软骨损伤没有得到及时治疗，缺损会逐渐扩大至周围正常软骨，造成进一步磨损，最终引发骨关节炎。理想的软骨组织工程支架应结构和力学性能优异，生物相容性好，降解速率可控。蚕丝多孔海绵和蚕丝凝胶多被报道用于软骨组织工程。将人骨髓间充质干细胞种在由丝素蛋白水溶液制备的海绵支架上，在添加地塞米松和转化生长因子-β3（transforming growth factor-β3，TGF-β3）的培养基中培养 3 周后，软骨特异标志物Ⅱ型胶原蛋白（Col Ⅱ）、聚蛋白聚糖（aggrecan，ACAN）和 *Sox9* 的基因表达均显著高于在平面二维蚕丝膜上培养的效果。Ⅱ型胶原蛋白与Ⅰ型胶原蛋白的比例（Col Ⅰ/Col Ⅱ）也大幅上升。然而该培养条件也会导致Ⅹ型胶原蛋白（Col Ⅹ）表达的上升，说明诱导的软骨细胞有钙化现象。随后该组又报道了使用同样的蚕丝海绵支架种植人软骨细胞构建组织工程化软骨。他们发现细胞种植密度对人软骨细胞的再分化非常重要，软骨相关标志物 *ACAN*、*Col Ⅱ*、*Sox9* 的表达和 Col Ⅱ/Col Ⅰ 比例在接种密度较高的蚕丝支架（5×10⁶）中显著高于接种密度低的支架（5×10⁵），而 *Col Ⅹ* 表达有显著下降。另外，基于人软骨细胞与基于人骨髓间充质干细胞构建的组织工程软骨在细胞形态、区带结构和初始接种密度方面有显著不同。以上两部分结果显示了基于干细胞与基于原代细胞的软骨组织工程之间的根本差异。

丝素蛋白海绵支架的制备方法也会影响组织工程化软骨的形成。丝素蛋白有机溶液制备的蚕丝海绵比水溶液制备的蚕丝海绵在构建组织工程化软骨方面更具优势。研究发现，蔗糖作为致孔剂构建的 HFIP 蚕丝海绵比相似颗粒大小氯化钠作为致孔剂构建的水溶液蚕丝海绵硬度更高、酶解更慢。复合了兔耳软骨细胞的蚕丝海绵体外培养 4~8 周后，番红 O（Safranin O）染色显示有机溶液支架组形成的软骨组织比水溶液支架组更均匀、软骨量更多。水溶液蚕丝海绵孔壁内部结构粗糙，而 HFIP 蚕丝海绵孔壁更薄更均匀。由于软骨再生过程中新生组织会逐渐填充多孔空间，所以缓慢降解的 HFIP 蚕丝海绵比水溶液蚕丝海绵更有优势。另一项研究比较了冻干法和盐析法制备的蚕丝海绵支架对软骨细胞黏附、增殖和分化的影响。冻干支架具有较小孔径和较低孔隙率，能够促进细胞黏附，但抑制了细胞在支架中渗透并限制了细胞的增殖和分化。相比之下，盐析支架具有更大的孔径、更高的孔隙率和结晶度，细胞分布均匀，细胞增殖和软骨向分化更显著，形成的工程化软骨呈现软骨细胞样的球形形态，表达更多成软骨基因并且分泌更多软骨细胞外基质。在此基础上，体外摇动培养构建的流体动力学环境能够进一步大幅促进软骨细胞增殖与分化，但形成组织中软骨钙化现象更为明显。

琼脂糖凝胶被认为是构建体外组织工程软骨的"金标准"材料。然而，尽管琼脂糖在体外具有良好的性能，但由于它的生物相容性差且不能在体内降解，所以很少用于体内动物实验。蚕丝凝胶具备优良的生物相容性和生物降解性，其制备过程能够完全避免有机溶液，并且能够精确控制结构和力学性能以符合软骨组织工程要求。通过控制蚕丝凝胶的浓度、结构和丝素蛋白提取方法，制备具有优良力学性能的组织工程软骨，其力学与生物学性能能够与软骨组织工程的"金标准"琼脂糖凝胶相媲美。进一步，通过在蚕丝凝胶中加入蚕丝超细纤维复合牛软骨细胞构建的组织工程化软骨能够形成类似天然软骨组织的胶原纤维和蛋白多糖复合结构,其力学性能与琼脂糖凝胶构建的组织工程软骨相当。软骨细胞系和原代软骨细胞是体外软骨组织工程的主要细胞来源。除此之外,研究者们也尝试使用人骨髓间充质干细胞复合蚕丝凝胶构建组织工程化软骨。将细胞包裹在基因工程改造的蚕丝弹性蛋白样蛋白质聚合物 SELP-47K 水凝胶中,在添加了 TGF-β3 的成软骨培养基培养条件下,可见细胞的软骨向分化。培养 28 天后,细胞代谢活跃,组织学染色显示软骨细胞外基质的形成,并且基因分析显示软骨特异标志物 ACAN、Col Ⅱ 和 Sox9 高表达。因此丝素蛋白凝胶具有模拟软骨细胞外基质和促进软骨再生的潜力。

三、肌腱/韧带组织工程中蚕丝材料的应用

肌腱和韧带都属于致密结缔组织,不同之处是肌腱连接骨与骨骼肌以便肌肉附着和固定,而韧带连接骨与骨两端以限制骨骼活动范围以免损伤。肌腱/韧带组织工程需要的支架材料需具备优异的力学强度、弹性、韧性和结构完整性。

2006 年首次将蚕丝材料用于体外肌腱细胞的培养。与普通培养板和单纯蚕丝相比,RGD 修饰的蚕丝膜能够明显提高人肌腱细胞的黏附和增殖,并且促进肌腱特异标志物 Col Ⅰ 和 Decorin 的表达。笔者实验室随后报道了使用编织蚕丝-胶原海绵复合支架进行大鼠原位跟腱修复的研究。生长在该种蚕丝-胶原支架上的人胚胎干细胞来源的间充质干细胞,在体外力学刺激环境下能够分化为肌腱样细胞并且表达肌腱相关基因(Col Ⅰ 、Col Ⅲ 、Epha4 和 Scleraxis),这个过程可能是由纤毛取向和整合素表达的改变所引起的。体内的异位移植结果进一步证实了该细胞-支架复合物在天然的力学刺激下也能形成功能性的肌腱样组织。大鼠的原位跟腱损伤修复实验证明,将人胚胎干细胞来源的间充质干细胞种于蚕丝-胶原海绵支架上,能够促进损伤肌腱的修复。移植的细胞不仅直接促进肌腱再生,而且对于修复环境也有一定改善作用。除与细胞复合外,编织蚕丝-胶原海绵复合支架也用于缓释基质细胞衍生因子-1(stromal cell-derived factor 1,SDF-1)治疗大鼠跟腱损伤。SDF-1 在体外能够诱导人骨髓间充质干细胞和低表皮成纤维细

胞的迁移,在体内跟腱原位缺损处能够减少炎性细胞的浸润并促进成纤维细胞样细胞向支架内迁移。体内修复 4 周后,该 SDF-1 缓释支架促进了肌腱标志物和内源性 SDF-1 表达增加。与未复合 SDF-1 的支架组相比,SDF-1 复合支架组的修复组织形成了更多健康肌腱微观结构,胶原纤维直径更大,生物力学性能更优异。除了常用的骨髓间充质干细胞以外,我们进一步尝试将肌腱干/祖细胞与编织蚕丝-胶原海绵支架复合用于肩袖损伤修复。肌腱干/祖细胞种植于蚕丝-胶原海绵支架并植入兔肩袖缺损处,细胞能够在体内环境下分化为肌腱细胞,并且分泌抗炎细胞因子,减少免疫排斥反应,最终促进了肩袖肌腱的再生修复。新生的肌腱组织分泌丰富的胶原,结构和力学性质均优于单纯支架对照组。

相比肌腱,蚕丝在韧带组织工程的应用更为深入。2002 年 Kaplan 组首次报道应用 6 股蚕丝 wire-rope 编织支架制备前交叉韧带组织工程替代物。该支架的力学性能符合人体前交叉韧带的需求,支持成人骨髓基质祖细胞的黏附、增殖和韧带向分化。Real-time PCR 可检测到韧带标志物 Col Ⅰ 、Col Ⅲ 和 Tenascin-C 的基因表达。将此编织支架进行 RGD 修饰能够进一步提高人骨髓间充质干细胞和前交叉韧带成纤维细胞的黏附和细胞外基质的分泌。细胞在 RGD 修饰的蚕丝编织支架上培养 7 天和 14 天后 Col Ⅰ 基因表达显著高于未修饰的支架。蚕丝编织支架的改进版是将蚕丝编织支架与蚕丝多孔海绵复合。这种复合支架既具备蚕丝编织支架的机械强度,其间的蚕丝海绵微孔结构又能模拟韧带细胞外基质结构,因此能够更好地促进骨髓间充质干细胞的增殖与韧带向分化。该研究组也比较了骨髓间充质干细胞和前交叉韧带成纤维细胞在这种复合蚕丝支架上的反应以找出更适合韧带组织工程应用的种子细胞。体外结果显示,骨髓间充质干细胞比前交叉韧带成纤维细胞增殖更快。骨髓间充质干细胞在培养 2 周后韧带特异基因大幅提高,而前交叉韧带成纤维细胞的基因表达却没有太多改变。与前交叉韧带成纤维细胞相比,骨髓间充质干细胞分泌更多韧带相关细胞外基质。细胞-支架复合物原位植入体内 4 周后,骨髓间充质干细胞的存活率高于韧带成纤维细胞。因此骨

髓间充质干细胞作为韧带组织工程的种子细胞更具有优势。进一步，该研究组将该复合蚕丝支架-骨髓间充质干细胞构建的组织工程韧带分别进行了小动物和大动物体内修复效果评估。将种有骨髓间充质干细胞的复合蚕丝支架卷成一个紧密缠绕的轴状支架，然后植入新西兰兔和约克夏猪的前交叉韧带缺损处。术后24周结果显示，骨髓间充质干细胞在新生韧带组织中均匀分布并显示出成纤维细胞形态。韧带的标志性细胞外基质组分，包括 Col Ⅰ、Col Ⅲ 和 Tenascin-C 显著表达。在兔修复组织中显示出直接韧带-骨连接点伴随四个典型区域（骨、矿化纤维软骨、纤维软骨和韧带）的重建，这类似于天然韧带-骨连接点的结构。而在猪修复模型中显示出间接韧带-骨连接点伴随三个区域（骨、Sharpey 纤维和韧带）的重建。植入24周后蚕丝支架明显降解，但支架的力学性能仍能满足韧带修复重建需求。综上，蚕丝支架在韧带组织工程中已有相对成熟的应用，从体外细胞培养、体内小动物实验到体内大动物实验均有很好的表现，因此在未来的临床应用中具有巨大潜力。

四、角膜组织工程中蚕丝材料的应用

角膜是眼睛最前面的透明部分，对于视觉功能起关键作用。角膜分为五层：最外层的上皮、Bowman 层、基质、Descemet 膜和最内层的内皮。角膜基质占整个角膜厚度的90%，由正交叠加排列的平行胶原纤维层构成，是维持角膜透明度最重要的部分。与其他组织相比，角膜组织工程支架设计的不同之处是首先要保证其透明度，其次针对角膜基质修复需要模拟其特殊的层级结构，这也是组织工程最具有挑战性的领域之一。

蚕丝在角膜组织工程的应用主要是以蚕丝膜的形式。2009年 Kaplan 组首次报道将角膜成纤维细胞种植在表面带有平行拓扑结构的蚕丝膜上。使用反射式衍射光栅和 PDMS 模具在多孔蚕丝膜表面印上宽度约 6.6μm 的平行条纹，这些条纹能够诱导人角膜成纤维细胞的平行排列，并且细胞分泌的细胞外基质 Col Ⅴ 也能够沿着条纹方向平行排列。进一步将 7 层种有人角膜成纤维细胞的多孔平行蚕丝膜叠加在一起模拟天然角膜基质，体外培养 7 天后组织学切片显示层与层间有细胞黏附

生长，并且分泌角膜细胞外基质 Col Ⅰ。经过 RGD 表面修饰的蚕丝膜能进一步提高细胞附着、增殖、胶原蛋白（Ⅰ型和 Ⅴ型）和蛋白聚糖（decorin 和 biglycan）的分泌。同样将 7 层种有人角膜成纤维细胞的多孔平行 RGD 修饰蚕丝膜按照正交方向叠加，体外培养 7 天后共聚焦显微镜下可见每层细胞均分泌了丰富的胶原蛋白和蛋白多糖等角膜细胞外基质，并且层与层紧密结合形成了一个多层排列、高度透明的组织工程化角膜。将此 RGD 修饰的蚕丝膜植入兔角膜基质 4mm 缺口处，术后 180 天仍能维持材料的完整性和透明度，并未引起免疫炎症反应或新生血管的生成，受体组织兔角膜基质也未见降解迹象。Col Ⅰ 表达增加，而 Col Ⅲ 和 fibronectin 最初增加，然后逐渐减少。因此这种 RGD 修饰的蚕丝膜在兔角膜基质有很好的生物相容性。

上述研究使用了角膜成纤维细胞作为种子细胞。在体外培养条件下体内的角膜细胞会不可避免地分化为角膜成纤维细胞。这种细胞表现出创伤愈合表型并分泌紊乱的细胞外基质。有研究发现角膜基质干细胞在多次传代培养后仍保持分化成角膜细胞的潜力。并且与角膜成纤维细胞不同，角膜基质干细胞能够产生丰富的角膜基质细胞外基质、硫酸角质素和 Keratocan。在无血清角膜细胞分化培养基中，角膜基质干细胞在 RGD 修饰的平行蚕丝膜表面成功分化为角膜细胞，并且形成正交叠加排列的平行胶原纤维层，这与天然角膜基质的结构高度一致。细胞同时分泌大量的角膜特异的细胞外基质，包括硫酸角质素、Lumican 和 Keratocan。而同样培养条件下，角膜成纤维细胞分化为肌成纤维细胞，分泌与角膜瘢痕组织类似的紊乱的胶原纤维。RGD 表面修饰是促进细胞黏附、取向、增殖、分化和细胞外基质分泌的重要因素。最近的研究报道了使用蚕丝支架构建包含角膜上皮、基质和神经的体外三维培养模型。研究分别将人角膜上皮细胞种在负载了神经生长因子（nerve growth factor，NGF）的蚕丝多孔膜上，将人角膜基质干细胞种在层叠的 RGD 修饰的平行蚕丝多孔膜上，将鸡背根神经节细胞种在周围的蚕丝多孔海绵支架上。在模拟体内角膜气-液界面培养条件下，该模型能够促进周围的神经元细胞向角膜上皮和基质生长以加强三者间的相互作用，并进一步促进角膜

上皮的成熟。该模型是体外角膜组织工程的一项重要进展，在药物开发、疾病干预、角膜生理学等研究领域可用于替代动物模型。

五、皮肤组织工程中蚕丝材料的应用

皮肤是人体最大的器官，主要承担着保护身体、排汗、感觉冷热和压力等功能。成人皮肤由表皮、真皮和皮下组织组成，皮肤附属器如毛发、汗腺与皮脂腺等分布于其中。其复杂的构造使得构建组织工程化皮肤极具挑战。目前更多研究是针对皮肤损伤构建护创产品以加速皮肤伤口愈合。理想的护创产品应能保持有利于伤口愈合的潮湿环境，并且具备透气、防水、阻菌等特点。由于丝素蛋白材料具备止血性、低免疫原性、对氧气和水蒸气有一定的通透性，因此在皮肤修复领域有很大的潜力。

Min 等研究者评估了人角质细胞和成纤维细胞在涂覆了细胞外基质蛋白（Col Ⅰ、纤连蛋白或层粘连蛋白）的蚕丝电纺纳米纤维上的黏附和伸展情况。结果显示 Col Ⅰ涂层的蚕丝纳米纤维能够促进角质细胞的黏附和伸展；层粘连蛋白涂层刺激细胞伸展，但不能促进细胞黏附；纤连蛋白涂层对细胞黏附和伸展均无明显促进作用。之后该研究组评估了蚕丝电纺纳米纤维、蚕丝微纤维和蚕丝膜对细胞行为的影响。蚕丝纳米纤维，特别是涂覆了 Col Ⅰ后能够促进人口腔角质细胞的黏附和扩散。这可能是由于纳米纤维具备较高的表面孔隙率和表面积-体积比，从而增加了细胞附着表面积导致的。另外，使用水蒸气处理代替甲醇处理制备的蚕丝纳米纤维能够显著提高成纤维细胞的伸展。综上，用水蒸气处理的 Col Ⅰ涂层的蚕丝电纺纳米纤维是用于皮肤组织工程和伤口敷料的最佳候选。

Gil 等研究者们系统性地评估了不同类型的蚕丝材料对小鼠皮肤伤口愈合的修复作用。研究构建了单层蚕丝膜、10 层叠加的多孔蚕丝膜和蚕丝电纺纳米纤维，并且通过表面涂覆和预先混合载药两种方式呈递表皮细胞生长因子和磺胺嘧啶银作用于伤口处。术后对伤口大小和组织学染色评估显示，与空白对照和已上市敷料产品相比，功能化的蚕丝生物材料能够促进伤口愈合，包括促进新生上皮组织形成、真皮增殖、胶原合成和减少瘢痕组织形成。不同类型的蚕丝材料都能有效地促进伤口愈合，其中多层多孔薄膜和电纺纳米纤维，结合表皮细胞生长因子/磺胺嘧啶银能够最快地促进伤口愈合。表面涂覆方式给药组比预先混合载药组的愈合速度稍快。

除体外实验和动物实验以外，蚕丝材料在皮肤修复领域的临床转化也取得了一定的进展。笔者实验室制备了具有高透明度、高透气性、阻水性、阻菌性和良好的生物相容性的蚕丝膜敷料，并且开展了完整的临床前研究和临床试验，从材料制备、体外评估、生物相容性、小动物和大动物体内实验、到随机对照临床实验，系统性地评估了该产品的安全性和有效性。新西兰兔全层皮肤缺损实验显示丝素膜能够显著减少伤口愈合时间并提高伤口愈合质量，优于已上市的对照产品。巴马猪全层皮肤缺损实验进一步证实了该产品的长期安全性和有效性。最后，在一项由 71 位患者参与的随机对照临床试验中，与已上市对照品相比，该丝素蛋白护创膜能够显著加速伤口愈合，并且降低不良反应发生率。这是丝素蛋白护创膜在大动物模型和临床试验中的首次报道。该研究成果有助于开拓及推广医用丝素蛋白护创膜的临床应用，同时该产品的整个研发流程对致力于新材料转化应用的其他研究者们也有较强的借鉴意义。

六、血管组织工程中蚕丝材料的应用

组织工程技术在心血管手术中的应用很大地提升了心血管疾病患者的预后效果。根据正常血管的结构和功能要求，组织工程血管支架需具备良好的生物相容性和可塑性、具有一定的抗张强度且无免疫原性。目前使用的合成材料构建的血管支架具有一定的局限性，包括血栓形成、增加感染风险和缺乏生长潜力。蚕丝材料在血管组织工程领域已有较多研究，在体外研究和体内治疗方面都取得了一定进展。

无纺丝素蛋白网片能够促进人皮肤微血管内皮细胞的黏附和增殖，并且通过表面涂覆明胶、Col Ⅰ或纤连蛋白能进一步提高此效果。这可能是由于涂层中具有促进细胞结合的 RGD 序列。培养 1 周后血管内皮细胞能够在无纺丝素蛋白网片上形成微血管样结构。另一项研究发现人主动脉内皮细胞和人冠状动脉平滑肌细胞都能够在蚕丝电纺支架上黏附增殖，并且人冠状动脉平滑肌细胞在无序电纺丝支架上培养 5 天后开始呈现纺锤形且平行排列。人主动脉内皮细胞的蚕丝电纺支架在培养 4 天后形成短绳状结构，并且在第 7 天显示出具有可辨认内腔的毛细血管互连网络。在培养 14 天后细胞表型仍得以维持，主动脉内皮细胞能够表达内皮细胞相关标志物 CD146、VE-钙黏蛋白、PE-CAM-1 和 vWF，冠状动脉平滑肌细胞能够表达 SM-MHC2 和 SM-肌动蛋白并且分泌细胞外基质 Col Ⅰ。

目前临床心血管手术对功能性小直径（1.5～4.0mm）血管移植物的需求正在增加。Asakura 研究组通过将蚕丝纤维重复编织和卷绕并表面涂覆丝素蛋白水溶液制备直径 1.5mm、长度 10mm 的小直径血管支架。在植入大鼠腹主动脉 1 年后，该丝素蛋白血管支架的通畅率显著高于用作对照的聚四氟乙烯（polytetrafluoroethylene，PTFE）移植物（85.1% vs. 30%，$P<0.01$）。在植入早期，内皮细胞和平滑肌细胞迁移到蚕丝血管支架中并形成内皮层和中膜层。尽管该蚕丝血管支架能够有效植入大鼠血管，但仍存在一些问题，如由于倾斜或纵向切割导致支架从末端开始磨损，另外蚕丝支架的物理强度比 PTFE 或聚酯纤维移植物弱得多。之后该研究组对蚕丝支架的编织方法做了改进，使用双拉舍尔编织法编织出厚度和弹性可控的小直径血管支架（直径 1.5mm，长度 10mm），以调节其物理和力学性能。该支架具有足够的物理强度，并且在植入过程中避免了从末端开始磨损。此外该支架表面含有聚乙二醇二缩水甘油醚作为交联剂的丝素蛋白水溶液涂层，该涂层能够有效防止血液渗漏，并保护支架的弹性。将该支架植入大鼠腹主动脉 8 周后，未见早期血栓形成。

七、神经组织工程中蚕丝材料的应用

人类神经系统分为中枢神经系统（central nervous system，CNS）和周围神经系统（peripheral nervous system，PNS）。神经系统的自我再生和修复能力十分有限，因此神经损伤需要通过神经移植手术进行治疗。理想的神经组织再生支架需要具备生物可降解性、生物相容性和机械稳定性，并且可以

作为桥梁支撑轴突再生。体外生物相容性实验显示丝素蛋白纤维能够维持大鼠背根神经节细胞和施万细胞的生长活力而不影响其正常表型或功能。此外，支架的微观结构对神经再生起着重要的作用。在平行排列的蚕丝电纺纳米纤维上培养的鸡胚胎背根神经节感觉神经元和螺旋线运动神经元显示出更长的轴突长度和更快的生长速率，且轴突伸长方向与纳米纤维方向一致；而在非平行的蚕丝纳米纤维上，轴突生长较为缓慢，生长方向随机排列。此外，通过从蚕丝纳米纤维缓释胶质细胞源性神经营养因子（glial cell line-derived neurotrophic factor，GDNF）和 NGF 能够进一步刺激外周感觉、运动轴突和神经胶质细胞的生长、增殖和迁移，因此结合了生长因子和拓扑结构的蚕丝纳米纤维神经导管能够有效促进感觉和运动轴突的再生。蚕丝凝胶也被报道成功促进神经组织的再生。通过调节蚕丝溶液的浓度（1%～8%）构建与天然神经组织硬度相当的蚕丝凝胶，培养鸡胚胎背根神经节 4 天后仍能维持凝胶稳定性。相比其他硬度的凝胶，在 2% 和 4% 浓度的蚕丝水凝胶上培养的鸡胚胎背根神经节轴突延伸更长。通过蚕丝凝胶缓释神经营养因子-3（neurotrophin-3，NT-3）能进一步促进神经元束合（轴突连接）。蚕丝凝胶能够长时间缓慢地释放生长因子，又能够维持因子的生物学活性。综上，蚕丝材料在神经组织工程有广泛的应用前景，但目前的报道仅开展了体外实验，仍需要进一步进行动物实验和临床试验以证明其安全性和有效性。

八、心脏组织工程中蚕丝材料的应用

心血管疾病是全球病死率最高的疾病之一。同时，先天性心脏病是最常见的出生缺陷疾病，影响近 1% 的新生儿。大多数心脏疾病的主要原因是心肌细胞的减少。构建组织工程人工心脏或心脏补片给治疗心脏病带来崭新的机会。Stoppel 等报道了一种添加了心脏组织细胞外基质的蚕丝多孔平行支架，其具有可调的形态结构、降解速率和力学性能。大鼠皮下植入实验显示，该支架能够促进 99% 的内源细胞浸润，并在植入体内 4 周后形成新生血管。在此支架上体外培养 HL-1 心房心肌细胞和人胚胎干细胞衍生的心肌细胞，能够促进细胞生

长并维持心肌细胞表型。在另一项研究中,构建了复合骨髓间充质干细胞的丝素蛋白-透明质酸心脏补片并且植入心肌梗死大鼠心脏以研究其对左心室重建和心脏修复的功效。植入 8 周后,复合或未复合细胞的补片都能保持其完整性,并且与心肌梗死区紧密黏附,几乎没有引起免疫反应。单纯支架能够有效修复心肌梗死区缺损,而复合了骨髓间充质干细胞的支架能够进一步提高左心室壁厚度,显著减少细胞凋亡,同时促进新生血管的形成和刺激多种旁分泌因子的分泌,如血管内皮生长因子(vascular endothelial growth factor, VEGF)。因此,这种结合了材料和细胞的组织工程手段对于心肌梗死修复有一定疗效。

九、肝脏组织工程中蚕丝材料的应用

肝脏在碳水化合物、蛋白质、脂质和维生素的代谢中起关键作用。肝脏组织的主要细胞是肝细胞。相比普通培养板,蚕丝膜能够提高肝癌细胞系 HepG2 的增殖能力,并且在蚕丝中添加重组人胶原蛋白制备的复合膜能进一步提高细胞增殖能力。另一项研究报道蚕丝-明胶平面膜支架能够促进肝细胞的黏附和增殖,并且提高明胶浓度能够加强细胞的黏附效果。蚕丝-明胶三维海绵支架植入大鼠皮下 7 天和 14 天后,未见明显免疫反应。植入 30 天后支架完全降解,支架空间由成纤维细胞和炎性细胞填充。随着明胶浓度的提高,支架降解速度加快。Kasoju 等报道通过电纺丝方法构建的蚕丝-壳聚糖纳米纤维支架能够有效促进肝癌细胞系 HepG2 的生长、代谢活动和增殖,优于单纯蚕丝纤维支架和壳聚糖纤维支架。然而,由于肝细胞在体外长期培养过程中会形成大的细胞聚集体,这些复杂的细胞聚集体会阻碍营养物质扩散,因此需要进一步改进用于肝脏组织再生的蚕丝支架。

第五节　蚕丝材料的临床转化

通过以上几节的介绍,可以发现目前已经有很多蚕丝生物材料/组织工程支架在实验室中被开发出来,国内外也已有大量的相关文章和专利发表。然而,大部分研究都集中于材料设计、材料性能评估、体外细胞实验和少量体内动物实验,而缺乏相关的临床前验证和临床试验评估等转化研究,极大地限制了基于蚕丝材料的再生医学医疗器械在临床上的推广应用。

组织工程医疗器械产品的审批主要通过两种方式:①单纯材料支架按照医疗器械产品审批;②复合了细胞和支架的组织工程产品需要分别按照细胞治疗产品和医疗器械产品审批。这里我们仅针对第一种情况简单介绍一下美国 FDA、欧盟 CE 和中国 NMPA 对蚕丝材料组织再生支架的审批流程。

美国 FDA:医疗器械分为 Class 1、Class 2 和 Class 3,按照风险等级从低到高监管。其中 45% 的医疗器械属于 Class 1,47% 属于 Class 2,8% 属于 Class 3。蚕丝材料组织再生支架按照用途大多分为 Class 2,即采用 510(k)审批方式。510(k)审批最重要的环节是实质性等同(substantially equivalent, SE)比较,即通过对送审产品与已上市产品在安全性和有效性方面进行比较,包括预期用途、产品设计、材料、化学成分、制造工艺、性能、安全性、有效性、产品标签、生物相容性、采用标准等特性。该审批过程只需提供详尽的材料评估、生物相容性和动物实验等资料,而无须提供临床试验资料。

欧盟 CE:进入欧盟市场的医疗器械产品需要获得欧盟官方机构颁发的 CE 证书。根据 2017 年 5 月最新发布的 MDR[REGULATION (EU) 2017/745]法规,大部分常规蚕丝材料支架按照 MD Ⅱ a 或Ⅱ b 类管理,少部分风险水平较高的产品按照 MD Ⅲ类管理。对于 MD Ⅱ类,产品审批需要完整的技术文件(technical construction file, TCF),内容通常包括产品设计、产品描述、原材料说明、制造工艺、风险管理报告、测试报告、使用说明书、标签与包装等。临床试验同样不做强制要求。相比美国 FDA,欧盟 CE 审核相对较快,但最新的研究表明,欧盟较快的医疗器械审批过程发生了更多的安全警告和召回事件。

中国 NMPA:大部分蚕丝材料支架按照三类,即最高风险等级进行管理。除了需要美国 FDA 和欧盟 CE 注册所需的技术资料外,中国 NMPA 注册还需由机构认可的检验所出具的注册检验报告和临床试验报告。

综上,蚕丝材料的临床转化需要从材料制备、

体外评估、生物相容性、小动物和大动物体内实验、到随机对照临床试验等一系列系统性的评估，最终获得由当地医疗器械监管机构颁发的注册证后才可在当地上市销售、投入临床使用。整个研发与注册过程往往长达数年，需要庞大的人力和财力支撑。目前，全球仅有 3 例蚕丝材料医疗器械获批用于组织修复再生，分别是：①Allergan 公司生产的 Seriscaffold® 丝素蛋白编织网片经美国 FDA 批准用于软组织修复，包括脐疝、腹壁疝等。②苏州苏豪生物材料科技有限公司生产的丝代异® 丝蛋白创面敷料经我国国家药品监督管理局批准用于烧伤创面的修复治疗。③韩国 CGbio 公司生产的 TymPaSil® 丝素蛋白补片经韩国食品和药物安全部批准用于鼓膜修复。在这三个上市产品中，Seriscaffold® 丝素蛋白编织网片是最早获批（2009 年），也是研究资料最为翔实的产品，下面重点予以介绍。

Seriscaffold® 丝素蛋白编织网片的研发最早可追溯到 2002 年，来自美国塔夫茨大学的 Kaplan 研究组应用 6 股蚕丝 wire-rope 编织支架制备前交叉韧带组织工程替代物。2008 年 11 月，该支架以商品名 Seriscaffold® Surgical Mesh 获得美国 FDA 510(k) 注册号（K080442），归类为"Mesh, Surgical, Polymeric"医疗器械，适应证为"用作软组织支持和修复的暂时性支架，以促进需要额外材料支撑的缺损修复"。510(k) Summary 文件显示 Seriscaffold® 丝素蛋白编织网片与已上市产品 Ethicon 公司的合成材料网片 Vicryl® Mesh 存在实质性等同。该产品是全球范围内首个获批注册证的蚕丝来源组织再生支架。2009 年，该支架被报道用于大鼠腹壁缺损修复。与已上市的合成网片 Mersilene® 相比，蚕丝网片在植入后能够缓慢降解，植入后 30 天和 94 天，质量分别下降 33% 和 57%。蚕丝网片的初始力学强度高于对照网片约 3 倍，植入体内后蚕丝网片力学强度随着网片降解而逐渐下降，而合成网片基本保持不变。原位植入体内 30 天后，蚕丝网片的力学强度下降至与对照网片相当，之后保持稳定。因此，蚕丝网片向缺损腹壁提供了足够的力学支撑，并且随着网片降解，新生组织逐步替代了网片进一步支撑腹壁组织。2014 年，一项多中心临床研究评估了 Seriscaffold® 蚕丝网片用于腹壁软组织的修复效果，手术包括腹部供体区缺损（31.2%），

腹疝修补（53.2%）和腹部整形除皱（15.6%）。术后并发症发生率为 6.5%，包括 2 例伤口裂开，1 例网片暴露，1 例血清肿，1 例外植体感染和 1 例围手术期凸起需要再次手术。所有患者都没有出现疝气复发。总体来说，使用 Seriscaffold® 修补腹壁软组织术后 18 个月并发症发生率较低，并且大多数术后并发症无须再次手术或取出植入网片。此外，医生对于 Seriscaffold® 的易用性和术后疗效均给予较高评价。

第六节　挑战与未来

蚕丝手术缝线已经在临床成功使用了几百年。由于蚕丝来源广泛、力学性能优异、生物相容性好且降解产物无毒副作用，这种古老的材料在组织工程和再生医学领域重新引起广泛关注。近年来对蚕丝结构和制备过程的深入了解，使得蚕丝可以被加工成多种形态，并且用于不同需求的组织修复再生。蚕丝材料支架尤其适合那些需要缓慢降解和良好力学性能支撑的组织修复应用，例如骨、软骨、肌腱/韧带等肌肉骨骼组织。尽管目前蚕丝组织工程领域已有长足发展，但仍存在很多不足。可以从以下几方面着手改进蚕丝支架与推动临床转化。

1. 传统的组织工程策略是预先将细胞种在材料上进行体外培养，构建组织工程化组织再植入体内。然而在体外培养细胞过程中往往会出现细胞去分化现象，影响细胞的表型；植入体内过程也面临着细胞免疫排斥等问题。改进方法是将材料支架植入体内直接诱导内源种子细胞迁移进入支架，实现组织的修复再生。可以通过控制材料性能（如孔隙大小、孔隙率、亲水性等）以使其更好地促进细胞的迁移与黏附，或者加入趋化因子等诱导细胞迁移。

2. 最近，生物响应材料备受人们的广泛关注，这种材料能对特定生物刺激（如生物信号、病理性异常）做出响应，随后促进材料与生物目标的相互作用或者启动药物的释放。生物响应材料的设计需要考虑包括响应模式、生物刺激、响应动作、材料性能、设计策略和转化标准等多个原则。材料首先要具备良好的生物相容性，并且要对材料植入后的体内反应有全面的了解，以确保材料与生物环境的

相互作用是可控的。目前针对蚕丝的生物响应材料少有报道,可以从这方面进行加强。

3. 目前大多数蚕丝支架仍处于实验室研究和开发阶段,只有极少数的支架获得注册证用于临床治疗。由于蚕丝组织工程支架在临床应用较少,目前各国尚未对蚕丝材料建立注册申报指导原则,也缺乏蚕丝材料的检验标准。建议效仿胶原等其他常用材料,由医疗器械审批部门和标准制定单位界定分类、制定标准,以推动蚕丝材料支架的临床转化。

(张薇　欧阳宏伟)

参 考 文 献

[1] OMENETTO F G,KAPLAN D L. New opportunities for an ancient material [J]. Science, 2010, 329 (5991): 528-531.

[2] VEPARI C,KAPLAN D L. Silk as a biomaterial[J]. Prog Polym Sci,2007,32(8/9):991-1007.

[3] ZHANG W,LI Y,JIANG D,et al. Promotion of hernia repair with high-strength,flexible,and bioresorbable silk fibroin mesh in a large abdominal hernia model[J]. ACS Biomater Sci Eng,2017,4(6):2067-2080.

[4] ALTMAN G H,DIAZ F,JAKUBA C,et al. Silk-based biomaterials[J]. Biomaterials,2003,24(3):401-416.

[5] RAJKHOWA R,LEVIN B,REDMOND S L,et al. Structure and properties of biomedical films prepared from aqueous and acidic silk fibroin solutions[J]. J Biomed Mater Res A,2011,97(1):37-45.

[6] ALTMAN G H,HORAN R L,LU H H,et al. Silk matrix for tissue engineered anterior cruciate ligaments[J]. Biomaterials,2002,23(20):4131-4141.

[7] JIANG C Y,WANG X Y,GUNAWIDJAJA R,et al. Mechanical properties of robust ultrathin silk fibroin films [J]. Adv Funct Mater,2007,17(13):2229-2237.

[8] PANILAITIS B,ALTMAN GH,CHEN J,et al. Macrophage responses to silk[J]. Biomaterials,2003,24(18):3079-3085.

[9] MEINEL L,KAPLAN D L. Silk constructs for delivery of musculoskeletal therapeutics [J]. Adv Drug Deliv Rev, 2012,64(12):1111-1122.

[10] ZHANG W,CHEN L,CHEN J,et al. Silkfibroin biomaterial shows safe and effective wound healing in animal models and a randomized controlled clinical trial[J]. Adv Healthc Mater,2017,6(10):1700121.

[11] VAZQUEZ N,RODRIGUEZ-BARRIENTOS C A,AZNAR-CERVANTES S D,et al. Silk fibroin films for corneal endothelial regeneration:transplant in a rabbit descemet membrane endothelial keratoplasty[J]. Invest Ophthalmol Vis Sci,2017,58(9):3357-3365.

[12] MINOURA N,AIBA S,HIGUCHI M,et al. Attachment and growth of fibroblast cells on silk fibroin[J]. Biochem Biophys Res Commun,1995,208(2):511-516.

[13] LU Q,ZHANG B,LI M,et al. Degradation mechanism and control of silk fibroin[J]. Biomacromolecules,2011, 12(4):1080-1086.

[14] ARAI T,FREDDI G,INNOCENTI R,et al. Biodegradation of Bombyx mori silk fibroin fibers and films[J]. J Appl Polym Sci,2004,91(4):2383-2390.

[15] KIM U J,PARK J,KIM H J,et al. Three-dimensional aqueous-derived biomaterial scaffolds from silk fibroin [J]. Biomaterials,2005,26(15):2775-2785.

[16] ROCKWOOD D N,PREDA R C,YUCEL T,et al. Materials fabrication from Bombyx mori silk fibroin[J]. Nat Protoc,2011,6(10):1612-1631.

[17] SHEN W L,CHEN X,HU Y J,et al. Long-term effects of knitted silk-collagen sponge scaffold on anterior cruciate ligament reconstruction and osteoarthritis prevention[J]. Biomaterials,2014,35(28):8154-8163.

[18] MIN B M,LEE G,KIM S H,et al. Electrospinning of silk fibroin nanofibers and its effect on the adhesion and spreading of normal human keratinocytes and fibroblasts in vitro[J]. Biomaterials,2004,25(7/8):1289-1297.

[19] WANG X,KIM H J,XU P,et al. Biomaterial coatings by stepwise deposition of silk fibroin[J]. Langmuir,2005, 21(24):11335-11341.

[20] GIL E S,MANDAL B B,PARK S H,et al. Helicoidal multi-lamellar features of RGD-functionalized silk biomaterials for corneal tissue engineering[J]. Biomaterials, 2010,31(34):8953-8963.

[21] LAWRENCE B D,MARCHANT J K,PINDRUS M A,et al. Silk film biomaterials for cornea tissue engineering [J]. Biomaterials,2009,30(7):1299-1308.

[22] PARTLOW B P,HANNA C W,RNJAK-KOVACINA J, et al. Highly Tunable Elastomeric Silk Biomaterials[J]. Adv Funct Mater,2014,24(29):4615-4624.

[23] KIM U J,PARK J Y,LI C M,et al. Structure and properties of silk hydrogels[J]. Biomacromolecules,2004,5 (3):786-792.

[24] WANG X Q,KLUGE J A,LEISK G G,et al. Sonication-induced gelation of silk fibroin for cell encapsulation

［J］. Biomaterials,2008,29(8):1054-1064.

［25］ GUZIEWICZ N,BEST A,PEREZ-RAMIREZB,et al. Ly-ophilized silk fibroin hydrogels for the sustained local delivery of therapeutic monoclonal antibodies［J］. Biomaterials,2011,32(10):2642-2650.

［26］ RODRIGUEZ M J,BROWN J,GIORDANO J,et al. Silk based bioinks for soft tissue reconstruction using 3-dimensional (3D)printing with in vitro and in vivo assessments［J］. Biomaterials,2017,117:105-115.

［27］ MANDAL B B,GRINBERG A,GIL E S,et al. High-strength silk protein scaffolds for bone repair［J］. Proc Natl Acad Sci U S A,2012,109(20):7699-7704.

［28］ WANG X,WENK E,MATSUMOTO A,et al. Silk microspheres for encapsulation and controlled release［J］. J Control Release,2007,117(3):360-370.

［29］ WANG X,YUCEL T,LU Q,et al. Silk nanospheres and microspheres from silk/pva blend films for drug delivery［J］. Biomaterials,2010,31(6):1025-1035.

［30］ WANG X,WENK E,ZHANG X,et al. Growth factor gradients via microsphere delivery in biopolymer scaffolds for osteochondral tissue engineering［J］. J Control Rel,2009,134(2):81-90.

［31］ HOFMANN S,HILBE M,FAJARDO R J,et al. Remodeling of tissue-engineered bone structures in vivo［J］. Eur J Pharm Biopharm,2013,85(1):119-129.

［32］ FINI M,MOTTA A,TORRICELLI P,et al. The healing of confined critical size cancellous defects in the presence of silk fibroin hydrogel［J］. Biomaterials,2005,26(17):3527-3536.

［33］ LI C,VEPARI C,JIN H J,et al. Electrospun silk-BMP-2 scaffolds for bone tissue engineering［J］. Biomaterials,2006,27(16):3115-3124.

［34］ WANG Y,KIM U J,BLASIOLI D J,et al. In vitro cartilage tissue engineering with 3D porous aqueous-derived silk scaffolds and mesenchymal stem cells［J］. Biomaterials,2005,26(34):7082-7094.

［35］ CHAO P H,YODMUANG S,WANG X,et al. Silk hydrogel for cartilage tissue engineering［J］. J Biomed Mater Res B Appl Biomater,2010,95(1):84-90.

［36］ CHEN J L,YIN Z,SHEN W L A,et al. Efficacy of hESC-MSCs in knitted silk-collagen scaffold for tendon tissue engineering and their roles ［J］. Biomaterials,2010,31(36):9438-9451.

［37］ FAN H B,LIU H F,TOH S L,et al. Anterior cruciate ligament regeneration using mesenchymal stem cells and silk scaffold in large animal model［J］. Biomaterials,2009,30(28):4967-4977.

［38］ LAWRENCE B D,MARCHANT J K,PINDRUS M A,et al. Silk film biomaterials for cornea tissue engineering［J］. Biomaterials,2009,30(7):1299-1308.

［39］ WANG S,GHEZZI C E,GOMES R,et al. In vitro 3D corneal tissue model with epithelium,stroma,and innervation［J］. Biomaterials,2017,112:1-9.

［40］ GIL E S,PANILAITIS B,BELLAS E,et al. Functionalized Silk Biomaterials for Wound Healing ［J］. Adv Healthc Mater,2013,2(1):206-217.

［41］ ZHANG X H,BAUGHMAN C B,KAPLAN D L. In vitro evaluation of electrospun silk fibroin scaffolds for vascular cell growth［J］. Biomaterials,2008,29(14):2217-2227.

［42］ NAKAZAWA Y,SATO M,TAKAHASHI R,et al. Development of Small-Diameter Vascular Grafts Based on Silk Fibroin Fibers from Bombyx mori for Vascular Regeneration［J］. J Biomat Sci-Polym E,2011,22(1-3):195-206.

［43］ YANG Y M,CHEN X M,DING F,et al. Biocompatibility evaluation of silk fibroin with peripheral nerve tissues and cells in vitro［J］. Biomaterials,2007,28(9):1643-1652.

［44］ MADDURI S,PAPALOIZOS M,GANDER B. Trophically and topographically functionalized silk fibroin nerve conduits for guided peripheral nerve regeneration［J］. Biomaterials,2010,31(8):2323-2334.

［45］ STOPPEL W L,HU D,DOMIAN I J,et al. Anisotropic silk biomaterials containing cardiac extracellular matrix for cardiac tissue engineering［J］. Biomed Mater,2015,10(3):034105.

［46］ HU K,LV Q,CUI F Z,et al. Biocompatible fibroin blended films with recombinant human-like collagen for hepatic tissue engineering［J］. J Bioact Compat Pol,2006,21(1):23-37.

［47］ KASOJU N,BORA U. Silk fibroin based biomimetic artificial extracellular matrix for hepatic tissue engineering applications［J］. Biomed Mater,2012,7(4):045004.

［48］ CLEMENS M W,DOWNEY S,AGULLO F,et al. Clinical application of a silk fibroin protein biologic scaffold for abdominal wall fascial reinforcement［J］. Plast Reconstr Surg Glob Open,2014,2(11):e246.

16

第十六章

水凝胶与软骨再生

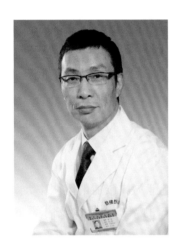

蒋青

教授,南京大学医学院,国家自然科学基金杰出青年科学基金获得者。

Qing Jiang MD PhD, worked in Nanjing Drum Tower Hospital affiliated to Nanjing University Medical School. He was appointed professor by Nanjing University. He is supported by National Science Fund for Distinguished Young Scholars.

摘要

在很长的一段时间内,研究者们都在寻找一类与人体组织接近,能够在部分程度上取代人体组织、器官的材料,水凝胶的出现填补了这一空白。水凝胶作为一种亲水性的高分子聚合物,能够被制成薄膜、支架、纳米颗粒及药物载体,在生物医学及生物学领域的应用形式非常广泛,是目前材料学研究的热点领域之一,这一系列研究也极大地推动了组织工程研究的进展。通过与水分子结合后形成聚合物,水凝胶能够吸收达到其自身干重质量数千倍的水分,具备良好的生物相容性与可降解性,进入机体后不引起免疫反应和毒性反应,降解时间可调控,降解产物无毒性与免疫原性,最终代谢产物可排出体外,具备良好的可加工性。对水凝胶的研究也为软骨修复带来了新的方向。由于缺乏血管,同时软骨细胞固有的迁移能力差,因此软骨损伤时自愈能力有限。而与水凝胶材料相关的组织工程技术则使软骨损伤的修复成为可能。种子细胞、支架材料及细胞生长因子并称为组织工程的 3 大基本要素,其中支架材料在软骨修复过程中所起的作用至关重要。本章从结构、合成与修饰以及具体应用方法等各方面介绍了透明质酸、胶原、壳聚糖、海藻酸盐等常用于软骨组织工程的水凝胶材料,并对各种水凝胶材料的应用进行了展望。

Abstract

Researchers are seeking for a kind of material that is close to human tissues and can partially replace human tissues or organs. The emergence of hydrogel has filled this gap. Hydrogels are consisted of hydrophilic polymer, can be made into films, scaffolds, nanoparticles and drug carriers. They are one of the hot spots in material science and tissue engineering, and widely used in the field of biomedical and biological sciences. The weight of water which might be absorbed by the hydrogel is thousands of times than its dry weight. It has good biocompatibility and biodegradability. After entering the body, it does not cause immune reaction and toxic reaction. The degradation time can be controlled, the degradation products are non-toxic and non-immunogenic, and the final metabolites can be excreted outside the body. Due to the lack of blood vessels, and the poor migration ability of chondrocytes, the self-healing ability of damaged cartilage is limited. The appearance of tissue engineering has brought a new direction for the regeneration of cartilage. Seed cells, scaffolds and growth factors are the three basic elements of tissue engineering, and the role of scaffold materials in cartilage repair process is very important. This chapter introduces hyaluronic acid, collagen, chitosan, alginate and other kinds of hydrogels, which are often used for cartilage tissue engineering from aspects of structure, synthesis and modification, and application methods.

第一节 概 述

自从 Wichterle 和 Lim 于 1960 年在 *Nature* 首次系统报道有关甲基丙烯酸-2-羟基乙酯共聚物水凝胶在生物学方面的应用后,其亲水性、生物相容性等特点引起了研究者的关注,并被视为组织工程所需的热点材料。

水凝胶是高分子聚合物形成的网络,其亲水残基与水分子结合,将水分子连接在网络内部,疏水残基遇水膨胀形成交联聚合物,最高可以吸收数千倍于其干重的水分。若网络彼此之间依靠分子结缠、离子键、氢键或疏水相互作用力等聚集在一起,形成可逆的结构,且在水中会逐渐发生降解,这类水凝胶被称为物理交联水凝胶,通常是不均匀的。而通过共价键形成网络结构的水凝胶被称为化学交联水凝胶,这类水凝胶结构稳定,性质均匀、不易降解。水凝胶的来源通常为天然或合成高分子,天然高分子的生物相容性好但稳定性较差,合成高分子则结构相对稳定。通常会使用机械性能、溶胀性能、内部孔径、孔隙和物质交换能力以及降解性能来描述水凝胶的一些特征与性能。

一、水凝胶机械性能

水凝胶的机械性能可影响材料的稳定性。在体外使用水凝胶培养细胞、构建组织器官,或将其作为细胞包裹材料植入体内进行组织修复时,水凝胶微环境所产生的机械信号可转化为生物化学信号,从而影响细胞的各种行为,例如细胞黏附、迁移及干细胞分化等。研究者可根据需要,制备具有不同机械性能的水凝胶,用于探索不同机械强度对细胞行为的影响。常见的用于表征水凝胶

机械性能的指标主要包括剪切模量(G)或弹性模量(E)。而上述参数的获得需要使用特殊的仪器设备,万能试验机通常用于水凝胶的压缩及拉伸测试,通过利用施加在水凝胶纵轴上的应力及加载过程中发生的形变量比值可计算水凝胶的弹性模量;流变仪可用于水凝胶剪切模量以及凝胶化时间的表征。

二、水凝胶溶胀性能

水凝胶另一重要的性能为成胶后的溶胀率,水凝胶的溶胀率是反映材料的亲水性能以及内部交联密度的一个指标,表现为更硬的水凝胶具有较小的溶胀率。一般将水凝胶置入相应的溶剂中,在37℃至少放置24小时达到溶胀平衡,水凝胶冻干后的干重质量为 M_0,充分溶胀后的湿重重量为 M_1,水凝胶的质量溶胀率为 $(M_1-M_0)/M_0$。

三、水凝胶内部孔径、孔隙及物质交换能力

通过各种方式交联形成的水凝胶内部孔隙为纳米或微米级别,可影响水凝胶的物质交换能力。水凝胶内部孔隙与其溶胀特性及机械性能相关,即低溶胀率和高弹性模量的水凝胶一般具有较小的内部孔隙。现在用于水凝胶内部微结构表征的技术主要是扫描电镜,但是这项技术主要不足之处在于其所观察的样品必须要经过干燥处理,而这项处理明显改变了水凝胶内部结构,因而不能真实反映水凝胶内部天然结构。因此,通过使用光漂白技术、DNA 电泳或直接检测荧光标记分子从水凝胶内部释放速率可更好地用于表征水凝胶内部孔隙以及物质交换能力,对于逐步聚合反应交联水凝胶的内部孔径也可以通过理论方法进行计算。

四、水凝胶的降解性能

无论是用于细胞包裹、药物递送或直接形成支架结构，良好的生物可降解性是水凝胶作为组织工程材料所必需的要素。相比较于不可降解或降解较慢的水凝胶支架，细胞在可降解水凝胶支架内的迁移速度及细胞间的相互作用能力明显提高。以药物递送材料为例，以水凝胶支架作为药物递送材料，常见方式有将药物直接分散在水凝胶网络内达到缓释的效果，或将药物共价接枝在水凝胶网络上，随着支架逐渐降解，药物从水凝胶网络中释放，从而发挥作用。

第二节　透明质酸与软骨再生

透明质酸（hyaluronan，HA）是由 D-葡萄糖醛酸及 N-乙酰葡糖胺组成的双糖单位（图 16-1），又称糖醛酸，广泛分布于人体皮肤、晶状体或软骨等组织的细胞外基质内。与其他黏多糖不同，透明质酸不含硫，并且体内透明质酸的分子量分布范围较广。透明质酸是细胞外基质的重要组成成分，在细胞信号传送、伤口愈合等方面发挥重要作用。目前，透明质酸及其衍生物已被广泛用于组织工程和再生医学的基础材料，并且在临床上也被得到广泛的应用。

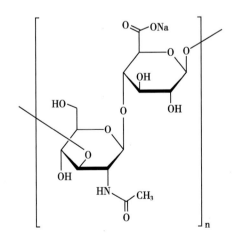

图 16-1　透明质酸

一、透明质酸的改性方法

为了达到某种交联方式或使透明质酸水凝胶具备某种性能，可在制备水凝胶之前对透明质酸分子进行相应的化学修饰，由于透明质酸分子主链上含有较多的羧基及羟基，从而使其具备易被化学修饰的特点，并且这种广泛的化学可修饰性能也是透明质酸分子有别于其他材料的独特优势。常见的透明质酸分子改性主要包括酯化改性、接枝改性、疏水改性等。

（一）酯化改性

透明质酸的酯化改性包括羟基改性和羧基改性，即透明质酸结构中的羟基与酸或酸酐类物质发生酯化反应，或羧基与醇、酚、环氧类物质或卤代烃反应，形成酯化衍生物。Vazquez 等将透明质酸钠在阳离子交换树脂中渗透成酸，使用四丁基氢氧化铵及对氯甲基苯乙烯进行反应并得到酯类化合物。该化合物可进一步在紫外线的作用下发生交联反应。

（二）接枝改性

透明质酸的接枝反应是将小分子物质或聚合物接枝到透明质酸的主链上。Oldinski 等将透明质酸与高密度聚乙烯（HDPE）接枝共聚，制备出一种可应用于骨组织修复的生物材料。Palumbo 等先制备低分子质量透明质酸的四丁基铵，然后在二甲基亚砜中与经 N-羟基琥珀酰亚胺（N-hydroxy succinimide，NHS）活化的聚乳酸反应，可得到透明质酸-聚乳酸共聚物。

（三）疏水改性

透明质酸亲水性强，常以钠盐形式存在，在多数有机溶剂中难溶，因此许多疏水性物质对其进行改性或结合难度较大。Pravata 等通过十六烷基溴化铵（hexadecyl trimethyl ammonium bromide，CTA-Br）改性透明质酸钠，得到疏水性强的 CTA-HA，然后将聚乳酸接枝到 CTA-HA 上，得到可降解的衍生物，此衍生物能进一步在水溶液中进行自组装形成水凝胶。

二、透明质酸水凝胶的制备方式

透明质酸的交联是指透明质酸与带有相关官能团的交联剂发生分子间交联反应，或以交联剂为催化剂，发生分子内交联反应，得到不同交联度的分子网状结构，从而使透明质酸分子链增长、平均分子质量增大、黏弹性增强、水溶性相对减弱、机械强度提高。常用的交联方法有酰肼交联、碳二亚胺交联、砜交联、光交联、点击化学-Husigen 环加成反应、二硫化物交联等。

（一）酰肼交联

酰肼化合物作为交联剂，能使可流动的凝胶改性为脆性和机械硬度更大的凝胶，其中最常用的交联剂是己二酸二酰肼（adipic hihydrazide,ADH），大量己二酸二酰肼存在时，透明质酸可生成稳定的 HA-ADH 衍生物。徐新等利用 ADH 作为交联剂，化学修饰透明质酸分子，制备了 HA-ADH 凝胶薄膜。交联后的薄膜在缓冲液中明显溶胀，溶解性比交联前降低，稳定性提高。

（二）碳二亚胺交联

碳二亚胺［1-ethyl-3-（3-dimethylaminopropyl）carbodiimide,EDC］可在酸性溶液中与透明质酸的羧基反应，先生成 N-酰基脲化合物，再与不同的碳二亚胺加合，形成稳定性好、刚性强、生物密度大、抗透明质酸酶解能力高的交联衍生物。Lai 等研究了 EDC 交联的透明质酸凝胶在鼠眼前房中的生物相容性。结果表明，与戊二醛交联的膜相比，这种凝胶膜的眼部生物相容性更好，且抗拉伸能力更强。

（三）砜交联

在室温下二乙烯基砜（divinyl sulfone,DVS）与透明质酸的羟基快速交联，得到不同性质的凝胶。通过控制透明质酸的浓度、分子质量、HA/DVS 值及反应介质 pH 可以改变凝胶的交联度。王艳果等在室温下经 DVS 交联得到 DVS-HA 凝胶，并采用乙醇沉淀法除去残留的 DVS，最后制成交联透明质酸干粉。

（四）光交联

光交联具有反应快、重复性好、无毒性溶剂等优点，非常适合应用于透明质酸水凝胶的制备。罗春红等采用甲基丙烯酸缩水甘油酯（glycidyl methacylate,GMA）对透明质酸进行化学改性，然后在光辐射下交联成水凝胶。结果表明，通过增加透明质酸的 GMA 取代度可提高水凝胶的交联密度，从而使凝胶孔径变小、力学性能提高、降解速率减慢。进一步的研究中，罗春红构建了一种自增强的双交联透明质酸水凝胶。首先用反相微乳聚合法制备不同交联密度的透明质酸微球（一次交联），经 GMA 改性后引入反应功能双键，然后以 GMA 改

性的透明质酸分子链为基体相，改性后微球为增强相，在紫外辐射下二次交联，形成具有双交联结构的自增强透明质酸水凝胶。这种方式提高了透明质酸水凝胶的力学强度，并延长了蛋白质的持续释放时间。Shi D 等采用甲基丙烯酸酐对透明质酸进行化学改性，得到甲基丙烯酰胺化透明质酸，以亚甲基双丙烯酰胺作为交联剂，在紫外辐射下交联形成透明质酸水凝胶。最终结果显示，这种水凝胶能够有效延长其中负载药物的持续释放时间，并且能够促进软骨再生。Spencer L. Fenn 等采用甲基丙烯酸酯修饰透明质酸，得到丙烯酰胺化透明质酸，可在绿光照射下实现水凝胶的快速固化。

（五）点击化学-Husigen 环加成反应

Husigen 环加成反应是铜催化的叠氮-炔基环加成反应（copper-catalyzed azide-alkyne cycloaddition）。Crescenzi 等采用 Husigen 环加成反应制备透明质酸水凝胶，并且有效保持了被包裹酵母细胞的细胞活性，说明这种生物正交反应交联的水凝胶在成胶过程中不会对被包裹细胞的活性产生较大影响，具有很好的细胞相容性。Han SS 等采用 Copper 点击化学反应的方式合成透明质酸水凝胶，被包裹的软骨细胞同样具有较高的活性，并且可明显促进软骨组织修复。

三、透明质酸在软骨修复中的应用

透明质酸水凝胶可作为软骨组织工程支架材料用于软骨缺损的修复。而软骨缺损修复的主要表现为软骨细胞细胞外基质的沉积及透明软骨的重塑，若水凝胶支架无法降解或降解速度过慢，则细胞产生的细胞外基质无法沉积在缺损部位，从而影响软骨缺损的修复。常用的透明质酸水凝胶可以实现在缺损部位的可控降解，例如在透明质酸分子主链上修饰含有酯键的分子，这类水凝胶利用了酯键的水解性能，从而实现其可降解性。或者以一种可被细胞产生的基质金属蛋白酶降解的肽链作为交联键，从而实现细胞主导的支架可控降解，且细胞在这类水凝胶内增殖及迁移活性明显提高。也可向透明质酸分子中同时引入酯键及可降解多肽，既可实现细胞主导的支架可控降解，同时可解决支架因酶解反应导致降解速度过快的问题。

（一）作为药物递送材料

由于透明质酸水凝胶具有良好的生物相容性、

无毒性、性能可调性以及降解性能,因此透明质酸水凝胶可作为理想的药物递送材料。透明质酸水凝胶作为药物递送载体,可实现药物在局部持续稳定的释放,从而最大限度地促进组织再生。光交联形成透明质酸水凝胶可作为一种简单有效的方式,实现药物的快速包裹。例如通过单独使用透明质酸的衍生物甲基丙烯酸缩水甘油酯透明质酸或将其与聚乙二醇结合使用,是制备蛋白缓释水凝胶的常用方式。牛血清白蛋白在这种透明质酸水凝胶内的释放时间可从数小时到数周,而这种释放速率的差异主要与水凝胶内部交联程度及是否结合使用缓释微球有关。这种通过透明质酸水凝胶构建的蛋白缓释体系具有较广泛的应用,有研究者通过利用特殊的技术,例如光学相干断层成像技术,对可降解微球及透明质酸水凝胶组分的降解性能进行表征。除释放蛋白质外,也有研究者通过对透明质酸分子进行修饰,并结合其他反应体系实现DNA的包裹及缓释。DNA分子在透明质酸水凝胶内的释放模式很大程度上取决于水凝胶内部交联程度及透明质酸的浓度,而DNA分子的活性主要取决于包裹条件及材料性质。

(二)作为细胞包裹材料

由于透明质酸水凝胶可作为一种细胞外基质,为细胞提供类似于体内生长的三维微环境。因此可将其直接作为细胞包裹材料用于软骨组织工程。Liu等利用巯基化透明质酸和明胶作为前体,以双丙烯酰胺化聚乙二醇作为交联剂,包裹间充质干细胞用于兔股骨滑车全层软骨缺损的修复并取得很好的修复效果。也有学者使用光交联的方式包裹软骨细胞用于损伤软骨的修复,这种光交联透明质酸水凝胶突出的优势在于其可注射性,以及可以应用于各种不规则缺损形状的软骨。Chung等使用不同分子量(50~1 100kDa)以及不同浓度(质量/体积比2%~20%)的丙烯酰胺化透明质酸水凝胶包裹耳软骨细胞。将这类包裹软骨细胞的水凝胶移植于皮下12周后能够得到组分含量与天然软骨组织接近的新生软骨组织。在光交联进行细胞包裹的过程中,光引发剂受到紫外照射会产生自由基,从而对细胞活力造成影响,且不同类型细胞对自由基以及光强度的敏感性也不尽相同,因此选用合适的光引发剂以及控制光辐照时间对提高包裹

细胞的生存率至关重要。

无细胞包裹的透明质酸水凝胶同样可作为软骨修复的支架材料。Dai等采用丙烯酰胺化透明质酸/聚乳酸-羟基乙酸共聚物构建无细胞支架并植入全层软骨缺损处,可明显促进损伤软骨的修复。Monteiro do Nascimento等采用透明质酸/壳聚糖复合支架用于软骨组织修复,该支架可为细胞迁移、增殖提供良好的三维环境,从而促进软骨组织修复。与传统的明胶支架相比,这种透明质酸水凝胶支架得到的软骨组织机械性能更为优越。

第三节　明胶与软骨再生

明胶是动物胶原蛋白的部分水解产物,故又称为动物明胶、膘胶,是一种非常重要的天然生物材料。它是由胶原的三重螺旋结构解体为单链分子形成的,广泛地存在于自然界中,是皮肤、骨、筋膜、肌腱等组织的主要成分(图16-2)。明胶成品呈现白色或淡黄色、半透明、微带光泽,是一种无色无味、无挥发性、透明坚硬的非晶体物质。明胶的分子量与胶原的来源、提取的工艺、提取时的酸碱度、热降解和电解质含量均有关系。由于条件不同,胶原水解时产生的碎片差别很大,因此没有固定的结构和相对分子量,其分子量分布在几万到几十万。明胶可溶于热水,不溶于冷水,但可以缓慢吸水膨胀软化,可吸收相当于自身重量5~10倍的水。

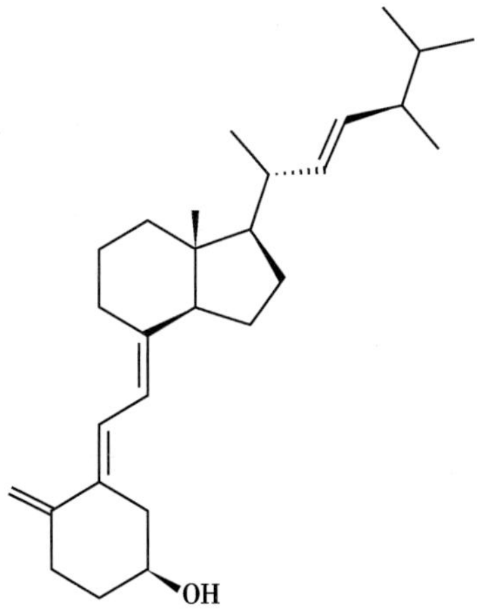

图16-2　明胶

明胶水溶液在30~40℃可以发生溶胶-凝胶的热可逆性转变,在适宜的温度和浓度下不需要外加

特殊离子就可以形成良好的凝胶。明胶的多肽链在低于40℃时部分趋向于发生类胶原螺旋体的复性,而起到凝胶空间网络中心的作用。明胶形成的水凝胶的性质取决于介质酸碱度、溶液的离子强度、温度等。在明胶溶液冷却过程的第一阶段,即温度低于40℃的阶段,即出现类胶原螺旋体的核心区域,是单链分子空间构象由球形向类胶原螺旋体局部转变的结果,并使未稳定的网络高分子链一起移动,这一过程称为"复性"。明胶具备复性为胶原三螺旋构象的能力是因其具有独特的氨基酸序列:甘氨酸-脯氨酸-羟基脯氨酸。凝胶化的第二阶段是类胶原螺旋体结合成聚集体,并形成为微凝胶。这个过程与明胶溶液黏度的提高有关。形成聚集体之后即为凝胶化的第三阶段,建立起凝胶网络。这一阶段中由局部的类胶原螺旋体区段联结成大尺寸网络。

一、明胶的机械性能

(一) 物理结构及分类

当胶原蛋白的分子水解时,三股螺旋互相拆开,其肽链有不同程度的分离和断裂。这种分离和断裂方式有4种:①3条肽链松开后仍有氢键相互连接;②1条肽链分离,另两条肽链松开后仍有氢键连接;③螺旋完全松开,成为3条互不连接的、不规则盘旋的α肽链;④3条分离的α链部分断裂。胶原蛋白分子的棒状三螺旋结构按上述4种方式分离和断裂后就形成了明胶分子的结构。由20多种氨基酸所组成,其中甘氨酸占1/3,脯氨酸与羟脯氨酸之和占1/3。按照制备方法不同,明胶可分为两类,即A型明胶和B型明胶。A型明胶(等电点6~8)是用酸水解猪皮得到的,可塑性和弹性较好。B型明胶(等电点4.7~5.3)是碱水解骨头及动物皮肤得到的,硬度较好。

(二) 溶胀性能

明胶在水中会吸收大量水分使自身体积剧烈增大,这种现象即为明胶的溶胀。明胶溶胀是一个放热过程,溶胀速度近似遵循二级反应方程式,并受原料、工艺、酸碱度、盐类等因素的影响。一般情况下,B型明胶的吸水溶胀大于A型明胶;酸法明胶的吸水溶胀大于碱法明胶;处于等电点时,明胶的吸水溶胀最小;中性盐的加入会显著降低明胶的吸水溶胀能力。

(三) 交联方式

明胶分子之间的接触可发生不同的相互作用,如氢键、范德华力、疏水键相互作用力等,从而呈现了不同形式的凝胶结构。明胶凝胶中的类三螺旋结构主要靠分子内氢键间的水合作用维系,脯氨酸的氨基、羟脯氨酸的羟基与其他氨基酸侧链基团及水分子均可形成氢键,利于类三螺旋结构的稳定。

(四) 强度

明胶分子量分布非常广,从几千、几万一直到几十万,甚至百万,所以用它制成的医用材料存在着机械强度较差、难以成膜、质脆、不耐水、潮湿环境中易受细菌侵蚀而变质等缺陷,限制了其广泛应用。

(五) 明胶的生物相容性

明胶在生物材料中发挥着重要的作用得益于其良好的生物相容性。明胶是一种天然的高分子材料,其结构与生物体组织所含成分结构相似,因此具有良好的细胞相容性,能够在体内降解,无细胞毒性产物,降解产物易被吸收而不产生炎症反应。在应用明胶作为植入材料时,经常对其进行化学修饰,调控其降解速度以适应不同的需要。

(六) 明胶成胶后的微环境

明胶经交联后形成水凝胶,其中的水为致孔剂,冷冻干燥后可形成多孔结构,而且可以通过改变冷冻参数来调节孔隙率和孔径,可形成较高的孔隙率和比表面积,以及较好的孔道连通,能够满足细胞生长对孔结构的要求。将明胶和人工合成高分子材料有机复合,既能发挥天然材料良好的生物活性和亲水性,又能利用合成材料较高的力学强度和较好的可加工性能,从而为细胞的生长提供了良好的微环境,有利于细胞的黏附、分化和增殖。

二、明胶的改性方法

(一) 物理改性

纯物理改性是指在不添加任何添加剂的情况下,通过明胶本身结构的改变来改变其某些性能。明胶在其制品中是以胶原状的螺旋构象和卷曲构象的形式存在的,两种构象比例的不同,对明胶性能的影响很大。例如,明胶溶液或涂布成膜冷凝后放置一定时间,使明胶分子构象转变,形成高度螺旋构象,此即为"复性",属纯物理改性。

(二)化学改性

明胶的化学改性是利用明胶分子链上各官能团可与其他化合物进行反应的功能。甲基丙烯酸酐被广泛用于明胶的化学改性,以制备明胶甲基丙烯酰胺共聚物(GelMA),这是一种用途广泛的水凝胶材料,在光引发剂存在的条件下能够使用紫外光进行快速交联,可用于组织工程血管、肝脏、心脏、软骨和皮肤的构建。GelMA的机械性能可以根据甲基丙烯酰基取代程度进行调整,与反应混合物的比例和pH有关。

三、明胶水凝胶的制备方法

(一)物理交联

物理交联的过程不会产生任何具有潜在细胞毒性的化学物质。然而通过这一方法制备的水凝胶结构物通常较弱,同时这种方法制备的凝胶网络交联度较低,因此物理交联的明胶水凝胶模量较低。等离子体、紫外线辐射和脱氢热处理(DHT)是物理交联的常用方法。

(二)酶交联

可以通过引入不依赖钙的微生物谷氨酰胺转胺酶使谷氨酸的羧酸基团和赖氨酸的ε-氨基之间形成酰胺键,从而构建明胶网络。此外,酪氨酸酶也可使明胶形成较弱的网络结构。该方法适用于原位交联,并已用于合成可注射明胶水凝胶,以及用于生物黏附和组织再生。

(三)化学交联

根据交联产物对分子结构的影响,化学交联剂可分为共价连接的胺残基(非零长度)以及羧酸和胺残基(零长度)两种。对于零长度交联,EDC和NHS的使用最为广泛,它们激活天冬氨酸和谷氨酸的羧酸残基,并将其转化为O-酰基脲基。最具代表性的非零长度试剂是醛类、聚环氧化合物、异氰酸酯和天然产物,如京尼平。醛类可以与赖氨酸的α-氨基发生席夫碱反应,通过改变醛类的浓度可以显著改变明胶的机械和生物性质。与非零长度交联相比,零长度交联中的试剂在材料降解过程中不

会释放,细胞毒性较低。

四、明胶在软骨修复中的应用

明胶是制作软骨组织工程支架的理想材料。丙烯酸酯接枝的明胶和氨基葡萄糖分子在光辐射下可共价交联形成水凝胶,通过改变明胶与N-丙烯酰氨基葡萄糖的比例可以调节其理化性质。除了紫外聚合,可见光聚合、双光子聚合和伽马辐射也可以用来形成明胶水凝胶。氧化右旋糖酐、氨基明胶和4臂聚乙二醇丙烯酸酯经两步反应合成的明胶基水凝胶能刺激细胞黏附和增殖。此外,该水凝胶的机械性能、生物降解性和生物相容性也被证明适合应用于软骨组织工程。由聚N-异丙基丙烯酰胺作为接枝分子形成温敏明胶水凝胶具有相互连接、双重热响应的大孔,可促进细胞增殖。明胶芳香族残基与丙烯酸酯β-环糊精单体(β-CD)进行主客体络合反应,可制备超分子明胶大分子单体。随后β-CD与胶质芳香族残基之间的弱主客体相互作用可形成具有良好生物相容性的高弹性超分子明胶水凝胶。为了提高凝胶的抗压强度,也可引入微纤化纤维素和高碘酸盐制备明胶水凝胶。杂化水凝胶的杨氏模量可达1.6MPa以上,是纯明胶的41倍。用硫酸软骨素(CS)和明胶分别与二酰肼(adipic acid dihydrazide,ADH)接枝后得到CS-ADH和明胶ADH。通过EDC介导的后续反应能制备具有良好生物相容性的原位明胶-CS水凝胶,是一种合适的软骨组织工程材料。

第四节　壳聚糖与软骨再生

壳聚糖(chitosan)又称脱乙酰甲壳素,是自然界普遍存在的一种黏多糖,并且它的结构和软骨结构有一定相似性,是由甲壳素经过脱乙酰作用得到的,化学名称为聚葡萄糖胺(1-4)-2-氨基-B-D葡萄糖(图16-3)。纯壳聚糖是一种白色或灰白色半透明的片状或粉状固体,略带珍珠光泽。生物体中甲壳素的相对分子质量为$1\times10^{6}\sim2\times10^{6}$,经提取后甲壳素的相对分子质量为$3\times10^{5}\sim7\times10^{5}$,由甲壳素制取壳聚糖的相对分子质量则更低,为$2\times10^{5}\sim5\times10^{5}$。

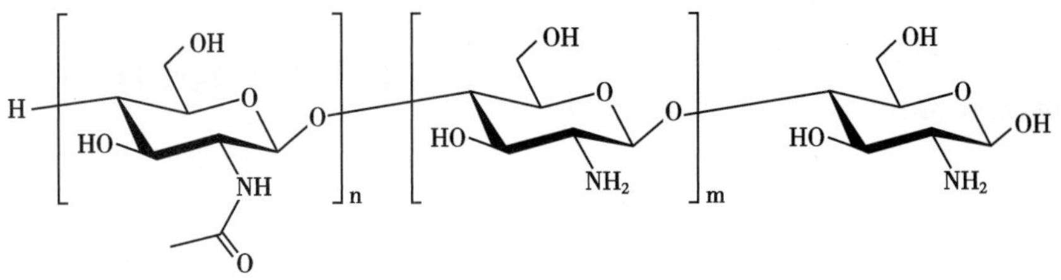

图 16-3　壳聚糖

在特定的条件下,壳聚糖能发生水解、烷基化、酰基化、羧甲基化、磺化、硝化、卤化、氧化、还原、缩合和络合等化学反应,可生成各种具有不同性能的壳聚糖衍生物,从而扩大了壳聚糖的应用范围。在医药、食品、化工、化妆品、水处理、金属提取及回收、生化和生物医学工程等诸多领域均得到广泛应用。壳聚糖被作为增稠剂、被膜剂列入国家食品添加剂使用标准 GB—2760。

壳聚糖拥有与糖胺聚糖相同的 N-乙酰葡萄糖胺结构,是葡萄糖胺和 N-乙酰葡萄糖胺的复合聚合物,前者占 80%。糖胺聚糖的成员透明质酸钠与硫酸角质素是软骨基质的特有成分,通过与生长因子、受体及黏附蛋白的相互作用,调控软骨细胞的生长、增殖。研究发现壳聚糖也有着相似的调控作用。在体内,壳聚糖主要通过溶菌酶水解的方式降解,壳聚糖的降解速度与它的结晶度成反比。它的去乙酰化程度越高,结晶度越高,降解速度越慢,大于 85% 去乙酰化的壳聚糖可以在体内持续存在几个月。大量研究结果表明,壳聚糖支架在植入体内后一般只会引起非常小的异物排斥反应,仅有短暂的中性粒细胞聚集,并在很短时间内消失,没有观察到慢性炎症与大量纤维组织增生。

一、壳聚糖的改性方法

（一）烷基化改性

烷基化改性产物主要有 3 种,N-烷基化、O-烷基化以及 N/O 烷基化,分别在氨基、羟基以及氨基与羟基同时反应得到。壳聚糖中氨基含有一对孤对电子,具有很强的亲和性。因此氨基的反应活性大于羟基,所以 N-烷基化更易得到。N-烷基化产物一般通过醛与氨基反应形成席夫碱再用 NaBH₄ 还原得到。该方法引入甲基、乙基、丙基和芳香化合物的衍生物,对各金属离子有很好的吸附和螯合能力。

（二）羧基化改性

羧基化是壳聚糖与氯代酸或乙醛酸在碱性条件下反应,生成相应的羧基化改性产物。羧基化最常见的是羧甲基改性,羧甲基壳聚糖易溶于水中,且对重金属离子的螯合能力强,能增大对重金属的吸附能力。羧甲基的改性产物主要有 3 种,分别是 O-羧甲基壳聚糖、N-羧甲基壳聚糖、N/O 羧甲基壳聚糖。由于在发生羧甲基化反应时,羟基的活性大于氨基,因此制备得到 O-羧甲基壳聚糖比较普遍。

（三）季铵盐化改性

壳聚糖的季铵盐化改性是在氨基基团上引入季铵基,或是将小分子的季铵盐接枝到氨基上而得到的一种壳聚糖的改性产物。由于季铵基的位阻大、水合能力强,因此壳聚糖经过季铵盐改性后的溶解度有很大程度的提高,不仅能溶解于水中,还可以溶解于乙醇、甘油等有机溶剂中。改性后的产物同时具有壳聚糖和季铵基的特性,如抗菌性、抗氧化性、絮凝性、保湿性等。

（四）戊二醛交联改性

将壳聚糖与戊二醛交联后,可显著改变其多种性能,包括吸水性、离子渗透性以及化学、机械性能等。多相交联后,疏水基团被引入壳聚糖分子,获得的壳聚糖衍生物表现出更强的疏水特性。

二、壳聚糖水凝胶的制备方法

（一）物理交联

离子络合:由于壳聚糖中阳离子氨基的存在,壳聚糖和阴离子小分子之间能够发生离子络合。通过质子化氨基与壳聚糖发生静电作用能够将阴离子和小分子结合于壳聚糖链上。配位共价键则可使壳聚糖与金属离子发生相互作用。此外,其他二次链间相互作用,如壳聚糖羟基与离子分子之间,或脱乙酰壳聚糖链之间在阳离子电荷中和后形成氢键,可与离子络合协同反应。

聚电解质络合:与离子络合不同,聚电解质络合作用发生在壳聚糖与大分子之间。虽然这是一种静电相互作用,但这些键比其他二次相互作用强,如氢键或范德华力相互作用。电荷密度、离子强度、pH、溶剂和温度是影响这些相互作用的主要因素。聚电解质络合反应不需要引入有机反应前体或催化剂,这样可以安全有效地调节壳聚糖的性能。

(二) 化学交联

预官能交联:许多预官能化的小分子和含官能团的聚合物与壳聚糖交联。壳聚糖链与交联剂之间形成共价键。尽管壳聚糖水凝胶可以在原位形成,但由于许多交联剂的生物相容性不明确,在使用前必须进行严格的体内纯化。京尼平、透明质酸、戊二醛和二丙烯酸酯是常用于进行预官能交联的药物。同时大多数预官能化交联反应的反应条件温和,具有自然 pH、生理温度和较短的反应时间。

(三) 光聚合

在壳聚糖中添加光敏基团使分子链在紫外线照射下交联。与预官能化交联相比,上述方法具有更快、更便宜、更简单、更安全的特点。在叠氮基被紫外辐射官能化和活化后,壳聚糖的游离氨基即可与这些反应性的硝基结合。丙烯酸酯基团和光敏感性叠氮苯甲酸也可用于制备对紫外光敏感的壳聚糖水凝胶。

(四) 酶交联

酶交联是一种新的、温和的原位凝胶形成方法,用于组织工程和药物输送。辣根过氧化物酶通常用于催化苯酚或苯胺衍生物,通过过氧化氢分解进行酶交联。酶交联产物的性质,特别是硬度通常是由过氧化氢溶液调节的。另一种常用的酶催化剂是酪氨酸酶,它是一种氧化酶,可以催化壳聚糖和明胶之间的相互作用。

三、壳聚糖在软骨修复中的应用

(一) 组织工程支架

壳聚糖在较温和的条件下能够发生水解、氧化还原、缩合和络合等多种化学反应,形成不同结构、溶解性和生物活性的衍生物,具有良好的化学改性、共混改性、表面改性潜能。这使得壳聚糖能与其他支架材料结合制成更为合适的生物支架材料,并应用于软骨组织工程。

如聚乙烯醇/壳聚糖多孔水凝胶,通过冷冻-解冻循环及乳化发泡-冷冻冰晶相分离法制备聚乙烯醇/壳聚糖多孔水凝胶材料,含水量高、孔隙率大、溶胀性能良好、理化性能稳定、力学性能好、细胞毒性低并能促进细胞黏附、增殖。胶原-壳聚糖多孔支架则能够促进软骨细胞分泌蛋白聚糖和 II 型胶原蛋白。纳米羟基磷灰石/壳聚糖复合材料具有良好的生物相容性和生物活性,采用溶液共混法、共沉淀法、电化学沉积法、模拟体液矿化法、交替沉积法、原位沉析法等方法制备纳米羟基磷灰石/壳聚糖复合材料,可获得良好的骨诱导性、匹配的降解速率。聚磷酸/藻酸盐/N,O-羧甲基壳聚糖复合支架不仅可在钙离子作用下提高自身硬度,增强相应的机械应力,以适应软骨组织的功能,同时也能够使 II 型胶原蛋白和蛋白聚糖含量增加,使其模仿的生物环境更加接近软骨组织。具有生物活性的壳聚糖作为软骨组织工程支架的材料,不仅可参与抗炎症反应,具有杀菌消毒的功效,同时也能为再生的软骨组织提供相似的生长结构框架。

(二) 药物缓释

壳聚糖分子上的—NH_3基团非常容易与带负电荷的物质结合,因此壳聚糖能够与一些具有生物活性的阴离子聚合物,如糖氨聚糖、海藻酸钠、糖蛋白等形成电解质复合物,植入体内后在生理环境下发生逐步解离,释放出生物活性物质。利用这种特性不仅可以将壳聚糖制成携带药物的缓释微球,还可以包埋带有生物活性的聚阴离子如细胞因子、DNA 等应用于软骨组织工程中,在软骨损伤处长时间释放以维持高浓度的生长因子,达到修复软骨损伤的目的。Sukarto 等将 N-甲基丙烯酸乙二醇壳聚糖(MGC)制成纳米微球,封装骨形态发生蛋白6、转化生长因子-β3 与脂肪间充质干细胞,构建缓释系统,并将 RGD 多肽接枝到 MGC 上构成 RGD-g-MGC,不仅能够增加脂肪间充质干细胞在凝胶中的生存能力,还可诱导其向软骨细胞分化,并促进 II 型胶原蛋白与细胞外基质的合成。Han 等将携带转化生长因子-β1 缓释微球的壳聚糖-明胶支架与携带骨形态发生蛋白质 2 缓释微球的 PLGA 支架上下重叠,形成分级复合药物缓释支架,达到同时促进骨及软骨再生的目的。

（三）作为基因治疗的基因载体

基因治疗是指将具有治疗作用的基因植入靶细胞以纠正或替代发生功能缺失的基因，从而使靶细胞恢复正常生物功能，达到治疗的目的。基因治疗的关键在于开发安全、高效的基因运载系统。基因输送载体大体分为病毒和非病毒两类。壳聚糖作为非病毒基因载体，具有优良的理化性质，易于大量生产、可重复给药、易于保存和检验。可磷酸化短肽修饰后的壳聚糖（pSP-CS）具有较高的转染效率，可携带外源治疗基因 *IGF-1* 和 *IL-1RA* 进入体内并在局部有效表达，是软骨损伤基因治疗中较理想的基因运输载体。*IGF-1* 和 *IL-1RA* 两基因共表达时可协同促进软骨损伤的修复，为今后临床多基因联合治疗软骨损伤提供了良好的实验基础。

第五节　胶原蛋白与软骨再生

胶原蛋白作为一种细胞外基质（ECM），是人体结缔组织或器官的主要成分之一，在人体内分布最广，形态变化复杂多样。因为其具有良好的生物结构、优良的降解性、低免疫原性以及取材方便等优势，可以作为调控细胞功能和模拟组织成分的替代材料。但是由于胶原蛋白结构的不稳定性，因而并未在生物医学领域得到广泛应用。胶原蛋白作为主要成分形成的水凝胶往往机械性能较差。而与其他高分子复合形成的胶原蛋白水凝胶，则能够明显提高其机械强度与力学特征。

一、胶原蛋白的基本特征

（一）聚合

胶原纤维网络的形成是一个多步骤的过程，包括纤维成形、成核以及生长和交联。此外，外加交联剂也会影响纤维的形成。对聚合动力学的研究可以在与水凝胶最终交联的步骤中控制构建参数，调控分子进程。例如 Kreger 研究胶原蛋白的来源和提取方法对材料性能的影响，发现在相同的聚合条件下，酸溶的胶原蛋白比胃蛋白酶消化的胶原蛋白聚合更迅速，这些结果与以前的研究结果一致。

（二）结构

众所周知，细胞外基质的纤维结构可以调节细胞形态、增殖、迁移和基因表达能力。胶原蛋白凝胶中的纤维结构是复杂的，通常通过一些参数定义，例如平均纤维直径（D）、纤维密度（或体积分数）、孔径大小（p）、交联度（或每纤维的交联数）和方向。增加胶原蛋白的浓度会增加纤维密度，降低孔径大小，但对纤维直径无影响。然而，增加 pH 或提高温度会促进静电相互作用和纤维成核，加速聚合，产生直径小的胶原纤维和孔径小的纤维网络。降低胶原蛋白水凝胶的离子强度会降低纤维直径和孔径。

二、胶原蛋白的改性方法

（一）氨基修饰

胶原蛋白肽段上的氨基，特别是 ε-氨基，可参与一系列反应。氨基上的反应不仅可以修饰胶原蛋白，还可以保护氨基，防止与其他基团的后续反应。酰胺化、磷酸化和烷基化通常可被用来修饰氨基。胶原蛋白的酰化反应是蛋白质分子亲核基团（如氨基）与亲电基团（如羰基）在酰化试剂中的相互作用。此外，磷酸化还实现了无机磷酸盐与蛋白质上特定氨基之间的酯化反应。在温和碱性条件下，蛋白质上的氨基可与醛和酮烷基化，形成稳定的非交联赖氨酸衍生物。

（二）羧基改性

谷氨酸是一种二羧酸，在胶原蛋白的肽链中含量很高。由于只有谷氨酸的一个羧基参与肽键的形成，因此另一个羧基作为胶原蛋白的侧链可被进行改性。羧基可与多种化合物反应，并可合成多种衍生物。最常用的方法是用水溶性碳二亚胺修饰羧基，其产物为酯类或酰胺类。

三、胶原蛋白水凝胶的制备方法

（一）物理交联法

物理交联可以提高蛋白膜的性能，并且避免添加有毒化学物质。通过物理手段对胶原蛋白进行交联的方法主要有热处理法、紫外线照射法、重度脱水法和射线照射法等。利用紫外线等射线照射胶原蛋白溶液时会产生分子间交联，使其黏度增加而形成凝胶。目前常用的紫外照射法是将胶原蛋白材料置于铝箔上，在距离 254nm 紫外线灯 20cm 的高度处照射 1~5 小时。热处理法也是最常见的物理交联方法。在热处理过程中,随着温度升高,胶原蛋白分子的运动加快,有益于分子间氢键、疏水键、二硫键及网络结构的形成,使胶原蛋白膜的机械性能增强,透光率增加及水蒸气透过率下降。但是,热处理过程中温度过高、时间过长会使网络结构的稳定性减弱。重度脱水法通过重度脱水使胶原蛋白分子之间相互交联,从而提高胶原蛋白的变性温度及其力学性能。改性后的胶原蛋白膜生物相容性提高,水溶性降低,此外,膜的生物相容性也会随之改变。

(二) 化学交联法

化学交联法中常用的交联剂有戊二醛、甲醛、碳二亚胺、聚环氧化合物以及酰基叠氮化物等。其中戊二醛是目前使用最广泛的试剂,大量的实验表明戊二醛能提供有效的交联,但是戊二醛同样具有一定的细胞毒性和钙化作用。一些具有生物相容性的交联剂,如聚环氧化物、京尼平、原花青素、二醛葡聚糖等被用于胶原蛋白水凝胶的构建,这些物质能够在降低毒性的同时取得理想的交联效果。此外,具备一定的配位能力的金属离子,如 Cr^{3+}、Al^{3+}、Zn^{2+}、Cu^{2+}、Fe^{2+} 和 Zr^{2+} 等,可以与胶原蛋白产生络合交联作用,也常用于胶原蛋白的交联改性,如钙离子可以和蛋白分子中游离的氨基作用,形成网状交联以增强机械性能。

四、胶原蛋白在软骨修复中的应用

(一) 细胞支架

由于 I 型胶原蛋白分布广、易于提取,在组织工程软骨中应用最早。有研究表明,I 型胶原蛋白水凝胶能够诱导 MSC 在体内和体外向软骨细胞分化,同时能够有效地控制以 MSC 为基础构建的组织工程软骨的免疫原性,是一种潜在的有助于免疫调节的生物材料。高浓度 I 型胶原蛋白水凝胶能够促进软骨细胞纤维化,并促进 I 型胶原蛋白、X型胶原蛋白和 Sox9 等表达的上调。一项对新型 I 型胶原蛋白水凝胶 (CaReS) 在膝关节软骨损伤治疗的前瞻性多中心研究结果发现,CaReS 技术可治疗膝关节软骨或骨软骨缺损,是一种安全有效的临床治疗方法,可显著改善患者的疼痛程度。

II 型胶原蛋白虽然没有 I 型胶原蛋白来源广泛,但它是软骨细胞外基质的结构蛋白,而且能够

维持软骨细胞的表型及促进软骨细胞分化,为软骨细胞的黏附提供基础。它的这些优势使其成为近年来胶原蛋白水凝胶的研究热点。关节软骨缺损可引起机体自身免疫反应,产生一定水平的 II 型胶原蛋白抗体。II 型胶原蛋白移植不但可以促进关节软骨缺损的修复,还可以降低机体的自身免疫反应,减少抗体的产生。复合材料因为兼具单纯组分的特性,所以越来越受到学者重视。研究人员通过将胶原蛋白与多种生物材料复合,改进了其生物及力学特性,从而构建出更理想的支架材料。将软骨细胞混入含有 I 型和 II 型胶原蛋白的混合水凝胶中,能够保持良好的细胞形态,促进软骨特异性细胞外基质的分泌。水凝胶的模量和结构也可以通过改变 I 型胶原蛋白的含量来调整。由 II 型胶原蛋白和透明质酸组成的水凝胶可以在原位形成支架。包裹在支架中的软骨细胞和转化生长因子-β1 (TGF-β1) 可以维持软骨细胞的活力,并刺激细胞增殖与分化、促进糖胺聚糖生成和成软骨相关基因的表达。将 I 型胶原蛋白与海藻酸钠混合形成水凝胶后加入软骨细胞,可在体外构建软骨样组织,有效抑制软骨细胞去分化,维持软骨细胞表型,其机械强度和生物理化性质也适合软骨组织再生。自组装的胶原蛋白和京尼平凝胶交联形成由三相胶原蛋白、硫酸软骨素和透明质酸组成的混合水凝胶,可模拟天然软骨的成分与功能,并能够修复动物模型中的损伤软骨区域。用核黄素作为引发剂,使包裹纤维软骨细胞的胶原蛋白水凝胶进行光交联,能够有效改善水凝胶的力学性能,延迟其酶促降解时间,并提高成软骨相关基因的表达水平。

(二) 药物递送材料

胶原蛋白也是一种常用的药物缓释材料,具有生物相容性好、毒性小、生物降解性好、高效、长效等优点。与疏水性聚合物相比,胶原蛋白中的酶与其他生物活性物质的相互作用较弱,药物的生物活性维持时间较长。胶原蛋白水凝胶易于生产,应用方便,具有流动性且可用于注射。因此,目前大多数给药系统的主要成分由胶原蛋白组成。在胶原蛋白水凝胶中加入游离脂质体,可以维持脂质体的稳定性,实现治疗药物的缓慢释放,同时使药物进入循环系统的速度加快,使传输药物具有靶向性。例如可注射的明胶转谷氨酰胺酶和内源性胶原蛋

白可以在水凝胶和组织细胞外基质之间建立牢固的连接,防止凝胶中细胞的丢失。将小分子药物卡托吉宁分散入胶原蛋白水凝胶中以形成凝胶/细胞/药物复合物,可形成有促进干细胞定向分化,刺激透明软骨组织再生的微环境。

第六节 海藻酸盐与软骨再生

藻酸是一种海藻胶质的酸,藻酸盐是藻酸的盐类,是无水 D-甘露糖醛酸的聚合物,海藻酸盐是一类从褐藻中提取出的天然线性多糖,由 1,4 键合的 β-D-甘露糖醛酸(M 单元)和 α-L-古洛糖醛酸(G 单元)残基依靠 β-1,4-糖苷键连接,形成一种无支链的线性嵌段共价物(图 16-4)。M 单元具有一定的柔韧性,由于空间位阻难以与其他离子螯合或难以维持稳定的交联结构。而 G 单元具有一定的刚性,是分子稳定性以及分子交联的结构基础,可以与二价阳离子形成"蛋壳"样结构。在临床和科研中常用的藻酸盐主要有藻酸钠和藻酸钙。

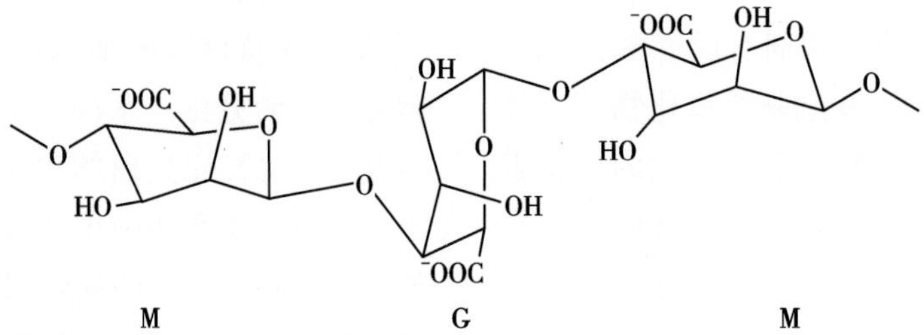

图 16-4 海藻酸盐

以海藻酸钠为例,由于海藻酸钠中 M 单元较 G 单元的生物相容性更加优良,而 G 单元的刚性优于 M 单元,因此水溶液中海藻酸盐的弹性以 MG、MM、GG 的顺序依次减小,并且弹性最好的 G 嵌段在 pH 较低时比其他两种嵌段共聚物的溶解性能更好。而根据海藻酸盐的不同来源,M 和 G 单元的数量和序列结构也会发生变化,这些因素与相对分子质量共同影响着海藻酸盐的物理和化学性能。富含 G 单元的海藻酸钠与中等 G 单元含量的海藻酸钠相比,由于存在更多的氢键而更加稳定,具有更高的硬度。所以增加海藻酸盐中 G 单元的含量有助于提高水凝胶的力学刚度和压缩模量。海藻酸盐的这些特性,使得其可以很好地应用于软骨修复工程中。

海藻酸盐水凝胶与其他聚合物相比,有价格低、来源丰富、易塑形、亲水性好、易与细胞吸附、营养物质易于渗透等特点,但也存在体内难以降解、组成成分不稳定、体内吸收差和有一定抗原性等缺点。Sittinger 等利用海藻酸钙复合软骨细胞修复兔关节软骨缺损时,发现有大约 20% 的植入物被纤维组织替代。当海藻酸盐水凝胶应用于组织工程领域时,最大的问题之一就是它不具有细胞识别位点。海藻酸盐水凝胶进入体内后,其强亲水特性不利于蛋白质的吸附,因此不易与细胞进行特异结合。而对海藻酸盐水凝胶的适当修饰则可以解决这类问题。

一、海藻酸盐的改性方法

(一)海藻酸乙酰化

乙酰化主要影响海藻酸盐的生理功能和生物合成。通过将海藻酸盐与含有高氯酸的乙酸和醋酐的混合物反应,可以使用酸催化酯化技术合成部分和完全乙酰化的海藻酸衍生物。由于氢键在干燥状态下很牢固,海藻酸盐中的羟基不能与醋酸酐反应。然而,水的存在可以促进羟基的反应和乙酰化。在海藻酸钠主链上添加乙酰基会引起明显的分子链延伸,并对聚合物构象方面的变化发挥至关重要的作用。

(二)海藻酸钠硫酸化

海藻酸钠硫酸盐是由碳二亚胺耦联合成的。海藻酸盐分子链上的羟基可使用硫酸反应使其硫酸化,也可在甲酰胺中使用氯磺酸对海藻酸钠进行硫酸化,从而增强了其抗凝血性能,而季胺和大量季铵盐基团的附着对其抗凝血性能有很大影响。虽然海藻酸盐的大部分生物功能与硫酸化的方式和顺序有关,但精确控制海藻酸钠主链的硫酸盐基团位置的方法亟待探索。

（三）疏水改性

海藻酸盐的两个羟基和羧酸根离子使其在 pH 高于 5.0 时具有亲水性。为了将分子的性质从亲水性转变为两性或疏水性，通常使用的方法是将疏水部分共价连接到海藻酸盐主链上。海藻酸钠链上的羟基经氧化转化为醛类，其反应活性也得到提高。此外，在改性海藻酸钠形成离子凝胶的过程中，羧基会被保留，有助于其形成水凝胶或进一步改性。

二、海藻酸盐水凝胶的制备方式

海藻酸盐水凝胶分为物理交联型、化学交联型以及海藻酸盐复合水凝胶。

（一）物理交联型水凝胶

物理交联型水凝胶，是指依靠分子链缠结，或离子、氢键、疏水相互作用等形成一种网络结构。由聚电解质与带相反电荷的多价离子所形成的物理交联型水凝胶又称为离子交联水凝胶。而带相反电荷的两种聚电解质相互作用形成的物理交联体系则被称为聚电解质复合物。海藻酸钠即是典型的离子交联水凝胶。G 单元含有羧基、羟基，易与二价阳离子结合形成水凝胶。在海藻酸钠水溶液中加入 Ca^{2+} 等二价阳离子后，海藻酸盐上两个反向的 G 单元上的 Na^+ 与二价阳离子发生交换反应，从而实现从水溶液向水凝胶的转变。其他离子中，Sr^{2+}、Ba^{2+} 与海藻酸钠的作用力比 Ca^{2+} 强，而 Mg^{2+} 不与海藻酸钠发生凝胶化反应。尽管 Pb^{2+}、Cu^{2+}、Cd^{2+}、Co^{2+}、Ni^{2+}、Zn^{2+} 和 Mn^{2+} 也都能与海藻酸钠键合而形成凝胶，而且 Pb^{2+}、Cu^{2+} 的键合能力比 Ca^{2+} 强，但是由于具有一定的毒性作用，因此一般不在医学领域应用这些金属离子。基于此，主要使用 Ca^{2+} 作为海藻酸盐成胶的离子交联剂。阳离子交联海藻酸盐水凝胶的功能和物理性能取决于聚合物的成分、序列结构以及分子尺寸。既然 Ca^{2+} 的键合发生在 G 单元，那么 G 单元与 M 单元的比值将是影响水凝胶性能的最重要因素。水凝胶的稳定性取决于 G 单元的含量。G 单元含量超过 70% 的海藻酸钠被称为高 G 海藻酸钠。采用高 G 海藻酸钠制备出的水凝胶刚性大但很脆，而低 G 海藻酸钠形成的水凝胶力学强度差但是弹性好。对于高 G

海藻酸钠来说，当 Ca^{2+} 浓度较高时会导致水凝胶的交联密度过大，从而影响细胞的活性。但包埋于低 G 海藻酸盐凝胶中的细胞，活性则不易受 Ca^{2+} 浓度的影响。采用辐射降解的方法能够降低高 G 海藻酸钠的相对分子质量，在不影响凝胶化性能的前提下可提高所包埋细胞的活性，而通过提高海藻酸钠的浓度可进一步增强水凝胶的力学强度。

另外，由于离子交联型水凝胶降解产物的相对分子质量超过了肾的清除阈值，难以排出体外，因此海藻酸盐的降解速率很慢。而将海藻酸钠用高碘酸钠部分氧化，使其糖醛酸顺二醇碳-碳键断裂而形成双醛结构，从而改变了分子链的构象，降低了链的刚性，促进了海藻酸钠在水溶液中的水解，得到了可降解产物。这种部分氧化海藻酸钠依然能够形成水凝胶，并且当海藻酸钠的氧化度低于 5% 时，水凝胶的降解速率可由水溶液的酸碱度进行调控。

（二）化学交联型水凝胶

化学交联型水凝胶是运用传统合成方法或辐射、光聚合等技术，通过共聚或缩聚反应而形成的共价交联网络。除水溶性聚合物通过交联可以形成化学交联型水凝胶外，疏水性聚合物转变为亲水性并交联产生的网络体系也属于化学交联型水凝胶。用于海藻酸盐共价交联的常用交联剂有己二酸二酰肼、聚乙二醇二胺等，通过氨基和羧基的脱水缩合反应形成酰胺键，从而得到稳定的共价交联水凝胶。这种水凝胶无色透明、含水率高、柔软，经冷冻干燥后呈层状结构，吸水后变得透明。甲基丙烯酸盐或聚烯丙胺的改性可以使海藻酸水凝胶在温和的原位反应条件下通过不同波长的光辐射处理共价交联成凝胶。该方法能显著提高水凝胶的力学性能和生物渗透性。共价交联时可根据使用要求选用不同的交联分子，精确控制交联密度、溶胀度，获得力学性能稳定的水凝胶。值得注意的是，交联剂分子通常具有一定毒性，形成水凝胶后应彻底清除，以避免植入体内后对细胞及组织的毒副作用。

（三）海藻酸盐复合水凝胶

随着复合材料的发展，对海藻酸盐复合水凝胶的研究也正在逐步深入。用其他生物相容性材料与海藻酸钠复合形成的水凝胶，与单一成分的水凝胶相比,或改善了力学性能,或提高了生物学性能,从而扩大了海藻酸盐水凝胶在组织工程领域的应用范围。例如海藻酸钠海绵支架和水凝胶都可用于软骨细胞的体外培养,但添加透明质酸后能进一步促进细胞的增殖和蛋白多糖合成能力。而将透明质酸海藻酸钠混合体系用 Ca^{2+} 交联能够获得力学性能良好的水凝胶。细胞和细胞黏附配体修饰的海藻酸钠,如 RGD 修饰的海藻酸钠,可形成可逆的长链聚合物网络。该体系可以通过特定的受体-配体相互作用形成交联网络结构,而不需要任何化学交联剂。这是一种适合于应用于体内的快速凝胶化方法,因为这种混合物溶液在与天然组织中的细胞接触并反应后能立即转化为胶体。

三、海藻酸盐在软骨再生中的应用

海藻酸盐水凝胶呈现开放的网状结构,包埋在水凝胶中的细胞可进行营养和代谢物质的交换。制备海藻酸盐水凝胶通常使用海藻酸钠作为基质材料,在凝胶成型后将其与 Ca^{2+} 进行反应,最终获得海藻酸钙水凝胶。在这一过程中,提高 Ca^{2+} 总量、凝胶化温度或降低海藻酸盐溶液浓度可以加快凝胶化过程,而减慢固化速度、提高 Ca^{2+} 总量、提高海藻酸盐溶液浓度以及使用相对分子质量较高的海藻酸盐,则有利于增强其力学性质。海藻酸盐凝胶以其良好的生物相容性在组织工程软骨、药物缓释系统和细胞三维培养等方面得到了广泛应用。研究证实,成纤维细胞、软骨细胞和成骨细胞可在海藻酸盐水凝胶中成活并形成细胞外基质,证明海藻酸盐有良好的生物相容性。

(一) 组织工程支架

预成型三维多孔支架:预成型支架是在体外制备的具有固定形状的三维支架,材料具有特定微观结构,细胞可深入支架内部生长,但必须通过外科手术植入。有研究采用三维海藻酸钠及聚乳酸支架为载体,用转化生长因子刺激后,发现骨髓基质干细胞有向软骨细胞分化的现象。在动物模型中发现,支架/细胞复合诱导后产生的软骨组织在外观、基质蛋白多糖表达及力学性能上均接近天然软骨组织。海藻酸钙水凝胶复合关节软骨细胞构建的支架同样可于模式动物体内形成新生软骨。也有研究表明可利用海藻酸盐制作可调的生长板软

骨三维培养模型,可以深入地研究软骨细胞分化以及软骨生长的机制。用凝集素修饰的海藻酸盐可提高水凝胶与细胞的特异结合能力。将含有 RGD 序列的细胞黏附配体通过共价键接枝于海藻酸盐分子链中,发现在这种水凝胶上培养的成肌细胞功能表达良好,细胞在修饰后的水凝胶表面更易黏附、增殖,从而融合成多核成肌纤维,并表达出长链肌球蛋白,并且可以通过改变 RGD 序列的修饰密度调节成肌细胞的增殖和分化能力。

可注射型水凝胶:可注射型水凝胶能够将含有细胞的水凝胶通过注射的方式植入体内或直接填充于创伤部位,可以最大限度地减小开放性手术对肌体组织的损伤,并且更适合治疗形状不规则的组织缺损。海藻酸钠水溶液和含有钙离子的水溶液被同时注射到所需部位即可原位凝胶化,作为软骨组织工程支架材料。体内试验表明 6 周后水凝胶即可促进透明软骨组织形成,有软骨特异性蛋白聚糖和 II 型胶原蛋白表达。将海藻酸钠、纳米羟基磷灰石与骨形态发生蛋白复合,采用原位释放法能够制备结构均匀的可注射水凝胶,大鼠皮下注射 4 周可见新生软骨组织生成。以混合肼改性聚 L-谷氨酸溶液和醛改性海藻酸盐在生理条件下形成水凝胶,使得凝胶化时间、溶胀特性、降解速率、微观形貌和流变特性均可调节。初步研究表明在体内可原位形成凝胶,并在异位产生软骨组织,该方法具有可注射性和快速反应性。这种水凝胶体系可以作为一种合适的软骨细胞载体和可注射组织工程支架以供软骨再生。

(二) 药物递送系统

由于海藻酸具有良好的生物相容性和温和的凝胶化条件,使海藻酸盐水凝胶也可作为药物递送的材料。通过微囊使药物的扩散方式和速率得到控制。微囊技术是一种将分散的各种物质包封在一层由高分子材料组成的膜中,形成纳米级或微米级球状结构的技术。以海藻酸盐作为载体的细胞微囊技术,总体程序是将种子细胞或药物与海藻酸盐混合后,在滴入钙离子溶液的同时高速搅拌,最终固化成凝胶状微囊。微囊外可再包被或不包被高分子聚合物如多聚赖氨酸。二者合用,制成的海藻酸钠-多聚赖氨酸微囊,既利用合成材料弥补天然材料强度上的不足,又利用天然材料弥补合成材

料生物相容性较差的缺点。小尺寸的微囊有利于营养物质和氧气的传输,具有较高强度,且便于操作。

逐层自组装微囊技术是 Decher 等提出的,指由带相反电荷的聚电解质在液-固界面通过静电吸引,逐层沉积形成多层膜的技术。这种技术只需将离子化的基片交替浸入带有相反电荷的聚电解质溶液中,静置一段时间取出冲洗干净,反复重复以上过程就可以得到多层膜体系。改变聚合物的浓度、离子强度,可以在纳米尺度微调膜厚。微囊的优越性在于能够在纳米尺度上对囊壁的组成、厚度、结构形态、表面状态进行准确的调控。同时,通过分层沉积不同的聚电解质,可在纳米尺度上得到径向复合多组分的膜结构。

此外,海藻酸盐水凝胶具有 pH 敏感性,在酸性溶液中不溶胀,而在中性和碱性溶液中能够快速溶胀并崩解分散,因此海藻酸钙凝胶微球能够在胃液中保持原状而在肠液中溶胀,利用这点可作为酸敏感性药物的载体。Ladet 等提出了"多层膜水凝胶"的概念,利用天然聚电解质制备了具有类似洋葱结构的多层膜水凝胶,可在多层凝胶膜间保留一定的溶液空间,便于细胞和药物的装载。作为递送药物的材料,海藻酸钠自身没有抗菌性,因此用它制备的载体可能由于细菌或微生物污染而引起伤口的二次感染。壳聚糖是一种生物相容性良好且具有抗菌性能的天然材料。在海藻酸钠中添加壳聚糖,海藻酸钠的羧基和壳聚糖的氨基之间发生静电相互作用,形成聚电解质复合物。此类聚电解质复合物既可作为药物释放载体,又可加强海藻酸钠凝胶的 pH 依赖性。

微囊化细胞载体能够实现软骨细胞三维培养,有利于软骨细胞形态保持和细胞外基质的正常表达。在海藻酸水凝胶构建的微囊化软骨细胞载体中,海藻酸浓度、细胞密度均会影响软骨细胞内源性生长因子的表达。藻酸钙微囊是理想的细胞生存和蛋白质分泌载体。Ma 等观察到微囊内的骨髓基质干细胞有向软骨细胞分化的趋势。Weber 等将表达骨形态发生蛋白质-2 或表达骨形态发生蛋白质-4 基因的小鼠骨髓间充质干细胞包裹于高纯度海藻酸钠微囊内,观察到微囊能阻止骨髓间充质干细胞增殖,分泌的骨形态发生蛋白还能推动骨髓

间充质干细胞向软骨细胞分化。当软骨细胞在海藻酸盐微囊材料上进行三维培养后,受到骨形态发生蛋白质-2 干预,可表达更多的 Ⅱ 型胶原蛋白及蛋白多糖。也有研究根据气流切割原理,采用海藻酸钠-多聚赖氨酸-海藻酸钠对下颌骨髁突软骨细胞进行微囊包裹,细胞在囊内高表达软骨特异的蛋白多糖和 Ⅱ 型胶原蛋白,提示微囊技术适用于包裹软骨细胞。以海藻酸盐为载体的细胞微囊技术在生物相容性、长期的生物降解度及功能方面令人满意。

第七节 其他水凝胶与软骨再生

除以上介绍的 5 种常用于软骨组织工程的水凝胶外,还有一些水凝胶也经常被用于软骨修复与再生。

一、泊洛沙姆

(一)概述

泊洛沙姆,又名普兰尼克,是一种聚氧乙烯-聚氧丙烯-聚氧乙烯构成的非离子式三嵌段共聚物,有固体、半固体和液体三种形态(图 16-5)。泊洛沙姆无毒、无刺激、无免疫活性,具有很好的生物活性,能更好地透膜进入细胞,从而影响线粒体呼吸、ATP 合成、药物外排运输、细胞凋亡信号转导活动和基因表达等,目前常用于制备聚合物胶束,在工业、化妆品、药物运输方面均有应用。

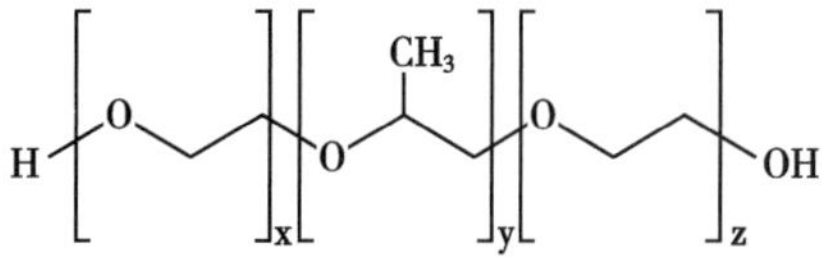

图 16-5 泊洛沙姆

(二)机械性能

泊洛沙姆分子链具有相对亲脂性,因此该共聚物具有表面活性。聚氧乙烯和聚氧丙烯两者所占比例的不同以及分子链的长度导致不同种类的普朗尼克也有所不同。随着聚氧乙烯链比例的增高,该化合物亲水性越强,聚氧丙烯的含量越高,则亲脂性越强。由于其为非离子型聚合物,当温度上升到一定程度,聚氧乙烯链发生脱水和收缩,使增溶空间减小,增溶能力下降。

（三）生物相容性

作为一种常用的药用辅料,泊洛沙姆在生物相容性方面也具有优势。研究表明,泊洛沙姆对于小鼠、家兔等动物的皮肤、眼部均无刺激,毒性小,静脉注射也无溶血等现象。在药物制剂应用方面,其与皮肤相容性佳,增加皮肤通透性,可以促进外用药物制剂的吸收。另外,泊洛沙姆无免疫活性,体内复杂的免疫反应和组织修复对其影响较小。

（四）降解性能

与胶原蛋白、羟基磷灰石、聚乳酸、聚乙醇酸等材料相比,泊洛沙姆具有良好的可降解性,作为载体材料植入生物体内时,胶质颗粒状逐步降解为细网状碎片,不会立即降解,有良好的生物可降解性能,这有助于其发挥药物载体的作用。

（五）成胶后的微环境

当水溶液中的浓度高于临界胶束浓度时,单个泊洛沙姆共聚物就会自动组装成胶束,成胶后,其中心为疏水的聚氧丙烯,可载入一定量的非水溶性药物,外层是亲水的聚氧乙烯链,可以包裹物质不被体内细胞等所影响。但泊洛沙姆成胶后孔径较小,可容纳空间较小,对于物质交换具有一定的限制,而且成胶后不稳定,易被稀释降解。为了提高其性能,常常需对其进行修饰改造。

（六）常用的合成和修饰方法

常用的合成方法是先将氧化丙烯缩合到丙二醇基上,再将氧化乙烯缩合到聚氧丙烯基的两端而制得到氧乙烯、氧丙烯嵌段聚合物,共聚物分子中聚氧乙烯亲水链占 10%~80%,余下的则为聚氧丙烯亲脂链,不同的规格型号,所占比例各不相同。由于泊洛沙姆为自组装材料,溶于水后,不用添加更多的交联剂。为了提高成胶后的性能,往往需要对其进行修饰,常用的修饰方法有:在聚氧乙烯两端与其他高分子基团聚合,如聚丙烯酸,从而降低其临界成胶的浓度,提高其稳定性。另外,也可将其修饰为化学交联的水凝胶,如加一些生物酶作为交联剂。

（七）在软骨修复中的应用

由于泊洛沙姆具有良好的生物相容性、生物可降解性、无免疫活性等性能,其在软骨修复中的应用也很广泛。作为支架材料,其降解速度与软骨再生速度基本一致,修复组织也没有炎细胞浸润现象。泊洛沙姆在低温下呈液态,人体正常体温下形成固态凝胶,适合注射植入,因而可以最大限度地减少创伤,且不受关节软骨缺损形状的限制,适合不规则较大面积关节软骨缺损的修复。作为药物递送材料,部分药物虽可维护关节软骨细胞表型的稳定,但需载体的保护,否则易被稀释或水解而失去生物学活性,泊洛沙姆可作为良好的药物载体,保护药物能顺利地对软骨细胞进行修复。作为细胞包裹材料,泊洛沙姆可作为载体,与一些软骨细胞、干细胞等形成复合体,通过关节镜注入体内,能保持软骨细胞的存活率,同时维持外源性细胞的均匀分布,可适应不同程度的软骨损伤。

二、琼脂糖

（一）概述

琼脂糖是从红藻中提炼的链状中性多糖,由D-半乳糖和 3,6-脱水-L-半乳糖相间结合构成(图16-6),是琼胶经过分离除去硫琼胶,提取的含硫酸基的物质。琼脂糖在低浓度时就具有高凝胶强度,为接近透明的凝胶基质,对微生物具有稳定性。因此,在生化、医学研究领域有着广泛的用途。目前,琼脂糖主要用作食品加工过程中的食品添加剂。在生化实验中作为生化试剂,用于细胞分离、基因工程等实验操作。琼脂糖凝胶在免疫学凝胶扩散诊断、预测各种疾病以及生物化学电泳等实验技术方面起着重要的作用。

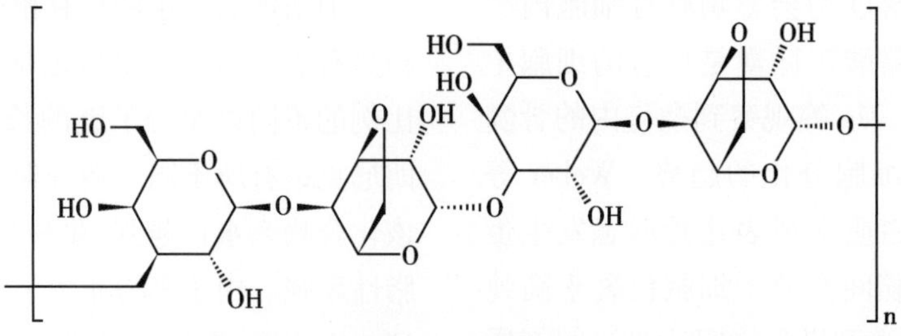

图 16-6　琼脂糖

（二）机械性能

琼脂糖在冷水中产生溶胀，但在加热条件下可完全溶解，冷却时黏度随温度变化。这种变化反映出琼脂糖高分子链构型在微观上的变化：当温度较高时，呈无规则线团状的高分子形成单螺旋体，相互间产生的力和氢键作用使黏度增大；当温度降至凝胶点（约37℃）附近，三维网络结构形成，可形成较坚固的水凝胶。水凝胶的形成是通过氢键作用，高分子骨架上的亲水基团与凝胶网络中水分子强烈反应，从而把水分子固定。与其他天然高分子物质相比，琼脂糖水凝胶具有较高的机械强度。

（三）生物相容性

琼脂糖用作生物材料时常表现出十分优越的生物组织相容性。琼脂糖分子为电中性，不含带电基团的特性使得琼脂糖凝胶与其他生物活性物质之间的相互作用较弱，不会因发生化学或分子构象的变化导致目标产物不稳定。因此几乎所有的生物活性物质与琼脂糖发生相互作用时，都能够长时间保持其活性。

（四）降解性能

琼脂糖的降解一般表现为先溶胀，然后发生质量缺损。小分子量的琼脂糖可以降低其凝胶温度，延长凝胶时间，从而提高体内降解速度，并且琼脂糖在降解过程中不会产生有毒物质，产物均能被机体吸收或排出。

（五）成胶后的微环境

琼脂糖水凝胶由众多胶束组成，胶束之间互相形成孔隙，孔隙的大小又与琼脂糖浓度成反比，这种多孔性有利于物质的运输与交换。琼脂糖水凝胶具有一定孔径，有分子筛功能，可以对生物大分子（如蛋白质、核酸）进行分离纯化。

（六）常用的合成方法和修饰方法

目前制备琼脂糖的方法有离子交换法、沉淀法、络合法、盐析法和离子液体法等。常用的修饰方法有在琼脂糖分子两端修饰一些低分子量或高分子量的基团，可以减小琼脂糖凝胶的孔径，对物质的筛分能力更强。另外，也可以和一些蛋白质、纤维等（如蚕丝蛋白）交联形成性能更好的生物材料。

（七）在软骨修复中的应用

由于琼脂糖凝胶具有良好的生物相容性、多孔结构有利于营养因子的输送、将其植入体内并不会导致不良反应等特点，在软骨修复中也发挥了重要的作用。作为支架材料，因为琼脂糖凝胶具有良好的生物相容性和可降解性，目前易被应用于支架结构构建。如蚕丝蛋白/琼脂糖复合支架具有三维结构，材料孔与孔之间互相连通，孔隙率高，其可塑性能良好，也易被加工成所需要的形状，且植入体内后在一段时间内可保持其原来的形状，为细胞黏附与迁移提供支撑。作为药物递送材料，由于琼脂糖凝胶的多孔性，其具有良好的药物传递能力，如携带一些治疗药物，对于软骨缺损修复具有一定的作用。作为细胞包裹材料，琼脂糖具有高度的亲水性，这种亲水特性使水溶性蛋白容易吸附于材料表面，可以为细胞提供黏附反应面，有利于细胞黏附，对于细胞的包裹能力强，加上其多孔性，便于其在体内发挥作用。

三、聚乙二醇

（一）概述

聚乙二醇，又名 α-氢-ω-羟基（氧-1,2-乙二基）的聚合物、聚环氧乙烯、聚氧乙烯，是平均分子量在约200到至少6 000的乙二醇高聚物的总称，是一种水溶性聚醚型高分子两亲性聚合物（图16-7），既溶于水，又溶于绝大多数有机溶剂。其生物相容性好，具有无毒、免疫原性低等特点，可通过肾排出体外，不会积累在体内。在生物医药领域具有广阔的应用前景，目前已经应用于生物材料的合成与改性，可提高材料生物相容性，同时也可作为药物载体材料及组织工程支架材料。

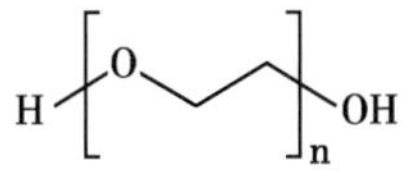

图 16-7　聚乙二醇

（二）机械性能

聚乙二醇形成的网络结构，具有很大的溶胀度，可以通过调整交联分子链的平均相对分子质量和亲水疏水平衡对其溶胀性能进行调控。同时，因为对聚乙二醇分子修饰的方式多种多样，以聚乙二醇分子链构成网络的水凝胶通常有不同的交联方式，所以聚乙二醇水凝胶的网络结构和功能也不尽相同。另外，由于聚乙二醇分子特有的硬度使水凝胶具有高的弹性模量,但是聚乙二醇分子链之间交联点却过于密集,导致聚乙二醇水凝胶表现出宏观上的脆性,所以很容易被压碎,显示出脆性凝胶特性。

(三) 生物相容性

聚乙二醇作为一种两亲性高分子聚合物,具有良好的生物相容性,其本身为无毒材料,无免疫活性,可以很好地与组织细胞相容。聚乙二醇被广泛用于多种口服或外用药物制剂,也被用于其他医用高分子材料的表面改性,可改善与血液接触的医用高分子的生物相容性,同时也可促进细胞融合以及生物体在转化过程中摄入 DNA。

(四) 降解性能

不同分子量的聚乙二醇的降解性能有所不同,分子量越大,生物降解越难,分子量越小,则越容易降解。

(五) 成胶后的微环境

聚乙二醇成胶后孔与孔之间的连通性较弱,其孔径较大,孔隙小,弹性模量与聚乙二醇的分子量、交联密度、交联剂的种类和交联温度有关。

(六) 常用的合成和修饰方法

聚乙二醇凝胶常用的合成方法有高能辐射法、自由基聚合法、官能团反应法等。常用的修饰方法包括氨基修饰,即通过席夫碱反应等方式将聚乙二醇与蛋白质或多肽中的氨基进行修饰。巯基修饰,即将目标分子上的巯基与单甲氧基聚乙二醇进行结合。羧基修饰,即将聚乙二醇分子中的羟基转化为氨基,再同目标分子上的羧基进行缩合。此外,聚乙二醇的肼或胺的衍生物也可与醛基发生席夫碱反应,从而形成烷基肼化合物或仲胺。

(七) 在软骨修复中的应用

聚乙二醇是一种对机体无毒副作用的合成高分子,以其良好的生物相容性和材料机械加工性能等而广泛应用于生物医学工程和组织工程领域。作为关节软骨修复高分子材料,聚乙二醇水凝胶的性能对软骨细胞的生长和代谢具有一定的影响;并且聚乙二醇水凝胶还可用于生长因子的传递等。

作为支架材料:聚乙二醇水凝胶作为软骨细胞组织工程支架,其交联密度、分子量和溶胀度对软骨细胞的生长和代谢行为有影响。有研究发现,软骨细胞的生长和蛋白多糖的合成随聚乙二醇交联密度的提高而受到抑制作用。将多臂聚乙二醇与明胶、透明质酸、多肽等复合形成双网络结构水凝胶支架,能够从组成成分及生物力学性能两方面对天然软骨进行仿生,也可有效促进透明软骨再生。

作为药物递送材料:聚乙二醇水凝胶能够作为促软骨修复生长因子的载体材料。Fiume 等研究了京尼平交联的聚乙二醇水凝胶对生长因子的控释作用。通过改变交联剂京尼平的浓度能够实现聚乙二醇水凝胶对生长因子体内释放速度的调控。交联浓度提高,形成的水凝胶在体内的降解速率下降,生长因子的释放速率也减慢,这种水凝胶能够有效促进软骨组织的修复。

作为细胞包裹材料,聚乙二醇也发挥了作用。细胞支架材料的生物力学和生物化学性能对于细胞的生长和分化具有很重要的作用。Grossen 等以 PEGT/PBT 为基质通过压模法和 3D 纤维沉积法制备了孔隙率和孔径均不同的两种支架材料,在动物模型中可观察到软骨特异性的糖胺聚糖基因表达增加。采用聚乙二醇单甲醚/聚乳酸共聚物(MPEG-PLGA)支架包封纤维蛋白水凝胶和羊关节软骨细胞也可有效地修复损伤的软骨组织。

第八节　总　结

软骨缺损修复的效果与软骨细胞外基质的沉积和重塑有关。如果降解速率不合适,软骨细胞外基质不能沉积在缺损区,从而影响软骨的再生。水凝胶降解速率可控,生物相容性好,被认为是软骨修复的理想组织工程材料。在过去的几十年里,人们普遍采用含有促进软骨缺损再生的药物或细胞的水凝胶支架进行软骨损伤修复的尝试。它们的结构、组成、理化性质、凝胶方法和机械强度可根据来源材料、合成工艺和制备方法进行定制。对于大多数天然水凝胶,改性和凝胶化方法是类似的,如乙酰化、光聚合和共价交联等。在此,我们总结了软骨再生中最常用的天然大分子的性质、合成和制备方法。此外,也对目前研究的局限性进行了阐述。

软骨组织工程的关键挑战是促进软骨与软骨下骨再生的整合。两种组织的结构和模量不同,使得通过水凝胶支架模拟组织结构和功能变得困难。

与软骨修复相关的部分需要具备足够的弹性模量，能够抵抗压力和摩擦，促进干细胞向软骨细胞分化以及软骨细胞外基质的生成，抑制软骨细胞的肥大分化和矿化。与软骨下骨修复相关的部分需要水凝胶能够促进其中血管网络的形成，以提供营养成分转运的通路，刺激成骨细胞增殖，并为再生的软骨组织提供支撑。此外，在软骨再生的水凝胶设计中，智能化也是目前研究的热点，如针对生物组织再生的动态需求变化而进行功能与结构的变化是必不可少的，从而增强周围软骨组织和植入物结合，达到刺激组织再生的目的。此外，对于结构和材料组成复杂的水凝胶支架，应考虑采用新的微纳加工技术，如三维打印技术等。

（蒋青 李澜）

参 考 文 献

［1］ WICHTERLE O, LÍM D. Hydrophilic gels for biological Use［J］. Nature, 1960, 185: 117-118.

［2］ 徐新, 陆明秋, 叶玟希, 等. 己二酸二酰肼交联透明质酸薄膜的制备及性能研究［J］. 广东化工, 2012, 39（2）: 47-48.

［3］ LAI J Y, MA D H, CHENG H Y, et al. Ocular biocompatibility of carbodiimide cross-linked hyaluronic acid hydrogels for cell sheet delivery carriers［J］. J Biomater Sci Polym Ed, 2010, 21（3）: 359-376.

［4］ 王艳果, 傅经国, 郭利兵. 交联透明质酸钠凝胶的制备工艺研究［J］. 化工技术与开发, 2011, 40（9）: 8-9.

［5］ 罗春红, 赵剑豪, 吴丹, 等. 光交联透明质酸水凝胶的制备及性能［J］. 高分子材料科学与工程, 2012, 27（7）: 163-166.

［6］ SHI D Q, XU X Q, YE Y Q, et al. Photo-cross-linked scaffold with kartogenin-encapsulated nanoparticles for cartilage regeneration［J］. Acs Nano, 2016, 10（1）: 1292-1299.

［7］ FENN S L, OLDINSKi R A. Visible light crosslinking of methacrylated hyaluronan hydrogels for injectable tissue repair［J］. J Biomed Mater Res Part B-Appl Biomater, 2016, 104（6）: 1229-1236.

［8］ CRESCENZI V, CORNELIO L, DI MEO C, et al. Novel hydrogels via click chemistry: synthesis and potential biomedical applications［J］. Biomacromolecules, 2007, 8（6）: 1844-1850.

［9］ HAN S S, YOON H Y, YHEE J Y, et al. In situ cross-linkable hyaluronic acid hydrogels using copper free click chemistry for cartilage tissue engineering［J］. Polymer Chemistry, 2018, 9（1）: 20-27.

［10］ VAZQUEZ C P, BOUDOU T, DULONG V, et al. Variation of polyelectrolyte film stiffness by photo-cross-linking: a new way to control cell adhesion［J］. Langmuir, 2009, 25（6）: 3556-3563.

［11］ OLDINSKI R A, CRANSON C N, JAMES S P. Synthesis and characterization of a Hyaluronan-polyethylene copolymer for biomedical applications［J］. J Biomed Mater Res B Appl Biomater, 2010, 94（2）: 441-446.

［12］ PALUMBO F S, PITARRESI G, MANDRACCHIA D, et al. New graft copolymers of hyaluronic acid and polylactic acid: synthesis and characterization［J］. Carbohyd Polym, 2006, 66（3）: 379-385.

［13］ PRAVATA L, BRAUD C, BOUSTTA M, et al. New amphiphilic lactic acid oligomer-hyaluronan conjugates: synthesis and physicochemical characterization［J］. Biomacromolecules, 2008, 9（1）: 340-348.

［14］ WIELAND J A, HOUCHIN-RAY T L, Shea L D. Non-viral vector delivery from PEG-hyaluronic acid hydrogels［J］. J Control Release, 2007, 120（3）: 233-241.

［15］ LIU Y C, SHU X Z, PRESTWICH G D. Osteochondral defect repair with autologous bone marrow-derived mesenchymal stem cells in an injectable, in situ, cross-linked synthetic extracellular matrix［J］. Tissue Eng, 2006, 12（12）: 3405-3416.

［16］ CHUNG C, MESA J, RANDOLPH M A, et al. Influence of gel properties on neocartilage formation by auricular chondrocytes photoencapsulated in hyaluronic acid networks［J］. J Biomed Mater Res, 2006, 77A（3）: 518-525.

［17］ NETTLES D L, VAIL T P, MORGAN M T, et al. Photocrosslinkable hyaluronan as a scaffold for articular cartilage repair［J］. Ann Biomed Eng, 2004, 32（3）: 391-397.

［18］ DAI Y, GAO Z, MA L, et al. Cell-free HA-MA/PLGA scaffolds with radially oriented pores for in situ inductive regeneration of full thickness cartilage defects［J］. Macromol Biosci, 2016, 16（11）: 1632-1642.

［19］ MONTEIRO D O, NASCIMENTO M H, LOMBELLO C B. Hyaluronic acid and chitosan based hydrogels for cartilage tissue engeneering［J］. Polimeros-Ciencia E Tecnologia, 2016, 26（4）: 360-370.

［20］ 杨奎, 汪建根, 张新强. 硅丙改性明胶皮革涂饰剂的制备［J］. 中国皮革, 2008, 37（15）: 47-50.

[21] 李正强,李佳乐,王冠勋,等.左旋聚乳酸/明胶复合纳米纤维支架在软骨组织工程中的应用[J].现代口腔医学杂志,2016,30(2):78-84.

[22] 刘利国.壳聚糖/明胶复合网络支架体内修复兔关节软骨缺损的实验研究[D].天津:天津医科大学,2008.

[23] LEVETT P A,MELCHELS F P W,SCHROBBACK K,et al. A biomimetic extracellular matrix for cartilage tissue engineering centered on photocurable gelatin, hyaluronic acid and chondroitin sulfate[J]. Acta Biomateri, 2014, 10(1):214-223.

[24] SUO H,XU K,ZHENG X. Using glucosamine to improve the properties of photocrosslinked gelatin scaffolds[J]. J Biomater Appl,2014,29(7):977-987.

[25] MÜLLER W E,NEUFURTH M,WANG S,et al. Morphogenetically active scaffold for osteochondral repair (polyphosphate/alginate/N, O-carboxymethyl chitosan) [J]. Eur Cell Mater,2016,31:174-190.

[26] SUKARTO A,YU C,FLYNN L E,et al. Co-delivery of adipose-derived stem cells and growth factor-loaded microspheres in RGD-grafted N-methacrylate glycol chitosan gels for focal chondral repair[J]. Biomacromolecules,2012,13(8):2490-2502.

[27] KREGER S T,BELL B J,BAILE Y J,et al. Polymerization and matrix physical properties as important design considerations for soluble collagen formulations[J]. Biopolymers,2010,93(8):690-707.

[28] RAMANUJAN S. Diffusion and convection in collagen gels:implications for transport in the tumor interstitium [J]. Biophys J,2002,83:1650-1660.

[29] ERIKSON A,ANDERSEN H,NAESS S,et al. Physical and chemical modifications of collagen gels:impact on diffusion[J]. Biopolymers,2008,89:135-143.

[30] GILLETTE B,JENSEN J,WANG M,et al. Dynamic hydrogels:switching of 3D microenvironments using two-component naturally derived extracellular matrices[J]. Adv Mater Weinheim,2010,22:686-691.

[31] YUAN T. Collagen hydrogel as an immunomodulatory scaffold in cartilage tissue engineering[J]. J Biomed MaterRes Part B Appl Biomater,2014,102:337-344.

[32] SCHNEIDER U,RACKWITZ L,ANDEREYA S,et al. A prospective multicenter study on the outcome of type I collagen hydrogel-based autologous chondrocyte implantation (CaReS)for the repair of articular cartilage defects in the knee[J]. Am J Sports Med,2011,39(12):2558-2565.

[33] LIU C,LI T,YANG Z,et al. Kartogenin enhanced chondrogenesis in co-cultures of chondrocytes and bone mesenchymal stem cells[J]. Tissue Eng Part A,2018,24(11/12):990-1000.

[34] RADHAKRISHNAN J,SUBRAMANIAN A,SETHURAMAN S. Injectable glycosaminoglycan-protein nano-complex in semi-interpenetrating networks:A biphasic hydrogel for hyaline cartilage regeneration[J]. Carbohydr Polym,2017,175:63-74.

[35] ARORA A,MAHAJAN A,KATTI D S. TGF-beta1 presenting enzymatically cross-linked injectable hydrogels for improved chondrogenesis[J]. Colloids Surf B Biointerfaces,2017,159:838-848.

[36] SITTINGER M,PERKA C,SCHULTZ O,et al. Joint cartilage regeneration by tissue engineering[J]. Zeitschrift Für Rheumatologie,1999,58(3):130.

[37] ROWLEY J A,MOONEY D J. Alginate type and RGD density control myoblast phenotype[J]. J Biomed Mater Res,2002,60(2):217-223.

[38] SHEN F,PONCET-LEGRAND C,SOMERS S,et al. Properties of a novel magnetized alginate for magnetic resonance imaging[J]. Biotechnol Bioeng,2003,83(3):282-292.

[39] PAIGE KTCL,YAREMCHUK M J,SCHLOO B L,et al. De novo cartilage generation using calcium alginate-chondrocyte constructs[J]. Plastic Reconstr Surg,1996,97(1):168-178.

[40] CHANG T. Semipermeable microcapsules[J]. Science,1964,146(3643):524-525.

[41] DECHER G,HONG J D,SCHMIT J. Buildup of ultrathin multilayer films by a self-assembly process:Ⅲ. Consecutively alternating adsorption of anionic and cationic polyelectrolytes on charged surfaces[J]. Thin Solid Films,1992,210-211(2):831-835.

[42] LADET S,DAVID L,DOMARD A. Multi-membrane hydrogels[J]. Nature,2008,452(7183):76-79.

[43] MA H L,HUNG S C,LIN S Y,et al. Chondrogenesis of human mesenchymal stem cells encapsulated in alginate beads[J]. J Biomed Mater Res Part A,2003,64(2):273-281.

[44] STEINERT A,WEBER M,DIMMLER A,et al. Chondrogenic differentiation of mesenchymal progenitor cells encapsulated in ultrahigh-viscosity alginate[J]. J Orthop Res,2003,21(6):1090-1097.

［45］ FIUME M M, HELDRETH B, BERGFELD W F, et al. Safety assessment of alkyl PEG ethers as used in cosmetics［J］. Int J Toxicol, 2012, 31(5 Suppl):169S.

［46］ GROSSEN P, WITZIGMANN D, SIEBER S, et al. PEG-PCL-based nanomedicines:a biodegradable drug delivery system and its application［J］. J Cont Rel, 2017, 260:46.

［47］ LI L, ZHANG K J, WANG T K, et al. Biofabrication of a biomimetic supramolecular-polymer double network hydrogel for cartilage regeneration［J］. Mater Des, 2020, 189:108492.

［48］ 李澜,蒋青.用于软骨修复的组织工程水凝胶［J］.生命科学,2020,32(3):267-280.

第十七章

生物材料与神经组织工程再生

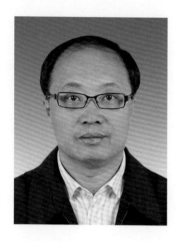

杨宇民

理学博士，现任南通大学神经再生重点实验室二级教授，博士研究生导师，副校长。国家"万人计划"科技创新领军人才，"百千万人才工程"国家级人选，国家有突出贡献中青年专家，国务院特殊津贴获得者，科技部重点领域创新团队负责人。

Yumin Yang, Ph. D. in Science. He is currently a second class professor in the Key Laboratory of Neuroregeneration, Nantong University, Ph. D. supervisor, Vice President, Leading Talent of Technological Innovation of Ten-Thousands Talents, and a national candidate for "millions of talents". The state "outstanding contribution young and middle-aged experts", the State Council special allowance winner, Leader of innovation team in key areas of the Ministry of Science and Technology.

摘要

神经系统是人体最为重要的系统之一，是大脑信号传递的通道，有着至关重要的作用。但高等哺乳动物神经损伤后，再生恢复能力很弱，尤其是中枢神经。因此，如何高效精确地修复损伤神经、促进神经再生成为研究的焦点。

周围神经与中枢神经相比，在结构上较简单，再生相对容易，已经可以实现其功能部分和完全的恢复。但是再生的周围神经纤维直径细小，髓鞘薄弱，信号传导较慢，长距离修复困难问题。现阶段对周围神经修复手段主要分为神经元的保护和生物材料的应用，另外非编码 RNA 和再生的微环境对神经的精确修复也有着重要影响。

中枢神经与周围神经不同，成年哺乳动物中枢神经系统损伤后由于胶质瘢痕的机械和化学屏障作用，髓磷脂源性抑制分子的强烈抑制，细胞外基质缺乏和中枢神经元有限的再生能力因素的影响，导致中枢神经很难再生。而目前促进脊髓重建的方法主要包括促进神经元突起生长、消除轴突再生抑制性因素、促进再生轴突髓鞘化、移植及生物材料辅助修复等方面。

近年来，医学组织工程应用具有特定生物学活性的组织细胞与生物材料相结合，在体外或体内构建组织和器官，以维持、修复、再生，最后改善损伤组织和器官功能。医学组织工程将传统的治疗模式提升到"制造与再生"的高度，为组织、器官缺损的治疗开创了一条崭新的途径。同样，通过生物材料来修复周围和中枢神经损伤的研究也逐渐增多。组织工程化的神经移植物在神经再生修复中起到桥梁、支持、营养和辅助的作用。这种移植物不仅构建了神经生长的通道，还附着了种子细胞和营养因子，以模仿再生的微环境,更好地修复受损神经。组织工程在人体组织修复的多个领域都有着重要应用,这将传统移植的医疗模式革命到一种制造和再生的新时代。

Abstract

The nervous system is part of the most important systems in the human body. It is the pathway of signal transmission of the brain and plays an important role. But after nerve injury in higher mammals, the ability of regeneration and recovery is very weak. Especially the central nervous system, so how to repair the injured nerve efficiently and accurately and promote nerve regeneration becomes the focus of research.

Compared to the central nervous system, the peripheral nerve is relatively simple in structure and relatively easy to regenerate. It has been able to reach partial and complete functional recovery, but the diameter of the regenerated peripheral nerve fibers is small, the myelin sheath is weak, the signal transduction is slow, and the long distance repair is extremely difficult. At present, the methods of peripheral nerve repair are mainly divided into the protection of neurons and the application of biomaterials. In addition, the non-coding RNA and regenerated microenvironment also have an essential impact on the exact restoration of nerve.

The central nervous system is distinct from the peripheral nerve. After the injury of the central nervous system in adult mammals, it is strongly inhibited by myelin inhibitor molecules due to the mechanical and chemical barrier of glial scar, the lack of extracellular matrix and the influence of the limited regeneration ability of CNS make it difficult for CNS to regenerate. At present, the main methods to promote spinal cord reconstruction include promoting neurite growth, eliminating axonal regeneration inhibitory factors, promoting regenerative axonal myelination, transplanting and biomaterial assisted repairing.

In recent years, tissue engineering has used tissue cells with specific biological activities to combine with biomaterials to construct tissues and organs in vitro or in vivo for maintenance and repair. Tissue engineering elevates the traditional treatment model to the level of "manufacture and regeneration", which opens up a new way for the treatment of tissue and organ defects. Similarly, the study of repairing peripheral and central nervous injury by biomaterials is increasing. Tissue engineered nerve grafts play a role as a bridge, nutrition and auxiliaries in nerve regeneration and repair. These grafts not only build channels for nerve growth, but also attach seed cells and nutrients to mimic the regenerative microenvironment. Tissue engineering has important applications in many fields of human tissue repair, which revolutionizes the traditional medical model of transplantation into a new era of manufacturing and regeneration.

組織和器官缺损或功能障碍是人类健康面临的主要危害,也是人类疾病和死亡的最主要原因。组织工程学应用正常具有特定生物学活性的组织细胞与生物材料相结合,在体外或体内构建组织和器官,以维持、修复、再生或改善损伤组织和器官功能。组织工程将传统的治疗模式提升到"制造与再生"的高度,为组织、器官缺损的治疗开创了一条崭新的途径。

组织工程学是根据细胞生物学和工程学的原理,应用正常具有特定生物学活性的组织细胞与生物材料相结合,在体外或体内构建组织和器官,以维持、修复、再生或改善损伤组织和器官功能的一门科学。组织工程学研究的主要内容包括种子细胞、生物材料与组织工程化组织构建三个部分。

组织工程主要致力于组织和器官的形成和再生,它的提出、建立和发展被誉为医学领域中组织、器官缺损和功能障碍传统治疗方法和模式的一次革命,标志着医学将走出组织器官移植的范畴,步入制造组织和器官的新时代。组织工程将成为包括生命科学整体在内的多学科的强大发展动力,将带动多学科研究水平的整体发展,并作为相关学科与产业链形成和发展的枢纽,形成以组织工程产业化开发为中心的生物科技产业链。

神经系统作为机体的最重要调节系统之一,在结构上分为中枢神经系统(central nervous system, CNS)和周围神经系统(peripheral nervous system, PNS)两部分,前者包括脑和脊髓,后者包括脑神经和脊神经。低等动物的神经系统(包括中枢神经系统)均有较强的再生能力,随着生物物种的进化,高等动物神经系统的再生能力明显较弱。成年哺乳动物周围神经损伤后具有一定的再生能力,然而中枢神经系统损伤后则较难再生。神经再生是一个十分复杂的病理生理过程,其微环境有很强的时空性,涵盖了分子、细胞和机体等不同水平,涉及生理、病理、生化、生物物理、生物信息等多个领域。从医学组织工程角度看,促进神经修复与再生的策略主要包括手术修复、细胞与组织移植、组织工程、物理与化学干预、基因治疗等。由于中枢神经系统和周围神经系统结构上明显不同,二者的再生能力因而存在较大差异。周围神经结构较为简单,也容易再生,并可以实现其功能的完全或部分恢复。对于中枢神经系统,以前认为只有低等动物如鱼类、两栖类、爬行类等的中枢神经在损伤后可以再生,并与靶器官建立新的联系,而高等动物的中枢神经不能再生。但近年来许多研究表明中枢神经系统也存在可塑性,具有一定的再生潜力,这方面研究给中枢神经系统损伤的治疗带来了新的希望。

第一节　生物材料与周围神经修复

周围神经是联系神经中枢和外周靶结构的桥梁,其主要功能是感受刺激,将神经冲动传入神经中枢,并将神经中枢的冲动传出,支配肌肉运动和腺体分泌。感觉器或感觉神经末梢接受刺激后形成的神经冲动,经传入神经纤维传入中枢,形成感觉。运动神经元发出的神经冲动,经传出神经纤维传至效应器,支配效应器活动,引起肌纤维收缩、腺体分泌等。周围神经一旦损伤,效应器即出现失神经支配,功能丧失。神经损伤后,由于轴浆中缺乏核糖体,不能合成再生过程中需要的各种结构和功能蛋白质,必须依靠胞体内合成并经轴浆转运至轴突中,以促进神经再生和功能恢复。同时对于神经的再生,有一个良好的再生环境也很重要。

一、周围神经结构特点与修复再生特点

周围神经通常由许多外形、大小各异的神经纤维束或神经束组成,神经束又由许多纵行排列的有髓神经纤维和无髓神经纤维组成。一般来说周围神经的神经纤维及神经束被结缔组织包裹和分隔,形成3个层次的鞘膜。在神经纤维周围,包裹着由纤细的结缔组织形成的薄膜,称为神经内膜。神经内膜中含有胶原纤维、成纤维细胞、均质状基质和毛细血管。由神经内膜形成的容纳神经纤维和施万细胞的管道,称为神经内膜管或神经内膜鞘。在神经束外面包绕的一层较致密的膜,称为神经束膜。神经束膜的外层为结缔组织,由多层纵行的胶原纤维及其间少量成纤维细胞和巨噬细胞构成。神经束膜内层由15~20层扁平上皮细胞(称为神经束膜上皮)构成,上皮细胞之间有紧密连接相连,而且细胞内、外两面都有基底膜,形成了一道机械和渗透屏障,对进出神经束的物质具有选择性通透作用,以维持神经纤维的适宜内环境。一些较大的神经束还可见束膜结缔组织穿行其间形成束隔。粗细不等、形状各异的神经束集中在一起,外面包绕一层由较为疏松的结缔组织形成的膜,就构成了神经。这层结缔组织膜称为神经外膜,其中除纤维外,还含有成纤维细胞、脂肪细胞,以及血管和淋巴管。神经外膜和神经束膜的结缔组织相互延续,并无截然界限。

依据轴突外是否包裹髓鞘结构,神经纤维可分为有髓神经纤维和无髓神经纤维两大类。作为神经纤维的主要组成部分,轴突结构实为神经元胞体的延续。轴突处的细胞膜称为轴膜,神经冲动沿其传导。轴突内的细胞质称为轴质或轴浆,绝大部分为蛋白质成分,其中20%为骨架蛋白,包括微管、神经丝和微丝,它们维持轴突结构并参与物质运输。有髓神经纤维的轴突除起始段、终末及郎飞结处以外,绝大部分被髓鞘包裹。髓鞘含有疏水性的高浓度类脂物质,具有电阻高、电容低的特点,不允许带电离子通过,能起到绝缘作用,因而通过轴突的电流只能使郎飞结处的轴膜发生去极化而产生兴奋。所以,在有髓神经纤维上神经冲动呈跳跃式传导,神经纤维越粗,结间体越长,每次跳跃的距离就越长,传导速度就越快。而无髓神经纤维的轴突外面没有髓鞘包裹,被不同程度地直接包埋于施万细胞

表面凹陷所形成的纵沟内,一个施万细胞可通过凹沟包埋数个轴突。由于缺少髓鞘结构,无髓纤维的轴突暴露于细胞外,因此神经冲动在轴膜上呈连续传导,传导速度很慢。

在神经纤维周围包绕着一层厚 20~30nm 的基底膜,为较致密的膜状结构,由细胞外基质沉积并有序而紧密排列形成。基底膜也称为基膜或基板,因为包绕在施万细胞外面,因此又称为施万细胞基底膜。基底膜是半透膜,起支持施万细胞及连接施万细胞与神经内膜结缔组织的作用。基底膜的构成成分主要包括层粘连蛋白、纤连蛋白、IV 型胶原蛋白、硫酸肝素蛋白多糖、内皮粘连素等。有髓神经纤维即便在郎飞结处基底膜也是完整的,轴突不与细胞外间隙直接接触。施万细胞基底膜在周围神经再生中发挥十分重要的作用,通过其中的层粘连蛋白来引导和促进神经轴突再生。

周围神经损伤包括周围神经纤维损伤与周围神经结缔组织鞘膜结构损伤两部分。周围神经轴突一旦断裂,受损处远侧神经纤维脱离了胞体这一营养和代谢中心,其全程包括神经末梢都会发生溃变,我们通常把这一溃变过程称为瓦勒变性或者瓦勒溃变,主要包括轴突和髓鞘变性、崩解,施万细胞增生,巨噬细胞和肥大细胞浸润,以及轴突和髓鞘碎屑的清除等一系列变化。损伤近侧段神经纤维也会发生变性,其表现与瓦勒变性类似,但一般局限于损伤点近侧 1~2 个郎飞结范围内。同时,神经元胞体会出现轴突反应,其典型形态学表现为染质溶解和核偏位,并伴随生物化学和电生理改变。反应的最终结果决定胞体的 3 种可能命运:细胞死亡;胞体在结构、生化和功能上完全恢复;胞体不全恢复。

周围神经损伤后神经纤维的溃变过程是对损伤的反应,同时也是为神经再生作准备的过程。损伤远侧段全程及近侧端局部轴突和髓鞘发生变性、崩解并被吞噬细胞清除,同时施万细胞增殖并沿保留的基底膜管规则排列形成 Büngner 带,构成轴突再生的通道。同时,施万细胞分泌神经营养因子、细胞黏附分子、细胞外基质分子(如层粘连蛋白)等,为轴突再生营造适宜的微环境。

再生微环境对周围神经再生过程的影响也十分重要。周围神经损伤后,损伤局部微环境发生一系列的结构和活性的变化,包括轴突崩解、Wallerian 变

性等。这种改变早期为"炎性模式",随后变化为"再生模式"。外周神经损伤时施万细胞去分化、增殖,轴突和髓鞘的碎片被清除,施万细胞、巨噬细胞和受伤的轴突分泌因子促进了新形成的生长锥和再生纤维的生长;此外,轴突和施万细胞之间有着相互作用,施万细胞分泌一些分子可能促进或者抑制再生,并且引导了轴突再生的通路。周围神经损伤后涉及的信号通路是十分复杂的,一些转录因子受外源性营养因子调节。另外,损伤反应导致炎症相关因子如 TNF-α、IL-6、LIF 及基质金属蛋白酶、Cox-2 和 iNOS 等的释放,这些因子可通过逆向作用调节近端轴突的生长和再生。研究已证实,神经修复与再生的关键环节包括炎症过程的调控、细胞碎片的清除、胶质细胞的增殖和迁移、神经元突起的再生、神经轴突的重新成髓鞘,以及对靶器官或组织的重新支配和功能重建。这是一个微环境在时空上动态变化的过程。如果损伤反应中神经元胞体幸免于难而继续存活,那么相应轴突就会出现再生。恢复中的神经元胞体不断合成新的蛋白质及其他物质,源源不断地向轴突输送,为轴突再生提供物质基础。于再生通道和再生微环境建立的同时或紧随其后,在损伤神经近侧轴突末梢的回缩球表面形成牙胚,长出许多新生轴突枝芽,或称为丝足。因为这种再生发生在近侧端轴突的末梢,又称为终端再生。新生轴突枝芽会反复分支,在合适的条件下,轴突枝芽逾越断端之间的施万细胞桥长入远侧端的 Büngner 带内,而后循着 Büngner 带以每天 1 毫米到数毫米的速度向靶细胞延伸。起初轴突枝芽位于神经内膜管的周边,紧贴施万细胞表面生长,以后有的轴突移到管的中央并被施万细胞质膜包绕。轴突枝芽不断向靶细胞(即原来神经末梢的终末处)生长延伸,最终到达目的地并与靶细胞形成突触联系,比如运动神经纤维末梢与骨骼肌细胞形成运动终板,从而实现靶细胞的神经重支配。当然,对于混合神经,再生情况会比单纯的感觉神经或运动神经复杂,如果到达目的地的再生神经轴突性质与靶细胞不匹配,比如感觉神经轴突长到了原来骨骼肌运动终板处,或者运动神经轴突长到原来的触觉小体处,那么该神经轴突就会发生溃变,不能实现重支配。在众多的轴突枝芽中,往往只有一条并且通常是最粗的一条能到达目的地,与靶细胞形成突触联系,其他的轴突枝芽逐渐溃变消失,而

且也只有到达目的地的那条轴突才重新形成髓鞘。与靶细胞建立联系并被髓鞘化的再生轴突,起初比较细,髓鞘也比较薄。随着时间的推移,轴突逐渐增粗,髓鞘也逐渐增厚,从而使有髓神经纤维不断趋于成熟。

再生神经具有如下特点:轴突较细,髓鞘较薄,因而有髓神经纤维直径比较小;早期再生轴突数量往往较多,达到正常的数倍,随着时间的推移,错配轴突逐渐被修剪,轴突数量逐渐减少;神经传导速度较慢,这可能与有髓神经纤维较细、髓鞘较薄、结间体较短等因素有关。

近年来的研究也发现非编码 RNA 与周围神经再生的关系,为周围神经的精准修复提供了扎实的理论基础。人们认识到非编码 RNA(noncoding RNA,ncRNA)在多种细胞生物学过程中的调节作用,尤其是其中的小分子 RNA(microRNA,miRNA)和长链非编码 RNA(long noncoding RNA,lncRNA)。最近的研究表明,在损伤后的神经系统中,许多差异表达的 ncRNA 能够显著影响神经再生过程。一些研究表明,miRNA 和 lncRNA 可以通过调节神经元、星形胶质细胞、施万细胞等神经细胞的生物学功能,进而影响神经的退化与再生。ncRNA 可以影响神经元与施万细胞的多种生物学行为,包括细胞存活、轴突生长、表型调节等。miRNA 在维护受损神经元的存活中起着重要作用。研究结果也显示 miRNA 可能调节一些对周围神经损伤与再生起着重要作用的转录因子与信号分子的表达。LncRNA 可以参与调控周围神经损伤后的神经元轴突再生。由此可见,多种 miRNA 可以在周围神经损伤后,影响施万细胞的细胞周期、增殖、迁移及髓鞘相关蛋白的形成,在周围神经修复与再生中起着重要的调节作用。

二、促进周围神经精准修复与再生的策略

影响周围神经再生的因素是十分复杂的,其中既包括受损神经元本身及再生微环境方面的因素,也包括靶细胞方面的因素,还包括神经损伤的原因和类型、损伤处距靶器官的距离、神经修复的时间窗和修复方法、患者年龄等方面的因素。针对这些影响因素,促进周围神经再生的策略主要包括保护神经元、修复损伤神经、引导和促进轴突生长、促进

髓鞘形成、延缓靶结构变性等几个方面。

(一)神经元保护与周围神经再生

胞体是神经元的营养中心,成功的神经再生首先取决于保持存活而且代谢尚且正常的胞体,只有在神经元没有死亡的条件下才有再生的可能。神经元作为一种终末分化细胞,本身并不具有分裂增殖能力。周围神经的再生能力实际上是指神经元的一部分——轴突在一定范围内具有可塑性,而这种可塑性的基础是其营养中心胞体没有死亡,并且能够合成轴突再生所需的物质。

研究表明,周围神经损伤后部分神经元会发生死亡,丧失再生的基础。年幼的动物周围神经损伤后,神经元胞体较成年动物更易死亡。神经损伤位置越靠近中枢,神经元胞体越容易发生死亡。因此,采用适当措施保护神经元,防止或减少神经元死亡,就成为促进周围神经再生的关键之一。

一种措施是应用神经营养因子。神经营养因子是机体产生的一类能够促进神经细胞存活、生长、分化的多肽或蛋白质,来源于靶细胞而逆向营养神经元,发挥生物学作用。神经营养因子包括神经营养素家族〔主要有神经生长因子(nerve growth factor,NGF)、脑源性神经营养因子(brain derived neurophic factor,BDNF)、神经营养因子-3(neurotrophin-3,NT-3)和神经营养因子-4/5(neurotrophin-4/5,NT-4/5)等〕、胶质细胞源性神经营养因子(glial cell line derived neurotrophic factor,GDNF)、睫状神经营养因子(ciliary neurotrophic factor,CNTF)、成纤维细胞生长因子(fibroblast growth factor,FGF)等。体外及动物体内研究发现,这些神经营养因子具有保护受损神经元、促进神经再生的作用。但可能因为给药途径、药物剂量、副作用等因素的影响,目前神经营养因子的临床疗效尚未得到肯定。

人们在实践中发现,有些中药在神经损伤后功能恢复中具有一定作用,临床上常用某些中药或其复方制剂来治疗周围神经损伤。尤其是近年来通过制备单味中药或复方制剂的提取物来研究中药的有效成分、药理作用及作用机制,取得了可喜的进展。如银杏叶提取物(银杏内酯)已经被证实具有神经保护和促进神经再生的作用,牛膝多肽也显示了良好的保护神经元、促进轴突生长等作用。

(二)周围神经修复用生物材料

根据周围神经损伤的类型和严重程度,可以采

用直接神经吻合和桥接修复 2 种手术修复方法。直接神经吻合就是对断裂的神经进行直接吻合,主要是缝合两断端的神经外膜或者神经束膜。若神经外膜缝合术使用不当,神经束可能出现错位、卷曲、重叠和间隙等情况,影响神经再生。采用神经束膜缝合则可以避免上述情况,至于采用神经外膜缝合还是神经束膜缝合,要根据神经干的性质、损伤部位等因素决定。虽然神经本身具有生物弹性,但张力不利于神经再生,因此直接缝合修复须在无张力下进行才能够实现良好的神经再生。为了实现神经无张力缝合,临床上可以采取游离神经、改道或者缩短骨关节等措施,但当这些措施仍然无法实现上述目的而存在神经缺损时,就需要进行桥接修复,即采用自体神经或其替代品来桥接缺损神经的两侧断端,引导神经再生。

神经组织移植包括游离自体神经移植、带血管蒂自体神经移植、异体或异种神经移植等。自体神经移植供体神经来源有限,其结构和直径大小也难以与待修复神经匹配,而且会造成额外的神经缺损使得供体神经支配区的感觉缺失,使临床应用受到限制,而异体神经移植又面临免疫排斥反应问题。组织移植的另一方法是用自体非神经组织来桥接神经缺损,这些组织包括静脉、动脉、假性滑膜鞘管、骨骼肌等。这些材料来自患者自身,没有免疫排斥反应,研究表明这些材料具有一定的神经修复效果,但是存在缺血后塌陷、粘连和瘢痕组织增生等问题,使功能恢复不够满意,限制了其在临床上的使用。因此,采用组织工程方法构建神经移植替代物,或者对同种异体(或异种)神经进行去细胞的结构移植,就成为周围神经损伤修复与再生的重要研究方向。

研究表明,同种异体(或异种)神经的免疫原性主要取决于移植物中的细胞成分。去除神经组织中的活细胞,其免疫原性会大大减弱,而神经基底膜管保存完好,这一天然细胞外基质支架可作为神经纤维再生的通道。去细胞的方法主要有 2 大类,一类是反复冻融法,另一类是化学萃取法(用 Triton X-100 和脱氧胆酸钠),其中后者不但能去除细胞,还能较好地去除髓鞘结构,移植疗效较好。国内学者采用化学萃取法制备去细胞同种异体神经移植物,并对其修复周围神经缺损的作用进行了系列实验研究,他们发现用改良化学萃取法(采用 Triton X-200、sulfobetaine-10 和 sulfobetaine-16,替代 Triton X-100 和脱氧胆酸钠)制备的移植物细胞及髓鞘去除彻底且结构保存完好,移植后神经再生质量也较好;临床试验结果显示去细胞神经移植物对人长段周围神经缺损的临床修复效果较满意。除了去细胞神经基质支架外,去细胞骨骼肌细胞外基质支架也具有一定的支持周围神经再生作用。

三、周围神经修复及生物材料应用研究

组织工程的 3 要素是支架、种子细胞和因子,由于周围神经组织结构和再生的特殊性,周围神经再生有赖于患者自身神经元(缺损神经近侧端的神经轴突)参与,组织工程化神经在神经缺损修复中主要起到桥梁、支持、营养和辅助作用,因此组织工程化神经在构建上必然有其特殊性。构建组织工程化神经的生物材料支架可统称为人工神经移植物,使用的种子细胞主要是周围神经的胶质细胞(施万细胞)或具有类似功能的细胞,使用较多的因子是神经营养因子。

(一) 人工神经移植物

人工神经移植物是构建组织工程化神经的前提和基础,是组织工程化神经生物材料支架的统称,主要包括神经导管及导管内的填充物等,其结构形式多样化。人工神经移植物本身可以修复一定距离的周围神经缺损,因而是当前周围神经修复研究的热点。

1. 生物材料探索与应用生物材料是制备人工神经移植物的基础,近年来生物材料在神经修复领域的应用研究大量开展。生物材料按来源可分为天然材料和人工合成材料 2 大类。天然材料是指来源于动植物的材料,用于制备人工神经移植物的一类天然材料是生物组织及其衍生物,如静脉、骨骼肌、去细胞神经等;另一类是从生物组织提取的高分子聚合物,如胶原、壳聚糖、丝素蛋白等,这些材料一般都是可降解的。制备人工神经移植物的人工合成材料主要是一些合成的高分子聚合物,按其降解性可分为 2 类:一类是不可降解的聚合物,如硅胶、膨体聚四氟乙烯等;另一类是可降解聚合物,如聚乙醇酸、聚乳酸及有关共聚物等。这些材料制备的人工神经移植物都显示了一定的神经缺损修复作用,其中部分产品已经开始临床应用或试用。

尝试用于神经修复的天然生物组织材料以静脉为代表,静脉是一种天然的导管,可取自患者本身,虽然不是一种"人工"的移植物,但其作为神经导管修复周围神经缺损的研究已有较长历史。20世纪80年代初即有研究者开始探讨使用静脉管修复动物周围神经缺损,20世纪80年代末及90年代初临床试验表明静脉管对长度<3cm的周围神经缺损有一定修复作用,但静脉管的一大缺点是容易塌陷,在管腔内置入新鲜或变性的骨骼肌组织,该缺点可在一定程度上得到改善,然而到目前为止,静脉管修复周围神经缺损虽时有报道,却尚未在临床上广泛开展。

已经有多种人工合成的不可吸收材料用于人体组织修复,其中尝试用来修复神经缺损的材料以硅胶和膨体聚四氟乙烯(expanded polytetrafluoroethylene,ePTFE)为代表。硅胶作为一种生物惰性材料,已经在临床上广泛应用,硅胶管也被用于修复周围神经缺损。Lundborg及其同事早在20世纪80年代初即开始对此进行系统研究,临床试验表明硅胶管对肢体远端小间隙神经缺损具有较好的修复作用。由于硅胶在生物体内不可降解,长期留存于局部组织可导致异物反应,阻碍神经生长或者压迫再生组织等,有时可使患者感觉局部不适,因此多需二次手术取出,硅胶管修复周围神经缺损的临床应用因而受到限制,不过在动物实验中,硅胶管套接神经缺损的"神经再生小室"模型至今仍然是研究神经再生微环境及其作用机制的经典模型。

由于不可吸收材料自身缺点的限制,可吸收材料已成为人工神经移植物材料研究的焦点。可被生物机体降解和吸收,无须二次手术取出,同时可作为缓释因子的载体,是可吸收材料用于神经修复的最大优势。制备人工神经移植物的可吸收材料包括两大类,一类是天然可降解聚合物,另一类是人工合成可降解聚合物。

甲壳素是天然界广泛存在的多糖,由N-乙酰-2-氨基-2-脱氧-D-葡萄糖以β-1,4糖苷键连接而成,是自然界中存量仅次于纤维素的天然有机物。甲壳素经过N-脱乙酰基得到壳聚糖,壳聚糖具有良好的吸附性、成膜性及通透性,无免疫原性,在组织工程领域也被广泛应用。壳聚糖具有生物可降解性,在机体内通过溶菌酶作用降解。由于壳聚糖具有良好的生物学性质,在神经组织工程材料方面也被广泛深入研究。研究表明,用壳聚糖加工成的膜和纤维都与神经组织有良好的生物相容性,可支持施万细胞黏附和迁移,壳聚糖神经导管对动物周围神经缺损有较好的桥接修复作用。在加工工艺方面,壳聚糖神经导管可以用蟹足外骨骼经过脱钙等处理加工而成,但这种方法存在导管尺寸大小受限制等缺点,而采用模具加工的方法则更具适用性。此外,在壳聚糖材料的修饰、改性及与其他材料复合方面,人们也开展了大量研究并取得具有参考价值的资料,如将壳聚糖与明胶共混复合制成膜,可增加膜的弹性和对神经组织细胞的亲和性。

胶原是一种天然纤维蛋白,存在于多种动物组织中,周围神经中含有较多胶原成分,主要为Ⅰ型和Ⅲ型胶原蛋白,亦含有少量Ⅳ型胶原蛋白。从20世纪80年代初就有科学家开始研究胶原材料与神经组织生长再生的关系,体外实验发现培养液中加入胶原基质可促进神经轴突生长,体内实验发现在桥接神经缺损的硅胶管中注入胶原基质可使再生神经组织结构更有序,增加可再生距离。用胶原制备神经导管来桥接神经缺损的尝试始于20世纪80年代后期,研究表明胶原导管可支持周围神经再生。由于Ⅰ型胶原蛋白在动物组织中含量最为丰富,来源相对容易,因此一般采用Ⅰ型胶原蛋白制备神经导管。胶原神经导管用于人体神经缺损临床修复的报道始见于2006年。

聚乙醇酸(polyglycolic acid,PGA)是一种人工合成的可降解聚酯类材料,由单体乙醇酸通过酯键连接而成,酯键在体内可被水解。PGA具有无毒、可降解、生物相容性好等优点,是第1种制备可吸收缝线的材料,20世纪70年代即开始临床应用。PGA与神经组织生物相容性良好,20世纪80年代开始用PGA神经导管桥接修复动物周围神经缺损并得到广泛研究,随后过渡到临床试用并开始商品化,用PGA制备的Neurotube®神经导管是迄今为止临床研究报道最多的人工神经移植物。

丝素蛋白是从蚕丝、蜘蛛丝中提取的天然高分子纤维蛋白,以蚕丝丝素蛋白来源最为丰富,含量占蚕丝的70%~80%,含有18种氨基酸,其中甘氨酸、丙氨酸和丝氨酸占80%以上。丝素蛋白具有良好的机械性能和理化性质,包括柔韧性、抗拉伸强度、透气透湿性、缓释性等,并具有一定的可降解性,而且容易加工得到不同的形态,如纤维、膜、凝胶等。蚕丝作为生物材料特别是作为医用缝合线的应用已有十分悠久的历史,作为组织工程材料,蚕丝丝素蛋白已用于皮肤、血管等组织的修复。顾晓松等研究发现,蚕丝丝素蛋白与神经组织的细胞具有良好的生物相容性,根据仿生学原理制备的蚕

丝丝素人工神经移植物(图17-1),对大鼠坐骨神经缺损具有较好的桥接修复作用(图17-2)。此外,有研究表明来源于蜘蛛丝的丝素纤维也与周围神经组织的施万细胞相容性良好,可作为组织工程化神经的支架材料,然而其来源很有限,难以进行产品开发。

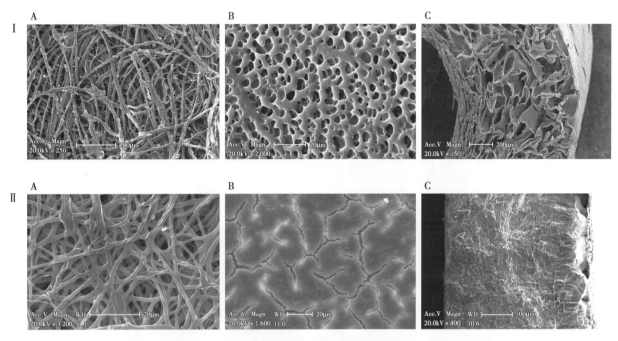

图 17-1　用蚕丝丝素蛋白制备的神经导管管壁电镜像
Ⅰ.丝素导管;Ⅱ.鸡蛋壳。A、B.分别为内、外表面;C.导管断面。

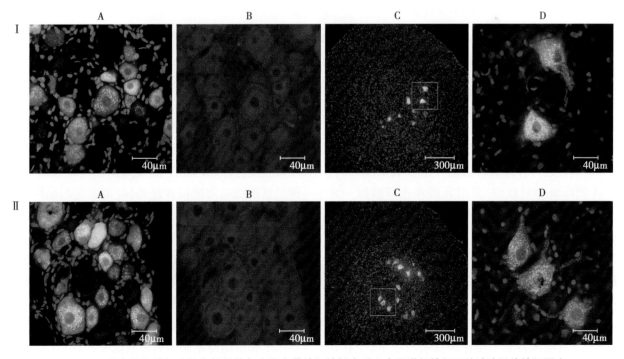

图 17-2　丝素蛋白神经移植物桥接修复大鼠坐骨神经缺损术后6个月逆行神经示踪试验评价神经再生
Ⅰ.丝素导管组;Ⅱ.自体神经桥接组。A、B.背根神经节;C、D.脊髓灰质前角。

除上述材料以外,聚羟基丁酸盐、藻酸盐、聚己内酯、毛发角蛋白、聚吡咯等也被用作组织工程化神经的支架材料,进行了体外和动物体内实验研究,都显示出一定的支持神经组织再生的作用。总之,在人工神经移植物构建方面,可降解聚合物材料具有更多优势,因而备受青睐。

可降解聚合物各有优缺点,合理采用2种或2种以上聚合物的搭配,能达到优势互补、增强效用的目的。顾晓松等在国际上率先采用壳聚糖导管-PGA纤维支架复合型人工神经移植物的独特设计,用壳聚糖制备成神经导管,管腔内置入

PGA纤维支架整合构建成生物可降解的人工神经移植物,其生物相容性良好,对犬坐骨神经30mm缺损有较好的桥接修复作用(图17-3),临床用于修复前臂及肘部正中神经缺损,患者功能恢复较为满意。壳聚糖和PGA在体内的最终降解产物分别为碱性的氨基葡萄糖和酸性的乙醇酸,由于二者可中和,局部酸碱性可不发生明显变化,有利于保持神经再生微环境的相对稳定;同时,壳聚糖体内降解的中间产物壳寡糖还可起到保护神经细胞、促进神经突起生长、促进神经再生等作用。

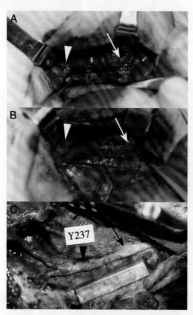
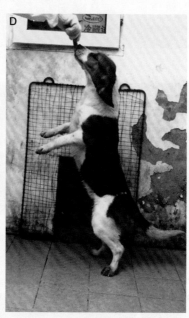

图17-3　壳聚糖/PGA人工神经移植物桥接修复犬坐骨神经30mm缺损
A.神经缺损;B.移植物桥接;C.术后6个月再生神经大体观;D.损伤的左后肢运动功能较好恢复。

采用2种或2种以上聚合物单体制备成共聚体,能改善聚合物的理化性能。聚乳酸(poly lactic acid,PLA)是一种降解较慢的人工合成聚酯材料,PGA则降解相对较快,采用乳酸和乙醇酸按一定比例共聚成聚乳酸-聚乙醇酸共聚体(poly lactic-co-glycolic acid,PLGA),降解速度介于PLA与PGA之间,通过调节二者的比例可以调节降解速度。聚乳酸-聚己内酯共聚体由乳酸和己内酯各50%聚合而成,其乳酸中L型占85%、D型占15%,用该共聚体制备人工神经移植物,植入体内后可在1年内降解完全,已有临床修复周围神经缺损的报道,但存在柔韧性不佳、植入后管腔塌陷及材料溶胀等缺点。

2.人工神经移植物的结构　周围神经一旦断

裂,神经内膜管连续性即丧失,凭现有技术手段无法实现神经内膜管的精确对位,仅能做到神经外膜或束膜缝合,因此,用于修复周围神经缺损的人工神经移植物通常模拟神经外膜/束膜鞘的结构(图17-4),即利用生物材料加工成神经导管,有的还在其管腔中添加填充物以增强引导再生的作用。

人工神经移植物的基本结构模式是单通道导管(图17-5),这是最早使用生物材料加工成神经导管的模式,研究发现使用适当内径的神经导管套接神经缺损可有效防止神经断端释出的含神经营养因子和细胞外基质的组织液流失,可引导神经组织再生并防止再生神经组织逃逸,还可防止周围纤维结缔组织侵入。美国已有产品采用PGA、胶原等

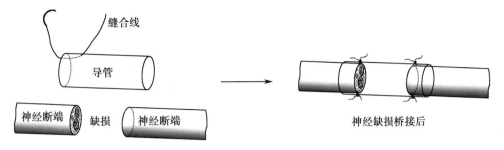

图 17-4 人工神经导管桥接修复神经缺损示意图

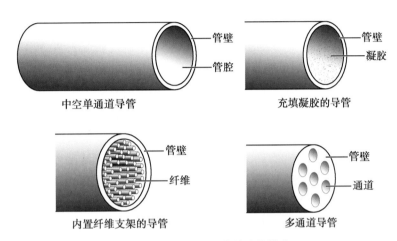

图 17-5 人工神经导管的结构模式

大分子聚合物为原料制备的单通道神经导管,已经进入临床应用。人工神经移植物的第二类结构模式是导管内置填充物,如纤维、凝胶、海绵等,以便对神经组织再生起到更好的引导作用。空的单通道神经导管只可修复一定距离的周围神经缺损,该距离在小鼠约为 4mm、大鼠约为 10mm、大型动物及灵长类动物约为 30mm;而管腔内置填充物的人工神经移植物则可修复更长距离的神经缺损,其作用发挥可能在于内置的填充物有助于细胞的导向迁移,更好地起到桥梁作用。人工神经移植物的第 3 类结构模式是多通道导管,这类导管采用特殊模具制成,具有纵行同向排列的多个通道,研究者希望通过模拟神经内膜管来支持周围神经再生,动物实验结果提示一定通道数量的导管具有较好的修复效果,但通道数量并非多多益善。多通道导管是否会影响周围神经纤维再生过程中寻路的选择性,仍然是值得进一步探讨的问题,因为有基础和临床研究表明,神经断端之间保留小间隙(<5mm)的神经导管桥接术较之神经端-端直接吻合更有利于功能恢复。国内研究人员采用部分脱乙酰甲壳素制备单通道神经导管,对神经断裂伤进行小间隙套接

修复,通过大鼠、猴等实验动物的系列体内实验研究发现,利用神经导管进行小间隙套接修复有利于神经"选择性"再生,修复效果较神经端-端吻合好,这提示神经导管套接修复周围神经损伤将会有更广的应用范围。

在微观结构方面,影响神经导管支持神经再生作用的因素主要包括管壁的孔隙率、渗透性、表面形貌等。考虑到周围神经具有复杂的各向异性结构特点和特殊的生物力学特性,研究者尝试了多种加工工艺来制备神经导管。一类是非均一的多孔性导管,这类多孔导管管壁的孔径是不均一的,其管壁实际上包括 2 层,外层孔径较大(约 50μm),有利于导管外壁的新生血管形成,而导管内壁孔径较小(约 50nm),可以有效阻止纤维组织侵入并防止管腔内神经营养因子弥散,但允许营养成分通透。另一类是内表面微沟化的神经导管,这类神经导管根据平板印刷术原理,将内壁制备成带有许多纵向平行排列的微沟,后者对神经组织细胞生长起到定向引导作用。

（二）含细胞的组织工程化神经

研究表明,单独使用人工神经移植物只可修复

一定距离的周围神经缺损,而难以支持长距离缺损后的再生,其原因可能是因为局部缺乏细胞和神经营养因子的支持作用。种子细胞是组织工程的要素之一,可增殖并分化形成目标组织以修复缺损。来源广、安全、有效、无伦理和免疫排斥等限制,是理想的组织工程化神经种子细胞的要求。周围神经组织结构特殊,并且其再生本质上为未死亡且合成功能基本正常的神经元轴突部分的再生,此外还包括髓鞘的再生,即新生轴突的再髓鞘化。高度分化的神经元已失去分裂增殖能力,不能作为种子细胞,而周围神经组织的胶质细胞——施万细胞则可以增殖、分化,并且在再生过程中发挥重要作用,因此施万细胞就成为组织工程化神经构建中较为理想的种子细胞。此外,骨髓间充质干细胞、嗅鞘细胞等也被用作组织工程化神经的种子细胞。

1. 施万细胞 施万细胞是周围神经系统中主要的胶质细胞,包绕神经元轴突,起营养、保护、支持和形成髓鞘等作用。在周围神经损伤后,施万细胞形成 Büngner 带,与巨噬细胞共同吞噬清除变性的轴突与髓鞘崩解产物,并能分泌包括如 NGF、BDNF、NT-3、NT-4/5、GDNF、CNTF、FGF 等在内的神经营养因子和细胞因子,为神经再生提供适宜的微环境,因此被广泛用作组织工程化神经的种子细胞。研究表明,预种植施万细胞的神经导管可修复更长距离的神经缺损,神经再生的质量也得到改善。施万细胞移植主要有 2 种方式,一种是直接注射到桥接神经断端的导管中,研究发现将自体施万细胞移植到大鼠 13mm 缺损坐骨神经 4 周后,移植细胞仍然存活,并包绕再生轴突;另一种是在体外将细胞与人工神经移植物培养构建成工程化组织后再移植到体内,施万细胞不仅可以黏附于神经导管,还能沿着导管迁移,形成类似于 Büngner 带的细胞条带,而这正是支持周围神经轴突再生的关键结构。

虽然施万细胞是组织工程神经中最为理想的种子细胞,但使用施万细胞作为种子细胞还存在许多困难:自体施万细胞来源有限,取材时还会造成额外损伤,很难在体外迅速扩增达到所需的数量,异体来源的施万细胞存在免疫排斥问题,因此较难推广到临床使用。虽然已有建立的永生化施万细胞系,但其植入体内以后的安全性尤其是致瘤性问题尚待进一步观察和评价。因此,研究者不得不探寻其他种子细胞来源,许多种类的干细胞或前体细胞因而被尝试用作组织工程化神经的候选种子细胞。

2. 骨髓间充质干细胞 骨髓间充质干细胞(mesenchymal stem cells,MSC)是来源于骨髓、具有高度自我更新能力和多向分化潜能的一种干细胞,该细胞在特定的条件下不仅可分化为中胚层的骨、软骨、肌肉、脂肪细胞等,还可以在体内和体外诱导条件下跨胚层分化为具有神经元或神经胶质细胞表型的细胞。研究表明,MSC 在多种因子的作用下可诱导分化为施万细胞样细胞,能分泌大量有益于神经再生的营养因子和细胞因子,移植到损伤坐骨神经后仍能表达施万细胞的标志,包绕再生轴突,促进轴突再生。基因修饰的 MSC 还可以作为营养因子的运输载体帮助周围神经修复。将未分化的 MSC 移植到损伤周围神经后,在局部环境诱导下,部分细胞也能分化为 S-100 阳性的施万细胞样细胞,促进神经再生和运动功能恢复。通过 MSC 与施万细胞和背根神经节体外共培养发现,MSC 能促进施万细胞增殖和 NGF、BDNF、TrkA、LNGFR 等生长因子和受体的表达,促进背根神经节神经突起生长和神经丝蛋白(neurofilament,NF)、生长相关蛋白-43(growth associated protein-43,GAP-43)的表达,由此推测 MSC 促进周围神经再生可能不仅是通过释放营养因子,同时还能通过调节施万细胞的增殖等直接影响神经再生,丝裂原活化蛋白激酶-细胞外信号调节激酶(mitogen-activated protein kinase-extracellular signal-regulated kinase,MAPK-ERK1/2)信号途径可能参与了这个过程。最近还有报道采用羊水来源的 MSC 修复周围神经损伤取得了较好的疗效。与施万细胞相比,自体 MSC 来源方便,能在体外较快扩增,移植不存在伦理学问题和免疫排斥,因而备受青睐。

3. 神经干细胞 神经干细胞(neural stem cell,NSC)主要分布于脑室管膜、室下区、纹状体、海马齿状回等区域,具有多分化潜能,能分化为神经元、星形胶质细胞、少突胶质细胞和施万细胞等。NSC 移植后能增加细胞再生,增强移植物和周围组织的相容性,且免疫原性较低。导管结合 NSC 移植到缺损的坐骨神经或面神经一定时间后仍能检测到移植细胞,神经纤维的排列与正常神经相似,神经修复和功能恢复明显优于无细胞组。将过表达 GDNF 的 NSC 移植修复面神经损伤,2~12 周检测发现,NSC 持续高表达 GDNF,再生轴突面积、数量都增强,S-100、NF 和 β-Ⅲ 微管蛋白表达均增加,提示 NSC 也可以作为组织工程神经的种子细胞和营养因子的载体促进周围神经再生。

4. 嗅鞘细胞 嗅鞘细胞是一种分布在嗅球和嗅神经中的神经胶质细胞,具有多分化潜能,能表现为施万细胞或者星形胶质细胞的特性,能通过吞噬作用清除退变神经,为再生轴突提供生长的通道,同时还能释放 NGF、BDNF、PDGF 等多种神经营养因子和神经肽等。与施万细胞相比,嗅鞘细胞具有更强的迁移能力,而且不会使导致生长锥塌陷的蛋白多糖在局部聚集。嗅鞘细胞在移植到损伤的坐骨神经后,能整合到修复的神经中,并且包裹轴突形成髓鞘,再生神经传导速度增加,提示嗅鞘细胞能促进周围神经的再生和功能恢复。

此外,其他能向神经细胞分化或者分泌营养因子的细胞,如胚胎干细胞来源的神经祖细胞、皮肤来源的干细胞、外胚层间充质干细胞、毛囊干细胞等也可用来修复周围神经损伤。胚胎干细胞来源的神经祖细胞移植 3 个月后仍然存活并表达 S-100,提示移植细胞在体内分化为成髓鞘细胞,促进了坐骨神经的修复。

虽然细胞移植修复周围神经损伤在实验动物中取得了较好的效果,但其临床使用还有很多问题亟待解决,例如:如何选择合适的细胞移植数量和途径,如何保证移植细胞的安全性和有效性,如何获得适宜的种子细胞等。因此,需要深入的基础研究为临床应用提供理论依据。尽管迄今尚未见到含细胞的组织工程化神经临床试用的报道,人们还是有理由相信随着研究的不断深入,在不久的将来一定会诞生可供临床应用的、含细胞的组织工程化神经产品。

(三)含因子的组织工程化神经

因子也是组织工程的要素之一,在神经组织工程中,主要采用神经营养因子,如 NGF、BDNF、NT-3、GDNF 等,此外,其他类型细胞因子如 bFGF、IGF-1 等也被尝试应用。这些因子在组织工程化神经构建中起到保护受损神经元、促进种子细胞或自身

修复细胞增殖、调节种子细胞功能等作用,神经导管辅加适当因子后可支持更长距离神经缺损的修复。

因子在溶液中多不稳定,半衰期较短,因此,实现有效剂量因子的持续给药就是成功的关键。早期多采用离子泵局部持续注射,但这增加额外操作,应用不便,目前常通过构建给药系统,采用缓释技术来局部应用因子。如何使神经导管在一定时间内持续释放有效剂量的神经营养因子,已成为各国研究者共同关注的问题。归纳起来,周围神经组织工程研究中因子缓释体系的构建模式主要有以下几大类:第一类是神经导管管壁缓释因子,将因子用适当保护剂保护后,与导管材料混合,一起加工成型,这样制备的神经导管管壁本身可通过降解等缓慢释放因子;第二类是用适当材料将因子制备成缓释微球或纤维,然后将其嵌合于神经导管壁,达到缓释目的;第三类是通过管腔内容物缓释因子,如将缓释微球直接加入管腔内的凝胶状基质或者溶液中。给予因子的另一方法是使用转基因细胞,将外源性因子的基因转入种子细胞或者支持细胞,这些细胞在修复过程中可持续表达因子来发挥作用。当然,未经过基因修饰的种子细胞也能释放某些因子,只是释放量相对少。

影响组织工程化神经中神经营养因子作用的因素是多方面的,如固定及缓释因子体系的活性、生物安全性、稳定性、释放速率及其与有效剂量的匹配、延长作用时间、载体降解的有效调控等,这些问题还有待进一步研究探讨,因此,要将神经营养因子真正用于临床修复神经缺损尚需时日。

(四)非编码 RNA 对于基于干细胞的组织工程神经的调控作用

周围神经损伤修复过程中,非编码 RNA 对于神经元胞体存活、突起生长以及施万细胞等生物学过程均具有重要的调控作用。研究表明 miR-222 通过调控 PTEN 促进神经元胞体的再生能力;miR-221/222 通过负向调控 LASS2,促进施万细胞的增殖和迁移;表达量明显下降 let-7 的增加了 NGF 的分泌从而促进了轴突生长;表达量下调的长链非编码 RNA BC089918 促进了神经受损后神经突起的生长。

鉴于非编码 RNA 对于神经再生的重要调控作用,对非编码 RNA 在基于干细胞的组织工程神经

中的表达变化及作用机制的研究具有相当的临床价值。差异表达的非编码 RNA 通过对相应靶基因的调控作用影响神经损伤后的生物学变化以及缺损神经的再生修复过程。基于非编码 RNA 的治疗途径有希望转化成为临床治疗神经损伤的新方法，为周围神经再生的治疗提供新的干预靶点和诊疗手段。

（五）组织工程化神经相关产品研发现状及临床研究

由于具有广泛而迫切的需求，目前世界各国都在致力于组织工程化神经的研究，一些国家已经开发出相关产品并开始商品化。目前世界上已经商品化的产品主要是美国公司研发的 2 种人工神经移植物产品，一种是以 PGA 为原料制备的 Neurotube® 神经导管，已经获得美国食品药物管理局（Food and Drug Administration，FDA）和欧盟 CE 认证，另一种是以 I 型胶原蛋白为原料制备的 NeuraGen® 神经导管，也获得了美国 FDA 认证。在国家科技部"十五""十一五"国家高技术研究发展计划（863 计划）资助下，我国自主研发的第一代可降解人工神经移植物——壳聚糖-PGA 复合型人工神经移植物已经获得国家药品监督管理局批准上市。荷兰、日本、德国等国也在加紧研发相关产品。

临床研究是医疗产品研发的必要环节，商品化的产品也需要不断积累临床资料以便进行检验和再评价。概括起来，目前已经报道进行临床研究的人工神经移植物可分为 4 类。第 1 类用可降解合成聚合物制备，如用 PGA 制备的神经导管（Neurotube®）、聚乳酸-聚己内酯共聚体神经导管等。Neurotube® 神经导管已报道用于长度在 30mm 以内的指神经、面神经、下牙槽神经、副神经、正中神经和尺神经缺损的临床修复，就其疗效看，感觉神经功能接近自体神经修复，运动神经功能也部分恢复。聚乳酸-聚己内酯共聚体神经导管用于修复 20mm 以内指神经缺损，术后感觉功能修复接近传统修复方法，但修复趾足底总神经后感觉无明显恢复，可能与该神经导管易塌陷有关。第 2 类人工神经移植物用可降解天然聚合物制备，以胶原神经导管（NeuraGen®）为代表。该导管用于 20mm 以内指神经缺损临床修复 12 例，经过 12

个月的观察，其中 4 例感觉恢复达优级，5 例较好，1 例较差，2 例无恢复。该导管对于新生儿臂丛神经缺损较好也有较好的修复作用。第 3 类采用可降解的天然聚合物与合成聚合物复合制备，如我国自主研制的壳聚糖-PGA 复合型人工神经移植物、日本研制的 PGA-胶原导管等。南通大学神经再生重点实验室研制的壳聚糖-PGA 复合型人工神经移植物，由壳聚糖导管和 PGA 纤维支架复合构建而成，临床修复成人肘正中神经 35mm 缺损，术后感觉、运动功能恢复良好，这是国际上使用壳聚糖-PGA 复合型人工神经移植物临床修复周围神经缺损的首次报道。日本科学家研制的 PGA-胶原神经导管，也已尝试用于指神经、动眼神经等神经缺损的临床修复研究。第 4 类用不可降解的合成聚合物加工而成，如硅胶管、ePTFE 神经导管等。Lundborg 及其同事用硅胶管桥接修复前臂正中神经和尺神经 3～5mm 缺损，以传统的端-端外膜吻合为对照，经过 5 年的随访评价，发现硅胶管桥接修复后功能恢复至少与传统修复方法相同，在某些方面还优于传统修复方法。对于 ePTFE 神经导管修复周围神经缺损的效果，临床报道不一。

在过去近 30 年里，组织工程化神经研究广泛开展，正循着基础研究到产业化的轨迹步步深入，在支架材料、种子细胞、因子等方面的研究都取得了长足的进展，特别是在支架材料研究方面更取得了令人瞩目的成绩，几种相关产品已经商品化，并不断有新产品问世。但我们应该看到，组织工程化神经研究还有许多问题尚待解决，目前商品化的相关产品还只能修复较短距离的周围神经缺损。制约组织工程化神经研究发展的因素是多方面的，其中最主要的瓶颈是种子细胞问题目前尚未很好解决，干细胞可能是解决这一问题的出路。含因子的人工神经移植物较单独的人工神经移植物修复神经缺损距离延长，但因子的选择、固定化工艺和缓释技术、因子释放动力学及其与再生的关系等问题也未很好解决。总的说来，本领域将来的发展趋势是在现有产品及研究成基础上，通过结合种子细胞和/或因子来进一步提高临床疗效，同时，还应开发具有更好生物学性能和促进周围神经修复作用的新型材料。

第二节　生物材料与中枢神经的修复

有证据表明，低等动物如两栖类甚至鸟类的中枢神经系统损伤后可以再生。但与周围神经系统损伤不同的是，成年哺乳动物中枢神经系统损伤后由于胶质瘢痕和抑制性分子等因素的影响，很难再生。相对于结构及功能异常复杂的脑来说，脊髓结构与功能相对简单，因此成为人们研究中枢神经系统再生与修复的焦点。

一、脊髓损伤与再生的生物学基础

成年哺乳动物的脊髓由中央的灰质和周围的白质构成，其中灰质是神经元胞体聚集的部位，而白质由神经纤维束组成。脊髓损伤后，一方面可导致局部神经元死亡，相应功能丧失，另一方面重要神经传导束如皮质脊髓束、脊髓丘脑束以及本体感觉传导束等发生断裂，其后果远较局部神经元死亡严重。

从病理生理学上看，脊髓损伤包括原发性损伤和继发性损伤2个过程。前者是指损伤局部组织变形和创伤能量传递所致的初始机械性损伤，在外力作用时即刻发生，无法阻止或逆转。继发性损伤是指由原发性损伤激发的包括生化及细胞改变在内的链式反应过程，可促使神经细胞加重损伤甚至死亡，导致神经组织溶解破坏，损伤区域进行性扩大。继发性损伤主要包括血管损伤后的出血、缺血、再灌注损伤，以及兴奋性氨基酸毒性、自由基损伤、炎症和免疫反应损伤、细胞凋亡、星形胶质细胞反应等。中枢神经纤维受损后，其整个远侧段也会发生轴突和髓鞘的溃变，但与周围神经不同的是其进展比较缓慢，整个溃变过程可历时数月。中枢神经元受损后，常常出现跨神经元变性，包括顺行性跨神经元变性和逆行性跨神经元变性。前者是指与受损神经元形成突触的下一个神经元的变性，而后者是指与受损神经元形成突触的上一个神经元的变性。其中以前者较多见，可能因失去正常神经元传入信号而导致神经元萎缩或退变。

成年哺乳动物脊髓再生的抑制因素主要体现在4个方面：胶质瘢痕对轴突生长的机械屏障和化学屏障作用；少突胶质细胞-髓磷脂源性的抑制分子对轴突生长的强烈抑制作用；缺乏有利于引导和促进轴突生长的细胞外基质成分；中枢神经元自身生长再生能力有限。脊髓损伤后，局部星形胶质细胞反应性增生、肥大，连同其突起及分泌的物质一起充填在损伤处所形成胶质瘢痕。胶质瘢痕一方面直接形成机械性屏障，阻碍轴突枝芽延伸；另一方面，其中的硫酸软骨素蛋白多糖等多种物质还形成化学屏障，使生长锥崩溃。在中枢神经系统的髓鞘里至少存在3种源于少突胶质细胞/髓磷脂的主要抑制分子，包括 Nogo-A、髓磷脂相关糖蛋白（myelin associated glycoprotein，MAG）和少突胶质细胞髓磷脂糖蛋白（oligodendrocyte-myelin glycoprotein，OMgp），它们都可与轴膜上的 Nogo 受体结合，并通过共受体将信号传递到神经元内，使生长锥崩溃，对轴突生长起到强烈的抑制作用。与周围神经不同，中枢神经系统的髓鞘形成细胞少突胶质细胞没有基底膜，缺乏可促进轴突再生的基底膜成分。

中枢神经的微环境比外周神经损伤时常常苛刻一些。脊髓损伤后，在损伤区内形成不利于受损神经元修复，抑制神经再生的微环境。巨噬细胞和周围组织中的小胶质细胞在损伤周围区聚集、活化、增殖，并释放大量的致炎因子，导致组织炎性损伤。随后大量的胶质细胞活化并迁移到损伤部位，部分胶质细胞的活化增殖可形成致密的胶质瘢痕。致密的胶质瘢痕是轴突再生的物理屏障，而胶质瘢痕内大量的抑制因子则构成轴突再生的化学屏障。此外，脊髓损伤后释放的髓鞘来源的髓鞘相关蛋白 Nogo-A，MAG 和 Omgp 及髓鞘来源的神经再生抑制分子为轴突导向分子 ephrins、semaphorins 等家族的部分成员具有抑制轴突损伤后再生的作用。

二、脊髓修复用生物材料研究

脊髓再生必须满足以下条件：①有一定数量神经元存活并且具有合成生物活性物质的能力，以便为轴突再生提供物质基础；②再生轴突必须生长足够长的距离，以穿过损伤处并到达靶部位；③再生轴突必须定位于合适的靶细胞并与其形成功能性连接（突触）。研究表明，大鼠及猫的脊髓损伤后，只要有10%的轴突保留下来，即可恢复一定运动功能。

目前促进脊髓修复与再生重建的方法主要包括促进神经元突起生长、消除轴突再生抑制性因素、促进再生轴突髓鞘化、移植及生物材料辅助修复等方面。

（一）维持神经元存活，促进其突起生长

神经元一旦死亡，再生的基础即告丧失，因此成功的再生首先要求在原发损伤后迅即采取措施阻止或减轻继发性损伤，尽可能多地保护神经元及少突胶质细胞免于死亡。而那些突起受到损伤却幸存的神经元再生能力有限，因此，必须采用适当措施予以激活，才能促进突起生长，神经营养因子正是这样一类可增强中枢神经轴突再生能力的外部因素。

研究表明，神经营养因子不但可促进发育过程中神经干细胞、神经前体细胞以及神经元的存活、发育和分化，还可对成熟神经元发挥重要作用，这些作用主要包括：①维持神经元存活；②通过受体介导细胞内信号传导途径，调控受损神经元的基因表达，促进其生长和再生；③发挥神经趋化作用，引导和加快轴突生长；④促进新生轴突髓鞘化。

神经营养因子的给药方法最初采用灌注技术，目前可应用转基因技术，即将能合成和分泌神经营养因子的转基因细胞移植到中枢神经系统中，或者用神经营养因子基因通过适当载体原位转染宿主细胞。

（二）消除轴突再生抑制性因素

胶质瘢痕的阻碍是抑制轴突再生的重要因素，其机械性屏障作用似乎难以消除，因为任何试图去除瘢痕的手术都将造成新损伤并产生新的瘢痕。但是瘢痕的主要抑制作用可能在于其中的抑制性细胞外基质成分硫酸软骨素蛋白聚糖（chondroitin sulfate proteoglycan，CSPG）。动物实验观察到，采用软骨素酶降解 CSPG 后，大鼠脊髓损伤后的轴突再生明显改善。

髓磷脂相关抑制因子包括 Nogo-A、OMgp 和 MAG 等都对轴突再生产生较强的抑制作用。目前已研制出大量具有消除 MAIF 潜在作用的生物制剂，包括 Nogo 抗体、MAIF 疫苗和 MAIF 抗体等，体外试验表明都能促进轴突生长。阻断 MAIF 的下游通路，如采用 $P75^{NTR}$ 基因敲除、NgR 拮抗剂、Rho 或 Rho 相关酶抑制剂，以及提高细胞内 cAMP 水平等，也可消除 MAIF 抑制轴突再生的作用。

（三）促进再生轴突髓鞘化

中枢神经纤维的髓鞘由少突胶质细胞形成，脊髓损伤后，少突胶质细胞增生并参与再生轴突的重新髓鞘化过程。实验观察到，大鼠脊髓损伤后 14 天少突胶质细胞开始重新形成髓鞘，但随后脱髓鞘的轴突数量却呈进行性增加，这促使人们去寻找适合的细胞帮助髓鞘重新形成。研究发现，少突胶质细胞前体细胞以及骨髓内的某些细胞都显示一定成髓鞘作用；另外，神经营养因子可增加少突胶质细胞的数量，对新生轴突髓鞘化有一定促进作用。研究还发现，Nogo 受体的共受体 LINGO-1 在中枢髓鞘形成中具有重要作用。LINGO-1 对中枢神经系统髓鞘形成过程起负性调节作用，而抑制其活性可使 RhoA 表达下降，从而促进少突胶质细胞分化和髓鞘形成。

（四）组织移植与细胞移植

1. 神经组织移植　将神经组织移植到脊髓损伤处，起到"桥梁"作用，为轴突再生提供一个合适的环境。

其中一种方法是采用胚胎神经组织。动物实验发现，胚胎脑、脊髓组织可以改善脊髓损伤动物的运动功能；大鼠胚胎新皮质组织能在受伤的大鼠脊髓内生存，7 天后还可以发现分化的神经元和神经胶质；胚胎移植物能影响移植区 GABA 能神经元重建局部脊髓环路。研究表明，脊髓神经元轴突可以长入胚胎组织，但延伸程度有限，联合应用神经营养因子可以促使轴突穿过移植物到达损伤远端脊髓处。胚胎神经组织移植发挥修复脊髓损伤作用的可能机制如下：移植组织中的胚胎神经细胞可以分泌一些神经营养因子，维持受损神经元的存活，促进其轴突发芽与生长；移植组织可作为连接损伤断端的桥梁，轴突通过其长过损伤区；移植组织中的胚胎神经元可与宿主神经元（甚至跨越脊髓）之间建立突触联系，建立神经环路，发挥中继站的作用；移植组织中的胚胎神经元能不断地分泌特定神经递质，形成一个内源性微泵，替代受损神经元功能，这对于某些退行性疾病（如帕金森病）的治疗同样具有重要意义。然而，胚胎神经组织移植来源相对有限，同时还涉及伦理问题，使这种移植修复方式难以在临床上广泛开展。

另一种方法是周围神经移植法。早在20世纪80年代，Aguayo将周围神经移植到损伤的脊髓，发现脊髓神经纤维能够在周围神经组织内延伸，提示周围神经移植在中枢神经系统再生中具有潜在作用。另一例子是周围神经移植对视神经修复的作用。解剖学上虽然将视神经归为周围神经，但实际上它也具有中枢的某些特点，如视神经由少突胶质细胞而非施万细胞所包绕；从发育上看，视神经和视网膜都是脑衍生出的结构，因此，视神经常常作为一个特例来进行中枢神经系统再生研究。研究者将自体坐骨神经移植物的一端连于眶内视神经的断端，一段时间以后再将坐骨神经移植物另一端植入上丘，动物存活2~18个月后，在眼球玻璃体中注射一种示踪剂——辣根过氧化物酶（horseradish peroxidase，HRP）以标记再生的节细胞轴突及其终末，结果在上丘中发现HRP标记的轴突及突触，而且这些突触与正常视神经轴突与上丘神经元之间形成的突触形态相似。这表明视网膜节细胞轴突损伤后，可再生并长入移植的周围神经中。

周围神经移植促进脊髓再生的机制主要包括2个方面：一方面，周围神经不像中枢那样具有众多的抑制因素，可发挥"桥梁"作用；另一方面，其中的施万细胞还可以分泌神经营养因子、细胞外基质分子等生物活性物质促进再生。

2. 细胞移植　用细胞移植的方法来修复脊髓损伤的研究也比较多，常用的细胞主要有施万细胞和嗅鞘细胞两种。

（1）施万细胞：由于施万细胞是促进周围神经损伤后再生的主要因素，人们设想可将其用于中枢神经系统的修复。研究表明，施万细胞移植到脊髓后能够存活并与宿主脊髓融合；在脊髓损伤部位移植施万细胞可以支持轴突再生。施万细胞发挥作用的机制可能有：分泌多种神经营养因子（如NGF、BDNF、CNTF、FGF）和细胞因子（如IL-6），促进损伤神经元存活；合成和分泌某些细胞外基质分子（如LN），支持和促进神经元轴突生长；与再生轴突形成缝隙连接并进行物质交换。施万细胞可以从自体周围神经中获得并容易在体外大量扩增，因此具有来源较容易的特点，当然，施万细胞移植入中枢神经系统的远期效果还需要进一步观察。

（2）嗅鞘细胞：研究发现，哺乳动物嗅觉系统的神经元与其他中枢神经元不同，终生保持更新并具备修复损伤的能力，再生神经元轴突可从周围的嗅上皮长入中枢部位的嗅球，而这种能力很大程度上取决于其中的胶质细胞——嗅鞘细胞。嗅鞘细胞是存在于嗅觉系统的一类特殊神经胶质细胞，广泛分布于鼻腔嗅区的嗅黏膜、嗅神经纤维以及嗅球等部位，它兼具施万细胞与星形胶质细胞的特点，同时解剖上又位于中枢和外周的交界处。

嗅神经属于无髓神经纤维，正常情况下嗅鞘细胞并不形成髓鞘，而仅仅通过细胞形成的凹沟支持嗅细胞的中枢突。但当嗅鞘细胞被植入原发性脱髓鞘的粗大轴突周围时，它便会显示成髓鞘的能力。另外，嗅鞘细胞可分泌一些神经营养因子，促进长距离轴突再生，并可通过包裹新生轴突对对其发挥导向作用，还可使脱髓鞘和新生的轴突髓鞘化，因而嗅鞘细胞移植可改善脊髓损伤后运动和感觉功能。

需要指出的是，无论施万细胞还是嗅鞘细胞都是胶质细胞，均不具备分化为神经元的能力，仅能对神经轴突再生起辅助作用，并不能替代已经丧失的神经元。对于神经元大量丧失的脊髓损伤，可能需要进行干细胞移植才能修复。

（3）干细胞：目前国际上干细胞治疗脊髓损伤研究非常广泛，包括神经干细胞、间充质干细胞、少突前体细胞在内的多种干细胞能够不同程度的促进动物脊髓损伤修复。这些干细胞通过分泌多种神经营养因子改善脊髓局部微环境并启动再生相关基因的顺序表达，从而促进轴突的再生。研究表明，用药物将移植的干细胞定向诱导分化为神经元，并在脊髓损伤处形成能够重新连接神经通路的中间神经元网络能够明显的促进动物的运动感觉恢复。众多研究指出，干细胞能释放大量的营养因子来调节体内损伤的微环境，从而具有促进神经再生的作用。

（五）生物材料辅助修复

近年来，通过生物材料来辅助修复脊髓损伤的研究逐渐增多，归纳起来主要有两类，其中一类是采用生物材料构建药物缓释体系（drug delivery system，DDS），另一类是构建三维导管支架辅助再生。

由于血-脑屏障的存在，NGF不能通过常规给药方法由血液循环进入脑内，而直接向脑内输注

NGF 的方法又不适合长期给药,还存在稳定性问题,因此,寻找新的给药方式就成为确保 NGF 发挥疗效的关键。NGF 缓释体系应运而生,先将 NGF 与高分子材料复合制成 DDS,通过手术将 DDS 植入脑内特定部位,可在较长时间(数天甚至数月)内缓慢释放药物达到治疗目的。这一方法绕过了血-脑屏障的限制,同时药物还可直接作用于损伤(或患病)部位而在身体其他部分浓度很小,可减少副作用。

研究表明,联合应用神经干细胞或诱导多能干细胞,神经营养因子复合物和缓释材料的治疗措施,能够通过改善脊髓损伤后微环境,并以神经元中继器的方式重建神经通路。在改善脊髓损伤修复微环境方面,人们尝试移植能分泌神经营养因子的干细胞或应用功能生物材料缓释促神经再生因子。有研究制备了载有 NT3 的壳聚糖生物材料,在大鼠实验水平发现其可通过缓慢释放 NT3 来激活内源性神经发生,促进脊髓损伤修复。

除可作为制造 DDS 的材料外,高分子生物材料还可通过其他方式促进中枢神经系统再生,其中发展最快的是高分子水凝胶的应用。高分子水凝胶是一种具有三维空间交联结构的高分子凝胶体系,其内部孔隙中充满大量水和一些活性物质。目前用于制备这种高分子水凝胶的物质有很多,包括Ⅰ型胶原蛋白、壳聚糖、海藻酸、聚甲基丙烯酸羟乙酯和聚甲基丙烯酸甘油酯等。已有的研究表明,用胶原蛋白制成的水凝胶植入急性脊髓损伤处,可较好地促进血管及皮质脊髓束纤维的生长,尽管还不能达到恢复行走功能的效果,但可改善肌张力。水凝胶可连接因损伤分离的组织,促进细胞接触,传输体液和养料,从而促进再生。由于水凝胶体系内部存在许多孔隙,可容纳其他活性物质,因此还可以作为 DDS 的载体。还有研究将凝胶特异结合神经生长因子(如 CBD-BDNF、CBD-NT3、CBD-CNTF)并缓慢释放,利用这些神经营养因子可促进神经元轴突生长,促进内源干细胞的激活和分化。

(胡文 沈宓 杨宇民)

参 考 文 献

[1] YIU G, HE Z G. Glial inhibition of CNS axon regeneration [J]. Nat Rev Neurosci, 2006, 7(8): 617-627.

[2] YI S, ZHANG H H, GONG L L, et al. Deep sequencing and bioinformatic analysis of lesioned sciatic nerves after crush injury[J]. Plos One, 2015, 10(12): e0143491.

[3] YANG Z Y, ZHANG A F, DUAN H M, etal. NT3-chitosan elicits robust endogenous neurogenesis to enable functional recovery after spinal cord injury[J]. Proc Nat Acad Sci U S A, 2015, 112(43): 13354-13359.

[4] SUN T T, LI S S, YANG J, et al. Identification of a microRNA regulator for axon guidance in the olfactory bulb of adult mice[J]. Gene, 2014, 547(2): 319-328.

[5] SHI J Y, LIU G S, LIU L F, et al. Glialcell line-derived neurotrophic factor gene transfer exerts protective effect on axons in sciatic nerve following constriction-induced peripheral nerve injury [J]. Human Gene Ther, 2011, 22 (6): 721-731.

[6] KIM D, LEE S, LEE S J. Toll-like receptors in peripheral nerve injury and neuropathic pain[J]. Curr Top Microbiol Immunol, 2009, 336: 169-186.

[7] JIANG J J, LIU C M, ZHANG B Y, et al. MicroRNA-26a supports mammalian axon regeneration in vivo by suppressing GSK3 beta expression[J]. Cell Death Dis, 2015, 6: e1865.

[8] GU Y, ZHU J B, XUE C B, et al. Chitosan/silk fibroin-based, Schwann cell-derived extracellular matrix-modified scaffolds for bridging rat sciatic nerve gaps[J]. Biomaterials, 2014, 35(7): 2253-2263.

[9] GU X, DING F, WILLIAMS D F. Neural tissue engineering options for peripheral nerve regeneration[J]. Biomaterials, 2014, 35(24): 6143-6156.

[10] GOKEY N G, SRINIVASAN R, LOPEZ-ANIDO A C, et al. Developmental regulation of microRNA expression in Schwann cells [J]. Mol Cell Biol, 2012, 32(2): 558-568.

[11] DONG Y F, CHEN Z Z, ZHAO Z, et al. Potential role of microRNA-7 in the anti-neuroinflammation effects of nicorandil in astrocytes induced by oxygen-glucose deprivation[J]. J Neuroinflammation, 2016, 13(1): 60.

[12] ABEMATSU M, TSUJIMURA K, YAMANO M, et al. Neurons derived from transplanted neural stem cells restore disrupted neuronal circuitry in a mouse model of spinal cord injury [J]. J Clin Invest, 2010, 120(9): 3255-3266.

[13] CARONI P, SCHWAB M E. Two membrane protein fractions from rat central myelin with inhibitory properties for neurite growth and fibroblast spreading[J]. J Cell Biol, 1988, 106(4): 1281-1288.

［14］ CEBALLOS D,NAVARRO X,DUBEY N,et al. Magnetically aligned collagen gel filling a collagen nerve guide improves peripheral nerve regeneration［J］. Exp Neurol, 1999,158(2):290-300.

［15］ DING F,WU J,YANG Y,et al. Use of tissue-engineered nerve grafts consisting of a chitosan/poly(lactic-co-glycolic acid)-based scaffold included with bone marrow mesenchymal cells for bridging 50-mm dog sciatic nerve gaps［J］. Tissue Eng Part A,2010,16(12):3779-3790.

［16］ FITCH M T,DOLLER C,COMBS C K,et al. Cellular and molecular mechanisms of glial scarring and progressive cavitation:in vivo and in vitro analysis of inflammation-induced secondary injury after CNS trauma［J］. J Neurosci,1999,19(19):8182-8198.

［17］ GU J,HU W,DENG A,et al. Surgical repair of a 30mm long human median nerve defect in the distal forearm by implantation of a chitosan-PGA nerve guidance conduit ［J］. J Tissue Eng Regen Med,2012,6(2):163-168.

［18］ GU X,DING F,YANG Y,et al. Construction of tissue engineered nerve grafts and their application in peripheral nerve regeneration［J］. Prog Neurobiol,2010,93(2): 204-230.

［19］ HASHIMOTO T,SUZUKI Y,KITADA M,et al. Peripheral nerve regeneration through alginate gel:analysis of early outgrowth and late increase in diameter of regenerating axons［J］. Exp BrainRes,2002,146(3):356-368.

［20］ HUANG J K,PHILLIPS G R,ROTH A D,et al. Glial membranes at the node of Ranvier prevent neurite outgrowth［J］. Science,2005,310(5755):1813-1817.

［21］ HUNT D,COFFIN R S,ANDERSON P N. The Nogo receptor,its ligands and axonal regeneration in the spinal cord:a review［J］. J Neurocytol,2002,31(2):93-120.

［22］ IDE C. Peripheral nerve regeneration［J］. Neurosci Res, 1996,25(2):101-121.

［23］ LIU C N,CHAMBERS W W. Intraspinal sprouting of dorsal root axons；development of new collaterals and preterminals following partial denervation of the spinal cord in the cat［J］. AMA Arch Neurol Psychiatry,1958, 79(1):46-61.

［24］ LUNDBORG G,ROSEN B,DAHLIN L,et al. Tubular repair of the median or ulnar nerve in the human forearm: a 5-year follow-up［J］. J Hand Surg Br,2004,29(2): 100-107.

［25］ MCLEAN J,BATT J,DOERING L C,et al. Enhanced rate of nerve regeneration and directional errors after sciatic nerve injury in receptor protein tyrosine phosphatase sigma knock-out mice［J］. J Neurosci,2002,22(13): 5481-5491.

［26］ MCGEE A W,STRITTMATTER S M. The Nogo-66 receptor:focusing myelin inhibition of axon regeneration ［J］. Trends Neurosci,2003,26(4):193-198.

［27］ MI S,MILLER R H,LEE X,et al. LINGO-1 negatively regulates myelination by oligodendrocytes［J］. Nat Neurosci,2005,8(6):745-751.

［28］ NORRIS R W,GLASBY M A,GATTUSO J M,et al. Peripheral nerve repair in humans using muscle autografts. A new technique［J］. J Bone Joint Surg Br, 1988, 70 (4):530-533.

［29］ PROFYRIS C,CHEEMA S S,ZANG D,et al. Degenerative and regenerative mechanisms governing spinal cord injury［J］. Neurobiol Dis,2004,15(3):415-436.

［30］ SILVER J,MILLER J H. Regeneration beyond the glial scar［J］. Nat Rev Neurosci,2004,5(2):146-156.

［31］ VOURC H P,ANDRES C. Oligodendrocyte myelin glycoprotein(OMgp):evolution,structure and function［J］. Brain Res Brain Res Rev,2004,45(2):115-124.

［32］ WANG X,HU W,CAO Y,et al. Dog sciatic nerve regeneration across a 30-mm defect bridged by a chitosan/ PGA artificial nerve graft［J］. Brain,2005,128(Pt 8): 1897-1910.

［33］ WEBER R A,BREIDENBACH W C,BROWN R E,et al. A randomized prospective study of polyglycolic acid conduits for digital nerve reconstruction in humans［J］. Plast Reconstr Surg,2000,106(5):1036-1045.

［34］ XUE C,HU N,GU Y,et al. Joint use of a chitosan/PLGA scaffold and MSCs to bridge an extra large gap in dog sciatic nerve［J］. Neurorehabil Neural Repair,2012,26 (1):96-106.

［35］ YUAN Y,SHEN H,YAO J,et al. The protective effects of Achyranthes bidentata polypeptides in an experimental model of mouse sciatic nerve crush injury［J］. Brain Res Bull,2010,81(1):25-32.

［36］ ZHAO Z,WANG Y,PENG J,et al. Repair of nerve defect with acellular nerve graft supplemented by bone marrow stromal cells in mice［J］. Microsurgery, 2011, 31 (5):388-394.

第十八章

缺血性疾病的组织再生

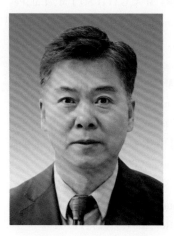

孔德领

教授,博士研究生导师,南开大学生命科学学院院长。获得国家自然科学基金杰出青年科学基金,任教育部创新团队带头人,国家基金委创新研究群体带头人。任中国生物医学工程学会常务理事,中国生物材料学会常务理事,入选国际生物材料科学与工程联合会会士。主要从事心血管生物材料和组织工程研究,特别是小口径人工血管,干细胞、活性水凝胶和纳米材料治疗缺血性疾病研究。

Dr. Deling Kong is a professor of Biochemistry and Polymer Chemistry, the Dean of the College of Life Science in Nankai University. He received the National Outstanding Youth Funds. He is the group leader of the Innovative Team of the Ministry of Education, the Innovative Research Team of the National Natural Science Foundation of China. He serves the standing director in Chinese Society of Biomedical Engineering, and Biomaterials. He was selected the Fellow of International Union of Societies for Biomaterials & engineering. His research focuses on cardiovascular biomaterials and tissue engineering, particularly in small diameter vascular grafts, treatment of ischemic diseases with stem cells, bioactive hydrogel and nanomaterials.

摘要

缺血性疾病是一类全身血管性疾病,包括缺血性心脏疾病、脑缺血性疾病、下肢缺血性疾病、肝缺血损伤、肾缺血损伤等多种类型。缺血导致机体实质细胞的坏死、凋亡,加之组织器官的再生修复能力有限,造成实质组织器官的功能缺失,从而严重危害人类健康。干细胞由于其自我更新和定向分化潜能,在缺血性疾病的治疗中具有广阔的应用前景。然而单纯干细胞移植具有靶向迁移能力差、存活率低、旁分泌效应弱等局限,因此干细胞治疗效果被大大削弱。而应用生物活性材料可显著改善单纯干细胞治疗的不足。常用的生物活性材料有水凝胶材料、纳米材料、脱细胞基质材料等,这些材料通过改善干细胞存活、归巢、调控干细胞生物学行为、诱导干细胞分化、增强干细胞旁分泌效应等作用机制显著增强了干细胞治疗的效果。本章介绍了利用生物活性材料联合干细胞治疗心肌缺血、脑缺血、下肢缺血、肾脏缺血等相关疾病或损伤的研究进展,并对分子影像学技术在干细胞示踪和治疗中的应用进行了综述。随着生物学、生理学、医学、化学和材料学等多学科交叉融合和新型生物材料的研究开发,干细胞治疗在缺血性疾病组织修复再生领域必将取得突破性进展,并将最终应用于临床。

Abstract

Ischaemic diseases are a kind of systemic disorders that are frequently encountered in clinics, including ischaemic cardiovascular disease, ischaemic cerebrovascular disease, lower limb ischaemic disease, renal and hepatic ischaemic injury. Ischaemia often causes the apoptosis of parenchymal cells, as well as the dysfunction of tissues or organs due to the low regeneration capability, thus threatening to the health severely. Stem cells provide a promising strategy for the treatment of ischaemic diseases thanks to the self-renewal and directed differentiation potential. However, direct stem cell transplantation demonstrates shortcomings of non-targeting, low survival rate, and limited paracrine function, which greatly affects the therapeutic efficacy. In this regard, application of bioactive materials (hydrogels, nanoparticles, and decellularized matrix) offers opportunities to enhance the effect of stem cell therapy through improving stem cell survival and homing, inducing stem cell differentiation, and modulating its paracrine effects. In this chapter, recent progress in the treatment of ischaemic diseases or injuries (including myocardial ischaemia, cerebral ischaemia, lower limb ischaemia, renal ischaemia and so on) by utilizing stem cells combined with biomaterials will be reviewed. Additionally, the application of molecular imaging technique in stem cell therapy will also be introduced. With the interdisciplinary collaboration of biology, physiology, medicine, chemistry and material science as well as the development of new biomaterials, breakthroughs in stem cell therapy can be anticipated in near further, and novel biomaterials as well as technologies will be eventually translated into clinical application.

第一节　缺血性疾病的概述

缺血性疾病严重危害人类健康,发病率逐年升高。流行病学调查显示,50 岁以上的肾功能不全患者中患缺血性疾病者占比为 22%。缺血性疾病为全身血管性疾病,多由吸烟、肥胖、高血压、糖尿病等因素引起内皮细胞功能受损,最后发展为全身性动脉粥样硬化,导致血管狭窄,引发组织缺血,包括缺血性心血管疾病、脑缺血性疾病、下肢缺血性疾病、肝缺血损伤、肾缺血损伤等多种类型。

一、缺血性心脏疾病

缺血性心脏疾病是威胁人类健康的头号杀手。冠状动脉阻塞引起心肌梗死,造成心肌细胞大量死亡,影响正常的心肌功能,甚至威胁生命。发生心肌梗死以后,损伤的心肌细胞将被没有收缩功能的瘢痕组织所替代,最终导致心力衰竭。目前临床上主要的治疗手段包括药物治疗、介入治疗、外科冠状动脉旁路移植术等。药物治疗是慢性的治疗方式,需要长期服用药物,还会对其他脏器造成损伤;

介入治疗费用昂贵,并且有一定的适应证范围,而且血管狭窄的复发率较高;冠状动脉旁路移植术创伤比较大,且有手术风险。

二、脑缺血性疾病

脑缺血,即脑梗死,是神经系统的多发病、常见病,具有极高的发病率和致死率。目前主要有以下治疗措施:①血管再通治疗(动脉溶栓、机械碎栓、机械取栓、血管扩张和血栓抽吸)。再通治疗有一定的时间限制,况且管腔的再通非病因性治疗并难以预防脑缺血再发生。②药物治疗(抗凝、抗血小板、神经保护、抗炎症反应、抗细胞凋亡和中医中药治疗)。其在临床应用中虽有一定的优势,但并不能对缺血病因及缺血后的级联反应等各个环节进行干预。

三、下肢缺血性疾病

下肢缺血性疾病是一种导致患者截肢甚至死亡的严重疾病,具有发病率、致残率和致死率高的特点。目前的主要治疗手段有扩血管药物治疗、手术和微创介入重建血管等。但上述传统治疗手段对严重血管病变尤其是无流出道的膝下病变治疗效果欠佳。于是,有人提出利用生长因子(VEGF、bFGF、HGF 等)治疗下肢缺血,但其在临床应用中依然存在诸多问题。例如,VEGF 不仅增加血管通透性导致组织水肿,还可能引发或加重肿瘤、增殖性视网膜病变等。bFGF 不仅会诱导内皮细胞新生,还能诱发其他血管细胞的病理性增殖从而导致进一步狭窄、肿瘤形成,同时可引起血压下降、血红蛋白降低、肾脏疾病等。

四、肝缺血损伤

肝缺血是大型肝脏手术及肝移植时常见的并发症。它常引起术后肝功能障碍,甚至多器官功能衰竭。肝缺血再灌注过程会引起炎症反应,因此抗炎为主要治疗手段。例如,腺苷受体激动剂可以抑制 TNF-α、防止内毒素诱导的肝损伤。大麻素受体激动剂可以降低内皮细胞炎症反应和白细胞趋化性。但是,所用的药物剂量难以把握,而且长期或较大剂量使用抗炎药物,可能导致胃肠溃疡、穿孔和出血,甚至危及生命。抗氧化是另一种常用的治疗方式,研究显示,前列腺素具有抑制活性氧的产生、减少细胞膜降解、改善胰岛素和脂质代谢的功能,此外,曲美他嗪、维生素 E 也能够减轻肝缺血再灌注损伤。但是,人体很多重要物质包括前列腺素、凝血酶原的产生和合成都需要氧自由基的参与才能进行。另外,氧自由基还可防止病原体的侵犯,有杀菌、抑菌的作用。因此,长期使用抗氧化类药物存在诸多弊端。

五、肾缺血损伤

急性肾损伤(AKI)也被称为急性肾衰竭,是临床常见的危重病之一,是多种原因引起肾小球滤过率持续下降,导致代谢产物无法排出从而在血液聚积的一种综合征。肾缺血再灌注损伤是 AKI 最常见的一种病因,其主要的病理改变是肾小管坏死。目前对肾缺血的治疗手段种类繁多,但主要的治疗方式仍然是以肾脏替代治疗为主的支持性疗法。虽然已经有多种模式运用于临床,如间歇性血液透析、连续性血液滤过及最近的持续性低效透析,但肾缺血相关疾病的病死率仍未得到明显的改善,在危重患者中超过了 50%。

第二节　干细胞在缺血性疾病治疗中的应用和存在的问题

一、干细胞的概念、特点和分类

干细胞是具有增殖和多向分化潜能的细胞,具有自我更新复制的能力,能够产生高度分化的功能细胞,多为圆形或椭圆形,体积较小,核质比相对较大。均具有较高的端粒酶活性。干细胞的特点包括:①强大的增殖能力,能够无限增殖与分化。②低免疫原性,因细胞处于原始状态,不易被识别,所以不存在免疫排斥。③多向分化能力,可分化成多种类型的组织细胞,包括肾固有细胞、肌细胞、肝细胞、成骨细胞、软骨细胞等。④增殖的缓慢性,干细胞可连续分裂几代,也可在较长时间内处于不分裂状态,这有利于其对特定的外界信号做出反应,以决定是进入增殖还是进入分化程序,同时有利于减少干细胞内基因突变的危险。⑤增殖自稳定性,生物体器官组织的自我更新必须通过干细胞的增殖来完成。在生物体个体发育过程中,干细胞不断地进行自我更新维持自身数目恒定。⑥可塑性,具有特殊功能的专能干细胞具有较大的可塑性。⑦归巢作用,干细胞通过向组织损伤后炎症部位归巢,从而发挥治疗作用,是细胞移行、植入组织并发挥功能和保护作用的必要过程。⑧免疫调节,T 细胞是特异性免疫反应的主要执行者,研究证实,干细胞具有调节 T 细胞的功能,从而发挥免疫调节作用。依据细胞来源,干细胞可分为胚胎干细胞和成体干细胞。其中,胚胎干细胞包括 ES 细胞和 EG 细胞。成体干细胞包括神经干细胞、血液干细胞、骨髓间充质干细胞和表皮干细胞等。

二、多种干细胞应用于治疗缺血性疾病

干细胞可以替代和修复死亡和受损的细胞,激活休眠和处于抑制状态的细胞,调节旁分泌作用(分泌神经营养因子、抗凋亡因子等),参与多种免疫调控机制,促进细胞间电能力、促进电传导的恢复(如间充质干细胞分泌连接蛋白帮助细胞间连接、促进离子通道的开放等),因此,利用干细胞治疗缺血性疾病具有很好的前景和价值。目前,多种

类型的干细胞已经在缺血性疾病的治疗中体现出重要的应用价值和前景。根据干细胞所处的不同发育阶段,可将干细胞分为胚胎干细胞和成体干细胞两类;根据其分化潜能,则可以分成全能干细胞、多能干细胞和单能干细胞。胚胎干细胞是一种全能干细胞,在适当的诱导条件下,可以在体外诱导,向肌肉细胞、神经细胞、肝细胞等多种细胞分化。将胚胎干细胞用于多种疾病治疗的研究取得了显著的治疗效果。

(一) 脐血干细胞

脐血干细胞是一类以分化潜能为特点的干细胞。研究发现,脐血干细胞移植治疗能够显著缓解缺血症状,且远端血管造影显示有大量毛细血管形成。脐血干细胞可显著促进损伤部位血管新生。有研究将人脐血干细胞注射于患者下肢缺血肌肉,发现患者下肢冰凉、疼痛等症状有所缓解。

(二) 外周血干细胞

外周血干细胞是指游离在循环血中的干细胞。有学者将外周血干细胞移植于缺血下肢中,疗效显示患肢症状好转。研究人员把该细胞移植技术应用于下肢动脉硬化闭塞症患者,结果患肢缺血症状好转并有新生血管形成。研究显示,该方法可改善缺血患肢的微循环。

(三) 骨髓间充质干细胞

骨髓间充质干细胞是多能细胞,源于发育早期的中胚层和外胚层。研究发现骨髓间充质干细胞移植可治疗患者严重肢体缺血。有专家应用此移植技术治疗糖尿病足,发现缺血下肢有新生侧支血管形成,缺血症状缓解。国外也有研究发现骨髓干细胞可改善组织血流灌注以治疗下肢缺血。

(四) 内皮祖细胞

内皮祖细胞是血管内皮细胞的前体细胞,亦称为成血管细胞。内皮祖细胞可参与新生血管的形成,其不仅直接参与内皮再生修复,所分泌的血管生长因子也发挥着重要作用。

(五) 造血干细胞

造血干细胞是指尚未发育成熟的造血细胞,是所有造血细胞和免疫细胞的起源细胞。具有两个重要的特征:其一,高度的自我更新或自我复制能力;其二,可分化成所有类型的血细胞。

(六) 脂肪干细胞

脂肪干细胞是从脂肪组织中分离得到的一种具有多向分化潜能的干细胞。研究人员发现其具有缩小心脏坏死面积和改善左心室功能的作用。

(七) 神经干细胞

神经干细胞是一类具有分裂潜能和自我更新能力的母细胞。研究人员发现该干细胞可治疗脑缺血,促进血管新生。研究者还发现其具有神经元替代治疗和营养神经作用。

三、干细胞治疗存在的问题

干细胞能够通过定向分化、旁分泌等作用机制促进损伤组织的再生重建,在缺血性疾病的治疗领域具有显著的优势和重要地位,但其在应用过程中仍存在安全性、有效性、伦理等诸多问题。

(一) 安全性问题

1. 基因突变　MSC 培养代数过高会引起染色体异常从而带来免疫毒性。

2. 添加物的残留　抗生素、胶原酶、胰酶、动物血清成分、DMSO 会对人体造成伤害。

3. 污染问题　细菌、支原体、病毒等外源致病因子污染会增加质量控制难度和安全性风险。

4. 不良分化　向目的细胞的增殖分化机制不明确,且增殖程度无法控制。未分化干细胞会进行非定向分化或堆积成瘤,可能存在致瘤性、致突变等不良反应。

(二) 有效性问题

目前的干细胞提取分离手段难以得到高纯度的干细胞,同时,移植的干细胞存活率较低。另外,部分干细胞靶向迁移的能力较弱,例如 Mu 等发现单纯注入骨髓间充质干细胞并不能起到促增殖作用。此外,多数干细胞治疗缺乏循证医学证据:目前已经进行的干细胞移植实验与临床试验,大多数疗效缺乏循证医学证据。已经开展的很多临床试验都没有进行严格的大规模随机对照研究,也未发现长期疗效,无法为大多数干细胞治疗的可靠性提供直接的证据。

(三) 伦理问题

异体干细胞的来源和获得方式引起广泛的道德争议;关于胚胎干细胞是否具有生命并是否应该得到尊重的争论一直没有休止。

(四) 成本问题

干细胞制剂生产对于生产环境、技术人员、仪器设备、电子系统管理具有较高要求。干细胞制品制备到移植要经漫长的体外过程，从组织采集、分离、筛选、建库，到细胞扩增、诱导与分化、制剂与冻存、质量检验，再到冷链传输、复苏、临床配制与输注，过程一般要持续数月，需要耗费大量的财力和物力。因此，利用新的策略调控干细胞的功能和行为成为重要的研究方向。

第三节 生物材料调控干细胞促进组织修复

一、生物材料的概念和特性

生物材料是用于与生命系统接触和发生相互作用的，并能对其细胞、组织和器官进行诊断治疗、替换修复或诱导再生的一类天然或人工合成的特殊功能材料，又称生物医用材料，具有生物功能性、生物相容性、生物降解性和可加工性。生物材料作为近年来快速发展的新兴学科，是材料学、生命科学、医学、工程学的交叉融合，被广泛应用于临床医学、新型制造、生物技术等领域。进入 21 世纪，随着现代生物学和材料学的快速发展，生物材料也进入了新的发展阶段。纳米技术、表面改性技术、3D 打印技术和干细胞技术等前沿科学技术与生物材料制造及临床转化密切结合，推进生物材料进入了智能纳米生物材料时代。此外，生物材料学科的研究领域不断扩展，药物递送、肿瘤靶向诊疗、分子影像及诊断等已成为生物材料研究的前沿领域。同时，受生物材料启发的仿生制备技术也为新材料的开发提供了新的思路。

二、生物材料的应用及其优势

目前，常用的生物材料有水凝胶、纳米材料、生物膜以及三维打印等。水凝胶是一种具有三维网络结构的新型功能高分子材料，以其含水量高、溶胀快、柔软、具有橡胶般的黏稠性和极好的生物相容性等特点，目前已经得到广泛应用及研究。纳米材料是由尺度 1~100nm 微小颗粒组成的体系，由于纳米材料较小的粒径、较大的比表面积，使其具有优异的光学、电学、磁学及催化性能。利用物理、化学、生物学及医学等手段，可以对纳米材料的尺度、粒径分布、形貌、表面性质及带隙等进行调控，从而使其具有特殊的性质及应用。生物膜是指组成生物体细胞各个"构件"的膜，细胞内的细胞膜、核膜以及内质网、高尔基体、线粒体等细胞器，就是这台"机器"中一些功能相关的"部件"，它们都由膜构成，这些膜的化学组成相似，主要由蛋白质、脂类和少量的糖类组成，统称为生物膜。生物膜研究已涉及微生物学、医药工程、环境工程、生物工程、化学、物理及材料科学等诸多学科，最主要的应用在医学领域上，人工合成的膜材料已用于疾病的治疗，例如人工膜代替病变器官、人工肾中的"血液透析膜"。三维打印是一门快速发展的增材制造技术，能精确控制三维支架的外形及内部微结构，从而实现个性化医疗，在组织修复和再生领域拥有巨大的应用潜力。近年来，基于三维打印技术发展而成的三维生物打印受到越来越多研究者的关注，该技术突破了传统组织工程技术生物功能设计的局限性，可精确控制细胞在支架材料中的定点分布，微观上构建具有适合细胞生存的微环境，为细胞提供了真正的三维均衡生长环境，使得复杂器官具有匹配构建和个性化再生的可能。

三、生物材料在干细胞治疗中的作用

在组织工程干细胞治疗中，决定细胞治疗效果的关键在于，首先，要保证病灶部位有充足的干细胞数量，这是治疗成功的前提条件。一方面，需要保证移植后干细胞的增殖能力；另一方面，要保证周边的干细胞可以有效地向病灶部位迁移。其次，需要有效地调控干细胞的行为。一方面，在保持其干性的同时也可以实现持续增殖；另一方面，在需要时干细胞可以向着特定的下游细胞分化，促进干细胞的旁分泌，使其分泌相应的生长因子以达到促血管新生或免疫调节的作用。鉴于此，生物材料学的快速发展为这些问题提供了答案。越来越多的证据显示，生物活性材料能够调控干细胞的特定生物学行为，包括表型、增殖、分化、迁移，并且能够增强移植细胞促血管新生和免疫调控相关的旁分泌作用。

（一）生物材料改善移植干细胞的存活

为避免干细胞在注射过程中由于受到机械损伤而产生凋亡，可以利用生物材料如支架、水凝胶

等作为细胞的递送载体。Gao 等使用壳聚糖水凝胶负载脂肪来源 MSC 对缺血再灌注损伤的大鼠肾脏进行修复，结果显示，用水凝胶负载细胞进行递送可以大大提高移植 MSC 的滞留和存活率。Cho 等使用负载抗氧化剂 α-硫辛酸的胶原蛋白/聚(γ-谷氨酸)水凝胶作为可注射的支架，联合骨髓来源 MSC 治疗顺铂诱导的小鼠肾功能障碍，可以显著降低血尿素氮和肌酐水平，促进肾功能恢复。另外，有研究结果显示，病灶部位往往存在炎症或组织缺氧，不能够给细胞提供良好的生长环境，可应用组织工程方法构建载体材料为外源干细胞提供良好的生长环境，提高增殖率。Feng 等利用 IGF-1C 功能多肽修饰壳聚糖水凝胶构建细胞递送载体，该活性水凝胶能够显著增强移植脂肪来源 MSC 的体内存活，改善其旁分泌功能，从而促进其介导的肾脏再生。Kofidis 等采用基质胶负载鼠胚胎干细胞注射于梗死区，Wang 等采用两种不同的水凝胶负载骨髓干细胞治疗，均大大提高了移植细胞在梗死区的存活率。这些研究都充分表明生物活性材料可为干细胞提供一个良好的微环境，促进移植细胞的存活。

（二）生物材料促进干细胞归巢

干细胞移植后是否能定向迁移到病灶部位也是决定干细胞治疗效果的一个关键因素。干细胞移植后迁移的途径和分子机制目前尚不是十分清楚。但是，有研究表明，移植干细胞的迁移除各种黏附因子、神经生长因子外，局部微环境改变、外在刺激等都可能是影响移植干细胞迁移的重要组成部分。近年来，有研究表明，CXCL12/CXCR4 信号分子通道对干细胞向损伤部位的迁移具有强烈的趋化作用，并影响干细胞在损伤区域的聚集。Lu 和 Bagri 等发现在 CXCR4 基因敲除的小鼠齿状回，颗粒前体细胞不能迁移到正确的部位而发生了异常易位。Ma 等成功运用了 CXCR4$^{-/-}$ 小鼠胚肝细胞在嵌合型小鼠体内进行骨髓重建，结果发现在外周血出现了幼稚的 B 细胞和髓系细胞，表明 CXCR4$^{-/-}$ 细胞不能锚定在骨髓内。Belmadani 等以鼠的胚胎为基础建立模型，发现神经管细胞从背侧神经管向背根神经节(dorsal root ganglia，DRG)迁移时，DRG 处有 CXCR4 的表达，同时发现迁移到 DRG 的路径上有 CXCL12 的表达，并且 CXCR4$^{-/-}$ 的小鼠其 DRG 发育不全，这表明 CXCL12/CXCR4 在发育过程对细胞迁移起重要作用。

还有研究表明，噪声性损伤后 CXCL12 表达增高，高表达位置在螺旋韧带，并与骨髓基质细胞在耳蜗的聚集相关。因此，可以通过理性的生物材料设计在一定程度上促进细胞的归巢。

（三）生物材料诱导移植干细胞的分化

用适宜的生物材料负载干细胞进行递送，不仅可以提高移植细胞在移植过程中的存活率，还可以定向诱导干细胞向缺损细胞分化。干细胞分化一方面可以由小分子物质或者生长因子来调控；另一方面也会受到微环境中物理和化学信号的影响。了解这些影响因素以后，可以将其整合到我们所研究的生物活性材料中，使其不仅可以为干细胞提供拓扑结构和机械性能信号，而且还可以作为平台为干细胞提供各种黏附因子信号，并实现活性信号的缓释。最终借助生物活性材料充分复制体内干细胞微环境的各种信号，高度模拟干细胞微环境。许多证据表明，生物活性材料能够刺激肾脏固有干细胞分化为肾脏组分而促进肾脏再生，而且通过调控特定信号通路能够启动终末分化组织或细胞的自我修复。Yang 等证明"应用生物活性材料激活内源性干细胞修复脊髓损伤"，并采用全基因组表达谱分析方法阐明了机制。他们发现生物材料可激活成年动物内源性神经干细胞，诱导其分化成功能性的神经元，并与宿主脊髓建立了功能性神经环路，使脊髓损伤得到恢复。Zhang 等成功利用纳米颗粒诱导移植到海马的外源神经干细胞向神经元分化，显著提高了阿尔茨海默病小鼠的行为认知能力。

（四）生物材料增强干细胞的旁分泌效应

移植的干细胞在体内若干通路的调控作用下可以促进组织的再生与修复。但是，往往损伤部位的缺血/缺氧会导致移植干细胞的旁分泌能力降低。干细胞对其周围环境具有敏感性，它会对周围环境在所有尺度(从微米级到分子级)上做出响应行为，在此基础上可设计出能够有效控制干细胞增殖、分化和旁分泌的新型生物支架材料。例如在干细胞移植治疗下肢缺血的模型中，移植后细胞存活需要氧气和营养，这就需要细胞与血管之间的距离必须在 $200\sim400\mu m$ 以内，为植入材料内部的干细胞提供充足的营养和氧气，以保证移植的干细胞具有旁分泌功能。有实验证明 ADSC-CM 对心肌梗死有明确的治疗作用，ADSC 可旁分泌多种细胞因子如 VEGF、HGF、IGF-1、sFrp2 等,参与各种心脏修复过程,包括减少心肌细胞凋亡,促进血管新生,从而保护缺血心肌的功能。另外,移植的干细胞通过旁分泌作用也可以激活内源性的干细胞发挥作用。近期,Li 等通过纳米颗粒负载药物来使移植的干细胞刺激内源性干细胞的激活,从而有效治疗疾病。

四、生物活性材料促进干细胞介导的缺血组织再生

(一) 生物材料增强干细胞治疗心肌梗死

心肌梗死是常见的缺血性疾病之一,也是导致死亡的主要因素。目前,心肌梗死的治疗主要包括预防性治疗和心肌保护治疗,通过预防血栓的形成和增加心肌细胞对缺血的耐受性来减轻心肌缺血损伤。但是针对坏死的心肌细胞则缺少有效的治疗策略。以干细胞治疗为手段的再生医学研究为心肌损伤后的再生修复奠定理论基础。然而,单纯的干细胞治疗具有滞留率低、存活差和分化效率低的不足,极大降低了干细胞治疗的效果。利用组织工程手段设计合成生物材料并联合干细胞进行移植,具有改善移植细胞的存活环境并提高干细胞的增殖、分化效率的优势,还能促进干细胞旁分泌功能的发挥。因此,设计并合成具有功能活性的生物材料,势必会增强干细胞治疗效果。在心肌损伤修复的研究中,常用到的生物材料载体包括水凝胶、心肌补片和工程化的心肌组织等。

1. 水凝胶增强干细胞治疗 水凝胶是以水为分散介质、具有网状交联结构的水溶胀高分子,包括天然水凝胶(如纤维蛋白、海藻酸盐、壳聚糖)和合成水凝胶(如聚乙二醇)两类。这些材料是高度水合的,可以利用注射器和导管等通过微创技术注射。可注射水凝胶在注射过程中发生自组装并经历剪切变稀从而发生胶凝化(例如双组分体系、光引发和自组装),此外,还有经过修饰制成的酸碱度和温度等响应的水凝胶材料。将水凝胶用于干细胞移植,最基本的作用是它可以帮助干细胞在注射位点的驻留。海藻酸盐水凝胶具有较好的组织相容性,将海藻酸盐水凝胶联合间充质干细胞(MSC)治疗心肌梗死,超声心动图和心脏磁共振成像结果显示水凝胶联合 MSC 移植显著改善心肌功能,减

少瘢痕形成,与单独 MSC 注射相比,海藻酸盐水凝胶联合 MSC 递送提高了移植的干细胞的驻留率,并促进微血管密度的增加。胶原蛋白也被用作多种干细胞的载体,用于治疗心肌梗死的研究。在胶原蛋白支架上种植内皮祖细胞(EPC)后进行心肌内注射,能够诱导血管新生,改善心梗大鼠的心脏功能。心肌内注射负载有人胚胎干细胞来源的内皮或平滑肌细胞的聚乙烯乙二醇水凝胶,能够增加左心室射血分数,改善左心室舒张和收缩末期容积,减少梗死体积。Tokunaga 等利用自组装多肽凝胶在心肌梗死后将心脏祖细胞运输至心肌边界区,确保了有效的细胞传输并提高了细胞的存活率。

除了作为干细胞的递送载体,水凝胶材料还可以通过负载趋化因子、生长因子等通过调控内源性干细胞的募集改善心肌损伤修复。基质细胞衍生因子-1α(SDF-1α)及其受体(CXCR4)是骨髓细胞归巢的关键调控因子,它们在动员骨髓细胞进入外周血液循环和局部组织归巢中发挥作用。使用基于透明质酸的水凝胶将 SDF-1α 递送至梗死心肌组织,能够提升趋化因子在心肌组织中的表达,并增强内皮祖细胞向梗死位点的趋化性,增加血管数量,改善心室结构和心脏功能。利用胶原蛋白材料递送 VEGF 能够招募内皮细胞和骨髓细胞的归巢和增殖,改善心脏组织结构和功能。

此外,水凝胶材料可以经历一系列的生物物理和生物化学修饰,被赋予更多的生物活性。一氧化氮(NO)是预防心绞痛和心肌梗死的一线药物,并在心肌保护中发挥重要的作用。利用合成的负载有 NO 供体分子的 NapFF-NO 水凝胶联合脂肪间充质干细胞(ADSC)治疗心肌梗死的研究中,共移植不仅提高了移植干细胞在梗死位点的驻留,还通过递送 NO 进一步增强了在缺血区域血管新生相关生长因子的表达,使 NO 协同干细胞对心肌损伤修复发挥治疗作用,更加改善了心脏组织结构和功能。除了上述应用生物材料递送或募集干细胞的研究,还有大量利用水凝胶材料负载干细胞治疗心肌梗死的研究,均通过改善移植干细胞的存活,增强了心肌损伤后的再生修复。心肌梗死导致心肌细胞坏死凋亡,间质细胞增生,从而表现出心肌纤维化的病理改变,影响正常的心肌功能。干细胞治疗能够在一定程度上减轻心肌缺血损伤,利用生物

活性材料,如水凝胶联合干细胞移植治疗心肌梗死,则通过提高干细胞的驻留和促进干细胞功能的发挥,进一步强化干细胞的治疗效果。由上述内容可知,利用天然的或化学修饰的水凝胶材料负载干细胞治疗心肌梗死,不仅能够改善移植干细胞的存活达到增强修复的目的,同时可以通过多种化学修饰,赋予水凝胶材料更多的生物活性,进一步优化干细胞递送体系,营造更加有利地递送微环境,充分实现干细胞促进损伤修复和再生的治疗效应,对于单纯的干细胞治疗,具有显著优势(图18-1)。用保护性的纳米多孔凝胶包裹外源性心脏干细胞可以延长细胞的驻留,通过增加负载的干细胞数量并改变载体材料的物理性质,可以增强细胞迁移、存活、增殖、旁分泌信号等,促进受损心肌的内源性修复,同时改善细胞介导的损伤心肌修复(图18-2)。

2. 心脏补片与心肌再生　除了可注射水凝胶材料,近年来,用心脏补片作为干细胞递送载体成为新的研究热点。聚对苯二甲酸乙二醇酯(Dacron)、聚四氟乙烯(Gore-Tex)和牛心包膜或同种异体移植物是目前临床应用的贴剂。然而,这些支架材料常导致宿主异物包裹,甚至需要再次手术来更换补片。因此,有必要开发具有与损伤修复过程具有相当的生物降解速率和足够弹性和强度的生物可降解补片,同时能够促进干细胞的黏附、生长和功能。

目前,一些具有生物活性和生物可降解的心脏补片已被开发用于损伤心肌的再生修复。例如胶原蛋白补片,在大鼠心肌梗死模型中,植入含有MSC的胶原蛋白补片与梗死面积、心室壁厚度、血管生成、灌注和收缩功能等的改善密切相关。除了胶原蛋白补片,纤维蛋白(fibrin)的网状结构也可用于负载治疗性干细胞。建立猪的心肌梗死模型后,用纤维蛋白补片递送MSC或胚胎干细胞衍生(hESC-VC)的血管细胞进行治疗,其中移植的MSC分化为类肌细胞样细胞,并且与收缩过程中心室壁增厚相关,而hESC-VC治疗与心脏功能、灌注和能量代谢的改善相关,同时左心室壁应力下降,移植细胞在损伤位点的驻留增多。将心肌细胞与藻酸

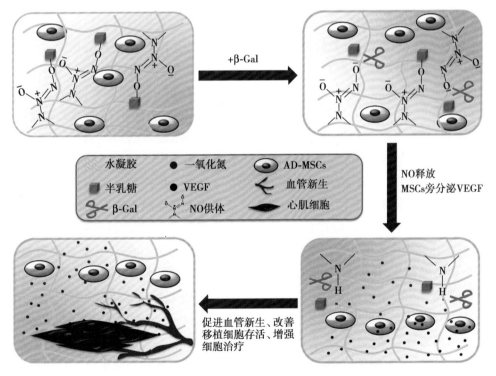

图 18-1　水凝胶增强干细胞治疗心肌梗死

β-Gal. β-galactosidase,β 半乳糖苷酶;VEGF. vascular endothelial growth factor,血管内皮生长因子;NO. nitric oxide,一氧化氮;AD-MSC. adipose derived mesenchymal stem cell,脂肪来源的间充质干细胞。

引自:YAO X,LIU Y,GAO J,et al. Nitric oxide releasing hydrogel enhances the therapeutic efficacy of mesenchymal stem cells for myocardial infarction[J]. Biomaterials,2015,60:130-140.

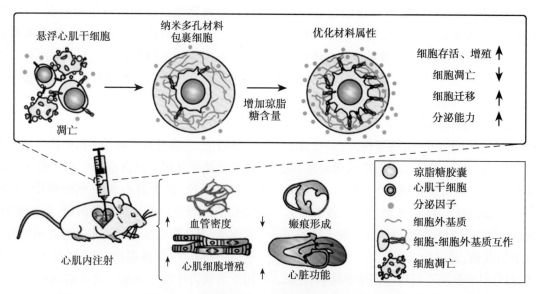

图 18-2　利用纳米多孔凝胶增强心肌损伤修复

引自：KANDA P，ALARCON E I，YEUCHYK T，et al. Deterministic Encapsulation of Human Cardiac Stem Cells in Variable Composition Nanoporous Gel Cocoons To Enhance Therapeutic Repair of Injured Myocardium [J]. ACS Nano，12（5）：4338-4350.

盐共培养制成心肌补片应用于大鼠心肌梗死，移植28 天后，心脏补片能够在心脏结构和心肌电活动方面实现与宿主心肌融合。以脱细胞基质材料薄片携带骨髓间充质干细胞构建心脏补片，植入梗死区心肌表面，能有效改善左心室射血分数、增加左心室收缩压的同时减少左心室舒张压。Godier-Furnémont 等将人间叶细胞来源的细胞种植在纤维蛋白支架上，再与去细胞化的人类心肌膜片共同构建心脏补片，证实移植 28 天后该补片可通过细胞因子旁分泌作用促进骨髓间充质干细胞迁移到心肌损伤部位，改善左心室射血分数、缩短左心室内径及增加新生血管密度。除生物源性的心脏补片材料来源外，各种合成材料也开始被广泛应用。Siepe 等利用具有多孔渗透性的聚氨酯培养大鼠骨骼肌成肌细胞构建心脏补片，移植 28 天后亦能有效改善心脏收缩功能及左心室射血分数。将生物可降解的聚乙交酯-己内酯与骨髓间充质干细胞共培养后移植至梗死周边区心肌，治疗 28 天后同样能提高左心室射血分数，减少梗死面积。同样，心肌补片还可以通过递送生长因子，诱导内源性祖细胞的募集，从而促进心肌损伤再生。通过直接连接含有胶原蛋白结合结构域的 VEGF 或负载工程化修饰过表达 VEGF 的细胞，胶原蛋白补片还被用于递送 VEGF，延长了 VEGF 递送的持续时间，并通过

招募干细胞归巢和促进血管内皮细胞增殖，增强了梗死心肌组织内的血管生成，强化内源性干细胞促进修复的效果。在小鼠心肌梗死模型中，用含有基质细胞衍生因子-1（SDF-1）的聚乙二醇化修饰的纤维蛋白补片贴合在梗死心肌表面，能够大量募集c-kit 阳性的心肌祖细胞，并促进其增殖分化，达到促进修复，减小梗死面积，改善心脏功能的作用。此外，还有通过 3D 打印的方式构建的心脏补片也被用于心肌梗死的再生治疗，取得了显著的治疗效果。

组织工程补片是生物可降解的、由天然衍生或合成聚合物制成的支架材料，补片的应用以实现心肌补片与固有心肌融合进而取代受损或有缺陷的组织为目的。由于支架可以提供支持细胞的结构完整性，为细胞提供营养，并通过生物力学结构和性能控制细胞增殖、分化行为，因此，它们将在心肌功能组织的再生研究中起到关键作用。

3. 工程化的心肌组织　心肌梗死导致心衰以后，心脏移植成为唯一的治疗办法。然而面对配型和供体数量的限制，使得心脏移植术在临床中广泛实施几乎不可能。因此，通过体外建立工程化的心肌组织用于替代性的再生治疗，是十分具有应用前景的策略。

最早的产生工程化心肌组织的方法是将胶原蛋白和细胞外基质蛋白作为支架负载新生大鼠心肌细胞，种植在晶格或圆形模具中，经过液相混合物的自发重塑和周期性的机械刺激，在培养7天到14天后得到能够自发地同步收缩的工程化心肌（engineered heart tissue，EHT）。通过将这些圆形的构件叠加并进行失调性机械刺激，然后植入大鼠心梗模型中，经过电生理学检测显示工程化的心肌能够与天然组织电耦合，并改善心脏的舒张和收缩功能。这项具有里程碑意义的研究首次清楚地表明，植入EHT可以促进心脏功能的改善。此后，有研究通过将单层心肌细胞堆叠形成心肌细胞片，再将细胞片移植到心梗的大鼠心脏。移植心肌细胞片使得心脏功能得到显著改善。使用堆叠单层心肌细胞的方法，通过连续操作和多次植入，可以获得厚度达1cm的心肌组织。细胞片法也被用于评估Sca-1阳性的心脏祖细胞（CPC）在衰老猴心梗治疗和恒河猴胚胎干细胞衍生SSEA-1阳性心脏祖细胞的能力，两项研究都显示出移植细胞能够改善心脏功能并向心肌细胞分化。以上研究表明了构建工程化心肌组织的可实现性。近年来，随着全器官脱细胞支架材料的制备和全器官灌流技术的出现，极大推动了心脏组织工程的快速发展。Ott等采用Langendorff心脏灌流装置制备出全器官脱细胞心脏支架材料，并将体外培养的心肌细胞注入脱细胞心脏支架内部培养，一段时间后恢复了部分心脏功能。此外，还有研究以猪心脏作为研究目标，通过全器官灌流去除去细胞成分，再将小鼠新生心肌细胞及内皮细胞接种于脱细胞支架上。研究显示脱细胞心脏支架经再细胞化后其冠脉血管出现内皮化，而心脏组织在10天内可检测到电生理信号。以上研究揭示了心脏器官或组织再造的可能性。组织工程脱细胞支架材料的制备与以干细胞治疗为手段的再生医学的联合应用，为工程化心脏组织的制备带来曙光。

（二）生物活性材料联合干细胞治疗中枢神经系统疾病

神经组织工程可为神经组织的修复与重建提供理想的支架，目前生物活性材料的应用使得神经组织工程进入了一个新的领域。生物活性材料旨在通过模拟细胞在体内生长的三维微环境来为细胞提供一个有利于其生长的环境。理想的生物活性材料需要满足以下几个要求：有利于营养物质的传递和代谢废物的排出；具有足够的机械强度以支持神经组织的再生；具有较低的免疫原性；材料无毒性、无免疫原性、可降解。目前，多种组织工程技术已经被应用于神经再生领域，包括脱细胞支架、静电纺丝支架、自组装多肽、纳米材料以及3D打印技术。

1. 脱细胞神经支架　脱细胞神经支架不仅具有天然神经的三维空间结构，而且具有低免疫原性，已用于临床治疗<30mm神经缺损并取得了一定的效果，但对于>30mm的长段神经缺损修复效果并不理想，这可能与轴突的纵向迁移能力下降有关，自体神经移植修复仍是治疗的金标准。近年来，有学者将脱细胞神经支架联合间充质干细胞或施万细胞构成组织工程神经以支持修复长段神经缺损，这将是进一步研究的方向。目前国内外已有较多学者开始进行脱细胞神经支架联合间充质干细胞或施万细胞治疗神经缺损的研究。Xiang等采用脱细胞神经支架联合神经干细胞修复大鼠坐骨神经缺损，术后12周大鼠患侧的坐骨神经功能指数优于单纯脱细胞神经组。Jiang等用脱细胞神经支架联合自体施万细胞用于修复猕猴的长段尺神经缺损，其治疗效果接近于自体的健康神经。这些结果表明脱细胞神经支架复合种子细胞治疗神经缺损的效果优于单纯脱细胞神经支架治疗组。

2. 静电纺丝神经支架　静电纺丝法是合成神经支架的常用方法，高度有序的静电纺丝神经支架能引导神经由受损处近端向远端增殖，且效率远高于随意组合的支架。神经干细胞的体外扩增培养体系一般是与基质细胞共培养或者在添加生长因子的条件下球状悬浮培养，但这两种培养方法都有局限性。在脑中神经干细胞与侧脑室的下区和海马的齿状回颗粒下层的基底膜相接触，基底膜的纳米结构有助于神经干细胞的活性维持和快速扩增。Nisbet等将大鼠神经干细胞种植在750nm直径的氨基化静电纺丝的PCL支架上，发现氨基化的PCL支架能够显著提高神经干细胞的黏附和增殖。LN被证实在体外培养时可以促进神经干细胞的黏附。这些结果说明，纳米纤维上结合LN可以调节神经干细胞与神经干细胞之间以及神经干细胞与基质之间的相互作用，从而调控神经干细胞的迁移和增殖。

3. 自组装多肽　生物自组装技术能构建天然组织材料和复杂的仿生组织环境。一些天然多肽自发地组装形成有序的纳米纤维，并在水溶液中变为支架。这些肽还有具有亲疏水特性。在水溶液中，亲水基与水分子相互作用，以形成一个高水含量的水凝胶纳米纤维网，其内的疏水性区域形成纳米纤维内部双层结构，这些结构近似天然细胞外间质，细胞相容性良好。研究人员合成了一种自组装肽 Ac-RADARADARADARADA-CONH$_2$（RADA16），并把它作为鼠的神经干细胞三维纳米纤维支架，并在 RADA16 肽中附加了几种功能序列，如细胞黏附和分化序列、促分泌等功能序列，结果显示肽支架很大程度上提高了神经细胞的存活率。Tysseling-mattiace 等通过大量的实验证明，将一些活性多肽片段如 RGD、IKVAV、PDSGR 等通过固相合成法连接到寡肽或两亲性多肽分子的 C 端，经修饰后的多肽分子自组装后，活性片段可暴露于纳米纤维表面，并能赋予多肽材料与活性多肽片段类似的生物学活性。

4. 纳米生物材料 纳米生物材料已被证明可改善轴突的延伸、增强支架材料与靶损伤神经之间的连接。在各种纳米生物材料中，碳纳米管（carbonnanotube，CNT）和纳米碳纤维（carbonnanofiber，CNF）的应用研究最为广泛。CNT 和 CNF 能够作为一个好的细胞植入界面，已明确二者与干细胞结合修复受损神经损伤的方法有效。利用纳米纤维支架材料表面的拓扑结构可以有效地调控干细胞向神经方向分化的行为，如调控干细胞形貌、黏附以及神经突起的延伸。研究表明，相比于各向同性的支架材料，具有定向结构的纳米纤维支架可以更有效地促使干细胞向神经元的分化。Xie 等利用 PLGA 纳米纤维支架与神经干细胞、Rolipram 联合应用移植治疗 SD 大鼠坐骨神经缺损模型，并成功实现了缺损部位周围的神经再生。利用 IONP 标记 MSC 分泌的微囊泡，经密度梯度离心分选后用于脊髓损伤的治疗，同时利用磁场导向实现囊泡的靶向富集，通过分泌生长因子、抗凋亡、抗炎症反应和促进血管新生等机制促进脊髓损伤修复（图 18-3）。

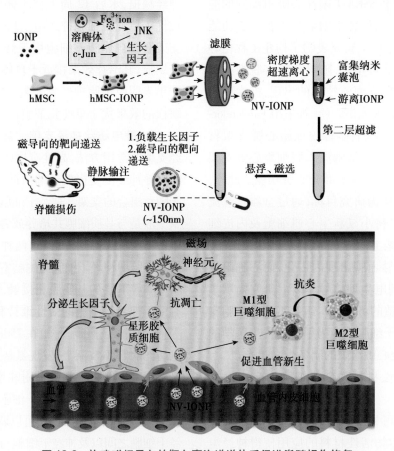

图 18-3 构建磁场导向的靶向囊泡递送体系促进脊髓损伤修复

IONP. iron oxide nanoparticle，铁氧纳米颗粒；Fe^{3+} ion. 铁离子；hMSC. human mesenchymal stem cell，人间充质干细胞；NV-IONP. nanosicles containing IONP，铁氧纳米颗粒标记的纳米囊泡。
引自：KIM H Y，KUMAR H，JO M J，et al. Therapeutic efficacypotentiated and diseased organ-targeting nanovesicles derived from mesenchymal stem cells for spinal cord injury treatment［J］. Nano Lett,2018,18（8）:4965-4975.

5. 3D打印技术 3D打印系统能精准设计具有高复杂性、高度仿生的内部结构和形状的支架，打印出实体模型。研究人员发现均一的细胞间距能直接改善细胞间交流和神经组织的形态。当前3D生物打印技术是利用改性喷墨打印机来调节细胞和水凝胶的配比。经热喷墨打印机喷射出的神经元的细胞属性和功能包括神经元表型和电生理仍然保留。生物打印能够制造外形确定、结构复杂、适合于神经再生的支架，且越来越多的应用于合成具有精确可控性的三维神经组织支架。Ferris等研发了一种由无内毒素的低酰基凝胶糖胶和PC-12细胞组成的新型油墨，能很好地防止细胞积聚并可利用市售的油滴生物喷墨系统打印。还可将含有鼠骨髓干细胞和施万细胞的圆柱状多细胞混合物逐层植入预成型的琼脂糖支架，结果证明受损神经的运动和感觉功能都恢复良好。

使用生物材料和神经细胞能为神经损伤部位提供一个促进生长修复微环境，尤其是在较长的神经缺损时更具有优势。神经再生是一个复杂的过程，随着组织工程、再生医学的发展和人们对神经科学认识的加深，组织工程构建的人工神经材料不仅在结构更在功能方面有望接近人体原有的神经组织，从而成为替代自体神经移植，并成为修复周围神经损伤的一种新的有效方法。

（三）生物活性材料联合干细胞治疗慢性肺病

慢性肺病包括慢性阻塞性肺病和肺纤维化，这些患者具有持久的慢性呼吸症状，如呼吸短促、胸闷、呛咳、疲倦等，这些症状严重影响患者的日常生活。目前，肺移植是挽救终末期慢性肺病患者的唯一途径，但面临移植供体有限、成本高、并发症严重、术后存活率低等不足。近年来，组织工程技术的快速发展使研究人员能够通过运用各种类型的祖细胞或诱导多能干细胞填充脱细胞化的全肺支架来建立工程化的供移植肺，这一新型技术的建立将为临床治疗肺病奠定理论基础，并将改善慢性肺病的治疗现状。

1. 生物材料诱导肺源性血管的建立 在肺中，血管系统的形成是发育和再生过程中最早和最重要的事件之一。肺中新形成的脉管系统不仅可以输送器官形成所需的氧气、营养物和各种细胞成分，还可以为周围细胞提供有益的调节信号。此外，血管生成紊乱会导致慢性肺病如慢性阻塞性肺病（COPD）、支气管肺发育不良（BPD）和肺纤维化的发生和发展。由此可见，血管生成在肺组织再生性肺泡化过程中具有十分关键的作用。因此，为了开发更有效的工程肺或慢性肺病治疗策略，有必要了解肺特异性血管生成的基本机制。

最近有研究通过将基质胶（matrigel）植入弹性模具中，并将该模具加载于小鼠肺部，构建了诱导肺部特异的血管系统生成体系，成功地将血管和肺上皮细胞募集到凝胶中。这种独特的方法允许研究人员探索肺特异性血管生成的机制以及生理病理条件下血管和非血管性肺细胞之间的相互作用。然而，该体系中的基质胶不具有临床适用性，而且加载弹性模具会影响肺脏功能并引起呼吸痛。因此，纤维蛋白凝胶因其强的促再生能力和生物可降解性，被广泛应用于上述体系的替代研究。将包含血管内皮生长因子（VEGF）和碱性成纤维细胞生长因子（bFGF）的纤维蛋白凝胶材料直接注入小鼠肺中，成功实现了宿主肺源性血管生成，进一步优化了肺源性血管建立的研究体系。此外，通过向脱细胞化的全肺支架中注入由诱导多能干细胞产生的内皮细胞和血管周细胞，实现了功能性肺血管的再生，内皮覆盖率达到了正常肺组织中的75%。将此方法扩展到人类肺叶，也实现了高效的细胞输送，建立了可灌注的血管系统。

2. 组织工程肺的建立 肺移植是挽救终末期慢性肺病患者的唯一途径，但是在临床上移植供体不足限制了慢性肺病的治疗。通过组织工程技术开发生物人工肺可以克服需要肺移植患者的器官短缺的瓶颈问题。目前有研究将人源羊水干细胞、混合成体肺祖细胞、气管上皮细胞、肺泡上皮干细胞、胚胎干细胞、骨髓来源的祖细胞等多种干细胞作为种子细胞应用于肺损伤修复和组织工程肺的构建，取得了显著的成效。利用上转换纳米颗粒标记人源羊水干细胞（hAFSC）治疗急性肺损伤的研究中，hAFSC通过恢复肺泡-毛细血管结构的整合性、降低白细胞和中性粒细胞的迁移浸润等机制，在肺损伤的修复中发挥积极作用，并且其作用效果更优于骨髓来源的间充质干细胞（BMSC）。KRT5$^+$TP63$^+$双阳性细胞是从人肺组织中分离出的具有增殖能力的基底上皮干细胞群，将该细胞群联合肺内皮细胞植入脱细胞的大鼠肺支架中，可以观察到持续的细胞增殖。向人源的肺支架内植入 KRT5$^+$TP63$^+$双阳性细胞，并在仿生条件下培养 7 天。通过对再生组织的结构分析发现有肺泡样的结构形成。将小鼠胚胎干细胞种植于胶原蛋白和弹性纤维材料中，培养 8 周时，小鼠胚胎干细胞能够向 Clara 细胞分化，在气-液交界面形成纤毛细胞。将新生小鼠肺脏细胞作为种子细胞种植在明胶海绵支架材料上并植入成年鼠肺实质内，植入的肺脏细胞能够增殖分裂产生新的肺组织细胞，并产生类似肺泡样结构，同时生成新的毛细血管。将脂肪间充质干细胞种植在聚乙二酸薄膜上，将之覆盖在部分肺切除术大鼠肺脏的切缘上，7 天后，在肺脏切缘表现出显著的肺组织结构生成。以上研究结果强调了干细胞及生物材料支架在肺再生中的应用潜力，这些进展对组织工程肺的构建具有关键的促进作用。

3. 组织工程气管　组织工程气管的研究本质是利用支架材料诱导干细胞生成仿生气管。近年来骨髓间充质干细胞（BMSC）、胚胎干细胞、脂肪来源的干细胞以及气管基底细胞等多种细胞被用于组织工程气管的构建。将骨髓间充质干细胞种植于聚羟乙酸网状支架材料上，能够构建出管状的类似气管结构。将 BMSC 种植在脱细胞气管支架材料上，移植到气管缺损的实验猪体内，能够改善实验猪的呼吸和存活。脱细胞支架材料在组织工程气管的构建中应用较多，脱细胞气管因其管径、形态和弹力支撑性能受到更多关注，此外还有小肠黏膜下层脱细胞支架材料、脱细胞膀胱支架材料、脱细胞主动脉基质材料等多种脱细胞支架也被广泛用于组织工程气管的构建，取得了显著成效。利用多孔的蚕丝蛋白支架材料与气管上皮细胞共培养，得到工程化的气管移植体用于体内实验，经内镜、CT 检查、SEM 和组织学分析对构建的工程化气管进行评价，结果显示，蚕丝蛋白支架促进了气管轮廓的形成及上皮细胞的再生（图 18-4）。

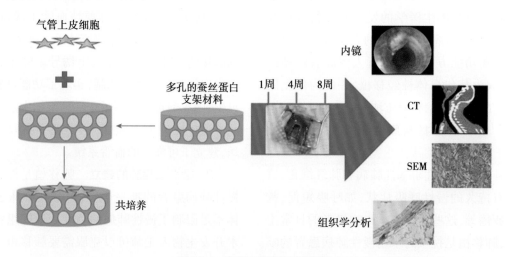

图 18-4　组织工程气管的构建

引自：CHEN Z，ZHONG N，WEN J，et al. Porous three-dimensional silk fibroin scaffolds for tracheal epithelial regeneration in vitro and in vivo[J]. ACS Biomater. Sci. Eng. 2018,4(8):2977-2985.

（四）生物活性材料联合干细胞治疗肝脏疾病

肝脏是人体最大的消化腺体，是支撑生命大厦的重要支柱之一，它除了承担多种生物大分子代谢作用之外，还参与解毒、免疫、凝血，以及电解质和血容量的调节等作用。肝脏功能的紊乱将导致消化、凝血和内分泌多种系统的失调，降低生活质量，

重者将危及生命。

1. 肝脏缺血再灌注损伤　缺血再灌注损伤（IRI）是指器官组织缺血一段时间后，血液循环重新恢复，造成组织、细胞损伤进一步加重的现象。肝移植以及需要阻断肝门血管的肝脏手术、休克等等都涉及缺血再灌注损伤这一病理过程。肝脏是对缺血缺氧较为敏感的器官之一，有研究表明肝缺

血再灌注损伤可以导致早期移植物丧失功能和影响移植物的长期存活。肝脏缺血再灌注损伤的机制较为复杂，肝脏缺血再灌注后，氧自由基和活性氮的产生，炎性细胞的活化，炎症因子的释放，影响肝脏组织的血液循环，使肝脏组织出现炎症反应。氧自由基的释放和细胞膜脂质过氧化，细胞膜通透性增加和 DNA 断裂，促进肝细胞的凋亡。随着肝移植的飞速发展，供肝短缺成为各肝脏移植中心面临的问题之一，边缘性供肝是肝脏移植的供肝来源之一，这些边缘性供肝包括脂肪肝、高龄供肝、无心跳供肝以及活体供肝等，这些供肝对缺血缺氧的耐受性差，容易导致移植物没有功能，影响手术的成功，影响患者的康复。所以如何减轻肝脏缺血再灌注损伤，提高移植物成功率非常必要。

2. 肝脏缺血再灌注损伤的预防　目前，预防肝脏缺血再灌注损伤的研究方法很多，包括：①缺血预处理（ischemic preconditioning，IPC）可以减轻肝脏缺血再灌注损伤，对缺血再灌注肝脏起保护作用。但是缺血预处理的保护作用有限，其保护作用能维持 1~2 小时。②药物预处理，应用某些活性物质来达到减轻肝脏缺血再灌注损伤的目的。近年来，随着生物医学的迅速发展，干细胞治疗急性肝损伤逐渐兴起。

3. 干细胞治疗肝损伤　Takahashi 和 Yamanaka 使用四种重编程（Oct4、Sox2-box2、Klf4、c-Myc）组合的体细胞诱导产生多能干细胞（iPSC）。iPSC 可以结合使用或作为替代方案使用到各种临床或研究环境中的 hESC，与 iPSC 派生的肝脏组织有较好的免疫相容性。也有几个团队报道了通过各种生长因子或者 FOXA2 和 HNF1α 的信号转导，从 PSC 逐步产生 HLC，这些定向的 HLC 具有许多诱导肝细胞特征，包括细胞色素 P450 酶活性，吸收能力 LDL 和吲哚菁绿，储存糖原，并能合成尿素。Siller 等设计了不依赖生长因子而利用小分子有效促使 PSC 向肝细胞表型分化。还有报道指出直接静脉注射 MSC 移植是 ALF 的有效治疗方法，而不是脾内移植。但是，干细胞治疗也存在一些问题，如移植后细胞的存活率和驻留率过低，细胞活性降低导致旁分泌在内的各项功能受损。但是移植细胞的存活是细胞治疗缺血性疾病成功与否的决定因素。因此研究者将注意力转移至生

物活性材料，利用不同生物材料的特性减轻或治疗急性肝损伤。

4. 生物材料增强干细胞治疗肝损伤　Chen 等设计了具有 ROS 响应的 PEG-b-PPS 聚合物纳米粒，并包载了褪黑激素，使其在急性肝损伤模型中持续释放。结果表明合成的聚合物纳米粒在生物相容性，减轻氧化应激的量，炎症反应，以及随后的脓毒症期间的急性肝损伤方面都比游离的药物效果明显。Chiang 等设计了可释放 HGF 的水凝胶，缓释 HGF 促进了 DP-iPSC-Hep 的保肝功能，增加了肝细胞的移植率，促进了肝再生，减轻了急性肝损伤恢复肝功能。Kim 等将间充质干细胞（MSC）用透明质酸（HA）-小麦胚芽凝集素（WGA）缀合物进行表面修饰以用于靶向，将 MSC 全身性递送至肝脏。这种新策略针对性使用 HA-WGA 缀合物将 MSC 递送至肝脏，可能成功地用于治疗各种肝脏疾病。Liu 等研究了骨髓来源的 MSC 与肝细胞在聚（乳酸-羟基乙酸，PLGA）支架中共培养以支持肝细胞功能。研究表明 MSC∶Hep = 1∶5 对于 MSC 来说 PLGA 支架是最佳的支持，肝细胞代谢和稳定在 PLGA 支架中。此外，直接移植 PLGA 支架中两种不同类型的细胞可以提供更好的肝功能恢复，在 ALF 小鼠中相对较少的超急性排斥反应。Nevi 等将人胆道干细胞用透明质酸进行修饰大大增强了肝细胞的移植率，而且移植的 hBTSC 可向成熟肝细胞分化，改善了干细胞治疗肝病的效果。还有研究者设计了 IL-1Ra 壳聚糖纳米粒子，显示出显著的肝靶向能力和控释特性。MCS 移植与 IL-1Ra 壳聚糖纳米粒子联合治疗，通过旁分泌功能在抑制炎症方面表现出很大的协同效应。用间充质干细胞/红细胞膜制得的纳米颗粒递送体系可治疗肝脏损伤。纳米颗粒携带了从间充质干细胞中提取的有益再生因子，可进一步将其包裹在红细胞的细胞膜上以增加血液稳定性。与未被包裹的纳米颗粒不同，这些颗粒能促进肝脏细胞的体外增殖，并能降低巨噬细胞的内化。在静脉输液后，这些人造干细胞类似物在小鼠模型中能够停留在肝脏中，减轻四氯化碳引起的肝损伤（图 18-5）。由此可见，开发生物活性材料治疗急性肝损伤或者通过生物活性材料调控干细胞治疗急性肝损伤具有一定的前景。

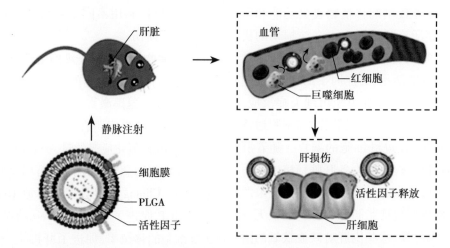

图 18-5 利用 MSC/红细胞膜制备的纳米颗粒递送体系治疗肝脏损伤

引自：LIANG H，HUANG K，SU T，et al. Mesenchymal stem cell/red blood cell-inspired nanoparticle therapy in mice with carbon tetrachloride-induced acute liver failure[J]. ACS Nano, 2018,12(7):6536-6544.

（五）生物活性材料联合干细胞治疗肾脏疾病

肾缺血再灌注损伤是指肾组织缺血时和其后恢复血液灌注时器官功能不能恢复正常，甚至发生更为严重的组织损伤或器官功能衰竭。肾脏由于其组织结构和功能的特殊性，是对缺血再灌注损伤敏感的器官之一。肾缺血再灌注损伤是急性肾功能衰竭的主要原因之一，也是移植排斥反应，尤其是慢性排斥反应的重要原因。现代医学正向再生和重建被损坏的人体组织和器官、恢复和增进人体生理功能、个性化和微创治疗等方向发展。传统的药物已不能满足再生和修复缺血性肾脏的要求，由于干细胞具有无限增殖和多向分化等潜能，具有促进肾缺血的恢复作用，而且新兴的材料科学完美契合了现代医学的要求，因此，应用生物材料结合干细胞至肾缺血损伤部位可以更有效促进血管新生，改善血流灌注和氧供给水平，修复损伤组织，为缺血性肾脏疾病的再血管化治疗提供了新策略。

1. 水凝胶包载干细胞治疗肾损伤 研究表明，在体外实验中，CS-IGF-1C 能够明显促进脂肪干细胞的增殖，CS-IGF-1C 水凝胶预处理脂肪干细胞后注射到受损肾脏，可以明显改善脂肪干细胞在体内的存活率并增强其旁分泌作用来促进肾脏修复，CS-IGF-1C 水凝胶联合脂肪干细胞治疗肾损伤的机制与两者相互作用所产生的增加肾脏细胞增殖、减少凋亡、促进肾脏血管新生及抑制肾脏纤维化等效应有关。利用 CS-IGF-1C 水凝胶材料联合干细胞移植治疗急性肾损伤的研究还显示，CS-IGF-1C 水凝胶材料能够提高干细胞的驻留、存活和增殖，从而增强干细胞治疗对炎症反应、细胞凋亡、血管新生、纤维化和再生等病理生理进程的调控作用，促进肾损伤修复，改善组织结构和肾脏功能（图 18-6）。

研究人员发现热敏性 CSCI 水凝胶是一种很有前景的可注射载体，用于为干细胞提供适宜的生存空间。缺血性肾组织的支架可以通过降低活性氧水平明显改善急性肾损伤的微环境。改善的微环境增加了移植的脂肪干细胞的保留和存活，改善了血管的形成，减少了细胞凋亡，并最终提高了脂肪干细胞治疗急性肾损伤的治疗效果，因此，脂肪干细胞联合 CSCI 水凝胶共同注射移植可以显著地增加微血管密度，并改善肾功能。研究人员发现透明质酸水凝胶可以保护胚胎内皮祖细胞免受多柔比星的细胞毒性的影响，将胚胎内皮祖细胞包载到透明质酸水凝胶中，可以有效地治疗缺血性和细胞毒性（多柔比星）肾病并促进肾小管和血管新生。研究人员发现，相对于聚己内酯和乳酸-乙醇酸的珠子或颗粒，透明质酸水凝胶在肾实质中引起的炎症和纤维化反应最少，可能与新生血管化和细胞浸润有关。生物材料包载骨髓干细胞可以有效预防慢性肾脏疾病的逐步恶化。这一效应显著减少肾小球硬化和间质纤维化，可能与巨噬细胞积累和减少肌成纤维细胞和纤连蛋白的增殖活动和表达有关。

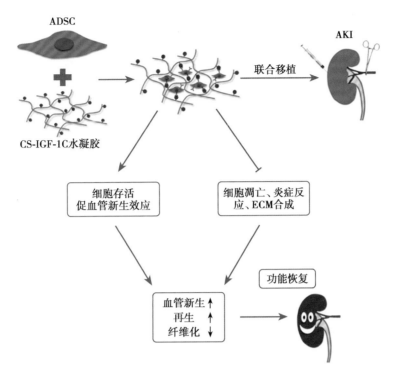

图 18-6　CS-IGF-1C 水凝胶增强干细胞治疗急性肾损伤
CS. chitosan, 壳聚糖; IGF-1C. insulin like growth factor-1 C domain, 胰岛素样生长因子 1-C 功能域; AKI. acute kidney injury, 急性肾损伤; ECM. extracellular matrix, 细胞外基质; ADSC. adipose derived mesenchymal stem cell, 脂肪来源的间充质干细胞。
引自：FENG G, ZHANG J, LI Y, et al. IGF-1 C domain-modified hydrogel enhances cell therapy for AKI[J]. J Am Soc Nephrol, 2016, 27：2357-2369.

2. 微泡包载干细胞治疗肾损伤　研究人员通过共价结合成功制备载 SDF-1 微泡，其粒径符合体内注射要求，稳定性好，浓度高，SDF-1 的携载量及携带率均较高，载 SDF-1 微泡在体内及体外均具有良好的超声显影能力，对体外培养的骨髓间充质干细胞无明显的毒副作用，同时保留趋化干细胞的生物学活性。研究人员发现超声靶向微泡击破技术可以提高肾组织通透性，并且具有可恢复性，超声击破载 SDF-1 微泡可将 SDF-1 靶向释放至肾组织，通过提高靶区组织的 SDF-1 浓度，改变肾脏微环境及增加血管通透性，可以促进移植的外源性间充质干细胞的肾向归巢能力。移植间充质干细胞可以修复糖尿病大鼠受损的胰岛，降低血糖，改善糖尿病肾病大鼠肾脏功能，降低转化生长因子-β1 的表达，抑制肾小球、肾间质纤维化进展。超声击破载 SDF-1 微泡提高 SDF-1 浓度，通过增加外源性间充质干细胞的肾向归巢效果，更有效地延缓糖尿病肾病的进展，对肾脏的修复作用优于单纯的干细胞移植。研究人员发现，海藻酸盐和海藻酸注射微珠，该微珠可以起到提供间充质干细胞生存空间的目的，它具有营养和废物交换的高孔隙度。

3. 生物膜包载干细胞治疗肾损伤　研究人员发现，胚胎干细胞在体外可以被自动包载到硬脂酸甘油酯中。细胞可以均匀分布其中，使胚胎干细胞具有良好的附着力和生存力。研究人员证明了大网膜皮瓣具有持久的治疗急性肾缺血的功能，减少慢性肾病的发病概率和降低肾小球损伤的程度。研究人员发现，间质干细胞-谷氨酸多聚体水凝胶可作为一种可注射的载体，用于运送小鼠间充质干细胞和抗氧化药物到受伤部位。通过将 PGA 引入传统胶原蛋白，在室温条件下可以降低胶原蛋白的黏度，使胶原蛋白的弹性和黏滞性增加，并在体温条件下产生新的多孔结构，缓慢释放包载在其中的干细胞。当含有间充质干细胞的水凝胶原位注射到肾脏功能障碍的小鼠模型中，可以明显降低小鼠血尿素氮和肌酐的水平。研究人员发现这种联合凝胶在体外增强了间充质干细胞的旁分泌效应和抗氧化能力，增加了移植的间充质干细胞在体内的存活和旁分泌。单独注射间充质干细胞或联合凝胶并不能降低凋亡细胞的数量。间充质干细胞与联合凝胶的移植对改善肾功能有更大的益处。研究人员用胶原蛋白基质作为一种生物膜,将间充质干细胞包裹在甘油中。肾组织中间充质干细胞的生物膜包装具有抑制体内细胞凋亡的作用。间充质干细胞保护肾细胞免受肌红蛋白在体外诱导的凋亡。而且,研究人员发现间充质干细胞可以通过激活 PI3K/AKT 途径从而抑制细胞凋亡。

(六) 生物活性材料联合干细胞治疗下肢缺血疾病

下肢缺血性疾病是临床上常见的疾病之一,具有高致残率和高死亡率的特点,血液供应不足是其主要的生理病理学特征,长期患病可能导致组织感染、溃疡、坏疽,甚至截肢和死亡。因此,血管再生和血运重建对下肢缺血的治疗至关重要。目前临床上针对下肢缺血的治疗手段有药物治疗、手术治疗和介入治疗,但都存在一定的局限性,治疗效果差强人意,因此,寻找一种新的治疗方法来提高治疗效果从而降低患者截肢率显得尤为迫切。随着组织工程学技术的兴起,利用生物支架材料和干细胞治疗进行病损器官或组织的维护和修复已成为近几年的研究热点。干细胞是一类具有自我更新能力和多向分化潜能的原始细胞,具有旁分泌和促血管生成的作用,广泛应用于重症下肢缺血疾病的治疗。但是干细胞移植后,受局部病损环境的影响,其在体内的存活率和驻留率过低,旁分泌功能发生障碍,不利于其发挥治疗作用。因此,为改善干细胞低存活和旁分泌情况,近年来研究者开发出各种各样的生物材料,用于保护移植干细胞在体内的存活,促进其对下肢缺血性疾病的治疗。

1. 生物支架材料　在下肢缺血性疾病的治疗中生物支架材料起到了关键性的作用,其可以作为载体将干细胞递送至病损组织,又可为干细胞提供结构支撑和保护作用,还可调控干细胞的生物学行为,例如增殖、迁移和旁分泌功能,从而增强干细胞的治疗作用。因此,选择具有良好性能的干细胞和支架材料是治疗缺血性疾病的关键。理想的细胞支架材料应具有与天然细胞外基质相似的生物学特性,从而为干细胞的递送和生长提供适宜的微环境。用于递送干细胞的载体材料需要满足三方面

的条件:①具有良好的生物相容性,适宜干细胞的生长,且不会被宿主免疫排斥和发生炎症反应;②具有多孔网状结构,以利于细胞的黏附和增殖,同时利于氧分和营养的渗入;③具有良好的生物可降解性,降解速度应与组织再生速度相一致。基于以上,Young 等利于机械弹性注射支架来控制肌内干细胞输送和细胞因子释放,通过提高细胞在体内的驻留,促进干细胞旁分泌能力增强血管新生,实验证明,与未处理的对照相比,干细胞在 28 天内良好地保留在支架中并且显著增加下肢血管密度。Kumar 利用血管生成肽纳米纤维治疗后肢缺血。首先研究者制备出可以模拟 VEGF 并自组装成纳米纤维触变水凝胶 SLanc,这是一种可生物降解的基于肽的支架。在诱导后肢缺血的小鼠中,这种合成肽支架促进血管生成和缺血组织恢复,多普勒血流和跑步机耐力测试显示,治疗 7 天内 13 个月大的小鼠血流明显恢复。Barsotti 等提出,纤维蛋白支架上能够显著促进内皮祖细胞对细胞招募相关因子的旁分泌。此外,纤维蛋白水凝胶能促进多肽与整合素结合从而增强细胞对生物材料的黏附,能够调节血管形成初期的关键步骤内皮空形成和管腔形成。

2. 纳米颗粒　间充质脂肪干细胞(adipose-derived stem cell,ADSC)显示出缺血性疾病修复的巨大潜力。然而,关于标记的 ADSC 的命运、迁移、分化和身体分布的研究很少报道。在这项研究中,研究者设计合成并用二巯基丁二酸(meso-2,3-dimercaptosuccinic,DMSA)包被磁性氧化铁纳米粒子以产生 DMSA 纳米粒子(DMSA nanoparticles,DMSA-NP)。评估了 DMSA-NP 的性质,尺寸分布和表征。获得表达 ADSC 的绿色荧光蛋白(green fluorescent protein expressing ADSC,GFP-ADSC)并用 DMSA-NP 标记。体外评估标记的 GFP-ADSC 的活力,细胞毒性和多分化能力。将标记的和未标记的 GFP-ADSC 注射到后肢缺血的小鼠模型中,并获得磁共振成像(magnetic resonance imaging,MRI)。合成的 DMSA-NP 在体外和体内有效地标记 GFP-ADSC,而不影响细胞活力/增殖,细胞周期和多分化能力。MRI 显示标记的 GFP-ADSC 中低强度斑点持续 8 周。普鲁士蓝染色和 4 周、8 周的免疫荧光测定表明标记的 GFP-ADSC 在缺血部位内和周围,并且一

些分化成毛细血管。这一观察结果与未标记细胞移植所见相同,标记的细胞也主要在肝脏和脾脏中鉴定,在肺、肠、心脏和肾脏中的量明显较少。研究表明,开发的 DMSA-NP 纳米探针在干细胞的 MRI 方面展现巨大潜力,这将增强我们对细胞治疗缺血性疾病策略的理解。

3. 自组装多肽 生物自组装技术能构建天然组织材料和复杂的仿生组织环境,一些天然多肽自发地组装形成有序的纳米纤维,并在水溶液中变为支架。这些肽还有具有亲疏水特性。在水溶液中,亲水基与水分子相互作用,以形成一个高水含量的水凝胶纳米纤维网,其内的疏水性区域形成纳米纤维内部双层结构,这些结构近似天然细胞外间质,具有良好的细胞相容性。有研究者利于全身和局部递送物质 P 联合自组装肽用于后肢缺血模型,在这项研究中,使用与 P 物质(substance P,SP)耦联的自组装肽(self-assembled peptide,SAP)水凝胶诱导小鼠缺血后肢模型中损伤部位募集干细胞 MSC,而不需要外源注射细胞。此外,使用由局部和全身递送 SP 组成的联合递送策略来检查全身和局部递送的协同效应。通过结扎和切除股动脉分支来构建无胸腺小鼠下肢缺血模型,并将 SAP 与 SP 联合注射到缺血区域。观察各实验组的细胞迁移,纤维化,凋亡和血管生成对缺血区域的治疗效果。与单一治疗相比,联合治疗性递送系统导致招募更多细胞用于有效再生,促进新血管形成和形成用于组织灌注的成熟血管以及抑制纤维化和细胞凋亡。综上所述,已证实 SAP 水凝胶和 SP 的局部与系统递送的组合治疗可有效地增强与血管生成相关的宿主细胞向损伤组织的动员,因此它们可用于治疗缺血性疾病干细胞移植。

4. 水凝胶 水凝胶是极具前景的治疗选择,很多研究者采用水凝胶和干细胞的联合移植来治疗重症下肢缺血,促进其肌肉组织的修复和再生。基于水凝胶良好的生物相容性、可降解性和可注射性等优点,其在细胞移植治疗下肢缺血疾病中显示出很大的潜能。用于肌肉再生研究的水凝胶主要有两种:①可注射水凝胶,既可以刺激内生的修复和再生,也可以作为载体,将细胞或生物活性因子等治疗药物递送并释放至损伤区域。②水凝胶支架,既可以在体外引导肌肉组织的形成,也可以在体内协调肌肉组织的再生。例如,生长因子和负载肌肉祖细胞的水凝胶微球联合移植治疗已经得到广泛的应用,该治疗方法能够增强细胞存活,促进肌肉组织血管化以及肌纤维生成。可注射水凝胶作为细胞移植载体具有许多优点,包括:通过微创即可将干细胞移植到目的区域;水凝胶对干细胞形成保护作用,减少注射剪切力给干细胞带来的损伤。

目前用于组织工程的水凝胶可以分为三种:天然水凝胶、合成水凝胶和复合水凝胶。天然水凝胶具有和天然细胞外基质(extracellular matrix,ECM)相似的生物学特点,具有良好的生物相容性,因此在干细胞治疗下肢缺血疾病中有着显著的优势。常用的有胶原蛋白、纤维蛋白、透明质酸(hyaluronic acid,HA)、明胶、壳聚糖(chitosan,CS)、海藻酸和琼脂糖等。下文主要总结和归纳了各种类型的水凝胶材料在促进干细胞治疗下肢缺血疾病中的作用。近几年来,可注射型水凝胶用于细胞移植治疗引起了科学家们的关注。通过调节温度、pH 等外界条件控制水凝胶的成胶时间,使用成胶前的水凝胶溶液将细胞注射到目的区域,水凝胶溶液在细胞移植成功后在体内交联形成细胞-水凝胶网状结构。传统的成胶原理主要有两种:光聚合和化学交联剂聚合(碳化二亚胺、戊二醛、京尼平和己二酰肼。最近,Li 等提出一种 CS 和 HA 相结合的复合水凝胶,因其制备过程没有化学交联剂和光辐射的参与,因此该水凝胶是一种生物可降解的、无毒的可注射水凝胶。在该研究中,首先透明质酸被高碘酸钠氧化,其分子链中碳碳键断裂,形成了活性醛基基团。其次,在 CS 中葡萄糖胺的 N 端引入丁二酰基团形成丁二酰-CS,解决了 CS 水溶性差的缺点。经研究证实,这种 CS 衍生物在体内具有良好的生物相容性,能够在体内长期驻留。最后,根据席夫碱反应原理,CS 的氨基和 HA 的醛基发生交联反应,形成 CS-HA 复合水凝胶。多项研究证实,该复合水凝胶被成功用于促血管新生药物的负载,显示其在缺血性疾病治疗中的潜在作用。更有研究发现,CS-HA 复合水凝胶能够为所负载干细胞提供舒适的生长微环境,通过促进细胞与基质间的相互作用、信号传递,促进细胞黏附、增殖和分化。

最近,水凝胶和功能蛋白结合的工程化微环境在调节干细胞促血管新生方面取得显著的治疗成果。例如纤维蛋白修饰的细胞外基质能够影响干细胞的旁分泌功能,从而促进内皮细胞增殖,加快伤口愈合。Hanjayaputra 等将整合素结合黏附多肽和酶降解多肽修饰到 HA 水凝胶上,发现包埋在水凝胶里的内皮细胞克隆在整合素的作用下逐渐形成管腔结构,发展成为血管形态。然后在酶的作用下,HA 逐渐降解,新形成的管腔结构发生分支和出芽,继而与邻近细胞相连。在体内实验中,将 HA 和内皮细胞克隆移植到小鼠下肢缺血模型中,发现内皮细胞克隆形成的新生血管很快和宿主血管汇合。这些结果说明,修饰后的水凝胶进一步地提高了细胞促血管新生的作用。通常用来修饰水凝胶

的细胞活性因子有 VEGF、bFGF、HGF 和 IGF-1 等促血管新生因子。Wang 使用聚集诱导发光(aggregation-induced emission, AIE)纳米粒子标记 ADSC,构建小鼠下肢缺血模型,利用 CS-HA-IGF-1C 水凝胶负载 AIE-ADSC 局部注射移植到受损下肢中。通过小动物活体成像技术追踪 ADSC 存活情况,发现该水凝胶可以显著改善 ADSC 在体内的存活与驻留。利用多普勒扫描仪观测小鼠损伤下肢血液灌流情况,发现利用 CS-HA-IGF-1C 水凝胶联合 ADSC 移植治疗显著促进了小鼠下肢缺血损伤后的血流恢复,最终提高受损下肢的保肢率。实验结果表明,该水凝胶能促进 ADSC 对下肢缺血的治疗作用,两者联合移植治疗显著促进了缺血下肢功能学和组织学的修复(图 18-7)。

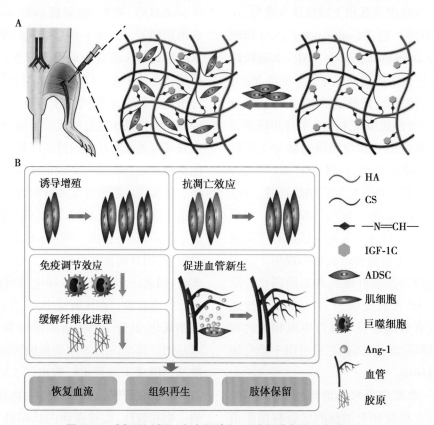

图 18-7　CS-HA-IGF-1C 水凝胶和 ADSC 联合移植治疗机制

A. CS-HA-IGF-1C 水凝胶促进 ADSC 的体内存活,促进其旁分泌多种生物活性因子,包括血管新生相关因子、抗凋亡、免疫调节因子和抗纤维化因子,进而促进肌肉组织血管生成,抑制肌肉细胞凋亡,减少巨噬细胞浸润,加快肌肉组织重塑;B. CS-HA-IGF-1C 水凝胶和 ADSC 的联合移植治疗促进肌肉组织学和功能学的修复。

HA. hyaluronic acid,透明质酸;CS. chitosan,壳聚糖;IGF-1C. insulin like growth factor-1C domain,胰岛素样生长因子 1-C 功能域;ADSC. adipose derived mesenchymal stem cell,脂肪来源的间充质干细胞;Ang-1. angiopoietin 1,血管生成素 1。

引自:WANG X, ZHANG J, CUI W, et al. Composite hydrogel modified by IGF-1C domain improves stem cell therapy for limb ischemia[J]. ACS Appl Mater Interfaces, 2018, 10(5): 4481-4493.

明胶水凝胶是细胞移植治疗缺血疾病的良好选择，因为明胶是天然细胞外基质的重要组成部分。负载人脐带血的明胶水凝胶贴片能够促进血管再生。另有研究发现，明胶水凝胶负载人骨髓间充质干细胞移植治疗下肢缺血，1 周后结果显示，仍有 23% 干细胞存活，4 周后下肢缺血显著得到改善。HA 能够诱导细胞因子的旁分泌以及促进内皮细胞的迁移，因此也常被用来递送细胞以促进血管生成。HA 水凝胶负载内皮祖细胞联合移植治疗能够促进下肢缺血模型的血管再生。Shin 等研究发现，多巴胺修饰后的 HA 水凝胶和 ADSC 联合移植治疗可以促进缺血下肢的血管新生，从而加快下肢缺血疾病的治疗。还有研究者发现可持续释放少量促红细胞生成素（erythropoietin，EPO）明胶水凝胶微球局部注射入缺血性下肢后，可以局部刺激血管生成而无全身副作用，8 周后与任何对照组相比，EPO 治疗组的血液灌注显示缺血肢体明显改善。同时这组患者的毛细血管密度和小动脉密度显著增加。Bak 使用热响应水凝胶递送共培养的内皮细胞和平滑肌细胞的细胞贴片以增强血管生成，通过实验证明，使用水凝胶系统共培养细胞贴片可以通过再生成熟的血管结构来增强治疗性血管生成。

有研究者利用人类间充质干细胞（human adipose-derived stem cell，hMSC）的海藻酸微胶囊化来增强后肢缺血后旁分泌介导的血管恢复。Landazuri 提出使用细胞封装方法来增强血管再生。在生物相容性海藻酸盐微胶囊中含有 hMSC，用于小鼠后肢缺血的环境中进行治疗性处理。该方法支持 hMSC 的旁分泌促血管生成活性，阻止 hMSC 并入宿主组织并显著增强其治疗效果。虽然注射未包裹的 hMSC 使血管密度增加（22%±10%）但血流灌注不增加，但用包封的 hMSC 处理导致血管密度增加（70%±8%）和灌注增加（21%±7%）。该细胞封装策略可以提高基于细胞疗法治疗下肢缺血的疗效，由于 hMSC 相对容易从患者中分离，并且藻酸盐具有生物相容性且已用于临床应用，因此该细胞包封法提供了用于人类下肢缺血性疾病细胞治疗的理论依据。综上所述，水凝胶与干细胞联合移植治疗下肢缺血的优势有很多。首先，水凝胶的移植方式是微创的，这在临床上具有重要的意义，它

避免了不必要的开放手术，减少了对病灶区域和周围组织的损坏。其次，水凝胶可以控制干细胞的微环境，避免缺血环境对干细胞的伤害，增加干细胞驻留与存活。最后，水凝胶模仿了天然细胞外基质的生物结构，增加了细胞与基质间的相互作用，激活干细胞旁分泌功能。

（七）生物活性材料联合干细胞治疗皮肤损伤

人类皮肤损伤种类很多，如大火烧伤、高温烫伤、尖锐物体划伤、糖尿病足、皮肤溃烂、放射性皮肤损伤等，造成大面积皮肤损伤，急需治疗。然而传统的治疗手段包括药物治疗和外科手术治疗皮肤损伤，效果均不理想，存在创伤愈合速度慢、易感染、组织再生不好、留有瘢痕等一系列的问题。干细胞为组织工程皮肤移植后的快速血管化、皮肤附属器的再生等问题提供了解决的可能。研究证明，干细胞能够产生皮肤组织的构成元件，从而参与皮肤创伤的修复过程，这一特点可以弥补组织工程皮肤替代物的缺陷，提高皮肤的修复能力和愈合质量。干细胞可减轻炎症反应，促进肉芽组织沉积，促进再上皮化、血管重建及创面收缩，并可分化为表皮细胞、血管内皮细胞，因而可促进创面愈合。因此利用干细胞进行皮肤损伤的治疗，将干细胞与人工支架结合用于创面修复是非常有应用前景的。Nakagawa 等对裸鼠造成 1.5cm×1.5cm 的全层皮肤及软组织缺损后，用 MSC 和碱性成纤维细胞生长因子（basic fibroblast growth factor，bFGF）浸湿的猪皮替代物覆盖创面进行治疗。结果发现，与对照组相比，创面面积显著减小、伤口挛缩面小、创面上有更多上皮形成，表明 MSC 移植可以明显加速缺损伤口的愈合。用工程化的 PCL/CS-NO 敷料材料促进皮肤创伤愈合的研究表明，PCL/CS-NO 创面敷料通过增强再上皮化和造粒形成，显著加速创面愈合过程，有效改善了组织再生，这可归因于 NO 的持续释放所提供的促血管生成、免疫调节和胶原蛋白合成增强（图 18-8）。

干细胞治疗皮肤损伤的能力和效果受到一系列因素的影响，其中支架材料提供局部微环境起到关键性作用。生物支架材料已经从简单的机械支持、物理桥梁及有限控制细胞和药物之间的传递工具发展成能够为诱导干细胞分化、调控细胞生长增殖、迁

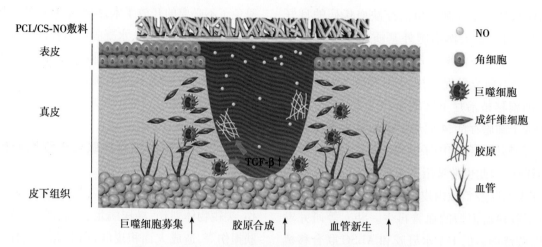

图 18-8　PCL/CS-NO 功能敷料材料促进皮肤创伤愈合

引自：ZHOU X，WANG H，ZHANG J，et al. Functional poly（ε-caprolactone）/chitosan dressings with nitric oxide-releasing property improve wound healing[J]. Acta Biomater，2017，54：128-137.

移作用的载体——生物组织相互作用的生物学界面。生物支架材料作为细胞附着的载体，在局部微环境中材料组织界面与细胞之间具有相互促进作用。

将干细胞悬液施于皮肤损伤部位以使其分化为皮肤细胞是一种看似最为直观的方法。然而，这些游离的单个细胞很难留存于皮肤损伤部位，绝大多数在几天内便会"逃逸"进入血液循环。若将干细胞包裹在水凝胶的多孔小型组织支架中再植入皮肤损伤部位，虽然留存情况会改善，但由于支架中氧气扩散的速率往往难以满足干细胞的需要，后者在这些支架中会大量死亡。此外，刚刚发生皮肤损伤的部位往往会聚集相当数量的巨噬细胞及其分泌的细胞因子。这不仅会直接伤害到植入的干细胞，还会因后者的加入进一步激发炎症，从而十分不利于干细胞的存活。更为令人担忧的是，分化程度较低的干细胞可能会在皮肤损伤处形成肿瘤（注：胚胎干细胞可形成畸胎瘤）。干细胞外的支架材料的重要性是显而易见的。它不仅提高了植入细胞的留存度和存活率，而且创造了一个局部性的保护性微环境，使其免受免疫攻击，并可在"安全护送"植入细胞后自行降解。Kim 等利用 3D 打印技术，将皮肤细胞外基质作为生物墨水，负载上皮祖细胞和脂肪间充质干细胞进行皮肤损伤的治疗，很好地保留住了干细胞在皮肤损伤处的聚集，提高了干细胞的存活率，因此加速了伤口闭合、再上皮化和新生血管化。此外，研究者利用溶剂流延工艺制备了丝素蛋白/壳聚糖复合薄膜，随后将骨髓来源的间充质干细胞种植在丝素蛋白/壳聚糖复合薄膜上。体内移植结果显示，丝素蛋白/壳聚糖薄膜不仅为骨髓间充质干细胞的生长和增殖提供了良好的环境，而且促进了它们的骨原性和脂肪分化。这对皮肤损伤治疗提供了良好的思路。

生物支架材料能够调控干细胞及增强治疗效果。生物材料通过其三维结构能够影响细胞黏附、增殖、迁移及分化。生物支架材料对干细胞的影响还有细胞外基质分子配体的特殊化学信号，细胞黏附位点的空间分布，生物支架材料孔径及力学性能等。研究者将羊的小肠上皮黏膜脱细胞基质（DOSIS），负载骨髓间充质干细胞，在大鼠皮肤损伤模型中，加速了上皮细胞的形成，促进了皮肤的愈合。该研究中，羊的小肠上皮黏膜脱细胞基质具备良好的力学性能，为干细胞存活提供了良好的细胞微环境，脱细胞材料的孔隙也恰到好处，因此增强了干细胞在治疗皮肤损伤中的作用。Sanjairaj 等使用明胶、PCL 等材料研究了多孔组织工程支架的五个主要参数，即纤维宽度、孔隙度、单位细胞数量、层数、材料选择硬度刚度。发现这些参数对干细胞的分化有直接的影响。

支架材料的特性对干细胞的影响。目前静电纺丝、自组装技术及精密加工技术等新型支架制造方法的应用越来越广泛。这些应用新技术成形的生物支架材料具有优良的物理性能及理化特性、很好地模拟了细胞外基质，具有高孔隙率和孔隙的互联及比较大的比表面积，从而可更加有效地进行养分、气体的交换。生物支架材料应该具有降解性，降解产物无毒性,其降解率必须和组织再生的速率严格匹配。研究表明支架材料的降解率也会影响细胞的黏附、增殖,在支架降解 5 天后,细胞存活率会显著下降。除支架的孔径和孔隙率外,支架的形态同样能够影响细胞的黏附和迁移。利用静电纺丝技术可制备纳米胶原蛋白纤维支架,负载干细胞很好地促进了干细胞的存活与皮肤组织再生。研究者将碱性成纤维细胞生长因子基因以基因转染的方法转染至骨髓间充质干细胞,并复合猪小肠黏膜下层构建组织工程皮肤,将组织工程皮肤移植修复兔 2 型糖尿病早期皮肤缺损,观察组织工程皮肤对 2 型糖尿病早期皮肤缺损的疗效。结果表明BMSC 在体内的微环境下可分化为表皮样细胞,构建的组织工程皮肤可明显的改善 2 型糖尿病早期皮肤缺损创面的愈合情况,是治疗糖尿病皮肤缺损的有效方法。

另外,支架材料的纤维形貌会影响到干细胞的旁分泌功能,从而对干细胞治疗效果产生影响。Su 等将间充质干细胞接种在静电纺丝制备的 PCL 纤维支架和普通的细胞培养板上,进行比较,发现电纺纤维上的 MSC 产生了显著的变化,即分泌了更高水平的抗炎和促血管生成细胞因子。体内实验中,将电纺材料负载 MSC 用于大鼠皮肤损伤模型,促进了巨噬细胞的招募,增强了巨噬细胞向促伤口愈合表型方向即 M2 型的极化,加速了伤口闭合和皮肤修复。

糖尿病足难以愈合的一个关键就是溃疡处血供差、血管形成受损,而骨髓源间充质干细胞能旁分泌多种生长因子恢复血供、改善缺血,这是其修复糖尿病足溃疡最主要的机制。在这些生长因子中,血管内皮生长因子最为重要。糖尿病大鼠模型研究发现,骨髓源间充质干细胞通过增加血管内皮生长因子的表达来促进血管新生以及肉芽组织的生长。有研究在糖尿病兔耳溃疡模型研究中,在胶原蛋白支架上局部种植给药骨髓源间充质干细胞,接种后可以增加新生血管形成,进而促进溃疡愈合。在糖尿病缺血性溃疡小鼠的研究中,骨髓源间充质干细胞通过释放神经生长因子、脑源性神经营养因子和其他血管内皮因子来促进血管形成、促进肉芽组织增生、恢复血供。

糖尿病足伤口的表皮再形成对于溃疡愈合也

很重要,这与角质形成细胞功能的改变密切相关。骨髓源间充质干细胞能够促进角质形成细胞释放一系列细胞因子,如基质金属蛋白酶 2(MMP-2)、表皮生长因子(EGF)及胰岛素样生长因子 1(IGF-1),缩短糖尿病大鼠足底皮肤的溃疡愈合时间。研究者发现通过注射粒细胞集落刺激因子,能动员自体骨髓源间充质干细胞迁移到受损组织,促进上皮角质形成、改善糖尿病小鼠的伤口愈合。上述的一系列研究为我们初步揭示了骨髓源间充质干细胞在治疗糖尿病足中的一些作用机制,随着研究的深入,其治疗糖尿病足的机制将会更加明晰。

目前正在进行的关于干细胞治疗皮肤损伤的临床试验,还包括其他来源的干细胞的治疗作用研究,相信技术的快速进步,会逐渐满足皮肤烧伤、糖尿病溃疡和糖尿病足等各种皮肤创伤对于皮肤再生的需求。

第四节　分子影像技术在干细胞治疗中的应用

一、分子影像技术的概念及应用

分子影像技术(molecular imaging)是运用影像学手段显示组织水平、细胞和亚细胞水平的特定分子,反映活体状态下分子水平变化,对其生物学行为在影像方面进行定性和定量研究的科学。它将遗传基因信息、生物化学与新的成像探针进行综合,由精密的成像技术来检测,再通过一系列的图像后处理技术,达到显示活体组织在分子和细胞水平上的生物学过程的目的。

目前,干细胞在体内迁移能力的研究多采用移植后的一定时间处死实验动物,并对组织进行切片的方法。然而,这种侵袭性的手段无法对干细胞的在体内的迁徙、增殖、分化等细胞命运进行动态观察。而且,有别于细胞移植的动物研究,组织取材并进行体外检测的方法不适于人体。因此,如何活体示踪干细胞的存活、治疗效应和安全性等情况,是亟待解决的重要问题。分子影像的出现和发展使得在活体状态下示踪移植干细胞成为现实。分子影像利用转基因技术标记细胞,在生物发光成像系统中观测与跟踪细胞,可以在分子、细胞水平对生理病理过程进行定性、定量与可视化分析,是在体研究细胞事件和分子机制的有力工具。在组织工程领域,可以评估不同生物材料对干细胞行为的影响。在临床应用领域,该技术已经被应用于多种疾病的诊断、药物和手术治疗的疗效评价。例如,聚集诱导发光(AIE dots)的有机纳颗粒可用于AD-SC示踪。AIE点具有荧光量子产率高、生物和物理稳定性好、体内毒性低、驻留率高的特点。以生物发光和GFP标记为对照的体内定量研究表明,AIE点能够在小鼠后肢缺血模型中准确、定量地示踪ADSC的命运及其再生能力达42天(图18-9)。

实现分子影像学检测需要四个基本条件:①高亲和力的探针;②探针能够穿透生物屏障,如血管结构、细胞膜等;③探针信号放大系统;④快速敏感、高分辨率的成像技术。

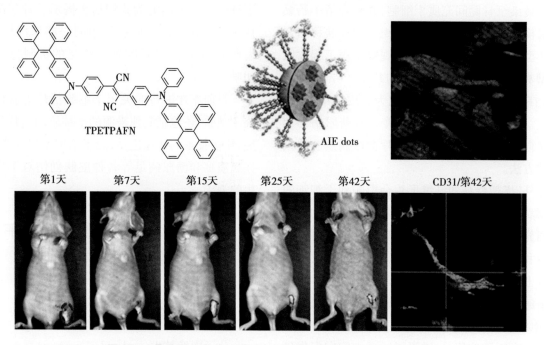

图18-9　聚集诱导发光(AIE dots)的有机纳颗粒用于ADSC示踪

AIE dots. aggregation-induced emission dots,聚集诱导发光量子点。

引自:DAN D,MAO D,LI K,et al. Precise and Long-Term Tracking of Adipose-Derived Stem Cells and Their Regenerative Capacity via Superb Bright and Stable Organic[J]. Nanodots ACS Nano, 2014, 8(12): 12620-12631.

二、分子探针

分子探针是实现分子成像的先决条件和核心技术。分子探针种类繁多,根据成像设备的不同,分子探针分为光学、核医学、磁学、声学、光声等不同种类。

(一)报告基因

报告基因成像,首先构建含有编码报告基因DNA序列的载体,并通过转染或转导使其进入靶细胞,报告基因在细胞内表达后,当接触相应的荧光标记或生物素标记的探针时,催化酶促反应,在细胞内激发探针信号。最后,通过适当的仪器如PET、SPECT、MRI或CCD相机进行成像和信号记录。报告基因标记的优势:报告基因整合入DNA并可以稳定表达、能够对细胞信号的强弱进行定量、具有很高的敏感性。但它的主要缺点是需要进行体外细胞水平的基因修饰。

(二)磁性氧化亚铁标记

这一技术是通过不同类型干细胞体外培养与Feridex(SPIO与转染试剂的混合)共同孵育,然后开胸心肌内注射或静脉内注射干细胞来研究干细胞的定植。单细胞对铁的吸收量约15pg,细胞标记后活力约为95%。

(三)纳米分子探针

利用纳米材料独特的颗粒及光学、电学等特性,结合现代医学影像技术,如光学成像、CT、PET/

SPECT、MRI 及超声成像等,实现靶向分子成像,探索疾病的分子水平变化,在疾病早期做出明确诊断。

三、分子影像技术分类

(一) 电脑断层扫描(computed tomography, CT)

CT 是利用精确准直的 X 线束、γ 射线、超声波等,与灵敏度极高的探测器一同围绕人体的某一部位作一个接一个的断面扫描,具有扫描时间快,图像清晰等特点,在临床上已被广泛用于多种疾病的检查。与其他成像技术一样,CT 也有它特有的优势:高分辨率、出色的硬组织成像的能力、检测时间短等。不足之处则是低灵敏度、有限的软组织成像能力以及一定的放射性。

(二) 放射性核素成像(radionuclide imaging)

通过不同类型干细胞体外培养与放射性核素共同孵育标记核素。单光子发射计算体层摄影(single photon emission computed tomography, SPECT)和正电子发射断层摄影术(positron emission tomography, PET)都是基于放射性核素标记的分子影像技术。PET 是目前唯一可在活体上显示生物分子代谢、受体及神经介质活动的新型影像技术,现已广泛用于多种疾病的诊断与鉴别诊断、病情判断、疗效评价、脏器功能研究和新药开发等方面。优点有:灵敏度高、特异性高、全身显像、安全性好。

(三) 磁共振成像(magnetic resonance imaging, MRI)

MRI 是指在强磁场(B0)中,检测一群原子核在射频脉冲后的磁矩的设备。MRI 成像技术的主要优点有:超高的分辨率、较强的区分软硬组织的能力、无辐射、MRI 探针半衰期长、可在较长时间内重复检测、许多超顺磁性化合物具有生物相容性,安全,无毒,而且被 FDA 批准用于干细胞的应用,临床 MR 仪器方便可行,放射科医生经验丰富。MRI 也存在一些不足,如灵敏度较低、检测及处理信号慢、不能区分细胞死活以及不能观察细胞在体内的分化、增殖等行为。

(四) 荧光成像(fluorescence imaging, FI)

FI 就是利用外源性的荧光探针来标记靶组织,后再行成像检测,或是直接检测内源性表达的荧光蛋白的一种成像手段。通过给予一定波长的激发光,可以使荧光探针或蛋白发出不同波长的荧光,通过 CCD 成像系统在二维或三维水平上对荧光信号进行检测和分析。

(五) 生物发光成像(bioluminescence imaging, BLI)

BLI 是通过某对酶-底物在细胞或组织内发生反应产生光信号,并利用 CCD 相机进行捕捉并分析的一种成像手段,如细胞在体内表达外源性的荧光素酶,后通过全身给药的方法注射该酶的底物,该酶-底物反应产生的光信号穿透组织而被 CCD 捕捉。然而,由于 BLI 信号的组织穿透力较弱、需要对靶细胞进行转基因等缺点,严重限制了其在临床研究和诊断中的应用。

四、干细胞标记

直接观察干细胞在体内的行为将会大大的促进我们对干细胞治疗的机制的研究。理想的细胞标记分子需要满足以下条件:①信号应具有特异性;②信号要有很强的灵敏度;③无细胞毒性;④良好的组织相容性等。目前,细胞的标记方法主要分为两大类:直接细胞标记和报告基因标记。直接细胞标记指直接将细胞与标记探针孵育,以使探针结合到细胞表面,或者是通过自由扩散、细胞胞吞或主动运输等方式进入细胞内(如 ^{18}F-FDG, SPIO)来标记细胞,不过存在标记分子从细胞内泄漏的风险。报告基因标记法是指将一个或几个报告基因通过细胞转染或转导的方式导入受体细胞。报告基因标记法优点:只有活着的细胞才能产生信号;报告基因的信号强度可以与细胞数目建立线性关系,通过活体成像检测移植细胞的存活、增殖或是凋亡等行为。但报告基因标记法也存在显而易见的缺陷:可能会引起一定的免疫反应;可能诱发宿主细胞的癌变,存在一定的生物安全风险。前一个问题可以通过使用人源性的报告基因(如转铁蛋白)来解决,而后者可以通过定点基因整合技术来进行一定程度上的规避。

五、分子影像技术在组织损伤干细胞治疗中的应用

1. 肝脏损伤　肝脏严重损伤及罹患慢性肝脏

疾病时,来自受损肝脏的有关信号分子会激活 MSC 在肝内的分裂、增殖,并分化为肝脏干细胞。目前研究的热点集中在将 GFP 或磁探针标记的 MSC 移植到肝功能衰竭动物模型体内,利用 MRI 体内外评价干细胞的活力、增殖、分化及迁移,分析移植细胞功能及安全性。研究者将增强型绿色荧光蛋白(*EGPF*)基因的质粒转染 MSC,并在 mRNA 及蛋白水平验证 *EGFP* 的表达,EGFP 标记的 MSC 能成功在体内被示踪,为下一步研究奠定基础。而在四氯化碳持续诱导的肝损伤鼠模型中移植磁性纳米材料标记的 GFP 阳性 MSC,MRI 示踪 MSC 的迁移,结果显示磁性标记和未标记的 MSC 均能分化成新生肝细胞,且磁标记技术与 GFP 表达同步,不会干扰骨髓 MSC 的转化及体内修复功能。研究人员还设计了一种荧光新型纳米硅颗粒标记 MSC,纳米颗粒核心是铁剂,内部成分是荧光染料若硫氰酸若丹明 B,能实现 MRI 和光学成像双模态成像,MRI 示踪干细胞在肝硬化大鼠模型的迁移与分化,与用 SPIO 标记 MSC 的实验组比较没有明显差别,进一步提示新型干细胞标记物可能具有潜在的应用价值。

2. 血管新生 用于临床上治疗 MI 的干细胞(BM-MSC 和血液中的祖细胞)主要是通过旁分泌作用促进 MI 区内血管新生来改善 MI 后心功能和抑制心室重构的,故利用分子影像技术检测干细胞移植后 MI 区内血管新生情况是评价干细胞治疗 MI 能力的重要参数之一。已有很多实验室报道了利用 PET/SPECT 或 MRI 技术实时观察体内血管新生的研究,在此类工作中,主要是通过显示内皮细胞中整合素($\alpha V \beta 3$)的表达情况来间接反映血管再生进程的。在最近的临床研究中,利用 ^{18}F-Galacto-RGD 作为 $\alpha V \beta 3$ 整合素的探针,可通过 PET 系统观察到心梗患者 MI 区内的血管再生进程。而在另一篇报道中,也利用 ^{123}I-Gluco-RGD 探针通过 PET 系统追踪了猪体内的血管新生过程。此外,超声系统也被证实可以从早期开始追踪血管新生进程。

3. 心肌梗死 近年来,干细胞用于心梗治疗方面的研究逐步增多,也证实干细胞心肌内移植可提高心功能,改善心肌重塑,然而移植细胞的局部效应及治疗机制目前尚不明确。为了更深入地探知干细胞在活体内的生物学行为及存活效率,一种

简便易行、可定量分析的监测技术是必不可少的。PET 扫描恰好可满足这一条件,因其既可反映心肌的代谢程度又可说明心肌的血流变化。对于 PET 监测干细胞命运来说,一种稳定的且不会改变干细胞活性及功能的显像剂尤其重要。^{18}F-FDG 代谢类似细胞的葡萄糖代谢过程,即对细胞无毒性作用。所以可采用 ^{18}F-FDG 来反映干细胞移植入大鼠心梗模型后,心肌的功能代谢情况。研究人员最近利用连续的 ^{18}F-FDG micro-PET、micro-心脏超声及免疫荧光检查结果证实了干细胞组在 4 周内的葡萄糖代谢及心功能在逐渐提高。另外,还有两个重要的发现:①ESC 组的代谢在第一周有显著恢复,而 iPSC 组在 3~4 周代谢恢复较为明显;②连续的免疫荧光及免疫组织化学染色结果说明移植入心肌的 ESC 和 iPSC 在梗塞周边区定植、存活、迁移并分化。依据目前检索到的文献,这是首次在大鼠心梗模型上,采用连续动态的 ^{18}F-FDG micro-PET、micro-心脏超声来直接比较和评价 ESC 和 iPSC 移植入 MI 模型后的心肌代谢和功能恢复情况。

4. 下肢缺血 为了验证 Apelin 是否在体内缺血部位也具有同样的干细胞保护作用,研究人员建立了小鼠后肢缺血模型,在缺血部位注射了源自 *FVB/N-Tg(β-Actin-luc)-Xen2* 转基因小鼠的脂肪源性间充质干细胞,并同时设立 Apelin 干预组。采用分子影像技术实时跟踪和观察干细胞在动物体内的增殖和凋亡情况。实验发现,相对于对照组,用 Apelin 干预的实验组荧光信号明显增强,信号的衰减周期明显延长。说明 Apelin 可以有效地促进 AD-MSC 在体内的增殖和延长存活时间。此外,还有效地观测到了 Apelin 对于后肢缺血部位的 AD-MSC 具有明显的促进增殖的保护作用,为缺血性疾病的干细胞治疗提供了新的靶点。

5. 神经损伤 相对于其他组织,中枢神经系统具有较低的再生活性,且由于深度和血-脑屏障问题,使得大多数成像模式不能很好地检测神经干细胞的移植。其中应用较普遍的是 MRI,目前已经发展成为辅助诊断神经病理学的一个标准。磁标记的 MSC 可以通过血-脑屏障,广泛分布于全脑,MRI 能追踪到移植干细胞的迁移路径,并进行较准确的定位,MSC 可分化为神经胶质细胞或神经元细

胞,修复中枢神经系统损伤。大鼠脑皮质损伤模型植入被 SPIO 和溴脱氧尿嘧啶核苷双标的 MSC,MRI 显示术后 MSC 在脑损伤区域的迁移变化并监测到特异性低信号,此信号一直持续了 50 天,MSC 浓缩于损伤区提示有可能在该区受到诱导分化的信号,病理结果分析外源植入的部分 MSC 分化为神经元细胞,经细胞移植治疗后的大鼠神经功能得到有效改善。

近期发展出一种高通量多模态系统,包括载体、启动子、报告基因、报告探针和多模态成像。其中载体有慢病毒,腺相关病毒,无胆病毒,质粒。启动子分为组成型(CMV)、组织特异性启动子(MLC2v)和诱导型(Tet-on)。选用的报告基因有 *HSV1-sr39tk*、钠/碘同向转运体、转铁蛋白、萤火虫荧光素酶等。报告探针一般包括 $[^{18}F]$-FHBG、$[^{99m}Tc]$-过锝酸盐、氧化铁、D-l 荧光素。多模态成像的方式有 PET、SPECT、MRI、optical 等。

总之,分子影像学包含了 80% 的分子生物学与 20% 的影像学,已经成为心脏基因治疗、干细胞移植以及其他相关研究的有力工具。在未来的发展中对于基础研究以及向临床应用的转化都将产生重要影响。干细胞治疗的应用是一种从根本上治疗的新兴、有效的治疗方法。分子影像学是目前可以在活体状态下在细胞和分子水平对干细胞生物过程进行定性和定量研究的新型交叉学科。由于其独特的优势,在干细胞移植研究中具有巨大的潜力。

第五节 总结与展望

由于缺血缺氧等多种原因导致的组织、器官缺损或功能障碍是危害人类健康的主要原因,也是导致患者因病死亡的重要因素。组织、器官损伤的修复和功能重建是医学领域面临的严峻挑战。有效的治疗手段主要是通过器官移植进行替代治疗,然而受到供体数量有限和免疫排斥等因素的限制,使得临床开展移植手术变得几乎不可实现。随着生物医学工程的发展,组织器官缺损的治疗理念已逐渐从组织器官移植向组织再生模式转变。组织工程,作为再生医学的重要研究手段,在近年来得到迅速发展。从有机体提取种子细胞并经体外扩增后种植在支架材料上,经过体外诱导培养形成工程化的组织后再植入体内,这种修复缺损的再生模式能够避免供体不足和组织相容性的不足,有望真正实现组织器官的再生和功能重建。

干细胞治疗是组织工程和再生医学研究重要的研究手段。多种类型的种子细胞,诸如脂肪间充质干细胞、骨髓来源的祖细胞、胎盘来源的干细胞和诱导多能干细胞等都被广泛应用于心脏、肝脏、肾脏、肺、皮肤和神经系统等多种类型的组织器官损伤修复的研究中,它们能够通过存活、增殖、定向分化和旁分泌效应等方式实现对损伤位点微环境的调节。促进血管新生、免疫调节效应、表观遗传调控、招募内源性祖细胞(干细胞)等都是干细胞发挥治疗、达到促进损伤修复和再生的机制。为了实现损伤位点的组织修复和再生,早期研究中常采用损伤位点局部注射干细胞进行细胞治疗的方式,然而由于缺血、缺氧、炎症反应和氧化应激等构成的损伤微环境不利于植入的干细胞的定植和存活,这极大地降低了细胞治疗的效果。因此,改进的干细胞治疗常采用生物活性材料(支架材料)联合干细胞同时应用,以达到提高细胞驻留率和改善细胞存活的目的。此外,在体外构建工程化组织器官时,也要应用活性支架材料为种子细胞营造与生物体内组织器官相似的力学和组织结构微环境,以此实现工程手段的最优化。例如脱细胞基质材料的广泛应用,不仅促进了损伤位点的修复和再生,同时使体外构建工程化的器官变成现实。由此可见,利用生物活性材料和干细胞治疗而开展的组织工程和再生医学研究将在损伤修复再生治疗中扮演重要角色。

生物材料调节干细胞治疗的研究涉及生物学、生理学、医学、化学和物理学等多门类学科的交叉研究。为了进一步提升干细胞对损伤修复和组织器官再生的治疗效果,我们需要从多方面开展研究,以更加深入理解细胞的生物学行为及支架材料对细胞生物学行为的调控机制。伴随各门类相关研究的开展,势必会促进新型生物材料的开发,更加改善细胞治疗和组织器官再生的现状。

(赵强 冯国伟 朱大帅 王飞 张然
叶开 李莉 高方莉 孔德领)

参 考 文 献

[1] MU D,ZHANG X L,XIE J,et al. Intracoronary transplantation of mesenchymal stem cells with overexpressed integrin-linked kinase improves cardiac function in porcine myocardial infarction[J]. Sci Rep,2016,6:19155-19168.

[2] GAO J,LIU R,WU J,et al. The use of chitosan based hydrogel for enhancing the therapeutic benefits of adipose-derived MSCs for acute kidney injury[J]. Biomaterials,2012,33:3673-3681.

[3] CHO S H,NOH J R,CHO M Y,et al. An injectable collagen/poly (γ-glutamic acid) hydrogel as a scaffold of stem cells and α-lipoic acid for enhanced protection against renal dysfunction[J]. Biomater Sci,2017,5:285-294.

[4] FENG G,ZHANG J,LI Y,et al. IGF-1 C domain-modified hydrogel enhances cell therapy for AKI[J]. J Am Soc Nephrol,2016,27:2357-2369.

[5] KOFIDIS T,LEBL D R,MARTINEZ E C,et al. Novel injectable bioartificial tissue facilitates targeted,less invasive,large-scale tissue restoration on the beating heart after myocardial injury[J]. Circulation,2005,112 (9 Suppl):I173-I177.

[6] WANG T,JIANG X J,TANG Q Z,et al. Bone marrow stem cells implantation with alpha-cyclodextrin/MPEG-PCL-MPEG hydrogel improves cardiac function after myocardial infarction[J]. Acta Biomater,2009:2939-2944.

[7] LU M,GROVE E A,MILLER R J. Abnormal development of the hippocampal dentate gyrus in mice lacking the CXCR4 chemokine receptor[J]. Proc Natl Acad Sci U S A,2002,99(10):7090-7095.

[8] BAGRI A,GURNEY T,HE X,et al. The chemokine SDF1 regulates migration of dentate granule cells[J]. Development,2002,129(18):4249-4260.

[9] MA Q,JONES D,BORGHESANI P R,et al. Impaired B-lymphopoiesis, myelopoiesis, and derailed cerebellar neuron migration in CXCR4-and SDF-1-deficient mice [J]. Proc Natl Acad Sci U S A,1998,95(16):9448-9453.

[10] BELMADANI A,TRAN P B,REN D,et al. The chemokine stromal cell-derived factor-1 regulates the migration of sensory neuron progenitors[J]. J Neurosci,2005,25 (16):3995-4003.

[11] YANG Z,ZHANG A,DUAN H,et al. NT3-chitosan elicits robust endogenous neurogenesis to enable functional recovery after spinal cord injury[J]. Proc Natl Acad Sci U S A,2015,112:13354-13359.

[12] ZHANG R,LI Y,HU B,et al. Traceable nanoparticle delivery of small interfering RNA and retinoic acid with temporally release ability to control neural stem cell differentiation for Alzheimer's disease therapy[J]. Adv Mater,2016,28:6345.

[13] LI Y,LI Y,JI W,et al. Positively charged polyprodrug amphiphiles with enhanced drug loading and ROS-responsive release ability for traceable synergistic therapy [J]. J Am Chem Soc,2018,140(11):4164-4171.

[14] TOKUNAGA M,LIU M L,NAGAI T,et al. Implantation of cardiac progenitor cells using self-assembling peptide improves cardiac function after myocardial infarction [J]. J Mol Cell Cardiol,2010,49(6):972-983.

[15] YAO X,LIU Y,GAO J,et al. Nitric oxide releasing hydrogel enhances the therapeutic efficacy of mesenchymal stem cells for myocardial infarction[J]. Biomaterials,2015,60:130-140.

[16] KANDA P,ALARCON E I,YEUCHYK T,et al. Deterministic encapsulation of human cardiac stem cells in variable composition nanoporous gel cocoons to enhance therapeutic repair of injured myocardium[J]. ACS Nano,12(5):4338-4350.

[17] GODIER-FURNEMONT A F,MARTENS T P,KOECKERT M S,et al. Composite scaffold provides a cell delivery platform for cardiovascular repair[J]. Proc Natl Acad Sci U S A,2011,108(19):7974-7979.

[18] SIEPE M,GIRAUD M N,PAVLOVIC M,et al. Myoblast-seeded biodegradable scaffolds to prevent post-myocardial infarction evolution toward heart failure[J]. J Thorac Cardiovasc Surg,2006,132(1):124-131.

[19] OTT H C,MATTHIESEN T S,GOH S K,et al. Perfusion-decellularized matrix:using nature's platform to engineer a bioartificial heart[J]. Nat Med,2008,14(2):213-221.

[20] XIANG F,WEI D,YANG Y,et al. Tissue-engineered nerve graft with tetramethylpyrazine for repair of sciatic nerve defects in rats[J]. Neurosci Lett,2017,63(8):114-120.

[21] JIANG C,HU J,XIANG J,et al. Tissue-engineered rhesus monkey nerve grafts for the repair of long ulnar nerve defects:similar outcomes to autologous nerve grafts[J]. Neural Regen Res,2016,11(11):1845-1850.

[22] NISBET D R,YU L M,ZAHIR T,et al. Characterization of neural stem cells on electrospun poly (epsilon-caprolactone) submicron scaffolds:evaluating their potential in

neural tissue engineering[J]. J Biomater Sci Polym Ed, 2008,19(5):623-634.

[23] TYSSELING-MATTIACE V M,SAHNI V,NIECE K L,et al. Self-assembling nanofibers inhibit glial scar formation and promote axon elongation after spinal cord injury[J]. J Neurosci,2008,28(14):3814-3823.

[24] XIE J,WILLERTH S M,LI X,et al. The differentiation of embryonic stem cells seeded on electrospun nanofibers into neural lineages [J]. Biomaterials, 2009, 30 (3): 354-362.

[25] KIM H Y,KUMAR H,JO M J,et al. Therapeutic efficacypotentiated and diseased organ-targeting nanovesicles derived from mesenchymal stem cells for spinal cord injury treatment[J]. Nano Lett,2018,18(8):4965-4975.

[26] FERRIS C J,GILMORE K J,BEIRNE S,et al. Bio-ink for on-demand printing of living cells[J]. Biomater Sci, 2013,1(2):224-230.

[27] CHEN Z,ZHONG N,WEN J,et al. Porous three-dimensional silk fibroin scaffolds for tracheal epithelial regeneration in vitro and in vivo[J]. ACS Biomater Sci Eng 2018,4(8):2977-2985.

[28] TAKAHASHI K,YAMANAKA S. Induction of pluripotent stem cells from mouse embryonic and adult fibroblast cultures by defined factors [J]. Cell, 2006, 126 (4): 663-676.

[29] SILLER R,GREENHOUGH S,NAUMOVSKA E,et al. Small-molecule-driven hepatocyte differentiation of human pluripotent stem cells[J]. Stem Cell Rep,2015,4(5):939-952.

[30] CHEN G,DENG H Z,SONG X,et al. Reactive oxygen species-responsive polymeric nanoparticles for alleviating sepsis-induced acute liver injury in mice[J]. Biomaterials,2017,144:30-41.

[31] CHIANG C H,WU W W,LI H Y,et al. Enhanced antioxidant capacity of dental pulp-derived iPSC-differentiated hepatocytes and liver regeneration by injectable HGF-releasing hydrogel in fulminant hepatic failure[J]. Cell Transplant,2015,24(3):541-559.

[32] KIM Y S,KONG W H,KIM H,et al. Targeted systemic mesenchymal stem cell delivery using hyaluronate-wheat germ agglutinin conjugate[J]. Biomaterials,2016,106:217-227.

[33] LIU M Y,YANG J C,HU W J,et al. Superior performance of co-cultured mesenchymal stem cells and hepatocytes in poly(lactic acid-glycolic acid) scaffolds for the treatment of acute liver failure[J]. Biomed Mater,2016,11(1):015008-015020.

[34] NEVI L,CARPINO G,COSTANTINI D,et al. Hyaluronan coating improves liver engraftment of transplanted human biliary tree stem/progenitor cells[J]. Stem Cell Res Ther,2017,8(1):64-81.

[35] LIANG H,HUANG K,SU T,et al. Mesenchymal stem cell/red blood cell-inspired nanoparticle therapy in mice with carbon tetrachloride-induced acute liver failure[J]. ACS Nano,2018,12(7):6536-6544.

[36] YOUNG S A,SHERMAN S E,COOPER T T,et al. Mechanically resilient injectable scaffolds for intramuscular stem cell delivery and cytokine release[J]. Biomaterials, 2018,159,146-160.

[37] KUMAR V A,LIU Q,WICKREMASINGHE N C,et al. Treatment of hind limb ischemia using angiogenic peptide nanofibers[J]. Biomaterials,2016,98:113-119.

[38] BARSOTTI M C,MAGERA A,ARMANI C,et al. Fibrin acts as biomimetic niche inducing both differentiation and stem cell marker expression of early human endothelial progenitor cells[J]. Cell Prolif,2011,44(1):33-48.

[39] LI L,WANG N,JIN X,et al. Biodegradable and injectable in situ cross-linking chitosan-hyaluronic acid based hydrogels for postoperative adhesion prevention[J]. Biomaterials,2014,35(12):3903-3917.

[40] HANJAYAPUTRA D,BOSE V,SHEN Y I,et al. Controlled activation of morphogenesis to generate a functional human microvasculature in a synthetic matrix [J]. Blood,2011,118(3):804-815.

[41] WANG X,ZHANG J,CUI W,et al. Composite hydrogel modified by IGF-1C domain improves stem cell therapy for limb ischemia[J]. ACS Appl Mater Interfaces,2018, 10(5):4481-4493.

[42] SHIN J,LEE J S,LEE C,et al. Tissue adhesive catechol-modified hyaluronic acid hydrogel for effective,minimally invasive cell therapy [J]. Adv Funct Mater, 2015, 25 (25):3814-3824.

[43] BAK S,AHMAD T,LEE Y B,et al. Delivery of a cell patch of cocultured endothelial cells and smooth muscle cells using thermoresponsive hydrogels for enhanced angiogenesis[J]. Tissue Eng,2016,22(1-2):182-193.

[44] LANDAZURI N,LEVIT R D,JOSEPH G,et al. Alginate microencapsulation of human mesenchymal stem cells as a strategy to enhance paracrine-mediated vascular recovery after hindlimb ischaemia[J]. J Tissue Eng Reg Med,

2016,10（3）:222-232.

[45] NAKAGAWA H, AKITA S, FUKUI M, et al. Human mesenchymal stem cells successfully improve skin-substitute wound healing[J]. Br J Dermatol,2005,153(1):29-36.

[46] ZHOU X,WANG H,ZHANG J,et al. Functional poly(ε-caprolactone)/chitosan dressings with nitric oxide-releasing property improve wound healing[J]. Acta Biomater,2017,54:128-137.

[47] KIM B S,KWON Y W,KONG J S,et al. 3D cell printing of in vitro stabilized skin model and in vivo pre-vascularized skin patch using tissue-specific extracellular matrix bioink:a step towards advanced skin tissue engineering [J]. Biomaterials,2018,168:38-53.

[48] SANJAIRAJ V,ZHANG S,FUH J Y H,et al. Design of three-dimensional scaffolds with tunable matrix stiffness for directing stem cell lineage specification:an in silico study[J]. Bioengineering,2017,4(3):66-77.

[49] SU N,GAO P,WANG K,et al. Fibrous scaffolds potentiate the paracrine function of mesenchymal stem cells:a new dimension in cell-material interaction[J]. Biomaterials,2017,141:74-85.

[50] DAN D, MAO D, LI K, et al. Precise and long-term tracking of adipose-derived stem cells and their regenerative capacity via superb bright and stable organic[J]. Nanodots ACS Nano,2014,8(12):12620-12631.

第十九章

生物材料在干细胞中的应用

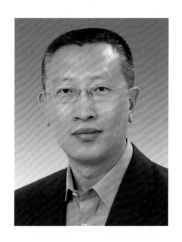

周琪

中国科学院干细胞与再生医学创新研究院院长,北京干细胞与再生医学研究院理事长,中国科学院院士,发展中国家科学院院士。

Qi Zhou, Ph. D. , is a professor and the Director of the Institute for Stem Cell and Regeneration, Chinese Academy of Sciences (CAS), the President of Beijing Institute of Stem Cell and Regenerative Medicine, CAS Member, and Fellow of TWAS (The World Academy of Sciences for the advancement of science in developing countries).

摘要

组织工程学是一个迅速发展的领域,它通过植入细胞、支架和可溶性介质来修复受损的组织和器官。组织工程的发展为解决目前临床上的疑难杂症带来了希望。细胞和生物材料是组织工程的两个核心。干细胞因其自我更新能力和分化为功能细胞的潜能为组织工程提供了丰富的细胞资源。生物材料则通过外界材料的设计与加工来模拟体内的组织结构或内环境状态从而修复或缓解某些疾病创伤或者改善细胞周围的微环境,在体内和体外辅助干细胞完成组织的重建和再生。

在生物体内,干细胞驻留在被称为"干细胞龛"(stem cell niche)的特殊微环境中。细胞微环境不仅是细胞间相互作用及其分泌的可溶性因子,还包括物理空间及机械力、化学性质所造成的细胞内活动、细胞外基质的化学组成、软硬度、拓扑形貌等。这种动态的复杂微环境为干细胞提供结构上的支撑、定位、黏附,并且在化学水平上可以将胞外的信号转成特定的化学信号从而影响干细胞的迁移、生长、分化等生理活动。

因此,研究并揭示干细胞-材料相互作用中各种因素的作用效应和机制在生物材料学、细胞生物学、组织工程和再生医学中都极为重要,也是生物医用材料领域面临的重大科学问题。

Abstract

Tissue engineering has achieved rapid development, and the damaged tissues and organs could be repaired by implantation of cells, scaffolds and soluble media. The emergence of tissue engineering has brought hope to solve the problems existing in the present clinical organ transplantation. Cells and biomaterials are two core contents of tissue engineering. Stem cells provide abundant cell resources for tissue engineering due to their self-renewal ability and differentiation potential into functional cells. Biomaterials can provide a suitable 3D environment for stem cells to survive, proliferate and differentiate, and assist in stem cell reconstruction and regeneration in vivo and in vitro.

Stem cells reside in a unique microenvironment called "niche" *in vivo*. This dynamic complex microenvironment include not only the interaction between cells and the soluble factors but also extracellular signals as mechanical and chemical properties provides structural support, location, adhesion and signal transduction to stem cells, which affect the migration, growth, differentiation and other physiological activities of stem cells.

Therefore, demonstrating the relations betweenstem cells and biomaterials is crucial for both cell biology and tissue engineering. In this way, designing and selecting suitable biomaterials is essential to the success of tissue engineering.

第一节　细胞的 3D 微环境

一、引言

干细胞是一类具有分化潜能并能保持自我更新、自我复制的细胞。分化潜能是指干细胞具有产生不同分化细胞的能力。按照所处的发育阶段不同可以将干细胞划分为两类:胚胎干细胞与成体干细胞。胚胎干细胞能发育为机体中各种谱系的细胞,并且具有发育为完整个体的能力,因此具有多能性。成体干细胞存在于成体组织中,可以分化为特定谱系的细胞。成体干细胞通常处于静止状态,为了进行自我更新,他们必须进入细胞周期,分裂并产生未分化的后代细胞。通过这种机制,组织的长期稳态和再生能力得以在整个生命周期内维持。人胚胎干细胞(human embryonic stem cell, hESC)最早于 1998 年从体外受精得到的囊胚中分离出来,可在一定条件下分化为胚胎内所有细胞,是一种多能性干细胞。自分离到人胚胎干细胞以来,人胚胎干细胞的建系、培养和扩增体系不断完善,从借助于饲养层细胞或细胞外基质成分的贴壁培养,到借助微载体或自发成球的悬浮培养,人胚胎干细胞的制备已逐步走向规模化、标准化、自动化。与此同时,定向诱导人胚胎干细胞向肝细胞、心肌细胞和神经元等各类功能细胞分化的体系也日益成熟,胚胎干细胞来源的功能细胞在国内外正被逐渐用于临床试验和研究,未来极有可能成为细胞治疗的主力。间充质干细胞(mesenchymal stem cell, MSC)是一种具有多向分化潜能的干细胞,一般可从骨髓、脐带、外周血和脂肪等组织中获得,具有成

骨、成脂和成软骨能力,还可在体外诱导得到心肌细胞、肝细胞等多种细胞。作为种子细胞,临床上主要用于治疗机体无法自然修复的器官损伤等多种难治疾病,作为免疫调节细胞,可治疗免疫排斥和自身免疫性疾病。因其免疫原性低、增殖能力强、无伦理问题以及易于工业化制备等优点具有广阔的临床应用前景。诱导性多能干细胞(induced pluripotent stem cell, iPSC)是一类通过对体细胞重编程获得的类似胚胎干细胞的多能性干细胞,通过这一技术可以用病人自己的体细胞制备多能性干细胞然后定向诱导获得相应的功能细胞,从而解决了免疫排斥及伦理道德等问题,因此在疾病治疗中具有很大的应用价值。此外,造血干细胞、神经干细胞等其他成体干细胞分离、培养和分化的相关研究也是当下热点,目前成体干细胞移植是治疗血液系统疾病、先天性遗传病以及多发性和转移性恶性肿瘤疾病的最有效方法。

干细胞可以通过对称分裂进行自我复制以保持充足的数量,这样在机体受到损伤时能迅速进行再生修复;同时,干细胞还能通过不对称分裂而自我更新,维持干细胞数目的同时产生分化的细胞保证机体的更新与稳态的维持。在稳态条件下不对称分裂的成体干细胞保留了对称分裂的能力,以恢复因损伤或疾病而枯竭的干细胞库。

干细胞需要维持干性,并保证机体更新与修复的能力,就需要有一个合适的微环境,这个微环境就叫做干细胞龛(niche)。1978 年,R. Schofield 首次提出了干细胞龛的概念,但是直到 2002 年,Lin 对果蝇的研究才使人们对干细胞龛真正重视起来。现在普遍认为,干细胞存在于一个动态的、特殊化的微环境中,微环境提供了细胞外信号以允许干

胞识别并存活。此外,干细胞龛调节干细胞行为,维持静止、自我更新和分化之间的平衡。尽管具有很高的增殖潜能,干细胞在微环境的调节下仍能保持静止和低代谢状态,以防止干细胞耗竭。并且,干细胞龛被认为可以保护干细胞以避免因基因突变的积累而可能导致的癌变。越来越多的证据表明干细胞微环境的失调在组织退化、衰老、肿瘤有关的许多疾病中起着关键的致病作用。

静止和活跃的干细胞亚群在组织中分开分布但位置相邻。在这些微环境中,精确调节对称和不对称分裂之间的平衡对于维持适当的干细胞数量和满足周围组织中分化细胞的需求至关重要。干细胞龛最重要的特征之一就是其中干细胞作为种子细胞的能力,并且干细胞与其干细胞龛之间的适当结合对于维持干细胞库的长期自我更新是必不可少的。

每种类型的干细胞都有其特异性的微环境,有确定的解剖定位。在这个特定的区域里,支持性基质细胞通过细胞表面受体、间隙连接和可溶性因子等方式相互作用,并与干细胞、细胞外基质(extracellular matrix,ECM)联系在一起。

二、ECM中的大分子

ECM是由细胞向外分泌到细胞周围,并在细胞之间组装的动态大分子网络,如图19-1所示。这种高度复杂大分子网络主要成分包括不同类型的胶原蛋白(collagen)、弹性蛋白(elastin)等纤维状蛋白,以及多种糖蛋白,例如纤粘连蛋白(fibronectin)、层粘连蛋白(laminin)、玻连蛋白(vitronectin)、软骨粘连蛋白(chondronectin)、骨粘连蛋白(osteonectin)、血纤蛋白(fibrin)等,除了这些成分之外还包括蛋白聚糖和糖胺聚糖类大分子,比如硫酸乙酰肝素(heparan sulfate)、硫酸软骨素(chondroitin sulfate)、硫酸皮肤素(dermatan sulfate)、硫酸角质素(keratin sulfate)和透明质酸(hyaluronic acid)等。ECM的多样性和动态组成向不同的微环境提供了可控的生化、物理、结构和机械性能。此外,还包含富集在细胞表面的、具有级联梯度的生长因子,以及物理因素(比如剪切应力)。不仅ECM成分影响干细胞的行为,而且干细胞也能响应外界信号调节分泌ECM成分,从而改变干细胞的微环境。

可以将干细胞外环境看作是由各种蛋白原纤维、纤维交织在糖胺聚糖链的水合网络中组成的水凝胶。这些不可溶的大分子具有很强的结合水的能力,往往不到1%的浓度就能为细胞提供相当坚固的结构和适合的拉伸和压缩能力。这些大分子构成的各向异性纤维结构对细胞行为具有明显的影响。干细胞和周围细胞骨架都与ECM之间通过细胞表面受体紧密连接,所以细胞可以通过将力学信号转换成化学信号来感知和响应其环境的机械性质,从而影响干细胞的生理活动,比如黏附、迁移等。

结构性ECM蛋白质中,最主要的就是胶原蛋白,其三股螺旋链可以组装成为更高级的胶原原纤维,因此为组织提供了一定的韧性和强度。目前,已有28中胶原蛋白被鉴定出来。其中,在大多数组织里,Ⅰ型胶原蛋白(type Ⅰ collagen)是最主要的一类胶原,比其他种类胶原的表达量高。比如,在肌腱和韧带中,超过90%的结缔组织都是由Ⅰ型胶原蛋白构成。而在胎盘中,最主要的却是Ⅳ型胶原蛋白。这种成分上的不同造就了不同组织的力学与物理性质的差异,并左右细胞与配体之间的相互作用。更重要的是,胶原与糖蛋白、生长因子、其他结构蛋白(如弹性蛋白、层粘连蛋白等)紧密结合在一起,在调控干细胞的生长、迁移、分化能活动中起到不可替代的作用。

弹性蛋白是另一种非常重要的不溶性结构大分子,其组装成为弹性纤维,赋予了组织经历拉伸或压缩后复原的能力。其蛋白链中含有丰富的疏水性氨基酸,所以弹性蛋白有着非常好的耐久性。此外,在弹性纤维的弹性核心中发现有一些糖胺聚糖,比如硫酸乙酰肝素,被认为与弹性蛋白的组装有关。而且,水分子也在弹性蛋白三维组装中起到了重要的作用,决定了组织的水合度与弹性。

纤粘连蛋白在ECM中的含量仅次于胶原,它的存在与细胞的定位有关,并支持细胞的分裂与迁移。在整个胚胎发育阶段,纤粘连蛋白对于多数组织与器官的发育与成形都是必需的。2004年,Trinh LA等证明在心脏发育中,前体细胞需要纤粘连蛋白来完成细胞的迁移。2007年,Matsui T等发现缺失纤粘连蛋白的上皮组织更容易断裂。它可能参与了细胞的成形,并指导细胞分化,所以在创伤修复中起到重要作用。纤粘连蛋白可以与细胞表面的整合素结合,同时又与胶原、糖蛋白和其他黏性蛋白结合,从而调控细胞的黏附行为。此外,纤粘连蛋白上有一系列不同的生长因子结合域,可以结合血管内皮生长因子(vascular endothelial growth factor,VEGF)、肝细胞生长因子(hepatocyte growth factor,HGF)等。

层粘连蛋白是一种由三条多肽链组成的糖蛋白,具有独特的十字形结构。其在人体内广泛分布,但主要存在于基底膜(basement membrane,BM),在组织的结构维持、细胞信号转导、黏附、迁移中都起着重要作用。与胶原蛋白一样,层粘连蛋白也有多种分子类型,迄今为止已鉴定出 18 种,在机体的不同组织中表达有所差异。此外,层粘连蛋

白还能与其他分子结合,比如,在骨骼肌组织中,层粘连蛋白的短臂主要起结构支撑的作用,分子间的短臂相互连接形成网络结构,Ⅳ型胶原蛋白通过巢蛋白(nidogen)连接在这种网络结构上。同时,在层粘连蛋白的长臂上,还有整合素的结合位点。

纤维蛋白原(fibrinogen)是一种可溶的纤维糖蛋白,通过凝血酶的作用可以变成不可溶的纤维蛋白聚合物。纤维蛋白原与纤维蛋白能特异性地结合多种蛋白与因子,比如纤粘连蛋白、血小板反应素(thrombospondin)、纤蛋白(fibulin)、成纤维细胞生长因子 2(FGF-2)、VEGF、白细胞介素 1(interleukin-1,IL-1)等。这种结合不同组分的能力,使纤维蛋白原在心血管和细胞外基质生理方面扮演着重要的角色。

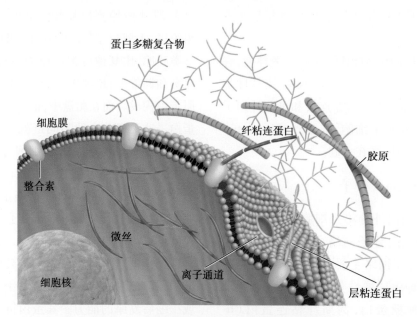

图 19-1　细胞与胞外基质(ECM)间的相互作用

第二节　生物材料对细胞命运的影响

一、引言

体内细胞处在一种高度复杂的微环境中,其间充斥着各种各样的物理和生物化学信号。细胞能够对所处微环境中各种信号刺激做出响应,从而使其所属组织器官实现功能化。微环境因素主要包括可溶性因子、细胞外基质以及与细胞接触的其他细胞。根据生物材料来源可以分为天然生物材料、合成生

物材料和复合生物材料。天然生物材料来源于生物体,有良好的生物相容性,不易引发免疫反应,但力学性质较差,主要分为天然蛋白质,如明胶、胶原、纤维蛋白等,以及多糖类物质,如壳聚糖、葡聚糖、糖胺聚糖、透明质酸、海藻酸盐等。合成生物材料来源充足,力学性质好,可塑性强,但生物相容性差,主要分为人工高分子材料如聚乳酸(PLA)、聚乙交酯(PGA)、聚己内酯(PCL)、聚乳酸-羟基乙酸共聚物(PLGA)、聚甲基丙烯酸甲酯(PMMA)等;无机非金属合成材料如钙磷陶瓷、羟基磷灰石、生物玻璃、磷酸钙骨水泥、碳材料以及生物惰性的氧化铝和氧化锆等;某些金属材料如镁合金、钛及其合金、镍钛合

金等。复合材料既保留了不同生物材料的优势,又克服了各自的缺点如胶原-透明质酸等。

如图19-2所示,Glucksmann等早在1942年就通过鸡的骨形成实验证实了细胞可以受到机械力的影响,在体外培养鸡的软骨和骨组织并在基底上施加压力和拉伸可以影响组织生长的形态和图案。一些研究使用特制的材料去探究细胞对复杂物理、机械环境的反应,表明了一系列物理-化学刺激能够影响细胞的行为,包括细胞黏附、细胞取向、细胞运动、表面抗原显示、细胞骨架缩合、酪氨酸激酶激活以及调节转录活性和基因表达的细胞内信号传导途径等。这些影响因素包括材料硬度、拓扑结构等。物理信号还能够有效的调控干细胞功能和表观遗传状态。体外及体内实验均证明了通过控制基底的机械性质可以提高细胞的牵拉敏感性,并且可以强烈刺激基底上生长的干细胞以影响它们之后的命运。例如,高硬度的表面基底通过物理性质而不是生理上的性质影响了细胞的命运决定。近年来,合成生物材料已被大范围用于研究细胞由外向内的信号转导,经适当设计加工的材料可对细胞的行为,如细胞的黏附、增殖、迁移和分化等进行有效控制,并且已有众多研究表明材料可以影响表观基因表达。

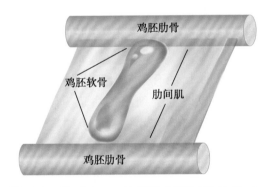

图19-2　Glucksmann鸡骨形成实验(改自Glucksmann 1942年结果)

在本节中,我们将讨论细胞与材料间的生物物理学关系,特别是细胞的表观遗传状态是如何被细胞外刺激所影响的。首先,我们将讨论细胞从环境接受物理信号的机制,并且展示现有核被膜与细胞外空间联系的模型;然后,我们将材料的影响因素进行分类;最后,我们讨论材料对细胞命运的改变(细胞黏附、生长增殖、细胞分化等),探讨材料在干细胞生物学、表观遗传学的研究应用。

二、细胞如何感受外界应力

从细胞的角度来看,生物物理因素最终导致蛋白质构象的变化以应对细胞的拉伸或压缩。机械力输入到生物响应的转换发生在不同层次上,每个层次都具有相应的复杂性,而且经常同时发生。在质膜的水平,细胞-基质和细胞-细胞间粘连主要通过整合蛋白和钙黏蛋白形成。这些跨膜黏附结构在细胞骨架和外部锚定之间连接,在生理上连接了细胞内与细胞外环境。为响应拉伸,整合蛋白和钙黏蛋白进行构象变化,引发各种胞质信号级联包括Src和PI3K激酶的活化。ECM和细胞骨架之间的力敏感离子通道可能同样被拉伸激活。G蛋白及离子通道也能够直接响应膜上拉伸、流体剪切力及细胞形态改变造成的变化。尽管其组件不断翻转,细胞骨架形成刚性的网络将力作为一个整体传输给细胞,通过细胞-细胞外互作,应力可以通过这些结构直接传递给其他细胞器,比如线粒体和细胞核。

细胞核与胞外空间的连接,是作为一个由细胞内外纤维组成的连续的、跨细胞拉伸网络的一部分,外部的力学信号可以通过细胞骨架传导到细胞核,然后以募集表观遗传学修饰因子或是染色质及核纤层重组的方式影响基因表达(图19-3)。核骨架是多组分的核内支架,由几类蛋白组成,包括a-b型核纤层蛋白、血影蛋白、肌联蛋白、细胞核肌动蛋白,它们使核被膜能够粘连到细胞核上。细胞核骨架与细胞骨架通过LINC(linker of nucleoskeleton and cytoskeleton)复合蛋白连接。LINC复合物能够帮助物理信号转化为功能化的细胞核内化学信号,包括力敏感通道基因的表达。在此之前,只有为数不多关于材料调控表观遗传学的研究,但是其结果却使我们看到了材料学在细胞生物学的潜在应用。例如,当间充质干细胞在线性微槽中培养时,组蛋白H3乙酰化水平就会大幅提高。此外,当压缩或拉伸力垂直施加于微槽中排列的细胞,MSC的组蛋白脱乙酰酶(HDAC)表达的下降。在后续研究中,拉伸胚胎成纤维细胞减少了HDAC活性,从而提高了重编程效率。这一发现直接证明材料具有影响表观遗传特征的能力,以及启动细胞重编程中的功能。最近,新的研究表明微槽

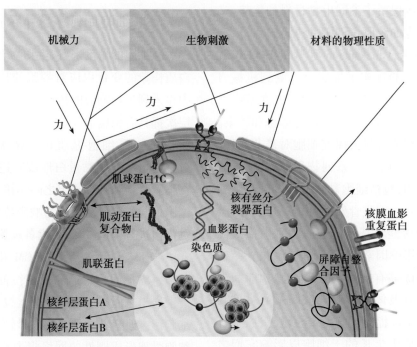

图 19-3 细胞外因素影响细胞表观遗传状态

阵列可以提高心肌前体细胞向心肌样细胞的分化效率,基底通过提高组蛋白 H3 的乙酰化来促进心肌细胞的类泛素化,从而大幅提高心脏发育相关基因的表达。

三、材料影响因素的分类

每一个细胞都处于复杂影响因素的空间环境中,其中生物物理因素既包含了细胞外应力又有细胞内产生的反应。在细胞水平,细胞并不单独受某一因素影响,而是同时受到多种不同信号的调节。在此,我们将这些材料-细胞影响因素简单归纳为以下三个大类:①机械力的直接作用,比如流体剪切力和周期性拉伸;②常见生物刺激,包括可溶性因素和黏附分子;③材料物理学性质,包括软硬度、拓扑结构和细胞形态控制。通过介绍三种材料影响因素分类,我们将更加了解材料时如何影响细胞的命运。

(一) 机械力的直接作用

机械应力(mechanical stress)是指物体由于外力形变时,物理内部为保持原有形态,所产生的抵抗力。剪切力则是相应截面相切的力。机械应力和剪切力对细胞行为的影响是外界影响细胞表观遗产特征的典型范例。应力被机械门控离子通道或者跨膜蛋白感受并传达到细胞内及相邻的细胞

然后做出反馈。这些互作通过调节 Rho 蛋白 GTP 酶活化蛋白(RhoGAP)和交换因子(RhoGEF)结构域中的小 GTP 酶 Rho 下游的 Rho 蛋白激酶(ROCK)来增加肌球蛋白Ⅱ(myosin Ⅱ)的收缩性及细胞内张力。细胞通过 YAP/TAZ 相应各种胞外刺激,Yes-associated protein(YAP)和转录激活剂 PDZ-binding domain(TAZ),都是 Hippo 信号通路的成员,可以共激活多种转录因子并调节细胞命运决定。

迄今为止,已经有大量研究表明细胞环境中的机械力可以改变干细胞的命运。硬度在 4～14kPa 的水凝胶有利于小鼠胚胎干细胞向内胚层分化,而硬度提升至 2 700kPa 时,胚胎干细胞趋向于中胚层分化。胚胎干细胞向心肌分化的最佳模量<1kPa,硬度更高时则向 MSC 分化。Engler 等发现 MSC 在模拟脑组织硬度(0.1～1kPa)的基质上生长时,细胞呈现分支形态,且神经特异记忆的表达较高,而在模拟肌肉组织硬度(8～17kPa)的基质上生长时,则成为与肌肉细胞类似的纺锤形细胞,具有更多的肌原性标记物表达。在模拟骨组织硬度(25～40kPa)的基质上生长时,成为与成骨细胞类似的多角形细胞,且成骨转录物物上调。坚硬的基质(>100kPa)可导致干细胞向成骨细胞的分化,中等强度(10～100kPa)可能进

入肌源性谱系,而软基质(<10kPa)则将干细胞导向神经方向分化。这些现象表明机械应力参与了MSC命运的决定。

(二)　传统的生物刺激

细胞-细胞间与细胞-基质间互作的平衡是发育生物学与疾病发生等领域的关键议题,而材料可以模拟细胞特定功能的微环境。科学家们试图通过使用人工合成阵列模拟体内细胞与环境之间的关系,简化这些关系并研究其精细调控。在生理环境下,整合素介导的与ECM互作是细胞发育和功能所必不可少的,这些黏附分子在肾脏、肺、四肢、中胚层及神经系统发育的形态发生中起重要作用。在体外,自组装多肽阵列被用作细胞培养的基底,其中肝素结合多肽可以与细胞表面的黏多糖(GAG)互作,从而大幅促进干细胞(hPSC)的自我更新。进一步的研究发现,整合素-GAG组成的基底可以促进干细胞向外胚层分化,而只含GAG的基底却可以促进干细胞向中、内胚层分化。材料中还可以交联可酶促降解的多肽,例如用细胞产生的基质金属蛋白酶(MMP)对水凝胶进行局部降解。

干细胞微环境中的支持细胞已经在模式生物中被明确定义,并且在哺乳类动物中同样适用。例如在骨髓中维持造血干细胞(HSC)微环境就需要多种支持细胞,造血干细胞与成骨细胞的黏附就是造血所必须的。使用生物活性肽的细胞-细胞相互作用的综合概括也可以诱导有益的再生作用。例如使用聚乙二醇(PEG)为基底,加入N-钙黏着蛋白多肽后可以增强hMSC形成软骨的能力。ECM蛋白也被用于控制细胞大小、形态、活力以及用于细胞分化的基底制作。

(三)　材料的物理学性质

早在1911年,Harrison等就发现了细胞的生物学行为受其黏附的基质材料表面形态的影响,并由Weiss在1945年提出"接触诱导"的概念,接触诱导是指当细胞生长在纳米到微米尺度的各向异性的图案上时会调整自身的取向,沿着图案的方向生长。拓扑结构影响哺乳动物几乎所有类型的细胞的基本功能。目前研究较多的微纳米拓扑几何结构有微纳米沟槽、微米纳米突起阵列和微纳米凹坑阵列等。研究的细胞类型有成纤维细胞、内皮细胞、干细胞、平滑肌细胞、上皮细胞等。

随着纳米制造技术的发展,具有微纳米拓扑结构的平面开始用于细胞的培养,并且还可以进行相关物理、化学的因子的修饰。相对于平面基底,微纳米结构,例如微纳米沟槽、微纳米柱和微纳米凹坑等,会对细胞产生不同的作用。而大多数细胞间的物质、能量、信号的交换是发生在细胞表面纳米结构上的。纳米材料的特性使其成为改变细胞命运的有效方法,包括增强细胞贴壁、控制细胞黏附及脱离、干细胞分化、帮助细胞与外界交互、促进细胞感受外界信号等。

四、材料影响细胞命运

(一)　细胞黏附

ECM黏附受到蛋白复合物基质与细胞骨架物理连接的分子过程控制。细胞与ECM的黏附调节重要的细胞表型如增殖、细胞凋亡、分化、内吞、运动、基质降解和重塑。基质黏附可以转化为特定生物化学信号,因此,细胞感测物理微环境的过程依赖于其纳米级物理特性,纳米形貌和微观力学。重要的是,已经证明这些信号虽然主要由生物化学背景决定,但取决于它的拓扑结构和力学。因此,无论是理解这种纳米级事件,还是设计用于再生医学应用的支架和细胞培养平台,纳米尺度的工程ECM最近引起了相当大的关注。

由于工程技术的进步,现在已经能够合成理化性质可控的微纳尺度生物介质。这些介质旨在模拟细胞微环境的一些几何形貌和机械特性。目前通过特定蛋白质或多肽序列功能化的纳米结构底物和基质,已被用于控制细胞的表型。在许多情况下,已经确定这种细胞表型的控制是通过诸如整合素聚簇,相关蛋白的募集,以及受控于它们的拆卸过程来调节细胞黏附。反过来,这些过程导致信号通路的调节和细胞骨架的重组以指导细胞表型。

通过具有各向异性特征图案的设计与制备,Thery等仔细研究了细胞应力纤维丝在不同几何形态图案上的分布,并成功实现了对细胞极性取向的调控。借助于传统的细胞培养模式,科学家亦取得了细胞黏附相关的其他重要研究进展,基底分子手性特征亦能对细胞的黏附行为产生显著影响。

Yavin 等首先报道了胚胎神经细胞在聚 L 型赖氨酸和聚 D 型赖氨酸涂覆表面的黏附行为,研究结果证实 L 型表面能更好地促进细胞的黏附。此外,基底表面的化学基团、软硬度等亦被证实能显著影响细胞的黏附行为。

(二) 细胞迁移

细胞迁移对于许多生理和病理过程是至关重要的,包括胚胎发育,创伤修复和新陈代谢。尽管细胞迁移的基本机制已经解析,但是三维基质结构信号促进细胞定向迁移的分子机制仍有待探索。许多生长在纳米结构表面的细胞表现出能动性的增强。细胞在平面基底中的迁移是随机的,而角膜上皮细胞可以延纳米条纹平行迁移,这与体内发现的上皮癌细胞沿着排列的细胞外基质迁移现象一致。纳米沟槽结构能提高中性粒细胞的迁移速率,这会在免疫监测和损伤修复中有重要应用。

细胞迁移对于拓扑形貌密度的改变也非常敏感。例如 Kim 等发现成纤维细胞的迁移速率取决于纳米微图案的宽度。细胞会朝着沟槽较密的方向定向迁移。这一现象不仅存在于单个细胞迁移中,也存在与群体细胞迁移中。成纤维细胞向细胞外基质组织丰富的位置迁移并聚集可能在受损细胞外基质的重建中发挥重要作用。当细胞外基质被修复,基质组织的密度已经增加,成纤维细胞自然迁移到基质组织密度较少的区域。

还有文献报道基底的软硬梯度和纳米因素亦能导致细胞的定向迁移。Pelham 和 Wang 的研究证实在较软的基底上细胞板状伪足的移动速度和活力更高。Wang 等发现,将成纤维细胞接种到具有软硬梯度的材料表面,在较软基底表面的细胞能够很容易地跨越"软-硬界线"迁移到硬的基底表面,同时细胞铺展面积与应力也相应增加,然而当细胞从较硬基底表面出发到达"软-硬界线"时则会缩回。这些利用材料图案化技术研究所获得的细胞迁移相关规律和特征为下一代的智能生物材料用于细胞定位与组织修复等方向奠定了理论基础。

(三) 细胞增殖

借助于材料表面图案化技术,研究报道基底的拓扑形貌和纳米因素也能显著影响细胞的增殖行为。早在 1997 年 Chen 等利用微图案作为细胞基底,发现细胞的形状可以表明细胞增殖和凋亡。研究显示出人类干细胞的增殖对培养细胞的基底非常敏感。基底表面微结构的尺寸越大,细胞密度越低,增殖速率越缓慢。通过降低微结构尺寸的大小,使微结构表面与平面膜表面细胞增殖的差异越来越小。许多生长在纳米微结构表面细胞的增殖速率比平面材料中的增殖速率低。为进一步验证基底的纳米尺寸大小对细胞增殖的影响,Christopher 等将大鼠神经干细胞培养在纳米纤维组成的网状结构中,发现增殖细胞的数量依赖于纳米纤维的直径,降低纤维直径会引起细胞增殖速率的增加。相比之下,Oh 等报道直径在 100nm 左右的中空纳米管表面的小鼠成骨细胞的增殖速率高于平面材料。因此,纳米形貌对于细胞增殖的调节可能具有细胞特异性,这与体内观察到的不同细胞外基质微环境中的细胞增殖速率不同是一致的。

(四) 干细胞分化

干细胞作为组织工程与再生医学中重要的种子细胞,其分化行为的影响因素及有效调控一直是生物材料学家和细胞生物学家关注的焦点。借助于传统的细胞培养体系,人们已经揭示出生长因子、细胞因子等可溶性因子能对细胞的分化行为产生显著影响。随着材料技术的发展,科学家们借助 3D 生物介质,探究了细胞微环境对细胞命运的影响,如细胞的铺展面积、细胞与细胞间的接触程度、基底材料的软硬度与纳米因素等。如图 19-4 所示,不同的组织对应不同的硬度模量。本章的后几节会专门讨论生物材料对干细胞增殖和分化的影响。

综上所述,借助于不同的材料性质,研究者确切地揭示并证实了许多独特的细胞因素和 ECM 因素能够对细胞的黏附、分化、迁移和增殖等行为产生显著影响。这表明细胞图案化技术是一种研究细胞-材料相互作用的有效手段与工具。细胞图案化的深入研究不仅可以为指导下一代智能生物材料的设计提供坚实的理论基础,进而加快再生医学和组织工程发展的步伐,还能够加速细胞传感和细胞芯片等技术在高通量筛选及诊断治疗领域中的应用。

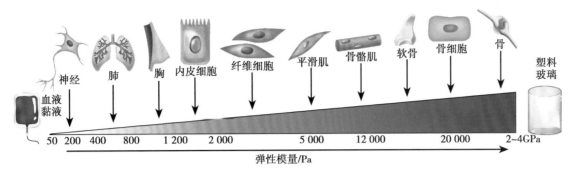

图 19-4　不同类型组织的硬度

五、总结

生物体内的细胞并非孤立存在,它们无时无刻不与外部环境发生接触和相互作用。细胞微环境中包含 ECM、相邻的细胞、生长因子等其他可溶性因子,是细胞正常结构和功能所必需的。除通过特异性受体或通道响应可溶性因子外,细胞亦能够通过整合素介导的黏附感应 ECM 及基底材料的各种物理化学特性,如基底的化学组成、软硬度、拓扑形貌和纳米因素等特征。此外,细胞还能够通过钙黏素介导的细胞间黏附和由连接蛋白成的间隙连接等与周围邻近细胞进行通信交流。

生物材料学中的一个核心任务是对细胞微环境的仿生,即通过外界材料的设计与加工来模拟机体内 ECM 的结构与功能,从而帮助组织或器官获得快速而有效的修复。生物材料的设计与制备在很大程度上依赖人们对细胞-材料相互作用的认识和了解。因而,研究并揭示细胞-材料相互作用中每种因素的独立作用效应和机制在生物材料学、细胞生物学、组织工程和再生医学中都极为重要。这也是新一代智能医用材料走向应用所必须面对的重大基础科学问题。

第三节　生物材料维持干细胞的干性

一、引言

干细胞具有自我更新和分化成各种特定细胞类型的能力。因此,它们对老化、受伤和患病组织的再生修复是非常有前景的,是组织工程领域中不可或缺的重要部分。但是,现在干细胞的临床应用还面临许多问题,有许多技术障碍需要解决。比如,干细胞的大规模培养、分化等。体外扩增成体干细胞并维持其干性是当前重大挑战。疾病部位的严酷微环境通常导致干细胞存活率低,从而不能整合到周围组织。

生物材料越来越多地被用于设计模拟干细胞细胞外微环境的生物化学和物理特性,以便重现干细胞龛特征并直接影响细胞表型。迄今为止,通过将干细胞引入人造环境(例如生物材料表面上的 2D 细胞培养,水凝胶材料中的细胞悬浮包裹或 3D 聚合物支架上的细胞接种),已经在很大程度上研究了干细胞与生物材料的相互作用。运用某些特定的生物材料,可以使干细胞在生长、移植过程中保持干性。

二、维持干细胞干性的生物材料

(一) Matrigel

Matrigel 是来源于小鼠软骨肉瘤的基底膜蛋白的可溶性提取物,其在 37℃ 形成 3D 凝胶并支持细胞形态发生,分化和肿瘤生长。基底膜含有独特的 IV 型胶原蛋白、层粘连蛋白、规则排列的硫酸化大分子和高含量的糖基化分子、多种细胞因子。基底膜成分是在发育中胚胎中合成的第一个细胞外基质,层粘连蛋白在二细胞阶段表达,在原肠胚中组装为基底膜。由于基底膜是干细胞接触的第一个细胞外基质,预计这种基质会对细胞命运产生深远的影响。Matrigel 已被用于许多未分化的胚胎干细胞的培养。胚胎干细胞通常需要饲养层的小鼠成纤维细胞来支持它们在培养液中的生长。最近,发现人类 ES 细胞可以在小鼠成纤维细胞条件培养基的存在下在 Matrigel 上培养。

（二）层粘连蛋白

虽然 Matrigel 可以用来培养胚胎干细胞，但是其成分不明确，且来源于小鼠软骨肉瘤，因此有一定的安全隐患。而层粘连蛋白作为 Matrigel 的主要成分之一，已广泛用于促进干细胞的黏附、生长、维持干性。层粘连蛋白有 18 种类型之多，其中 LN-511 和 LN-332 在长期传代过程中支持小鼠 ES 细胞的增殖，但是只有 LN-511 促进胚泡注射后产生生殖系感受态嵌合小鼠的多能细胞的扩增。2010 年，研究者用人重组 LN-511 长期培养 hESC 并保持自我更新的能力。

（三）透明质酸（hyaluronic acid，HA）

透明质酸或乙酰透明质酸是由重复二糖，是 β-1,4-D-葡糖醛酸与 β-1,3-N-乙酰-D-葡糖胺交替单元组成的线性多糖。HA 是一种非硫酸化的糖胺聚糖，遍及全身，从眼睛的玻璃体到软骨组织的细胞外基质都有分布。透明质酸是一种高度水合的聚阴离子大分子，分子量从血清中的 100kD 到玻璃体中的 8 000kD 不等。透明质酸是 ECM 的重要组成部分，其结构和生物学性质赋予了其在细胞信号传导、伤口修复、形态发生和基质组织中的活性。另外，透明质酸在体内可以迅速被透明质酸酶降解，降解时间从数小时至数天。30 年来，透明质酸及其衍生物已被用作临床医疗产品。最近，透明质酸已成为公认的组织工程和再生医学领域新型生物材料的重要组成部分。

透明质酸的水凝胶形式可以包裹细胞，为细胞提供一个三维立体的空间环境。2007 年，Gerecht 等用透明质酸水凝胶包裹人 ES 细胞在来自小鼠胚胎成纤维细胞饲养层的条件培养基中进行 3D 培养，保持了其长期自我更新的能力，而且具有正常的核型。如果改变可溶性因子，就可以在相同的水凝胶里诱导分化。此外，透明质酸作为一种优良的水凝胶材料也被用于 MSC 的 3D 培养，维持了其自我更新的能力。

（四）其他材料

很多水凝胶材料及支架材料都展现出了对于干细胞生长的维持能力，同时保持了干细胞的干性。2006 年，Alam Nur-E-Kamal 用聚酰胺纳米纤维丝三维培养小鼠 ES 细胞，表现出了促进干细胞自我更新的能力。2010 年，Li 等用壳聚糖（chitosan）-海藻酸钠（alginate）复合冻干支架材料在无饲养层或条件培养基的情况下，能支持人 ES 细胞的自我更新。

第四节　生物材料调控干细胞的分化

一、引言

干细胞因其具有自我更新和分化潜能的特点，是用于研究发育过程、疾病发生、表观遗传学、病理生理学以及药物筛选和细胞治疗的极具价值的工具。其中，将干细胞分化得到的功能细胞移植入病人体内的细胞疗法可为心脑血管疾病、肿瘤等重大疾病和帕金森病、阿尔兹海默症等暂无有效治疗方案的退行性疾病提供新的思路，为病人带来希望。

众所周知，不论在体内或是体外，干细胞的命运主要受遗传和分子介质（如生长因子、转录因子）调控。然而，近年来越来越多的研究显示多种多样的环境因素也影响并调控着干细胞命运，其中特别是细胞外基质（extracellular matrix，ECM）对于干细胞的增殖和分化有重要影响。细胞外环境为细胞提供了重要的结构支持并调节细胞信号转导。细胞则整合在细胞外基质——一个支持着细胞-细胞及细胞-胞外基质互作的水合的细胞外环境中。细胞及胞外基质的互作对于胚胎发育、组织分化、伤口愈合及肿瘤形成等十分关键。胞外基质组分主要通过向细胞提供双向生物物理和生物化学通讯来调节干细胞的分化。胞外基质是一个三维网络，包括亲水性纤维结构蛋白，如胶原蛋白、纤维粘连蛋白、层粘连蛋白、弹性蛋白、玻连蛋白和糖胺多糖（GAG）网络。在这些结构组分中，胶原蛋白和弹性蛋白网络为组织提供剪切和拉伸应力的机械阻力。由带负电荷的 GAG 形成的渗透压形成了高溶胀黏性基体，为组织提供了抗压强度。此外，胞外基质中有各类细胞黏附分子，可支持细胞贴附及增殖（图 19-1）。

胞外基质可以影响干细胞的分化。在组织发育和形态发生过程中，胞外基质组分的动态重建对于指导未分化的祖细胞分化为特定种类的细胞来说是十分必要的。普遍认为是胞外基质与细胞间的互作激活了多种信号转导通路，从而启动了谱系特异性分化。活细胞可以感应并回应物理和化学的外界信号,整合和分析这些信息,然后改变自身的形态、动态行为甚至改变最后的命运。细胞利用胞外基质和相邻细胞间互作的信号去建立和维持其形态和生理特性。当干细胞受到细胞外基质固有性质(如基质结构、表面性质、组分)的影响时,干细胞开始向特定组织细胞分化。Hoshiba 等曾观察到,把 MSC 培养在成骨分化早期的 MSC 基质上时,其成骨能力较培养于成骨分化晚期的 MSC 基质或未分化的 MSC 基质更强,从而说明了胞外基质在分化的不同阶段可能有不同的结构和组分。由于干细胞微环境对于调控干细胞命运具有十分重要的地位,微环境仿生已成为体外诱导干细胞分化及干细胞治疗的关键内容。组织工程学是一个迅速发展的领域,它通过植入细胞、支架和可溶性介质来修复受损的组织和器官。其中,支架材料模拟天然细胞外基质,辅助细胞黏附、增殖及分化,为细胞生长提供合适的外环境,是影响组织工程成败的关键因素。目前已有大量的研究利用胞外基质组分或类似物作为辅助诱导干细胞形成特定细胞谱系的材料。Brännvall 等报道了包裹在胶原-透明质酸水凝胶中的神经干细胞可有效地向突触蛋白Ⅰ阳性神经元分化;Awad 等说明了包裹在明胶支架中的人脂肪干细胞的成软骨能力增强。这些都说明了胞外基质组分可以辅助调控干细胞分化成为组织特异性细胞。

二、生物材料的物理性质对干细胞分化的影响

干细胞上的机械敏感通道将细胞与胞外基质之间的生物物理信息转化为生物化学信号,从而促进干细胞特异性分化。现在已知胞外基质对细胞的控制通过多种物理机制发生,例如胞外基质微米级和纳米级的几何结构,胞外基质的黏弹性,或通过胞外基质传递到细胞的机械信号刺激等。

(一) 生物材料的黏弹性对干细胞分化的影响

干细胞将感知到的力学信号转化为生物学信号,引起一系列生物学反应过程,从而影响其分化。Engler 等说明了骨髓间充质干细胞在分化到特定谱系时对于组织水平的黏弹性极度敏感。在模拟脑组织的软基质(<1kPa)上倾向于成神经,在模拟肌肉的中等强度基质(8~17kPa)上倾向于成肌肉组织,而在相对刚性的模拟胶原骨的基质(25~40kPa)上则成骨能力增强。在培养的初始周,这些谱系可通过添加可溶性诱导因子而被重编程,但培养几周之后,谱系特化的细胞的命运由基质弹性决定,而已分化的细胞则对弹性不敏感。抑制非肌性肌球蛋白Ⅱ可阻断弹性指导的谱系特化,而不会影响细胞的其他功能和形态。

Xue 等研究了基质黏弹性和细胞密度对人间充质干细胞分化的影响,他们以不同的接种密度将人间充质干细胞培养在具有不同刚性的聚丙烯酰胺水凝胶中[杨氏模量从(1.6±0.3)kPa 到(40±3.6)kPa]。高硬度水凝胶促进成骨标记物表达的现象被高接种密度逆转,但细胞接种密度并不影响软胶对于成软骨标记物表达的诱导。这些现象表明细胞-胞外基质以及细胞-细胞间的互作共同影响着间充质干细胞的分化。高硬度基质通过调控 Ras 通路来促进成骨分化,而抑制 Ras 则显著减少 ERK、Smad1/5/8 以及 AKT 的激活,从而抑制成骨标记物表达。他们的结果说明了细胞密度和基质黏弹性都是调控间充质干细胞增殖和分化的重要微环境因素。在体外,骨髓间充质干细胞对于机械刺激十分敏感且反应快速,推测是因为机械刺激激活了细胞表面受体和黏着斑,进而触发细胞内信号级联放大反应,并激活特异基因、分泌相应的胞外基质。在模拟相应组织的力学强度条件下,往往可诱导骨髓间充质干细胞向该组织的成体细胞分化。

髓核干细胞为治疗椎间盘退化带来了希望,而研究人员发现成熟的髓核干细胞的存活和功能行驶受到组织硬度的调控。Navaro 等报道了基质硬度对髓核干细胞的命运决定。髓核干细胞被分别培养在不同硬度(通过材料的剪切储能模量区分)的三维基质中,然后对细胞活率及成骨和成软骨比例进行了分析,发现在所有的基质中髓核干细胞都可增殖、分化,但具有低储能模量的基质(G'=1kPa)促进细胞增殖以及向软骨分化,而具有较高模量的基质(G'=2kPa)促进成骨分化。

早有研究分析过基质弹性对于已分化的心肌细胞的功能的影响,Arshi 等研究了基质硬度对小

鼠和人的胚胎干细胞向心肌分化的影响。通过在添加不同交联剂比例的聚二甲硅氧烷（PDMS）底物上培养胚胎干细胞发现刚性的细胞外基质可以促进未分化胚胎干细胞向心肌细胞分化。他们利用遗传修饰的胚胎干细胞，通过药物筛选纯化心肌细胞，证明了刚性环境诱导了更高的 cTnT 表达，更高的病灶跳动率，以及成人 α-和胎儿 β 肌球蛋白重链表达率上调。M 型和机械干涉图像分析表明这些胚胎干细胞来源的心肌细胞在与从胚胎中分离的新生儿心肌细胞共培养时表现出功能的成熟性以及跳动的同步性。

（二）生物材料的拓扑结构对干细胞分化的影响

生物材料的拓扑结构也会影响干细胞的分化。除宏观尺度上细胞形态的改变外，细胞还能感知环境中微米级、纳米级几何结构，包括分子结构、表面形貌、粗糙度、纤维直径或其他参数上的差异。一般而言，具有纤维结构的支架材料更利于干细胞黏附，各向异性材料能接触诱导干细胞取向生长。

体内胞外基质的拓扑性质的共同特点是纳米纤维形貌，这种纳米纤维网络一方面支撑干细胞生长，另一方面调控干细胞行为。Hayman 等发现当干细胞培养在微米级支架材料中时，细胞呈二维平铺状态，表型只存在曲率变化，而在纳米级支架材料中，由于支架的比表面积较大，材料有更多机会吸附蛋白质，为细胞膜表面受体提供更多结合位点，使干细胞表型更接近体内状态。尽管纳米级形貌影响干细胞增殖分化的基质尚未研究清楚，但人们主要认为是细胞骨架的排列和结构随胞外基质的几何形貌及尺寸变化而发生改变。基质材料的特性改变可能影响了整合素等其他细胞黏附分子，从而改变局部粘连的数量和分布（图 19-5）。例如支架材料上纳米级胶柱之间的精确间距可调控相关的整合素成簇、黏着斑和肌动蛋白纤维的形成，因此影响细胞的黏附和分布。Gerecht 等发现具有 600 纳米间距的 PDMS 光栅可诱导胚胎干细胞的排列和延伸，这一研究也发现生物材料的纳米形貌改变了包括肌动蛋白、波形蛋白、微管蛋白在内的细胞骨架组分的排列，而肌动蛋白干扰剂会打破这种增殖和形态的改变。

利用纳米纤维材料的拓扑结构可有效调控干细胞向神经分化的行为，如调控其形貌、黏附以及

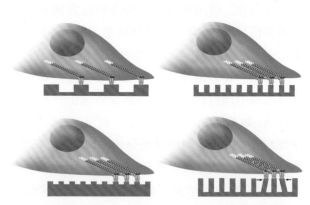

图 19-5　胞外基质的纳米形貌对于干细胞的影响

神经突起的延伸。研究表明，相较于各向同性的支架材料，具有定向结构的纳米级纤维支架更能有效促进干细胞的神经分化。在惰性但高度多孔三维聚苯乙烯材料中培养轴突干细胞时，轴突的生长相较于在传统平面上培养显著增强。在用层粘连蛋白修饰的微图案聚苯乙烯基板上培养成年大鼠的海马组细胞时超过 75% 的细胞沿沟槽方向排列，且神经元标记物的表达显著上调。这些发现说明基质材料的三维结构可以调控神经元分化以及轴突的排列。在孔径 350 纳米沟槽中生长的人间充质干细胞的细胞骨架和细胞核均沿材料的沟槽排列，这些材料上细胞的神经元标记物例如微管相关蛋白 2（MAP2）的表达比在微米级形貌材料上生长的细胞显著。

在软骨组织修复时，多孔的纳米级纤维支架可为软骨内膜中的细胞-细胞以及细胞-胞外基质互作提供一个适宜的微环境。将间充质干细胞种在静电纺丝 PCL 纳米纤维支架上，在 TGF-β1 诱导下成软骨的效果显著高于传统培养方法。尽管这两种培养方法下软骨基因表达并无显著性差异，但纳米级支架材料可为间充质干细胞提供更多的空间实现软骨细胞胞外基质的聚集，因此在支架材料上的间充质干细胞可表达更多硫酸黏多糖。

三、生物材料的化学性质对干细胞分化的影响

生物材料表面的化学基团、亲疏水性、带电性、表面活性分子以及表面涂层等影响着附着在材料表面的干细胞的命运。许多研究通过改变材料的化学性质来改变干细胞在生物材料上的黏附、增殖和分化等行为。

（一）生物材料表面电荷对干细胞分化的影响

Guo 等在三种通过光接枝方式修饰的带不同电荷的聚苯乙烯材料叠氮基的聚丙烯酰胺（PAAm）、聚丙烯酸（PAAc）和聚乙二醇（PEG）表面培养人间充质干细胞，间充质干细胞黏附并分布于 PAAm 和 PAAc 修饰的表面，而并不附着于 PEG 修饰的表面。在含软骨细胞诱导液的培养条件下，带正电的 PAAm 和不带电的 PEG 表面能支持 MSC 向软骨分化，而带负电荷的 PAAc 不能支持软骨分化。在 PAAm 和 PEG 表面培养的 MSC 表达高水平的 II 型胶原蛋白和蛋白聚糖的软骨基因，而在 PAAc 表面培养的 MSC 表达这些基因水平较低。这些结果表明 PAAm 修饰的表面支持细胞黏附和增殖，同时促进 MSC 成软骨分化，PAAc 修饰的表面支持细胞黏附和增殖但不支持其软骨分化。PEG 修饰的表面不支持细胞黏附但促进细胞向软骨分化。即间充质干细胞的黏附、增殖和分化受表面电荷的影响。在他们的另外的工作中，他们还发现加入地塞米松后，间充质干细胞可以在 PAAm 修饰的，PAAc 修饰的以及未修饰的聚苯乙烯材料表面发生成骨分化，而在未加入地塞米松的体系中观察不到成骨分化。即带正电荷、负电荷和不带电荷的材料表面的间充质干细胞的成骨分化需依赖地塞米松的协同作用。

（二）生物材料表面亲疏水性对干细胞分化的影响

生物材料表面的亲疏水性对于干细胞在材料表面黏附、铺展、形态发生等有重要影响。Navarrete 等研究发现微钛基体对于间充质干细胞成骨分化有直接和间接的影响。在体内，微结构且具有高表面能的钛基体可增加骨整合。在体外，关于微钛基体表面如何促进间充质干细胞成骨分化的机制尚无清楚的了解。他们利用酸刻蚀钛板表面，使其水前进角由原来的 95.8° 降低到 0°，并发现刻蚀后的材料显著促进间充质干细胞向成骨细胞分化。由此，他们发现随着材料亲水性的增加，间充质干细胞成骨分化能力增强。微钛基体表面生长的骨细胞分泌的因子又可充分诱导共培养的间充质干细胞成骨分化。实验表明这是由于在支架表面生长的成骨细胞通过 α2β1 整合素的信号转导以及

Dkk2 旁分泌的作用，而其又会作用于间充质干细胞。

Ivirico 等在可调整亲水性的三维支架上研究了山羊骨髓间充质干细胞的增殖和分化。他们合成了一系列具有水吸附能力的三维甲基丙烯酸酯封端的聚己内酯网络结构，聚[己内酯 2-（甲基丙烯酰氧）乙酯，CLMA 耦合丙烯酸-2-羟乙基酯，HEA][poly（CLMA-co-HEA）]。将羊骨髓间充质干细胞接种于这些支架上培养 3、7、14、21 和 28 天，结果发现在含 100% CLMA 支架上发生了成骨分化，而 CLMA 含量下降（直至 50%）时，I 型胶原蛋白和骨钙素阳性表达而 ALP 呈阴性表达，说明成骨分化过程受亲水程度的影响，即更亲水的三维材料能促进成骨分化。

Park 等为研究注射水凝胶复合物溶胀率对兔骨髓间充质干细胞体外成软骨分化的影响，将细胞和明胶微粒与 TGF-β1 混合包裹于可降解的 OPF 水凝胶复合物中进行软骨分化。水凝胶复合物的溶胀率随 OPF 中 PEG 分子量的增加而增加。OPF 中 PEG 分子量在 35 000 和 10 000 时，间充质干细胞中的 II 型胶原蛋白基因表达量在分化第 28 天时分别增加（159±95）和（89±31）倍，而 OPF 中 PEG 分子量在 3 000 和 1 000 时，表达量分别增加（27±10）和（17±7）倍。这些结果说明了水凝胶的溶胀率增加可促进兔骨髓间充质干细胞的成软骨分化。

Curran 等将聚己内酯（PCL）和聚乳酸-乙醇酸共聚物（PLGA，LA：GA=65：35）混合（PCL 的重量比例为 0、10%、20% 和 30%）后浇铸成膜。纯 PCL 及混合膜均可支持人骨髓间充质干细胞向软骨细胞分化，而只有 PCL8（80% PCL，20% PLGA）可促进 MSC 成骨分化。这是由于材料表面的亲水性的增加使得同源细胞充分黏附，胞内 F-肌动蛋白纤维形成，从而促进成骨。在他们测试的所有材料中，PCL7（70% PCL，30% PLGA）表现出最强的支持间充质干细胞成软骨分化的能力。

（三）生物材料表面基团对干细胞分化的影响

材料表面的化学基团如 —CH₃、—OH、—COOH、—NH₂ 等通过调整纤维粘连蛋白的结构和结合位点来影响细胞的生长和功能。将化学基团接枝到生物材料表面还可模拟干细胞与微环境

中化学信号之间的相互作用,如生物材料表面接枝阴离子基团可使材料具有较高的水溶胀性和抗压能力,模拟胞外基质中起承重作用的 GAG。

Benoit 等研究了在水凝胶上修饰化学官能团以调控包裹的人间充质干细胞成骨和成脂分化时的作用。在羧基表面,干细胞成圆形;在磷酸基表面,干细胞成伸展态;在叔丁基表面,干细胞成类脂肪细胞形态。他们通过普通的生长培养基培养间充质干细胞以充分说明分化是由小分子官能团诱导而发生的。这是第一个只通过在水凝胶上拴系小分子官能团来诱导多谱系人间充质干细胞分化的案例。

Curran 等将人间充质干细胞附着于—CH₃、—NH₂、—SH、—OH 和—COOH 等不同官能团修饰的干净玻璃表面培养 7 天,从而研究材料表面化学性质的改变对间充质干细胞早期分化潜能的影响。—NH₂ 修饰的玻璃表面生长的细胞表现出最大的黏附程度,且其 CBFA1 表达量增高而 II 型胶原蛋白表达量下调,说明发生成骨分化。生长于—COOH 修饰的玻璃表面的细胞表现出不同的细胞形态,纤连蛋白和波连蛋白有不同的空间分布,且 II 型胶原蛋白的表达量上调,显示出软骨分化的特征。以上结果证明不同官能团修饰的玻璃材料确实对干细胞的分化行为有不同的影响。在他们另外的工作中,他们将培养时长增加至 28 天,研究材料表面官能团对成骨和成软骨分化的影响,结果发现—NH₂ 和—SH 促进间充质干细胞成骨分化,但不支持成软骨分化,相反—OH 和—COOH 支持成软骨分化而不支持成骨分化。

在材料表面涂层或沉积羟基磷灰石能促进间充质干细胞成骨分化。经酸或碱处理后的钛板在模拟体液中沉积磷灰石后比未处理的钛板更利于诱导成骨分化。Cai 等用氢氧化钾对纯钛基质进行表面改性并研究了其对间充质干细胞行为的影响。用氢氧化钾在钛基材表面的处理导致中间层形成钛酸镁,而磷灰石随后沉积到中间层。电化学阻抗谱表明,形成的钛酸钾层改善了钛基体的耐腐蚀性能。相较于纯钛基材,碱、热处理和磷灰石沉积的钛基材上生长的间充质干细胞表现出更强的增殖能力和成骨分化能力。

（四）生物材料表面活性分子对干细胞分化的影响

在干细胞培养过程中,维持干细胞生长、诱导干细胞分化最传统的方式是在培养基中添加生长因子。例如,在间充质干细胞培养基中添加 BMP2 可诱导其成骨分化,添加 TGF-β 可促使其成软骨分化,添加 bFGF 则促进干细胞的增殖。神经干细胞在 bFGF 和 EGF 的作用下能保持自我更新和分化潜能,在 PDGF 诱导下则向神经元分化,而在 BMP4 作用下则分化为间充质样细胞。胚胎干细胞也可在不同的生长因子作用下诱导分化为心肌细胞、肝细胞、神经细胞和视网膜色素上皮细胞等。

虽然简单地在培养体系中添加生长因子可显著影响干细胞的生长分化,但这种方式不能控制因子的时空特异浓度分布,一个可行的策略是将生物活性因子作为材料的一部分复合在材料中并控制其释放。

将生物活性因子固定在材料表面是提高材料的生物相容性最有效的手段之一,同时这些因子也可调控干细胞的分化。例如在层粘连蛋白涂层的聚苯乙烯（TCPS）表面,经过 7 天培养骨髓间充质干细胞后,检测到 α-平滑肌肌动蛋白和 h1-肌钙蛋白显著上调,即显示出其向平滑肌细胞分化。

Kim 等分别用 PCL/磷灰石沉积 F127、PCL/胶原、PCL/磷灰石沉积 F127/胶原和未经修饰的 PCL 在体外培养间充质干细胞 3 周。结果发现细胞-支架复合物 3 周后变硬,三种表面经过处理的支架中含有更高的 DNA 量和 GAG 量。在 PCL/胶原和 PCL/磷灰石沉积 F127/胶原支架中 Sox9 和 COL2A1 mRNA 水平明显高于未经处理的 PCL 支架,且尽管这些材料都能支持成软骨分化,但间充质干细胞在 PCL/胶原和 PCL/磷灰石沉积 F127/胶原支架上表现出更强的分化和产生更丰富的胞外基质。

四、总结

生物材料的理化性质能够影响干细胞的黏附、增殖、迁移和分化等行为,通过改变生物材料的力学性质、拓扑结构以及其表面的化学特性来调控干细胞分化对于组织工程和再生医学都有很大的启示。

目前,通过胞外基质的理化性质调控干细胞分化还需要深入的研究和讨论,如理化性质的分类、干细胞特异性调控、细胞内分子水平的活动与胞外基质的关系等。只有寻找到更为深入、明确的理化和生物因素,才能在未来精确控制细胞行为。

此外,设计和制备出与体内微环境更为相似的支架材料也是目前组织工程中急需解决的问题。除要对干细胞及相应的功能细胞在体内行驶功能时所处的环境要有更深入的了解外,还需要改进并完善各类天然材料和合成材料的制备工艺,特别是如何做到对材料做到更为精准的修饰也是亟待解决的问题。

组织工程中用到的生物材料最终是为了用于临床治疗,所以不仅要考虑其生物相容性,还要考虑其在应用过程中的一些实际问题,如怎样降低成本,怎样实现大规模制备,是否容易灭菌和运输等,只有解决和改善这些问题,才能使生物支架材料在临床疾病治疗过程中发挥其巨大的作用,为患者送去福音。

第五节　生物材料辅助干细胞来源的组织获得

一、引言

据估计,到 2020 年,慢性病,尤其是心血管疾病、癌症、糖尿病和呼吸系统疾病导致的死亡人数将超过全世界死亡人数的 70%。此外,60 岁以上的人中,有一半患有视觉和听觉障碍、痴呆-短暂性脑缺血发作或骨关节炎。这些趋势在一定程度上反映了治疗急性病、外伤和先天性畸形的成功。然而,越来越严重的老龄化以及相关的退行性疾病和残障,说明了疾病的易发性和预后不良的原因亟待被发现,同时应当开发安全有效的治疗策略以防止器官功能障碍甚至逆转组织退化。在这种情况下,再生医学的出现和发展旨在修复组织、重建和替换器官,为促进纵向健康提供新的方案,减轻与慢性病管理相关的社会负担。再生医学是指利用生物学及工程学的理论方法创造丢失或功能损害的组织和器官,使其具备正常组织和器官的机构和功能,是应用生命科学、材料科学、临床医学、计算机科学和工程学等学科的原理和方法,研究和开发用于替代、修复、重建或再生人体各种组织器官的理论和技术的新型学科和前沿交叉领域。再生医学

标志着医学将步入重建、再生、制造、替代组织器官的新时代,也为人类面临的大多数医学难题带来了新的希望,如心血管疾病、自身免疫性疾病、糖尿病、恶性肿瘤、阿尔兹海默病、帕金森病、先天性遗传缺陷等疾病和各种组织器官损伤的治疗。美国健康和人类服务部认为未来再生医学会成为医疗健康的前沿。

组织工程,即利用细胞、材料、生化和理化因子来改善或替换生物组织的工程。组织工程是由美国国家科学基金会于 1987 首次确定的,它批判性地讨论了生物工程研究的未来目标及其后果。现在一般被大家共同接受的关于"组织工程学"定义是由 Langer 和 Vacanti 提出的,"一个应用工程学原理发展用于修复、维持或改善生物组织或整个器官的生物替代物的交叉学科领域"。2003 年,美国国家科学基金会发表了题目为《组织工程作为一个研究领域的出现》的报道,详细描述了这一领域的发展历史。随着组织工程概念的扩展,凡是能引导组织再生的各种方法和技术均被列入组织工程范畴内,因此再生医学和组织工程的关系密不可分。组织工程的原理是在体外启动细胞培养,在支架上原位生长,将复合物移植到受体体内。对于组织工程而言,细胞和材料是最关键的两个组分,生物材料为细胞提供一个适合其运动生长的支架和环境,而细胞则作为"砖块"附着于支架材料生长、增殖、分化,逐渐形成一个具有结构和功能的组织或器官。鉴于干细胞具有自我更新和分化的潜能,现已逐渐成为组织工程中重要的细胞选择。支架材料是经过工程设计通过模拟天然的胞外基质成分,为细胞提供类似体内的微环境以实现细胞-细胞和细胞-胞外基质互作,从而促进新的有功能的组织形成。它们通常发挥以下作用:允许细胞附着和迁移,传递和保留细胞和生化因子,使重要的细胞营养物质和表达产物得以扩散,施加一定的机械和生物影响来改变细胞相的行为。为满足组织重建的要求,支架材料必须满足一定的要求,高孔隙度和足够的孔径以实现细胞的接种以及细胞和营养物质的扩散,同时支架材料还要具有生物降解性从而之后无须通过手术切除。生物材料的生物降解率需要与组织形成速率相吻合,即在细胞分泌和形成天然的胞外基质时,支架

要能为其提供完整的结构,并且最终支架降解,新生的组织完成重建。对于临床用的支架材料来说,可注射性也是必要的。近年来的研究展示了在组织工程中控制良好的三维环境对于实验成功的重要性。

组织工程可分为体外组织工程和原位组织工程(图 19-6)。体外组织工程即在生物体外将材料、细胞、化学因子结合起来,在移植物植入病人体内之前,一个完整的组织已经形成。利用体外组织工程的方法可以在体外重塑生理或病理组织,这些方法也逐渐发展出了组织芯片和器官芯片。然而,在体外通过组织工程获得的组织在植入体内之前仍然面临许多技术和规范上的障碍,包括免疫耐受的细胞来源、现成可用性的挑战、是否能成规模化

生产、成本效益及保存和处理等问题。而体内组织工程则是在损伤部位利用细胞外因子调动组织自身的重建能力实现组织的再生。移植物在植入体内之前并非功能成熟的组织。尽管体外组织工程可以完整地获得一个有功能的组织,但原位组织工程对于人们了解组织发育的机制有很大帮助,且可以充分利用组织本身的修复能力,因而,近年来科学家们也开始对原位组织工程有了更多的关注。原位组织工程有如下优势:由于原位组织工程一定程度上省略了利用细胞和材料在体外高成本的生产过程,故其终产品的现成可用性更高。原位组织工程往往依赖于胞外组分刺激组织自然再生,这种方法提供了绕过体外组织工程方法固有的一些问题(但不是全部)的机会。

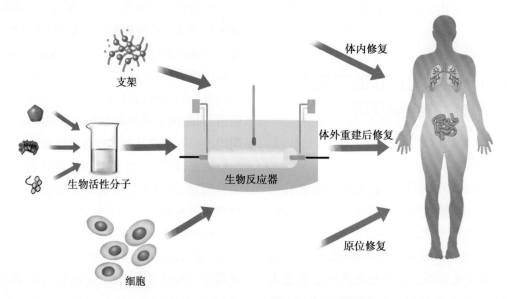

图 19-6　体外组织工程与原位组织工程示意图

二、生物材料辅助干细胞来源的骨组织的获得

尽管骨组织在损伤后具有部分再生能力,但机械或代谢限制常常需要加强自然骨折修复。在美国,大约有 800 万例骨折病人,其中 5%~10% 与延迟愈合或不愈合有关;而在英国,每年约有 150 000 个病人因骨质疏松而导致的腕关节、脊椎和髋部骨折,仅在英国就估计每年有 170 亿英镑的医疗费用。据中国健康促进基金会预测,2020 年中国将有 2 886 万名骨质疏松症或骨量减少的患者。因此,组织工程已成为修复受损或病变骨骼组

织功能的一种很有前景的方法。

孙伟等在体外培养兔骨髓间充质干细胞,并与磷酸三钙多孔陶瓷材料复合共培养两周后植入股骨头坏死缺损的兔模型中,结果发现磷酸三钙生物陶瓷与骨髓间充质干细胞复合物在植入宿主 6 周后新生骨从宿主骨中长出,12 周后可见成熟骨组织连续平行纤维结构网络,材料讲解,表面有较多成骨细胞。而空白对照组缺损区无骨小梁结构,磷酸三钙组术后 6 周材料和骨质交界不清,12 周后材料部分降解。此动物模型说明磷酸三钙多孔生物陶瓷作为良好的组织工程支架可与骨髓间充质干细胞复合获得修复股骨头坏死的骨组织。

最近的一些研究已经探索了一种组织工程方法，用不同形式的丝素蛋白支架结合干细胞修复各种形态的骨。近年来，利用三维多孔丝素蛋白支架和骨髓间充质干细胞修复关键性骨缺损的技术不断发展。Meinel 和 Kim 等系统地研究了异丙醇-水衍生的三维多孔丝素蛋白支架作为骨髓间充质干细胞在体外和体内骨组织工程的基础。在含 BMP-2 的成骨培养基中静态条件下培养 4 周，接种在 HFIP 衍生的三维丝素蛋白支架（孔径 200mm）上的骨髓间充质干细胞成骨细胞分化相较于对照组（胶原支架）表现出成骨分化增强。RGD 修饰的支架进一步促进了骨髓间充质干细胞的分化，并在相同的培养条件下形成更多的细胞外基质结构。在动态条件下培养时，HFIP 衍生的丝素蛋白支架的稳定性有利于保持较高的细胞密度并促进 MSC 的不同方向分化。在转瓶中培养 5 周，骨髓间充质干细胞成功生成一个具有和生理条件下类似的小梁样骨网络。随后，通过工程类骨组织植入颅骨骨缺损的裸鼠中，和刚植入 MSC 的支架、单独支架和未填充的缺陷相比较，5 周之后，工程骨组织展现出最佳的骨愈合。这些结果均说明了丝素蛋白和干细胞结合得到的工程骨组织为临床骨修复带来了新的希望。

三、生物材料辅助干细胞来源的软骨组织的获得

临床上针对软骨缺损有多种修复治疗方法，包括自体组织移植、同种异体移植物移植、假体材料移植或上述几种方法的复合，然而这些治疗方法均存在不同程度的限制，不能满足临床治疗的需求。近年来国内外在软骨组织工程研究中已取得明显进展，成功在动物体内培育出了气管软骨、鼻软骨、和耳软骨等。

早期国际上应用于软骨组织工程的主要支架材料为几丁质、胶原以及聚酯类材料（聚乳酸、聚乙醇酸等），但这些材料在机械强度和生物相容性方面都存在一定问题，不适合植入患者体内。法国地中海大学研制的微孔结构可控的 β-磷酸三钙多孔陶瓷不仅具有良好的生物相容性和较高机械强度，且能根据实际需要调节材料在体内降解的时间。郭希民等以该材料为支架结合羊骨髓间充质干细胞构建了可修复关节缺损的工程化软骨。将人工软骨植入预制的羊单侧肱骨近端关节面缺损处，术后 12 周，关节缺损处肉眼可见透明软骨样组织形成，且组织学检查发现材料明显降解，未降解的材料孔洞内广泛分布着新生的软骨组织。

健康的关节软骨是一个带状基质中富含 Ⅱ 型胶原蛋白（Col Ⅱ）和 GAG 的无血管组织。成人关节软骨结构由于细胞密度低、细胞增殖缓慢、基质周转率低及血供缺乏从而自我修复能力十分有限。关节软骨组织发育异常、外伤或老化有关的退化、骨关节炎等慢性疼痛引起的严重关节软骨损伤往往最终导致残疾。目前的治疗方法不足以及时恢复正常的软骨功能或维持长期的治疗效果。Meinel 等结合三维的 HFIP 来源的丝素蛋白支架和骨髓间充质干细胞在体外合成软骨，并和胶原支架进行对比。与上文所述的骨组织工程结果类似，结构稳定、降解速率低的支架（交联的胶原支架，丝和 RGD 修饰的丝支架）能维持充足的细胞密度并促进软骨样胞外基质的形成。Wang 等用水性蚕丝支架结合间充质干细胞在体外构建软骨组织。在高孔隙体积的丝素蛋白支架创建三维培养环境，3 周内大部分 MSC 嵌入陷窝状空间，具备球形形态，这对于合成软骨相关的胞外基质成分是必不可少的。当地塞米松和 TGF-β3 存在时，MSC 增殖 7～9 天后达到峰值并切换到更为活跃的分化状态。3 周内 MSC 分泌大量软骨相关的胞外基质，其中富含 Ⅱ 型胶原蛋白和硫酸蛋白多糖成分。3 周后，骨髓间充质干细胞丝素蛋白支架结构获得一个独特的带状结构，有一层薄的、含有致密成纤维细胞的外层结构，包围中间区和由更小的细胞组成的深层区。上述研究均说明了利用丝素蛋白支架和干细胞在体外构建可用于临床移植软骨组织的可能。

四、生物材料辅助干细胞来源的皮肤组织的获得

皮肤是人体中最大的器官，占身体质量的 15%～20%，形成身体的外部覆盖物。皮肤组织工程是实验室里最早开展的组织工程，作为人体中最大面积的器官，皮肤有极高的受伤和得病风险，而用于治疗烧伤和创伤的皮肤产品的市场需求极大，

引导产业部门在皮肤组织工程上大力投入。在经典的皮肤工程中，表皮的重建往往以自体或异体的皮肤作为细胞敷料。然而这一技术的局限性在于会引起供体部位的疼痛或瘢痕形成，伤口愈合不良和伤口不愈合，材料不足以覆盖大面积缺损和同种异体移植的自体免疫排斥反应。皮肤组织工程的出现使皮肤烧伤和损伤的移植物和替代品的生产有了极大的创新。不同疾病的或受损程度的皮肤需要不同的疗法。表面、局部和全层的皮肤损伤需要不同的皮肤替代物作为敷料。尽管目前已有各种商业皮肤替代品，但随着生物材料生产技术的更新和对于伤口愈合的理解深入，组织工程获得的皮肤替代物或将成为有效的皮肤伤口治疗方案。

皮肤主要由真皮和表皮组成。表皮来源于外胚层，由持续增长的角化的复层鳞状上皮细胞组成，并通过不断脱皮来维持其厚度。真皮来源于中胚层，由结缔组织组成，为皮肤提供机械支持、力量和厚度。皮肤是抵御病原体入侵、化学物质和紫外线的有效屏障，通过调节体温和水分损失来参与体内平衡，传递感官信息，在色素沉着，身体外观，伤口修复和再生方面起作用。皮肤中有许多干细胞龛，真皮乳头是促进毛囊生长的间充质干细胞的干细胞龛，上凸是毛囊干细胞和黑素干细胞的干细胞龛。毛囊干细胞不仅能够维持毛发的生长周期，同时产生皮脂腺，并参与皮肤再生和再表皮化。黑素干细胞参与皮肤和头发的色素沉着并参与皮肤的再表皮化。皮下层丰富的脂肪层中还有许多脂肪干细胞促进皮肤修复。这些干细胞对于皮肤的再生和修复有重要作用，也对皮肤组织工程的发展有重要作用。

对于组织工程中使用的生物材料来说，合适的微观孔径促进细胞黏附、增殖、分化而 100μm 以上的宏观孔径对于细胞和血管的延伸有十分重要。先前的研究已经表明，20~120μm 的孔隙尺寸适用于皮肤组织工程。生物材料必须能够吸收伤口愈合所需的营养物质和创面组织的渗出物，这也是皮肤组织工程中的重要表层因素。吸收能力称为吸水率（WUR），具有很高吸水率的生物材料适用于过渡渗出和炎症导致的难以愈合的全层伤口，同时具有低吸水率的生物材料适合修复较薄的伤口愈合。生物支架还需具有合适的水蒸气渗透性以孵育湿润的伤口床，这对于真皮再生和伤口闭合十分重要。综上，合适的材料与干细胞配合可维持细胞间、细胞-胞外基质间的互作，从而获得完整的皮肤辅料用于伤口愈合。真皮基质是 ECM 的简单类似物，可以是细胞或非细胞的、可生物降解的或非生物降解的聚合物。天然基质与疾病传播和免疫原性有关。相反，合成基质可以大批量制造，更为标准化，从而减少变异性，但是生物活性相对较低。EpiDex 就是将病人毛囊干细胞培养于硅酮上的已上市的皮肤替代品。

虽然皮肤支架可以用来帮助组织修复和再生，但它们具有局限性，即使在体内植入后，也不能取代皮肤的所有功能，也不能再生出皮肤附属物。此外，支架上接种的细胞增殖和存活率低，作为伤口治疗缺乏持久性。因此，借助生物材料和干细胞获得皮肤组织还有很长的路要走。静电纺丝和 3D 打印的出现为优化细胞接种、扩散和支架标准化等提供了新思路。研究表明电纺丝可在体外促进成纤维细胞的存活并改善细胞组装。Lee 等也通过 3D 打印技术用 I 型胶原蛋白、成纤维细胞和角化细胞打印出了分层的人皮肤组织。

五、脱细胞支架辅助的干细胞来源的组织的获得

为了增加移植器官的数量，减少病人等待时间，改善长期疗效，需要一种有效的替代传统器官移植的方法。为了解决这一需要，过去 10 年来围绕全器官组织工程的研究蓬勃发展。自从 30 年前皮肤组织工程的第一次报道以来，工程组织，如皮肤、软骨或膀胱已经取得了巨大的进展。然而，由于缺乏足够的支架，整个器官工程受到了阻碍，近年来，全器官脱细胞技术的发展给组织工程带来了新的希望。

全器官脱细胞支架是利用化学试剂、生物酶或物理方法处理离体器官，在经过洗脱细胞、裂解脂膜、溶解抗原、清除免疫复合物的过程之后残余的器官成分。该支架具有以下三方面的优点：①能较好地保留器官的三维结构和细胞外基质；②能基本去除细胞成分和遗传物质；③拓宽了移植器官的来源，利用异种来源的肝脏重新受到重视。2008 年成功制备心脏脱细胞支架以来，已经使用类似的

脱细胞处理方法,从啮齿类动物、猪、灵长类动物和人类中获得了完整的肺、肝、肾和胰等全器官的脱细胞支架,并通过回种细胞的方式使脱细胞支架再细胞化从而在体外获得了具有一定功能的器官。

在脱细胞支架再细胞化的过程中,相应器官成熟或非成熟的原代细胞往往作为主要种子细胞进行组织重建,但考虑到获得患者特异的器官以及组织再生的局限,研究人员逐渐将干细胞作为再细胞化的细胞来源。有证据表明器官支架能促进骨髓间充质干细胞的分化,而这可能主要是由于特异的细胞-胞外基质互作。Mendez 等报道,当人的脂肪干细胞和骨髓间充质干细胞接种到大鼠肺脱细胞支架上时,它们均向肺上皮细胞分化。

随着定向诱导胚胎干细胞分化技术的成熟,胚胎干细胞来源的功能细胞也被应用到通过脱细胞支架的组织重建中。Lesman 和他的同事们用脱细胞基质和人类胚胎干细胞衍生的心肌细胞获得了过程化的心肌后移植到心脏,心脏移植组织工程肌与宿主的冠状动脉系统整合。在未来,这样的工程化组织可以用来改善或逆转心肌损伤的影响。

除实质组织的再细胞化外,干细胞被用于血管的再细胞化。接种于脱细胞的大鼠肾脏动脉的小鼠胚胎干细胞在没有任何外源性生长因子的培养基中,表现出扁平的内皮血管结构内的形态。Bonandrini 等将小鼠 ESC 接种到大鼠肾脏的肾动脉支架,观察到肾小球和肾小管周围毛细血管增殖。脂肪干细胞能够附着于健康和高血压大鼠肺支架中的血管基质中,这些细胞排列于血管中并静止维持 2 周。此外,脂肪干细胞和骨髓间充质干细胞还可依托于器官支架分化得到血管平滑肌,这对于器官再血管化而言是十分重要的。

六、生物材料辅助干细胞来源的其他组织的获得

除骨、软骨和皮肤等组织外,研究人员还通过生物材料与干细胞结合在体外获得了平滑肌、牙髓、脂肪等其他组织。

高同斌等通过人羊水来源的干细胞和生物可降解材料复合培养构建了膀胱平滑肌组织。在孕中期 B 超引导下穿刺抽取羊水,体外分离挑选原代人羊水来源干细胞,培养四代后种植到非编织的聚羟基乙酸(PGA)材料上,细胞正常黏附、生长、增殖,病在肌源性生长因子(PDGF-BB 和 TGF-181)和左旋维生素 C(L-AA)的诱导作用下分化为平滑肌样细胞,复合物培养 4 周后移植到裸鼠背部皮下,术后 4 周取材时可见体内组织层明显增厚,表面微血管覆盖,材料降解。这种通过组织过程获得的膀胱平滑肌有望为胎儿组织工程膀胱的重建或替代治疗带来新的前景。

Puramatrix,一种自组装多肽水凝胶,由水溶液中的 16 肽组成。Rosa 等在 2013 年的工作中报道了将乳牙牙髓干细胞和 Puramatrix 复合物注入全长的根管中形成了牙髓样组织,这一策略可能有助于坏死的未成熟恒牙的牙根形成。

随着整形美容行业的发展,工程化脂肪的市场需求也日益增长,以脂肪干细胞为基础构建的组织工程复合体不多,主要是可降解的多孔聚合物。而获批准的支架材料也仅有几种,如 PLGA,具有介导脂肪组织生成的能力,有研究表明 PLGA 支架有利于大鼠表皮脂肪前体细胞的生长和分化。还有研究人员发现在构建工程化的脂肪组织过程中,透明质酸和海藻酸盐凝胶可作为生物活性基质,有人在聚四氟乙烯支架上,用不同的胞外基质成分使脂肪前体细胞贴附于支架上并增殖。

七、总结

组织工程的发展为解决目前临床上器官移植所面临的器官资源短缺、免疫排斥等严峻问题带来了希望。随着各类干细胞的分离、扩增和分化体系的日益成熟,干细胞及其衍生物将成为理想的种子细胞资源,在组织工程中扮演重要角色。生物材料的不断创新和改善也将为体内和体外重建器官和组织带来新的突破。

生物材料辅助干细胞获得的器官和组织不仅可以用于临床上疾病的治疗,还可以作为重要的基础研究模型,用来研究发育生物学事件,作为疾病模型辅助研究病理,也可作为良好的药物筛选平台等。

尽管组织工程具有美好的发展前景和应用价值,现存的问题也不容忽视,例如,现有生物材料的生物相容性有待提高,体外构建组织的方法有待改

善。现有组织工程成本较高,如何规模化、标准化制备工程化的组织,以及工程组织可能带来的免疫排斥、功能不完全,工程组织的存储和运输方式等,这些都是阻碍组织工程走向临床应用的层层障碍,也是科研工作者、医疗人员以及其他相关人员所必须考虑和解决的问题。只有解决了这些问题才能使组织工程真正造福于患者,掀起转化医学和再生医学领域的革命。

(李夏　马若昱　段勇超　顾奇　周琪)

参 考 文 献

[1] CHAMBERS I,SMITH A. Self-renewal of teratocarcinoma and embryonic stem cells[J]. Oncogene,2004,23(43):7150.

[2] WEISSMAN I L. Translating stem and progenitor cell biology to the clinic:barriers and opportunities[J]. Science,2000,287(5457):1442-1446.

[3] THOMSON J A, ITSKOVITZ-ELDOR J, SHAPIRO S S, et al. Embryonic stem cell lines derived from human blastocysts[J]. Science,1998,282(5391):1145-1147.

[4] CHENG L, HAMMOND H, YE Z, et al. Human adult marrow cells support prolonged expansion of human embryonic stem cells in culture[J]. Stem Cells,2003,21(2):131-142.

[5] GU Q, WANG J, WANG L,et al. Accreditation of biosafe clinical-grade human embryonic stem cells according to chinese regulations[J]. Stem Cell Reports,2017,9(1):366-380.

[6] GALAMD O, MOLNAR B, SIPOS F,et al. Possibilities of investigation and clinical application of adult human stem cells[J]. Orv Hetil,2003,144(46):2263-2270.

[7] SCADDEN D T. The stem-cell niche as an entity of action[J]. Nature,2006,441(7097):1075-1079.

[8] GU Q, ZHU H, LI J,et al. Three-dimensional bioprinting speeds up smart regenerative medicine[J]. National Sci Rev,2016,3(3):331-344.

[9] GLUCKSMANN A. The role of mechanical stresses in bone formation in vitro. J Anat,1942,76(Pt 3):231-239.

[10] ENGLERr A J, SEN S, SWEENEY H L, et al. Matrix elasticity directs stem cell lineage specification[J]. Cell,2006,126(4):677-689.

[11] WANG N, NARUSE K, STAMEENOVIC D,et al. Mechanical behavior in living cells consistent with the tensegrity model[J]. Proc Natl Acad Sci U S A,2001,98(14):7765-7770.

[12] DOENING T L, SOTO J, MOREZ C,et al. Biophysical regulation of epigenetic state and cell reprogramming[J]. Nat Mater,2013,12(12):1154-1162.

[13] KLIM J R, LI L, WRIGHTON P J,et al. A defined glycosaminoglycan-binding substratum for human pluripotent stem cells[J]. Nat Methods,2010,7(12):989-994.

[14] CHEN C S, MRKSICH M, HUANG S,et al. Geometric control of cell life and death[J]. Science,1997,276(5317):1425-1428.

[15] THERY M, RACINE V, PIEL M,et al. Anisotropy of cell adhesive microenvironment governs cell internal organization and orientation of polarity[J]. Proc Natl Acad Sci U S A,2006,103(52):19771-19776.

[16] YAVIN E,YAVIN Z. Attachment and culture of dissociated cells from rat embryo cerebral hemispheres on polylysine-coated surface[J]. J Cell Biol,1974,62(2):540-546.

[17] DISCHER D E, JANMEY P, WANG Y L. Tissue cells feel and respond to the stiffness of their substrate[J]. Science,2005,310(5751):1139-1143.

[18] KIM D H, HAN K, GUPTA K,et al. Mechanosensitivity of fibroblast cell shape and movement to anisotropic substratum topography gradients[J]. Biomaterials,2009,30(29):5433-5444.

[19] KIM D H, SEO C H, HAN K,et al. Guided cell migration on microtextured substrates with variable local density and anisotropy[J]. Adv Funct Mater,2009,19(10):1579-1586.

[20] PELHAM R J J R,WANG Y. Cell locomotion and focal adhesions are regulated by substrate flexibility[J]. Proc Natl Acad Sci U S A,1997,94(25):13661-13665.

[21] CHRISTOPHERSON G T, SONG H,MAO H Q. The influence of fiber diameter of electrospun substrates on neural stem cell differentiation and proliferation[J]. Biomaterials,2009,30(4):556-564.

[22] OH S, DARAIO C, CHEN L H,et al. Significantly accelerated osteoblast cell growth on aligned tio2 nanotubes[J]. J Biomed Mater Res Part A,2006,78(1):97-103.

[23] LUTOLF M P, GILBERT P M, BLAU H M. Designing materials to direct stem-cell fate[J]. Nature,2009,462(7272):433.

[24] GERECHT S, BURDICK J A, FERREIRA L S,et al. Hyaluronic acid hydrogel for controlled self-renewal and differentiation of human embryonic stem cells[J]. Pro-

ceed National Acad Sci,2007,104(27):11298-11303.

[25] LI Z,LEUNG M,HOPPER R,et al. Feeder-free self-renewal of human embryonic stem cells in 3d porous natural polymer scaffolds[J]. Biomaterials, 2010, 31 (3): 404-412.

[26] HOSHIBA T, KAWAZOE N, TATEISHI T,et al. Development of stepwise osteogenesis-mimicking matrices for the regulation of mesenchymal stem cell functions[J]. J Biol Chem,2009,284(45):31164-31173.

[27] BRANNVALL K, BERGMAN K, WALLENQUIST U,et al. Enhanced neuronal differentiation in a three-dimensional collagen-hyaluronan matrix[J]. J Neurosci Res, 2007,85(10):2138-2146.

[28] AWAD H A, WICKHAM M Q, LEDDY H A, et al. Chondrogenic differentiation of adipose-derived adult stem cells in agarose,alginate,and gelatin scaffolds[J]. Biomaterials,2004,25(16):3211-3222.

[29] NAVARO Y, BLEICH-KIMELMAN N, HAZANOV L, et al. Matrix stiffness determines the fate of nucleus pulposus-derived stem cells[J]. Biomaterials, 2015, 49: 68-76.

[30] GERECHT S, BURDICK J A, FERREIRA L S,et al. Hyaluronic acid hydrogel for controlled self-renewal and differentiation of human embryonic stem cells[J]. Proc Natl Acad Sci U S A,2007,104(27):11298-11303.

[31] HAYMAN M W, SMITH K H, CAMERON N R,et al. Growth of human stem cell-derived neurons on solid three-dimensional polymers [J]. J Biochem Biophys Methods,2005,62(3):231-240.

[32] OLIVARES-NAVARRETE R, HYZY S L, Hutton D L, et al. Direct and indirect effects of microstructured titanium substrates on the induction of mesenchymal stem cell differentiation towards the osteoblast lineage[J]. Biomaterials,2010,31(10):2728-2735.

[33] IVIRICO J L, SALMERON-SANCHEZ M, RIBELLES J L, et al. Proliferation and differentiation of goat bone marrow stromal cells in 3d scaffolds with tunable hydrophilicity[J]. J Biomed Mater Res B Appl Biomater, 2009,91(1):277-286.

[34] CURRAN J M, TANG Z,HUNT A. Plga doping of pcl affects the plastic potential of human mesenchymal stem cells,both in the presence and absence of biological stimuli[J].J Biomed Mater Res A,2009,89(1):1-12.

[35] BENOI Tenoit D S, SCHWARTZ M P, DURNEY A R, et al. Small functional groups for controlled differentia-tion of hydrogel-encapsulated human mesenchymal stem cells[J]. Nat Mater,2008,7(10):816-823.

[36] CURRAN J M, CHEN R,HUNT J A. The guidance of human mesenchymal stem cell differentiation in vitro by controlled modifications to the cell substrate[J]. Biomaterials,2006,27(27):4783-4793.

[37] CAI K, LAI M, YANG W,et al. Surface engineering of titanium with potassium hydroxide and its effects on the growth behavior of mesenchymal stem cells[J]. Acta Biomater,2010,6(6):2314-2321.

[38] KIM H J, LEE J H,IM G I. Chondrogenesis using mesenchymal stem cells and pcl scaffolds[J]. J Biomed Mater Res A,2010,92(2):659-666.

[39] LANGER R, VACANTI J P, VACANTI C A,et al. Tissue engineering: biomedical applications [J]. Tissue Eng,1995,1(2):151-161.

[40] JORDAN K M,COOPER C. Epidemiology of osteoporosis [J]. Best Pract Res Clin Rheumatol, 2002, 16 (5): 795-806.

[41] JIA S, ZHANG T, XIONG Z,et al. In vivo evaluation of a novel oriented scaffold-bmsc construct for enhancing full-thickness articular cartilage repair in a rabbit model [J]. PLoS One,2015,10(12):e0145667.

[42] MEINEL L, FAJARDO R, HOFMANN S,et al. Silk implants for the healing of critical size bone defects[J]. Bone,2005,37(5):688-698.

[43] KIM H J, KIM U J, VUNJAK-NOVAKOVIC G,et al. Influence of macroporous protein scaffolds on bone tissue engineering from bone marrow stem cells[J]. Biomaterials,2005,26(21):4442-4452.

[44] GUO X, WANG C, ZHANG Y,et al. Repair of large articular cartilage defects with implants of autologous mesenchymal stem cells seeded into β-tricalcium phosphate in a sheep model[J]. Tissue Eng, 2004, 10 (11-12): 1818-1829.

[45] MEINEL L, HOFMANN S, KARAGEORGIOU V,et al. Engineering cartilage-like tissue using human mesenchymal stem cells and silk protein scaffolds[J]. Biotechnol Bioeng,2004,88(3):379-391.

[46] LEE V, SINGH G, TRASATTI J P,et al. Design and fabrication of human skin by three-dimensional bioprinting[J]. Tissue Eng Part C Methods, 2014, 20 (6): 473-484.

[47] MENDEZ J J, GHAEDI M, STEINBACHER D,et al. Epithelial cell differentiation of human mesenchymal

stromal cells in decellularized lung scaffolds[J]. Tissue Eng Part A,2014,20(11-12):1735-1746.

[48] BONANDRINI B, FIGLIUZZI M, PAPADIMOU E, et al. Recellularization of well-preserved acellular kidney scaffold using embryonic stem cells[J]. Tissue Eng Part A,2014,20(9-10):1486-1498.

[49] ROSA V, ZHANG Z, GRANDE R H,et al. Dental pulp

tissue engineering in full-length human root canals[J]. J Dent Res,2013,92(11):970-975.

[50] WEI Y, HU H, WANG H,et al. Cartilage regeneration of adipose-derived stem cells in a hybrid scaffold from fibrin-modified plga[J]. Cell Transplant, 2009, 18(2): 159-170.

第二十章
一氧化氮缓释生物活性材料在干细胞治疗中的应用

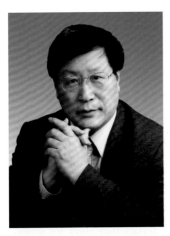

韩忠朝

法国医学科学院外籍院士,法国国家技术科学院院士,中国医学科学院血液学研究所血液病医院教授、原所院长,教育部长江学者奖励计划特聘教授。国家干细胞工程技术研究中心主任,细胞产品国家工程研究中心主任,实验血液学国家重点实验室学委会主任。中国生物医学工程学会干细胞工程技术分会主任委员。

Zhongchao Han is academician of the French Academy of Medical Sciences, academician of the French National Academy of Science and Technology, Professor of Peking Union Medical College of China Academy of Medical Sciences (Hematology Institute Hematology Hospital), former Dean and professor of the Changjiang Scholar Award Program of the Ministry of Education, Director of National Stem Cell Engineering Technology Research Center, and Director of National Engineering Research Center for Cell Products, Director of State Key Laboratory of Experimental Hematology. He is Chairman of the Stem Cell Engineering Technology branch of China Biomedical Engineering Society.

摘要

不同来源的干细胞因为能够增殖并分化成功能细胞,为在组织工程和再生医学中的应用提供了美好的愿景。然而,移植后细胞定植和存活率低是限制当前基于干细胞的疗法开展的关键因素。通过利用具有合成生物材料,模仿天然干细胞微环境已经能成功控制移植的细胞命运。最近研究发现,合成细胞外基质(ECM)作为组织再生的支架,通过模拟天然干细胞微环境的组分,可以减少植入细胞的死亡。由于不同形式的生物材料具有体内组织的特点、生物降解性和生物相容性,水凝胶通常用作底物和支架,为干细胞治疗提供了一类有希望的载体。最近的研究表明,精细设计的合成聚合物和自组装多肽,可以形成水凝胶。目前已经被开发用于递送小分子物质、多肽、蛋白质和核酸、生长因子和其他细胞活性成分,进而影响细胞的命运。一氧化氮(NO)作为一种小分子物质,除了明确定义为内皮源性舒张因子外,还有助于改变干细胞行为,如生存、迁移、增殖、分化和凋亡。然而,NO 通常具有短的生物半衰期,并且传统的 NO 供体通常具有太差的长期稳定性,难以维持局部治疗浓度。此外,这些短寿命的 NO 供体经常产生 NO 的瞬时爆发,这与在生理条件下释放的持续的低 NO 速率不同,并且可导致培养物中细胞的坏死或凋亡。因此,高度追求允许通过持续给药对 NO 释放进行时空控制的工程材料。在本章中,我们将重点介绍生成 NO 水凝胶的最新进展,以及水凝胶在干细胞分化中的应用。此外,研究 NO 水凝胶培养间充质干细胞(MSC),其释放的外泌体成分变化,重点探讨其中促血管生成分子的水平变化。最后,将讨论 NO 水凝胶用于提高干细胞治疗效率的策略。

Abstract

Stem cells from different sources provide considerable expectation for applications in tissue engineering and regenerative medicine because of their ability to proliferate and differentiate into functional cells. However, poor cell engraftment and survival after transplantation are key factors limiting the current stem cell-based therapy. The utilization of engineered microenvironments with synthetic biomaterials have been progressively successful in controlling the transplanted cells fate by imitating the native stem cell niche. Recently, synthetic extracellular matrixes (ECM) have been extensively explored as scaffolds for tissue regeneration by emulating the components of natural stem cell niche to minimize implanted cell death. For their tunable tissue-like properties, biodegradability, and biocompatibility in all different forms of biomaterials, hydrogels are most normally used as substrates and scaffolds, which serve as a promising cell delivery vehicle to illustrate stem cell biology. Recent studies have revealed that delicate designed synthetic polymers and self-assembling peptides, which can form hydrogel under certain circumstance, were developed for the delivery of small molecules, peptides, proteins and nucleic acids, growth factors, and other active components that can direct stem cells to appropriate fates. Except for its clearly defined role as a potent endothelium-derived relaxing factor in the control of vascular tone, nitric oxide (NO) has been reported to play a role in modifying stem cell behaviors, such as survival, migration, proliferation, differentiation and apoptosis. However, NO typically possesses short biological half-lives and traditional NO donors often have too poor long-term stability to sustain localized therapeutic concentrations. Besides, these short-lived NO donors often produce a transient burst of NO, which is different from the sustained low rate of NO released under physiological conditions and can cause either necrosis or apoptosis of cells in culture. Therefore, engineered materials that allow for spatio-temporal control of NO release with sustained dosing is highly pursued. Here, we will focus on recent advances in generating NO hydrogel, as well as the application of hydrogel for stem cell differentiation. Furthermore, the enhanced proangiogenic molecules levels in exosomes released from mesenchymal stem cells (MSCs) will be investigated. Finally, hydrogel based controlled release strategies for improving therapeutic efficiency of stem cells will be discussed.

第一节　概　　述

　　干细胞作为组织器官再生、疾病治疗过程的重要参与成分，受到广泛关注。目前，已有多种获得前体细胞及干细胞的方法，这增加了工程组织的复杂性、多样性和实用性。其中，通过引入一组多能性相关的基因进入成体细胞，或通过化学重编程或蛋白质递送产生的诱导多能干细胞（induced pluripotent stem cells，iPSC）受到广泛关注。作为一种多能干细胞，iPSC 在干细胞治疗研究中增加了细胞的选择。另外，通过 CRISPR 技术（clustered regularly interspaced short palindromic repeats）可以以极高的精度，高效靶向地编辑基因组。这些不断发展的基因修饰技术能让干细胞携带药物进行疾病的治疗，正在进行的众多相关动物和人类的实验研究正在为大规模临床试验治疗难治性疾病铺平道路。

　　干细胞作为组织工程与再生医学研究领域的应用热点以及组织再生、疾病治疗过程的重要组成部分，受到了广泛关注。组织工程与再生医学的快速发展、跨学科合作也为组织工程带来了更加广阔的前景。进入 21 世纪以来，我们已经见证了多个学科，包括生物学、材料科学、化学和工程学的融合，对于组织工程与再生医学发展起到了重要的促进作用。近年来，组织工程学得到了突飞猛进的发展，特别是材料学、先进制造技术（包括 3D 打印等）的发展，基因工程的介入，移植免疫的进展和胚胎干细胞(ESC)研究的突破为本学科的持续发展和不断完善注入了新的活力,并出现了一些新的研究动向,如美、欧、日等发达国家(地区)的研究重点,从种子细胞、生物材料等基础领域研究,逐渐向组织构建领域转移,即应用干细胞进行结构性组织的组织构建,在此基础上应用于临床组织创伤的修复;在组织替代领域,我们不仅能看到传统组织工程方法下支架的复杂性在不断增加,而且出现了基于天然组织的复杂支架;在再生医学领域,我们可以看到发育生物学不仅关注组织形成的问题,而且开始注意到内生干细胞在生长及再生过程中的特殊作用。如果把这些基础科学研究的成果和吸收特定内生细胞种群的新型材料结合起来,将会给用于组织修复的智能材料研究带来一波新的浪潮。此外,新的细胞源如诱导多能干细胞已经走上前台,使得基于细胞的自体移植治疗对于任何组织都有了可能性。因此,组织工程的研究成果向临床转化的速度也变得越来越快(图 20-1)。

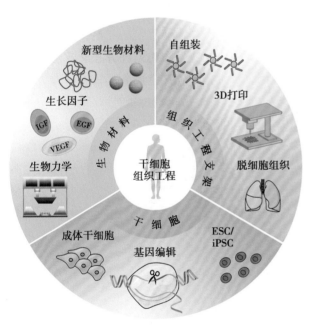

图 20-1　干细胞组织工程在近年来的迅速发展
ESC.胚胎干细胞;iPSC.诱导多能干细胞

近些年,我国科学家在干细胞领域的很多方面都取得了很大的进展,特别是在 iPSC 重编程与转分化、成体干细胞与生物材料的结合等方面尤其突出。我国科学家已经开始利用间充质干细胞(MSC)治疗上皮损伤、肺纤维化、脑瘫、老年痴呆、糖尿病、心血管疾病、肝脏疾病、烧伤和神经损伤等

疾病。其中已经有一些 MSC 的临床实验在进行中,如用 MSC 治疗 1 型糖尿病已进入 Ⅰ 期、Ⅱ 期临床试验。在干细胞与生物材料相结合方面,中国科学院遗传与发育研究所将 MSC 与胶原材料结合移植入脑损伤模型的大鼠中,发现结合材料后细胞能更长久地在组织中发挥更好的修复作用。但是,我国在临床上使用干细胞治疗相关疾病以及构建相关组织工程器官的研究还不够深入,未能完全发挥出干细胞作为组织工程种子细胞的优势。在未来,通过加强干细胞分化机制及其与组织工程支架相互作用的研究,将极大拓展干细胞在组织工程与再生医学中的应用。

第二节　细胞外基质与干细胞的相互作用

一、干细胞的分类

胚胎干细胞(embryonic stem cell,ESC)来自内细胞团,其在体外培养条件下仍具有无限增殖以及多向分化的潜能,因此可通过诱导 ESC 分化获得几乎所有细胞类型。然而由于 ESC 异位移植具有形成畸胎瘤的性质,同时由于 ESC 的应用涉及伦理学问题,使得 ESC 的应用受到了限制。

诱导多能干细胞(induced pluripotent stem cell,iPSC)技术于 2006 年由日本科学家 Shinya Yamanaka 在 Cell 杂志上报道,该研究组利用病毒载体向小鼠成纤维细胞中导入四种转录因子(Oct3/4、Sox2、c-Myc、Klf4)后,可产生具有多能性的细胞,即 iPSC。通过此方法产生的 iPSC 的形态、基因表达和蛋白表达、细胞增殖与分化能力等诸多方面性质均与 ESC 类似。iPSC 的出现,避免了 ESC 研究中存在的伦理学问题,iPSC 目前仍是干细胞研究与应用的热点。并且,iPSC 有望成为再生医学领域的新的细胞来源。

成体干细胞(adult stem cells)具有组织特异性,其研究始于 20 世纪 60 年代,Freidenstein 等首先报道了来源于骨髓中的具有造血功能以及骨分化潜能的细胞,并称之为骨髓基质细胞。随后,Pittenger 等首次证明间充质干细胞(mesenchymal stem cells,MSC)具有多向分化潜能(具有形成成骨细胞、脂肪细胞和成软骨细胞的能力）。MSC 是一群典型的成体干细胞，其是多种不同干细胞的总称，目前，MSC 的主要鉴定标志为：表达 CD73、CD90、CD105；不表达 CD34、CD45、CD14、HLA-DR、CD11b、CD79a 或 CD19。MSC 具有维持体内微环境平衡、调节免疫细胞功能和促进损伤修复等能力。

二、影响干细胞自我维持与分化的因素

干细胞具有调节内在转录因子的相互作用从而维持其多能性的能力。其中，三个转录因子已被证明在此过程中发挥重要作用，它们分别是：包括含有 POU 结构域的转录因子 Oct3/4，同源盒转录因子 Nanog 和一个具有 HMG 结构域 DNA 结合蛋白家族成员 Sox2。除内在因素外，干细胞受到其周围环境中多种因素的影响，细胞之间以及细胞与细胞外微环境（niche）之间都存在着十分紧密而微妙的联系，同时，细胞外微环境中还存在众多生物信号分子，例如趋化因子（chemokines）、生长因子（growth factors）以及其他细胞因子（cytokines）等（图 20-2）。这些相互作用和信号分子决定了细胞的命运选择，如增殖、分化以及发挥特异性功能等。

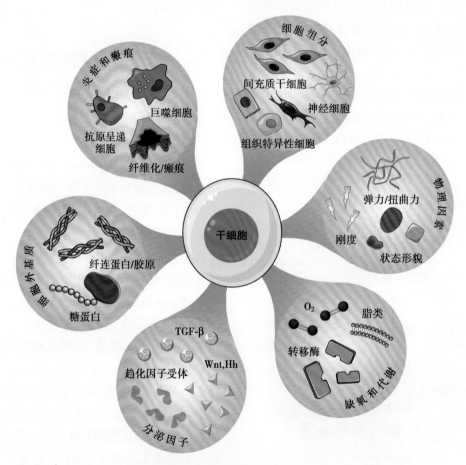

图 20-2　干细胞微环境示意图
这些成分在维持干细胞的自我更新和定向分化的过程中具有重要作用。

（一）调节干细胞自我维持与分化的内在因素

转录因子 Oct3/4 是 ESC 中一个调控多能性的转录因子，Oct3/4 在卵母细胞和早期胚胎直至早期体细胞中均有表达。在已经建立的 ESC 系中，如果 Oct3/4 的表达受到抑制，将会导致 ESC 自我更新能力的丧失，并促进 ESC 的分化。然而，Oct3/4 的过表达同样也会导致 ESC 分化（促进 ESC 向内胚层和中胚层分化）。因此，Oct3/4 的表达水平在维持 ESC 自我更新和阻止细胞分化成滋养细胞的过程中发挥关键作用。然而，报道亦指出，Oct3/4 的强制表达不会促进亦不会保持 ESC 处于自我更新状态，反而在一定程度上，促进 ESC 进入趋向分化的状态。这个发现表明 Oct3/4 在自我维持和分

化过程中起到双重作用，并且为了使 ESC 保持多能性，Oct3/4 的表达水平必须受到精确而严格的调控。此外，研究表明，将 Oct3/4 表达抑制在较低水平，在一定程度上也会干扰 ESC 分化能力，而 ESC 的自我更新能力仅受到较小影响。

研究表明，Sry 相关转录因子 Sox2 通过与 Oct3/4 形成 Oct-Sox 增强子而发挥作用，其可控制多能干细胞特异性基因的表达，例如 Nanog，同时也包括 Oct3/4 和 Sox2 本身的表达。Sox2 具有比 Oct3/4 更加广泛的表达；Sox2 的表达受到抑制会导致滋养层细胞的形成；一旦 Sox2 表达缺失，就会造成胚胎发育的终止，这显示出 Sox2 在维持 ESC 的全能性中发挥重要作用。另外，它在滋养外胚层以及之后形成的神经外胚层细胞中均有表达，并且 Sox2 在内胚层和上皮组织中亦有表达。在 ESC 中 Sox2 过表达会促进分化 ESC，这表明，同 Oct3/4 类似，Sox2 表达水平在维持 ESC 的自我更新能力中受到了严格的约束。

不同的研究小组报道了 Nanog 是维持 ESC 全能性的重要调节因素，Nanog 是一个含有同源结构域的转录因子。Sox2 和 Oct3/4 在桑葚胚以及内细胞团的所有细胞中均有表达，并且其表达会一直维持直到内胚层形成。而 Nanog 在体内的表达和功能与 Oct3/4 和 Sox2 相比，更多局限于维持 ESC 原始态的多能性（naive pluripotency）。但是，Mitsui 等认为 Nanog 在内细胞团和在 ESC 中对于全能性的产生是必不可少的，Nanog 缺失将导致胚胎死亡。此外，研究显示 Nanog 的缺失会导致内细胞团中细胞分化为滋养层细胞，导致细胞缺乏向内胚层分化的潜能。

（二）调节干细胞自我维持与分化的外在因素

干细胞在体内的分化过程受众多信号通路的调节，这些信号通路被认为是影响干细胞命运选择的关键调节器。此外，研究发现细胞外诸多因素也在干细胞命运选择过程中发挥重要作用。目前，已经鉴定了许多指导干细胞命运选择的物理化学因素，包括：培养基的组成、胎牛血清成分、氧气、二氧化碳和 pH 水平等。所有这些因素均在一定程度上影响干细胞命运的选择。

近年来，研究重点聚焦于如何通过调控细胞外微环境因素指导干细胞命运选择。细胞外基质（extracellular matrix，ECM）是构成细胞外微环境的主要成分。据报道，当干细胞和 ECM 之间的相互作用被切断时，一种凋亡程序，通常称为"失巢凋亡"，将会启动。众多研究致力于阐明这种现象背后的机制。例如，最近的研究利用 PCR Array 技术检测了 ESC 脱离 ECM 后基因表达的变化情况。在该研究中，研究人员发现，黏附分子表达在 ESC 与 ECM 相互作用被切断后显著下调；但恢复细胞与 ECM 的相互作用，细胞中相关基因表达水平得到恢复。这些数据表明 ECM 途径对干细胞基因表达有重要调控作用。天然 ECM 成分或合成的 ECM 类似物已经成为体外研究 ECM 作用方式的重要工具。研究表明 ECM 成分可以传递多种信号分子，从而影响干细胞的命运选择；除此之外，研究结果亦表明 ECM 成分的生物物理性质亦是调节干细胞维持和分化的命运选择的关键因素。

（三）ECM 成分为干细胞命运选择提供信号分子

通过对精密的细胞外信号的响应，干细胞完成对其命运的选择。越来越多的证据表明，ECM 在干细胞命运选择过程中可以通过提供多种信号分子来指导干细胞自我更新或分化。近年来，随着材料科学与生命科学领域的交流与合作日益密切，在体外构建细胞外微环境也已成为再生医学领域的研究热点，人工合成的仿生细胞外基质材料不仅在结构上而且在功能上都更加接近天然细胞外基质成分。主要方法包括对原有生物材料的化学组成进行修饰与调整，结合材料降解动力学与控释技术控制信号分子的传导。

1. 人工合成 ECM 材料释放可溶性因子　细胞外微环境中包含多种可溶性物质，例如离子、多肽，以及小分子蛋白等，这些可溶性分子的可以控制多种细胞行为，包括增殖，细胞极性，迁移和分化。Chan 等在研究不同 FGF 家族成员对小鼠 ESC 分化的影响，研究发现 FGF-3、FGF-8、FGF-10、FGF-11、FGF-13 和 FGF-15 可以促进 ESC 表达中胚层标志物 Brachyury 和心血管前体细胞标志物 Flk-1，其中，这些基因表达的促进呈现出对 FGF-10 作用时间和浓度的依赖性；进而，它们通过纳米纤维材料释放 FGF-10 显著地促进了 ESC 向成心肌细胞分化的效率。

2. 人工合成 ECM 材料固定化因子　再生医学领域通常在生物材料表面利用物理吸附手段或

化学共价交联手段将信号分子固定,从而使这些因子的活性在较长时间范围内得以保持或维持这些因子在细胞外微环境中处于最佳浓度范围。这是因为在组织再生修复期间需要持续的再生因子(例如生长因子和细胞外物成分)的指导。然而,这些因子在体内通常快速降解,导致它们迅速丧失功能。有证据表明,将这些因子固定在细胞外基质成分中有利于干细胞在损伤修复过程中发挥更显著作用,这是由于干细胞受到这种持续的信号分子的指引,在不同细胞命运中做出恰当选择,从而促进组织修复。例如,胰岛素样生长因子 1(IGF-1)被认为是组织再生中的必要的信号分子,研究者将IGF-1 的活性结构域 1C(IGF-1C)通过点击化学反应以共价连接方式固定到壳聚糖(chitosan)骨架上;其研究发现这种固定化的 IGF-1C 分子可以长时间稳定存在于细胞外微环境中,同时这种分子可以显著提高干细胞的增殖与抗凋亡能力;当这种仿生细胞外基质成分与干细胞共移植至组织损伤部位,其可以为移植后细胞的存活创造有利的微环境,并进一步促进损伤器官的功能和结构恢复。

(四) ECM 成分物理性质影响干细胞命运选择

目前,干细胞命运的选择受到 ECM 信号转导途径的指导已获得普遍认同。同时,越来越多的证据表明 ECM 的物理性质也可以对干细胞命运的选择产生巨大影响。其中一些因素已经被证明在指导干细胞命运选择过程中发挥关键作用,但目前仍需要多方面努力才能在此领域建立一个更加完整的理论体系。

1. ECM 刚度和弹性对干细胞命运选择的影响　为了测试不同刚度(EY)对细胞行为的影响,研究人员合成了 EY 范围从<1kPa 至 30kPa 的细胞外基质成分。其结果表明,ECM 的刚度对细胞增殖以及细胞分化有十分显著的影响。例如,神经干/祖细胞(NSPC)可以在 EY<10kPa 的底物上增殖,在 EY 较小(<1kPa)的细胞外基质成分上,神经干/祖细胞的分化得到促进;而在 EY 相对较大(>7kPa)的细胞外基质成分上,神经干/祖细胞向少突胶质细胞分化得到促进;这一结果表明,具有不用刚度的相同细胞外基质成分对谱系选择和分化有显著影响。基于此类研究成果,即细胞外基质成分的刚度对细胞命运选择有重要影响,Shih 等进

一步探讨细胞外基质成分的刚度如何影响干细胞的分化。他们的研究显示细胞外基质刚性通过影响 α2 整合蛋白-ROCK-FAK-ERK1/2 信号通路促进细胞的成骨分化。值得注意的是,另一项研究观察到间充质干细胞在刚性不同的聚二甲基硅氧烷(PDMS)底物上均更加趋向于分化成成骨细胞;在刚度较大聚丙烯酰胺(PAAm)水凝胶上,间充质干细胞更加趋向于分化成成骨细胞,而在刚度较小的 PAAm 水凝胶上,更多的间充质干细胞选择分化成脂肪细胞。该研究结果反映出在不同细胞外基质成分上,基质成分刚度对干细胞命运选择的影响具有差异,表明细胞外基质成分的刚度不是影响干细胞命运选择的独立因素。通过进一步研究,他们发现间充质干细胞在 PAAm 材料上命运选择的还受该材料弹性模量的影响。但是,亦有研究报道,ECM 的弹性模量对干细胞分化的重要影响仅限于低细胞密度情况下,一旦干细胞密度增加,细胞之间的相互作用力对其分化的影响将会超过细胞与 ECM 之间的相互作用力对分化的影响。值得注意的是,虽然细胞分化受弹性模量的影响,最近的研究发现,将在基质材料上分化的细胞重新接种到常规细胞培养材料上后,这种由于基质成分弹性模量差异而得到促进的成脂肪分化或成骨分化不能继续维持;此外,不同弹性模量的材料对干细胞命运选择的影响并没有在全基因表达谱和 DNA 甲基化分布图谱中得到证实。这些结果表明,ECM 弹性模量对干细胞分化的调控很难长时间维持,一旦干细胞脱离特定 ECM 环境,ECM 对其命运选择的指导便会在很短时间内消失。

2. ECM 上配体性质对干细胞命运选择的影响　ECM 所连接配体的密度(ligand density)同样会对干细胞命运选择产生影响,有证据表明,固定化在 ECM 上的配体密度直接影响干细胞活力、形态和细胞功能。同时,配体的空间排列对干细胞命运选择亦有显著影响,通过控制嵌段共聚物中聚苯乙烯和聚环氧乙烷比例可以控制配体短肽 RGD(精氨酸 R-甘氨酸 G-天冬氨酸 D)的侧向间隔,通过检测分化基因表达水平和碱性磷酸酶活性发现,随着配体横向间距的增加,干细胞成骨分化受到抑制,而成脂分化得到促进。此外,研究发现在配体浓度相同时,配体类型也可以影响干细胞命运的选择。例如,在纤连蛋白或层粘连蛋白基质上培养的

MSC 倾向于成脂分化;而在含有胶原的 ECM 上培养的 MSC 倾向于向神经细胞分化。

3. ECM 宏观/微观尺度对干细胞命运选择的影响　最近的发现表明,宏观/微观尺度是 ECM 的另一个重要的物理参数,它不仅可以改变干细胞的形状,而且还影响干细胞的行为。例如,实验表明 ECM 的纳米形貌(nanotopographical feature)可以调控斑联蛋白(zyxin)的表达水平,而斑联蛋白的表达在干细胞分化过程中发挥重要作用,通过比较在光滑平面和 350nm 光栅上的生长情况,研究人员发现,在光栅上生长的干细胞排列方向与光栅方向一致,且干细胞沿光栅方向迁移,这与干细胞在光滑平面上向任意方向排列与迁移呈现出显著差异;同时,在光栅上,干细胞斑联蛋白表达量显著下调。类似的,McMurray 等发现对热塑性聚己酸内酯(thermoplastic polycaprolactone)表面的纳米形貌的改性将影响细胞内张力,而细胞内张力在维持干细胞多能性和减少干细胞自发分化过程中发挥关键作用。

第三节　一氧化氮缓释水凝胶促进胚胎干细胞向内皮细胞分化

各种组织干细胞,包括内皮细胞、心肌细胞在组织损伤修复过程中具有重要作用。然而,成体干细胞组织来源有限,体外扩增能力不足,限制了这些细胞的临床应用。胚胎干细胞(embryonic stem cells,ESC)是指当受精卵分裂发育成囊胚时内细胞团(inner cell mass)的细胞,它具有体外培养无限增殖、自我更新和多向分化的特性,具有发育的全能性,能分化出成熟个体的所有组织和器官。这使利用 ESC 细胞治疗各种疾病成为可能。其应用包括来修复或替换丧失功能的组织和器官,从而治疗许多疾病,如帕金森病、老年痴呆症、脊髓损伤、脑卒中、烧伤、心脏病、糖尿病、白血病、骨关节炎等。与成体干细胞相比,ESC 在体外可以无限增殖,更具有来源充分的特点,同时免疫源性也较低。获得足够数量的特定类型的细胞一直是再生医学领域的长期研究目标。随着全能性 ESC 研究的发展以及控制 ESC 定向分化技术的产生与完善,利用 ESC 来源的特定细胞治疗相应疾病的应用前景十分光明,但仍面临很多挑战。

一、内皮细胞

血管内皮细胞对于开发治疗血管疾病的工程化血管十分重要,并且血管内皮细胞对缺血损伤部位血管新生或器官移植后血管生成具有明显促进作用。多能性干细胞是血管内皮细胞的潜在来源之一。大量实验通过诱导干细胞分化可以获得内皮细胞,进而应用于再生医学领域。表 20-1 简略的总结了近年来不同来源的内皮细胞的应用及特点。

表 20-1　治疗性内皮细胞来源

细胞来源	优点	缺点
成熟细胞		
内皮细胞	可以从众多的组织中分离到 利于体内内皮化 抑制血小板黏附 可促进血管新生	分离所需时间长 细胞体外培养存在风险 细胞增殖能力低
成体干细胞		
内皮祖细胞	增殖能力强 促进血管再生 从外周血中分离获得	体内的分化能力未知 患者自体来源的 EPC 功能受损
骨髓来源间充质干细胞	具有自我更新能力 长期的活力 多能分化能力	数量少 扩增需要时间 分离复杂
脂肪来源间充质干细胞	容易获取 细胞来源丰富	分离所得细胞成分复杂 细胞扩增需要生长因子

细胞来源	优点	缺点
全能干细胞		
胚胎干细胞	多能性	诱导分化效率低 伦理学问题 存在致瘤的风险
诱导干细胞	多能性	存在致瘤的风险

EPC. endothelial progenitor cell, 内皮祖细胞。

二、ESC 来源的内皮细胞

胚胎干细胞(embryonic stem cells, ESC)的血管生成潜力可以用于组织工程中诱导组织血管化。小鼠 ESC 来源的早期内皮祖细胞可以形成三种血管细胞:造血细胞,内皮细胞和平滑肌细胞。众多实验聚焦于研究小鼠 ESC 分化为内皮细胞(endothelial cells, EC)和血管结构的形成过程。迄今为止,大量实验通过诱导干细胞分化可以获得 EC,例如,胚胎干细胞来源的内皮细胞 ESC-EC 可以作为内皮细胞的连续来源,用于治疗心肌缺血和外周血管疾病。

基于移植 EC 的治疗方法在再生医学中具有广阔的应用前景。然而,该治疗方法在临床的应用受限于 EC 数量不充足。因此,必须通过适当的方法获得足够的可移植细胞。ESC 具有多向分化潜能和强大的的增殖能力,可作为 EC 的来源。此前的研究显示诱导并维持 ESC 向 EC 分化需要向其培养环境中添加多种因子。然而,一旦细胞脱离这种诱导分化环境中的信号调控,则很难维持 ESC 向 EC 分化的状态,主要表现为细胞不再表达内皮细胞相关基因以及无法发挥内皮细胞功能。

三、一氧化氮缓释水凝胶

组织器官衰老与缺损严重威胁人类健康,随着生命科学,尤其是涉及细胞生物学、材料科学以及医学的前沿交叉领域的迅猛发展,利用体外环境下培养扩增获得具有足够数量、活力以及生物学功能的干细胞或诱导其分化形成的特定类型细胞,辅之以生物活性材料用于修复或代替受损组织的策略已经成为可能。干细胞借助于生物活性材料所创造的相对有利的生存条件,在体内外增殖或分化并且分泌细胞因子、生长因子以及细胞外基质,降解或吸收生物材料及其携带的活性因子,最终可以促进损伤组织器官的修复,从而达到治疗目的。最近

的研究显示,水凝胶(hydrogel)作为一种具有网状结构的水溶性高分子,具有来源广泛、易于获取、性质柔软、易于加工的性质,以及良好的生物相容和一定的分子识别能力。已有研究表明,自组装水凝胶可以在体外促进干细胞定向分化。

除了其在血管节律维持血管基础张力的作用,有证据表明一氧化氮(nitric oxide, NO)亦对干细胞生物学行为有重要调节作用,例如 NO 可以影响细胞存活、迁移、增殖、分化和凋亡。此外,研究发现 NO 信号通路在胚胎干细胞的内皮分化中的发挥重要作用。然而,NO 的生物学半衰期短,而通常所用 NO 供体的长期稳定性差,难以维持 NO 在培养环境中的浓度。此外,这些 NO 供体通常会在短时间内大量释放 NO,而这不同于在生理条件下 NO 持续低速率的释放模式,并且 NO 局部浓度过高可能导致细胞的凋亡或坏死。所有这些问题均会降低 NO 信号通路对干细胞向内皮细胞分化的促进作用。因此,我们希望可以通过控制释放技术调节 NO 释放速率及 NO 在细胞外微环境中浓度,提高 NO 信号通路介导的干细胞向内皮细胞分化的效率。

近年来,研究发现 NO 在 ESC 向 EC 分化的过程中发挥关键作用。然而,NO 分子半衰期极短,在体外诱导分化过程中很难维持 NO 信号对分化过程的持续调节;此外,传统 NO 供体会在短时间内以不可控方式大量释放 NO,导致局部 NO 浓度过高从而引发细胞凋亡。借助控制释放技术,提高体外 NO 诱导 ESC 向 EC 分化的效率。通过利用以壳聚糖(chitosan)为骨架的 NO 控释水凝胶(CS-NO)作为 NO 的来源。该水凝胶以壳聚糖作为骨架,通过点击化学反应(click reaction)将被半乳糖保护的一氧化氮供体(NO donor)连接至此骨架上。当体系中有 β-半乳糖酐酶(β-glactosidase, β-Gal)存在时,半乳糖保护基被移除使一氧化氮供体暴露,从而释放一氧化氮(图 20-3)。

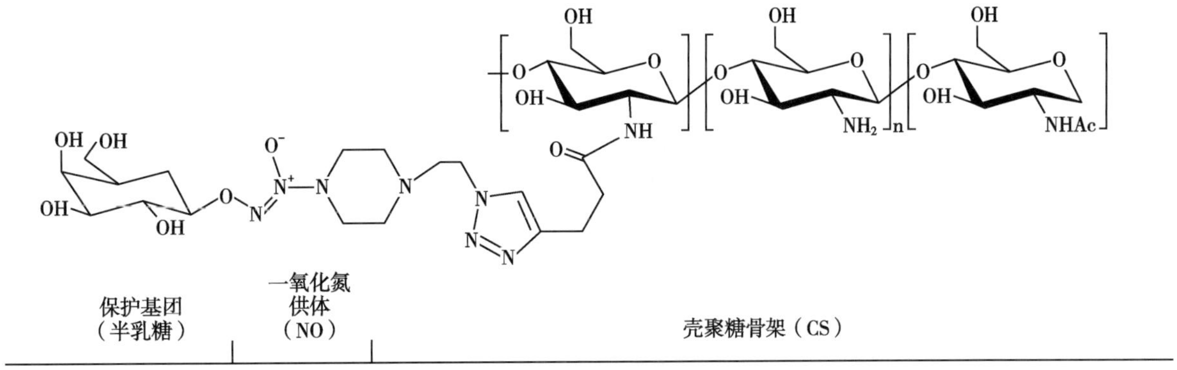

图 20-3　CS-NO 水凝胶结构示意图

四、一氧化氮缓释水凝胶促进胚胎干细胞向内皮细胞分化

将 CS-NO 水凝胶包被到细胞培养表面,构建无饲养层细胞的二维水凝胶培养体系。接下来,我们检测 NO 从水凝胶体系中释放情况和 ESC 在水凝胶培养体系中的存活和增殖情况,以确定适宜的水凝胶浓度和 NO 释放速率。在上述适宜的水凝胶培养体系下,通过检测 ESC 中基因表达情况,我们发现 NO 可以迅速抑制干性维持基因 Nanog 和 Oct-4 的表达,提示 NO 通过下调干性维持基因表达启始细胞分化。同时我们发现在与 NO 不可控释放条件下培养的 ESC 相比,可控释放 NO 的培养条件下,ESC 中 Flk-1 在基因和蛋白水平的表达显著上调,而 Flk-1 是重要的内皮细胞标记物,提示 NO 通过上调 Flk-1 表达水平促进 ESC 向 EC 的分化。与此同时,我们发现细胞中 Flk-1 表达水平上调伴随着 PI3K/Akt 信号转导途径的激活,而 Akt 蛋白磷酸化抑制剂明显降低 ESC 中 Flk-1 表达。

在这项研究中,我们检测二维一氧化氮(NO)控释水凝胶培养体系对小鼠胚胎干细胞分化的影响。我们的实验结果显示,在低浓度下持续释放 NO 的条件下,NO 可以通过调节 PTEN 蛋白在细胞中含量从而通过调节 PI3K/Akt 信号通路的活性进一步对 ESC 向内皮细胞分化加以调控。此外,NO 诱导的 Akt 信号通路的激活在促进并维持内皮细胞早期标记物 Flk-1 基因和蛋白表达过程中发挥关键作用,从而在促进 ESC 向内皮细胞分化和扩增的过程中发挥关键作用。值得注意的是,二维水凝胶培养系统持续低浓度释放的 NO 对 ESC 向内皮细胞分化的促进是在没有添加血管内皮生长因子(vascular endothelial growth factor, VEGF)作用下完成的,提示 NO 促进的 ESC 向内皮细胞分化可以作为一种不依赖于生长因子的简便而又有效的调控策略。上述研究结果表明生物科学和材料科学的协同努力及其成果将对建立全新的细胞培养系统以及对全方位深入研究 ESC 命运选择具有重要促进意义。

ESC 具有分化为体内每种细胞类型的潜能,将由 ESC 分化而来的具有特定生物功能的成熟的细胞用于细胞移植疗法将解决细胞移植疗法中细胞来源匮乏的根本问题;同时,通过体外诱导 ESC 向所需细胞类型分化后再移植也能避免异位移植 ESC 导致畸胎瘤形成的风险,从而使细胞移植疗法安全性增加。

已有文献报道,移植来源于 ESC 的内皮细胞(ESC-EC)有望成为治疗缺血性疾病的新方法。例如,研究人员发下小鼠下肢缺血模型中,通过静脉注释 ESC-EC 可以增强的下肢缺血损伤部位新生血管形成,移植的 ESC-EC 可通过循环归巢致缺血损失部位从而发挥其促进缺血组织损伤修复的功能。同时,移植 ESC-EC 在血管移植后避免再狭窄和开发组织工程化血管代替物方面的应用也十分成功。但是,通过体外诱导 ESC 向内皮细胞的分化的效率很低,同时在体外很难维持 ESC 向内皮细胞分化的状态,这也成为限制这种治疗方法向临床转换的关键因素。

此前,已有文献报道,NO 可以促进 ESC 向内皮细胞分化,但是 NO 半衰期极短,同时传统的 NO 供体(donor)介导的 NO 释放通常会在极短时间大量迅速释放 NO(burst),从而产生由高浓度 NO 引发的细胞凋亡。通过使用控制释放策略来延长细胞与 NO 信号的接触时间,可能会提高 NO 诱导的 ESC 向内皮细胞的分化效率。利用壳聚糖(chitosan,CS)为骨架,通过点击化学反应(click reaction)将被半乳糖保护的 NO 供体连接至 CS 骨架上形成 NO 控释水凝胶(CS-NO),通过调节 β 半乳糖苷酶浓度,可以实现对 NO 释放速率的控制,并且水凝胶在正常细胞培养体系下可以稳定的以极低速率平稳释放 NO 分子超过 48 小时,通过检测 NO 在正常细胞培养体系中的释放情况,我们认为这是一种可以调节 NO 释放速率和提高 NO 生物利用度的简便而可行的方法。

我们注意到,在 NO 信号刺激下,可以在很短时间范围内,干性维持性基因 Nanog 和 Oct-4 的表达就收到显著抑制,同时 NO 信号刺激选择性上调内皮细胞早期标记物 Flk-1 在基因和蛋白水平上的表达,这可能与 NO 信号刺激的 ESC 向内皮细胞分化有直接关系。众所周知,向 ESC 分化体系中加入 VEGF会显著提高 ESC 向内皮细胞分化的效率。Flk-1 作为 VEGF 的主要受体,在细胞向内皮细胞分化过程从中发挥关键作用。而 VEGF 激活的 cAMP 信号转到途径会促进的 Flk-1 表达,因此,VEGF 促进的 ESC向内皮细胞分化在一定程度上是通过上调 Flk-1 表达实现的。值得注意的是,我们在实验中与未接触NO 信号刺激的细胞相比,在含有 NO 的培养环境中,细胞选择性地增强并维持了 Flk-1 的表达,而且这种 Flk-1 表达上调并不是通过加入 VEGF 引起的,从而显示出 NO 在此过程中的独特作用。

由于 Flk-1 在调节血管发育中起重要作用,因此,在我们的研究中观察到的持续 Flk-1 表达可能是促进 ESC 分化为内皮细胞的关键因素。有趣的是,通过 NO 信号刺激可以引起细胞内 Akt 磷酸化水平的显著增加。我们的实验证明增加的 Akt 磷酸化水平与 NO 诱导的 Flk-1 表达相关,在这种情况下,我们通过实验进一步剖析 Akt 磷酸化水平与 ESC 向内皮分化的关联。我们首先用 PI3K 抑制剂 LY294002处理分化的 ESC,LY294002 可以选择性的抑制 Akt蛋白磷酸化。我们发现施加 LY294002 与细胞培养环境中,由于 Akt 磷酸化过程受到显著抑制,不仅会造成内皮相关基因表达的下降,而且还在一定程度上会削弱 Flk-1 阳性细胞的增殖能力。更准确地说,LY294002 的添加在第 2 天会使细胞 Flk-1 表达量稍有下降,但在第 4 天,Flk-1 表达量出现显著下调;同时通过检测细胞内 Caspase-3 的活性,我们发现细胞在接触 LY29402 后并没有出现明显的凋亡迹象,

但细胞增殖实验结果显示出在接触 LY294002 后细胞增殖能力受到轻微抑制。此前提到 VEGF 在指导 ESC 向内皮细胞分化过程中发挥至关重要的作用,但是,亦有文献报道指出一旦将 VEGF 从诱导分化培养体系中去除,Flk-1 表达会迅速下降,ESC向内皮细胞分化的状态也将无法维持。而这可能于移除 VEGF 信号刺激后 Akt 磷酸化水平降低相关。此外,许多研究表明 Akt 信号通路在调节内皮增殖和存活中发挥重要作用,我们可以认为 Flk-1阳性细胞的减少可能是与 Akt 信号转导活化程度下降而导致的分化细胞增殖能力降低相关。

重多研究表明 PI3K/Akt 通路活化会特异性诱导 ESC 向内皮细胞的分化。已经有报道表明 VEGF诱导或剪切应力(sheer stress)诱导的内皮分化依赖于 Flk-1 表达上调以及 Akt 信号转导途径的级联激活有直接关联。最近,亦有研究表明通过使用 Rho相关蛋白激酶(ROCK)抑制剂会促进 Akt 信号转导途径的激活,从而会促进小鼠 ESC 和诱导的多能干细胞(iPSC)向内皮细胞的分化和扩增,从而支持Akt 信号通路的激活在 ESC 分化中至关重要的作用。我们进一步考察了在没有 NO 信号刺激的条件下,单独激活 Akt 信号在内皮分化过程中的作用,我们的研究结果表明单独激活 Akt 信号单独不足以促进内皮细胞分化;同时,单独施加 NO 信号刺激或单独激活 Akt 信号转导途径在促进并维持细胞 Flk-1基因表达的效果均不如同时施加 NO 信号和 Akt 信号通路激活剂所取得的效果好。因此,我们可以推测联合施加 NO 信号和激活 Akt 信号转导途径会更有效的增加 ESC 向内皮细胞分化的效率。

我们的实验研究了持续低强度施加 NO 信号刺激会促进 ESC 向内皮细胞分化的效率。NO 诱导的 ESC 向内皮细胞分化效率的提高与激活 Akt信号转导途径相关。但是 SC-79 介导 Akt 信号途径激活并未显著促进 ESC 的内皮分化,表明 NO 通过其他途径上调 Akt 磷酸化水平并促进 ESC 分化。我们的实验发现,NO 信号诱导条件下,细胞中PTEN 蛋白含量显著下调。PTEN 作为 PI3K/Akt通路的关键的负调节蛋白,会抑制 PI3K 介导的Akt 蛋白磷酸化(图 20-4)。因此,我们的实验表明 NO 介导的 PTEN 蛋白降解是 Akt 途径得到激活的原因。重要的是,我们注意到增加和持续 Flk-1表达只发生在有 NO 存在的条件下,表明 Akt 激活

诱导的内皮分化是 NO 依赖性的。这些结果表明 NO 启动内皮基因表达和 NO 介导的 Akt 激活在提高 ESC 向内皮细胞分化效率中发挥关键作用。

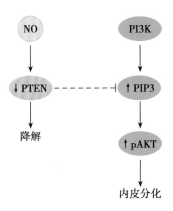

图 20-4　NO 促进 ESC 向内皮细胞分化的途径

PTEN. 磷酸酶和张力蛋白同源物基因;PI3K. 磷脂酰肌醇 3 激酶;PIP3.4,5-二磷酸化磷脂酰肌醇-3 位磷酸激酶;pAKT. 磷酸化丝氨酸/苏氨酸激酶。

第四节　一氧化氮缓释水凝胶影响外泌体的生物活性

近年来,越来越多的研究表明,间充质干细胞具有促进血管新生、调节免疫反应及促进组织再生等治疗学功能。随着研究的不断深入,研究者发现移植到损伤部位的间充质干细胞主要通过其旁分泌发挥其治疗作用。间充质干细胞分泌的外泌体作为间充质干细胞旁分泌成分的重要组成部分,携带了间充质干细胞中大量的生物活性分子,在间充质干细胞的治疗作用中扮演了重要的角色。

科学家们发现外泌体(exosome)作为细胞外囊泡的重要组成部分,不是用于细胞内垃圾物质的排放,而是细胞间通讯的重要形式。外泌体通常被认为是由细胞内部多囊泡体(multivesicular bodies,MVB)向内出芽所产生的微囊泡(internal vesicle),在多囊泡体与细胞膜融合时,将其内部的微囊泡释放至细胞膜外,形成外泌体。外泌体的直径 30～150nm,由于其特殊的形成方式,外泌体内部富含细胞内具有生物活性的信号分子,包括 DNA、RNA、microRNA 及蛋白质等。被释放至细胞外的外泌体可以通过不同的途径进入靶细胞内,发挥其生物学功能。第一,与细胞分泌的可溶性旁分泌因子类似,外泌体可以通过与靶细胞膜表面受体结合,触发靶细胞内的信号转导通路,并进一步调节靶细胞内的生物学过程;第二,外泌体可以被靶细胞内在化,这一过程依赖于网格蛋白介导的内吞作用、脂筏介导的内吞作用及胞饮作用等;第三,外泌体可以通过与靶细胞膜融合,直接将外泌体内携带的活性物质递送到靶细胞内。外泌体介导的细胞间通信可以为邻近细胞提供大量的生物活性材料及信号分子,这项功能不能被简单的可溶性旁分泌因子所取代,可以为细胞内蛋白质及遗传物质的水平转移提供有效的转移途径。

已经有大量的研究表明,间充质干细胞分泌的外泌体在改善缺血心肌功能、促进急性肾小管损伤修复、抑制肝损伤、减轻肺损伤及促进皮肤伤口愈合等研究领域有着重要的治疗学潜能。其治疗功能的潜在机制主要包括促进细胞存活及损伤部位血管新生、抑制损伤组织细胞凋亡及炎症反应等,其中有大量实验结果证明间充质干细胞分泌的外泌体具有显著的促进血管新生的能力。正如我们所知,促进血管新生治疗方法对缺血性疾病具有良好的治疗效果,但是血管生长因子疗法仍然具有潜在的安全风险及技术难度,因此具有显著的促进血管新生能力的间充质干细胞分泌的外泌体有望代替血管生长因子,成为促进血管新生疗法的新手段。

一、外泌体的组成

外泌体包含多种蛋白质,表明蛋白质等大分子物质可以装载到外泌体上,尤其是大量的生长因子、细胞因子和信号通路相关的蛋白。外泌体因为携带有这些功能性蛋白分子,被靶细胞通过胞吞作用内在化后,影响靶细胞的功能。研究显示,人脐带间充质干细胞的外泌体介导 WNT4 信号通路,参与皮肤创伤修复。作者发现在小鼠体内,人脐带间充质干细胞介导的 Wnt/b-连环蛋白活性在上皮形成和细胞增殖中发挥重要作用。敲除人脐带间充质干细胞的外泌体 Wnt4 后,b-连环蛋白活性消失,在体内的皮肤修复疗效明显下降。还有大量的研究显示外泌体中含有大量的生长因子。本文作者的研究也发现,人胎盘间充质干细胞分泌的外泌体含有大量的血管内皮生长因子,这种生长因子可以促进血管新生作用。

另外,外泌体来源的 miRNA 和其他信号分子一样,调节着生物信号网络,参与多种生理过程。间充质干细胞(MSC)来源的外泌体通过转移 miR-133b 到神经细胞,可促进神经轴突的生长;血管新生是内皮细胞发生增殖和游走形成小血管的过程,K562 细胞来源的外泌体 miR-92 可促进人脐静脉血管内皮细胞(HUVEC)细胞的游走和管状结构形成,从而促进血管新生;缺氧可上调 miR-17 超家族,在缺氧诱导的小鼠肺动脉高压模型中观察到间充质干细胞移植可抑制肺炎性反应、血管重塑及右心衰竭,研究其旁分泌机制发现间充质干细胞来源的外泌体可抑制 miR-17 超家族从而逆转肺动脉高压。我们的研究结果也发现,人胎盘来源的间充质干细胞含有 miR-126。

外泌体的治疗作用主要依赖其运载的生物活性物质,包括蛋白质和 miRNA。但是,外泌体中运载的生物活性成分因为其来源细胞的不同,会产生明显的差异。有研究显示,间充质干细胞来源的外泌体具有促进血管新生的作用,而血管内皮细胞来源的外泌体不具有这样的作用。而且,相同细胞来源的外泌体的生物活性因子含量也会受到细胞所处微环境的影响。有研究显示,间充质干细胞分泌的外泌体会随着环境的改变而改变。

二、间充质干细胞来源外泌体与心血管疾病

心血管疾病(CVD)已经成为世界范围内最主要的致死原因。研究者投入了巨大的精力来研发相应地治疗手段改善这些疾病的预后。在过去十年里,干细胞为基础的治疗已显示出重要进展。不同类型的干细胞、间充质干细胞及其分泌的因子对 CVD 的治疗具有非常重要的潜在价值。许多研究发现,MSC 来源的条件培养基可以改善在小鼠和猪心肌梗死损伤,减少心肌梗死面积。后来证明,这些治疗效果主要来源于条件培养基中的外泌体。

最近研究发现,MSC 来源外泌体可通过其促血管生成能力改善其对 CVD 的治疗效果。干细胞来源的外泌体由于含有 20S 蛋白酶体、合成 ATP 所需要的各种酶、调控血管再生的 miRNAs 及血管内皮生长因子等物质,在抗缺血再灌注损伤、促进血管再生及缺血器官功能恢复中具有重要作用。正

常人骨髓间充质干细胞分泌的外泌体可抑制 PBMNC 分泌 IFN-γ,内含有免疫相关 microRNA,如 miR301、miR22 和 miR-let-7a 等,能促进 HUVEC 网状结构形成和血管形成。血管新生是内皮细胞发生增殖和游走形成小血管的过程,K562 细胞来源的外泌体携带有 miR-92 可促进人脐静脉血管内皮细胞(HUVEC)的游走和管状结构形成,从而促进血管新生。Bian 等的研究发现 BMSC 在缺氧条件下产生的 EVs 能够促进血管形成,保护心肌组织免受缺血损害。另外,Teng 等也证实 BMSC 来源的外泌体能够刺激血管新生,从而改善大鼠心肌缺血模型的心肌功能。其他研究也发现,UC-MSC 来源的外泌体也可以通过促进血管新生来改善心肌缺血功能。而且,不同来源的 MSC 产生的外泌体具有相同的促进血管新生的作用。

三、间充质干细胞来源外泌体与组织修复

血管新生在组织修复中起到重要的角色,是肉芽组织形成所必需的过程。在创伤愈合过程中,血管以出芽的形式侵入到创面的纤维组织中,形成新的毛细血管网。以前的研究显示,MSC 来源的条件培养基能够促进创伤愈合,组织修复。现在很多的研究已经证实,外泌体在这个过程中起到了至关重要的作用。然而,其作用机制还不是很清楚。

Shabbir 等的研究结果显示,骨髓来源间充质干细胞分泌的外泌体可以提高正常创伤和慢性创伤中成纤维细胞的增殖和迁移能力,作者阐述了骨髓间充质干细胞来源的外泌体运载具有转录活性的 STAT3,进入靶细胞后,可以促进 VEGF、肝细胞生长因子(HGF)、和白介素 6(IL-6)的表达。STAT3 在创伤愈合中扮演重要角色,包括促进功能性细胞迁移、增殖,促进血管新生和生长因子的产生。进而,骨髓间充质干细胞来源的外泌体能够激活 AKT、ERK1/2 和 STAT3,这些信号通路都是与调节血管新生相关。诱导多能干细胞来源的间充质干细胞分泌的外泌体也能对创伤愈合产生很好的治疗效果。研究发现,这种治疗效果是通过外泌体在创伤部位显著地提高胶原合成和血管新生产生的。

从临床转化的角度来看,间充质干细胞来源的

外泌体在各种临床疾病的模型的治疗中取得了令人鼓舞的治疗效果。这些研究结果显示外泌体可以有效地运载重要的具有治疗效果的分子刺激不同细胞的增殖，从而促进组织修复和血管新生。而且，外泌体是可以持续的再生的，用外泌体代替干细胞治疗可以成为一种更有效的治疗策略。虽然外泌体起作用的机制尚不明确，某些现有结果也存在一些争议。但是与细胞相比，外泌体具有更高的稳定性、更低的免疫排斥反应和更少的微环境的影响。目前已被研究于多种疾病模型中，并起到了一定的疗效。若能深入研究间充质干细胞来源的外泌体的功能，将其开发成为一种既具有间充质干细胞特点而又能克服其缺陷的新型治疗方式，是今后具有重要探讨价值的研究方向。

四、外泌体在纳米医学中的应用

从再生医学的角度讲，外泌体的治疗作用完全符合干细胞的治疗作用的逻辑过程。干细胞治疗一度被誉为具有神奇效果的治疗方法。同样，装载了大量干细胞因子的外泌体也被发现具有与干细胞相似的治疗效果。这引发了大量研究者深入调查是否单独应用外泌体可以提供较好的药理作用甚至作为替代干细胞的新的治疗手段。这项研究工作的成果已突出显露出来：外泌体已经被证明能够抑制细胞凋亡和促进细胞的增殖，诱导血管新生，调节炎症和免疫反应，诱发凝血机制，影响分化通路，并且能够增强细胞的植入。外泌体来源广泛，间充质干细胞来源的外泌体已经成为研究的热点。在动物模型研究中，如心肌缺血、肾缺血、胰岛移植、肺动脉高压、骨软骨缺损、关节炎、烧伤、移植物抗宿主病和炎症，间充质干细胞来源的外泌体已经显示出了巨大的组织再生和损伤保护潜力。除了这些外泌体自身表现出来的效果，外泌体已被用来作为在体内释放药物和寡核苷酸载体，来源于树突状细胞（DC）和巨噬细胞的外泌体已被用来作为抗传染病和癌症疫苗。早期临床研究显示外泌体作为脑膜炎、癌症和抑制物抗宿主病的疫苗是安全的和有效的。

以外泌体为基础的疗法规避了细胞治疗的一些难以解决的问题，如应激反应引起的坏死或异常分化。外泌体的体积小，相比于整个细胞应用于治疗更具有优势，包括降低腹腔巨噬细胞的吞噬功能

和血管闭塞，容易注射，并提高在肿瘤血管通过性。虽然合成的纳米级小载体（例如，脂质体、纳米）可以达到类似的效果，但是外泌体具有以细胞为基础的生物结构和功能，在治疗应用中具有更大的治疗优势。例如，外泌体提供天然的生物相容性、更高的化学稳定性，更远距离的细胞间交流、固有的细胞间通信、融合和传递的能力。一些研究也表明，外泌体具有细胞选择性融合和组织特异性取向以及穿透血-脑屏障等严密组织结构的能力。另外，脂质体和纳米粒子系统从试剂的选择，制备流程和表面功能化方面具有高度的方法灵活性。这种纳米级粒子的合成系统可以装载更多的仿生材料，如靶向性的抗体或趋化性的配体，以及非生物单位，如造影剂或光热材料。

五、增强外泌体生物学活性的方法

提高 MSC 来源的外泌体促进血管新生能力的方法，就是寻找一种能够使外泌体携带有更多促进血管新生因子的方法。不同细胞来源的外泌体具有不同的治疗潜能，例如，内皮祖细胞来源的外泌体具有促进血管新生的潜能，可以被解释为内皮祖细胞在缺血的病理条件下具有促进血管新生的功能。实验也证实这种说法，内皮祖细胞来源的外泌体可以加速大鼠动脉内皮损伤处的再内皮化；这种外泌体也能刺激内皮细胞分泌更多的生长因子。一些前期研究结果显示，不同胎盘组织来源的 MSC 有不同的能力，可以推断出不同来源的 MSC 产生的外泌体治疗作用也会各不相同。另外，除了细胞来源的影响，细胞所处环境变化和细胞被人为修饰，也已经被考虑作为产生具有更好治疗作用外泌的方法。现在，有几种方法已经被研究用于给外泌体装载更多的有益物质，目的是调节外泌体的治疗潜能。

外泌体的改造方法见图 20-5。外泌体修饰的许多方法在以前已被用于细胞的功能化。细胞修饰一般是通过特定内源性物质的生物合成或直接的外源性物质的加载来实现的。这两种方法都可以用来操纵细胞分泌改进外泌体功能，而后一种方法也可以用来直接纯化外泌体。这一研究领域越来越受到研究者的重视，其目的是研究新的外泌体功能化技术，并使外泌体具有更高效的治疗效果。

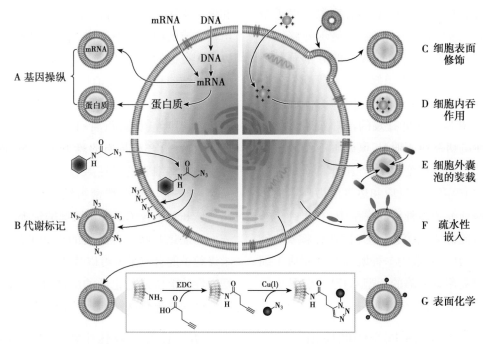

图 20-5 外泌体的改造方法

（一）通过细胞修饰改变外泌体的能力

几十年来,研究人员将非天然物质引入细胞以增强治疗功能。现在,这些技术极有可能应用到外泌体的构建中。例如,装载到细胞膜的生物材料必然会被传递到外泌体膜上,而内在的生物活性材料可以被包装进入外泌体。利用这些方案,细胞加工和细胞工程技术将适用于外泌体的功能化。在本节中,我们将讨论如何应用这些技术如基因工程、代谢标记和外源性装载等,来改进外泌体的成分,进而促进外泌体的治疗效果。

1. 通过细胞基因修饰改造外泌体 毫无疑问,基因工程是应用最多的细胞工程化策略,这种方法也可以用来调节泌体在治疗中的应用。有研究显示,mRNA 转染细胞可以转载进入外泌体,然后在靶细胞可以检测到相应蛋白的表达。同样,基因调控可以将丰富的非编码 RNA 序列转载入外泌体,如 miRNA 或小干扰 RNA(siRNA)。这种研究方法利用了外泌体与生俱来的细胞结合能力和防止 RNA 被酶降解的功能。但是,在这些实验中需要解决几个问题。例如,研究表明,观察到的效果不一定完全来源于外泌体所包裹的 RNA,实际上可能有一部分是大分子蛋白复合物、脂蛋白或蛋白寡核苷酸复合物携带的 RNA。因此,外泌体的纯化对于研究外泌体的功能是非常必要的。

一些研究发现,应用超速离心法从瞬时转染质粒 DNA 或 mRNA 的 HEK293FT 细胞分离外泌体,这些外泌体装载这些转染质粒 DNA 或 mRNA 进入靶细胞。结果显示,质粒 DNA 可以再靶细胞表达相应的蛋白,但 mRNA 不能在靶细胞表达相应的蛋白。这可能是因为外泌体传递的 mRNA 可以在受体细胞的溶酶体中快速降解,这一过程阻止了功能蛋白的表达。

以上这些研究都是使用寡核苷酸来诱导或调节靶细胞中的基因表达。另一种方法是诱导母细胞基因表达蛋白,直接分离装载这种蛋白的外泌体应用于临床治疗。一个非常有效的做法是将编码的蛋白质与外泌体中富含的蛋白构成融合表达基因,从而确保目的蛋白最佳定位到外泌体。这种方法需要仔细的设计和对外泌体蛋白分子生物学的充分了解。Lu 等用这种方法,将荧光蛋白报告基因和荧光素酶报告基因与外泌体富含的 CD63 蛋白基因制作成融合基因。这个体系可以以可视化图像的方式来研究外泌体的生物合成、细胞之间的传递和外泌体治疗后在体内的分布。最近,Lai 等报道了更先进的可视化系统。他们应用棕榈酰化信号与 RNA 结合序列的融合,转录后的 mRNA 结合序列的棕榈酰化靶向人类胚胎肾(HEK)细胞膜,它被包装进入外泌体。在外泌体中,RNA 结合序列结合表达 GFP 的噬菌体外壳蛋白,从而可以直接可视化 mRNA 包装进入外泌体。

2. 通过细胞代谢标记改造外泌体　是一个行之有效的细胞改造策略，规避了许多遗传操作改变细胞功能的问题。代谢标记是细胞利用培养基中的营养成分，如氨基酸、脂类、核酸或糖进行新陈代谢的过程。这些营养物质由细胞通过合成代谢，分别整合到基因组、蛋白质、磷脂组和糖组。这些营养物质被修饰后整合到细胞中，可以用于对细胞的生物学过程的研究。代谢标记是一种不加区分修改整个细胞的生物分子的技术，往往替换细胞质膜中的成分。因此，外泌体必将包含来自代谢标记的成分，例如胞内蛋白或胞膜脂质。Wang 等最近应用非天然氨基酸 L-叠氮高丙氨酸盐酸盐（L-azidohomoalanine）作为甲硫氨酸替代物，将叠氮基团整合到黑色素细胞外泌体的蛋白质组中。应用代谢标记细胞，进而标记外泌体的研究还很少，Wang 等的研究是一个非常好的应用代谢标记修饰外泌体的例子。

3. 通过细胞摄取外来物质改造外泌体成分　遗传修饰和代谢标记策略利用细胞生物合成产生内源性生物活性物质装载，如外泌体。另一种方法是将外源性物质直接装载入细胞，进而被外泌体所携带。这种外泌体能够更好地将药物运输到靶细胞，起到更好的治疗作用。许多研究已经采用这种方法，得到较好的效果。在一个研究模型中，研究者将卟啉类化合物作为一个药物模型转入细胞，这种细胞分泌的外泌体装载这种卟啉类化合物，作用于癌细胞模型。结果显示，含有卟啉类化合物的外泌体显示更强的杀伤肿瘤细胞的作用。用相似的方法，对细胞或外泌体加载 VEGF 等促进血管新生的因子，可以促进这些因子被靶细胞内吞，起到更好地促进血管新生的作用。这些研究需要注意的是，要对加载的蛋白因子的含量进行控制，适当的因子含量才能起到更好地促进血管新生的作用。

外泌体装载外源性物质的多少通常是依赖于细胞中这种物质的装载量，而这又是由物质-细胞相互作用的强度决定的。例如，很小或根本没有细胞结合能力的纳米粒子将会产生很弱、非特异性的与细胞质膜的相互作用。在这种情况下，高的纳米粒子浓度和延长的孵育时间能够最大限度促进纳米粒子与细胞结合，并产生足够的细胞装载量。例如，Neubert 和 Glumm Silva 认为用 0.5mm 的超顺磁性氧化铁纳米粒子（SPIONs）从神经元的原代细胞培养产生加载的外泌体，需要培养 24 小时。应用巨噬细胞产生外泌体可以更好地避免这种情况的发生，因为巨噬细胞具有吞噬能力，可以通过吞噬作用积极的内化大量外源性物质。为此，Glumm Silva 等用氧化铁纳米颗粒和小分子光敏剂与巨噬细胞共孵育，产生具有磁性和光学反应性的外泌体。这些外泌体被称为 theranosomes，具有磁力靶向性，用于磁共振成像和光动力疗法。然而，这种方法的一个关键限制是它依赖于细胞的吞噬作用。如何增加非吞噬细胞的负载能力，使细胞含有更多的外源物质是它所面临的一个挑战。

增加细胞结合能力的一种方法是利用外源性材料和细胞质膜间的疏水反应。除利用小的疏水分子外，另外常用的方法是使用脂质体系统，脂质体载体可以直接插入脂质双分子层膜与细胞膜融合，而被封装的亲水基团可以释放入细胞。这种方法已经由 Lee 等证明。Lee 等用膜融合脂质体将疏水性成分加载到细胞膜，将亲水性成分加载到细胞液。有趣的是，作者观察到加载到细胞膜脂质的量与纳入外泌体的脂质的量不同。这说明这种方法明显的缺乏控制可控性。以脂质体为基础的加载策略的另一个限制是加载外源性物质的效率低下，这也正是制约这种方法的关键所在。

（二）直接改造外泌体

以改造细胞为基础的外泌体修饰策略仅仅能将细胞内的小部分生物活性因子装载如外泌体中。这样的结果是花费很高，但是效果较小。相反，直接对纯化的外泌体进行功能性的修饰可以解决这一问题。外泌体的直接改造主要有以下几种方法：

1. 外泌体膜的修饰　对于外泌体膜的修饰可分为共价修饰和非共价修饰。外泌体膜可以被修饰，这是外泌体与活的细胞相比的优势所在。例如，外泌体可以经受住不能用于活细胞的膜修饰操作过程，如过高的温度、压力和低渗或者高渗的溶液。Smyth 等应用共价修饰外泌体膜的方法，将含有叠氮化物的荧光团以共价连接的方式结合到外泌体膜上。除以共价结合地方式修饰外泌体外，还有几种以非共价结合方式连接外泌体的方法，例如多加电位结合、受体配体结合和疏水作用插入。但是，对于外泌体膜的修饰也能够引起外泌体囊泡的聚集,很可能会影响外泌的膜结合能力,从而影响外泌体将携带的生物活性物质运送至靶细胞而发挥功能。

2. 外泌体直接加载活性物质　为了直接利用外泌体的细胞结合能力和保护 RNA 不被 RNA 酶降解的能力,一些研究应用不同的方法直接为外泌体加载想要的生物活性物质,如生长因子和治疗的药物分子等。Cooper 等将 α-Syn 小干扰 RNA(siR-NA)应用电穿孔的方法加载进入外泌体,可以减少模型小鼠脑内的 α-突触核蛋白聚集,从而减轻帕金森的症状。Tian 等分离提取小鼠不成熟的树突细胞分泌的外泌体,将化疗药物多柔比星(DOX)装载进入这种外泌体,对肿瘤的抑制起到了很好的效果。这种对外泌体直接加载生物活性分子的方法可以保证将目的分子直接装载进入外泌体。但

是,这种方法对外泌体表型和细胞结合能力的影响还需要进一步研究。

(三) 微环境改变诱导增强外泌体的促进血管新生作用

最近研究发现,微环境改变的刺激可以延长间充质干细胞移植后的存活时间、促进间充质干细胞的分泌能力,从而使间充质干细胞具有更好的治疗作用。那么同理,这样的环境改变同样改变外泌体的分子组成。Anderson 等研究发现 MSC 分泌的外泌体会随着环境的改变而改变。在这项研究中,研究人员将 MSC 暴露在外周血管病变(PAD)的环境中培养,产生的外泌体所含有的表皮生长因子,成纤维细胞生长因子和血小板源性生长因子显著升高,从而提高了外泌体的促进血管新生作用。增强外泌体促进血管新生潜能的不同策略见图 20-6。

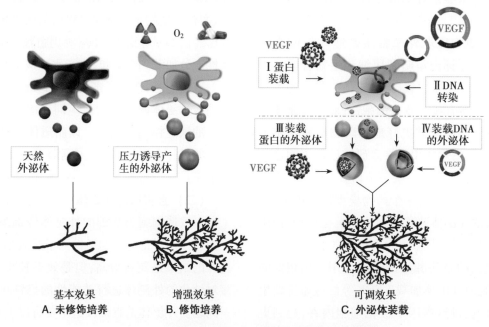

图 20-6　增强外泌体促进血管新生潜能的不同策略

VEGF. 血管内皮生长因子。

1. 应激反应诱导增强外泌体的促进血管新生作用　外泌体不是细胞的缩小版,它的分子组成不是缩小化的细胞分子组成。相反,外泌体只是含有丰富的特殊的 RNA 和蛋白质,而缺少其他的物质。这说明有相应的机制控制外泌体装载其他的物质。而且,外泌体的组成成分不是一成不变的,它的成分能够因细胞所处微环境的改变而改变。这说明外泌体装载物质也是一个可调节的过程。但是,调节物质进入外泌体的机制还不清楚。利用机体应

激状态,如缺氧、缺血、放射,都能改变外泌体的内含物含量,从而影响外泌体的功能。

组织损伤首先使机体处于应激状态,机体需要克服这个状态才能进行有效的组织再生治疗。各种应激反应可以改变外泌体介导的信号通路。应激诱导能使外泌体中的小 RNA 和蛋白质组成发生变化,从而未受损的靶细胞提供保护作用。Borges 等的研究结果表明,缺氧损伤能够使内皮细胞产生更多的外泌体,并且改变了外泌体的组成,这是通

过 TGF-β 介导的通路来实现的。另有研究发现，缺氧条件下脑神经胶质瘤细胞分泌的外泌体与正常状态下分泌的外泌体相比，含有更多促进血管新生的生长因子和细胞因子。缺氧刺激也可以使 MSC 来源的外泌体更快地被内皮细胞内吞，起到更好地促进心肌缺血模型血管新生的作用。

2. 生物活性因子刺激诱导增强外泌体的促进血管新生作用　研究发现，一些生物活性因子的刺激也能够增强 MSC 分泌的外泌体的促进血管新生的作用。Song 等的研究发现，应用白细胞介素-1β（IL-1β）预刺激 MSC，可以使 MSC 分泌的外泌体中 miR-146a 表达水平增加。从而促进 MSC 对败血症的治疗作用。Anderson 等应用 PDGF 刺激 MSC，实验结果显示，经过 PDGF 刺激后，MSC 能够产生更多的外泌体，而且这种外泌体含有促进血管新生分子 c-kit 和它的配体干细胞因子（SCF），一些抑制血管新生的因子在这些外泌体中显著减少。SCF/c-Kit 信号通路可以促进内皮细胞的增殖、迁移和成管能力；并且可以招募自身的 MSC。所以，PDGF 刺激 MSC 产生的运载 c-kit 和它的配体干细胞因子（SCF）的外泌体被内皮细胞胞吞后，可以促进内皮细胞的促进血管新生作用。

增加外泌体中促进血管新生因子的含量，可以直接或间接通过以上叙述的方法来完成。但是，每种方法都有其优点和局限性。所以，对其有效性的鉴定还需要更多的比较研究来确定。

六、一氧化氮缓释水凝胶促进外泌体的血管新生功能

一氧化氮（nitric oxide，NO）是一种半衰期仅为数秒钟的自由气体。作为一种重要的信使分子和生物活性物质，NO 参与并作用于机体的一系列生理及病理过程，其中包括新生血管的形成过程。NO 在体内主要由内皮细胞产生，具有舒张血管、抑制血小板聚集及黏附、抑制中性粒细胞、淋巴细胞和单核细胞黏附于血管内皮细胞的作用。近年来许多研究结果表明，NO 在心肌缺血损伤中起着十分重要的作用。在心肌内注射外源性 NO 可以激活鸟苷酸环化酶-蛋白激酶 G 信号通路，使线粒体 ATP 敏感性钾通道开放，最终产生心肌保护作用。Gibran 等在对肝纤维化小鼠抑制 MSC 治疗的同时

对小鼠注射 NO 供体 SNP，发现 NO 扩大了 MSC 对肝纤维化的治疗作用。NO 能够活化鸟苷酸环化酶（sGC），通过 cGMP/PKG/MAPK 途径增强血管内皮细胞的增殖和迁移，促进血管新生。NO 也可以通过 cGMP/MAPK 依赖的途径增加效应细胞的生长因子 VEGF 和 EGF 的表达。可是生物半衰期短的问题限制了 NO 的应用。因此，NO 的可控释放对其在体外和体内的应用十分关键。在我们的前期研究中（Biomaterials，2015，60：130-140），通过可控释放 NO 的生物活性材料联合间充质干细胞治疗心肌缺血。结果显示，可控释放 NO 的生物活性材料可以延长间充质干细胞在缺血部位的存活时间，并且提高间充质干细胞分泌生长因子的能力。我们推测这种出色的治疗效果，主要是因为 NO 刺激间充质干细胞分泌了运载更多生物活性因子的外泌体。所以，在当前研究中，我们应用可控释放 NO 的生物活性材料，它可以在一定时间内持续可控的释放 NO。我们应用这种生物活性材料释放 NO 刺激人胎盘来源间充质干细胞产生外泌体，探讨这种外泌体在下肢缺血血管新生中的作用。

大量的研究证实 miR-126 是血管内皮细胞中表达最丰富的 miRNA，尤其在心脏、肺和其他高度血管化的小鼠组织中。在体内，维持血管内皮细胞和血管的完整性方面 miR-126 发挥着重要的血管生成信号调节因子作用。在敲低 miR-126 的斑马鱼和敲除 miR-126 小鼠的实验研究中都发现能够导致血管发育缺陷。例如，敲低 miR-126 表达量的斑马鱼中出现血管的破坏和颅出血，而敲除 miR-126 的小鼠模型中出现新生血管萌芽的延迟，广泛出血及部分胚胎致死。miR-126 对促血管生成因子 VEGF 和 EGF 的失应答，会导致内皮细胞的缺陷。在体外和体内的模型研究中表明 miR-126 抑制直接靶基因 SPRED1、VCAM1 和 PIK3R2。

在培养的人内皮细胞中进一步探讨 miR-126 调节血管生成的机制，发现在人脐静脉内皮细胞（HUVEC）中转染的 miR-126 抑制物诱导的 miR-126 缺失后，HUVEC 迁徙能力明显下降，同时发现 miR-126 缺失后血管内皮生长因子依赖的下游激酶 AKT 激活受损。miR-126 缺失的内皮细胞中血管内皮生长因子依赖的下游激酶 AKT 激活受损的

理论在 miRNA 的靶基因水平也得到验证。在共转染实验中，miR-126 直接抑制 PIK3R2 编码的 PI3 激酶(PI3K)亚单位 p85β 的表达，而 P85β 的蛋白质在 miR-126 表达正常的内皮细胞和敲除 miR-126 的 HUVEC 中表达量都增加。在脐静脉内皮细胞中无论是敲除 miR-126 或者是过表达 miR-126 的靶点 P85β 足以抑制血管内皮生长因子介导 PI3K 的下游靶点 AKT 的活化。miR-126 的敲低增加了 VEGF 对 ERK 激活的破坏，在体外试验中进一步证实了，敲低 miR-126 后导致血管生成的信号转导缺陷。在探讨外泌体 miR-126 作用的实验中发现，miR-126 在人内皮细胞中，能调节血管生成，ERK 信号通路的抑制剂 SPRED1 被共转染的 miR-126 直接抑制，并在敲低 miR-126 的 HUVEC 中表达上调。在敲除 miR-126 的小鼠和敲低 miR-126 的斑马鱼的表型中，发现 miR-126 通过下调 SPRED1 和 p85β 破坏了血管生成和血管的完整性。

在一氧化氮增强 MSC 外泌体的促血管新生能力的研究中，我们发现 NO 刺激人胎盘来源的间充质干细胞产生的外泌体中含有高水平的 miR-126。这种含有高水平 miR-126 的外泌体在体外具有促进内皮细胞增殖、迁移和成管能力，并且能够促进内皮细胞血管新生相关基因的表达。应用 miR-126 抑制物敲低人胎盘来源的间充质干细胞中 miR-126，然后再应用 NO 刺激，产生的外泌体中 miR-126 含量明显降低。这种 miR-126 含量明显降低的外泌体的促进内皮细胞增殖、迁移和成管能力也明显受到抑制，并且不能起到促进内皮细胞的血管新生相关基因表达的作用。所以，我们认为 NO 刺激人胎盘来源的间充质干细胞产生的外泌体具有更好地促进血管新生作用主要是这种外泌体运载了更高水平的 miR-126，促进了 VEGF/VEGFR2 血管新生信号通路的激活。

简而言之，我们利用前期合成的一个能酶控缓释 NO 分子的生物活性材料(CS-NO)，应用其可控释放的 NO 刺激人胎盘间充质干细胞产生具有高水平 VEGF 和 miR-126 的外泌体；这种外泌体在体外具有更好地促进内皮细胞增殖、迁移和成管的能力；在体内可以更好地促进缺血动物模型缺血组织的血管新生，达到更好的治疗效果。为找到更好的外泌体的利用方法开拓了新的思路(图 20-7)。

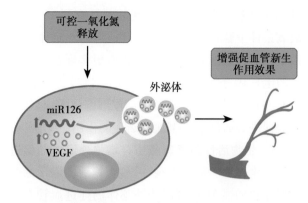

图 20-7　NO 增强 hP-MSC 来源外泌体的促进血管新生作用的示意图

VEGF.血管内皮生长因子。

第五节　干细胞联合水凝胶治疗心肌梗死

干细胞移植为治愈缺血性疾病、糖尿病等退行性病变提供了可能。但在临床和实验研究中，也发现了细胞移植的治疗效果并不理想，并且还有许多问题需要解决。干细胞移植后的长期存活率不高，也是制约干细胞应用的一个瓶颈。前期干细胞移植研究的资料显示，细胞移植到动物体内，4～8 周后仅有 1.5%～2.0% 的细胞存活。通过细胞工程方法联合生物材料，能够提高干细胞在微环境中黏附分子表达，减少细胞凋亡并提高细胞存活率，进而促器官功能恢复。在众多的生物材料中，水凝胶是一类极具科研价值和应用前景的材料。水凝胶(包括高分子水凝胶以及小分子水凝胶)在宏观上都是类似果冻的物质，水被包裹于其中，不可流动；在微观上，它们都是三维的疏松多孔的纤维结构，能够为细胞提供类似体内的龛(niche)的结构，因而能促进细胞的存活。干细胞移植策略已被证实能有效地缓解梗死后心室重构、恢复心室功能，但是由于移植细胞在心肌组织内的存活及驻留率较低，严重削弱了干细胞的治疗效果。为了解决这一问题，许多形形色色的干细胞移植载体——生物活性材料应运而生。此外，可以利用小分子(如蛋白质、DNA、小分子 RNA 等)对生物材料进行修饰，从而赋予其促血管新生、提高干细胞存活与分化、甚至促进干细胞与宿主心肌细胞的电耦联特性等(图 20-8)。综上，与生物活性材料联合移植，可以显著增强干细胞的治疗效果。

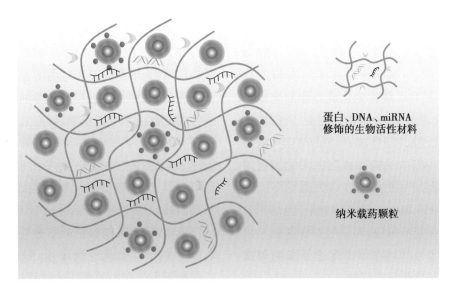

图 20-8 生物活性材料能为移植后的干细胞提供良好的微环境

其中标注：蛋白、DNA、miRNA 修饰的生物活性材料；纳米载药颗粒

一、生物材料的功能

理想的用于心肌梗死（MI）治疗的生物材料应该满足以下几点：类似于心肌细胞的细胞外基质，包括与心肌细胞外基质相似的力学性能、黏附分子、促进细胞增殖与分化的信号分子等；生物材料的降解产物应该无毒；生物材料在心肌组织内不要引起强烈的炎症反应等。此外，可注射的生物材料的黏度也应该在一个合理的范围内，既能满足可注射的需要，又可以在体内保护细胞不会因为心脏跳动等因素把移植的细胞挤出心脏。常见的用于作为干细胞移植载体的可注射水凝胶有 Matrigel、胶原、纤维蛋白、聚乳酸-羟基乙酸共聚物（PLGA）、自组装多肽以及海藻酸等。

（一）生物活性材料提高干细胞在心肌梗死区的存活、促进心肌梗死区血管新生

由于绝大多数的干细胞体积较小，当注射到心肌组织内时，其中的很大一部分会在数分钟内随着心脏的收缩而被挤出心脏外或经血液循环而流走。而生物材料由于其自身具有一定的黏性可以提高其携带的细胞在心肌组织内的驻留。例如 Matrigel 或者是某些自组装多肽水凝胶在注射到心肌组织内时，由于盐离子浓度的变化或是温度的变化使其在心肌组织内快速成胶而变成一种半固体的胶状体，有效防止了细胞的流失，达到了提高干细胞在心肌梗死区及心肌梗死周边区驻留的目的。

移植干细胞能否在心肌组织内长期存活和发挥功能是干细胞移植策略的又一大难题。由于梗死处的心肌组织里是一个缺血且炎症细胞大量浸润的恶劣环境，对于绝大多数细胞来说，很难在这种极端环境下长期生存。作为细胞载体的生物材料，可以通过耦联抗炎因子来抑制梗死区内炎症细胞对干细胞的损害。有些生物材料可以通过促进血管快速新生为携带的细胞提供一个良好的生存环境。

理论上讲，移植的干细胞或祖细胞如果能在心肌梗死区分化成成熟的心肌细胞替代坏死的心肌细胞，并能在心肌梗死区很好地存活，就能从根本上治愈心肌梗死造成的心肌组织的损伤。不过到目前为止，至少在部分移植骨髓来源干细胞的研究中，改善心功能的原理主要是它们能一定程度提高心肌梗死区血管新生的能力。然而，当移植的干细胞主要分化为心肌细胞参与心肌梗死修复的时候，心肌梗死区内的极端环境不利于移植的干细胞的生存，故可以通过生物材料携带促血管新生的细胞因子，从而为干细胞的生存提供一个良好的生活环境。材料与细胞互相促进、功能协调，方能发挥出一加一大于二的治疗效果。

（二）生物活性材料在体内促进干细胞的分化

在胚胎发育过程中，从快速增殖的祖细胞变成终末分化的心肌细胞不但需要下调细胞增殖相关的信号分子，还需要上调细胞分化相关的生物信号分子。将 ESC 或 iPSC 与携带心肌细胞分化信号分子的生物材料共同移植既是一个有潜力又是一个

富有许多不确定型的治疗方案。因为干细胞向心肌细胞分化过程需要多种分化信号的参与，同时每个信号分子又有其独特作用的时间点，调控不好会严重影响治疗效果。Chan 等通过体外实验发现 FGF-10 可以显著提升干细胞分化成心肌细胞的产率。在体内，同样观察到将 ESC 与负载了 FGF-10 的多肽自组装水凝胶共同移植，与对照相比，能显著上调心肌组织中新生成的肌钙蛋白阳性细胞的数目。虽然目前利用生物材料在体内诱导多能干细胞向心肌细胞分化取得了一定的成果，但是相关领域的研究还处在起步阶段，需要进一步完善。

（三）生物活性材料在体内促进干细胞与宿主细胞建立力学和电生理学耦联

在个体发育阶段，圆形的心肌祖细胞逐渐拉长，并首尾相接、邻近的平行排列成肌束。肌束中并排平行排列的心肌细胞间的电信号传导速度是首尾相接的心肌细胞间电信号传导速度的 3 倍。心肌梗死后由于瘢痕组织的形成会严重扰乱肌束间的电信号传导通路，从而引起心律失常。移植到心肌组织内的干细胞如果不能分化成心肌细胞，或是分化的心肌细胞不能与宿主的心肌细胞有效的整合、建立良好的电传导通路，会进一步加剧梗死后的心律失常现象。故在目前的临床前和临床研究中，无论是通过心肌内注射还是冠状动脉注射的干细胞，我们都希望它们在宿主体内能高效地分化成成熟的心肌细胞、与宿主的心肌细胞同向排列并建立良好的电传导通路，但结果往往事与愿违。生物材料的应用为我们解决这个问题提供了可能。生物材料在体内可以引导移植的干细胞正确的拉长并与宿主心肌细胞整合，通过释放促血管新生细胞因子帮助干细胞在心肌梗死区的存活，提高治疗的效果。

二、酶控缓释一氧化氮分子的小分子水凝胶

目前，干细胞移植策略被广泛认为能有效地缓解急性心肌梗死后的心室重构。其中，脂肪来源的间充质干细胞由于易自体微创提取、体外大量扩增，以及较强的旁分泌能力而受到较多的关注，在临床前实验及临床治疗中被广泛地研究和应用，并展现出了对心肌梗死较好的治疗效果。然而，移植

的干细胞在心脏梗死区内较低的驻留及存活率较大程度地削弱了本策略的治疗效果。针对这一问题，许多科研工作者通过将干细胞与生物活性材料联合移植，为细胞在梗死区内的存活提供一个附着位点和良好的微环境，提升外源细胞在心肌组织内的驻留及存活率。近年来，研究人员利用天然或人工合成的分子制备出了多种结构精细的细胞移植载体，如水凝胶、纳米粒、补片等。其中，水凝胶以其可注射、可包裹负载生物活性因子、不易流失等特点而被广泛关注。

近年来，干细胞移植策略被广泛应用于各种疾病模型的治疗，如急性肾缺血、脑梗死、下肢缺血、心肌梗死等。在心肌梗死治疗领域，多种干细胞已经被证实具有缓解急性心梗，移植梗死后心室重构的能力。但是，移植细胞在梗死区内的低驻留及存活率大大削弱了干细胞移植策略的治疗效果。由此，许多科研工作者提出以生物活性材料为载体，携带细胞进入小鼠心脏内部，为移植的干细胞创造一个有利的微环境。在水凝胶上修饰多种生物活性小分子，促进干细胞在体内增殖、抑制凋亡、抗炎症、促进干细胞旁分泌或诱导其向特定细胞分化，展现出了良好的治疗效果。多种天然和人工合成的高分子已被用于制备成多种形态的生物材料，如心脏补片、纳米微粒、多孔支架和水凝胶等。其中水凝胶以其良好的力学性能及可注射性，在临床前实验被广泛研究和应用。

利用可在 β-半乳糖苷酶催化下缓释 NO 分子的小分子水凝胶 NapFF-NO 作为载体，包裹脂肪来源的间充质干细胞（AD-MSC）去治疗小鼠心肌梗死，通过一系列实验去评价该治疗策略对小鼠心肌梗死的治疗效果，并阐释了其中的机制。我们通过共价连接将一个带有具有自组装能力的萘环（Nap）的小分子多肽链 FFGGG（2 个苯丙氨酸，3 个甘氨酸），与一个被 β-半乳糖保护的一氧化氮（NO）供体连接起来，得到一个小分子成胶分子 Nap-F2G3-"NO"（NapFF-NO），该水凝胶在 β-半乳糖苷酶的催化下能缓慢释放 NO 分子。

我们发现利用小分子水凝胶作为载体，能有效地提升 AD-MSC 在小鼠心脏梗死区内的存活与驻留；水凝胶本身具有一定的力学性质也有助于缓解梗死后心壁压力，从而有利于抑制心室重构。本文

通过心动超声术、组织病理切片染色以及免疫荧光染色等角度评价细胞-材料移植后心脏功能的恢复情况。30天的心动超声结果显示，NapFF-NO水凝胶与AD-MSC联合移植不仅能有效地恢复心脏功能，包括与对照组比能有效地恢复心脏的射血能力以及短轴收缩率，还能显著地抑制左心室的扩张（左心室收缩末期内径和舒张末期内径都显著降低）。病理切片染色结果也显示，在NapFF-NO水凝胶联合AD-MSC治疗组能有效地抑制左心室扩张以及胶原的沉积和心肌肥大。说明NapFF-NO水凝胶联合AD-MSC能有效改善小鼠心梗后心功能、抑制心室重构。

本文作者通过一系列实验探究NapFF-NO水凝胶联合AD-MSC改善心功能的机制。目前，学术界广泛认同间充质干细胞对心肌梗死的治疗主要依赖于它的旁分泌能力，所以我们在NapFF-NO水凝胶联合AD-MSC治疗心脏疾病实验中着重探究了NapFF-NO水凝胶对AD-MSC旁分泌能力的影响。我们利用小动物活体成像系统实时观测到NapFF-NO水凝胶在体内能显著激活AD-MSC中的VEGF/VEGFR2通路，间接反映出了VEGF的高表达。第3天和第7天的切片染色结果证实了NapFF-NO水凝胶和AD-MSC联合移植的心脏切片中有最为广泛的VEGF分布，且与多数AD-MSC$^{Fluc/GFP}$共定位，印证了活体成像的观察结果。第30天组织切片染色结果显示，NapFF-NO水凝胶联合AD-MSC移植组中梗死区与梗死周边区内血管密度最高，有利于剩余心肌细胞的存活与心功能的改善。同时，体外实验也印证了NapFF-NO水凝胶释放的NO分子对AD-MSC的旁分泌能力有显著提升的作用。

第六节　总　　结

组织工程的提出、建立和发展标志着医学将走出组织器官移植的范畴，步入制造组织和器官的新时代。从某种意义上讲，它已成为一个国家医学发展水平的标志之一。目前组织工程的研究已经涉及生命科学几乎所有相关研究领域，同时研发的产品也蕴含着巨大的应用前景。2003年以来，组织工程的发展更是突飞猛进，特别是材料学、先进制造技术（包括3D打印等）的发展，基因工程的介入，移植免疫的进展和MSC研究的突破为组织工程的持续发展和不断完善注入了新的活力，并出现了一些新的研究动向。如一些发达国家在组织工程领域的研究重点，从种子细胞、生物材料等基础领域研究，逐渐向组织构建领域转移，即应用干细胞特别是MSC进行结构性组织的组织构建，其中MSC可至少分泌几十种因子，包括生长因子、细胞因子、趋化因子、酶等，在组织和器官的生长和修复中起到了至关重要的作用，于是在此基础上将其应用于临床组织创伤的修复；同时在再生医学领域，我们可以看到发育生物学不仅关注组织形成的问题，而且开始注意到内生MSC在生长及再生过程中的特殊作用。如果把这些基础科学研究的成果和吸收特定内生细胞种群的新型材料结合起来，将会给用于组织修复的智能材料研究带来一波新浪潮。

此外，新的细胞源如诱导多能干细胞（induced pluripotent stem cells，iPSC）已经走上前台，使得基于细胞的自体移植治疗对于任何组织都有了可能性。因此，随着干细胞研究的不断深入，组织工程的研究成果向临床转化的速度也变得越来越快。除此之外，通过引入一组多能性相关的基因进入成体细胞，或通过化学重编程或蛋白质递送产生的iPSC受到广泛关注。作为一种多能干细胞，iPSC在干细胞治疗研究中增加了细胞的选择。另外，通过CRISPR技术（clustered regularly interspaced short palindromic repeats）可以以极高的精度，高效靶向地编辑基因组。这些不断发展的基因修饰技术能让间充质干细胞携带药物进行疾病的治疗，正在进行的众多相关动物和人类试点研究正在为大规模临床试验治疗难治性疾病铺平道路。总之，以上这些新技术、新手段的介入使间充质干细胞组织工程不断发展和完善。

我国再生医学与组织工程研究起步于20世纪90年代，随着组织工程与再生医学领域科学技术成果的不断涌现，组织工程与再生医学产品在医疗及产业领域应用越来越广。组织工程与再生医学对降低日益升高的健康医疗消耗有重大的意义。据统计，我国卫生总费用逐年递增，增加的部分主要来自老年化疾病所引起的组织器官病变所需的长期治疗,组织工程与再生医学的发展将会从根本上消除长期服药这一现象,从而有效地减少长期治疗带来的健康医疗消耗。随着组织工程与再生医学各个层面技术难题的攻破,再生医学的内涵和外延将不断拓展,组织工程产业化进程将被不断推进。

天然材料、合成高分子材料、无机材料以及天然材料与合成高分子材料构成的复合生物材料在我国组织工程与再生医学领域已经得到了广泛的使用,以这些材料为原料构建的组织工程支架在相应的组织再生中均取得了可喜的成果。但是,这些传统的生物材料生物活性较差,未能在分子水平上刺激细胞产生应答。随着组织工程用生物材料的发展,我国应该布局于深入研究生物材料诱导细胞,特别是干细胞形成组织的作用及其机制,形成相应理论体系,构建出组织诱导型新一代生物材料,促进我国组织工程与再生医学科学研究与相关产业的发展。

除新型生物材料的研发外,我国还应该着重发展组织工程支架构建新技术。3D 生物打印能够将生物材料、细胞、生长因子等活性成分,逐层打印以构建出具有与目标器官外形和微观结构相一致的支架材料。以此植入体内以达到修复和替代体内病变组织或器官的目的。在我国,每年有近百万病人因器官功能衰竭而需要进行器官的移植,但实际上供体的数量远远无法满足需求。通过 CT 扫描等技术精确地采集患者拟替换的组织/器官的图像数据,通过计算机模拟设计,采用合适的生物材料,从三维结构上打印出患者所需的器官,并植入患者体内以替换病损组织。此技术不仅可以避免因个体差异带来的移植器官不能完全匹配的弊端,也有望解决移植器官供体严重不足的问题。而且可以快速构建出人体所需的组织和器官,缩短了病人等待的时间,使患者获得救治的机会大大提升。因此,在未来我国应该大力发展生物 3D 打印技术,并且研发其他的组织工程支架构建新技术,以此为突破点推动我国组织工程与再生医学的发展(图 20-9)。

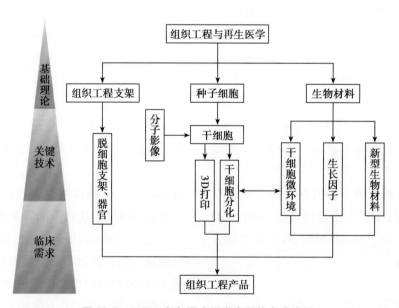

图 20-9　组织工程与再生医学发展技术路线图

目前,国家科技部发布的"十三五"规划将"干细胞与再生医学"列为支撑的重点发展领域,肯定了"干细胞与再生医学为疾病治疗开辟了全新道路","十三五"期间将"重点加强干细胞的应用及基础研究和转化研究,强化干细胞、生物医用材料与组织工程的交叉融合,引导我国生物医用材料产业的技术升级和细胞治疗等新治疗手段的规范化临床应用"。MSC 作为一种重要的成体干细胞,在干细胞与组织工程及再生医学的研究中扮演着重要的角色。现如今,随着基因工程、胚胎工程、细胞工程等各种生物技术的快速发展,按照一定的目的,在体外人工分离、培养 MSC 已成为可能。利用 MSC 构建各种细胞、组织、器官作为移植器官的来源,这将成为 MSC 应用的主要方向。

综上所述,我们看到了组织工程与再生医学的快速发展,与此同时,跨学科合作也为组织工程带来了更加广阔的前景。进入 21 世纪以来,我们已经见证了多个学科(包括生物学,材料科学,化学和工程学的融合)对组织工程与再生医学发展的促进作用。干细胞作为组织工程与再生医学研究领域的应用热点以及组织再生、疾病治疗过程的重要组成部分,受到了广泛关注。因此,对于未来,我们期望,通过再生医学的不断发展,可以创造出一个没有捐赠者的世界;同时智能材料的成功使用,也让我们可以完全按照个人要求进行组织器官打印,构建出可应用于临床的功能性组织和器官。

(李宗金　韩忠朝)

参 考 文 献

[1] KHADEMHOSSEINI A, LANGER R. A decade of progress in tissue engineering[J]. Nat Protoc, 2016, 11:1775-1781.

[2] THOMSON J A, ITSKOVITZ-ELDOR J, SHAPIRO S S, et al. Embryonic stem cell lines derived from human blastocysts[J]. Science, 1998, 282:1145-1147.

[3] COWAN C A, KLIMANSKAYA I, MCMAHON J, et al. Derivation of embryonic stem-cell lines from human blastocysts[J]. N Engl J Med, 2004, 350:1353-1356.

[4] LI C L, XU Z B, FAN X L, et al. microRNA-21 mediates the protective effects of mesenchymal stem cells derived from iPSCs to human bronchial epithelial eell injury under hypoxia[J]. Cell Transplant, 2018, 27:571-583.

[5] FENG G, ZHANG J, LI Y, et al. IGF-1 C domain-modified hydrogel enhances cell therapy for AKI[J]. J Am Soc Nephrol, 2016, 27:2357-2369.

[6] MASUI S, NAKATAKE Y, TOYOOKA Y, et al. Pluripotency governed by Sox2 via regulation of Oct3/4 expression in mouse embryonic stem cells[J]. Nat Cell Biol, 2007, 9:625-635.

[7] LANE S W, WILLIAMS D A, WATT F M. Modulating the stem cell niche for tissue regeneration[J]. Nat Biotechnol, 2014, 32:795-803.

[8] SHIMOZAKI K, NAKASHIMA K, NIWA H, et al. Involvement of Oct3/4 in the enhancement of neuronal differentiation of ES cells in neurogenesis-inducing cultures[J]. Development, 2003, 130:2505-2512.

[9] FERRI A, FAVARO R, BECCARI L, et al. Sox2 is required for embryonic development of the ventral telencephalon through the activation of the ventral determinants Nkx2. 1 and Shh[J]. Development, 2013, 140:1250-1261.

[10] EMURA N, SAKURAI N, TAKAHASHI K, et al. OCT-4 expression is essential for the segregation of trophectoderm lineages in porcine preimplantation embryos[J]. J Reprod Dev, 2016, 62:401-408.

[11] LODATO M A, NG C W, WAMSTAD J A, et al. SOX2 co-occupies distal enhancer elements with distinct POU factors in ESCs and NPCs to specify cell state[J]. PLoS Genet, 2013, 9:e1003288.

[12] STHANAM L K, BARAI A, RASTOGI A, et al. Biophysical regulation of mouse embryonic stem cell fate and genomic integrity by feeder derived matrices[J]. Biomaterials, 2017, 119:9-22.

[13] CHOI Y C, CHOI J S, WOO C H, et al. Stem cell delivery systems inspired by tissue-specific niches[J]. J Control Release, 2014, 193:42-50.

[14] DISCHER D E, MOONEY D J, ZANDSTRA P W. Growth factors, matrices, and forces combine and control stem cells[J]. Science, 2009, 324:1673-1677.

[15] CHAN S S, LI H J, HSUEH Y C, et al. Fibroblast growth factor-10 promotes cardiomyocyte differentiation from embryonic and induced pluripotent stem cells[J]. PLoS One, 2010, 5:e14414.

[16] LI H, KOENIG A M, SLOAN P, et al. In vivo assessment of guided neural stem cell differentiation in growth factor immobilized chitosan-based hydrogel scaffolds[J]. Biomaterials, 2014, 35:9049-9057.

[17] LEIPZIG N D, SHOICHET M S. The effect of substrate stiffness on adult neural stem cell behavior[J]. Biomaterials, 2009, 30:6867-6878.

[18] SHIH Y R, TSENG K F, LAI H Y, et al. Matrix stiffness regulation of integrin-mediated mechanotransduction during osteogenic differentiation of human mesenchymal stem cells[J]. J Bone Miner Res, 2011, 26:730-738.

[19] TRAPPMANN B, GAUTROT J E, CONNELLY J T, et al. Extracellular-matrix tethering regulates stem-cell fate[J]. Nat Mater, 2012, 11:642-649.

[20] XUE R, LI J Y, YEH Y, et al. Effects of matrix elasticity and cell density on human mesenchymal stem cells differentiation[J]. J Orthop Res, 2013, 31:1360-1365.

[21] SCHELLENBERG A, JOUSSEN S, MOSER K, et al. Matrix elasticity, replicative senescence and DNA methylation patterns of mesenchymal stem cells[J]. Biomaterials, 2014, 35:6351-6358.

[22] YE K, WANG X, CAO L, et al. Matrix stiffness and

nanoscale spatial organization of cell-adhesive ligands direct stem cell fate[J]. Nano Lett,2015,15:4720-4729.

[23] CHAUDHURI O,GU L,KLUMPERS D,et al. Hydrogels with tunable stress relaxation regulate stem cell fate and activity[J]. Nat Mater,2016,15:326-334.

[24] FRITH J E,MILLS R J,COOPER-WHITE J J. Lateral spacing of adhesion peptides influences human mesenchymal stem cell behaviour[J]. J Cell Sci,2012,125:317-327.

[25] LI Z,WU J C,SHEIKH A Y,et al. Differentiation,survival,and function of embryonic stem cell derived endothelial cells for ischemic heart disease[J]. Circulation,2007,116:I46-54.

[26] SIVARAPATNA A,GHAEDI M,XIAO Y,et al. Engineered microvasculature in PDMS networks using endothelial cells derived from human induced pluripotent stem cells[J]. Cell Transplant,2017,26:1365-1379.

[27] ZENG L,XIAO Q,MARGARITI A,et al. HDAC3 is crucial in shear-and VEGF-induced stem cell differentiation toward endothelial cells[J]. J Cell Biol,2006,174:1059-1069.

[28] LEE S,VALMIKINATHAN C M,BYUN J,et al. Enhanced therapeutic neovascularization by CD31-expressing cells and embryonic stem cell-derived endothelial cells engineered with chitosan hydrogel containing VEGF-releasing microtubes[J]. Biomaterials,2015,63:158-167.

[29] IKHAPOH I A,PELHAM C J,AGRAWAL D K. Synergistic effect of angiotensin II on vascular endothelial growth factor-A-mediated differentiation of bone marrow-derived mesenchymal stem cells into endothelial cells[J]. Stem Cell Res Ther,2015,6:4.

[30] PANKAJAKSHAN D,KANSAL V,AGRAWAL D K. In vitro differentiation of bone marrow derived porcine mesenchymal stem cells to endothelial cells[J]. J Tissue Eng Regen Med,2013,7:911-920.

[31] SHEN Y,ZUO S,WANG Y,et al. Thromboxane governs the differentiation of adipose-derived stromal cells toward endothelial cells in vitro and in vivo[J]. Circ Res,2016,118:1194-1207.

[32] SHI Z,NEOH K G,KANG E T,et al. Enhanced endothelial differentiation of adipose-derived stem cells by substrate nanotopography[J]. J Tissue Eng Regen Med,2014,8:50-58.

[33] KRAUSE B J,HANSON M A,CASANELLO P. Role of nitric oxide in placental vascular development and function[J]. Placenta,2011,32:797-805.

[34] HUANG N F,FLEISSNER F,SUN J,et al. Role of nitric oxide signaling in endothelial differentiation of embryonic stem cells[J]. Stem Cells Dev,2010,19:1617-1626.

[35] HUANG N F,NIIYAMA H,PETER C,et al. Embryonic stem cell-derived endothelial cells engraft into the ischemic hindlimb and restore perfusion[J]. Arterioscler Thromb Vasc Biol,2010,30:984-991.

[36] JOO H J,CHOI D K,LIM J S,et al. ROCK suppression promotes differentiation and expansion of endothelial cells from embryonic stem cell-derived Flk1(+)mesodermal precursor cells[J]. Blood,2012,120:2733-2744.

[37] CHUNG T N,KIM J H,CHOI B Y,et al. Effect of adipose-derived mesenchymal stem cell administration and mild hypothermia induction on delayed neuronal death after transient global cerebral ischemia[J]. Crit Care Med,2017,45:e508-e515.

[38] GU W,HONG X,POTTER C,et al. Mesenchymal stem cells and vascular regeneration[J]. Microcirculation,2017,24:e12324.

[39] TAO H,HAN Z,HAN Z C,et al. Proangiogenic features of mesenchymal stem cells and their therapeutic applications[J]. Stem Cells Int,2016,2016:1314709.

[40] RIAZIFAR M,PONE E J,LOTVALL J,et al. Stem cell extracellular vesicles:extended messages of regeneration[J]. Annu Rev Pharmacol Toxicol,2017,57:125-154.

[41] TKACH M,THERY C. Communication by extracellular vesicles:Where we are and where we need to go[J]. Cell,2016,164:1226-1232.

[42] NGUYEN P K,RIEGLER J,WU J C. Stem cell imaging:from bench to bedside. [J] Cell Stem Cell,2014,14:431-444.

[43] ZHAO Y,SUN X,CAO W,et al. Exosomes derived from human umbilical cord mesenchymal stem cells relieve acute myocardial ischemic injury[J]. Stem Cells Int,2015,2015:761643.

[44] KANADA M,BACHMANN M H,HARDY J W,et al. Differential fates of biomolecules delivered to target cells via extracellular vesicles[J]. Proc Natl Acad Sci U S A,2015,112:E1433-1442.

[45] YUAN S,KEVIL C G. Nitric oxide and hydrogen sulfide regulation of ischemic vascular remodeling[J]. Microcirculation,2016,23:134-145.

[46] YAO X,LIU Y,GAO J,et al. Nitric oxide releasing hydrogel enhances the therapeutic efficacy of mesenchymal

stem cells for myocardial infarction [J]. Biomaterials, 2015,60:130-140.

[47] ZHOU F,JIA X,YANG Y,et al. Nanofiber-mediated microRNA-126 delivery to vascular endothelial cells for blood vessel regeneration[J]. Acta Biomater, 2016,43: 303-313.

[48] DU W,ZHANG K,ZHANG S,et al. Enhanced proangiogenic potential of mesenchymal stem cell-derived exosomes stimulated by a nitric oxide releasing polymer[J].

Biomaterials,2017,133:70-81.

[49] HE N,XU Y,DU W,et al. Extracellular matrix can recover the downregulation of adhesion molecules after cell detachment and enhance endothelial cell engraftment [J]. Sci Rep,2015,5:10902.

[50] LI Z,HAN Z,WU J C. Transplantation of human embryonic stem cell-derived endothelial cells for vascular diseases[J]. J Cell Biochem,2009,106:194-199.

21第二十一章
一种新型药物递送纳米载体和生物活性材料——外泌体

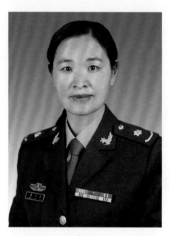

张翠萍

博士,现任中国人民解放军总医院医学创新研究部创伤修复与组织再生研究中心副主任,副研究员,硕士研究生导师,皮肤创伤修复与组织再生医学专家,主要研究领域为干细胞再生医学。任中华医学会创伤学分会创伤药物与转化应用专业委员会第一届副主任委员、中国老年医学学会烧创伤分会第一届委员会委员。

Dr. Cuiping Zhang is currently the vice director of Research Center for Tissue Repair and Regeneration affiliated to the Medical Innovation Research Division,the Chinese PLA General Hospital. She is also an associate researcher,a graduate student tutor,an expert in skin repair and regeneration. Her main research area is stem cells and regenerative medicine. Currently she is the vice-chairmen of Trauma Medicine and Transformation Application Committee,the first traumatology branch,Chinese Medical Association and the member of the first Committee of Burn and Trauma Branch,the Chinese Geriatrics Society.

摘要

外泌体是细胞分泌的、促进细胞间信息交流的一类纳米级膜性小体。它的外层是磷脂双分子层膜,其内包裹着蛋白质、脂类及核酸等生物大分子物质。近年来,随着研究的深入,科学家们发现各种细胞衍生的外泌体可通过受体介导的交互作用直接作用于靶细胞,或直接通过向靶细胞转移各种生物活性分子如膜受体、蛋白质、mRNA 和 microRNA 等方式发挥其生物学功能。因此,外泌体在机体损伤修复保护方面具有巨大潜能,尤其是在皮肤、心脏和骨的损伤修复再生方面,可以为再生医学提供一种安全性极高的"无细胞"治疗方法。另外,外泌体在药物递送方面具有自己独特的优势,例如免疫原性低、运输药物效率高、渗透滞留效应更强、在血液中的稳定性高等。目前,外泌体主要用于基因类药物、抗癌类药物和抗炎类药物等的运载。值得一提的是,外泌体作为基因类药物载体,能在提高转染效率的同时,降低副作用。在抗癌类和抗炎类药物载体方面,外泌体可保护所负载的药物不被人体免疫系统所清除。随着学科交叉融合的发展,外泌体改良的生物活性材料也有望成为未来疾病治疗的主流策略。本章最后重点阐述了外泌体与水凝胶和生物支架材料联合应用在皮肤创伤、心血管损伤、骨损伤等组织修复再生中起到的关键作用。

Abstract

Exosome,which is secreted by cells,is a kind of Nano-sized lipid vesicle that plays an important role in cell-

cell communication. It is composed of phospholipid bilayer membrane and the enfolded proteins, lipids, nucleic acids and other biological macromolecules. In recent years, with the further research, people realized that exosomes may directly stimulate target cells by receptor-mediated interactions or transfer various bioactive molecules including membrane receptors, proteins, mRNAs, and microRNAs to target cells. So, exosomes have the great protective potential, especially in the repair and regeneration of skin, heart and bone, which can provide a powerful repair tool for the "acellular" treatment of regenerative medicine. In addition, as naturally occurring endogenous carriers of drugs, exosomes have unique advantages such as limited immunogenicity, great stability in blood, high delivery efficiency, targeting ability, and the improvement of enhanced permeability and retention effect. So far, genetic drugs, anticancer drugs, anti-inflammatory drugs and so on have been successfully delivered by exosomes. In these cases, exosomes contribute to improving transfection efficiency of gene and reducing their side effects, as well as protecting therapeutic drugs from clearance by human bodies. Along with the development of the interdisciplinary fusion, bioactive materials improved by exosomes is expected to become the mainstream of future treatment strategies. At the end of this chapter, the combined application of exosomes and bioactive materials in the injured skin, heart and bone was represented.

第一节　外泌体概述

外泌体(exosome)的研究始于 30 年前,最初被认为是一种细胞性的废弃物,可以将细胞不需要的蛋白等分子物质运输到细胞外。早在 1983 年,通过对非溶酶体的多泡内含体(multivesicular endosome)的研究发现,其通过内吞作用富集了大量的标志性转运蛋白,随后与质膜融合,并且通过胞吐作用释放出内含的囊泡结构。同时,Johnstone 等在羊的网织红细胞培养液上清中也发现了这种囊泡结构。4 年后,Johnstone 和他的团队首次用外泌体这一名词来命名多泡胞内体(multivesicular endosome)释放出的囊泡状结构。在这之后 30 年间,外泌体研究进展较为缓慢。一直到 2013 年,诺贝尔生理学和医学奖授予美国科学家 James E. Rothman、Randy W. Schekman 和德国科学家 Thomas C. Südhof,以表彰他们发现细胞内部囊泡运输调控机制。从此,外泌体研究领域进入全新的、高速的发展阶段,相关论文发表量相较于 2013 年以前有了大幅度提升。外泌体是生命科学的一个前沿领域,已有越来越多的学者关注外泌体的临床研究。外泌体由磷脂双分子层和其包裹的蛋白质、脂类及核酸等大分子生物信息物质所构成。作为一种纳米级的膜性囊泡,外泌体不仅在肿瘤医疗领域具有广阔的前景,而且在新型药物投递研究领域中也被认

为是一种天然的药物运输载体。此外,外泌体还可用于生物材料的活性改进,进而优化微环境,促进组织的修复与再生。

一、外泌体的组成特征

外泌体中包含了多种多样来源于其分泌细胞的成分,包括蛋白、脂质体(lipids)、mRNA 和 microRNA(miRNA)等。根据外泌体数据库 Exocarta 最新的数据显示,不同组织细胞所产生的外泌体中含有 9 769 种蛋白,1 116 种脂质体,3 408 种 mRNA 和 2 838 种 miRNA。

(一)外泌体所含蛋白质

与外泌体相关的蛋白质,涉及细胞质蛋白、膜蛋白、高尔基体相关蛋白和内质网相关蛋白,由于来源于不同细胞的外泌体具有相似的生物合成路径——细胞内陷形成多泡内含体,所以外泌体含有的大多数蛋白与细胞内吞网络相关,外泌体中常见的标志性蛋白包括:①膜转运蛋白和融合蛋白,例如 GTP 酶(GTPases)、膜联蛋白(annexins)和脂阀结构蛋白(flotillin);②热休克蛋白,例如 HSP70 和 HSP90;③四跨膜蛋白超族成员(tetraspanins),例如 CD9、CD63、CD81 和 CD82;④多泡体生物合成相关蛋白,例如 Alix 和 TSG101;⑤细胞骨架蛋白,例如肌动蛋白(actin)和微管蛋白(tubulin)。另外,还有一些脂类相关蛋白和磷脂,一些代谢相关的酶类、信号转导蛋白、载体蛋白和一些组织相容性抗

原也广泛存在于外泌体中。

(二) 外泌体所含脂质

外泌体具有膜结构,富含相关脂质。比如胆固醇、甘油二酯、鞘磷脂和神经酰胺、磷脂、磷脂酰胆碱(phosphatidylcholine,PC)、磷脂酰丝氨酸(phosphatidylserine,PS)、磷脂酰乙醇胺(phosphatidylethanolamine,PE)、磷脂酰肌醇(phosphatidylinositol,PI)和聚甘油。有趣的是,外泌体所含脂质与其来源细胞所含脂质有一定的差异,外泌体所含鞘磷脂、PS、PI、神经酰胺和胆固醇的比例都较其来源细胞所含比例高;相反,外泌体所含 PC 比例较其来源细胞所含比例低。外泌体中富含脂类,大多数为胆固醇类、鞘脂类、磷脂类和双磷酸酯类。外泌体的脂质成分与其来源细胞的种类有很大关系。外泌体的特定脂质成分,例如 PS 和前列腺素可能在外泌体的生物功能作用方面起重要的作用。

(三) 外泌体所含核苷酸

外泌体内包含有大量的核苷酸,包括 microRNA(miRNA)、mRNA、线粒体 DNA(mtDNA)、piRNA、长链非编码 RNA(lncRNA)、核糖体 RNA(rRNA)、核仁小 RNA(snoRNA)和转运 RNA(tRNA)等。外泌体中含有 mRNA 和 miRNA,表明外泌体携带一定量的遗传信息。尽管外泌体中含有的 RNA 大多数为200bp 左右的核苷酸片段,但可能一些全长的 RNA 也会包裹在外泌体中,并有可能通过内吞作用传递到受体细胞中,潜在影响受体细胞内相关蛋白的合成。同时,外泌体中的 miRNA 被发现与一些疾病相关联。例如,一些研究证明,外泌体中的 miRNA 物质与其来源的肿瘤细胞中的某些 miRNA 相似,说明外泌体具有潜在的诊断癌症的作用。并且越来越多的研究表明,miRNA 存在于如唾液等一些非创伤途径获得的体液中,这也表明外泌体可以作为一种新型的诊断工具。

(四) 外泌体所含其他物质

分析来源于 T 细胞、黑色素瘤细胞和结肠癌细胞的外泌体糖基化的类型,发现外泌体膜表面的糖基化与来源细胞的糖基化水平变化具有一定的保守性。

二、外泌体的生成和释放

外泌体与微泡两者均属于细胞外囊泡(extra-cellular vesicles,EV),是细胞在静息或应激状态下产生的异质性膜分泌体系,包括直径在 100~1 000nm 的微泡(microvesicle,MV)和 30~100nm 的外泌体。两者在多数情况下被混淆,其主要区别在于形成方式不同。微泡通常比外泌体大,是质膜直接以"出芽"的方式向细胞外突出形成的大囊泡。外泌体则是经由内涵体(endosome)途径生成。细胞内晚期内涵体的界膜多处凹陷,向内出芽形成管腔状囊泡(intraluminal vesicle,ILV),从而转变为具有动态亚细胞结构的多囊泡体(multi-vesicle body,MVB)。MVB 是真核细胞重要的蛋白运输与分拣中心,当 MVB 与胞膜融合后,其内的管腔状囊泡凹陷以内出芽方式形成颗粒状小囊泡,并释放入细胞外环境,即外泌体。参与细胞信息传递的外囊泡即为外泌体和微泡,在已发表的文献中多将两者合称为"EV"。

ILV 与 MVB 的生成需要内吞体分选复合物(endosomal sorting complex required for transport,ESCRT)的辅助。ESCRT 作为一种蛋白复合物,包含了四种复合体(ESCRT-0、Ⅰ、Ⅱ、Ⅲ)及辅助蛋白(VPS4、VTA1、ALIX 等),各自发挥着不同的作用。ESCRT-0 识别和分隔泛素化标记的内吞体膜跨膜蛋白;ESCRT-Ⅰ 与 ESCRT-Ⅱ 协同作用,使内吞体膜通过内向生芽作用包裹特异的内容物;ESCRT-Ⅲ将形成的囊泡剪开。四种复合体的组成部分不同,在生成 ILV 和 MVB 的过程中发挥的作用也各不相同。ESCRT-0 含有肝细胞生长因子调控的酪氨酸激酶(hepatocyte growth factor-regulated tyrosine kinase substrate,HRS),后者可以识别泛素化的蛋白,并与 ESCRT-0 的另一组分信号转导配适分子(signal transducing adaptor molecule,STAM)相互作用。HRS 可以募集 ESCRT-Ⅰ 中的 TSG-101,而后 ESCRT-Ⅰ 通过 ESCRT-Ⅱ 或 ALIX 蛋白的作用募集 ESCRT-Ⅲ发挥作用。此外,细胞不依赖 ESCRT 也可生成 ILV 及 MVB,这一机制并不依靠 ESCRT 的作用,而是通过脂质、神经酰胺、四跨膜蛋白家族 tetraspanins 或热休克蛋白等的作用辅助生成 ILV 及 MVB。研究发现,磷脂酶 D2 可将卵磷脂水解生成磷脂酸,磷脂酸可以像神经酰胺一样促进 MVB 膜的内向生芽作用,并包裹特异的蛋白生成 ILV,促进外泌体的生成。目前,tetraspanin 蛋白超家族分选外泌体内含物的作用也已被阐明。在人类黑色素瘤细胞中,在无 ESCRT 和神经酰胺的作用时,CD63 可以分选黑色素瘤相关蛋白进入 ILV 中。此外,有研究发现 CD81 也可分选一系列配体等进入外泌体。

细胞内生成 MVB 后,降解型 MVB 与溶酶体融合,导致 MVB 及其内含物降解;分泌型 MVB 与细胞质膜融合,向胞外释放外泌体。近年来,外泌体分泌至胞外的过程已被逐渐阐明,即主要依靠 RAB 家族和 SNARE 家族的辅助作用。RAB 家族是一种小 GTP 酶蛋白,控制着胞内囊泡的运输过程,如囊泡通过细胞骨架的移动、将囊泡定位于细胞质膜上等,这提示 RAB 可能与外泌体的分泌有关。RAB 家族包括 RAB11、RAB35、RAB27A/B、RAB9等。在小鼠少突胶质细胞中,通过过表达 RAB GTP 酶激活蛋白抑制 RAB 可以减少负载蛋白脂质蛋白(proteolipidprotein,PLP)的外泌体分泌。Ostrowski 等通过 RNA 干扰实验发现,RAB27A 和 RAB27B 可以促使 MVB 在质膜着床,是 HeLa 细胞分泌 CD63 外泌体和 MHC-2 外泌体的重要作用分子。可溶性 NSF 附着蛋白受体(soluble NSF-attachment protein receptor,SNARE)是由多种蛋白组成的蛋白复合体,可以使相互接触的质膜融合,是促进囊泡膜与细胞质膜融合的“发动机”。VAMP7 是 SNARE 家族的一员,在 K562 细胞中,VAMP7 是包含乙酰胆碱酯酶的外泌体分泌至胞外过程的必需组分。在 MD-CK 细胞中抑制 VAMP7 的表达,可阻止分泌型溶酶体的释放,并抑制外泌体分泌至胞外。Gross 等的研究表明,在 HEK293 细胞中,SNARE 蛋白组分 YKT6 可促进装载成形素 Wnt 3a 的外泌体的产生。但上述作用尚需要在其他细胞模型中进一步深入研究。

三、外泌体的作用方式

一系列研究表明,外泌体发挥作用的方式主要有以下四种:①外泌体作为信号复合物,通过配体-受体介导的方式刺激受体细胞。例如中性粒细胞来源的外泌体可通过表达 Mac-1 分子来激活血小板,促进凝血进程。②外泌体在细胞间转移受体。如血小板来源外泌体可将黏附分子 CD41 转移到内皮细胞,增强内皮细胞的连接功能。③外泌体向受体细胞转移功能蛋白或传染性颗粒。例如:肿瘤细胞可通过外泌体将 HSP70 转移到自然杀伤(NK)细胞,诱导 NK 细胞激活,促进机体发挥抗肿瘤免疫作用。另外,外泌体中的细胞因子,如血管内皮生长因子、成纤维细胞生长因子等,大多通过这种作用方式与内皮细胞表面受体相结合起到促进血管形成的作用。④外泌体通过膜融合方式向受体细胞传递 mRNA、RNA 或转录因子等遗传信息。一旦外泌体被受体细胞所接受后,其内载脂质、蛋白质及核酸等成分即可通过改变受体细胞内转录和翻译等程序来影响受体细胞表型和功能的改变。这种作用方式是由 Valadi 等在实验观察中发现的,鼠肥大细胞分泌的外泌体可被人肥大细胞所摄取,而外泌体所携带的 mRNA 进入细胞后会被翻译成蛋白质。这是研究者首次发现基于基因水平的细胞间的信息转运。这种信息转运广泛存在于机体中,例如脂肪细胞的脂肪合成、间充质干细胞的心肌保护作用等。

四、外泌体的提取方法

外泌体提取方法一般基于外泌体的物理化学特性,如尺寸、密度、质量、表面蛋白等。下面介绍几种常见的外泌体提取方法,并重点讨论基于微流控技术的外泌体提取方法。

(一)超速离心法

超速离心法分离外泌体是目前最普遍的一种方法。据估计,采用超速离心法的研究者占所有外泌体分离方法的 56%。该法不需要对外泌体进行标记或者使用其他分离试剂,不易被污染,适用于大剂量样品分离。但是在分离过程中,由于超高速离心,外泌体的结构、功能很容易遭到破坏,并且易聚集成块,下游分析不利。此外,该法较为耗时且需要专门的技术人员。

(二)蔗糖密度梯度离心法

蔗糖密度梯度离心法是基于超速离心法的一种外泌体分离方法,是对超速离心法的改进与优化。这种方法是在超速离心力的作用下,使蔗糖溶液从低到高形成连续分布的密度梯度层,通过形成不同区域的条带对外泌体进行分离,外泌体将在 1.13~1.19g/ml 的密度区域富集。

（三）商品化试剂盒沉淀法

商品化试剂盒沉淀法具有操作简便、不需要特殊设备等优点。然而，市面上的商品化试剂盒，往往价格较为昂贵，不利于大批量地提取外泌体。黄依瑶等对超速离心法、EXOQuick 试剂盒、TEI 试剂盒三种方法针对分离获得的外泌体标志物特异性表达情况进行比较。实验结果发现，差速离心法所获得的外泌体对 CD9、CD63、TSG101 均表达，而试剂盒法提取到的外泌体仅表达 TSG101。

（四）聚合物沉淀法

聚合物沉淀法是一种利用外泌体膜（磷脂双分子层）疏水的特性对外泌体进行沉淀富集的方法。渠香云等建立了一种采用聚乙二醇（PEG）8 000 对血清中的外泌体进行富集、分离的方法，并与超速离心法、商品化 EXOQuick 试剂盒进行比较。实验结果显示 PEG8 000 沉淀法相较于前两种方法，所获得的外泌体粒径较小，粒径在 30～150nm 的比例更高。这一结果证明 PEG8 000 沉淀法所获得的外泌体纯度较高，夹杂的大囊泡结构较少。聚合物沉淀法具有不需要大型昂贵仪器设备，可大剂量样品处理的优点。但是，会受到共沉淀的其他物质的污染，影响下游分析。

（五）超滤法

超滤法是一种依靠超滤膜两侧的压力差作为动力来分离外泌体的方法。超滤过程是在常温下进行的且不需添加化学试剂，所以对外泌体基本无成分破坏，也不会造成化学污染，因此分离出的外泌体纯度较高。林韩翡等利用液压透析滤过法首次对健康成人 24 小时尿液中所有外泌体进行分离、富集并分析。该研究团队表示此方法对分离健康成人 24 小时尿液（1～3L）具有高效（需 20 小时）、简单等特点。胡国文等研发出的旋转超滤法为以后的外泌体基础实验研究和临床实验提供了一种新型的外泌体获取方法。据报道，该方法可以快速、大量地从骨髓间充质干细胞中获取外泌体。

（六）免疫磁珠法

免疫磁珠法分选具有特异性强、纯度较高、不影响外泌体结构形态的特点，但是效率低，且磁珠较为昂贵，难以普及。董宁利用修饰了 Glypican-1 抗体的免疫磁珠来分离胰腺癌细胞培养上清液中的外泌体。据该报道，这种免疫磁珠分选法能够特异性的识别胰腺癌外泌体，且操作简便，样品消耗较少。虽然免疫磁珠法具有、特异性强、纯度高的优势，但 Batrakova 等指出肿瘤的异质性可能对特异性识别造成不利影响，并且抗原表位可以被阻断或掩蔽，同样不利于特异性识别。

（七）微流控芯片法

传统的外泌体分离方法消耗的样品量较大，不利于稀缺样品量的分离，且样品的分离与检测是分开进行的。从外泌体的分离纯化到最后经过形态学和分子生物学鉴定，要经过多道程序。一种快速简便集成分离和检测的方法是必不可少的，因此，近年来利用微流控芯片来分离外泌体得到众多学者的关注。近日，美国杜克大学 Wu 等研发了一种声波-微流控技术，该技术利用声压节点使不同大小的颗粒或细胞偏离中心，从而使在通道末端不同大小的颗粒或细胞被分开。这种技术可在不到 25 分钟的时间里处理 100μl 未稀释的血液样本，且样本回收率及纯度分别可达到 82.4% 和 98.4%。此外，该研究团队利用纳米粒子追踪分析技术（NTA）证明了该技术在分离过程中外泌体损失极少。美国斯坦福大学的 Liu 等研发出了一种外泌体全分离芯片（以下简称 EXOTic），为研究 EV 尺寸对蛋白质表达谱的影响，研究人员通过两种不同孔径滤膜的芯片分离前列腺癌细胞系的 EV，并与超速离心法对比。研究结果表明，EXOTic 相较于超速离心法分离出的 EV 含有更多种类的蛋白质。与此同时，韩国一研究团队在 ACS Nano 公布了一种基于尺寸的台式离心微流体系统（以下简称 Exodisc），该技术通过两个集成的纳米级滤膜，可在 30 分钟内全自动富集 20～600nm 的 EV。相较于超速离心法，Exodisc 分离、富集 EV 的效率更高。

五、外泌体的定量方法

（一）基于外泌体物理性质的定量

纳米粒子追踪分析（nanoparticle tracking analysis，NTA）是一种能够表征纳米颗粒分布的光散射技术，能用来对外泌体进行分析。对于液体中悬浮的纳米颗粒，其布朗运动与大小有直接相关关系，基于这个原理，能够实时追踪每个颗粒的布朗运动并给出颗粒大小和个数信息。通过 Stokes-Einstein

方程,结合溶液温度和黏度,NTA 通过监测布朗运动能够提供一个精确地颗粒大小和浓度分布。近年来,NTA 被广泛应用于外泌体的定量研究。但是,NTA 用于外泌体定量也存在其缺陷,在多分散的样本中,不能用来区分外泌体的亚型,因此,还需要在 NTA 中引入亚型分析模块。研究显示,通过利用荧光修饰的抗体或者多肽,其能够特异性地和外泌体表面的抗原结合,因此,外泌体的亚集得以区分,这将会极大地拓展 NTA 的使用。

(二) 基于电化学的外泌体定量方法

电化学传感器具有灵敏度高、特异性好、成本低并且易于集成的特点,在临床医学检验中逐渐展现了巨大的应用潜力。Doldan 等报道了一种基于外泌体表面标志物进行信号放大的电化学"三明治"免疫夹心的方法用来定量外泌体。Zhou 等也设计了一种利用微制造的多通道的金芯片用于外泌体定量分析,通过多种金属纳米粒子的电化学氧化能够同时检测出外泌体表面多种特异性的生物标志物、通过银纳米粒子的氧化电位测定上皮细胞黏附分子(EpCAM)的表达、通过铜纳米粒子的氧化电位测定前列腺特异性膜抗原(PSMA)的表达。这种方法能够检测血清来源的外泌体,并且发现在前列腺癌病人中,外泌体表面 EpCAM 和 PSMA 的表达在病人中明显高于正常人,选择性好,具备监测前列腺癌的应用潜力,每个芯片上能够检测到 50 个外泌体。

(三) 基于表面等离子体共振(SPR)的外泌体定量方法

SPR 能够实时监测分子之间的相互作用,越来越受到研究者的青睐,比如蛋白-蛋白、蛋白-配体、蛋白-DNA、蛋白-膜,因此也能够用于外泌体的定量检测中。SPR 是一种表面灵敏的光学检测技术,能够用于无标记测定,相对于荧光标记方法,具有明显的优势。主要表现在以下四个方面:一是无标记实时检测,二是具有较高的信噪比,三是生物兼容性好,能够用于多种样本分析,四是表面能够进行多元修饰,并且修饰方法简单高效。通过在金表面引入特异结合的组分,能够减小非特异性吸附。通常 SPR 在距离金表面 200nm 内能够引发信号变化,外泌体的粒径大部分分布在 100nm 左右,因此,利用 SPR 对外泌体定量同时结合了 SPR 和外泌体的优势。

Rupert 等在金表面上形成生物素的自组装单层,之后连接上中性抗生物素蛋白,再修饰上生物素化抗体用来特异性捕获外泌体,可以实现无标记外泌体的检测。Im 等设计了一种纳米等离子外泌体定量分析方法(nPLEX),在金膜上设计了周期性的纳米孔阵列,当有光激发时,纳米孔阵列就会产生较强的电磁场增强。透射光谱峰的位置对纳米孔表面的折射因子较为敏感,当有外泌体通过抗原抗体特异性结合后会引发光谱位移,位移的大小与所捕获的外泌体质量相关,由此就可以在传感界面上实现对外泌体的定量检测。由于外泌体自身就可引起位移变化,其可以实现无标记测定。

(四) 基于微流控的外泌体定量方法

随着微流控技术的发展,近几年研究人员逐渐开发出了新的外泌体分离和定量技术。结合微流控技术,使得外泌体分离过程中所需要的试剂量减少,分离纯度更高而且能够极大地缩短分离时间。Kanwar 等开发了一种微流控平台(ExoChip),可以直接用于血清中外泌体的分离和富集,并能够同时实现定量。作者设计了一些连续的通过纳米通道连接起来的圆形窗,通过降低流速来延长保留时间,使得外泌体与抗体修饰的界面反应更加充分。其芯片是设计成标准板的尺寸,可以利用荧光染料 DiO 标记外泌体,实现外泌体的荧光成像和定量检测,研究发现,胰腺癌病人血清样本中外泌体的含量明显高于正常人,而且利用 ExoChip 分离得到的外泌体能够保持完整性,这对于分析外泌体内部 RNA 等生物标志物具有重要的意义。He 等报道了一种集成的微流控装置,能够在芯片上实现免疫分离并且可以对病人血清中的外泌体进行原位检测。通过一个串联的微流控回路能够简化并同时实现对外泌体的表征、富集、线上化学裂解和定量分析。Zhao 等也设计了微流控 ExoSearch 芯片可以实现对外泌体表面的多个抗原标志物进行同时检测,这种微流控装置具有应用于现场测定以及临床试验中的潜力。

第二节　基于外泌体递送功能的无细胞疗法

在创伤修复与组织再生领域,干细胞来源的外泌体移植与干细胞移植治疗相比致瘤风险大大降低,因此,通过干细胞来源的外泌体进行促进血管生成和增强损伤细胞修复,有望成为组织损伤修复治疗的新策略。以干细胞为中心的相关疗法取得了多种令人惊喜的治疗效果。最初的研究认为干细胞的治疗作用与其自身可以分化为多种组织细胞有关,例如干细胞可以分化为脂肪细胞、成骨细胞、软骨细胞、上皮细胞等。但目前越来越多的研究证明干细胞在创伤修复中主要依靠旁分泌的方式起作用,干细胞自身向受伤部位的移植、分化率很低,而且短暂。此外,干细胞的使用还存在着保存困难、伦理、突变致瘤、免疫排斥等限制。因此寻找一种同时具有干细胞治疗效果,又能克服干细胞缺点治疗方法是十分必要的。而外泌体作为一种细胞分泌的亚细胞成分,广泛参与细胞间信息分子的递送,为进一步实现无细胞治疗(cell-free thera-py)提供新的策略。

一、外泌体与皮肤修复与再生

研究发现,外泌体可以参与皮肤组织修复与再生的各个过程,通过促进皮肤细胞的增殖迁移,促进血管新生,调节免疫反应来促进创伤愈合与皮肤组织再生,对于某些慢性创面,例如糖尿病性皮肤溃疡等也有较好的治疗效果。

(一) 促进成纤维细胞的增殖、迁移

皮肤的成纤维细胞在皮肤组织修复与再生中具有重要的作用:参与伤口收缩、胞外基质沉积、组织改建等。Zhang 等分离纯化人脐带间充质干细胞(human umbilical cord mesenchymal stem cell, hUC-MSC)来源的外泌体,并将其应用于烧伤大鼠模型中。研究发现,该外泌体可以以剂量依赖的方式促进皮肤细胞(真皮成纤维细胞、表皮角质细胞)的增殖。此外,利用该外泌体还可以抑制由热应激引起的皮肤细胞的凋亡,激活 AKT 信号通路,降低前凋亡蛋白 Bax 的表达。在体内试验中,研究者采用局部多点注射的方法,将外泌体注入大鼠深Ⅱ度烧伤模型的伤口周围来评价外泌体的作用。结果显示,脐带间充质干细胞来源的外泌体加速了伤口愈合,促进了再上皮化,提高了 CK19、PCNA、Ⅰ型胶原蛋白的表达。而进一步探讨其机制发现,该提取的外泌体中含有 Wnt4 蛋白,可以促进 β-catenin 核转移,激活皮 Wnt/β-catenin 通路,促进 PCNA,细胞

周期蛋白 D 3,N 钙黏素、Ⅰ型胶原蛋白等的表达,抑制 E 钙黏素的表达,促进皮肤的修复与再生。Arsalan 等从人的骨髓间充质干细胞(human bone marrow mesenchymal stem cell, hBMSC)中提取外泌体,并用其处理从糖尿病慢性溃疡创面提取的成纤维细胞,结果显示外泌体可以以浓度剂量依赖的方式促进提取的成纤维细胞的增殖与迁移。BMSC源性外泌体可以激活在皮肤创面愈合中起重要作用的通路,例如 AKT、ERK、STAT3 等,同时促进各种生长因子的表达(例如 HGF、IGF、NGF、SDF-1等)。从诱导多能干细胞(induced pluripotent stem-cell, iPSC)、脂肪间充质干细胞、滑膜间充质干细胞等提取的外泌体也有类似修复效果。除了干细胞源性的外泌体,也有学者对体细胞源性的外泌体进行了研究。Adolf 等提取人的循环纤维细胞(human circulating fibrocytes),并用血小板源性生长因子-BB(PDGF-BB)和转化生长因子-β1(TGF-β1)刺激,收集细胞培养上清,提取外泌体。检测证实该外泌体无免疫原性,也可以促进糖尿病角质细胞、成纤维细胞的增殖与迁移。在动物模型中,该外泌体可以加速 2 型糖尿病小鼠皮肤创面的愈合。进一步分析发现,该外泌体中含有多种有效成分,例如成血管相关的 miRNA-126、130a、132,抗炎相关的 miRNA124a、125b,以及调节胶原形成的 miRNA-21。

(二) 促进血管新生

对于创面修复而言,血管形成是具有极其重要的生理学作用,其可以运送氧气、营养物质、免疫细胞等到达损伤部位从而促进皮肤相关细胞增殖、胞外基质的沉积。血管形成包括血管内皮基质降解、内皮细胞移行与增殖、内皮细胞管道化分支形成血管环和形成新的基底膜等步骤。从多种细胞培养上清中提取的外泌体可以促进血管的新生,促进皮肤组织的修复、创面的愈合。Zhang 等提取诱导多能干细胞(iPSC)源性的外泌体,研究发现该外泌体可以在体外促进人脐血静脉内皮细胞(human umbilical vein endothelial cell, HUVEC)的增殖、迁移及小管形成能力。在大鼠皮肤全层缺损模型中,外泌体不但可以促进伤口处血管的新生,还可以促进血管的成熟。Liang 等提取人脂肪间充质干细胞源的外泌体,发现其可以被血管内皮细胞所摄取,并且在体内、体外试验中发现其可以促进血管的形

成。通过对外泌体成分的分析发现 miRNA-125a 在提取的外泌体中含量丰富并且在血管形成过程中具有重要作用,并且可以抑制 PLL4 的表达,促进血管形成及相关标记物的表达。将外泌体中 miR-NA-125a 的功能封闭后,该外泌体成血管活性则被抑制。Li 等的研究表明内皮祖细胞(endothelial progenitor cell,EPC)源性的外泌体可以促进血管内皮细胞的增殖、迁移能力,促进 VEGF、HIF-1a 等成血管相关因子表达。该课题组进一步研究发现,EPC 源性的外泌体也可以同时促进正常大鼠和糖尿病大鼠的皮肤创伤的血管新生,加速创伤愈合。

(三) 调节炎症反应

皮肤组织受损之后,可以引起局部炎症反应的发生,同时也伴随着炎性因子分泌的改变。例如在烧伤、糖尿病患者中,局部的 TNF-β、IL-1β 等表达升高。过度的炎症反应可能导致多器官功能衰竭,甚至死亡。外泌体可以通过调节损伤局部的炎症反应来促进皮肤的修复。研究者从 hUC-MSC 中提取外泌体,并研究了其在糖尿病大鼠烧伤模型中对炎症反应的作用。动物研究发现,外泌体可以抑制由热应激引起的炎症反应,降低 TNF-α、IL-1β 的表达,促进抗炎因子 IL-10 的表达。其中外泌体所含的 miRNA-181c 在这个过程中起到了重要的作用。miRNA-181c 过表达的外泌体可以有效地降低脂多糖刺激的巨噬细胞分泌的炎性因子,抑制 TLR-4 信号通路,减少 NF-κB/p65 的通路激活,抑制烧烫伤引起的炎症反应。

(四) 抑制瘢痕形成

皮肤受损之后的瘢痕形成是创面愈合的难点之一。瘢痕超过一定的限度会引起多种并发症,例如外形的破坏及功能活动障碍等,给患者带来巨大的肉体痛苦和精神痛苦,尤其是烧烫伤、严重外伤后遗留的瘢痕。而目前的研究发现,外泌体在抑制瘢痕形成方面也有一定的作用。Hu 等提取人脂肪来源的干细胞分泌(hASC)的外泌体,并且将其应用于小鼠的皮肤缺损修复。通过将外泌体静脉注射入动物体内,对外泌体进行示踪发现其可以被招募至皮肤的伤口周围,发挥其功能,极大地提升伤口愈合的速度。而且通过组织学分析发现,在伤口愈合的早期外泌体可以促进胶原的合成来提高修复速度,晚期则抑制胶原的合成来抑制瘢痕组织的

形成。

二、外泌体与骨修复再生

近年来对于骨修复再生的研究主要围绕生物材料和干细胞移植两个领域。然而这两种治疗方法都有一定的缺点,生物材料的毒性和免疫原性可能导致严重的并发症,干细胞移植也存在致畸、栓塞、伦理等问题。因此,越来越多的研究转向有组织修复潜力的外泌体。外泌体可以有效地刺激组织和器官的再生,也可以在体内外促进骨再生,同时避免直接干细胞移植带来的风险,因此成为临床上解决骨修复再生的潜在治疗方法。

(一) 外泌体调节间充质干细胞(MSC)成骨分化

外泌体可直接调节并诱导 MSC 分化为成骨细胞谱系,对 MSC-exosome 的分析表明,在 MSC 成骨细胞分化过程中,8 个 miRNA(miRNA-199b、miR-NA-218、miRNA-148a、miRNA-135b、miRNA-203、miRNA-219、miRNA-299-5p 和 miRNA-302b)被上调,5 种 miRNA(miRNA-221、miRNA-155、miRNA-885-5p、miRNA-181a 和 miRNA-320c)被下调,所有这些 miRNA 都在成骨细胞功能和活性中起调控作用。该分析为进一步研究和应用 MSC 衍生的外泌体提供了前提条件。矿化的成骨细胞来源的外泌体大大增加成骨细胞分化相关的 miRNA,并通过 Axin1 抑制激活 Wnt 信号,从而促进 MSC 成骨分化。朱斌等发现外泌体除了对 MSC 有刺激成骨分化作用,对人牙周膜干细胞同样有刺激增殖和成骨分化的能力,并有望应用于牙周组织再生。体外实验表明,树突状细胞和单核细胞来源的外泌体通过递送 miRNA 可显著刺激 MSC 成骨分化。然而,MSC 的成骨分化受不同来源外泌体的调控,因此具体哪种细胞类型的外泌体是最有效的调节因子,以及外泌体促进 MSC 成骨分化的机制仍有待研究。

(二) 外泌体调节成骨细胞增殖和活性

成骨细胞占骨组织细胞总量的 4%~6%,其主要功能是新生骨并沉积钙盐。在骨形成期间,成骨细胞产生钙磷酸盐的矿物质以形成矿化骨。外泌体还可以通过直接调节成骨细胞增殖和活性来刺激骨再生。前列腺癌细胞来源的外泌体,可使人成骨细胞增殖活性提高 1.5 倍,并使成骨细胞产生更

多的钙沉积物、提高碱性磷酸酶（ALP）活性。Qin等将BMSC来源的外泌体注射于大鼠颅骨缺损模型，可见颅骨缺损的愈合加快，外泌体中miRNA-196a可能是刺激成骨细胞增殖和活性的关键因素。

（三）外泌体促进血管新生的作用

在骨再生过程中，新生血管不仅可以作为氧气和营养的来源，还可以提供钙和磷酸盐帮助矿化。尽管目前直接研究外泌体在骨骼中的血管生成能力的研究较少，但外泌体刺激其他组织和器官血管新生的作用已有研究。体外实验已经证明胎盘MSC来源的外泌体可促进内皮细胞增殖、迁移和小管形成。此外，外泌体还通过运输功能酶（如NADH氧化酶亚基等）来增加内皮细胞迁移和小管形成。外泌体中的miRNA-129、miRNA-136和miRNA-17-92簇对内皮细胞增殖和血管形成也有调节作用。在组织工程研究中，有学者将iPS-MSC来源的外泌体加入到β-磷酸三钙（β-TCP）支架中，不仅在体外证实对MSC的迁移、增殖、分化有积极作用，也在体内证实通过增加血管新生而促进骨再生。进一步探索外泌体在血管生成中的作用将有助于开发新的骨再生治疗手段。

三、外泌体与心血管疾病的治疗

干细胞移植被认为是治疗心血管疾病最具前景的方法，既往研究认为干细胞主要通过直接分化为心肌细胞而发挥效应。然而，有实验结果显示，向大鼠梗死心肌内注射心脏祖细胞（CPC）培养液亦可减少心肌瘢痕组织，主要作用机制为外源性CPC通过旁分泌HGF、IGF-1、VEGF、β-FGF、SDF-1等细胞因子，以募集固有CPC并促进其迁移、生存、增殖、分化，发挥促进血管新生和抗凋亡的作用，从而改善心脏功能。Lai等证实干细胞源性外泌体能够有效减少小鼠急性心肌梗死（AMI）后的心肌梗死面积。新近研究发现，特异性去除CPC培养液中的外泌体可明显减弱其对心脏的保护效应。这些研究均表明外泌体是干细胞旁分泌效应及缺血预处理心脏细胞的活性组分。

（一）间充质干细胞源性外泌体（mesenchymal stem cells derived exosome，MSC-exosome）

大量临床前研究已证实MSC-exosome在治疗心血管疾病中的效果。Arslan等研究发现，人胚胎干细胞源性间充质干细胞（human embryonic stem cell derived mesenchymal stem cells，hESC-MSC）内包含有与外泌体高度吻合的直径为50～100nm的微小颗粒；向缺血再灌注小鼠模型输入ESC-MSC外泌体可明显减少AMI面积。此外，Bian等证明MSC-exosome可明显减少AMI兔模型心肌梗死面积，促进梗死周围新生血管形成，改善心脏功能。

（二）心脏祖细胞源性外泌体（cardiac progenitor cells derived exosome，CPC-exosome）

研究发现，小鼠CPC-exosome可显著抑制缺血再灌注损伤小鼠模型心肌细胞的凋亡。Barile等证明，人CPC-exosome可明显抑制大鼠AMI后心肌细胞凋亡，CPC-exosome内富含miRNA-210、miRNA-132及miRNA-146a-3p，具有强大的抗心肌细胞凋亡和促血管生成效应。Ibrahim等在AMI小鼠模型的研究中也发现，CPC-exosome可抑制心肌细胞凋亡，促进新生血管形成，证明了CPC-exosome含有丰富的miRNA-146a，并主要通过miRNA-146a发挥心脏保护效应。此外，新近研究发现缺氧可促进小鼠CPC-exosome的释放并改变其内遗传物质的构成；进一步研究发现缺氧的CPC-exosome中miRNA-17、miRNA-199a、miRNA-210及miRNA-292表达增高，并且这些miRNA可作用于涉及纤维化通路的靶基因发挥心功能保护作用。

（三）胚胎干细胞源性外泌体（embryonic stem cells derived exosome，ESC-exosome）

Arslan等在ESC-exosome的研究中发现，外泌体具有促进心脏增生反应的特异能力。ESC-exosome富含脂质相关蛋白flotillin-1、多能性mRNA转录本及miRNA-290，在氧化应激状态下可通过向受体细胞传递外泌体内容物促进细胞增殖、存活及提高血管生成能力；向AMI小鼠模型注入ESC-exosome后，可促进新生血管形成，促进CPC存活及增殖，减少心肌梗死面积，显著改善心脏功能；进一步研究发现ESC-exosome含有大量miRNA-294、miRNA-294，可使CPC细胞周期向S期发展，说明ESC-exosome主要通过向靶细胞传递miRNA-294等特异性miRNA进一步发挥促细胞增殖及存活效应。

（四）诱导多能干细胞源性外泌体（induced pluripotent stem cells derived exosome, iPS-exosome）

Wang 等证明, iPS-exosome 在缺血损伤状态下可通过传递 miRNA-21 及 miRNA-210 促进心肌细胞存活, 体外研究进一步发现, iPS-exosome 可通过抑制 caspase 3/7 的激活从而抑制过氧化氢诱导的氧化应激状态下 H9C2 心肌细胞凋亡; 此外, iPS-exosome 处理缺血再灌注损伤的大鼠心脏组织 24 小时后发现, TUNEL+/肌钙蛋白 I+ 的心肌细胞数量显著下降。提示 iPS-exosome 对缺血再灌注损伤状态下心肌细胞具有保护效应。

第三节 外泌体的药物载体功能

传统药物往往存在水溶性差、易被人体快速清除、生物相容性差、体内分布不理想和向细胞渗透能力低等缺陷。药物投递系统就是要解决上述一个或多个问题, 以达到增加药物的安全性和效果的目的。外泌体在细胞通讯的过程可以携带蛋白质、miRNA、mRNA 和 DNA 等, 其作为药物载体进行药物运输有独特的优势, 主要体现在: ①当使用自源外泌体时, 外泌体引起的有害免疫反应极低; ②外泌体在人血液中的稳定性好; ③向细胞转运"货物"的效率高; ④外泌体运载药物时具有一定的靶向性; ⑤外泌体直径在 40~100nm, 因此可以很好地利用增强渗透滞留（EPR）效应, 有选择性地渗入到肿瘤或者炎症组织部位。

目前, 分泌外泌体的母代细胞主要有干细胞类、肿瘤细胞类、树突细胞类以及其他细胞（HEK293 细胞）, 不同类型细胞分泌的外泌体特点有所不同。比如, 相比于其他母代细胞, 树突细胞分泌的外泌体表面会表达 CD9, 这种蛋白有利于加强外泌体与靶细胞的融合, 从而提高外泌体对药物运输的效率。并且, 源于未成熟树突细胞的外泌体缺乏免疫刺激信号蛋白, 例如 CD40、CD86 及主要组织相容性复合物-2（MHC-Ⅱ）, 因而引起免疫反应的能力较弱。另外, MSC 在同种异体宿主中耐受性良好, 因此推测它们分泌的外泌体也可具有良好的耐受性。MSC-exosome 被证明是普遍耐受性良好, 并且所具有免疫原性及毒性的风险最小。这种以同种异体或自体方式发挥免疫抑制和调节作用的能力, 可以增强 MSC-exosome 作为药物递送载体的寿命和其装载药物的生物利用度。

一、外泌体负载基因类药物

基因治疗是一种通过修复有缺陷的基因从而治疗疾病的方法, 有希望治愈一些难以医治的疾病, 如癌症、艾滋病和 X 连锁重症联合免疫缺陷等。基因治疗的关键是将基因运送到目标细胞的细胞内, 并使其长期表达。但基因在体内易降解, 因而需要一个有效的基因运输载体来完成这个目标。目前, 在基因治疗中用于承载基因的载体主要是病毒类载体和非病毒类载体。病毒载体的转染效率高并可以使转入的基因长效表达, 但病毒载体的使用往往存在着危险性大、容易引起免疫反应和靶向性差的问题。非病毒载体虽然相对安全, 但其转染效率低, 因此, 迫切需要一种新型的, 既能满足副作用小、安全高的要求又具有高效转染能力的载体。

外泌体由于在细胞通讯的过程中可以携带基因, 引起了基因治疗研究者的广泛关注。外泌体作为基因载体与传统的病毒或非病毒载体相比, 其优势在于: ①从患者体内获取的外泌体, 经载入基因后, 再注入患者体内几乎不会引起免疫反应, 更加安全; ②外泌体体积很小, 可以逃过单核-巨噬细胞系统的捕捉, 有效保护承载的基因; ③承载基因的外泌体可以通过与目标细胞膜融合的方式, 将基因类药物释放到细胞质中。因此, 可以进行膜融合的外泌体运载基因类药物的转染效率更高。目前, 外泌体主要通过负载 siRNA、miRNA 以及 mRNA 进行基因治疗。

（一）siRNA

RNA 干扰（RNAi）是对基因转录后的表达过程进行特异性的抑制从而达到基因沉默的目的, 能引起 RNA 干扰的是小干扰 RNA（siRNA）。然而, 由于 siRNA 的负电性及不稳定性, 使其应用受到种种限制, 外泌体的深入研究为上述问题提供了一个有效的解决途径。

在 Filatov 等研究中, 证明了外泌体运载 siRNA 进行 RNAi 治疗的潜力。通过化学转染/电穿孔法将 RAD51siRNA 装载入源于 HeLa 细胞和腹水的外泌体,在体外成功地将 siRNA 运输至目标细胞。结果显示,装载 siRNA 后的外泌体可以有效抑制 RAD51,使人癌细胞的大量死亡,因而通过外泌体运载 siRNA 的方法在癌症治疗方面有着诱人的前景。

此外,通过对母代细胞的转染使其分泌的外泌体带有特殊蛋白,可以使外泌体药物运输系统具有靶向性。Wood 等采用转染未成熟树突细胞的方法,使其分泌的外泌体含有靶向性 Lamp2b 蛋白(一种可与脑部神经元特异性肽 RVG 融合的蛋白),随后含有 Lamp2b 蛋白并载有甘油醛-3-磷酸脱氢酶(GAPDH)siRNA 的外泌体被静脉注射到小鼠体内,结果显示该外泌体可以穿过血-脑屏障(BBB),将 siRNA 运输到小鼠脑组织处,并有效抑制阿尔茨海默相关的 BACE-1。Wood 等进行的静脉注射外泌体负载的药物第一次从概念上论证了外泌体作为药物载体的假设。对阿尔茨海默病的抑制表明外泌体具备逃避单核-巨噬细胞系统捕获和实现负载 siRNA 高效转染的能力,为外泌体的临床使用奠定了坚实的基础。

（二） miRNA

外泌体运输的基因类药物也可以是 miRNA。miRNA 是一类非编码的内源性 RNA,主要用于调节转录后的基因表达。与 siRNA 不同,miRNA 抑制 mRNA 的表达不需要完美的碱基配对,因此每种 miRNA 可以抑制多种蛋白质的表达,而每种 siRNA 只针对一种蛋白质。

miRNA 的运载也存在着种种挑战:miRNA 体内稳定性差、生物分布不理想、易被体内酶降解以及容易引起不良反应等。近年来,越来越多的研究表明外泌体也是体内运载 miRNA 的优良载体,并且利用外泌体运输 miRNA 的治疗方法已经在许多疾病模型中得以应用。在 Rameshwar 等的研究中,采用转染间充质干细胞的方法,使外泌体载有 anti-miRNA-9,anti-miRNA-9 降低两种多形性成角质细胞瘤(GBM)细胞(U87 和 T98G)对肿瘤药物替莫唑胺(TMZ)的抵抗能力主要由外泌体传递的 anti-miRNA-9 实现,而非经细胞间通信(GJIC)传递的 anti-miRNA-9,显示出外泌体在运载 miRNA 进行基因治疗时的潜力。

利用外泌体进行体内的 GBM 治疗已有相关报道。Buller 等利用 miRNA-146b 的质粒转染间充质干细胞,使其分泌的外泌体负载 miRNA-146b,并将外泌体注射至移植到小鼠体内的 GBM 处。结果表明,这种利用外泌体递送 miRNA 治疗可以有效抑制肿瘤的生长。尽管跨越 BBB 仍然是外泌体进行脑部肿瘤治疗需要解决的难题,Wood 等在进行阿尔茨海默病治疗时使用的脑部神经元特异性肽 RVG 靶向性外泌体具备穿过 BBB 的潜力,因此外泌体载药治疗具有广阔的前景。

（三） mRNA

除了 siRNA 和 miRNA,mRNA 也可以作为“货物”被外泌体运输。研究表明,在移植了人肺肿瘤的小鼠模型的血液和唾液中分离出来的外泌体含有肿瘤细胞特异性的 mRNA,而被爱泼斯坦-巴尔病毒(EBV)感染的细胞分泌的外泌体中也含有 EBV 的潜伏期 mRNA。因而,外泌体的这种运载 mRNA 的能力引起了肿瘤研究者们的注意。最近,Saydam 等率先报道了利用多泡体(含外泌体)负载 mRNA/蛋白进行肿瘤治疗的研究,通过脂质体 2000 或病毒载体转染,使 HEK-293 细胞分泌的多泡体含有 mRNA/蛋白(CD-UPRT-EGFP,其中 CD:胞嘧啶脱氨酶;UPRT:尿嘧啶磷酸核糖转移酶;EGFP:增强型绿色荧光蛋白)。将此多泡体注射至小鼠的神经鞘瘤处,并辅助注射 5 氟尿嘧啶(5-FC),神经鞘瘤的增长被明显抑制,表明多泡体/外泌体不仅可以有效输送 mRNA/蛋白质,而且具有与其他抗癌药物联合治疗肿瘤的潜力。

由于外泌体在细胞通信的过程中就具备高效传递 miRNA、mRNA、DNA 等基因类物质的能力,并且外泌体可以源于自身,因此利用外泌体作为基因类药物载体,可以同时满足对细胞的高效转染和相对安全的要求。基因类药物通过外泌体的成功运输,为基因治疗提供了一种新的有效途径。

二、外泌体负载抗癌症药物

利用抗癌药物进行肿瘤治疗是抑制肿瘤的一个重要方法,不过目前抗癌症药物的运载存在着种种挑战,主要体现在:①抗癌药物的疏水性;②抗癌药物的毒性以及非靶向性;③易被人体清除,体内循环的半衰期很短等。采用外泌体运输抗癌药物,可以提高药物体系的水溶性,降低药物对人体的毒性以及避免被单核-巨噬细胞系统捕捉从而延长其循环时间。

最近,两种抗癌症药物——紫杉醇(PTX)和多柔比星(DOX)已经成功被载入外泌体中,Pessina等采用间充质干细胞 SR4987 作为分泌外泌体的母代细胞,将 SR4987 与 PTX 共混,使 SR4987 分泌的外泌体含有 PTX,研究其对体外人胰腺癌细胞株的影响。结果表明外泌体可以有效运载 PTX 并不破坏其功能,小泡(主要指外泌体)溶液的蛋白质浓度在 $0.047\sim0.095mg/ml$ 时可以诱导肿瘤细胞凋亡 50%,这种抑制效果与纯 PTX 对体外癌细胞的抑制效果相当。同时还发现这种抑制效果与运载 PTX 的剂量有关,当小泡溶液蛋白质浓度增加至 $0.38mg/ml$ 时,可以诱导肿瘤细胞凋亡 80%。外泌体体外运输 PTX 的成功为外泌体运载抗癌药物进行体内肿瘤治疗奠定了基础。Wei 等选择了已经在临床上使用的未成熟的树突细胞作为母代细胞,通过化学转染使其分泌的外泌体表面含有 Lamp2b,这种蛋白可以与 αv 整合蛋白特异性 iRGD 肽结合,使外泌体对 DOX 的运输具有靶向性。用 iRGD 肽靶向性的外泌体保护 DOX,可以提高 DOX 水溶性,避免被单核-巨噬细胞系统捕捉,提高靶向性,从而降低因用药过量和非靶向性引起的毒性,起到更好的抗肿瘤效果。

三、外泌体负载其他类型药物

姜黄素是一种存在于姜黄根茎中的天然多元酚,具有抗炎症、抗恶性细胞增殖、抗氧化以及抗血管生成等功效。与 PTX 和 DOX 类似,姜黄素的临床应用也存在着问题,比如其水溶性差,在体内代谢快速以及易被快速清除。利用鼠淋巴瘤细胞系(EL-4)的外泌体作为姜黄素的载体,可以提高姜黄素的溶解性、稳定性以及生物利用度,将姜黄素和载有姜黄素的外泌体腹膜内注射到脂多糖(LPS)诱发的败血性休克的小鼠模型中,结果显示经外泌体运载的姜黄素可促进小鼠肺部抑制免疫反应的 CD11b$^+$ Gr-1$^+$ 细胞的凋亡而表现出抗炎症的效果。除了腹膜内注射,研究者们还进行了伤害性更小的鼻内给药的研究,姜黄素经外泌体运输后可穿过 BBB,被成功运输到脑组织处,促进了脑部小胶质细胞的凋亡。

外泌体作为细胞分泌的纳米级别的小泡,在细胞间信息交流的过程中起着重要作用,并且它在人体内分布广泛,可以穿过细胞膜,不易引起免疫反应,作为药物载体具有独特优势,为基因、抗肿瘤等药物的运输开辟了一条新的道路。目前,已经有关于外泌体进行疾病治疗的一期临床结果,说明了外泌体在临床上使用的安全性。但要使外泌体在临床上得以更加广泛的应用,仍然需要更加深入的研究:①外泌体的提纯方式主要是超速离心,这种提纯方式效率较低,耗费时间长并且相对昂贵,并不适宜在临床上应用。②外泌体虽然具有一定的靶向性,但这种靶向性较弱,不足以解决肿瘤的靶向治疗问题。通过在外泌体表面表达特异性肽的方法可以为上述问题的解决提供较为有效的途径。③在外泌体的载药方式方面,现在常用的电穿孔法虽更具优势,但往往会对外泌体或药物的完整性产生影响,转染外泌体法不能保证基因类药物全部进入外泌体内而不是黏附在外泌体表面,存在着安全隐患,而转染母代细胞的方法则存在着转染效率低的问题。④外泌体作为细胞分泌物质,其本身可调性并不如脂质体以及聚合物基药物载体。优良的性能源于其独特的组成,模仿外泌体组成及结构是进行新型脂质体和聚合物基药物载体构建的一个方向,目前已经有外泌体模拟物(exosome-mimetics)的相关研究,它与外泌体具有相似的大小、表面形貌以及靶向能力,但其产量可达外泌体的 100 倍左右,因此依靠外泌体模拟物代替外泌体进行药物运输可以有效解决外泌体产量不足、提纯耗时等问题。目前,一些抗癌药物包括多柔比星、吉西他滨、卡铂、5 氟尿嘧啶和基因类药物 miRNA-150 都已经可以有效地负载到外泌体模拟物中,说明了外泌体模拟物在药物运输上的潜力。但外泌体模拟物的研究仍然处于初步阶段,对外泌体结构和功能的进一步探索将有助于新型外泌体模拟物的构建。

第四节　外泌体改良的生物活性材料促进组织修复

以外泌体改良的生物活性材料来促进组织修复,首先要选择与损伤组织相匹配的、适当的生物材料。一般来讲,生物材料包括金属材料(如碱金属及其合金等)、无机材料(生物活性陶瓷、羟基磷灰石等)和有机材料三大类。有机材料中主要是高分子集合物材料,高分子材料按材料属性又分为合成高分子材料(聚氨酯、聚酯、聚乳酸、聚乙醇酸、乳酸乙醇酸共聚物及其他医用合成塑料和橡胶等)、天然高分子材料(如胶原、丝蛋白、纤维素、壳聚糖等)。这些材料在组织修复领域中常被用作水凝胶和生物支架等。近年来再生医学领域里,生物材料在治疗组织损伤过程中已经初步显示出良好效果,综合新近的研究实践,在此重点阐述外泌体与水凝胶和生物支架材料联合应用在皮肤创伤、心血管损伤、骨损伤等组织修复再生中起到的关键作用。

一、外泌体-水凝胶材料

水凝胶(hydrogel)作为组织修复常见的生物材料,是以水为分散介质,具有网状交联结构的水溶性高分子聚合物。它性质柔软,能保持一定的形状,具有良好的生物相容性,已被广泛应用于生物医疗领域。医用水凝胶半通透性强,可以迅速作用于创面,具有阻隔细菌,防止创面感染,允许氧气和水通过等效果。基于这些独特的性能特点,水凝胶材料常用于烧伤涂敷物、组织移植修复等方面。不同基材的水凝胶可以加工为不同性能的生物材料,聚乙烯醇(PVA)是第一个被广泛使用在移植方面的水凝胶,如乳房、鼻子、面部的组织填充物、缺唇修补、替代耳鼓膜,甚至人工软骨、腱以及主动脉接枝等;将 PVA 和明胶通过辐射手段交联制备的补齿材料;以聚甲基丙烯酸羟乙酯(PHEMA)为基材制备的隐型眼镜,加入 PVA、聚乙烯吡咯烷酮(PVP)、聚甲基丙烯酸甲酯(PMAA)、壳聚糖(CS)等提高了 PHEMA 的力学性能并增大氧的渗透,此外,还有由 PMMA 或 PVA 制成的眼晶状体(JOL)用以治疗白内障等疾病。

值得注意的是,水凝胶可以将一些药物活性成分包埋其中,当水凝胶被移植或注射到生物体后,水凝胶能够维持或向体液控制释放包埋在水凝胶中的药物,Laghezza 等将成纤维细胞微泡作为金属蛋白酶9的载体,利用 3D 胶原基质控制其释放作用过程。水凝胶作为一种独特的药物传输体系,可以有两种类型的控制释放,一种是像凝胶涂敷物一样释放小分子,另一种是含有药物的聚合物基材逐渐分解,在这种情况下,药物扩散进入周围环境,由

材料的生物降解速率控制。有时水凝胶作为胶束装载药物,药物释放的速率由通过调整交联度和水凝胶的化学组成实现,特别是智能型水凝胶问世以来,水凝胶在该领域的应用研究更为深入。

在皮肤组织损伤修复方面,上海交通大学附属六院张长青教授团队指出,miRNA-126 过表达的滑膜间充质干细胞外泌体整合的壳聚糖创伤敷料,可稳定释放外泌体并促进皮肤损伤修复。壳聚糖(CS)水凝胶是一种止血、抗菌、生物降解、生物相容的纳米颗粒释放载体。通过在糖尿病大鼠模型中的测试,发现该治疗策略提供了一个潜在的药物传递系统,可以对慢性伤口持续释放外泌体,加速再上皮化,激活血管生成,促进体内胶原的成熟。研究发现,利用水凝胶包被间充质干细胞来源的外泌体,对成纤维细胞向肌成纤维细胞分化的调控作用及其机制进行了研究,以改良优化干细胞在创面愈合方面的作用。另外,壳聚糖/丝素水凝胶具有适当的膨胀和保湿能力,Xu 等利用壳聚糖/丝素水凝胶海绵作为载体研究了富含血小板的血浆外泌体、莪术多糖以及二者联合应用对糖尿病大鼠皮肤创伤愈合的作用。结果表明该法有助于胶原合成和沉积,以及伤口部位的血管生成,从而加速了糖尿病皮肤修复。Shi 等将牙龈间充质干细胞来源的外泌体与壳聚糖/丝素水凝胶海绵结合,作用于糖尿病大鼠皮肤缺损创面。实验发现多孔的凝胶海绵孔径均一(50～150μm),具有良好的溶胀性,保水性。外泌体与凝胶海绵的联合应用加速了创面的愈合,组织学分析显示相比于对照组,在水凝胶-外泌体组中有更多的新上皮细胞和胶原蛋白,并且微血管密度和神经密度最高。总之,外泌体与水凝胶联合应用可促进糖尿病大鼠皮肤创面愈合,加速胶原的再上皮化、沉积和重塑,增强血管生成和神经内径。这些发现提供了一种新型的非侵入性的外泌体应用方法,对临床治疗皮肤损伤修复具有实用价值。

在心血管组织修复方面,以 RADA16 为代表的自组装多肽材料已用于多个心脏损伤修复的研究,无论多肽水凝胶本身,还是结合细胞或生长因子或外泌体,均显示对于损伤心肌的修复和左心功能的恢复有不同程度的帮助。Katoh 指出聚合物水凝胶薄膜可能作为心血管疾病的治疗方式用于将靶向

表观遗传过程和血管生成，聚合物纳米颗粒中传递的 miRNA 等为治疗的有效成分。Waters 等则开发了一种可注射的、生物相容的水凝胶载体，它可以将由人类脂肪源性干细胞（hASC）分泌的治疗性生物分子外泌体等混合物运送到梗死部位周围的心肌，可代替传统的干细胞治疗方法，有效修复急性心肌梗死损伤，实验显示应用明胶和 Laponite® 制定的水凝胶组，毛细血管密度显著增加、瘢痕面积减少、心脏功能得到改善。另外，在猪的心肌损伤模型中，Ling 等利用人诱导多能干细胞（iPSC）来源的心肌细胞、平滑肌细胞和内皮细胞结合纤维蛋白支架构建大心肌补片，促进了猪心肌梗死的修复，实验发现从心肌补片中释放的外泌体具有促进心肌细胞存活的细胞保护特征。Pape 等通过 3D 机电测绘和导管注射实现了对猪心脏的治疗。为了提供与导管相容的水凝胶，使用了超分子水凝胶，而环境触发器可以方便地将凝胶转换为溶液状态。在碱性 pH 下，这种脲嘧啶酮改性聚乙二醇可以作为一种牛顿流体，很容易注入，但在生理 pH 下，溶液迅速转变成凝胶。这些温和的交换条件允许生物活性药物或外泌体结合，这种组合可以使水凝胶对活性物质进行最优调节。

在骨骼肌肉组织修复方面，聚乙二醇（PEG）水凝胶有望成为软骨细胞和软骨组织工程的细胞输送载体。Schneider 等经过研究发现在光诱导的 PEG 水凝胶是高度可调的平台，其中包裹的软骨细胞可以分泌出许多从水凝胶中扩散出来的蛋白质，它们具有不同的功能，在不同的水凝胶培养环境中，这些蛋白质大部分被保存下来促进软骨细胞的再生。上海交通大学附属第六人民医院汪泱等研究发现利用水凝胶缓释干细胞外泌体可以促进关节软骨再生。关节软骨几乎没有先天自愈的再生能力是临床治疗中的巨大挑战。目前还没有有效的给药方法能够在软骨缺损部位持久保留外泌体，有效发挥其修复作用；然而软骨再生通常需要相对长的时间。本研究开发了光诱导亚胺交联水凝胶，呈现出优良的操作能力、生物相容性和最重要的软骨整合能力，可作为外泌体支架用作软骨再生的无细胞组织补丁（EHG）。研究发现 EHG 可以将外泌体保留在内部并在体外正调节软骨细胞和人骨髓间充质干细胞（hBMSC）。此外，EHG 可以与自身

软骨基质整合，并促进细胞沉积在软骨缺损部位，最终促进软骨缺损修复。张浩等则利用含有大鼠脐带间充质干细胞（rUCMSC）来源的外泌体和 rUCMSC 的脱细胞组织水凝胶修复体，在修复大鼠胫骨前肌大体积缺损时取得了令人满意的效果，运用脱细胞猪心肌组织水凝胶所构成的三维培养系统可以有效支持 rUCMSC 的生长、增殖，并且对细胞肌向分化具有显著的促进作用。实验结果证明，处于低氧条件中的 rUCMSC 所分泌的外泌体在一定浓度下能够明显提高 rUVEC 的增殖、迁移及体外成血管能力，并在体内促进了新生血管的生成。这为其他部位如口腔颌面部肌肉大体积缺损的修复提供了一种新的策略。

二、外泌体-骨修复支架材料

随着年龄增长，骨量减少，脆性骨折和骨质疏松症（OP）发生增加。成骨细胞介导的异常骨形成和破骨细胞介导的骨吸收，骨髓脂肪化以及成骨祖细胞的减少，这都将影响创伤后的骨修复。在创伤、肿瘤消融和先天性骨异常等造成的大量骨缺损中，还需要治疗干预以指导再生和促进骨修复。虽然自体骨移植被认为是目前的黄金标准，但自体移植的组织来源有限，修复的低效性和术后综合征，同时异体移植和异种移植存在疾病传播和免疫排斥的风险，因此，组织工程技术已经是潜在的骨骼修复的重要手段。

生物支架是组织修复工程中非常重要的组分。理想的生物支架将模仿受损组织的细胞外基质（ECM）。支架内三维（3D）孔隙允许氧气、营养物质、代谢物、细胞信号和调节因子的充分运转，具有促进靶细胞存活、增殖和 ECM 沉积的功能，有助于受损组织再生。血管化是组织修复中的重要环节，而生物支架则可以提供一定的支撑强度、抗拉强度和韧性，并通过可降解涂层具有抗凝血和抗溶血作用，具备诱导新生血管形成的作用。另外，生物支架还能够以载体的形式运输细胞和药物，从而达到支持和治疗效应。ECM 通常由两类大分子组成：蛋白质（如胶原蛋白，弹性蛋白和纤维蛋白）和糖胺聚糖（硫酸软骨素和硫酸肝素）。随着仿生材料的发展，已有相应策略来使用相同或类似 ECM 组分来模拟靶组织 ECM 特征。外泌体作为细胞间通

讯的纳米级细胞外囊泡（EV），正在成为骨组织工程领域有前途的治疗方法，外泌体结合生物支架组成的新型无细胞系统为骨组织工程提供了一种新的治疗方式，在修复骨缺损方面显示出良好的潜力。Li 等报告了一种新型的无细胞组织工程骨的构建和评估，该骨通过将来自人类脂肪源性干细胞（hASC）的外泌体与聚乳酸-羟基乙酸共聚物（poly-co-glycolic acid，PLGA）支架结合，成功地加速了小鼠临界大小的颅骨缺损的修复。体外实验显示，外泌体可以缓慢而持续地从 PLGA/pDA 支架中释放出来。体内实验结果显示，这种无细胞系统显著地增强了骨再生，至少部分是通过其成骨诱导效应和促进间充质干细胞在新生骨组织中的迁移和归巢的能力。磷酸三钙（TCP）陶瓷是一种体内可降解的骨替代材料，通过对其表面形貌的修饰可导致不同的体内异位成骨结果。Zhang 等研究表明外泌体/磷酸三钙（TCP）联合支架可以通过激活 PI3K/Akt 信号通路促进骨再生，从 β-TCP 释放的外泌体可以内化到 hBMSC 中，内化到 hBMSC 中的外泌体可以显著增强 hBMSC 的增殖、迁移和成骨分化。外泌体结合 β-TCP 组合支架相比纯 β-TCP 支架可以更好地促进骨形成。相关研究报告了 SD 大鼠骨髓间充质干细胞在外泌体介导的致密 TCP 及多孔 TCP 的迁移能力及成骨相关指标，如 ALP、Col-I、Runx2、Osterix 等均较高且具有统计学意义。与致密 TCP 组相比，多孔 TCP 陶瓷具有更好的体外诱导成骨向分化能力。田大川等则设计开发了一种免疫原性低、力学强度高、具有良好的微观孔隙结构和适宜的孔隙率及孔径大小、有利于细胞的迁入与营养成分的渗入、适宜种子细胞向软骨方向分化的无细胞的软骨再生支架。在兔膝关节晚期软骨缺损模型中，联合应用这种软骨再生支架与突变型 HIF-1α 修饰的 BMSC 分泌的外泌体作用于软骨缺损处，可促进缺损修复。

第五节　总结与展望

根据工程、材料和生命科学相结合的原理，创造出能够恢复生理功能的生物替代品，已经成为一种很有前景的跨学科策略来解决器官替换和再生需求。目前，生物材料（支架）、细胞和刺激信号是

组织工程中的三个主要组份，以提供组织或器官移植替代物。这三个主要组成部分可以单独使用，也可以相互结合。

干细胞来源的外泌体是一种重要类型的细胞外纳米泡，是最贴合自然系统的运输载体，对于代替基于干细胞治疗的组织再生显示出巨大的潜力。复合细胞的组织工程存在两个重要缺陷，一是构建组织工程替代物，植入细胞的来源；二是植入细胞活性及功能维持。然而，外泌体改良的生物活性材料的优势在于作为无细胞系统，不存在异体细胞的免疫原性，并且能够将有效的分子活性稳定维持在外泌体中。水凝胶和生物支架材料由于其特定的结构和分子间的相互作用，能够形成纤维状的复杂的纳米结构，在形状、大小和孔隙上与 ECM 的天然纤维蛋白相似。它们能够形成一个多孔的网格，提供一个利于组织再生的细胞外微环境。此外，与天然纤维结构相似，这些材料可以拥有与细胞结合的位点，与细胞相互作用并影响它们的一些生物功能。在生物活性、细胞黏附性、降解性、免疫反应、促细胞活性、仿细胞外微环境等方面具有广阔的发展空间和应用前景，为组织工程领域的发展提供了新的动力。

但是，外泌体改良的生物活性材料的研究还面临着很多挑战。如水凝胶等材料的机械性能还不能完全满足要求，能否通过化学方法改变柔软水凝胶的生物力学特性，使其适用于多种目标组织或器官，而不改变其生物相容性等生物功能，需要进一步研究和改进。另外，现在还不能精确地预测和控制外泌体释放的靶向性，其作用位置主要是周边的随机的。这对于外泌体作用于特定结构的细胞或组织的应用效率有所限制。如果在微尺度和宏观层面上对外泌体的释放方向和作用位置提供特定的空间指导，并实现多重功能化，以达到所需的仿生特性，特别是与损伤组织和或细胞进行特定的相互作用，有效分子则可以更加高效地参与组织再生。如何获取更精准的智能生物材料也是今后的研究方向。如果仿生定制的功能问题得以解决，外泌体结合生物活性材料将会得到更广泛的应用，对社会的进步与发展起着重要的推动作用。随着外泌体结合生物活性材料的开发和研究，有些产品已经进入了临床试验阶段，可能很快就会进入到临床

应用中。然而,就像所有其他仿生结构材料一样,都应该在体外和体内进行全面的安全性测试,因此,在为转化应用定制一个新的生物活性材料时,应该考虑到一个长远的监管措施。

总之,外泌体作为一种新型药物递送纳米载体及改良的生物活性材料,有望成为未来疾病治疗的主流策略,成为搭建材料学、组织工程学和再生医学相互交叉的桥梁。

（张翠萍　李倩坤　李海红　马奎　胡文治）

参 考 文 献

[1] PAN B T,JOHNSTONE R M. Fate of the transferrin receptor during maturation of sheep reticulocytes in vitro: selective externalization of the receptor[J]. Cell,1983,33 (3):967-978.

[2] JOHNSTONE R M,ADAM M,Hammond J R,et al. Vesicle formation during reticulocyte maturation association of plasma membrane activities with released vesicles (exosomes)[J]. Biol Chem,1987,262(19):9412-9420.

[3] 赵濛,刘志红,李金泉.外泌体组成特征及其作为细胞通讯和分子标记的生物学作用[J].中国生物化学与分子生物学报,2016,32(6):612-619.

[4] COCUCCI E,MELDOLESI J. Ectosomes and exosomes:shedding the confusion between extracellular vesicles[J]. Trends Cell Biol,2015,25(6):364-372.

[5] 赵越,王超,陈和忠.外泌体生成和分泌机制的研究进展[J].解放军医学杂志,2017,42(12):1106-1109.

[6] OSTROWSKI M,NBKRUMEICH C. Rab27a and Rab27b control different steps of the exosome secretion pathway [J]. Nat Cell Biol,2009,12(1):19-30.

[7] GROSS J C,CHAUDHARY V,BARTSCHERER K,et al. Active Wnt proteins are secreted on exosomes[J]. Nat Cell Biol,2012,14(10):1036-1045.

[8] 张玉星,张响,陈文杰,等.外泌体分离方法研究进展[J].转化医学电子杂志,2018,5(4):42-46.

[9] 董宁.基于表面增强拉曼光谱标记和免疫磁分离的方法检测三聚氰胺和胰腺癌外泌体[D].华南师范大学,2016.

[10] BATRAKOVA E V,KIM M S. Using exosomes,naturally-equipped nanocarriers,for drug delivery[J]. J Control Release,2015,219:396-405.

[11] WU M,OUYANG Y,WANG Z,et al. Isolation of exosomes from whole blood by integrating acoustics and mi-crofluidics[J]. Proc Natl Acad Sci USA,2017,114 (40):10584-10589.

[12] LIU F,VERMESH O,MANI V,et al. The exosome total isolation chip[J]. ACS Nano,2017,11(11):10712-10723.

[13] 苏静,宋世平.外泌体定量检测的研究进展及其在疾病诊疗中的应用[J].辐射研究与辐射工艺学报,2017,35(03):3-12.

[14] DOLDAN X,FAGUNDEZ P,CAYOTA A,et al. Electro-chemical sandwich immunosensor for determination of exosomes based on surface marker-mediated signal amplification[J]. Anal Chem,2016,88(21):10466-10473.

[15] ZHOU Y G,MOHAMADI R M,POUDINEH M,et al. Interrogating circulating microsomes and exosomes using metal nanoparticles[J]. Small,2016,12(6):727-732.

[16] RUPERT D L,LASSER C,ELDH M,et al. Determination of exosome concentration in solution using surface plasmon resonance spectroscopy[J]. Anal Chem,2014,86 (12):5929-5936.

[17] IM H,SHAO H,PARK Y I,et al. Label-free detection and molecular profiling of exosomes with a nano-plasmonic sensor[J]. Nat Biotechnol,2014,32(5):490-495.

[18] KANWAR S S,DUNLAY C J,SIMEONE D M,et al. Microfluidic device (ExoChip)for on-chip isolation,quantification and characterization of circulating exosomes[J]. Lab Chip,2014,14(11):1891-1900.

[19] HE M,CROW J,ROTH M,et al. Integrated immunoisolation and protein analysis of circulating exosomes using microfluidic technology[J]. Lab Chip,2014,14(19):3773-3780.

[20] ZHAO Z,YANG Y,ZENG Y,et al. A microfluidic ExoSearch chip for multiplexed exosome detection towards blood-based ovarian cancer diagnosis[J]. Lab Chip,2016,16(3):489-496.

[21] 时权,徐娟,郭希民,等.外泌体在皮肤修复与再生中作用的研究进展[J].现代生物医学进展,2018,18 (3):561-564.

[22] ZHANG B,WANG M,GONG A,et al. HucMSC-exosome mediated-Wnt4 Signaling is required for cutaneous wound healing[J]. Stem Cells,2015,33(7):2158-2168.

[23] ZHANG H C,LIU X B,HUANG S,et al. Microvesicles derived from human umbilical cord mesenchymal stem cells stimulated by hypoxia promote angiogenesis both in vitro and in vivo[J]. Stem Cells Dev,2012,21(18):3289-3297.

［24］ LI X，CHEN C，WEI L，et al. Exosomes derived from endothelial progenitor cells attenuate vascular repair and accelerate reendothelialization by enhancing endothelial function［J］. Cytotherapy，2016，18（2）：253-262.

［25］ LI X，JIANG C，ZHAO J. Human endothelial progenitor cells-derived exosomes accelerate cutaneous wound healing in diabetic rats by promoting endothelial function［J］. J Diabetes Complicat，2016，30（6）：986-992.

［26］ HU L，WANG J，ZHOU X，et al. Exosomes derived from human adipose mensenchymal stem cells accelerates cutaneous wound healing via optimizing the characteristics of fibroblasts［J］. Sci Rep，2020；10：6693.

［27］ 何伟，廖琦. 外泌体在骨再生领域的研究进展［J］. 赣南医学院学报，2018，38（2）：200-204.

［28］ QIN Y，WANG L，GAO Z，et al. Bone marrow stromal/stem cell-derived extracellular vesicles regulate osteoblast activity and differentiation in vitro and promote bone regeneration in vivo［J］. Sci Rep，2016，6：21961.

［29］ 陈嫚，许官学. 干细胞源性外泌体在心血管疾病中的研究进展［J］. 临床误诊误治，2017，30（7）：107-110.

［30］ LAI R C，ARSLAN F，LEE M M，et al. Exosome secreted by MSC reduces myocardial ischemia/reperfusion injury［J］. Stem Cell Res，2010，4（3）：214-222.

［31］ BIAN S，ZHANG L，DUAN L，et al. Extracellular vesicles derived from human bone marrow mesenchymal stem cells promote angiogenesis in a rat myocardial infarction model［J］. J Mol Med，2014，92（4）：387-397.

［32］ 李思迪，侯信，亓洪昭，等. 外泌体：为高效药物投递策略提供天然的内源性纳米载体［J］. 化学进展，2016，28（2）：353-362.

［33］ 徐孝东，刘志红. 外泌体的生物学功能及其研究方法［J］. 肾脏病与透析肾移植杂志，2017，26（2）：159-163.

［34］ LAGHEZZA M V，TADDEI A R，GAMBELLINI G，et al. Microvesicles shed from fibroblasts act as metalloproteinase carriers in a 3-D collagen matrix［J］. J Circ Biomark，2016，5：1450666900.

［35］ TAO S C，GUO S C，LI M，et al. Chitosan wound dressings incorporating exosomes derived from MicroRNA-126-overexpressing synovium mesenchymal stem cells provide sustained release of exosomes and heal full-thickness skin defects in a diabetic rat model［J］. Stem Cells Transl Med，2017，6（3）：736-747.

［36］ 方硕. 干细胞来源的外泌体对成纤维细胞向肌成纤维细胞分化的调控作用及其机制研究［D］. 第二军医大学，2016.

［37］ XU N，WANG L，GUAN J，et al. Wound healing effects of a Curcuma zedoaria polysaccharide with platelet-rich plasma exosomes assembled on chitosan/silk hydrogel sponge in a diabetic rat model［J］. Int J Biol Macromol，2018，117：102-107.

［38］ SHI Q，QIAN Z，LIU D，et al. GMSC-derived exosomes combined with a chitosan/silk hydrogel sponge accelerates wound healing in a diabetic rat skin defect model［J］. Front Physiol，2017，8：904.

［39］ KATOH M. Therapeutics targeting angiogenesis：genetics and epigenetics，extracellular miRNAs and signaling networks（Review）［J］. Int J Mol Med，2013，32（4）：763-767.

［40］ WATERS R，ALAM P，PACELLI S，et al. Stem cell-inspired secretome-rich injectable hydrogel to repair injured cardiac tissue［J］. Acta Biomater，2018，69：95-106.

［41］ GAO L，GREGORICH Z R，ZHU W，et al. large cardiac muscle patches engineered from human induced-pluripotent stem cell-derived cardiac cells improve recovery from myocardial infarction in swine［J］. Circulation，2018，137（16）：1712-1730.

［42］ PAPE A C，BAKKER M H，TSENG C C，et al. An injectable and drug-loaded supramolecular hydrogel for local catheter injection into the pig heart［J］. J Vis Exp，2015，100（100）：e52450.

［43］ SCHNEIDER M C，BARNES C A，BRYANT S J. Characterization of the chondrocyte secretome in photoclickable poly（ethylene glycol）hydrogels［J］. Biotechnol Bioeng，2017，114（9）：2096-2108.

［44］ LIU X，YANG Y，LI Y，et al. Integration of stem cell-derived exosomes with in situ hydrogel glue as a promising tissue patch for articular cartilage regeneration［J］. Nanoscale，2017，9（13）：4430-4438.

［45］ HULEIHEL L，HUSSEY G S，NARANJO J D，et al. Matrix-bound nanovesicles within ECM bioscaffolds［J］. Sci Adv，2016，2（6）：e1600502.

［46］ LI W，LIU Y，ZHANG P，et al. Tissue-engineered bone immobilized with human adipose stem cells-derived exosomes promotes bone regeneration［J］. ACS Appl Mater Interfaces，2018，10（6）：5240-5254.

［47］ ZHANG J，LIU X，LI H，et al. Exosomes/tricalcium phosphate combination scaffolds can enhance bone regeneration by activating the PI3K/Akt signaling pathway[J]. Stem Cell Res Ther,2016,7(1):136.

[48] 田大川,李海乐,肖大伟,等.联合应用软骨再生支架与突变型 HIF-1α 修饰 BMSCs 分泌的外泌体对晚期软骨缺损修复的促进作用[J].吉林大学学报(医学版),2018,44(2):216-222.

[49] KARUNARATNE D N,JAFARI M,RANATUNGA R J, et al. Natural carriers for siRNA delivery[J]. Curr Pharm Des,2015,21(31):4529-4540.

第22章

脱细胞脂肪外基质的制备和转化应用

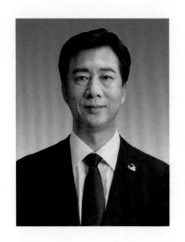

刘宏伟

中华医学会组织修复与再生分会委员,中国医师协会整形与美容医师分会干细胞与再生医学学组副组长。

Dr. HongWei Liu , committee member of Chinese Society of Tissue Repair and Regeneration under the Chinese Medical Association , and the Deputy Director of the Stem Cell and Regenerative Medicine Committee under the Aesthetic and Plastic Surgery Society of the Chinese Doctor Association.

摘要

　　自体脂肪组织具有来源广泛、无异物反应、获取容易等优点,被认为是理想的组织填充物。在自体脂肪移植技术中,移植后的脂肪存活的机制和转归一直是脂肪医学领域研究的热点。关于脂肪存活机制,目前主要有两种理论,即"宿主替代论"和"细胞存活理论"。近年来,又产生一种"新宿主替代学说"。脂肪的衍生物包括纳米脂肪、脂肪来源干细胞、脱细胞脂肪外基质诞生,这些技术的进步和衍生物的出现实际上是我们对脂肪移植后存活和转归不断深入研究的过程和结果。脂肪来源干细胞的成脂分化能力至关重要,物理(低能量激光)途径,化学途径和包括生物支架在内的生物途径可以诱导脂肪干细胞成脂分化。其中,脱细胞脂肪外基质可以作为一个合适的三维支架,促进种子细胞的增殖、分化,最终促进宿主整合和植入脂肪的血管化。

　　脱细胞脂肪外基质的制备方法很多,目前认为脱细胞较好的是生物酶+化学+物理联合的脱细胞法。应用策略为外基质和种子细胞共同移植进入宿主体内。适当的外基质支架构建是很有必要的,目前支持外基质制备成为微创可注射的生物材料,并提高其交联能力,如水凝胶形式等,作为软组织充填材料或组织工程材料。因此,脂肪组织脱细胞外基质是一种非常有价值的生物材料,已成为脂肪医学一个新的发展方向。美国已研制成功人的脱细胞脂肪组织细胞外基质,并正在进行临床验证,因此尽快开发、生产属于我国自主知识产权的人脱细胞脂肪,服务于我国人民的健康需求,显得非常紧迫和重要。

Abstract

　　Autologous adipose tissue is considered as an ideal tissue filler because of its wide source , no foreign body reaction and easy access. In the field of autologous fat transplantation, the survival mechanism and outcome of fat graft after transplantation has been a hot topic in the field of adipose medicine. There are mainly two theories about fat survival mechanism, namely "host substitution theory" and "cell survival theory". In recent years, a new theory of replacement of new host has emerged. The derivatives of adipose tissue include nanofat, adipose tissue-derived stem cells and acellular fat outer matrix. Adipose-derived stem cells are essential for adipose tissue differentiation. Physical (low energy laser), chemical, and biological pathways including biological scaffolds can induce adipose stem cells to differentiate into adipose cells. The acellular adipose extracellular matrix could be used as a suitable three-dimensional scaffold to promote the proliferation and differentiation of seed cells, and ultimately promote the integration and implantation of the host cells into the vascularized fat.

There are many methods to prepare decellularized adipose tissue(DAT). At present, it is believed that the better method to (DAT)is the combination of enzyme, chemistry and physics. The strategy is to transplant the outer matrix and seed cells into the host. It is necessary to construct suitable scaffolds. Now, it supports the preparation of extracellular matrix(ECM) as a minimally invasive injectable biomaterial and improves its crosslinking ability, such as hydrogel form, as a soft tissue filling material or tissue engineering material. Therefore, DAT is a very valuable biomaterial and has become a new development direction of adipose medicine. The United States has successfully developed human DAT and is undergoing clinical verification. Therefore, it is very urgent and important to develop and produce human acellular adipose tissue as soon as possible, which belongs to our own intellectual property rights, to serve the growing health needs of the people of our county.

第一节 背 景

自 19 世纪 90 年代 Neuber 及 Crerny 首次将自体脂肪用于面部损伤以及乳房全切术后修复重建以来,自体脂肪移植技术在整形领域已经得到了长足的发展,可以说自体脂肪移植技术已经逐渐被应用到美容整形的各个领域。近年随着吸脂手术的标准化以及医学界对脂肪细胞和脂肪来源干细胞(adipose-derived stem cell, ADSC)生物学特性认识的不断加深,自体脂肪移植技术再次成为国内外学者所关注的研究热点。

自体颗粒脂肪移植是指通过吸脂手术将患者身体某部位多余的皮下脂肪组织吸出,经过纯化、药物等相关处理后选择完整的颗粒脂肪通过注射的方式移植到需要进行脂肪填充的部位,以治疗软组织缺损或组织容量不足所导致的功能障碍和形态不美,适应证包括面部年轻化、皱纹去除、乳房扩增、乳癌术后乳房重建、外伤后修复、乳头重建、增生性瘢痕修复、丰唇以及去黑眼圈等。而用自体颗粒脂肪填充软组织的缺损或者容量不足,较传统的填充物质如透明质酸化合物等更接近于人体,不但降低了感染率,避免了免疫反应及排异反应的发生,而且脂肪颗粒组织来源丰富,容易获得,手术创伤小,因而术后并发症发生率大大降低。近年来,随着整形外科医生对于自体脂肪移植技术的探索,自体脂肪移植技术和自体脂肪移植物已经有了长足的发展。颗粒脂肪移植物也不仅限于脂肪,如基质血管细胞群(stromal vascular fraction cell, SVF)、ADSC、脂肪细胞外基质支架(decellularized adipose tissue extracellular matrix scaffold, DAM)、纳米脂肪(nanofat)、富血小板血浆(platelet-rich plasma, PRP)、浓缩纳米脂肪(concentrated nanofat, CNF)等如雨后春笋般地发展起来。这些技术和移植物推进并拓展了美容和修复领域的治疗。

自体脂肪具有来源广泛、无异物反应、触感柔软等优点,被认为是理想的组织填充物。所以自体脂肪移植相关手术主要目标是恢复软组织损失或构建工程脂肪,实现脂肪的体内再生。自体脂肪移植的治疗适应证很多,但脂肪移植物存活的实际机制尚不完全清楚。而且自体脂肪移植还包括不可预测性,由于部分坏死存活率较低等问题。因此,研究如何提高自体脂肪移植的存活率是极有意义的。

第二节 脂肪存活理论

一、宿主替代论

自体脂肪移植后脂肪的储存和脂肪含量的变化是工程脂肪实现体内存活和再生的重要衡量标准。根据脂肪移植的存活机制，早期在学术界主要有两种观点：一种是 1923 年 Neuhof 提出的宿主替代论，该理论认为移植的自体脂肪和移植的骨组织一样，会经历一些特征性的改变，死亡的移植脂肪会被纤维组织或者新形成的脂肪组织所替代，新形成的脂肪组织来源于大量游走的吞噬细胞，吞噬细胞吞噬的脂肪变成新的脂肪细胞。另一种是最终移植物脂肪细胞被组织细胞全部替代或被纤维组织包裹，但能够维持一定的三维结构。这便是"宿主替代论"的核心内容，它认为来自宿主的巨噬细胞在移植后存活过程中起着最为关键的作用，将吞噬脂质转变为脂肪细胞。但是后来的研究证实了"宿主取代论"的局限性，宿主替代论逐渐被更先进的学说所取代。

二、细胞存活理论和脂肪组织血管化

Peer 于 20 世纪 90 年代提出的"细胞存活理论"，他提出脂肪移植物存活的机制是基于通过脂肪移植物和宿主血管吻合所建立起来的血液循环。最终成活的脂肪细胞是由移植体原本的脂肪细胞在恶劣环境中存活下来，而组织细胞，主要是巨噬细胞仅起到清除游离脂质的作用。他的理论表明，脂肪组织在经历自体脂肪移植之后确实可以存活下来，不过在一年或更长久的时间内，这些脂肪组织将会损失大约 45%。脂肪移植物中的某些耐久细胞由于早期接受更为充分的循环而继续存活，而移植物的其余部分将会退化并逐渐消除。Carpaneda 和 Ribeiro 的研究也表明，距离血管化组织边缘只有 2mm 的脂肪移植物通过"血浆吸收"后可以存活，因为这些脂肪移植物能够接触到相近的组织并可能重新建立移植物的血液供应。最近，国内也有人发表了相关的研究，以阐明脂肪移植物如何在动物研究中生存下来。为了进一步调查脂肪移植物是否能够在受体部位存活，他们进行了一项随机使用配对的 C57BL/6-gfp 和 C57BL/6 小鼠的研究。将这些脂肪移植物（约 0.2ml）注射到每只配对小鼠的背部，然后观察移植后 3 天、7 天、2 周、4 周、2 个月和 4 个月的脂肪移植物的存活情况。该团队评估来自每只动物的脂肪移植物的体积。免疫组织化学染色检查新生血管的密度及其来源，以及一些其他的组织学检测。作者发现移植后的脂肪移植物在移植后确实存活，因为这些存活的脂肪移植物具有独特的特征，通过组织学可以鉴定其是从外部来源而不是从受体部位来源。CD34 免疫组化染色结果显示，两个研究组间毛细血管密度差异无统计学意义。实际上从受体部位向脂肪移植物形成了新的血管。组织学评估也显示了移植后脂肪移植的不同阶段，包括炎症、新血管生成、重塑和成熟。因此，作者认为体内移植后的移植脂肪可以直接存活，新血管化的血管可以从受体部位生长。该研究本身提供了较为确切的证据，即注射后的脂肪在接受部位血供重建后仍然可以存活，并且该研究促进了我们对体内移植后脂肪移植物如何存活的了解。我们可以根据这个良好的实验研究进一步建立移植物存活理论。然而，这一理论本身并不能解释临床上观察到的脂肪移植的所有效果，因此体内移植后移植脂肪如何存活的机制可能有所不同。

即便如此，细胞存活理论已经确立了我们对体内移植后移植脂肪如何存活的基本认识。例如：①脂肪移植物内的脂肪细胞在脂肪移植物收获和处理后必须保持活力。②一般来说，脂肪移植应该采用创伤较小的技术进行获取，每次注射时应尽量输入少量的脂肪移植物，并且可以去除油、水和红细胞，使脂肪移植物保持相对集中和统一。③脂肪移植物也应在多个组织隧道和不同的平面内多次注射。这种方式可以使脂肪移植物与受体部位的接触量将达到最大，进而确保可能重新建立的血液循环流通到移植最近。

三、新宿主替代学说

东京大学的 Yoshimura 等广泛研究了非血管化脂肪移植后脂肪细胞的转归。该研究挑战了人们普遍认为移植的活体脂肪细胞能够存活并长期保持活力的观点。他们通过切断供应小鼠腹股沟

脂肪垫的血管来建立手术引起的缺血模型。在不同程度的缺氧下,采用整体染色,免疫组化,流式细胞术和蛋白印迹(Western blot)技术分析缺血性改变。利用这个动物模型,作者能够在缺氧条件下检测三种不同程度的缺血(轻度、中度和重度)的体外和体内缺氧条件下的脂肪细胞存活。他们发现,在严重缺血的情况下,所有脂肪细胞发生退行性改变,随后发生适应性组织重塑。在缺血条件下脂肪细胞容易死亡,而脂肪来源的干细胞或祖细胞可以在缺血条件下存活,并被激活并促成后期的脂肪组织修复。作者提出在脂肪移植和补充脂肪源性干细胞或祖细胞之后的宿主替代理论可以增加和加速缺血状态下脂肪组织的修复过程。在随后的研究中,该作者发现了早期的脂肪细胞死亡和通过脂肪源干细胞或祖细胞的活化和再生代替脂肪细胞的证据。他们通过体内动物研究显示,移植物中的大部分脂肪细胞在第 1 天开始死亡,只有位于组织边缘 $300\mu m$ 内的一些脂肪细胞存活。增殖细胞的数量从第 3 天开始增加。在第 7 天检测到存活的脂肪细胞的增加,表明死亡的脂肪细胞的修复和再生从第 3 天开始至第 7 天。此外,观察移植物周边至中心的 3 个区域:存活区域(脂肪细胞存活)和再生区域(脂肪细胞死亡但干细胞存活)。死亡脂肪细胞被新脂肪细胞代替,坏死区(脂肪细胞和干细胞都死亡)。这项研究显示脂肪移植后脂肪组织动态重塑的令人信服的证据,即只有一小部分脂肪细胞在局部缺血条件下存活。然而,再生区域中的大部分脂肪细胞通过激活 ADSC 促进体内成脂而存活。

Yoshimura 等总结了脂肪移植后的术后顺序。在他们的动物研究的基础上,几乎所有的脂肪细胞(除位于离组织表面 $300\mu m$ 以内的脂肪组织)在脂肪移植后的头几天内死亡。脂肪来源是由活化的脂肪干细胞和祖细胞开始,并在 3 个月后结束,而其余的脂滴(死亡的脂肪细胞)在接下来的 9 个月内被吸收。在前 3 个月,一些死亡的脂肪细胞被下一代的新脂肪细胞代替。巨噬细胞吞噬作用吸收脂质微滴,但吸收非常缓慢,吸收周期取决于脂滴的直径。当脂滴直径大时,囊壁在完全吸收之前形成并且囊壁随时间钙化。在移植物的中心区域,即便是脂肪来源干细胞或祖细胞也会死亡,而新的脂

肪细胞不会产生,这将导致瘢痕组织或囊肿形成。脂肪移植后的最终体积保留率取决于成功替代脂肪细胞的比例。如果移植的脂肪组织仅具有小的脂滴,在 3 个月内会被吸收,3 个月后体积将不会显著改变。如果 3 个月时仍有大量脂滴存在,则 3~12 个月时脂肪组织会萎缩。以上不论哪一种学说都有助于再生医学研究者或临床医生更进一步认识移植后脂肪的存活机制。甚至有可能在一些患者中细胞存活学说占主导地位,而宿主替代可能在其他患者中更占优势。

根据以上学说,很多学者利用这样的机制,通过物理或化学的方法来提高自体脂肪移植的成活率。Raghuveer Reddy 等发明了一种负压装置,这是一个固定的圆顶形硅胶装置,可提供 −30mmHg 的负压。然后将裸鼠进行背部自体脂肪移植技术,移植物为和 PRP 混合的颗粒脂肪。手术结束后在不同时间点放置于裸鼠背部移植区域,并打开负压装置,以实现外部容积扩张(external volume expansion,EVE),这是一种用于增加脂肪组织移植物存活的方法。移植物区域的负压可以使体内的移植区域增加,并且还可以诱导很强烈的水肿,这会降低移植物存活所需的代谢物的扩散,从而保留这些代谢物,以促进移植物的长期存活。4 周后的大体观察和影像学显示所有施加 EVE 的移植物具有显著更好的体积保留和血管化。当然,其中具体的机制还有待于进一步阐明。

第三节　各种脂肪移植物的衍生物

一、纳米脂肪

传统的科尔曼脂肪移植法抽取的颗粒脂肪(macrofat)直径较大,只能注射到皮下及深部的组织内进行容量充填,难以进行表浅皮内注射,限制了其在小面积尤其是面部年轻化治疗中的应用。尤其是对于皮肤较薄或敏感部位,如眼睑、嘴唇、手部等的脂肪移植,选择直径为 0.7mm 吸脂针更为适合,颗粒脂肪移植于真皮深层注射治疗时,容易出现凸凹不平、脂肪囊肿样变、脂肪颗粒中心坏死及钙化结节等并发症。2013 年,Tonnard 等将 1mm 孔径抽脂针抽到的微小颗粒脂肪进行机械乳化,得

到含有丰富脂肪干细胞的纳米脂肪(nanofat),并注射至老化的表浅皱纹的皮内或皮下,4~6个月后观察到注射部位的细纹及肤质均得到明显改善。所以近年来,纳米脂肪已经得到了越来越多的关注。

纳米脂肪的制作方式简捷易行,即将已经获得的颗粒脂肪储存在两个同等型号的注射器中,用特殊的带有口径的转换器严密地连接两个注射器,这样就形成了"注射器+转换器+注射器"的密闭结构,然后将注射器内的颗粒脂肪在两个注射器之间来回抽吸,由于注射器之间是特殊的转换器,这样颗粒脂肪在经过转换器的过程中就会被进行机械的切割和乳化,目前常用30次或60次来回抽吸对脂肪组织进行机械切割,最终大量的脂肪细胞将会被破碎,而脂肪来源的干细胞由于体积较小,则破碎的程度较小和数量较少。笔者所在团队已经证实,不论是30次还是60次来回抽吸所制备的纳米脂肪,均可分离出活性较好的脂肪来源干细胞,且在培养至三代后其活性和增殖能力与普通颗粒脂肪分离出的干细胞无统计学差异。因此,即便是纳米脂肪也可以保持很强的再生能力。

在纳米脂肪制备的过程中正常脂肪结构基本被破坏,只能作为非结构脂肪移植的形式应用于临床,这就较难实现传统颗粒脂肪的大容量充填作用。但是在眼周、口周、手部等非脂肪结构性移植区域,由于大颗粒脂肪不易通过口径较小的移植针,因此,强行高压通过,会对脂肪细胞造成不可逆损伤,还可能导致移植区的脂肪呈不规则的堆积,而堆积的脂肪组织易发生中心性坏死,从而影响移植成活率及增加术后并发症。

虽然在纳米脂肪中,很多的脂肪细胞被破坏消失,用于容积改善的作用有限。但临床中观察发现,纳米脂肪有明显的嫩肤效果。有研究表明纳米脂肪移植在对放射性皮肤溃疡的治疗或注射面部瘢痕后,可显著改善皮肤弹性。不过纳米脂肪注射移植后,其促进受损皮肤修复的确切机制尚不明确。也有学者推测,脂肪细胞的破碎有利于黏附在脂肪细胞周围的纤维蛋白和胶原(细胞外基质)更充分的分离和暴露,细胞外基质和破碎的脂肪细胞可能形成了某种"支架结构",尤其是细胞外基质目前已经被认为是促进工程脂肪构建的具有重要意义的生物支架材料。此外,在组织受损再生修复过程中,凋亡细胞释放细胞因子和吸引可分泌生长因子的巨噬细胞,在促组织再生中也发挥着重要作用,因此,乳化分解的脂肪注射可能对于细胞分化及组织再生有刺激作用。

所以,纳米脂肪虽然被认为是破碎脂肪,但其可以支持和促进体内的其他细胞,如种子细胞的趋化和聚集,有利于干细胞的再生,对于干细胞分化成脂以及工程脂肪的构建也起到了支撑作用。虽然其相关机制还没有完全阐明,但是其再生能力已经得到了临床证实。

二、脂肪来源干细胞

脂肪组织是能量储存器官及内分泌器官,主要由成熟的脂肪细胞,结缔组织,脂肪干细胞,血细胞,血管细胞,如内皮(祖)细胞,平滑肌细胞和周细胞组成。脂肪组织有大量的祖细胞,其中一些可以分化成不同的谱系。一种从脂肪抽吸物中获得的复合成纤维样基质细胞可以分化成不同的细胞系,包括脂肪细胞、软骨细胞、成骨细胞、心肌源性和神经源性细胞等。因此,脂肪组织中的间充质干细胞现在被称为脂肪来源干细胞,即ADSC,围绕ADSC的移植治疗已经成为细胞疗法中的一个有价值的工具。在之前的各种存活机制的研究中,我们都可以发现ADSC起到了重要作用,其提供了多种血管生成生长因子,并且由于其改善了移植血管的形成从而改善了脂肪移植物的存活,所以ADSC对于脂肪组织的存活意义是非常显著的。而且,ADSC来源充足、获取容易、增殖快,并具有多向分化潜能,在一定条件下即可激发其分化潜能,可以分化成为脂肪细胞、软骨细胞、成骨细胞和肌细胞等。其还具有旁分泌各种细胞因子,发挥免疫调节作用。ADSC被认作为脂肪细胞和血管细胞的祖细胞,它驻留在脂肪细胞周围、血管周围或细胞外基质中,可以促进血管形成,然后进一步地促进脂肪组织的及时更新和补充。而利用ADSC的成脂分化能力并构建组织工程脂肪一直是再生修复领域中的重要研究课题。在诱导成脂的过程中,如何诱导ADSC充分地发挥其成脂分化潜能,并构建起有效的工程脂肪,以及体内成脂的生物学效应能否实现,这些问题一直是近年来的研究热点。

三、细胞辅助脂肪移植技术

(一) 细胞辅助脂肪移植技术的形成

脂肪干细胞被认为能在多方面协助移植物成活,其中主要包括:①移植后部分脂肪细胞出现死亡等消亡情况,脂肪干细胞会分化成颗粒脂肪细胞,进而对细胞形成补充,减少脂肪的吸收溶解;②移植后在短期内移植物处于缺氧、缺营养支撑时期,脂肪干细胞可以促进血管生成因子的释放,进而促进血管再生,恢复移植物的供养情况,提高脂肪的成活率;③同时脂肪干细胞也具有自我恢复存活的功能,增加了移植物的自我修复和减少脂肪吸收。另外有研究表明,脂肪干细胞具有在缺氧的情况下可以继续发挥细胞生物学功能,是一种具有很强生命力的干细胞种群。

脂肪干细胞具有很强的促进脂肪细胞成活率、减少脂肪吸收率、改善移植物血液微循环、促进脂肪细胞功能等方面的作用。同时试验中发现混合移植组因为加入了脂肪干细胞,造成血浆中血管内皮生长因子和碱性成纤维细胞生长因子水平显著高于单纯颗粒脂肪移植组,血管内皮生长因子和碱性成纤维细胞生长因子被认为是在脂肪移植的过程中发挥着关键作用的两种细胞因子,血管内皮生长因子主要是与机体内血管内皮生长因子受体2的受体相结合,促进血管生成,由血管内皮生长因子受体2受体介导的血管生成可以促进血管内皮细胞的增殖以及细胞迁移,进而诱导血管的再生,并且增加血管的通透性,促进新生血管网的重建,使得移植脂肪组织得到更充足的血供,从而提高移植脂肪组织的存活率,并且降低移植脂肪组织的吸收率。另外有研究表明,碱性成纤维细胞生长因子是对血管形成和再生有促进作用的生长因子,活化各种修复细胞,既作用于内皮细胞趋化因子,同时也促进了内皮细胞的分裂,因此具有强烈的促进前脂肪细胞增殖分化及中心血管形成的作用,在脂肪移植的早期可为移植的脂肪提供良好的血供,极大缩短组织的缺血时间,进而降低组织由于缺血而造成的坏死,增加存活率,在后期可减少移植脂肪的吸收率,以获得稳定的手术效果。

因此,将自体脂肪组织获取后,再由部分脂肪中分离出 ADSC,进而随自体脂肪组织的移植,以达到减少脂肪细胞流失,最终提高脂肪移植的成活率的目的。目前被称为细胞辅助脂肪移植技术(cell-assisted lipotransfer,CAL),该技术越来越得到整形科医生的认可,Matsumuto 将富含脂肪干细胞的 SVF 提取加入常规的脂肪颗粒进行移植即细胞辅助脂肪移植在动物实验证实可提高 35% 的成活率并减少以后的细胞凋亡。该技术的核心是从抽吸的脂肪(抽吸物)中离心提取 SVF。抽吸的皮下脂肪分为两层,即脂肪层和液体层,从液体中提取的少量 SVF(SVF mini-CAL)及从脂肪层和液体层(两层均提取)提取的 SVF,称全部 CAL(full-CAL);从单纯的脂肪层抽吸的 SVF,称常规的 CAL 技术。CAL 技术的具体操作是从抽吸物中提取 SVF,将其加入移植物脂肪中,再注入缺损区或增大部位,以便达到近乎完整的脂肪组织移植,从而提高脂肪移植的成活率。

(二) 运用 CAL 技术过程中的保存和运输注意事项

需要指出的是,CAL 技术也涉及细胞的分离、提取、运输和保存等一系列操作程序,在某些条件下,如患者抽脂后血压、心跳和精神状态不稳定时,应暂停手术,延缓之后的脂肪移植。所获取的脂肪不应立刻进行移植注射,应首先处理患者症状,在之后患者生命体征平稳的状态下再进行脂肪移植。而在此期间通过适当的保存、运输条件也能决定在后续的治疗中脂肪细胞的存活率。从脂肪颗粒的获取、分离、运输到移植期间,需对脂肪进行无菌低温保存,以保持脂肪细胞良好的活性,提高组织成活率,并严防细菌污染的发生。笔者所在课题组在之前的临床工作中探索出了一种无菌低温保存技术,通过某种特定装置(密闭无菌保存可移植脂肪颗粒储存桶,存放器),将所得颗粒脂肪保存在 4℃冰箱内,24 小时内可以很好地保护其活性。ADSC 活性检测和细菌培养,结果所有检测标本显示 ADSC 生长良好,细菌培养均为阴性。在术后随访全部患者未发现移植区感染,患者满意度较高。

储存桶、移送桶和存放器选用不锈钢材料,因为不锈钢的材料传温效果好,便于清洗灭菌。储存桶内的可活动掏空圆板,既可让注射器保持垂直状态利于脂肪静置,又方便清洗消毒。储存桶和移送桶的盖子内装密封胶板及 4 个密封扣设计,加强了桶内的密闭性,避免与空气接触而导致污染。存放器盒体和盖子的双层设计,是为了减少室温环境下的热传导,让盒内可以维持较长时间的低温环境。笔者用红外线温度计对低温保存操作方法进行检测,结果显示低温效果(4℃)比较理想。这一系列操作具有简便、经济、实用、易于操作使用的特点,解决了细胞产品和支架材料的短期低温保存问题,满足了自体细胞辅助脂肪移植技术的顺利完成。

四、富血小板血浆增强种子细胞移植效率

过去的十年里,对于"针对性的细胞疗法"的理解和潜力发掘已经取得了长足的发展。美容和修复重建的应用引领了这一潮流,由于损伤,循环功能丧失,退行性病变,修复等各种挑战,都需要一种最佳的再生需求方案。所以深入探索身体如何维持自身揭示了未分化细胞替代老化细胞(如皮肤、头发、肠壁等)是非常重要的。所以近年来业内人士常使用各种富血小板血浆(PRP)以支持受损或退化性部位,称为生物再生疗法。目前公认的PRP有效制备方法是通过采集静脉血在短时间内经过离心浓缩血小板、白细胞等流程来制作成富高浓度生长因子的自体血液。然后在治疗中将其注入皮下或创面等区域,以起到再生生物学作用。生物再生疗法范畴中,PRP起到了关键作用:①PRP中有多种生长因子,各生长因子的比例与体内正常比例相符,使生长因子之间有最佳的协同作用,这在一定程度上弥补了单一生长因子刺激创面修复不佳的缺点。②对患者的损伤小且制作简单,能有效降低医疗成本,促进患者的创面愈合。③PRP含有大量纤维蛋白,为修复细胞提供良好的支架,还可以收缩创面,具有促凝血的作用,可刺激软组织再生,促进伤口早期闭合和防止感染。④由于白细胞和单核细胞与血小板在血液中的沉降系数相近,所以经离心法制作的PRP中还含有较大量的白细胞和单核细胞,这可以更好地起到防止感染的作用。⑤PRP可用凝血酶凝固成胶状,不仅可以粘合组织缺损处,还可以防止血小板的流失,使血小板在局部长时间分泌生长因子,保持较高的生长因子浓度,避免了广泛应用于临床的液态重组生长因子试剂在伤口易流失、易蒸发的缺点。

当然,要认识到并非所有的PRP制剂和浓缩物的作用都是相同的。因为生长因子、信号蛋白和重要化学试剂的量与实际达到的血小板浓度有直接的线性关系。符合高浓度PRP制剂的基本是血小板工作浓度至少要达到4~6倍。这是很多从业人员无法达到或者无法测量准确的。而这种浓度与细胞增殖和迁移能力具有很密切的相关性。

运用再生医学原理进行修复治疗的过程中,PRP与变性或受损部位的细胞相互作用,以帮助募集所需的修复细胞和材料修复该区域。有两种常用的主要生物成分,其中一种是在公认的血小板成分中发现的,它存储和释放各种所需的生长因子和蛋白质,以便对可用细胞起作用并促进伤口愈合过程。多年来,血小板的唯一重要作用被认为是"黏性的",即彼此黏附并参与凝血机制。现在认识到,这可能是它对伤口和伤口愈合的最不重要的贡献(除了提供纤维蛋白凝块以允许血小板内容物的逐渐释放之外)。血小板代表着一个小颗粒的仓库,每个小颗粒含有重要的生长因子和信号蛋白,并在愈合期间长时间释放。从这些颗粒中获得的重要化学品对于血管替换和修复是必不可少的,以改善对于所有伤口愈合至关重要的循环能力。因为没有足够的血液流动,所需的氧既不能到达损伤区域,也不能允许来自附近或远处细胞位点的各种细胞迁移。

多年来,PRP等生物制剂作为血小板的衍生物部分的重要性不仅体现在凝血功能上,而且也体现在PRP逐渐释放对个体部位愈合过程至关重要的关键化学成分和细胞因子。这些浓缩物被认为是可以立即开始参与特异性修复和再生的分泌物。除这些成分外,原生脂肪的三维支架,即细胞外基质也起到了支架的支撑和提供接触点的作用,这些基本接触点促进了微环境变化,包括细胞增殖和趋化迁移。

从目前的科研和临床经验来看,细胞的治疗在美学上的再生应用正在变得标准化。将营养性生长因子、信号蛋白制剂(PRP)与浓缩的未分化的细胞/基质细胞群结合,可能是一种合乎逻辑和有效的方式,Robert W称这种再生治疗手段为生物细胞再生疗法(biocellular regenerative therapies)。

血小板浓缩物和SVF的组合可能比其中任何

一个单一组成更有效。Robert W 等对于 PRP 和 SVF 细胞的组合使用持积极的态度,他在最近发表的文章中做出了"工人和砖块"的比喻,这有助于理解生物学和细胞学同时作用对于快速愈合和修复的重要性。他指出,如果一堵砖墙开始破裂,那些将砖砌在一起的砂浆会丢失或剥落一部分。修复这堵墙需要雇工人进来清理现场,并修理和更换损坏的砂浆。一旦修复完成,这就意味着墙壁就被修复了并且能够按照预期的那样起作用。所谓"工人"就大量存在于血小板的浓缩物中(PRP),并且在再生医学治疗中起到了生物学作用,这就是生物学疗法。然而,试想一下,如果这堵墙不仅失去了砂浆,墙上的许多砖块也都损失或破损了,那么这就不仅仅需要工人了,而且还需要新的砖块来替换之前丢失和损坏的砖块。这个比喻中的砖块即细胞,这就是细胞治疗。所以,将生物制剂和种子细胞结合,比使用任一种单独制剂本身更加有效、全面。所以他特别指出,使用细胞和生物制剂组合的疗法比单独使用单一细胞或生物治疗效果更好。这就是生物细胞再生疗法的优势,目前获得了良好的安全性和有效性的证实。

当然需要注意的是,通过混合富血小板血浆(PRP)和 SVF 细胞来提高存活率。SVF 通过旁分泌机制促进游离脂肪移植的早期存活,并由此建立起了细胞辅助脂肪移植技术。但 SVF 包含不同亚群,每个亚群的作用不尽相同。因此,需进一步实验研究 SVF 的不同亚群在脂肪移植中的作用。其和 PRP 结合并移植的相关机制和临床观察还需要进一步的探索。

五、脂肪干细胞的成脂诱导因素

脂肪来源干细胞除可以通过各种机制促进脂肪移植物存活外,其中一大重要机制就是其强大的再生机制。ADSC 本身可以在各种因素诱导下形成新的脂肪细胞,最终构建成为新的所谓工程脂肪。所以,利用 ADSC 的成脂分化能力并构建组织工程脂肪一直是再生修复领域中的重要研究课题。在诱导成脂的过程中,如何诱导 ADSC 充分地发挥其成脂分化潜能,并构建起有效的工程脂肪,以及体内成脂的生物学效应能否实现,这些问题一直是近年来的研究热点。

脂肪干细胞的成脂分化的诱导已经被证明有多种途径,其中包括化学途径、生物途径、物理途径等。化学诱导在干细胞的成脂诱导中的研究最为成熟,诱导效果也较为确切。目前已知有如下生长因子可诱导 ADSC 的成脂分化:表皮细胞生长因子(epithelial growth factor,EGF)、成纤维细胞生长因子(fibroblast growth factor,FGF)、血管内皮细胞生长因子(vascular endothelial growth factor,VEGF)、胰岛素样生长因子 1(insulin-like growth factor 1,IGF-1)、骨形成蛋白(bone morphogenic protein,BMP)、尼尔样 1 型分子(Nel-like type 1 molecule,Nell-1)、转化生长因子(transforming growth factor,TGF)、血小板源性生长因子、肝细胞生长因子、白细胞介素 17 等。此外,激素的诱导作用也已经得到广泛证实,如胰岛素、糖皮质激素、生长激素、雌激素、异丁基甲基黄嘌呤(IMBX)等都具有成脂诱导作用。值得一提的是,近年来开发出的化学成脂诱导液已经实现了商品化,其广泛用于科学研究。诱导液的成分包含:地塞米松、谷氨酰胺、胰岛素、IBMX、罗格列酮。这些配方配合胎牛血清,在 7 天内就可以实现良好的体外成脂诱导效果。

物理途径中,有研究显示低剂量的放射线和激光能够促进 ADSC 向成脂方向分化。笔者所在课题组在物理(低能量激光照射)方法诱导脂肪来源干细胞成脂分化中也获得了一些经验。笔者通过观察镓铝砷(GaAlAs)激光对人脂肪源性干细胞进行辐照(hADSC)得出了一些有利于脂肪干细胞增殖、细胞因子分泌及成脂分化能力增强的证据。本课题组通过运用不同剂量低能量 GaAlAs 激光照射 hADSC,观察其对细胞生物学活性的影响,结果显示,低能量激光照射可促进 hADSC 增殖,能量密度为 $4J/cm^2$ 持续照射 4 天时,hADSC 的增殖最为显著。ELISA 法检测结果显示,经 $4J/cm^2$ GaAlAs 激光照射 5 天,hADSC 培养上清液中 VEGF、PDGF、TGF-β 蛋白含量明显升高,提示经激光照射的 hADSC 分泌功能增强。此外,经 $4J/cm^2$ GaAlAs 激光照射后,hADSC 细胞表面标记物 CD13、CD29、CD44、CD90 mRNA 表达量明显高于对照组,且油红 O 与苏木素染色结果显示其成脂能力明显高于对照组,表明 hADSC 经 GaAlAs 激光照射后"干性"被强化,成脂分化能力增强。低能量激光照射为无创、无毒、无副作用的常用辅助治疗方法。这种方法可以减少外源性化学和生物酶对人体的损害的能量。体外实验表明了 GaAlAs 激光照射体外培养的 hADSC 可增强其生物学活性。激光照射后 hADSC 在体内的生物学行为及其对治疗安全性的影响，还需要进一步阐明，最终为其临床转化应用提供重要依据。

因此，如果干细胞的处理技术和干细胞的使用被证明在临床上是安全的，则 ADSC 辅助的脂肪移植可以显著改善脂肪移植的临床结果。未来的研究还应该集中在如何收集和处理脂肪移植物，以便在脂肪移植物内获得更多可行的脂肪细胞，并且应当改善注射技术，使注射的脂肪移植物可以具有与受体组织最大量的接触。此外，脂肪移植手术应被视为再生性，细胞导向疗法，而不是简单地作为软组织填充剂。

六、纳米脂肪浓缩物的制备和应用

（一）纳米脂肪浓缩物的创新和改进

脂肪移植过程中，颗粒脂肪中的 SVF、外基质等都会发挥各自的作用，而许多并发症如油囊肿、过长时间的组织肿胀等和油滴过多无法吸收有关，有不少学者通过消化脂肪提取出脂肪干细胞，混合脂肪共同移植，但是这种方法涉及使用外源性胶原酶的问题，耗时较久且步骤较多，难以广泛使用。所以，关于颗粒脂肪以及纳米脂肪的去水去油问题一直是整形美容外科使用脂肪移植技术所关注的话题。

由于机械方法获得 SVF 效率较低，目前 SVF 细胞的分离仍需要用胶原酶消化 30 分钟至 1 小时，这将导致两个方面的污染风险增加：其一是外源性物质在制备过程中可能发生的外源性污染；其二是所添加试剂为异种蛋白，其本身带来的生物污染亦不可忽视。另外，ADSC 的贴壁培养和纯化需要特定的实验室设备和操作人员丰富的操作经验，并且可能需要数天至数周，这将有可能导致疾病无法得到及时的治疗。此外，在大多数研究中，使用的是经过消化分离的处于游离状态的 SVF 细胞和 ADSC 悬液，而不含起保护细胞作用的细胞外基质（extracellular matrix，ECM）成分，这使移植至受体（区）部位的细胞极易受到受体（区）免疫系统的影响。注射后，免疫系统的攻击导致 SVF 细胞和 ADSC 的保留量明显减少，导致治疗无效或出现不可预期的实验结果。因此，干细胞辅助疗法虽有较好的临床效果但短时间内难以得到推广。传统的化学消化法所分离获得 SVF 为细胞悬液，并非黏附在 ECM 上的生理状态，所以移植后 ADSC 易被宿主巨噬细胞吞噬，使成熟脂肪细胞和 ADSC 均不能长久成活，这也是导致脂肪移植保留率不稳定的原因之一。

在浓缩纳米脂肪概念产生之前，就有学者对于脂肪移植物的去水去油方法进行了探索。Robert J Allen 提出高密度脂肪的概念，即将抽出的颗粒脂肪存入 10ml 注射器，以 3 000r/min 离心 3 分钟，去除最下面的水性成分和最上面的油性成分，留取最下层，即靠近水分的 1ml 颜色略发白的脂肪即为高密度脂肪。通过动物实验观察分析得出结论：高密度脂肪和其上层的低密度脂肪相比包含更多的祖细胞和更高浓度的多种血管基质成分细胞，所以高密度脂肪细胞群移植更利于受区血管的形成和脂肪的再生。

Tonnard 提出纳米脂肪的概念后，也有学者发现其制备工序中的一些步骤虽然能保留部分 ADSC，但也可能会丢失相当数量的 ADSC，并且此工艺并没有强调去水和去油。所以，本质上这是一种含有大量脂滴、水分以及少量 SVF 细胞和 ECM 的乳糜化混悬液。有些学者在 Tonnard 纳米脂肪基础上，将其制作程序进行改进，从而衍生出一些新的纳米脂肪移植物。如 Furno 等设计了一种更简化的方法，跳过 Tonnard 纳米脂肪制备的最后两个阶段：最后一次过滤和通过无菌纱布最终挤压脂肪悬浮液。通过这种方式，在这种最低限度操作的最终乳糜液中保留了更大量的 ADSC，他们将其称为 nanofat 2.0，并用于整形和重建手术中。与纳米脂肪相比，nanofat 2.0 可能具有更好和更快的再生效果，因为这种纳米脂肪移植物含有的干细胞密度较高。

鲁峰等对纳米脂肪做了进一步的处理，提取一种富集 SVF 细胞和 ECM 的高浓度产物，该团队命名此脂肪移植物为脂肪来源干细胞基质胶。根据鲁峰团队所述，脂肪来源干细胞基质胶制作步骤如下：将收获的脂肪在冰水混合液中静置 10 分钟，然后弃去下层液体部分。将收集的脂肪组织以1 200g离心力离心3分钟。弃去下层液体部分,保留中层脂肪组织(标准的科尔曼脂肪),收集最上层的油脂层并保存备用,将科尔曼脂肪置入两个以内径为2.4mm鲁尔连接器相连的10ml注射器中,反复推注达到以机械方式乳糜化脂肪的目的。推注速度保持恒定(10ml/s),推注时间分别为0.5分钟、1分钟、2分钟、3分钟、4分钟、5分钟。推注后,脂肪变成乳糜状,使用NanoTransfer过滤器过滤以去除粗大的结缔组织。接下来,将0.5ml油加入乳糜脂肪组织中,在注射器之间往复移动3～5次轻轻混合,直到在乳液内观察到有絮凝物出现。将处理后的乳糜脂肪以2 000g离心力离心3分钟,弃去下层少量的肿胀液以及上层大量的黄色透明油脂,油层下的黏性凝胶样物质即被定义为脂肪来源干细胞基质胶。

(二)负压法制备浓缩纳米脂肪

与此同时,笔者所在团队设计了负压法的纯物理方法来进行脂肪浓缩。浓缩后的纳米脂肪,SVF得到倍数性增多,油脂含量明显减少,临床应用效果反馈佳。我们设计的负压法得到的浓缩脂肪步骤简洁,使用方便快捷,是可以临床即用的脂肪移植物。并已经在临床工作中取得了良好效果。

负压法提取浓缩脂肪步骤如下。

1. 离心去水　去除小颗粒脂肪里面可能存在的条索样脂肪结构,将小颗粒脂肪放置在含有冰块的无菌桶内,以1 000g×3分钟离心,去除液体层。

2. 纳米脂肪制作　按照Tonnard等2013年的标准,将静置获取的脂肪分别用2.4mm和1.2mm的双螺母连接器各切割30次后用500目筛网过滤。

3. 负压离心　将约10ml纳米脂肪放置于两个10ml螺旋注射器用连接器连接,同时回拉两个注射器到10刻度从而制造负压,来回推拉5次以后混匀。

4. 第二次离心　收集负压后的纳米脂肪,以2 000g×3分钟离心,中层即为浓缩后的纳米脂肪。

刚抽吸出来的微颗粒脂肪呈现淡橘黄色外观颗粒明显,与水分界清晰,纳米脂肪则颜色偏白,呈现均质乳糜状外观,浓缩后的纳米脂肪,相比于纳米脂肪而言变得整体形态更加稳定,我们获得的纳米脂肪浓缩倍数为(8.03±1.65)倍,细胞数目增加倍数为(5.33±0.14)倍。与使用胶原酶提取细胞

以增加脂肪干细胞浓度的方法相比而言,我们的方法使用的都是物理方法,不添加任何有争议的化学试剂,更安全可靠;与现有的脂肪浓缩方法相比,我们的方法操作更加简单,用时较少,大概10ml微颗粒脂肪能收获大约1.33ml浓缩后的纳米脂肪(图22-1,图22-2)。

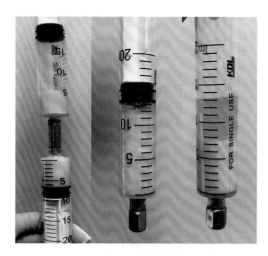

图22-1　浓缩纳米脂肪制备过程

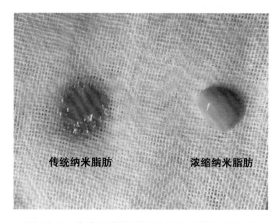

图22-2　传统纳米脂肪和浓缩纳米脂肪大体观

浓缩脂肪在使用过程中与脂肪移植原则差异不大,目前已经推广于临床应用,注射和使用原则如下:①患者常规消毒后用10ml注射器获取小颗粒脂肪,所有脂肪放置在放有冰块的冰桶内静置,以低温保持脂肪活性,静置大约10分钟后可见脂肪和肿胀液液体层明显分层,去除液体层;②提前计算好需要使用的浓缩纳米脂肪的量,按照上述方法进行脂肪浓缩,获取中层浓缩后的纳米脂肪;③用27号针头对受试者进行精准注射。浓缩纳米脂肪的制备过程中不添加任何外源性物质,可短时间内完成,没有任何法律、伦理问题,仅使用单纯的物理方法来去除颗粒脂肪中的水、油、条索等,使脂

肪细胞和外基质的生物有效性和比重增加,加大脂肪移植物的使用效率,以实现高效能的自体脂肪移植临床使用目的。目前笔者所在团队通过负压法得到的浓缩纳米脂肪已经使用或辅助使用于各种自体脂肪移植技术,在面部软组织填充、皮肤抗衰老治疗,慢性创面的治疗、隆乳、瘢痕及雄激素脱发等的治疗上都取得了较为理想的临床效果。

七、细胞外基质和脱细胞脂肪外基质

(一) 多种生物支架

在诱导脂肪来源干细胞的各种途径中,支架诱导因素也是近年来的研究热点。一个适当的生物相容的支架,既可以作为一个适当的三维组织结构,也可以促进种子细胞的增殖、分化,最终促进宿主整合和植入血管化。而构建的支架应该由健康的宿主软组织代替而降解。目前为止已经开发出多种支架,包括天然的水凝胶如胶原蛋白、明胶、右旋糖酐、藻酸盐、透明质酸。还有如基质胶、纤维蛋白、壳聚糖、硫酸软骨素等天然细胞外基质,一些可降解人工高分子聚合物,如聚乳酸、聚乙醇酸、聚乳酸聚乙醇酸共聚物、甲基丙烯酸酯、聚乙烯乙二醇丙烯酸酯等。每一种支架都或多或少地支持 ADSC 的增殖、分化、迁移、黏附等。很多生物支架如透明质酸是高度保守的糖胺聚糖,其在基质稳定、细胞信号传导、黏附、迁移、增殖和分化中起作用,现已经制备成为可注射的组织填充剂用于软组织修复和填充,且构建和制备不需要人类作为供体。但是在生物相容性和生物降解性方面,聚合物通常不如天然基质。这些材料的填充也可能会导致感染,吸收或异物反应。而生物及衍生的天然材料在加工容易性,生物降解性和生物相容性方面具有优势。

(二) 脂肪脱细胞外基质

随着生物支架的研究深入,ECM 的生物学作用已经引起了研究人员的广泛关注。ECM 是由动物细胞合成并分泌到胞外、分布在细胞表面或细胞之间的大分子,主要是一些多糖和蛋白或蛋白聚糖。这些物质构成复杂的网架结构,支持并连接组织结构、调节组织的发生和细胞的生理活动。细胞外基质是动物组织的一部分,不属于任何细胞。它决定结缔组织的特性,对于一些动物组织的细胞具

有重要作用。细胞对 ECM 的黏附在细胞行为的调节中起到了关键作用。通过跨膜受体的细胞-基质相互作用可以诱导信号转导途径调节各种细胞反应,包括存活、增殖、分化、迁移和转运。目前已知真皮细胞、成纤维细胞、软骨细胞、成骨细胞、脂肪细胞的周围都存在细胞外基质。然而,从医疗资源的优化配置的意义来看,其中的脂肪组织是体内最普遍的消耗性组织,可以大量收集并获得。在国内外的很多手术中,脂肪组织最终沦为医用废物而丢弃,如果加以有效利用,可以使医疗资源得到最大化的合理使用。

脱细胞脂肪组织(decellularized adipose tissue,DAT),亦称脂肪脱细胞外基质(decellularized adipose tissue extracellular matrix,DAM)。从生物学效应来看,脂肪组织内的 ECM 种类和绝对量的充沛也被大量研究所证实,目前已经得知,脂肪外基质包含多种类型的胶原蛋白(I ~ VI),弹性蛋白,硫酸化糖胺聚糖(sGAG)和层粘连蛋白,以及调节多种细胞过程的多种分泌肽。此外,DAT 还包括多种细胞因子和补体因子。这些蛋白和细胞因子与机体结合相对容易。目前普遍公认的理想支架孔径在 $10 \sim 100\mu m$,DAT 的孔径在 $20 \sim 100\mu m$,这意味着它符合理想的生物支架孔径。

当然,需要强调的是,DAT 对种子细胞如脂肪干细胞的成脂诱导性质,显示出了它是一种非常有前景的脂肪组织工程应用性生物材料。2010 年,Flynn 证实了脱细胞脂肪外基质的使用可以为人脂肪来源干细胞的成脂分化提供诱导微环境。在细胞的体外成脂实验中证实了脂肪外基质的支架诱导效能。在随后的脂肪外基质体内成脂研究中,Flynn 进一步证实了脱细胞脂肪基质微载体作为一种人脂肪干细胞的诱导底物,具有较为理想的体内成脂诱导效果。所以脂肪组织的脱细胞外基质是组织再生治疗中很有价值的资源,可以通过自体移植和异种移植等方式实现组织和细胞的再生与重建。

第四节　脱细胞外基质的制备

来源于人类脂肪的脱细胞外基质保留天然脂肪组织细胞外基质的非细胞成分、结构与力学特性

等,这有利于缺损组织的修复重建,并可能作为一个独立的软组织填充产品,具有巨大的商业价值。然而目前仍然没有建立理想的脱细胞方法能够安全有效地去除脂肪组织中的细胞成分和油,同时又尽可能保留完成的脱细胞脂肪外基质。研究发现,关于脱细胞脂肪外基质的生产办法可以分为物理性、化学性、酶学以及多种方法联合,不同的方法对脂肪组织清除细胞的效果不同,对细胞外基质的影响也不同,其最终会使宿主对移植的脱细胞材料产生的反应不同,进而影响脱细胞产品的安全性和有效性。通过目前研究,本专利进一步地优化了脱细胞方法,所得到的生物支架是能够获得具备临床使用应有的安全性和有效性的外基质产品。

为了让外基质支架在体内组织工程和再生药物应用中取得较好的持续能力,寻求合适的脱细胞方法制备外基质是至关重要的。所谓脱细胞方法,目的就是去除细胞潜在的免疫原性细胞含量,避免材料引起的免疫反应和炎性反应。最大限度保存细胞外基质成分,从而保持材料特定的生物学结构和功能,以利种子细胞生长,并最终形成新的生物替代组织或器官。

通常,用于脱细胞和分离 ECM 的方法包括物理(冷冻、压力、超声处理、搅拌)和化学,生物酶(酶、洗涤剂、酸、碱)处理的组合。理论上说,这些处理中的每一种都影响 ECM 内的组分,并且可能改变机械和材料性质,超微结构,支持体外细胞生长和分化的能力以及植入后宿主反应。当组织被有效脱细胞化时,保留的 ECM 特异性结构和功能组分(胶原、层粘连蛋白、纤连蛋白、生长因子等)在哺乳动物物种中相对保守,因此不会引起不良免疫反应。任何单一的方法的脱细胞效果均有利有弊,制备方法主要有以下几种。

(一) 离心振荡法

DAT 的制备可通过离心法实现。获取一定量脂肪组织后,经充分洗涤去除黏附在组织上的液体及血液,经过低速离心后,再进入高速匀浆、离心、冻干等程序,可得到脂肪组织 ECM 成分。

笔者所在团队对于此物理方法进行了探索,制备出了脱细胞效果较好的脂肪外基质,步骤如下:①所得颗粒脂肪进行根据前文所提到的浓缩纳米脂肪制备方案进行制备,但纳米脂肪制备程序中行

90 次来回,制备出去油去水的浓缩纳米脂肪,后 -80℃ 冷冻过夜。②常温复温后,离心(3 000 转/5min)进一步去除油脂后,加入等体积去离子水,再次冷冻、复温、震荡洗涤、离心(3 000 转/5min)去油、水,如此反复 3 次每次 2 小时。③将之前处理后的脂肪组织加入等体积去离子水后,放入匀浆机进行机械匀浆,进一步破碎脂肪细胞,后放入离心管离心(3 000 转/5min),离心后底部白色成分即为脱细胞脂肪外基质。④将底部外基质成分收集后,将所剩组织重复匀浆操作,进一步破碎脂肪细胞,且收集更多的底部外基质。所收集的外基质可真空冻干 24 小时后进行钴 60γ 辐射,-80℃ 保存。也可直接在无菌磷酸盐缓冲液(phosphate buffered saline,PBS)中 4℃ 保存。

此方法操作起来较为方便,而且所制备的外基质更加均匀,更有利于微创(注射)移植。而且脂肪组织单纯通过物理学方法脱细胞,完全不存在化学和生物制剂的接触。理论上说,此方法所制备的外基质几乎没有生物毒性。扫描电镜可见脂肪组织破碎彻底,大量胶原纤维存在。但 HE 染色光镜下可见蓝色核染。所以该方法在提取过程中并没有将引起细胞免疫原性的因素完全去除,因为核酸等物质的存留,将会成为外基质支架和宿主生物排斥的潜在威胁。所以此方法的不足之处在于所制备的 DAT 支架只适合用于自体移植。另外该方法虽可将细胞从基膜上分离,但这种离心后高速匀浆振荡可能会损坏 ECM 超微结构。

当然,在此物理方法基础上,所收集的外基质可以加入生物酶溶液,包含 55mmol/L Na_2HPO_4、17mmol/L KH_2PO_4、4.9mmol/L $MgSO_4 \cdot 7H_2O$、15 000U D-Nase Type Ⅱ(来自牛胰腺)、12.5mg R-Nase Type Ⅲ A(来自牛胰腺)和 2 000U Lipase Type Ⅵ-S(来自猪胰腺),处理 8~14 小时可以较为彻底地去除残留核酸物质。处理后行 HE 染色,光镜下可见核染消失。

笔者认为,增加此生物酶处理程序后,该制备工艺确实突破了纯物理方法,但外基质与化学试剂等接触时间与目前的文献报道相比仍然大大地缩减了。由于外基质与化学和生物试剂接触的时间大幅度地减少,很大程度上降低了其细胞毒性,增加了其生物相容性,对于外基质所包含的胶原、蛋

白和生长因子的破坏也减少了。此外,外基质的制备时间也大幅度地降低,从而提高了制备的效率和制备产量。从某种意义上说,其制备方法在本质上仍可以归结为物理学方法。

(二) 压力法

压力法是在一定温度下,将组织浸泡在含葡聚糖的磷酸盐缓冲液中,对之进行缓慢加压,对细胞造成破坏,这种方法对 ECM 非紧密排列的组织或器官效果肯定。这种方法目前常用于血管组织进行脱细胞,同时兼具灭菌效果。高压状态下可同时破坏细菌、真菌和病毒的磷脂双分子层从而达到灭菌的效果。也有研究表明,压力法在一定程度上对蛋白质具有变性作用,但其具体作用,目前的研究成果还十分有限。

(三) 有机溶剂溶解提取细胞

酸碱溶液能够造成生物分子的水解,且其对 ECM 成分和结果的影响较小。也有研究表明,乙酸能够在脱细胞时不影响组织的 GAG,但它对胶原具有一定的损害作用,从而造成 ECM 强度的减弱(XDong,2009 年)。研究表明,在制备 DAT 时利用酶溶解法脱细胞后加入 α-淀粉酶消化,再将其切碎,置于乙酸,制成去细胞脂肪组织溶液,最后再通过冰冻法将细胞外基质溶液制备成充满孔隙的三维支架。此法制备的 ECM 各项机械性能与天然的 ECM 相似,能更好地诱导植入的 ADSC 成脂分化,并支持血管生成。

(四) 阴离子表面活性剂破坏细胞膜

十二烷基硫酸钠(sodium dodecyl sulfate,SDS)是常见的一种阴离子表面活性剂,是一类可融于水的脂类,其具有亲水部分及疏水部分,能够通过破坏细胞膜磷脂和脂蛋白裂解脂膜,达到溶解抗原和消除免疫复合物的效果,可用于各类组织脱细胞基质的制备。SDS 较 TritonX-100 等其他去污剂更能有效去除致密组织的细胞核。但也存在弊端,目前在利用该去污剂脱细胞的同时,也因其残留问题而导致其脱细胞生物材料具有一定程度的细胞毒性,可引起不良反应。且 SDS 在清除细胞成分的同时,ECM 的成分也遭到严重破坏,这是由于其破坏了蛋白之间的联系,使得蛋白变性,破坏了胶原蛋白的完整性,导致纤维结构松散。DAT 其 ECM 结构成分尤为重要,因此,目前用于脂肪脱细胞过程使

用较少。

(五) 生物酶消化法

除下文提到的胰蛋白酶消化,核酸酶消化也可以进行脱细胞。核酸酶能分解细胞中的核酸物质,使器官组织内核酸含量平均下降91%。核酸酶破坏细胞作用较为强烈,在操作中需严格控制脱细胞的时间,如在胰腺脱细胞中脱氧核糖核酸酶(deoxyribonuclease,D-Nase)仅作用了 20 分钟就可取得良好的脱细胞效果。Choi 等在经过离心、匀浆、洗涤等物理方法去除细胞成分后,将组织置于RNA 酶中增强了脱细胞效果。

在脂肪组织的脱细胞步骤中也有着其他一些重要的脱细胞试剂。其主要作用是有效地去除组织内的细胞成分,并完整地保留细胞外基质。例如除垢剂、洗涤剂和螯合剂。常用的除垢剂包括非离子除垢剂和离子除垢剂。非离子除垢剂的应用较离子除垢剂广泛,对器官组织结构影响较小。它仅打破了脂质之间和脂质与蛋白间的联系,但保留了蛋白与蛋白之间的联系,蛋白仍具有功能结构。研究最广泛的非离子除垢剂是 Triton X-100。Triton X-100 是一种相当柔和的除垢剂,在水中不解离,在溶液中稳定性高,不易受强电解质无机盐类的影响,并且不改变组织的天然结构。P Wang 等使用冷冻法、生物酶及非离子除垢剂 Triton X-100 去除脂肪组织中的细胞成分,得到的 ECM 支架细胞去除彻底,三维空间保持完整,结构疏松、多孔,利于ADSC 黏附、增殖、分化。离子除垢剂对细胞毒性大,能溶解细胞浆、细胞核和膜,可以打破蛋白和蛋白之间的联系,使蛋白发生变性。最常用的离子除垢剂是 SDS、脱氧胆汁酸钠(desoxycholate sodium,DOC)、Triton X-200。SDS 虽然有扰乱支架结构,降低 GAG 浓度及影响胶原蛋白完整性的倾向,但是不会从组织中移除胶原蛋白,能保持组织力学特性。螯合剂的主要代表物是乙二胺四乙酸(ethylenediamine tetraacetic disodium salt,EDTA),其功能是通过分离型金属离子对组织脱细胞起辅助作用,破坏蛋白-蛋白间的联系。但螯合剂对去除组织表面的细胞无效,因此常常与酶类或是除垢剂联合使用,以达到脱细胞的效果。

(六) 联合脱细胞法

众多学者将物理、化学和酶学等方法与螯合剂

联合起来处理成块脂肪组织,或通过吸脂而获得脂肪,从中提取脂肪脱细胞基质均能基本保持组织特异性,并具有诱导 ADSC 的成脂分化的能力。2012年,Bryan N. Brown 等曾经将常用的三种外基质的脱细胞制备方法分为 A、B、C 三组进行比较。A 法更强调化学试剂的作用,即主要通过可溶解脂质的聚乙二醇辛基苯基醚配 TritonX-100 以及胰酶,4%乙醇/0.1%过乙酸,脱氧胆酸钠等化学试剂配合机械研磨脂肪组织开展脱细胞过程。B 法更强调了生物酶的作用,即主要通过干重胶原酶消化,后再用含 EDTA 的胰酶,脱氧核糖核酸酶,脂肪酶消化。C 法主要通过 NP40 细胞裂解液,脱氧胆酸钠,十二烷基硫酸钠,生理盐水稀释的 Tris-HCl 蛋白酶抑制剂等化学溶剂进行脱细胞工作。最终研究表明,方法 A 和 B 可以实现脂肪组织的有效脱细胞化,并且只有方法 A 显示了去除脂肪组织的大部分脂质的能力。

不论是脱细胞脂肪基质的制备还是后续的鉴定和体内外生物相容性的研究,Flynn 团队都有着深入且广泛的研究,曾通过物理+化学+生物酶制剂联合脱细胞方式得到的脂肪脱细胞基质,基本保留了细胞外基质结构及有关生物活性物质,如层粘连蛋白和Ⅳ型胶原蛋白,且能诱导 ADSC 成脂分化,这是一种经典的 5 天脱细胞法,其主要方针大体可以概括为反复缓冲溶液冻融,反复的酶溶液消化,以及极性溶剂萃取。此后很多外基质的制备方法都是在此基础上进行改进。本课题组沿用并改良了 Flynn 的脱细胞处理方法。即先通过物理方式反复冻融,后配合胰酶消化,异丙醇去脂质,DNA、RNA 酶去除残留核酸物质,最终获取脱细胞脂肪组织。其中物理方法即多次循环冻融,利用冰晶破碎细胞,破坏细胞膜,引起细胞裂解,并促进化学物质的暴露,这样也可以间接减少化学试剂的使用,在降低组织的超微结构破坏的同时,也尽量不改变细胞外基质的力学性能。为了避免冰结晶对外基质造成破坏,温度变化的速率必须受到精确的调控。目前,冷冻法已经在肌腱韧带组织、血管及拟胚体中使用。整个过程对组织细胞外基质的结构和性能无明显影响,并发现冻融循环次数与之亦无明显相关性。

生物酶中,含有 EDTA 的胰蛋白酶也扮演着重要角色,胰酶通过将多肽链中赖氨酸和精氨酸残基中的羧基侧切断,使细胞间的蛋白质水解,最终让细胞离散。当然,长时间消化可能会破坏胶原基质。前文提到,EDTA 是常用的螯合剂,可结合二价阳离子,如 Ca^{2+}、Mg^{2+} 等,而这些阳离子是构成细胞外基质中细胞黏附肽 RGD(Arg-Gly-Asp)三肽序列的关键因素,螯合剂与 Ca^{2+} 结合使细胞膜上的整合素无法识别黏附肽进而破坏细胞和外基质的黏附。

化学试剂中,异丙醇对亲油性物质的溶解力较强,可从脂肪组织中有效地溶解并去除脂质,是理想的萃取剂,但异丙醇也会对基质材料活性产生影响。脱细胞过程均在37℃恒温下持续搅拌,使酶、有机溶剂等化学试剂与脂肪组织充分接触反应。值得一提的是,常用的脱细胞步骤在最后都包含真空冻干环节,即通过低温真空冻干机,将脱去细胞后的脂肪组织基质成分在-20℃下冷冻为固相,利用真空冷冻干燥技术将基质中形成的冰晶升华为气相,将此技术应用于基质支架与当前联合脱细胞技术单纯去细胞后,形成的致密基质纤维网状结构相比,可进一步使支架材料形成独特的海绵状多孔结构。

笔者所在课题组对于 Flynn 的联合脱细胞制备法进行了改良,得到的脂肪脱细胞外基质脱细胞效果良好,生物支架保存相对完整(图 22-3),大体步骤如下。

1. 将自体脂肪移植术后剩余所得的无菌颗粒脂肪 45ml,置入 50ml 离心管,2 000 转/5min 离心,初步去除血液、肿胀液、水分、油脂,可得 25ml 脂肪组织。

2. 离心后的脂肪组织加入无菌 PBS 25ml 洗涤三次,每次洗涤后离心(3 000 转/5min),去除水分和油脂,可得脂肪组织 20~25ml。

3. **物理冻融法初步脱细胞** 洗涤后的组织加入 TE 缓冲液 25ml,于-80℃冷冻和37℃水浴环境反复冻融 5 次,每次 30 分钟。

4. **生物酶和化学试剂联合脱细胞**

(1)冻融后的组织去除 TE 缓冲液,加入 0.25%胰蛋白酶-0.1% EDTA 30ml 消化 12 小时。

(2)去除胰酶,后用 PBS 冲洗 3 次,每次 30 分钟,每次洗涤后离心(2 000 转/5min),进一步去除水分和油脂,后用 99.9% 异丙醇处理 48 小时,去除脂质。

(3)去除异丙醇,并加入极性缓冲液(8g/L NaCl、200mg/L KCl、1g/L Na_2HPO_4 和 200mg/L

KH_2PO_4)pH 8.0,洗涤 3 次,每次 30 分钟,每次洗涤后离心(2 000 转/5min),进一步去除水分和油脂,洗涤后用胰酶再次消化 6 小时。

(4)去除胰酶,极性缓冲液洗涤 3 次,每次 30 分钟,洗涤后离心(2 000 转/5min)。加入溶液,包含 55mmol/L Na_2HPO_4、17mmol/L KH_2PO_4、4.9mmol/L $MgSO_4 \cdot 7H_2O$、15 000U D-Nase Type Ⅱ(来自牛胰腺)、12.5mg R-Nase Type Ⅲ A(来自牛胰腺)和 2 000U Lipase Type Ⅵ-S(来自猪胰腺),处理大约 14 小时后去除残留核酸物质。

(5)极性缓冲液洗涤 3 次,每次 30 分钟。去除缓冲液后加入 99.9%异丙醇处理 8 小时。

(6)去除异丙醇,并加入极性溶液冲洗 3 次,每次 30 分钟。再加入 70%乙醇洗涤 3 次,每次 30 分钟。去除乙醇,加入 PBS 溶液洗涤。脱细胞外基质初步制备完成,后加入带有双抗的 PSB 缓冲液,4℃保存。

(7)真空冻干、交联、灭菌:①置入-20℃冻存过夜,后置于-40℃真空冻干机冻干 24 小时,去除水分。②钴-60γ 射线辐照,消毒并增加外基质交联。制备所得细胞外基质于-80℃保存。

(8)匀浆使用时需加入等体积的生理盐水,并使用匀浆机匀浆成均匀溶液后,可通过 5ml 注射器注射使用。

此外,需要强调的是,本课题组所得到的脂肪,是通过经典科尔曼脂肪移植技术在人体内抽吸出的颗粒脂肪,区别于之前很多研究团队所取得的脂肪块形式。颗粒脂肪有其独有的优势,首先,在获

取之后,我们可以通过离心的方式将颗粒脂肪、水分、脂质分离层次,这样在脱细胞步骤开始之前即可初步实现去水、去脂质。根据科尔曼技术,目前常用的离心方法为 1 000 转/3min。虽然自体脂肪移植技术在离心力和在转速方面历来有争论,但由于我们所需要的是脂肪组织的脱细胞外基质,所以不存在离心力和转速大小影响各种细胞的体内存活率问题。其次,在后续复杂的化学、生物酶脱细胞步骤中,颗粒脂肪与相关的化学生物酶制剂的接触更为充分,有利于提升脱细胞的效果。当然,由于和完整的脂肪块不同,颗粒脂肪类似于分散的质地,所以在脱细胞的复杂操作中,不可避免地会损失部分颗粒脂肪。最后,在每一次化学、生物步骤转换间隙,都需要通过缓冲液充分洗涤 3 次,每次洗涤都应在摇床上充分摇匀 30 分钟。最后一次洗涤、去水步骤结束后,应加以离心,进一步去除含有残余化学物质的水分。

在脱细胞步骤完成后,所得外基质通过钴-60γ 射线辐照,相比于传统方法有以下优点:①进一步灭菌,有利于无菌条件下进行体内体外实验。②通过物理方法,简单有效地促进外基质产生交联,在临床体内注射治疗后有利于提高外基质和人体的生物相容性,提高安全性,并且作为支架,将更进一步在人体内发挥生物学效应。

根据文献所述,最终所得外基质的水合质量通常在原始组织的 30%~45%。本课题组所得外基质质量证明了这一结论,本课题组 45ml 颗粒脂肪组织中,所得脱细胞脂肪外基质体积为 8.5~9.5ml,占原有体积的 18%~21%。相当于水合外基质的体积占原有组织体积的 1/6~1/5。经过冻干之后的外基质体积将会进一步缩小(图 22-4)。

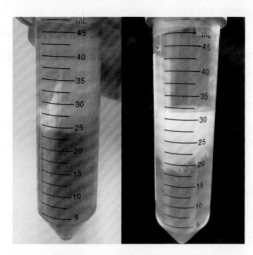

图 22-3 大颗粒脂肪组织(左图,22ml)和脱细胞脂肪基质(右图,4.5~4.8ml)

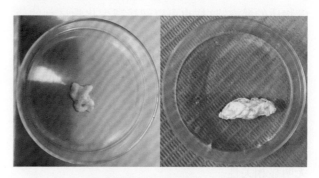

图 22-4 水合脂肪脱细胞外基质(左图)和冻干后脂肪脱细胞外基质(右图)

第五节　细胞外基质作为生物支架的临床应用策略

来自人或动物的脂肪组织通过机械、化学和酶促反应进行脱细胞，并实现临床治疗，其临床应用策略可以归纳为以下步骤：首先，获取的脂肪组织可以通过机械、化学和酶促反应脱细胞化，最终制备成为脱细胞脂肪外基质。DAT 可以根据特定组织的需要进行调整，即制备成为生物相容性优良且与体内交联反应较好的生物或生物衍生支架。其次，不同类型的种子细胞，如前文所述的脂肪来源的干细胞可从患者体内分离出来，并在体外培养以进行有效扩张。经扩增且成熟的种子细胞种植在具有或不具有另外的组织特异性的外基质支架中，然后在三维（3D）支架培养系统中培养。最后，将支架/细胞构建体移植到患者的缺损部位。结合细胞的 ECM 支架可用作生物替代物，用于软组织的再生，其再生范畴相当广泛，包括脂肪组织、肌肉、血管、神经、软骨和皮肤的再生。在以上步骤中，脂肪外基质如何脱细胞并制备获得的相关研究已经取得了很多有意义的成果。通过对文献的调查，理论上人们可以为身体几乎每个组织都能制订特异的脱细胞方案。目前关于脱细胞脂肪基质的临床应用的研究重点已经集中在生物支架的选择、复合物的构建和运载方式，以及支架如何最大化地诱导分化种子细胞等方面。

第六节　适当的外基质支架构建

既然已知脱细胞组织作为生物支架的优势，那么构建可进入体内并产生生物学效应的载体形式，以及探索进入体内的可行性方案则成为了下一步的研究重点。根据脱细胞外基质的临床应用策略，归根结底 DAT 是要通过临床途径进入人体内，实现软组织的补充和再生。诚然，脱细胞组织是可以作为完整生物支架直接植入体内，也可以用于直接构建三维的细胞培养基质，但细胞浸润可能在具有致密 ECM 结构的组织中会受到限制。此外，ECM 中的天然异质性可能导致细胞附着和分布在脱细胞基质内的细胞变异性，这可能潜在地影响细胞反应。

总体而言，虽然不能低估完整形式的细胞外基质的临床应用前景，但是以完整形式应用脱细胞组织在协调支架性质（包括形状、孔隙率和刚度）以及体内应用的递送方式所提供的多功能性等方面受到了限制。

较为理想的外基质生物支架应当是允许微创方式（注射）输送，并且匹配天然微环境的化学复杂性，促进组织再吸收时的自然再生。Young 等已经成功地使用十二烷基硫酸钠（SDS）或脱氧胆酸钠等洗涤剂的方案来产生人类脱细胞脂肪外基质，外基质再通过猪胃蛋白酶和 HCL 的作用下凝胶化，最终产生可注射支架。这种支架可以通过 25G 行皮下注射。Allison 等设计了特异装置通过喷气液滴技术构建了无菌的 DAT/藻酸盐微载体，并加入光敏溶液中诱导光化学交联。所构建的 DAT/藻酸盐微载体呈水凝胶形状，电镜观察为多孔状微载体，具备可注射性（可通过 5ml 注射器注入体内）。此方法可以扩展到产生衍生自其他基质源的微载体，例如任何类型的脱细胞组织或细胞分泌的 ECM，以设计定制的微载体基质，其定制 3D 细胞微环境，目的是促进在培养的细胞群体中更正常的细胞行为和组织特异性应答，以增强组织再生。Cheung 等将原位聚合的水凝胶与脱细胞脂肪组织（DAT）相结合，构建了可注射的生物活性基质复合支架，以填充小的或不规则的软组织缺损。研究证明这类支架促进了脂肪来源的干细胞（ASC）的迁移和传送，增强了脂肪组织的分化和形成。

脱细胞组织可以用蛋白水解和/或糖酵解酶进行酶消化以制造外基质来源的水凝胶、泡沫、微载体和涂层，以及合成用于 3D 打印的生物体。最近的研究中，Flynn 使用蛋白水解酶胃蛋白酶或糖酵解酶 α-淀粉酶消化的 DAT 来合成非化学交联的 3D 微载体和多孔泡沫的方法。泡沫的制作过程中，脱细胞组织需要通过机械切碎或冷冻加工以便酵解酶 α-淀粉酶消化 DAT。构建成泡沫状的微载体有以下优势：①泡沫体将在再水化后保持由原始模具限定的形状；②泡沫微载体在不需要化学交联的情况下形状是稳定的；③与完整的脱细胞组织相比，使用 DAT 衍生的泡沫和微载体作为细胞培养底物更均匀，这可以改善细胞分布和细胞/细胞-DAT 相互作用的均匀性；④与完整的 DAT 相比，泡沫和珠粒泡沫支架在宿主组织中诱导更强的血管生成反应,促进更广泛的炎性细胞浸润,并在12周研究过程中吸收。

用于改进天然衍生聚合物的最常见技术是交联,由于细胞迁移,增殖和血管发生都依赖于支架蛋白的降解。因此,交联可以用于减缓支架蛋白的降解,从而延长化学引诱物肽的释放,随着时间的推移增加细胞的流入并潜在地提高材料的生物活性。但是交联也可能会导致其他材料性质的改变,例如硬度和孔径。所以交联技术以及材料的生物相容性和降解等问题也引起了国内外很多学者的重视。

为了控制降解和体积持久性,Iwen Wu 使用1-乙基-3-(3-二甲氨基丙基)碳二亚胺盐酸盐(EDC)和 N-羟基琥珀酰亚胺(NHS)将脂肪外基质交联。构建可注射性的交联细胞外基质。最终提供了支持体外脂肪来源的干细胞生长和分化的生物相容性基质。交联基质增加了其对酶降解的抵抗力。在 Sprague-Dawley 大鼠中皮下植入脂肪外基质,产生的炎症反应很轻微。在体内的植入物中观察到脂肪组织发育和血管形成,宿主的细胞也迁移到了基质中。

Jean W 通过研究基质金属蛋白酶(MMP)抑制剂量调节脱细胞猪心室心肌外基质可注射水凝胶支架的降解速率,进行了生物相容性和降解动力学的体内相关实验,得出了有借鉴价值的结论:常用的交联剂不能原位调节可注射的 ECM 水凝胶结合支架。开发有效的交联剂的标准:①快速反应动力学;②在包括37℃,中性 pH,无表面活性剂或溶剂的生理条件下反应的能力;③最小的细胞毒性。例如,用生物相容性基质金属蛋白酶 MMP 抑制剂加入水凝胶可以调节生物体外和体内的支架降解,即减缓 ECM 水凝胶支架的降解,而不影响水凝胶的其他性质以及刚度。例如通过冷冻脱细胞组织以产生可注射的组织特异性 ECM 颗粒。这些 ECM 颗粒可以作为细胞指导性组分并入其他生物材料的复合支架中,例如原位交联水凝胶。在完善生物支架体内移植的安全性方面,最近也有突破。目前所知,植入的生物支架可能会释放的过量过氧化氢(H_2O_2)会扩大氧化应激,这是导致组织再生失败的组织损伤的主要原因。Girdhari Rijal 等将一种

抗氧化剂(过氧化氢酶)包埋在支架中,以防止组织遭受 H_2O_2 诱导的损伤。研究结果显示,这种方法构建的支架相对于没有包埋过氧化氢酶的支架,组织生长增加,炎症反应减少,而且诱导血管发生。这样,通过减少 H_2O_2 介导的氧化应激,促进了在支架中的健康组织生长和血管发生。

第七节 脱细胞脂肪组织对于再生医学科学研究的意义

ECM 由蛋白质、糖蛋白和多糖的复杂3D网络组成。除了组织工程应用之外,ECM 衍生的生物支架在生物研究的体外模型生成更高保真度方面具有巨大的潜力。迄今为止大多数体外细胞培养研究是在组织培养聚苯乙烯(TCPS)下进行的,这是一种2D贴壁空间培养模式,其与生物组织中发现的生物复合和动态细胞环境几乎没有相关性。虽然方便研究受控环境中的细胞相互作用,但是在这些简化的刚性2D底物上培养细胞会改变细胞附着和形态,以及细胞和细胞间的相互作用。越来越多的人认识到,2D 与 3D 系统的细胞行为可能有很大差异。在外基质3D支架中,ECM 的生物化学和生物力学信号传导是细胞功能的关键介质。许多组织试图通过用 ECM 成分(例如胶原、层粘连蛋白和纤连蛋白)涂覆 TCPS 来克服已建立的2D系统的局限性。虽然这些策略可以改善细胞附着并可能改变细胞反应,但是这些模型仍然受到它们的2D配置的限制,其不能模拟 ECM 的复杂的空间组织或生物化学。

所以,在此问题的基础上,借助外基质三维支架,采用细胞的旋转培养系统,即种子细胞(ADSC)结合外基质支架动态条件下在低剪切旋转培养系统(10~15 转/min)培养,可以更加有效而逼真地模仿体内的微环境。虽然同样都为体外培养,但是有研究表明,10天内的 ADSC 的数量在3D培养体系中显著增加,大约10倍的扩张,而传统的2D培养系统只有2.8倍的扩张,并且外基质支持细胞附着和增殖期至少可以达到2周。所以,在组织工程的科学研究中,外基质支架可以更为有效地模拟体内微环境,更高效地促进种子细胞的体外增殖、分化。

第八节　脱细胞脂肪外基质促进脂肪体内再生的临床应用前景

实现受损组织和器官从功能到结构的完美修复或再生是人类一直以来追求的目标,也是再生医学领域研究的最高境界。随着细胞生物学和分子生物学研究的深入、学科间的交叉和相互渗透以及高新技术的推广应用,组织修复与再生从基础理论研究到临床应用都取得了令人振奋的成果。目前,脂肪移植已成为整形外科及修复重建领域重要的技术手段,广泛用于软组织缺损的修复和以美容为目的的软组织增加,然而也存在保有率和成活率不确定,需多次手术,部分个体无法获得可供移植的脂肪等诸问题。

所以,来源于脂肪组织由细胞外基质组成的脱细胞基质已成为脂肪医学一个新的发展方向,由细胞外基质组成的脱细胞组织被期待用于临床支持组织的修复和器官的再生,也是国内外关注的重要方向。组织工程技术特别注重将种子细胞与生物材料复合,形成与自身组织有着同样结构和功能的生物组织,以修复组织缺损。当前,制约脂肪组织工程发展的关键问题在于选择理想的生物支架材料。自体组织生物支架优于非自体组织来源的生物材料,利用脂肪组织衍生的 ECM 作为支架是近年来一种新的方法,它具备极强的仿生结构、可塑性、无免疫源性等特点。

当然,不同的方法对脂肪组织清除细胞的效果不同,对细胞外基质的影响也不同,其最终会使宿主对移植的脱细胞材料产生的反应不同,进而影响脱细胞产品的安全性和有效性。很多研究团队已经开发了有效的脱细胞方案,以保持 ECM 的天然超微结构和组成,并避免植入后不良宿主反应,从而表现出良好的 ECM 的生物相容性,完整性和生物活性。然而,对于脂肪来源的 ECM 支架的临床应用仍然有待研究,例如复杂 ECM 组成的鉴定,潜在危险因素的定量标准,可再现的临床分级和供体脂肪组织的给药。虽然许多研究人员一直在试图鉴定脂肪外基质完整的蛋白质构成,但是仍然存在许多不明确的蛋白质,这需更深入的研究来进一步阐明。

已知外基质支架可为组织工程的种子细胞提供适宜生存的三维空间,促进新生血管的形成,有利于种子细胞获得足够的营养物质,进行气体交换并排出废物。此外,脱细胞脂肪外基质还有多种行使不同生理功能的细胞因子,干细胞可与其中的胶原、纤维连接蛋白、蛋白聚糖、层粘连蛋白、基质金属蛋白酶等多种物质相互作用,从而构建了一种有利于干细胞活化的微环境,以保证干细胞的再生,并诱导种子细胞的增殖和分化,最终使其分化为脂肪组织。脱细胞脂肪外基质有可能成为一种安全、持久、易获取的医学生物材料,且不存在伦理及免疫排斥等问题,有广阔的市场前景。进一步拓展 ECM 在其他领域的应用,规范其临床转化的操作,其需求是相当可观的。在临床转化应用中多种组织脱细胞产品被用在组织缺损的修复与再生,其中人脱细胞异体真皮是临床成功应用于皮肤软组织修复的典范。脂肪组织细胞外基质具有特殊的优势,脂肪组织来源丰富,易于获取,不存在严重的免疫排斥反应和伦理学问题,安全性能高,不仅可用于组织缺损的修复与再生,亦可广泛应用于先天畸形修复,缺血组织的血供重建和改善、难愈创面和瘢痕的修复等。DAT 的应用可能将成为再生医学临床转化的重要手段,服务于提高人类健康的需要。在科学研究中,从 2D 细胞培养拓展为 3D 培养,更加真实地还原了细胞生长的生物微环境。有利于组织工程学进行客观有效的研究。

关于外基质构建和体内传递的问题,目前更倾向于应用水凝胶形式的复合物。这样的方式有以下优点:①可以通过微创注射的方式实现软组织的充填和重建。②解决了外基质进入体内的生物相容性的问题。③复合的水凝胶支架增加了降解的时间,扩大了其体内的生物学支架效应。

总之,DAT 保留天然脂肪组织 ECM 的非细胞成分、结构与力学特性等,有利于缺损组织的修复重建,并可能作为一个独立的软组织填充产品且具有巨大的商业价值。尽管目前仍没有单独一种脱细胞方法能够安全有效地去除脂肪组织中的细胞成分,并尽可能保留完整的 ECM,但通过进一步的优化脱细胞方法,能够成为临床使用中具有安全性和有效性的 DAT 产品。笔者相信新的产品将会为脂肪移植及其新技术的应用提供更加广阔的前景。

第九节 小 结

脂肪移植后的脂肪存活机制是再生医学的重大课题,一旦对脂肪移植后的生存机制有了更深入的了解,整形外科医生的自体脂肪移植相关手术将会大大地改善临床效果和患者满意度。宿主替代理论和移植物存活理论代表了目前对所了解的有关脂肪移植如何在体内移植后存活的认知。而种子细胞和生物支架的发现和产生,给临床医生在工作中提供了更多的脂肪移植策略。尽管有许多问题尚待解决,但从社会生物医学模式来看,脂肪细胞外基质无疑是一个非常有价值的来源,也有利于再生医学研究人员以及临床医生进一步地利用脂肪的存活机制来实现脂肪组织在体内的存活和再生。

(蒋笑 刘宏伟)

参 考 文 献

[1] ZUK P A, ZHU M, MIZUNO H, et al. Multilineage cells from human adipose tissue: implications for cell-based therapies[J]. Tissue Eng, 2001, 7(2): 211-228.

[2] HEO J S, CHOI Y, KIM H S, et al. Comparison of molecular profiles of human mesenchymal stem cells derived from bone marrow, umbilical cord blood, placenta and adipose tissue[J]. Int J Mol Med, 2016, 37(1): 115-125.

[3] BASS L S. Injectable filler techniques for facial rejuvenation, volumization, and augmentation[J]. Facial Plast Surg Clin North Am, 2015, 23(4): 479-488.

[4] YOSHIMURA K, SUGA H, ETO H. Adipose-derived stem/progenitor cells: roles in adipose tissue remodeling and potential use for soft tissue augmentation[J]. Regen Med, 2009, 4(2): 265-273.

[5] DAYAN S H, HO T T, BACOS J T, et al. A randomized study to assess the efficacy of skin rejuvenation therapy in combination with neurotoxin and full facial filler treatments[J]. J Drugs Dermatol, 2018, 17(1): 48-54.

[6] MOJALLAL A, LEQUEUX C, SHIPKOV C, et al. Influence of age and body mass index on the yield and proliferation capacity of adipose-derived stem cells[J]. Aesthetic Plast Surg, 2011, 35(6): 1097-1105.

[7] FRAME J D. The past, present, and future of facial fat grafting[J]. Atlas Oral Maxillofac Surg Clin North Am, 2018, 26(1): 1-6.

[8] ZIELINS E R, PAIK K, RANSOM R C, et al. Enrichment of adipose-derived stromal cells for BMPR1A facilitates enhanced adipogenesis[J]. Tissue Eng Part A, 2016, 22 (3-4): 214-221.

[9] SIMONACCI F, BERTOZZI N, GRIECO M P, et al. Procedure, applications, and outcomes of autologous fat grafting[J]. Ann Med Surg (Lond), 2017, 20: 49-60.

[10] SHIM Y H, ZHANG R H. Literature review to optimize the autologous fat transplantation procedure and recent technologies to improve graft viability and overall outcome: a systematic and retrospective analytic approach[J]. Aesthetic Plast Surg, 2017, 41(4): 815-831.

[11] PEER L A. Loss of weight and volume in human fat grafts with postulation of a "Cell Survival Theory"[J]. Plast Reconstr Surg, 1950, 5: 217-230.

[12] CARPANEDA C A, Ribeiro M T. Percentage of graft viability versus injected volume in adipose autotransplants[J]. Aesthetic Plast Surg, 1994, 18: 17-19.

[13] ZHAO J, YI C, LI L, et al. Observation on the survival and neovascularization of fat grafts interchanged between C57BL/6-gfp and C57BL/6 mice[J]. Plast Reconstr Surg, 2012, 130: 398-406.

[14] SUGA H, ETO H, AOI N, et al. Adipose tissue remodeling under ischemic: death of adipocytes and activation of stem/progenitor cells[J]. Plast Reconstr Surg, 2010, 126: 1911-1923.

[15] ETO H, KATO H, SUGA H, et al. The fate of adipocytes after nonvascularized fat grafting: evidence of early death and replacement of adipocytes[J]. Plast Reconstr Surg, 2012, 129: 1081-1092.

[16] YOSHIMURA K, ETO H, KATO H, et al. In vivo manipulation of stem cells for adipose tissue repair/reconstruction[J]. Regen Med, 2011, 6(suppl 6): 33-41.

[17] KOLLE S T, FISCHER-NIELSON A, MATHIASEN A B, et al. Enrichment of autologous fat grafts with ex-vivo expanded adipose tissue-derived stem cells for graft survival: a randomized placebo-controlled trial[J]. Lancet, 2013, 382: 1113-1120.

[18] GARZA R M, RENNERT R C, PAIK K J, et al. Studies in fat grafting: Part IV. adiposederived stromal cell gene expression in cell-assisted lipotransfer[J]. Plast Reconstr Surg, 2015, 135: 1045-1055.

[19] LIN J Y, WANG C M, PU L L Q. Can we standardize the techniques for fat grafting[J]? Clin Plast Surg, 2015,

42:199-208.

[20] PU L L Q,YOSHIMURA K,COLEMAN S R. Future perspectives of fat grafting[J]. Clin Plast Surg,2015,42:389-394.

[21] JIN R,ZHANG L,ZHANG Y G,et al. Does platelet-rich plasma enhance the survival of grafted fat? An update review[J]. Int J Clin Exp Med,2013,6:252-258.

[22] YOSHIMURA K,SATO K,AOI N,et al. Cell-assisted lipotransfer for facial lipoatrophy:efficacy of clinical use of adi pose-derived stem cells[J]. Dermatol Surg,2008,34(9):1178-1185.

[23] RAGHUVEER R,SUBRAMANIA I ,MOHIT S,et al. Effect of external volume expansion on the survival of fat grafts[J]. Indian J Plast Surg,2016,49(2):151-158.

[24] NGUYEN P S,DESOUCHES C,GAY A M,et al. Development of micro— injection as an innovative autologous fat graft technique:the use of adipose tissue as dermal filler[J]. J Plast Reconstr Aesthet Surg,2012,65(12):1692-1699.

[25] 黄惠真,李伟,许鹏,等.纳米脂肪改善裸鼠光老化皮肤质地的实验研究[J].组织工程与重建外科杂志,2016,12(4):212-216.

[26] ALPER K C. Nanofat grafting under a split-thickness skin graft for problematic wound management[J].Springer Plus,2016,5(1):138.

[27] TAMBURINO S,LOMBARDO G A,TARICO M S,et al. The role of nanofat grafting in vulvar lichen sclerosus:a preliminary report[J]. Arch Plast Surg,2016,43(1):93-95.

[28] YOSHIMURA K,SATO K ,AOI N,et al. Cell-assisted lipotransfer (CAL)for cosmetic breast augmentation:supportive use of adiposederived stem/stromal cell[J]. Aesthetic Plast Surg,2008,32(1):48-55.

[29] ELFADL D,GARIMELLA V,MAHAPATRA T K,et al. Lipomodelling of the breast:a review[J]. Breast,2010,19(3):202-209.

[30] MATSUMOTO D,SATO K,GONDA K,et al. Cell-assisted lipotransfer:supportive use of human adipose-derived cells for soft tissue augmentation with lipoinjection[J]. Tissue Eng,2006,12(12):3375-3382.

[31] 黄海玲,陈苑雯,廖选,等.细胞辅助脂肪移植术中颗粒脂肪无菌低温保存技术的应用及护理[J].护士进修杂志,2016,(31)23:2183-2185.

[32] WANICZEK D,MIKUSEK W,KAMIŃSKI T,et al. The "biological chamber" method-use of autologous platelet-rich plasma(PRP)in the treatment of poorly healing lower-leg ulcers of venous origin[J]. Pol Przegl Chir,2015,87(6):283-289.

[33] MASCARENHAS R,SALTZMAN B M,FORTIER L A,et al. Role of platelet-rich plasma in articular cartilage injury and disease[J]. Knee Surg,2015,28(1):3-10.

[34] SAN SEBASTIAN K M,LOBATO I,HERNÁNDEZ I,et al. Efficacy and safety of autologous platelet rich plasma for the treatment of vascular ulcers in primary care:Phase III study[J]. BMC Fam Pract,2014,30(15):211-219.

[35] ALEXANDER,ROBERT W. Biocellular regenerative medicine use of adipose-derived stem/stromal cells and it's native bioactive matrix[J]. Phys Med Rehabil Clin North Am,2016,27(4):871-891.

[36] 廖选,李升红,陈苑雯,等.低能量激光照射对脂肪源性干细胞临床治疗潜能影响的实验研究[J].解放军医学杂志,2016,41(9):703-708.

[37] DENG C,HE Y,FENG J,et al. Extracellular matrix/stromal vascular fraction gel conditioned medium accelerates wound healing in a murine model[J]. Wound Repair Regen,2017,25(6):923-932.

[38] KHOURI R K,RIGOTTI G,CARDOSO E,et al. Megavolume Autologous fat transfer:Part I. theory and principles[J]. Plast Reconstr Surg,2014,133(3):550-557.

[39] SUN M,HE Y,ZHOU T,et al. Adipose extracellular matrix/stromal vascular fraction gel secretes angiogenic factors and enhances skin wound healing in a murine model[J]. Biomed Res Int,2017,2017:3105780. doi:10.1155/2017/3105780. Epub 2017 Aug 1.

[40] 范雪娇,田春祥,傅月荷,等.脂肪脱细胞基质的制备和初步评价[J].中国修复重建外科杂志,2014,28(3):377-382.

[41] LU H,HOSHIBA T,KAWAZOE N,et al. Comparison of decellularization techniques for preparation of extracellular matrix scaffolds derived from three-dimensional cell culture[J]. J Biomed Mater Res A,2012,100(9):2507-2516.

[42] SUTO K,URABE K,NARUSE K,et al. Repeated freeze-thaw cycles reduce the survival rate of osteocytes in bone-tendon constructs without affecting the mechanical properties of tendons[J]. Cell Tissue Bank,2012,13(1):71-80.

[43] NEGISHI J,FUNAMOTO S,KIMURA T,et al. Porcine radial artery decellularization by high hydrostatic pres-

sure［J］. J Tissue EngRegen Med, 2015, 9（11）: E144-151.

［44］ DEEKEN C R, WHITE A K, BACHMAN S L, et al. Method of preparing a decellularized porcine tendon using tributyl phosphate［J］. J Biomed Mater Res B Appl Biomater, 2011, 96(2): 199-206.

［45］ 察鹏飞, 高建华, 陈阳, 等. 人脂肪组织细胞外基质支架的构建［J］. 中华整形外科杂志, 2012, 28（1）: 55-60.

［46］ YU C, BIANCO J, BROWN C, et al. Porous decellularized adipose tissue foams for soft tissue regeneration ［J］. Biomaterial, 2013, 34(13): 3290.

［47］ DE CARLO E, BAIGUERA S, CONCONI M T, et al. Pancreatic acellular matrix supports islet survival and function in a synthetic tubular device: in vitro and in vivo studies［J］. Int J Mol Med, 2010, 25(2): 195.

［48］ CHOI J S, KIM B S, KIM J Y, et al. Decellularized extracellular matrix derived from human adipose tissue as a potential scaffold for allografttissue engineering［J］. J Biomed Mater Res A, 2011, 97(3): 292-299.

［49］ MANGOLD S, SCHRAMMEL S, HUBER G, et al. Evaluation of decellularized human umbilical vein（HUV）for vascular tissue engineering-comparison with endothelium-denuded HUV［J］. J Tissue Eng Regen Med, 2015, 9（1）: 13-23.

［50］ NAKAYAMA K H, BATCHELDER C A, LEE C I, et al. Decellularized rhesusmonkey kidney as a three-dimensional scaffold for rena tissue engineering［J］. Tissue Eng Part R, 2010, 16(7): 2207-2216.

第二十三章
负载浓缩血小板的细胞外基质材料与创面愈合

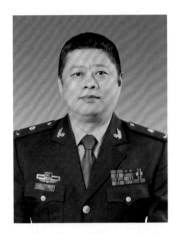

程飚

中国人民解放军南部战区总医院（原中国人民解放军广州军区总医院）整形外科主任，中国人民解放军热区创伤救治与组织修复重点实验室副主任。

现任中国医师协会创伤外科医师分会副会长，中华医学会组织修复与再生分会委员，中国康复医学会再生医学与康复专业委员会主任委员。研究方向是组织（创面）修复与再生，主要是神经-内分泌在创面愈合与组织再生中的作用。

Cheng Biao, a director of plastic surgery department, Guangzhou General Hospital of PLA, a deputy head of The Key Laboratory of Trauma Treatment & Tissue Repair of Tropical Area, PLA.

He is currently a vice president of Trauma Society of The Chinese Medical Doctor Association, chairman of the organization regeneration and rehabilitation committee of China Rehabilitation Medical Association, Standing Committee member of Tissue repair and regeneration of Chinese Medical Association (CMA).

摘要

再生医学中生物材料的应用影响修复的结局，多少年来，人们一直寻找理想的生物材料，其中具有生物活性的材料尤其得到学者们的青睐。由于温度、水化、氧含量、pH 和病原微生物负荷等因素对可吸收生物材料的影响，导致生物材料在再生修复过程中促进修复的能力受到诸多限制。如何利用组织工程材料吸收代谢特点构建成最有利于创面修复与再生的内外环境，在炎症控制、组织增生、血管新生、再上皮化和基质塑性降解中发挥生物材料最大效应，是未来开发新型诱导性组织工程生物材料的重点领域，也将成为今后一段时间创面愈合基础研究与临床应用的发展方向。

本章节主要针对脱细胞真皮基质（acellular dermal matrix, ADM）和小肠黏膜下层（small intestinal submucosa, SIS）两类生物材料。它们均是良好的组织工程支架和组织再生修复材料，且获取容易，具有良好的生物相容性，并有一定的弹性和韧性，孔径结构有利于组织修复中的血管化和细胞增殖、迁移与分化等过程，但他们仍存在一些不足。同时负载多重活性因子的生物材料可能成为开启再生医学的秘钥，希望逐渐构建理想的新型细胞外基质类生物活性材料以满足临床完美修复的需要。

Abstract

The application of biomaterials affects the outcome of repair in regenerative medicine. In the last two decades, people have been searching for perfect biomaterials, especially those with biological activity, which have been favored by scholars. Absorbable biomaterials are affected micro-enviroment(such as temperature, hydration, oxygen content, pH value and pathogen microbial load, etc.), as a result, the ability of biomaterials to regenerate and repair is limited. How to make use of the absorb the metabolic features of tissue engineering materials to built the most favorable internal and external environment for wound repair and regeneration, the inflammation regulation, tissue proliferation, angiogenesis and epithelial and stromal plastic degradation plays the biggest effect of biological materials. In future, research some new inducible tissue engineering biomaterials, also will be a period of time in the future wound healing the development direction of basic research and clinical application.

In this study, two biomaterials, contain acellular dermal matrix (ADM) and small intestinal submucosa (SIS), were used as tissue engineering scaffolds. It is easy to obtain, has good biocompatibility, and has certain flexibility and toughness. The pore size structure is conducive to the process of vascularization, cell proliferation, preexistence and differentiation in tissue repair. They are all very excellent tissue regeneration repair materials. However, there still are some shortcomings. The multifunctional active factors loaded with biomaterials may be the key to the initiation of regenerative medicine. We hope that the ideal new type of extracellular matrix bioactive materials loaded with multiple functional active factors, which can be constructed gradually to meet the needs of clinical perfect regeneration during the whole repair process.

一方面,随着社会经济发展和工业化程度的日益提高,创伤与其他意外伤害所致的各类创面大幅增加;另一方面,遭受慢性溃疡困扰的患者数量也随着老龄化社会的到来逐年增加,已成为人类健康及社会、家庭的巨大负担。据估计,1%~2%的人在其一生中将患有慢性伤口,在全球,每年约有3亿患有慢性伤口和1亿遭受创伤的患者,这对政府医疗系统造成了沉重的负担。随着人口老龄化、肥胖和糖尿病等代谢疾病的增加,这个问题越加严重。因此加速伤口愈合,提高愈合质量愈加成为现代医学中最具挑战性和前沿性的课题之一。

第一节　皮肤损伤与修复

创伤愈合伴随着人类发生、发展的整个过程。皮肤作为人体最大的器官,是抵御外部环境损伤的第一道屏障,所以皮肤组织的创伤修复是创伤外科最常见的问题。除去部分小的伤口能够自愈,且功能不受影响,很多伤口愈合质量低,甚至无法愈合,即使伤口病理性瘢痕闭合,附属器官(毛囊、汗腺等)不可再生等问题,依然困扰着我们。伤口愈合既是一种复杂,又井然有序的过程,由出/凝血、炎症、基质形成和上皮化及重塑组成,伤口局部和全身多种类型的细胞参与其中。而大型伤口、深度大面积烧伤以及各类难愈性溃疡仅依靠自身创缘的上皮和基底组织难以完成再上皮化和组织充填,需要依靠植皮、皮瓣这类"拆东墙补西墙"的方式修复,有些甚至连手术也十分棘手,甚至带来继发性的损害。随着近年来干细胞、生物材料、细胞/生长因子等为中心的再生医学迅猛发展,为皮肤创伤愈合,甚至完美修复展现出美好前景,也为我们深入的研究指引了方向。

一、皮肤组织的构成及其功能

皮肤具有一系列复杂结构,由两个不同的组织构成:表皮和真皮。在胚胎发生学上,皮肤组织来源于胚胎的外胚层和中胚层,外胚层形成表皮、皮肤附属器和神经;中胚层发育形成真皮、皮下组织、血管、淋巴管和肌肉。表皮位于体表的最外层,隔绝外界的水和病原体,该层主要由角质形成细胞组成,同时,它还含有少量的黑素细胞、朗格汉斯细胞和梅克尔细胞。表皮干细胞相对静止,尚处于未分化的状态,其具有维持和再生表皮以及毛囊的功能,并通过其维持了体内平衡,完成皮肤组织的自我更新;当遭受损伤时,表皮干细胞参加伤口的愈合修复。真皮位于表皮下方且由填充有成纤维细胞的结缔组织组成，真皮通过胶原纤维束组成的细胞外基质向皮肤提供缓冲和拉伸强度，所有这些都嵌入在蛋白多糖中。一系列复杂结构构成的皮肤拥有较多的生理功能，包括保护屏障、调节体温、感觉、分泌和排泄、吸收、代谢、防止体表的水分流失，以及作为维生素 D 合成和免疫监视的器官等。其中，皮肤的主要功能是屏障作用，起到保护和防御的结果，一是防护机械性刺激，表皮最外层的角质层、真皮的胶原纤维、弹力纤维和网状纤维以及皮下松软的脂肪组织，三者的有机结合对外来的机械刺激起到了防护的作用；二是防御化学性刺激，皮肤表面的角质层可防止水分及化学物质的侵入，同时，皮肤分泌的皮脂能防止化学物质的侵蚀；三是防护物理性损害，包括光线、电流以及热损伤，除此之外，还具有一定的水屏障作用，即防止皮内水分的过度蒸发以及体外水分的过度渗透；四是防御微生物作用，这种作用的受损减弱，就会造成皮肤的感染。作为最外层的屏障，皮肤往往遭受着来自外部应激因子最多的挑战，结果是造成较为频繁的细胞和屏障损害。

二、皮肤创伤愈合过程

皮肤创伤愈合与修复对保护人类健康极为重要，维护好人类与外界环境直接接触的第一道屏障具有不可忽视的作用。皮肤伤口愈合涉及皮肤组织中不同结构、不同细胞成分与细胞外基质（extracellular matrix，ECM）等，它们之间的交互影响，决定了创面愈合是一个序列化、系统性组织应答和高度协调的复杂过程，是保证皮肤组织修复结构完整和功能正常的联动体系。损伤发生后此过程立即启动，通过释放各种生长因子、细胞因子和低分子量化合物等来完成对受损部位的修复，重建皮肤，以恢复皮肤组织结构和功能的完整性及其屏障功能。皮肤的创伤愈合过程通常分为炎症期（inflammatory phase）、增生期（proliferative phase）和重塑期（remodeling phase）。创伤发生的第一时间，血管损伤导致血凝块的形成，其主要组成是交联的纤维蛋白，以及细胞外基质、纤连蛋白、玻连蛋白和血小板应答蛋白等。这些血块的形成，除了提供屏障以用来抵抗入侵的微生物，在修复过程的后期阶段，

血凝块也可用作细胞迁移的基质，以及生长因子和细胞因子的储存库，为后续修复的完成提供保障。炎症是具有血管系统的活体组织对局部损伤的反应，参与损伤部位的炎症细胞主要有血小板、中性粒细胞和巨噬细胞等，它们产生多种蛋白酶和活性氧物质作为防御堡垒，防止微生物的污染和侵害。此外，它们还具有一定的吞噬作用，参与了细胞碎片的清除过程。除了这些防御功能，炎症细胞也是重要的生长因子和细胞因子的来源，为启动伤口修复的增殖阶段做准备，为组织再生与修复奠定基础。随后，角质形成细胞从伤口边缘迁移和增殖，真皮也发生增殖活动，成纤维细胞聚集在伤口附近。这些细胞随后迁移到临时基质中，并沉积其自身的细胞外基质。与此同时，伤口周围的成纤维细胞获得收缩表型，转化成肌成纤维细胞，该细胞类型被认为在伤口收缩中起主要作用。在伤口边缘处，除了成纤维细胞增殖，大规模血管生成现象导致新生血管的形成，以及神经芽的发生。伤口结缔组织形成许多毛细血管，成为颗粒状外观的肉芽组织。肉芽组织发生表征改变，通过胶原的继续合成和胶原分解代谢逐步过渡为成熟的瘢痕。在正常生理条件下，恢复表皮屏障功能是非常高效的，然而深达真皮以及真皮下层的修复则并不理想，当损伤达到一定程度后，由于纤维增生性反应，皮肤的创伤修复将以瘢痕形成告终，造成原来组织结构和功能的丢失与缺乏。当正常的修复应答出错以后，就会造成两个重要病理性结局：愈合障碍，即皮肤溃疡，或称慢性创面（chronic wound）；愈合过度形成增生性瘢痕（hypertrophic scar）或者瘢痕疙瘩（keloid）。

皮肤创伤愈合（wound healing）是一个受精密调控的生物学过程。因急慢性疾病、外部环境等各种因素造成的创口愈合不良，涉及的环节包括炎症（inflammation）、血管新生（angiogenesis）、基质沉积（matrix deposition）以及细胞浸润（cell recruitment）等。由于组织修复调控失衡或监管不力，导致修复障碍影响着全世界数百万人的生活质量。影响皮肤创伤愈合的基本因素包括损伤的程度（损伤的深度及范围、致伤的种类以及伤口的形态）和组织及细胞（多种修复细胞）的再生能力；全身因素包括年龄、营养状况、内分泌改变以及系统用药等；局部因素包括

局部的血液循环、感染情况、伤口处的异物、神经营养、局部用药和物理因素(电离辐射等)。

如何调控和改善内源性组织修复、再生的能力,在未来治疗中不仅提高愈合速率,同时提高愈合的质量,即完成接近正常外观和功能的完美修复(再生)是未来研究的重点。再生医学中的干细胞技术、组织工程(包括生物材料),以及活性因子的合理组合与应用可能是未来解决上述难题的希望之路。

第二节　生物材料与组织工程

一、生物材料的发展概况

随着生物材料的发展和应用,创伤的治疗得到了很大的进步,包括治疗手段的革新以及治疗效果的提升。临床上应用的传统敷料主要是医用脱脂棉纱布,虽然使用广泛,但是存在吸液量不够大,并需要经常更换,容易与伤口发生粘连而造成二次损伤等缺点。生物敷料主要有冻干的乳猪皮、羊膜等,这类敷料比起传统的医用脱脂棉纱布有很大的改进,但其存在众多目前不能克服的缺点,例如应用的受限性,具有传播细菌、真菌及病毒性疾病的危险性以及免疫排斥反应。

根据材料的生物性能,生物材料可分为生物惰性材料、生物活性材料、生物降解材料和生物复合材料四类。生物惰性材料(bioinert materials)是指一类在生物环境中能保持稳定,不发生或仅发生微弱化学反应的生物医学材料,例如生物陶瓷类和医用合金类材料;生物活性材料(bioactive materials)是一类能诱导或调节生物活性的生物医学材料,主要分为羟基磷灰石、磷酸钙生物活性材料、磁性材料以及生物玻璃等几类;生物降解材料,即所谓的可降解生物材料,是指那些在被植入人体以后,能够不断地发生分解,分解产物能够被生物体所吸收或排出体外的一类材料;生物复合材料又称为生物医用复合材料,它是由两种或两种以上不同材料复合而成的生物医学材料,并且与其所有单体的性能相比,复合材料的性能都有较大程度提高的材料,该类材料主要用于修复或替换人体组织及人工器官的制造。

依据生物医学材料的发展历史及材料本身的特点,可将已有的材料分为三代,它们各自都有自己明显的特点和发展时期,代表了生物医学材料发展的不同水平。

(一) 第一代生物学材料

20世纪60~70年代,在对工业化材料进行生物相容性研究基础上,开发了第一代生物材料及产品在临床的应用,代表材料有石膏、各种金属、橡胶以及棉花等物品,这一代材料大都被现代医学所淘汰,当然,仍有部分材料是目前所能接受的,例如体内固定用骨钉和骨板、人工关节、人工心脏瓣膜、人工血管、人工晶体和人工肾等。

(二) 第二代生物学材料

第二代生物材料的发展是建立在医学、材料科学(尤其是高分子材料学)、生物化学、物理学及大型物理测试技术发展的基础之上的。研究工作者也多由材料学家或主要由材料学家与医学专家合作承担,代表材料有羟基磷灰石、磷酸三钙、聚羟基乙酸、聚甲基丙烯酸羟乙基酯、胶原、多肽、纤维蛋白等。

(三) 第三代生物学材料

第三代生物材料是一类具有促进人体自身修复和再生作用的生物医学复合材料,它以对生物体内各种细胞组织、生长因子、生长抑素及生长机制等结构和性能的了解为基础来建立生物材料的概念。因此,从第三代生物材料开始,生物材料领域的重点逐渐由生物惰性转向生物活性,这种具有活性的材料能够在生理条件下发生可控的反应,并作用于人体,它们一般是由具有生理"活性"的组元及控制载体的"非活性"组元所构成,具有比较理想的修复再生效果,例如生物活性玻璃等。到20世纪80年代中期,生物活性玻璃、生物陶瓷、玻璃-陶瓷及其复合物等多种生物活性材料开始应用于整形外科和牙科。除此之外,第三代生物材料还具有一代和二代所不具备的特点,其另一个优势在于这类材料具有受调控的生物降解性及可吸收性,随着机体组织的逐渐发育,植入的生物材料同时不断发生降解,并最终完全被新生组织所替代,降低了材料植入的排斥性和异物感,并且在被植入位置和机体的组织间完美地融合,并不再具有明显的界限。

笔者觉得现在正在进行的生物材料研究与应用应属于第四代新型材料,将在本文的最后一个章节进行较详细的阐述。

二、生物材料与再生医学

在不同的历史时期,生物材料被赋予了不同的意义,其定义是随着生命科学和材料科学的不断发展而演变的。特别是第三代的生物材料已经十分接近组织工程的构建。利用这类材料可以对有机体进行修复、替代与再生。生物医学材料研究的最终目的也就是代替或修复人体器官和组织,并实现其生理功能。

1987年,美国国家科学基金委员会提出组织工程学这个概念,它是指利用生物活性物质,通过体外培养或构建的方法,再造或者修复器官及组织的技术,在此后多年间快速发展。组织工程学涉及生物学、材料学和工程学等多学科,是结合了工程学、生命科学原理和方法来制备具有生物活性的人工替代物,其目的在于维持、恢复或提高人体组织、器官的一部分或全部功能。目前已经能够再造骨、软骨、皮肤、肾、肝、消化道及角膜、肌肉、乳房等组织器官。组织工程学技术可利用表面设计的生物材料来精确刺激材料与细胞和蛋白质在分子水平的相互作用。这种材料提供了支架分子设计的科学基础,既可在体外种植细胞到特殊设计的材料上再植入体内,又可将特殊设计的材料直接植入体内后特异性地吸引内源功能性细胞。

理想的生物支架材料,应具备以下的条件:良好的组织相容性;合适的孔径、较高的孔隙率和相连的孔形态;生物可降解性和适宜的降解速度;大的表面积和合适的表面理化性质;适宜的可塑性和机械强度。而兼有创伤愈合敷料的生物材料则应具有如下功能:覆盖及保护创面不受感染,能够有效吸收创面渗出物并具有止血、抗菌、消炎的作用;良好的生物相容性;具有生物可降解性和适宜的降解速率或去除敷料时不会与伤口发生粘连,以免造成二次创伤;材料表面具有较好孔隙率、足够的细胞吸附能力,有利于细胞的黏附和生长及新生血管形成;具有足够的机械强度和合适的三维结构,支持细胞分化增生;材料来源充足,易于制作、加工,

储存稳定,使用方便等。目前,还没有一种医用敷料能同时达到上述所有要求。脱细胞基质类生物敷料具有满足上述要求的一些潜质,或许应成为现今组织修复领域的研发热点。

三、细胞外基质构建的生物材料

在创伤修复多种生物材料中探索和总结中,人们发现,ECM为外源性组织的植入与生长提供了一个性能优良的支架,是伤口愈合与组织再生过程不可缺失的重要构成。

众所周知,创面愈合过程中,迁移增生的肌成纤维细胞和成纤维细胞,分泌的细胞外基质起到重要作用,它可以支持、营养组织细胞;影响新生肽链的加工、运输、糖蛋白的生物半衰期;参与糖蛋白的分子识别和生物活性;生物相容性好,把细胞黏附在一起,具有细胞识别信号,为细胞提供移动的网络和向导,对组织的愈合起到骨架作用,参与细胞黏附、迁移、增殖和分化,并且影响各种生长因子生物活性及其调节作用。天然的孔隙结构系统,有利于种子细胞黏附生长。其中,主要成分包括以下几个。

(一)胶原蛋白

胶原蛋白(collagen)有10余种,比较重要的是Ⅰ型和Ⅲ型胶原蛋白。胶原蛋白赋予ECM抗牵张力,能使血管保持稳定的结构和张力,为多种生长因子和细胞因子参与创伤反应提供重要场所,对细胞生长、分化、黏附及迁移有明显影响。此外,它还能启动外凝系统,参与凝血过程。

(二)粘连糖蛋白

粘连糖蛋白(adhesive glycoprotein)包括纤连蛋白(firbronectin,FN)、层连蛋白(laminin,LN)及玻连蛋白(vitronection,VN)等。FN是创伤愈合中的"多功能分子"。作为趋化因子,它对单核细胞、中性粒细胞和成纤维细胞都有化学趋化作用,刺激细胞向创面移动;作为黏附分子,它能黏附成纤维细胞、单核巨噬细胞于各种间质中;作为调理因子,它能与细菌和组织碎片等特异性结合而招募吞噬细胞的净化;作为细胞运动的基质,它参与基质的产生和组装,构成表皮细胞增生和爬行的骨架。FN与细胞间的相互作用可能由整合素、其他受体或FN的疏水区嵌入细胞磷脂双分子层的疏水链

中所致。LN 主要存在于基膜的透明层,它可将细胞牢固地连接在基膜上,又可使基膜中的成分互相连接,维持组织结构的稳定性,并且可促进细胞黏附和分化,抑制迁移。玻连蛋白(vitronection,VN)含有整合素结合结构域,能介导细胞的黏附和迁移,除此之外它还能与多种细胞因子结合,发挥多种生理作用,如血管再生、凝血、体液免疫等。

(三)蛋白多糖

蛋白多糖(proteoglycan)是构成 ECM 的主要成分,它能调节细胞增殖、黏附、移行等,控制 ECM 沉积,将多种细胞连接在一起,对维持组织弹性有重要作用。另外,它参与体内的凝胶和溶胶体系,对物质交换、渗透压平衡等起重要作用,影响细胞的新陈代谢、生长与分化。

(四)角质细胞胶原酶-1

ECM 的产生与降解对组织塑型是必需的,包括胶原酶-1 在内的金属基质蛋白酶能有效降解细胞外基质成分,为愈合创造良好的条件。皮肤受到损伤后,创面角质细胞快速表达胶原酶-1,并在愈合期间持续存在,直至完全上皮化后才停止。

脱细胞真皮基质(ADM)和小肠黏膜下层(small intestinal submucosa,SIS)均是良好的组织工程支架和组织再生修复材料,虽然他们仍存在一些不足,但获取容易,具有良好的生物相容性,并有一定的弹性和韧性,孔径结构可以更好促进组织修复中的血管化和细胞增殖过程。所以,近年来我们将目光集中于这两种细胞外基质材料与活性因子——富血小板血浆的负载,希望形成新型细胞外基质类生物材料来满足临床完美修复的需要。

四、活性因子的应用

"组织工程"概念提出至今已有 20 多年。20 多年的发展进程中,在种子细胞、三维支架材料、生物活性因子、组织构建、体内植入等方面已取得很大进展,展现了良好的产业化前景。但再生医学最核心的科学问题,细胞的诱导分化与调控,一直困扰着学者。应该清楚地看到,研究最为热门的种子细胞(包括干细胞)以及生物材料支架在诱导分化方面受制约,而活性因子的科学合理应用可能是解决诸多困境的关键点。

理解和认识生物材料-细胞界面以及优化和设计生物材料的结构和性质,将对构建细胞外微环境以及生物医学工程的具体实施具有重要的指导意义。微环境中材料学对细胞的作用信号,包括材料表面电荷微环境、纳米颗粒微环境、生物活性因子微环境与仿生细胞外基质微环境等。早有学者提出,除利用生物材料本身表面和结构性质指导细胞行为,生物材料结合可溶性的生长因子来控制细胞分化和功能是一个构建细胞外微环境的重要手段。

多肽生长因子是强有力的细胞行为调节剂,可调节细胞的增殖、迁移、分化及蛋白表达,并且在组织再生中具有启动作用,生长因子也可开发成生物材料和生物材料系统的组成部分。生长因子不仅对促进移植细胞的增殖与分化有直接的作用,而且可维持它们的生物功能。细胞外基质在存储、表达及释放生长因子中起关键作用。鉴于天然生物材料在人体起的重要作用,模拟这种细胞外基质的功能并开发这个生物材料是可行的。复合生长因子的支架可加速组织的再生,将生长因子直接加入损伤的组织,促进细胞分化及增殖是最简单的方法。然而直接将生长因子注入收效甚微,因为在 1 天之内,生长因子将被迅速地弥散及降解。要发挥生长因子的生物作用,可应用药物释放系统。这种方法具有广阔的前景,就是将生长因子加入合适的载体,使生长因子能在需要的地方,长时间地可控释放。通过与合适载体的结合,生长因子免受降解,而保持生物活性。

在组织的再生中,大量的生长因子与细胞作用形成复杂的网络,其作用的时间性、位点及浓度在体内受微妙的调节。随着细胞生物学、分子生物学及组胚学的发展,有助于理解生长因子对组织再生的重要作用。如何将生长因子真正用于促进组织的修复,目前的研究已提供了很好的依据,它们的控制性释放系统将是关键的技术。复合生长因子的生物材料不仅可应用于临床,用于各种软、硬组织的修复,而且将是未来生物材料及组织工程支架的发展趋势。

单一的生长因子不能实现真正意义上的组织再生,因为组织修复再生是一个多因子协同调控的结果。且生长因子和细胞因子的浓度和比例失衡是否会引起细胞的生长、代谢和分化过程异常,虽然目前还没有相关的文献报道证实,但毕竟会引起人们的质疑。由此可见,实现多重生长因子的协调控释,是此领域亟待解决的关键问题,其中主要包括优化生长因子组合、建立不同生长因子的生理学浓度和设计特定的时间、空间释药模式等。

随着对创伤愈合与组织再生现象认识的逐渐深入,复合多种生物活性因子,模拟组织形成与修复的生理过程,正日益成为组织工程研究的重要策略。越来越多的研究正将富血小板血浆(platelet rich plasma,PRP)作为可以提供机体内源性生长因子的策略,由于它来自自体,具有多种细胞、生长因子等活性产物,避免其他外源活性因子体内植入后的不确定、不安全性,以及单一因子作用受限的影响,有望成为组织工程与再生医学研究领域的重要工具,值得深入研究。

虽然既往血小板被广泛认为在止血、血栓和凝血中起着关键作用,但越来越多的实验证据与临床数据表明,这些无核细胞是其他生理病理过程的相关调节剂,包括炎症反应和组织再生。特别是在其浓缩状态下,它们可以通过释放一定量生长因子、细胞因子和细胞外基质调节剂来调节组织的修复,主要参与诱导新生血管的迁移、增殖、分化和内皮细胞的诱导,使受损组织再血管化;通过迁移、增殖和激活成纤维细胞来修复受损的结缔组织;调整间充质干细胞的增殖和分化,形成组织特异性细胞类型。由于这些原因,再生医学中使用富血小板血浆(PRP)及其相关产品,可在难愈性溃疡、急性创(烧)伤、甚至肌肉修复、骨组织再生、神经恢复等多种临床疾病方面发挥作用。在过去的十年中,富血小板血浆及相关衍生物已变得非常重要,并且在创面愈合和组织再生的背景下,成为实验和临床研究的亮点。

血小板不仅直接调节成纤维细胞,还可诱导真皮肌成纤维细胞的迁移、增殖和生物合成活动,并促进细胞外基质的形成,以及将人皮肤成纤维细胞分化成肌纤维细胞。血小板还促进皮肤再血管化,并恢复包括毛囊在内的真皮附件结构。它与脱细胞生物材料的复合是否真能将组织工程材料的研究与应用推向新高度值得关注。因此,我们将它负载于脱细胞生物材料上,期望进一步提高活性、产生新型诱导性组织工程材料,对皮肤真正完美再生提供可行模式。

第三节　新型脱细胞真皮基质构建与应用

一、脱细胞真皮基质的发展与应用

脱细胞真皮基质(ADM)来源于人、猪和牛尸体真皮,它们可以与创面基底结合良好,移至其表面的表皮细胞膜片亦可成活,因此,近年来常用来做组织工程支架和缺损的覆盖与修补,同时也是良好的组织填充材料。获取的真皮经过一系列化学或者物理加工处理程序以去除角质形成细胞、(肌)成纤维细胞、红细胞、白细胞和细菌,保留胶原蛋白、玻璃酸钠、纤维蛋白等非细胞成分,研究者证实,因其去除了细胞成分,异体之间应用无免疫原性,具有较好的生物相容性。不同公司生产的ADM颗粒大小和孔径是有差别的,临床使用的ADM并不是一致的。ADM发挥作用主要靠的是细胞外基质成分,细胞外基质成分中的CCN2、骨调素、分泌蛋白、透明质酸及半胱氨酸在成纤维细胞增殖、迁移和功能重塑中发挥重要的作用,ADM和组织结合后可以促进宿主局部细胞增殖和血管化,从而达到满意的组织修复效果。

ADM的制备方法有高张盐溶液-SDS法、NaOH消融法、酸缓冲液浸泡法、Dispase Ⅱ-Triton法,不同方法有其优缺点,高张盐溶液-SDS法获得的ADM基膜层相对完整,而胶原纤维保留相对较多,因此具有相对高抗原性。NaOH消融法制备的ADM中未见细胞成分及附属器官,抗原性较低。近年来主张使用多种方法的联合应用,从而更好地去除细胞成分和皮肤附属器官,尽量保存细胞外基质成分。现ADM的保存多采用冻干法,其可以在保持原胶原结构的同时产生更多的空隙结构,有利于局部组织的血管化和细胞的增殖。因脱细胞真皮基质现广泛应用于烧伤、普外疝修补、乳房重建及创面修复等领域,人源ADM由于受各种限制,已经不能满足临床应用需求,异种脱细胞真皮基质研究成为当前热点。ADM是否具有免疫原性是移植关注的重点,异种之间相对高的免疫原性及炎症反应是研究者关注的重点，宋国栋在猪异体真皮基质网状层中添加金属基质蛋白酶 7（MMP-7），从而获得了极低的免疫原性 ADM，其中粘连蛋白、细胞碎片、Ⅳ 型胶原蛋白基本全部移除，且纤维间空隙更大，对比人脱细胞真皮基质，处理过的猪 ADM 在兔移植模型上炎症反应更少见。对于异种 ADM 应用中涉及的免疫原性，许多学者支持使用戊二醛来消除异种之间的抗原性，这不仅可以封闭抗原决定簇，而且还可以增加其韧性。

脱细胞真皮基质在创伤修复作用的发挥主要依赖其对新生组织血管化作用和对成纤维细胞的增殖迁移。ADM 血管化作用的强弱不仅受其处理工艺的影响，还受其纤维蛋白孔径大小以及厚度的影响，国外学者 Aaron 认为脱细胞真皮基质颗粒直径在 $50 \sim 200\mu m$，对于成纤维的增殖作用较明显，且对细胞存在凋亡调节作用。ADM 广泛应用于烧伤外科、整形外科、骨科、口腔颌面外科等科室，烧伤外科最常用皮片移植来覆盖烧伤创面，但是术后容易引起皮片挛缩瘢痕，学者 Wain 使用 ADM 和皮片移植进行对比，90 天后，ADM 可以明显减轻炎症反应，防止瘢痕增生和挛缩，并且术后色素沉着较少。国内学者冯祥生、潘银根早期研究发现，猪脱细胞真皮覆盖烧伤创面可以明显降低感染率和缩短愈合时间，猪真皮基质移植后，机体会持续表达 IL-4 和 IL-10，这两种炎症因子具有抑制炎症反应的作用。整形外科中乳房修复重建常用脱细胞真皮基质片来进行修补，获得较满意效果。Rupert 对糖尿病足部溃疡病人使用异种 ADM 来覆盖难愈性溃疡，和对照组相比，其肉芽生长和上皮化明显优于对照组。成纤维细胞在正常的创伤愈合中起着关键性角色，其通过 ADM 中的胶原支架作为载体，减少炎症反应，促进新生胶原结构重新排列与塑型，达到组织更快更佳的愈合的目的。

组织工程和再生医学领域多种途径可以提高创伤修复和移植效果，因 ADM 优越的组织修复性能，研究者尝试用 ADM 联合其他细胞或者细胞因子成为当前研究热点。Orbay 将脂肪干细胞和 ADM 联合移植在兔皮下，8 周后，实验组在血管密度及胶原纤维厚度达到最高且远高于对照组。

多项研究发现，ADM 具备良好生物材料所应具备的大部分基本条件，但其使用过程中，免疫原性、提高 ADM 血管化以及如何充分发挥 ADM 中 ECM 组织修复作用等问题还未充分解决，随着再生医学技术的不断发展与完善，将 ADM 和干细胞及活性因子等技术手段联合应用来提高血管化和细胞增殖效率正在成为近来主要的研究方向。病毒作为载体构建的基因传递系统虽然因其高的转染效率而应用于临床试验，但其存在的宿主免疫和炎症反应、整合人宿主基因以及引起肿瘤突变的危险性、重组产生有活性的病毒颗粒等依然引起人们极大的担忧，安全高效的非病毒基因载体及其基因传递系统已是这一领域的重要研究方向。PRP 可能成为重要的前沿发展方向，在于具有选择性定向诱导细胞黏附、分化、增殖等功能的生物活性材料的研究，促进血管网络支架的构建。选择性复合技术是我们近年来的研究方向之一。

二、ADM/PRP 复合冻干敷料制备及检测

脱细胞真皮基质作为一种辅助创伤修复与组织再生天然材料，已经广泛应用于烧伤创面覆盖、乳房重建与修复、疝的修补，很多研究表明其在促进组织血管化、新生组织合成代谢以及调节中具有重要的作用。PRP 作为促进组织再生的天然修复因子，同样广泛地应用于烧伤创伤修复、组织工程、再生医学和器官组织抗衰老，其临床应用价值也已经被业界广泛认可。但是提高 ADM 血管化以及充分发挥 ADM 中 ECM 组织修复作用等依然是 ADM 临床应用中难以解决的问题。使用细胞因子等技术手段联合应用来提高血管化和细胞增殖效率方式的研究越来越受到人们的重视。

PRP 是自体全血经离心后得到的血小板浓缩物，血小板激活后可脱颗粒分泌多种生长因子、细胞因子和其他活性产物，各生长因子的比例与体内正常比例相似，既有单一因子的生物学效应，又有各种生长因子之间的相互作用，达到最佳的协同作用，特别是在血管化促进移植物再生方面具有很好的效果，在整形外科、骨科、口腔颌面外科、皮肤科等科室得到广泛的运用。单一生长因子会激活一些保守的细胞内信号通路最终导致核基因的上调，而 PRP 主要作用于组织中常驻细胞，不会修改任

何的 DNA 序列,目前尚未发现诱导任何类型的突变的现象,Padilla 等做了 15 年 PRP 临床运用的研究,未发现 PRP 有诱导癌变的风险,给临床 PRP 的运用提供了安全性理论依据。本课题组从 2006 年开始做 PRP 促进创伤修复以及抗衰老相关研究,同时也做了血小板相关材料等系列材料在创伤修复中作用的研究,例如血小板冻干粉(freezing-dried platelets,FDP)与间充质干细胞上清液混合冻干粉,发现其在促进新生组织血管化及促增殖作用是明显的。Giorgio 研究 FDP 和 ADM 微粒混合后外用在糖尿病溃疡创面模型上,发现其促进血管化和增殖作用明显高于空白对照组,并且两者混合可以促进增殖期时间达到 21 天。学者 Nathan 最新研究报道了交联 ADM 和非交联 ADM 对 PRP 促进兔疝修补模型研究,CD31 免疫组化显示非交联 ADM 和 PRP 联合应用血管化作用更明显。ADM 和 PRP 皆是从生物自身获取,因其保持一定活性成分,而目前还未见 PRP 和脱细胞真皮基质复合冻干后对急性创面愈合的相关研究报道,本研究在课题组之前研究基础上,对制备复合材料特性检测并对其促进急性创面愈合模型观察研究。

首先进行 PRP/ADM 复合敷料制备。

1. 血小板预处理液的配制　　NaCl 6.428g、$CaCl_2$ 0.156、KCl 0.314g、$MgSO_4$ 0.434g、柠檬酸钠 3.94g、$NaHCO_3$ 5.208g、柠檬酸 1.428g、葡萄糖 4.240g、乙酸钠 2.460g、海藻糖 34.234g,精确称量上述物质,超纯水溶解,定容至 2L。加入 $1\mu l/ml$ 可逆性血小板激活抑制剂 PGE1,调 pH 为 6.9,滤器 $0.22\mu m$ 过滤后使用。

2. 血小板冻干保护液的配制　　血小板冻干缓冲液为:血小板冻干预处理液加 30% 蛋白质类保护剂(第一次离心转移出的上清液),调 pH 为 6.9,滤器 $0.22\mu m$ 过滤后备用。

3. PRP 复合冻干前的预处理　　多人份汇集血小板溶液,3 000 转/min 离心 18 分钟,移上清液留下沉淀,沉淀血小板用预处理液重悬,调整血小板计数为 $1\,500\times10^9/L$,在 37℃ 水浴中振荡 3 小时,使血小板处于悬浮状态。水浴后,将血小板悬液再以 3 000 转/min 离心 20 分钟,弃上清液留沉淀,用与弃去上清液同体积的冻干缓冲液重悬血小板,即得预处理的 PRP。

4. 异体脱细胞真皮基质颗粒溶液的配制　　异体脱细胞真皮基质颗粒 2g 用灭菌水 20g 混匀,持续搅拌 10 分钟,使其彻底均匀。

5. ADM/PRP 复合敷料的制备　　将处理好的 PRP 与 ADM 溶液 1:2 体积比搅拌混合均匀,然后将 ADM/PRP 混合溶液加入 24 孔板内,每孔添加 ADM/PRP 1ml 的混合液,然后将其密封,于 -80℃ 冰箱预冻过夜,之后转移至冷冻干燥机冻干 24 小时。即获得 ADM/PRP 复合敷料。

对制备的 ADM/PRP 复合材料进行观察:液氮下,ADM/PRP 复合敷料材料被冷凝,将样本使用金刚石刀切成薄片,导电胶固定。然后使用真空喷镀仪将样本喷金处理,样本上 S-3 400 型扫描电子显微镜观察。同时对 ADM/PRP 复合材料的生长因子含量进行检测。24 孔内标本分 3 组,分别放于 50ml 离心管内,随后加入 24ml PBS 液体,封盖后放置于 37℃ 水浴中 24 小时后,抽取上清液进行多种生长因子的 ELISA 检测,参照 ELISA 试剂盒说明书操作步骤检测 TGF-β1、PDGF-BB、VEGF、bFGF、EGF、IGF-I 的含量,根据标准品的浓度以及于 450nm 波长下检测的吸光度值通过软件 Curve Expert 1.3 绘制各指标标准曲线,计算对应的浓度值。统计学方法采用 IBM SPSS19 统计软件分析,数据以 $\bar{x}\pm s$ 表示,组间比较行 t 检验。$P<0.05$ 为差异有统计学意义。结果显示:ADM 颗粒呈白色粉末状细小颗粒。ADM/PRP 复合材料呈乳白色块状。ADM/PRP 复合材料溶解后呈乳白色浑浊液体。ADM/PRP 复合材料冻干后呈乳白色块状。

ADM 扫描电镜结果显示:低倍镜下可见 ADM 呈现大小不均一颗粒状,最小的颗粒直径约为 $10\mu m$,最大为 $150\mu m$,颗粒直径集中在 $50\mu m$,颗粒表面排列粗糙。高倍镜下:材料结构较致密,可见条索状胶原纤维,纤维被截面不整齐,结构破坏,胶原纤维条索状卷曲排列致密。

ADM/PRP 扫描电镜结果显示:低倍镜下可见呈现大小不均一颗粒状链接,可明显见束状断裂胶原纤维杂乱排列,胶原纤维长度为 $40\sim60\mu m$,表面空隙直径为 $20\sim150\mu m$,空隙呈现蜂窝状网状空隙结构。高倍镜下可见胶原纤维束平行卷曲状。

生长因子检测结果显示:采用 ELISA 检测

ADM/PRP 复合材料及 PRP 原液中 PDGF-BB、TGF-β1、VEGF、EGF、IGF-I 及 bFGF 的含量。结果显示:ADM/PRP 复合材料组被激活后上清液中 PDGF-BB、TGF-β1 及 bFGF 浓度均低于 PRP 激活后上清液($P<0.05$),其中 EGF 浓度明显低于 PRP 组;而 IGF-I 浓度明显高于 PRP 激活后上清液($P<0.05$);两组间 VEGF 浓度无统计学差异($P>0.05$)。

脱细胞真皮基质颗粒不仅为细胞增殖提供组织工程支架,还可参与调节成纤维细胞的迁移、增殖等功能,组织工程支架内在的结构和形状对细胞增殖和迁移本身有较大的影响。学者 Pinar 研究了不同直径猪脱细胞真皮基质颗粒对间充质干细胞增殖作用的影响,结果表明:脱细胞真皮基质颗粒材料空隙大小对细胞增殖、迁移结构重塑有较大的影响。脱细胞真皮基质颗粒在大小为 200μm 的 ADM 颗粒上间充质干细胞密集,而直径为 1 000μm 的颗粒上其增殖比较分散,密度明显低于 200μm 大小颗粒上。学者 Sampath 研究发现:较小颗粒(44～74μm)的 ADM 不能诱导软骨的形成,大颗粒(100～420μm)可明显促进软骨形成。我们重点观察微粒大小为 150～180μm 的猪脱细胞真皮基质颗粒和 PRP 复合冻干新型材料,该脱细胞真皮基质产品特点是在复合冻干后,其空隙结构更加明显,空隙直径集中在 100μm 左右,ADM 的胶原纤维结构暴露直接。在创伤修复过程中,支撑材料和敷料直接和组织结合,其一定的三维网状结构能吸收、聚集细胞以其为基地和支架进行繁殖再生,具有诱导组织再生功能,ADM 为纯天然胶原支架,能作为组织再生的天然基质直接参与创面愈合。

本流程制作的 ADM/PRP 复合材料进行 PBS 溶解激活,24 小时检测生长因子含量,结果表明:ADM/PRP 复合材料组被激活后上清液中 PDGF-BB、TGF-β1 及 bFGF 浓度均低于 PRP 激活后上清液,而 IGF-I 浓度明显高于 PRP 激活后上清液。几种生长因子浓度虽然低于 PRP 上清液原液,但生长因子损失不是很多,可能是由于脱细胞真皮基质对这几种生长因子的吸附作用,或者 ADM 颗粒对血小板的激活作用较弱,引用文献报道胶原对血小板激活作用弱。复合材料中 IGF-1 的浓度反而比 PRP 原液中高,有可能是由于 ADM 颗粒中有较高的 IGF-1,部分释放在稀释液中,有待进一步验证脱细胞真皮基质颗粒细胞因子分析。

总之,ADM/PRP 复合敷料,空隙结构明显,弹性及可透气性好,复合血小板活性基本保持,包被在复合材料中的 PRP 有一定的活性,在全层皮肤缺损的创面治疗过程中具有极好的促愈功能,愈合后的质量有一定提升,是一种较为理想的创伤及创面复合材料。

动物源性的 ADM 材料是组织工程材料的研究热点,优点是来源充分,安全可靠,多作为一种良好的再生组织材料支架,且具有较多活性因子,便于进行规模化、产业化制备,并在临床上有较好的再生效果。

三、ADM/PRP 复合冻干敷料在创面中的应用

为进一步验证 ADM/PRP 复合冻干敷料在创面中的作用,笔者课题组选择 C57 小鼠背部皮肤全层缺损创伤模型进行观察,了解 ADM/PRP 复合冻干敷料促进创伤愈合的机制,为 ADM/PRP 复合敷料将来在临床应用提供一定理论基础。80 只 C57 野生小鼠单笼喂养 1 周,造模前 12 小时禁食,电剃须刀去小鼠背部及侧背毛发。称重后,每只小鼠按 0.035ml/g 剂量腹腔注射水合氯醛麻醉,乙醇喷洒背部备皮区消毒,小鼠皮肤在自然松弛状态下,于每只小鼠背部靠臀侧用直径为 1.2cm 圆形活检器按压,留下的印记即为剪取创伤皮肤,用无菌手术刀沿圆形按压标记切除全层皮肤,创口深至筋膜。实验分 PRP 治疗组、对照组(空白对照组)、ADM 组(脱细胞真皮基质颗粒组)及 ADM/PRP 复合敷料组(脱细胞真皮基质复合富血小板血浆冻干材料组),各组分别进行 PRP 涂抹及注射创缘、生理盐水涂抹、ADM 颗粒覆盖及 ADM/PRP 复合敷料覆盖处理,定期换药后,每组分别在 1 天、3 天、5 天、7 天、10 天、14 天拍照及处死 3 只进行数码相机拍照计算创面愈合率,取下组织创缘通过 HE 染色、Masson 染色、免疫组化(CD31、CD68 及 α-SMA)进行光镜下观察及分析,通过比较了解治疗组实验动物创伤修复过程中肉芽组织增生、再上皮化、胶原纤维生成及血管化等情况。

创面愈合大体情况与创面愈合率

制作的小鼠背部单个创面直径约为 12mm,每 2 天固定换药并分别在 3 天、5 天、7 天、10 天、14 天对照相小鼠进行乙醚麻醉,随访过程中对照组 3 只死去 1 只,ADM 及 ADM/PRP 组分别死亡 2 只,所以每一组留下 3 只小鼠统计创面愈合率情况。

大体观察创面愈合情况,观察 PRP 组和 ADM/PRP 组在 5 天、7 天愈合明显较快,4 组小鼠在 14 天都均已痊愈,对照组及 PRP 组创面在 3 天、5 天保持相对干燥状态,而 ADM 组创面 3 天、5 天创面保持相对湿润,7 天时可见 ADM 组和 ADM/PRP 复合材料组创面肉芽组织更加鲜红,呈颗粒状,触之易出血。

4 组创面模型都随着时间创面逐渐愈合,7 天前创面愈合较慢,7~10 天创面愈合速度较快。ADM/PRP 复合材料组和其他 3 组在 3 天比较发现,ADM/PRP 组创面愈合率低于 PRP 组,高于对照组和 ADM 组,但无显著性差异($P>0.05$);7 天,ADM/PRP 组愈合率明显高于 ADM 组和对照组,有显著性差异($P<0.05$)。10 天,ADM/PRP 组、ADM 组和 PRP 组都明显高于对照组,有显著性差异($P<0.05$)。

镜下可见:创面形成后 3 天,所有组均可见上皮爬行,其中 PRP 组上皮爬行最好,且上皮基底层较厚,肉芽组织相对较多,ADM/PRP 组肉芽组织中细胞核染色密度最高,炎症浸润明显;创面形成 5 天时,可见 ADM/PRP 组上皮化速度最快,各组小鼠创面表皮组织棘层细胞明显增厚。7 天,ADM/PRP 组和 ADM 组表皮卷曲爬行,肉芽组织新生增厚,可见较多细胞核染色,成纤维细胞增殖较明显。10 天时,ADM/PRP 组创面上皮爬行接近愈合,且肉芽组织及胶原蛋白较其他组多。14 天所有组愈合,ADM/PRP 组皮肤接近正常皮肤,皮下胶原纤维丰富,表皮角化接近正常皮肤,空白对照组愈合处可见明显的凹陷,胶原生成较少,ADM 组和 PRP 组的上皮化及胶原生成介于两者之间。

Masson 染色显示,胶原纤维、黏液、软骨呈蓝色,肌纤维、纤维素和红细胞呈红色;细胞核呈蓝黑色。第 3 天,PRP 组出现胶原染色,其他组未见染色。5 天可见 ADM/PRP 胶原染色较深,胶原明显多于空白对照组;7~10 天,ADM/PRP 胶原排列紊乱,厚度明显高于其他组,空白对照组胶原排列稀疏且薄。14 天时创面基本全部愈合,可见空白对照组两侧部位胶原丰富,中间出现胶原相对空白区,且胶原排列紊乱。PRP 组在 14 天出现表皮过度角化,胶原相对稀疏,排列紊乱;ADM 组角化过度,胶原相对较密集,但排列紊乱;ADM/PRP 组皮肤接近正常皮肤结构,上皮化较好,胶原排列有序且密度较高。

在皮肤组织的 CD31 免疫组化中,其主要用于表明新生内皮细胞的存在。对所取的 5 天、7 天组织标本染色,苏木精染细胞核为蓝色,荧光显色剂 DAB 显出的阳性表达为棕黄色。ADM/PRP 治疗组在 5 天、7 天内皮细胞染色显色阳性明显高于 PRP 组、ADM 组及对照组,有显著性差异($P<0.05$),且染色细胞核密度最高,即复合材料组血管化作用明显高于其他 3 组,且促进细胞增殖作用明显。研究用 CD68 标记 3 天、5 天组织标本染色观察,结果显示:3 天和 5 天各组均可以发现 CD68 阳性细胞,且 CD68 阳性细胞数目 5 天较多。阳性细胞数 ADM/PRP 组、ADM 组和 PRP 组明显高于对照组,有显著性差异($P<0.05$)。ADM/PRP 组在肉芽组织表层可见明显巨噬细胞层整齐排列。特异性 α-SMA 染色可显示伤口收缩作用,本研究显示其在创面形成 3 天表达较高,组织愈合后,肌成纤维细胞的数量减少。本研究对 4 组小鼠 3 天和 5 天组织标本行 α-SMA 标记,结果显示:4 组在 3 天 α-SMA 表达量明显低于 5 天表达量,有显著性差异($P<0.05$);ADM/PRP 材料组在 3 天和 5 天可见 α-SMA 表达量很高,可见高密度的成纤维细胞核外周被 α-SMA 条索状包绕,荧光显色及肌成纤维细胞数明显高于 ADM 组、PRP 组及对照组,有统计学意义。对照组 α-SMA 表达相对较深,ADM/PRP 组及 PRP 组表达在肉芽组织全层。

研究发现 ADM/PRP 促进成纤维细胞增殖作用明显早于 ADM 组及 PRP 组,14 天组织学愈合评分为 3+,可能涉及复合敷料中炎症因子及生长因子的释放缓慢,缓释作用使其达到更好的增殖效果,有待进一步验证。

总之,ADM/PRP 复合敷料是一种具有广泛应用前景、可以促进创伤修复的再生新型生物材料,ADM/PRP 复合敷料加速 C57 小鼠急性创面的愈合,其机制涉及复合材料中大量的生物活性产物,具有促进成纤维细胞增殖、胶原沉积及血管化的作用,具体的是哪一种或者哪几种因子的作用,有待进一步深入研究。

第四节 新型改构小肠黏膜下层脱细胞基质与组织修复

作为细胞支架的高分子材料必须具有生物降解性,即在生理或体内环境下,组成材料的高分子链能自行断裂,并由此形成的小分子能逐渐被机体代谢或吸收。此外,还要求材料的降解速度与细胞的增殖速度相匹配,以及由降解所形成的小分子不对细胞增殖产生不利影响。另外,应具有较好的润滑性、抗感染性和抗凝性,使细胞在材料表面生长,恢复病变组织的组织功能、免疫识别能力和生物催化活性等。同时,应具备良好的可塑性、柔韧性以及具有能与植入部位组织的力学性能相匹配的结构强度,以在体内生物力学微环境中保持结构稳定性和完整性,为植入细胞提供合适的微应力环境,并能调节细胞黏附、增殖、转移和分化,同时也要容易塑造成型,具有一定的柔韧性,能与机体缝合、贴合,并具有不会对机体组织形成机械损伤的力学性能。材料应为易于设计和修饰的基本单元,具有能特异促进或抑制细胞-材料相互作用的特性。高的比表面积和合适的表面理化性质有利于细胞黏附、增殖和分化,以及负载生长因子等生物信号分子。材料的生产、纯化和处理应是容易的并可升级。有与水溶液和生理条件的化学相容性,与这些条件中的任何一项不符将给该候选生物材料的潜在应用带来限制。较大的比表面积、合适的孔尺寸、高的孔隙率和相连的孔形态,有利于改善渗透性、大量细胞的种植、细胞和组织的生长、细胞外基质的形成、氧气和营养的传输、代谢物的排泄以及血管和神经的内生长。细胞的长入与生物支架孔径关系很密切,大于$100\mu m$,易于细胞长入,长入率随孔径增加而增加,一般要求在$50\sim500\mu m$,但孔径根据组织、器官的不同而不同,孔隙率要在90%以上。

动物源性的异种生物材料是组织工程材料的研究热点,来源充分,安全可靠,是一种良好的再生组织材料支架,且没有异体生物材料移植的伦理学问题,便于进行规模化、产业化制备。其中猪小肠黏膜下层(small intestinal submucosa,SIS)有着较低的免疫源性、良好的组织相容性且含一定量的生长因子,是一种较为理想的生物源性材料。但 SIS 仍存在以下不足:传统工艺 SIS 结构致密,缺乏疏松的孔径结构,不利于细胞的迁移爬行及营养物质的交换。力学性能差、缺乏足够的物理强度。活性成分有限。

以 SIS 为原材料,通过一种新制作工艺,制备出了具有弹性形变能力和形态记忆功能的新型组织工程支架材料:SIS 脱细胞基质。通过扫描电镜观察其表面及内部的结构,了解其孔径大小。比较不同工艺制备参数吸水率、体外降解率、机械性能、细胞毒性,优选制备条件。通过体外细胞复合培养证实了 SIS 冷冻凝胶可主动吸附细胞。细胞能在支架材料上黏附生长。SIS 脱细胞基质物理性能良好,抗压能力强,不易碎裂,便于移植。是一种可用于细胞及药物移植的支架,在组织重建、创面修复及注射填充方面有广泛的应用前景。

一、小肠黏膜下层作为组织工程生物材料支架的制备

作为被广泛应用的生物基质之一,SIS 早在 50 年前便有作为血管替代物的应用报道。Matsumoto 等将原始小肠管、翻转后的小肠管、去除黏膜层的小肠管和去除浆肌层和黏膜层后的小肠黏膜下层用于修复狗的自体下腔静脉。结果发现未翻转的原始小肠管在移植后不久就发生了阻塞,而翻转的小肠管和小肠黏膜下层在术后长达 12 个月的时间里依然保持着开放状态。

当前 SIS 主要由猪小肠为主要来源。制备方法首先都需要通过机械刮除法去除黏膜层、浆膜层、肌层等富含细胞的结构。而进一步的脱细胞处理方法则不尽相同。基本的处理思路为先使用低渗或高渗溶液处理,然后再通过温和的非离子型或两性离子去污剂洗涤。必要时可在洗涤前加入胰蛋白酶/EDTA 用于打断细胞膜和 ECM 之间的连接键。最后,如果这些处理依然不足以完全脱细胞,可用离子型去污剂如 SDS、脱氧胆酸盐或 Triton X 200 洗涤。Badylak 等通过过氧乙酸浸泡的方法

去除残留的细胞、RNA 和 DNA。罗静聪等通过胰蛋白酶消化和十二烷基磺酸钠去垢剂漂洗的方法制备的 SIS，细胞去除彻底，胶原纤维呈网状结构。Luo 等通过机械刮除、脱脂、胰酶消化、去垢剂漂洗等多步骤处理后的 SIS 无明显细胞残留，生长因子含量无明显改变。

二、小肠黏膜下层的性质

（一）物理性质

脱细胞 SIS 呈半透明薄膜状，机械性能良好。主要由Ⅰ型、Ⅲ型和Ⅵ型胶原蛋白组成。浆膜面呈疏松的纤维网状结构，孔径从亚微米至微米不等，而黏膜面结构致密，这些结构差异使得物质渗透具有方向依赖性。从浆膜侧至黏膜侧渗透性是反方向的 4 倍多，一般情况下，脱细胞 SIS 的孔隙率较差，氧气的弥散度低。支架的长度、直径及厚度与肠管的来源密切相关。而这些均与猪的年龄、大小和品种高度相关，甚至生物力学也不尽相同。沿肠管纵轴剪开的 SIS 呈扁平状，厚度在 $100\mu m$ 左右。因而单纯的脱细胞 SIS 更适合于作为一种二维生物支架而不是三维支架。用于心包补片和皮肤修复的商品化脱细胞 SIS 则是通过多层叠加缝合的策略增强其机械性能及厚度。将 SIS 剪切成合适的大小和形态也非常方便。也能够满足修复软组织时的缝合强度，但对于更高强度的要求则稍显不足。

（二）生物活性

脱细胞 SIS 包含生物活性因子，如纤连蛋白、糖胺聚糖和生长因子等。有利于细胞的黏附。而据 Azzarello 的报道，SIS 能够增加鸡胚绒毛尿膜囊血管密度，而用抗 bFGF 或 VEGF 的抗体处理过的 SIS 血管化程度降低。Hodde 等通过 ELISA 分析测试也进一步证实 SIS 中 bFGF 和 VEGF 的存在。Luo 通过多步骤脱细胞处理后，定量分析 SIS 中 VEGF、bFGF、TGF-β、TNF-α 的含量，发现脱细胞处理后仍有大量生长因子存留。SIS 还能够促进多种细胞的黏附、归巢以及迁移、增殖。在体内、体外实验中均观察到其降解所产生的小分子多肽对小鼠血管内皮细胞有募集作用。除此之外，SIS 还具有抑菌活性，其移植感染率与其他材料相比要低。

（三）免疫学特征

异种来源的生物材料在应用于临床之前必须证明其在体内无免疫原性。支架材料上残留的异种细胞必然导致一系列级联免疫反应。因此，人们广泛地认识到彻底地脱细胞是支架材料的基本要求。脱细胞的 SIS 具有较低的免疫源性，可以抑制 T 淋巴细胞的活化。SIS 应用与猴子腹壁缺损模型的修复时，在血清中发现了抗 α-半乳糖抗体，没有观察到其他不良反应。类似的结果也出现在应用 SIS 进行疝气修补的患者身上。患者体内针对 SIS 和 α-半乳糖表位的抗体在 2~6 周达到峰值，在移植 6 个月后逐步减少。

三、小肠黏膜下层在组织重建修复中的作用

许多生物公司都提供商品化的 SIS 作为组织再生诱导及修复重塑支架材料。基于 SIS 的生物材料已被成功地应用于多种外科手术中。如皮肤创伤的替代修复、各种类型的疝气修补术和腹壁缺损、结肠和直肠手术、食管修复及丰唇等。在这些研究中，SIS 与受体组织融合在一起，被逐步降解和替代。

不管是同种异体移植还是异种移植，SIS 移植物均不易导致包膜形成和组织增生，所以在心血管应用方面具有一定的优势。利用 SIS 制备的小口径移植物表现出良好的通畅性，机械强度也与天然的颈动脉相当。即使应用于受污染的部位，SIS 血管替代移植物也表现出了较高的通畅度和较低的感染率，且不会导致假性动脉瘤的形成。Pavcnik 等制备的 SIS 源性的静脉移植替代物，在羊模型上的评估效果良好。另外，SIS 还成功地应用于心脏的修复。在猪和狗的右心室全层圆形缺损修复中，SIS 逐步被宿主组织替代，重建组织还具有自发收缩能力。

在膀胱重建中 SIS 的应用已有广泛的报道。在大鼠和狗的模型中，SIS 移植物能够上皮化和血管化，在术后 15 个月完全重塑修复了受损的膀胱。Caione 等在术后 3 个月的猪模型上也进一步得到了类似的结果。而 Nuininga 等报道 SIS 在兔的膀胱成形术中存在膀胱结石等不良反应。Schaefer 等随访观察 6 名接受 SIS 膀胱修复的患者，发现 SIS 可完全转化。其中 4 名患者转化为不规则上皮化

的内壁和较厚的结缔组织膀胱壁,2名患者转化为规则的尿道上皮。2例患者存在膀胱结石,1例膀胱破裂。提示 SIS 不适用于膀胱修复。临床应用上出现前后不一致的结果可能与 SIS 的几个变量相关。如猪的年龄、小肠的部位、灭菌方法的不同均对 SIS 的生物、物理性能和炎症细胞的浸润、体内外细胞的再生能力存在影响。因此,为促进 SIS 在膀胱修复方面的临床应用,还需要进一步地加工处理 SIS,使其具备稳定均一的能够促进膀胱修复的生物、物理性能。

随着多种不同组织来源的细胞与 SIS 体外复合培养取得成功,在 SIS 支架上观察到细胞的黏附、增殖与迁移爬行等行为。利用这一特性,还可进一步将细胞接种于 SIS 支架上,待其与支架结合后移植至体内参与组织重建。接种在 SIS 支架上的细胞必须具备与围绕在移植物周围的内源性细胞相容和相互作用的能力。具备良好的干性和分化潜能的间充质干细胞(mesenchymal stem cell, MSC)是一种不错的选择。比如在心肌梗死的兔子模型中,接种 MSC 的 SIS 比单纯的 SIS 重建效果好。近年来,Du 等人报道将接种 MSC 的 SIS 用于兔子气管重建效果良好,而单纯的 SIS 导致严重的炎症反应和气道狭窄。在大鼠模型中,接种骨髓间充质干细胞的 SIS 用于膀胱扩容修补术效果较未接种细胞的 SIS 好。这些动物模型结果都证实同种异体骨髓间充质干细胞复合移植较单纯的材料移植效果好。将接种骨髓间充质干细胞的 SIS 海绵移植至颅骨缺损部位可促进大鼠的骨质再生。通过与外周血干细胞复合培养后移植在股骨头坏死部位同样可以有效达到骨质再生的目的。在鼠皮肤创伤模型中,与未接种细胞的支架相比,结合脂肪干细胞的 SIS 能够更好地促进血管化和创面愈合。在犬食管修复模型中,与未接种的 SIS 相比,结合自体口腔黏膜上皮细胞的 SIS 可显著促进食管的再上皮化和肌肉再生。

将成纤维细胞和人原代角质形成细胞或表皮细胞分别接种在 SIS 的两侧共培养,能够形成两种细胞的不同空间构型。将 SIS 通过气-液界面培养,成纤维细胞长入 SIS 的内部而角质形成细胞或表皮细胞则呈现出表皮结构。此外,还能检测到基膜蛋白的分泌。这种形式的复合材料非常适用于真

皮重建修复。尽管上述尝试在体外实验中非常成功,还有一部分通过了动物模型的检测。另一个局限性在于多层次的 3D 结构超过了一定尺寸,导致接种在支架上的细胞营养缺乏。组织工程重建修复取得成功的关键在于营养物质的弥散度。而这将移植物的厚度限制在 2mm 之内。在细胞构成的固态组织块中,氧气和葡萄糖的扩散距离被限制在 $50 \sim 100 \mu m$。使用预血管化的材料或许是解决这个问题的一种方案。

总之,大量人体和动物实验表明 SIS 在组织工程修复中具有巨大的应用价值。SIS 具备良好的生物相容性、较低的免疫原性、可降解性和抗感染能力。体内置入后支持宿主细胞的归巢和黏附,再生组织具有部分生理功能。但是 SIS 仍有一些缺点限制了它的应用。

四、小肠黏膜下层的缺陷与改性

近年来,SIS 的改性主要在于增强其机械强度和降低其异源性。Mondalek 等通过在 SIS 表面黏附聚乳酸-羟基乙酸共聚物(PLGA 纳米颗粒)用以改善天然 SIS 在微观结构和孔隙率方面的不足。这种改性对 SIS 的机械强度无影响,但却能增强人乳腺内皮细胞在支架上的生长。PLGA 与 SIS 混合制备的海绵在机械强度方面较单纯的 SIS 海绵有明显的改善,在细胞黏附与促进细胞外基质的分泌方面较单纯的 PLGA 支架材料要好。在犬膀胱修复模型中,与单纯的 SIS 相比,HA-PGLA-SIS 支架能显著增强血管化。此外,使用 EDC 或京尼平等交联剂交联改性 SIS,增强其机械强度,扩大应用范围。以及在其表面黏附或原位生成纳米银,赋予其更强的抗菌活性也多有报道。甚至通过进一步处理,还可将 SIS 制备成可注射水凝胶用于声带及心血管修复和蛋白缓释载体。

由于 SIS 是从含大量肠道细菌的小肠制备而来,应用前做好消毒灭菌工作十分重要。脱细胞 SIS 的灭菌方法主要包括环氧乙烷熏蒸、过氧乙酸浸泡及辐照灭菌等。然而与未灭菌的 SIS 相比,这些处理均可导致生长因子含量及活性的改变及样品降解速率的提升。在临床应用前,通过冻干保存是确保其长时间保持生物活性的便捷方法。

由于新生组织、血管难以长入内部结构致密的

材料,现有制作工艺商品化的 SIS 因其特有的理化性质、材料的力学特点,阻碍了创缘修复细胞往创面中央增殖、迁移修复的过程,影响了创面的再上皮化。血管化形成率低是 SIS 在皮肤修复中面临的问题,目前尚无明确有效的技术手段用于诱导新血管形成。

在不同组织中,其降解的速率可能应有差异,针对不同部位、不同组织修复与再生微环境适当调整十分重要。

有鉴于此,我们期望通过改良制备方法及调整工艺,甚至负载活性因子,进一步提升 SIS 作为组织工程支架的生物活性,并满足降解速率合适、促血管形成作用强等特点,真正形成临床使用的新型改构的生物材料。

五、改良工艺新型小肠黏膜下层的制备与性质分析

脱细胞猪 SIS 可作为生物支架具有抗微生物活性、良好的生物相容性,其中所含的细胞因子可以诱导皮肤微血管的生成,促进创伤组织的愈合,最终胶原基质被降解,并且被宿主组织所取代,是一种理想的组织工程材料。SIS 是一种具有良好的应用前景的支架材料,没有异体材料移植的伦理学问题,且来源充分,安全可靠,便于进行产业化和商品化。然而国外同类产品仍存在以下不足:只是用单层或多层原位叠加的薄膜状材料,缺乏足够的三维结构,缺乏疏松的孔隙,结构致密,不利于细胞的迁移爬行,新生血管的再生,营养物质的交换及渗液排出;DNA 残留量较高,植入后容易发生免疫反应,且炎症反应更严重。我们采用特有的脱细胞去免疫技术,能有效地脱细胞去除 DNA,能有效地保留下组织细胞外基质成分,再通过控制冷冻干燥工艺制备出不同的微观及超微观结构的支架;该材料不会引起明显的免疫排斥,且具有孔隙率适中、降解快、更利于细胞生长迁移、可快速自体化等优势。

孔径较大时,血管长入填充孔隙时间长,排列紊乱,且根据物理学原理,孔隙越大,毛细血管作用越小,移植早期渗透性能无明显提高。孔径较小,明显小于正常组织内固有孔隙时,组织细胞不能侵入,在移植物周边形成纤维性包裹,难以血管化。以真皮支架为例,Pruitt 等及 Boyce 等认为只有真

皮支架孔径>80μm 时,才有利于结缔组织、新生血管形成。1992 年 Hansbrough 等在研制人工真皮 Integra 的过程中发现,胶原支架孔径大小在 50~150μm,孔隙率为 95% 以上时比较适合于渗液渗透、组织长入及血管化。

新的 SIS 制备流程:将新鲜猪小肠去除肠道内容物,用纯水冲洗干净,挑选管腔粗细均匀,管壁无破损、无淋巴结的部位,切成所需片段,将其置于含有 0.2% 过氧乙酸和 10% 乙醇的水溶液中浸泡消毒 0.5 小时,用 PBS 漂洗干净;机械刮除小肠黏膜、肌层和浆膜,用纯水冲洗干净,获得小肠黏膜下层;将小肠黏膜下层置入含有 1ml 的 NaCl 和 1ml HCl 的水溶液中于 120 转/min 低温震荡 18 小时,用 PBS 漂洗至中性;再加 2% 异辛基葡糖苷溶液于 120 转/min 低温震荡 24 小时,用纯水洗 8 次,得到脱细胞小肠黏膜下层。取一定体积脱细胞小肠黏膜下层加水溶液匀浆,微凝胶化,再注模冻干成型。

为进一步在显微和超微结构下观察改构后材料的特点和对理化等性质进行鉴定,我们对改构的脱细胞基质材料和传统型同类产品进行观察和测定。采用 4% 多聚甲醛固定 24 小时,乙醇梯度脱水,二甲苯透明,石蜡包埋,7μm 切片,行 HE 染色。

传统同类产品呈乳白色缺乏疏松的孔隙,结构致密,有多层原位叠加的薄膜状材料;改良型脱细胞基质材料呈乳白或微黄色、疏松多孔、质地均一的网状结构,表面可见明显疏松孔隙。两种脱细胞基质材料 HE 染色均未见蓝染细胞核,且胶原纤维完整,改良型较传统同类基质胶原纤维结构更加疏松多孔,孔隙大小均匀,胶原纤细均匀。

同时,进行 DNA 残留测试:①将样品稀释(稀释液的配制,由 20 ×TE Buffer 以 DEPC 水稀释 20 倍)。回收率实验 DNA 纯化样品和待检品 DNA 纯化样品稀释倍数均稀释 20 倍,测定荧光强度值。②由 10μg/ml 的 DNA 标准品配制 1μg/ml 的 DNA,再由配制的 1μg/ml 的 DNA 经 TE 稀释液配成 0ng/ml、2.5ng/ml、5ng/ml、10ng/ml、20ng/ml、40ng/ml、80ng/ml、200ng/ml、1 000ng/ml 的标准品溶液。将稀释好的 DNA 标准品 100μl 加入 96 孔黑色酶标板内,每份样品 2 个复孔。③取回收率实验 DNA 纯化样品和待检品 DNA 纯化样品各

100μl,加入96孔黑色酶标板内。将10ml TE稀释液加入50μl荧光染料,混匀。每孔100μl加入酶标板中,震荡混匀后室温避光反应5分钟,用荧光酶标仪测定。测定条件:以485nm为激发光波长,以535nm为发射荧光检测波长进行测定,所得数据作图分析并求得回归方程。以1×TE缓冲液测得的荧光强度为本底,测定和记录各测定孔的荧光值。正常小肠黏膜下层组织中DNA含量为(2 595.7±138.1)μg/g,传统方法脱细胞基质中DNA含量(134.8±13.2)μg/g,为正常组织的5.19%,改良型方案脱细胞基质中DNA含量(4.8±3.3)μg/g,为正常组织的0.19%。统计学分析显示,两种方案脱细胞基质中DNA含量均明显低于正常小肠黏膜下层组织,且改良型脱细胞基质中DNA含量均明显低于传统方法脱细胞基质,差异有统计学意义($P<0.05$)。

扫描电镜观察超微结构:取支架真空干燥,离子喷射仪喷金,在扫描电镜下观察,观测材料孔隙分布与孔径大小。扫描电镜观察示改良型基质材料、孔洞丰富、孔隙分布均匀,孔径为40~170μm。孔隙率的测定采用:称取试验样品冷冻干燥后的质量(m_1),精确至0.001g,置入含有40ml无水乙醇的50ml锥形瓶中,置于密闭容器中再抽真空至不再有气泡逸出,称含有无水乙醇和支架材料的锥形瓶(m_2),将含有无水乙醇的支架材料取出,称剩余的无水乙醇及锥形瓶(m_3),按以下公式计算孔隙率:

$$P\% = \frac{m_2 - m_3 - m_1}{m_2 - m_3}$$

支架溶胀率测试采用:材料冻干态 W_0,在无菌PBS pH=7.2浸泡24小时后取出,用滤纸吸干材料表面水分,称重 W_t,溶胀率 $=[(W_t - W_0)/W_0]\times100\%$;6个样品,每个测3次,取平均值。

SIS体外降解性检测:取冷冻干燥的SIS称重(W_1,20mg),以2ml,100mg/L,I型胶原蛋白酶37℃下降解,分别将降解24小时、48小时、72小时后残余SIS冷冻干燥称重(W_2),计算降解率,降解率$=(1-W_2/W_1)\times100\%$。并记录SIS完全降解所用时间。

另外,对材料浸提液细胞毒性进行检测:于55cm² 无菌培养皿中常规培养3T3细胞,离心后将细胞重悬培养基,以1.3×10⁵/ml的密度每孔100μl接种于96孔板,细胞培养板外周加入100μl PBS。置于37℃,湿度90%,CO₂浓度5%的培养箱孵育(24±1)小时。用含10%胎牛血清的DMEM培养基培养24小时;将浓度为100%和50%的改良型脱细胞基质浸提液,空白对照(仅培养基);对照品传统同类产品组100%和50%。将各组浸提液,按每个浓度6个平行孔设置,每孔添加100μl受试物。置于37℃,湿度90%,CO₂浓度5%的培养箱暴露(24±1)小时。于倒置显微镜下观察各组的细胞形态。每孔加入20μl MTT溶液,于37℃避光孵育3小时。随后每孔100μl加入二甲基亚砜(DMSO),摇匀。在酶标仪上测定570nm波长下的光密度(optical density,OD)值。

孔隙率由传统的(41.27%±2.56%)逐渐增加到(93.78%±1.76%),差异有显著性意义($P<0.001$);溶胀率由传统的(216.15%±10.87%)逐渐增加到(1 233.15%±61.65%),差异有显著性意义($P<0.001$);体外降解率,降解72小时,降解率由传统的(3.24%±0.89%)改变成(73.43%±3.10%)。与传统制作工艺SIS相比,其降解性能有显著提高,差异具有统计学显著性意义($P<0.001$)。

根据ISO 10993-5-2009(E)《医疗器械生物学评价第5部分:体外细胞毒性试验》,改良型材料浸提液浓度为100%和50%样品的细胞活性分别为103.140、102.728;MTT检测24小时实验组与对照组OD值之间差异无显著性意义($P>0.05$)。各实验组浸润液的毒性等级均为0级,说明实验制备的改良型脱细胞基质材料符合人体生物材料植入人体要求。

总之,通过改良制作工艺,新型SIS即保留原有的优势特点:①良好的生物相容性,促进细胞的黏附、增殖和分化(胶原蛋白、羟基团、丰富的粘连蛋白和生长因子);②细胞支架,支持作用;③抗微生物、抗菌活性(降解过程产生抗菌肽);④较好的降解性能。同时改变了其原来特有的力学特征:致密的内部结构及抗拉伸性。为进一步检测材料植入后新生血管的形成及修复细胞的迁入情况,笔者利用体内埋置方法进行检测。

SIS在体内埋置实验造模模型,将新构型SIS及传统SIS埋置入小鼠背部皮下组织内,分别于7

天、21 天观测材料内新生血管长入情况,大体观测新生血管生成情况。发现新构型 SIS 血管新生诱导能力明显优于传统型 SIS,可见更多新生血管的长入。

材料埋置动物体内 7 天组织学观察显示:材料周边肉芽组织包裹生长情况,新构型 SIS 明显促进周边新生肉芽组织的生长及包裹埋置材料。埋置材料区域炎性细胞浸润情况,传统 SIS 材料内炎性细胞数量明显高于新构型 SIS 组别。说明新构型 SIS 引起机体内更低的炎症反应,更高的组织相容性。材料埋置动物体内 21 天组织学观测:显示与传统 SIS 对比,新构型 SIS 促进周围组织包裹长入;显示埋置材料内部降解情况,新构型 SIS 体内降解速率明显高于传统 SIS,有利于新生组织长入的同时,适时地降解,更适用于皮肤创伤修复的生物学过程。CD31 标记新生血管的形成,应用免疫组化技术检测 21 天埋置材料后,埋置区域组织内新生血管情况,染色结果显示,新构型 SIS 更能促进血管的新生长入。

随后,又将改构型 SIS 应用于皮肤组织急性创面,与壳聚糖做对照,观察新构型 SIS 促进伤口的愈合情况。实验分为 3 组,大体观察伤口愈合计算伤口愈合率,发现新构型 SIS 愈合率明显高于其他组别。同时第 14 天的时候,新构型 SIS 治疗组创伤后愈合部位可有新生毛发的生成。而单独使用壳聚糖治疗组,创面愈合的质量和速率也是明显优于对照组的。进一步的观察正在进行中。同时,笔者正将 PRP 与 SIS 材料进行复配,希望找到理想的诱导性生物材料,以能够达到再生医学的真正需求。

第五节　皮肤创伤修复与再生展望——组织工程材料与愈合局部微环境

随着对皮肤创伤愈合研究的深入及发展,发现创伤修复局部微环境对伤口自身愈合过程起着重要的影响作用。皮肤创面微环境由两部分构成并影响创伤愈合过程:外部创面微环境,即位于创面组织外;内部伤口微环境,在创面病理范围内。由于皮肤伤口直接暴露于外界环境,故直接改变

创面外部微环境的治疗方法,能间接地对内部创面微环境造成改变。温度、压力(正、负)、水化、气体(氧气和二氧化碳)、pH 以及伤口微生物情况均对整个愈合过程产生影响。在既往的临床治疗中都有一些尝试,这些因素在过往的研究中也都有一些记载,但都较为零散。真正了解这些因素在创伤愈合过程中的作用对创面的治疗极为关键,特别是对再生医学(含组织工程)的突破性发展意义重大。

由于创面环境没有明确的、普遍接受的定义。微在这里表示小环境。“内部微环境”被定义为在伤口表面下的隔层,但与之相邻,是被各种细胞和细胞外基质所占据。内部微环境指的是细胞外基质在伤口范围的组成。外部和内部的微环境相互之间进行持续的交换状态。

由于温度、水化、氧含量、pH 和病原微生物负荷等因素对急性或慢性创伤的影响;而伴随可吸收生物材料的应用,其在吸收代谢过程中对创面微环境的干预与改变,越来越受到人们的关注。如何利用同组织工程材料吸收代谢过程构建成最有利于创面修复与再生的内外环境,在炎症控制、组织增生、血管新生、再上皮化和基质塑形降解中发挥最大效应,是未来开发新型诱导性组织工程生物材料的重点领域,也将成为今后一段时间创面愈合基础研究与临床应用的发展方向。

一、生物材料性质特性构成局部微环境对创伤修复的影响

生物材料支架内部结构的密度和特性对于皮肤组织修复有重大影响,可能构成促进或者阻碍组织修复过程的结局。随着生物材料学的应用及发展,材料孔隙结构的可控性得以实现。同时,生物材料组织修复的过程中,其孔隙率和力学变化受复合材料结构的自身相容性和降解特性所决定。在体外研究中,将细胞接种在生物材料支架,通过改变材料本身局部的孔隙率从而调控支架中的细胞迁移和基质沉积状态。而当这些生物支架与创伤组织接合时,支架孔隙度调节将对修复细胞进入生物支架的速率及最终修复状态构成影响。同时,生物材料介导的组织修复过程中研究发现,组织学和力学检测结果提示材料的理化性质对最终

修复组织功能性恢复起重大的作用。总之，这些研究表明，通过调整生物材料的理化性质，可以建立 3D 构型支架构建细胞迁移的有利于局部创伤微环境。

当生物材料与创伤组织接触后将进入降解过程，产生降解产物，这些产物对局部创面微环境的形成起着重要的作用。因此，我们接下来应该考虑这些复合材料中的降解产物是否可以用来促进利于组织修复微环境形成，更好地支持修复细胞增殖、迁移等修复过程。在关于部分软骨结构修复研究的文献中记载，已被证明通过暴露于含有蛋白水解酶的生物材料，具有功能性肽链的降解产物能提高组织间的整合，以放大修复细胞定向迁移至创面中央的趋化作用。

除通过生物材料自身及降解产物提高修复细胞的趋化迁移生物效应外，提供定向迁移路线（材料宏观形貌）以引导内源性细胞至损伤部位也是至关重要的。最近的研究表明，简单趋化修复细胞迁移难以使愈合后组织强度、功能与正常组织接近，这与创伤愈合过程中重塑期，修复细胞排列紊乱，与正常组织细胞排列差异甚大相关，瘢痕的形成证明了这一观点。例如，Greiner 等表明可通过生物材料为载体小孔释放趋化因子诱导细胞迁移。但是，这些研究都强调了支架除了为细胞迁移提供了一个允许的环境，还需提供一个趋化路线，以指导修复细胞迁移到伤口部位，最接近正常组织的细胞排列方式。

另外，不仅要通过生物材料自身性质提供适合于趋化细胞迁移的局部环境以及激活细胞聚集至缺陷位点的趋化信号，还应对抵达伤口的干细胞分化方向提供适当的生物学和机械环境。有研究表明，干细胞分化生物效应受到局部黏合剂和生物物理性质的影响。分化效应影响包括当时生物材料的机械物理特性，以及可用于组织细胞自身结合的配体的量和分布。为此，已有研究开发可调纤维复合生物材料，其中可以独立改变纤维力学和配体密度水平（即 RGD）以研究这些特征如何指导干细胞分化。在这些研究中，通过改变每个单独的纤维内的交联密度来改变纤维力学，同时通过限定纤维骨架中配体结合的程度来控制黏合剂配体的呈现。正如预期的那样，随着纤维

上 RGD 密度的增加，铺展和粘连形成的水平增加，这反过来影响了细胞接合和拉动纤维的幅度。通常，配体密度的增加导致软骨基因表达水平的降低和纤维基因表达的增加。这些数据表明，干细胞到达伤口部位后，材料支架的生物物理特性与创伤位置微环境及细胞之间相互作用，在迁移至伤口的细胞表型发挥决定作用。

二、研发负载活性因子的新型生物材料完成创伤修复与完美再生

结合干细胞技术和原位诱导再生思想，原位诱导皮肤再生材料未来发展的方向是通过调节材料的膜结构、仿生组成、表面特异性位点、活性信息的复合以及生物活性因子梯度等手段，赋予材料原位动员、原位捕获、诱导迁移以及分化调控特定干细胞的性能，仿生构建干细胞体内分化的微环境，诱导干细胞的定向分化和其他参与修复的细胞分化与迁移，实现具有全结构和功能的皮肤组织的原位诱导再生。

根据这些研究，我们期望通过不断地改进生物材料制备方法，使其可在创伤愈合不同时期给创面营造出适合其再生修复的微环境。特别是急慢性创面（包括难愈性溃疡）的再生修复迫切需要解决的难题——再生材料的快速血管化。另外，皮肤组织的修复过程往往是多种细胞协同作用的结果，而细胞的增殖迁移以及细胞外基质分泌等行为需要通过生长因子、激素等活性因子的信号调控来实现。基于再生医学中"原位诱导再生"思想的新一代皮肤再生材料的功能发挥更是离不开这些"活性诱导因子"。因此，复合各类活性因子的皮肤生物支架有望克服传统皮肤再生材料"活性"不足、血管化速度慢、降解过程物理微环境（pH 和氧化还原应激）的适时调节、微生物区的严密控制等缺点。需要指出的是，这些活性因子除了上文所提的生长因子和激素，还包括活性多肽序列以及具有编码特定蛋白质功能的基因。同时，还应具有减少细菌的定植，细菌膜的形成，更大地提高组织的修复能力及更好地恢复组织功能，从而接近于组织的完美修复。而浓缩的血小板及相关产品所含的多种生长因子、细胞因子、活性肽、活性氧簇、补体，以及抗菌肽可以同时具备多种生物功效，复合此类要求。但

如何将其合理、恰当地与脱细胞材料负载,发挥出最大的生物学效应将是我们课题进一步研究的重点。

总之,生物材料性质-创伤微环境-细胞将是未来生物材料的发展应用的指导方向,皮肤创伤修复所经历的不同阶段,有利于组织修复的微环境的形成可由生物材料的应用介导,同时通过生物材料因素调控细胞趋化迁移及增殖、分化等生物效应。

(张磊 杨域 程飚)

参 考 文 献

[1] ABDULLAHI W,BRZICA H,IBBOTSON K,et al. Bone morphogenetic protein-9 increases the functional expression of organic anion transporting polypeptide 1a4 at the blood-brain barrier via the activin receptor-like kinase-1 receptor[J]. J Cereb Blood Flow Metab,2017,37(7):2340-2345.

[2] ALBANESE A,LICATA M E,POLIZZI B,et al. Platelet-rich plasma(PRP)in dental and oral surgery:from the wound healing to bone regeneration[J]. Immun Ageing,2013,10(1):23.

[3] AUSTIN H R,HOSS E,BATIE S F,et al. Regulation of late cornified envelope genes relevant to psoriasis risk by plant-derived cyanidin[J]. Biochem Bioph Res Co,2014,443(4):1275-1279.

[4] BARSLEY R E,BERNSTEIN M L,BRUMIT P C,et al. Epidermis and Enamel:Insights Into Gnawing Criticisms of Human Bitemark Evidence[J]. Am J Foren Med Path,2018,39(2):98-97.

[5] BARYSH N. Use of the pertussis agglutinogen skin test in a well baby clinic[J]. Pediatrics,1951,7(1):48-52.

[6] BAURECHT H,RUHLEMANN M C,RODRIGUEZ E,et al. Epidermal lipid composition,barrier integrity,and eczematous inflammation are associated with skin microbiome configuration[J]. J Allergy Clin Immun,2018,141(5):1668-1676.

[7] BELLO-MORALES R,PRAENA B,DE LA NUEZ C,et al. Role of microvesicles in the spread of Herpes simplex virus type 1 in oligodendrocytic cells[J]. J Virol,2018,92(10).

[8] BENDELL J C,GORDON M S,HURWITZ H I,et al. Safety,pharmacokinetics,pharmacodynamics,and antitu-mor activity of dalantercept,an activin receptor-like kinase-1 ligand trap,in patients with advanced cancer[J]. Clin Cancer Res,2014,20(2):480-489.

[9] CAIAFFO V,OLIVEIRA B D,DE SA F B,et al. Anti-inflammatory,antiapoptotic,and antioxidant activity of fluoxetine[J]. Pharmacol Res Perspect,2016,4(3):e00231.

[10] CHEN F H,LIU T,XU L,et al. Association of serum vitamin D level and carotid atherosclerosis:a systematic review and meta-analysis[J]. J Ultrasound Med,2018,37(6):1293-1303.

[11] CHNG W B,BOI SLEIMAN M S,SCHUPFER F,et al. Transforming growth factor beta/activin signaling functions as a sugar-sensing feedback loop to regulate digestive enzyme expression[J]. Cell Rep,2014,9(1):336-348.

[12] CIESLIK-BIELECKA A,CHOUKROUN J,ODIN G,et al. L-PRP/L-PRF in esthetic plastic surgery,regenerative medicine of the skin and chronic wounds[J]. Curr Pharm Biotechnol,2012,13(7):1266-1277.

[13] CLAYTON K,VALLEJO A F,DAVIES J,et al. Langerhans cells-programmed by the epidermis[J]. Front Immuno,2017,8:1676.

[14] DANILENKO D M,RING B D,YANAGIHARA D,et al. Keratinocyte growth factor is an important endogenous mediator of hair follicle growth,development,and differentiation. Normalization of the nu/nu follicular differentiation defect and amelioration of chemotherapy-induced alopecia[J]. Am J Pathol,1995,147(1):145-154.

[15] DE JONG W H,COLEMAN K P,BLAAUBOER B J. Reconstructed human epidermis models for irritant testing of medical devices[J]. Toxicol In Vitro,2018,50:399-400.

[16] ETULAIN J. Platelets in wound healing and regenerative medicine[J]. Platelets,2018,14:1-13.

[17] EVERETT B M,DONATH M Y,PRADHAN A D,et al. Anti-inflammatory therapy with canakinumab for the prevention and management of diabetes[J]. J Am Coll Cardiol,2018,71(21):2392-2401.

[18] FAN X B,YU S,ZHAN F,et al. Nonstoichiometric Cu_xIn_yS quantum dots for efficient photocatalytic hydrogen evolution[J]. Chem Sus Chem,2017,10(24):4833-4838.

[19] GUERRERO-JUAREZ C F,ASTROWSKI A A,MURAD R,et al. Wound regeneration deficit in rats correlates with low morphogenetic potential and distinct transcrip-

tome profile of epidermis[J]. J Invest Dermatol, 2018, 138(6):1409-1419.

[20] GUSTIN S E, STRINGER J M, HOGG K, et al. FGF9, activin and TGF beta promote testicular characteristics in an XX gonad organ culture model[J]. Reproduction, 2016, 152(5):529-543.

[21] HAN H Q, ZHOU X, MITCH W E, et al. Myostatin/activin pathway antagonism: molecular basis and therapeutic potential[J]. Int J Biochem Cell Biol, 2013, 45(10): 2333-2347.

[22] HUET F, SEVERINO-FREIRE M, CHERET J, et al. Reconstructed human epidermis for in vitro studies on atopic dermatitis: a review[J]. J Dermatol Sci, 2018, 9(3): 213-218.

[23] KARLSSON L, BONDJERS C, BETSHOLTZ C. Roles for PDGF-A and sonic hedgehog in development of mesenchymal components of the hair follicle[J]. Development, 1999, 126(12):2611-2621.

[24] KISO M, HAMAZAKI T S, ITOH M, et al. Synergistic effect of PDGF and FGF2 for cell proliferation and hair inductive activity in murine vibrissal dermal papilla in vitro[J]. J Dermatol Sci, 2015, 79(2):110-118.

[25] LAWLOR M W, VIOLA M G, MENG H, et al. Differential muscle hypertrophy is associated with satellite cell numbers and Akt pathway activation following activin type Ⅱ B receptor inhibition in Mtm1 p. R69C mice [J]. Am J Pathol, 2014, 84(6):1831-1842.

[26] LI J, ANGSANTIKUL P, LIU W, et al. Biomimetic platelet-camouflaged nanorobots for binding and isolation of biological threats [J]. Adv Mater, 2017, 30(2), 1704800:1-8.

[27] LI J, DARABI M, GU J, et al. A drug delivery hydrogel system based on activin B for Parkinson's disease[J]. Biomaterials, 2016, 102:72-86.

[28] LI R, WANG S, WANG Y, et al. Development of a novel methodology for in vivo quantification of N/O/S-containing polycyclic aromatic hydrocarbons located on the epidermis of mangrove roots using graphene quantum dots as a fluorescence quencher[J]. Mar Pollut Bull, 2018, 127: 424-428.

[29] LI Y, ZHU H, KLAUSEN C, et al. Vascular endothelial growth factor-A (VEGF-A) mediates activin a-induced human trophoblast endothelial-like tube formation[J]. Endocrinology, 2015, 156(11):4257-4268.

[30] LIST K, HAUDENSCHILD C C, SZABO R, et al. Matriptase/MT-SP1 is required for postnatal survival, epidermal barrier function, hair follicle development, and thymic homeostasis[J]. Oncogene, 2002, 21 (23):3765-3779.

[31] MANNAIONI G, LANZI C, LOTTI M, et al. Methadone dose adjustments, plasma R-methadone levels and therapeutic outcome of heroin users: a randomized clinical trial[J]. Eur Addict Res, 2018, 24(1):9-18.

[32] MARI M, MORALES A. Bone morphogenetic protein-9/ activin-like kinase 1 axis a new target for hepatic regeneration and fibrosis treatment in liver injury[J]. Hepatobiliary Surg Nutr, 2017, (6):414-416.

[33] MATULKA K, LIN H H, HRIBKOVA H, et al. PTP1B is an effector of activin signaling and regulates neural specification of embryonic stem cells[J]. Cell Stem Cell, 2013, 13(6):706-719.

[34] MOHAMMADI M H, MOLAVI B, MOHAMMADI S, et al. Evaluation of wound healing in diabetic foot ulcer using platelet-rich plasma gel: a single-arm clinical trial [J]. Transfus Apher Sci, 2017, (2):160-164.

[35] MANOHAR M K, SASIKALA M, KVSRR Y, et al. Plasma microRNA192 in combination with serum CA19-9 as noninvasive prognostic biomarker in periampullary carcinoma [J]. Tumour Biol, 2017, 39(3):1010428317695018.

[36] NARYTNYK A, GILLINDER K, VERDON B, et al. Neural crest stem cell-specific deletion of the Pygopus2 gene modulates hair follicle development[J]. Stem Cell Rev, 2014, 10(1):60-68.

[37] NIEHUES H, BOUWSTRA J A, WAHEB EL GHALBZOURI A, et al. 3D skin models for 3R research: the potential of 3D reconstructed skin models to study skin barrier function[J]. Exp Dermatol, 2018, 27(5): 501-511.

[38] PARK C H, SKARRA D V, RIVERA A J, et al. Constitutively active FOXO1 diminishes activin induction of Fshb transcription in immortalized gonadotropes[J]. PloS One, 2014, 9(11):e113839.

[39] PAUS R, MAURER M, SLOMINSKI A, et al. Mast cell involvement in murine hair growth[J]. Dev Biol, 1994, 63(1):230-240.

[40] PHELPS M P, JAFFE I M, BRADLEY T M. Muscle growth in teleost fish is regulated by factors utilizing the activin Ⅱ B receptor[J]. J Exp Biol, 2013, 216(Pt 19):3742-3750.

［41］PRADO M,MARQUES J N,PEREIRA G D,et al. Evaluation of different surface treatments on fiber post cemented with a self-adhesive system［J］. Mater Sci Eng C Mater Biol Appl,2017,77:257-262.

［42］PRASAD D K V,SATYANARAYANA U,SHAHEEN U, et al. Oxidative stress in the development of genetic generalised epilepsy:an observational study in southern indian population［J］. J Clin Diagn Res, 2017, 11（9）: BC05-BC08.

［43］PRIESTLEY G C,MCVITTIE E,ALDRIDGE R D. Changes in skin pH after the use of baby wipes［J］. Pediatr Dermatol,1996,13(1):14-17.

［44］RANCAN F,GIULBUDAGIAN M,JURISCH J,et al. Drug delivery across intact and disrupted skin barrier: Identification of cell populations interacting with penetrated thermoresponsive nanogels［J］. Eur J Pharm Biopharm,2017,116:4-11.

［45］ROUBELAKIS M G,TROHATOU O,ROUBELAKIS A, et al. Platelet-rich plasma（PRP）promotes fetal mesenchymal stem/stromal cell migration and wound healing process［J］. Stem Cell Rev,2014,10(3):417-428.

［46］SEVERIN R K,LI X,QIAN K,et al. Computational derivation of a molecular framework for hair follicle biology from disease genes［J］. Sci Rep,2017,7(1),16303.

［47］SUBRAMANIAM N,PETRIK J J,VICKARYOUS M K. VEGF,FGF-2 and TGFbeta expression in the normal and regenerating epidermis of geckos:implications for epidermal homeostasis and wound healing in reptiles［J］. J Anat, 2018,232(5):768-782.

［48］SUGAWARA K,SCHNEIDER M R,DAHLHOFF M,et al. Cutaneous consequences of inhibiting EGF receptor signaling in vivo:normal hair follicle development, but retarded hair cycle induction and inhibition of adipocyte growth in Egfr(Wa5)mice［J］. J Dermatol Sci,2010,57 (3):155-161.

［49］SUGAYA K,HIROBE T,ISHIHARA Y,et al. Regeneration of Murine Hair Follicles is Inhibited by Low-Dose-Rate Gamma Irradiation［J］. Zoolog Sci,2016,33（5）: 461-466.

［50］SUN R Q,SHI X Y,YANG H F,et al. An investigation on correlation of severity of brain injury with the expression of activin A and C-reactive protein［J］. Chin Crit Care Med,2013,25(11):681-685.

［51］TEHRANIAN A,ESFEHANI-MEHR B,PIRJANI R,et al. Application of autologous platelet-rich plasma（PRP）on wound healing after caesarean section in high-risk patients［J］. Iran Red Crescent Med J, 2016, 18 (7),e34449.

［52］TEPEKOY F,AKKOYUNLU G. The effect of FSH and activin A on Akt and MAPK1/3 phosphorylation in cultured bovine ovarian cortical strips［J］. J Ovarian Res, 2016,9:13.

［53］TOSTI A,RIGOPOULOS D. Platelet-rich plasma in the treatment of hair disorders［J］. Skin Appendage Disord, 2018,4(1):I.

［54］URWYLER-ROSSELET C,TANGHE G,Leurs K,et al. Keratinocyte-specific ablation of RIPK4 allows epidermal cornification but impairs skin barrier formation［J］. J Invest Dermatol,2018,138(6):1268-1278.

［55］V PW,SHIVALINGAPPA S. Comparison between conventional mechanical fixation and use of autologous platelet rich plasma（PRP）in wound Beds prior to resurfacing with split thickness skin graft［J］. World J Plast Surg, 2015,4(1):50-59.

［56］VELDORE V H,CHOUGHULE A,ROUTHU T,et al. Validation of liquid biopsy:plasma cell-free DNA testing in clinical management of advanced non-small cell lung cancer［J］. Lung Cancer,2018,9:1-11.

［57］VORBERG I,BUSCHMANN A,HARMEYER S,et al. A novel epitope for the specific detection of exogenous prion proteins in transgenic mice and transfected murine cell lines［J］. Virology,1999,255(1):26-31.

［58］WANG J,MIAO Y,HUANG Y,et al. Bottom-up nanoencapsulation from single cells to tunable and scalable cellular spheroids for hair follicle regeneration［J］. Adv Healthc Mater,2018,7(3),1700447:1-9.

［59］WANG S,KOBEISSI A,DONG Y,et al. MicroRNAs-103/107 regulate autophagy in the epidermis［J］. J Invest Dermatol,2018,138(7):1481-1490.

［60］WATERS J P,RICHARDS Y C,SKEPPER J N,et al. A 3D tri-culture system reveals that activin receptor-like kinase 5 and connective tissue growth factor drive human glomerulosclerosis［J］. J Pathol,2017,243(3):390-400.

［61］WATSON R R,SOLKOFF D,WANG J Y,et al. Detection of ethanol consumption by ELISA assay measurement of acetaldehyde adducts in murine hair［J］. Alcohol,1998,16(4):279-284.

［62］WOJCIK S M,LONGLEY M A,ROOP D R. Discovery of

a novel murine keratin 6 （K6）isoform explains the absence of hair and nail defects in mice deficient for K6a and K6b[J]. J Cell Biol,2001,154(3):619-630.

[63] YANO M,KAWAO N,TAMURA Y,et al. A novel factor,Tmem176b,induced by activin-like kinase 2 signal promotes the differentiation of myoblasts into osteoblasts [J]. Exp Clin Endocrinol Diabetes,2014,122(1):7-14.

[64] YU J S,RAMASAMY T S,MURPHY N,et al. PI3K/mTORC2 regulates TGF-beta/Activin signalling by modulating Smad2/3 activity via linker phosphorylation[J]. Nat Commun,2015,6:7212.

[65] ZHANG L,DENG M,PARTHASARATHY R,et al. MEKK1 transduces activin signals in keratinocytes to in-duce actin stress fiber formation and migration[J]. Mol Cell Biol,2005,25(1):60-65.

[66] ZHANG L,HUANG P,CHEN H,et al. The inhibitory effect of minocycline on radiation-induced neuronal apoptosis via AMPKalpha1 signaling-mediated autophagy [J]. Sci Rep,2017,7(1):16373.

[67] ZHAO M,ZHANG L,LIU L,et al. WITHDRAWN:protective role of activin receptor-like kinase 7 gene silencing in renal fibrosis[J]. Biochem Biophys Res Commun,2016.

[68] 董茂盛,王佃亮.生物支架材料——组织工程连载之二[J].中国生物工程杂志,2014,34(6):122-127.

第二十四章

神经干细胞体内示踪技术

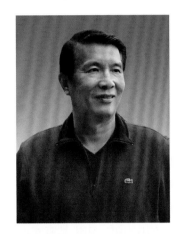

朱剑虹

复旦大学附属华山医院神经外科教授,主任医师,教育部长江学者奖励计划特聘教授,上海市神经再生与细胞治疗工程技术研究中心主任,复旦大学神经外科研究所副所长、医学神经生物学国家重点实验室副主任。科技部聘任为第一届国家干细胞研究指导协调委员会专家。中国细胞生物学学会细胞治疗研究与应用分会会长。被世界神经外科联合会(WFNS)授予"世界青年神经外科医师奖",担任亚洲-大洋洲神经外科联合会(AASNS)司库(Treasurer)。

Dr. Jianhong Zhu is the Professor of Neurosurgery at Fudan University Huashan Hospital, the Director of Shanghai Engineering Technology Research Center for Neural Regeneration and Cell Therapy, Deputy Director of Fudan University Neurosurgery Institute, Deputy Director of National Key Laboratory for Medical Neurobiology in China. He received the Young Neurosurgeon Award of the World Federation of Neurosurgical Societies(WFNS). He served on the executive committee as the treasurer for Asia-Australiasian Society of Neurological Surgery(AASNS).

摘要

干细胞治疗目前已经应用在临床并成为了很多疾病的治疗方法,尤其适用于由于退行性病变或者损伤性病变导致的机体生理功能障碍方面的疾病。然而,将干细胞治疗全面应用在临床前,需要开发先进的干细胞示踪成像技术,探索移植细胞在体内的生存状况和迁移途径,示踪干细胞移植治疗后的结果,无创性监测移植细胞的分布和细胞活力。最近,在动物和人体内开发并应用了大量的移植细胞示踪方法,包括磁共振成像,核医学成像和光学成像。本文总结当前这些成像工具在示踪干细胞方面的用途,详细介绍其主要特点和缺点,包括图像分辨率、组织穿透深度和生物安全性方面。最后,我们认为多模式成像方法将成为未来临床应用中更具潜力的追踪工具。此外,成体组织损伤以后的内源性干细胞激活也会促进受损组织再生和功能修复。开发无创性示踪内源性干细胞的磁共振或者核医学成像技术也为促进细胞治疗发挥巨大作用。

Abstract

The growing field of stem cell therapy is moving toward clinical trials in a variety of applications, particularly for degenerative diseases and injured lesions. However, this translation of cell therapies into humans has prompted a need to create innovative and breakthrough methods for stem cell tracing, to explore the migration routes and its reciprocity with microenvironment targets in the body, to monitor and track the outcome after stem cell transplantation therapy, to track the distribution and cell viability of transplanted cells non-invasively and longitudinally. Recently, a lager number of cell tracking methods in vivo were developed and applied in animals and humans, including magnetic resonance imaging, nuclear medicine imaging, and optical imaging. This review has been intended to summarize the current use of those imaging tools in tracking stem cells, detailing their main features and drawbacks, including image resolution, tissue penetrating depth and biosafety aspects. Finally, we address that multimodality imaging method will be a more potential tracking tool in the future clinical application. Additionally, endogenous stem cells can be mobilized in vivo, enhancing regeneration and accelerating functional recovery after tissue damage. The non-invasive imaging strategies for the exploitation of novel treatment strategies based upon the regenerative potential of endogenous stem cells, and will help to facilitate a translation into the clinical setting.

第一节　前　言

在过去的 20 多年里,干细胞治疗已经成为很多疾病的治疗方法,尤其适用于由于退行性病变或者损伤性病变导致的机体生理功能障碍方面的疾病。干细胞治疗为这些疾病开启了新的希望之门,并且已经在临床上得到了应用,但是干细胞的作用机制仍然不甚明了。提供干细胞移植后的循证医学依据是干细胞从分子生物层面走向临床应用的关键一步,而示踪技术是促进这一步发展的核心力量。在动物实验上,可以通过在干细胞移植后的不同时间点处死小鼠进行免疫荧光染色来动态监测移植细胞的变化过程。在临床上,我们需要开发多模态、无创性、敏感性高的示踪技术来监测移植的干细胞在体内的生物学行为,包括存活与免疫反应、增殖和迁移、分化为成熟细胞并发挥生理作用,同时探讨最佳的移植方式和时机、有效的移植细胞类型和细胞植入的最优途径。为了成功开发干细胞体内示踪技术,有几个因素需要考虑:该技术必须具有很高的敏感度和空间分辨率可以探测到很微弱的信号;不影响移植细胞的活性、分化能力和功能;信号探针具有特异性,并且可以随细胞死亡而消失;当应用在特殊部位,如大脑内时可以有效地通过血-脑屏障。目前常用的干细胞示踪技术包括磁共振成像、分子医学成像和光学成像,在此,我们阐述了每种成像技术的应用情况以及多模态成像在干细胞示踪的优势。此外,我们还进一步综述了内源性干细胞的示踪技术。

第二节　外源性神经干细胞示踪

一、磁共振成像

目前临床上可用的 MRI 场强为 1.5~3.0T,而实验室使用的 MRI 场强可高达 11.7T。4.7T 及其以上场强的 MRI 具有更高的灵敏度,不仅可以检测到较低浓度的标记细胞浓度,而且具有更高的空间分辨率。在干细胞示踪的应用中,MRI 具有实时性和无创性的优点(图 24-1)。

(一) 常规磁共振成像

钆螯合物和氧化铁颗粒是目前最好的磁共振对比剂,而且病人对其耐受性较好,可以直接通过血液注射。钆(Ⅲ)[Gd(Ⅲ)]是一种在人体和动物实验中广泛使用的 T1 对比的重金属离子。钆作为一个强大的局部顺磁物质具有缩短 T1 的作用,增加周围水分子的松弛率,从而增加图像的对比度,即灰度变化。单纯离子钆是有毒性的,因此往往作为螯合剂使用。同钆一样,锰离子(Mn)也是一种广泛应用的 T1 对比剂,由于其具有和钙离子相似的特征,因此更多的应用在神经成像中。在中枢神经系统中,Mn 可以通过一些钙离子转运通道进入兴奋性神经细胞,如包括电压门控 Ca^{2+} 通道,钠(Na^+)/Ca^{2+} 交换体、Na^+/镁(Mg^{2+})反向转运体,和线粒体上激活的钙离子转运蛋白。此外,锰离子还可以通过蛋白质和核酸上钙离子结合位点进入细胞内,由于二者相似的亲和力,一旦进入细胞内,锰离子就会被运输到轴突末端,释放到轴突间隙,这说明锰离子可以影响突触传递功能。因此,锰离

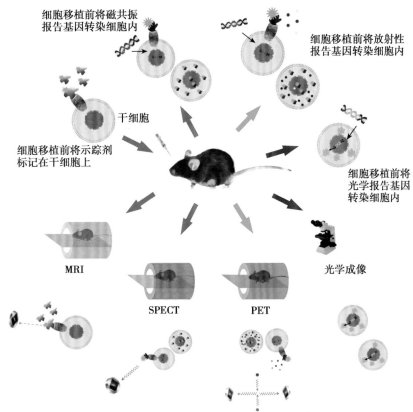

细胞移植前将磁共振报告基因转染细胞内

细胞移植前将放射性报告基因转染细胞内

干细胞

细胞移植前将示踪剂标记在干细胞上

细胞移植前将光学报告基因转染细胞内

MRI

光学成像

SPECT　　PET

利用MRI/PET/光学成像检测事先标记的示踪剂或者报告基因

图 24-1　干细胞示踪常见的技术

子的这些特性具有三大用途:①系统性地注射锰离子可以构建以 MRI 为基础的神经结构图;②当锰离子注射到特定大脑区域时,可以顺行性沿着神经通路绘制大脑中的神经束;③由于锰离子可以通过电压门控钙离子通道进入兴奋性神经细胞,Mn-MRI 可以用于检测大脑功能区域。

在我们研究中,正常大鼠经静脉持续输注 $MnCl_2 \cdot 4H_2O$,同时用甘露醇经右侧颈内动脉开放同侧血-脑屏障,电刺激其左侧前爪和触须 30 分钟后,即刻行 T_1 加权磁共振扫描,结果显示相应的体感运动皮质区和触须皮质区表现出高信号,表明局部有锰离子聚集。而在电刺激阶段引入钙通道阻滞剂地尔硫䓬后,未在相应的体感运动皮质区发现高信号,但是侧脑室等区域仍表现为高信号,说明锰离子是伴随着钙通道的开放而进入兴奋的神经细胞的,锰增强依赖性信号增加可被钙通道阻断剂拮抗。在 TBI 大鼠中移植锰离子标记的神经干细胞后的 2 周左右行 ME-MRI 显示相应脑损伤区周边表现出高信号,表明在脑损伤局部有神经细胞活动引起的锰离子聚集。而 TBI 大鼠在电刺激阶段

引入钙通道阻滞剂地尔硫䓬后,在相应脑损伤区的高信号则消失,但是侧脑室等区域仍表现为高信号。而对照组 TBI 大鼠(未行 NSC 移植)的 ME-MRI 实验未在相应的损伤区发现高信号,从而说明移植 NSC 在脑内不仅能向损伤病灶迁徙,而且能在局部发挥功能分化,与局部神经细胞形成功能整合。

在过去的十几年里,氧化铁颗粒作为一个高敏感度的细胞标记物广泛应用在干细胞示踪研究中。相对于锰离子和钆粒子,氧化铁颗粒具有更高的灵敏度、生物相容性和顺磁性。利用超顺磁性纳米粒子(SPIO)可改变细胞内水分子周围质子微磁场梯度使横向弛豫时间变化的特点,复旦大学附属华山医院 2005 年开始在国际上首次实现人体内干细胞示踪。利用高场强磁共振系统,在摸索数十个参数组合后,建立起干细胞成像特异序列,将干细胞生物学与分子影像学结合,最终实现了干细胞的临床 MRI 成像。相关成果 *Tracking Neural Stem Cells in Brain Trauma Patients* 于 2006 年发表在 *New England Journal of Medicine* 杂志上。SPIO 不仅不影响

干细胞生存力、细胞形态、细胞分化和细胞动力学，而且可以长期示踪干细胞在体内的生存分化，因此它成为干细胞研究应用最多的临床示踪方法。SPIO 的核心氧化铁颗粒多为 3~5nm，其外面包被了不同的物质，大小通常为 20~200nm。SPIO 标记干细胞具有以下优势：①可以明显增加 MRI 检测的敏感性；②很多研究者制备了不同 SPIO 纳米颗粒进行细胞标记，有的已经被美国食品与药品管理局（FDA）所批准为临床使用；③浓度很低的 SPIO（10^{-8}M）即可被检测到，因而对细胞的潜在毒性会降低；④一定浓度的 SPIO 是安全的，可以通过生物降解的形式进入铁代谢循环。但是磁共振示踪神经干细胞具有以下局限性：①难以长期示踪标记细胞。由于干细胞或祖细胞经常在移植后继续增殖，特别是在细胞快速分裂的情况下，标记会被稀释导致 MRI 信号会随时间降低甚至消失；②当死亡的移植细胞被免疫细胞如脑中的小胶质细胞摄取时，SPIO 纳米颗粒将沉积在细胞外组织中，这可能导致 MRI 上的伪信号；③金属离子作为示踪剂具有细胞毒性；④尽管 MRI 在示踪标记细胞的位置和迁移途径方面具有一定的优势，但是不能反映干细胞的存活状态和微环境的变化。

（二）磁小体成像

使用磁性纳米颗粒对干细胞进行示踪和定位，这有助于干细胞对组织的支持与修复。目前标记细胞的磁性纳米颗粒常采用人工合成的方法，但存在细胞吸收差异性大、细胞毒性和细胞分裂纳米颗粒损失等不足。目前，有研究提供了一种通过转基因实现磁化人骨髓间充质干细胞（MSC）的方法。细胞内合成磁性纳米颗粒发生于超磁细菌内，磁小体的合成依赖于趋磁细菌 DNA 内的一个保守的区域内称为磁岛（MAI），包括 mamAB、mamGFDC、mms6 和 mamXY 操纵子。mms6 操纵子包括基因 mgr4074，mms6、mmsF、mms36 和 mms48，与磁小体合成有关。将超磁细菌 AMB-1 的 mms6 基因通过转染的方法对骨髓间充质干细胞进行基因修饰后可以在细胞内合成磁性纳米颗粒，这些纳米颗粒可以进行 MRI 成像，而且不会影响干细胞的增殖、迁移和分化。这种在哺乳动物细胞内合成磁性纳米颗粒创造了一种现实的、令人信服的、良好的生物相容性的可以替代使用外源性磁性纳米颗粒示踪方法。重要的是，任何后代的细胞都能合成自己的纳米粒子，这克服了既往外源性标记的磁性纳米颗粒在实际应用中信号稀释的弱点。

（三）磁性粒子成像

2005 年，德国科学家 Gleich 与 Weizenecker 首次提出磁性粒子成像的概念，其原理如下：根据 Langevin 描述的顺磁理论，常用的示踪剂（如 SPIO）呈现出一个非线性的磁化曲线。当施加一个外部磁场时，示踪剂会和外部磁场保持一致，当外界磁场增加超过一定阈值的时候，磁化会趋于饱和。当示踪剂暴露在频率 f 的震荡磁场时，它会呈现出时间依赖的磁化强度，相应的磁化谱图不仅包含基本频率 f，还包含更高的谐波，可用于成像。该震荡磁场被称为"调制磁场"。包含在傅里叶变换信号中的整个谐波集允许定量测量局部示踪物质浓度。如果示踪剂暴露在足够高的恒定磁场下，磁化效应变得饱和并且不响应调制场。基于此现象，在 MPI 成像期间，静态梯度磁场被称为"选择场"，来覆盖感兴趣区域用于空间编码。在选择区域的中心提供一个零磁场强度的无场点（FFP）。从 FFP 到选择场的边缘磁场强度逐渐增加。在感兴趣区域的示踪剂通过选择场饱和，空间编码通过叠加可提供单个无场点（FFP）并在其附近产生高磁场强度的静态非均匀选择场来实现。FFP 由上述驱动场操纵，穿过目标对象。通过这种方式，记录线圈可采集用于重建粒子分布的数据。此处应用的原理是：仅与 FFP 直接相邻的粒子才会对信号作出贡献，而较远的粒子将保持饱和状态。

由于生物本身不会产生 MPI 信号，因此 MPI 图像有着较高的敏感度和空间分辨率，理论上，MPI 可以探测到低至 1pg 的铁离子，因此甚至于可以示踪单个标记的细胞。更重要的是，MPI 信号和铁离子的浓度呈线性相关，因此我们可以利用这一个特性来量化标记细胞数目。由于 SPIO 可以在体外利用 MRI 来示踪，所以这种示踪方法是简单而且直接的。既往研究报道了大鼠标记的神经干细胞的 MPI 图像，在体外的扫描仪监测的敏感度可以低至 200 个细胞。既往人们认为的敏感度最高的示踪技术，生物发光成像大约可以监测到 1 000 个细胞。总的来说，MPI 可以克服现有干细胞跟踪技术的一些缺陷，包括穿透力，视野不均匀性和图像对比度差。然而,需要进一步研究 SPIO MPI 示踪剂的剂量-毒性,以使临床细胞追踪应用成为现实。

(四)¹⁹F MRI

作为一种新兴的技术,¹⁹F MRI 可以克服用于跟踪干细胞时细胞定量和对比度赋值模糊的缺点。由于 MRI 信号强度和¹⁹F 浓度之间存在线性比例关系可以在体内定量测量¹⁹F 标记的干细胞。由于体内没有¹⁹F 的背景信号,因此¹⁹F MRI 成像时可以将¹⁹F 信号叠加在质子磁共振上,以此来高度定量示踪的干细胞数目。与 SPIOs 较低的空间分辨率相反,¹⁹F MRI 可以监测移植到大脑中的 NSC 的时空迁移动态,甚至能够以非常高的空间分辨率检测到较低的细胞数目;甚至能示踪标记细胞在小范围空间的迁移过程。目前人们已经开发出适合临床上使用的¹⁹F MR 对比剂,如全氟-15-冠-5-醚,线性全氟聚醚和全氟辛基溴的全氟化碳(PFC)最常用于¹⁹F MRI 细胞追踪应用。然而,¹⁹F 定量追踪标记细胞的能力仅仅是假设细胞被均匀标记且没有细胞增殖,同时细胞在实验过程中不会失去标记,但是这在干细胞治疗过程是无法实现的。从感兴趣区域测得的¹⁹F 信号主要取决于¹⁹F 的弛豫时间以及从该区域到线圈的距离,而用于图像采集和量化的合适线圈比较昂贵,很难在许多 MRI 中心普遍性使用。此外,PFC 的大小与 MPIO 类似,限制了广泛的用途。

(五)CEST 成像

使用磁共振探测化学交换最早是由霍夫曼和福森两位学者提出的,他们首次利用双共振磁共振的方法测量中间体的化学交换。CEST 工作原理是水和某个游离大分子的某个质子信号在主磁场中有不同的运动频率。首先施加选择性脉冲饱和大分子质子信号,适当条件下(适宜温度、pH 范围)这些质子会和周围的水质子发生化学交换,进而将部分饱和转移到水中,最后通过采集到水中的信号,可反映 CEST 效应的强弱效果。也即 CEST 通过转移饱和质子达到减低水分子的信号(T1 和 T2)产生非金属依赖的影像对比。与传统的 T1 或者 T2 磁共振对比剂不同的是,CEST 对比剂具有很高的敏感性和特异性,而且它可以通过特定的刺激开启,如 pH、温度和饱和脉冲等。目前研究中使用

的 CEST 对比剂基本可以分为三种类型:①顺磁性 CEST 试剂,这类对比剂主要是以镧系元素为核心合成的对比剂,因为这类对比剂的饱和脉冲偏离水峰较远,一般为 50 至数百 ppm,因此它们的敏感性比较高。但是因为镧系元素往往具有毒性,因此目前多用于动物实验中。②逆磁性 CEST 对比剂,这类对比剂是最早应用于研究的,主要是包括酰胺基、胺基或者羟基的小分子化合物,如糖原、蛋白质、多肽等,这类对比剂的饱和脉冲偏离水峰较近,一般为 10ppm 以内,因此它们的敏感性稍低。这类对比剂多是天然存在的或者人体本身具有的化合物,因此有望广泛应用于临床中。更重要的是,由于某些大分子物质就存在人体内,可以作为内源性对比剂,更加安全和方便。③新型合成对比剂,如脂质体,多聚赖氨酸,介孔二氧化硅等。这类对比剂由于本身含有较多的可交换不稳定质子群,也具有比较高的敏感度,而且其本身是利用有机物合成的,不含毒性,因此有更为广阔的应用前景。

移植的干细胞在移植区域的低存活率是细胞治疗中的关键问题,如何在体外示踪监测到移植细胞是否存活或者凋亡是决定干细胞治疗从实验室走到临床的关键。影响干细胞存活的主要因素除了损伤部位的严重缺血缺氧、毒性物质的积累,最主要的原因就是免疫排斥反应的作用。当移植细胞由于种种因素出现死亡时,细胞的质膜通透性改变,各种损伤因素和活性氧簇的共同作用下,会引起线粒体跨膜电位消失,导致线粒体渗透转运孔开放,线粒体内膜通透性增加,细胞色素 C 从线粒体中释放激活 Caspase-9,继而引起 Caspase 级联反应。在这个过程中,高强度的应激反应引起溶酶体破裂释放出水解酶,特别是线粒体周围的溶酶体更容易出现膜的通透性改变。水解酶的释放吞噬消化细胞质和细胞内物质,最终消化整个细胞引起细胞死亡。细胞的死亡导致这些水解酶、坏死物质释放到细胞周围的微环境内,引起周围环境的 pH 下降。这给了我们一个监测移植细胞存活状态的新途径,由于细胞的死亡影响周围微环境的 pH,那么可以通过示踪检测移植细胞环境的 pH 来评估细胞的存活状态(图 24-2)。在我们的研究中,将具有 CEST 效应的碘帕醇通过寡聚核苷酸杂交的方

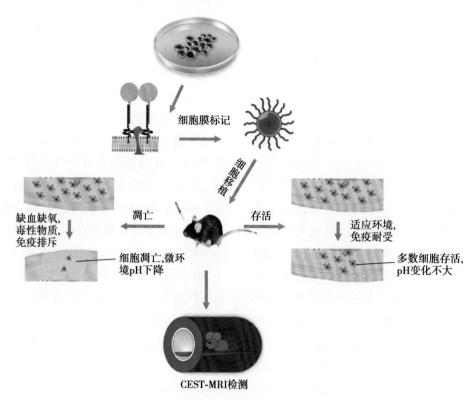

图 24-2　CEST-MRI 评估细胞存活的原理

标记示踪剂的神经干细胞移植到体内后由于局部缺血缺氧、毒性物质,特别是异种属细胞移植后受到免疫排斥出现细胞凋亡,引起局部微环境 pH 下降;如果移植细胞适应环境后,特别是同种属细胞移植免疫排斥影响较小,多数细胞可以存活,局部 pH 变化不大。通过体外 CEST-MRI 检测评估 pH 变化。

法标记在 C57/B6 小鼠神经干细胞表面,然后分别移植到 C57/B6 小鼠(同种移植组)和 SD 大鼠(异种移植组)脑内。在移植后的第 1 天、第 7 天和第 14 天分别行 CEST-MRI 检测,结果显示在移植后的第 1 天两组之间的 ST 值的差异无明显异常;在移植后的第 7 天和第 14 天两组之间的 ST 值差异具有统计学意义。通过一定的数学公式转换,我们发现在移植后的第 7 天和第 14 天同种移植组神经干细胞微环境的 pH 明显高于异种移植组,这提示同种移植组细胞存活率明显高于异种移植组。这给了我们一个监测移植细胞存活状态的新途径,由于细胞的死亡影响周围微环境的 pH,那么我们可以通过示踪检测移植细胞环境的 pH 来评估细胞的存活状态。

(六) 报告基因

除了对比剂,磁共振报告基因是另一种可能的磁共振手段标记 NSC。虽然这种技术还处于起步阶段,但是已经有多种报告基因应用在临床前研究中。正常 NSC 表达的铁蛋白不足以在磁共振上成像,科学家们通过转基因的方式使其稳定过表达铁蛋白,这样它可以结合更多的铁而成像。既往研究用含有铁蛋白报告基因的病毒质粒立体定向注入小鼠室管膜下区,转染该区神经前体细胞,研究得出铁蛋白基因能够上调细胞的铁负荷,使磁共振对它的敏感性上升,且不影响细胞的生存及分化能力,并且第一次在活体实验中发现成神经细胞向嗅球迁移。30 周后依然能检测到个别标记细胞进入嗅球,说明铁蛋白基因在 NSC 中传代分化下去并且能够长期被磁共振检测。CEST 报告基因也广泛应用在示踪干细胞研究中,将可以编码类 CEST 类多肽,如高赖氨酸蛋白的基因转染移植细胞后,移植的细胞可以在体内长期表达高赖氨酸蛋白,高浓度的高赖氨酸蛋白可以在体外通过 CEST-MRI 监测到。使用磁性共振报告基因可以解决由于细胞增殖导致的示踪剂信号稀释的问题。但是一定要控制由于报告基因过度表达导致的新的毒性,例如铁超载毒性。

二、PET 成像

PET 成像需要事先在移植细胞上标记放射性核素以便于在体外通过扫描仪探测到。移植细胞上的放射性核素发生 β 衰变时可以产生正电子，正电子在体内移动 1~3mm 后与组织中的负电子结合发生湮灭辐射，产生两个具有 511eV、飞行方向相反的 γ 光子。这两个光子具有非常重要的性质：产生时间上的同时性以及几乎以相反的方向飞出，这使得可以在体外使用两个相对放置的探测器，利用符合一致技术对它们进行探测。由于 PET 图像只能在含有示踪剂的部位被检测到，因此常常和 CT 结合在一起进行结构显像。PET 成像优于 SPECT 的关键优势在于增加灵敏度（大约两个或三个数量级）。这是因为 SPECT 成像使用了示踪剂直接发射的伽马射线而不是正电子-电子的湮没辐射的射线，因此只需要单一的检测伽马相机。另一方面，光子的非线性限制了 PET 的分辨率，而 SPECT 可以通过改善设备来提高分辨率，例如光束缩小准直器。在 SPECT 中，针孔 SPECT 和系统，可以产生低至 1mm 的空间分辨率（图 24-1）。

为了使用 PET/SPECT 研究干细胞迁移，细胞可以直接或间接用放射性示踪剂标记。直接标记是最常见的方法：将放射性示踪剂与干细胞共培养以便于示踪剂被干细胞摄取。铟羟基喹啉是 FDA 批准的可以应用于临床的放射性示踪剂。由于铟羟基喹啉的亲脂性，因此它可以轻易地通过细胞膜进入细胞内。在一个大鼠大脑中动脉闭塞的实验中，在标记了铟羟基喹啉的干细胞移植到体内 24 小时后，SPECT/CT 结果显示可以检测到低至 1 000 个标记的细胞，更重要的是细胞活力不受示踪剂的影响。另一种放射性标记剂 99mTc-HMPAO（六甲基丙烯胺肟），半衰期为 6 小时，可以避免辐射损伤的问题，已经被主要用于干细胞追踪显示低毒性。与之相反铟在唾液中的增殖和分化能力人和大鼠 MSC 不受 99mTc-HMPAO 的影响标签。然而，在 Gleave 等的一项研究中，标记 99mTc 的神经干细胞和祖细胞减少那些细胞的增殖能力。临床研究使用 99mTc-HMPAO 跟踪干细胞主要参与目前有慢性缺血性心肌病或心肌梗死患者。用于中枢神经系统的最佳放射性示踪剂是 2-脱氧-2-[18F]氟-D-葡萄糖或 18F-FDG（半衰期：109 分钟），它可以被代谢活跃的细胞吸收。一旦在细胞内，18F-FDG 将被己糖激酶磷酸化成 18F-FDG-6-磷酸。目前 18F 相关的示踪剂已被广泛应用于跟踪神经干细胞。直接标记方式无法区分移植细胞在体内的存活状态，而且放射性同位素会随着时间衰减。间接标记方法可以反映出移植细胞的生存力和细胞浓度。标记的方法主要是将特定的"报告基因"转染到干细胞的基因组中，这些报告基因可以编码特定的蛋白质，后者可以与放射性探针反应发出信号，从而在体外通过处理器检测到。间接标记可以在一定程度上反映细胞的存活状态，因为死亡细胞将不能再合成蛋白，因此无法产生被处理器检测到的放射性信号。而且间接标记不受细胞增殖的影响，因为亲代细胞会将遗传物质完全遗传给子代细胞，但是目前间接标记的方法还只能应用在动物实验中。

三、光学成像

与其他示踪干细胞的成像方法相比，光学成像具有以下优势：成本较低，采集速度快，无辐射毒性和相对较高的灵敏度。荧光成像，如绿色荧光蛋白（GFP）和红色荧光蛋白（RFP），以及一些荧光染料如 DiD，DiI 和吲哚菁绿（ICG）已经在中枢神经系统细胞治疗领域得到了广泛的应用（图 24-1）。但是以荧光为主的成像技术无法穿透骨骼和较深的组织，这严重限制了它的应用。目前，纳米技术的进步已经使我们应用生物相容性无机荧光半导体的纳米晶体称为量子点（QDs）。量子点由无机核，金属壳和外部总直径为 2~10nm 的有机物涂层。量子点有几个优点：一方面，它们具有更宽的吸收光谱和更窄的发射光谱，允许多个不同的发射能量的量子点在相同的激发能量下被同时成像。另一方面，量子点可以合成到所需的规格，包括大小、形状和光子发射能量。它们也更稳定，有更强的量子产率，减少光漂白，并减少散射，增强了深度穿透。不幸的是，用量子点标记细胞会受到影响同样的长期体内成像难度直接关于细胞增殖过程中的稀释进行标记。尽管如此，量子点已经成功地用于干细胞追踪。一项研究显示，神经干细胞与祖细胞的量子点电穿孔和超声引导生物显微镜。近红外（NIR）发射量子点特别有助于追踪人脑中的移植细胞因为他们的长波长可以更容易穿透组织如骨骼和皮肤。在一项研究中,研究者证明了近红外(NIR)荧光成像可以非侵入性地检测到移植到梗死组织周围BMSC发射的近红外荧光,持续时间长达8周。但是,荧光染料具有有限的半衰期并随着细胞分裂逐渐稀释,使它们不适合长期示踪干细胞。虽然遗传转导与一个荧光转基因可以允许的永久表达相应的荧光蛋白,这种方法存在风险:诱导干细胞群体中不需要的突变在转基因过程中。

BLI是研究最多的在各种光学成像模式方面干细胞在大脑中成像。生物发光涉及转导可以编码萤火虫萤光素酶或海肾荧光素酶的报告基因进入干细胞。当萤光素酶与其底物d-荧光素或腔肠素反应,它可以发射光子,并可以在体外通过电荷耦合器件摄像机系统检测和量化。对于一些萤光素酶,如萤火虫萤光素酶,发光反应是依赖于ATP,从而使其检测作为一个荧光素酶表达细胞的生存能力标记。此外,发光量与数量成正比细胞,这进一步允许细胞量化。使用BLI细胞追踪可以长时间执行,因为萤光素酶基因稳定地整合进去了基因组和萤光素酶表达保存期间增殖或分化使全部细胞后代表达没有稀释的荧光素酶。所以,BLI已经用于研究体内干细胞的迁移、存活和凋亡免疫原性和小动物研究中的致瘤性。然而,所有的荧光素酶发射都在可见光谱中,这很容易在组织内散射和吸收。即使萤火虫荧光素酶,相对较长峰值波长为562nm,由于在组织中最大渗透3cm仅限于小型动物应用。而且,对于BLI来说,工程单元的需求运行着引入不必要的变异的风险。因此,BLI在临床不可行。有几个研究也使用BLI来追踪内源性神经干细胞。Reumers等人通过注射可以稳定表达萤火虫萤光素酶的慢病毒标记SVZ中的细胞。以高灵敏度记录生物发光被感染的成神经细胞从SVZ迁移到嗅球。另一种生物发光的方法采用内源性神经干细胞迁移:由Couillard-Despres等人创造了一个转基因小鼠,在双皮质素启动子控制下表达萤光素酶,双皮质启动子是由SVZ的成神经细胞表达的。

四、多种影像学技术

如上所述,没有单一的成像技术可以提供所需

的全部信息示踪干细胞并监测其生物学行为;因此,研究人员试图发展多模式的成像技术以克服单一成像技术的弊端。多模态分子成像通常结合得更多而不是一个具有整合目的的成像模式形式特定的优势。例如,一个补充使用SPECT功能的高指示活动和CT的解剖图像使结构和功能信息的一体化,已经用于临床多年,因为每种前述的成像技术有独特的优点和缺点,研究人员开发的基因、探针、造影剂和检测器与不同的成像模式兼容。多模态分子成像结合两种以上成像模式可以充分应用不同成像方法的优点而彼此掩盖缺点。多模态无创成像报告基因可以与不同的成像技术相结合来获得足够的干细胞行为的生物信息。广泛采用的策略多模态报告基因成像如下:合并两个及以上报道基因整合到一个质粒中;孵化质粒和干细胞为了便于质粒去"进入"细胞;这些基因然后被转录成不同的蛋白质可以通过不同的成像方式。

虽然多模式无创成像已经成功地用于许多临床前试验,它也有一些限制:含有不同类型的融合蛋白分子探针或底物是多模态报告基因成像所必需的;融合报告基因由于尺寸太大一般难以构建。因此,有必要开发一个信号分子探针或报告基因可用于多模式成像。一个单一的报告基因,人类TYR,可以通过光声成像,磁共振成像以及PET成像技术在体外检测到,有望成为生物医学的潜在研究工具。另一种多模式成像是基于多模式的造影剂,综合了多种成像性能的示踪剂可以在体外通过不同的探测器检测到。结合荧光量子点的磁性量子点与磁性纳米粒子形成一种新型的生物成像材料。由于荧光和磁性属性是集成在一个单一的示踪剂中,因此,可以使用荧光图像和MRI结合起来得到需要的移植细胞信息。如之前所述,Mn是常用的T_1MRI造影剂,而目前^{52}Mn(t1/2 = 5.591D)也已经成为可用的PET造影剂。所以^{52}Mn-PET造影剂不但可以通过PET探测器检测,还可以结合MRI提供更充分详细的示踪信息。重要的是,除了在神经系统示踪移植细胞,这种基于PET/MRI的双重模态锰造影剂还可能用于其他方面,包括神经束追踪和脑激活诱导的摄取测量。

第三节　内源性神经干细胞示踪

示踪内源性神经干细胞常常使用两种方法：一是利用转基因的动物，使内源性神经干细胞表达某种特性；二是通过在大脑中注射一些标记物质来标记神经干细胞，或者对神经干细胞一些特有的性质进行成像来推理。转基因的动物可以在一些干细胞特征性促进子，如巢蛋白作用下发出荧光或者荧光蛋白，继而在体外进行光学成像。有研究报道使用 BIL 无创性示踪体内的神经干细胞在卒中小鼠脑内的生物学活动。首先创建一个双转基因的小鼠 Nestin-CreER^{T2}/Fluc，当给予他莫昔芬后可以诱导 Fluc 的表达。在卒中老鼠中，可以明显看到 BIL 信号上升。尽管脑室下区的神经干细胞可以表达 Fluc，但是迁移到嗅球的数量太少，在体外很难探测到。在第二种方法中，在 Nestin-Cre 小鼠的脑室中注射了 Cre-Flex 病毒载体，可以诱导神经干细胞以及子代细胞产生 Fluc 和 eGFP，后者可以在 BIL 和免疫荧光中探测到。同双转基因老鼠相比，这种方法可以提高 BIL 信号。在休克模型诱导产生后的 2 周内可以探测到 BIL 信号逐渐上升，随后在 3 个月内降至正常水平。由于标记的细胞可以表达 GFP，因此我们可以在终末期通过免疫荧光的方法来确定细胞的命运。在理想情况下，光学成像可以检测到体内低至 1 000 个细胞簇，但是它的敏感度受到较低的空间分辨率和组织穿透性差所限制。而且转基因的过程在临床上使用受到限制。

为了（特别）在体内标记 eNSC，微注射示踪剂或者将示踪剂偶联到载体上以便于特别探测某些特定细胞。直接注射一个顺磁性标签到脑室内来标记活跃的神经干细胞，可以使用磁共振进行细胞检测成像（MRI）。但是，这种类型标记既不能特定性标记神经干细胞，也不能反映标记细胞的活力，只是粒子本身的可视化。特异度稍高的标记方法是通过将标志物附加到 retroor 来构建慢病毒载体，从而靶向性进入增殖细胞。在这方面，应用较为广泛的是将萤光素酶或通道视紫红质-2 构建病毒载体感染增殖的神经干细胞，以便于在体外通过光学影像检测。此外，还可以通过病毒载体的方式将铁蛋白基因引入神经干细胞中，增加的干细胞内的铁

蓄积量可以在体外通过 MRI 检测到。先前的细胞生物学研究表明细胞表面生物标志物，Lex 抗原，又名 SSEA-1（stagespecific 胚胎抗原 1）或 CD15 抗原，在成年小鼠神经干细胞上高度特异性的表达。同时在神经干细胞所在的 SVZ 微环境中及其凋亡细胞中也能检测到这种抗原。鉴于这个特定的 CD15 抗原表达代表了一种亚群细胞，使成年神经干细胞的内源性示踪研究具有了可行性。利用抗 CD15 单克隆抗体共轭 SPIONs（anti-cd15-spions）作为分子探针可以示踪成年啮齿类动物内源性神经干细胞，并且在体外磁共振上呈现出来。

真正的无创成像技术，可以在临床上使用的很少见。Manganas 和同事使用质子磁共振的神经生态位光谱（1H-MRS）来示踪体内的神经干细胞，他们观察到成体哺乳动物的海马中显示一个突出的 1.28ppm 频谱峰值，这在大脑的其他区域是没有观察到的。后来研究表明这一现象并不是神经干细胞的存在或神经发生所引起的，但与细胞凋亡密切相关。由于细胞凋亡是神经发生过程中的主要选择过程，所以 1H-MRS 可以用作检测生理或病理状态下的神经发生。但是对于那些与神经细胞凋亡增加相关的神经失调性疾病，不能使用这种方法来检测神经发生。另外，MRS 具有相当低的空间分辨率，只能检测到很大数量的细胞凋亡，限制了这种方法的使用。

正电子发射断层扫描成像（PET）可能是检测增殖性神经干细胞活动的有效工具之一。广泛的神经研究以放射性示踪剂——3'-脱氧-3'-[^{18}F]氟-L-胸苷（[^{18}F]FLT）为基础标记成年啮齿动物和人脑中的干细胞增殖。FLT 是一种胸苷类似物，可以整合到分裂细胞的 DNA 中，类似于溴脱氧尿嘧啶核苷（BrdU），它不可逆地整合到 DNA 中后其发射的正电子允许其无创检测。此外，[^{18}F]FLT-PET 所产生的 PET 信号可以被量化以反映 eNSC 动员程度。使用高分辨率 PET 扫描仪和优化图像可以检测低至 10^4 个细胞水平。但是，PET 信号对内源性 NSC 不是特异性的，因为其他增殖细胞也被标记。

第四节　总　　结

只有移植细胞的安全性和有效性得到证实以

后才能确保干细胞治疗在临床上的广泛应用,因此,有效的示踪技术是细胞治疗的保证。目前,每种示踪技术都有着自身的优点和缺点,因此,将来我们应该开发多模态示踪技术来尽量减少单个示踪技术的缺陷。此外,移植的干细胞在移植区域的存活状况是细胞治疗中的关键问题,因此如何示踪监测移植细胞是否存活或者凋亡是决定干细胞治疗从实验室走到临床的关键。

（朱剑虹　郑永涛）

参 考 文 献

[1] SHAH P T,STRATTON J A,STYKEL M G,et al. Single-cell transcriptomics and fate mapping of ependymal cells reveals an absence of neural stem cell function[J]. Cell,2018,173:1045-1057.

[2] HOGGATT J,SINGH P,TATE T A,et al. Rapid mobilization reveals a highly engraftable hematopoietic stem cell[J]. Cell,2018,172:191-204.

[3] DECKER M,LESLIE J,LIU Q,et al. Hepatic thrombopoietin is required for bone marrow hematopoietic stem cell maintenance[J]. Science,2018,360:106-110.

[4] DROST J,VAN BOXTEL R,BLOKZIJLl F,et al. Use of CRISPR-modified human stem cell organoids to study the origin of mutational signatures in cancer[J]. Science,2017,358:234-238.

[5] PANG A L,XIONG L L,XIA Q J,et al. Neural stem cell transplantation is associated with inhibition of apoptosis,Bcl-xL upregulation,and recovery of neurological function in a rat model of traumatic brain injury[J]. Cell Transplant,2017,26:1262-1275.

[6] SILVA-VARGAS V,DELGADO A C,DOETSCH F. Symmetric stem cell division at the heart of adult neurogenesis[J]. Neuron,2018,98:246-248.

[7] ESPUNY-CAMACHO I,ARRANZ A M,FIERS M,et al. Hallmarks of Alzheimer's disease in stem-cell-derived human neurons transplanted into mouse brain[J]. Neuron,2017,93:1066-1081.

[8] LI J Y,LIU J,MANAPH N A,et al. ProBDNF inhibits proliferation,migration and differentiation of mouse neural stem cells[J]. Brain Res,2017,1668:46-55.

[9] EGAWA E Y,KITAMURA N,NAKAI R,et al. A DNA hybridization system for labeling of neural stem cells with SPIO nanoparticles for MRI monitoring post-transplantation[J]. Biomaterials,2015,54:158-167.

[10] MICHELSEN K A,ACOTA-VERDUGO S,BENOIT-MARAND M,et al. Area-specific reestablishment of damaged circuits in the adult cerebral cortex by cortical neurons derived from mouse embryonic stem cells[J]. Neuron,2015,85:982-997.

[11] LINDEMAN L R,RANDTHE E A,HIGH R A,et al. A comparison of exogenous and endogenous CEST MRI methods for evaluating in vivo pH[J]. Magnet Reson Medi,2018,79:2766-2772.

[12] NI D,SHEN Z,ZhANG J,et al. Integrating anatomic and functional dual-mode magnetic resonance imaging:design and applicability of a bifunctional contrast agent[J]. ACS Nano,2016,10:3783-3790.

[13] CHAN K W,LIU G,SONG X,et al. MRI-detectable pH nanosensors incorporated into hydrogels for in vivo sensing of transplanted-cell viability[J]. Nat Mater,2013,12:268-275.

[14] LU P,WOODRUFF G,WANG Y,et al. Long-distance axonal growth from human induced pluripotent stem cells after spinal cord injury[J]. Neuron,2014,83(4):789-796.

[15] PUMPHREY A L,YE S,YANG Z,et al. Cardiac chemical exchange saturation transfer mr imaging tracking of cell survival or rejection in mouse models of cell therapy[J]. Radiology,2017,282:131-138.

[16] MOON B F,JONES K M,CHEN L Q,et al. A comparison of iopromide and iopamidol,two acidoCEST MRI contrast media that measure tumor extracellular pH[J]. Contrast Media Mol Imaging,2015,10:446-455.

[17] KIM S J,LEWIS B,STEINER M S,et al. Superparamagnetic iron oxide nanoparticles for direct labeling of stem cells and in vivo MRI tracking[J]. Contrast Media Mol Imaging,2016,11:55-64.

[18] LONGO D L,BARTOLI A,CONSOLINO L,et al. In vivo imaging of tumor metabolism and acidosis by combining PET and MRI-CEST pH imaging[J]. Cancer Res,2016,76:6463-6470.

[19] ASWENDT M,HENN N,MICHALK S,et al. Novel bimodal iron oxide particles for efficient tracking of human neural stem cells in vivo[J]. Nanomedicine,2015,10:2499-2512.

[20] MANTEL C R,O'LEARY H A,ChITTETI B R,et al. Enhancing hematopoietic stem cell transplantation efficacy by mitigating oxygen shock[J]. Cell,2015,161:1553-1565.

［21］ TUSZYNSKI M H,WANG Y,GRAHAM L,et al. Neural stem cell dissemination after grafting to CNS injury sites［J］. Cell,2014,156:388-389.

［22］ KUBIS N,TOMITA Y,TRAN-DINH A, et al. Vascular fate of adipose tissue-derived adult stromal cells in the ischemic murine brain:a combined imaging-histological study［J］. Neuro Image,2007,34:1-11.

［23］ LAPPALAINEN R S,NARKILAHTI S,HUHTALA T,et al. The SPECT imaging shows the accumulation of neural progenitor cells into internal organs after systemic administration in middle cerebral artery occlusion rats［J］. Neurosci Lett,2008,440:246-250.

［24］ DAAR A S,SINGER P A,PERSAD D L,et al. Grand challenges in chronic non-communicable diseases［J］. Nature,2007,450:494-496.

［25］ CUNNINGHAM J J,ULBRIGHT T M,PERA M F,et al. Lessons from human teratomas to guide development of safe stem cell therapies［J］. Nat Biotechnol,2012,30:849-857.

［26］ GUTIERREZ-ARANDA I,RAMOS-MEJIA V,BUENO C. Human induced pluripotent stem cells develop teratoma more efficiently and faster than human embryonic stem cells regardless the site of injection［J］. Stem Cells,2010,28:1568-1570.

［27］ SONGg X,WALCZAK P,HE X,et al. Salicylic acid analogues as chemical exchange saturation transfer MRI contrast agents for the assessment of brain perfusion territory and blood-brain barrier opening after intra-arterial infusion［J］. J Cereb Blood Flow Metab,2016,36:1186-1194.

［28］ XIN H,KATAKOWSKI M,WANG F,et al. MicroRNA cluster miR-17-92 cluster in exosomes enhance neuroplasticity and functional recovery after stroke in rats［J］. Stroke,2017,48:747-753.

［29］ BARROW M,TAYLOR A,MURRAY P,et al. Design considerations for the synthesis of polymer coated iron oxide nanoparticles for stem cell labelling and tracking using MRI［J］. Chem Soc Rev,2015,44:6733-6748.

［30］ BYERS B,LEE H J,LIU J,et al. Direct in vivo assessment of human stem cell graft-host neural circuits［J］. Neuroimage,2015,114:328-337.

第二十五章
多级架构智能纳米生物载药系统与创面修复

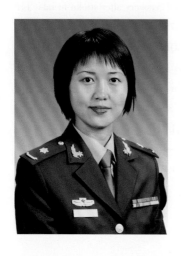

孙晓艳

医学博士,现为中国人民解放军总医院医学创新研究部创伤修复与组织再生研究中心副研究员、副教授。担任中华医学会组织修复与再生分会青年委员,中国医师协会创伤外科分会康复与功能重建医师专业委员会副主任委员。

Xiaoyan Sun, M. D. PhD. Associate professor of the Wound Healing & Regenerative Medicine Research Center, Department of Medical Innovation, Chinese PLA General Hospital. She is the Youth Committee of the Chinese Tissue Repair and Regeneration Society (CTRRS), the Vice Chairman of the Rehabilitation and Functional Reconstruction Society.

摘要

由严重烧创伤引起的大面积皮肤缺损已经成为我国青壮年死亡的主要病因之一,而慢性体表难愈合创面的发病率也在逐年升高,而由此带来的经济负担和社会问题必须得以有效解决。创面修复能够达到具有正常生理功能的完美愈合是病人们迫切的愿望,同时也是医疗工作者追求的终级目标。目前,国内外在皮肤创面修复的研究主要精力仍集中在受创皮肤的解剖修复上,对皮肤功能性修复关注较少,特别是对再生以汗腺、皮脂腺为代表的皮肤附件了解不多。因此,如何实现皮肤的功能重建已成为当前创伤修复与再生领域研究的主要课题。近十多年来,随着创伤修复和组织再生技术水平不断提高以及组织工程领域的新突破,这些都为创面完美再生带来了新的曙光。本章节内容主要介绍了我国体表慢性难愈合创面流行病学变化。从生理学角度说明细胞外基质组成与创面愈合组织再生的联系,强调了细胞外微环境对组织再生过程的重要意义。随后介绍当前敷料的发展状况,对传统敷料和现代敷料的代表性材料进行列举。在此基础上对新一代的智能纳米生物载体系统进行展望。新一代组织工程皮肤研究的构想是统筹兼顾皮肤的解剖学和生理功能,在创面得到有效覆盖的基础上还包括具有各项正常生理功能的皮肤附属器。基于现有的技术条件,以皮肤功能性修复为目标,利用多级架构的仿生生物材料模拟细胞外基质,重建皮肤及其附属器发育所需要的三维结构,结合负载各类生物活性因子,进行智能化、程序性组织修复。

Abstract

Large area skin defect caused by severe burn injury has become one of the main causes of death in young adults in China, and the morbidity of chronic surface refractory wound is also increasing year by year. The economic burden and social problems caused by that must be solved effectively. It is not noly an urgent desire of the patients to achieve the perfect healing of wounds with normal physiological function, but also the ultimate goal pursued by medical workers. At present, the research of skin wound repair at home and abroad is still focused on the anatomical repair of the wounded skin. However, less attention has been paid to the functional restoration of the skin, especially the regeneration of sweat glands and sebaceous glands as the representative of the skin attachments. Therefore, how to realize the functional reconstruction of the skin has become the main subject of research in the field of wound repair and regeneration. In the past decade, the continuous improvement of wound repair and tissue regeneration technology and new breakthroughs in the field of tissue engineering, have brought a new dawn for the perfect regeneration of wound. This chapter mainly introduces the epidemiological changes of surface chronic refractory wounds in China. The relationship between extracellular matrix composition and wound healing tissue regeneration was introduced from the point of view of physiology, and the importance of extracellular microenvironment in tissue regeneration was emphasized. Then the development of current dressing and the representative materials of traditional dressings as well as modern dressings are introduced, and followed by the new generation of intelligent nano-biological carrier system. The conformation of the new generation of tissue engineering skin research is to take the anatomical and physiological functions of the skin into consideration, and the skin appendages with various normal physiological functions are included on the basis of the effective covering of the wounds. Based on the existing technical conditions, multi-level biomimetic materials were used to simulate the extracellular matrix to reconstruct the three-dimensional structure needed for the development of skin and its appendages, and load various bioactive factors to achieve intelligent and programmed tissue repair.

第一节 概 述

作为人体最大的器官，皮肤具有免疫防御、体温调节、维持水盐平衡等重要生理功能。受损后，皮肤的自我修复能力对人类生存至关重要。皮肤的屏障作用主要取决于维持皮肤连续性和完整性并在损伤后恢复的能力强弱。在理想的条件下，表皮再生在伤后数小时内即开始，整个过程通常需要几天，直到基膜重建，上皮细胞表面恢复。成年哺乳动物的皮肤伤口愈合并非是简单的线性发展，愈合是一个多步骤重叠的复杂过程，即止血、炎症、增殖（包括再上皮化、肉芽组织形成和新生血管）、成熟或重塑，需要在免疫细胞、造血细胞、皮肤常驻细胞及信号分子和细胞外基质的协同作用下完成。

一、体表慢性难愈合创面流行病学特点

体表慢性难愈合创面，俗称溃疡、慢性创面或慢性创口，是指皮肤损伤且并发有抑制创面愈合的疾病或合并有严重病变，如大面积烧伤、严重皮肤软组织撕脱伤、糖尿病性溃疡、放射性溃疡、骨外露、压疮等，使创面愈合困难并造成一系列严重后果。创面愈合速度受创面类型、年龄、营养状况、感染情况和敷料类型等多重因素影响。在创面愈合所经历的4个阶段中，任意因素的变化都可能引起创面愈合障碍从而导致慢性创面不愈。

随着我国社会经济的发展，人民生活水平提高所带来的生活方式的转变使得我国体表慢性难愈合创面的流行病学特征也发生了相应的变化：1998年付小兵团队开展了中国外科住院患者慢性难愈合创面流行病学研究，结果发现由于我国正处于社会经济发展的转型时期，工业、交通、建筑等劳动密集型企业大发展，由此造成的交通创伤、工矿事故创伤和烧伤等明显增多，上述原因导致的创面占整个创面总量的67.5%，而糖尿病足创面的发生率仅占4.9%。2008年，该团队又进行了新一轮的创面流行病学调查，据此了解10年间中国创面流行病学特征变化情况。调查结果显示，由创伤和烧伤导致的创面从1998年的67.5%下降至2008年的23.4%，而糖尿病的发生率却从1994年的2.28%

上升至 2011 年的 11.60%，与此同时，糖尿病足创面的发生率则从 1998 年的 4.9%上升至 2008 年的 36.0%。这表明糖尿病足创面已经成为我国慢性难愈合创面发生的首要原因，是我国慢性难愈合创面防控的重点。我国慢性难愈合创面的发病率在住院患者中达到 1.7‰，其中糖尿病是致病因的占了 32.6%，创伤和感染各占了 23.8%和 10.5%。从治疗费用来看，约 42.3%的患者是自费，社会医疗保险占 25%，商业保险占 4.8%，免费治疗占 27.9%。总体费用中药物占最大比例约 38%，平均的住院天数为 21 天，住院平均花费 12 227 元人民币。由此带来沉重的经济负担以及机体、心理障碍严重减低了患者的生活质量和社会参与度。创面愈合和组织再生的研究也因此成为医疗科研人员日益关注的领域。

　　慢性创面发生机制复杂，至今尚未完全阐明。因其病因学不同，发生机制也不同，慢性创面的发生既有外在原因也有内在原因，通常是自身基础疾病及对损伤性因素忽视的结果，也与患者自身状况（年龄、营养状况、肥胖、激素水平、吸烟、免疫抑制治疗等）有关。国外研究利用慢性创面的渗出液培养成纤维细胞生长受到明显抑制，从而认为可能是慢性创面的微环境改变损伤了愈合机制，进一步的研究表明，慢性创面愈合延迟的最主要原因是炎症反应期的延长。在国内，付小兵等发现创面细胞外基质成分的基因表达下调、修复细胞特别是成纤维细胞的过度凋亡、局部创面生长因子浓度变化、创面愈合调控网络发生障碍都是造成创面延迟愈合

的重要原因。除此之外，创面难愈性修复可能与血小板衍生生长因子受体-α 和血小板衍生生长因子受体-β 基因表达水平下降，引起血小板衍生生长因子与受体结合发生障碍相关。此外，细菌生物膜可能在阻碍创面再生过程中产生一定影响。

二、细胞外基质及其成分改变与创面愈合过程紧密相关

　　在调控创面愈合过程的众多因素中，细胞外基质是极为重要的一个。细胞外基质不仅作为组织构架提供力学支撑，同时还调控着细胞的一系列生物学行为。几乎所有的细胞外基质成分都具有调节细胞行为的能力，因此在伤口愈合过程中细胞外基质成分的改变将直接影响愈合过程顺利与否。

（一）细胞外基质的组成及生理特点

　　细胞外基质（extracellular matrix，ECM）是指由分布于细胞外空间的蛋白质和多糖纤维交错组成的具有胶体结构的网络体系，它是细胞生命代谢活动过程中的分泌产物，与此同时也构成了细胞功能活动和整体生存的直接微环境，它不仅是细胞功能活动的体现者与行使者，也是细胞与生物有机体组织的重要组成成分（图 25-1）。大千世界，不同组织细胞的细胞外基质成分虽不尽相同，但它们却具有相似的生物学作用。单细胞生物依靠细胞外基质形成相互联系的细胞群落，而多细胞生物，细胞外基质对细胞的增殖分化、迁移、识别和通信等基本生命活动具有重要影响。

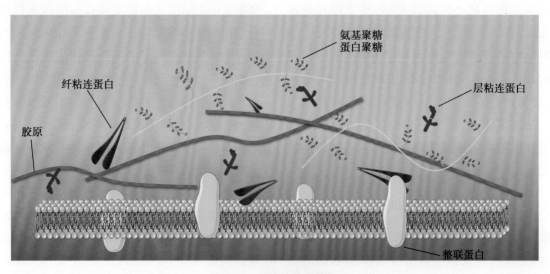

图 25-1　细胞外基质简图

细胞外基质主要成分大致可以归纳为:氨基聚糖和蛋白聚糖、胶原和弹性蛋白、非胶原糖蛋白三大类。上述物质构成复杂的功能物质体系,支持并连接组织结构、调节组织的发生,通过信号转导等方式在调节细胞的黏附、增殖、迁移和分化等生物学过程中扮演重要角色。

1. 氨基聚糖和蛋白聚糖　是细胞外基质的主要组成成分。氨基聚糖(glycosaminoglycan,GAG)是由氨基己糖(N-氨基葡萄糖或 N-氨基半乳糖)和糖醛酸(葡萄糖醛酸或艾杜糖醛酸)二糖单位重复聚合而成的直链多糖,根据氨基聚糖二糖结构单位糖基组成及结构形式等的不同,可分为透明质酸、肝素、硫酸角质素等 7 种。其中透明质酸广泛分布于动物多种组织的细胞外基质和体液中,具有较强的抗压性和润滑作用。在早期胚胎或创伤组织中,合成旺盛、含量丰富的透明质酸具有促进细胞增殖的作用,以有利于细胞的迁移。而随着细胞的增殖、迁移活动的结束,细胞间开始发生相互黏合时,透明质酸则立刻会被增强的细胞外基质透明质酸酶降解,同时,细胞表面的透明质酸受体开始减少,并进入分化状态。由此推断,透明质酸可能具有防止细胞在增殖到足够数量及迁移到既定位置之前过早地发生分化的重要作用;蛋白聚糖是由核心蛋白质的丝氨酸残基与氨基聚糖共价结合的产物。所有结缔组织、细胞外基质和多种细胞表面都有相应蛋白聚糖的分布,并且具有诸如抗形变、与生物活性分子结合通过信号转导系统影响细胞行为等作用。

2. 胶原蛋白和弹性蛋白　胶原蛋白是细胞外基质中含量最丰富的纤维蛋白家族。常见胶原蛋白类型有Ⅰ、Ⅱ、Ⅲ和Ⅳ型胶原蛋白,其中Ⅰ、Ⅱ、Ⅲ型胶原蛋白含量最为丰富。皮肤组织中以Ⅰ型胶原蛋白为主,Ⅲ型胶原蛋白次之;Ⅱ型胶原蛋白是软骨组织中的主要胶原成分;Ⅲ型胶原蛋白是血管组织中含量最多的胶原成分;Ⅳ型胶原蛋白仅局限分布于各种基膜中。胶原蛋白主要来自间充质来源的成纤维细胞、成骨细胞、软骨细胞以及各种上皮细胞合成分泌。胶原蛋白几乎参与所有细胞外基质的构建,并与其他成分结合形成结构与功能复合体。弹性蛋白是构成细胞外基质中弹性纤维网络结构的主要组分,具有高度疏水性特点,呈现出构象为无规则卷曲状态,且能够通过赖氨酸残基相互交联成富有弹性的疏松网状结构。共同存在于细胞外基质的弹性蛋白纤维与胶原蛋白纤维相互交织,在赋予组织一定弹性的同时,又具有高度的韧性,使组织既不会因正常牵拉而撕裂,也不会因过度的伸张而变形。

3. 非胶原糖蛋白　在个体胚胎发育过程中最早出现的细胞外基质成分就是非胶原糖蛋白,同时也是动物界最为普遍存在的细胞外基质成分。在非胶原糖蛋白众多分类中,对纤连蛋白和层粘连蛋白的结构和功能了解的较为全面。纤连蛋白广泛存在于细胞外基质、细胞表面、细胞间和血浆中,是动物界中最为普遍存在的非胶原糖蛋白之一,既可以与细胞相结合,又可以与细胞外基质其他大分子相结合,介导细胞与细胞外基质其他成分的粘连。创伤修复中,纤连蛋白促进巨噬细胞和其他免疫细胞迁移到受损部位。主要功能是诱导细胞迁移运动和介导细胞黏附铺展。

层粘连蛋白是细胞外基质中另外一种高分子量糖蛋白,在个体胚胎发育中最早出现在细胞外基质中,同时也是成体组织基膜的主要结构组成成分之一。因其具有多种受体可识别并能与之结合的糖链结构,因此层粘连蛋白直接参与生物学活动。此外,层粘连蛋白是基膜中特有的黏附蛋白(基膜是特化了的细胞外基质)。出现于早期胚胎中的层粘连蛋白,对于细胞间黏附、细胞的极性调节、细胞分化均具有重要的意义。

4. 基膜　是由细胞外基质特化而成的柔软且坚韧的网膜结构,在构成基膜的细胞外基质中,绝大部分是由位于基膜上的细胞所分泌。不同组织的基膜具有不同的形式,在皮肤组织中,基膜作为支撑垫将细胞与结缔组织相隔离开来。基膜主要由Ⅳ型胶原蛋白、层粘连蛋白、内联蛋白和渗滤素所组成。基膜在上皮、肌肉及神经损伤后的组织重建中发挥重要作用,在该过程中,上皮及其下部结缔组织的重建都需要细胞外基质的指导,上皮的愈合首先在血痂下形成临时基膜,成为上皮细胞迁移的"脚手架",然后降解临时基膜代之以永久性基膜。

基膜可以诱导细胞极性的形成,并促进细胞分化。体外实验表明,体细胞脱离了细胞外基质呈单个游离状态时,多呈球形。同一种细胞黏附于不同的细胞外基质上时,可表现出完全不同的外在形状。细胞外基质调控细胞形状这一过程主要通过机械-感应机制(mechano-sensing mechanisms)来影响细胞骨架的组装和空间排布而实现的。细胞外基质和细胞周围微环境不但赋予体细胞独特的几何形状,同时赋予细胞以极性,在细胞的增殖分化、发育生长,乃至修复再生过程中具有积极的意义。

(二)细胞外基质与细胞间相互作用

1. 细胞外基质与细胞间相互作用 细胞外基质与细胞之间的相互作用体现在细胞外基质所承担的生物学功能中。细胞外基质在提供细胞生命活动所必需的场所的同时,还影响着各类细胞的生理特点和生物功能,甚至在决定细胞的命运存亡上发挥一定作用。细胞外基质的物理学功能包括维持组织的结构形态、决定组织的牵张强度、决定组织的伸缩弹性、参与创面的收缩愈合、维持组织内环境、储存细胞因子;生物学功能包括调控细胞的存活与死亡、增殖与分化,调控细胞迁移运动的速度和方向,调节免疫反应,促进创伤修复与组织再生。比如,当组织损伤时,部分细胞外基质暴露,胶原等物质激活血小板,纤连蛋白等与血小板表面受体结合,围绕在血小板周围,并在血小板之间形成连接,促进血液凝固。血浆中纤连蛋白与纤维蛋白共同构成血凝块中的纤维,成为组织修复的初始基质。纤连蛋白吸引成纤维细胞、平滑肌细胞以及内皮细胞到达创伤部位修补损伤组织,之后发生纤维化,形成瘢痕组织;细胞外基质成分还可刺激上皮细胞向血凝块迁移而闭合创面。

与之相应的是,细胞对细胞外基质具有决定性作用。细胞是所有细胞外基质产生的最终来源,不同细胞外基质的差异取决于其来源细胞的性质及功能状态。细胞和细胞外基质,两者彼此依存、相互作用,在动态过程中保持了生命有机体结构的完整性及其功能的多样性和协调性。

2. 细胞外基质降解 细胞外基质由细胞产生,同样其成分的降解也是在细胞的调控下进行。细胞外基质中蛋白质组分主要在基质金属蛋白酶家族和丝氨酸蛋白酶家族的联合作用下催化肽链降解;糖链部分则主要由各种糖苷酶催化降解。基质金属蛋白酶是一组结构上同源的内切蛋白水解

酶的总称,其催化活性依赖于 Zn 等金属离子,能广泛降解胶原、非胶原糖蛋白和弹性蛋白等。正常情况下,基质金属蛋白酶的活性较低,通常以无活性的酶原形式分泌。在组织创伤修复、重塑或疾病过程中基质金属蛋白酶活性增加并发挥作用。根据底物特异性,可以将基质金属蛋白酶分为间质胶原酶、明胶酶、基质胶原酶、膜型金属蛋白酶以及其他基质金属蛋白酶。胶原酶的活性是高度特异的,仅水解特定蛋白质的少数部位,因而基质的完整性基本上可以被保留,为细胞的迁移开辟通道。基质金属蛋白酶可以调控细胞的黏附、迁移运动,参与胚胎发育、细胞分化、创伤修复和组织器官再生。胶原的降解酶主要有胶原酶、明胶酶、基质裂解素。胶原降解时三股超螺旋部分先被胶原酶作用,打开超螺旋后才能进一步被蛋白水解酶降解。非螺旋/弱螺旋部分可直接被蛋白水解酶降解。

(三)细胞外基质成分改变在创面愈合中的影响

细胞外基质成分的改变对创面愈合过程中组织再生的影响是巨大的。细胞外基质的成分及含量在生理活动中保持动态平衡,从而维持细胞的正常生理活动。当基质成分或含量发生变化时,组织或器官则会发生相应改变。

组织再生时,细胞外基质合成的开始就是以局部产生大量透明质酸为标志的。外源性高浓度、高分子量的透明质酸在炎症和创面愈合过程中通过与靶细胞膜上特异性受体结合发挥生物学效应。透明质酸具有促进创面愈合、促进成纤维细胞增殖、调控胶原合成等作用。透明质酸还可以通过降低前列腺素 E2 的水平抑制炎症细胞趋化性和吞噬作用以减少氧自由基生成从而减轻炎症反应。在胎儿创面愈合的过程中,皮肤细胞外基质中透明质酸含量丰富,可能是导致胎儿皮肤早期愈合无瘢痕形成的因素之一。还有研究发现透明质酸通过对细胞的调控,提高 III 型胶原蛋白含量,使得创面愈合过程中瘢痕形成减少,并且发现抑制瘢痕形成的生物学作用与其浓度成正比关系。

糖尿病足患者的创面组织长期处于病理性炎症反应状态。细胞外基质中酸碱度异常、炎症因子聚集、调控蛋白紊乱等因素致使细胞外微环境改变,影响末梢循环氧释放、血管再生和酶活性等生

理过程,成为创面难愈合的重要原因之一。Maione等发现糖尿病足溃疡来源的成纤维细胞较正常成纤维细胞所分泌细胞外基质和生长因子更为稀薄。不仅如此,他们还在创面组织发现纤维连接蛋白的长期富集,纤维连接蛋白是皮肤损伤后临时基质的主要成分,为胶原沉积和随后的细胞外基质重塑提供了支架,组织修复要想正常进行,这种富含纤维连接蛋白的基质必须被更成熟的基质所取代。因此,纤维连接蛋白在糖尿病足溃疡中的长时间和高表达可能阻碍了正常创面愈合的进程。

在治疗慢性难愈合创面时,通过使用外源性细胞外基质成分促进创面愈合是目前应用较为广泛的一种措施。目前已经投入临床使用的相关药物也不胜枚举。比如利用重组牛碱性成纤维细胞生长因子喷剂来增加创面局部细胞外基质生长因子含量进而加速创面愈合;使用外源性透明质酸促进创面愈合减少瘢痕产生都取得了明显的疗效;此外,利用高压氧治疗加速创面愈合也是效果明显的。高压氧治疗能够提高组织氧浓度,解除血管痉挛,提高血管生成因子含量,维持创面局部稳态、抑制厌氧菌繁殖等促进创面愈合。

上述介绍说明细胞外基质成分或含量的改变对创面愈合的影响是显而易见的。而依据细胞外基质不同成分的生理作用,有针对性地加以利用促进组织再生是治疗创面愈合一个行之有效的方法。

三、细胞间信号转导与创面愈合

信号转导是指细胞通过胞膜或胞内受体感受信息分子的刺激,经细胞内信号转导系统转换,从而影响细胞生物学功能的过程。细胞内存在着多种信号转导方式和途径,各种方式和途径间又有多个层次的交叉调控,是一个十分复杂的网络系统。

细胞间的信号交换、跨膜传导和细胞内信号转导,是实现组织创伤愈合全过程的物质基础和自动控制体系。了解细胞信号转导对针对性地研究创面愈合有着重要意义。即通过信号转导的研究将有助于揭示损伤修复的真正机制。创面愈合过程中所涉及的细胞信号包括理化信号和生物学信号。在组织愈合的 3 个阶段中,各信号程序化运行并且相互影响,自始至终调控创面愈合整个过程。下面就简要介绍愈合过程中 3 个阶段的信号通路。

愈合过程中的信号通路:在炎症阶段,最主要的信号通路包括血凝块成分变迁中的信号转导和炎症引起的趋化因子信号。上皮损伤后组织暴露在空气中,局部产生炎症反应,通过丝裂素活化蛋白激酶(mitogen-activated protein kinases,MAPKs)信号系统促进成纤维细胞的增殖。而由角质形成细胞所产生的炎症细胞因子白介素-1(interleukin-1,IL-1)则作为早期"报警信号(alarm signal)"在转录水平调节角蛋白-6(keratin-6),形成角蛋白的细胞骨架。在损伤初始阶段,高反应性的中性粒细胞和 T 淋巴细胞经 Ca^{2+} 通路和蛋白激酶 C(proterin kinase,PKC)上调和增加过氧化物酶产物,在组织损伤后的炎症反应中发挥作用。另外由于细胞膜张力、细胞骨架中微管和微丝重排所导致的组织创伤后水肿,主要与MAPKs、PKC、磷脂酰肌醇-3-磷酸(phosphatidylinositol 3-phosphate,PI3K)、信号传导子和转录激活子(signal transducer and activator of transcription,STAT)和核因子-κB(nuclear factor-kappa B,NF-κB)等信号有关。低氧诱导因子-1(hupoxia-inducible factor-1,HIF-1)主要在浸润伤口的巨噬细胞和中性粒细胞中表达,经 MAPKs 亚通路中细胞外信号调节激酶 1/2(extracelluar signal-regulated kinase 1/2,ERK1/2)激活后磷酸化,调节各种氧依赖型血管内皮生长因子(vascular endothelial growth factor,VEGF),通过对肉芽组织中微血管形成的作用,造成氧运转和养料运输的改变,影响创面的愈合。而MAPKs 系统的亚族 p38-MAPK 或 c-jun N 末端激酶(c-jun N-terminal kinase,JNK)不起作用。创伤后坏死的细胞依赖 Toll 样受体可以激活 NF-κB,该受体信号通路是微生物因子引导炎症反应的主要途径。

在增殖阶段的信号转导:该阶段包括肉芽组织的生长、血管增殖、胶原合成、收口收缩以及再上皮化等过程,早期的肉芽组织中含有大量的小血管,通过持续的 ERK1/2 激活对抗凋亡,控制内皮细胞的增殖,并提高 VEGF 表达来促进血管的形成。ERK 和 p38-MAPK 两条通路在收口的收缩中起作用。

塑性阶段的信号转导:愈合后期机体通过胶原降解、重排,修复细胞凋亡等活动完成组织的改建。凋亡信号在创面愈合过程中的作用已经被广泛认同,细胞因子如白介素-1可能是引起凋亡的重要细胞因子。磷脂酶C(phospholipase C,PLC)能增加整合素αv、$\alpha_5\beta_1$亚基的表达,促进细胞和纤维连接蛋白、玻基结合素和Ⅳ型胶原蛋白的结合,并通过改变整合素和基质金属蛋白酶-9的表达调节伤口愈合的速度。除此之外,JNK通路可以改变细胞形状,在伤口愈合中发挥作用。

生长因子来源于细胞的自分泌或旁分泌,与激素、化学信号、细胞外基质等因素协同作用,共同影响细胞的增殖分化和凋亡。由于生长因子在创面愈合中的突出作用,目前对创伤愈合过程中信号转导的研究主要集中在各种细胞因子或生长因子为配体介导的信号通路上。

下面简要介绍几个研究较多的重要生长因子信号通路。

转化生长因子-β(transforming growth factor-β,TGF-β),这是一个多能性细胞因子,其主要作用有炎症细胞趋化,刺激细胞的增殖、分化和迁移,影响血管形成,控制细胞外基质的合成与降解,调节角质形成细胞的生长与发育,以及伤口闭合和再上皮化。由于对各种细胞的广谱作用,很难确定其在创面愈合中的靶蛋白,一个相对窄的下游反应物Smad已得到证实。TGF-β信号需要丝氨酸或苏氨酸激酶受体RⅠ和RⅡ二聚化组装,RⅡ的持续激活将磷酸激酶转移至RⅠ增加其活性,随后启动下游的胞浆内信号。Samd蛋白参与细胞因子从膜传递向胞浆的信号传递,直接的磷酸化和受体激活形成复杂化的Samd-Samd复合物,移入细胞核后完成一系列的转录反应。Samd的不同作用由磷酸化形式调节,该通路的拮抗作用由Ras/MAPK完成。

成纤维细胞生长因子(fibroblast growth factor,FGF):FGF刺激FGF受体二聚化,激活酪氨酸激酶活性,对靶基因进行调节。作为潜在的血管生成诱导因子,FGF经ERK、p38-MAPK、PLC及Ca^{2+}通路刺激内皮细胞的增殖、迁移,影响血管的生成和重塑。另外,FGF与细胞外基质沉降、胶原合成,细胞增殖、迁移、凋亡及上皮化速率均有关系,但介导的信号通路存在差异。

表皮生长因子(epidermal growth factor,EGF):EGF家族成员有EGF、TGF-α等,可以调节细胞的迁移、增殖和伤口内重要细胞的分化。EGF引导细

胞的迁移和增殖作用同样是由不同的信号通路所介导,前者以PLC-γ通路为主,后者以MAPKs中的ERK占主要。

血管内皮生长因子(vascular endothelial growth factor,VEGF):研究表明血管内皮生长因子不仅能潜在地调节血管形成和发育过程中新生的血管生成,在角质形成细胞迁移时表达上调。而且血管内皮生长因子是内皮细胞凝集的启动子,通过激活PI3K通路实现对内皮细胞活性的调节。部分血管内皮生长因子还受到MAPK通路的负调节。在各种细胞应激状态下,MAPKs中的p38MAPK和JNK被激活,有助于VEGF的表达。VEGF在转录水平经Ras-介导ERK1/2的活性,使HIF-1α磷酸化。血管形成的过程中,内皮细胞膜上配体和受体结合后,MAPKs信号通路被激活,同时,VEGF通过刺激PI3K,调节MAPKs的活性和c-fos启动子,使细胞进入合成S期。PI3K是VEGF调节细胞周期的重要成分。

四、载药系统发展简史

载药系统是指利用各种天然有机物或人工合成/半合成有机物制备而成的具有药物负载功能的系统。经过几十年的发展,载药系统已经成为一个庞大的体系,制备工艺日新月异,其负载的物质也不局限于药物,还包括细胞、蛋白、多肽、基因等物质。仿生细胞外基质生物载药系统则是利用有机材料充分模拟细胞外基质,为细胞增殖分化或药物传递提供最接近体内的细胞外微环境。在1950年之前几乎所有药物都被制成药丸或胶囊制剂,与水接触后药物被即刻开始释放,没有任何控释技术存在。直到1952年,Smith Klein Beecham才发明了第一种能够保持12小时缓释效果的缓释制剂,被称为"Spansule"技术。从那时起,直到20世纪70年代末,人们对控释药物的认识才基本建立起来。

药物控释技术按时间跨度可以分为三个发展时代(表25-1)。

第一代(1950—1980年)基础控释(basics of controlled release),大多数药物控释机制的研究都在该时期进行。这一时期建立了四种药物基本释放机制:溶解机制、扩散机制、渗透机制和离子交换机制。应用最广泛的当数溶解机制和扩散机制,即

使在今天,大部分口服和皮下制剂都是利用这两种机制。而以渗透机制为基础的药物只得到了短暂应用,且产品数量比前两种产品少几个数量级。离子交换机制药物与其他两种不同,且必须与扩散机制相结合才能发挥作用,这使得离子交换类药物应用更加局限。

第二代(1980—2010 年)即智能运载系统(smart delivery systems)。相较于第一代控释技术,第二代控释技术更加复杂。现阶段仅有少量产品投入临床应用。第二代控释系统使用可降解的仓储式生物聚合物为载体,目标是实现药物零级释放,即药物释放速率不随时间变化而改变,药物释放周期内速率保持恒定释放。运载的药物包括蛋白和多肽类等,但第二代控释系统目前仍面临诸多技术障碍。如曾经投入市场的胰岛素经肺部给药技术,该方式可以避免注射的痛苦,极大方便糖尿病病人,但使用后发现药物利用度比传统注射方式低得多,且带来一系列副作用,因此不得不退出市场。再如,大多数长期仓储式控释系统基本都存在爆裂释药的现象,无法到达零级释药要求,在植入的第 1~2 天就释出近一半的药物,因此只得对仓储载体进行理化修饰以改善释药稳定性。具有自我调节功能的胰岛素泵系统在实验室环境下运行良好,但在被植入体内后不久就丧失了设计功能,这说明药物在体内的释放不仅取决于药物制剂的性质,还取决于植入物周围的生物环境。该时期的最后十年里,基于纳米载体的药物技术成为研究热门,但到目前为止,临床实验鲜有成功的案例。但是一系列它类的药物传递技术被开发出来,即智能聚合物系统,由环境因素,如 pH、温度或血糖变化作为触发机制的药物投递系统。生物可降解微粒、固体植入物和原位凝胶植入体等都是其代表。

第一代给药系统的成功是基于口服和经皮给药系统上,此类药物制剂的体外药物释放动力学与体内生物利用度之间的关系已经相当明确,且调整体外药物释放动力学对体内药代动力学有直接影响。除了药物释放动力学,第二代给药系统所面临的主要困难还有给药系统无法逾越的生物障碍,导致药物释放效果远达不到临床需要。但人们在第二代给药技术上所做的努力和尝试为下一代技术的发展提供了更多样化的思路和经验。

第三代(2010—2040 年)调制给药系统(modulated delivery systems)目前还停留在前瞻阶段,第三代的技术水平应当远超第二代,最重要的一点是可以突破前两代所面临的各类生物、物理和化学屏障。其次是药物溶解性的难题。药物的水溶性差是药物开发中最重要的问题之一,至今仍未完全解决。在第三代运载系统中,大分子物质如蛋白、多肽和核酸等是重要的负载药物之一。但由于其自身特性无法通过消化道吸收,因此常改由胃肠道外途径发挥作用。近年来,人们尝试用非侵入性或微创的方法,如肺、鼻和经皮给药等途径。大分子药物的半衰期很短,从几分钟到几小时不等,因此,持续长达数月的控释是需要复合材料制备的。现在也仅有少部分药物用于临床使用,而且爆释现象也未达到满意的效果。这也说明了其开发技术的困难程度。最后,纳米靶向给药技术和自我调节给药技术依然是第三代需要重点突破的,而最有前景的解决方案还是以突破生物屏障阻碍为最佳考量。

表 25-1 药物控释技术的发展

1950—1980 年(第一代)	1980—2010 年(第二代)	2010—2040 年(第三代)
基础控释(basics of controlled release)	智能运载系统(smart delivery systems)	调制给药系统(modulated delivery systems)
口服给药:1~3 次/天	零级释药:一级/零级	难溶性给药:无毒辅料
注射给药:1 次/天~1 次/周	多肽、蛋白投递:可降解长期存储库	多肽、蛋白投递:控释时间>6 个月;控释动力学控制;无创操作;最小爆释效应
释药机制:溶解、扩散、渗透、离子交换	智能聚合物/水凝胶:环境敏感;自我调节释放(仅体外起作用)	智能聚合物/水凝胶:信号特异性、敏感性;快速反应动力学(体内起作用)
	纳米微粒:肿瘤靶向给药;基因投递	靶向给药:对非靶细胞无毒;克服血-脑屏障;siRNA
可以成功调控理化性质	尚无法突破生物屏障	需要克服物理、化学和生物方面障碍

第二节　现有创面敷料简介

创面材料应用有着数千年的历史,经过漫长的时间流逝,用于创面的材料从最原始的植物纤维发展到今天的生物降解材料。目前,市面上有数千种各式敷料适用于不同类型的创面,选择合适的敷料对创面的愈合是极为关键的。用于创面愈合的理想敷料必须具备以下几项特点:能够保持创面湿润的环境;增加表皮迁移;创面和外界气体交换;促进组织和血管再生;预防感染;被覆下创面保持恒定温度;与创面无粘连;良好的生物相容性,无细胞毒性、无致敏性;良好的机械学性能。但是目前尚未有能够完全满足上述要求的敷料出现,而这也为敷料的发展方向指明了道路。

敷料的种类每年都在增加,当试图区分相似的和不同的敷料时,往往会引起混淆。因此,最简单的分类方式是根据它们的功能进行分类,可以分为:被动式产品(passive products)和交互式产品(interactive products)。根据材质,可以将敷料分为传统敷料和现代敷料等。

一、传统敷料

传统敷料以纱布、棉垫、合成纤维布等为代表,属于惰性敷料。传统敷料是目前临床上应用最为广泛的敷料种类,具有原材料来源广泛、成本较低、制备工艺简单、吸收能力强等优点。同样,传统敷料存在一些局限性,比如:被动保护创面,对创面愈合无促进作用;无法保持创面湿润,不利于创面愈合;新生组织易与敷料纤维粘连,换药时容易造成患者疼痛及创面再损伤;敷料被浸透后,病原体易通过,造成感染;换药周期短,工作量大;针对上述缺陷,目前市场上已存在许多改良传统敷料,诸如通过改善力学特性,高压缩绷带和短拉伸绷带可以为静脉曲张溃疡提供持续的压力;凡士林油纱或三酰甘油纱,利用浸润或涂层的方式以改善传统敷料的保湿性能,减少创面肉芽组织粘连;将抗生素添加进敷料,既预防或抑制了局部感染,又避免了全身应用抗生素所带来的一系列问题。

尽管传统敷料的改进措施使得其应用范围和效果有了明显进步,但无法促进创面愈合这个关键短板使得传统敷料被现代敷料所替代。

二、现代敷料

临床上常采用自体皮瓣移植、异体皮/异种皮移植、人工皮肤替代物等方式修复全层皮肤缺损,但上述方式也存在供体皮肤不足、创面挛缩、瘢痕增生或与宿主整合性不理想等缺陷。因此,我们需要一种替代疗法来克服上述局限。

随着组织工程技术进步,模拟细胞外基质促进组织再生的纳米生物载体系统愈发受到重视,其发展有了长足进步,为创面愈合提供了新的解决方法。模拟细胞外基质的载体系统是利用组织工程技术构建细胞支架,模拟细胞外环境,针对性负载的细胞、药物或生长因子等物质以促进目标细胞增殖分化,从而加速创面愈合进程。相较于传统方式,模拟细胞外基质的载体系统拥有更高的愈合效率,可以有效缩短愈合时间,以及更好的生物相容性、低免疫原性。通过选取不同的生物材料或添加不同理化性质的负载物,可以使该载体同时具备抗菌、保湿等功能。这将有利于创面愈合。

各种类型的现代敷料的研制不仅是以覆盖创面被动保护为目的,重点是防止创面局部水分流失并促进创面愈合。现代敷料通常以合成聚合物为基础。

天然生物细胞外基质的降解性和机械强度常无法满足临床治疗需要,因此需要生物改造天然细胞外基质或人工制备细胞外基质以满足各类创面修复需求。近十年来,随着国内外组织工程材料领域进展的突飞猛进,众多已经在理工领域广泛使用的材料被尝试用于构建细胞外基质,并取得了丰硕的成果。下面我们简要介绍几类主要的敷料材料。

(一)水凝胶基质敷料

近年来,随着应用材料的丰富,以水凝胶作为基础平台的药物控释系统日益受到重视,目前可以做到在既定时间内向目标组织区域进行药物投递。水凝胶基本上是由化学或物理交联形成的三维亲水或两性分子聚合物网络。生理条件下,即使吸收保留大量的水或生物流质仍能保持不溶解状态。由于其高含水量、柔软性、良好的生物相容性、易加工性、良好的物理特性(与生理条件相似),为软组织和特定组织区域的功能重建提供了一个理想的模拟机体组织的微环境。众多有机物都可以制备成水凝胶。以此为平台水凝胶具有广泛的生物应用,包括治疗性的复方制剂、组织工程三维细胞支架平台、密封的细胞载体、组织与材料表面的屏障或粘合剂。

然而,通过外科预制方式制备的水凝胶对于病人来说昂贵且不便。因此,可注射的水凝胶应运而生。该类水凝胶材料可以负载药物、蛋白质或细胞,以微创的方式注射使用。注射前以聚合物溶液的形式保存,进入体内后随着体内刺激因素(如温度、酸碱度等)的变化而变成黏弹性体系(凝胶)。与永久性聚合物网络比较,物理交联的可注射水凝胶具有形态变化可逆的特点,通过简单地改变局部环境进而发生溶液-凝胶转变而没有显著的体积变化。由于其独特的优势,诸如微创侵入、缺乏有机溶剂和光引发剂、降低系统毒性、具有疏水/亲水药物和生物活性分子的传递能力等特点,在过去的十年中,刺激敏感型的注射剂水凝胶受到了广泛的关注。虽然刺激敏感型可注射水凝胶的理想性能基本可达到预期效果,但是,在设计可注射水凝胶用于药物运载时必须满足以下几个要求:①聚合物水溶液黏度要低,可以自由流动以确保能皮下注射;②快速凝胶化以减少初始的爆裂释放;③水凝胶必须具有生物相容性和生物降解性,且降解产物无细胞毒性;④药效期内有效的载药量和可控的药剂释放。

琼脂糖是海藻中提取的一种生物相容性的线性多糖。琼脂糖的力学性能与组织的力学性能相似,可以通过不同的聚合浓度进行调整。当它溶解于水中时,便形成了一种网袋装的凝胶状态,具有三维多孔结构,这个特点为细胞的黏附、增殖和迁移提供了绝佳的环境。壳聚糖又称几丁质,为N-乙酰葡糖胺通过β连接聚合而成的结构同多糖。广泛存在于甲壳类动物的外壳、昆虫的甲壳和真菌的胞壁中,也存在于一些绿藻中,主要是用来作为支撑身体骨架以及对身体起保护的作用。壳聚糖的衍生物具有灵活的力学和生物学特性,因此具备抗菌活性、生物相容性、生物降解性、止血和刺激愈合过程的能力。2014年,Miguel等以琼脂糖和壳聚糖为原料,制备了一种温度敏感型水凝胶。当温度由50℃降低到30℃时,胶体由透明转变为不透明,且胶体具有孔径为90~400μm的多孔相互连接的结构。细胞可迁移至胶体孔隙内部,培养24小时后可进行有效的营养支持和废物排出,这对细胞生存是至关重要的。此外,该凝胶具有一定的抗菌特性。

类似的,将温度敏感单体和酸碱敏感单体通过聚合的方式合成双重敏感水凝胶,使其具有更多维的利用空间。有研究者使用五嵌段阴离子共聚物(OSMs-PCLA-PEG-PCLA-OSMs)制成双重敏感型凝胶材料负载紫杉醇制剂,注射于肿瘤小鼠体内可维持药物两周的作用时间。利用水凝胶负载蛋白质的主要挑战来自于在维持蛋白质稳定性的前提下如何持续长期控释。研究人员正在尝试利用纳米技术保证蛋白质的持续控释,在不影响其稳定性的前提下,能有效控释蛋白质。

抗原应答式水凝胶材料是另一种具有靶向功能的水凝胶。利用细胞表面受体的特异性,将抗体负载至水凝胶上,在到达预定部位后与目标细胞表面识别蛋白特异性结合,再开始释放负载的药物,从而达到靶向治疗的目的。早在近二十年前,Miyata等就利用羊抗兔免疫球蛋白抗体和兔免疫球蛋白抗原分别添加至琥珀酰亚胺丙烯酯上,制备出具有形状记忆功能和可逆的兔抗原响应性水凝胶,且抗原浓度的改变还可引起负载蛋白的脉冲式释放。

(二)石墨烯类敷料

石墨烯作为航天、电力等领域的明星材料,近些年越来越多被用到组织工程创面愈合上来,利用组织工程技术将其与各类无机材料结合,极大扩展了其作用范围和作用效果。

石墨烯是一种具有二维六环形结构的单原子碳纳米材料,与衍生物构成了庞大的石墨烯家族,常见的包括氧化石墨烯、还原氧化石墨烯、多层石墨烯、超薄石墨、碳纳米管(Cnt)、石墨烯纳米粒子等。石墨烯可以与众多生物材料相结合,构成功能广泛的复合材料。石墨烯及其衍生物材料对多种哺乳动物细胞具有很高的亲和力,可支持骨髓间充质干细胞、神经干细胞和多能干细胞的黏附。以石墨烯为支架构建细胞外基质具有独特的优势。所构建的石墨烯细胞外支架具有重量轻、柔韧性强、比表面积大、电导率高、机械强度高等特点。任何生物材料，其生物相容性都是关注的重点，也是决定能否应用于组织工程的关键因素之一。

石墨烯及其衍生物的理化性质不尽相同，因此对细胞的毒性也不尽相同。大量研究表明，未修饰的氧化石墨烯表现出一定的细胞毒性和基因毒性，可引起细胞氧化应激和细胞膜破裂，且氧化石墨烯作为负载材料表现出生物代谢不稳定现象。石墨烯的细胞毒性与其浓度、纯度、作用细胞、表面形态有着直接的联系。通过对石墨烯进行表面修饰，增加或削减各类功能基团，抑或是与各类具有生物相容性的有机物大分子如辣根过氧化物酶、牛血清白蛋白等结合形成功能化氧化石墨烯则可以减轻细胞毒性，使其达到可以作为生物材料的应用标准。

三维石墨烯泡沫材料是一种具有三维空间构象的新型材料，相较于二维平面结构，三维结构拥有极高的孔隙率和高表面积比，且独特的力学特性可以加载和刺激细胞，传递细胞信号。有研究表明，三维石墨烯泡沫敷料具有良好的生物相容性，甚至促进了细胞的生长和增殖，而且由于三维石墨烯泡沫敷料的独特生物力学和生化信号特性，负载间充质干细胞后构建的复合敷料用于创面修复时可以减少瘢痕形成。且与间充质干细胞结合后的三维泡沫支架为组织血管化提供了必要的空间，促进了更复杂的间充质干细胞沉积，从而改善了新生皮肤的质量。

此外，三维石墨烯泡沫材料具有独特的电学特性，细胞在增殖分化过程中的电生理变化在维持细胞膜离子通道的开放与关闭过程中发挥关键作用。而神经细胞在传递神经冲动时的电-化学转化更是离不开电流的刺激。因此，这一重要的电学特性有可能使石墨烯这一材料在众多组织工程材料中脱颖而出。神经再生在创面愈合领域同样是研究的重点，新生皮肤的感觉恢复是评价病人总体恢复水平的一个重要项目。早在2012年，Li等就首次报道了应用三维多孔结构石墨烯泡沫材料作为神经干细胞的培养支架。该实验团队利用化学气相沉积法（该方式由于减少了泡沫缺陷和接触电阻确保了高导电性）制备三维石墨烯泡沫材料。神经干细胞黏附实验结果显示细胞接种后10小时，培养基中几乎没有游离细胞。培养5天后，神经干细胞与三维石墨烯泡沫材料相互作用表现出良好的细胞黏附能力。电镜扫描显示细胞广泛分布并形成丝状伪足与泡沫基质相互接触。培养2周三维石墨烯泡沫仍然保持完整的结构。表型分析表明三维石墨烯泡沫材料能促进神经干细胞向星形胶质细胞尤其是神经元谱系的分化。此外，该电刺激实验还观察到三维石墨烯泡沫和分化的神经干细胞之间存在良好的电交联。

功能化氧化石墨烯目前也有研究将其作为药物运输载体，不仅可以运输小分子物质、蛋白质、而且DNA等大分子也可以被运载，这对于代谢不稳定的易降解药物的应用来说是一个不错的选择。目前应用较多的是抗肿瘤药物的运载，利用功能化石墨烯材料与能够识别癌细胞表面分子特征的特定配体结合，使抗肿瘤药物持续高浓度的靶向作用于目标肿瘤细胞。有研究团队利用磺酸化的氧化石墨烯，使其在生理环境中保持稳定，与叶酸分子共价结合后，再将抗肿瘤药物多柔比星和喜树碱负载至功能化氧化石墨烯载体上，后者与具有叶酸受体的人乳腺癌细胞相识别，靶向作用于目的细胞。结果表明，对肿瘤细胞毒性明显高于对照组。Nahain等利用透明质酸可与A549细胞上高度表达的CD44受体结合的原理，制备了透明质酸修饰的还原性石墨烯，组织分布试验证明该功能化载体能特异性地分布到靶点。

相较于上述的靶向药物投递系统，利用石墨烯面积大、活性基团多的优点，构建的多功能载体平台则能依靠组织内部酸碱度和温度以及外部环境如光、热、磁场等因素，集成相对智能化的药物投递体系，实现更为精确的药物定时定点投递。例如有研究者制备功能化氧化石墨烯（Fe_3O_4/MnO_X-GO），再负载具有芳环结构的抗肿瘤药物多柔比星，以此设计出具有三重敏感的复合多功能材料平台。在肿瘤组织的偏酸性和还原性的微环境中，材料中的MnO_X被释放至组织，从而实现酸碱敏感和氧化还原触发的T_1加权磁共振成像，材料中的超顺磁的Fe_3O_4可以作为T_2加权磁共振成像的造影剂，这为肿瘤的诊断提供了影像学证据。这对于创面愈合具有重要的借鉴意义，通过功能化的石墨烯添加成纤维细胞或表皮细胞识别因子，再负载细胞生长因子，以此构建多功能的靶向载体平台，通过外用方式作用于创面局部，或能较现有方式明显促进创面愈合。

（三）胶原蛋白敷料

生物敷料是由 Jorge Winter 在 20 世纪 60 年代初期提出的创伤修复"湿润愈合"理论基础之上发展起来的一种新型创面修复及保护材料。生物敷料是一种接近理想要求的敷料，具有良好的生物相容性、可降解、保湿、与创面组织粘连程度低等优势。天然的生物敷料是通过对天然材料加工提前制备而成，主要包括动物皮类生物敷料和非动物皮类生物敷料。

胶原蛋白敷料通常以动物 I 型胶原蛋白或Ⅲ型胶原蛋白制备而成，大致可分为膜型胶原蛋白生物敷料、海绵型胶原蛋白生物敷料、复合型胶原蛋白生物敷料，具有良好的生物相容性，在创面愈合过程中可促进成纤维细胞增殖并加速创面内皮细胞的迁移，还具有抗原性弱、良好的生物可降解性等优势。胶原蛋白敷料最终会降解为机体修复细胞所必需的氨基酸，为创面修复提供营养物质。此外，经过适度交联后胶原蛋白敷料还具有止血促凝作用。但纯胶原蛋白敷料稳定性较差，吸收渗液能力不强，因此为弥补胶原蛋白敷料的不足，多将胶原与壳聚糖、聚乙烯醇、透明质酸等有机物复合，使该敷料在一定程度上改善性能。有研究者以 I 型胶原蛋白和聚乙烯醇为主要原料，利用聚乙烯醇膜良好的柔韧性和抗张强度，克服单纯胶原膜力学强度不足的缺陷，制备出具有良好细胞相容性、充足孔径与孔隙率、良好力学强度的胶原蛋白敷料。黄沙等利用明胶包裹碱性成纤维细胞生长因子制成缓释微球与胶原基多孔膜复合形成一种被覆材料应用于约克猪皮肤全程损伤模型，结果显示创面愈合过程中未见明显炎性改变，胶原基材料组织相容性良好，胶原材料大部被降解吸收，创面愈合时间以及上皮化程度等均优于对照组和空白组。

胶原材料敷料的临床应用同样取得了不错的效果。国内研究者利用鼠尾腱为原料制备的胶原膜，应用于烧伤创面的治疗。相较于应用凡士林纱布、甲壳胺人造皮和 1% 磺胺嘧啶银霜对照组，在浅 Ⅱ 度和深 Ⅱ 度创面应用胶原膜疗效非常明显。多数创面用膜后能一次紧贴，无需更换，直到创面愈合。未发现有过敏反应及用后疼痛等副作用病例。此外，利用鼠尾胶原与硫酸软骨素制成胶原膜负载

人成纤维细胞制备成纤维细胞-胶原膜覆盖物应用于供皮区创面，结果表明能够促进创面愈合，同时无须频繁更换敷料。

目前胶原生物敷料的缺陷是吸收渗液能力差，稳定性不尽如人意，抗感染能力不足等，因此不适用于渗出性和感染性创面。胶原蛋白敷料制备成本较其他敷料高，是另一个在大规模应用之前需要解决的问题。

（四）丝素蛋白敷料

丝素蛋白是从蚕丝中提取的天然高分子纤维蛋白，其中甘氨酸（Gly）、丙氨酸（Ala）和丝氨酸（Ser）约占总组成的 80% 以上。丝素本身具有良好的机械性能和理化性质，如良好的柔韧性和抗拉伸强度、透气透湿性、缓释性等，等电位点 pH 为 $3.6 \sim 5.2$。而且经过不同处理可以得到不同的形态，如纤维、溶液、粉、膜以及凝胶等。因其不产生免疫排斥反应，且具备良好的生物相容性，又可部分生物降解，且降解产物亦无细胞毒性。因此被广泛地应用于组织工程材料研究。

Minoura 等采用聚苯乙烯薄膜作为细胞外基质，将其分别浸泡于丝素蛋白溶液和胶原蛋白溶液中，观察比较了小鼠成纤维细胞在丝素膜和胶原上的黏附和生长情况。结果显示，小鼠成纤维细胞在丝素蛋白膜上细胞附着紧密，呈纺锤形，可观察到伪足，增殖速度与胶原蛋白膜相当。国内外众多研究人员将丝素蛋白膜用于口腔医学组织工程。国内实验团队将人颌下腺上皮细胞培养于丝素蛋白膜上。结果显示丝素蛋白膜上细胞数多于对照材料，细胞呈多角形，贴壁较好，突起较长，微孔较多。

但是丝素蛋白也有一定的短板，即对细胞生长的调控和负载药物控释作用较弱，因此可以通过化学修饰、添加其他高分子等方式来改善丝素膜的表面性能以提高或控制丝素膜对细胞的附着和增殖性等。利用化学改性法在 37℃ 下的硼酸盐缓冲剂中制备聚乙二醇-丝素蛋白膜，其亲水性较纯丝素蛋白明显提高。为了改善丝素蛋白膜的血液相容性，有团队采用 SO_2 或 NH_3 等离子体对该膜进行化学改性，丝素蛋白膜表面被磺酸化和氨基化，发现均能促进血管内皮细胞的生长，且对细胞形态和凝血因子生成能力没有明显影响。利用丝素蛋白制备的三维多孔材料的研究同样广泛。利用丝素

蛋白作为真皮替代物移植至小鼠创面上,丝素复合皮片全部存活,且不同程度的吸收退化,均匀地与真皮组织融合在一起,炎症反应基本消失,新生毛细血管明显增多,新生组织形态与正常真皮组织相似。此外,还有利用丝素蛋白材料负载骨髓间充质干细胞观察大鼠全程皮肤创面修复情况,结果显示实验组各阶段创面愈合情况、瘢痕形成情况均好于同期对照组。

以上结果都表明,以丝素蛋白为支架构建的组织工程真皮替代物具有良好的生物相容性,血管化过程快,并能促进皮肤创面愈合。丝素蛋白除了可以作为细胞外支架,以此为基础构建的药物控释系统同样具有独特的优势。该系统具有一定的酸碱敏感性和酶分解特性,其表面存在的丰富官能团,较易与其他生物材料形成复合生物材料,并具有不同的理化特性。常见的基于丝素蛋白的药物控释系统主要包括丝素微球/微囊控释系统;丝素凝胶控释系统;丝素膜控释系统以及丝素多孔海绵控释系统。

丝素微球/微囊控释系统的优点是缓释效果好,但存在药物包封率不够理想的缺陷。利用改良赖氨酸和谷氨酸重复片段的丝素蛋白制备酸碱敏感型微囊控释系统,该微囊在 pH $1.5 \sim 12$ 的范围内能够保持稳定的状态,在极端酸性和碱性条件下,在微囊尺寸上表现出明显的可逆性溶胀/挛缩反应。可用于酸碱度调控的大分子药物的控释。Silva 等利用牛血浆白蛋白、人血浆白蛋白和丝素蛋白结合不同有机溶剂的微球系统抑制人中性粒细胞弹性蛋白酶活性,从而探索一种控制慢性创面弹性蛋白酶-抗弹性蛋白酶失衡的创新方法。

与丝素微球/微囊控释系统相反,丝素膜控释系统的优势是具有较高的药物包封率,但是缓释效果不理想。Hines 等将丝素蛋白作为骨形成蛋白制备的载体,通过添加乙醇溶液来改善丝素蛋白膜的结晶度,提高载药量,改善药物爆释现象。在临床应用上,国内研究者利用丝素膜负载抗菌药物制备成新型创面敷料用于烧伤病人治疗,取得了良好的效果。

丝素多孔海绵控释系统具有药物控释和促进组织再生的双重功能。多孔支架为控释微粒提供了存储场所,同时,也为组织修复过程中细胞增殖

提供了贴附位点。Mandal 等将载药海藻酸钙微球包埋于丝素蛋白中,利用牛血清白蛋白和 FITC-菊粉两种不同分子量模型化合物对三维骨架进行体外释放评价。结果显示包埋藻酸钙微球的丝素蛋白立体支架可消除药物早期爆释,保持药物持续释放长达 35 天,且释放性能取决于整合药物的分子量。而表层丝素蛋白为三维支架提供了机械稳定性,并且对包封药物形成扩散屏障。Gupta 等利用丝素蛋白-壳聚糖支架负载含抗肿瘤药物的纳米微粒填充小鼠肿瘤组织切除后的组织缺损。实验结果显示其药物释放期长达 24 天,且支架降解度较低。

（五）敷料负载物质

除了利用各种有机物模拟细胞外基质,其负载的各种药物,诸如细胞因子、药物、蛋白或各类细胞都可以起到不同的作用。仿生细胞外基质负载药物,相较于传统给药方式,具有更长的半衰期从而保证稳定的血药浓度,靶向性的给药部位能够使药效发挥到最佳状态。这对于创面愈合是极其重要的。对于在传统方式难以发挥作用的情况下,诸如糖尿病溃疡、肢体末端慢性创面经久不愈,利用仿生细胞外基质载体的优势作用则凸显出来。

在创面愈合的过程中,血管再生是极为重要的一环,内皮祖细胞是促进缺血组织新生血管形成的内皮前体,由于其在损伤部位的归巢能力差,成活率低,导致血管再生效果有限。因此多种生物合成支架被用作内皮祖细胞细胞载体,以克服现有的细胞移植方法。有研究利用聚左乳酸支架负载内皮祖细胞观察血管再生情况,结果表明该支架能改善创面愈合,血管再生率也明显高于空置支架组。

血管生成趋化因子衍生因子-1 是一种在伤口愈合过程中发挥核心作用的分子,可以趋化内皮祖细胞聚集增生。Henderson 等利用多孔海藻酸钠水凝胶支架负载该因子,发现该支架能够在 $18 \sim 24$ 小时内缓慢地、持续地释放负载因子,实验组创面在 7 天时几乎全部愈合,而对照组仍有 32% 的创面未愈。

进一步的,利用细胞外支架负载的蛋白、多肽、基因类物质能够有效延长其半衰期。将 DNA、RNA 等基因分子负载至纳米微粒内部或表面,再在纳米微粒表面耦联特异性靶向分子,通过靶向分子与细

胞表面受体特异性结合,从而将目标基因导入细胞内。有报道利用其自组装纳米纤维凝胶负载多聚核酸治疗糖尿病大鼠背部慢性溃疡,可以通过激活腺苷 A_2A 受体,血小板受体整合素受体,促进释放许多细胞因子和血管生成因子,刺激细胞增殖和血管生成。

上面介绍的各种模拟细胞外基质以及负载的药物、因子和细胞等为组织再生积累了宝贵的经验。以此为基础的技术积累和多样化的思路为组织再生新目标的制定打下了基础。

第三节　多级架构智能仿生载药控释系统:瓶颈问题及应用展望

人类损伤组织修复与重建的目标大致可以分成三个:一是损伤组织特别是创面的迅速覆盖以减少并发症的发生,以保存生命为目标;二是在此基础上减少瘢痕(过度纤维化)发生和组织修复延迟(溃疡形成),以逐步改善修复(愈合)的速度与质量为目标;三是实现完美的修复与再生,使损伤组织恢复到损伤以前的解剖结构和功能状态。从目前的发展来看,前 2 个目标已经基本实现,但第 3 个目标还相差很远。

目前,国内外在皮肤创面修复的研究中,主要精力仍集中在受创皮肤的解剖修复方面,包括采用生长因子加速受创组织修复速度,采用自体、异体(种)及复合皮(包括人工皮)覆盖创面、酶学制剂提高清创速度等,对皮肤功能性修复关注较少,特别是对再生以汗腺、皮脂腺为代表的皮肤附件了解不多。因此,如何实现皮肤的功能重建已成为当前创伤修复与再生领域研究的主要课题。

大部分组织和器官的再生都不只是一种细胞的再生,一般都包含有实质细胞、血管、神经等多种组织的同步再生。因此,问题的关键是能不能建立起一种适宜的诱导条件,采用同步或阶梯诱导方式,在损伤部位同时实现这些修复细胞的产生,就像低等动物肢体截断后多种组织细胞同步发生去分化形成再生胚芽,进而实现多种损伤组织的同步修复与再生。

从诱导方法来讲,已经证实采用现代敷料创造的低氧、微酸、湿性环境,可以达到细胞理想的诱导分化环境;通过损伤部位局部应用小分子化合物,包括生长因子组合、免疫调节因子、关键的信号通路调控物质,以及调控细胞分化、命运转归和细胞干性的小分子,或采用活性氧与机械性刺激、生物电与生物光刺激以及传统的中医药等方法,激发损伤组织自身的修复潜能,有可能实现在损伤部位诱导细胞去分化与多向分化潜能的产生,从而实现多种组织在损伤部位同步修复与再生的目标。

要想实现这个目标,理想的材料至少要具备几个条件:可完全降解;无细胞毒性;良好的细胞相容性;优良的物理学、化学特性;稳定的代谢周期。在创面愈合的病程周期中,能够抵抗住各种袭扰。最重要的是要具有智能化的负载系统,可以根据机体生长代谢的生理特点自主调节各种细胞因子、生物信号的释放和转导。尽最大可能地模拟正常组织细胞外基质的生理特点,为组织再生提供完美的环境。需要指出的是,目前还没有任何一种材料可以满足理想的再生创面基质的所有要求。各种类型的仿生细胞外基质基本都是在某一方面或几方面有所专长。

通过前面对现有敷料和技术手段的介绍,对比提出的目标,我们意识到在仿生细胞外基质研发上存在以下几个瓶颈问题。

1. 智能控释的时间窗的确定　创面愈合是一个系统的过程,整个过程复杂而有序,在不同的时间窗内,基因、细胞、组织等执行不同的程序化动作,完成相应的生理任务。智能控释系统如何在正确的时间释放正确的药物是个关键问题,这关乎创面愈合整个过程进展的正确与否,也是其智能化的体现,以及智能控释系统有别于传统控释系统的地方。

2. 控释技术由机械物理信号调控转向分子信号调控的可行性　现在的控释技术几乎都是通过细胞外微环境刺激调控被动释药。而微环境刺激基本都是物理信号,如温度、压力、pH 等因素,或控释载体的自身缓慢分解,这都未涉及分子信号调控。受制于当前科技发展水平,制备出具有化学或分子信号识别功能的智能化控释微粒还存在一定困难。

3. 多细胞负载的协调问题　目前研究的载体和已经投入临床应用的组织工程材料大多是负载

单一目标细胞,需要依靠细胞增殖填补创面空缺,或是负载干细胞诱导分化。但组织再生从来都不是某一种细胞的任务,皮肤组织、附属器官的再生是需要在多种细胞配合下实现的。智能平台负载多种细胞并协调运作是一个棘手的问题。这与上个瓶颈问题也是相辅相成的。

4. 如何实现真正意义上的靶向给药　目前尚未有任何药物可以实现精确的靶向治疗,几乎全部是采用体循环或局部渗透的方式使作用部位达到有效血液浓度,无法实现全部药物精确地作用于目标区域,且纳米载体控释系统现阶段多停留在实验室环境或者模型动物体内环境下,临床应用极少。因此"靶向性"这个说法是需要在一定限制性条件下才成立的。而智能架构平台要求高度的精确性与智能化相结合,才能达到理想的效果,而这似乎是一个很棘手的难题。

前面介绍了我们面临的瓶颈问题,对于多级架构的智能载体系统的设想应当是针对提出的问题而提出。多级架构的方式是尽量模拟正常组织细胞外基质,它包括细胞外支架、负载不同尺寸、不同内容的纳米微粒、干细胞或者是经过改造的细胞复合体。通过光、电、磁等物理信号以及化学信号、分子信号的调控使组织细胞增殖分化,从而达到创面愈合及功能性修复的目的。采用纳米技术依然是目前最具有可行性的方式。纳米控释系统是近十年研究的热门,自诞生之日便被寄予厚望。纳米控释系统包括纳米粒子和纳米胶囊等,是微粒直径 $10\sim500nm$ 的固状胶态粒子。药物通过溶解包裹作用进入粒子内部,或吸附于粒子表面。目前大多以高分子化合物作为制备纳米控释系统的载体材料,包括天然大分子有机物,如蛋白、明胶、多糖等;以及人工合成的可降解的聚合有机物,如聚乳酸-聚乙醇酸等。纳米控释系统中药物的释放机制包括渗透、扩散和囊壁沥滤,也可以由基质本身溶蚀而释放。纳米控释系统目前的制备方法主要有氧化还原法、微乳液聚合法、等电临界法、超声乳化法、复合乳化-溶剂挥发法、自由基共聚法等。

相较于其他控释系统,纳米控释系统因独特的理化性质使其拥有独特的性质,在药物和基因运输方面具有许多优越性:①药物作用部位的相对靶向性;②药物稳定性较高,避免负载的药物过早地降解,延长半衰期;③可以有效保护核苷酸类药物,防止被核酸酶降解;④可协助核苷酸转染细胞,并起到定位的作用。

虽然纳米技术自诞生伊始就是研究热门,它同样不是完美的。对于纳米微粒载体仍然需要改进的是:①延长在体内的循环时间,并且减少或避免载体输送系统亚微粒在体内对吞噬细胞的趋向性。足够的体内滞留时间是发挥其余功能的前提,现在的药物控释时间现在已经可以达到 6 个月以上的周期。②纳米微粒的直径。微粒的大小是决定微粒运输过程的一个非常重要的因素。对于不同的组织、细胞间隙,可以在同一支架种负载不同直径的纳米微粒,以到达不同的组织深度。③精确靶向性。考虑到慢性难愈性创面患者的特殊性,在应用纳米微粒控释系统时应该改变给药方式,喷涂、外敷或局部移植是较好的方式,可以保证大部分的纳米微粒粗精度地作用于创面,保证了有效的药物浓度,而不至于随体液循环系统遍布全身,无法保证精确性。④纳米微粒负载的细胞识别因子则是控释开始的开关,组织再生过程中一系列的信号通路则是控释过程的调节信号。⑤对于生物屏障的突破。实现智能化控释系统的一大前提就是突破各类生物屏障,否则智能控释系统在今后相当长的一段时间内都将作为一个概念存在。

第四节　结　语

控释给药系统的技术进步是建立在大量实验积累和失败结果总结基础上的。不同的控释给药系统都需要进行大量的实验探索,从而发现最具潜力的方案。这是一个长期且曲折的过程,在找到最合适的技术方式前,探索的脚步要不停歇地走下去。因此,我们必须发散思维,勇于尝试,而不能总是局限于延续了十年甚至是数十年的老路子上。比如,现阶段我们已经开发了大量的基于纳米粒子的药物传递系统,但它们几乎是用相同的思路,而只是材料上或者具体靶点上的差别。在这种情况下没有突破性进展是不出人意料的。就目前情况而言,纳米控释系统多是用于肿瘤和糖尿病治疗的研究,而忽视了其他疾病诸如慢性难愈性创面治疗同样迫切需要的现实。

对于慢性难愈创面的治疗,需要针对性地进行技术革新,开拓新的思路,或不局限于现有的技术模式。或许我们应该返璞归真,看看我们身边的低等动物,诸如蝾螈、壁虎、斑马鱼,包含多种组织的复杂结构的肢体能够实现断肢完美再生。其机制我们现在已经有了一定的认识,部分前期研究结果也为慢性难愈创面的治疗策略奠定了理论和实践基础,因此我们可以利用现有的各种技术手段建立起一种适宜的诱导平台,采用同步或阶梯诱导方式,在损伤部位同时实现这些修复细胞的产生,进而实现多种损伤组织的同步修复与再生,这或许是个可行的方案。而多级架构智能纳米生物载药系统作为体表难愈性创面组织再生的一种新平台是具有非常重要现实意义的。

从组织修复到组织完美再生是一个复杂的体系,包括理论上的革新、新技术的支持等。目前,在实现人类损伤组织完美修复与再生宏伟目标方面已经具有坚实的基础。我们所设想的利用多级架构智能纳米生物载药系统需要药物、材料、组织工程等领域多学科交叉,在关键技术上有所突破,共同实现这个伟大目标。

(陈润开　孙晓艳)

参 考 文 献

[1] 姜玉峰.中国体表慢性难愈合创面流行病学研究[D].中国人民解放军军医进修学院,2011.

[2] 付小兵.进一步推进具有中国特色的创面防控创新体系建设[J].中华创伤杂志,2017,33(4):289-292.

[3] KOLJONEN V,LAITILA M,RISSANEN A M,et al. Treatment of patients with severe burns-costs and health-related quality of life outcome[J]. J Burn Care Res,2013,34(6):e318-325.

[4] PHILLIPS T J,Al-AMOUDI H O,LEVERKUS M,et al. Effect of chronic wound fluid on fibroblasts[J]. Wound Care,1998,7(10):527-532.

[5] HART J. Inflammation 2:Its role in the healing of chronic wounds[J]. J Wound Care,2002,11(7):245-249.

[6] 付小兵.进一步重视体表慢性难愈合创面发生机制与防治研究[J].中华创伤杂志,2004,20(8):449-451.

[7] 杨恬.细胞生物学[M].2版.北京:人民卫生出版社,2010.

[8] GOA KL,BENFIELD P. Hyaluronic acid:a review of its pharmacology and use as a surgical aid in ophthalmology,

[9] LONGAKER M T,CHIU E S,HARRISON M R,et al. Studies in fetal wound healing. IV. Hyaluronic acid-stimulating activity distinguishes fetal wound fluid from adult wound fluid[J]. Ann of Surg,1989,210(5):667-672.

[10] 吕洛,冷永成,陈玉林.透明质酸对创面愈合胶原代谢影响的实验研究[J].中华整形外科杂志,2000,16(1):30-33.

[11] MAIONE A G,Smith A,KASHPUR O,et al. Altered ECM deposition by diabetic foot ulcer-derived fibroblasts implicates fibronectin in chronic wound repair[J]. Wound Repair Regen,2016,24(4):630-643.

[12] PARK K. Controlled drug delivery:historical perspective for the next generation[J]. J Contr Rel,2015,219:2-7.

[13] DHIVYA S,PADMA V V,SANTHINI E. Wound dressings-a review[J]. Biomedicine,2015,5(4):22.

[14] SINGH N K,LEE D S. In situ gelling pH-and temperature-sensitive biodegradable block copolymer hydrogels for drug delivery[J]. J Contr Rel,2014,193:214-227.

[15] MIGUEL S P,RIBEIRO M P,BRANCAL H,et al. Thermoresponsive chitosan-agarose hydrogel for skin regeneration[J]. Carbohydr Polym,2014,111:366-373.

[16] ZHANG D,ZHANG Z,LIU Y,et al. The short-and long-term effects of orally administered high-dose reduced graphene oxide nanosheets on mouse behaviors[J]. Biomaterials,2015,68:100-113.

[17] LI Z,WANG H,YANG B,et al. Three-dimensional graphene foams loaded with bone marrow derived mesenchymal stem cells promote skin wound healing with reduced scarring[J]. Mater Sci Eng C Mater Biol Appl,2015,57:181-188.

[18] LI N,ZHANG Q,GAO S,et al. Three-dimensional graphene foam as a biocompatible and conductive scaffold for neural stem cells[J]. Sci Rep,2013,3:132-132.

[19] ZHANG L,XIA J,ZHAO Q,et al. Functional graphene oxide as a nanocarrier for controlled loading and targeted delivery of mixed anticancer drugs[J]. Small,2010,6(4):537-544.

[20] NAHAIN A A,LEE J E,JI H J,et al. Photoresponsive fluorescent reduced graphene oxide by spiropyran conjugated hyaluronic acid for in vivo imaging and target delivery[J]. Biomacromolecules,2013,14(11):4082-4090.

[21] CHEN Y,XU P,SHU Z,et al. Multifunctional graphene oxide-based triple stimuli-responsive nanotheranostics[J].

Adv Function Mater,2014,24(28):4386-4396.

[22] 李晓明.创面敷料的研究现状[J].重庆医学,2017,46(20):2851-2853.

[23] 黄沙,金岩,邓天政,等.复合缓释微球的胶原膜促创面愈合的实验研究[J].中国修复重建外科杂志,2006,20(2):161-164.

[24] 肖仕初,夏照帆,俞为荣.含成纤维细胞的胶原膜覆盖物对创面愈合的促进作用[J].中华整形外科杂志,2003,19(5):390-391.

[25] MINOURA N,AIBA S I,HIGUCHI M,et al. Attachment and growth of fibroblast cells on silk fibroin[J]. Biochem Biophys Res Commun,1995,208(2):511-516.

[26] 李丽,张印峰,李克,等.丝素蛋白作为真皮替代物移植后的组织学变化[J].中国组织工程研究与临床修复,2010,14(38):7065-7068.

[27] 苗宗宁,李芳,张学光,等.丝素蛋白材料复合骨髓间充质干细胞修复皮肤创面[J].中国组织工程研究,2012,16(51):9616-9623.

[28] 赵宝成.丝素蛋白药物控释系统研究进展[J].中国骨与关节外科,2013,6(2):196-198.

[29] YE C,SHCHEPELINA O,CALABRESE R,et al. Robust and responsive silk ionomer microcapsules[J]. Biomacromolecules,2011,12(12):4319-4325.

[30] SILVA R,FERREIRA H,VASCONCELOS A,et al. Sonochemical proteinaceous microspheres for wound healing[J]. Adv Exper Med Biol,2012,733(733):155-164.

[31] BESSA P C,BALMAYOR E R,AZEVEDO H S,et al. Silk fibroin microparticles as carriers for delivery of human recombinant BMPs:physical characterization and drug release[J]. Tissue Eng Part C Meth,2010,4(5):349-355.

[32] MANDAL B B,KUNDU S C. Calcium alginate beads embedded in silk fibroin as 3D dual drug releasing scaffolds[J]. Biomaterials,2009,30(28):5170-5177.

[33] GUPTA V,MUN G H,CHIO B,et al. Repair and reconstruction of a resected tumor defect using a composite of tissue flap-nanotherapeutic-silk fibroin and chitosan scaffold[J]. Ann Biomed Eng,2011,39(9):2374-2387.

[34] HENDERSON P W,SINGH S P,KRIJGH D D,et al. Stromal-derived factor-1 delivered via hydrogel drug-delivery vehicle accelerates wound healing in vivo[J]. Wound Rep Reg,2011,19(3):420-425.

[35] KIM K L,HAN D K,PARK K. et al. Enhanced dermal wound neovascularization by targeted delivery of endothelial progenitor cells using an RGD-g-PLLA scaffold[J]. Biomaterials,2009,30(22):3742-3748.

[36] CHEN X,ZHOU W,ZHA K,et al. Treatment of chronic ulcer in diabetic rats with self assembling nanofiber gel encapsulated-polydeoxyribonucleotide[J]. Am J Transl Res,2016,8(7):3067-3076.

[37] 付小兵.组织修复与再生的新挑战:实现多种组织在损伤部位的同步修复与再生[J].中华烧伤杂志,2016,32(1):6-10.

[38] NICHOLS J W,BAE Y H. EPR:evidence and fallacy[J]. J Contr Rel,2014,190:451-464.

第二十六章 细菌纤维素在组织工程与再生医学领域的应用

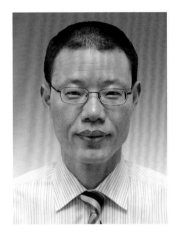

万怡灶

天津大学、华东交通大学教授,博士研究生导师,华东交通大学先进材料研究院名誉院长,中国复合材料学会常务理事、荣誉理事,中国生物材料学会常务理事,中国生物材料学会复合材料分会主任委员,中国复合材料学会生物医用复合材料分会主任委员、名誉主任委员,是我国细菌纤维素生物材料的创始人,在国际细菌纤维素学术界有重要影响。

Yizao Wan is an esteemed professor and doctoral supervisor at both Tianjin University and East China Jiaotong University. He is the Dean of the School of Materials Science and Engineering, East China Jiaotong University. He serves as the executive director and honorary director of Chinese Society for Composite Materials, the executive director of Chinese Society for Biomaterials, the director of Composite Materials branch of Chinese Society for Biomaterials, and the director and honorary director of the Biomedical Composite Materials branch of Chinese Society for Composite Materials. As the founder of bacterial cellulose biomaterials in China, he has an important influence in the international academic circle of bacterial cellulose.

摘要

细菌纤维素是由细菌菌株分泌的高纯度、高结晶度材料,它由纤维素纳米纤维三维网络组成,具有优异的力学性能、良好的生物相容性以及形成多孔结构的能力,尤其是其三维纳米纤维网络结构是其他天然材料无法比拟的。这些显著特征使其在许多方面极具应用潜力,如用于组织工程支架、食品和药物递送等。近些年来,由于生物医学产品在创伤护理、器官再生、疾病诊断、药物递送等方面的应用不断增加,这为细菌纤维素在生物材料领域的发展提供了难得的机遇。本章将首先简要介绍组织工程和纳米纤维支架的性能要求,然后重点介绍细菌纤维素在相关研究领域的进展,包括细菌纤维素的一般概念、生物制造以及在生物医药领域中的最新应用(如骨、软骨、韧带与肌腱、伤口敷料与真皮、血管、眼角膜等),最后将总结细菌纤维素在未来研究中需要解决的一些关键性问题。

Abstract

Bacterial cellulose (BC) is a highly pure and crystalline material generated by a few strains of bacteria. It consists of a three-dimensional (3D) nanofibrous network with unique characteristics including excellent mechanical properties, outstanding biocompatibilities, abilities to form porous structures, and particularly 3D nanofibrous structure. These striking features make BC very attractive in a variety of applications, including the use as a biomaterial for tissue engineering scaffolds, food ingredients, and drug delivery. In recent years, biomedical devices have gained important attention due to the increase in medical engineering products for wound care, regeneration of organs, diagnosis of diseases, and drug transportation, which provide a precious chance for the development of BC biomaterials. In this chapter, we will first provide a brief introduction of the requirements of tissue engineering and nanofibrous scaffolds. The focus of this chapter will be placed on the progress of related research, including overall information about bacterial cellulose, production by microorganisms, the latest use of BC in the biomedical field including bone, cartilage, ligament and tendon, wound dressing and derma, blood vessel, and cornea. Finally, this chapter will conclude the further investigations of BC in the future that are required to overcome some critical hurdles.

第一节 前　言

自 1886 年 Brown 首次报道以来,细菌纤维素(BC)在食品、化妆品、医学、电子学等领域均得到了发展。特别需要指出的是,近 15 年来,随着纳米材料与技术的快速发展,细菌纤维素在生物医学领域的发展迅猛,被认为是 21 世纪最有发展前途的天然纳米材料,并在组织工程支架(如骨、软骨、皮肤、血管等)和药物载体等诸多方面显示出非常广阔的应用前景。这得益于细菌纤维素的纳米(小于100 纳米)纤维状结构及其可任意塑形、生物相容性优异、性能稳定、价格低廉、制造过程绿色等众多其他天然材料所无法比拟的优点。

本章将首先从组织工程及纳米纤维状支架的特性要求出发,引出细菌纤维素纳米纤维状支架,并详细介绍该支架的发展现状与面临的挑战。

一、支架材料

组织工程技术的基本原理是将体外培养扩增、具有特定生物学功能的种子细胞与可降解生物材料结合形成细胞-材料复合物,在体外培养一定时间后植入体内,用以修复或替代病损组织/器官,随着种子细胞在体内或体外不断增殖并分泌细胞外基质(ECM),生物材料被逐渐降解吸收,最终形成与相应组织/器官形态和功能相一致的组织或器官,从而达到修复病损组织/器官和重建功能的目的(图 26-1)。

在组织工程的三大要素(支架、种子细胞、信息因子)中,组织工程支架材料是组织工程的基础,是组织工程领域中一个不可或缺的环节,因此,组织

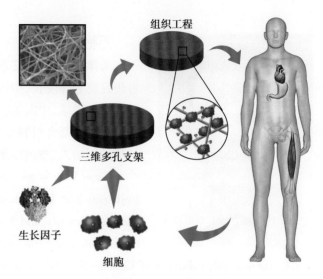

图 26-1　组织工程示意图

工程支架材料已成为组织工程的一大分支,并且成为决定组织工程成败最关键的要素。总体而言,支架材料可为细胞黏附、生长、繁殖、新陈代谢、形成新组织提供支持。

常用的组织工程支架材料包括可降解高分子材料、陶瓷材料、金属和复合材料。

1. 高分子材料　至今研究较多的高分子材料以可降解高分子材料为主,包括聚羟基乙酸(PGA)、聚乳酸(PLA)、聚乳酸-羟基乙酸共聚物(PLGA)等。这些材料具有可标准化生产、可降解、细胞相容性好等优点,但其酸性降解产物有可能对细胞的活性产生不利影响,同时其亲水性、细胞相容性、力学强度等均尚待改进。近年来,出现了多起因降解产物带来临床重大问题的事故。因此,关于可降解与生物惰性高分子材料的博弈一直未能停息。

2. 陶瓷材料　目前研究较为成熟的是羟基磷灰石(HA),它是骨的无机盐成分,生物相容性好,

有一定的强度,是常用的骨组织工程支架材料,但降解慢、脆性大,导致这种材料的应用范围有限。

3. **金属材料**　是最早用于人体的材料之一,早期使用的材料包括金、铂等,但金属材料不可降解的特性使其应用受到限制。值得一提的是,近些年来,镁及其合金因其良好的生物相容性和可降解特性等被认为是一种很有前途的金属组织工程支架材料。

4. **复合材料**　人体的组织大多由多种天然材料复合而成,因此,将有机材料(如 PGA)与无机材料(如 HA)复合,或将 HA 与胶原蛋白、生长因子(如 BMP)复合形成复合材料,可克服单一材料的缺点,综合它们的优点,并赋予材料一些特定的功能,是未来组织工程支架材料发展的主要方向。

二、组织工程支架材料的性能要求

理想的组织工程支架材料必须满足诸多性能要求。

1. **生物相容性**　支架材料应在结构和功能上均与 ECM 相似,具有良好的生物相容性,即无明显的细胞毒性、炎症反应和免疫排斥等。

2. **合适的生物降解性能**　理想的基质材料应能在体内适时地降解并逐渐由新生组织替代形成新的有功能的器官而最终完成其使命。如果不能降解则会影响新生器官的质量和功能,无法完全达到组织工程修复组织器官的目的。基质材料的降解应能根据移植细胞的类型进行调整,并且能与新生组织的生长速度相匹配,能随新生组织的生长快慢而调整降解速度。但现有的基质材料都不具备这种特性,而且将来也不太可能开发出完全具有这种功能的人工支架材料,只能逐渐趋近这种完美功能。此外,降解产物应对机体及微环境无毒,但事实是某些降解产物可在局部形成过酸或缺氧等,对细胞产生毒性作用,不利于种子细胞的扩增。

3. **合适的孔隙**　支架材料应该具有合适的孔隙率(>90%)、孔尺寸(同时包括微米和纳米)及其分布,一般认为孔之间应该相互贯通,以利于大量细胞的种植、细胞和组织的生长、ECM 的形成、氧气和营养的传输、代谢物的排泄以及血管和神经的内生长等。至今,人们对微米孔隙的功能认识较多,但对纳米孔隙的作用知之甚少,也不知晓何种孔径分布最为理想。在此方面,还需大量深入的研究。

4. **高的比表面积**　支架材料应该具有高的表面积和合适的表面理化性质以利于细胞黏附、增殖和分化,以及负载生长因子等生物信号分子。显而易见,纳米支架材料(尤其是纳米纤维)在此方面具有不可比拟的优势。

5. **易于塑形**　由于临床上个体及病损部位的尺寸和形状差异较大,因此,要求支架材料具有高度个性化,能塑成各种形状与结构,并能方便地进行剪裁。

6. **合适的力学性能**　支架材料应该具有与植入部位组织的力学性能相匹配的结构强度,以在体内生物力学微环境中保持结构稳定性和完整性,并为植入细胞提供合适的微应力环境。一般认为,支架材料的力学强度应该稍高于相应组织的力学强度。

7. **易于消毒**　在使用现行常规的高压、熏蒸、浸泡等简单的消毒情况下,支架材料的结构及性状应不发生明显的变化。

8. **易于保存**　支架材料应该能于常温、常湿等自然条件下保存,且在长期保存时支架材料的性能不发生明显变化。

第二节　纳米纤维组织工程支架

一、纳米概念

纳米(nm)和我们所熟悉的米、毫米、微米一样都是长度计量单位。1nm 等于 10^{-9}m,也就是说,1 纳米只有 10 亿分之一米。纳米技术是 20 世纪 80 年代末期诞生并仍然在迅速崛起的用原子和分子创制新物质的技术,是在 1~100nm 研究物质的制备、组成、结构和性能的一种技术。因此,从严格意义上说,尺度大于 100nm 的物质均不能称为纳米(但是人们通常将尺度在 100~1 000nm 的材料也称为广义纳米材料)。1~100nm 是个极其微小的空间,正好是原子和分子的尺寸范围,也是它们相互作用的空间。在这样的一个尺度空间,由于量子效应、物质的局域性及巨大的表面和界面效应,使物质的很多性能发生质变。这些变化渗透到各个工业领域后,将引导一轮新的工业革命。纳米技术所追求的最终目标,正像 Feynman 当年预言的那样,就是要使人类能够按照自己的意愿任意地操纵单个原子和分子,并在对自然界物质的本质进行深入探讨和研究的基础之上,按照人们的期望,在原子和分子的水平上设计和制造全新的物质。纳米技术是一门以许多现代先进科学技术为基础的科学技术,是现代科学(量子力学、分子生物学等)和现代技术(微电子学技术、计算机技术、高分辨显微技术、核分析技术等)结合的产物。纳米技术在不断渗透到现代科学技术的各个领域的同时,也形成了许许多多的与纳米技术相关的新兴学科,如纳米医学、纳米机械学、纳米化学、纳米电子学、纳米材料学、纳米生物学等。

纳米技术在组织工程领域的应用主要是纳米支架材料的制备及支架的构建。由于纳米材料的结构单元或尺寸为纳米级,自由表面(界面)显著增多,各纳米单元之间存在相互作用,这些特点使纳米材料具有一些独特的效应,包括尺寸效应和表面(界面)效应。基于此,纳米支架也会起到毫米和微米支架所无法取代的作用,即会出现纳米效应。对纳米支架的研究可望改变人们建立在微米尺度认识支架材料的立体结构、孔隙的大小及分布、表面空间拓扑结构等对细胞的形态、黏附、生长及功能影响的局面,实现在分子水平对植入材料进行设计的目标,因此,受到各国研究者的重视。

二、纳米结构对机体的影响

生物体的骨骼、牙齿、肌腱等都存在纳米结构,生命系统的超分子体系存在各种纳米微粒和微区,对它们的深入分析可以获得大量的生物信息。纳米结构不仅是物质和材料内在功能空间和反应空间,也是活体材料的生理功能和生化反应的空间,生命过程所需要的能量代谢、物质代谢及其他众多的生理过程都是在纳米尺度的结构内进行的。因此,将纳米技术应用于生物学能获得细胞膜、细胞器表面的一些结构信息,使人们了解诸如酶这种分子机器是如何打断化学键并使分子重新结合的。同样,将纳米技术应用于组织工程支架领域可以获得由纳米尺度单元构成的支架,这种纳米级支架与肌体组织的交互作用过程将明显不同于宏观和微

米支架,从而产生纳米生物效应。

早在 20 世纪 60 年代,Rosenberg 就认为细胞行为受纳米结构的影响。但在那时,由于技术的限制,人们难以构筑纳米结构,因此,大量的研究都局限于微米(μm)级别研究支架对细胞行为的影响。随着纳米技术的发展及向生物医学领域的逐步渗透,人们开始研究纳米结构对细胞行为的影响,但仍然由于技术的限制,最初的纳米结构多集中于平面纳米结构(实际上是平面结构上构筑的纳米凹槽、纳米凸起等),随后又发展到了纳米颗粒。例如,Dalby 等采用聚合物分离法在聚合物材料表面形成高 13nm、35nm 和 95nm 的小岛状结构域,他们的研究结果表明,在含 13nm 高的小岛聚合物表面培养的成纤细胞不但能更好铺展,细胞骨架更趋完善,脱氧核糖核酸(DNA)转录和细胞增殖明显增强,同时细胞对 13nm 小岛的响应更强烈。Rajnicek 等实验发现,神经细胞对 14nm 深的沟槽结构能产生应答,并且通过改变结构的尺寸能够改变细胞的黏附定位、细胞间信息的传递和细胞的生物活性。Wójciak-Stothard 等发现 P388D1 巨噬细胞在纳米凹槽比在平面基底上具有更高的活性,细胞能对纳米结构做出应答并被激活。Xie 等的研究表明,纳米尺寸粗糙表面能够适度地调控细胞黏附、增殖、分化和凋亡。国内学者赵宇亮等则研究了纳米颗粒与生物体(如心血管系统)、蛋白质和 DNA 等生物大分子的相互作用,同时也研究了纳米物质与细胞的相互作用,并在"纳米生物效应"方面取得了可喜的进展。尽管上述近似平面纳米结构或纳米颗粒不一定能真实再现体内细胞与支架的相互作用,但已显示纳米尺寸对细胞行为的影响,即纳米生物效应的存在。

需要指出的是,由于天然组织大多由纳米纤维组成,因此,从仿生角度看,只有研究纳米纤维结构与细胞、组织的相互作用才能实现最大限度地模仿天然组织的结构与功能。因此,纳米纤维结构已成为当今纳米生物材料研究的主流。

三、纳米纤维组织工程支架的提出

从上述组织工程支架的性能要求看,理想组织工程支架的要求实际上可归结为具有仿生结构与功能,换言之,结构和功能仿生是组织工程支架最

重要的性能要求,而结构仿生是功能仿生的前提和基础。

图 26-2 所示的组织工程的三个不同层次清楚地表明,组织工程应该在宏观(超细胞 $>100\mu m$ 和细胞 $>10\mu m$)、微观(亚细胞 $0.1\sim10\mu m$)和纳观($<0.1\mu m$)尺度同时进行。因此,要构建仿生的组织工程支架,也必须在宏观、微观和纳观各个层次进行。虽然人们在宏观与微观方面已有较全面的认识,但在纳米层次的认识却很有限,而实际上在纳米层次的认识更为重要。这是因为体内 ECM 是三维纳米纤维结构,ECM 中存在纳米尺度的孔、纤维和隆起;此外,细胞表面受体为纳米结构,细胞表面功能结构域的尺度亦为纳米级;许多生物功能分子、ECM 组分和细胞的相互作用都发生在纳米级别(即分子水平),发生在纳米尺度的这些相互作用直接影响细胞的行为与功能。从生物学的观点来看,几乎所有的人体组织和器官都具有纳米纤维的形式和结构,如骨骼、胶原质、软骨和皮肤等。可见,只有具有三维纳米纤维结构的支架才能最大限度地模仿天然 ECM 的结构,进而具备生物功能,实现与肌体组织的完全整合。因此,仿生组织工程支架的设计与构建必须由纳米纤维实现。

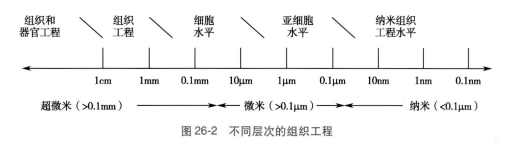

图 26-2　不同层次的组织工程

由于三维纳米纤维支架在结构上与天然 ECM 更接近,比表面积巨大,能提供大量的细胞接触点,可使单位体积内的细胞数量增加,为细胞的黏附、增殖、生理功能提供更好的微环境,并改善蛋白质吸附,也更有利于药物和生物因子的释放,因而被认为比传统的微米级支架更有利于细胞的黏附和生长,即纳米纤维支架材料也会存在尺寸效应和表面(界面)效应,这两个特性使纳米支架材料能更有效地诱导细胞生长和组织再生,因而和具有相同组成的微米级支架相比在性能上存在非常显著的差异,即存在纳米生物效应。三维纳米纤维支架的优点不仅仅表现为纳米生物效应的存在,同时也为人们在分子水平研究材料与肌体组织的相互作用提供了平台,由此实现在分子水平对植入材料的设计与制造。纳米纤维支架的上述优点促使人们努力寻找合适的方法制备纳米纤维并构建具有适当结构(包括孔隙率、孔径大小及其分布等)的组织工程支架。

四、纳米纤维组织工程支架的构建方法

1. 静电纺丝技术　是一种借助于静电场作用对聚合物溶液或熔体进行拉伸纺丝的过程,它所形成的纤维直径为亚微米级。静电纺丝制成的超细纤维膜具有多孔结构,有较高的比表面积,在过滤、纳米复合材料、伤口敷料以及组织工程支架等方面具有许多潜在的用途。利用静电纺丝技术已可制备几十种聚合物超细纤维组织工程支架,纤维直径大多在数百纳米的范围内,主要包括合成可降解聚合物(如 PGA、PLGA、PCL 和合成多肽等)和天然大分子(如胶原蛋白等)。采用静电纺丝技术制备的生物可降解聚合物 PGA、PLGA 和 PCL 纤维直径在 300nm 左右,这些纤维支架已被用于组织工程。Bhattarai 等制备的一种纤维支架的平均纤维直径为 380nm,平均孔径为 $8\mu m$,最大孔径为 $200\mu m$,该孔径特征证明对成纤细胞的生长和迁移有利,培养 10 天后细胞完全覆盖纳米纤维。此外,静电纺丝技术制备的无纺纤维膜的孔径通常为 $500nm\sim1\mu m$,比表面积为 $5\sim100m^2/g$,既可以阻挡细菌侵入又可吸收伤口渗液,也可以作为烧伤和外伤敷料使用。值得一提的是,采用静电纺丝技术不但获得的纤维直径多为数百纳米,甚至在微米尺度,而且难以对支架的孔隙结构进行调控,更为重要的是,静电纺丝技术几乎不能制备形状复杂的三维支架(实际上应该称为膜支架)。

2. 相分离技术　是指通过高分子溶解,相分离凝胶化,溶剂水抽出,冷冻和真空冷冻干燥等获

得纳米尺度网状纤维的工艺过程。由相分离技术可获得合成可降解聚合物纳米纤维。该技术的特点是能构建含有大孔的三维纤维支架,从而有利于蛋白质的吸附和加强细胞的黏附。使用这种方法获得的纤维直径分布在 50~500nm,但不能获得直径小于 10nm 的纳米纤维。比利时列日大学化学系大分子研究教育中心采用热致相分离法制备了聚乳酸支架,他们将分子量为 $5×10^4$g/mol 消旋聚乳酸 R206 溶解在 5% 二氧杂环乙烷中再浸入液氮中 2 小时,然后取出在 0℃ 的真空环境下使溶剂初步挥发,再在室温下将溶剂彻底挥发,获得了纤维直径约 400nm,蜂窝状、孔径在 60~100μm 的聚乳酸纤维支架。Nam 和 Park 采用热致相分离技术通过控制不同参数,获得了直径 500nm 左右的 PLLA、PDLLA、PLGA 纤维,所得纤维支架的孔径为 1~30μm;而 Ma 和 Zhang 用相分离技术则得到了平均直径为 160~170nm 的纤维,且发现纤维直径不因溶液的浓度和凝胶温度而变化。

3. **自组装技术**　如上所述,无论是静电纺丝技术还是相分离技术,所获得的纤维支架其纤维直径都在几十到几百纳米的超纳米尺度,远远高于 Dalby 等得到的细胞能感知的极限纳米尺度(10nm)。对于纤维状材料的研究还证实,纤维表面曲率的大小对细胞的定向生长也有影响,细胞因能识别小尺寸纤维的表面曲率而被激活,产生明显的排列取向,纤维直径对细胞的生长有明显影响,随纤维直径减小,细胞沿纤维轴向的生长加速。因此,数百纳米直径的纤维可能会与 10nm 左右的纤维存在较大的差异。自组装技术显示出制备小尺寸纳米纤维的优越性,由该技术可获得直径小于

10nm 的纤维及其三维纤维支架。自组装是在没有人为干扰的条件下由组元的自主装配形成的一种相对稳定的系统或结构。Hartgerink 等用单一有机分子代替胶原蛋白组装成纳米纤维,其直径小于 10nm。由于肽-两亲分子由一个类似胶原蛋白分子的三重螺旋结构的肽端基和一个与之相连的疏水烷基组成,当将此肽-两亲分子置于低 pH 的水溶液中就可组装成肽-两亲分子纳米纤维。进一步,由复杂的肽-两亲分子还可自组装成含数个结构域的超大分子纳米纤维。

4. **生物纳米技术**　静电纺丝技术和相分离技术所得到的纤维直径一般均在数百纳米,而真正的"纳米"应该是在一个原子、分子或大分子的尺度。尽管已有制备出纤维直径为 3~5nm 的报道,但实际上,当纤维直径小于 50nm 时,目前的静电纺丝技术以及相分离、模板合成、界面聚合等工艺变得复杂,且重复性不好。一些研究者虽然采用自组装技术获得了纤维直径小于 10nm 的纳米纤维支架,与 ECM 纤维直径的下限相当,但是至今所得到的纳米纤维仅仅是以水凝胶的形式存在,制备成本高,力学性能有待提高,且纤维不连续,孔隙的控制困难。因此,人们仍然一直在努力探究新的纳米纤维支架的制备技术。

生物纳米技术有望成为一种具有前途的三维纳米纤维支架的制备方法,由该技术所获得的细菌纤维素纤维很可能成为人们构建纳米纤维支架的理想材料。图 26-3 为万怡灶团队由生物纳米技术得到的细菌纤维素纳米纤维组织工程支架的扫描电子显微(SEM)照片和透射电子显微镜(TEM)照片,图 26-4 为细菌纤维素纳米纤维支架的孔径分布。

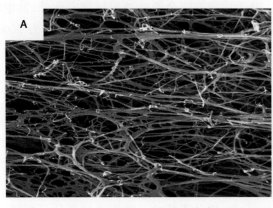
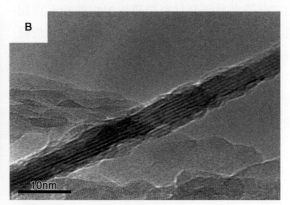

图 26-3　由生物纳米技术得到的细菌纤维素纳米纤维组织工程支架
A. 细菌纤维素纳米支架的 SEM 照片(原始放大倍数 10k);B. 单根细菌纤维素微纤维的 TEM 照片。

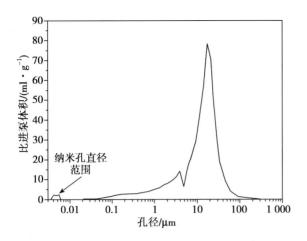

图 26-4 细菌纤维素纳米纤维支架孔径分布图

第三节 细菌纤维素纳米纤维组织工程支架

一、细菌纤维素的生物合成简介

在细菌纤维素的生物合成中，木醋杆菌（A. xylinum）纤维素合成机制的研究比较透彻，天津科技大学贾士儒教授等在此方面做了大量的研究工作。现已提出直接合成和非直接合成两条途径。在木醋杆菌代谢过程中，戊糖循环和三羧酸循环两条代谢途径参与了细菌纤维素的生物合成。木醋杆菌由于糖酵解途径中磷酸果糖激酶缺乏或酶活力较弱，故不能在厌氧条件下代谢葡萄糖。它可从草酰乙酸经丙酮酸盐发生糖原异生作用。在这种条件下，由己糖磷酸盐通过异构化和磷酸化，直接合成纤维素，这是细菌纤维素直接合成途径。直接途径中，不需己糖碳骨架中碳链的改变。另一条为非直接代谢途径，即经过戊糖循环和糖异生作用合成纤维素。该途径的特点是：糖异生与糖酵解途径是方向相反的两条代谢途径。要进行有效的糖异生，即从丙酮酸生成葡萄糖，就必须抑制糖酵解途径，以防止葡萄糖重新分解成丙酮酸。反之亦然，这种协调有赖于对这两条途径中 2 个底物循环的调节。第一个底物循环在 6-磷酸果糖与 1,6-二磷酸果糖之间；第二个底物循环在磷酸烯醇式丙酮酸和丙酮酸之间。

由葡萄糖经直接合成途径合成纤维素的 4 个主要酶促反应步骤是：①在葡萄糖激酶的作用下将葡萄糖转化为 6-磷酸葡萄糖；②在变位酶作用下将

6-磷酸葡萄糖通过变位作用转化为 1-磷酸葡萄糖；③在尿苷二磷酸葡萄糖焦磷酸化酶的作用下将 1-磷酸葡萄糖转化为尿苷二磷酸葡萄糖（UDPG）；④由纤维素合成酶将 UDPG 合成 β-1,4-葡萄糖苷链，再装配形成纤维素。

细菌纤维素合成是一个复杂的生化过程，受多种因素的调节。前人发现，在 A. xylinum 中一种鸟苷酰寡核苷酸对纤维素合成酶有调节作用，这种物质是环二鸟苷酸（c-di-GMP），基于此发现，其在 1990 年提出了纤维素合成的环二鸟苷酸系统。这些研究工作为进一步了解纤维素合成的调节机制奠定了基础。

通过体外实验发现，当无环二鸟苷酸时，纤维素合成酶处于活力很低或失活状态，加入亚微摩尔级的环二鸟苷酸后其活力可提高 200 倍，接近完整细胞的 50%，因此环二鸟苷酸是纤维素合成酶的变构激活剂，能以可逆方式与酶的调节位点结合。

通过对木醋杆菌细菌纤维素生物合成的研究发现，细菌纤维素合成步骤的最后一步是在细胞膜上进行的。c-di-GMP 是细菌纤维素合成调节机制的关键因子，也是一种纤维素合成酶变构激活剂。在纤维素生物合成中如果没有 c-di-GMP，纤维素合成酶将失去活性。c-di-GMP 浓度的高低被认为是由与膜相连的二鸟苷酸环化酶和磷酸二酯酶控制的，两条途径作用相反。

葡萄糖的聚合过程是一个重要的步骤，但它仅仅是 A. xylinum 合成纤维素的第一步，与分泌、组装和结晶等过程是高度耦合的。A. xylinum 所产生的纤维素并不是形成细胞壁的一部分，而是通过细胞膜微孔分泌到菌体外。细菌纤维素的分泌过程是伴随其生物合成同时进行的。细胞膜表面的电镜照片显示，沿细胞的长轴有规则地排列着 50~80 个孔状位点，微孔间距约为 10nm。研究者认为，这些位点对结晶体的形成非常重要，因为它们可以加速从可溶性葡萄糖苷链到不溶性纤维素带的形成。在外膜内侧排列着许多颗粒，这些颗粒被认为与细胞纤维素前体物质的分泌有关。当用机械方式破坏微小颗粒时，发现 1.5nm 的纤维不再分开，因此认为在分泌时并不是以单个葡萄糖苷链的形式，而由 10~15 个葡萄糖苷链组成一种 1.5nm 的类晶团聚体的形式进行的。这种聚合物被认为是纤维样产物的基本形式,类似的结构在藻类中也被发现,说明不论在高等还是在低等生物中,由许多β-1,4糖苷链在同一个空间限制位点合成纤维样物质是微小颗粒的共同特征。这种类晶团聚体为精细纤维,也称为"亚原细纤维"。亚原细纤维聚合形成宽度3~6nm的微纤维,微纤维进而聚合成宽度约40~60nm的典型的"束状组装纤维"。正常的束状组装纤维是以长轴方向0.7~0.9μm周期来扭曲的。研究表明, A. xylinum 菌体细胞沿着束状组装纤维前移,并同时绕着长轴旋转。这些运动相互协调,促进亚原细纤维聚合成微纤维和束状组装纤维,并使束状组装纤维产生扭转。

亚原细纤维太细小以致不能形成晶体,纤维素 I_α 和 I_β 结晶作用可能发生在亚原纤维聚集成微纤维或纤维某一时期。当亚原细纤维通过氢键聚集成一条微纤维时,由于分子链的平行取向,发生一定程度上的局部分子链重排,从而产生晶体。影响亚原细纤维聚集成微纤维以至形成束状组装纤维的因素,也将对纤维素 I_α 和 I_β 的形成产生作用。在培养基中添加CMC(羧甲基纤维素)或木聚糖,随着添加量的增大,微纤维的横向尺寸下降,纤维素 I_a 的比例减少,纤维素 I_β 的比例增加。

在不同微小颗粒装配时期,利用纤维素结合剂已成为一种研究微小颗粒装配过程和纤维素带形成的重要手段。可以利用低分子量的细胞不透性的化合物,如荧光染色剂 Calcofluor White、刚果红或者高分子量的水溶性的纤维素衍生物(如 CMC)作为细胞结合剂。Calcofluor White 可以与 β-1,3、β-1,4-葡萄糖链以氢键结合,从而阻断微纤的形成,而 CMC 则可以影响微纤形成带状的纤维素物质。

纤维素装配过程通常被认为是细胞定向的过程,虽然它发生在胞外空间,但是很明显葡萄糖苷链的形成及微纤的装配都是由分泌位点的状态决定的。

随着醋酸菌生长,12~70分子的细菌纤维素从细胞表面间隔约10nm的微孔同时分泌到培养基中。在细胞表面这些纤维素分子通过氢键互相连接,形成纯的纤维素纤丝。这种纤丝在纯度上和超分子结构上优于植物纤维素的纤丝。细菌纤维素的 X 线分析显示了纤维素颗粒具有高度规则的晶体结构。细菌纤维素纤丝的网眼结构有很大的表面积,具有高持水能力和抗撕强度。一个醋酸杆菌可以在培养基中通过β-1,4糖苷键聚合2万个葡萄糖分子形成单一、扭曲、带状的微细纤维。带状的微细纤维并不随细胞的生长分裂而分裂。事实上,纤维素的生长模型中,葡萄糖聚合以及微细纤维素的连接作用是紧密相连同时进行的两个步骤。

目前产生细菌纤维素的菌种包括醋酸菌属(Acetobacter)、根瘤菌属(Rhizobium)、八叠球菌属(Sarcina)、假单胞菌属(Pseudomounas)、无色杆菌属(Achromobacter)、产碱菌属(Alcaligenes)、气杆菌属(Aerobacter)、固氮菌属(Azotobacter)和土壤杆菌属(Agrobacterium)。研究比较全面的是木醋杆菌(Acetobacter xylinum)。在不同的菌株中纤维素的作用和结构都有所不同。如在木醋杆菌和胃八叠球菌(Sarcina ventriculi)中,纤维素在细胞受到机械破坏或化学损伤时对细胞有保护作用;Rhizobium 和 Agrobacterium 中纤维素则起着加速细胞黏附的作用。这些菌产生的纤维素质量和类型也有所不同。如 A. xylinum 产生的是长微纤丝,而 Rhizobium 和 Agrobacterium 则产生的是短纤维,Pseudomonas 和 Sarcina 可分泌更多的无定形纤维素。

醋酸菌属为革兰氏阴性好氧菌,是发现最早也是研究最为透彻的纤维素产生菌。其主要包括木醋杆菌、醋化醋杆菌、产醋醋杆菌、巴氏醋杆菌等。其中,木醋杆菌产生的纤维素纯度很高,并且在晶体结构和微纤平均宽度方面与植物和藻类的纤维素非常相似。木醋杆菌产生长的微纤丝,其在细胞受到机械破坏或化学损伤时对细胞起保护作用。一个木醋杆菌细胞在1秒内可聚合20万个葡萄糖分子形成 β-1,4 葡萄糖苷链,并且组装成一带状的纤维素,这一带状结构与细胞膜有直接联系,在细胞分裂时也不脱离。

气杆菌属为革兰氏阴性菌,可形成明显的纤维状物质。X 射线衍射表明它产生的纤维素为 I 型纤维素,其纤维素合成速率为木醋杆菌的10%,加入植物提取物可加速合成,而且在高的碳氮比和低的底物浓度时可形成较多的纤维素。实验证实该菌纤维素的合成对细菌与植物细胞间的吸附过程有促进作用,开始为细菌对宿主的可逆松弛性吸附,然后随着纤维素的合成,导致不可逆的紧密型吸附。转座子插入突变显示与细菌吸附有关的基因和纤维素合成酶基因相隔很近,这也正说明了纤维素的合成对菌的吸附有增强作用。

根瘤菌属为革兰氏阴性菌,根瘤菌属纤维素起着加速细胞黏附的作用,纤维素的产生与其对宿主细胞的吸附作用相关。它对植物细胞的吸附是一个两步结合的过程,首先是细菌与植物细胞壁吸附,其次是纤维素的形成,使细菌细胞在植物细胞周围成团或成簇分布。高浓度的细菌可产生 I 型纤维素,从而加速根瘤的形成;而如果菌体发生突变则几乎失去吸附能力,也就失去了侵染植物形成根瘤共生的能力,而仅能生长于人工培养基上。

八叠球菌属为革兰氏阳性兼性厌氧菌。早在1961 年 Canale 等就在胃八叠球菌中发现了纤维素的产生,其产生的纤维素为一无定形纤维素,它使细菌细胞之间相互黏附呈团存在,而且对细菌细胞获得营养也有帮助,其合成酶的基因定位于染色体上。

脓杆菌属为革兰氏阴性杆菌。侵染植物可产生根癌症状。Mathysse 等在 1981 年报道了该菌在侵染植物过程中,产生纤维素微纤丝与植物表面接触时具有紧密附着作用而有助于它的侵染成功。在培养基中,菌体分泌出胞外纤维素质胶和纤丝的速度较慢,仅为木醋杆菌的 1/10,也是 I 型纤维素。

二、细菌纤维素产生菌株的选育及改造

至今,细菌纤维素产生菌的研究集中在醋酸菌属的几个种,如木醋杆菌、汉式醋杆菌、巴氏醋杆菌等。其中,木醋杆菌是研究细菌纤维素生物合成的模式菌株,应用最广,产量最高。优良菌株的获得是纤维素高产的一个前提条件,其可以从自然界中直接筛选得到,也可以用基因工程的方法获得。目前参与纤维素生物合成调节的 8 个蛋白中,除了 UDPG 焦磷酸化酶和纤维素合成酶,鸟苷酸环化酶、磷酸二酯酶抑制剂 A(PDE-A)及 PDE-B,结构基因 bcsA、bcsB、bcsC、bcsD 都已经得到。每个蛋白都可通过基因工程的方法获得高水平或低水平的表达,因此通过定向遗传操作,可获得高产纤维素菌株,此外,对菌株还要求其在环境压力下能稳定遗传,在搅拌培养时不易突变为不产纤维素的菌

株。在尝试大规模生产中,通风搅拌条件下进行纤维素生成的研究已有很大进展,但产量仍然较低,因而选育适用于大规模生产的纤维素高产菌株十分重要。

三、细菌纤维素及其纳米纤维支架

如上所述,细菌纤维素是某些细菌代谢的产物,是采用生物纳米技术的产物,其制造过程无污染,是一种绿色制造技术。实际上,细菌纤维素是酿造业的副产品,因此,其成本低廉。细菌纤维素的基本化学性质与植物纤维素相同,但二者的力学性能差别较大。与植物纤维素相比,细菌纤维素具备许多独特的性质:首先,它是一种公认的安全多糖,是一种"纯纤维素",可具有高的化学纯度和结晶度。从结构上看,组成细菌纤维素的单元——原微纤维(直径为 1.5nm)是由若干个 β-1,4-葡聚糖结合而成,此原微纤维是一种三重螺旋结构,这些原微纤维聚集形成微纤维(3~6nm),微纤维进一步聚集成带状结构的束状组装纤维(40~60nm,与胶原纤维束尺寸相当)。原微纤维为非结晶状态,细菌纤维素的结晶在原微纤维的聚集过程中进行。细菌纤维素的弹性模量为一般植物纤维素的数倍至十倍以上,并且抗拉强度高,此外,细菌纤维素有很强的持水能力,良好的生物可降解性,具有作为生物医用材料最适宜的微孔径,其分布量大,更含有丰富的纳米孔隙,这些特点赋予材料以较好的渗透性,适于营养物质、生物因子扩散及血管的长入等。与其他天然组织工程支架材料(如胶原蛋白、明胶等)相比,细菌纤维素也显示出许多优点:其来源广泛,制备相对简单,无交叉感染,无免疫反应;此外,它易于塑形,含水率高,自身呈三维网状结构(图 26-3A),细菌纤维素干态及湿态强度高(其微纤维的杨氏模量可达到 138GPa,拉伸强度可超过 2GPa,与 Kevlar 纤维相当)。最近,Guhados 等利用原子力显微镜直接测量得到的杨氏模量是(78±17)GPa,而 Hsieh 等用拉曼技术测得的单丝的弹性模量为 114GPa。细菌纤维素纤维直径均匀,重复性好。与静电纺丝纤维相似,细菌纤维素是一种连续的纳米纤维,其微纤直径可小于 10nm(图 26-3B),从纳米纤维的制造到三维结构的获得可一步完成,因此,这类连续纳米纤维在组织工程和再生

医学等领域具有巨大的发展前途。

近15年来，国内外研究者在细菌纤维素及其复合材料支架方面进行了大量的探索性研究工作。

Gayathrya等采用乳化冷冻干燥技术制备了具有高孔隙率和高表面积的细菌纤维素海绵支架。该海绵支架具有优异的细胞相容性，间充质干细胞（MSC）可以在基质内部增殖。进一步，Bäckdahl等在木醋杆菌的培养基中加入各种尺寸大小的淀粉和石蜡颗粒，可以得到具有可控微孔的三维网络结构。在后期处理中去除致孔剂，最终得到不含残留物的微孔细菌纤维素支架，这种细菌纤维素支架的微孔具有不同的形态和互连性。

Krontiras等制备了细菌纤维素和藻酸盐（Alginate）复合的二维和三维多孔支架（N-A/BC），其中三维多孔支架可以通过将藻酸盐与原纤维均化交联并冷冻干燥获得。他们发现，在二维支架表面细胞几乎不分布，脂滴形成有限；而细胞在大孔三维支架上则成簇生长，出现了大量的脂滴。在三维支架上较小的孔径更有利于脂肪细胞的增长，且能维持更长的生命周期。这种N-A/BC复合材料可以用作可注射的凝胶，可将脂肪或祖细胞直接递送到待修复部位。

Helenius等对细菌纤维素支架的生物相容性进行了系统性评估。在细菌纤维素支架植入Wistar大鼠皮下12周后，其形状保持完好，未观察到炎症迹象。Mendes等也评估了细菌纤维素支架植入小鼠皮下后的生物反应。他们分别在手术后的第7天、15天、30天、60天和90天分析了细菌纤维素膜和周围组织的组织切片，研究结果显示未有异物反应。在手术后的第7天、15天和30天观察到多形核细胞和淋巴细胞，显示轻度炎症反应。然而，在术后的第60天和90天，没有观察到炎性细胞浸润。其他研究表明，不同的细胞，如人类胚胎肾细胞（HEK）、成骨细胞（OB）和成纤维细胞（FOB），以及人类平滑肌细胞（SMC）等，均可在细菌纤维素支架上生长。

此外，研究人员通过引入其他具有优异性能的材料到细菌纤维素支架材料中以求获得性能更加优异的细菌纤维素基复合支架。为了进一步提高细菌纤维素支架材料的力学性能，万怡灶团队将GO悬浮液加入细菌纤维素的培养基中，通过层层组装（LBLA）制备了细菌纤维素/氧化石墨烯（BC/GO）纳米复合水凝胶。实验结果表明，BC/GO纳米复合水凝胶具有三维多孔结构，GO纳米片均匀分散在细菌纤维素基体中且与细菌纤维素基体结合良好（图26-5）。

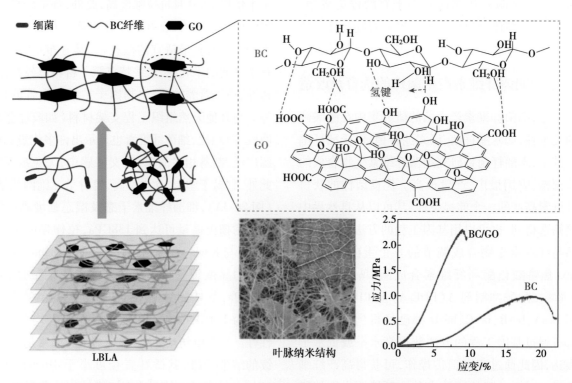

图26-5　万怡灶团队采用层层组装（LBLA）技术制备的细菌纤维素/氧化石墨烯（BC/GO）复合材料的照片、结果示意图及力学性能

卵磷脂(LEC)是磷脂和中性脂类的天然混合物,其表面上的烃类基团具有血液相容性。为了改善原始细菌纤维素的生物学性能,Zhang 等通过溶液浸渍、随后与原花青素化学交联等手段将 LEC 固定在细菌纤维素纳米纤维的表面,获得了卵磷脂/细菌纤维素(LEC/BC)复合材料。研究发现 LEC/BC 保留了原始细菌纤维素的三维多孔网络结构,且具有良好的力学性能、表面亲水性能和热稳定性。初步的细胞研究表明 LEC/BC 比原始细菌纤维素具有更好的细胞相容性。万怡灶团队也在 LEC/BC 复合材料方面进行了大量的研究工作(图 26-6,图 26-7),证明该复合材料是一种具有发展前途的组织工程支架材料。

Park 等用一种两亲性聚合物(APCLP)包裹碳纳米管(CNT),添加到细菌培养基中,通过原位复合获得碳纳米管/细菌纤维素复合支架。该支架具有良好的骨传导性能,有助于获得高骨再生功效,为再生医学的三维生物功能支架的开发开辟了新的途径。明胶具有良好的生物相容性,低免疫原性,黏附性,促进细胞黏附和生长以及低成本,是一种理想的组织工程天然生物材料。为了进一步提高细菌纤维素支架的生物相容性,Kim 等则制备了细菌纤维素/明胶(BC/Gel)复合材料,以此来评估其生物相容性。将成纤维细胞(NIH3T3)接种在纯细菌纤维素和 BC/Gel 复合物上,培养 48 小时。研究发现,BC/Gel 复合材料的生物相容性好于纯细菌纤维素,在 BC/Gel 表面的细胞表现出更好的黏附行为和增殖行为。同样,在万怡灶团队的另一项研究中报道了通过原花青素交联得到了 BC/Gel 复合物。其结果显示,与纯细菌纤维素相比,成纤维细胞 BC/Gel 复合物表面的黏附、浸润和增殖得到改善。

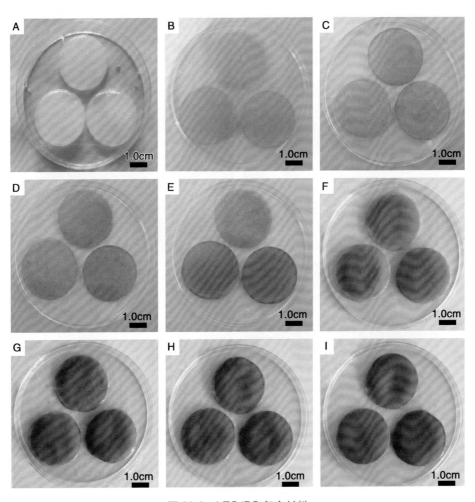

图 26-6　LEC/BC 复合材料

A. 纯细菌纤维素(BC);B. 含有 1.0wt% 卵磷脂(LEC)的细菌纤维素;C. 含有 1.5wt% LEC 的细菌纤维素;D. 含有 1.8wt% LEC 的细菌纤维素;E. 含有 2.0wt% LEC 的细菌纤维素;F. 通过原花青素交联的含有 1.0wt% LEC 的细菌纤维素;G. 通过原花青素交联的含有 1.5wt% LEC 的细菌纤维素;H. 通过原花青素交联的含有 1.8wt% LEC 的细菌纤维素;以及 I. 通过原花青素交联的含有 2.0wt% LEC 的细菌纤维素的宏观图片。

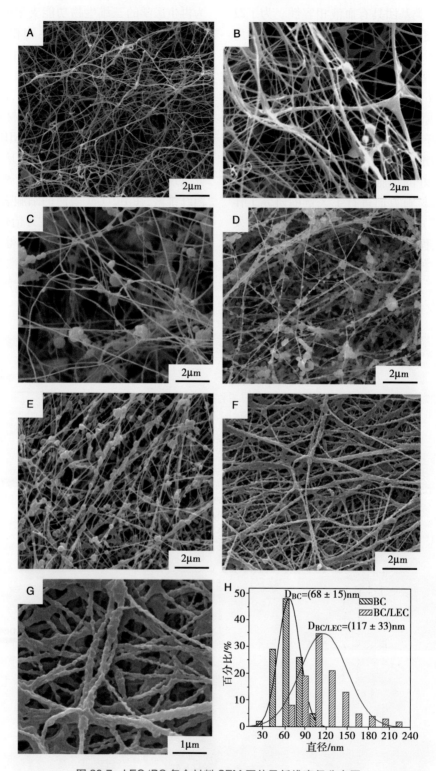

图 26-7 LEC/BC 复合材料 SEM 图片及纤维直径分布图

A. 纯细菌纤维素(BC);B. 含有 1.0wt% 卵磷脂(LEC)的细菌纤维素;C. 通过原花青素交联的含有 1.0wt% LEC 的细菌纤维素;D. 通过原花青素交联的含有 1.5wt% LEC 的细菌纤维素;E. 通过原花青素交联的含有 1.8wt% LEC 的细菌纤维素;F. 通过原花青素交联的含有 2.0wt% LEC 的细菌纤维素;G. 通过原花青素交联的含有 2.0wt% LEC 的细菌纤维素放大 SEM 图片;H. 通过原花青素交联的含有 2.0wt% LEC 的细菌纤维素纤维直径分布图。

由于缺乏纤维素酶，细菌纤维素不能在体内降解，这限制了细菌纤维素支架的应用。万怡灶团队采用高碘酸盐氧化细菌纤维素（DABC）来提高细菌纤维素支架在体外的生物降解性。这种化学处理即保留了细菌纤维素支架原始的完整网络结构，又使得其可在水、磷酸盐缓冲液（phosphate buffered saline，PBS）等中快速降解（图 26-8），为细菌纤维素支架材料在体内的应用奠定了良好的基础。

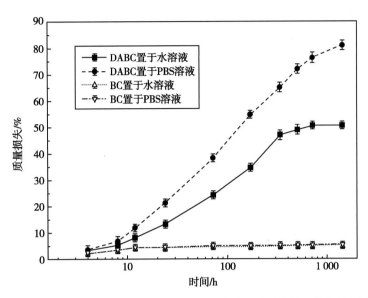

图 26-8　细菌纤维素和高碘酸盐氧化细菌纤维素（DABC）在水和磷酸盐缓冲盐水（PBS）中的质量损失

综上所述，细菌纤维素支架拥有众多优异的性能，因此在骨组织、伤口敷料和人工皮肤、心血管组织、眼科组织等领域具有广阔的应用前景。

第四节　细菌纤维素纳米纤维支架在骨组织工程中的应用

骨组织系统是指脊椎动物的器官系统之一，包括身体的各种骨骼、关节与韧带，担负着支持躯体、保护体内重要器官、供肌肉附着、做运动杠杆等作用，部分骨骼还有造血、维持矿物质平衡的功能。

一、骨骼修复

全球每年约有数百万人需要骨移植，仅我国因肿瘤切除需要进行骨缺损修复的患者就多达 25 万例/年左右，但许多患者由于缺乏理想的替代材料而无法得到有效的治疗。因此，研发理想的人工骨修复材料及其技术具有重要的临床与社会意义。虽然现行的骨缺损的治疗方法较多，但均存在弊端。理论上，骨缺损可以通过骨组织的自我修复而愈合，但实际上骨本身缺乏足够的再生能力，靠骨的自我修复很难达到治疗的目的。自体骨移植虽有高效性，但患者需要进行额外手术，且自体骨来源有限。异体骨移植是另一种常见的方法，但存在一定的抗原性，效果不甚理想。

组织工程被认为是最有发展前途的骨缺损治疗技术，组织工程与纳米技术的结合使组织工程在医学方面的应用更显优势。如前所述，受损骨组织的再生与修复需要组织工程三大要素（人工 ECM 支架、细胞及信息因子）间的巧妙配合，其中支架是组织工程的基础，是组织工程成败的关键。

显然，组织的类型不同，相应支架的特性要求也应相异。与其他组织（如血管、神经等）不同，骨组织工程支架除了需要满足常规性能要求（如优异的生物相容性、可控的降解特性、具有三维结构、合格的孔结构等）之外，还要求具有足够的力学强度和骨传导功能，以满足骨细胞在支架上的黏附和繁殖。但是，同植物纤维素相似，细菌纤维素缺乏骨诱导功能。因此，必须将细菌纤维素与具有极好生物活性、骨传导作用和骨结合能力的磷灰石制成纤维状复合材料支架。

万怡灶团队采用仿生沉积法制备了细菌纤维素/羟基磷灰石（BC/HA）复合材料支架，提出了BC/HA 的形成机制（图 26-9），并进行了相应的细

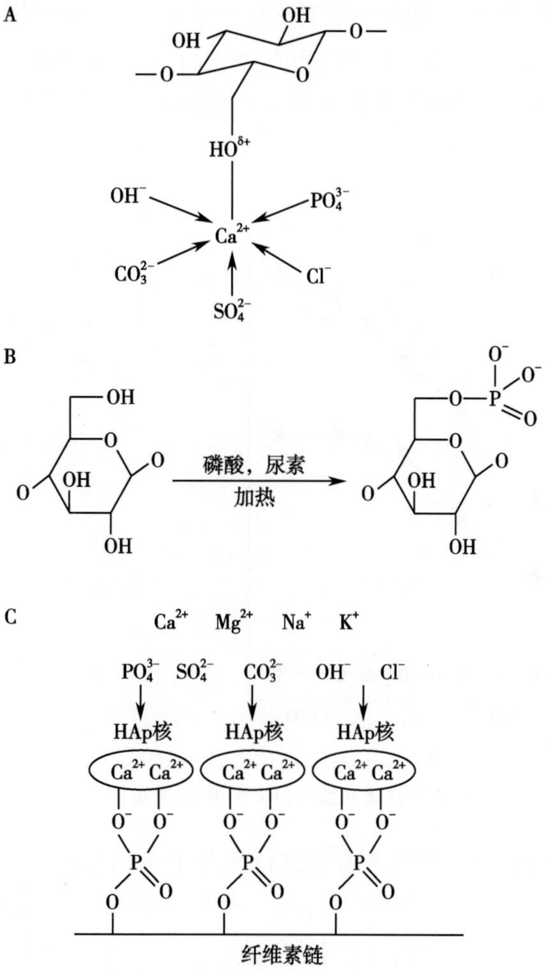

A

B

C

图26-9 各种相互作用的机制示意图

A.羟基磷灰石在没有磷酸化的细菌纤维素表面生长机制图;B.细菌纤维素表面的磷酸化机制图;C.羟基磷灰石在磷酸化的细菌纤维素表面生长机制图。

胞学实验。人骨髓间充质干细胞(hBMSC)在细菌纤维素和BC/HA上都表现出良好的增殖和生长行为。在培养初期(60小时之前),细胞在BC/HA支架上的生长增殖略高于细菌纤维素支架,但二者没有显著性差异。当培养60小时之后,复合材料上的细胞增殖明显高于细菌纤维素支架。这说明复合支架材料中HA相的引入促进了hBMSC的生长和增殖。再者,成骨细胞中特征蛋白碱性磷酸酶(ALP)在细菌纤维素和BC/HA支架材料上培养4天和7天后的表达情况显示,复合材料上细胞ALP的活力在所有的时间点都显著高于细菌纤维素支架材料上的细胞,并且在成骨诱导培养基中细胞的ALP活力高于普通培养基中的细胞。这同样说明HA的引入有利于hBMSC的生长增殖。

此外,Yin等先用磷酸酸化细菌纤维素纤维,

然后用Ca^{2+}预处理以促进HA成核。将预处理的细菌纤维素浸泡在模拟体液(SBF)中,HA在细菌纤维素纤维表面成核并长大。通常情况下,当材料的Ca/P比低于1.67时,该材料比较适合作为骨骼替代材料;而在他们的工作中,细菌纤维素浸泡14天后,BC/HA的Ca/P比分布在1.48~1.59,均低于1.67。因此,BC/HA复合材料在骨修复材料方面具有巨大的应用前景。成骨细胞在BC/HA支架中能更好地黏附、增殖和矿化,从而促进骨组织快速再生。

Grande等也制备了BC/HA支架,并对其进行表征。结果显示HA晶体部分被碳酸盐取代,类似天然骨骼。通过对含有1wt%的CMC的细菌纤维素、BC/HA纳米复合材料表面以及对照组细胞生长一天的情况进行比较,发现人类胚胎肾细胞(HEK)可以在所有表面进行分化,表明BC/HA支架具有很好的生物相容性。Saska等评估了BC/HA纳米复合材料在大鼠胫骨缺损骨再生方面的生物学性能。结果显示BC/HA膜可以有效地促进骨再生,并加速新骨的形成。

二、软骨修复

软骨是人体内的一种结缔组织。在胚胎初期,人的大部分骨骼是由软骨组成的,在成长过程中会逐渐被骨组织代替。成年人体内软骨主要存在于关节面、肋软骨、气管、耳郭、鼻尖、椎间盘等处。

最近细菌纤维素作为软骨组织工程支架的研究有了进展。虽然已经有很多种高分子材料用于制备软骨组织支架,如天然高分子材料中的胶原蛋白、纤维蛋白、藻酸盐等,人工合成高分子材料中的PGA、PLA等,但软组织工程支架不仅要求具有足够的力学性能、良好的生物相容性和降解性能,还要有微孔结构用以细胞的生长和物质的传输。细菌纤维素的各项性能能够较好地满足软组织工程支架的要求,有很好的应用潜力。软骨细胞在细菌纤维素基体上的繁殖速度虽然仅为在Ⅱ型胶原蛋白上的50%,但在相同的体外免疫反应程度下,软骨细胞在细菌纤维素基体上的生长速度要高于在藻酸盐基体上的生长速度;软骨细胞在经磷化处理和硫化处理的细菌纤维素膜上的生长速度没有明显提高。细菌纤维素的杨氏模量与关节软骨组织

相似,拉伸强度则高于胶原网状组织;细菌纤维素的压缩模量与藻酸盐相似,但低于关节软骨组织的压缩模量。

在软骨组织中,关节软骨是发生损伤概率最大的软骨组织。关节软骨主要由分散的圆形或椭圆形的软骨细胞和浓密的细胞外基质组成,是一种无血管、神经和淋巴腺的组织。其表面光滑,可以减少摩擦,使运动灵活,与此同时可以减缓运动时产生的冲击,保护人体。软骨基质主要有胶原纤维网络结构和羽毛状的糖蛋白组成。其中,胶原纤维大致排列为"拱形结构",使其具有一定的强度和弹性;而糖蛋白则可控制基质中的水分渗透,使占总重量80%的水分保存于软骨组织中,从而使软骨有很高的硬度和耐冲击力。老年化、肥胖、过度运动等都会造成关节软骨损伤,但是其结构特点使得损伤的软骨组织自修复能力很有限,导致软骨缺损的修复面临巨大挑战。据统计,美国每年有约25万人需要进行关节置换手术。使用全关节置换术治疗晚期关节软骨退化具有良好的效果。然而,由于骨溶解和磨损导致的组件松动,限制了这些假体的耐久性。

细菌纤维素具有优异的力学性能,与软骨具有相似的性质。Svensson 等将软骨细胞接种在细菌纤维素支架材料上,观察到细胞增殖和 II 型胶原蛋白生成,表明细菌纤维素适合作为替代软骨的生物支架。Lopes 等通过研究细菌纤维素薄膜支架对牛关节软骨的摩擦磨损,发现细菌纤维素生物材料具有较低的摩擦系数值(约 0.05),这对于软骨组织是一个十分重要的参数。除此之外,Andersson 等将年轻患者以及新生儿的关节软骨细胞植入到多孔的细菌纤维素支架上。DNA 分析结果表明,软骨细胞在多孔的细菌纤维素内表现出良好的增殖和分化,进一步表明这种新型生物材料可用于软骨再生工程。有报道称,纯细菌纤维素的拉伸杨氏模量和关节软骨比较接近,但是压缩杨氏模量却远远低于天然软骨组织。因此有必要开发细菌纤维素基复合支架以满足人工软骨的力学性能要求。Millon 等将细菌纤维素(低于1%)添加到聚乙烯醇中并将混合物置于热循环中合成了细菌纤维素/聚乙烯醇(BC/PVA)复合材料。该材料具有可控的压缩力学性能,细菌纤维素基复合材料弹性模量分布在 4~8MPa,表明 BC/PVA 纳米复合材料具有修

复局部关节软骨损伤和其他骨科问题(如椎间盘损伤)的应用前景。

半月板是人体内另一种受损概率比较大的软骨组织,因其形状为月牙形而得名。位于胫骨平台内侧和外侧的关节面。半月板的功能主要是承受载荷、吸收震荡、润滑关节和感受本体等。生物力学实验表明,半月板承受着至少50%的膝关节压力,在 90° 左右的屈伸运动中大约承受 85% 的负重。由外伤或退行性疾病引起的半月板病变是临床上最常见的问题。切除延长或全部的半月板可能引起患处的退行性改变,这种病变经常恶化为骨关节炎,因此,通过植入新的功能和结构相似的半月板有望解决这一问题。Bodin 等将细菌纤维素凝胶的力学性能与传统胶原半月板植入材料和猪半月板组织进行对比,发现细菌纤维素凝胶的杨氏模量与猪的半月板相似,比胶原材料高5倍。细菌纤维素生物相容性较好,能够促进细胞迁移,并具有可控的半月板形状,因此其作为半月板植入物材料具有良好的应用前景。

此外,Ávila 等开发了一种用于耳软骨置换的细菌纤维素/聚二甲基丙烯酰胺(BC/PE)复合材料。该复合材料具有类似于人类耳郭软骨的力学性能,并具有类似的组织学响应,有望用于耳郭等其他软骨组织的修复。体外和体内实验均证明,细菌纤维素支架可促进软骨组织生长,是一种极具发展前景的软骨支架材料。不仅如此,与可降解材料相比,细菌纤维素极佳的化学稳定性使之具有更好的结构整合性。基于此,Ávila 等报道了上下二层结构的细菌纤维素软骨支架。

三、韧带和肌腱修复

韧带和肌腱均是结缔组织,属于骨组织系统的一部分。其中,韧带的功能为加强关节,维护关节在运动中的稳定,并限制其超越生理范围的活动;而肌腱则用于肌肉附着并固定在两块或两块以上的骨上,运动时由于肌腱的牵引作用使肌肉的收缩带动不同骨的运动。当遭受暴力,韧带或者肌腱被拉伸而超过其耐力,或者长期重复机械运动,均会导致其发生损伤。韧带和肌腱损伤后的瘢痕愈合或者根本不愈合,会导致明显的关节功能丧失。随着对韧带和肌腱愈合机制的进一步研究,发现其愈

合方式非常复杂,有多种细胞和生长因子参与其中。因此,采用组织工程技术解决韧带和肌腱损伤将是今后的一个重要手段和方向。

研究表明,生物基纤维素/胶原(PC/Col)纳米复合材料在模拟体液中具有与天然肌腱和韧带更接近的力学性能。这些纳米复合材料能够支持人类内皮细胞和人的韧带细胞生长、黏附和分化,且不会影响水分稳定性或力学性能。这对韧带组织工程非常重要。尽管实验中使用的纤维素来自植物,但它为细菌纤维素基复合材料替代韧带和肌腱的研究和应用奠定了基础。

无独有偶,Hagiwara 等通过控制第一网络结构细菌纤维素水凝胶的含水量和改变形成第二网络结构丙烯酰胺单体以及交联剂 N,N′-亚甲基双丙烯酰胺的浓度,获得了细菌纤维素/聚丙烯酰胺双网络(DN)结构水凝胶。这种双网络水凝胶不仅具有高伸长率还具有高压缩性能,进一步在聚合前控制第一网络结构细菌纤维素水凝胶的含水量,可以获得和韧带力学性能高度相似的 DN 结构水凝胶。

四、根管治疗

随着现代社会的发展,人们不再为衣食住行担心,一方面现在大量各种食物的摄入会导致不注意口腔卫生的人牙齿容易出现问题,如虫牙、龋齿、牙周炎、牙髓病和根尖周病等;另一方面随着生活水平的提高,人们也越来越注意牙齿问题的防护和治疗。牙齿蛀牙导致牙髓感染后,需要对其进行根管治疗(root canal therapy,RCT)。其原理是通过机械和化学方法去除根管内的大部分感染物,并通过充填根管、封闭冠部,防止发生根尖周病变或促进已经发生的根尖周病变的愈合。在根管治疗中,牙根管形貌复杂,很多人的牙根管都有难以进入的区域,且容易造成感染。在 RCT 中,需要一种具有高吸收率的材料,并且该材料还应具备较高的生物相容性和较强的根管内封药能力。目前治疗通常使用由植物纤维素所制备的吸潮纸尖(absorbent paper points)来进行干燥和消毒。细菌纤维素基复合材料具有较高的抗拉强度、良好的膨胀比、吸水性、生物相容性和药物缓释等性能,可作为一种新型的 DRCT 材料。与临床使用的植物纤维素吸潮纸尖相比,细菌纤维素具有更高的膨胀比和溶液吸收率,并且即使在潮湿形式下也保持较高的拉伸强度,累积药物释放量更多。此外,生物学实验表明,细菌纤维素的生物相容性要优于植物纤维素吸潮纸尖。因此细菌纤维素复合材料在 DRCT 中具有巨大的应用前景。

第五节 细菌纤维素纳米纤维支架在皮肤组织工程中的应用

皮肤为人体最大的器官,具有调节体温、水分以避免脱水的功能,也是人体抵抗外来病原的首要防线。皮肤受损可造成身体功能失去平衡,脏器严重失调,甚至因此而死亡。发炎、溃疡、外伤、烧伤、手术及先天性畸形等原因造成皮肤缺损与异常的治疗均需要伤口敷料或者人工皮肤。

一、伤口敷料

对于较轻的皮肤组织损伤,皮肤本身的再生功能就能对各种损伤进行修复(伤口愈合)。伤口愈合是一个复杂的生物学过程,它包括止血、消炎、增生和愈合四个基本阶段。伤口分泌物含有高水平的活性氧(reactive oxygen species,ROS)、细胞因子和蛋白水解酶。这些分泌物会导致蛋白酶抑制剂和生长因子浓度降低,使组织退化和严重受损,同时还延长了炎症期,干扰了愈合过程,使伤口愈合较慢。在伤口愈合过程中,伤口长时间暴露会使伤口感染的风险大大提高,伤口愈合过程延长。因此,通常会采用伤口敷料作为创面覆盖物,替代受损皮肤起暂时性屏障作用,吸收渗出液及有毒物质,保持均匀的水分和气体交换环境,避免或控制伤口感染,为创面提供良好的愈合环境。

与传统敷料相比,细菌纤维素具有更加优越的性能,被认为是一种天然的创伤敷料。细菌纤维素的透明度较高,可以较方便地检查伤口情况。细菌纤维素基敷料生物相容性好、细胞黏附以及增殖能力强。它不仅能覆盖伤口区域,为烧伤和伤口提供潮湿的环境,而且可以降低或去除伤口组织分泌物。研究表明,细菌纤维素的物理及力学性质可以满足其作为皮肤烧伤修复的生物医用材料的要求。皮肤组织修复材料与细菌纤维素膜的性质之间的联系如表 26-1 所示。

表 26-1　理想皮肤组织修复材料特性与细菌纤维素膜的性质之间的联系

理想皮肤组织修复材料的特性	细菌纤维素的性质
维持皮肤修复材料与创面间适当的湿度	高持水性
防止细菌感染	纳米多孔结构防止外部细菌渗入创面
可吸收液体渗出物	部分脱水的细菌纤维素膜可以吸收液体至其原始的含水状态
可灭菌性,容易使用且价廉	灭菌过程简单(通过蒸汽或 γ 射线)
具有不同的形状和尺寸	原位可塑性
与创面紧贴,且移除时容易无痛	高弹性及塑性
治疗过程中明显缓和疼痛	细菌纤维素湿膜独特的纳米尺度形貌促进其与神经末梢的特定交互作用
多孔透气,用于气体与液体的交换	细菌纤维素具有高孔隙率,孔径大小分布从纳米级到微米级
无毒性,生物相容性	无毒,生物相容性优良
高弹性和塑性	高弹性和塑性
力学稳定性	优异的力学性能

如表 26-1 所示,细菌纤维素作为皮肤组织修复材料的优点在于不但可以灭菌,而且还具有良好的生物相容性、多孔透气、弹性、易于吸收渗出物等特性,且能够提供最佳的湿度,这对于伤口的快速愈合是非常重要的。另外,它还能够保护伤口免于二次感染及机械损伤,且不会黏附到新生组织上。

Finkenstadt 等最早将细菌纤维素用于皮肤伤口敷料。该敷料可治疗压力疮、皮肤撕裂、静脉淤积、缺血性和糖尿病性创伤、二级烧伤、外伤性擦伤等。尽管细菌纤维素用于伤口敷料有诸多优点,但复杂多样的创伤环境,需要性能更加优异、功能更加全面的细菌纤维素基皮肤敷料。因此有必要对细菌纤维素进行修饰,以设计出适合临床应用的各种功能型皮肤敷料。例如,为了进一步促进皮肤修复,Cai 等将湿细菌纤维素片浸渍在胶原溶液中,然后通过冷冻干燥制备出海绵状结构的细菌纤维素/胶原(BC/Col)复合膜。通过这种方法,胶原分子不仅被涂覆在细菌纤维素纳米纤丝的表面上,而且充斥于细菌纤维素三维网络结构中。使用 3T3 成纤维细胞对 BC/Col 复合膜的生物相容性进行评估,结果表明其生物相容性要明显优于纯细菌纤维素。

在另一项工作中,Figueiredo 等以一系列不同含量的聚乙二醇二丙烯酸酯(PEGDA)作为交联剂,通过甲基丙烯酸-2-羟乙酯(HEMA)原位自由基聚合制备了聚 2-羟乙基甲基丙烯酸酯修饰的细菌纤维素基纳米复合薄膜(BC/PHEMA)。此薄膜的力学性能和热稳定性比细菌纤维素和聚甲基丙烯酸 2-羟乙酯(PHEMA)更加优异。进一步的研究表明,该复合薄膜对人脂肪间充质干细胞没有毒性,生物相容性好,细胞黏附增殖能力强,具有良好的干细胞介导的生物医学组织再生能力。Wanna 等将具有凝血功能的高岭土浆液通过加压过滤填充到细菌纤维素三维网络结构中,然后在 80℃ 下干燥,得到具有凝血功能的高岭土/细菌纤维素(BC/K)复合材料,该材料在短期内能够促进伤口愈合。

此外,透明质酸(HA)是一种酸性黏多糖,其大量存在于体内,特别是皮肤、关节、玻璃体液眼睛和脉管系统。HA 有良好的生物相容性,有助于促进细胞黏附,迁移和分化,可明显促进伤口皮肤组织愈合并减少瘢痕。Li 等通过溶液浸渍法将 HA 复合到细菌纤维素中获得了一系列细菌纤维素/透明质酸(BC/HA)复合膜。生物实验表明,BC/HA 复合膜促进了原代人成纤维细胞的生长,显示出它们的低毒性,并且具有 0.1%HA 的 BC/HA 复合膜比纯细菌纤维素有着更高水平的细胞活力。体内实验进一步表明,具有 0.1%HA 的 BC/HA 具有最短的伤口愈合时间。对于皮肤组织修复,表皮和成纤维细胞的迁移和增殖对于皮肤附属物(如毛囊等)的再生是必不可少的。通过进一步对伤口组织切片进行染色分析,他们发现采用 0.1%HA 的 BC/HA 复合膜覆盖的伤口组织出现鳞状上皮,并产生了许多毛囊。这说明,含有 0.1%HA 的 BC/HA 具有最佳的皮肤组织修复结果。

临床发现,病原微生物的耐药性日益增强,已经成为预防与治疗皮肤损伤和创伤感染面临的主要问题。为了解决这一问题,研究人员采用多种手段开发出了具有抗菌性能的细菌纤维素基伤口敷料。当前最主要、最直接的手段是在细菌纤维素中载入具有抗菌功能的各种材料,比较典型的主要有壳聚糖及其衍生物、银、铜等。

壳聚糖(简称 Ch)具有 N-乙酰葡糖胺和葡糖胺单元,通过原位复合法,均匀地融入细菌纤维素三维网络结构中,可以获得均质且具有高保湿及良好湿态性能的细菌纤维素/壳聚糖(BC/Ch)复合材料。其在溶菌酶作用下缓释出来的单糖和寡糖对革兰氏阳性菌和革兰氏阴性菌有很强的抑菌活性,以及对革兰氏阳性菌有杀菌活性。其抗菌能力随着壳聚糖及其衍生物含量的增加而增强。这种特性可以使 BC/Ch 成为治疗各种溃疡、烧伤和创伤理想的抗菌型修复材料。此外,BC/Ch 复合材料还能够促进组织修复。Khan 等发现,BC/Ch 处理的伤口比用细菌纤维素处理的伤口更早上皮化和再生。有报道称,使用该材料处理的伤口比用细菌纤维素或商业可用的敷料处理的伤口愈合更快。

L929 成纤维细胞检测及大鼠模型试验均表明 BC/Ch 膜没有细胞毒性,可以观察到细胞在该材料的保护下具有更好的增殖活性和生存力。

作为抗菌材料,银已被人类使用上千年。在抗菌型细菌纤维素基皮肤敷料研发中,万怡灶团队通过通过层层组装(LBLA)制备出细菌纤维素/银纳米线(BC/AgNW)复合敷料,并证实该复合敷料具有较好的抗菌性能,而且抗菌能力随银纳米线含量的提高而提高(图 26-10)。Dobre 等进一步将银纳米颗粒(Ag^0)作为抗菌剂加入细菌纤维素/聚乙烯醇膜中,所得的细菌纤维素/银/聚乙烯醇(BC/Ag^0/PVA)膜对大肠杆菌(K12-MG1655)具有抗菌活性。类似地,Jung 等通过硼氢化钠($NaBH_4$)(作为还原剂)还原硝酸银($AgNO_3$),将 Ag^0 原位沉淀到细菌纤维素纤维表面。结果表明该材料对金黄色葡萄球菌和大肠杆菌的抗菌活性大于 99.99%。Pinto 等也发现冻干的细菌纤维素/银(BC/Ag^0)复合膜对革兰氏阴性菌(大肠埃希菌)和革兰氏阳性菌(金黄色葡萄球菌)具有类似的抗菌作用。与此同时,他们还发现,BC/Ag^0 纳米复合材料即使在 Ag^0 纳米颗粒的浓度低至 $5.0×10^{-4}$(w/w)时,仍然能够

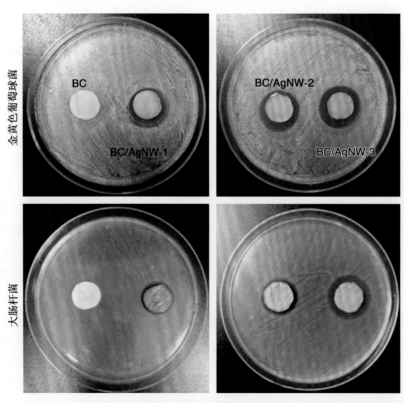

图 26-10   细菌纤维素和细菌纤维素/银纳米线复合敷料(BC/AgNW-1、BC/AgNW-2 和 BC/AgNW-3 中的银纳米线含量依次提高)对金黄色葡萄球菌和大肠杆菌抗菌效果的对比

有效抵抗病原体(肺炎克雷伯杆菌,金黄色葡萄球菌和枯草芽孢杆菌等)。因此,BC/Ag^{0}薄膜可望成为烧伤和伤口敷料的首选材料。此外,Sureshkumar等还研发了磁性Ag^{0}纳米复合材料。首先,利用亚铁盐和三价铁盐对细菌纤维素三维纳米纤维结构进行均质化,然后调节共混物的pH,将铁磁矿的纳米颗粒沉淀并浸渍到细菌纤维素的纳米结构中。另外,将所得的磁性细菌纤维素材料经冷冻干燥后静置于多巴胺溶液中,还可以形成磁性细菌纤维素纳米纤维聚多巴胺(PDA)包裹层。由于PDA能够还原Ag$^+$,AgNO$_3$溶液渗入被PDA包裹的磁性细菌纤维素中后,Ag$^+$还原成Ag^{0}附着在纤维表面。这些磁性BC/Ag^{0}纳米复合材料对枯草芽孢杆菌和大肠杆菌具有显著的抗菌活性,并且具有缓和的杀菌能力。在另一项工作中,Luan等将磺胺银(SSD)颗粒加入细菌纤维素中制成细菌纤维素/磺胺银复合膜。该复合膜不仅对金黄色葡萄球菌、铜绿假单胞菌和大肠埃希菌有体外抗菌活性之外,而且能够促进上皮组织的形成,加速伤口愈合,同时还具有良好的体外表皮细胞生物相容性。

Cu^{0}纳米颗粒具有与Ag^{0}纳米颗粒类似的杀菌性能。Pinto等的工作表明,含Cu^{0}的细菌纤维素对金黄色葡萄球菌和肺炎链球菌的抗菌率达到100%;而通过浸渍法将TiO$_2$引入细菌纤维素网络结构中,获得的细菌纤维素/二氧化钛(BC/TiO$_2$)复合材料具有良好的抗菌性能,其在生物医学领域具有广阔的应用前景。此外,为了达到杀菌目的,山梨酸、不同种类的黏土、蜂胶、苯扎氯铵等均被引入细菌纤维素中,抗菌实验表明所得细菌纤维素基材料均具有高抗菌活性,可以用于皮肤组织修复。

上述抗菌物质的引入均使细菌纤维素获得了较好的抗菌效果,但是,由于抗菌物质与细菌纤维素基体之间多是通过非共价键连接的,因此在使用过程中易流失从而导致抗菌效果变差以及浸出物对环境易产生污染等,限制了其的应用。为了克服这一问题,一个可行的策略是通过对细菌纤维素表面进行化学改性,将具有抗菌效果的分子通过化学键引入细菌纤维素表面,从而形成具有永久抗菌效果的细菌纤维素基皮肤敷料。Shao等将氨基烷基硅烷(aminoalkylsilane)通过烷氧基硅烷缩聚化学

接枝到细菌纤维素表面上,获得了具有永久抗菌效果的细菌纤维素基伤口敷料。抗菌实验表明,其对革兰氏阴性大肠埃希菌、革兰氏阳性金黄色葡萄球菌、枯草芽孢杆菌和真菌白色念珠菌均有显著的抗菌效果。

二、人工皮肤

多数情况下,伤口敷料可以满足皮肤组织修复的要求。但是,对于Ⅲ度烧伤以上患者、大面积皮肤损伤的各类创伤患者以及少数由各种原因所致的不能自愈的严重皮肤溃疡(如严重糖尿病所导致的糖尿病足,高位截肢患者长期压迫皮肤所导致的大面积深度皮肤溃疡)等则需要皮肤移植。目前,在临床中得到应用的皮肤修复材料可分为两大类:一类是天然的皮肤(包括自体皮、异体皮和异种皮)和动物组织(羊膜、胎盘、腹膜等);另一类是人工皮肤,原料取自天然高分子(胶原、甲壳素等)和合成高分子(尼龙、涤纶、硅橡胶等)。目前在皮肤损伤的临床治疗中,同种异体皮和异种皮(如猪皮、小牛皮等)占临床使用量的70%以上,人工皮肤的使用量不足30%,其原因在于目前的人工皮肤的主要缺点是透气性差,组织/生物相容性不佳等。在临床上,同种异体皮的使用正在逐步减少,异种皮将是一个值得深入研究的方向。天然皮肤和动物组织虽然有接近于被植者皮肤的结构和功能,但存在处理麻烦、皮源不足、免疫排异、病毒感染等问题。所以,尽管其性能有待于进一步改善,人工皮肤的研究将是今后该领域的研究热点,受到世界各国的重视。表26-2列出了至今所研究过的人工皮肤材料及其分类。

与上述支架材料相比,细菌纤维素具有不可比拟的优点,它不仅可满足人工皮肤的物理力学性能要求,其结构(包括可调的孔隙率、孔分布及其孔径)、可诱导细胞生长的特性、可透气性等也可满足血管重建的需要。

细菌纤维素用于治疗烧伤最早由Johnson & Johnson研究开发,并成功用于治愈烧伤、烫伤及皮肤移植。Fontana等的研究指出,细菌纤维素可作为暂时皮肤替代物治疗皮肤烧伤并吸收分泌物及含血组织。至今为止,细菌纤维素的人工皮肤类商品很多,如Biofil$^®$、Gengiflex$^®$等,主要用于烧伤皮

表 26-2　国内外研究的人工皮肤材料及其分类

序号	种　类	材　料
1	异种分层皮肤	冻结干燥猪皮
2	结构经过改造的生物材料	胶原无纺布
		甲壳质无纺布
3	合成高分子材料	甲醛化聚乙烯海绵
		聚氨酯泡沫塑料与微孔性聚丙烯膜
		尼龙编织物与硅橡胶膜
		聚甲基丙烯酸羟乙酯与聚乙二醇复合凝胶
		硅橡胶膜
		聚氨酯膜
4	生物材料与合成材料的复合材料	在尼龙编织物和硅橡胶膜层复合材料表面涂敷胶原
		在明胶和乙烯基树脂复合体上复合聚氨酯
		泡沫塑料
		在胶原与黏多糖复合体上复合硅橡胶膜
5	含抗菌剂的创伤包敷材料	含抗菌剂软骨涂复的纱布
		浸注抗菌剂的猪皮
		含抗菌剂的高分子凝胶
		含抗菌剂的聚氨基酸海绵

肤的治疗。细菌纤维素的医用商品 Biofill 是一种有效的皮肤移植物,已用于治疗皮肤烧伤及组织缺损。它由干燥的细菌纤维素膜制成,允许气体渗入而不允许液体进入,在治疗Ⅲ度烧伤、溃疡及压疮时显示出良好的效果。

进一步的研究表明,一些经过挑选的具有生物活性的多糖可以在细菌纤维素生物合成过程中引入对细菌纤维素进行改性。例如,Ciechańska 等研究了有关于细菌纤维素/壳聚糖复合材料的结构与性质。壳聚糖的引入可以提高力学性能。改性后的细菌纤维素的水分释放过程比纯细菌纤维素膜要长,可以用以维持合适的适于伤口愈合的潮湿环境。根据他们的研究,壳聚糖经酶降解后的降解产物表现出抑制细菌和杀菌的作用,这对伤口愈合很有帮助。

考虑到胶原(Col)是使用较为广泛的人工皮肤材料,具有低抗原性、生理活性等特点。万怡灶团队探究了细菌纤维素以及胶原/细菌纤维(Col/BC)复合材料在组织工程人工皮肤支架方面的应用。采用生物纳米技术,通过静置培养以及修饰培养基的方法制备了细菌纤维素和 Col/BC 复合材料(图 26-11)。实验观察了细菌纤维素的微观结构,测试了其应用于人工皮肤所要求的基本性质,包括孔径大小及分布、持水性、透湿性、力学性能、热稳定性、体外降解性能、生物相容性等。结果表明,细菌纤维素具有三维空间网状结构,孔径分布范围主要在 3.5~6 500nm,平均孔径为 960nm,细菌纤维素具有较高的持水性。体外细胞培养实验证明细菌纤维素具有很好的生物相容性。Col/BC 复合材料的三维网状结构中分布有胶状物质,且粘连情况明显。XRD 结果表明(图 26-12),复合材料中胶原和细菌纤维素不是简单的机械混合,而是存在物理化学相互作用。拉伸实验表明,Col/BC 复合材料的杨氏模量较细菌纤维素明显增大。

类似地,Wiegand 等将Ⅰ型胶原蛋白与细菌纤维素进行原位复合,通过在细菌纤维素膜中引入Ⅰ型胶原蛋白,从而提高细菌纤维素在治疗慢性伤口方面的应用表现。他们的研究结果表明,细菌纤维

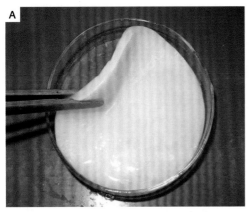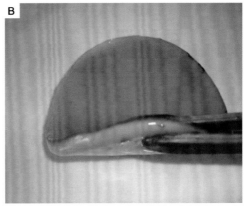

图 26-11　细菌纤维素、胶原/细菌纤维素复合材料的宏观照片
A.细菌纤维素;B.胶原/细菌纤维素复合材料。

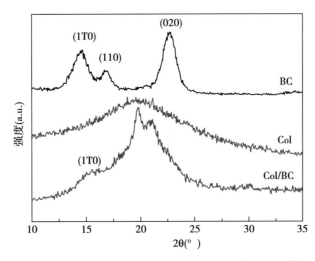

图 26-12　XRD 图谱:胶原/细菌纤维素复合材料、胶原和细菌纤维素
Col. 胶原;BC. 细菌纤维素。

素/胶原复合材料比纯细菌纤维素更有效,并可以减少选择性的蛋白酶和白细胞素,进一步证明了 Col/BC 复合材料作为人工皮肤的潜力。

Lee 等用超氧化物歧化酶浸渍细菌纤维素制备了一种皮肤替代品,用于治疗Ⅲ度烧伤。然而,由伤口或组织引起的 pH 的变化可能使这些酶失去高达 90% 的活性,因此这种方法在实际应用上面临挑战。为了解决这个问题,Hu 和 Catchmark 将缓冲液成分结合到细菌纤维素中,以便为优选的酸性纤维素酶创建适宜的 pH 微环境。研究表明,该方法使纤维素酶的活性保持不变,而葡萄糖的释放量从 30% 增加到 97%。此外,材料在模拟体液(SBF)中的降解情况得到改善。未脱水样品在各种缓冲液中断裂应力大于 18MPa,断裂伸长率为 4%~8%。通常情况下,皮肤的断裂应力为 1.5~3.5 MPa,断裂伸长率为 5%~6%。他们的结果显示,其机械性能接近或者优于人体皮肤,从而有望用作人工皮肤。

第六节　细菌纤维素支架在心血管组织工程中的应用

一、人工血管

众所周知,血管疾病是危及人类健康最常见的疾病之一,心血管疾病占人类死亡病因的首位。仅以心脏冠状动脉搭桥为例,在美国每年就有 55 万例病例,并且呈逐年上升的趋势。其他的血管疾病(如动脉硬化,血栓栓塞性心、脑血管疾病等),使血管替代品一直处于急切和大量需求的状态。因此,人工血管的研制具有极其重要的意义。目前主要的治疗手段是血管移植术,临床上应用的血管移植物主要有自体血管、异体血管和人工材料。但自体或异体的血管以及高分子材料人造血管因来源有限、免疫排斥反应、远期通畅率不佳、无生长能力等问题迫使人们努力寻找构建理想人工血管的新材料、新方法。组织工程学的兴起为血管移植物的来源提供了一条有效的途径。血管组织工程是利用血管壁的正常细胞和生物可降解材料来制备、重建和再生血管替代材料的一门科学。组织工程技术可以实现在体外培植具有生物活性、结构和功能与自体血管相似的人工血管。但目前仍然存在巨大障碍，主要问题是血管的再狭窄。因此，提高血管组织工程支架材料的血液相容性，尽快实现组织工程血管支架腔面完全内皮化，是组织工程血管保持长期通畅的关键因素。

目前，人工血管在替代大动脉血管方面已经取得满意的效果，临床应用的人工血管是内径大于6mm的涤纶聚酯血管和膨体聚四氟乙烯（e-PTFE）血管；然而小口径（<6mm）人工血管尚难满足临床需要，仍是人工血管替代品发展的瓶颈。

在组织学上，血管壁 ECM 主要由三层结构组成，其中中膜层有重要的生理意义，主要成分有胶原纤维和弹性蛋白，这种结构赋予血管良好的机械性质和顺应性。所以，在设计和制造血管组织工程支架材料时，人们尽可能地模拟天然血管的 ECM 的成分、三维结构、生理功能及力学性能。近年来，血管顺应性逐渐受到重视，自然血管和组织工程血管之间顺应性的错配被认为是小口径血管移植失败的主要原因，致使小口径血管血栓形成及内膜增生，导致移植失败。自然血管和人工血管之间力学性质的不同，导致吻合口处血流动力学的改变，引起应力集中，增加了血栓的形成和新生内膜的增生。所以，理想的组织工程血管支架材料应该具有良好的生物相容性，以及与天然血管类似的化学与几何结构。

（一）人工血管材料

血管组织工程支架材料可以大致分为两大类：即天然材料和人工合成材料。

1. 天然材料 天然材料与活体有着良好的相容性和顺应性，与细胞也有较强的黏附作用，免疫排斥低，但天然材料的强度不够，不能很好地满足人工血管的强度要求。在天然血管的外膜中存在着较多的胶原结构，因此，很容易想到以胶原结构

为基体模拟天然血管的结构，并进行改性。但是胶原的价格相对昂贵，且来源于动物，有交叉感染的危险，其应用范围受限。

2. 合成高分子材料 为了弥补天然材料的不足，人们也使用合成高分子材料作为血管组织工程支架，这种材料也是当今科研领域研究的热点。制备血管支架应用较多的合成高分子材料包括 PLA、PGA、PLLA 及 PLGA 等。人工合成高分子材料存在的最大问题是相容性较差，很容易发生栓塞，因而要通过各种方法改变支架的表面性质，如通过涂覆、改变带电性、嫁接基团及改善支架结构等。

可见，寻求新的血管组织工程支架材料仍然任重而道远。不过，近期被誉为自然赋予人类且被认为是下一个热点研究的细菌纤维素天然生物纳米纤维很可能改变组织工程血管研究的现状。

（二）细菌纤维素组织工程血管

1. 细菌纤维素适合应用于血管的性质 细菌纤维素与天然纤维素有着相近的化学组成及结构，但细菌纤维素却有着天然植物纤维素无法比拟的巨大优势。它有很多特殊的性质，包括适于制备组织工程血管的各种性质。

（1）纯度高：细菌纤维素的化学组成与天然纤维素相似，但细菌纤维素是由纯的葡萄糖聚合而成的高分子化合物，不含其他的多糖如半纤维素和木质素等。这一优越的性质在组织工程血管及其他方面的研究上都表现出很重要的作用，它使人们可以专心地研究细菌纤维素与其他物质的相互作用而不必考虑是否有其他组分对相互作用产生影响，减少了实验中的因变量。

（2）强度高：根据 X 射线衍射分析的结构，细菌纤维素有高度规则的晶体结构和极细的纤维丝带（约 100nm），这使得细菌纤维素力学性能极高。此外，通过对培养方式的调节，可使纤维取向，从而进一步提高细菌纤维素的强度，使细菌纤维素满足血管支架的冲击强度、抗张强度及缝合强度等要求。

（3）持水性高：细菌纤维素分子链中含有亲水基团—OH，易于吸水，并保持高的持水性，在标准状态下得到的细菌纤维素的含水量达 76%，而通过改变培养条件含水量可达 96%。这一特性使细菌纤维素在体液中能够保持其性质。

（4）血液相容性好：Klemm 等通过体内实验已证实小直径的细菌纤维素人工血管在体内与血液有着较好的相容性，具有进一步研究的价值及开发的潜力。

（5）纤维具有自主构建复杂结构的能力：细菌纤维素很重要的一种性质就是自主构建复杂结构的能力，这是别的天然材料（如胶原等）所不具备的。只要在培养过程中改变培养皿的形状和培养液组分便可控制细菌的生长，从而使纤维可按照需要自主构建出复杂的结构。

2. 细菌纤维素血管替代材料的研究　血管管壁结构一般可分为内膜、中膜和外膜。内膜最薄，主要由单层扁平上皮细胞构成。在内膜分界处有一层弹性纤维，对血管的舒缩有较大的作用。中膜最厚，主要由环形平滑肌组成。平滑肌细胞中间夹有弹性纤维，大动脉管壁内含较多弹性纤维。小动脉管壁以平滑肌为主。外膜主要由纤维结缔组织构成。大动脉外膜胶原纤维很多，有较大的抗张力功能，以防止血管过度扩张，使大动脉中的血压维持在一定范围。

将细菌纤维素应用于血管材料始于 20 世纪 90 年代初。Yamanaka 等早在 1990 年发表专利，阐述了制备细菌纤维素管的方法，通过改变培养条件获得了不同直径、厚度及长度的血管支架的雏形。2001 年，Klemm 等利用细菌纤维素制备出直径仅为 1mm 的小口径血管支架，称其为 BASYC®（BActerial SYnthesized Cellulose），研究了该支架应用于显微外科手术的可能性，在未做任何修饰的情况下将其植入动物体内观察该血管支架周围组织的形成情况，取得了较好的实验结果。随后，他们又报道了 BASYC® 在动物体内长期实验（1 年）的结果，进一步证实其完全符合显微外科中人工血管的物理和生物要求。

2006 年，Bäckdahl 等将平滑肌细胞种植于细菌纤维素支架，并与动脉血管及 ePTFE 支架进行了对比，发现细菌纤维素的应变能力与动脉血管具有相似性。他们还研究了平滑肌细胞种植在细菌纤维素支架上的吸附、增殖和向内生长的情况。结果发现，在细菌纤维素上吸附和增殖的平滑肌细胞在培养 2 周后可向内生长 40μm。这个实验再次证明细菌纤维素血管组织工程支架有利于细胞的黏附

和生长。

人工血管应该具有和天然血管相似的力学性能。Putra 等在内径小于 8mm 的透氧性硅氧烷管中培养细菌纤维素，得到理想长度、内径和厚度的管状细菌纤维素凝胶。该管状细菌纤维素凝胶具有单轴取向的原纤维，因而力学性能优异。此外，Brown 等用交联剂戊二醛处理后制备的纤维蛋白/细菌纤维素（Fibrin/BC）复合材料与天然小口径血管的力学性能非常接近。Fibrin/BC 复合材料的时间依赖性、黏弹性行为与天然血管（牛冠状动脉）相似。这些复合材料还具有类似于小口径血管的拉伸强度、弹性模量、应力-应变响应等力学性能，但是其断裂应变却比天然血管低很多。

细菌纤维素人工血管通常采用特殊设计的设备进行原位发酵制得，目前常用的主要有 4 种装置。第一种装置是由垂直放置的管状玻璃管容器组成，其中心位置固定有玻璃管或者玻璃棒。通过 7～14 天的静态培养后，中间的管状腔将被细菌纤维素填满。从而获得细菌纤维素人工血管。通过这种方式获得的人工血管一般长度不超过 20mm。第二种装置是以具有特殊构造从而可以透过氧气的硅胶管为模板，在细菌纤维素培养过程中通过硅胶管将氧气通入培养基中，静态培养数天后，在硅胶表面会形成一层细菌纤维素，从而获得细菌纤维素人工血管。通过这种方式获得的人工血管一般很薄，机械性能较差。第三种装置是在中心有一个水平放置的玻璃棒，然后两个半管包围该玻璃棒形成一个水平的具有间隙的管状腔。将该装置放置在培养基表面，新形成的细菌纤维素将会通过间隙生长到管状腔中，从而形成人工血管。这种方法可以得到不同厚度和尺寸的人工血管。但是以上 3 种装置都存在的一个问题，所培养形成的人工血管具有明显的多层结构。为了解决这一问题，Feng 等开发了一种双硅胶管系统来生产细菌纤维素人工血管。这种装置由两个孔径不同的硅胶管组成，可同时通过内管壁和外管壁向中间的管状腔通氧气，从而获得了没有分层结构的细菌纤维素人工血管。

为了更快更方便地制备符合要求的细菌纤维素人工血管，研究者们发明了很多新的制备方法并取得了良好的效果。Zang 等通过采用具有高氧渗

透性的聚二甲基硅氧烷（PDMS）为管状模板培养细菌纤维素人工血管。通过调整参数，得到了一系列长度为 100mm、厚度 1mm、外径 4mm 或者 6mm 的细菌纤维素管。进一步地表征证明该细菌纤维素管具有作为血管支架合适的机械性能、高的热稳定性、精细的纳米纤维结构以及好的生物相容性。Leitão 等通过细针穿孔、成型、冷冻干燥制备了具有良好的拉伸和缝合强度的细菌纤维素基小口径血管。他们将细菌纤维素基人工小口径血管通过手术植入家兔的后肢股动脉，结果显示所有细菌纤维素基植入物都能良好地融入周围组织，没有任何显著的纤维化或外部炎症。组织学分析发现细菌纤维素三维网络结构在植入物的外膜侧和管腔侧上具有明显的细胞黏附和浸润。术后 1 个月，在管腔表面观察到 CD31 阳性细胞，这可能是从移植的股动脉游离过来的内皮细胞。新移植的血管保持了一个月的通畅。最近，Li 等通过微流控技术将不同种类的细胞植入具有形状记忆功能的细菌纤维素膜中，从而可以快速制备人工小口径血管。他们在展开的具有形状记忆功能的细菌纤维素膜上通过微流体技术植入内皮细胞，平滑肌图案细胞和成纤维细胞，然后将膜重新卷成多层管，在管壁上构成多层的不同细胞可以在体外模拟血管。结果表明，细菌纤维素管（2mm）无需细胞修饰，植入兔子的颈动脉后 21 天保持无血栓通畅。这项研究为快速构建多层小直径细菌纤维素管提供了一种新的策略。

二、心脏假体

心脏病是一种常见的循环系统疾病。据 2017 年 6 月发布的中国心血管疾病报告显示，中国已有冠心病患者人数 1 100 万名，心力衰竭患者 450 万名，肺源性心脏病患者 500 万名，风湿性心脏病患者 250 万名，先天性心脏病患者 200 万名。心脏病的治疗给整个社会和家庭带来了沉重的负担。当心脏瓣膜病变严重而不能用瓣膜分离手术或修补手术恢复或改善瓣膜功能时，则须移植心脏假体。心脏假体是指用合适的人造瓣膜代替患病的心脏瓣膜，这种先进的手术疗法可以降低心脏病患者的发病率和死亡率。目前，多种心脏假体通过了测试，其中一些已经应用于临床。然而，现有的材料

在长期使用中存在局限性，如钙化、与血液的氧化反应和严重的副作用等。因此，为了寻找新型材料来制造人造心脏瓣膜，研究人员投入了大量的心血。在过去的十年中，人们对细菌纤维素基人造心脏瓣膜进行了广泛并深入的研究。

近年来，细菌纤维素/聚乙烯醇（BC/PVA）复合材料在生物医学方面的应用成为人们研究的热点。Leitão 等通过 Factor-Ⅻ激活、血浆再钙化、全血凝固时间、补体激活、溶血指数和血小板黏附和活化等研究了 BC/PVA 纳米复合材料的血液相容性。结果表明，这些材料具有良好的血液相容性，并且细菌纤维素和 BC/PVA 的血小板黏附和活化性能均优于 ePTFE。因此，BC/PVA 复合材料在心脏假体应用中有巨大的潜力。

Castro 等也做了类似的研究。他们用生物可降解的聚乙烯醇基纳米复合材料增强细菌纤维素。通过乙二醛将 PVA 交联，以避免其在纯化过程中流失，得到的材料在水环境中具有出色的尺寸和热机械稳定性。Mohammadi 等也使用 BC/PVA 复合材料制造心脏瓣膜小叶。通过在受热循环（低温）的情况下对复合材料施加受控应变以研究其力学性能，结果表明这些复合材料具有与猪心脏瓣膜相似的力学性能。

同样，Chen 等将细菌纤维素浸泡在碳酸钙（$CaCO_3$）和磷酸二钙脱水剂的碱性溶液中，制备细菌纤维素/羟基磷灰石（BC/HA）复合材料。实验样品的抗压强度达到了 141.36MPa。在 1 200℃条件下用藻酸盐作为硬化剂烧结生物复合材料，可以使内毒素水平下降到 0.3EU/ml。由于其具有较高的耐压缩性能和较低的内毒素水平，所制备的生物复合材料可以为人工心脏瓣膜和血管等提供填充材料，因此在人造心脏瓣膜和人工血管等领域具有广阔的应用前景。

第七节　细菌纤维素支架在眼科组织工程中的应用

一、人造角膜

眼角膜是由无血管的结缔组织构成。它是眼球表面的一层透明组织，覆盖了虹膜、瞳孔以及前

房等,它和虹膜一起对精细的眼球内部环境提供保护。角膜的厚度约占眼球外壁的 1/6,角膜对维持前房水的渗透压起到重要作用,同时还为眼睛提供大部分的屈光力,一旦角膜受到伤害,往往会直接导致患者视力的下降甚至失明。角膜疾病是造成视力丧失的主要原因之一。在全世界范围内,有超过百万的患者因角膜受损而失明,此外,据估计每年仅角膜外伤和溃疡就有约 20 万的新发病例成为角膜盲患者。在病理条件下,角膜会丧失透明性。

为了扭转视力丧失,通过角膜移植术用人工角膜替代受损角膜是治疗角膜疾病的常用方法。然而,干眼症、移植排斥以及供体短缺等都使得角膜移植术的成功率大大下降。

万怡灶团队的研究发现,细菌纤维素具有极佳的透光性、生物相容性,因此可作为一种新型的角膜支架材料(图 26-13)。研究结果显示,上皮细胞(图 26-14)和角膜基质细胞可以在细菌纤维素支架上生长和增殖。

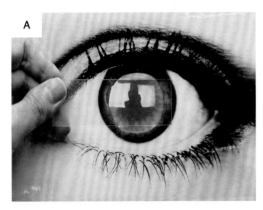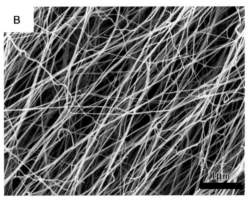

图 26-13　新型角膜支架材料——细菌纤维素
A. 细菌纤维素膜具有高透光性;B. 电子扫描照片显示细菌纤维素膜由纳米纤维组成。

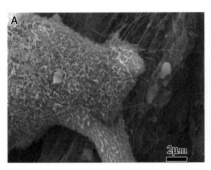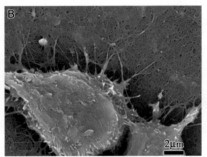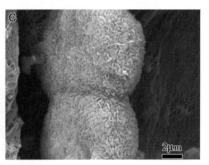

图 26-14　在细菌纤维素上培养的上皮细胞的 SEM 图像
A. 上皮细胞的叶状突起;B. 上皮细胞通过微绒毛和细菌纤维素连接;C. 上皮细胞的微绒毛和伪足。

Kharaghani 等发现,经过修饰的细菌纤维素-多孔聚乙烯醇-纳米羟基磷灰石复合材料(82% ~ 84%)的含水量与天然人工角膜(78%)的含水量相近。因此,细菌纤维素及其复合材料在角膜组织工程应用中具有巨大的应用前景。

二、视网膜色素上皮基质修复

年龄相关性黄斑变性(age-related macular degeneration,AMD)是不可逆性视力丧失的主要原因之一。视网膜色素上皮层(retinal pigment epithelium,RPE)容易受 AMD 影响,从而导致光受体损伤。移植的 RPE 细胞可以修复光受体,因此将RPE 细胞种植于玻璃膜(lamina vitrea,又称布鲁赫膜 Bruch's membrane,BM)假体上是治疗 AMD 的重要方法。除了生物相容性,BM 假体基质必须具有执行 BM 主要功能的能力。例如,调节 RPE 和脉络膜之间生物分子的扩散;为 RPE 的黏附、迁移和分化提供支持。细菌纤维素的独特性质使其能够成为新一代 BM 假体。Kharaghani 等发现细菌纤维素/透明质酸/聚乙烯醇(BC/HA/PVA)复合材料可以显著促进 RPE 细胞的增殖。细胞生物相容性良好的 BC/HA/PVA 复合材料可以用作 BM

假体。

Goncalves 等也验证了修饰后的细菌纤维素作为 RPE 细胞的 BM 底物的可行性。在所有修饰的细菌纤维素底物中,发现乙酰化的细菌纤维素(ABC)基底在力学性能、细胞黏附和增殖以及内毒素的量方面有很大的优势。与未修饰的细菌纤维素相比,表面修饰后的细菌纤维素的细胞黏附更好,并且与其他修饰的细菌纤维素基底相比,ABC 具有更好的细胞黏附和增殖。为了进一步研究 RPE 的形态和功能,在 ABC 基底表面涂覆膀胱基质(UBM)用于 RPE 细胞的黏附和增殖检测。有趣的是,这些基底促进 RPE 细胞的发育,并具有所需的表型,即表现为具有微绒毛的多角形细胞。这种表型表达了细胞骨架(ZO-1)和代谢(RPE65)蛋白。UBM 涂覆的基底表现出适当的力学性能和优异的物理化学性能,如没有残留的内毒素、低膨胀率和高力学强度、没有发生水解降解的迹象。因此,UBM 涂覆的 ABC 基材拥有 RPE 所需的大部分特性,这代表了眼科领域的巨大进步。

第八节　细菌纤维素支架在其他组织工程中的应用

一、尿路导管修复

根据美国癌症协会的报告,膀胱癌是美国第二大泌尿系统恶性肿瘤,仅次于前列腺癌。男性发生膀胱癌的概率约为 1/27,女性约为 1/85。为了治疗已经侵入膀胱肌肉的恶性肿瘤,在手术切除肿瘤后,经常使用小肠或大肠创建泌尿系统储液囊。膀胱癌患者在切除膀胱后,其尿流改道通常采用回肠管或植入人工膀胱。然而,这种改道易引起一些并发症,包括感染风险增加。从患者收获的自体细胞(膀胱平滑肌细胞和上皮细胞)种植在生物材料支架上用以再生尿路导管系统,是比较合理的选择。

Bodin 等制备了微孔细菌纤维素支架用于接种人尿源干细胞,以求形成用于尿流改道的组织工程导管。其结构显示,干细胞可以在细菌纤维素支架上诱导分化成尿路上皮和平滑肌细胞。Huang 等利用原位复合法,将明胶(Gelatin)海绵置于细菌纤维素培养液中,使细菌纤维素贯穿三维网络的明胶

海绵,得到细菌纤维素/明胶(BC/Gel)多孔三维网络支架。兔子体内尿道重建的实验结果表明 BC/Gel 促进了尿道组织再生,并且在术后 3 个月尿道的宏观检查和逆行尿道图显示所有尿道均保持了较宽的口径,未发现炎症反应。这种组织工程支架在泌尿系统组织再生领域具有良好的应用前景,但是还面临着许多挑战。

二、鼓膜修复

鼓膜也称耳膜,为一弹性灰白色半透明薄膜,呈椭圆形,将外耳道与中耳隔开,主要起到保护中耳腔及放大声音的作用。鼓膜一旦受损,一方面会使得外界声波能量传入内耳减弱,出现听力下降,另一方面会使得外界的细菌、污水、异物等进入内耳引起感染流脓。

鼓膜(tympanic membrane,TM)穿孔是导致传导性听力损失和慢性穿孔常见的临床问题。急性持续性或慢性 TM 穿孔需要手术治疗,如鼓膜成形术或鼓室成形术。目前组织工程主要集中在对 TM 穿孔再生的治疗上,这可能会减少传统手术的需要。因此,几种支架和生物分子已经被用于 TM 组织工程。目前,通过组织工程的方法再生 TM 是耳科最先进的技术。

细菌纤维素是一种安全、无毒、生物相容性好的生物材料,可用于制备 TM 穿孔的伤口愈合支架的纳米纤维贴片。细菌纤维素具有用于损伤鼓膜穿孔修补材料所需的性能:纳米结构表面、生物相容性好、透明度高和合适的力学性能。细菌纤维素纳米纤维贴片在体外能促进鼓膜细胞的黏附、增殖和迁移。Sprague-Dawley 大鼠的体内测定实验结果显示,细菌纤维素贴片材料显著增加了鼓膜愈合率,并且鼓膜功能的恢复比自发愈合效果更好。

三、神经植入物/硬脑膜修复

神经组织是人和高等动物的基本组织之一,是神经系统的主要构成成分。其功能主要是对刺激产生神经冲动,并且能把神经冲动进行传递,另外神经可以整合信息,可以把一些神经冲动传递到效应器(肌肉、腺体),使效应器活动(肌肉收缩、腺体分泌)。因此,一旦神经组织受损,机体将对外界各种刺激(冷热,疼痛等)无法做出有效响应。如果

神经组织受伤比较严重,依靠自我修复十分困难,需要进行神经组织重建。

神经组织重建是一个极具挑战性的难题。Pertile 等报道了细菌纤维素作为神经组织再生支架的应用,其中细菌纤维素纤维能够维持持续的通路,并促进细胞浸润。同时还发现黏附于细菌纤维素的间充质干细胞表现出良好的增殖行为并表达神经生长因子和神经营养因子,从而形成促进神经元再生的微环境。据报道,利用纤维的指导性通道,可将细菌纤维素基生物材料用于重建周边受损的神经。

Kowalska-Ludwicka 等利用细菌纤维素基神经管对 Wistar 大鼠的股神经进行修复和重建。体内实验结果表明,由经过修饰的细菌纤维素所产生的神经管可以有效地防止神经瘤的产生。此外,该材料具有优异的生物相容性,可以很好地引导轴突生长并有助于内部神经营养因子的累积,从而促进神经再生。

Zhu 等还研究了细菌纤维素基神经导管对周围神经损伤的修复效果。体外数据表明,细菌纤维素对施万(Schwann)细胞具有良好的细胞生物相容性,在大鼠体内植入后无不良的血液学和组织学效应。研究人员利用细菌纤维素修复了家兔的硬脑膜缺损。尽管这种新型硬脑膜材料的长期效果需要在较大的动物身上进行验证,但大量实验结果表明,与传统材料相比,细菌纤维素的炎症反应较低。

第九节 结 语

综上所述,细菌纤维素因具备其他天然生物材料无法比拟的众多优点而被誉为 21 世纪最有发展前途的天然纳米生物材料,在骨、软骨、血管、皮肤、角膜等诸多领域都具备极佳的发展前景。此外,由于其独特的三维网状结构和极高的力学性能等显著特性,细菌纤维素在其他方面(如储能器件、传感元件、有机溶剂与重金属离子的吸附、高性能吸波与屏蔽等)也显示了极其诱人的前景。

尽管如此,细菌纤维素生物材料在发展过程中也暴露出一些问题。

1. 由于体内缺乏纤维素酶,因此,细菌纤维素在人体内几乎不可降解,这在某些场合是致命的缺陷。目前,负载纤维素酶和进行氧化处理是较为看好的二种调控其降解性能的方法,但是如何精确且有效地控制其生物降解行为,是目前所面临的主要挑战之一。

2. 由于细菌纤维素直径极小,导致三维细菌纤维素支架缺乏微米级别的大孔,因而限制了细胞向支架内部的长入。尽管目前研究者采取多种方法在其支架中制备大孔,但如何精确控制孔的尺寸与分布仍然是目前所面临的主要挑战之一。

3. 由于细菌纤维素的生长需要不断地氧气供应,而膜液生长的特点使后期生长的纤维素得不到足够的氧气而使其结构与先期生长的纤维素在结构上产生差异。如何获得结构均匀的细菌纤维素支架也是目前所面临的主要挑战之一。

4. 细菌纤维素自身的生物活性不足,表面改性与复合将成为细菌纤维素生物材料长期的研究课题。然而,由于其直径极小,如何在其表面获得均匀的功能涂层,或者在其三维网络结构中获得均匀分布的第二相(甚至更多相),也是细菌纤维素生物材料研究者面临的巨大挑战。

(万怡灶 张全超 杨志伟)

参 考 文 献

[1] ROSENBERG M D. Cell guidance by alterations in mono-molecular films[J]. Science,1963,139:411-412.

[2] DALBY M J,RIEHLE M O,JOHNSTONE H,et al. In vitro reaction of endothelial cells to polymer demixed nanotopography[J]. Biomaterials,2002,23:2945-2954.

[3] RAJNICEK A,BRITLAND S,MCCAIG C. Contact guidance of CNS neurites on grooved quartz:influence of groove dimensions,neuronal age and cell type[J]. J Cell Sci,1997,110(Pt 23):2905-2913.

[4] WÓJCIAK-STOTHARD B,CURTIS A,MONAGHAN W, et al. Guidance and activation of murine macrophages by nanometric scale topography[J]. Exp Cell Res,1996, 223:426-435.

[5] XIE Y,SPROULE T,LI Y,et al. Nanoscale modifications of PET polymer surfaces via oxygen-plasma discharge yield minimal changes in attachment and growth of mammalian epithelial and mesenchymal cells in vitro[J]. J Biomed Mater Res,2010,61:234-245.

[6] MAQUET V,MARTIN D,MALGRANGE B,et al. Periph-

eral nerve regeneration using bioresorbable macroporous polylactide scaffolds[J]. J Biomed Mater Res, 2015, 52: 639-651.

[7] NAM Y S, PARK T G. Biodegradable polymeric microcellular foams by modified thermally induced phase separation method[J]. Biomaterials, 1999, 20: 1783-1790.

[8] BACKDAHL H, HELENIUS G, BODIN A, et al. Mechanical properties of bacterial cellulose and interactions with smooth muscle cells[J]. Biomaterials, 2006, 27: 2141-2149.

[9] DALBY M J, RIEHLE M O, JOHNSTONE H, et al. Investigating the limits of filopodial sensing: a brief report using SEM to image the interaction between 10nm high nano-topography and fibroblast filopodi[J]. Cell Biol Int, 2013, 28: 229-236.

[10] HARTGERINK J D, BENIASH E, STUPP S I. Self-assembly and mineralization of peptide-amphiphile nanofibers[J]. Science, 2001, 294: 1684-1688.

[11] ZHANG S. Emerging biological materials through molecular self-assembly[J]. Biotechnol Adv, 2002, 20: 321-239.

[12] GULER M O, SOUKASENE S, HULVAT J F, et al. Presentation and recognition of biotin on nanofibers formed by branched peptide amphiphiles[J]. Nano Lett, 2005, 5: 249.

[13] MATTHYSSE A G, HOLMES K V, GURLITZ R H. Elaboration of cellulose fibrils by Agrobacterium tumefaciens during attachment to carrot cells[J]. J Bacteriol, 1981, 145: 583.

[14] GUHADOS G, WAN W K, HUTTER J L. Measurement of the elastic modulus of single bacterial cellulose fibers using atomic force microscopy[J]. Langmuir, 2005, 21: 6642-6646.

[15] GAYATHRY G, GOPALASWAMY G. Production and characterisation of microbial cellulosic fibre from Acetobacter xylinum[J]. Indian J Fibre Text, 2014, 39: 93-96.

[16] BÄCKDAHL H, ESGUERRA M, DELBRO D, et al. Engineering microporosity in bacterial cellulose scaffolds[J]. J Tissue Eng Regen Med, 2008, 2: 320-330.

[17] GAO C, WAN Y, YANG C, et al. Preparation and characterization of bacterial cellulose sponge with hierarchical pore structure as tissue engineering scaffold[J]. J Porous Mater, 2011, 18: 139-145.

[18] MENDES P N, RAHAL S C, FABRIS V E, et al. In vivo and in vitro evaluation of an Acetobacter xylinum synthesized microbial cellulose membrane intended for guided tissue repair[J]. Acta Vet Scand, 2009, 51: 12.

[19] LUO H, DONG J, YAO F, et al. Layer-by-layer assembled bacterial cellulose/graphene oxide hydrogels with extremely enhanced mechanical properties[J]. Nano Micro Lett, 2018, 10: 42.

[20] ZHANG J, CHANG P, ZHANG C, et al. Immobilization of lecithin on bacterial cellulose nanofibers for improved biological functions[J]. React Funct Polym, 2015, 91-92: 100-107.

[21] WANG J, WAN Y Z, LUO H L, et al. Immobilization of gelatin on bacterial cellulose nanofibers surface via crosslinking technique[J]. Mat Sci Eng C, 2012, 32: 536-541.

[22] LI J, WAN Y, LI L, et al. Preparation and characterization of 2,3-dialdehyde bacterial cellulose for potential biodegradable tissue engineering scaffolds[J]. Mater Sci Eng C, 2009, 29: 1635-1642.

[23] WAN Y Z, HUANG Y, YUAN C D, et al. Biomimetic synthesis of hydroxyapatite/bacterial cellulose nanocomposites for biomedical applications[J]. Mater Sci Eng C, 2007, 27: 855-864.

[24] 王海宁. 胶原/细菌纤维素复合材料的制备及性能研究[D]. 天津大学, 2007.

[25] LUO H, XIONG G, HUANG Y, et al. Preparation and characterization of a novel COL/BC composite for potential tissue engineering scaffolds[J]. Mater Chem Phys, 2008, 110: 193-196.

[26] LOPES J L, MACHADO J M, CASTANHEIRA L, et al. Friction and wear behaviour of bacterial cellulose against articular cartilage[J]. Wear, 2011, 271: 2328-2333.

[27] ANDERSSON J, STENHAMRE H, BACKDAHL H, et al. Behavior of human chondrocytes in engineered porous bacterial cellulose scaffolds[J]. J Biomed Mater Res A, 2010, 94A: 1124-1132.

[28] MILLON L E, OATES C J, WAN W. Compression properties of polyvinyl alcohol-bacterial cellulose nanocomposite[J]. J Biomed Maters Res B, 2010, 90B: 922-929.

[29] ÁVILA H M, SCHWARZ S, FELDMANN E M, et al. Biocompatibility evaluation of densified bacterial nanocellulose hydrogel as an implant material for auricular cartilage regeneration[J]. Appl Microbiol Biotechnol, 2014, 98: 7423-7435.

[30] AVILA H M, FELDMANN E-M, PLEUMEEKERS M M, et al. Novel bilayer bacterial nanocellulose scaffold supports neocartilage formation in vitro and in vivo[J]. Biomaterials, 2015, 44: 122-133.

[31] YOSHINO A,TABUCHI M,UO M,et al. Applicability of bacterial cellulose as an alternative to paper points in endodontic treatment [J]. Acta Biomater, 2013, 9: 6116-6122.

[32] FIGUEIREDO A G,FIGUEIREDO A R,ALONSOVA-RONA A,et al. Biocompatible bacterial cellulose-poly (2-hydroxyethyl methacrylate) nanocomposite films[J]. Biomed Res Int,2013,2013:698141.

[33] WANNAD,ALAM C,TOIVOLA D M,et al. Bacterial cellulose-kaolin nanocomposites for application as biomedical wound healing materials [J]. Adv Nat Sci-Nanosci,2013,4:045002.

[34] LI Y,JIANG H,ZHENG W,et al. Bacterial cellulose-hyaluronan nanocomposite biomaterials as wound dressings for severe skin injury repair[J]. J Mater Chem B,2015, 3:3498-3507.

[35] BUTCHOSA N,BROWN C,LARSSON P T,et al. Nanocomposites of bacterial cellulose nanofibers and chitin nanocrystals:fabrication,characterization and bactericidal activity[J]. Green Chem,2013,15:3404-3413.

[36] KHAN T,PARK J K,KWON J H. Functional biopolymers produced by biochemical technology considering applications in food engineering[J]. Korean J Chem Eng,2007,24:816-826.

[37] WAN Y,YANG S,WANG J,et al. Scalable synthesis of robust and stretchable composite wound dressings by dispersing silver nanowires in continuous bacterial cellulose [J]. Compos Part B,2020,199:108259.

[38] PINTO R J,MARQUES P A,NETO C P,et al. Antibacterial activity of nanocomposites of silver and bacterial or vegetable cellulosic fibers[J]. Acta Biomater,2009,5: 2279-2289.

[39] LUAN J B,WU J,ZHENG Y D,et al. Impregnation of silver sulfadiazine into bacterial cellulose for antimicrobial and biocompatible wound dressing[J]. Biomed Mater, 2012,7(6):065006.

[40] PINTO R J,DAINA S,SADOCCO P,et al. Antibacterial activity of nanocomposites of copper and cellulose[J]. Biomed Res Int,2013,2013:280512.

[41] UL-ISLAM M,KHAN T,KHATTAK W A,et al. Bacterial cellulose-MMTs nanoreinforced composite films:novel wound dressing material with antibacterial properties [J]. Cellulose,2013,20:589-596.

[42] BARUD H D S,SASKA S,MESTIERI L B,et al. Antimicrobial brazilian propolis (EPP-AF) containing biocellu-lose membranes as promising biomaterial for skin wound healing[J]. Evid-based Compl Alt,2013,2013:703024.

[43] YANG G,XIE J,HONG F,et al. Antimicrobial activity of silver nanoparticle impregnated bacterial cellulose membrane:Effect of fermentation carbon sources of bacterial cellulose[J]. Carbohydr Polym,2012,87:839-845.

[44] SHAO W,WU J,LIU H,et al. Novel bioactive surface functionalization of bacterial cellulose membrane [J]. Carbohydr Polym,2017,178:270-276.

[45] FONTANA J D,FRANCO V C,de SOUZA S J,et al. Nature of plant stimulators in the production of Acetobacter xylinum ("tea fungus") biofilm used in skin therapy [J]. Appl Biochem Biotechnol,1991,28-29:341.

[46] WOUK A F P F,DINIZ J M,CÍRIO S M,et al. Membrana biológica (Biofill®). Estudo comparativo com outros agentes promotores da cicatrização da pele em suínos: Aspectos clínicos,histopatológicos de morfométricos[J]. Arch Vet Scienc,1998,3:31-37.

[47] WIEGAND C,ELSNER P,HIPLER U C,et al. Protease and ROS activities influenced by a composite of bacterial cellulose and collagen type I in vitro[J]. Cellulose, 2006,13:689-696.

[48] HU Y,CATCHMARK J M. In vitro biodegradability and mechanical properties of bioabsorbable bacterial cellulose incorporating cellulases[J]. Acta Biomater, 2011, 7:2835-2845.

[49] LEE K Y,BULDUM G,MANTALARIS A,et al. More Than meets the eye in bacterial cellulose:biosynthesis, bioprocessing, and applications in advanced fiber composites[J]. Macromol Biosci,2014,14:10-32.

[50] 陶梅,张磊. 具有三层管壁结构组织工程血管支架的生物力学性能[J]. 中国生物医学工程学报,2006, 25:729.

[51] KLEMM D,SCHUMANN D,UDHARDT U,et al. Bacterial synthesized cellulose-artificial blood vessels for microsurgery[J]. Prog Polym Sci,2001,26:1561-1603.

[52] ROSS P,MAYER R,BENZIMAN M. Cellulose biosynthesis and function in bacteria[J]. Microbiol Rev,1991, 55:35-58.

[53] BÄCKDAHL H,HELENIUS G,BODIN A,et al. Mechanical properties of bacterial cellulose and interactions with smooth muscle cells[J]. Biomaterials,2006,27:2141-2149.

[54] PUTRA A,KAKUGO A,FURUKAWA H,et al. Tubular bacterial cellulose gel with oriented fibrils on the curved surface[J]. Polymer,2008,49:1885-1891.

［55］ HONG F,WEI B,CHEN L. Preliminary study on biosynthesis of bacterial nanocellulose tubes in a novel double-silicone-tube bioreactor for potential vascular prosthesis ［J］. Biomed Res Int,2015,2014:560365.

［56］ ZANG S,ZHANG R,CHEN H,et al. Investigation on artificial blood vessels prepared from bacterial cellulose ［J］. Mat Sci Eng C,2015,46:111-117.

［57］ LEITÃO A F,FARIA M A,FAUSTINO A M R,et al. A novel small-caliber bacterial cellulose vascular prosthesis:production,characterization,and preliminary in vivo testing［J］. Macromol Biosci,2016,16:139-150.

［58］ LI Y,JIANG K,FENG J,et al. Construction of small-diameter vascular graft by shape-memory and self-rolling bacterial cellulose membrane［J］. Adv Healthc Mater. 2017,6(11).

［59］ ZHANG C,CAO J,ZHAO S,et al. Biocompatibility evaluation of bacterial celluloseas a scaffold material for tissue-engineered corneal stroma［J］. Cellulose,2020,27: 2775-2784.

［60］ GONÇALVES S,PADRÃO J,RODRIGUES I P,et al. Bacterial cellulose as a support for the growth of retinal pigment epithelium［J］. Biomacromolecules,2015,16:

1341-1351.

［61］ BODIN A,BHARADWAJ S,WU S,et al. Tissue-engineered conduit using urine-derived stem cells seeded bacterial cellulose polymer in urinary reconstruction and diversion［J］. Biomaterials,2010,31:8889-8901.

［62］ HUANG J W,LV X G,LI Z,et al. Urethral reconstruction with a 3D porous bacterial cellulose scaffold seeded with lingual keratinocytes in a rabbit model［J］. Biomed Mater,2015,10(5):055005.

［63］ PERTILE R,MOREIRA S,ANDRADE F,et al. Bacterial cellulose modifiedusing recombinant proteins to improve neuronal and mesenchymal cell adhesion［J］. Biotechnol Prog,2012,28:526-532.

［64］ KOWALSKA-LUDWICKA K,CALA JAROSLAW,GROBELSKI B,et al. Modified bacterial cellulose tubes for regeneration of damaged peripheral nerves［J］. Arch Med Sci,2013,9:527-534.

［65］ ZHU C,LI F,ZHOU X,et al. Kombucha-synthesized bacterial cellulose:preparation,characterization,and biocompatibility evaluation［J］. J Biomed Mater Res A, 2014,102:1548-1557.

第二十七章
生物材料与新型组织工程皮肤和神经研发

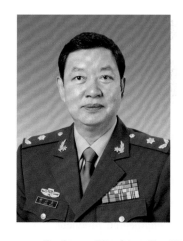

付小兵

中国工程院院士。现任中国人民解放军总医院医学创新研究部创伤修复与组织再生研究中心主任、全军创伤修复与组织再生重点实验室主任,教授、创伤外科研究员、博士研究生导师。担任国际创伤愈合联盟执行委员,亚洲创伤愈合联盟主席,国务院学位委员会学科评议组成员,中国工程院医药卫生学部副主任,国家技术发明奖、国家科学技术进步奖评委,中国生物材料学会理事长,中国博士后科学基金会理事,中华医学会组织修复与再生分会主任委员,中华医学会创伤学分会名誉主任委员、国家973计划"创伤和组织修复与再生项目"首席科学家、国家自然科学基金创新群体负责人。长期从事创伤和创伤后组织修复与再生医学研究,并取得突出成绩。

Professor Xiaobing Fu, M. D. PhD, Academician (Chinese Academy of Engineering, Division of Medicine and Health), Director of Research Center of Wound Repair and Regeneration, Medical Innovation Research Division, the PLA General Hospital, Director of the Key Laboratory of Wound Repair and Regeneration of PLA, PLA Medical College. He was the members of the Scientific Committee of the Third Joint Meeting of the European Tissue Repair Society and the Wound Healing Society held in Boudreaux in 1999, the Scientific Committee Member, Advisor or Member of the International Faculty from the First World Union of Wound Healing Societies (WUWHS) Congress to 5th WUWHS Congress, held in Melbourne in 2000, Toronto in Canada in 2008, Yokohama in Japan in 2012 and Florence in Italy in 2016. He was the Vice Chairman of Trauma and Burn Section of the International Conference on Life Science and Clinical Medicine in 2000. He was the Chairman of Chinese Trauma Society from 2010 to 2013. Now, he is the Chairman of the Asian Wound Care Association (AWCA), the President of Chinese Society for Biomaterials, the Member of Academic Degree Committee of the State Council, the Vice President of Division of Medicine and Health of Chinese Academy of Engineering (CAE), the President of the Chinese Tissue Repair Society (CTRS), President of the Chinese Tissue Repair and Regeneration Society (CTRRS) and the member of National Natural Science Foundation of China. He has made great contributions on trauma, especially in growth factors and stem cell biology, tissue repair and regenerative medicine. He was elected as foreign academician of National Academy of Engineering of USA in 2021.

摘要

损伤组织修复与再生是国家的重大需求,也是生物材料研发与应用的出口。组织工程技术的发展使在体外构建人工皮肤、人工软骨、人工肌腱、人工血管和人工神经等人工组织并用于人体的修复和再生成为可能,在一定程度上可缓解临床组织供应不足的难题。但由于这些组织工程产品离真正的组织尚有较大差距,所以研制新一代具有功能及活性,并在最大程度上接近自然组织的工程化产品的需求十分紧迫。目前,已研发出新一代具有生物活性的新型生物材料并阐明了活性生物材料与组织工程皮肤和神经构建相关的作用机制,在此基础上,从分子、细胞到组织层面投建仿生微环境,并建立新型含有皮肤附件(特别是汗腺和毛囊)并且具有神经支配与血管化程度比较高的活性皮肤。与此同时,通过微环境改造和3D生物打印技术等方法制备新型组织工程神经,建立关键的构建技术,为规模化生产和临床转化应用提供基础。

Abstract

The repair and regeneration of injured tissues are the major national demand and the target for the biomaterial development and application. The advancement in tissue engineering technologies has made it feasible to reconstruct *in vitro* artificial skins, cartilages, tendons, vessels, and nerves that are available for tissue repair and regeneration, which to some extent resolve the problems of insufficient tissue supply of clinical tissues. However, these engineered products are still much different from the body living tissues. Therefore, it is urgent to develop a new generation of novel functional, bioactive tissue-engineered products that are very similar to natural tissues. Based on the previous studies, we sought to design and develop a new generation of bioactive biomaterials and illustrate the mechanisms of using biomaterials to reconstruct engineered skins and nerves. Afterward, we attempt to create a biomimetic microenvironment at the molecular, cellular, and tissue levels, based on which we reconstruct novel, bioactive engineered skins consisting of skin appendages (especially sweat glands and hair follicles), nerve innervation, and good vascularization. Meantime, we design and develop novel, tissue-engineered nerves by regulating the microenvironment and using 3D printing technologies, establish the key reconstruction techniques, and finally lay the foundation for the large-scale production and clinical translational application of tissue-engineered products.

创伤救治和损伤组织的修复与再生是国家及军队在平(战)时的重大需求,也是生物材料研发与应用的出口。组织工程技术的发展使得在体外构建人工皮肤、人工软骨、人工肌腱、人工血管和人工神经等人工组织并用于人体的修复成为可能,在一定程度上可缓解临床组织供应不足的难题。以组织工程皮肤为例,组织工程皮肤经历了从表皮替代物、真皮替代物到具有双层结构的复合组织工程皮肤阶段,相关基础及应用研究有很大进展,但距离真正理想的永久性皮肤替代物尚存在一定差距。尤其是目前的技术方法并不能在组织工程皮肤中构建出皮肤附属结构,如汗腺、毛囊等,而这些结构在皮肤创伤修复和重建过程中又起着至关重要的作用,这在很大程度上阻碍了组织工程皮肤的临床应用。另外,现有组织工程皮肤在移植后很难诱使神经及血管长入,只能作为创面覆盖的临时敷料而不是真正的再生皮肤。此外,周围神经缺损尤其是长距离或粗大神经缺损修复仍然是临床治疗中的世界性难题。神经缺损修复的微环境涉及桥梁作

用、趋化作用和营养作用。生物材料构建的神经移植物是桥接修复缺损神经的有效手段,而阐明材料与机体相互作用是神经再生微环境重建和神经功能修复的关键。

一、与新型组织工程皮肤和神经研发相关的术语与定义

组织工程皮肤是指通过在体外培养扩增大量的功能细胞,复合到支架材料,并通过细胞与支架相互作用,诱导、生长形成三维的有活性的皮肤替代物。广义的组织工程皮肤还包括仅由细胞组成和仅由支架材料组成的组织工程化皮肤产品。

皮肤附件:亦称"皮肤附属器"。包括毛发、皮脂腺、汗腺和指(趾)甲等。

汗腺:分为大汗腺和小汗腺两种。主要承担排汗调节体温、代谢等功能,研究表明,汗腺细胞在创伤愈合过程中起一定修复作用。

毛囊:是令毛发生长的皮肤细胞,发育具有周期性。毛乳头位于毛囊球部的基底部,是毛囊最重

要的结构组成。它在毛囊发育和生长中不但起着重要的调节作用,而且还有维持和诱导作用。

微环境:是指能对细胞产生影响的周围结构和相关成分,包括附近的组织细胞、基质细胞和结合在胞外基质上的各种生长因子和细胞因子等。微环境的稳定是保持细胞正常增殖、分化、代谢和功能活动的重要条件,微环境成分的异常变化可使细胞发生病变。

干细胞:一类具有自我复制能力的多潜能细胞,具有修复和再生的能力。在一定条件下,它可以分化成多种功能细胞。

3D 打印:一种快速成型技术,以数字模型为基础,运用粉末或液体等可黏合材料,通过逐层固化成型的方式来构建具有复杂结构的物体。

生物3D 打印:以三维设计模型为基础,通过软件分层离散和数控成形的方法,用 3D 打印的方法形成生物材料,特别是细胞等材料的方法。3D 生物打印的最终目的是解决移植器官来源有限的问题。

生物材料:用于人体组织和器官的诊断、修复或增进其功能的一类高技术材料,即用于取代、修复活组织的天然或人造材料,其作用药物不可替代。生物材料能执行、增进或替换因疾病、损伤等失去的某种功能,但不能恢复缺陷部位。

组织工程神经:简单来讲就是通过工程化技术或手段构建的神经组织替代物。构建组织工程神经的生物材料支架可统称为人工神经移植物,种子细胞主要是施万细胞或具有类似功能的细胞,使用较多的因子是神经营养因子,组织工程神经在神经缺损修复中主要起桥梁、支持、营养等作用。

神经移植:神经损伤后通过自体或异体健康神经移植对损伤部位神经进行修复,实现形态结构和功能恢复或再生的一种技术。

神经干细胞移植:是将神经干细胞移植到宿主体内,使神经干细胞向神经系统病变部位趋化、聚集、存活,并增殖、分化为神经元和/或胶质细胞,从而促进宿主缺失功能的部分恢复的一种技术。

二、研究的必要性与国内外产品现状

严重创(战、烧)伤一直是军事医学的重要课题,也是和平时期对平民造成伤害的重要损伤之一。在严重创(战、烧)伤发生时,皮肤是最容易受到损伤的组织,而神经在损伤后又是最难修复和再生的器官之一。因此,突破损伤皮肤和神经修复与再生难题,对于创(战、烧)伤外科具有重要意义。同时,对于活性生物材料研发也是一个巨大的挑战。

受传统观念影响,我国异体皮肤来源非常有限。组织工程皮肤的出现可以在一定程度上填补这一临床缺陷,其优越性在于使用方法相对简单方便,组织工程皮肤适合作为战备救治材料在偏远和医疗设施比较差的地区使用。我国组织工程皮肤技术起步较晚,但国内生物医学专家在意识到组织工程皮肤重要的临床应用价值后加快了研发步伐。目前国内市场上,一些结构简单、成分明确、不含细胞的组织工程皮肤产品占据主流。但这些产品从严格意义上来讲还不是真正意义上的皮肤,主要缺陷是此类产品与临床上的创面敷料功能类似,尚不能作为稳定的皮肤替代物在市场使用。对于含活细胞的组织工程皮肤产品,其主体框架技术在 20 世纪 90 年代已经完成,但此类组织工程皮肤在研发完成后的 20 年内几乎再未获得任何实质性进展,目前存在的主要问题是没有皮肤附件,缺乏相应神经支配与感觉功能,以及血管化不足难以长期存活等,这些均是工程化皮肤急需解决的重大科学问题和技术难题。而且,目前神经再生研究多局限于神经移植物的材料种类、生长因子、趋化因子等对周围神经再生的影响,对于神经再生过程中材料因素、再生微环境、再生神经组织相互作用等尚未完全明了,缺乏从分子层面对神经再生发生发展演变过程的理解。综上所述,探明建立新型含皮肤附件(特别是汗腺和毛囊)、具有神经支配与血管化程度比较高的活性皮肤及从分子、细胞、组织层面构建仿生微环境,并通过 3D 生物打印技术制备新型组织工程神经的基础科学问题,建立关键的构建技术,已经成为生物材料学、基础医学、临床医学和再生医学的重要研究内容。

组织工程皮肤在所有组织工程器官中最早被研发出来,其发展速度快,也是目前技术最为成熟的组织工程产品之一(表 27-1 ~ 表 27-3)。组织工程皮肤是通过在体外培养扩增大量的功能细胞,复合到支架材料,通过细胞与支架相互作用,诱导、生长形成三维的有活性的皮肤替代物。从概念提出到如今,已形成多种产品应用于临床,但仍存在再生修复性能不足、长期疗效不够理想等难题亟待解决。目前,国内外研究与应用主要集中于由种子细胞和支架材料体外三维构建培养的组织工程皮肤,由细胞组成的组织工程皮肤,以及创新类生物 3D 打印组织工程皮肤等。

表 27-1　由种子细胞和支架材料体外三维构建培养的组织工程皮肤

类别	代表产品		产品描述
含有表皮层和真皮层的复合皮肤		Apligraf	将异体成纤维细胞种植在牛源性Ⅰ型胶原蛋白上,复合人源性表皮细胞培养成有真皮表皮结构的人工皮肤
		安体肤	将异体成纤维细胞种植在牛源性Ⅰ型胶原蛋白上,复合人源性表皮细胞培养成有真皮表皮结构的人工皮肤
组织工程化表皮		Laser Skin	自体表皮细胞体外培养后复合透明质酸膜
		Bioseed-S	自体表皮细胞体外培养后复合同种异体的纤维蛋白胶材料
组织工程化皮肤		Trans Cyte	将新生儿包皮成纤维细胞接种到由硅胶和猪胶原组成的尼龙膜上,培养使其分泌因子形成细胞外基质,冷冻失活细胞,保留细胞外基质
		Dermagraft	将新生儿包皮成纤维细胞接种到聚乳酸支架上,细胞增殖并分泌细胞外基质
		Hyalograft	将自体成纤维细胞与透明质酸膜支架共同培养形成人工真皮

表 27-2　由细胞组成的组织工程皮肤

类别	代表产品	产品描述
细胞膜片	Epicel	自体表皮体外培养形成的细胞膜片
	Epidex	自体表皮体外培养形成的细胞膜片
细胞悬液	Cell Spray	自体表皮细胞组成的细胞悬液

表 27-3　生物 3D 打印组织工程皮肤

已有成果	研究机构	正在进行的研究
含血管的 3D 打印皮肤	武装部队再生医学研究所(AFIRM),美国	使用扫描仪扫描伤口,记录尺寸和深度及需要的皮肤细胞类型 在小鼠、猪的试验已经成功,等待批准进行人体试验
不同肤色、纹理的 3D 打印皮肤	利物浦大学,英国	建立皮肤数据库,医务人员为病患从中挑选匹配度较高的皮肤
含真皮、表皮、角质层、胶原蛋白的 3D 打印皮肤	马德里查尔斯三世大学,西班牙	使用人体细胞和组分产生胶原蛋白,从而避免使用其他方法中发现的动物胶原蛋白;允许以标准化、自动化的方式生产皮肤;接受欧洲监管机构的审批
具有真皮、表皮和基底膜带(dentin enamel junction,DEJ)等完整结构的 3D 打印皮肤	伽蓝集团,中国	精准、快速打印高仿真亚洲人特性的皮肤,可用于原料功能测试、化妆品功效评估、药物开发以及机理性研究
含角质细胞、成纤维细胞和胶原蛋白的 3D 打印皮肤	伦斯勒理工学院,美国	结构和韧性与人体皮肤近似,可用于药理毒理研究和创面治疗
含角质细胞和成纤维细胞的 3D 打印皮肤	哈佛医学院,美国	结构和韧性与人体皮肤近似,可用于药理毒理研究和创面治疗

续表

已有成果	研究机构	正在进行的研究
含黑色素细胞、角质细胞和成纤维细胞的3D打印皮肤	哈佛医学院,美国	形成分层的皮肤结构,真皮表皮交汇处有类似雀斑的色素沉积,用于实验研究
具有真皮、表皮和DEJ基底膜等完整结构的3D打印皮肤	里昂第一大学,法国	可在几分钟内打印出所需皮肤,具备与人体皮肤类似的结构,诱导真皮快速分化,韧性较好,可直接用于创面治疗
含有成纤维细胞和角质细胞的3D打印皮肤	苏黎世应用科技大学,瑞士	结构和韧性与人体皮肤近似,可用于药理毒理研究和创面治疗
含有成纤维细胞和胶原蛋白的3D打印皮肤	南洋理工大学,新加坡	两层空白凝胶中间夹含成纤维细胞的胶原层,用于纳米粒子药物传输系统检测
含有汗腺的3D打印活性皮肤	中国人民解放军总医院,中国	可在几分钟内打印出所需皮肤,具备与人体皮肤类似的结构,可诱导汗腺组织发生,可直接用于创面治疗

从以上三大类组织工程皮肤的结构与功能比较可以看出,除中国人民解放军总医院初步研发并报道的含有汗腺的3D打印活性皮肤外,其他所有产品存在的缺陷是缺乏皮肤附件、神经支配,以及血管化程度不足。

同样,组织工程神经研究与应用已经有相关报道,但是这些产品与真正的神经结构和功能以及临床需求还有较大差距(表27-4)。

表27-4 相关组织工程神经研究与应用

研究产品	用途	应用情况
壳聚糖/聚乙醇酸神经导管	医用神经移植物	已完成临床试验,效果良好
去细胞异体神经	神经移植物-神桥(商品)	已在临床使用,效果良好
聚(乳酸-羟基乙酸-L赖氨酸)-β-磷酸三钙	神经移植物	进行临床试验50例,效果良好
壳聚糖	小间隙套管	仍在临床试验阶段,效果良好
壳聚糖+胶原	神经移植物	仍在临床试验中

三、需要进一步解决的关键科学问题与技术难题

目前,用于治疗皮肤损伤最常用的方法有:①手术移植其他部位的皮肤到损伤部位,其最大的局限是正常皮肤的来源有限,难以满足大面积损伤治疗的需求;②通过各种治疗方法,特别是通过活性生物材料、干细胞及生长因子等,在损伤部位实现皮肤自身的修复与再生;③利用体外培养扩增的细胞,结合框架蛋白形成组织工程皮肤或人皮肤的替代品,在一定程度上具有取代同种异体皮肤移植的应用价值,但是其真正的应用与临床要求还有较大的差距;④利用其他技术方法,如3D打印技术等在体外构建相应的皮肤和神经组织。

在组织工程皮肤中,如何提高其生物学性能和提高远期疗效等都是目前临床亟待解决的重要问题。理想的组织工程皮肤应具备良好的生物相容性和生物降解性,植入体内后的降解和吸收速度应与细胞和/或组织生长的速度相匹配,具有足够的力学强度、高孔隙率、高表面积,便于细胞的黏附和进入,以及物质交换等。目前大部分研究表明,以动物胶原和糖胺多糖等为主要成分的海绵状真皮支架的组织工程皮肤,虽能基本满足上述要求,但这些材料均不含皮肤附件,在移植后均无皮肤附属器官形成,从功能上来讲他们仅是敷料,还不是理想的组织工程皮肤。之所以缺乏皮肤附件:一是在组织工程皮肤设计时没有考虑这方面需求,缺乏相关理论与关键技术支撑;二是在创面缺少这些组织工程皮肤附属

器再生的微环境。所以,新一代组织工程皮肤的设计理念是:应具有比较完善的附件,而且神经支配与血管化程度高。要实现移植后皮肤的全功能再生,具有皮肤附属器特化潜能的细胞和适宜发育的微环境,二者缺一不可。另外,以前的组织工程皮肤对移植物的血管化及神经接入等再生条件考虑较少,不利于其发挥长期效果。这些都是新一代组织工程皮肤需要进一步攻克的科学问题和技术难题。

在组织工程神经构建与再生研究方面,国内外的研究者对利用神经移植物改善神经再生微环境的探索仍处在起步阶段。目前的研究报道多局限于神经移植物的材料种类、生长因子、趋化因子等对周围神经再生的影响,对于神经再生过程中材料因素、再生微环境、再生神经组织相互作用等尚未完全明了,缺乏从分子层面对神经再生发生、发展演变过程的理解。因此,如果能从分子、细胞、组织层面构建仿生微环境,并通过细胞工程、3D 生物打印等技术设计制备组织工程神经,进一步分析其参与再生微环境及组织再生作用的规律,将能很好地突破目前研究和临床应用的瓶颈。由此可以认为,周围神经损伤后,损伤处微环境是影响修复和再生的关键因素,神经再生微环境重建、与神经再生的相互作用及调控机制是一个复杂的过程,值得关注。

国内前期初步研究发现借助生物 3D 打印技术和干细胞诱导分化等手段,可有效形成含汗腺的组织工程皮肤。将这些皮肤移植到创面后,在再生的皮肤中能够形成汗腺样组织。其基本原理在于:在经特别设定打印程序制备的组织工程皮肤中,其真皮微环境成分可有效精准刺激汗腺的形态发生。另外,透明质酸可促进创面中细胞的增殖和分化,从而加速愈合进程。与此同时,纤维连接蛋白与细胞表面受体(如整合素)相结合不仅能增强参与愈合反应细胞的迁移,而且还具有诱导创面血管化的效应。由于生物 3D 打印技术能够在时间空间层面精准定位细胞和组织发生所必需的微环境成分,因此在整合组织器官构建方面有着其他技术无法超越的优势。此外,干细胞诱导分化在构建过程中也起到不可或缺的作用,如骨髓间充质干细胞(mesenchymal stem cell,MSC)的分泌成分可能在组织工程皮肤的预处理过程中或者移植后发挥效应,以促进皮肤和附属器的再生修复。因此,利用工程化原理、间充

质干细胞诱导分化和生物 3D 打印等创新技术相结合,势必成为新型皮肤研发和制造的趋势。

在组织工程神经再生修复方面,专家认为在前期工作的基础上,深入阐明神经再生微环境的特性,分析损伤和修复过程中周围神经再生与微环境的相互作用机制,揭示神经损伤修复过程中微环境重建的机制十分重要。进一步研究微纳结构、化学组分、生物信号的时空分布等仿生构建神经再生微环境的关键技术,将为生物材料介导的组织工程神经修复周围神经损伤提供新的理论和创新技术,并可将创新理论和关键技术转化应用于治疗周围神经长距离缺损。

四、需要进一步关注和考虑的研究内容

目前,用于组织修复或替代的人工皮肤和神经存在再生修复性能不稳定、临床长期疗效不持久等瓶颈问题,尚不能满足损伤组织的完美修复和再生需求,特别是不能满足在损伤部位实现包括皮肤附件和神经在内的多种组织同步修复与再生的需求,其结果是修复的组织出现瘢痕、溃疡,或缺乏神经支配等。因此,深入研究提升人工皮肤和神经功能及疗效的创新策略,是实现损伤组织完美修复再生的突破点,也是新型组织工程皮肤与神经产品研发理论创新与关键技术突破的重要基础。

有鉴于此,以改善再生修复性能不足及临床长期疗效不理想两大难题为出发点,我们提出创新构建含皮肤附件和神经血管的全功能人工皮肤,用于实现诱导创面多种组织同步修复再生的科学假设。重点可开展利用生物 3D 打印、干细胞诱导分化、原位诱导组织再生等创新技术,在阐明构建含附件的完整皮肤和功能性神经研发中相关科学问题的基础上,突破新型含附件的组织工程皮肤和功能性神经研发的瓶颈难题,并在功能改进方面取得实质性进展,争取快速转化为临床应用。具体可以考虑以下方面。

1. 可精准诱导特定组织再生的人工皮肤构建策略及体外组织再生机制研究 基于皮肤及单一附件组成和结构特征与关键信号调控因子等,仿生模拟构建可精准诱导特定组织(汗腺、毛囊及神经血管等)再生的皮肤微环境,在体外观测再生过程并揭示此过程所涉及的关键生物学机制。重点可以考虑以下方面:阐明可诱导汗腺、毛囊及神经、血管等

组织再生的多功能皮肤细胞及特定三维微环境的形成规律;利用生物3D打印程序化设计并精准构建出具有特定功能的皮肤组织,为研发有利于组织精准修复与完美再生的人工皮肤提供科学根据。

2. 新型全功能型人工皮肤构建及诱导皮肤多种组织同步修复再生的创新理论与关键技术研究
由于皮肤组织在组成、结构和功能上具有高度的复杂性,可以在了解汗腺、毛囊及神经、血管体外单一组织形成规律的基础上,通过整合型生物3D打印技术,进行有序组装以完成新型全功能型人工皮肤的构建,并通过构建过程中多功能皮肤细胞的同步或级联诱导,实现皮肤多种组织在损伤部位的同步修复与再生。重点可以考虑以下方面:探索生物3D打印精准定位干细胞并诱导有序分化为多种组织细胞的关键技术;初步证实皮肤多种组织在损伤部位同步修复与再生的可行性;阐明创伤条件下新型全功能型人工皮肤参与创面多种组织同步修复再生的生物学基础。

3. 基于3D技术构建全功能型皮肤的临床前疗效评价体系建立与全功能型皮肤效能评价研究
研究整合型生物3D打印技术所构建的全功能型人工皮肤的形成规律及其在组成、结构和功能上与天然皮肤的异同点,建立基于基因组学和蛋白组学及创伤动物模型移植实验等为核心的再生修复性能与长期疗效验证平台。重点可以考虑以下几个方面:量化分析可诱导皮肤全组织再生的特定3D结构微环境的表征;在体阐明含附件皮肤再生修复性能的改善及血管与神经接入后的长期疗效;建立新型组织工程皮肤和神经再生关键技术的临床前评价体系和大数据分析系统;初步实现临床转化性应用。

4. 新型功能性神经再生微环境的仿生构建及其机制研究 利用高通量测序技术和生物信息学分析等手段,从分子、细胞和组织层面阐明神经再生微环境特征;研究微纳结构、化学组分、生物信号时空分布等仿生构建神经再生微环境的关键技术。重点可以考虑以下几个方面:探索细胞外基质材料、纳米仿生材料与智能仿生材料形成的微环境对神经再生的影响;揭示神经再生微环境重建过程中血管生成、施万细胞增殖迁移、轴突生长等演变规律,为诱导型组织工程神经的构建提供科学依据和新的理论支撑;研究神经损伤后神经残端神经瘤的

形成机制,探索以神经瘤组织或自身间充质干细胞为基础的新型组织工程神经构建。

5. 新型诱导型组织工程神经构建的关键技术及其评价体系研究 在研究神经再生微环境重建理论基础上,以细胞外基质材料、天然生物材料、人工合成生物材料等为主要原料,采用静电纺丝等技术,研究与建立新型诱导型组织工程神经构建的关键技术及其评价体系。重点可以考虑以下几个方面:构建细胞外基质化神经移植物;开展结构/微环境双重仿生周围神经移植;在国家相关检测标准基础上,根据周围神经再生修复的特点,完善、补充及协助制定神经移植物的生产标准及质控标准。根据中华医学会手外科学分会制定的"周围神经损伤修复和疗效评价标准",制定相关临床修复周围神经缺损的实施细则,并在全国推广应用。

五、国内在该领域具备的相关工作基础

在干细胞诱导分化和3D打印制造功能性皮肤方面,国内已经具备基本的工作基础。

1. 首次建立含汗腺结构组织工程皮肤模型,发现了汗腺组织在皮肤组织工程模型中的发生条件。 在体外建立基于控释微载体的汗腺细胞扩增培养体系和含汗腺的组织工程皮肤模型,从组织形态和分子水平考察体外模型中汗腺的发育能力,通过选取可靠的标记、免疫表型、生化和功能指标等在上述模型基础上客观评价了MSC在体内形成汗腺样组织的关键途径,观察和证明了移植在体模型愈合过程中汗腺组织再生的可行性和创面修复质量的明显改善。这是国内外将汗腺引入组织工程皮肤相关研究的首次报道(*Biomaterials*, 2010)(*Journal of Dermatological Science*, 2012)(图27-1)。

2. 证明微载体作为细胞定植扩增和蛋白控制释放双重载体用于皮肤再生的可行性。 已经证明颗粒直径在$150 \sim 200\mu m$且以天然材料为基础的仿生化微载体可作为细胞定植扩增以及生长因子控释的媒介,并可协助扩增后的细胞在具有三维网络结构和基质微环境的模型中主导形态发生。生物材料领域知名杂志*J Control Release*特邀申请人发表综述Naturally derived materials-based cell and drug delivery systems in skin regeneration总结相关成果(2010)。

3. 建立了生物3D打印可精准诱导干细胞分

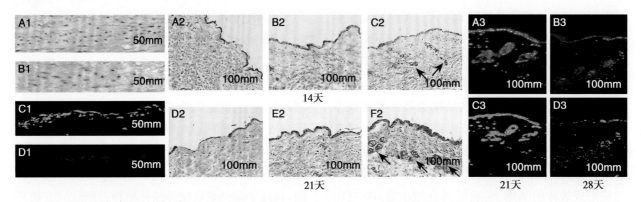

图 27-1 含汗腺结构的组织工程皮肤的研究

A1. 含 MSC 的人工皮肤;B1. 不含 EGF 的 MSC 人工皮肤;C1. 荧光显微镜观察皮肤中表达 GFP 的 MSC;D1. 荧光显微镜观察皮肤中角蛋白 S 阳性染色;A2 和 D2. MSC 注射;B2 和 E2. 含 MSC 不含 EGF 的人工皮肤;C2 和 F2. 含 MSC 负载 EGF 的人工皮肤(箭头示汗腺样结构);A3 和 B3. CEA 阳性细胞(红色)密集聚集在汗腺状结构中(蓝色为细胞核);C3 和 D3. 伤口愈合过程中表达 GFP 的细胞(绿色)减少。

化的汗腺再生三维微环境。通过生物 3D 打印技术联合诱导汗腺发生相关蛋白构建出可精准诱导成体干细胞定向分化为汗腺细胞的基质微环境,该基质为具有降解-释放效应的多孔状微结构,诱导完成后还能够为已分化汗腺细胞创造出"适时的"立体空间及信号分子,进而引导实现创面修复后的汗腺自组织发生过程。该项研究从时间和细胞分化效率来讲,诱导时间大大缩短且满足修复所需要的细胞量。该项研究为汗腺再生机制和功能重建提供了全新的研究模型,也为干细胞诱导汗腺再生的临床转化提供了全新的研究策略(*Acta Biomater*,2016)(图 27-2)。

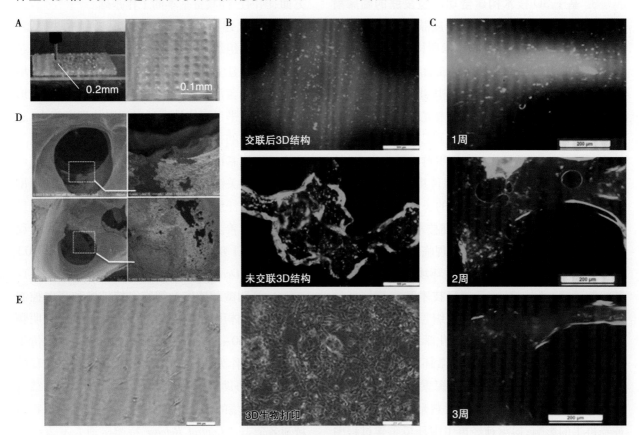

图 27-2 生物 3D 打印技术

A. 生物 3D 打印技术平台可将含细胞的基质在指定的位置逐点打印;B. 细胞分布均匀,成活率达到 90% 以上;C. 将 3D-ECM 交联后能保持结构的完整性;D. 打印后基质成分快速沉积;E. 培养第 7 天的 2D 培养对照,与 2D 培养相比,细胞达到高效增殖。

4. 首次证明 3D 微环境的结构因素对汗腺组织再生的影响。生物 3D 打印微环境中,有多种因素会影响到细胞的生物学行为从而调控组织修复与再生进程。在验证生化信号与关键蛋白对干细胞分化调控作用的基础上,国内研究又进一步证明结构性因素在此过程中的作用。结果表明适合的孔径和打印几何参数更有利于细胞分化和形态发生,这可能与其提供了适宜浓度的营养因子和汗腺形态发生的空间有关。该成果从时间及空间可控性和直观性角度出发,为明确三维微环境对干细胞分化具有调节作用提供了有力科学证据(*Sci Rep*,2016)。

5. 成功移植体外培养扩增的细胞在体内再生出完整的人皮肤器官。利用分离和培养皮肤多功能细胞的技术,有效地分离人胚胎头皮组织的多功能表皮和真皮细胞,并经培养扩增后,移植到裸鼠身上成功地再生出完整的皮肤来。该再生的人类皮肤带有色素沉着的表皮、真皮和一个完整的皮下组织层,并且含有皮肤的附属器官(如成熟的毛囊、皮脂腺、汗腺等)。该再生的人皮肤能建立自身的干细胞 niche,能在免疫鼠上维持至少 1 年以上,而且再生的毛发像正常毛发一样可以循环生长,并且拔掉后能重新长起来,表明再生毛发具有功能性。这是世界上首次报道直接移植体外培养扩增的细胞再生出带有毛发等附属器官的全层皮肤。该研究的部分成果已在 *Tissue Engineering* 杂志上发表。

在周围神经缺损修复和组织工程神经构建方面的前期工作主要包括以下方面:

(1) 在研究周围神经趋化性再生取得重要进展的基础上,进一步研究了周围神经损伤后 β-1,4 半乳糖基转移酶-Ⅰ 的变化及其对施万细胞和神经元生长的影响,研究了周围神经损伤后 Tropic1808 基因和生长分化因子-8 变化规律以及巨噬细胞对施万细胞的影响,采用蛋白质组学的方法比较了感觉神经和运动神经、肌肉失神经支配及神经再支配后的基因和蛋白质变化规律,丰富了神经再生机制和有关趋化性的理论,促进了对神经再生过程本质的认识。

(2) 在桥接神经缺损的研究中,国内专家首先改进了大型动物及人类粗大神经的去细胞技术及评价标准,并对其修复的最大有效缺损长度进行了研究。在国际上首次将其应用于大型哺乳类动物神经缺损修复,为临床应用提供了充分的理论依据。

(3) 在国际上首次将该移植物用于临床修复周围神经和面神经缺损,在不用免疫抑制剂的前提下治疗周围神经缺损病例 102 例,缺损 3 年以上病例 43 例,取得了 70.2% 的优良率。该研究实现了国际医学界多年来的梦想,成功应用异体神经取代自体神经移植。

(4) 在国际上首先发现壳聚糖在体内的降解产物壳寡糖具有抗氧化和促神经元分化、黏附与生长作用,能够使神经丝蛋白及钙黏附蛋白等表达量增加,从而促进神经再生。构建的组织工程化壳聚糖/PGA 人工神经移植物成功修复犬坐骨神经 50mm 缺损。在国内外率先将人工神经移植物应用于临床,修复周围神经缺损患者 8 例共 9 支神经,取得了 88.9% 的优良率。

(5) 在国内外首先发现丝素蛋白与神经组织细胞具有良好的生物相容性,能引导神经生长,可作为构建人工神经移植物的生物材料用于修复周围神经缺损。在国际上首先以天然丝素为原料制备人工神经移植物,成功修复动物大段神经缺损。

六、预期可以实现的总体目标

有鉴于此,针对现有人工皮肤和工程化神经在再生修复性能方面存在的问题,通过生物 3D 打印、生物材料与干细胞诱导分化和原位诱导组织再生等技术在体外建立含皮肤附件(包括毛囊、汗腺等)及神经血管的功能型皮肤,并研制出系列诱导型神经移植物用于修复长距离和粗大周围神经缺损,可为创(战、烧)伤创面治疗与神经修复再生提供新策略,同时推动全功能新型工程化皮肤与神经的发展。这些总体目标包括:在皮肤及单一附件组成和结构组成特征与关键信号调控因子等的研究基础上,仿生模拟构建可精准诱导特定组织(汗腺、毛囊及神经血管等)再生的皮肤微环境,在体外观测到再生过程并揭示此过程所涉及的关键生物学机制;通过整合型生物 3D 打印技术,进行有序组装以完成全功能型人工皮肤的构建,并通过构建过程中多功能皮肤细胞的同步或级联诱导,实现皮肤多种组织在损伤部位的同步修复与再生;在了解整合型生物 3D 打印技术所构建的全功能型皮肤的形成规律及其在组成、结构和功能上与天然皮肤异同点的基础上,建立基于蛋白及基因组学与创伤动物模型移植实验等为核心的再生修复性能与长期疗效验证平台;在分子、细胞和组织层面阐明神经再生微环境特征,建立以微纳结构、化学组分、生物信号时空分布等仿生构建神经再生微环境的关键技术,研究神经再生微环境对于神经再生的影响及其分子生物学机制,并研制出系列诱导型神经移植物用于修复长距离和粗大周围神经缺损。

我们预期通过大家的共同努力,能够通过仿生模拟构建出可精准诱导特定组织(汗腺、毛囊及神经血管等)再生的皮肤微环境,并通过探索体外组织再生的关键生物学机制,完成全功能型皮肤的构建,在此基础上,形成诱导皮肤多种组织同步修复再生的创新理论,实现皮肤多种组织在损伤部位的同步修复与再生;同时通过基于3D技术构建全功能型皮肤的临床前疗效评价体系的建立,为组织修复和再生临床转化应用提供评价平台;阐明神经再生微环境对神经再生的影响及其分子生物学机制,并研制出系列诱导型神经移植物用于修复长距离和粗大周围神经缺损。相关研究结果对提高我国军队战创伤救治水平,提高损伤组织修复质量具有重要作用。

(秦华　黄沙　杨思明　付小兵)

参 考 文 献

[1] FU X, SHEN Z, CHEN Y, et al. Randomised placebo-controlled trial of use of topical recombinant bovine basic fibroblast growth factor for second-degree burns[J]. Lancet, 1998, 352(9141): 1661-1664.

[2] FU X, SUN X, LI X, et al. Dedifferentiation of epidermal cells to stem cells in vivo[J]. Lancet, 2001, 358(9287): 1067-1068.

[3] HUANG S, XU Y, WU C, et al. In vitro constitution and in vivo implantation of engineered skin constructs with sweat glands[J]. Biomaterials, 2010, 31(21): 5520-5525.

[4] LIU N B, HUANG S, YAO B, et al. 3D bioprinting matrices with controlled pore structure and release function guide in vitro self-organization of sweat gland[J]. Sci Rep, 2016, 6: 34410.

[5] HUANG S, YAO B, XIE J, et al. 3D bioprinted extracellular matrix mimics facilitate directed differentiation of epithelial progenitors for sweat gland regeneration[J]. Acta Biomater, 2016, 32: 170-177.

[6] QIN H, ZHAO A, ZHANG C, et al. Epigenetic control of reprogramming and transdifferentiation by histone modifications[J]. Stem Cell Rev, 2016, 12(6): 708-720.

[7] TI D, HAO H, FU X, et al. Mesenchymal stem cells-derived exosomal microRNAs contribute to wound inflammation[J]. Sci China Life Sci, 2016, 59(12): 1305-1312.

[8] QIN H, ZHAO A, FU X. Small molecules for reprogramming and transdifferentiation[J]. Cell Mol Life Sci, 2017, 74(19): 3553-3575.

[9] TANG X, QIN H, GU X, et al. China's landscape in regenerative medicine[J]. Biomaterials, 2017, 124: 78-94.

[10] HUO J, SUN S, GENG Z, et al. Bone marrow-derived mesenchymal stem cells promoted cutaneous wound healing by regulating keratinocyte migration via beta2-adrenergic receptor signaling[J]. Mol Pharm, 2018, 15(7): 2513-2527.

[11] SUN X, QI H, ZHANG X, et al. Src activation decouples cell division orientation from cell geometry in mammalian cells[J]. Biomaterials, 2018, 170: 82-94.

[12] YAO B, SONG W, LI Z, et al. Irf6 directs glandular lineage differentiation of epidermal progenitors and promotes limited sweat gland regeneration in a mouse burn model[J]. Stem Cell Res Ther, 2018, 9(1): 179.

[13] ZHAO Z, XU M, WU M, et al. Direct reprogramming of human fibroblasts into sweat gland-like cells[J]. Cell Cycle, 2015, 14(21): 3498-3505.

[14] HUANG S, LU G, WU Y, et al. Mesenchymal stem cells delivered in a microsphere-based engineered skin contribute to cutaneous wound healing and sweat gland repair[J]. J Dermatol Sci, 2012, 66(1): 29-36.

[15] FU X B, LI J F, SUN X Q, et al. Epidermal stem cells are the source of sweat glands in human fetal skin: evidence of synergetic development of stem cells, sweat glands, growth factors, and matrix metalloproteinases[J]. Wound Rep Reg, 2005, 13(1): 102-108.

[16] CAI S, FU X B, SHENG Z Y. Dedifferentiation: a new approach in stem cell research[J]. Bio Science, 2007, 57(8): 655-662.

[17] FU X B, FANG L J, LI X K, et al. Enhanced wound healing quality with bone marrow mesenchymal stem cells autografting after skin injury[J]. Wound Rep Reg, 2006, 14(3): 325-335.

[18] FU X B, SUN X Y. Can hematopoietic stem cells be an alternative source for skin regeneration?[J]. Ageing Res Rev, 2009, 8(3): 244-249.

[19] SHENG Z Y,FU X B,CAI S,et al. Regeneration of functional sweat gland-like structures by transplanted differentiated bone marrow mesenchymal stem cells [J]. Wound Rep Reg,2009,17(3):427-435.

[20] GREEN H,KEHINDE O,THOMAS J. Growth of cultured human epidermal cells into multiple epithelia suitable for grafting[J]. Proc Natl Acad Sci U S A,1979,76(11):5665-5668.

[21] SUPP D M,BOYCE S T. Engineered skin substitutes: practices and potentials [J]. Clin Dermatol, 2005, 23(4):403-412.

[22] BELLO Y M,FALABELLA A F,EAQLSTEIN W H. Tissue-engineered skin: current status in wound healing [J]. Am J Clin Dermatol,2001,2(5):305-313.

[23] HEIMBACH D,LUTERMAN A,BURKE J F,et al. Artificial dermis for major burns: a multicenter randomized clinical trial[J]. Ann Surg,1988,208(3):313-320.

[24] KANG H W,LEE S J,KO I K,et al. A 3D bioprinting system to produce human-scale tissue constructs with structural integrity [J]. Nat Biotechnol, 2016, 34(3):312-319.

[25] CUI X,BREITENKAMP K,FINN M G,et al. Direct human cartilage repair using three-dimensional bioprinting technology[J]. Tissue Eng Part A, 2012, 18(11-12):1304-1312.

[26] JIA W,GUNGOR-OZKERIM P S,ZHANG Y S,et al. Direct 3D bioprinting of perfusable vascular constructs using a blend bioink[J]. Biomaterials,2016,106:58-68.

[27] LEE W,DEBASITIS J C,LEE V K,et al. Multi-layered culture of human skin fibroblasts and keratinocytes through three-dimensional freeform fabrication[J]. Biomaterials,2009,30(8):1587-1595.

[28] SKARDAL A,MACK D,KAPETANOVIC E,et al. Bioprinted amniotic fluid-derived stem cells accelerate healing of large skin wounds[J]. Stem Cells Transl Med, 2012,1(11):792-802.

[29] MICHAEL S,SORG H,PECK C T,et al. Tissue engineered skin substitutes created by laser-assisted bioprinting form skin-like structures in the dorsal skin fold chamber in mice[J]. PLoS One,2013,8(3)e57741.

[30] KOCH L,DEIWICK A,SCHLIE S,et al. Skin tissue generation by laser cell printing [J]. Biotechnol Bioeng, 2012,109(7):1855-1863.

[31] LEE V,SINGH G,TRASATTI J P,et al. Design and fabrication of human skin by threedimensional bioprinting [J]. Tissue Eng Part C Meth,2014,20(6):473-484.

[32] WU X W,SCOTT J L,WASHENIK K,et al. Full-thickness skin with mature hair follicles generated from tissue culture expanded human cells[J]. Tissue Eng Part A,2014,20(23-24):3314-3321.

[33] TAKAQI R,ISHIMARU J,SUGAWARA A,et al. Bioengineering a 3D integumentary organ system from iPS cells using an in vivo transplantation model [J]. Sci Adv,2016,2(4):e1500887.

[34] MURPHY S V,ATALA A. 3D bioprinting of tissues and organs[J]. Nat Biotechnol,2014,32(8):773-785.

[35] LEE W,LEE V,POLIO S,et al. On-demand three-dimensional freeform fabrication of multilayered hydrogel scaffold with fluidic channels [J]. Biotechnol Bioeng, 2010,105(6):1178-1186.

[36] UNGER C,GRUENER M,KOCH L,et al. Time-resolved imaging of hydrogel printing via laser-induced forward transfer[J]. Appl Phys A Mater Sci Process,2011,103(2):271-277.

[37] ATALA A. Regenerative medicine strategies[J]. J Pediatr Surg,2012,47:17-28.

[38] FANG T, LINEAWEAVER W C, SAILES F C, et al. Clinical application of cultured epithelial autografts on acellular dermal matrices in the treatment of extended burn injuries[J]. Ann Plast Surg, 2014, 73(5):509-515.

[39] LEE H J,KIM Y B,AHN S H,et al. A new approach for fabricating collagen/ECMbased bioinks using preosteoblasts and human adipose stem cells [J]. Adv Healthc Mater,2015,4(9):1359-1368.

[40] MANDRYCKY C,WANG Z,KIM K,et al. 3D bioprinting for engineering complex tissues [J]. Biotechnol Adv, 2016,34(4):422-434.

[41] SASAI Y. Next-generation regenerative medicine:organogenesis from stem cells in 3D culture [J]. Cell Stem Cell,2013,12(5):520-530.

[42] ZADPOOR A A,MALDA J. Additive manufacturing of biomaterials,tissues and organs[J]. Ann Biomed Eng,2017,45(1):1-11.

[43] NG W L,WANG S,YEONG W Y,et al. Skin bioprinting:impending reality or fantasy[J]? Trends Biotechnol,2016,34(9):689-699.

[44] VULTUR A,SCHANSTRA T,HERLYN M. The promise of 3D skin and melanoma cell bioprinting[J]. Melanoma Res,2016,26(2):205-206.

第二十八章

组织工程皮肤与创面再生性修复

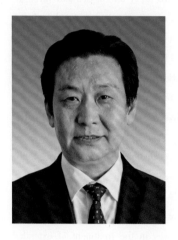

韩春茂

医学博士、哲学博士、主任医师、外科学（烧伤）教授、浙江大学医学院第二附属医院烧伤与创面修复科主任。目前担任中华医学会烧伤外科学分会常务委员、中国医师协会创伤外科医师分会副会长、中国医师协会烧伤科医师分会常务委员、中华医学会糖尿病学分会糖尿病足与周围血管病学组委员。

Han Chunmao, MD, PhD, Archiater, Professor of Burn Surgery, chief of Burn Department, is a member of the Standing Committee of the Burn Surgery Branch of the Chinese Medical Association, vice president of Trauma Surgeon Branch of Chinese Medical Doctor Association, the member of the Standing Committee of Burn Surgeon Branch of Chinese Medical Doctor Association, the member of Diabetic Foot Group of Diabetes Society of Chinese medical association.

摘要

各种原因（如烧伤、创伤、慢性溃疡、体表肿瘤切除及皮瓣供瓣区等）造成的严重皮肤组织缺损在临床上十分常见。目前常用的一些治疗手段，包括断层皮片移植、全厚皮肤移植、异体/异种移植，皮瓣转移及细胞治疗等一定程度上实现了创面的有效覆盖和封闭，但与再生性的创面修复尚有很大距离。组织工程皮肤的出现和不断发展，为临床上深度皮肤缺损的理想化修复提供了一条理想的途径。通过组织工程技术或组织诱导再生理论实现真皮组织的再生，是实现创面再生性修复的关键。真皮重建/再生一旦实现，通过移植自体刃厚皮片或定植表皮细胞实现高质量创面修复成为可能。本章内容将从真皮损伤后完全再生的可能性入手，阐述组织工程皮肤与创面再生性修复的关系，进而探讨真皮再生模板的设计原则，最后谈谈目前组织工程皮肤研发需要解决的关键科学问题。

Abstract

Severe skin defects caused by burn, trauma, excision of skin tumor, and donor site of flap occurred frequently in the clinical practice. Some common methods such as split-thickness skin grafts, full-thickness skin grafts, allografts or xenografts, flap transplantation and cellular therapy, to some extent, realize the timely wound closure and coverage, but they are far from the real skin regenerative repair. The advent and development of tissue engineered skin provide an ideal way to make the skin regeneration true. In our opinion, dermal regeneration achieved by tissue engineered techniques and/or inductive regenerative theory can be critical for the regenerative repair of wounds. Once the dermal regeneration realizes, it can be very easy to reach the high-quality wound healing by split-thickness skin grafting and/or keratinocyte spraying. This chapter aims to introduce the possibility of dermal regeneration following skin injury, discuss the relationship of tissue engineered skin and the regenerative repair of wounds, and then indicate the design principles of tissue engineered skin. In addition, the critical scientific questions of tissue engineered skin will also be discussed.

各种致伤因素所引起的全层皮肤组织缺损在临床上十分常见。据统计,美国每年的烧伤患者数量高达 150 万,其中 5.0% 属于严重烧伤,死亡率为 0.3%~0.8%。我国每年因烧伤、机械性创伤或慢性皮肤溃疡需要医治的患者更是高达 320 万;2003 年全球糖尿病患者有 1.94 亿,约 15.0% 会发生下肢溃疡。在美国,每年用于糖尿病足的总耗费可达到 600 亿美元;下肢静脉性溃疡的医疗费用为 28 800 美元/(人·年);压疮的医疗费用为 70 000 美元/(人·年)。目前常用的治疗措施包括:自体皮肤移植、异体/异种移植及细胞治疗等。自体移植,尤其是断层皮片移植仍旧是实现创面覆盖的标准方法,但因供皮区受限且会造成新的创面而饱受争议;异体/异种移植皮源充足,容易获取,但通常存在免疫排斥问题;经体外扩增获得的表皮细胞膜片可以有效覆盖较大面积的创面,但这种方法耗时长,移植成功率欠稳定,且愈合后创面皮肤脆性增加,易破溃等。另外,经刃厚皮片移植或表皮细胞膜片移植治疗的创面,因移植物本身含有极薄的真皮组织或完全不含真皮,远期效果不甚理想,常因瘢痕形成而影响皮肤的美观效果,给患者及整个社会造成很大负担。因此,如何理想解决全层皮肤组织缺损的修复/再生问题的核心是真皮组织的再生。真皮组织缺损程度影响着创面愈合过程,真皮再生一旦成功,用体外扩增获得的表皮细胞膜片和自体刃厚皮片覆盖创面以达创面的治愈率将大大提高,且创面的愈合质量也会得到进一步提升。

第一节　真皮损伤修复的基础及真皮再生的可能性

人体真皮组织上承表皮,下方与皮下组织相连,是皮肤的一个重要层次,在结构和功能上具有特殊的重要性。自体超薄刃厚皮片移植及单纯的表皮细胞膜片移植治疗全层皮肤缺损,后期会出现大量瘢痕,以及瘢痕挛缩、皮肤耐磨性差及容易发生水疱等现象。这些现象从临床角度证明真皮组织在正常皮肤中具有维持皮肤弹性、柔软度及增加耐磨性的重要作用。在临床上我们观察到,人类组织只有肝、肠上皮、表皮和骨组织损伤后可以完全再生,真皮组织遭受严重破坏(如深度烧伤)或丢失(如严重脱套伤)后是不能实现自发性完全再生的,在其自然愈合过程中会产生瘢痕。瘢痕的形成从一定意义上讲,是机体自我防御和快速修复的一种手段,可以较快实现创面的封闭从而维系内环境的平衡。其代价则是形成的体表瘢痕会影响外观,发生在功能部位则可能对肢体功能产生不同程度的影响。因此,在伤口修复过程中,如果能促使真皮实现部分甚至完全的再生,则会为临床上瘢痕的防治以及体表慢性难愈合创面的治疗带来革命性的突破。

一、真皮组织的组分及功能

真皮组织起源于胚胎时期的中胚层,由不规则致密结缔组织构成,含有丰富的血管神经网络结构。真皮层中主要的细胞成分是成纤维细胞。真皮来源的成纤维细胞不尽相同,真皮浅层和深层的真皮成纤维细胞在细胞生物学方面具有一定的差异性,称为成纤维细胞的异质性。成纤维细胞具有合成多种细胞外基质和产生多种细胞因子的内在特性,可以通过自分泌或者旁分泌诱导表皮细胞、血管内皮细胞及其自身生长。细胞外基质(extracellular matrix, ECM)包括胶原、糖蛋白和蛋白多糖(硫酸软骨素、透明质酸、肝素等),主要由成纤维细胞产生,具有调节细胞迁移、增生、分化和代谢等功能,对于皮肤创伤修复和创面愈合具有十分重要的作用,成纤维细胞产生细胞外蛋白(尤其是胶原、弹性蛋白、层粘连蛋白和纤连蛋白)的能力较活跃,但是在未损伤条件下成纤维细胞处于相对静止的状态。在组织工程皮肤构建的过程中,往往将真皮来源的成纤维细胞作为重要的、高质量的种子细胞。

胶原是细胞黏附、生长和分化的天然作用底物,且能促进细胞的增殖分化。目前发现的与皮肤有关的胶原至少有 9 种。成人真皮中约 80% 为 I 型胶原蛋白,20% 为 III 型胶原蛋白,胎儿及新生儿中 III 型胶原蛋白较多。IV 型胶原蛋白是基底膜的主要成分。胶原束的正确定向和弹性蛋白的存在使皮肤有弹性、张力及良好的外形,也是正常皮肤区别于肉芽和瘢痕组织的典型特征之一。透明质酸(hyaluronic acid,HA)是一种糖胺聚糖,是 ECM 组织和结构中的成分之一,参与胚胎发生、组织增生、细胞游走、分化、有丝分裂及肿瘤进展等多种生理和病理过程,同时还参与对成纤维细胞合成胶原的调控。自然状态下,真皮也具有不断更新的能力,其过程包括细胞外基质的降解、重建和新生。

真皮与表皮连接处的基底膜是皮肤的重要结构,与皮肤的耐磨性有重要关系。基底层一般由黏多糖和粘连蛋白组成,表皮基底细胞通过半桥粒与基底膜相连,基底膜则通过特殊纤维锚着于真皮层,从而形成真皮-表皮的坚固连接。真皮成分能影响角质形成细胞的迁移、分化、黏附和生长;真皮成分能为创伤的修复提供必要的信息反馈,促进表皮-真皮连接增强,从而增加皮肤的耐磨性和抗剪切力。

二、真皮损伤修复过程与特点

自然状态下,真皮损伤修复属于不完全性再生,由纤维结缔组织增生修复组织缺损,形成瘢痕组织。累及真皮深层的损伤还可引起瘢痕的过度增生,甚至导致严重的瘢痕挛缩。皮肤真皮损伤往往伴随表皮的损伤,它的修复实际上是皮肤创面愈合的生物学过程。这个过程分多个阶段,互相衔接,复杂而有序,是细胞、细胞外基质以及细胞因子之间相互作用和协同推进的演化过程,分为炎症反应、细胞增殖/结缔组织形成、创面收缩和重塑几个阶段,涉及十分复杂的分子信号转导过程。

在炎症反应阶段,血小板释放趋化因子和生长因子,调整炎症细胞的活化和趋化,各类炎症细胞包括中性粒细胞、淋巴细胞和巨噬细胞等,趋化至创伤局部发挥抗炎、清除异物、分泌多种信号分子等作用。巨噬细胞在创面愈合中扮演重要角色,它不仅发挥清除坏死组织、细菌和异物的免疫细胞功能,分泌血小板源性生长因子(platelet-derived growth factor,PDGF)、表皮生长因子(epidermal growth factor,EGF)、转化生长因子-β(transforming growth factor-β,TGF-β)、转化生长因子-α(transforming growth factor-α,TGF-α)、白介素-1(interleukin-1,IL-1)、肝素结合样表皮生长因子(heparin binds to epidermoid growth factor,HB-EGF)、巨噬细胞源性生长因子(macrophage-derived growth factor,MDGF)等趋化修复细胞,促进肉芽组织形成,还具有刺激/降解胶原的双向调控作用。现代研究认为,创面愈合过程中的巨噬细胞有两种亚型,即 M1 型和 M2 型巨噬细胞,前者具有促进炎症反应发生,杀灭细菌的作用,主要在创面愈合早期发挥作用,而后者主要与组织重塑有关,主要在创面愈合后期发挥作用。有研究表明,过度的瘢痕形成可能与 M1 型巨噬细胞的过度活化有密切关系。

在细胞增殖/结缔组织形成阶段,表皮细胞、成纤维细胞和血管内皮细胞是主要的功能细胞。血管内皮细胞通过分泌血管内皮生长因子(vascular endothelial growth factor,VEGF)等生长因子通过出芽方式促进新生血管形成;成纤维细胞大量增殖,刺激 PDGF、TGF-β 等生长因子的表达并分泌大量的胶原、弹性蛋白及层粘连蛋白等,促进 ECM 的合成和沉积,表皮细胞迁移通过上皮化完成创面覆盖。

在组织重塑阶段,过多的胶原和基质成分被分解清除,炎症细胞和修复细胞通过凋亡/自噬机制完成创面重塑,皮肤末梢神经缓慢长入,恢复损伤部位的部分感觉及神经支配作用。

三、实现真皮再生的可能性

(一)早期胎儿皮肤伤口的无瘢痕愈合

早期胎儿皮肤创伤后的无瘢痕愈合是理想的愈合模式,给真皮再生带来了重要启示。早期胎儿创面的无瘢痕愈合,这种能力仅存在于产前发育期,一般在妊娠前 24 周。研究表明,早期胎儿皮肤伤口无瘢痕愈合是在基因精确调控下,通过细胞、ECM、黏附分子、细胞因子间生物信号相互传导的复杂机制而共同完成的。在诸多影响胎儿无瘢痕愈合的因素中,生长因子的差异是最重要的因素之一。研究显示,TGF-β 的亚型(β1、β2、β3)及其受体(TRⅠ、TRⅡ)的表达水平影响妊娠过程中由无瘢痕到瘢痕形成的表型转化,在无瘢痕愈合伤口中,TGF-β3呈现高表达而TGF-β1则呈现低表达,从而认为TGF-β3可能促进无瘢痕愈合,而TGF-β1和β2促进纤维化。VEGF在无瘢痕愈合伤口中可以快速上调,促进血管形成和长入。PDGF被认为与瘢痕形成有关,在无瘢痕愈合伤口中呈低表达,而在成体面愈合中呈高表达。另外,胎儿伤口无瘢痕愈合在温暖、无菌的液体环境中发生,整个过程无结痂现场,并且整个过程中没有成体创面愈合时典型的急性炎症反应;伤口组织富含透明质酸,基质快速沉积、结构有序,与成体创面愈合过程差异明显。

早期胎儿伤口无瘢痕愈合和成体伤口瘢痕愈合的过程比较,需要从细胞、分子及基因水平进行深入研究。相关机制有利于揭示成体创面愈合过程中需要调整的生长因子的种类,微观环境的改变,通过人为调整成体伤口某些生长因子的浓度,从而改善创面愈合质量,甚至达到无瘢痕愈合。

(二) 真皮再生模板

真皮替代物在皮肤重建中具有重要作用,是真皮再生的模板(dermal regeneration template,DRT),可诱导组织有序形成,减少瘢痕过度增生,控制挛缩,提高创面愈合速度,增加创面愈合后皮肤的弹性、柔软性及机械耐磨性,具有重要的临床意义。同时,有些真皮替代物中存在的活性成纤维细胞可促进表皮生长、分化,诱导基底膜形成。真皮替代物基本上可分为两大类,即天然真皮替代物与人工合成真皮。

天然真皮替代物又称脱细胞真皮基质(acellular dermal matrix,ADM),取材于同种异体皮或异种皮,具有完整的真皮组织三维多孔结构,生物相容性良好,在组织成分上与天然皮肤最为接近,其代表产品有美国Life Cell公司推出的Alloderm™。ADM作为DRT板植入创面后,直接参与一系列的创面修复过程,为修复细胞的长入以及新生胶原排列提供模板样作用,减少成纤维细胞向肌成纤维细胞分化,抑制创面收缩,从而提高创面的愈合质量。将异种(猪)ADM应用于急性Ⅱ度烧伤患者还可以减少全身炎症反应综合征和脓毒症的发生率,应用于深度烧伤的患者可预防增生性瘢痕的发生,瘢痕

指数显著降低,7~12天即可实现再上皮化。存在的问题主要是ADM本身结构十分致密,自身孔径偏小,不但不利于引流,还给组织长入和血管化进程带来一定的阻碍作用。因此,临床上常将ADM做机械打孔或者激光打孔处理,以利于创面引流和组织诱导过程。

人工合成真皮替代物又可大致分为无细胞真皮替代物和含细胞真皮替代物两大类。前者的代表为麻省理工学院Yannas教授和哈佛医学院Shriner烧伤中心Burke教授研制的双层人工皮肤Integra™,后者的代表是Advanced Tissue Science公司生产的Dermagraft™。Integra™的外层成分薄硅胶层,类似于表皮,具有防止水分蒸发和抗感染的作用,内层材料为2mm厚的由戊二醛交联牛胶原与6-硫酸软骨素形成的海绵状多孔网状结构,可诱导创面成纤维细胞长入并分泌ECM来形成新的真皮结构,用Integra™覆盖切痂后创面2~3周后,通过移植超薄自体刃厚皮片替代硅胶层而实现全层皮肤修复。Dermagraft™具有较高的生物活性,既可用于烧伤创面,又可用于皮肤慢性溃疡创面。Dermgraft™易保存,可在创面清创后立即进行移植,无病毒传染风险,结构和成分更加接近真皮成分,应用方便,网状基质可降解吸收,创面收缩和瘢痕形成较少。

真皮替代物用于创面修复可采用一步法和两步法。以Integra™人工合成真皮为例,所谓两步法即第一次手术将人工合成真皮用于创面覆盖,2~3周后待真皮基质充分血管化后再揭去表面的临时性硅胶膜,行第二次手术移植自体刃厚皮片从而完成创面的手术修复过程;这种方法因为需要等待真皮基质血管化而比较耗时,且需要两次手术完成创面修复,增加创面感染的风险。而一步法,则是采用真皮替代物和自体刃厚皮片复合移植的方法,一次手术完成创面修复。目前,采用Integra™真皮基质联合自体刃厚皮片复合移植,一次性修复皮肤缺损的做法也屡见成功报道。真皮替代物在早期可以很好地实现创面覆盖和抑制创面收缩,但远期抑制瘢痕形成的效果尚存争议,例如Philandrianos等用猪全层皮肤缺损模型比较了目前市面上应用比较广泛的五种人工合成真皮替代物(Integra™、ProDerm™、Renoskin™、Matriderm™和Hyalomatrix™)

的修复效果,发现这五种真皮替代物在早期抑制创面收缩方面有组间差异,但创面愈合后 2 个月和 6 个月,各组间创面收缩及温哥华评分无显著性差异。与国外相比,国内真皮替代物的研发起步相对较晚,目前市面上可获得的天然真皮产品为桀亚™真皮,以及人工合成的兰度™人工合成真皮。总之,真皮组织缺损程度影响着创面愈合过程,而天然真皮和人工合成真皮一定程度上能弥补真皮组织的缺损,恢复组织的连续性和完整性,为修复细胞的功能趋向、新生血管的形成提供三维支架结构,发挥"模板"样引导作用。真皮再生一旦成功,用体外扩增表皮膜和自体刃厚皮片覆盖创面以达创面再生性愈合的治愈率将大增。

(三) 生物活性因子的介入

生物活性因子是促进真皮再生的重要"因子",指存在于生物体内的,对生物生长发育具有明显调节作用的细胞因子和生长因子,主要是蛋白质或多肽,在创伤修复、组织再生和胎儿伤口无瘢痕愈合中起着重要作用。生物活性因子的引入,可对修复细胞的生长、增殖、合成等具有显著正向调节作用。

(四) 干细胞技术与再生医学

干细胞是具有多项分化潜能和自我更新能力的细胞,可以为真皮组织再生提供充足的细胞来源,而且能通过体外扩增、定向诱导和基因转染等组织工程技术构建出结构和功能完整的皮肤,也有望解决组织工程皮肤修复后部分皮肤功能缺乏、皮肤附属器再生的问题。目前与皮肤损伤修复有关的干细胞研究主要集中在表皮干细胞(ESC)、间充质干细胞(MSC)、脂肪干细胞(ASC)、脐带血间充质干细胞和胚胎干细胞等方面。ESC 是潜在的多能干细胞,完全可以利用 ESC 构建出具有完整表皮、真皮和皮肤附属器的功能健全的人工皮肤。应用 MSC 治疗全层皮肤缺损,可以加速表皮再生,显著提高微血管、胶原和成纤维细胞数量,胶原排列更加规则,瘢痕形成减少,另外 MSC 还参与汗腺、皮脂腺等皮肤附属器的修复。ASC 是存在于脂肪组织中的多能祖细胞,来源广泛,易于获得,具有多向分化潜能,可以向内皮细胞分化并参与新生血管的形成。胚胎干细胞研究由于宗教、伦理、法规等原因,其发展受到一定的制约。iPS 细胞以及通过化学小分子物质诱导形成的干细胞,也将在该领域发挥出应有的作用。

四、问题与展望

真皮再生可以使修复后的皮肤达到结构重建和功能重建,从而减少瘢痕形成,提高创面愈合质量。组织工程和再生医学的兴起使真皮再生成为可能。组织工程真皮的构建以真皮组织缺损的完全再生和功能恢复为目标,将生物支架材料、种子细胞和生物活性因子进行整合,修复真皮缺损和受损的皮肤附件。真皮组织三维支架材料应具有一定的机械强度、孔隙率高、细胞相容性好、可生物降解,在体内作为 DRT 引导细胞长入和新生血管形成;种子细胞尤其是干细胞为支架材料提供生命源泉并形成组织的功能细胞;生物活性因子可以促进细胞增殖和分化,诱导真皮组织再生,在组织工程皮肤领域发挥着重要的调控作用。然而,目前市面上的真皮替代物以及在新近实验中被描述的产品都不能完全替代天然活性皮肤的所有功能,都存在一定的不足,例如 Integra™ 应用于创面后抗感染能力差,还需要二次手术以自体皮覆盖新形成的真皮,且费用昂贵;ADM 缺乏活的成纤维细胞,可能延缓真皮再生,异种 ADM 可能引起免疫反应和病毒传播等。

由于正常人体皮肤真皮组织在组成、结构和功能上的复杂性,所以要实现真皮组织再生,仍存在许多亟待进一步研究和解决的问题,如:胎儿伤口无瘢痕愈合和成体伤口瘢痕愈合的进一步对比研究;面对组织工程化皮肤血管化速度较慢的问题,应进一步改进支架结构、开发新型支架材料;单一生长因子长期发挥作用的控释技术、提高基因转染效率的研究以及多种生长因子协同作用的研究;种子细胞,尤其是干细胞定向诱导分化以及伦理、宗教问题的进一步解决等。我们有理由相信,随着分子生物学、细胞生物学、组织工程和再生医学的发展以及人类文明的不断进步,这些问题必将得以真正解决。

第二节　组织工程皮肤与再生性修复

组织工程学是利用生命科学、材料学、计算机科学和工程学等学科的原理与方法,研究和开发用于替代、修复、改善人体各种组织器官或使其再生的科学。而再生医学是通过研究机体的正常组织与功能、创伤修复与再生机制、干细胞分化机制,寻找有效的生物治疗方法,促进机体自我修复与再生,或构建新的组织与器官,以改善或恢复损伤组织和器官功能的科学。组织工程学是再生医学的主体和核心,狭义上的再生医学即是组织工程学。组织工程皮肤(tissue engineered skin,TES)的出现为临床上各类皮肤缺损的治疗提供了一条理想化途径。经过几十年的发展,目前已有多个 TES 产品问世,并取得较好的临床应用效果。尽管如此,TES 进一步发展仍面临着许多基本的科学问题和转化难题需要解答。在本节中,笔者浅谈 TES 构建策略在皮肤创面再生性修复中的作用以及面临的挑战和机遇等。

一、组织工程皮肤构建要素及策略

TES 包括表皮替代物、真皮替代物和表皮-真皮双层替代物,涉及生物材料支架、种子细胞、生物活性因子和刺激信息等多个方面。理想的皮肤替代物应具有以下基本特征:易加工处理、细胞容易黏附、有适当的物理或机械稳定性、无毒、无抗原性、易于血管再生、创伤小、尽可能地减少瘢痕形成等。

目前,构建 TES 的策略主要有两条:第一,在多孔生物材料支架的基础上引入(干)细胞、生物活性因子等,在体外构建出具有生物活性的组织工程组织/器官后植入体内完成组织的修复或替代;第二,在体外构建出合适的多孔生物材料支架,直接植入体内参与构建局部微环境,通过原位诱导组织长入调动机体细胞潜能以完成组织修复。第一条策略以构建活性皮肤替代物为目标,几乎所有步骤均在体外完成,质量控制元素多,过程复杂;这一过程有时被称之为"体外组织工程";第二条策略专注于通过生物材料支架的构建及改性充分调动机体自身的修复功能,而不涉及与体外细胞培养相关的生物学问题,理论上讲具有相对较高的生物安全性,所以又称为"体内组织工程"。无论体外还是体内策略,目标是一致的,即实现创面高质量的修复甚至是再生性修复。首先,生物材料支架扮演着基础性的作用。无论是天然的还是人工合成的生物材料支架,其理想化的构建模式应符合如下条件:①具有相互连通的三维多孔结构,为细胞的长入、营养物质与代谢产物的转运提供便利;②具有良好的生物相容性和生物可降解性,且降解速率与新生组织生成的速率相匹配;③具有合适的表面化学结构,有利于细胞的黏附、增殖及分化;④具有与待植入部位的目标组织相匹配的机械强度。其次,种子细胞是组织工程研究的另一个重要方面。通过将活性细胞引入替代物的构建和损伤修复过程,这些细胞可以直接或间接参与创面修复。尤其是干细胞被认为是再生医学的基础,关于干细胞定向诱导分化、皮肤附属器再生、活性皮肤替代物构建等正是目前的研究热点。而表皮细胞逆分化和诱导多能干细胞(iPS)的出现重新定义了干细胞的分化能力,为生命科学领域带来了颠覆性的观念革命,有望为新型 TES 开发服务。再者,生物活性因子参与 TES 的构建同样发挥着重要作用。通过合适的方式,如化学接枝、微球包埋、基因修饰等手段,构建生物活性因子控释传递体系,可以实现 TES 快速血管化及组织诱导再生等。

二、组织工程皮肤在创面再生性修复中的作用

TES 用于创面可以有效防止和避免体液丢失及局部污染,为创面修复提供真皮基质、细胞因子和生长因子等物质,在促进创面愈合和再生性修复中扮演着重要的角色。

1. 表皮替代物　皮肤创面愈合以再上皮化为重要标志,向创面递呈表皮细胞已经被证实是一种有效的促进创面愈合的方法。表皮替代物的发展,大致经历了表皮细胞悬液、表皮细胞膜片及表皮细胞-生物材料复合物三个阶段。1871 年,Reverdin 开始引入外科植皮技术用于创面愈合治疗,目前仍然是创面愈合方法中的金标准;之后,Rheinwald 和 Green 等建立了一种有效的表皮细胞膜片培养技术;继之 O'Connor 首次将表皮细胞膜片应用于临床烧伤患者的治疗并获得了成功,由此,表皮细胞成为治疗许多类型的伤口的一种特殊的药物。表皮细胞在创面的应用可以用很小的代价换取更大的创面覆盖。临床上,通常的做法是取患者 2~

5cm² 健康皮肤并分离表皮层，获取表皮细胞悬液，经体外培养后获得细胞膜片再用于创面覆盖。表皮细胞膜片一旦制备完成，就需要及时移植于创面，以免细胞活力丢失。这种方法往往很耗时且获得的细胞膜片成活率低、抗感染能力差、修复效果不够理想，现在已经逐渐被其他更高级的皮肤替代物所取代。

2. 真皮替代物　真皮替代物在皮肤重建中具有重要作用，是真皮再生的模板，可有效减少瘢痕过度增生并控制挛缩，提高创面愈合后皮肤的弹性、柔软性及机械耐磨性。有些真皮替代物中存在的活性成纤维细胞可促进表皮生长、分化，诱导基底膜形成。真皮替代物基本上可分为两大类，即天然真皮替代物与人工合成真皮。真皮组织缺损的程度影响着创面愈合的过程及愈合质量。而天然真皮替代物和人工合成真皮能弥补真皮组织的缺损，在一定程度上恢复真皮组织的连续性和完整性，为修复细胞的功能趋向、新生血管的形成提供三维支撑结构，发挥"模板"样引导作用。真皮替代物用于创面有一步法和两步法。例如以 Integra™ 人工合成真皮为例，通常的做法是，第一次手术将其用于创面覆盖，2~3 周后揭去硅胶膜，再行第二次手术移植表皮并完成手术修复，此谓之两步法。这种方法的优点是，真皮重建一旦成功，用体外扩增表皮膜和自体刃厚皮片覆盖创面以达创面愈合的治愈效率将会大大提升，但缺点是需要两次手术完成创面修复，修复时间长，发生感染等并发症的风险高。有报道称利用局部负压治疗可以加速 Integra™ 的血管化。近年来，负压伤口治疗技术（negative pressure wound therapy，NPWT）在创面修复中扮演了重要的角色，它具有高效引流、减轻创面水肿、有效控制和减轻感染、促进肉芽组织增殖、诱导细胞生长等诸多优点，适用于体腔、肢体、体表的多种创面治疗，NPWT+DS 从一定程度上简化了创面修复的过程。Potter 等在一项体外研究实验中，利用体外负压模型，将 Integra™ 等几种真皮替代物与负压联合应用作为实验组，结果显示负压能够明显促进血管内皮细胞在培养基中的迁移和扩增（Integra™ 最明显），约为 $100\mu m/d$，并推论 7 天左右可以形成血管样组织，这与人体研究中的结果相符。Baldwin 等完善了这项实验，并证实在负压

条件下迁移和扩增的血管内皮细胞，其功能并未受到影响。Wackenfors 及 Erba 等学者推论 NPWT 促进 DS 血管化的可能机制包括：①减少出血及血肿形成；②使 DS 与创面床的接触更加紧密；③降低感染风险；④缩小剪切力；⑤通过 HIF-1α-VEGF 途径刺激血管新生；⑥刺激内皮细胞的迁移和扩增。

除了两步法，利用 Integra™ 基质复合自体刃厚皮片联合移植一次性手术完成创面修复的做法也屡见成功的报道，不过这种方法尽管操作简单但是因底层基质血管化不足而发生刃厚皮片坏死的概率加大，因此在临床上，一步法移植受到严重限制。真皮替代物在早期可以很好地实现创面覆盖和抑制创面收缩，但远期抑制瘢痕形成的效果尚存争议。

3. 表皮-真皮双层替代物　表皮-真皮双层替代物是目前能获得的最高级别的 TES，它模拟正常皮肤的结构，含有自体或异体来源的细胞成分及基质，能够调节创面愈合并有效缓解创面疼痛等。但是这种替代物由于免疫排斥、生物安全等原因，更像是具有生物活性的高级敷料，往往仅作为临时性的创面覆盖物。其代表产品是 Apligraf™，它是以牛胶原为支架，在其上种植异体成纤维细胞和角质形成细胞，体外扩增后形成具有三维结构的细胞-支架复合物。Apligraf™ 最初用于烧伤早期创面的临时覆盖，现已成功用来治疗糖尿病足部溃疡、静脉淤滞性溃疡等慢性伤口。Griffiths 等研究了 Apligraf™ 在人体急性创面上的存活转归情况，发现应用 6 周时 Apligraf™ 的异体细胞在体内 DNA 检测均为阴性，表明 Apligraf™ 在处理外科创面方面仅能作为临时性的生物敷料。

皮肤重建/再生的两个关键因素主要包括具有自我更新能力的表皮干细胞可以完成上皮化和含有合适细胞成分和 ECM 成分的真皮基质可以尽可能地抑制瘢痕形成，目前尚无这样的皮肤替代物问世。但是随着生命科学、材料科学以及诸多相关科学的飞速发展和组织工程学研究的深入，具有附属结构和能够高效诱导组织再生的新型人工皮肤的研制将成为可能。

三、组织工程皮肤面临的挑战和机遇

皮肤替代物实现了创面的覆盖或真皮的简单

重建,而非真正意义上的人工"皮肤"。尽管目前已有许多人工皮肤具有与正常皮肤相似的结构及屏障功能,应用于临床取得了一定疗效,但仍不具备完整的皮肤结构,尤其是缺乏皮肤的附属器结构和不具备皮肤的免疫功能,在功效上也远非真正意义的皮肤功能重建。构建含血管与神经支配、具有毛发、汗腺、皮脂腺等皮肤附属结构的理想人工皮肤的理念上是一个质的飞跃,具有划时代的意义。

第三节 强化型真皮再生材料的设计

目前,构建组织工程皮肤的策略主要有两条思路:第一,在多孔生物材料支架的基础上引入细胞、生长因子等,在体外构建出具有生物活性的组织工程组织/器官后植入体内完成组织的修复或替代;第二,在体外构建出合适的多孔生物材料支架,直接植入体内参与构建局部微环境、通过调动机体细胞自身的修复潜能完成组织修复。相较于前者而言,第二条思路专注于通过多孔生物材料支架的构建及改性研究来充分调动机体自身的修复功能,而不涉及与体外培养细胞相关的生物学问题,因而具有相对较高的生物安全性。从该角度出发,对三维多孔生物材料支架基本特征的研究就显得至关重要。通常,理想的组织工程支架应具备良好的生物相容性、合适的三维多孔结构、优良的机械支撑作用等。迄今为止,支架三维多孔结构作为最基本的特征之一已被诸多研究所证实,例如多孔支架材料有利于细胞的黏附、增殖和分化,为新生血管的长入提供空间支持,为营养物质及代谢产物的及时转运提供便利等。同时,支架力学性能的重要性也越来越被关注。支架合适的力学性能不仅参与提供临时性的机械支撑作用,维系支架空间结构的稳定性,还能为组织、细胞长入支架提供生物力学刺激,甚至能影响修复后新生组织的力学性能。有研究者甚至指出力学性能是支架生物相容性的重要方面之一,研制出力学性能与三维多孔结构相结合的支架代表了组织工程支架重要的发展方向之一。

一、支架材料的选择

支架材料通常可分为天然来源的材料及合成材料。合成材料具有许多优良特点,例如可控的机械强度,可重吸收性及非抗原性,可被方便地制成海绵状、膜状或凝胶状。但是合成材料本身具有的低亲水性、低细胞亲和性及缺乏生物模拟信号等是其不足之处。天然生物材料,例如胶原、丝素蛋白、明胶、藻酸盐、弹性蛋白等具有良好的生物相容性、可生物降解性及低免疫原性,被广泛用作支架的制备材料,但是由这些材料制备的支架缺乏足够的机械强度,不利于生物力学环境的搭建。迄今为止,以胶原为代表的天然生物材料因其良好的生物相容性和较低的抗原性被广泛用于组织工程支架的构建,以胶原为基质构建的三维多孔支架在修复组织缺损及诱导真皮再生方面取得了很大的进步。但是这类支架本身的力学性能往往较低,在体内外力学环境中难以保持原有的三维多孔结构,使组织、细胞及血管的长入受到一定限制。因此,如何在维系胶原类支架原有多孔结构的基础上改善其力学性能,从而维持支架整体结构的稳定性具有重要的现实意义和研究价值。由合成材料与天然材料整合制备的复合型支架被研究制备出来以获得与天然组织相似的特征。另外,以临床需求为导向制备的支架与用于细胞培养及小型实验动物的支架有着本质的不同,在用于人体或大型实验动物之前应满足如下标准:①支架在体内可被固定在正确的位置上;②植入体内后可以耐受压力;③在手术室内可以方便地裁剪及应用;④可以按照一定的速率降解。当置入体内后,支架无论是否含有细胞成分均应可耐受缝合并可被固定在合适的位置。尽管如此,绝大多数由无定型聚合材料制备的支架材料因机械强度较差难以耐受缝合操作,因此,如何改善支架的机械强度变得十分必要。笔者对含有编织网的杂化型支架在组织工程与再生医学领域中的研究现状及将来的前景作如下综述。

二、支架微结构及机械强度在诱导组织再生中的作用

支架的物理结构与支架诱导的组织再生之间存在着密切联系。孔径、孔隙率及其连通性常用于描述支架微结构的特征。研究表明,支架的孔径大小对细胞的聚集、增殖及迁移具有巨大的影响。如果孔径过大,可获得的特殊表面区域(specific surface area,SSA)密度下降,会影响细胞的黏附;相反的,如果孔径小,会限制营养物质的传递及代谢产物的转运,使细胞难以迁移至支架全层。尽管如此,仅仅使用孔径来表征支架的微结构及研究支架的再生行为仍有较大争议,例如,有研究表明,孔径在 $96\sim150\mu m$ 的支架最适合骨组织工程,而最近的研究表明,大孔径支架($\geqslant300\mu m$)更有利于组织长入及血管化进程的发展。如何解释上述研究之间存在的差异呢? 一个可能的解释是支架的孔径容易受到支架机械强度的影响。对同一种生物材料而言,支架的孔径越大则其机械强度越小。对体外组织工程而言,生物机械刺激作为一种再生策略在诱导组织重塑及功能化中的作用得到了证实,而对于体内组织工程而言,支架机械强度的作用及其与支架三维结构的关系往往缺乏系统研究。支架的三维微结构一旦在生物力学环境中被破坏,支架将难以为组织长入及再生提供足够的容纳空间。因此,合适的机械强度对维系支架的三维微结构及诱导组织再生是必要的。

三、改善支架机械强度的方法

许多用以改善支架机械强度的方法被建立起来,包括物理/化学交联,开发复合型支架以及引入强化膜(如 Integra® 真皮再生模板和 PELNAC® 皮能快愈敷料)等。尽管如此,天然材料来源的支架,除脱细胞真皮基质(ADM)外,均难以模仿天然皮肤的机械强度。

1. 理化交联 理化交联是修饰支架常用的简易方法。一般地,化学交联的效率要优于物理交联。常用的化学交联剂如戊二醛、乙基二甲基胺丙基碳化二亚胺[1-Ethyl-3(3-Dimethylamino-propyl) carbodiimide,EDAC]可增强支架对生物酶的稳定性,但是用以改善支架的机械强度则作用十分有限。除此之外,化学交联剂本身往往是有毒的化合物,容易导致支架生物相容性下降及增加细胞毒性。

2. 引入强化膜 将强化膜引入支架也可以改善支架的机械强度。以 Integra® 为例:作为目前最成功的皮肤替代物之一,Integra® 具有双层结构,即真皮层和临时性表皮层。其真皮层是由牛肌腱胶原和 6-硫酸软骨素构成的多孔海绵结构组成,临时

性表皮由一层硅酮膜起到临时性覆盖创面、防止创面水分丢失和阻挡外界感染的作用,另外,还为其下方的真皮层提供一定的机械支撑作用。自从1996 年和 2002 年分别被美国食品药品管理局(FDA)批准以来,Integra® 已经使许多皮肤缺损患者受益。然而在 Integra® 植入创面 2~3 周后,患者不得不接受第二次手术将临时性表皮揭去后行自体刃厚皮片移植才能初步完成创面修复的全过程,无形中增加了创面感染的风险、患者经济负担及社会负担。所以说,将硅胶膜作为临时性的表皮替代物具有一定的实用价值,但仍不是理想的创面修复模式。

3. 构建复合型支架 构建复合型支架是改善支架机械强度、优化支架结构的另一种方法。复合型支架是将数种不同的生物材料加以搭配、整合,在克服各自不足特性的同时获得更好的性能。将生物活性蛋白导入合成材料可以为细胞的黏附提供结合位点,相反地,将合成材料导入天然来源的材料,可以获得更好的机械强度和更优化的物理结构。Wang 等运用电纺聚乳酸纤维和丝素蛋白纤维构建了一种双层的血管支架,具有良好的机械支撑作用。Cui 等使用聚羟基乙酸(polyglycolic acid,PGA)纤维和聚乳酸溶液制备出的复合支架在接种脂肪源干细胞后用以修复软骨缺损;Chen 等通过在聚乳酸-羟基乙酸共聚物(polylactic-co-glycolic acid,PLGA)海绵的网孔内或杯状左旋聚乳酸(poly-l-lactic acid,PLLA)海绵网孔内形成胶原微海绵的方式制备软骨再生支架;Sha'ban 等将软骨细胞与纤维蛋白胶的混悬液整合入 PLGA 多孔支架中用以再生软骨组织。一般地,天然来源的生物材料,如胶原等对复合型支架的机械强度影响不大,而人工聚合材料往往具有明显改善支架机械强度的作用。

4. 引入编织物 近年来,合成材料或天然来源的网被用于构建机械强度好的杂化型支架。这些网可根据材料不同、丝线类型及处理方法进行分类。其中编织物可分为经编织物和纬编织物两种。与无纺布相比较,编织材料具有相对均匀的结构、可控的机械强度,有利于细胞的均匀分布并抑制收缩作用。当整合入多孔支架后,编织网可作为一种"骨架"成分维系支架三维结构的稳定性及特殊表

面积的合理分布,以利于细胞的迁移、血管化及组织再生。另外,经编机编织的编织物能满足规模化生产的需要。目前,许多有应用前景的编织物被开发出来用于增强薄弱组织、保持管状器官的通畅、诱导细胞长入及组织再生。

四、含有编织网的杂化型支架的制备模式

理论上讲,网可以被编织成各种形状以匹配目标组织/器官。尽管编织网本身可以促进细胞的均匀分布及组织形成,但是单纯使用编织网往往被作为对照组很少被提及。通常情况下,编织网更多地被用于构建杂化型支架。目前有许多方法可以将编织网与支架整合,主要包括一步成型式和组装式两种。

1. 一步成型式 一步成型式意味着编织网的导入与杂化型支架的制备同时完成。冻干法常用于该种支架的制备。编织网在杂化支架中的数量、形状及相对位置可根据需要适当调整,杂化支架本身的厚度也可以通过叠加或旋转的方式加以调整。Dai 等通过构建三种杂化支架,系统研究了 PLGA 网/胶原支架对软骨再生的影响。他们构建的杂化型支架根据 PLGA 网在支架内位置的不同分为薄片型、偏心型和夹心型三种类型。另外,通过在蚕丝织物的网孔内形成胶原微海绵的方式,几种新颖的杂化型支架通过冷冻-冻干法被成功构建并用于韧带组织工程的相关研究。

2. 组装式 就组装式而言,杂化型支架的制备是通过组装几个独立的单元,其中包括作为辅助成分之一的编织网,甚至是细胞成分。Ananta 等通过压制的方式将富含水分的胶原凝胶与聚乳酸-聚羟基乙酸内酯(polylactic acid-polyglycolactone, PLACL)编织网整合在一起,介绍了一种快速、简便的方法制备一种多层支架。Ng 等发明了一种制备双层皮肤替代物的方法:首先将成纤维细胞膜片揭下并包裹 PLGA 编织网形成三维培养基质,然后将角质形成细胞接种其上,经气-液界面培养后形成全层皮肤替代物。一个特例是 Dermagraft™(一种工程化的人真皮替代物),在其制备过程中将同种异体来源的成纤维细胞接种在 PLGA 网上培养14~17 天后获得含有细胞成分、ECM 及可降解聚合物的混合基质。另外,不少研究者通过将一步成型式与组装式综合运用以构建更加复杂的支架。Tatekawa 等运用 PLGA 网/胶原杂化型支架、管状支架及含有 bFGF 明胶片构建更为复杂的支架用于诱导组织再生。尽管该支架诱导了不完全的软骨再生,但是却提供了一种制备更复杂支架的方法。

五、含有编织网的杂化型支架在组织工程皮肤中的应用

胶原基多孔支架可用于诱导真皮再生并为再上皮化提供基质。在此过程中胶原基支架的支持作用因本身的机械强度低而被削弱。因此,改善胶原基支架的机械强度对于诱导皮肤再生及减少创面收缩具有重要意义。Chen 等将 PLGA 编织网与天然来源的胶原蛋白整合制备出一种杂化型支架,该支架具有良好的生物相容性和合适的机械强度,可用于真皮成纤维细胞的三维培养并成功修复裸鼠皮肤的全层缺损。Ananta 等将新生儿成纤维细胞立体接种在 PLGA 网/胶原凝胶支架上,经培养获得的组织替代物具有均匀的细胞分布和良好的生物相容性,且无明显肉眼可见的收缩现象。Ng 等将真皮成纤维细胞和角质形成细胞接种在由 PLGA 编织网、胶原及碳酸盐基羟基磷灰石(carbonate hydroxyapatite,CHA)构成的三维基质上以构建双层皮肤替代物,植入全层皮肤缺损的裸鼠体内4 周后比自体移植物及单纯的 CHA 更有效地抑制创面收缩。很明显,天然来源的支架因自身机械强度偏低,难以完全适应伤口的变化;而杂化型支架可以保持与伤口床的接触,这对诱导组织再生及抑制创面收缩来说是十分重要的。在笔者的研究中,将 PLGA 编织网导入胶原-壳聚糖支架(collagen-chitosan scaffold,CCS)制备出一种杂化型支架——PLGA 编织网/胶原-壳聚糖支架(PLGAm/CCS)。将这种支架埋入大鼠皮下 1 周后可诱导组织从编织网的一侧更快地长入。表明支架的机械强度与三维微结构之间存在密切联系,且支架的机械强度在支架诱导的组织再生中具有十分重要的作用。

六、问题与展望

编织网在外科领域用于强化薄弱组织(如疝

等)已有数十年的历史。起初,用于编织网的材料被认为是惰性的,随着研究的深入,生物材料的生物相容性和诱导组织再生的能力渐渐成为生物材料最基本的特征并为人们所熟知。支架的三维微结构在诱导组织长入、组织重塑及再生中发挥着重要作用。在支架诱导的组织再生过程中,支架的三维微结构与支架的机械强度之间存在着重要的内在联系。从某种意义上讲,支架的机械强度甚至影响着再生的全过程以及新生组织的质量。因此,改善支架的机械强度不仅是实验研究的热点,更是转化医学面临的挑战之一。精确设计并模拟正常组织机械强度的杂化型支架为进一步探索机械强度在组织再生中的作用提供了良好的研究平台。许多生物材料,例如蚕丝、PLGA 和 PLACL 等都可被制备成具有不同生物物理特征的编织物。值得注意的是杂化型支架中的编织网不仅作为改善支架机械强度而存在,还作为支架的"骨架"结构为维系支架的三维结构、促进细胞聚集以及促进组织再生提供必要的支撑。另外,编织网的应用涉及组织工程的诸多方面,例如肌腱、韧带、软骨、皮肤、管腔状器官(尿道、气管)以及其他处于研究初始阶段的组织与器官等。虽然如此,关于编织网及杂化型支架仍有许多问题需要解决,例如:①用于编织网制备的生物材料的选择;②如何根据不同的目标组织/器官选择合适的编织技术制备生物仿生型编织材料;③编织网的降解速率与新生组织形成的速率如何相互匹配;④支架三维微结构与机械强度之间的关系需要进一步阐明;⑤杂化型支架诱导再生的机制需要进一步探索;⑥编织材料降解产物对机体的影响等。另外,应当建立编织网的相关标准以便更好地评价机械强度在临床实际应用中的作用。由此可见,编织网具有相对均匀的结构,可塑性强,机械性能可控。杂化型支架中引入编织网可以提高本身的机械强度,促进细胞的长入并诱导组织再生。因此,编织网在组织工程与再生医学的应用中具有一定的发展前景。

第四节 组织工程皮肤的血管化问题

目前,已有多种组织工程皮肤被成功研发并开始临床应用,但血管化问题仍是组织工程构建物器官发展和应用面临的主要挑战之一。为了实现快速血管化的目标,各国学者对血管化进程、影响因素及相关机制进行了深入的研究。目前促进血管化的方法主要包括细胞基策略和支架基策略,涉及(干)细胞应用、生物材料支架构建及修饰,以及生物活性因子运用等诸多方面。

一、血管化的相关机制

从血管解剖学的角度分析,所有血管都含有内皮细胞形成的内层结构。微小的毛细血管可仅由内皮细胞层构成,而较大的血管除了内皮细胞层之外,其外围往往由平滑肌细胞构成外层(周细胞层)。血管新生的第一步首先由成熟血管或内皮细胞通过出芽或自发形式形成初级管腔结构,而血管的成熟,则是在上述初级结构基础之上的改建或附加新的结构,如周细胞层等。有研究表明,成纤维细胞生长因子 9(fibroblast growth factor-9,FGF-9)可以促进平滑肌细胞包裹新生血管,从而促进血管的成熟。内皮细胞层特异性表达 CD31 和 CD34,而平滑基层特异性表达平滑肌肌动蛋白 α(smooth muscle actin-α,α-SMA)。目前,得到公认的两种血管化机制为血管生成(angiogenesis)与血管形成(vascularization),前者指的是在原有血管网的基础之上,通过内皮细胞出芽形成新生血管的复杂过程,涉及血管内皮细胞外基质降解、内皮细胞向基质降解处迁移、增殖、伸展及管状结构形成和内皮细胞外基质膜产生等多个步骤;而后者则是内皮(祖)细胞自发形成血管状结构,并与原有血管网对接形成新生血管的过程。上述两种机制试图从原有血管出芽增殖及内皮细胞形成血管的角度说明血管化问题。

真皮替代物植入创面后的血管化过程,与创面愈合的血管化进程相似,亦十分复杂,其中涉及多种细胞(包括内皮系细胞和血管周细胞)、多种生物活性因子(包括 VEGF、FGF、EGF、PDGF、Angio-poietins 等)、细胞外基质及蛋白水解酶类等的相互作用。血管化的过程主要包括血管新生和血管成熟两个阶段。在血管新生阶段,内皮细胞在多种因素的调节下通过出芽增殖形成初级血管结构,其中 VEGF 扮演着重要角色。VEGF 是一种糖基化分泌性多肽因子,是新生血管形成的主要调控因子之一。VEGF 可以特异性地与内皮细胞表面的 VEGF-2 受体特异性结合,促进内皮细胞的迁移、增殖和初级管腔形成。但是这种新生血管的结构和功能欠成熟,表现为管腔狭小、管壁通透性高、容易渗漏等。因此进一步的血管成熟是新生血管功能完善的必然途径。在血管成熟过程中,血管周细胞发挥着重要作用。一般认为,血管周细胞在血管化过程的相对晚期介入,可通过与内皮细胞直接接触、旁分泌等方式稳定新形成的血管结构,从而促进新生血管成熟。现有证据表明,血管周细胞的增殖、移行和转化等受到多种信号途径的调节,如 Ang-1/Tie-2 途径,PDGF-B/PDGFRβ 途径及 TGF-β 途径等。其中,Ang-1 及其受体 Tie-2 在血管成熟和血管重塑中发挥着重要作用。Ang-1 通过与 Tie-2 受体特异性结合从而启动对血管分化成熟的正性调节作用,并且其促血管化作用的发挥还必须依赖于 VEGF 的存在。由此可见,VEGF 和 Ang-1 在血管新生和成熟过程中具有重要的协同作用。

二、细胞与血管化

组织工程血管化进程与多种细胞、干细胞类型关系密切,例如内皮细胞(endothelial cell,EC)、内皮祖细胞(endothelial progenitor cell,EPC)、胚胎干细胞(embryonic stem cell,ESC)、骨髓间充质干细胞(bone marrow-derived stem cell,BMSC)、脂肪源干细胞(adipose-derived stem cell,ASC)、脐带血干细胞(cord blood-derived stem cell,CBSC)等。将上述(干)细胞单独地或以与其他细胞性共培养的方式引入组织工程支架,可以引导这些细胞直接参与,或通过分泌促血管活性因子的方式间接参与血管化进程。成熟细胞的应用以 EC 为例,在体外条件下将 EC 单独地或与其他细胞共同引入支架,经培养后形成初级的血管结构,植入体内后,这些血管结构与体内成熟的血管以吻合的方式互相连通完成血管化,上述过程称为体外血管预构(in vitro prevascularization)技术。Tremblay 等用体外血管预构的技术构建了一种含有毛细血管样结构的组织工程皮肤,植入体内后可在 4 天时间内完成血管吻合过程,而对照支架组则需要 14 天;同样地,Nor 等利用真皮微血管来源的 EC 与基底膜基质在裸鼠

体内构建出功能性微血管结构。然而,Supp 等表达了对这一问题不同的看法,他们的研究发现体外预构的血管结构无法在体内完成与成熟血管的吻合。另外,干细胞在血管化中的作用被广泛研究,以多能干细胞 MSC 为例,该类细胞尽管来源不同,可以通过转分化或细胞融合的方式参与创面愈合、分泌多种细胞因子和生长因子,调节免疫系统、血管化进程及创面收缩等。Markowicz 等的研究表明接种 BM-MSC 的胶原海绵可以在体内达到更高的血管化水平并增加胶原形成。Altman 等将 ASC 等接种到丝素蛋白/壳聚糖复合支架上可以实现支架更高的血管化水平并促进创面的快速愈合。

三、支架与血管化

生物材料支架是组织工程的基本要素之一。理想的支架材料应具备相互连通的三维多孔结构、良好的生物相容性、可生物降解性及优良的机械支撑作用。三维多孔结构是组织工程支架的重要参数指标,合适的三维多孔结构不但有利于细胞的黏附、增殖和功能化,还可为组织血管的长入提供空间支持。目前对支架三维结构的物理学表征指标主要有孔径、孔隙率、孔径的排列以及孔与孔之间的连通性等。Chiu 等研究了三种大小孔径的聚乙二醇(PEG)多孔支架对血管化的影响,发现大孔径支架($50 \sim 100\mu m$ 和 $100 \sim 150\mu m$)比小孔径($25 \sim 50\mu m$)支架更有利于诱导细胞及血管长入,且孔径越大越有利于血管化。Bai 等研究了不同孔径和连通性对多孔生物陶瓷材料血管化的影响,发现孔参数的变化不但影响新生血管的数量还能影响新生血管的尺寸,随着孔径尺寸的增加则长入血管的尺寸也增加,而连通性的增加则可使新生血管的尺寸和数量同时增加;另外他们的研究还发现,孔径 $>400\mu m$ 的材料其血管化程度之间无明显统计学差异,因此认为 $400\mu m$ 可能是血管化孔径的上限值。除了支架物理结构之外,支架机械强度对组织、血管长入的影响逐渐被重视,我们课题组通过将机械性能优良的高分子编织网导入胶原-壳聚糖支架制备出一种机械性能优良的复合支架,体内埋植实验表明该支架具有快速诱导组织长入和促进血管化的潜能。

为了实现真皮替代物快速血管化的目标,目前

已有多种促进血管化的方法建立起来,主要包括支架结构的优化、预接种血管内皮细胞或祖细胞、导入促血管生物活性因子等。真皮支架的结构,如孔径、孔隙率及其连通性等对支架诱导组织细胞长入的生物学行为具有基础性的调节作用,但单纯改变支架的结构参数对血管化的影响十分有限;将与血管新生密切相关的细胞或干细胞预接种入支架,归根结底是细胞分泌的活性成分间接影响了支架的血管化进程。血管新生的过程受到多种细胞因子/生长因子的精确调控。将具有促血管活性的因子以某种方式导入真皮支架,对支架的血管化进程进行正性调控,是促血管化研究的热点。目前已知多种生物活性因子在血管新生过程中发挥着重要的调控作用,但如何实现其有效传递并持续发挥作用是关键。现阶段常用的策略是通过物理吸附、化学接枝、微球包埋等建立各种控制释放体系。这些传递方式,尽管有一定效果,但必须使用价格昂贵的生物活性因子才能实现。同时,所构建的控释体系受到活性因子稳定性的影响,使其发挥效率的方式欠稳定。

四、促血管因子与血管化

多种生长因子和细胞因子在血管化过程中具有重要的促进作用,能够有效地刺激内皮(祖)细胞的聚集与增殖,促进新生血管形成及发育成熟。现已知 VEGF、bFGF、肝细胞生长因子(hepatocyte growth factor,HGF)、PDGF、TGF-β、血管生成素(angiopoietin)以及 P 物质等均具有直接或间接加速血管化的作用。值得注意的是,如直接应用这些活性因子,效果往往欠理想,主要原因在于这些价格昂贵的生长因子本身的稳定性较差,极易失活,难以充分发挥其促血管化的作用。为解决促血管生长因子的有效传递并持续发挥作用,一种方法是通过物理吸附、化学接枝、微球包埋等建立各种控制释放体系,用于单种或多种活性因子的控释。例如 Kohara 等在将神经肽类 P 物质埋入银离子明胶制成的凝胶内成功实现了 P 物质的控制释放,体内实验表明这种控释体系比单纯的 P 物质皮下注射更有利于促进血管化。Sun 等运用化学交联的方式将 GM-CSF 接枝到肝素化的胶原-壳聚糖支架上成功实现了 GM-CSF 的控释,通过体内埋植实验证实

这种控释支架可以引起巨噬细胞聚集并促进血管化进程。目前的大多数研究往往注重单种生长因子的血管化作用研究,而体内的血管化过程往往是多种生长因子共同参与的复杂过程,因此研究不同促血管因子之间的联合协同及拮抗作用可能是深刻理解血管化相关机制、深入研究血管化进程高级调控的必由之路。现已发现,多种生长因子之间在血管化方面具有协同作用,如 VEGF+血管生成素-1、VEGF+胰岛素样生长因子+间充质细胞源性生长因子-1(stromal cell-derived factor-1),以及 FGF-2+PDGF-BB 等。

另一种有效传递生长因子的策略是采用转基因技术将某种促血管化因子的基因通过载体转染细胞,然后使这类细胞在一定时间内持续稳定地表达该类因子,从而发挥促血管化的作用,这也是基因治疗在促血管化方面的具体应用。一般地,实现基因转染细胞并发挥效应的方式主要有两种:第一种是体外法,即在体外(in vitro)培养的条件下将目的基因导入细胞,通过植入体内或在体外条件下使这种基因修饰化细胞内的外源基因表达。例如 Helmrich 等将大鼠源性的 $VEGF_{164}$ 基因通过病毒载体分别导入脂肪干细胞(ACSs)和骨髓间充质干细胞(BMSC)可以使这些干细胞稳定地表达 $VEGF_{164}$ 活性因子,而干细胞本身的表型及增殖分化能力不受影响。第二种是体内法,即将外源基因直接导入体内,不需要体外细胞培养,借助基因载体实现体内靶细胞的转染表达。例如,Deodato 等用腺病毒相关载体传递 VEGF 用于鼠创面修复,结果显示实验组 6~10 天就已经具有了结构较好的肉芽组织、血管化程度也较高,对照组在 18 天才有类似的结果。由此可见,借助基因治疗的相关原理,可以实现促血管活性因子在局部的持续表达和释放,并发挥其调控血管新生的作用,避免了促血管活性因子直接应用导致的操作复杂、活性丧失、成本过高等的相关问题,具有一定的技术优势,有望解决组织工程早期血管化不足的问题。

为了克服生长因子稳定性差、易失活的特性,一些稳定性较高的、非生长因子类的物质也被用于促血管化的研究。目前有多种中药成分被用于促血管化和抗血管化研究。例如 Zhang 等研究发现葛根素可以激活 VEGF、低氧诱导因子1α(hypoxia-inducible factor 1a，HIF-1α）和内皮一氧化氮合成酶，表现出促血管化作用。Leung 等研究发现人参皂苷 Ag1 可以通过激活糖皮质激素受体相关的 PI3K/AKt 途径和 β-catenin/T 细胞因子相关的信号途径使人内皮细胞的 VEGF 表达增强；澳门大学的 Hong 等发现三七的皂苷提取物（三七总皂苷）通过激活 PI3K/AKt 途径可促进内皮细胞的增殖且使 VEGF 信使 RNA 的基因表达特异性增强，将三七皂苷提取物用于斑马鱼体内可观察到明显的增强血管化现象。除中药成分外，Webber 等还合成了一种纳米级的肽段可以模拟 VEGF 的活性，不仅可以在体外上调内皮细胞的生物学行为，还可以在体内促进血管化，展现了在治疗缺血性疾病方面的潜力。

五、血管化的其他研究

组织工程血管化过程还与机械性刺激（如液体剪切力、机械拉伸作用）等因素关系密切，内皮细胞及新生的血管结构对机械刺激具有明显的敏感性。Matsumoto 等在体外证实周期性单轴张力（cyclic uniaxial strain）对二维和三维培养条件下内皮细胞的迁移、增殖及形成初级血管的能力具有重要影响；Krishnan 等通过体外研究比较了非力学状态、锚定非力学状态、持续性机械拉伸及周期性拉伸状态四种条件下胶原凝胶内大鼠微血管片段的出芽增殖状况，发现持续性机械拉伸组新生血管的数量明显增加。为了进一步证实机械性刺激对体内血管化的影响，Boerckel 等研究了机械负荷在骨损伤动物模型中对血管形成及组织再生的调节作用，研究显示早期的机械负荷能抑制 66% 的血管长入缺损和 75% 的新生组织长入；而术后 4 周应用机械负荷刺激可以明显促进组织再生及血管的重塑。

负压引流技术也被用于促血管化研究，有研究认为间断性的负压吸引有利于内皮细胞的快速迁移并激发更高的血管化反应。例如，Baldwin 等的研究表明间断性的负压吸引较之持续性的，更有利于内皮细胞的迁移及增殖表型的转化，预示着一种通过加速血管化来促进创面愈合的重要机制。对此，Moiemen 等发表了不同的看法，他们的回顾性研究表明，负压吸引敷料在减小剪切力、防止形成血肿，简化换药程序及提高患者耐受方面具有很好

的作用，但在促进血管化方面的作用未能体现。另外，可促进血管化的手段还包括超声驻波场（ultrasound standing wave fields，USWF）、非热等离子（non-thermal plasma）等。

六、前景与展望

血管化问题是组织工程研究的热点和面临的关键性科学问题之一。各国科研工作者从支架材料、（干）细胞以及生长因子等多个角度提出了促血管化的研究策略，但时至今日，还没有哪种方法可以确切地阐释血管化的具体机制，很多基本问题尚需要进一步研究和解答，这可能是血管化问题被广泛研究却又悬而未决的原因所在。因此，在研究血管化的同时我们应有足够的思想准备：首先，组织工程血管化不是一个独立的事件，它涉及多种因素的调节和影响，涉及工程学、材料学、细胞生物学、分子生物学及医学等诸多领域，不同专业领域科研工作者的分工与合作将是十分有益的；其次，很多基础性的研究如基因修饰、干细胞引入等展现了令人欣喜的促血管化结果，但仍需防范这些方法潜在的有关生物安全性方面的风险；最后，促血管化研究应做到基础性研究与应用性研究并重，将转化医学的理论落在实处，真正为组织工程产品的应用和推广服务。

第五节　组织工程皮肤与慢性创面的修复

创面愈合是一个涉及多种修复细胞、炎症细胞、细胞外基质、生物活性分子共同参与的、复杂而有序的生物学过程。一旦创面的愈合过程发生紊乱，难以达到满意的愈合效果并长期处于慢性炎症的状态，则会形成难愈合的慢性创面。90% 以上的慢性创面由静脉性溃疡、压疮和糖尿病溃疡组成。随着老龄化人口的增加，慢性创面的发病率有上升趋势。慢性创面病程长，易复发，治疗手段有限。治疗手段如压力绷带治疗，尽管有效但工作强度大，且产生治疗作用缓慢，况且标准的压力治疗仅能治愈 20%~40% 的静脉溃疡患者，因此开发新的治疗手段势在必行。TES 作为一种新型的组织移植物，可直接用于清创处理后的伤口基底，诱导细

胞迁移,促进血管化及上皮化进程,进而加速创面愈合,有望为复杂难愈创面的治疗提供新的治疗策略。

一、慢性创面特点及发生机制

急性创面愈合过程复杂有序,主要包括炎症反应、细胞增殖/结缔组织形成、创面收缩和创面重塑几个阶段,且该过程的各个阶段序贯发生且相互重叠。造成创面愈合延迟的因素很多,例如糖尿病、神经缺失、血供不足、营养缺乏、年龄和局部伤口微环境等情况。这些全身或局部因素的存在可使急性创面愈合过程中断或延迟。慢性创面的表现与急性创面表现迥异,处于一种病理性炎症状态,常表现为不能完全愈合或愈合紊乱。

慢性创面的发生机制复杂,是全身性和局部性刺激共同改变了正常的愈合过程,导致了一个复杂而矛盾的愈合环境。全身性因素包括营养不良、动脉/静脉性组织缺氧、糖尿病、年老等。而局部因素,尤其是创面局部微环境对创面愈合至关重要。慢性创面通常表现为强烈的炎症刺激,包括细菌感染、坏死组织、异物和局部组织低氧等。组织水肿也是慢性创面的一个显著表现,因为组织水肿增加了局部组织内毛细血管之间的距离,从而使局部细胞的氧供距离增加。典型的慢性伤口细菌含量通常较高并往往产生看不见的细菌生物膜。无论感染何种细菌,当每克组织的细菌载量≥10^5时,愈合过程将受到破坏。这些微生物因素的存在刺激宿主炎症反应,使白细胞表达各类活性氧(reactive oxygen species,ROS)和蛋白酶,从而建立一个高氧化性的局部环境。氧平衡失调被认为是炎症状态放大和持续的主要因素。中性粒细胞源性ROS包括超氧阳离子、羟自由基和过氧化氢等。ROS除了直接损伤细胞膜和ECM蛋白,还选择性影响各种信号传导通路,导致促炎症通路的转录因子激活。另外,细菌成分也可阻碍细胞-基质的相互作用,并加重创面炎症反应。

慢性创面发生的细胞和分子机制逐渐被研究和认识。其中蛋白水解活动失衡和组织保护机制损伤被认为是慢性创面的显著特点。慢性创面发生时,激活的角质形成细胞(keratinocyte,KC)、成纤维细胞(fibroblast)和内皮细胞的蛋白酶表达增加,同时侵入的中性粒细胞和巨噬细胞也分泌大量蛋白酶,如组织蛋白酶G、尿激酶-纤溶酶激活剂和中性粒细胞弹性蛋白酶等。各种基质金属蛋白酶类(matrix metalloproteinase,MMP)的表达和活性也相应上调。促炎症细胞因子被认为是慢性创面内上调MMP表达且下调MMP抑制因子的有力诱导因素,从而造成MMP活性过大的局部环境。结果,重要的伤口修复调控因子成为了蛋白酶作用靶点。如最新临床研究证实,纳米寡糖对静脉性溃疡和糖尿病溃疡均有明显的促进愈合作用。α1蛋白抑制因子、α2巨球蛋白和ECM成分在慢性创面内或下调或失活。基质的降解导致慢性伤口上皮化延迟。保护性的生长因子如PDGF和VEGF,也被蛋白酶攻击而受抑制。另外,慢性创面发生的其他机制还包括慢性创面周围KC过度增殖抑制成纤维细胞和KC的迁移和凋亡;慢性创面中的成纤维细胞形态改变,增殖率降低,对生长因子反应性降低;与正常伤口比较,CD4/CD8细胞的比例在慢性创面中明显降低等。最后,相比于急性创面,慢性创面中重要的生长因子如FGF、EGF和TGF-β的水平降低,这可能由于过量蛋白酶引起的降解,或被ECM分子包裹所致。总之,慢性创面发生机制主要是由各类细胞成分、ECM成分及生物活性分子之间的动态平衡发生紊乱所导致的。任何一种干预因素都可能影响到上述过程的一个方面,都有可能对慢性创面的愈合产生积极影响。

二、组织工程皮肤在慢性创面中的应用

目前,部分TES已用于慢性创面的临床治疗,并取得了一定的临床效果。按照TES是否含有细胞等活性成分,分类叙述如下。

1. **不含细胞成分的TES** 首先以ADM为例。Brigido等的一项前瞻性随机对照研究评价了异体ADM修复糖尿病溃疡的效果,本研究将42例糖尿病下肢全层皮肤溃疡患者随机分为脱细胞真皮治疗组和常规处理组(每周锐性清创+更换敷料),连续观察4周发现脱细胞真皮治疗组的创面深度明显变浅(89% vs.25%),创面大小明显缩小(73% vs.34%)。该团队2006年发表了进一步的研究结果,28例糖尿病全层皮肤溃疡患者随机分为2组并连续观察16周,结果发现脱细胞真皮治疗组14

例患者有 12 例完全愈合,而常规处理组的 14 例中仅 4 例愈合。Martin 等使用异体 ADM 治疗 17 例糖尿病足溃疡(university of texas grade 2A,UT-2A)患者,发现 14 例患者在(8.9±2.7)周完全愈合,表明 ADM 适用于深在的、非感染性的且不存在缺血问题的糖尿病足创面的治疗。Winters 等的一项多中心、回顾性研究,使用 ADM 治疗 75 例患者的 100 个糖尿病溃疡创面,创面分级为 UT-1A 至 3D,结果发现基质长入、100% 肉芽化及完全愈合的平均时间分别为 1.5 周、5.1 周和 13.8 周;ADM 使 91% 的创面成功实现上皮化。Reyzelman 等报道了一项前瞻性多中心随机对照研究的结果,该研究中 47 例患者接受 ADM 治疗,而 39 例患者接受常规治疗。12 周后,ADM 治疗组中 69.6% 的患者创面完全愈合,而常规治疗组仅为 46.2%。另外,不含细胞的 TES 还可用于静脉或动脉性溃疡的治疗。例如,Mostow 等使用猪脱细胞空肠黏膜下层加用压力性绑带组织修复患者静脉性溃疡,结果发现这种方法比单纯的压力绑带治疗更加有效,可以使 55% 的患者在 12 周时静脉溃疡完全愈合,而对照组仅为 34%。脱细胞空肠黏膜下层治疗动脉溃疡的疗效亦已有相关报道。

2. 含细胞成分的 TES　可同时向创面呈递细胞、支架及生物活性因子,在慢性创面治疗上的应用也具有很好的证据支持。一项为期 12 周的临床随机对照研究显示,Apligraf™ 可以使 56% 的患者糖尿病溃疡完全愈合,而对照组仅为 38%;该研究同时显示,Apligraf™ 促进创面快速愈合,从而使骨髓炎及截肢的发生率明显下降。另一项多中心随机研究表明,Apligraf™ 联合压力治疗,比单纯的压力治疗更有利于下肢静脉溃疡的愈合,前者可视 63% 的患者在 6 个月的治疗期限内完全愈合,而对照组仅为 49%。一项多中心的随机对照单盲试验考察了 Dermagraft™ 对糖尿病溃疡的疗效,结果发现 Dermagraft™ 治疗组具有更好的促进慢性创面愈合的能力。Marston 等的一项前瞻性随机研究结果表明 Dermagraft™ 是一种治疗糖尿病溃疡的安全且有效的方法,相对于对照组的 18%,Dermagraft™ 实验组可以使 30% 的创面在 12 周完成愈合,该课题组进一步的研究亦表明 Dermagraft™ 可作为糖尿病溃疡治疗的有效方法。TissueTech™ 是一种将自体

KC 和成纤维细胞接种到透明质酸基支架上获得的 TES,也被用于慢性创面的治疗。Caravaggi 等的一项随机对照研究结果表明 TissueTech™ 比对照组更有利于糖尿病溃疡的愈合(65.3% vs. 49.6%)。Uccioli 等的研究认为 TissueTech™ 是治疗慢性创面的一种安全有效的方法。总之,含细胞成分的 TES 在治疗慢性创面方面展示了一定的疗效,这可能得益于含细胞的 TES 通过早期释放各种细胞因子和生长因子加速创面愈合。但是这种作用可能因 TES 含有的细胞成分导致促炎症巨噬细胞反应而被抵消。因此,含细胞 TES 在慢性创面的应用尚需要更多的临床证据支持。

三、问题与讨论

慢性创面的治疗是目前的巨大挑战之一。组织工程技术以 TES 的方式提供了一种新的治疗途径。当将 TES 移植到伤口床时,TES 通过呈递细胞、释放生物活性因子以及提供生物活性支架材料的方式激活慢性创面局部受到抑制的内在机制,从而促进创面愈合。TES 用于慢性创面,例如糖尿病溃疡和静脉溃疡的循证医学证据正在增加。就目前的研究而言,很多研究仅是对 TES 的部分评价,慢性创面的起始条件不同、病因存在差异,并缺乏对照设置。很多研究病例重视对愈合时间的考量,却忽视了对再生组织的形态学检测。因此我们仍然需要更大规模的临床随机对照研究证明 TES 在创面愈合中的益处。

目前临床上所获得的最高级的 TES 并不具备正常皮肤的很多功能和附属器结构。这些产品不含有附属的腺体、毛发和各种特殊细胞成分以感知冷热、疼痛、压力和震动。同时,在皮肤色素沉着方面也有差异。未来的皮肤替代物应提供一个合适的局部环境以利于伤口更快、更理想地愈合而不遗留瘢痕,从而避免功能问题和后续的整形治疗。

第六节　组织工程皮肤研发面临的问题与挑战

组织工程皮肤的出现为临床上多种复杂创面的治疗提供了新的手段,临床应用也取得了一定的效果。但从整体上来看,这些皮肤替代物实现了创

面的覆盖或真皮的简单重建,而非真正意义上的人工"皮肤"。组织工程皮肤的发展仍有许多困难或问题需要进一步解决。

一、对皮肤组织形态发育及功能的再认识

皮肤组织被覆体表,具有重要的物理、化学及生物学屏障功能。正常皮肤的解剖层次通常被简单地分为表皮、真皮和皮下组织。而现在的观点更趋向于将皮肤结构细分成若干级亚结构,每一级亚结构含有的细胞类型也表现出一定的差异,例如表皮细胞的逆向分化、真皮成纤维细胞的异质性等都是在更微观层次上的深入和研究皮肤细胞生物学行为的典范。目前的组织工程皮肤,从仿生学的角度可以尽可能地模拟天然皮肤的组分和结构,但仍难以实现皮肤功能的完全模拟。一般地,伤及真皮深层的皮肤创面在自然愈合过程中往往产生不同程度的瘢痕,而低等生物如蝾螈的断肢再生及胎儿早期伤口无瘢痕愈合的现象给瘢痕防治和皮肤组织再生提供了可能性,甚至有研究者指出胎儿无瘢痕愈合与器官再生的机制是相通的。进一步认识皮肤的精细结构、组成和功能,尤其是皮肤胚胎发育的自然调控过程,可能是破解皮肤再生密码的"金钥匙"。而深刻理解各类(干)细胞、细胞外基质、微环境及其调控网络的作用模式,无论是对干细胞研究还是对新型组织工程皮肤的研发均具有基础性的指导意义。

二、瘢痕防治与皮肤组织再生

皮肤伤口瘢痕可分为生理性瘢痕和病理性瘢痕,而后者又可分为增生性瘢痕和瘢痕疙瘩。瘢痕形成的过程极为复杂,主要包括炎症反应的发生、细胞外基质过度分泌与沉积,以及组织重塑异常等多个步骤。现代研究表明,瘢痕形成是多因素联合作用的结果,多种生长因子及炎性因子参与了瘢痕的形成过程,而新近的研究则发现,瘢痕的形成具有复杂的基因学改变。通过中和某些生长因子,如TGF-β1,或特异性增强某些抑制炎症反应的炎症因子,如IL-10等可以明显减轻瘢痕形成;而多因素联合干预策略,涉及同时阻断致纤维化因子的表达,抑制炎症反应,抑制基质的合成与沉积,以及促

进伤口基质重塑和组织再生,可能是消除瘢痕更行之有效的策略。2005年,陆树良教授提出的瘢痕形成机制的真皮"模板缺损"学说,确立了真皮结构的连续性和完整性是真皮再生的重要方面,进一步阐释了组织工程皮肤(支架)、皮肤再生及瘢痕形成之间的密切联系。实际上,皮肤组织再生与瘢痕形成,可以认为是同一个问题的不同视角,任何一方的发展会间接加深另一方的认识深度。对创面自然愈合过程中瘢痕形成的研究,有利于阐明瘢痕形成机制,精确定位防治瘢痕的"调控点";而组织工程皮肤通过重建/再生部分真皮,可达到减轻瘢痕增生、抑制瘢痕挛缩的作用。因此,对瘢痕形成机制与皮肤再生的研究,二者相辅相成、优势互补同样有助于组织工程皮肤的设计构建及优化等。

三、组织工程皮肤的优化设计与功能升级

组织工程皮肤的构建有几个重要的因素需要综合考虑,即支架、种子细胞、生长因子及其他信号刺激等。其中,支架的构建往往被认为是关键性因素,因为支架本身不但可以单独作为"真皮再生模板"诱导组织再生,还可以作为种子细胞接种的载体和生物活性因子/基因修饰的对象。按照来源不同,支架材料常被分为天然来源的和人工合成的生物材料,前者以胶原为代表,具有优良的生物相容性、亲水性和细胞亲和性;而人工合成的生物材料尽管在生物相容性方面略逊一筹,但其良好的理化性能和易加工性成为受青睐的原因之一。目前,在生物材料领域,多种材料被证实具有作为组织工程皮肤支架的潜力,但真正走出实验室的组织工程皮肤产品则凤毛麟角。如何进行生物材料的优选、合理搭配及结构优化等仍是目前研究的热点,而关于所构建支架的生物相容性、诱导组织再生及快速血管化的能力也成为现阶段评价支架构建有效性的重要指标。另外,随着细胞成分、生物活性因子等引入支架构建活性组织,细胞与细胞、细胞与基质材料及细胞与生物活性因子之间的相互作用将变得更加复杂。如何从生物材料、生物学角度深刻理解支架支持细胞功能化并维持组织形状、调控细胞分化及决定细胞命运,将促进更有效的组织工程皮肤设计和工程化。目前,组织工程皮肤的发展已经

基本实现了皮肤缺损的组织重建,下一步发展的重点之一将是美容外观的改善(瘢痕防治、色素沉着)及附属器再生的研究。

四、皮肤附属结构的构建及再生

皮肤附属器主要包括毛囊、汗腺和皮脂腺,另外皮肤在功能和外观方面还应具有肤色(色素)、感觉(神经)和免疫功能(如 Langerhans 细胞)等。附属器及其功能至关重要,其伤后重建及恢复程度与患者以后的生活质量息息相关。如何实现皮肤附属器的再生及构建含有附属器的皮肤替代物逐渐成为研究的重点和热点。目前毛囊再生已经取得了重要进展,而汗腺的再生也实现了重要突破。根据附属器再生构设的局部微环境可能更有利于创面愈合及愈合质量的提高。干细胞(包括 iPS 细胞、化学小分子物质诱导的多能干细胞)在皮肤附属结构的再生中大有用武之地。而关于干细胞应用的定向诱导分化及生物安全性问题,以及皮肤附属结构再生的相关机制尚需要更多探索。

另外,深度烧伤等严重皮肤损伤导致皮肤缺损的神经功能恢复很大程度上取决于残存的感受器数量与类型,因此组织工程皮肤促进感觉神经的再生需要在两方面努力:①神经纤维的再生;②感觉神经末梢感受器的保留或再生。几个重要的促进神经纤维轴索再生的方法,即具有抗收缩和抑制成纤维细胞聚集的真皮支架是促进神经再生的理想基础材料,细胞和促神经再生因子的加入则能够加速诱导神经纤维的生长,而有效的血管化为神经再生提供了各种营养因子。作为所有感觉神经纤维共同联结的毛囊附属器,则为神经纤维的定向诱导和精确再生指引了方向。深入探索组织工程皮肤有效的血管化和皮肤附属器官的再建,有助于皮肤感觉神经的再生和功能恢复。

五、干细胞技术的应用及功能定位

种子细胞的来源、数量和质量仍是目前阻碍组织工程皮肤发展面临的主要问题之一。干细胞作为组织工程种子细胞的重要来源越来越受到重视,现有研究表明干细胞在促进创面愈合、组织重建及附属器再生中发挥着重要的作用,如骨髓间充质干细胞(MSC)、脐带血干细胞(UCSC)、胚胎干细胞(ESC)、毛囊干细胞等,另外还包括 iPS 细胞和化学小分子物质诱导的多能干细胞等。有研究者提出完全可以只利用表皮干细胞实现全层皮肤再生。干细胞在组织工程皮肤领域已展示出诱人的应用前景,但干细胞参与创面愈合的具体机制尚不清楚,且还难以避免培养过程中突变、致瘤、病毒传播等潜在的危险,关于其伦理学争议从未停止过。传统的观点认为,成体细胞属于终末分化细胞,细胞活性差,增殖能力有限。体内逆分化现象的发现及 iPS 细胞的成功转化,使成体细胞与干细胞之间的界限不再清晰,越来越多的基础研究将这种"逆分化"现象作为研究的重点并试图重新定义细胞的"干性",甚至取代干细胞。尽管如此,逆分化现象的深入研究及应用仍面临许多难题。以 iPS 细胞为例,目前最关键的问题可能是 iPS 细胞的转化效率、精确诱导定向分化以及诸多安全性的质疑。另外,无论是哪种具有干性的细胞,因为其来源有限,如何实现严格质量控制之下的规模化扩增培养仍需要进一步研究。

六、组织工程皮肤的快速血管化

如何快速实现血管化是组织工程研究面临的重大课题之一。目前已有多种方法成功用于促进支架的血管化,例如导入促血管生长因子、负载功能基因、预接种血管内皮细胞、优化支架结构,以及持续负压吸引促血管化等,但至今尚无一种方法能发挥确切的促血管化作用。关于血管化的机制,传统的观点往往认为有两种,即原血管出芽增殖与内皮细胞增生形成新的血管。而新近的研究表明,血管化首先是原有血管在机械性调节的作用下"移位"进入支架,然后经出芽方式/血管凋亡的调控形成成熟的血管网。总之,血管化不是一个独立发生的事件,其进程受到多种因素的调节和影响,诸如支架的特征、修饰与改性,各类细胞因子、生长因子的作用,多种细胞的参与均可能不同程度地影响到组织工程支架的血管化进程。这可能也是血管化问题被广泛研究却悬而未决的重要原因。

七、组织工程皮肤的抗感染问题

创面感染导致的植皮失败在住院患者中很常见。烧伤患者因创面坏死组织残存及早期的外科干预等原因,可能面临更大的创面感染,甚至是创面脓毒症的风险。作为以临床需要为导向的组织工程皮肤研发,应充分考虑到感染问题的威胁并作出相应的对策。鉴于此,如何解决目前多数组织工程皮肤抗感染能力差的问题,具有重大的现实意义。我们通常的做法除了全身和局部应用抗生素,还可以在组织工程皮肤中引入抗菌/杀菌成分,如壳聚糖、纳米银等,需要特别注意的是这些物质的引入是否会带来异物反应或细胞毒性,从而影响组织工程皮肤的生物相容性。另外,促进人工皮肤血管化进程,也有利于降低感染的风险。

八、各类因子应用及协同调控

各类细胞因子、生长因子在创面愈合过程中扮演着重要角色,是组织工程皮肤研究的重要组成部分。研究表明,多种生物活性因子具有促进细胞增殖与分化、加速血管化进程、调节创面炎症反应、促进创面愈合的作用,在创面修复及组织再生方面具有极大的应用前景。2017年《中华烧伤杂志》发表《皮肤创面外用生长因子的临床指南》,进一步肯定了生长因子在创面愈合领域的重要作用。如已经实现产品化的 bFGF、GM-CSF 及 PDGF 等的临床应用效果正在逐渐被认同。然而,结合生长因子的组织工程皮肤尽管有很多研究罗列了其良好的应用前景,但其自身的产品化进程却相对缓慢。分析原因可能是:①含有多种成分的组织工程皮肤将面临更多、更严格的检测。②生长因子本身价格昂贵且容易失活,对保存、运输技术和生产成本的控制具有更高的要求;有观点认为通过基因转染的方法构建特定生长因子的表达体系可能是有效解决生长因子容易失活的重要途径。③生长因子引入组织工程支架的方法涉及多种化学试剂,其安全性、有效性及稳定性面临生物安全方面的隐忧。④单种细胞因子及生长因子的作用及参与的生物学过程往往是多方面的,其具体机制难以完全阐明。⑤多种生长因子的联合应用及协同调控是目前组织工程领域面临的重要难题之一。

九、免疫耐受及排斥反应的研究

患者自体细胞的获取与自体组织的构建,为个性化医疗提供了新的途径。然而,就组织工程皮肤

产品的规模化、标准化生产而言,自体细胞及组织的来源、丰富程度及获取的难易成为最大的障碍。相比而言,异体/异种的细胞、组织则基本不存在来源问题,更容易实现标准化的产业模式,目前产品化的多种组织工程皮肤例如 Apligraf™、安体肤™、Alloderm™ 及 Integra™ 等含有的细胞成分或基质成分几乎均来自异体/异种。这些组织工程产品尽管标明各种成分具有较低的免疫原性,但仍存在免疫排斥及传播病毒的潜在风险。深入研究人体对异体/异种来源的细胞、组织的免疫排斥和免疫耐受机制,阐明非自体源性的组织细胞在体内的具体作用及转归,是合理诱导主体的特异性免疫耐受、开发新型组织工程皮肤产品的重要前提,具有重大的现实意义。

十、进一步加强组织工程皮肤的基础与临床转化研究的必要性

在 TES 领域尽管仍有很多基础性的问题需要进行深入研究和更全面地解答,但是以解决实际问题和临床应用为目的的 TES 研发如何实现产品化并用于针对性的人群医疗救治仍是其进一步发展的必由之路。很多临床现象可能为 TES 的进一步研发和性能优化提供重要的启示作用。例如,关于表皮替代物的研究近来已少见报道,但是如何促进上皮化的研究仍是目前的热点话题。在烧伤方面,如何改善局部环境促使残存的皮岛细胞实现上皮化也很有意义;再例如,深二度磨痂创面利用猪皮和异体皮覆盖治疗的效果迥异,前者干燥脱落后其下是新生上皮,而异体皮揭去后往往是新生肉芽创面,甚至部分异体真皮实现血管化,这是否意味着不同的创面覆盖物给予创面修复的调控信号不同呢? 这些临床现象的探讨必然对深入认识创面修复过程,对新型 TES 的研发提供更有价值的参考信息。另外,诸多组织工程产品从实验室走向临床的道路困难重重,转化医学概念的适时提出正是基于目前新兴生物技术转化面临的窘境。转化医学的概念逐渐完善和成熟,以临床应用和产品转化为导向的组织工程研发逐渐被认同。2007 年中国第一个 TES 产品——安体肤™ 由中国人民解放军空军军医大学研发并成功用于临床;2017 年兰度™ 人工合成真皮通过临床试验并开始用于临床。另外,

还有多种 TES 准产品已经完成产品注册检验或已进入临床试验阶段。面对前所未有的机遇与挑战，不断围绕 TES 研发核心加深相关领域，如分子生物学、细胞生物学、组织工程和再生医学的基础研究，突破瓶颈问题，加快临床转化研究，不断推进新型医疗技术的应用推广，我们需要付出更多的努力去探索。

（韩春茂　王新刚）

参 考 文 献

[1] BOTTCHER-HABERZETH S, BIEDERMANN T, REICHMANN E. Tissue engineering of skin[J]. Burns, 2010, 36(4):450-460.

[2] VAN DER VEEN V C, VAN DER WAL M B, VAN LEEUWEN M C, et al. Biological background of dermal substitutes[J]. Burns, 2010, 36(3):305-321.

[3] CERQUEIRAM T, MARQUES A P, REIS R L. Using stem cells in skin regeneration: possibilities and reality[J]. Stem Cells Dev, 2012, 21(8):1201-1214.

[4] LIU X, MA L, MAO Z, et al. Chitosan-based biomaterials for tissue repair and regeneration[J]. Adv Polym Sci, 2011, 244:81-128.

[5] GROEBER F, HOLEITER M, HAMPELA M, et al. Skin tissue engineering--in vivo and in vitro applications[J]. Adv Drug Deliv Rev, 2011, 63(4-5):352-366.

[6] HU X, YU W, SUN H, et al. Epidermal cells delivered for cutaneous wound healing[J]. J Dermatolog Treat, 2012, 23(3):224-237.

[7] RUSZCZAK Z. Effect of collagen matrices on dermal wound healing[J]. Adv Drug Deliv Rev, 2003, 55(12):1595-1611.

[8] KOENEN W, FELCHT M, VOCKENROTH K, et al. One-stage reconstruction of deep facial defects with a single layer dermal regeneration template[J]. J Eur Acad Dermatol Venereol, 2011, 25(7):788-793.

[9] PHILANDRIANOS C, ANDRAC-MEYER L, MORDON S, et al. Comparison of five dermal substitutes in full-thickness skin wound healing in a porcine model[J]. Burns, 2012, 38(6):820-829.

[10] MURPHY C M, O'BRIEN F J. Understanding the effect of mean pore size on cell activity in collagen-glycosaminoglycan scaffolds[J]. Cell Adh Migr, 2010, 4(3):377-381.

[11] MURPHY C M, HAUGH M G, O'BRIEN F J. The effect of mean pore size on cell attachment, proliferation and migration in collagen-glycosaminoglycan scaffolds for bone tissue engineering[J]. Biomaterials, 2010, 31(3):461-466.

[12] WANG Y, BELLA E, LEE C S, et al. The synergistic effects of 3-D porous silk fibroin matrix scaffold properties and hydrodynamic environment in cartilage tissue regeneration[J]. Biomaterials, 2010, 31(17):4672-4681.

[13] CHUNG T W, CHANG Y L. Silk fibroin/chitosan-hyaluronic acid versus silk fibroin scaffolds for tissue engineering: promoting cell proliferations in vitro[J]. J Mater Sci Mater Med, 2010, 21(4):1343-1351.

[14] MURPHY C M, O'BRIEN F J. Understanding the effect of mean pore size on cell activity in collagen-glycosaminoglycan scaffolds[J]. Cell Adh Migr, 2010, 4(3):377-381.

[15] ROOSA S M, KEMPPAINEN J M, MOFFITT E N, et al. The pore size of polycaprolactone scaffolds has limited influence on bone regeneration in an in vivo model[J]. J Biomed Mater Res A, 2010, 92(1):359-368.

[16] CLAVE A, YAHI H, HAMMOU J C, et al. Polypropylene as a reinforcement in pelvic surgery is not inert: comparative analysis of 100 explants[J]. Int Urogynecol J Pelvic Floor Dysfunct, 2010, 21(3):261-270.

[17] WANG X, HAN C, HU X, et al. Applications of knitted mesh fabrication techniques to scaffolds for tissue engineering and regenerative medicine[J]. J Mech Behav Biomed Mater, 2011, 4(7):922-932.

[18] NOVOSEL E C, KLEINHANS C, KLUGER P J. Vascularization is the key challenge in tissue engineering[J]. Adv Drug Deliv Rev, 2011, 63(4-5):300-311.

[19] FRONTINI M J, NONG Z, GROS R, et al. Fibroblast growth factor 9 delivery during angiogenesis produces durable, vasoresponsive microvessels wrapped by smooth muscle cells[J]. Nat Biotechnol, 2011, 29(5):421-427.

[20] HENDRICKX B, VRANCKX J J, LUTTUN A. Cell-based vascularization strategies for skin tissue engineering[J]. Tissue Eng Part B Rev, 2011, 17(1):13-24.

[21] CHIU Y C, CHENG M H, ENGEL H, et al. The role of pore size on vascularization and tissue remodeling in PEG hydrogels[J]. Biomaterials, 2011, 32(26):6045-6051.

[22] JI S Z, XIAO S C, LUO P F, et al. A new strategy of promoting vascularization of skin substitutes by capturing endothelial progenitor cells automatically[J]. Med Hy-

potheses,2011,77(4):662-664.

[23] KOHARA H,TAJIMA S,YAMAMOTO M,et al. Angio-genesis induced by controlled release of neuropeptide substance P[J]. Biomaterials, 2010, 31(33):8617-8625.

[24] GOLUB J S,KIM Y T,DUVALL C L,et al. Sustained VEGF delivery via PLGA nanoparticles promotes vascu-lar growth[J]. Am J Physiol Heart Circ Physiol,2010, 298(6):H1959-H1965.

[25] SUN H,WANG X,HU X,et al. Promotion of angiogene-sis by sustained release of rhGM-CSF from heparinized collagen/chitosan scaffolds[J]. J Biomed Mater Res B Appl Biomater,2012 Apr;100(3):788-798.

[26] SUN G,SHEN Y I,KUSUMA S,et al. Functional neovas-cularization of biodegradable dextran hydrogels with mul-tiple angiogenic growth factors[J]. Biomaterials, 2011, 32(1):95-106.

[27] PENG L H,TSANG S Y,TABATA Y,et al. Genetically-manipulated adult stem cells as therapeutic agents and gene delivery vehicle for wound repair and regeneration [J]. J Control Release,2012,157(3):321-330.

[28] HELMRICH U,MARSANO A,MELLY L,et al. Genera-tion of human MSC expressing defined xenogenic VEGF levels by optimized transduction and flow cytometry puri-fication[J]. Tissue Eng Part C Methods,2012,18(4): 283-292.

[29] WEBBER M J,TONGERS J,NEWCOMB C J,et al. Su-pramolecular nanostructures that mimic VEGF as a strat-egy for ischemic tissue repair[J]. Proc Natl Acad Sci U S A,2011,108(33):13438-13443.

[30] ERBA P,MIELE L F,ADINI A,et al. A morphometric study of mechanotransductively induced dermal neovas-cularization[J]. Plast Reconstr Surg, 2011, 128(4): 288e-299e.

[31] BOERCKEL J D,UHRIG B A,WILLETT N J,et al. Me-chanical regulation of vascular growth and tissue regener-ation in vivo[J]. Proc Natl Acad Sci U S A,2011,108 (37):E674-E680.

[32] MOIEMEN N S,YARROW J,KAMEL D,et al. Topical negative pressure therapy:does it accelerate neovascular-isation within the dermal regeneration template,integra? a prospective histological in vivo study[J]. Burns,2010, 36(6):764-768.

[33] GARVIN K A,DALECKI D,HOCKING D C. Vascular-ization of three-dimensional collagen hydrogels using ul-

trasound standing wave fields[J]. Ultrasound Med Biol, 2011,37(11):1853-1864.

[34] ARJUNAN K P,FRIEDMAN G,FRIDMAN,et al. Non-thermal dielectric barrier discharge plasma induces an-giogenesis through reactive oxygen species[J]. J R Soc Interface,2012,9(66):147-157.

[35] SU Z,MA H,WU Z,et al. Enhancement of skin wound healing with decellularized scaffolds loaded with hyalu-ronic acid and epidermal growth factor[J]. Mater Sci Eng C,2014,44:440-448.

[36] GREAVES N S,IQBAL S A,BAGUNEID M,et al. The role of skin substitutes in the management of chronic cu-taneous wounds[J]. Wound Repair Regen, 2013, 21 (2):194-210.

[37] MEAUME S,TRUCHETET F,CAMBAZARD F,et al. A randomized, controlled, double-blind prospective trial with a lipido-colloid technology-nano-oligosaccharide fac-tor wound dressing in the local management of venous leg ulcers[J]. Wound Repair Regen, 2012, 20(4):500-511.

[38] MUNTER K C,MEAUME S,AUGUSTIN M,et al. The reality of routine practice:a pooled data analysis on chro-nic wounds treated with TLC-NOSF wound dressings [J]. J Wound Care,2017,26(Sup2):S4-S15.

[39] SHIH B,SULTAN M J,CHAUDHRY I H,et al. Identifi-cation of biomarkers in sequential biopsies of patients with chronic wounds receiving simultaneous acute wounds:a genetic, histological, and noninvasive imaging study[J]. Wound Repair Regen,2012,20(5):757-769.

[40] PLOTNER A N,MOSTOW E N. A review of bioactive materials and chronic wounds[J]. Cutis,2010,85(5): 259-266.

[41] WINTERS C L,BRIGIDO S A,LIDEN B A,et al. A mul-ticenter study involving the use of a human acellular der-mal regenerative tissue matrix for the treatment of diabet-ic lower extremity wounds[J]. Adv Skin Wound Care, 2008,21(8):375-381.

[42] LANGER A,ROGOWSKI W. Systematic review of eco-nomic evaluations of human cell-derived wound care products for the treatment of venous leg and diabetic foot ulcers[J]. BMC Health Services Res,2009,9:115.

[43] GROEBER F,HOLEITER M,HAMPEL M,et al. Skin tissue engineering—in vivo and in vitro applications[J]. Adv Drug Deliv Rev,2011,63(4-5):352-366.

[44] SUN X,FU X,HAN W,et al. Dedifferentiation of human

terminally differentiating keratinocytes into their precursor cells induced by basic fibroblast growth factor[J]. Biol Pharm Bull,2011,34(7):1037-1045.

[45] YANNAS I V,ORGILL D P,BURKE J F. Template for skin regeneration [J]. Plast Reconstr Surg, 2011, 127 (Suppl 1)60S-70S.

[46] LAROUCHED,CUFFLEY K,PAQUET C,et al. Tissue-engineered skin preserving the potential of epithelial cells to differentiate into hair after grafting[J]. Tissue Eng Part A,2011,17(5-6):819-830.

[47] XU Y,HUANG S,MA K,et al. Promising new potential for mesenchymal stem cells derived from human umbilical cord Wharton's jelly:sweat gland cell-like differentiative capacity[J]. J Tissue Eng Regen Med, 2012, 6 (8):645-654.

[48] YOO B Y,SHIN Y H,YOON H H,et al. Hair follicular cell/organ culture in tissue engineering and regenerative medicine[J]. Bioch Eng J,2010,48(3):323-331.

[49] ELIA R,FUEGY P W,VANDELDEN A,et al. Stimulation of in vivo angiogenesis by in situ crosslinked,dual growth factor-loaded, glycosaminoglycan hydrogels [J]. Biomaterials,2010,31(17):4630-4638.

第二十九章

组织工程血管研究

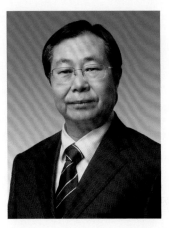

谷涌泉

医学博士,主任医师,教授,博士研究生导师。现任首都医科大学血管外科研究所所长,首都医科大学血管外科学系副主任,首都医科大学下肢动脉硬化闭塞症临床诊疗与研究中心主任。兼任国际血管联盟主席、中华医学会组织修复与再生分会副主任委员、中国医师协会血管外科医师分会副会长、中华医学会外科学分会血管外科学组委员、中国医疗保健国际交流促进会糖尿病足病分会主任委员、中华医学会医学工程学分会干细胞工程专业学组组长、中国医疗保健国际交流促进会血管外科分会副主任委员、中国生物医学工程学会组织与再生医学分会副主任委员。

He is currently director of the Institute of Vascular Surgery, Capital Medical University, deputy director of the Department of Vascular Surgery, Capital Medical University, and director of Clinical Center for Arteriosclerosis Obliterans of Lower Extremity, Capital Medical University. He is also chairman of the Diabetic Foot Branch of the Chinese Chapter of the International Union of Angiology, vice chairman of tissue engineering and regenerative branch of Chinese Medical Association, vice chairman of the Vascular Surgery Branch of the Chinese Medical Doctor Association, a member of the Vascular Surgery Group of the Chinese Medical Association Surgery Branch, Chairman of diabetes foot branch of China International Exchange and Promotion Association for Medical and Healthcare, head of the Stem Cell Engineering Group of the Medical Engineering Branch of the Chinese Medical Association, vice Chairman of the Vascular Surgery Branch of China International Exchange and Promotion Association for Medical and Healthcare.

摘要

组织工程血管指的是运用生物医学、材料学和工程学的原理和方法,构建从形态到功能都接近活体血管的人工血管来替代病变血管。在心血管疾病、下肢动脉缺血性疾病和血液透析过程中的动静脉造瘘方面对其有着迫切的临床需求。组织工程血管主要由三部分组成:一是健康、易获、具有良好的增殖和分化能力的种子细胞;二是具有良好的力学性能和生物相容性且成本低,适于量产的支架材料;三是建立一个细胞在支架材料上黏附、增殖和分化的微环境,包括对支架的修饰、生长因子的应用、构建生物反应器等,使其表面尽快形成内皮层和平滑肌层。目前国内 TEVG 尤其是小口径的 TEVG 的研究处于基础研究阶段,尚未得到大规模的临床应用。相信随着干细胞与组织工程技术的不断发展,在医学、生物学、材料学和工程学等科学家的深入研究和合作下,TEVG 一定能够得到广泛的应用。

Abstract

Tissue-engineered vascular grafts refers to the use of principles and methods of biomedicine, materials science, and engineering to construct artificial blood vessels that are close to living blood vessels in form and function to replace diseased blood vessels, which have an urgent clinical need for cardiovascular disease, arterial ischemia in the lower limbs and arteriovenous fistula in hemodialysis.

Tissue-engineered vascular grafts are mainly composed of three parts. The first is seeding cells that are healthy, easy to obtain, and have good proliferation and differentiation capabilities; the second is a scaffold material that has good mechanical properties, biocompatibility and is low in cost which is suitable for mass production; the third is to establish a microenvironment where cells can adhere, proliferate and differentiate on scaffold materials, including modification of scaffolds, application of growth factors, construction of bioreactors, etc. The microenvironment can make its surface form an endothelial layer and a smooth muscle layer as soon as possible.

At present, the research of tissue-engineered vascular grafts, especially small-diameter tissue-engineered vascular grafts, is still in the basic research stage and has not yet been applied in large-scale clinical applications. It is believed that with the development of stem cells and tissue engineering technology, tissue-engineered vascular grafts will be widely used under the in-depth research and cooperation of scientists in medicine, biology, materials, and engineering.

组织工程是一个多学科交叉的研究领域。它运用生物医学和材料学、工程科学的原理和方法，模拟目标组织的结构和功能来开发制造出具有生物活性的组织或器官替代物，以维持、替代、修复，甚至提高受累组织的功能。组织工程的概念由麻省总医院的 Joseph P. Vacanti 教授和麻省理工学院的 Robert Langer 教授于 20 世纪 80 年代末首先提出，并在美国 *Science* 杂志撰文发表了其研究成果。30 余年来，组织工程在全世界范围内发展迅速，涵盖了骨和软骨、皮肤、心脏瓣膜、血管、神经、牙齿、肌腱和眼角膜等多个领域。部分已形成产品，投入临床应用，如美国 FDA 批准生产的 Apligraf 组织工程皮肤等。截至 2010 年底，全球组织工程产品市场销售额已达到 5 000 亿美元，增长势头良好。

组织工程血管是组织工程中非常重要的一部分，由于患者自身血管的限制，在心血管外科领域，人们长期以来一直在寻找最佳的血管替代品。目前大、中口径组织工程血管已广泛应用于胸主动脉、腹主动脉等人工血管转流术中，效果良好，基本达到临床使用的要求；而小口径（直径<6mm）组织工程血管因易引发血小板聚集及血栓形成，且易发生新生内膜增厚而导致血管堵塞等原因，一直未达到临床预期效果。组织工程血管的表面孔隙率及渗透压是诱导血小板聚集的重要因素，因此，良好的力学性能和生物相容性是保证血管长期稳定性及通畅性的主要条件，也是构建理想小口径组织工程血管的关键。

本章将就组织工程血管的基本要素、构建方式及临床应用情况作一介绍。

第一节　组织工程血管的基本要素

一、基本概念

组织工程血管是指利用组织工程学方法，将血管种子细胞"种植"在生物相容性良好的支架材料上，构建从形态到功能都接近活体血管的人工血管。

其包括三个重要的组成成分：①能够在移植物上生长的种子细胞（包括体外种植和体内动员的细胞）；②细胞外基质（ECM）及替代物和支架材料；③调控形成血管多层结构、维持生物学功能的细胞因子。以上三种成分对于形成具有良好生物相容性和机械性能的血管组织来说是相辅相成密不可分的。

二、具备条件

组织工程血管应具备以下条件：①具有模拟体内血管壁的三层结构；②具有高度的生物相容性和稳定性，无毒性，无致癌性，无免疫排斥反应；③具有一定的孔径和孔隙率，易于种子细胞种植和迁移，细胞彼此之间相互接触，易于生物信号因子的传递；④具备一定的机械性能，如爆破强度、拉伸强度等；⑤具有一定的缝合强度；⑥不易产生血栓，并对神经和药物的刺激具有收缩和舒张的功能；⑦制备时间短，方便消毒、保存、运输，持久耐用，性价比高。

三、技术要求

（一）生物相容性

国际标准化组织（International Organization for Standardization，ISO）会议解释：生物相容性是指生命体组织对非活性材料产生反应的一种性能。一般是指材料与宿主之间的相容性，包括组织相容性和血液相容性。一般认为生物材料必须具有良好的生物相容性才能确保临床应用的安全性。主要参照 ISO10993.13 医疗器械生物学评价。

1. 组织相容性　组织相容性要求医用材料植入人体后与人体组织、细胞接触时，不能被组织液所侵蚀，材料与组织之间应有一种亲和能力，无任何不良反应。当医用材料植入人体某部位，周围组织将出现白细胞、淋巴细胞和吞噬细胞聚集，发生不同程度的急性炎症。如材料无毒性，性能稳定，组织相容性良好，半年或更长时间后，炎症反应消失。

材料组织相容性的优劣，主要取决于材料结构的化学稳定性。通常相对分子质量大、分布窄或有交联结构的材料，组织相容性比较好。

2. 血液相容性　指的是生物医用材料与血液直接接触时，材料表面出现血浆蛋白被吸附，血小板黏附、聚集、变形，凝血系统、纤溶系统被激活，最终形成血栓。研究者通常通过对其表面进行改性如改变材料表面的成分、结构、亲（疏）水性、表面电荷等理化特征来提高生物医用材料的血液相容性。如在材料表面涂覆肝素抑制纤维蛋白原向纤维蛋白转化并阻止血小板在材料表面的黏附、聚集，来达到抗凝血的目的。

生物相容性评价主要包括细胞毒性试验、溶血试验、遗传毒性和致癌试验、植入试验、过敏试验等。

（二）机械性能

组织工程血管需要能够承受一定的缝线牵张拉力和血液灌注压力，因此，要求血管支架具备一定的机械强度。机械强度包括拉伸强度、爆破强度及缝合强度。

1. 拉伸强度　是指血管在承受血压波动时易发生轴向和径向的形变。最大负载能力指的是组织工程血管的管状部分两端固定在合适的夹具上，匀速拉伸直到屈服或断裂的最大负载能力；径向拉伸强度指的是将两根平行的金属棒穿过组织工程血管，沿半径方向匀速拉伸，直到血管屈服或断裂的最大负载力。

2. 爆破强度　是指对血管支架进行爆破实验时，连续通过液体或空气施加压力，测得支架突然破裂时的最大压力。检测方法有薄膜破裂强度法、探头破裂强度法和加压破裂强度法等，其中加压破裂强度法为最合适、最常用的方法。

3. 缝合强度　是指使用缝线牵拉致组织工程血管管壁破坏的最大拉力。方法为将血管支架沿轴向截取一段，将其一端固定并拉直，用缝线在血管另一端的边缘内 2mm 处穿过，缝线以 50～200mm/min 的速度拉伸，记录缝线拉出致使血管壁损伤的拉力大小及缝线尺寸。

（三）顺应性

顺应性是指在一定频率的脉动压力下，血管壁径向弹性扩张和收缩的能力。顺应性差会影响血液在血管内的流动，造成管腔内狭窄。

（四）孔径和孔隙率

孔径是指存在于组织工程血管纤维支架和/或蛋白纤维网内的三维孔隙的大小。为了实现生物材料的体内存活和生长重塑，必须确保细胞在材料内部的繁殖和生长，因此血管移植物要具备充分的孔隙允许细胞的浸润和营养物质的交换，以保证局部的新陈代谢。

孔隙率是指对血管中孔隙体积占血管总体积（包括孔隙体积）的比例，可以通过孔隙面积法和孔隙重量法直接计算出血管的孔隙率。当孔径为

100~300μm,孔隙率达到90%时,最有利于细胞黏附与基质合成。

较小的孔径会限制平滑肌细胞在支架深层的定植和生长,阻碍组织工程血管材料的新陈代谢和重塑。除此之外,营养物质和代谢产物的运输也依赖于一定的孔径和孔隙率。

孔径和孔隙率过大将增加术中血液渗漏的可能性,并与术后血肿密切相关。另外,如果血管移植物孔径或孔隙率过大,一定长度和厚度的血管移植物内基质内容物含量相对较少,一定程度上降低了支架的力学性能,体内移植后容易发生血管瘤。对于动物来源的血管,过大的孔隙率将伴随着血管基质成分的丢失,从而影响细胞外基质支架的生物学活性,反而不利于细胞的存活和支架的生长。

(五) 可降解性

血管支架材料降解速度应与移植组织的再生速度基本匹配,支架材料在血管内皮化完成后降解才能保持血管的结构完整和内环境稳定,从而使管状支架有充分和适宜的时间重塑形成具有生理活性与功能的自体新血管,防止漏血和血管瘤的形成。

第二节 组织工程血管的构建方式

目前,关于血管组织工程的研究分为两大类。一类为传统的血管组织工程,包含可吸收降解的生物材料、种子细胞,以及二者在体外生物反应器中的构建,要求比较严格,尤其是对于细胞生长的速度与材料降解的速度要协调一致,呈现负相关的作用。由于体外构建比较困难,目前出现了另外一类血管组织工程,为体内血管组织工程,即体外进行初步的构建后,尽快移植至体内,使组织工程血管在体内环境下,自动进行重建,由于体内环境的影响,使组织工程血管在体内发育良好,有着非常好的应用前景。本节将对组织工程血管的体外构建和体内构建依次进行介绍。

一、体外构建组织工程血管

体外构建的主要技术手段为在体外将种子细胞种植于支架材料上,在静态/动态环境下构建与受体组织相容性良好,机械性能良好,无免疫原性,移植后能维持管腔长期通畅的组织工程血管。

(一) 种子细胞的选择

选择适宜的种子细胞,是构建组织工程血管的第一步。种子细胞的选择应具备以下几个条件:取材方便,创伤小,黏附力强,具有良好的扩增能力,使用安全,无免疫排斥反应或排斥反应较小。目前应用于组织工程血管中的种子细胞包括血管壁细胞和干细胞。其中血管壁细胞包括自体或同种异体的内皮细胞(endothelial cell,EC)、平滑肌细胞(smooth muscle cell,SMC)、成纤维细胞(fibroblast,Fb);干细胞包括前体细胞、成体干细胞和胚胎干细胞。

1. **血管壁细胞** EC 覆盖于血管的内表面,可以分泌多种活性因子,如内皮素、前列腺素、NO 等,可通过抑制 SMC 的迁移、增殖和细胞外基质的产生来抑制内膜增生,防止血栓生成。因此,组织工程血管的内皮化对于提高移植血管的通畅率具有重要作用。内皮细胞的再生能力有限,约经过 70 个细胞周期便停止增殖。目前,研究者已提出四种移植血管内皮化的假说:①移植前在支架材料表面种植内皮细胞;②自体 EC 从原生血管向吻合口迁移;③血液循环中的内皮祖细胞黏附于支架材料表面并分化成成熟的 EC;④毛细血管中的 EC 通过移植物的多孔结构向内渗透从而覆盖血管。

研究证实,单纯种植 EC 并不能使组织工程血管快速完全内皮化,其他细胞也被证明可以维持内膜结构的稳定,促进内皮化。SMC 具有可收缩性,并分泌胶原蛋白、弹性蛋白和糖胺多糖(glycosaminoglycan,GAG)等细胞外基质,提供生物力学稳定性,对血管的自我更新具有重要的作用。因此,SMC、Fb 的种植也是构建组织工程血管不可缺少的步骤。1986 年,Weinberg 和 Bell 等人应用自体 EC、SMC 和 Fb 作为种子细胞,首次在体外构建出组织工程血管,该血管能产生 von Willebrand 因子(vWF)和前列腺素,但血管强度无法满足回植要求。1999 年,来自美国杜克大学的 Niklason 等采用可降解聚羟基乙酸(polyglycolic acid,PGA)制备多孔管状支架,将 EC 和 SMC 先后种植于该支架材料,并首次采用动态培养的方式,构建了第一个真正意义上的组织工程血管。其爆破强度达到

2 000mmHg,缝合强度为 90g,胶原含量超过 50%。将其移植入小型猪的髂动脉,24 天后可观察到通畅性良好。

血管壁细胞主要来源于大血管管壁细胞(如大隐静脉)和微血管管壁细胞。Wen 等将从人大隐静脉中获得的 EC 和 SMC 分别和共同种植在聚乙醇酸支架上,培养 28 天后,SMC 填满支架间隙,接种在 SMC 上的 EC 形成了较完整的内皮层。同 SMC 共培养的 EC 的内皮素和 6-酮-前列腺素 F1α 分泌水平明显高于单纯接种 EC 组。腹膜或皮下脂肪组织中的微血管壁细胞也可以作为种子细胞。Cardinal 等通过抽脂法抽取人皮下脂肪,分离培养成脂肪微血管内皮细胞,体外培养扩增后接种到血管支架材料上,之后在生物反应器中进行动态培养。结果证实,来自脂肪组织的微血管管壁细胞可以在材料表面形成完整的 EC 层。

总的来说,大血管管壁细胞获取细胞数量有限,分离培养需消耗较长时间,不能满足急症患者的需求;在体外扩增易发生老化,且与支架材料黏附不牢,在流体动力的影响下容易脱落。同时,获取自体大隐静脉时侵入性操作使患者肌体受到伤害,且来源于疾病状态或老年患者的细胞质量较差。而微血管管壁细胞来源较丰富,短时间内即可获得大量细胞,但是混杂有间皮细胞,间皮细胞无抗血栓形成能力,影响移植血管的长期通畅率。这些缺点均使血管壁细胞的临床应用受到限制。

2. 干细胞 由于自体血管壁细胞来源限制等不足,干细胞因具有可自我更新,在特定条件下可分化为成熟细胞的特性,被研究者认为是组织工程血管最理想的种子细胞,已成为近几十年构建组织工程血管种子细胞的研究热点,其中包括前体细胞、成体干细胞和胚胎干细胞。

(1)前体细胞:内皮前体细胞(endothelial progenitor cell,EPC)又称成血管细胞,来源于骨髓,可从骨髓动员到外周血,在体内循环、增殖并分化为成熟的 EC,参与损伤血管的修复。Kaushal 等将从羊的外周血中提取的内皮前体细胞在体外培养扩增后,接种到经 1% Triton X-100 和 0.1%氢氧化铵脱细胞处理后的猪髂动脉构建小口径(4mm)组织工程血管。将组织工程血管移植入羊的颈动脉,结果显示该组织工程血管在术后 130 天仍保持畅通,并表现出同正常血管相似的收缩性和 NO 等化学物质的释放,而未接种 EPC 的猪脱细胞髂动脉术后 15 天就闭塞了。Mendelson 等将羊血中分离得到的 EPC 和骨髓来源的间充质干细胞(mesenchymal stem cell,MSC)接种到 poly-4-hydroxybutyrate 包被过的 PGA 支架上,并在层流动态培养系统中培养 5 天。将其移植到羊肺动脉血管壁 4 周后,可观察到类似正常血管组织分层和功能的血管补片的形成,并与原血管壁有机整合在一起。

平滑肌前体细胞(smooth muscle progenitor cell,SPC)也可以作为构建组织工程血管的一个种子细胞来源。Xie 等通过密度梯度离心法从大鼠外周血中分离提取平滑肌前体细胞。在含有血小板衍生因子-BB(platelet-derived growth factor-BB,PDGF-BB)的内皮生长培养基的诱导下培养 3 周,免疫荧光法、Western blot 实验和 RT-PCR 方法证实 SMA-α、钙调蛋白(calponin)和肌球蛋白重链(myosin heavy chain,MHC)阳性。将其接种到经丝素蛋白修饰后的高分子聚合支架材料后,表现出良好的代谢活性和增殖能力。

(2)成体干细胞:是指存在于一种已经分化组织中的未分化细胞,在病理状态或在外因诱导下可以表现出不同程度的再生和更新能力。最常用于构建组织工程血管的成体干细胞是骨髓来源的 MSC(BMSC)。BMSC 是起源于骨髓中胚层的未分化细胞,具有很强的增殖能力和分化为 EC、SMC、成骨细胞、肌细胞等多种组织细胞的潜能。取材方便,对供体健康无害,分离培养容易,且多次传代表型不会发生改变。而且由于 MSC 不含有主要组织相容性复合体(major histocompatibility complex,MHC)Ⅱ,不存在组织配型和免疫排斥问题,是构建组织工程血管最理想的种子细胞。

东京女子医科大学的 Matsumura 等将 BMSC 直接接种于 P(CL/LA)复合聚乳酸(PLLA)支架上,并移植入狗的下腔静脉。结果证实,BMSC 在体内增殖、分化为 EC 和 SMC。同时,移植的细胞还可产生血管内皮生长因子(vascular endothelial growth factor,VEGF)和血管生成素-1(angiopoietin-1,Ang-1)。这是人类首次证实 BMSC 在体内环境下的内皮化。后续 42 例临床实验证实,该组织工程血管没有导致血管狭窄、动脉瘤及血管钙化的出现,充分显示了组织工程血管巨大的临床应用潜力。

脐带血细胞(umbilical cord blood cell,UCBC)包含造血干细胞、多潜能干细胞和内皮集落形成细胞(endothelial colony-forming cell,ECFC)等。ECFC可在体外表现出非凡的增殖能力,且再移植入体内时对新生血管的形成起到结构上的贡献作用。Schmidt 等将人类 UCBC 来源的肌纤维母细胞种植在含聚乙醇酸和聚-4-甲基丁烯的可降解支架上,构建模拟人体正常血管三层结构的组织工程血管,并在生物反应器中动态培养。结果证实,其力学特性与正常对照血管类似,而种植的前体细胞也表现出 CD31 和 vWF 等典型的内皮细胞特征。因此,UCBC 也可以作为一种种子细胞来源。

(3) 胚胎干细胞:胚胎干细胞(embryonic stem cell,ESC)是来自胚胎内细胞团或原始生殖细胞,经过体外抑制培养筛选出来的一类全能性细胞,具有自我更新和无限增殖能力。2002 年,Levenberg 等把人的 ESC 进行定向分化,成功诱导为 EC。该 EC 在基质胶中可以形成管状结构,种植到重症联合免疫缺陷小鼠体内可形成有正常结构和功能的毛细血管。2006 年,Abilez 等将鼠 ESC 接种在 3D 胶原支架上,并在体外仿生脉动生物反应器中培养。结果表明,ESC 在支架上生长繁殖,且在长时间搏动应力的影响下,ESC 具有向 EC、SMC 和 Fb 分化的可能性。从理论的角度出发,ESC 只要经过一定诱导条件就能定向分化为机体需要的任何细胞,但因其培养技术复杂,并涉及社会、伦理和道德等方面的制约,且具有严重的免疫排斥反应,其应用受到明显限制。

(二) 组织工程血管的支架材料

支架材料为种子细胞的增殖和迁移提供支撑结构,对构建组织工程血管起到了关键作用。理想的组织工程血管材料应满足以下要求:①合适的孔径和孔隙率,易于细胞黏附和种植;②良好的安全性和生物相容性,无毒,无免疫原性,不易形成血栓;③与宿主血管相似的力学性能,可耐受血流冲击;④具备合适的降解速度,降解物无毒性,可排出体外;⑤来源广泛,性能稳定,经济适用,可塑性好,利于保存。

组织工程血管的支架材料包括天然生物材料、可降解的人工合成高分子材料和复合材料。

1. 天然生物材料　天然生物材料来源于生物体,具有良好的细胞和组织相容性,能为细胞的黏附、增殖和分化提供近似体内血管组织发育的细胞内基质条件,分为大分子结构材料和脱细胞基质材料。

(1) 大分子结构材料:大分子结构材料有胶原蛋白、弹性蛋白、纤维蛋白、壳聚糖和透明质酸等。胶原蛋白是血管壁细胞外基质的主要组成部分,占血管壁干重的 20%~50%。其含有细胞黏附域序列(精氨酸-甘氨酸-天冬氨酸,RGD)及细胞特定的识别信号,是机体内最为丰富且普遍存在的结构蛋白。Kanayama 等将从生物体内提取的胶原经过化学和热处理,交联制备成一种弹性胶原凝胶膜。研究者将来源于人的脐静脉内皮细胞(human umbilical vein endothelial cell,HUVEC)接种在该凝胶膜上,分别进行动态和静态培养。结果显示,HUVEC 在两种培养状态下均能增殖和发挥功能,但动态培养下,白介素-6(IL-6)和白介素-8(IL-8)的释放水平高于静态培养。

弹性蛋白也是细胞外基质的主要构成部分,使血管具有弹性和可伸缩性。Kurane 等将从猪的颈动脉得到的弹性蛋白和琼脂糖混合,并加入基质细胞衍生因子-1α(stromal-derived factor-1 alpha,SDF-1α)和碱性成纤维细胞生长因子(basic fibroblast growth factor,bFGF)构建组织工程血管。将其植入脂肪组织后,可观察到管腔内部 EC 和 SMC 的募集。

纤维蛋白是天然的可降解材料,在伤口愈合和组织修复中起到重要作用。纤维蛋白受到凝血酶的刺激后,会聚集形成纤维蛋白凝块,具有良好的细胞黏附性,为细胞的增殖和迁移提供支架,制备方便,无免疫原性。很多因子,如 VEGF、bFGF、肝素等,都与纤维蛋白连接起来用于改进基质材料的生物学性质,减少血栓形成。这些来源于体内的天然分子,对种子细胞的黏附、迁移、增殖和分化具有良好的效果,但因力学强度不足,多与其他生物材料混合来增强力学强度。

壳聚糖,又称脱乙酰甲壳素,是由自然界广泛存在的几丁质经过脱乙酰作用得到的,具有良好的生物可降解性、无刺激性和可塑性。Zhang 等构建了"壳聚糖/明胶-壳聚糖-壳聚糖/明胶"的三明治纺织结构的血管支架材料,具有良好的溶胀性和缝合强度,可承受 4 000mmHg 的最大爆破强度,且 SMC 在支架材料上生长良好。

透明质酸可以通过微生物发酵大量产生,并具有亲水性、非黏附性和可降解性。其降解物可以促进创面愈合。因此,透明质酸在伤口愈合及组织再生中具有重要作用。Turner 等发现透明质酸酯化会产生一种叫 Hyaff-11 的物质,对内皮层的形成有积极作用。Arrigoni 等将猪的主动脉来源的 SMC 种植到 Hyaff 基质材料上,并在含有抗坏血酸钠的培养系统中培养。结果证实其具有良好的增殖和细胞外基质分泌能力及良好的拉伸强度。

(2)脱细胞基质材料:生物来源血管经过脱细胞处理后,可以有效去除细胞成分和抗原性,保留了正常血管的胞外基质成分和完整的支架结构。基质中的一些氨基酸残基序列如 RGD 序列等,可被细胞膜的整合素受体识别,促进细胞的黏附、增殖和分化;胶原纤维和弹力纤维为细胞生长提供支架,维持生物力学性能。外源性支架组织逐渐降解、吸收,自身细胞产生的细胞外基质逐步替代外源性支架,保持血管的连续性和血流通畅,也是一种理想的血管替代物。

在国际范围内,脱细胞血管材料的制作并没有形成统一标准。常用的脱细胞方法有物理法、酶消化法、化学去垢剂法等。

1)物理法:物理的脱细胞方法主要有冻融、加压、超声等。冻融法是指采用反复冷冻与融化,致使细胞中形成冰晶及剩余液体中盐溶液浓度增高可以引起细胞破裂。这种方法简单有效,能够高效裂解血管壁表面的内皮细胞和壁内的平滑肌细胞,且不会对细胞外基质成分造成明显影响。同时,冻融法可以有效破坏具有胞膜结构的细菌等微生物,达到灭菌的效果。冻融处理后的血管材料更加多孔,使得后续的脱细胞化学试剂有效地渗透入深层血管壁,提高化学脱细胞效率。应注意的是,温度变化的幅度不能过大,否则会引起 ECM 纤维的断裂。加压也可用于细胞破碎,但仅限于肝、肺等 ECM 不是很致密的组织。有研究证实标准的超声清洗仪在细胞的破碎和去除方面非常有效,但超声的最佳强度和频率尚未确定。

2)酶消化法:酶消化法通常使用胰蛋白酶、糜蛋白酶、钙离子螯合剂、核酸酶等进行脱细胞处理。胰蛋白酶可以有效破坏细胞-细胞、细胞-基质之间的连接,可单独作为脱细胞试剂使用,是最常用的蛋白酶之一,但胰蛋白酶作用缺乏特异性,长时间用胰酶和 EDTA 处理的组织,ECM 结构被破坏,弹性蛋白含量降低,GAG、层粘连蛋白和纤维连接蛋白的含量也大大减少,影响细胞外基质的稳定性和力学强度。

3)化学去垢剂法:包括酸碱处理,非离子去垢剂、离子去垢剂、低渗和高渗处理、螯合剂等方法。其中非离子去垢剂和离子去垢剂应用比较广泛。非离子去垢剂作用比较温和,能够破坏脂质与脂质之间、蛋白与脂质之间的联系,而蛋白与蛋白之间的连接保持完整。Triton X-100 是最常用的去离子去垢剂,它能够除去心脏瓣膜内所有细胞成分,而瓣膜结构保持完整;但对于较厚的组织,往往不能将细胞成分完全脱除。而最常用的离子型去垢剂十二烷基磺酸钠(sodium laurylsulfonate,SDS)能够有效溶解细胞膜和核膜,完全去除血管壁内的细胞成分和核物质,但是 SDS 会破坏蛋白-蛋白之间的连接,高浓度(1%)的 SDS 会对组织的结构造成明显破坏,GAG 含量大大降低,胶原的完整性被破坏。

我们在脱细胞组织工程血管方面进行了 10 余年的研究,经过多次试验筛选出更加合理的脱细胞方案,以猪颈动脉作为天然血管材料,利用物理结合化学的方法成功去除动脉血管壁内的细胞和核酸成分,且胶原纤维、弹力纤维等 ECM 成分保存良好。单轴拉伸试证实材料的拉伸强度,断裂伸长率,缝合强度和爆破压与新鲜血管相比无显著差异,压汞法测得材料具有合适的孔径分布和孔隙率。动物皮下移植试验证明该脱细胞基质无明显的炎症反应。该结果获得了一项国家发明专利(一种脱除血管组织内细胞的血管基质及其制备方法,专利号:ZL 2009 10076674.9)。随后,研究组将内皮前体细胞种植于该脱细胞基质上,并借助旋转细胞培养系统和血管专用脉动流生物反应器进行体外三维成熟构建,在体外成功制备了组织工程血管样品,将该组织工程血管移植入犬下腔静脉,3 个月后,造影显示血管通畅,取材后切开移植血管发现移植血管内膜面光滑,无血栓形成。

2. 可降解的人工合成高分子材料　常用于构建组织工程血管的可降解人工合成高分子材料有PGA、聚乳酸(polylactic acid,PLA)、聚己内酯(polycaprolactone,PCL)及它们单体的组合聚合物等。以上材料均已被FDA批准应用于临床。良好的人工合成高分子材料应具备以下条件:①良好的生物相容性;②可降解性和可吸收性;③聚合物表面有利于细胞黏附,不影响细胞的生长和正常功能;④可精确控制其形态、尺寸、孔径大小、孔隙率、力学强度和降解速率。

PGA是最常用于构建组织工程血管的高分子支架材料。它是通过羟基乙酸开环聚合得到的,在体内被水解为羟基乙酸,并进一步代谢为水和二氧化碳。其多微孔结构适宜营养渗透和细胞向组织内部爬行生长。PLA是由可再生的植物资源(如玉米)所提出的淀粉原料经糖化得到葡萄糖,并发酵形成高浓度乳酸后再聚合而成的,最终降解产物同样为水和二氧化碳。PLA较PGA有更高的疏水性,因此降解速度更慢。由PGA制成的手术缝线在术后2~4周机械强度就显著下降,而PLA制成的手术缝线则需要超过1年的时间。这些高分子聚合物的降解速率取决于它们的分子量、暴露的表面积、结晶度及单体比例。PCL是一种具有多种生物功能的高分子材料,由己内酯开环聚合而成,有着良好的力学性能,弹性好,室温状态稳定。同时,其降解速度非常慢,对于构建需长时间植入的组织工程血管非常合适。

Iwasaki等从牛的主动脉分离得到EC、SMC和Fb。将Fb接种在PGA上,将SMC接种在PCL/PGA聚合物上,两者卷成6mm管状支架培养30天后,在管腔内表面种植EC构建组织工程血管。将该组织工程血管置于生物反应器中进行动态培养2周后,可检测到vWF、SMA和calponin的存在,且力学强度与正常血管基本保持一致。Pektok等以PCL为生物材料通过电纺丝技术构建内径为2mm的小口径组织工程血管,将其移植入大鼠腹主动脉,术后6个月,PCL血管较对照组血管(ePTFE)有更好的EC覆盖和血管新生效果。Yang等由聚乙二醇二丙烯酸酯引入拟生长因子QK肽至硫醇化壳聚糖溶液中。然后,将含有QK肽的聚(乙二醇)-b-聚(L-丙交酯-共-ε-己内酯)(PELCL)溶液静电纺丝成纤维膜。体外细胞培养试验表明,QK肽的释放明显起到了加速EC细胞增殖的作用。Liu等将电纺丝与微图案化结合起来,先将PEG与PL-LA嵌段共聚物分别制成携带有能够表达VEGF和bFGF质粒pDNA的无纺布和图案化膜片,然后在其上分别种植EC和SMC,再卷绕成直径约为6mm的双层管状支架。经体外连续3个月培养后观察,发现支架中有完整的内皮层和高度取向的平滑肌层形成,机械性能与正常血管基本一致。

3. 复合材料　天然生物材料和人工合成高分子材料都具有一定的优势,同时也存在一定的不足。天然生物材料细胞相容性高,在介导信号传导、调控细胞表型,为细胞的生长、增殖和分化提供近似体内ECM的支架条件,但大部分天然生物材料力学性能较差,体内移植中无法抵抗生理状态下血流冲击;可降解的人工合成高分子材料为非免疫原型,降解产物为体内循环的中间代谢物,生物安全性高,且可根据实际需要塑造成各种形状,但细胞亲和力较低,缺乏ECM中的生物识别信号。将两者按照一定的方法进行组合构建复合材料,可以发挥两者优势、弥补不足。

Zhang等将利用静电纺丝首先将胆固醇修饰的PCL与卵磷脂共纺成无纺布支架,将兔的BMSC诱导分化形成的SMC接种在该支架材料上。体外培养2天后,将细胞和支架形成的细胞板绕直径为2mm的芯轴卷绕成管状结构,将边缘部分缝合后形成组织工程血管。在管腔内表面种植人源脐带静脉EC。结果证实该组织工程血管具有良好的生物相容性,静态培养一段时间后血管内皮层形成。

Wang等通过电纺丝技术将PLA和丝蛋白-明胶共纺为PLA/SF-gelatin管状支架,其中PLA在外层用于增加力学强度,丝蛋白-明胶在内层用于促进细胞的黏附和生长。结果证实,PLA/SF-gelatin管状支架的孔隙率为(82±2)%,力学强度与正常血管基本一致。小鼠Fb和人脐静脉EC生长良好,皮下移植引发的炎症反应较低,表现出良好的生物相容性。

He等以胶原和可降解纳米纤维共聚物[P(LLA-CL)]通过电纺丝技术构建血管支架,并将人的冠状动脉EC接种在该支架材料上进行培养。结果证实EC在材料上沿着纳米纤维的走向生长良好,能保持以前的细胞表型,血小板内皮细胞黏附因子-1(PECAM-1)、纤连蛋白、Ⅳ型胶原蛋白表达阳性。

(三) 生长因子

1. 相关生长因子及作用特点　生长因子是一类调节微生物正常生长代谢的有机物,存在于血小板和各种成体与胚胎的组织细胞中,通过与细胞表面的特异性受体结合,在细胞与环境之间的通信和信息传递中发挥重要作用。它们通过自分泌、内分泌及旁分泌的形式调控多种细胞活动,包括增殖、分化、迁移、黏附和基因表达等,对血管重建具有重要的促进作用。

在血管再生过程中起到关键作用的生长因子包括 VEGF、bFGF、PDGF-BB、转化生长因子-β(TGF-β)、SDF-1 和 Ang 等。

(1) VEGF:又称血管通透因子,是一种有高度特异性的促血管内皮细胞生长因子,具有促进血管通透性增加、细胞外基质变性、血管内皮细胞迁移、增殖和血管形成等作用。VEGF 能增加内皮细胞胞质内 Ca^{2+} 浓度,使微血管对大分子物质的通透性增高,同时可诱导内皮细胞内 Bcl-2、Bcl-A1 等抗凋亡蛋白的表达从而起到抗凋亡作用。

(2) bFGF:是在脑和垂体的抽提物中发现的一种生长因子,是重要的促有丝分裂因子,也是形态发生和分化的诱导因子。在血管形成、促进创伤愈合与组织修复、促进组织再生和神经组织生长发育过程中起着十分重要的作用。研究发现,VEGF 和 bFGF 可以与肝素结合,促进 EC 增殖和迁移。

(3) PDGF-BB:是 PDGF 家族的一员,也是一种重要的促有丝分裂因子,具有募集 SMC,促进 SMC 收缩的功能。在生理状态下,PDGF 以 α 颗粒的形式储存于血小板中。多种刺激,包括低氧/缺血、凝血酶、细胞因子等,可促使体内单核/巨噬细胞及内皮细胞分泌 PDGF-BB。

(4) TGF-β:是一组多功能的多肽类生长因子,可促进血管生长,作用为剂量依赖性,低浓度刺激血管生成,而高浓度抑制血管生成。内源性 TGF-β 是 VEGF/Flk-1 信号通路的主要调控因子。同时 TGF-β 可以促进 ECM 如胶原蛋白、纤粘连蛋白的表达和抑制 ECM 的降解,对细胞的形态发生、增殖和分化过程起着重要作用,有利于 ECM 沉积

以稳定新生血管。

(5) SDF-1:又称趋化因子 CXCL12,是小分子的细胞因子,属于趋化因子蛋白家族,通过从骨髓中募集内皮祖细胞(EPC),在血管生成中发挥重要作用。血管生成素是一类分泌型的生长因子,它的作用在于维持血管 EC 的成熟及稳定,并在血管生成过程中可促进其出芽及分支。

(6) 血管生成素(Ang):是近几年发现的促进胚胎时期心血管系统发育的生长因子。Ang 是一类分泌型的生长因子,它的作用在于维持血管 EC 的成熟及稳定,并在血管生成过程中可促进其出芽及分支。

除此之外,肝细胞生长因子(hepatocyte growth factor, HGF)、神经生长因子(nerve growth factor, NGF)、脑源性神经营养因子(brain-derived neurotrophic factor, BDNF)等多种生长因子均证实对干细胞、前体细胞增殖及向 EC、SMC 方向分化具有一定的促进作用。

2. 生长因子的应用　以往人们多以经皮渗透、口服或静脉输注的方式来摄取生长因子。然而,由于生长因子的半衰期短,体积相对较大,组织穿透速度较慢,以及它们在高剂量环境下的潜在毒性导致生长因子作用失效。鉴于以上原因,天然或人工合成的生物材料经常被用作运载工具。使用这类材料可以实现生长因子在空间和时间上的精确释放。用于负载生长因子的生物材料必须具有非免疫原性、可降解性和无毒性的降解产物。截至目前,已有许多研究涉及生长因子在血管移植物方面的应用,包括生长因子的单独使用或协同作用,以及选择不同的载体和负载方法(表 29-1)。

Thevenot 等通过在 PLGA 支架中添加 SDF-1α来增强局部组织的干细胞应答,减轻了材料在宿主体内的炎症反应,从而推断该生长因子可以促进材料在体内的生长愈合。我们与北京理工大学冯增国团队合作,将肝素化后负载有 VEGF 的 PCL 电纺丝支架移植入犬腹主动脉,1 个月后造影显示移植组织工程血管血流畅通,且支架内部有 EC 层形成,无钙化现象出现。Zeng 等将 NGF 和 BDNF 分别负载于支架材料上,并移植入受损的小鼠颈动脉,结果证实,NGF 和 BNDF 均起到了对内皮前体细胞的动员和募集作用,促进了材料内表面 EC 层的建立。

表 29-1 生长因子各种负载方法的优缺点比较

输送方法	优点	缺点
物理混合-简单扩散	操作简单	无法控释
共价结合	随着载体降解而缓慢释放	疗效的稳定性和生物活性难以维持
亲和连接	可控的释放动力学;可通过相互之间的物理作用调节冻干支架的治疗载量	高亲和力的生物分子活性受限
按需输送	可通过特殊的外部刺激控制释放	外部刺激存在潜在的毒性作用(光、电、磁、超声或酶等)
微粒、微囊或纳米颗粒包裹	可控的释放动力学;能够实现多种物质的特异性释放	操作复杂

Saif 等以 PLGA 为载体支架比较 VEGF、HGF 和 Ang-1 在血管新生中的独立和协同作用,认为多种生长因子的联合应用可以促进生长因子在局部组织的释放,两种或三种生长因子的组合能够更好地促进血管祖细胞的迁移、归巢和渗透,提高血管 SMC 的增殖,有助于毛细血管生长并改善局部组织的灌注。Richardson 等研制了可以特异性控制 VEGF 和 PDGF 释放的多聚物支架,他们一方面将 VEGF 与多聚物颗粒(PLG)简单共混制成多孔支架,另一方面预先把 PDGF 包裹在 PLG 来源的微囊中再进一步加工成具有控释性能的多孔支架。体外释放实验证明了 VEGF 在早期呈现持续释放,而 PDGF 则在 20 天后才出现高浓度释放。VEGF 和 PDGF 共同作用能够更好地促进支架内血管新生,对于越大口径的新生血管,这种促进作用越显著。动物实验表明这两种生长因子的联合作用可以有效促进受损组织周围新生血管壁内 SMC 的生长。

尽管可降解的人工合成高分子材料具有可控的物理和化学特性,但是天然生物材料具有细胞可识别的多样活性因子及许多血管生长因子的结合位点,使生长因子发挥更大作用。

Sheridan 等将载有 HGF 的壳聚糖 β-甘油磷酸酯乳液注射到脱细胞猪动脉血管壁中,并接种大鼠 MSC 和人脐静脉内皮细胞,结果表明 HGF 能促进 MSC 在动脉壁内增殖和迁移,与此同时,HUVEC 在该支架表面生长良好。该实验证明 HGF 也能促进血管新生。Conklin 等将携带有肝素和 bFGF 涂层的脱细胞基质支架分别与犬内皮祖细胞和人微血管 EC 共培养,结果表明该方法修饰的支架可以显著促进上述两种细胞的增殖。Zhou 等在脱细胞血管支架内表面固定肝素并负载 VEGF,体外实验表明肝素可以有效维持 VEGF 的持续释放,VEGF 可以显著促进 HUVEC 增殖。犬颈动脉移植后 6 个月结果显示,相比于未经修饰的单纯脱细胞基质支架,该组织工程血管腔内形成了较完整的内皮细胞层,负载肝素抑制了移植物内膜增生,使支架通畅率显著提高。

由于目前对生理学信号传导和生长因子释放机制的研究尚未十分透彻,因此构建组织工程血管过程中对于生长因子的种类和选择未达成一致。须综合考虑运载工具,运送因子的数量/浓度,运送的持续时间,以及在时间和空间上控制释放的能力。此外,生长因子(一种或多种)的作用机制也有待进一步探究,尤其是其潜在的不利影响。

(四)静态/动态培养

在构建组织工程血管的最初,研究者普遍采用静态种植、培养的方法,操作方法为将支架材料置于培养基中,将种子细胞如 SMC、EC 依次种植于支架材料的内壁,静态培养一段时间后依次形成内皮层和平滑肌层。

随着研究的进行,研究者发现由于支架材料纤维之间连接紧密,仅仅依靠静态培养方式,难以有大量的细胞迁入纤维内部。同时,成功接种的细胞多呈不均匀分布状态,排列紊乱无序,且细胞在支架材料上黏附不紧密,在血流冲击下容易脱落,从而使重塑而成的新生血管力学强度低于正常血管,导致血栓形成。

在血管的生长发育中,血流动力学发挥着重要作用。适宜的力学刺激有利于管壁细胞的增殖分化,分泌细胞外基质,增加血管强度,使管壁各层细胞更好地发挥功能。在目前的生物力学研究中,一般将作用于血管的压力分解为两种：一种是平行于血流长轴的由血流对血管内表面造成的剪切力；另一种是沿血管周径分布的由血流压力造成的环形张力。研究表明，剪切力可以增强细胞的黏附能力，且使 EC 在支架材料上呈沿剪切力方向的有序排列。环形张力则与 SMC 密切相关。大小、频率合适的环形张力使 SMC 形态规整，排列整齐，且分泌细胞外基质，从而达到一定的力学强度。

Hamilton 等研究发现，搏动应力刺激使骨髓来源的前体细胞（bone marrow-derived progenitor cell，BMPC）在材料上有序排列，同时向 SMC 方向分化。Gong 等将人的 MSC 种植在 PGA 支架材料上，并进行动态培养。结果证实，基质蛋白、可溶性因子和循环应力均促进 MSC 向 SMC 分化。Yamamoto 等发现血流流动和剪切应力促进外周血来源的内皮前体细胞的增殖和向 EC 分化。细胞沿血液流动方向伸出细长的突起，并表达血管内皮生长因子受体——激酶插入区受体和酪氨酸激酶-1。

因此，为了构建一个机械强度等同于正常血管，移植入体内可实现长期通畅的组织工程血管，建造一个模拟体内血流环境的生物反应器十分必要。

生物反应器应具备以下几个条件：①可以维持相对封闭、稳定及无菌的环境，如温度、压力、酸碱度等；②能提供生物反应过程中所需的底物及营养物质；③反应过程中产生的代谢产物可以被及时清除；④具备相对应的检测系统，能及时反映系统内反应条件的变化，以便及时处理。

生物反应器主要由两部分组成，即反应器部分和控制系统部分。反应器部分主要用来储存营养液、提供细胞材料复合物作用的场所及实现气液交换和力学刺激，是生物反应器的核心部分。控制系统部分主要完成对生物反应器的自动控制，其中主要控制力学刺激模式以模拟真实的体内环境。生物反应器的设计难度较高，造价昂贵，设计者必须深入了解医学、生物学、工程学、计算机学等知识才能研制出能够完全模拟真实体内环境的生物反应器。

目前有两种生物反应器处于组织工程血管临床研究阶段。一种是 Niklason 等研发的"Humacyte"生物反应器；另一种是 L'Heureux 等研发的"Cytograft"生物反应器。

"Humacyte"生物反应器主要由两部分构成：细胞培养系统和压力灌注系统。细胞培养系统为无菌、相对封闭的培养仓，通过换气口与外界进行 O_2 和 CO_2 的交换。培养仓内将种子细胞-支架材料复合物与 4 个硅胶管相连，可同时培养 4 根组织工程血管。压力灌注系统主要由蠕动泵和储液瓶组成。用硅胶管将蠕动泵、储液瓶及附有种子细胞-支架材料复合物的硅胶管相连。通过蠕动泵压缩与其相连的硅胶管产生形变而驱动硅胶管内的压力流动从而模拟体内的血液流动，可通过调节蠕动泵的转速来调节压力。Niklason 等将 SMC 接种在 PGA 管状支架上，在上述生物反应器中进行动态培养。8 周后，SMC 迁入 PGA 骨架内，且 SMC 分泌 ECM 的速率与 PGA 的降解速率相匹配。当 ECM 与细胞形成的管状结构完全替代 PGA 支架时，在管腔内表面种植 EC 构建完整的组织工程血管。结果证实，该组织工程血管的爆破强度达到 2 000mmHg，缝合强度达到 90g，胶原含量超过 50%，与正常血管的力学性能基本一致。

"Cytograft"生物反应器主要为细胞培养系统。L'Heureux 等模拟人体血管壁的三层结构，先分别培养人脐静脉来源的 SMC 和皮肤来源的 Fb。在条件培养基中培养 30 天，分别形成 Fb 和 SMC 膜片状培养物。将 Fb 管膜应用脱细胞技术获得人皮肤脱细胞基质。将该脱细胞基质包裹在聚四氟乙烯管轴外；再包裹 SMC 膜片，制作组织工程血管中膜；最后包裹 Fb 膜片，制作组织工程血管外膜。将其置于生物反应器中培养 7 周，培养基同时通过管内外回流，促进管壁细胞生长。待管壁细胞和 ECM 培育成熟后，脱去聚四氟乙烯管轴，在管腔内表面滴入 EC 悬液，培养 1 周后，观察到 EC 层形成，以此构成模拟人体三层血管结构的组织工程血管。结果证实，该组织工程血管管壁 EC 和 SMC 生长良好，生物相容性良好，且爆破强度可达到 2 000mmHg。

二、体内构建组织工程血管

尽管体外组织工程血管研究已取得重大进展，但许多技术瓶颈问题至今依然难以逾越，例如种子细胞来源，长达 2~10 个月的体外扩增培养所带来的风险和成本等问题。因此,基于再生医学原理的体内(原位再生)组织工程血管构建研究应运而生。与传统组织工程血管最大的不同是,该支架不种植种子细胞,将负载有生长因子、抗凝药物的可降解血管支架直接替换病变血管,在体内通过生长因子、抗凝药物的释放,促进自身血液和周围组织中各种干细胞和前体细胞等的募集、归巢、分化和增殖,原位重塑具有生理活性与功能的自体新血管。该方法可消除体外组织工程血管构建过程中种子细胞来源的问题,大规模体外细胞培养与扩增所产生的细胞凋亡、变性、细菌污染等风险,降低治疗成本,而且支架产品便于保存、运输、使用,是一种实用的"成品化"(off-the-shelf)组织工程血管制造方法。

第一个真正意义上的原位可再生小口径组织工程血管来自中国人民解放军空军军医大学 Wei Wu 等人的合作研究成果。他们分别采用能快速降解的聚癸二酸甘油酯(PGS)和降解速率较慢的 PCL 制备出具有双层结构的支架。内层涂覆肝素后植入鼠腹主动脉,术后 3 个月,拥有完整内皮层和可收缩平滑肌层的新生血管形成,并表达弹力蛋白、胶原和 GAG,且机械强度高、有顺应性。

Jian 等利用化学接枝方法先将肝素接枝到由 PLLA 和 PCL 混合电纺丝制成的、直径约为 1mm 的管状支架上。然后借助接枝肝素与基质细胞来源的生长因子 SDF-1α 间的静电相互作用将其负载到支架表面。12 周的大鼠植入实验表明,在没有采取抗凝措施的情况下,接枝肝素能够有效改善支架早期通畅率,而 SDF-1α 能够有效募集内皮前体细胞和平滑肌前体细胞到支架表面,诱导其快速形成内皮层和平滑肌层,从而明显改善组织工程血管中后期通畅率。最终使新生血管既具有良好的抗凝血性能,又具有优良的机械强度和顺应性。

Talacua 等将电纺丝制成的 PCL 管状支架先经 γ 射线消毒,然后用含有单核细胞趋化因子(MCP-1)的纤维蛋白胶预处理。随后,将该组织工程血管植入大鼠的腹主动脉,术中与术后都不给予肝素抗凝处理。术后 3 个月观察到由 SMC 细胞组成的血管壁中膜和由 EC 细胞组成的血管壁内膜形成,认为 MCP-1 起到了加速对血液中内皮前体细胞和平滑肌前体细胞的募集与促进血管重塑的作用。

我们与北京理工大学冯增国研究员合作开展了可降解吸收聚酯和聚氨酯电纺丝加工微钠纤维结构体内(原位再生)组织工程血管的研究工作。通过 PLCA 共聚酯合成研究,观察到随着组成变化,其降解速率和力学性能可调。通过单轴或同轴电纺丝技术能够方便地将其制成无纺布和管状小口径组织工程血管支架,EC 和 SMC 在其上黏附和生长状况良好,孔径与孔隙率、爆破强度、缝合强度等性能满足体内(原位再生)组织工程血管研制要求。

为改善支架植入早期的抗凝血能力,双方还通过化学方法将肝素预先接枝在可降解聚酯上,再借助电纺丝技术将其加工成管状支架,结果表明接枝后材料的凝血时间显著延长。为提高支架对血液和周围组织中干细胞、内皮前体细胞和平滑肌前体细胞的募集能力,研究者利用肝素与生长因子间静电相互作用负载 VEGF、bFGF 和 val-gal-pro-gly(VAPG)四肽等生物活性分子。为提高支架力学性能,在无光敏剂情况下,对支架进行了光固化交联反应,同时还利用京尼平作为交联剂交联接枝肝素支架,结果表明两种交联方法都能明显提高支架的力学性能。2011 年,将肝素化后负载有 VEGF 生长因子的 PCL 电纺丝支架移植到犬的腹主动脉中。在没有采取任何抗凝措施的条件下,术后 1 个月后造影显示移植人工血管血流仍保持畅通,取材观察支架内部有内皮层形成,无钙化和血管膨胀现象出现。此实验结果为体内(原位再生)小口径组织工程血管从小动物实验过渡到大动物实验提供了实验依据。

第三节　组织工程血管的临床应用

血管疾病是全球范围内导致人类死亡的最主要原因,主要与血管狭窄、闭塞及导致的营养供应不足相关。据世界卫生组织报告,2008 年全球因心血管疾病死亡的人数为 1 730 万人,占全球死亡人数的 30%,到 2030 年预计达到 2 330 万。同时,伴随着社会进步和人们生活方式的转变,下肢动脉缺血性疾病的发病率高达 17%~20%,涉及小口径动脉闭塞性疾病的发病率有逐年升高的趋势。此外,慢性肾功能衰竭血液透析患者也迫切需要组织工程血管。

Shinoka 等首次将大口径组织工程血管成功用于先天性心脏病手术中。2001 年,Shinoka 将自体血管细胞种植在可吸收聚酯纤维增强丙交酯-ε-己内酯共聚物(PLCL)制成的管状支架上,并在体外连续培养 10 天后,将其应用于 1 例因患有先天性心脏病的 4 岁女童在血管支架成形术后出现的肺动脉闭塞手术中,术后 7 个月造影检查血流仍保持通畅。在此基础上,为提高细胞再生活力,缩短体外细胞培养时间,他们又将骨髓单个核细胞作为种子细胞,接种到上述支架上,经过短暂培养后用于先天性心脏病患儿的心外肺动脉转流术中。经过长达 5.8 年的术后随访,25 例接受手术的患儿均没有出现移植物感染、破裂、动脉瘤形成及异位钙化。该研究为组织工程血管的临床转化奠定了基础。

诺贝尔化学奖得主 Lehn 教授在 2015 年发表的一篇有关自适应性化学与材料的评述文章中,首次披露瑞士 Xeltis 公司基于超分子聚合物概念所研发的超分子生物材料已成功用于一种带瓣组织工程血管产品。该产品通过电纺丝加工技术制成,既不含有细胞,也不含有任何生物活性分子和动物组织,是一种基于再生医学原理的体内原位可再生组织工程血管产品。同时还披露,由俄罗斯心脏外科医师 Bockeria 主刀,利用该公司提供的直径为 18mm 带瓣组织工程血管产品成功为 1 例患有先天性心室畸形的 4 岁女童实行了心外腔静脉-肺动脉转流手术。术后 3 个月随访,该患儿身体基本恢复正常。Xeltis 公司在 EuroPCR 2017 年会上,发布了该带瓣组织工程血管产品动物与人体临床试验研究结果。与此同时,Bockeria 医师还与 Xeltis 公司合作发表了他们开展的 5 例 4~12 岁先天性心脏病患儿实施带瓣组织工程血管心外腔静脉-肺动脉转流手术后 1 年的随访结果。术后 1 年影像学检查发现移植血管直径、长度与管壁厚度以及血流情况通常稳定,患者均无严重并发症发生。这一成果被认为是继 Shinoka 等所开展的多例临床研究结果之后,大口径组织工程血管临床研究的又一重大进展。

无论是采用种子细胞快速种植培养方法,还是

利用不含有细胞和任何生物活性分子和动物组织的带瓣组织工程血管产品,Shinoka 和 Bokeria 所进行的儿童心外肺动脉转流手术中,采用的组织工程血管直径普遍为 10mm。对于直径<6mm 的小口径组织工程血管,因其易凝血和血栓所导致的长期通畅率低下问题导致小口径组织工程血管的临床应用举步维艰。

目前,已有两种小口径组织工程血管产品相继开展了临床应用研究,并且均选择了针对肾病晚期透析患者的动静脉造瘘作为研究对象。第一种产品来自 Cytograft 公司,采用全生物自体细胞膜片技术,自体细胞分泌 ECM 形成多层膜片,多层膜片卷绕形成组织工程血管。制备一条小口径组织工程血管产品需花费 6~10 个月。其技术源头可追溯到 L' Heureux 等人最初的研究工作。2004—2007 年,L' Heureux 团队进行了一项多中心研究。他们选取了阿根廷和波兰医院的 10 例肾病终末期需要血液透析的患者,利用该组织工程血管进行动静脉造瘘。2009 年,他们首次报道了该 10 例患者的临床研究结果。1 例患者在植入前因出现严重的消化道出血而退出研究。术后 3 个月有 3 例移植失败,另有 1 例因肺炎继发心力衰竭而死亡,其余 5 例都可维持透析操作超过 6 个月,最长达到 12 个月。5 例中仅有 1 例需要手术干预来维持二次通畅。2012 年他们又报道了 13 例植入病例的临床研究结果,术后 3 个月有 4 例移植实验失败,原因是力学性能不足。

第二种小口径组织工程血管产品来自 Humacyte 公司。公司创始人即为成功在可降解 PGA 纤维编织多孔管状上进行体外小口径组织工程血管构建的 Niklason。该产品技术路线与其初期技术路线无异,只是在体外构建完成后再进行脱细胞处理,以降低免疫原性,从而适用于晚期肾衰竭患者。他们将人源 SMC 在体外扩增后种植到由可降解 PGA 纤维编织成的管状支架上,经过 8 周生物反应器连续培养后,再脱除支架上细胞与胶原组分。2016 年他们报道了 60 例肾透析患者入组、术后平均长达 18 个月随访观察的临床研究结果。12 个月时,一期通畅率为 28%,二期通畅率为 89%;18 个月时,一期通畅率降至 18%,二期通畅率降至 81%。该产品术后没有出现血管瘤和明显免疫排

斥现象。对其中 1 例患者 16 周时所做的血管活检发现,外层出现大量 SMC 和 Fb,内层出现有 EC,标志着血管逐渐成熟。目前,该产品三期临床研究正在进行中。但从现有临床效果来看,该组织工程血管产品尚未表现出比 ePTFE 人工血管更好的长期通畅率效果。

我们于 2011 年与冠昊生物科技股份有限公司合作开发出一种来源于猪血管经脱细胞处理,环氧化物交联和抗原封闭后制成的组织工程血管,并首次成功用于下肢重度缺血患者的临床治疗,术后平均随访 2 年,缺血均有明显改善,组织工程血管保持通畅,无动脉瘤形成,患者成功保肢。但迄今为止只完成 3 例,样本量非常小,围手术期血管相关药物使用、患者血糖控制等影响因素尚不明确,仍需进一步研究以完成产业化准备。

第四节　结　语

组织工程血管是再生医学领域一个很重要的分支,在心血管疾病、下肢动脉缺血性疾病和血液透析过程中的动静脉造瘘方面具有迫切的临床需求。目前国内组织工程血管尤其是小口径的组织工程血管的研究尚处于基础研究阶段,如果要大规模应用于临床,还需解决以下技术问题:①标准化的种子细胞分离、纯化、扩增及诱导分化技术;②开发具有良好力学性能和生物相容性,且成本低,适于量产的支架材料,并使材料降解的速率和组织重塑的速率相匹配;③研制出稳定、无菌、可量产的可完全模拟真实体内环境的生物反应器;④明确血管新生过程的机制和信号通路,使生长因子的应用更精准、更安全;⑤确立可应用于商品化生产的组织工程血管的产品标准或专家共识。

相信随着干细胞与组织工程技术的不断发展,在医学、生物学、材料学和工程学等领域科学家的深入研究和合作下,组织工程血管一定能够得到广泛的应用,满足临床上的迫切需求,提高人民健康水平。

(谷涌泉　王聪　汪忠镐)

参 考 文 献

[1] LANGER R,VACANTI J P. Tissue engineering[J]. Science,1993,260(5110):920-926.

[2] 王佃亮. 组织工程产品的种类及应用——组织工程连载之六[J]. 中国生物工程杂志,2014,34(11):125-129.

[3] GARG T,SINGH O,ARORA S,et al. Scaffold:a novel carrier for cell and drug delivery[J]. Crit Rev Ther Drug Carrier Syst,2012,29(1):1-63.

[4] WILLIAMS D F. On the mechanisms of biocompatibility [J]. Biomaterials,2008,29(20):2941-2953.

[5] CLOWES A W,KIRKMAN T R,REIDY M A. Mechanisms of arterial graft healing. Rapid transmural capillary ingrowth provides a source of intimal endothelium and smooth muscle in porous PTFE prostheses[J]. Am J Pathol,1986,123(2):220-230.

[6] WEINBERG C B,BELL E. A blood vessel model constructed from collagen and cultured vascular cells[J]. Science,1986,231(4736):397-400.

[7] NIKLASON L E,GAO J,ABBOTT W M,et al. Functional arteries grown in vitro[J]. Science,1999,284(5413):489-493.

[8] WEN S J,ZHAO L M,WANG S G,et al. Human vascular smooth muscle cells and endothelial cells cocultured on polyglycolic acid(70/30)scaffold in tissue engineered vascular graft[J]. Chin Med J(Engl),2007,120(15):1331-1335.

[9] CARDINAL K O,BONNEMA G T,HOFER H,et al. Tissue-engineered vascular grafts as in vitro blood vessel mimics for the evaluation of endothelialization of intravascular devices[J]. Tissue Eng,2006,12(12):3431-3438.

[10] KAUSHAL S,AMIEL G E,GULESERIAN K J,et al. Functional small-diameter neovessels created using endothelial progenitor cells expanded ex vivo[J]. Nat Med,2001,7(9):1035-1040.

[11] MENDELSIN K,AIKAWA E,METTLER B A,et al. Healing and remodeling of bioengineered pulmonary artery patches implanted in sheep[J]. Cardiovasc Pathol,2007,16(5):277-282.

[12] XIE S Z,FANG N T,LIU S,et al. Differentiation of smooth muscle progenitor cells in peripheral blood and its application in tissue engineered blood vessels[J]. J Zhejiang Univ Sci B,2008,9(12):923-930.

[13] MATSUMURA G,MIYAGAWA-TOMITA S,SHIN'OKA T,et al. First evidence that bone marrow cells contribute to the construction of tissue-engineered vascular autografts in vivo[J]. Circulation,2003,108(14):1729-1734.

[14] MATSUMURA G,HIBINO N,IKADA Y,et al. Success-

ful application of tissue engineered vascular autografts: clinical experience [J]. Biomaterials, 2003, 24 (13): 2303-2308.

[15] SHIN'OKA T, MATSUMURA G, HIBINO N, et al. Midterm clinical result of tissue-engineered vascular autografts seeded with autologous bone marrow cells [J]. J Thorac Cardiovasc Surg, 2005, 129(6): 1330-1338.

[16] HIBINO N, MCGILLICUDDY E, MATSUMURA G, et al. Late-term results of tissue-engineered vascular grafts in humans [J]. J Thorac Cardiovasc Surg, 2010, 139: 431.

[17] SCHMIDT D, BREYMANN C, WEBER A, et al. Umbilical cord blood derived endothelial progenitor cells for tissue engineering of vascular grafts [J]. Ann Thorac Surg, 2004, 78(6): 2094e8.

[18] SCHMIDTD, ASMIS L M, ODERMATTD B, et al. Engineered living blood vessels: functional endothelia generated from human umbilical cord-derived progenitors [J]. Ann Thorac Surg, 2006, 82(4): 1465e71.

[19] LEVENBERG S, JUSTIN S, AMIT M. Endothelial cells derived from human embryonic stem cells [J]. Proc Natl Acad Sci U S A, 2004, 99(7): 4391.

[20] ABILEZ O, BENHARASH P, MEHROTRA M, et al. A novel culture system shows that stem cells can be grown in 3D and under physiologic pulsatile conditions for tissue engineering of vascular grafts [J]. J Surg Res, 2006, 132(2): 170-178.

[21] KANAYAMA T, NAGAI N, MORI K, et al. Application of elastic salmon collagen gel to uniaxial stretching culture of human umbilical vein endothelial cells [J]. J Biosci Bioeng, 2008, 105(5): 554-557.

[22] KURANE A, VYAVAHARE N. In vivo vascular tissue engineering: influence of cytokine and implant location on tissue specific cellular recruitment [J]. J Tissue Eng Regen Med, 2009, 3(4): 280-289.

[23] ZHANG L, AO Q, WANG A, et al. A sandwich tubular scaffold derived from chitosan for blood vessel tissue engineering [J]. J Biomed Mater Res A, 2006, 77(2): 277-284.

[24] TURNER N J, KIELTY C M, WALKER M G, et al. A novel hyaluronan-based biomaterial (Hyaff-11) as a scaffold for endothelial cells in tissue engineered vascular grafts [J]. Biomaterials, 2004, 25(28): 5955-5964.

[25] ARRIGONI C, CAMOZZI D, IMBERTI B, et al. The effect of sodium ascorbate on the mechanical properties of hyaluronan-based vascular constructs [J]. Biomaterials, 2006, 27(4): 623-630.

[26] GILBERT T W, SELLARO T L, BADYLAK S F. Decellularization of tissues and organs [J]. Biomaterials, 2006, 27(19): 3675-3683.

[27] RIEDER E, KASIMIR M T, SILBERHUMER G, et al. Decellularization protocols of porcine heart valves differ importantly in efficiency of cell removal and susceptibility of the matrix to recellularization with human vascular cells [J]. J Thorac Cardiovasc Surg, 2004, 127(2): 399-405.

[28] 李春民, 董建德, 谷涌泉, 等. 生物反应器内构建小口径组织工程血管的实验研究 [J]. 中华外科杂志, 2010, 48(7): 545-546.

[29] WU Y F, HE F L, GU Y Q, et al. Evaluation in vivo of autologous cell derived vein grafts based on tissue engineering concepts [J]. Int Angiol, 2015, 34: 495-501.

[30] GU Y, WANG F, WANG R, et al. Preparation and evaluation of decellularized porcine carotid arteries crosslinked by genipin: the preliminary results [J]. Cell Tissue Bank, 2018, 19(3): 311-321.

[31] CHENG J, WANG C, GU Y. Combination of freeze-thaw with detergents: A promising approach to the decellularization of porcine carotid arteries [J]. Biomed Mater Eng, 2019, 30(2): 191-205.

[32] LI J, CAI Z, CHENG J, et al. Characterization of a heparinized decellularized scaffold and its effects on mechanical and structural properties [J]. J Biomater Sci Polym Ed, 2020, 31(8): 999-1023.

[33] IWASAKI K 1, KOJIMA K, KODAMA S. Bioengineered three-layered robust and elastic artery using hemodynamically-equivalent pulsatile bioreactor [J]. Circulation, 2008, 118(14 Suppl): S52-57.

[34] PEKTOK E, NOTTELET B, TILLE J C, et al. Degradation and healing characteristics of small-diameter poly (epsilon-caprolactone) vascular grafts in the rat systemic arterial circulation [J]. Circulation, 2008, 118(24): 2563-2570.

[35] YANG Y, YANG Q, ZHOU F, et al. Electrospun PELCL membranes loaded with QK peptide for enhancement of vascular endothelial cell growth [J]. J Mater Sci Mater Med, 2016, 27(6): 106.

[36] LIU Y, LU J, LI H, et al. Engineering blood vessels through micropatterned co-culture of vascular endothelial and smooth muscle cells on bilayered electrospun fibrous mats with pDNA inoculation [J]. Acta Biomater, 2015,

11:114-125.

[37] ZHANG M,WANG K,WANG Z,et al. Small-diameter tissue engineered vascular graft made of electrospun PCL/lecithin blend[J]. J Mater Sci Mater Med,2012, 23(11):2639-2648.

[38] WANG S,ZHANG Y,WANG H,et al. Fabrication and properties of the electrospun polylactide/silk fibroin-gelatin composite tubular scaffold[J]. Biomacromolecules, 2009,10(8):2240-2244.

[39] HE W,YONG T,MA Z W,et al. Biodegradable polymer nanofiber mesh to maintain functions of endothelial cells [J]. Tissue Eng,2006,12(9):2457-2466.

[40] THEVENOT P T,NAIR A M,SHEN J,et al. The effect of incorporation of SDF-1alpha into PLGA scaffolds on stem cell recruitment and the inflammatory response [J]. Biomaterials,2010,31(14):3997-4008.

[41] YE L,WU X,MU Q,et al. Heparin-conjugated PCL scaffolds fabricated by electrospinning and loaded with fibroblast growth factor 2[J]. J Biomat Sci,2011,22:389-406.

[42] ZENG W,YUAN W,LI L,et al. The promotion of endothelial progenitor cells recruitment by nerve growth factors in tissue-engineered blood vessels[J]. Biomaterials, 2010,31(7):1636-1645.

[43] ZENG W,WEN C,WU Y,et al. The use of BDNF to enhance the patency rate of small-diameter tissue-engineered blood vessels through stem cell homing mechanisms[J]. Biomaterials,2012,33(2):473-484.

[44] SAIF J,SCHWARZ T M,CHAU D Y,et al. Combination of injectable multiple growth factor-releasing scaffolds and cell therapy as an advanced modality to enhance tissue neovascularization[J]. Arterioscler Thromb Vasc Biol,2010,30(10):1897-1904.

[45] RICHARDSON T P,PETERS M C,ENNETT A B,et al. Polymeric system for dual growth factor delivery[J]. Nat Biotechnol,2001,19(11):1029-1034.

[46] SHERIDAN W S,RYAN A J,DUFFY G P,et al. An experimental investigation of the effect of mechanical and biochemical stimuli on cell migration within a decellularized vascular construct[J]. Ann Biomed Eng,2014, 42(10):2029-2038.

[47] CONKLIN B S,WU H,LIN P H,et al. Basic fibroblast growth factor coating and endothelial cell seeding of a decellularized heparin-coated vascular graft[J]. Artif Organs,2004,28(7):668-675.

[48] ZHOU M,LIU Z,WEI Z,et al. Development and validation of small-diameter vascular tissue from a decellularized scaffold coated with heparin and vascular endothelial growth factor[J]. Artif Organs,2009,33(3): 230-239.

[49] HAMILTON D W,MAUL T M,VORP D A. Characterization of the response of bone marrow-derived progenitor cells to cyclic strain:implications for vascular tissue-engineering applications[J]. Tissue Eng,2004,10(3-4): 361-369.

[50] GONG Z,NIKLASON L E. Small-diameter human vessel wall engineered from bone marrow-derived mesenchymal stem cells(hMSCs)[J]. FASEB J,2008,22(6):1635-1648.

[51] YAMAMOTO K,TAKAHSHI T,ASAHARA T,et al. Proliferation,differentiation,and tube formation by endothelial progenitor cells in response to shear stress[J]. J Appl Physiol,2003,95(5):2081-2088.

[52] 陈明东,张西正,郭新,等. 基于虚拟仪器技术的血管生物反应器系统的研制[J]. 医用生物力学,2009,24 (1):34-38.

[53] L'HEUREUX N,STOCLET J C,AUGER F A,et al. A human tissue-engineered vascular media:a new model for pharmacological studies of contractile responses[J]. FASEB J,2001,15(2):515-524.

[54] WU W,ALLEN R A,WANG Y. Fast-degrading elastomer enables rapid remodeling of a cell-free synthetic graft into a neoartery[J]. Nat Med,2012,18(7):1148-1153.

[55] YU JIAN,WANG AIJUN,TANG ZHENYU,et al. The effect of stromal cell-derived factor-1a/heparin coating of biodegradable vascular grafts on the recruitment of both endothelial and smooth muscle progenitor cells for accelerated regeneration[J]. Biomaterials,2012,33:8062-8074.

[56] TALACUA H,SMITS A I,MUYLAERT D E,et al. In situ tissue engineering of functional small-diameter blood vessels by host circulating cells only[J]. Tissue Eng Part A,2015,21:2583-2594.

[57] YE L,CAO J,CHEN L,et al. The fabrication of double layer tubular vascular tissue engineering scaffold via coaxial electrospinning and its 3D cell coculture[J]. J Biomed Mater Res Part A,2015,103A:3863-3871.

[58] YE L,WU X,DUAN H Y,et al. The in vitro and in vivo biocompatibility evaluation of heparin-poly(ε-caprolac-

tone) conjugate for vascular tissue engineering scaffolds [J]. J Biomed Mater Res Part A, 2012, 100A: 3251-3258.

[59] YE L, WU X, GENG X, et al. Initiator-free photocrosslinking of electrospun biodegradable polyester fiber based tubular scaffolds and their cell affinity for vascular tissue engineering[J]. Chin J Polym Sci, 2010, 28: 829-840.

[60] SHIN'OKA T, IMAI Y, IKADA Y. Transplantation of a tissue-engineered pulmonary artery[J]. N Engl J Med, 2001, 344(7): 532-533.

[61] HIBINO N, MCGILLICUDDY E, MATSUMURA G, et al. Late-term results of tissue-engineered vascular grafts in humans[J]. J Thorac Cardiovasc Surg, 2010, 139(2): 431-436, 436. e1-2.

[62] LEHN J M. Perspectives in chemistry aspects of adaptive chemistry and materials[J]. Angew Chem Int Ed Engl, 2015, 54(11): 3276-3289.

[63] SERRUYS P W, MIYAZAKI Y, KATSIKIS A, et al. Restorative valve therapy by endogenous tissue restoration: tomorrow's world? Reflection on the Euro PCR 2017 session on endogenous tissue restoration[J]. EuroIntervention, 2017, 13: AA68-AA77.

[64] BOCKERIA L A, SVANIDZE O, KIM A, et al. Total cavopulmonary connection with a new bioabsorbable vascular graft: First clinical experience[J]. J Thorac Cardiovasc Surg, 2017, 153(6): 1542-1550.

[65] MCALLISTER T N, MARUSZEWSKI M, GARRIDO S A, et al. Effectiveness of haemodialysis access with an autologous tissue-engineered vascular graft: a multicentre cohort study[J]. Lancet, 2009, 373(9673): 1440-1446.

[66] PECK M, GEBHART D, DUSSERRE N, et al. The evolution of vascular tissue engineering and current state of the art[J]. Cells Tissues Organs, 2012, 195(1-2): 144-158.

[67] LAWSON J H, GLICKMAN M H, ILZECKI M, et al. Bioengineered human acellular vessels for dialysis access in patients with end-stage renal disease: two phase 2 single-arm trials[J]. Lancet, 2016, 387(10032): 2026-2034.

[68] GU Y Q, WU Y F, QI L X, et al. Biological artificial vessel graft in distal arterial bypass for treating diabetic lower limb ischemia: a case report[J]. Chin Med J(Engl), 2011, 124(19): 3185-3188.

第三十章

组织工程血管

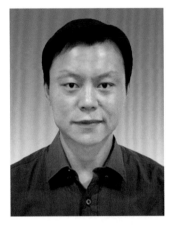

朱楚洪

教授,国家自然科学基金杰出青年科学基金获得者,国家重点研发计划项目首席科学家。主持成立了中国解剖学会血管分会,并担任主任委员。现任中国人民解放军陆军军医大学国家重点培育学科人体解剖学教研室主任,重庆市生物力学重点实验室、国家发展改革委员会组织工程国家地方联合工程实验室血管组织工程中心、重庆市血管科学协同创新中心主任。

Professor Zhu Chuhong is the recipient of the National Science Fund for Distinguished Young Scholars and the chief of the National Key Research and Development Program. He presided over the establishment of the Vascular Branch of Chinese Society for Anatomical Sciences(CSAS) and served as the chairman. He is currently the director of the Department of Human Anatomy, National Key Discrimination Subject of the Army Military Medical University, the Chongqing Key Laboratory of Biomechanics, the National Development and Reform Commission, the National and Regional Joint Engineering Laboratory, the Vascular Tissue Engineering Center. He leaded the establishment of the Chongqing Vascular Science Collaborative Innovation Center and served as the director of the center.

摘要

心血管外科常见的血管损伤、血管狭窄和动脉瘤的修复问题需要用到各类血管移植物,自体血管(autograft)、异体血管(allograft)和人工合成血管(artificial graft)是目前临床上已经应用的血管移植物,这三种材料都各有其优缺点。当前,科学家一直致力于找出一种具有正常血管生物学功能的替代产品,以满足临床日益增长的需求,因此组织工程血管构建与功能研究已成为热门的方向。

Abstract

Cardiovascular surgery often encounters vascular injuries and aneurysm repair problems. Large and small vascular grafts are commonly used repair materials. Autografts, allografts, and artificial grafts are clinically used vascular grafts. Each of these three materials has its own advantages and disadvantages. Currently, scientists have been looking for an alternative product with normal vascular biological functions to meet the growing clinical needs, and tissue engineering vascular construction and functional research has become a hot topic.

心血管外科经常遇到血管损伤、血管狭窄和动脉瘤的修复问题,各种血管移植物是常用的修补材料。自体血管(autograft)、异体血管(allograft)和人工合成血管(artificial graft)是临床上已经应用的血管移植物。自体血管主要是自体动静脉,它有组织相容性好、无免疫排异反应等特点。但是自体动脉血管的供体有限,静脉血管弹性差,易于形成血栓及血管瘤。应用自体静脉或动脉的缺点是有创取材,而且一些疾病对自体血管有损害作用,因此其应用受到限制。异种血管(xenograft)和同种异体血管(homograft)统称为异体血管。异种血管移植后会产生强烈的超急性排斥反应,最终导致血管内膜增生、血栓形成而使移植血管腔闭塞。同种异体血管则存在供体不足的问题。人工合成血管可以使用的材料有很多种,但因其易形成血栓,不适合作为小口径血管移植物,也存在易钙化和感染等缺点。当前,科学家一直致力于寻找一种具有类似天然血管生物学功能的血管移植物,以满足临床日益增长的需求,因此组织工程血管构建与功能已成为热门的研究方向。

第一节　组织工程血管支架材料

作为制备组织工程血管的先决条件,支架材料是细胞黏着、生长和新陈代谢的平台,它为种子细胞的生长和血管新生提供必要支撑。理想的组织工程血管支架应具备以下特点:①良好的生物组织相容性;②适宜的三维立体结构、尺寸;③可控的生物降解率,且降解产物对机体无毒副作用;④良好的多孔结构,易于种子细胞增殖、迁移和彼此之间相互接触;⑤一定的生物表面活性,能促进种子细胞黏附,并为种子细胞增殖、分化、分泌细胞因子和合成细胞外基质提供良好的生物微环境;⑥一定的可塑性和良好的生物机械力学强度;⑦方便消毒、保存和运输。

在过去近30年的时间里,组织工程血管支架材料的研究取得了令人瞩目的成绩。高分子可降解材料、生物材料和复合材料层出不穷。快速成型技术、静电纺丝技术和3D打印技术等加工技术也应运而生。现阶段,组织工程血管支架使用的材料可以主要分为不可降解材料、可降解高分子合成材料、生物支架材料和复合支架材料等。

一、不可降解血管支架材料

涤纶、聚四氟乙烯等人工支架材料已被用于构建组织工程血管。目前部分人工主动脉为涤纶材料。涤纶移植物有较好的灵活性和弹性,但移植后组织再生性能不够好。聚四氟乙烯血管在中、大直径血管中应用取得相对较好的中远期结果,但在小口径血管(<6mm)中应用受到明显限制,因为它的血液和细胞相容性欠佳,易引起血栓形成和内膜增生。

为了解决血管内血栓形成的问题,研究人员采取了不同的方法。例如用肝素、水蛭素、一氧化氮等修饰支架材料,促进原位内皮化来阻止血栓形成;另一种方法是在支架材料表面种植血管内皮细胞和间充质干细胞以形成抗血栓的内膜表面等,然而这些方法效果并非十分理想。目前这类支架材料在小口径血管应用领域已逐渐被淘汰。

二、可降解高分子合成支架材料

有关组织工程血管研究很长一段时间内都在关注在可降解的聚合物支架材料上种植细胞。支架材料降解,种植的细胞可以合成并分泌细胞外基质并且重塑形成新的血管。目前,研究较多的可降解高分子材料有聚乙醇酸(polyglycolic acid,PGA)、聚乳酸(polylactic acid,PLA)以及两者的共聚物聚乳酸羟基乙酸(polylactic glycolic acid,PLGA)、聚己内酯(polycaprolactone,PCL)、聚乙二醇(polyethylene glycol,PEG)、聚左旋乳酸[poly(L-lactic acid),PLLA]、聚羟基丁酯(polyhydroxybutyrate,PHB)、聚羟基辛酯(polyhydroxyoctyl ester,PHO)、聚氨酯(polyurethane,PU)等。这些材料可以标准化生产,具有可控的机械性能和降解率,已成为组织工程领域研究的热门材料。

这些高分子合成材料都各有其不足,如PGA材料在体内降解过快,力学强度下降快,且降解产物容易引起炎症反应;乳酸是PLA在体内的降解产物,虽然无毒副作用,但它在体内和细胞亲和力较差。PHB具有很好的可控降解性,且降解产品对机体无副作用,但它的细胞相容性欠佳。由于这些聚合物的种种缺点,使得其应用受到限制,如种子细胞增殖能力不足、生物相容性差等。将不同的高分子聚合物按一定的比例共聚,可以减少各自的劣势,显著改进材料物理及生物学性能。Andukuri等应用静电纺丝技术构建 PCL 支架,支架表面修饰两亲性分子,显著提高了内皮细胞的黏附,减少血小板聚集,减缓了平滑肌细胞的增殖。Naito 等共聚 PGA/PCL/PLA 三种聚合物构建支架材料,种植骨髓来源的单核细胞得到组织工程血管。随后构建 C57BL/6 小鼠下腔静脉间位植入模型,随着移植物的降解,细胞逐步合成胶原、弹性蛋白等细胞外基质,使得移植物保持通畅。Williamson 等利用静电纺丝技术,构建多孔的 PU 与 PCL 支架,种植脐静脉内皮细胞,结果表明该支架能显著加强内皮细胞黏附、表达和分泌相应细胞因子。3D 打印技术等新型构建方式的发展为组织工程血管支架材料研究提供了更多可能性,有希望解决现存技术的种种问题。利用纳米材料技术可在组织工程血管支架表面固定一些具有抗血栓作用的分子,形成纳米抗血栓涂层,这些分子在实现抗凝作用的同时能加速内表面内皮化。

三、天然生物材料

常用的天然生物支架材料包括脱细胞血管基质、胶原、明胶、透明质酸等。脱细胞细胞外基质具有独有的三维立体结构和生物活性,有利于细胞的黏附和增殖。天然生物材料具有以下优点:①优异的细胞和组织相容性,低免疫原性;②生物降解性,且降解产物无毒副作用;③接近生物体的力学性能,能满足血流动力学要求;④来源丰富。脱细胞的血管具有天然的血管细胞外基质构造。Nicolas 等使用去垢剂十二烷基硫酸钠(sodium dodecyl sulfate,SDS)对人大隐静脉进行脱细胞,胶原纤维、弹性纤维和基底膜构造保存完整,生物力学性能完善。随后该团队用同样的方法对犬颈外静脉进行脱细胞,随后进行同种脱细胞血管的移植,术后 2 周移植物未见扩张、狭窄,无并发症发生。Gui 等用表面活性剂 CHAPS、EDTA 和 SDS 对脐动脉脱细胞,得到小口径血管支架。近年来还有一些研究将高分子聚合物模板植入动物皮下,利用自体细胞产生细胞外基质,随后脱细胞制备血管支架。Kong

等将由取向排列 PCL 纤维形成的管状模板植入宿主皮下一定时间后,经过 PCL 洗脱和脱细胞处理,获得具有取向微通道结构的管状支架。将该血管支架植入大鼠腹主动脉缺损模型后,能够引导血管平滑肌取向再生和细胞外基质取向沉积,新生血管力学指标接近天然血管,同时具有与天然血管类似的收缩和舒张功能。还有学者对牛颈静脉、马颈动脉、猪颈动脉、犬颈动脉进行脱细胞实验,对脱细胞血管的体外检测及短期体内植入评价效果较好,但其应用远景尚不足。此外,利用复合聚合物支架的降解特征及种子细胞能合成细胞外基质的生物学特点,可应用生物反应器进行动态孵育,在此过程中支架降解,细胞合成细胞外基质,随后对其进行脱细胞,可得到同种血管支架材料。Niklason 等在 PGA 血管支架上种植平滑肌细胞,在体外动态培养 8 周后,再进行脱细胞处理,得到脱细胞血管。目前已经进行了临床实验,取得了良好的效果。

纤维蛋白是细胞外基质中主要的结构蛋白,具有弹性、自我组装能力、耐久性。作为细胞和成长因子的良好载体,纤维蛋白有望模仿活体微环境支撑细胞黏附、增殖,促进细胞存活和细胞外基质合成。有研究人员等将人脐静脉内皮细胞种植在纤维蛋白凝胶上,研究其形成的血管样管腔结构。结果表明内皮细胞在纤维蛋白凝胶表面生长良好,形成比较规则的管状结构。

胶原蛋白和弹性蛋白是血管细胞外基质中提供力学强度的主要成分。通过冷冻、酸碱处理等方式可得到多孔的胶原蛋白支架。然而,胶原临床应用的主要缺陷在于其容易引起血小板黏附和血栓形成。透明质酸是具有优异弹性、低免疫原性和低致血栓形成性。透明质酸中蕴含促细胞黏附的分子,因此其适合作为构建其他支架材料的辅助材料。

四、复合支架材料

将天然生物材料和高分子人工合成材料制成复合材料,是近年来组织工程血管支架材料研究的主要方向。复合材料能极大地利用天然生物材料和高分子人工合成材料各自的优势,可以兼具天然生物材料极好的生物相容性、亲水性和高分子人工合成材料可降解、机械强度高的优势。复合材料集各组分的优势于一体，制备得到的支架细胞亲和力强，具有可控的降解率、良好的机械性能和结构等优势，能更好地满足组织工程血管的要求。

Wang 等用静电纺丝制备了由丝素蛋白和明胶复合而成的复合材料支架，经过体外细胞培养和体内的皮下植入测试发现复合支架具有极好的生物力学性质，是理想的制备组织工程支架的材料。Pan 等制备了多层碳纳米管和聚己酸内酯的复合支架，种植了大鼠的骨髓基质干细胞，研究复合支架的形态、成分和机械性能，并使用扫描电子显微镜研究细胞的附着、增殖等生物活性，结果表明，添加碳纳米管材料后复合支架的力学性能取得了很大的改进。有学者使用静电纺丝技术制备胶原-壳聚糖-PLLA/PCL 支架，得到纤维平均直径为224nm、长度为 0.9cm 的多层复合组织工程血管支架，其具有出色的力学性能和生物相容性，适用于组织工程血管移植。莫秀梅等将 PLA-PCL 和胶原蛋白进行单喷头或者双喷头静电纺丝，成功制备了具有优质力学性能和生物相容性的血管支架，其双层构造可以模仿天然血管构造。复合材料制备的小口径血管，既改善了天然生物高分子材料力学性能的劣势，又能弥补高分子合成材料在生物相容性方面的缺陷，成为制备小口径血管组织工程支架的研究趋势。找到一个天然材料与合成材料之间最佳比例，使复合材料的力学性能和血液相容性等达到均衡，将会显著提高支架材料在小口径血管组织再生中的应用。

第二节　组织工程血管生产技术

一、静电纺丝技术

静电纺丝技术是经由高压静电场将聚合物溶液或熔体喷射，造成聚合物微小射流进行纺丝加工的工艺。静电纺丝技术在生物医学领域有很普遍的应用，可以加工各类膜状或管状材料。当今，静电纺丝制备组织工程血管支架的研究获得了很大的进展，成为制备组织工程血管支架的主要技术之一。静电纺丝技术可以制备微纳米纤维结构，具有

很大的比表面积。Vaz 等制备了 PLA/PCL 管状支架，该管状支架更有助于细胞的吸附、浸润和生长。

唐勇红等改良静电纺丝技术，混合不同比例的左旋聚乳酸/聚己内酯（PLLA/PCL）制备成复合纳米纤维管状支架。该支架纤维直径均一、结晶性能高，具有多孔网状结构，且互相连通；支架的生物相容性很好，细胞在支架上可很好地生长。张凯莉等运用静电纺丝技术制备了聚乙烯醇/多壁碳纳米管（PVA/MWCNT）和聚氧化乙烯/多壁碳纳米管（PEO/MWCNT）共混复合超细纤维管状支架。支架中纤维直径随着 MWCNTs 含量的增长而显著变细。Pan 等以胶原与聚羟基乙酸为材料，用静电纺丝技术制成复合纳米纤维无纺布来构建组织工程血管管形支架，并接种兔血管平滑肌细胞（vascular smooth muscle cell，VSMC）和血管内皮细胞（vascular endothelial cell，VEC），用来体外构建组织工程血管。实验第 4 天发现 VSMC 细胞伸出较长的突起而且互相接触，平行生长形成集束；扫描电镜下可见 VEC 在胶原复合聚羟基乙酸支架材料表面贴附生长效果很好。体外作用 7 天可见细胞交融成片，形成较完备的内皮细胞层。在血管形支架材料内部可见 VSMC 沿着纤维生长。VEC 和 VSMC 可在其内腔面及内部共同生长，同时 VEC 可以形成较完备的血管内膜层，说明此复合材料可作为组织工程血管构建的较理想的支架材料。

Shalumon 等利用静电纺丝技术成功制备了由羧甲基甲壳素（CMC）/聚乙烯醇（PVA）共混的纳米纤维管状支架。研究结果显示该支架较膜材料更有助于细胞的黏附、增殖。Meng 等利用静电纺丝分别制备了由聚乙醇酸（PGA）纤维随机分布或取向分布组成的管状支架，以及 PLGA/明胶双组分复合管状支架。研究发现取向分布的纳米纤维管状支架更有益于骨细胞的再生。PLGA/明胶共混加强了支架的亲水性，降低了纤维的平均直径及力学性能。Ma 等用静电纺丝技术制备海藻酸钠/聚氧化乙烯（SA/PEO）核-壳构造的管状支架，研讨发现 SA/PEO 管状支架对细胞无毒性，且更有助于细胞的黏附与增殖。

二、热致相分离/冷冻诱导相分离技术

热致相分离技术是将聚合物溶解在适当的溶

剂当中,然后进行冷却直至发生相分离,体系形成以聚合物为连续相,溶剂为分散相的两相结构,从而取得多孔的聚合物材料。冷冻诱导相分离是在低温冻结状态下,真空将溶剂去除。热致相分离和冷冻诱导相分离一般是联合使用的,用于制备微孔材料。主要技术有凝胶浇铸、热致凝胶化、乳化/冷冻分离、固液相分离、液液相分离等。Rowlangd 等通过热致相分离技术把 PLGA)和 PU 制成复合材料支架,比单组分的 PLGA 或 PU 管状支架展示出了更佳的力学性能,从而更有助于细胞黏附成长。Wu 等用冷冻干燥法制备了多孔明胶管状支架,通过单向冷冻干燥还可以得到具有定向排列结构的明胶支架。支架孔洞结构的宽度和长度可以通过调整明胶的浓度或交联剂在 $50 \sim 100\mu m$ 和 $100 \sim 500\mu m$ 范围内调整。Lu 等利用冷冻分离技术制备得到了一种新型的蚕丝蛋白/胶原管状支架,其具有更优的力学性能、良好的生物相容性和可控的多孔结构。Boccacini 等采用热致相分离技术制得了不同厚度、孔隙率的微孔管状支架,并可以将管状支架的管壁厚度控制在 $1.5 \sim 3.0mm$。Bernke 等利用该技术用聚三亚甲基碳酸酯(PTMC)制备出一种多孔且具有微图案表面结构的管状支架,细胞的黏附与增殖效果较好,而且能够在支架上的微图案的引导下有序排布。Cardea 等用热致相分离技术成功制备了壳聚糖管状支架,壳聚糖纳米细丝的直径大约为 50nm,且表面没有任何塌陷,压缩模量高达 150kPa。

三、自组装技术

自组装技术是基本结构单元(分子、纳米、微米或更大尺度的材料)在无外部指令的情形下自发形成有序结构的一种技术。分子层面的自组装是指在热动力平衡环境下,分子间通过非共价键自发形成规则的结构,而用于组织工程血管支架的自组装技术属于大分子自组装。自组装技术可以减少合成材料支架带来的炎症等负面效应。

Peter 等联合温度诱导相分离和嵌段共聚物微相分离技术制备出了多孔管状支架,标志着组织工程血管支架制备方法获得了一个新的进步。表面自组装多肽的管状支架有利于细胞的生长。Paola 等在水溶液中自组装多肽,用静电纺丝技术制得了

PEO 管状支架,并研究了成骨细胞在不同自组装多肽序列下的增殖能力。Zhao 等进行了一些具有代表性的自组装多肽的研究,其中包括在水溶液中的自组装、固液界面的自组装等。

朱楚洪课题组针对传统支架材料与在体血管不相匹配导致的吻合口狭窄以及血流动力学紊乱等问题,研制出模拟在体血管结构的三维支架材料,保持了血管支架与体内血管吻合口的匹配和血流方向一致性,并采用分子键交联、层层自组装等关键技术,实现组织工程血管表面修饰材料的有机结合,能有效发挥抗凝、缓释等多种功能,避免血液中蛋白非特异性吸附,克服单一材料易被血流冲刷掉的弊端,同时为招募内皮祖细胞的捕获因子提供了活性界面,制备出功能优势互补的表面修饰复合材料。

四、快速成型技术

3D 打印技术的发展为制备组织工程血管提供了新的方法。3D 打印技术又可以称为快速成型技术。一些生物 3D 打印技术以热塑性原料为基础,原料加热后熔化成液态,由计算机控制挤压头做相应活动,使熔化的热塑性原料由喷嘴挤出,并在极短的时间内制成一层具有一定构造的材料。随后,挤压头沿轴向向上走行一段微小距离后进行下一层材料的制作,如此逐层由底到顶地制作成一个实体模型。其基础是由计算机专用软件对断层扫描或磁共振逐层扫描所得到的图像数据信息逐层进行转换,然后使用数控机床逐层加工制造三维模型。该技术的特点是适用广泛、成本较低、速度快且无污染。随着快速成型技术的成熟,CAD 固体曲面加工技术可用于制造各样的生物支架材料。Sodian 等用快速成型技术成功建造了组织工程血管管状支架。

Lin 等利用 CAD 软件,建立了快速成型制造骨组织工程支架的实验方法,为制作组织工程血管提供了参考。随着快速成型技术的发展,组织工程管状支架的制备进入了一个里程碑式的发展阶段。如今,模具直接成型制造技术成功用于快速发展的组织工程支架材料行业中。组织工程血管可以快速、准确、廉价地生产加工,使其大规模用于临床成为了可能。

五、凝胶纺丝技术

凝胶纺丝技术是将浓度很高的聚合物溶液或塑化的凝胶从喷头挤出到某气体介质中。由于纺丝原液在凝集成形过程中没有溶剂扩散，使得初生纤维含有大量的溶剂，呈凝胶态。伴随溶剂蒸发，聚合物固化而得到纤维。这种初生纤维经由高倍热拉伸（一般大于 20 倍）后成为高强高模纤维，这种纺丝技术称为凝胶纺丝技术。凝胶纺丝的特点是具有匀称的结构，大分子链间纠缠少，可实现高倍拉伸。Fuka 用二甲基亚砜为溶剂利用凝胶纺丝技术制备明胶纤维管状支架。这种技术使得处于凝胶态的明胶纤维可以很好地发挥节段性性能，从而显示出较高的力学性能，其拉伸强度为 180MPa，杨氏模量为 3.4GPa。Cannon 等用凝胶纺丝技术制备了丝素蛋白管状支架用于组织工程。Tan 等利用一种新型的预凝胶纺丝技术制备聚丙烯腈纤维管状支架。在结构上，和干湿法纺丝制备的纤维壳芯的差别是，圆形截面更匀称、内部孔洞更少，同时纤维具有更高的结晶度和更大的微晶尺寸。

随着现代科技的发展，组织工程血管支架的制备技术远不止静电纺丝、热致相分离、冷冻诱导分离、自组装、快速成型、凝胶纺丝这几种。另有技术如浸渍-过滤法、低温沉积制造技术、胶原包埋技术、注射/喷射成型、溶剂浇铸/粒子过滤、气体发泡、超临界流体、微球法等。随着科学技术的不断发展，组织工程血管支架的制备技术会越发成熟和多元化，其在生物医学上的应用会越发遍及。

第三节　组织工程血管种子细胞

种子细胞在血管支架上进行体外培育，模仿构建天然血管结构，形成抗血栓表面。多种细胞已运用于组织工程血管的研究，但何种细胞是组织工程血管最佳的种子细胞尚无定论。作为种子细胞应具备以下特点：①体外增殖能力强，短期内能到达预想的细胞数目；②具有完备的细胞表面，具备抗血栓性能；③易于获取，适用性强；④有一定的合成、分泌功能；⑤低免疫原性或无免疫原性，临床运用可靠；⑥移植后体内存活时间长。目前研讨较多的有以下几种。

一、成熟体细胞

自体血管来源的内皮细胞和成纤维细胞目前已经被用于构建组织工程血管。血管内膜完整的内皮层抑制了血小板的黏附和聚集，同时内皮细胞合成多种抗凝血分子，调节血小板黏附激活、和纤维蛋白溶解，这些特有的抗血栓性能对于组织工程血管的抗凝来说至关重要。然而其多取自大隐静脉且体外增殖能力有限，来源于成人血管的内皮细胞在体外很快进入增殖期，但传代 4~6 代后其增殖活性逐步下降，接着就会呈现细胞"去分化"和"老化"等现象。成纤维细胞作为结缔组织最主要的细胞，在分泌构建细胞外基质和创伤修复过程中起到主要作用，且具有较强的增殖性能，顺应性强，可用其来模仿血管中膜的平滑肌细胞并充当细胞外基质。但因获取自体血管会造成患者的额外创伤，使得这种方案的临床运用有一定的局限性，因此寻找一种创伤小的种子细胞获取方式极为必要。

二、干细胞

干细胞因其来源广泛、易于获取、体外增殖能力强、具有多向分化潜能和旁分泌等功能，受到广大科研工作者的喜爱。干细胞按照来源分为大致三类：成体干细胞、胎儿附属物来源的干细胞及诱导干细胞。骨髓来源的间充质干细胞（mesenchymal stem cell，MSC）与血细胞和血小板具备一定的相容性，其显示出近似血管内皮细胞的抗血栓性能和良好的血液相容性，且具备多向分化的功能。其旁分泌作用有利于循环血液中的干细胞、前体细胞参与组织工程血管在体内的重塑。胚胎干细胞的应用受到伦理学的限制，诱导多能细胞虽能减少伦理学限制和免疫排斥，但其体外诱导分化率低，且具有恶性分化潜在可能，使其临床应用受到一定限制。胎儿附属物来源的间充质干细胞（脐带、羊膜、羊水）与骨髓间充质干细胞具有相似的细胞生物学性能和表面蛋白因子，有研究表明随着时间推移，骨髓间充质干细胞增殖、分化能力下降，而胎儿附属物来源间充质干细胞的增殖、分化能力优于成人骨髓间充质干细胞。脐带作为出生后的废弃物，来源广泛、易于获取，可成为组织工程血管理想的种子细胞。通过基因修饰将 *Oct3/4*、*Sox2*、*Klf4* 和 *c-myc* 等外源基因转入体细胞，可得到诱导多能干细胞，可逾越伦理限制和异体免疫排斥。Hibino 等将诱导多能干细胞种植于聚合物支架构建小口径血管，植入免疫缺陷小鼠的下腔静脉，10 周后对移植物进行评估，移植物通畅，未见血栓、钙化、动脉瘤形成和移植物破裂。然而，诱导多能干细胞有恶性分化潜能，外源基因的稳定性有待研讨。

获取构建组织工程血管种子细胞的方法之一是直接从组织活检中获取自体平滑肌细胞和成纤维细胞作为种子细胞。应用间充质干细胞构建组织工程血管是一个新兴的方向，随着对干细胞以及细胞与细胞外基质之间互相作用的深入探讨，可得到一个在临床上可用的组织工程血管。

第四节　组织工程血管评价体系

有关组织工程血管的研究，是将血管细胞种植于血管支架上，制备出一种生物相容性好、无免疫原性、可降解而且具有可塑性的血管替代物的学科。理想的血管具有自我修复功能，移植后能维持管腔的持久通畅，最终形成一条与宿主血管无差异的新血管。生物相容性是指组织和生物材料之间因互相浸染而产生的各类的物理、化学和生物反应，以及组织对这些反应的耐受水平。生物材料的相容性包括生物舒适性和生物功能性。生物舒适性是指生物材料对组织或器官无毒副作用，即无细胞毒性、刺激性、致敏性和致癌性等。生物功能性是指生物材料在应用过程中引起适当的反应，如促进细胞的黏附、增殖、迁移以及干细胞生长因子的表达等。生物材料的生物相容性是医用生物材料研究中和应用于临床的首要考虑问题。

生物相容性的评价最直接的方法是把支架植入到动物体内，然后观察动物机体的反应，可是动物实验有其固有的缺陷，如：体内实验测试周期长，过程烦琐，耗时费力，价格昂贵，无法满足初级阶段对高效快速挑选材料的需求，而且体内成分复杂，不易控制，难以确切获取机体对材料与某种成分反应的特异性信息，无法对材料进一步优化；材料植入机体后，每次只能在几个时间点对植入体进行检查。因此，利用细胞培养法检测材料生物相容性是一种快速、简便而又成本低的方式，在材料生物相容性评价中起着越来越重要的作用。特定组织或器官的细胞都能被用来检测材料的细胞毒性和测定材料的细胞效果（如黏附、增殖、迁移等）。近年来发展起来的类器官技术，将来有望用于材料的体外评价，类器官相对于单一细胞来说组成更复杂，更接近体内组织器官的真实状态，能够获得更加可靠的评价数据。

一、种子细胞的来源

血管再生是一个复杂的、动态的生理过程，它需要种子细胞、支架材料、生长因子的联合参与。其中，种子细胞的来源在血管再生过程中起着较主要的作用，他们与血管再生的调控存在着密切联系。目前研究最多的是血管内皮细胞、血管内皮祖细胞和平滑肌细胞。内皮细胞直接参与血管内皮层的形成，完整的血管内皮层对于血管的抗凝、分泌等正常生理功能至关重要。血管内皮祖细胞是未成熟的血管内皮细胞的表型，也是未成型血管的前体细胞，能分化增殖为血管内皮细胞，直接参与血管的修复。它不仅参与胚胎血管的形成，也参与出生后血管的修复过程，其主要参与血管的动态修复及生理性重建；据研究报道，体内修复血管的内皮细胞有约 25% 是由血管内皮祖细胞增殖、分化而来的。但在正常情况下，血管内皮祖细胞处于休眠状态，需要在外界成分的刺激下才增殖、分化、迁移至相应的部位，变为内皮细胞并促进血管的生成。至今，血管内皮祖细胞已在组织工程中有初步的应用，它与组织的细胞共作用，参与组织的血管化过程，如：皮肤、骨、软骨、心脏瓣膜等。有关平滑肌细胞的研究也很多，平滑肌细胞可以分泌细胞外基质，对于血管在体内或体外的重塑至关重要。平滑肌细胞的来源可以是异种，也可以是同种。同种平滑肌细胞产生的细胞外基质免疫原性更低，Niklason 等从已故捐献者捐献的组织或器官上分离平滑肌细胞得到种子细胞，种植到 PGA 血管支架上，在体外动态培养 8 周后，再进行脱细胞处理，得到脱细胞血管。目前已经进行了临床实验，取得了良好的效果。

朱楚洪课题组长期致力于组织工程血管研究，内皮祖细胞的捕获、归巢和诱导分化是实现组织工程血管内皮化的关键。传统的抗体招募内皮祖细胞的方法，存在特异性不强等不足，工程血管有可能募集到平滑肌祖细胞，从而导致内膜增生和血栓形成。基于血管内皮祖细胞存在腺苷等小分子的受体研究报道，我们提出采用相关分子捕获内皮祖细胞并诱导其分化为血管内皮细胞的新策略，采用噬菌体肽库及靶向小分子化合物库等技术，成功筛选出小分子多肽等特异性捕获内皮祖细胞的新分子，研究证实小分子多肽等可有效捕获内皮祖细胞，解决了抗体捕获技术特异性不强的缺点，为有效捕获内皮祖细胞提供了新途径。同时还针对高血糖、动脉粥样硬化等病理条件下内皮祖细胞功能障碍导致的工程血管内皮化受阻，分别构建了靶向内皮祖细胞的 siRNA-适配子嵌合体以及人工锌指转录因子 ATF-ZFP，实现招募内皮祖细胞、对抗病理损伤的目的，为促进病理条件下移植组织工程血管内皮化提供了新的有效方法。

二、支架材料的选择

迄今为止，能用于组织工程血管的支架材料相对较少。血管的独特生物学功能要求材料必须具有一定的机械强度，生物可降解性、无毒、孔隙率大等特点，以便于细胞生长和满足血液动力学。因此，支架材料的选择需要从材料的基本性质出发，对表面进行修饰，如：氨基化，酯化等，以增大其吸水性。或者用胶原蛋白、纤维蛋白原、壳聚糖等修饰，制成复合的支架材料，能更利于内皮细胞的黏附、增殖；内皮细胞与细胞外基质蛋白的互相作用首先要经过其有表面特异性的受体整合素与细胞外基质蛋白上特异性配体的互相识别，经过跨膜信号的传导，使细胞产生一系列的反应，进而铺展、黏附于细胞外基质上。内皮细胞的增殖、迁移对血管的再生有着重要的意义，特别是在现有的血管上萌发出新的血管，因此，血管内皮细胞必须与细胞外基质黏附来实现它的趋向性迁移，这种黏附就是由其细胞表面的整合蛋白实现的。在血管形成的过程中，细胞外基质为单个和成束的内皮细胞提供三维的支持空间以实现内皮细胞的增殖与迁移，并形成致密的索状血管结构。

第五节　组织工程血管研究展望

理想的组织工程血管应有完备的内皮层和平滑肌细胞层，以及足够的力学强度来承受手术缝和张力和血压。随着研究者对血管生物学和组织工程理解的加深，组织工程血管的研究获得了很大进展，而且有了首例组织工程血管应用于临床研讨的报道。但是，至今学术界没有达成一个共识，即实际使用中有什么要求与规范，才能制造出应用于商品化消费的组织工程血管，而且还存在一些问题有待处理：

1. MSC 在人类骨髓中的含量很低，并随着时间的延长而下降，培养时对血清的来源和质量要求很高。

2. 血管支架的降解速率与细胞外基质的再生速率还难以做到完全的吻合。

3. 人工血管在应用于体内时，由于与血流直接接触，有很大概率引起免疫排斥，因此人工血管的内皮化显得尤为重要，不仅能够控制免疫反应，而且可抗血栓形成。

4. 考虑到天然血管的黏弹性，有需要对组织工程血管的黏弹性进行深入研究，可在血管支架的构建中，增加弹性蛋白等类似蛋白提升组织工程血管的弹性。深入了解化学和力学因素在 MSC 的成长、分化和组织生成方面的作用。

5. 有必要深入研究血管组织再生的机制以及与此有关的信号传导通路，阐明各因子在组织工程血管重建中的作用。

6. 有必要发展移植细胞的无创追踪技术，例如生物荧光成像技术和磁共振成像技术。

7. 组织工程血管与天然血管的力学匹配不完美，有实验证明其在力学强度差时会发生断裂，支架材料的高脆性会导致其无法耐受植入后的血压和搏动，并且有较大概率会导致动脉瘤的形成。

8. 由于组织工程血管未来会普遍被使用，所以必须考虑其商业上的相关因素，包括消费者、医院等各方面，最为重要的是其应用于临床上的持久有效性，而且价格需要被更多的患者所接受。

（曾令琴　李刚　霍达　朱楚洪）

参 考 文 献

［1］ANDUKURI A，KUSHWAHA M，TAMBRALLI A，et al. A hybrid biomimetic nanomatrix composed of electrospun polycaprolactone and bioactive peptide amphiphiles for cardiovascular implants［J］. Acta Biomater，2011，7（1）：225-233.

［2］NAITO Y，WILLIAMS-FRITZE M，DUNCAN D R，et al. Characterization of the natural history of extracellular matrix production in tissue-engineered vascular grafts during neovesselformation［J］. Cells Tissues Organs，2012，195（1-2）：60-72.

［3］FOLEY T，SURI R，LENG SHUAI，et al. Cardiothoracic 3D Printing：workflow and applications for clinical practice［J］. J Cardiothorac Surg，2015，10（Suppl 1）：A62.

［4］KONIG G，MCALLISTER T N，DUSSERRE N，et al. Mechanical properties of completely autologous human tissue engineered blood vessels compared to human saphenous vein and mammary artery［J］. Biomaterials，2009，30（8）：1542-1550.

［5］GUI LIQIONG，CHAN S A，BREUER C K，et al. Novel utilization of serum in tissue decellularization［J］. Tissue Eng Part C Methods，2010，16（2）：173-184.

［6］MORONI F，MIRABELLA T. Decellularized matrices for cardiovascular tissue engineering［J］. Am J Stem Cells，2014，3（1）：1-20.

［7］WILLIAMS C，LIAO J，JOYCE E M，et al. Altered structural and mechanical properties in decellularized rabbit carotid arteries［J］. Acta Biomater，2009，5（4）：993-1005.

［8］ZILIC L，WILSHAW S P，HAYCOCK J W. Decellularisation and histological characterisation of porcine peripheral nerves［J］. Biotechnol Bioeng，2016，113（9）：2041-2053.

［9］PASHNEH-TALA S，MACNEIL S，CLAEYSSENS F. The tissue-engineered vascular graft—past，present，and future［J］. Tissue Eng Part B Rev，2016，22（1）：68-100.

［10］SCHANER P J，MARTIN N D，TULENKO T N，et al. Decellularized vein as a potential scaffold for vascular tissue engineering［J］. J Vasc Surg，2004，40（1）：146-153.

［11］RUSHITA S，NABANITA S，Petr S. Influence of temperature，pH and simulated biological solutions on swelling and structural properties of biomineralized（$CaCO_3$）PVP-CMC hydrogel［J］. Prog Biomater，2015，4：123-136.

［12］黄程程，顾志鹏，袁奇娟. 等. 一种以纤维蛋白凝胶为基底的体外血管模型［J］. 四川大学学报（工程科学版），2012，s1：297-301.

［13］ALIREZA N，SEYED J A，ROZA V G，et al. A review of fibrin and fibrin composites for bone tissue engineering［J］. Int J Nanomedicine，2017，12：4937-4961.

［14］YANNAS I V，TZERANIS D，SO P T. Surface biology of collagen scaffold explains blocking of wound contraction and regeneration of skin and peripheral nerves［J］. Biomed Mater，2015，11（1）：014106.

［15］BRANDAN D，WALTERS，JAN P. Stegemann. Strategies for Directing the Structure and Function of 3D Collagen Biomaterials across Length Scales［J］. Acta Biomater，2014，10（4）：1488-1501.

［16］STEGEMANN J P，KASZUBA S N，ROWE S L，et al. Review：advances in vascular tissue engineering using protein-based biomaterials［J］. Tissue Eng，2007，13（11）：2601-2613.

［17］莫秀梅，王鹏，周贵恩，等. 甲壳素/甲壳胺的聚集态结构及性能［J］. 高等学校化学学报，1998，6：989-993.

［18］ZHU M，LI W，DONG X，et al. In vivo engineered extracellular matrix scaffolds with instructive niches for oriented tissue regeneration［J］. Nat Commun，2019，10（1）：4620.

［19］NIKLASON L E，GAO J，ABBOTT W M，et al. Functional arteries grown in vitro［J］. Science，1999，284：489-493.

［20］LAWSON J H，GLICKMAN M H，ILZECKI M，et al. Bioengineered human acellular vessels for dialysis access in patients with end-stage renal disease：Two phase 2 single-arm trials［J］. Lancet，2016，387：2026-2034.

［21］YUNLU S，QI L，SIMING S，et al. Aqueous multiphoton lithography with multifunctional silk-centred bio-resists［J］. Nat Commun，2015，6：8612.

［22］LUCIANO P，MAGDALENA K，MARIA W，et al. Biodegradation study of microcrystalline chitosan and microcrystalline chitosan/β-TCP complex composites［J］. Int J Mol Sci，2012，13（6）：7617-7628.

［23］FATEMEH M，HAJAR S，JAFAR S R，et al. High quality of infant chondrocytes in comparison with adult chondrocytes for cartilage tissue engineering［J］. World J Plast Surg，2017，6（2）：183-189.

［24］LIUT L MIAO J C，SHENG W H，et al. Cytocompatibility of regenerated silk fibroin film：a medical biomaterial applicable to wound healing［J］. J Zhejiang Univ Sci B，

2010,11(1):10-16.

[25] WANG YU-TZU, YU JIAN-HONG, LO LUN-JOU, et al. Developing customized dental miniscrew surgical template from thermoplastic polymer material using image superimposition, CAD system, and 3D printing[J]. Biomed Res Int, 2017, 2017:1906197.

[26] WANG CHUNYAN, FEI YIPING, XU CONGSHU, et al. Bone marrow mesenchymal stem cells ameliorate neurological deficits and blood-brain barrier dysfunction after intracerebral hemorrhage in spontaneously hypertensive rats[J]. Int J Clin Exp Pathol, 2015, 8(5):4715-4724.

[27] DARISTOTLE J L, BEHRENS A M, SANDLER A D, et al. A review of the fundamental principles and applications of solution blow spinning[J]. ACS Appl Mater Interfaces, 2016, 8(51):34951-34963.

[28] DE MORAIS M G, VAz B DA S, DE MORAIS E G, et al. Biological effects of spirulina (arthrospira) biopolymers and biomass in the development of nanostructured scaffolds[J]. Biomed Res Int, 2014:762705.

[29] 唐勇红,杨庆,岑莲,等. 静电纺制备的 PLLA/PCL 复合支架性能及细胞相容性[J]. 高分子材料科学与工程,2010,26(9):1716-1719.

[30] PAN ZHEN, DING JIANDONG. Poly(lactide-co-glycolide) porous scaffolds for tissue engineering and regenerative medicine[J]. Interface Focus, 2012, 2(3):366-377.

[31] LAI GUO-JYUN, SHALUMON K T, CHEN JYH-PING. Response of human mesenchymal stem cells to intrafibrillar nanohydroxyapatite content and extrafibrillar nanohydroxyapatite in biomimetic chitosan/silk fibroin/nanohydroxyapatite nanofibrous membrane scaffolds[J]. Int J Nanomedicine, 2015, 10:567-584.

[32] DING M, TRAVIS M D, HIROYUKI K, et al. High fidelity virtual stenting (HiFiVS) for intracranial aneurysm flow diversion: in vitro and in silico[J]. Ann Biomed Eng, 2013, 41(10):2143-2156.

[33] KUN M, ASHLEY L T, MELISSA S L, et al. Variations in chondrogenesis of human bone marrow-derived mesenchymal stem cells in fibrin/alginate blended hydrogels[J]. Acta Biomater, 2012, 8(10):3754-3764.

[34] BUYI L, XINJIA Y, LINGLING X, et al. Hollow microporous organic capsules[J]. Sci Rep, 2013, 3:2128.

[35] KOCHUNOV P, GLAHN D C, ROWLAND L M, et al. Testing the hypothesis of accelerated cerebral white matter aging in schizophrenia and major depression[J]. Biol Psychiatry, 2013, 73(5):482-491.

[36] JUNICHI K, KAZUO T. Microporous membrane-based liver tissue engineering for the reconstruction of three-dimensional functional liver tissues in vitro[J]. Biomatter, 2012, 2(4):290-295.

[37] DANIELE O, BOYD P G, BARTHEL S. Accurate characterization of the pore volume in microporous crystalline materials[J]. Langmuir, 2017, 33(51):14529-14538.

[38] JAN Z, CHRISTINA J, ROHIT A, et al. Different storage conditions influence biocompatibility and physicochemical properties of iron oxide nanoparticles[J]. Int J Mol Sci, 2015, 16(5):9368-9384.

[39] EMIL B. Falsetto and nasal notes[J]. Br Med J, 1883, 2(1197):1157.

[40] PAOLA P, YEATTS A B, CARDEA S, et al. Tubular perfusion system culture of human mesenchymal stem cells on poly-l-lactic acid scaffolds produced using a supercritical carbon dioxide-assisted process[J]. J Biomed Mater Res A, 2012, 100(10):2563-2572.

[41] ISABEL B, DERRICK J R. Epigenetic control of stem cell potential during homeostasis, aging, and disease[J]. Cell Stem Cell, 2015, 16(6):613-625.

[42] CHIN S O, NARUTOSHI H. The use of 3D printing in cardiac surgery[J]. J Thorac Dis, 2017, 9(8):2301-2302.

[43] BASTIDA-GONZÁLEZ F, CELAYA-TREJO Y, CORREA-BASURTO J, et al. Predicted 3D model of the rabies virus glycoprotein trimer[J]. Biomed Res Int, 2016:1674580.

[44] HELMUT M, JÖRG S, RALF S, et al. Long-term self-management of anticoagulation therapy after mechanical heart valve replacement in outside trial conditions[J]. Interact Cardiovasc Thorac Surg, 2012, 14(3):253-257.

[45] STEVEN W L, DAVID A W, FIONA M W, et al. Modulating the stem cell niche for tissue regeneration[J]. Nat Biotechnol, 2014, 32(8):795-803.

[46] GUANG L T, JONATHAN Y, HUGO F, et al. Clinical assessment of 2D/3D registration accuracy in 4 major anatomic sites using on-board 2D kilovoltage images for 6D patient setup[J]. Technol Cancer Res Treat, 2015, 14(3):305-314.

[47] LIAM C P, CHRISTINA J N, STUART R K, et al. Biomimetic systems for hydroxyapatite mineralization inspired by bone and enamel[J]. Chem Rev, 2008, 108(11):4754-4783.

[48] MAUNEY J R, CANNON G M, LOVETT M L, et al. Evaluation of gel spun silk-based biomaterials in a murine model of bladder augmentation [J]. Biomaterials, 2011,32(3):808-818.

[49] NAVEEN N,RICHARD J,ROY A,et al. Highly compliant vascular grafts with gelatin-sheathed coaxially structured nanofibers[J]. Langmuir,2015,31(47):12993-13002.

第三十一章

生物材料的血管化效应

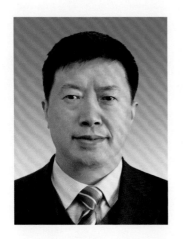

刘昌胜

华东理工大学教授,中国科学院院士,国家自然科学基金杰出青年科学基金获得者,教育部长江学者奖励计划特聘教授,国家重大科学研究计划项目首席科学家,国际生物材料科学与工程学会联合会会士(Fellow),美国医学与生物工程院会士(Fellow)。现任上海大学校长,教育部医用生物材料工程研究中心主任。担任中国生物材料学会候任理事长兼纳米生物材料分会主任委员,中国生物医学工程学会常务理事等学术职务。长期从事生物医用材料研究,提出材料生物学新概念。

Prof. Changsheng Liu is the Professor of East China University of Science and Technology(ECUST), the academician of Chinese Academy of Sciences, winner of the National Natural Science Foundation of China for Distinguished Young Scholars, and the Cheung Kong Scholar of ECUST. He is the Chief Scientist of the National Major Scientific Research Program. He is also the International Fellow of Biomaterials Science and Engineering and AIBME Fellow. He is now president of Shanghai University and director of the Engineering Research Center for Biomedical Materials of Ministry of Education. Prof. Liu is the director elect of the Chinese Society of Biomaterials, chairman of Nano Biomaterials Branch, and the managing director of Chinese Society of Biomedical Engineering. He has been engaged in biomedical materials for a long time and developed raised novel concept of materiobiolgy.

摘要

迅速有效的血供重建是决定组织修复质量的关键,也是目前组织工程亟待解决的瓶颈问题。如何使因创伤或疾病引起的缺血区域快速实现血管化已成为近年来再生医学领域重要的研究方向之一。血管新生是由一个多细胞、多因子和宿主微环境共同参与的复杂过程,单纯的药物治疗往往效果有限。利用生物材料来促进血管化为解决组织再生中的血供问题提供了新思路。本章介绍了组织再生中的血管生成机制及不同组织中的血管发生特点,提出生物材料的血管化效应,并详细阐述了材料的组成、离子释放、材料植入后产生的氧化应激反应、材料对细胞和机体的生物力学刺激、材料的三维结构等参数以及微流控备技术等对组织再生中血管发生的影响及其机制。在此基础上,从材料的仿生细胞外基质设计、材料对生长因子的时空呈递、可控释放及协同作用、材料装载及调控细胞行为,以及材料的免疫调控特性与促进再生等方面提出了提高材料血管化效应的设计策略。未来的研究中需更多地关注生物材料与体内微环境的相互作用,利用微环境的调控,更多地发挥生物材料的促血管化潜能,实现血管再生与功能重建。

Abstract

Rapid and efficient angiogenesis plays a crucial role in tissue regeneration, and vascularization is one of the bottlenecks to be urgently solved in tissue engineering. How to achieve rapid vascularization in the ischemic area caused by trauma or disease has become one of the important research directions in the field of regenerative medicine in recent years. Angiogenesis is a complex process involving various cells, multiple growth factors/cytokines and host microenvironment. Simplex drug therapy often has limited effect. Using biomaterials to promote vascularization provides a novel strategy to solve the problem of insufficient blood supply in tissue regeneration. This chapter introduces the mechanism of angiogenesis in tissue regeneration and the features of angiogenesis in different tissues. Moreover, a novel concept of angiogenic effect is raised. The effects of the compositions of implanted materials, releasing of ions, oxidative stress reactions induced by biomaterials, biomechanical stimulation to cells and organisms caused by materials, three dimensional structures of materials, and micro-channel technology for preparations on angiogenesis and its mechanism in tissue regeneration are elaborated. On this basis, materials can be designed from the view of mimicking the extracellular matrix, delivery and controlled release of growth factors, synergistic incorporation with growth factors, loading and regulating behaviors of cells, as well as immunomodulatory properties of biomaterials and promote regeneration, in order to enhance angiogenic effect of biomaterials. Future research should pay more attention to the interactions between biomaterials and micro environment *in vivo*, utilizing regulation of the microenvironmental, to exert more angiogenic potential of biomaterials and realize the vascular regeneration and functional reconstruction.

第一节 构建血管化材料的临床意义

据世界卫生组织报道，心血管疾病（cardiovascular diseases，CVD）是目前全球的头号致死疾病。2015年，全球有约 1 770 万人死于心血管疾病，占总死亡人数的 31%。新近发布的《中国心血管病报告 2017》显示，目前我国 CVD 处于持续上升阶段，患者人数 2.9 亿，且死亡率仍居首位，高于肿瘤和其他疾病。除了外周动脉和脑血管疾病可分别导致四肢和大脑的血供不足外，冠状动脉血液供应不足导致的器官和组织衰竭是 CVD 最主要的致死原因（图 31-1A）。另外，由创伤或疾病引起的缺血性病症也同样会损伤组织，导致慢性损伤，如缺血性糖尿病溃疡。如何使缺血区域快速引入血管化以恢复血流并改善组织再生已成为近年来再生医学的重要研究方向之一而受到关注。

虽然近年来投入了大量的资源用以开发新型血管生成治疗药物，但仅促血管生成的药物贝卡普明于 1997 年被批准用于治疗糖尿病足部溃疡。该药是一种含人血小板衍生生长因子 BB（platelet derived growth factor BB，PDGF-BB）的复合物，为保证治疗效果，PDGF-BB 以超生理剂量使用，这不仅增加了成本，并且引起了新的安全问题，如患全身性癌症的风险增加。

2004—2014 年，世界卫生组织国际临床试验注册平台（international clinical trials registry platform，ICTRP）注册超过 70 个血管生成因子递送的临床试验，其中大部分是 Ⅰ 期或 Ⅱ 期临床试验（图 31-1B、C）。目前比较成熟的促血管化生长因子主要有血管内皮生长因子 A（vascular endothelial growth factor，VEGF-A）、VEGF-D、PDGF-BB、成纤维细胞生长因子 1（fibroblast growth factor 1，FGF-1）、bFGF、FGF-4 和促红细胞生成素，但其临床双盲和随机试验并未得到长期显著的疗效。在使用过程中也存在半衰期短，使用剂量大，成本高，存在致癌风险等副作用。开发新型有效的促血管生成药物仍是临床的迫切需求。

临床数据显示，目前基于血管生长因子疗法的缺点主要集中于成本过高、损伤区域因子滞留率低导致局部药物利用度差以及潜在的全身性副作用，

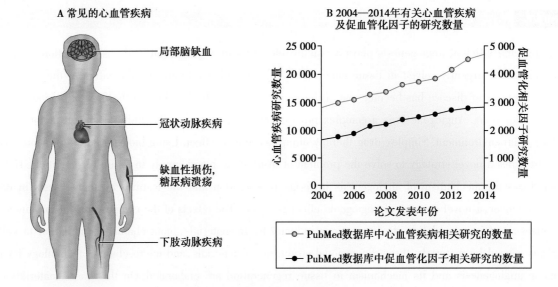

A 常见的心血管疾病

局部脑缺血

冠状动脉疾病

缺血性损伤，
糖尿病溃疡

下肢动脉疾病

B 2004—2014年有关心血管疾病
及促血管化因子的研究数量

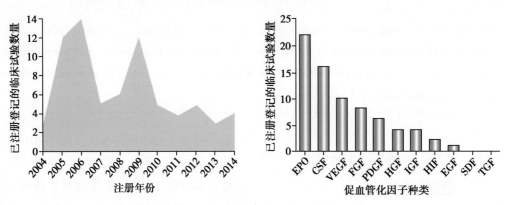

C 2004—2014年促血管化因子在治疗心血管疾病中的临床试验数量

图 31-1　心血管疾病类型及治疗方案

而目前的多数临床试验结果往往都只基于生长因子的短期疗效。有趣的是,使用聚合物缓释 bFGF 可有效降低心绞痛复发,揭示了对促血管类药物时序释放的重要性。此外,血管新生在生理学上是一个多因素的过程,但临床试验主要集中于单因素应用。无法与血管新生过程中所涉及的多细胞参与的实际情况相匹配。对血管新生过程中的认知有限也阻碍了对体内环境的有效模拟。事实上,体内血管新生是一个与植入材料的成分、力学特性及表面结构等均相关的复杂三维环境。因此,设计促血管化材料须符合其相关的生理过程。

第二节　血管形成及发育机制

一、血管形成过程及调节机制

在机体内,血管的主要作用是提供氧气养分并带出代谢产物。由于外周血含有较大比例的 B 细胞、T 细胞等免疫细胞,血管还能提供免疫监控的作用。目前被确定的血管形成方式主要为两种(图 31-2),血管发生(vasculogenesis)和血管新生(angiogenesis)。在胚胎发育过程中,主要由早期的血管前体细胞迁移至缺血区域并分化成内皮细胞,并聚集形成管路结构,该过程称为血管发生。而血管新生主要指在血管生长的过程中,内皮细胞通过从现有血管出芽、增殖、迁移形成新血管的过程。由于在损伤修复过程中诱导的血管化多为通过血管新生作用形成,因此本文着重讨论生物材料的血管新生效应。

(一) 内皮分化—动脉血管和静脉血管的形成

在机体内,动脉血管内常处于高压环境,从而使血液能顺利输送到毛细血管,而静脉血管一般具有相对较低的压力梯度。而这种血流动力学的差

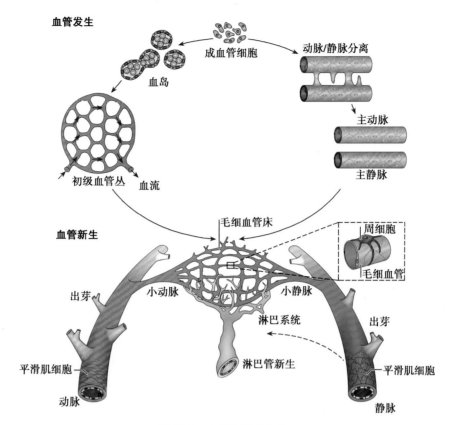

图 31-2　血管的形成方式

异也反映在了它们的结构中：动脉血管在内皮细胞外常由多层血管平滑肌细胞以及部分基质组成，而静脉血管壁相对较薄，周围也没有平滑肌细胞的包裹。

动脉内皮细胞和静脉内皮细胞具有特定的分子表型。例如，Notch 信号常在动脉上有高表达，而在静脉相对较少。敲除 Notch 通路会特异性的下调动脉表型并刺激静脉的生长，表明 Notch 在动脉血管分化过程中是不可或缺的。同时，Notch 还可通过调控 Eph-Ephrin 家族蛋白来指导内皮细胞向动脉和静脉分化。动脉内皮细胞中 Ephrin-B2 的表达受 Notch 通路的激活上调，而它的受体 EphB4 在静脉内皮细胞中受 Notch 抑制。另外，研究者发现在小鼠模型中由神经分泌的 VEGF 有助于内皮细胞向动脉分化。这主要是由于神经会分泌一种神经毡蛋白-1（neuropilin 1，NRP-1），在内皮细胞表面 NRP-1 是 VEGF 的共受体之一，有利于促进 VEGF 的动脉效应的转换。在基因表达水平，其转录因子 FOXC1 和 FOXC2 通过影响 VEGF 和 Notch 信号相互作用来激活动脉基因信号（*DLL4*、*HEY2*、*CXCR4*）。

（二）血管新生阶段内皮细胞出芽机制

通过血管新生的方式形成新的血管是一个复杂的由多细胞参与的过程（图 31-3）。在稳定的血管中，内皮细胞通常在血管管腔表面以鹅卵石样的单细胞层排列（图 31-3A）。内皮细胞的内稳态由自身分泌的 VEGF-A 来维持。当收到促血管信号后，处于静息态的内皮细胞会发生相应的转变。当处于稳定态的血管感受到新生信号的刺激时（如 VEGF、VEGF-C、ANG-2、FGF 或其他细胞因子），首先是内皮细胞会通过下调钙粘蛋白弱化细胞与细胞之间的连接，分泌基质金属蛋白酶降解细胞外基质（extracellular matrix，ECM）并使周细胞脱离，从而解放内皮细胞和提升其运动性并启动新血管的出芽（图 31-3B）。在这个阶段中，只有很少部分的内皮细胞被选择形成新生的出芽血管。最早出芽的内皮细胞被命名为尖端细胞（tip cell，TC），由于其具有丰富的伪足结构，能感知和响应局部微环境中的吸引或排斥信号（图 31-3C）。相比之下，追随尖端细胞生长的茎细胞（stalk cell，SC）运动性较差，仅仅只是辅助支撑血管的出芽和生长，形成新毛细血管的干部并保持血管间的连通。在出芽早

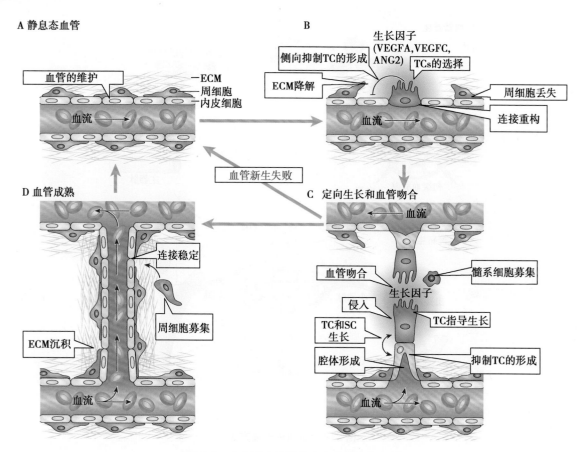

图 31-3　血管新生阶段的内皮细胞出芽机制

期,尖端细胞会分泌 DLL4 从而激活茎细胞及周围细胞的 Notch 信号,从而抑制其他细胞形成新的尖端细胞。另外,新生血管的管腔结构被认为主要由茎细胞形成。

当血管的出芽行为被激活后,尖端细胞会表现出定向迁移生长趋势,直到与邻近血管的尖端细胞接触并发生吻合,从而使两根邻近血管间的血流畅通(图 31-3C)。在血管融合阶段,尖端细胞会失去其运动表型,并重新形成细胞与细胞间的紧密连接,并形成连续的无阻腔体,保证血液的流动。内皮细胞吻合是一个多细胞参与的复杂过程,目前研究证实髓系来源的巨噬细胞在内皮细胞吻合过程中扮演着支撑细胞的角色。另外,在内皮细胞吻合后,其他辅助细胞的招募对新生血管的成熟和稳定也起着关键的作用。PDGFB 和转化生长因子 β1 (transforming growth factor-β1,TGF-β1)等生长因子能有效招募壁细胞(包括周细胞以及血管平滑肌细胞)至新生的血管系统中,稳定形成的血管壁。此外,基质膜会重新沉积在血管腔外并加强细胞与细胞之间的联系从而抑制内皮细胞的出芽行为,使其

重新稳定在一个成熟的静息态(图 31-3D)。在处于静息态阶段,形成腔体的新生血管依然会通过进一步的扩张来提升血流的流通效率。如果新生的血管无法保持血液的流通性,则该血管会在随后的过程中退化消失。

二、生长因子对血管新生的调节机制

(一)血管内皮生长因子家族

VEGF 是 1989 年由 Ferrara 等人在牛垂体滤泡星状细胞体外培养液中首次纯化提取,是内皮细胞特异性促有丝分裂原。具有促进内皮细胞增殖,增加微血管通透性、诱导新血管生成等多种功能。当前 VEGF 家族有 6 个,分别为 VEGF-A、VEGF-B、VEGF-C、VEGF-D、VEGF-E 以及胎盘生长因子(placenta growth factor,PLGF)。其受体分别为酪氨酸激酶受体(VEGFR-1/Flt-1)、VEGFR-2(KDR)、VEGFR-3 以及神经纤维网蛋白(NRP-1、NRP-2)。

VEGF-A 是 VEGF 家族中最具代表性的因子,是少数在单因子调控下就能促进血管新生的因子。通常,如不特殊说明,VEGF 即指代 VEGF-A。人

VEGF 是以二硫键相连的寡二聚体糖蛋白,分子量为 35~45kDa,具有 5 种不同的亚型,根据氨基酸数目命名为 VEGF121、VEGF145、VEGF165、VEGF189 和 VEGF206。各亚型与肝素及硫酸肝素的结合能力不同。VEGF121 不与肝素结合,为可溶性分泌蛋白;VEGF145 少部分可结合肝素;VEGF165 是人体内含量最多的一种,有 50% 以分泌型存在,其余则与胞膜上含硫酸乙酰肝素的蛋白多糖结合;VEGF189 和 VEGF206 与肝素结合活性很高,因其被阻隔在细胞表面的肝素、硫酸肝素及胞外基质中,在细胞外液无游离形式存在,其体内活性弱于 VEGF121 和 VEGF165。在诸多 VEGF 亚型中,VEGF121、VEGF145 和 VEGF165 均能诱导血管内皮细胞增殖和新生血管形成,但以 VEGF165 的活性最高。

在血管调控上,VEGF 主要通过 VEGFR-2 信号介导血管生成。而 NRP-1 和 NRP-2 也是 VEGF 的共受体,可增强 VEGFR-2 的活性,但也能独立向下游传递信号。在血管发育过程中选择性敲除 VEGF 可终止其发育。VEGF 对内皮细胞出芽调控明显。游离于 ECM 中的梯度 VEGF 浓度会诱导尖端细胞的 DLL4 表达上调,刺激其向高浓度 VEGF 处生长,同时分泌 Notch 抑制茎细胞上的 VEGFR-2 的活性,从而降低茎细胞对 VEGF 的反应性。

VEGF-B 的缺失并不会损害血管的发育,在 VEGF 敲除的小鼠中补偿 VEGF-B 并不能修复 VEGF 缺失造成的血管疾病。VEGF-B 被报道仅在某些组织如心脏具有有限的血管生成活性,可促进心脏血管的生长,但是不会引起血管渗透性提高及外周血细胞发生渗漏之类的现象。VEGF-C 主要与 VEGFR-2 和 VEGFR-3 结合,并且可激活血管尖端细胞。其在血管发育过程中主要调控 VEGFR-3 介导的淋巴管生成。另外,由于被发现时被确认为 VEGF 的同系物,PIGF 最初被认为也是一种促血管生成因子。然而,与 VEGF 不同的是,PIGF 对血管的发育是非必须的,仅与某些心血管疾病相关,但其在血管新生的过程中可间接刺激内皮细胞。

(二) 血小板生长因子家族

在血管生长后期需募集壁细胞稳定其结构。血小板生长因子家族、血管生成素(angiopoietin,ANG)和 TGF-β 都促成了这一过程。PDGF 主要来源于血管平滑肌细胞、内皮细胞、巨噬细胞等。PDGF 由 A 链、B 链、C 链、D 链构成 5 种二聚体形式,即 PDGF-AA、PDGF-BB、PDGF-AB、PDGF-CC、PDGF-DD,每一个二聚体由反向平行的两条链组成。PDGF 本身是一种重要的促有丝分裂因子,具有刺激特定细胞群分裂增殖的能力。例如,在伤口修复过程中,PDGF 可促进纤维细胞的触觉补强及细胞增殖,加强肉芽组织的形成并促进伤口愈合以及缩短愈合时间。另外,为稳定管道结构,血管相关细胞会分泌 PDGF-BB 募集 PDGFR-β+ 的周细胞在其周围包裹。因此,PDGF-BB 的下调会造成周细胞的缺失并导致血管渗漏、迁曲、出血,甚至形成微动脉瘤。而 PDGF-CC 是耐 VEGF 肿瘤中由成纤维细胞分泌的,可刺激血管生长和成熟,并减弱对抗 VEGF 治疗的反应。而抑制 PDGF-DD 则会阻碍视网膜中新血管的形成,PDGF-DD 的过表达可以治疗肿瘤中血管的正常化并改善药物的递送效率。

(三) 成纤维细胞生长因子家族

成纤维细胞生长因子家族及其受体调控着广泛的生物学功能。目前为止,共有 22 种 FGF 被发现,分别命名为 FGF-1~22。其中,FGF-2(bFGF)作为最早被发现的血管生成因子之一,具有促血管生成和动脉生成的功能;FGF-9 能刺激骨修复中的血管生成。FGF 主要通过激活内皮细胞表面的 FGF 受体(FGFRs)或作用于其他细胞系分泌血管化因子诱导血管新生。例如,在心脏中,FGF 可通过刺激音猬因子、ANG-2 和 VEGF-B 等因子的释放来促进血管生成。维持血管的完整性只需要很少的 FGF,但是抑制了静息态 EC 的 FGFR 信号通路会导致血管解体。

(四) 血管生成素及其受体 TIE 信号系统

健康的血管必须具备保持静息态的机制,同时在收到刺激信号时能激活血管新生信号。ANG 和 TIE 信号就是提供这种开关的系统。人 ANG 家族由两种受体 TIE-1 和 TIE-2 以及三种配体 ANG-1、ANG-2 和 ANG-4 组成。ANG-1 主要作为 TIE-2 的配体,而 ANG-2、ANG-1 与 TIE-2 间存在竞争性结合。因此,高浓度的 ANG-2 会抑制 ANG-1 的活性。ANG-1 主要有壁细胞和肿瘤细胞分泌,而 ANG-2 主要有血管尖端细胞释放。ANG-1 可刺激壁细胞在内皮细胞表面包裹以及基底膜沉积,从而加强血管壁的弹性并使其处于静息态。而当血管受到刺激时,出芽的内皮细胞会释放 ANG-2,其会竞争性地拮抗 ANG-1 与 TIE-2 的信号传导使壁细胞脱落,血管渗透性增强并使内皮细胞出芽。另外,肿瘤来源的 ANG-2 也会通过募集 TIE-2 表达的单核细胞来促进血管新生。

三、血管化在组织修复过程中的作用

除了为机体内器官的正常运作提供必需的氧气和养分外,血管在器官发育、组织微环境及代谢平衡中有着不可或缺的作用。不同组织中血管功能由器官特异性分化的内皮细胞介导,其细胞和分子识别存在较大差异。因此,深入了解血管在不同组织中的异质性对调控生物材料的血管化效应及利用生物材料进行组织修复具有极其重要的意义。

(一)骨骼血管化

除了生长板和关节软骨,长骨中具有丰富的血管化结构。而这种血管脉管系统具有一定的层次结构,动脉中血液流入毛细血管并引流至骨干区域的中央大静脉。另一方面,小动脉穿过皮质骨进入骨髓区域,继续向骨骺端生长并最终与一类具有柱状结构的毛细血管(H 型血管)相连。柱状毛细血管在生长板附近形成一个拱形结构,继而向下生长形成正弦网络结构(L 型血管)并与中央静脉相连(图 31-4)。

骨骼发育分为软骨内成骨和膜内成骨两种方式,软骨内成骨常发生在长骨发育和修复过程中,而膜内成骨主要出现在颅骨。在软骨内骨化阶段,无血管的软骨层组成的低氧环境诱导了低氧诱导因子(hypoxia inducible factor, HIF)信号的传导,激发并调控该区域血管的生成及 ECM 的产生。随后,破骨细胞和内皮细胞会分泌大量的基质金属蛋白酶-9 和蛋白酶-13(matrix metalloproteinases, MMP-9 和 MMP-13)来降解软骨层 ECM,而破骨前体细胞会分泌大量的 PDGF-BB 促进内皮细胞和成骨前体细胞(osteogenic precursor cell, OPC)的迁移、增殖和存活。有趣的是,DLL4-Notch 信号在骨中有利于血管新生和新骨的生成,而在其他组织激活 Notch 信号会明显抑制血管新生。

根据细胞表型和血管形态,可将骨中的毛细血管分为两类,分别是 H 型血管和 L 型血管(图 31-4A)。H 型血管的内皮细胞高表达 CD31 和 Emcn,主要分布在骨骺端和股内膜区域,其周围分布了大量的血管周细胞和成骨前体细胞;而 L 型血管低表

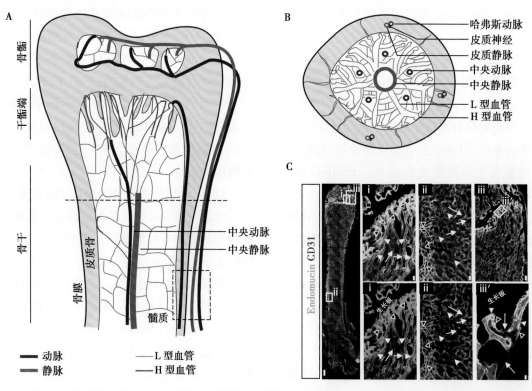

图 31-4 血管化调控骨生长。长骨中不同种类血管的分布,纵切面(A)和横切面(B);(C)长骨中 Type H 免疫荧光染色及分布

达 CD31 和 Emcn。在形态上 L 型血管是高度分支的并且在骨干区域形成窦状血管网络结构,周围富集造血干细胞。在血流方向上,主要是由小动脉流向 H 型血管,再流向 L 型血管;因此每种类型的血管在骨中都有独特的代谢环境。由于与小动脉相连,H 型血管处在的骨骺端和股内膜区域为相对高氧的区域,而 L 型血管所在的骨干区为低氧环境。H 型血管中的血流速度相较于 L 型血管也要高很多。

骨骼的生长和发育需要经历不断的重塑,其主要由成骨细胞(骨形成)和破骨细胞(骨吸收)的调控来平衡。随着年龄的增长,由于自身激素失调,骨吸收加剧从而造成骨量丢失。研究者在老年小鼠中观察发现,在总内皮细胞数量不变的情况下,H 型血管和成骨前体细胞数量显著减少。而老年小鼠的血流量减少可能与骨形成减少和 H 型血管丢失有关。此外,在绝经小鼠骨质疏松模型中,研究者发现 H 型血管也明显减少。因此,如何有效促进并保持 H 型血管的生成在治疗骨折和骨质疏松等疾病有极其重要的价值。

(二) 心脏血管化

关于心脏中毛细血管内皮细胞的起源一直是近年来研究的热点。最初,心外膜被认为是心脏毛细血管的来源,但是通过谱系示踪技术发现只有一小部分的心外膜有助于生成心脏毛细血管,且比例很低,而静脉窦和心内膜为其主要来源。静脉窦为心脏毛细血管提供了内皮祖细胞,并进一步分化形成心室侧壁中的毛细血管。心内膜祖细胞在胚胎时期在心室间隔和腹壁区域分化形成心脏毛细血管。

心脏血管新生的发生机制目前仍然知之甚少。心肌源性 VEGF 调节心内膜被认为是诱导形成心脏毛细血管生成的主要原因。心外膜分泌的 VEGF-C 也能促进静脉窦出芽形成新生血管。周细胞和平滑肌细胞具有为内皮细胞提供支撑并维持血管腔的功能,在心脏中其主要来源于心外膜细胞。谱系示踪技术也显示心脏周细胞在动脉重塑期间可响应 Notch 信号分化成冠状动脉平滑肌细胞;这项研究还显示成年心脏中存在未分化的周细胞,可用于冠状动脉修复过程中再生平滑肌细胞。

冠状动脉粥样硬化是导致心肌梗死和心力衰竭的主要原因。越来越多的证据表明,内皮细胞在动脉粥样硬化的发病机制中起着关键作用。血流产生的层剪切应力可通过激活 Kruppel 样因子 2(Kruppel-like factor 2,KLF2)来诱导内皮 NO 合成酶(endothelial nitric oxide synthase,eNOS)和血栓调节蛋白的表达,从而维持血管的静息态和抑制动脉粥样硬化。单向层流剪切应力还可通过整合素信号传导来激活磷酸化 YAP/TAZ 信号通路。而紊乱的血流会转录激活 YAP/TAZ 信号并提高促炎基因的表达,从而加速了动脉粥样硬化。

(三) 肝血管化

由于拥有两个独立但相连的血管系统(动脉和门血管系统),肝脏具有独特的血液供应。动脉系统主要用于营养供给,而门血管系统则将富含脂质但低氧的血液从肠道输入肝脏。两种供给系统都通过血窦来实现血液物质的交换。肝脏中的血窦系统具有特殊的形态:单向的筛板形和不完整的基底膜更有利于物质的进出和交换。血窦窗口使血液(细胞除外)能自由进入窦周隙,并直接作用于干细胞表面。其还能使 T 淋巴细胞将伪足伸入窦周隙,实时监测干细胞功能。

肝脏内的血窦内皮细胞(liver sinusoidal endothelial cell,LSEC)组成了一类异质细胞群,其主要服务于清除血液循环中的大分子废物。LSEC 也可作为抗原呈递细胞介导清除免疫杂物、病毒、脂多糖及其他分子。

肝脏本身具有自我修复能力。肝再生过程中有一个程序化的设定点,通过调控肝血窦内皮细胞血管化因子分泌的方式来确保肝脏组织修复成原始形态。在肝脏的发育过程中,TGF-β1 的过表达常会导致肝组织的纤维化。在肝再生的诱导阶段,LSEC 中的血管生成素 2 表达下调,进而减少了抑制因子 TGF-β1 的表达。而在肝再生的血管新生期(部分肝切除 4~8 天),血管生成素 2 的表达会恢复到正常水平以促进 VEGFR-2 调控的血管生成。LSEC 还可激活不同的信号通路引导其原位再生或实现其病理学层面上的修复,并调控肝脏的修复部位的纤维化程度。当肝脏造成急性损伤后,SDF-1 受体 CXCR7 被激活并上调,进而诱导血管生成因子 apelin 和卵泡抑素样蛋白 1 的分泌,促进肝脏的无纤维化修复。相反地,通过连续注射四氯化碳或结扎胆管造成的慢性肝损伤模型中会上调另一种 SDF-1 受体 CXCR4 并抑制 CXCR7 的表达。CXCR4 的激活会引起促纤维化因子 TGF-β1 和骨形态发生蛋白-2（bone morphogenetic protein-2，BMP-2）的表达，并导致肝脏组织中生成疤痕。因此，LSEC 是调控肝组织再生、稳态和病理学的细胞节点。

（四）血管化对肺组织的影响

在肺组织中，毛细血管具有表面积大，管壁上内皮细胞薄的特点。而这些细胞与肺泡上皮细胞并列形成了肺泡毛细血管层状结构，用于介导气体的交换。而这种紧密的联系促进了细胞间的信息传递以调节不同肺部生理过程。

已证实肺毛细血管在肺组织再生过程中有着不可替代的作用。当肺切除术后，肺毛细血管中的内皮细胞会分泌 MMP-14 激活肺泡上皮祖细胞上的表皮生长因子受体（EGFR），刺激肺泡 II 型上皮细胞增殖进而实现新肺泡的生成。另外，实验条件性敲除内皮细胞的 FGFR-1 和 VEGFR-2 后会阻碍肺组织的再生修复。而条件性敲除内皮细胞上的 MMP-14 会导致肺组织修复的失败，但对血管几乎无影响。人肺上皮细胞分泌的 bFGF 和 FGF-5 同样可以作用于肺毛细血管内皮细胞的 FGFR-1 并诱导其分泌 MMP-14，并转而促进上皮细胞的增殖和分化。因此，肺毛细血管内皮细胞分泌的 MMP-14 是指导肺组织再生的主要因素。

除了肺上皮细胞，内皮细胞分泌的血管化因子同样作用于其他肺祖细胞及干细胞并指导其分化。在胚胎发育过程中，由肺毛细血管内皮细胞分泌的血管因子有助于内胚层和中胚层祖细胞特异性地分化成原代的肺上皮细胞和血管前体细胞。肺内皮细胞 BMP-4/BMPR-1A 信号通路介导下可激活凝血酶敏感蛋白-1（thrombospondin 1，TSP-1）的依赖性表达，并诱导支气管肺泡干细胞向下游肺系细胞分化。

（五）血管对代谢的调节

内皮细胞和胰岛细胞之间的分子信号交换可调节胰腺功能。在修复胰岛细胞化学损伤的过程中，血管因子信号可促进胰腺的再生并防止糖尿病的发生。另一方面，内皮细胞分泌的层粘连蛋白 α4 在胰岛细胞表面沉积可刺激其分泌胰岛素。而胰腺内皮细胞与胰岛细胞共培养可改善移植的胰岛细胞的存活率。血管化因子 TSP-1 还可通过调节 TGF-β1 促进胰岛细胞的增殖。血管分泌因子同样可以诱导多能干细胞向胰岛细胞分化。例如，内皮细胞衍生类表皮生长因子-7（EGFL-7）可指导胰腺和十二指肠同源 1（pancreatic and duodenal homeobox-1，Pdx-1）阳性的胰岛祖细胞的特异性分化。因此，鉴定出胰腺来源内皮细胞特异性表型并弄清其功能属性对胰岛细胞的再生修复可提供新的治疗策略。

第三节 生物材料调控血管新生

血管新生是一个复杂的过程，除了因子介导的多细胞参与，ECM 为其提供了三维的环境。ECM 与血管生长因子之间可通过复杂的相互作用结合，其机制主要依赖于生长因子的特定序列和结构。而 ECM 上的黏附蛋白可与内皮细胞表面整合素受体发生作用，并协同其他生长因子的信号传导，指导内皮细胞的出芽、增殖、迁移。此外，ECM 还可提供生物力学信号并可随时进行蛋白水解为新生血管提供新的适应环境。另外，在血管新生过程中受多种血管化生长因子的参与并调控，而材料本身的拓扑结构和孔隙率又对内皮细胞的黏附和迁移影响很大。因此，模拟血管新生过程中微环境 ECM 的特性，针对性的设计活性材料是构建血管化材料的关键。

一、生物活性材料的构建

（一）细胞外基质类材料

ECM 是由动物细胞合成并分泌到胞外、分布在细胞表面或细胞之间的大分子，其主要成分为多糖和蛋白，或蛋白聚糖。ECM 构成复杂的网络结构，支持并连接组织结构、调节组织发生和细胞的生理活动。在血管新生过程中，细胞与 ECM 间可根据局部微环境发生动态的相互作用。ECM 为细胞的生长提供了力学支撑，在血管新生过程中向内皮细胞提供了生物化学和生物物理等复杂生长信号。ECM 含有多种大分子，主要包括蛋白聚糖、胶原蛋白、层黏连蛋白、纤连蛋白和螯合的生长因子。多数 ECM 蛋白能被细胞表面的整合素识别。ECM 分子与整合素结合可激活下游信号的级联传递，如黏着斑激酶(FAK)和 Src,这些信号主要指导内皮细胞的迁移和黏附。ECM 还能与多种血管化相关因子发生结合作用,并调节其与受体的作用。此外,ECM 支架还能提供必要的力学支撑,能截留水分子保证整个基质的高润湿性,从而促进细胞的迁移和扩散。因此,基于 ECM 来源或仿生 ECM 构建的生物材料植入到组织损伤区域后,细胞内快速浸润并诱导组织内的血管再生和重塑。

因此,ECM 在基础研究和临床上得到了广泛应用。Mao 等利用 ECM 构建纳米纤维材料体系治疗糖尿病模型中的损伤修复,结果显示 ECM 能有效促进模型鼠伤口中的血管新生,其 CD31 和 VEGF 的表达均高于其他组。Kim 等利用超临界发泡技术制备了心脏来源的 ECM 脱细胞基质,这种制备方式在除去内源性 DNA 的免疫产物外,还保留了丰富的胶原蛋白、糖胺聚糖、粘连蛋白以及 VEGF、FGF、PDGF 等血管化相关的因子。在皮下植入 3 天后,发现有大量的新生血管长入。另外,胶原蛋白和纤维蛋白已被 FDA 批准并在临床上使用,目前在治疗烧伤和慢性伤口愈合的治疗上达到了很好的疗效。

除了黏附蛋白类材料,ECM 中糖胺聚糖(glycosaminoglycan,GAG)类材料促血管化效应也得到了广泛研究。GAG 作为蛋白聚糖的组分之一,具有组织特异性分布和生理功能复杂的特点。GAG 主要包括肝素、硫酸类肝素、硫酸软骨素、硫酸角质素和硫酸皮肤素等,在结构上其主要由己糖胺-糖醛酸的二糖重复单元线性结构组成,而不同的空间构象及区域特异性的磺化模式决定了其与不同蛋白的特异性相互作用。其中,肝素由于来源广泛和提纯方便,已被广泛应用于支架体系提供促血管性能。早在 20 世纪 80 年代,就已发现单纯肝素可显著促进内皮细胞的迁移。另外,肝素与部分血管化生长因子(肝素结合域因子,如 VEGF、FGF2、PDGF-BB 等)具有强结合,已广泛纳入支架中提供缓释作用。例如,研究者以胶原蛋白和透明质酸材料为支架,经肝素改性后可实现对 FGF2 和 VEGF 的有效控释,提高血管新生能力和新生血管的成熟度。

虽然 ECM 来源材料已得到了广泛应用,但由于其来源有限且处理不当会导致免疫原性物质的残留,影响受损区域的修复。因此,以自然衍生材料为模型,制备具有相似生物功能的人造材料显得尤为重要。

(二)　模拟细胞外基质特性的材料合成

模拟 ECM 在血管新生过程中的调节作用,设计相应的活性分子片段是构建活性生物材料的新策略(图 31-5)。此类材料往往可形成水凝胶网络结构,其在物理成分和生理功能上都模仿天然的 ECM。化学合成的优势是使其分子结构和分子量稳定并可控,因此可根据使用过程中处于的特定生物环境对其结构进行调整,并通过模块化设计得到具有不同生物学功能的新材料。预聚物通常可通过几种交联方式形成网络结构(图 31-5):①小分子有机前驱体,如多肽或肽-两亲物,这类分子通常具有生物功能的结合位点,能通过自组装的方式形成超分子结构,宏观上形成类 ECM 的纳米纤维(图 31-5 左下)。②水凝胶预聚物带有可进行化学反应的活性基团(如胺或硫醇)或物理相互作用的基团,或者是链段末端带有亲水聚合物如 HPMA 或 PEG 可作为化学或物理的交联剂(图 31-5 中下)。③使用重组 DNA 技术可以合成具有生物活性结构域的理想人造蛋白聚合物(图 31-5 右下)。此外,对于 ECM 中已知的活性功能片段可通过固相合成或发酵工程的方式获得,并且可通过辐照交联或者与聚合物活性官能团交联的方式得到凝胶支架。

相比于蛋白,小分子多肽具有更高的稳定性,不易受温度、pH 等外界因素的影响,更易于保存,因而也受到格外关注。其中精氨酸-甘氨酸-天门冬氨酸多肽(Arg-Gly-Asp,RGD)是仿 ECM 多肽的典型代表。RGD 多肽由精氨酸、甘氨酸和天门冬氨酸组成,其存在于多种细胞外基质中(如纤连蛋白、玻连蛋白、骨桥蛋白和纤维蛋白等),可与多种整合素特异性结合并有效促进细胞的黏附。由于其仅由 3 个氨基酸序列组成,普通多肽固相合成法即可得到纯度很高的 RGD 多肽,大大降低了生产成本。因此到目前为止,RGD 序列依然是刺激细胞黏附最有效和最常用的多肽序列。

由于 RGD 序列广泛存在于 ECM 的玻连蛋白和纤连蛋白中,因此其可以与绝大多数的整合素结合调节细胞黏附。目前发现的可由 RGD 序列多肽激活的整合素主要有 α3β1、α5β1、α8β1、αIIβ1、αvβ1、αvβ3、αvβ5、αvβ6、αvβ8 以及部分 α2β1 和

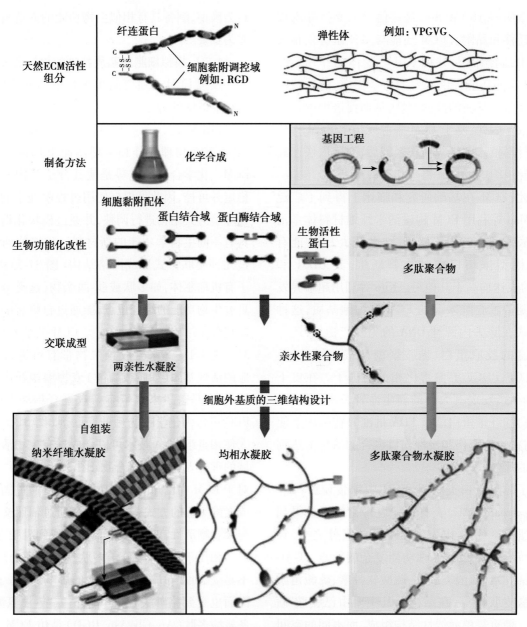

图 31-5 模拟 ECM 成分构建新型活性生物材料的策略

α4β1。目前的研究工作主要集中在利用 RGD 序列改性聚合物促进内皮细胞黏附以改良材料的血管化效应。为提高内皮细胞活性,RGD 序列被改性到各种基底材料中,如透明质酸水凝胶、异丙基丙烯酰胺衍生物以及 PEG 水凝胶中。Zhu 等发现使用 RGD 序列改性的聚合物 RGD-PEGDA 能有效促进内皮细胞(human umbilical vein endothelial cell,HUVEC)的体外黏附和成环,且通过调控材料的降解性能也能直观影响 HUVEC 的成环行为。Granja 实验室利用 RGD 序列改性海藻酸钠水凝胶包裹 HUVEC 可显著提高支架内细胞铺展面积和增殖速率,促进其向外迁移的能力并形成三维环状

结构。另外也有研究证明经 RGD 序列改性的纳米粒子可促进血管新生过程的高通透性和滞留效应。

除 RGD 之外,其他类 ECM 人工合成多肽在改进材料促血管化效应中也被广泛应用。层粘连蛋白衍生多肽序列 YIGSR(酪氨酸-异亮氨酸-甘氨酸-丝氨酸-精氨酸)也同样被用在惰性基质表面以改善其对内皮细胞的黏附性。有文献报道,掺入 YIGSR 的聚氨酯可选择性地促进内皮细胞的黏附和增殖,同时使血小板的黏附量降至最低。而使用 YIGSR 改性的 PEG 水凝胶也同样可以增强 EC 的黏附和迁移性能。另外,纤连蛋白来源的 REDV 多肽(精氨酸-谷氨酸-天冬氨酸-缬氨酸)可特异性激

活 EC 表面的整合素,而对成纤维细胞、平滑肌细胞或血小板表面整合素的表达无影响,从而促进了EC 的特异性黏附。

利用多肽与整合素结合过程中的空间位阻效应可设计多肽用于特异性的激活整合素。Tatiana Segura 课题组通过细胞分别表达了 Fn 序列中第 9和第 10 重复单元中的一段改性多肽 Fn9*10 和Fn9(4G)10,并证明其可分别特异性激活内皮细胞表面整合素 α3/α5β1 和 αvβ3 的表达,促进内皮细胞的出芽和生长。但是单向激活 αvβ3 会导致内皮细胞吻合紊乱,相近细胞株间出芽的内皮细胞无法正常融合形成交联网络。为了提高体内血管新生量,支架中混入了少量含 VEGF 纳米粒子。皮下植入实验证实特异性激活 α3/α5β1 整合素的水凝胶刺激新生的血管具有类似于天然血管的组织和形态特征,而 αvβ3 刺激的水凝胶中易形成形状紊乱的曲折血管。另一项在小鼠卒中模型中,将水凝胶注射到脑卒中腔体后,同样发现 α3/α5β1 整合素特异性片段新血管网覆盖的区域更大。更重要的是,α3/α5β1 诱导的血管明显减少了渗透性和红细胞的渗出。

随着对合成多肽分子的深入了解,研究开发了一类可通过自组装形成超分子结构的多域肽(multi domain peptide,MDP)。MDP 主要由末端带点的残基组成,侧链为亲水性和疏水性残基交替构成。而这种两亲性的结合在空间构型上极易形成双层反平行 β-折叠结构。MDP 在去离子水中由于分子间作用力(末端电荷排斥)的影响只能形成较短的纤维结构。然而,通过添加多价离子(如 PO_4^{3-})可屏蔽末端残基上的电荷,允许 MDP 在低浓度的溶液中自组装形成长纤维,而纤维间缠结再形成水凝胶。基于此理论,Hartgerink 课题组以 MDP(KK-SLSLSLSLSLSLKK)为基础肽,并引入一种具有类似 VEGF165 促血管化功能的多肽(KLTWQE-LYQLKYKGI)与 MDP 中的碳端基相连。在 MDP自组装形成纤维的过程中,VEGF 模拟肽会受自组装效应而具有极高的摩尔表位呈递能力,而这能促进纤维凝胶表面内皮细胞中 VEGF 受体的激活、二聚化和聚集,从而激活细胞内促血管化信号。而在使用过程中,该水凝胶易于注射成型,在体内易被造血和间充质来源的细胞侵入渗透并很快形成成

熟的血管网络。通过切片观察,支架没有显示出大面积纤维结缔组织包裹的现象,三周后即可被吸收到天然组织中。另外,研究者还发现该多肽水凝胶可快速修复和重建小鼠下肢缺血模型中的血管,恢复缺血组织的血流供应。

另外,鉴于 ECM 中糖胺聚糖在生物材料促血管化效应中表现出的优良能力,研究者通过精细的合成调控多糖的磺化度、分子量、磺化位点以及糖单元等参数,以优化其促血管化性能。刘昌胜课题组深入探讨了 2-N,6-O-磺化壳聚糖促血管化性能。原料壳聚糖来源充足,由广泛存在于虾壳贝类中的甲壳素经脱乙酰作用后得到。通过制备过程中对原料的预处理可以得到不同分子量的壳聚糖。由于壳聚糖分子中有活泼的羟基和氨基,具有较强的化学反应能力,可在不同条件下发生水解、烷基化、酰基化、羧甲基化、磺化、硝化、卤化、氧化、还原、缩合和络合等化学反应,生成各种具有不同性能的壳聚糖衍生物,为性能调控提供了可能。研究团队分别对壳聚糖 2 号位的氨基和 6 号位的羟基进行磺化,得到 2-N,6-O-磺化壳聚糖(2-N,6-O-sulfated chitosan,26SCS)。发现在 HUVEC 培养过程中添加26SCS 即可有效促进该细胞的体外增殖、迁移、芽体生成。通过蛋白芯片筛选发现,在培基体系中加入 26SCS 可显著促进 ANG-1、ANG-2、胰岛素样生长因子结合蛋白-1(insulin-like growth factor binding protein-1,IGFBP-1)、IGFBP-2、bFGF、PLGF 等内源性生长因子分泌的上调。通过流式细胞周期检测发现经 26SCS 刺激后 HUVEC 可更多地保留在 S期,即大多数 HUVEC 处于有丝分裂阶段。而与BMP-2 复合分别植入小鼠下肢肌袋和兔桡骨临界缺损中可显著促进新骨的形成及骨缺损区域的整合。通过 μCT 检测发现,当 26SCS 与 BMP-2 复合时,可见 2 周和 4 周时缺损部位外围血管网络明显修复,血管长度增长,12 周时虽然没有进一步血管增多,但是依然保持了 4 周时高密度血管水平。该结果表明 26SCS 的添加对骨修复早期快速诱导血管新生具有显著的疗效。在另一项研究中,利用26SCS 的负电荷与壳聚糖正电荷静电作用可在溶液体系中形成均匀的纳米粒子(S-NP),发现混有26SCS 的实验组可显著促进 HUVEC 的成环行为,通过 ELISA 检测发现经刺激后 HUVEC 的内源性

VEGF 表达量显著提高,且血管化相关基因 *CD31* 和 *vWF* 的表达分别提升了接近 11 倍和 5 倍。同时,由于 26SCS 高磺化度对肝素结合域因子具有强的结合作用,因此 S-NP 对 BMP-2 具有较强的控释作用。通过 μCT 对体内临界缺损修复区域血管新生观察发现,含 S-NP 组有大量的新生血管生成,并快速促进了骨缺损修复。

基于磺化糖类与生长因子的强结合作用,可对支架进行磺化改性以调控其对生长因子活性的调控。例如,将不同磺化位点和磺化度的磺化葡萄糖修饰在聚合物上,并且模拟 VEGF 受体结合域的疏水性在聚合物中掺入疏水性单体 N-叔丁基丙烯酰胺。发现通过调控磺化位点可选择性增强纳米粒子与 VEGF 的结合作用,而疏水性单体的加入则会起到封闭 VEGF 上受体结合域的作用,从而降低 VEGF 与细胞表面受体的结合。在另一项研究中,发现选择性磺化透明质酸也可调控其与 VEGF 两种亚型 VEGFa 和 VEGFb 的竞争性结合。其中 VEGFa 为促血管化,VEGFb 为抑血管化。从而达到调控血管生成的目的。

二、离子的血管化效应

骨损伤是临床常见病,目前骨修复材料市场需求巨大,使用量仅次于心血管植入物。血管化对骨缺损修复至关重要,在骨愈合过程中可提供必需的氧气和养分,实现细胞间的信号分子传导并促进类骨基质的沉积。因此,在移植材料的过程中,需保证修复区域血管的重建。相比于聚合物材料,无机材料中的离子注入更易实现对血管新生的影响和调控。

(一) 硅

硅离子(Si^{4+})主要通过上调内皮细胞的 NO 和内皮 NO 激酶(eNOS)的表达来促进内皮细胞向外出芽并在后期指导血管腔体的形成,而在整个血管新生过程中,Si^{4+} 可显著促进 VEGF、bFGF 以及 TGF-β 等血管化因子的分泌。生物活性玻璃(bioactive glass,BG)由于其本身生物相容性好,离子掺入方式简单多样,其掺杂后的血管化效应也得到了广泛研究。作为应用最广泛的生物活性玻璃,45S5 Bioglass® [$45SiO_2$-24.5CaO-24.5Na_2O-6P_2O_5(wt%)] 玻璃粒子可显著促进血管标志物 VEGF 和 bFGF 的

分泌,并被认为可作为一种新的血管化组织工程替代物。Mao 等人发现两种不同硅含量的 BG 纳米粒子 BGs 58S(60mol% SiO_2-36mol% CaO-4mol% P_2O_5)和 80S(80mol% SiO_2-16mol% CaO-4mol% P_2O_5)均可有效促进内皮细胞的迁移、出芽等血管化行为。而 Si 元素含量的提高会促进 *VEGF* 和 *VEGF* 受体基因的表达,而对 *bFGF* 和 *bFGF* 受体的表达无影响。

中国科学院上海硅酸盐研究所常江课题组通过大量的研究表明,硅酸钙生物陶瓷可显著诱导血管新生。在体外 HUVEC 和人骨髓基质细胞(human bone mesenchymal stem cell,HBMSC)共培养体系中发现,硅酸钙生物陶瓷可刺激 HBMSC 中内源性 VEGF 的表达,从而激活 HUVEC 表面 VEGF 受体实现血管化信号的传导。在另一项研究中,Kim 团队利用介孔硅基微球为载体实现了 Si^{4+} 和 VEGF 的双释放。结果表明,Si^{4+} 能有效上调缺氧诱导因子 1α(hypoxia-inducible factor 1α,HIF1α)的表达并稳定 HUVEC 中 HIF1α 的拮抗剂脯氨酰羟化酶 2。这种响应继续向下传导从而激活一系列促血管化分子的表达,包括 bFGF、VEGF 以及 eNOS,并与固载的 VEGF 一起协同促进体内鸡胚绒毛尿囊膜模型中新血管的生成。

(二) 钙和磷

鉴于其优良的骨传导和骨诱导性能,钙磷基材料被广泛应用于骨缺损修复中。骨组织修复过程中,伴随着磷酸钙材料降解,大量的 Ca^{2+} 离子和 PO_4^{3-} 离子会被溶出释放到周边区域。随着新生血管的长入,提升 Ca^{2+} 浓度可促进 PDGF、EGF、IGF-1 以及 VEGF 的分泌,提升血管内皮细胞的增殖活性和能动性,进而影响血管新生的芽体发生。而磷离子被报道可刺激 Akt 信号的传导并促进 MMP-2 和 bFGF 的表达,从而诱导肺发育中的血管新生。此外,提高磷离子浓度还可促进成骨前体细胞血管化相关基因的表达,例如叉头框蛋白 C2(forkhead box protein C2,*FOXC2*)、骨桥蛋白(osteopontin,*OPN*)以及 *VEGF* 等。

但是长期暴露在高钙高磷的环境中会打破机体的生理平衡,从而导致血管钙化、血管平滑肌细胞凋亡、内皮细胞出现氧化应激反应和凋亡等现象。因此需借助其他促血管化因子快速引入血管

化,排出材料植入区的降解产物,降低材料周边微环境的血钙浓度。

（三）铜

Cu^{2+}可通过调节几种生长因子如VEGF、纤连蛋白、血管生成素、胶原酶、前列腺E-1、血浆铜蓝蛋白和FGF1/2促进血管新生过程中的启动（血管舒张和血管通透性）、成熟（内皮细胞的增殖、迁移和形态变化）以及血管重塑。从分子角度来看,Cu^{2+}介导的血管化主要通过两个信号通路完成。其中之一是通过激活HIF-1通路开启血管新生,另一个信号通路是MAPK信号介导的内皮细胞增殖和血管新生。基于此理论,大量文献报道了掺杂铜离子可有效促进植入材料的血管化。例如,Bührer及其合作者发现在45S5 Bioglass支架表面涂覆1%的Cu^{2+}可增加大鼠动静脉环模型中的血管新生量。在另一项工作中,Zhao等合成了一种铜掺杂的硼酸盐基BG用于大鼠全层皮肤伤口的快速原位愈合。结果表明,掺杂了Cu^{2+}的微纤维可刺激HUVEC的迁移、成环、内源性VEGF的分泌以及FGF基因的表达上调。与未掺杂的玻璃纤维相比,掺杂Cu^{2+}的BG表现出更为明显的诱导血管生成能力,并且促进水平与BG中掺杂的Cu^{2+}量成正比。在大鼠颅骨缺损模型中,掺杂Cu^{2+}的BG同样可促进新血管的生成。另外,将掺杂硫酸铜的磷酸钙骨水泥支架植入小鼠腹腔外膜时可明显改善支架的血管长入情况,并且当加入外源性VEGF时,可进一步协同促进血管新生。

（四）钴

大量实验结果证明,钴离子（Co^{2+}）对诱导血管生成具有积极作用。例如,向BG支架中加入Co^{2+}可通过激活HIF-1α信号通路在促进血管生成。Azevedo及其同事详细介绍了一种通过将Co^{2+}离子注入BG支架获得模拟缺氧环境的方法。而Kargozar等也表明向BG中添加Co^{2+}是促进体外和体内血管生成的有效方式。另一方面,Co^{2+}在体外能促进人骨膜来源间充质干细胞（human periosteal derived cell, hPDC）VEGF基因的表达,但是抑制了hPDC的增殖。在与HUVEC共培养时,可显著促进其血管网络结构形成。在磷酸钙材料中注入Co^{2+}涂层同样具有刺激血管生成的作用。Habibovic等在聚乳酸（polylactic acid, PLA）表面沉积上含

Co^{2+}磷酸钙无机盐植入山羊肌肉中,12周后通过组织学分析发现经含Co^{2+}磷酸钙无机盐改性后的材料中具有更多更粗的新生血管长入。该结果表明Co^{2+}的加入可诱导大动物体内的血管新生。

（五）其他离子

上述离子的促血管化效果明确,在材料改性中得到了广泛应用。但也有部分离子虽然已发现在调节血管新生方面有效,但分子机制尚不明确。例如,铌离子（Nb^{5+}）和铕离子（Eu^{3+}）可上调HUVEC血管化相关基因CD31、MMP9、VEGFR1/2和PDGFRα/β的表达以及促进内源性VEGF的分泌,从而促进体外内皮细胞的增殖和体内血管的出芽。在磷酸钙支架中掺入锶离子（Sr^{2+}）有利于成骨细胞分泌内源性的VEGF和bFGF,从而促进血管新生。而支架中掺杂Mg^{2+}可上调eNOS的表达进而指导尖端细胞的迁移。在未来的研究中,需要有更明确的论据去阐述其促血管化机制。

总的来说,在移植材料中掺入具有促血管化作用的离子是一种有效且相对便宜的设计策略。但是,在未来的基础研究和临床应用过程中应重点考虑无机物掺杂可能引起的副作用及长期累积产生的毒性问题。

三、氧化还原信号介导血管新生

氧化还原（Redox）信号调控并参与了多种生物学过程,包括细胞增殖、分化和凋亡等细胞信号转导和基因表达调控,因而在血管新生过程中扮演着非常重要的角色。内皮细胞内含有各种氧化还原介质,如活性氧（ROS）、活性氮（RNS）以及H_2S气体。

ROS是有氧代谢的副产物,是细胞生理学的重要组成部分,主要包括超氧阴离子（O_2^-）、过氧化氢（H_2O_2）以及羟基自由基（OH·）。与其他细胞相比,构成血管和循环系统的内皮细胞常接触不同来源的组织和循环元素（如氧气、代谢物和流体应激）,因而对ROS的调控更加敏感。但是ROS作用于内皮细胞有时可能是一把双刃剑。当ROS浓度达到一定水平时,其可抑制细胞的抗氧化能力并触发细胞死亡。而适度的ROS作为信号分子可以促进细胞的增殖、迁移和存活。在血管新生过程中,内皮细胞响应于缺氧缺血环境以及生长因子（如

VEGF 和血管生成素 1)的刺激而产生胞内 ROS,从而促进内皮细胞的增殖和迁移。相反地,外源性 ROS 的刺激可诱导多种细胞产生 VEGF,促进内皮细胞的骨架重组以及管样结构形成。

在应用过程中,氧化还原材料主要通过产生 H_2O_2 和羟基自由基来产生 ROS。例如,Park 等在金属基体材料表面构建了电化学系统,使其不需要通过任何外在的光或电压刺激即可自发的产生 ROS。其主要机理为通过 Mg 离子的不断腐蚀将电子转移到另一电极 Ti-TiO_2 表面,并且通过电化学分析在这一过程中 Ti 表面自发的产生了 H_2O_2。而 H_2O_2 的可控释放也增强了内皮细胞的体外促血管能力。在另一项研究工作中,Seal 等人制备了一种新型的氧化铈(Ce)纳米颗粒,可通过 HIF-1α 通路调节细胞内氧环境来诱导血管生成。Ce^{3+}/Ce^{4+} 的比例和粒子尺寸是促进血管生成的关键因素。高比率的 Ce^{3+}/Ce^{4+} 对于调节胞内 ROS 具有更高的催化活性,而原子模拟揭示了 CNPs 的表面高 Ce^{3+} 更易携带不稳定的氧气,这种轻便的 ROS 转运方式促进了体内体外的血管新生。

另外,Patra 等合成了一种新型的促血管化金纳米粒子(b-Au-HP)利用激活胞内 ROS 诱导血管新生。通过荧光探针分别检测了 HUVEC 和人膀胱上皮细胞(ECV-304)体内的 H_2O_2 和 O_2^- 水平,经 b-Au-HP 刺激后均可在荧光显微镜下观察到较强的荧光。并且通过 WB 实验发现其可促进 Akt 信号通路的表达,从而促进内皮细胞的增殖和迁移能力,并在 CAM 模型中证明了该粒子的促血管化效应。而在另一项研究中,研究者发现氧化石墨烯(graphene oxide,GO)可激活胞内 ROS 的表达。而这种胞内 ROS 刺激作用与 GO 的浓度有关。当使用低浓度 GO 时,可激活适宜的胞内 ROS 水平,并促进体外细胞模型和体内鸡胚绒毛尿囊膜(chick chorioallantoic membrane,CAM)模型血管化作用。当 GO 浓度提高到一定程度后,ROS 的过度表达导致了细胞的死亡。

Nagasaki 课题组开发了一种可控释放 NO 的氧化还原型可注射水凝胶(NO-RIG),以清除胞内产生的过量 ROS 并同时调节局部 NO 表达。在小鼠心肌注射后,温敏性 NO-RIG 交联转变为凝胶。其在心肌中分布均匀,性能稳定,可保持在组织中超

过 10 天。相比于对照组,NO-RIG 可显著降低梗死面积并改善心肌梗死后的心脏功能。实验结果显示 NO-RIG 主要通过调节 NO 的持续释放和氧化还原平衡来显著促进小鼠的新血管生成。另外,NO-RIG 在预防和治疗心血管疾病方面具有很高的潜力。

在利用生物材料调控 ROS 介导的血管新生过程中需注意诱导产生 ROS 量对血管新生影响,过高的 ROS 会导致局部炎症响应甚至致使细胞死亡。目前的研究工作中缺少大动物的实验数据,因此对于 ROS 的治疗性血管新生效应需做更深入的验证。

四、生物力学刺激

内皮细胞响应生物力学刺激是血管生物学的基础,可调控血管丛的发育、血管形态发生和出芽、血管屏障功能、炎症信号、基因转录和动脉硬化。这种机械应力包括来自血流引起的剪切应力和轴向拉伸的外在应力以及细胞与细胞间或细胞与 ECM 间黏附所产生的的内在应力(图 31-6)。而体外利用生物材料和血管相关细胞共培养研究细胞对力学刺激的响应得到了广泛的研究。

纤维蛋白和胶原蛋白都是被广泛用作体外诱导血管网络的材料,并且在目前的研究中使 EC 的体外三维培养成为可能。这两种材料均由三维互穿的纤维结构构成,具有独特的物理性质,可以通过机械条件进行高度重塑。例如,通过细胞介导应力或外部拉伸引起的纤维各向异性排列可诱导内皮细胞定向出芽。研究者还利用合成材料如聚丙烯酸(polyacrylic acid,PAA)和 PEG 水凝胶特定的构建力学响应环境调控细胞生长。

此外,材料本身的刚度对血管的生长影响也很大。例如,Bayless 及其同事开发了一种新的 EC 三维培养模式,即在成型的胶原蛋白凝胶上接种 EC 单细胞层,观察其向下生长及出芽情况。基于该模型,结合非线性光学显微镜技术,Lee 等发现胶原蛋白凝胶中的 EC 可形成高度重塑的腔体结构。产生该现象的主要原因是在管腔和分支点区域胶原蛋白的重塑程度提高(主要显现为支架的刚度提高),而在出芽点附近的胶原蛋白重塑程度较低。这一结果说明刚性材料不利于细胞出芽,但是适宜

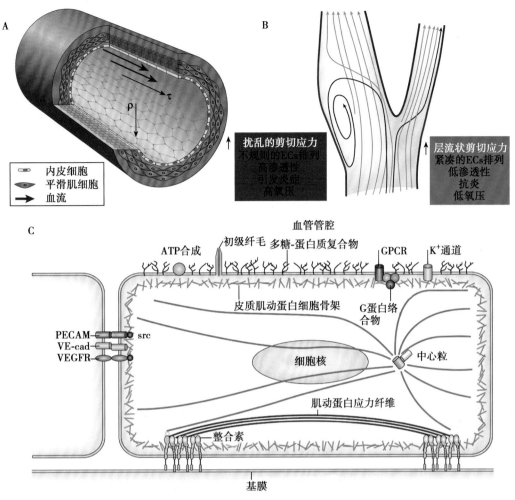

图 31-6 生物力学对血管新生的调控。
A、B.血流剪切力对血管壁的生物刺激;C.内皮细胞表面响应剪切应力的生物信号传感器。

血管重塑。在 PAA 材料中同样发现了这一现象,在体外二维平面当刚度降低时血管网络结构形成得到增强。

PAA 材料可以很好地控制基底材料的刚度,并且不受表面包覆 ECM 蛋白浓度的影响。Deroanne 等人发现随着底物刚度降低,种植于不同刚度的胶原化 PAA 凝胶上的 EC 从单细胞层向环形结构变化。而这种趋势同样在 Saunders 课题组的研究中被证实,内皮细胞仅在柔性的 PAA 凝胶(100~1 000Pa 刚度,而不在 2 500Pa 上)上形成环状结构。这主要由于 EC 在组装形成环形网络结构时需要足够的细胞密度,并且伴随着细胞的扩散减少移动速度变慢,而在柔性凝胶支架中,细胞与细胞之间的生物力学信号交流比细胞与材料更占优势,导致足以形成稳定的网络结构。

在凝胶的三维培养体系中,传统方法主要是通过改变纤维蛋白或胶原蛋白原料浓度来控制凝胶刚度。但是,改变原料浓度也会导致凝胶黏附配体和交联空间结构的改变。尽管在 PAA 的二维培养体系中发现柔性凝胶更有利于血管网络结构的形成,但是基于材料软硬度特性对血管化的研究,由于影响因素众多,依然没有得到一个明确的定论。在前期的研究中,大多数实验结果表明交联度较低的凝胶(柔性好,生物力学刺激弱)可明显改善血管的形成。例如,当纤维蛋白凝胶浓度从 2mg/ml 降至 0.5mg/ml 时,培养于凝胶中的内皮细胞可形成更多的毛细血管网络。而在刚性基质上,毛细管状结构完全不形成。另外,Ghajar 等在凝胶上层种植成纤维细胞后,发现内皮细胞的出芽行为更易在较不致密的纤维蛋白凝胶中发生。然而,随后的表征发现结果的差异并不是材料刚性本身对细胞形态影响导致的,主要是由于柔性基质更有利于成纤维细胞分泌的生长因子在其内部扩散,从而促进内皮细胞出芽。在另一项研究工作中,使用成纤维细胞和 EC 共培养体系在较低浓度的纤维蛋白凝胶中培养至第 5 天即可形成具有高度连接性的血管网络结构。但是,在不改变基体材料刚性的前提下,使用海绵提供物理支撑时,形成的网络结构密度减少。另外,在小鼠动脉环实验中研究者发现在加入 VEGF 的情况下,I 型胶原蛋白为载体的动脉环比 Matrigel 基质胶中长出了更多的芽体,且基质胶上出芽形成的毛细血管相对更小。随着表征手段的完善,材料的生物力学刺激对细胞形态影响的研究变得更加精细化。Putnam 组的最新研究中将传统的流变学和新型的光镊活性微流变技术相结合,检测长度尺度上三维毛细血管形态发生过程中的受力变化,并进一步表征体外血管细胞形态对基质材料的刚度动态响应。结果显示,在出芽的毛细血管周围 ECM 刚性程度高度不均匀,且随着培养时间的增长刚性逐渐增加。而内皮细胞和周围基质细胞会逐渐硬化 ECM,但是高硬度 ECM 区域并不具有更高密度的 ECM,这也与之前的研究结果相反。因此该研究为更深入了解机械生物力学微环境对细胞命运和组织形态的作用提供了实验依据。

生物材料生物应力对体内血管化刺激也得到了广泛关注。Kilarski 等阐释了体内植入区域产生的张力会快速诱导原位血管的生长。将载有肌成纤维细胞的纤维蛋白/胶原蛋白支架植入 CAM 时,其产生的收缩力导致 CAM 表面形成张力进而促进血管长入。当凝胶不能收缩时(通过增强凝胶抗性),血管向植入物中生长明显减少。Guldberg 课题组也考察了生物力学刺激对大鼠大段骨缺损中血管新生的影响。采用不固定夹板的方式使受损部位持续受力,另一实验组为 4 周后脱去固定板。通过 μCT 考察对重建的血管进行评估后发现早期机械负荷抑制了 66% 的血管侵入和 75% 的新骨生成。相反地,延迟 4 周受力的组,骨形成量显著增加 20%,并通过增加大血管数量和减少小血管数量来刺激血管重塑。在另一项研究中,研究者发现通过机械拉伸装置拉伸耳部组织可随时间增加血管面积,周期性的力学刺激可得到更优的效果。

五、支架孔隙对血管化的影响

生物材料支架的结构在调节组织生长和血管新生中起着重要的作用。支架内部连通的孔洞对于细胞增殖和迁移、血管及新组织长入至关重要,高孔隙率的材料可以有效释放生物因子,并提供良好的养分交换底物。此外,多孔表面还有助于促进支架与周围组织之间的整合,改善植入物的机械稳定性。目前构建多孔支架的途径主要有盐析法、气体发泡、相分离、冰模板法以及 3D 打印等。

盐析法制孔的优点是可通过盐颗粒的大小尺寸来控制支架孔径的大小,而支架的孔隙率也可通过盐颗粒的含量加以控制。华东理工大学刘昌胜课题组将盐析法和冰模板法相结合,并掺杂介孔硅钙颗粒,构建了具有大孔/微孔/介孔的多级结构支架。其中三种结构各司其职,大孔有助于细胞长入、养分传输和代谢产物排出;微孔有助于血管穿行和营养传输;介孔则有利于细胞快速黏附、增殖和骨向分化。结果显示,通过这种组合制孔工艺可得到孔径 $300 \sim 500 \mu m$ 的互通大孔,而冻干支架表面又形成了 $30 \mu m$ 的微孔结构。将负载 BMP-2 的多孔支架植入兔桡骨截断缺损部位考察成骨成血管化响应。结果显示,当支架体系只具备大孔结构时,其在 4 周只有很少的血管生成,并且都是不连续的短血管;而同时拥有大孔/微孔/介孔三级结构的支架其血管生成数量和长度都要明显好于其他组,并且部分血管生成了血管分支,形成了新血管网络结构。而 8 周样本结果分析显示,单一大孔结构支架虽然总体血管生成量升高,但是其血管形态依然短小不连续;三级孔洞结构支架的血管密度进一步上升。组织学分析也可以发现三级结构支架实验组在缺损区域中可发现大量 CD31 阳性细胞,且血管管腔内发现有红细胞出现,代表该新生的血管具有功能性。

刘昌胜等的另一项研究分别以聚氨酯海绵和甲基纤维素为制孔模板,以介孔生物活性玻璃为基底,通过灌浆和烧结的方式制备了大孔/微孔/介孔三级结构支架。由于生物活性玻璃本身拥有优异的生物相容性,BMSC 和 HUVEC 均可在其表面均匀铺展并向支架内部生长。将支架负载 BMP-2 植入 C57BL/6 小鼠后肢肌袋 4 周后发现三级结构支架新生骨组织中有更多的 CD31 阳性表达,诱导了更多的血管生成。

孔隙率参数的提升可以促进血管的长入及支

架中心区域细胞的存活率。但是,孔隙率的提高是以牺牲支架力学强度为代价的,因此需找到两者之间的平衡点。Cinar 等基于 ABM(agent-based model)模型开发了一套适用于模拟和理解复杂生物系统的运算框架。并运用 ABM 对三维多孔支架结构影响血管生成进行了系统研究。首先研究了不同孔径下孔隙率和相对孔连通率对血管长入的影响。结果显示,低孔隙 150μm 组其新生血管密度和向支架内部生长的深度均有限;而 275μm 和 400μm 孔隙组其新生血管充满整个支架且生长到了支架中心地带。随后作者又研究了不同连通率对血管新生的影响,发现当支架孔隙较小(150μm)时,连通率的提高对促进血管长入影响不明显,在连通率为 0.7 时也仅有少量血管长入。但是对于 275μm 和 400μm 孔隙组,其新生血管密度和血管长入深度随孔连通率的上升而提高。另一方面,作者进一步研究了非均相孔径分布和孔隙率对血管长入的影响。当孔隙率和平均孔径大小一致时,孔径分布越大其血管新生密度越而和长入深度越深。另外,平均孔径较大的支架会促进新生血管的长入量。

因此,在相同孔隙率条件下,支架孔径和孔径分布对新生血管的长入都具有正向调节的作用。

六、微流道技术在血管化研究中的应用

目前比较成熟的微流道技术主要有光刻图案法、压印模板法以及激光光刻法等,其主要优点是可精确研究长度尺度上的细胞血管化行为。

在早期实验中,研究人员利用注射器针头成模的方式在胶原蛋白凝胶上构建直径为 75~150μm 中空孔道结构,注入 HUVEC 或人真皮微血管内皮细胞(human dermal microvascular endothelial cell,HDMEC)并观察其体外血管化行为。当培养 2~3 周后,发现该结构下生长的 HUVEC 具备了部分小静脉的功能,并且能募集中性粒样人早幼粒白血病细胞。

聚甲基硅氧烷(polydimethylsiloxane,PDMS)模板由于其成本低、使用简单、同硅片间具有良好的黏附性且具备良好的化学惰性等优点,使得微流控调控细胞行为的研究再一次成为热点。更复杂更完整的微血管网络体系被用以研究体外血管新生过程中的内皮细胞行为(图 31-7)。其一般操作步

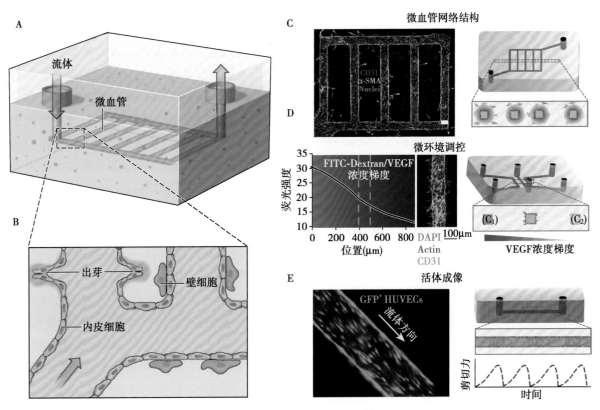

图 31-7 微流道技术在体外血管新生过程研究中的应用

A、B. 微流道构建体外微血管网络培养;C. 内皮细胞体外出芽及招募周细胞行为;D. 梯度浓度因子对内皮细胞出芽的影响;E. 流体剪切力对内皮细胞的影响。

骤为先使用光刻蚀技术在硅片上根据事先设计的形状制备出微图案阳模,然后将热固性 PDMS 材料浇筑到模板上,待冷却后取出即为阴模。与水凝胶相结合可制备具有三维网络结构的微血管培养体系。Li 等利用微流道技术考察了流动剪切力存在下对内皮细胞成血管的影响。研究者发现当细胞在低剪切流体环境下培养时,70% 的内皮细胞呈鹅软石样,且细胞外围具有丰富的肌动蛋白;而当细胞暴露在高剪切力环境下培养时,50% 的 HUVEC 呈轴向性,其肌动蛋白主要表达在细胞内部且延展方向与流体剪切力方向一致。为了模拟体内微血管网络连通结构,研究者利用 PDMS 两次成模的方法在三维胶原蛋白凝胶中体外构建了微流道体系。内皮细胞可在微流道中生长形成中空微血管结构,而随着培养时间的延长,部分内皮细胞发生出芽行为。而当向胶原蛋白凝胶中种植周细胞或平滑肌细胞时,有 50% 的实验组继续能观察到出芽现象,且内皮细胞周围有血管周细胞包裹;而另一 50% 的实验组中发现出芽现象消失,取而代之的是血管腔体收缩,内皮细胞外部被大量的血管周细胞包裹。在另一项研究中,Nguyen 等利用微流道技术考察了不同生长因子对内皮细胞出芽行为的影响。当内皮细胞在微流道中培养一定时间后,其能形成稳定的中空微血管结构,此时向另一微流道中注射血管相关因子,考察内皮细胞向中间基质的出芽迁移情况。为系统性的考察内皮细胞体外出芽这一行为,作者研究了 bFGF、肝细胞生长因子(hepatocyte growth factor,HGF)、VEGF、单核细胞趋化蛋白-1(monocyte chemoattractant protein-1,MCP-1)、磷酸鞘氨醇 1(sphingosinol phosphate 1,S1P)以及佛波醇(phorbol myristate acetate,PMA)等与血管新生相关的因子。在实验中发现,单纯的 VEGF、MCP-1、HGF 和 bFGF 并没有明显的诱导内皮细胞向基质生长,而 S1P 和 PMA 具有一定的促进作用,且在体外培养的过程中出芽形成了尖端细胞,其伪足构造和形成方式与体内血管发育一致,证明该体系可完美模拟体内血管生长微环境并可系统研究血管新生方式,且在随后的实验中证实 VEGF 是促进尖端细胞形成的主要因素。Radisic 课题组还利用 PDMS 刻蚀技术构建了新型组织工程支架。其首先制备了具有多级孔洞结构的微流道复合支架,在

微流道中载内皮种子细胞预构建微血管体系,而在外部加入实质细胞并用凝胶包裹。在设计过程中,研究者在微流道上端加入了 10μm 的微孔以便于生物分子的交换及细胞的迁移;为了提高支架整体的孔隙率,20μm 的微孔分布在通道的上侧和两边;而纳米孔的加入则是为了提高氧气和营养物质的交换。在体外培养中发现内皮细胞在微流道中可形成成熟的微血管结构,由于多级孔道的存在,提高了内皮细胞的渗透性并允许培养过程中单核细胞和内皮细胞之间的物质信息交换和生物分子刺激。该体系应用在体内肝脏修复和心脏修复中也取得了不错的结果。

虽然 PDMS 具有模具易成型、可设计复杂结构等有点。但是其在制备三维中空孔道结构时需要二次成型,尤其在设计简单微流道结构时其操作相对复杂。基于 3D 打印技术,一种便于成型的且可洗脱的生物材料(Bioink)被用来制备微流道体系。

最初,研究者利用直接打印法(direct ink writing,DIW)制备相对简单的微流道结构图案。在 DIW 方法中,一般使用可弥散性的有机物来作为打印原料,制备均匀的互通网络结构。但是在打印过程中保证原料具有成型性且在较复杂的体系中依然能保持其结构的稳定性一直是制备过程中的难题。为克服这一难题,一种完全无约束的全向打印方式(omnidirectional printing,ODP)被开发,在一根针管打印微流道模板的同时,另一针管打印光交联水凝胶,利用水凝胶为模板提供了力学支撑。

除了打印方式的改进,研究者根据实际需要开发了很多新型的打印原料。Chen 等以碳水化合物为原料,通过不同组分间含量的调控以满足打印时力学强度及成型时间的需要。由于糖类为热塑性材料,单纯加热即可得到一个比较理想的流动性,而在室温条件下能快速固化成型。因此在打印过程中,其得到的结构较为稳定,且可通过改变挤出喷嘴的平移速度可控制打印不同直径的模板长丝。首先使用 3D 打印技术打印 3D 碳水化合物骨架,并利用载有细胞的改性明胶包封以提供一定的力学支撑。当改性明胶光交联成胶后,碳水化合物玻璃网络可以很容易地溶解在水中,脱模留下复杂的中空微血管网络结构。当注入 HUVEC 进行培养后,可形成微血管腔体结构,且在管壁周围出现了

内皮细胞出芽行为,而且在该微血管体系附近的细胞存活率明显多于其他区域。基于该技术,Chen及其团队又制备了几种不同几何图案的微流道贴片用以治疗缺血性疾病。在小鼠下肢缺血和心肌梗死模型中,植入平行式微流道贴片能明显改善远端缺血组织的血流性能,防止毛细血管的丢失、肌肉萎缩和功能丧失。在打印原料的选择上,Lewis等还利用临界胶束浓度理论制备了 F127 微流道模板。由于 F127 的临界胶束浓度(critical micelle concentration,CMC)为 21wt%,当溶液温度低于 4℃时,F127 无法形成胶束,呈溶液状态;当 CMC 超过 21wt% 且温度高于 10℃时,F127 开始形成胶束,具有一定的力学强度,可用于微流道模板。当温度再次降低至 4℃时,模板可容易用水清除留下微流道通道。

第四节　生物材料血管化效应的设计策略

在血管新生期间,细胞与 ECM 之间动态地相互影响,并不断调控微环境中生长因子及其他细胞因子的表达。ECM 本身可作为细胞提供生长介质并调控生成其血管形态,而 ECM 中储存的生长因子又可激活内皮细胞血管化相关信号。因此,基于 ECM 在血管新生微环境中的调控作用,设计时空调控的材料体系是促血管新生的新策略。

一、生物材料固载活性因子促血管新生

血管生长因子是刺激血管新生有效的诱导剂。它们能激活内皮细胞或内皮祖细胞并刺激向高因子浓度区域迁移。此外,它们还能促进内皮细胞的成环组装、血管化的形成和成熟。调节血管新生的主要因子有 VEGF、bFGF、HGF、PDGF、TGF-β 以及 ANG。然而生长因子存在半衰期短,体内不稳定易受物理化学作用或酶解而失活,长期使用价格过高且存在潜在的致癌风险。

比较理想的解决办法是利用生物材料载体以实现因子的时空释放和时序释放,从而克服生长因子在使用过程中价格昂贵、不稳定的缺点。例如,利用可降解多孔支架体系可达到短期瞬时释放的目的,而将因子封装在生物可降解聚合物内部则可根据聚合物降解速率得到一个相对较长的释放曲线。但是,针对不同的机体及药物(半衰期不同),选择合适的固载方式和释放方式显得尤为重要。

(一) 生物材料载体的因子释放动力学

生物材料对活性因子的控释涉及各种化学、物理和生物作用。因此,对其释放动力学的机制研究需要基于大量的实验数据计算。

活性因子释放动力学一般是一个基于药物随时间释放量的函数方程(图 31-8)。常见的释放曲线可以通过经典 Ritger-Peppas 方程计算:

$$\frac{M_t}{M_\infty} = kt^n$$

其中 M_t 指的是在时间 t 时药物的释放量,M_∞ 是释放药物的总质量,k 为动力学常数,n 指代扩散指数。在该公式中,药物的释放质量分数与时间之间成指数函数关系。扩散系数 n 的值取决于生物材料固有性质,当药物在生物材料载体上以 Fickian 扩散的方式释放(即单位时间内扩散出的药物质量与支架内的药物浓度成正比),则 $n=0.5$;而当释放以材料表面扩散为主时,则 $n=0.1$。但这两种扩散方式是临界状况,绝大多数释放体系介于两者之间,属于异常扩散,而扩散系数 $0.5 < n < 1.0$。

在使用公式(1)时需提前通过计算单位时间(例如 1 天)内的药物释放分数来确定动力学常数 k,且可根据早期释放得到一个大致的突释曲线;当释放药物的质量分数(M_t/M_∞)为 50% 时其所需时间记为释放半衰期($t_{1/2}$)。这两个参数只和生物材料的原料和形态有关,因此可比较不同释放体系的特性。

Mooney 等参考总结了文献中关于生物材料调控药物释放的工作,从扩散控制机制、降解扩散机制、亲和性控制机制、静电力相互作用、疏水缔合等因素绘制了材料特性调控药物释放的机制图(图 31-8)。其整体趋势符合 Ritger-Peppas 方程公式,药物释放半衰期($t_{1/2}$)随着突释现象的减弱而增加,且绝大多数实验数据分布在两个曲线之间,即扩散系数 $0.5 < n < 1.0$。如图所示,绝大多数释放体系都集中在 $t_{1/2}$ 较小而突释现象较明显的区域。但是这种释放模式可以通过改变释放机制进行调节。由于因子与材料间的物理吸附较弱,而通过静电作用或疏水作用导致的结合其 $t_{1/2}$ 通常也只能

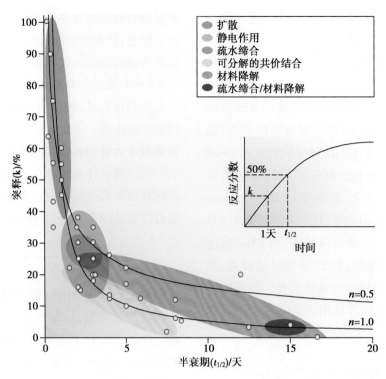

图 31-8   生物材料的药物释放特征图

维持在 2~3 天。当体系需要获得更缓慢的释放速率时,可通过共价接枝的方式将因子固载在材料表面。同时,将疏水作用和材料的降解机制相结合也能实现长效释放。因此,活性因子在生物材料上的负载方式很大程度上影响了其释放行为。

（二）物理作用介导的药物释放体系

材料与因子间简单的物理吸附作用主要通过扩散和材料降解控制等方式调控。目前使用的大部分材料均可被作为因子的物理吸附载体使用,包括聚乳酸-羟基乙酸共聚物[poly(lactic-co-glycolic acid),PLGA]、海藻酸钠、葡聚糖、透明质酸、纤维蛋白原、明胶以及多肽纤维等。在应用过程中,它们可以根据材料的密度或孔隙率,通过粒子装载或疏水作用固载和释放活性因子。例如,当将 VEGF 直接固载在 PLGA 支架时,因子的释放主要以扩散的方式发生且可实现快速释放;而当将 VEGF 事先封装在可降解 PLGA 微球内,再使用 PLGA 包被形成支架可大幅度延缓 VEGF 的释放。

水凝胶具有降解可调、高孔隙以及亲水等特点,因此被认为是固载和控释活性因子的理想载体。水凝胶的另一个特点是可预先将生长因子混入聚合物单体后实现体内原位注射交联成型,并通过扩散、溶胀、侵蚀以及外部刺激等因素完成体内药物控释。目前,水凝胶作为生长因子控释体系调控血管新生已经得到广泛应用。例如,Rajagopalan 等人以含 VEGF 的海藻酸钠支架包裹含 PDGF-BB 的 PLG 微球,实现了因子的时序释放并促进了新血管的生成和成熟。Mooney 等采用 RGD 修饰海藻酸钠水凝胶固载 VEGF,冻干后形成的微孔体系更有利于新血管的长入。固载了 VEGF 的支架更有利于 EC 的迁移,且参与调控 EC 形态以及血管网络结构的再生,在小鼠下肢缺血模型中能有效预防下肢坏死。二甲氧乙二酰甘氨酸(dimethyloxaloyl glycine,DMOG)作为一种脯氨酸羟化酶抑制剂,是 HIF-PH 的竞争性抑制剂,可在常氧下稳定细胞中 HIF-1α 的表达。刘昌胜等采用物理固载 DMOG 和 BMP-2 的 MBG/PHBHHx 支架可有效促进大鼠颅骨缺损的血管重建和骨修复。通过 Western blot 结果发现,加入 DMOG 后可显著促进人骨髓间充质干细胞中 HIF-1α 和 VEGF 的表达。而 μCT 重建数据中也可观察到加入 DMOG 的组其兴趣区域(region of interests,ROI)有大量新生血管长入。

（三）化学修饰介导的药物释放体系

生长因子本身由氨基酸组成,富含大量可供改性修饰的氨基、羧基以及磺酸基团。因此,基于共价接枝的改性方式可有效延缓生长因子的释放。例如，Radisic 等人报道了利用 1-(3-二甲氨基丙基)-3-乙基碳二亚胺盐酸盐(EDC)和 N-羟基琥珀酰亚胺(NHS)活化三维多孔胶原蛋白支架表面的羧基，并将 VEGF 和 ANG-1 共价接枝在材料表面调控材料的血管化效应。结果显示，相比于未改性的支架组或者是单纯添加生长因子的培养基，通过生长因子改性的胶原蛋白支架可显著促进 EC 的增殖。而当 EC 在支架体系中体外培养 7 天后，可显著促进其成环行为，而通过切片免疫组化染色发现 EC 的 CD31 和 vWF 阳性显示均上调。而在鸡胚绒毛尿囊膜实验中进一步证实了 VEGF/ANG-1 共价固载的胶原蛋白支架有利于 EC 的侵入和生长。在另一项工作中，West 等人将 PDGF-BB 以共价结合的方式改性到 PEG 水凝胶上以促进其血管新生。由于水凝胶本身不易吸附生长因子，而 PDGF-BB 在体内的半衰期仅为 30 分钟，大大弱化了其生物学效应。而将 PDGF-BB 以化学接枝的方式改性在 PEG 水凝胶中后，可显著促进小鼠角膜微袋实验中新血管的长入。另外，PDGF-BB 接枝的 PEG 支架更有利于 EC 在三维体系中成环，并募集支架上层的小鼠前体周细胞 10T1/2 在 EC 附近黏附。

除了以上几种共价接枝的方法，为了提高偶联的特异性，研究者尝试将生长因子共价接枝到部分临床可用的纤维蛋白片段或模拟物上建立更稳定的促血管生成体系。例如，α2-纤溶酶抑制剂(α2PI)是凝血转谷氨酰胺酶因子Ⅷa 的底物，可作为交联纤维蛋白原纤维并与其他分子相连的酶。研究者利用该效应将生长因子重组接枝到 α2-纤溶酶抑制剂其中一段序列(NQEQVSPL)上(α2PI1-8)，在与纤维蛋白或类纤维蛋白 PEG 材料混合的过程中，即可将生长因子交联在基质内，然后通过基质降解缓慢释放生长因子。而该方法也被证明在伤口愈合或下肢缺血模型中对递送 VEGF，促进血管新生和血流灌通有显著疗效。

但是通过共价接枝固载的方式因子释放较缓慢，在缺血区域有时无法达到短期快速诱导血管长入。而且在改性过程中易引入小分子使生长因子失活。因此，研究者提出了另一种模拟体内 ECM 与生长因子相互作用的方式将血管化生长因子固载到支架上。

大多数血管生长因子具有可与肝素发生特异性相互作用的肝素结合域，如 VEGF165、bFGF 和 PDGF-BB 等。基于此，各种肝素或硫酸类肝素修饰的生物材料被用来固载和控释生长因子。例如，Dunn 等考察了不同浓度肝素接枝改性在聚己内酯(polycaprolactone，PCL)表面后对 VEGF 固载和释放的调控以及促血管化效应的影响。经肝素改性后的 PCL 支架有利于对 VEGF 的控释，且对 VEGF 刺激细胞表面 VEGFR2 磷酸化的活性没有影响。而将支架植入小鼠背部皮下观察 7 天和 14 天后发现肝素改性后的 PCL 支架更有利于血管的侵入(长入深度达到 2mm)。通过免疫荧光染色发现肝素组新生的血管更稳定，其新生血管周围有更多的 αSMA 阳性细胞包围。另外，研究者发现高浓度的肝素更有利于对 VEGF 的固载和截留，虽然 VEGF 对血管新生表现出了浓度依赖性，但是高浓度的肝素并不能提供更好的促血管效果。化学修饰介导的药物释放示意图见图 31-9。

除了肝素以外，磺化类多糖也具有和肝素结合域因子超强的结合作用。刘昌胜团队合成了一种新型的类肝素多糖——磺化壳聚糖(2-N,6-O-sulfated chitosan，26SCS)，并发现其与 BMP-2、VEGF、HB-EGF 均表现出了较强的亲和性。在 26SCS 对 VEGF 促血管化性能的研究中发现掺入 26SCS 后，VEGF 在较低浓度(2ng/ml)时即表现出了明显的促血管化性能，能有效促进体外内皮细胞的增殖、迁移以及出芽行为。在体外动脉环培养过程中，加入 26SCS 的实验组诱导产生了更多更成熟的微毛细血管。为进一步探究 26SCS 促 VEGF 血管新生的机制，分别采用圆二色谱(circular dichroism，CD)和耗散型石英晶体微天平(quartz crystal microbalance with dissipation，QCM-D)来检测 26SCS 与 VEGF 之间的相互作用。通过 CD 检测发现，26SCS 的加入并未改变 VEGF 的二级结构，VEGF 依然保持在最稳定构象状态。通过 QCM-D 可试计算出 VEGF 在 26SCS 单分子芯片表面结合的质量和厚度。通过对比蛋白数据库(protein data bank，PDB)中 VEGF 的空间尺寸(10.3nm×6.3nm×2.7nm)，推测在与 26SCS 的结合过程中，VEGF 蛋白以一种斜躺的方式与 26SCS 接触。由于 26SCS 与 VEGF 主要通过肝素结合域相连，这使得 VEGF 在空间上更

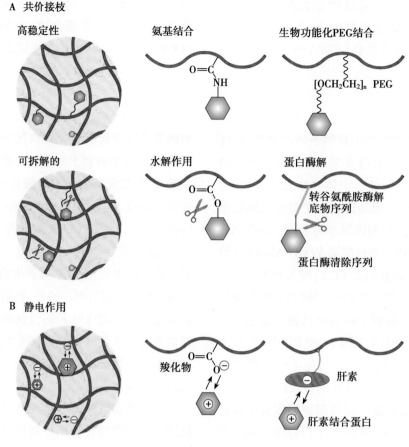

图 31-9　化学修饰介导的药物释放示意图
A. 共价接枝生长因子；B. 静电络合生长因子。

易暴露其受体结合域（主要为 Phe17、Tyr21、Tyr25 以及 His86），进而更易激活内皮细胞表面受体 VEGFR2 的磷酸化，从而促进血管化相关基因的表达（图 31-10）。在体内鸡胚绒毛尿囊膜实验和小鼠皮下植入模型中进一步确认了其促血管化效应。

针对磺化壳聚糖的这种与 VEGF 的协同效应，以 Pluronic F127 为制孔剂，采用 O/W 溶剂挥发、乙醇脱模的方法制备了 PLGA 多孔微球。利用其较大比表面积将 26SCS 以物理吸附的形式均匀分布在微球表面，并在聚四氟乙烯模具中通过热烧结的方式制备了具有多级孔洞的 PLGA 微球支架，通过同步辐射 SR-μCT 确认其具有较好的孔连通性，孔隙率在 70% 以上。经 26SCS 改性后的多孔支架表现出了更好的亲水性能，有利于 HUVEC 的黏附和向支架内部迁移。由于 26SCS 与 VEGF 具有相互作用，经 26SCS 改性的 PLGA 实验组对 VEGF 的饱和吸附量更高，且控释能力更为突出。在细胞实验中发现这种多级孔洞微球支架能诱导 HUVEC 在其表面自组装形成环状结构，HUVEC 具有更高的

胞内 NO 表达，且在体外基质胶上也更易形成环形结构，其芽体生成的总毛细管长度和成环点数分别是 PLGA 组的 1.7 倍和 2.9 倍。因此，经 26SCS 改性的 PLGA 支架体系对 VEGF 生长因子的持续释放和活性维持具有优势。

除磺化糖类外，研究者发现纤维蛋白中的肝素结合域也能与肝素结合域因子发生结合作用。Hubbell 课题组证实纤维蛋白上的肝素结合域与 PIGF-2、PDGF-BB、PDGF-DD、bFGF、TGF-β1、TGF-β2、BMP-2、人胰岛素样生长因子结合蛋白-5（human insulin-like growth factor binding protein-5，hIGFBP-5）、神经营养因子-3（neurotrophin-3，NT-3）和脑源性神经营养因子（brain-derived neurotrophic factor，BDNF）均有结合作用。而将这段肝素结合域掺入八臂 PEG 水凝胶中有利于新血管的长入和慢性皮肤损伤的修复。

以上所述的改性方法均有其各自的特点，针对不同的组织修复时应选择最适宜的方式，而多种固载方式相结合有时可以得到更好的效果。

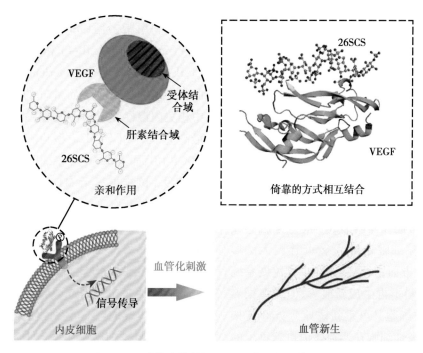

图 31-10　磺化壳聚糖促 VEGF 介导的血管化机制

二、生物材料负载细胞促血管新生

将细胞在基质材料中体外预构建是组织工程诱导血管新生中常见的方法。目前体外构建血管新生模型所使用的细胞种类主要包括 HDMEC、HUVEC、内皮祖细胞（endothelial progenitor cell，EPC）、牛主动脉 EC（bovine aortic endothelial cell，BAEC）和牛毛细血管 EC（bovine capillary endothelial cell，BCEC）等。Ratliff 等证实利用透明质酸水凝胶包裹 EPC 有利于肾细胞的再生和下肢缺血组织中新生血管的形成。上海交通大学附属第九人民医院蒋欣泉课题组利用 PDMS 模板法制备了蜂窝状丝蛋白水凝胶支架，并考察了其负载细胞体内血管化的影响。经体外培养 7 天后，HUVEC 可在蜂窝状支架中形成环形结构，而植入小鼠背部皮下 7 天后，通过 μCT 重建可观察到支架中有大量的新血管生成。而多普勒血流成像系统显示，蜂窝状丝蛋白支架负载 HUVEC 后能更早的实现血流重建。而体系下混入 BMSC 可显著提升其在体内重建过程中的存活率。

此外，在一些研究中显示，EC 与不用细胞类型如平滑肌细胞（smooth muscle cell，SMC）、成纤维细胞、脂肪细胞或成骨细胞共培养可促进 EC 的成血管性能。Akashi 等将 HUVEC、人脐动脉内皮细胞、人表皮淋巴微血管内皮细胞和正常人表皮成纤维细胞（normal human dermal fibroblasts，NHDF）分别以细胞层的形式混匀在纤连蛋白基质中，以三明治叠加的形式考察不同细胞间交流对 EC 血管行为的影响。结果显示，当 EC 层在 NHDF 层上方时 EC 基本不成环。而当 EC 位于 NHDF 细胞层下方时有利于 EC 成环，且 NHDF 细胞层数越多 EC 相应的成环数量也越多。当 EC 位于下层时，NHDF 细胞层数的增多会导致底部氧气含量的降低，进而通过 HIF 通路上调内源性血管化因子 VEGF、HGF 和 bFGF 的表达。而该结果也为细胞的混合培养提供了新思路。在另一项研究中，Chen 等利用微米级连续光学生物打印法构建了复杂的三维微结构预血管化组织工程支架。为模拟天然血管微环境，在打印过程中可将多种细胞类型（HUVEC 和 C3H/10T1/2）直接以不同空间分布的形式封装在水凝胶中，通过体外培养 7 天后细胞可自组装形成管腔样结构。而将这种载细胞体系体外预培养 1 天后植入小鼠背部皮下 2 周后可明显观察到生物打印内的内皮细胞与宿主环境中的血管相吻合，且支架内部形成了具有红细胞的功能性血管。

使用细胞体外预构建血管化体系虽然能有效提高体内新生血管的长入，但有时这类血管并不具备功能，持续一段时间后又会解离。Melero-Martin

课题组分别考察了 U-graft(EC 混入明胶水凝胶后直接植入体内)和 A-graft(EC 混入明胶水凝胶后体外培养 1 周再直接植入体内)体内构建血管化的差异。令人惊奇的是,虽然通过组织学分析两者在支架内均由 CD31 阳性的血管形成,但是 A-graft 组形成了不含红细胞的封闭血管,表明经体外培养 7 天后植入体内时支架内部的血管无法与宿主内原生血管吻合。由于早期材料植入体内主要受炎性细胞调控,因此研究者分别使用抗体缺失小鼠巨噬细胞和中性粒细胞的功能。结果显示,巨噬细胞功能缺失时,U-graft 照常能在体内形成含有红细胞的成熟血管;而当中性粒细胞缺失,U-graft 体内无法形成新生血管。另一方面,经辐照破坏小鼠免疫系统后,植入 U-graft 材料不再生成新血管,但是在饲养过程中注射中性粒细胞又可重新诱导 U-graft 支架血管新生。因此,炎性细胞在调控体内血管再生的过程中有着极其重要的作用。

三、生物材料炎性调控促血管新生

炎性反应可以在生物材料支架的整合和血管新生过程中发挥重要作用。因此,合理地调控免疫反应有利于完善生物材料体内有效血管新生效应。巨噬细胞作为一种典型性炎性细胞,已发现其可以向两种不同表型:促炎性巨噬细胞(M1)和抑炎性巨噬细胞(M2),且巨噬细胞数目比例 M1/M2 与血管化有关。另外,M2 型巨噬细胞又可进一步分为 M2a、M2b、M2c、M2d 四种分型,其在炎性调控及血管化中起着不同的作用。因此,了解巨噬细胞各分型在血管新生过程中不同阶段发挥的作用显得尤为重要。Vunjak-Novakovic 课题组考察了 M1、M2a、M2c

型巨噬细胞体内体外调控血管生成行为的影响。其首先利用脂多糖(lipopolysaccharide,LPS)、白介素 4(interleukin-4,IL-4)和白介素-13(interleukin 13,IL-13)、白介素-10(interleukin 10,IL-10)分别定向诱导了 M1、M2a 以及 M2c 的极化。通过上清液中相关内源性因子检测发现,M1 型巨噬细胞分泌最高量的 VEGF,M2a 型巨噬细胞分泌最多的 PDGF-BB,而 M2c 型巨噬细胞分泌了最高含量的 MMP-9。该结果显示 M1 型巨噬细胞在早期有利于刺激诱导新血管的出芽、迁移等行为,而 M2a 和 M2c 型巨噬细胞更多有利于后期血管的重塑。而体内实验显示,当支架中同时存在 M1 和 M2 型巨噬细胞时更有利于新血管的生成,而单独诱导均为下调血管的含量。因此,M1 和 M2 型巨噬细胞对新血管的生成均有不可替代的作用。进一步地,该实验组利用脱细胞基质调控 IL4 和 IFN-γ 的时序释放影响体内巨噬细胞 M1、M2 极化,并考察不同 M1、M2 型巨噬细胞极化的先后顺序对内源性血管相关因子表达及血管新生的影响。另外,上海交通大学附属第九人民医院王金武课题组基于 IFN-γ 和硅离子分别对 M1 和 M2 型巨噬细胞的调控实现了骨组织支架中快速引导血管新生。结果显示,IFN-γ@ CaSiO₃-β-TCP 支架早期(1~3 天)释放的 IFN-γ 促进了 M1 型巨噬细胞的极化,而随后随支架降解溶出的硅离子可诱导巨噬细胞向 M2 型巨噬细胞极化。而这种时序诱导的方式刺激巨噬细胞分泌了更多的 VEGF、PDGF-BB,进而促进了体内新生血管的形成。

华东理工大学刘昌胜课题组在研究中发现在磷酸钙骨水泥(calcium phosphate cement,CPC)中

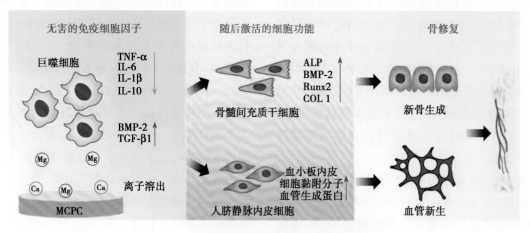

图 31-11　MCPC 调控炎性介导的成骨成血管生成

掺入镁元素可显著下调 RAW264.7 巨噬细胞向 M1 型巨噬细胞的极化而对 M2 型的极化比例无影响，但是对 M2 型荧光强度有明显的上调。相比于 CPC，掺镁 CPC（magnesium/calcium phosphate cements，MCPC）能显著上调 *TGF-β1*、*ANG* 和 *VEGF* 基因的表达。另外，MCPC 与 RAW264.7 共培养得到的条件培养基能显著促进 HUVEC 的迁移和成环。这种调控作用为 MCPC 在体内及临床上应用提供了实验依据（图 31-11）。尽管免疫调控和再生的关系越来越受到关注，但目前研究仅限于巨噬细胞和中性粒细胞等炎性细胞，而对 B 细胞、T 细胞等细胞的免疫调控手段及其与血管化的关系尚不明确。

第五节　总结与展望

组织再生过程中的血管重建仍然是目前面临的一个重大的临床挑战。尽管进行了大量的基础研究和临床试验，但市场上有效的血管生成药物及治疗策略仍然有限。而目前临床试验结果显示，血管新生相关因子的不可控递送无法生成长效的治疗性血管，是导致局部组织坏死和移植失败的主要原因。而这也为未来研究中对生物材料的血管化效应改进提供了重要经验。

在生理学上，血管生成发生在 ECM 中，这是一种高度动态的三维环境，提供细胞形态变化所需的生物力学及生物分子微环境。本文详细介绍了血管生成过程中细胞与周边微环境中相互串扰的分子机制，阐述了各种生物材料调控生长因子时空呈递和释放的重要作用，总结了材料本身成分、离子释放、氧化应激、生物力学刺激及三维结构对血管化调控的影响。在材料学的角度，从因子固载、细胞负载和炎性调控等三个方面讨论了材料血管化效应的设计策略。未来的研究中需更多地关注生物材料与体内微环境的相互作用，利用微环境的调控，发挥生物材料促血管化潜能，实现功能化的血管再生。同时，在材料设计中应降低其复杂性以促进其推向临床。

（王靖　俞远满　刘昌胜）

参 考 文 献

[1] TONGERS J,RONCALLI J G,LOSORDO D W. Therapeutic angiogenesis for critical limb ischemia-Microvascular therapies coming of age[J]. Circulation,2008,118(1):9-16.

[2] BRIQUEZ P S,CLEGG L E,MARTINO M M,et al. Design principles for therapeutic angiogenic materials[J]. Nat Rev Mater,2016,1:1-15.

[3] HERBERT S P,STAINIER D Y R. Molecular control of endothelial cell behaviour during blood vessel morphogenesis[J]. Nat Rev Mol Cell Biol,2011,12(9):551-564.

[4] LEUNG D W,CACHIANES G,KUANG W J,et al. Vascular endothelial growth factor is a secreted angiogenic mitogen[J]. Science,1989,246(4935):1306-1309.

[5] JAIN R K. Molecular regulation of vessel maturation[J]. Nat Med,2003,9(6):685-693.

[6] BEENKEN A,MOHAMMADI M. The FGF family:biology,pathophysiology and therapy[J]. Nat Rev Drug Discov,2009,8(3):235-253.

[7] RAMASAMY S K,KUSUMBE A P,WANG L,et al. Endothelial Notch activity promotes angiogenesis and osteogenesis in bone[J]. Nature,2014,507(7492):376-380.

[8] KUSUMBE A P,RAMASAMY S K,ADAMS R H. Coupling of angiogenesis and osteogenesis by a specific vessel subtype in bone[J]. Nature,2014,507(7492):323-328.

[9] COUTU DL,KOKKALIARIS K D,KUNZ L,et al. Three-dimensional map of nonhematopoietic bone and bone-marrow cells and molecules[J]. Nat Biotechnol,2017,35:1-9.

[10] KAO D I,LACKO L A,DING B S,et al. Endothelial cells control pancreatic cell fate at defined stages through EGFL7 signaling[J]. Stem Cell Rep,2015,4(2):181-189.

[11] GAO W,JIN W,LI Y,et al. A highly bioactive bone extracellular matrix-biomimetic nanofibrous system with rapid angiogenesis promotes diabetic wound healing[J]. J Mater Chem B,2017,5(35):7285-7296.

[12] SEO Y,JUNG Y,KIM S H. Decellularized heart ECM hydrogel using supercritical carbon dioxide for improved angiogenesis[J]. ACTA Biomater,2018,67:270-281.

[13] LUTOLF M P,HUBBELL J A. Synthetic biomaterials as instructive extracellular microenvironments for morphogenesis in tissue engineering[J]. Nat Biotechnol,2005,23(1):47-55.

[14] PFAFF M. Integrin-ligand interaction:Recognition sites of RGD-dependent integrins[M]. Berlin:Springer,1997:101-121.

[15] Zhu J M,He P,Lin L,et al. Biomimetic poly(ethylene

glycol)-based hydrogels as scaffolds for inducing endothelial adhesion and capillary-like network formation [J]. Biomacromolecules,2012,13(3):706-713.

[16] BIDARRA S J,BARRIAS C C,FONSECA K B,et al. Injectable in situ crosslinkable RGD-modified alginate matrix for endothelial cells delivery[J]. Biomaterials,2011, 32(31):7897-7904.

[17] FITTKAU M H,ZILLA P,BEZUIDENHOUT D,et al. The selective modulation of endothelial cell mobility on RGD peptide containing surfaces by YIGSR peptides [J]. Biomaterials,2005,26(2):167-174.

[18] MASSIA S P,HUBBELL J A. Vascular endothelial cell adhesion and spreading promoted by the peptide REDV of the IIICS region of plasma fibronectin is mediated by integrin alpha 4 beta 1[J]. J Biol Chem, 1992, 267 (20):14019-14026.

[19] LI S,NIH L R,BACHMAN H,et al. Hydrogels with precisely controlled integrin activation dictate vascular patterning and permeability[J]. Nat Mater,2017,16(9): 953-961.

[20] KUMAR V A,TAYLOR N L,SHI S,et al. Highly angiogenic peptide nanofibers[J]. ACS Nano,2015,9(1): 860-868.

[21] CAO L,WANG J,HOU J,et al. Vascularization and bone regeneration in a critical sized defect using 2-N,6-O-sulfated chitosan nanoparticles incorporating BMP-2[J]. Biomaterials,2014,35(2):684-698.

[22] LIM D-K,WYLIE R G,LANGER R,et al. Selective binding of C-6 OH sulfated hyaluronic acid to the angiogenic isoform of VEGF(165)[J]. Biomaterials, 2016, 77:130-138.

[23] MAO C,CHEN X,MIAO G,et al. Angiogenesis stimulated by novel nanoscalebioactive glasses[J]. Biomed Mater,2015,10:025005.

[24] LI H,CHANG J. Bioactive silicate materials stimulate angiogenesis in fibroblast and endothelial cell co-culture system through paracrine effect[J]. ACTA Biomater, 2013,9(6):6981-6991.

[25] DASHNYAM K,JIN G Z,KIM J H,et al. Promoting angiogenesis with mesoporous microcarriers through a synergistic action of delivered silicon ion and VEGF[J]. Biomaterials,2017,116:145-157.

[26] CAMALIER C E,YI M,YU L R,et al. An integrated understanding of the physiological response to elevated extracellular phosphate[J]. J Cell Physiol,2013,228(7): 1536-1550.

[27] BÜHRER G,ROTTENSTEINER U,HOPPE A,et al. Evaluation of in vivo angiogenetic effects of copper doped bioactive glass scaffolds in the AV loop model[J]. Biomed Glasses,2016,2:111-117.

[28] ZHAO S,LI L,WANG H,et al. Wound dressings composed of copper-doped borate bioactive glass microfibers stimulate angiogenesis and heal full-thickness skin defects in a rodent model[J]. Biomaterials,2015,53:379-391.

[29] AZEVEDO M M,JELL G,O'DONNELL M D,et al. Synthesis and characterization of hypoxia-mimicking bioactive glasses for skeletal regeneration[J]. J Mater Chem, 2010,20(40):8854-8864.

[30] KARGOZAR S,LOTFIBAKHSHAIESH N,AI J,et al. Strontium-and cobalt-substituted bioactive glasses seeded with human umbilical cord perivascular cells to promote bone regeneration via enhanced osteogenic and angiogenic activities[J]. ACTA Biomater,2017,58:502-514.

[31] BIRGANI Z T,FENNEMA E,GIJBELS M J,et al. Stimulatory effect of cobalt ions incorporated into calcium phosphate coatings on neovascularization in an in vivo intramuscular model in goats[J]. ACTA Biomater,2016, 36:267-276.

[32] CU Z,ZHANG X,LI L,et al. Acceleration of segmental bone regeneration in a rabbit model by strontium-doped calcium polyphosphate scaffold through stimulating VEGF and bFGF secretion from osteoblasts[J]. Mater Sci Engi C Mater Biol Appl,2013,33(1):274-281.

[33] PARK J,DU P,JEON J K,et al. Magnesium corrosion triggered spontaneous generation of H_2O_2 on oxidized titanium for promoting angiogenesis[J]. Angew Chem Int Edit,2015,54(49):14753-14757.

[34] DAS S,SINGH S,DOWDING J M,et al. The induction of angiogenesis by cerium oxide nanoparticles through the modulation of oxygen in intracellular environments[J]. Biomaterials,2012,33(31):7746-7755.

[35] LONG BINH V,THANG QUOC B,TOMITA T,et al. Novel angiogenesis therapeutics by redox injectable hydrogel-Regulation of local nitric oxide generation for effective cardiovascular therapy[J]. Biomaterials,2018,167: 143-152.

[36] HAHN C,SCHWARTZ M A. Mechanotransduction in vascular physiology and atherogenesis[J]. Nat Rev Mol Cell Biol,2009,10(1):53-62.

[37] SAUNDERS R L, HAMMER D A. Assembly of human umbilical vein endothelial cells on compliant hydrogels [J]. Cell Mol Bioeng,2010,3(1):60-67.

[38] BAYLESS K J,KWAK H I,SU S C. Investigating endothelial invasion and sprouting behavior in three-dimensional collagen matrices[J]. Nat Protoc,2009,4(12):1888-1898.

[39] LEE P F,YEH A T,BAYLESS K J. Nonlinear optical microscopy reveals invading endothelial cells anisotropically alter three-dimensional collagen matrices[J]. Exp Cell Res,2009,315(3):396-410.

[40] DEROANNE C F,LAPIERE C M,NUSGENS B V. In vitro tubulogenesis of endothelial cells by relaxation of the coupling extracellular matrix-cytoskeleton[J]. Cardiovasc Res,2001,49(3):647-658.

[41] GHAJAR C M,CHEN X,HARRIS J W,et al. The effect of matrix density on the regulation of 3-D capillary morphogenesis[J]. Biophys J,2008,94(5):1930-1941.

[42] JULIAR B A,KEATING M T,KONG Y P,et al. Sprouting angiogenesis induces significant mechanical heterogeneities and ECM stiffening across length scales in fibrin hydrogels[J]. Biomaterials,2018,162:99-108.

[43] KILARSKI W W,SAMOLOV B,PETERSSON L,et al. Biomechanical regulation of blood vessel growth during tissue vascularization[J]. Nat Med,2009,15(6):657-664.

[44] PIETRAMAGGIORI G,LIU P,SCHERER S S,et al. Tensile forces stimulate vascular remodeling and epidermal cell proliferation in living skin[J]. Ann Surg,2007,246(5):896-902.

[45] MEHDIZADEH H,ARTEL A,BREY E M,et al. Multiagent systems for biomedical simulation:modeling vascularization of porous scaffolds [M]. Verlag:Springer,2011:113-128.

[46] CHROBAK K M,POTTER D R,TIEN J. Formation of perfused,functional microvascular tubes in vitro[J]. Microvasr Res,2006,71(3):185-196.

[47] MORGAN J P,DELNERO P F,ZHENG Y,et al. Formation of microvascular networks in vitro[J]. Nat Protoc,2013,8(9):1820-1836.

[48] LI X,XU S,HE P,et al. In vitro recapitulation of functional microvessels for the study of endothelial shear response,nitric oxide and [Ca²⁺]ᵢ[J]. Plos One,2015,10:e0126797.

[49] NGUYEN D H T,STAPLETON S C,YANG M T,et al. Biomimetic model to reconstitute angiogenic sprouting morphogenesis in vitro[J]. Proc Natl Acad Sci U S A,2013,110(17):6712-6717.

[50] ZHANG B,MONTGOMERY M,CHAMBERLAIN M D,et al. Biodegradable scaffold with built-in vasculature for organ-on-a-chip engineering anddircct surgical anastomosis[J]. Nat Mater,2016,15(6):669-678.

[51] MILLER J S,STEVENS K R,YANG M T,et al. Rapid casting of patterned vascular networks for perfusable engineered three-dimensional tissues[J]. Nat Mater,2012,11(9):768-774.

[52] MIRABELLA T,MACARTHUR J W,CHENG D,et al. 3D-printed vascular networks direct therapeutic angiogenesis in ischaemia [J]. Nat Biomed Eng,2017,1:0083.

[53] KOLESKY D B,TRUBY R L,GLADMAN A S,et al. 3D bioprinting of vascularized,heterogeneous cell-laden tissue constructs [J]. Adv Mater,2014,26(19):3124-3130.

[54] LI J,MOONEY D J. Designing hydrogels for controlled drug delivery[J]. Nat Rev Mater,2016,1:16071.

[55] SUN Q,SILVA E A,WANG A,et al. Sustained release of multiple growth factors from injectable polymeric system as a novel therapeutic approach towards angiogenesis [J]. Pharm Res,2010,27(2):264-271.

[56] SILVA E A,KIM E S,KONG H J,et al. Material-based deployment enhances efficacy of endothelial progenitor cells[J]. P Natl Acad Sci U S A,2008,105(38):14347-14352.

[57] QI X,LIU Y,DING Z Y,et al. Synergistic effects of dimethyloxallyl glycine and recombinant human bone morphogenetic protein-2 on repair of critical-sized bone defects in rats[J]. Sci Rep,2017,7:42820.

[58] CHIU L L Y,RADISIC M. Scaffolds with covalently immobilized VEGF and Angiopoietin-1 for vascularization of engineered tissues[J]. Biomaterials,2010,31(2):226-241.

[59] SAIK J E,GOULD D J,WATKINS E M,et al. Covalently immobilized platelet-derived growth factor-BB promotes antiogenesis in biomirnetic poly(ethylene glycol) hydrogels[J]. ACTA Biomater,2011,7(1):133-143.

[60] TRAUB S,MORGNER J,MARTINO M M,et al. The promotion of endothelial cell attachment and spreading using FNIII10 fused to VEGF-A(165)[J]. Biomaterials,2013,34(24):5958-5968.

［61］ SINGH S, WU B M, DUNN J C Y. The enhancement of VEGF-mediated angiogenesis by polycaprolactone scaffolds with surface cross-linked heparin［J］. Biomaterials, 2011,32(8):2059-2069.

［62］ ZHOU H, QIAN J, WANG J, et al. Enhanced bioactivity of bone morphogenetic protein-2 with low dose of 2-N,6-O-sulfated chitosan in vitro and in vivo［J］. Biomaterials, 2009,30(9):1715-1724.

［63］ YU Y, CHEN R, SUN Y, et al. Manipulation of VEGF-induced angiogenesis by 2-N,6-O-sulfated chitosan［J］. ACTA Biomater, 2018,71:510-521.

［64］ PENG X, YU Y, WANG Z, et al. Potentiation effect of HB-EGF on facilitating wound healing via 2-N,6-O-sulfated chitosan nanoparticles modified PLGA scaffold ［J］. RSC Adv, 2017,7(68):43161-43171.

［65］ YU Y, CHEN J, CHEN R, et al. Enhancement of VEGF-mediated angiogenesis by 2-N,6-O-sulfated chitosan-coated hierarchical PLGA scaffolds［J］. ACS Appl Mater Inter, 2015,7(18):9982-9990.

［66］ MARTINO M M, BRIQUEZ P S, RANGA A, et al. Heparin-binding domain of fibrin(ogen) binds growth factors and promotes tissue repair when incorporated within a synthetic matrix［J］. P Natl Acad Sci U S A, 2013,110 (12):4563-4568.

［67］ RATLIFF B B, GHALY T, BRUDNICKI P, et al. Endothelial progenitors encapsulated in bioartificial niches are insulated from systemic cytotoxicity and are angiogenesis competent［J］. Am J Physiol Renal Physiol, 2010, 299 (1):178-186.

［68］ ZHANG W, WRAY L S, RNJAK-KOVACINA J, et al. Vascularization of hollow channel-modified porous silk scaffolds with endothelialcells for tissue regeneration ［J］. Biomaterials, 2015,56:68-77.

［69］ NISHIGUCHI A, MATSUSAKI M, ASANO Y, et al. Effects of angiogenic factors and 3D-microenvironments on vascularization within sandwich cultures［J］. Biomaterials, 2014,35(17):4739-4748.

［70］ ZHU W, QU X, ZHU J, et al. Direct 3D bioprinting of prevascularized tissue constructs with complex microarchitecture［J］. Biomaterials, 2017,124:106-115.

［71］ LIN R Z, LEE C N, MORENO-LUNA R, et al. Host non-inflammatory neutrophils mediate the engraftment of bioengineered vascular networks ［J］. Nat Biomed Eng, 2017,1(6):0081.

［72］ SPILLER K L, ANFANG R R, SPILLER K J, et al. The role of macrophage phenotype in vascularization of tissue engineering scaffolds［J］. Biomaterials, 2014, 35 (15): 4477-4488.

［73］ LI T, PENG M, YANG Z, et al. 3D-printed IFN-γ-loading calcium silicate-β-tricalcium phosphate scaffold sequentially activates M1 and M2 polarization of macrophages to promote vascularization of tissue engineering bone ［J］. ACTA Biomater, 2018,71:96-107.

［74］ WANG M, YU Y, DAI K, et al. Improved osteogenesis and angiogenesis of magnesium-doped calcium phosphate cement via macrophage immunomodulation［J］. Biomater Sci, 2016,4(11):1574-1583.

第三十二章

肌腱修复与再生

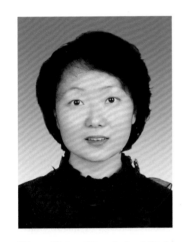

解慧琪

研究员,博士研究生导师,四川大学华西医院生物治疗国家重点实验室干细胞与组织工程研究室主任。国家重点研发计划项目首席科学家,四川省学术和技术带头人,首届转化医学创新奖获得者,教育部新世纪优秀人才,霍英东教育基金会青年教师奖获得者,四川省杰出青年学科带头人。现任中国生物材料学会神经修复材料分会副主任委员、中华医学会组织修复与再生分会常务委员、中国生物工程学会组织工程与再生医学分会常务委员。

Professor Xie Hui-Qi is a PhD student supervisor and Director of Laboratory of Stem Cell and Tissue Engineering of the State Key Laboratory of Biotherapy in West China Hospital of Sichuan University. Professor Xie is currently the Chief PI of National Key R&D Program Project, Academic Leader of Sichuan Province, Winner of the First Innovation Award for Translational Medicine, New Century Excellent Talent in Universities Award, the Fok Ying Tung Educational Foundation Award for Outstanding Young Teachers in Universities, and the Outstanding Young Academic Technology Leaders in Sichuan Province. She is also the Vice Chairman of Nerve Repair Materials for Chinese Society of Biomaterials, Executive Committee Member of Tissue Repair and Regeneration for Chinese Medical Association, Executive Committee Member of Tissue Engineering and Regenerative Medicine for Chinese Society of Biomedical Engineering.

摘要

由于外伤、过度使用或老年性退变导致的肌腱损伤/缺损是一个常见的临床问题。由于低血供和非常有限的自我修复能力,损伤后的肌腱愈合起来非常缓慢,往往难以达到正常肌腱的结构完整性和力学强度。对于肌腱损伤/缺损的治疗,多年来一直是骨科医师面临的一个重大挑战。目前临床上常用的肌腱损伤/缺损的治疗方法主要有自体肌腱移植、同种异体肌腱移植和人工材料替代等。然而,由于不可避免地会引起供区损伤,存在易于传播疾病或引发感染的风险,以及具有较高的复发率,这些治疗方法的临床效果并不理想。近30年来,组织工程的蓬勃发展,组织工程产品,包括组织工程皮肤、软骨、骨、神经、角膜等的相继问世,激励着研究人员试图通过组织工程技术来解决肌腱损伤/缺损后修复困难这一难题。在国内外学者的共同努力探索下,组织工程肌腱的相关研究,包括种子细胞、支架材料,以及生长因子和力学刺激等方面已取得巨大进展。尽管到目前为止,很多技术问题依然没有攻克,但组织工程技术仍然被认为是治疗肌腱损伤最具前景的方法之一。本章将从肌腱的结构及营养、生物力学、损伤模式等入手,概述肌腱的损伤与修复,围绕组织工程肌腱种子细胞研究、支架材料研究、细胞生长因子对肌腱愈合的影响、细胞与支架材料的复合培养等关键技术,以及在临床前和临床转化应用中的实践,分享组织工程肌腱研究与开发的历程,以期更好地推进组织工程肌腱的转化研究。

Abstract

Due to trauma, overuse or age-related degeneration, tendon injuries are a common clinical problem. Damaged tendon tissue heals very slowly and rarely attains the normal structural integrity and mechanical strength because of its poor blood supply and limited self-repair capability. The repair and reconstruction of injured tendons remains a great challenge for orthopedic surgeons. The current treatment modalities, such as autografts, allografts or synthetic graft substitutes, can be used to repair the damaged tendons. However, the clinical outcomes of these treatment modalities are suboptimal owing to inevitable donor site morbidity, risk of disease transmission or rejection, and high failure rates. During the last three decades, with rapid development of tissue engineering, the emergence of tissue-engineered products including tissue-engineered skin, cartilage, bone, nerve, corner and so on, inspired researchers to employ tissue engineering technology in the treatment of tendon injuries. By the joint efforts of scholars at home and abroad, great progress has also been made in tendon tissue engineering, including the use of seed cells, scaffold materials, and the use of growth factors as well as external mechanical stimuli. Although many related technical issues remain unresolved, tissue engineering is considered to be one of the most promising methods for the treatment of tendon injuries. In this chapter, we will consider the structure, nutrition, biomechanics, injury patterns and summarize the current state of knowledge of tendon injury and repair. We will then focus on the key techniques on the seed cells and scaffold materials of tissue engineered tendon, the effect of cell growth factors on tendon healing, and the co-culture of cells and scaffold materials. Finally, we would like to share our experience in the research and development of tissue engineered tendon in order to promote the transformation of tissue engineered tendons.

第一节　肌腱的损伤与修复概述

一、肌腱的结构及营养

肌腱是连接骨骼肌与骨骼之间的致密结缔组织,每一块肌肉都有不同长度的肌腱与骨骼附着,由于肌腹的收缩,通过肌腱的牵拉,带动骨骼产生运动,使人体完成各种生活及工作所需要的各种动作,因此肌腱在人一生的生命活动中,有十分重要的作用,它既是人体主要的支持结构,又是完成各种活动、生产劳动、参与社会活动的重要组织。在临床医学中,手的功能特别重要,修复后的功能恢复又较差,近 100 年来,不少学者对手的肌腱进行了不同深度的研究,但至今尚未取得突破性进展。近年来,随着再生生物学和再生医学的兴起以及干细胞和组织工程技术的发展,为肌腱的再生与修复提供了新的途径。

（一）肌腱的结构

1. 肌腱的大体结构　　肌腱是肌肉的延续部分。新鲜的肌腱标本呈银白色,有光泽,质地坚韧。肌腱表面有一层疏松结缔组织膜,称腱周膜,有从外周来的血管通过腱膜进入肌腱。腱周膜内有腱外膜包裹整个肌腱。腱外膜内层称腱内膜,又分隔包裹腱束,称腱束膜。腱周膜、腱内膜和腱束膜既能固定腱束,又能提供肌腱的营养及物质交换,同时还是保持肌腱滑动功能的重要结构。在手和足部的某些区域,肌腱被一层膜状结构所包绕,称之为腱鞘。腱鞘又分为脏层和壁层两层,脏层位于肌腱表面。两层之间形成一个腔隙,中间充满滑液,其主要成分为透明质酸,有利于肌腱在其中的滑动。

2. 肌腱的显微结构　　肌腱由细胞外基质和肌腱细胞组成。肌腱细胞属成纤维细胞类,约占20%。肌腱细胞在活体上呈梭形,成行排列,伸出翼状突起围绕胶原纤维。肌腱细胞分泌胶原蛋白、弹性蛋白和糖蛋白等基质，占 80%，其中胶原蛋白占有形成分的 65% ~ 70%，主要是 I 型和少量的 III 型胶原蛋白，但也有其他多种胶原蛋白的存在，如 IV、V 和 VI 型等。

胶原纤维呈白色，粗细不等，直径为 1 ~ 12μm，其上有明暗交替的周期性横纹，横纹周期约为 6.4μm，这是胶原纤维独有的特征。胶原纤维有分支，分支间互相交织成网，使胶原纤维能承受较大的拉应力。胶原纤维被交联在一起，使得胶原的力学特性结构更加稳定而组织的抗张强度更高，胶原交联主要是通过半胱氨酸间形成的二硫键来进行的。肌腱中还含有一定量的弹性蛋白，使得肌腱和韧带组织具有一定的弹性。

蛋白多糖是肌腱细胞外基质中的另一个重要组成部分，对于组织的黏弹性及其他力学特性的形成具有重要作用。蛋白多糖由核心蛋白和糖胺多糖支链所组成，这些具有负电特性的支链形成特征性的"瓶刷"结构可以吸引水分子使得组织水化，蛋白多糖则被包埋在胶原之间提供组织的抗压特性，水化也使得水溶性分子能够在组织中快速地弥散。

（二）肌腱的营养与代谢

人体肌腱是一种少血供、低代谢组织，其营养主要来自营养血管和滑膜组织的弥散作用，代谢活动又通过滑膜和血管来调节。

1. 屈指肌腱的血管分布

（1）肌腱表面的血管：肌腱表面的血管来自肌腹与肌腱的结合部、肌腱与骨的结合部、肌间隙血管网、腱系膜根部血管弓和长、短腱纽。有纵向血管、网状血管和襻状血管三种血管形式。

（2）肌腱内的血管：肌腱内的血管来源于肌腹内血管的延续；肌腱止点处由骨膜发出的血管进入肌腱内；由腱表面血管发出的横支进入肌腱内后，向近、远端走行。肌腱内血管多以 3 条平行、纵向走行，但并不贯穿肌腱全长，其纵向走行的距离长短不一，位于中间的血管管径较细、恒定，而两侧的血管管径较大。肌腱内纵行血管与横行血管间有部分吻合。

采用体视学方法研究成人屈指肌腱的血管密度，在不同手指其血管密度变化不大。同一手指不同平面肌腱的血管密度有所不同，位于鞘管区内的屈指肌腱血管密度较掌腕及前臂段明显减少。对肌腱血管分布的研究表明，肌腱虽然为少血供组织，但仍具有内在血管分布，这些血管为肌腱提供营养及进行物质交换。提示我们在肌腱组织工程研究中，应注意工程化肌腱的血管化过程。

2. 滑液对肌腱的营养作用　在人体鞘管区内的肌腱位于滑液系统中。滑液由鞘管的滑膜细胞分泌，为透明、微黄色黏性液体，主要成分是蛋白质、糖和电解质。在蛋白质中主要是透明质酸，正常腱鞘滑液含量约为 2mg/ml，是鞘内肌腱的主要营养来源，同时也为肌腱的滑动提供润滑剂。在肌腱的代谢活动中，腱表面的滑膜结构起了十分重要的作用。肌腱的超微结构观察中发现，腱表面滑膜有微孔，在腱内膜、腱束膜之间有网状结构，可允许滑液自由通过。当肌肉松弛时，肌腱像海绵样吸收滑液进入肌腱，营养肌腱；当肌肉收缩时，肌腱内压升高，挤出滑液进入鞘管中，同时排出代谢产物。提示在我们构建组织工程肌腱的支架材料设计时，应考虑到这种滑液营养所需要的微孔结构。

二、肌腱的生物力学

肌腱的结构特点赋予其强大的抗张强度和一定的黏弹性。据估计，当人在跑步时跟腱承受的应力为 9 000N，约相当于人体重的 12.5 倍，不同的运动状态下肌腱所受的应力不同，人屈指肌腱在被动运动时受力为 1 ~ 6N，相同的主动运动其受力为 9N，而不受限活动手指，肌腱受力达 35N。机体的运动也可以引起肌腱组织结构的重构，改变其生物力学性能。习惯长跑者跟腱比不长跑者的跟腱粗大，跳跃摄食的兔 35 天后，其跟腱和髌韧带力学强度均优于不跳跃兔。研究发现适当应力刺激使 I 型胶原蛋白合成和分解均增强，而合成代谢占优势，表现为合成增加。鼠尾肌腱束在无应力培养 48 小时内，与新鲜肌腱比较，I 型胶原蛋白基因表达虽无显著变化，但组织蛋白酶 K、基质金属蛋白酶 3（matrix metallopeptidase 3，MMP-3）和基质金属蛋白酶 3（matrix metallopeptidase 13，MMP-13）等与组织溶解有关的酶类持续升高，制动使组织溶酶及其抑制物的比例升高，提示无应力条件下的肌腱组织的变化可能与组织的降解有关。肌腱因应力刺激引起的结构改变是应力引起的一系列基因表达变化的结果。周期性牵张应力可刺激各类生长因子的含量,如转化生长因子 β(transforming growth factor-β,TGF-β)、血小板源性生长因子(platelet derived growth factor,PDGF)、碱性成纤维细胞生长因子(basic fibroblast growth facto,bFGF),从而促进肌腱细胞的增殖、分化和基质的合成,白介素-6(interleukin-6,IL-6)分泌也增加,IL-6 参与炎症反应,从而促进肌腱修复。

生长发育、创伤修复和某些病理过程中,由于应力的变化,胶原纤维的合成与障碍发生适应性改变,包括各型胶原蛋白含量和空间排列的重建。正常情况下,肌腱的细胞外基质主要是 I 型胶原蛋白,但是断裂伤后 III 型胶原蛋白分泌增多。长时间过度的应力刺激可引起肌腱的微损伤,在形态上表现为细纤维增多,胶原连续性部分中断。这可能由 III 型胶原蛋白生成增加来愈合,长期累积导致组织拉伸强度的下降,容易发生肌腱断裂。

在制动条件下,肌腱的应力低于生理范围,抗张强度显著下降;相反,当应力大于生理范围时,抗张强度增大,组织学表现为胶原纤维增粗增多。应力影响胶原蛋白合成与聚合,使胶原纤维的数量和直径发生变化,引起组织器官的力学性质发生相应的变化。因此,适当的牵拉和运动有利于肌腱的伤后修复,而长期制动则有妨碍作用。但是,在处理神经和肌腱联合外伤时,如果完全不限制运动,却会妨碍神经内部胶原化,并减少神经吻合段的血管生成;而如果完全去除吻合部位张力,则有助于外周神经的再生。

影响肌腱力学强度的另一个重要因素是年龄。随年龄增长,胶原蛋白分子内和分子间交联增加,使胶原纤维变得硬而脆,改变了肌腱力学性能。

三、肌腱的损伤和愈合

(一)肌腱损伤模式

急性和慢性损伤是肌腱的主要两种损伤模式,损伤模式不同治疗方式也会有所不同。急性损伤通常由创伤所致,而慢性损伤通常出现在反复的肌腱过度负荷受损后,并伴随着炎症反应。急性伸肌腱损伤(如手部和腕部的闭合伤)可以通过非手术方法来治疗,但是急性闭合屈肌腱损伤则需要进行手术治疗。慢性肌腱损伤可以伴有炎症反应(肌腱炎)或无炎症反应(肌腱变性)或涉及周边组织(腱鞘炎)。早期的诊断对明确病因和手术干预及预防永久性功能障碍的出现具有重要的意义。

过度使用损伤常见于肩关节囊肌腱套的损伤,急性撕裂伤多见于人体上部的运动损伤,而慢性退行性病变和撕裂伤则多见于老年不太活动的个体。跟腱常受到外伤性的损伤,多出现在运动员或经常活动的个体,在承受超过极限的负荷后受损,通常需要手术治疗,以防在以后的运动中再次出现断裂。跟腱慢性损伤通常是由于反复的微小损伤加上退行性变和愈合不良所引起。

(二)肌腱损伤的愈合过程

肌腱的愈合过程与其他结缔组织愈合方式相似,包括炎症期、组织形成期和组织重塑期。炎症期中有多种炎症介质的释放,如组胺、激肽、前列腺素、补体和淋巴因子等。在组织形成期中,随着成纤维细胞的迁入和毛细血管的长入,肉芽组织形成。在组织重塑期,肉芽组织被新合成和沉积的胶原所替代,进一步被肌成纤维细胞重塑并沿肌腱长轴收缩。此阶段,伤口细胞和它们分泌的细胞外基质以一种互动方式存在,即细胞不断分泌和沉积新的基质,而基质分子则调控相关基因和细胞基质受体的表达。随之,通过细胞-细胞相互作用和细胞-细胞外基质的相互作用,胶原纤维与成纤维细胞平行排列并与其他胶原纤维首尾相接和共价键的交联,而大部分成纤维细胞进入凋亡期,最终将高细胞含量的肉芽组织转化为细胞含量低的瘢痕组织。

肌腱愈合过程中的几个重要因素包括愈合的细胞来源、营养的来源和肌肉-肌腱复合体断裂时存在的空隙以及保守治疗是否足以愈合肌腱的伤口。首先是肌腱的愈合方式。内源性愈合完全依赖肌腱组织自身的细胞来完成;而外源性修复则依赖外部组织(包括腱鞘)的细胞浸入。通常情况下,两种模式均参与了肌腱的修复过程,外源性主要在早期起作用,而内源性则在晚期起作用。外源性愈合的结果是肌腱与外周组织的粘连和瘢痕形成,常见于屈肌腱的愈合过程,可导致肌腱活动范围受限。其次是营养的来源。在肌腱愈合过程中,绝大部分区域通过血管化以提供充分的营养和氧气供应,但是在滑车部位,肌腱的营养主要依赖于滑液中营养成分的渗透。再次是断端间的空隙是否被去除将会直接影响到肌腱的活动范围和愈合肌腱的力学性能。最后是治疗方式的选择，一般来讲保守治疗和手术治疗是否有效，取决于各自的适应证。相比而言，手术治疗能够更好地形成肌腱断端之间的愈合，特别是手部屈肌腱的修复常常需要手术来促进两个肌腱断端间的良好对合及后续的良好愈合和功能康复。

四、肌腱的修复

修复肌腱的最基本方法是直接缝合和肌腱转位。如果存在肌腱缺损就需要在断端之间进行桥接。桥接材料可来自自体、异体、异种、人工材料和组织工程材料。在这些材料中，自体材料是最常采用的传统方法。可用于修复肌腱缺损的自体材料包括自体肌腱和筋膜条。在自体肌腱中尤以同源肌腱修复效果最好。可采用鞘内肌腱修复鞘内肌腱，采用鞘外肌腱修复鞘外肌腱。若不能用同源肌腱修复，常采用掌长肌腱，其次是趾长伸肌腱、跖肌腱，有时还可用指浅屈肌腱。同种异体肌腱移植修复肌腱缺损可不受自体取材的种种限制，但所取材料需要特别处理，否则修复效果会下降。异种肌腱、人工材料修复肌腱缺损仍处于实验阶段，但已取得了一些进展。组织工程肌腱的理念和研究进展提供了一条新的、更为理想的、符合生理特点的肌腱损伤的治疗方法。

（一）自体肌腱移植

自体肌腱移植对于肌腱缺损的受区来讲是一种较好的选择。因为自体肌腱的组织相容性最好，没有免疫原性。但来源受限，在选择供区时为了尽可能地减少供区功能障碍，所选供区肌腱往往较细，不能完全满足受区的需要。自体肌腱移植主要包括自体肌腱游离移植、肌腱转移术和吻合血管肌腱复合组织瓣移植术。

1. 自体肌腱游离移植　目前常用的自体肌腱游离移植来源主要有掌长肌腱、跖肌腱和趾长伸肌腱三个部位。将来源于上述供区的游离肌腱桥接于肌腱缺损的两断端，使肌腱的连续性得以恢复。有时由于供区肌腱较受区肌腱细，需要将移植肌腱折叠后与受区肌腱缝合。

2. 肌腱转移术　肌腱转移术的方法是将邻近缺损的正常肌腱切断，以其近端与缺损肌腱的远端缝合，达到修复肌腱的目的。肌腱转移术是以牺牲邻近关节部分功能为代价，换取被修复关节功能恢复的一种手术。如指深屈肌腱在手掌内陈旧性断裂，近端回缩较多，不能直接缝合时，可用邻近指浅屈肌腱移位至伤指替代其功能。

3. 吻合血管肌腱复合组织瓣移植术　手部肌腱缺损伴皮肤软组织缺损或瘢痕化，可以考虑采用吻合血管的肌腱复合组织瓣移植术修复，可以作为吻合血管肌腱复合组织瓣移植供区的有带血管蒂的掌长肌腱复合组织瓣和以足背动脉为蒂的趾长伸肌腱复合组织瓣。采用吻合血管肌腱复合组织瓣移植的优点是一次同时修复软组织缺损和肌腱缺损。缺点是风险较大，技术及条件要求高，因而其应用受到限制。

综上所述，无论是游离肌腱移植、肌腱转移术还是吻合血管肌腱复合组织瓣移植术，对于供区来说，不仅增加了创伤，而且多少会遗留一些功能障碍。

（二）同种异体肌腱移植

自体肌腱来源有限，特别是在多条肌腱同时缺损时，自体肌腱移植或转移往往均不能满足修复的需要。而且肌腱被转位切取后，总会在原功能部位造成不同程度的功能减低。

同种异体肌腱是目前临床应用较多的肌腱移植材料。目前，同种异体肌腱制备的方法可归为两大类：深低温处理肌腱和化学处理肌腱，前者以物理方法为主，后者以化学药物处理为主。

1. 深低温处理肌腱　其机制可能是在降、复温过程中由于冰晶的形成破坏细胞主要组织相容性复合体（major histocompatibility complex, MHC）抗原结构，从而降低了肌腱细胞的抗原性。这种方法尽管使肌腱细胞抗原物质遭到破坏、变性，但这些变性的抗原成分还是没有消除，没有发生量的变化，仍有弱的免疫原性。异体肌腱通常可来自经检查合格的合法健康供体。在无菌条件下切取肌腱时应保留腱周组织，制成15cm左右长度的腱段。腱段经冲洗干净后置入保存液中浸泡后，再置入无菌容器中密闭并标记，采用慢冻法将温度降至 $-85{\,}^{\circ}\mathrm{C}$，保存10天后即可用于临床。临床应用时，取所需肌腱，按快融法将肌腱解冻，冲洗后用于桥接肌腱缺损，方法与自体肌腱移植方法相同。术后应用糜蛋白酶清除血肿。

2. 化学方法处理肌腱

（1）药物浸泡肌腱：药物主要有戊二醛丝裂霉素、三氯甲烷/甲醇混合液、脱氧鸟苷培养液、95%乙醇等，其原理也是使肌腱细胞抗原变性从而降低免疫原性。

（2）重组 α-半乳糖酶去抗原法：依次将新鲜肌腱冷冻、解冻、脉冲式灌洗、重组 α-半乳糖酶去除肌腱膜上半乳糖抗原、0.1%戊二醛浸泡 12 小时使胶原适当交联、甘氨酸中和残存戊二醛、置入密封容器后立即消毒、储存于-70℃冰箱中直到使用。

（3）去细胞处理方法：Cartmell 等研究了磷酸三丁酯（tributyl phosphate，TBP）与十二烷基硫酸钠（sodium dodecyl sulfate，SDS）的去细胞方法，结果发现用 SDS 去细胞可达 90%，用 TBP 达 84%，但 TBP 处理的韧带更有利于细胞增殖及长入。还有用 Trypsin-Triton 法处理肌腱的方法：依次用 5% Trypsin 溶液浸泡、37℃水浴恒温振荡器上消化 6 小时，0.5% Triton X-100 浸泡 50 小时、超声波清洗机中震荡洗涤、75%的乙醇浸泡 30 分钟、磷酸盐缓冲溶液震荡漂洗、袋装密封后用 60℃照射消毒、储于冰箱备用。这种方法能彻底去除细胞抗原，处理后的肌腱几乎不残留细胞抗原成分，且保留了因子如 bFGF、血管内皮生长因子（vascular endothelial growth factor，VEGF）的生物活性。

（三）异种肌腱移植

异种肌腱制备、保存方法及修复方式大体与同种异体肌腱相似。研究发现：肌腱移植早期以细胞免疫为主，晚期仅有体液免疫参与。2007 年，Kevin 用重组 α-半乳糖酶去除猪韧带半乳糖抗原，移植修复恒河猴前交叉韧带发现移植肌腱以韧带化相似的机制逐渐塑型，力学性能与自体肌腱远期评估没有差别。同年，Kevin 用同样方法处理猪髌腱，移植修复 6 位前交叉韧带损伤的患者，结果发现在 6 位移植患者中有 5 位成功，并且均通过了所有的功能稳定性评估；酶联免疫试验检测到 6 位实验患者都产生多种抗猪异基因蛋白非半乳糖抗体，术后 2~6 个月达高峰，2 年后消失。但目前异种材料还需要深入研究，另外也特别需要注意人畜共患病等问题。

（四）人工材料替代

为了解决肌腱缺损后的修复问题，许多研究者进行了人工材料方面的探索。早在 1900 年，Lange 就试用过蚕丝作为人工肌腱替代物。但在随后的几十年中，也许由于这种替代物效果不佳，一直没有人工肌腱方面的报道。直到 20 世纪 50 年代，随着新的材料的出现，人工肌腱的研究又出现高潮。

1953 年，Arkin 等用钽丝做肌腱成形术。1956 年，Sarkin 用尼龙鱼线穿过聚乙烯管做成人工肌腱，并用于替代严重损伤的屈指肌腱。随后，又有许多研究者试用了其他材料，如用聚乙烯覆盖的蚕丝、特氟隆（聚四氟乙烯）棒等。但是，所有这些人工材料的植入都带来了严重的异物反应，并且材料本身僵硬，妨碍了它们在手部肌腱修复中的应用。严重者还阻碍手指的被动活动，反而造成手指关节的僵硬。为了克服这一缺点，又有研究者用硅橡胶做人工肌腱，但由于硅橡胶耐受拉应力极差，又易撕裂，难于缝合，也不适于临床应用。20 世纪 70 年代末，出现了碳纤维制品，其异物反应小，组织可长人纤维之间，有人将它制成肌腱或韧带植入体内。戴尅戎等 1983 年进行了以硅橡胶、桑蚕丝和涤纶制成的"中空"人工肌腱，并认为这种人工肌腱可作为肌腱的持久替代物，但该材料在手部"无人区"反应较大。近年来的研究表明，碳纤维编织带仍存在许多缺点，它不能作为永久性肌腱，植入体内最终被逐渐降解、碎裂、吸收。1988 年，黄凤鸣用人发做人工肌腱，发现组织相容性好。1994 年刘连璞将人发用理化方法处理后做成人工肌腱植入体内，8~10 个月后能完全腱化，达到正常肌腱水平。不难看出，现有的替代材料虽然有组织相容性好的优势，但是它们不是与肌腱断端愈合不良，永远作为异物存留体内；就是植入物被吸收，不能成为良好的永久性肌腱。因此，肌腱的替代材料还需要进一步研究。

（五）组织工程肌腱

就目前的认识，理想的肌腱替代物应能完全替代肌腱的功能，并接受机体的调控，参与机体的自我更新。肌腱组织工程的原理是获取肌腱种子细胞，培养扩增后与生物材料结合形成复合物，将其植入肌腱缺损部位可使植入的种子细胞继续增殖、分化并分泌细胞外基质，形成修复组织，随后生物材料逐渐降解，最终达到生物学意义上的完全修复。

组织工程肌腱除具有不受来源限制、不传播疾病、无免疫反应等优点外，与传统修复肌腱的方法相比还具有以下优点：修复后的肌腱组织具有正常的生理活力和功能，可达到永久性治愈；可达到完美的形态修复和功能重建；以相对少量的肌腱种子细胞经体外培养扩增后可修复严重的肌腱缺损。

组织工程肌腱的理念和研究进展提供了一条新的、更为理想的、符合生理特点的肌腱损伤的治疗方法。组织工程肌腱主要内容包括种子细胞、支架材料、生长因子及细胞与支架材料复合培养等方面的研究。

第二节 组织工程肌腱的种子细胞研究

肌腱组织包括了腱膜、腱纤维以及肌腱间的血管、淋巴管等，其细胞成分也包含了成纤维细胞、滑膜细胞、血管内皮细胞和肌腱细胞等，肌腱组织的功能细胞是肌腱细胞。目前种子细胞的研究主要有肌腱细胞、皮肤成纤维细胞、骨髓间充质干细胞（bone marrow mesenchymal stem cell，BMSC）、肌腱干细胞（tendon derived stem cell，TDSC）及脂肪干细胞（adipose-derived stem cell，ADSC）等多种发展思路，各有利弊。

一、肌腱细胞

肌腱细胞是肌腱固有细胞。在形态学分类上，肌腱细胞属于成纤维细胞类。从兔腱外膜和腱实质分别分离培养细胞，在贴壁时间、倍增时间及 I 型、III 型胶原蛋白表达方面有一些不同，提示构建组织工程肌腱以肌腱细胞为好。早在 1971 年，就有学者体外培养成功获得鸡胚腱细胞，为肌腱细胞作为种子细胞培养奠定了基础。1994 年，Cao 等将肌腱细胞与条索状未编织的聚羟基乙酸（polyglycolic acid，PGA）网状支架复合，于裸鼠皮下再生出在组织学、生物力学等方面与正常肌腱相似的组织。但裸鼠属于尚不具备完善免疫系统的动物。张兆锋等在成年家鸡体内培养出大体、组织学等方面均与正常肌腱相似的肌腱样组织。研究表明，在免疫功能正常的自体动物体内也能够再生出肌腱。以猪的自体肌腱细胞介导修复肌腱缺损，也可再生

出大体、组织学和胶原排列等方面与正常肌腱相似的组织，生物力学显示其最大拉力、最大应力和弹性模量均达到理想要求，说明可以构建组织工程化肌腱并修复肌腱缺损。

肌腱细胞是一种分化程度很高的细胞，在体外培养条件下，肌腱细胞增殖相对缓慢，尤其是在经多次传代后，肌腱细胞甚至丧失进入增殖期的能力。这对组织工程化肌腱的研究是不利的。因此，寻找调控肌腱细胞生长的方法是研究的主要问题。在促进肌腱细胞分裂增殖研究方面，项舟等在已建立的人胚肌腱细胞系的培养基中加入胰岛素生长因子-1（insulin-like growth factor-1，IGF-1），观察其对肌腱细胞生长的作用。结果发现，IGF-1 对肌腱细胞的增殖有明显的促进作用，并且在一定浓度范围内有量效依赖关系。为了明确 IGF-1 促进肌腱细胞生长的作用机制，进一步研究了 IGF-1 作用后细胞周期的改变，结果表明，IGF-1 对肌腱细胞生长的促进作用是通过加快 G1 期和 G2M 期的进程实现的。IGF-1 受体系统的活跃是维持细胞增殖能力的重要保证，而 IGF-1 mRNA 在多次传代（第 13 代）的肌腱细胞中不表达，可能是导致肌腱细胞出现增殖能力下降等细胞衰老现象的重要因素之一。

解慧琪等对人胚胎肌腱细胞的生物学特性进行了系统研究，发现传代 13 代后肌腱细胞形态及分泌 I 型胶原蛋白功能均发生改变，出现复制衰老现象。如何能让肌腱细胞得到增殖，但又不影响功能传代是一个要解决的难题。因此，提出并开展了肌腱细胞的永生化研究。肌腱细胞的永生化是肌腱细胞获得持续生长增殖能力的特性，对肌腱细胞的永生化研究不仅在于在排除或控制其致肿瘤的可能性后用于构建组织工程肌腱，更重要的是在于利用它保存了细胞的功能特性和容易长期大量繁殖的特性，为研究肌腱细胞的免疫学和体外构建模式等方面提供容易繁殖的标准细胞株。解慧琪等用 ptsA58H 质粒转染人肌腱细胞，转染后细胞增殖能力增强，可长期连续传代，冻存、复苏不改变其生长特性，从而建立了无肿瘤化倾向、相对永生化的组织工程研究用标准细胞系，并用该细胞系筛选评价了多种肌腱组织工程支架材料；通过重建细胞端粒酶活性，进一步延长了人胚肌腱细胞寿命。为组

织工程肌腱种子细胞标准化,科学化评价支架材料奠定了基础。

二、成纤维细胞

皮肤作为人体最大的器官,成纤维细胞的来源与肌腱细胞相比分布广泛、取材容易,且其与肌腱细胞同属中胚层来源的细胞,具有相似的生物学特性,均为梭形,均可以合成和分泌胶原蛋白、弹性蛋白、糖胺多糖和糖蛋白等,具备成为肌腱种子细胞的可能性。实验已证实,皮肤成纤维细胞能很好地贴附于支架材料生长。陈兵等通过比较皮肤成纤维细胞和肌腱细胞构建的组织工程肌腱,观察到大体形态、组织学、胶原排列方向和生物力学特性均相似,至26周后的实验组细胞基质比值达到较理想程度,力学达到正常肌腱的74%。提示成纤维细胞可以替代肌腱细胞应用于肌腱组织工程。

体外培养的原代细胞有丝分裂活动能力低,增殖能力有限。有研究将重组人bFGF转染人皮肤成纤维细胞,形成稳定有效的表达,并释放到胞外,对成纤维细胞的生长有明显的促进作用,表明重组人bFGF可以提高组织工程所需的种子细胞的增殖能力。还有研究通过不同浓度的人皮肤成纤维细胞接种于PGA材料上,测定出了较佳的细胞种植浓度范围,从而节约成本,减少取材。

三、干细胞

(一)骨髓间充质干细胞

成体间充质干细胞是最为常用的干细胞类型。BMSC是存在于骨髓中的具有高度自我更新能力和多向分化潜能的干细胞群体,在特定条件下可分化为多种成熟机体细胞,并有向特定组织分化的潜能,如骨、软骨、脂肪、肌腱、肌肉等,具有很强的可塑性。因其具有取材方便、体外培养和冷冻保存后仍具有多向分化潜能、遗传背景稳定、具有特殊免疫调节功能、易于临床应用等优点,已成为组织工程中较为理想的种子细胞。研究表明,BMSC在体外培养未经诱导即具备分泌Ⅰ型胶原蛋白的能力,与肌腱细胞的主要功能相同,符合构建组织工程肌腱时对种子细胞的要求。Young等将培养增殖的BMSC吸附于胶原凝胶上,并将此复合物回植于肌腱的接缝上,发现用BMSC处理的肌腱较对照组更粗大,胶原纤维的排列方向、接缝的质量和生物力学性能均优于对照组。龙剑虹等将分离培养的BMSC接种至Ⅰ型胶原蛋白-PGA支架上,混合培养后2周BMSC生长良好,保持89%以上的细胞活力,透射电镜示实验组细胞仍保持旺盛的分泌功能。表明胶原蛋白-PGA与BMSC的细胞相容性良好。

有研究报道BMSC在肌腱修复中发生了异位成骨的现象,提示有效调控BMSC腱向分化是将其应用于组织工程肌腱的一个重要前提。Hoffmann等将Smad-8和BMP-2基因转入小鼠BMSC细胞株,发现这些细胞呈现出长条状细胞形态(肌腱细胞的典型形态)并表达肌腱细胞相关标志物;在体内实验中,将这些转基因的BMSC植入小鼠可以异位形成肌腱样组织;将这些过表达Smad-8和BMP-2基因的细胞种植在胶原海绵支架上,然后植入裸鼠3mm的跟腱缺损,手术后5~7周可见有新生肌腱组织的大体结构形成,组织学也显示类似肌腱样的结构形成,表明了BMSC用于肌腱组织再生治疗的可行性。但在实际的应用中,还需进一步验证是否基因转染对从骨髓中新鲜分离出来的BMSC具有同样的成肌腱诱导分化能力,基因转染的安全性问题等均是需要继续探索的科学问题。Yin等利用逐步式的诱导分化策略:首先用TGF-β1处理3天,然后联合结缔组织生长因子(connective tissue growth factor,CTGF)继续处理7天,发现该策略可启动和维持BMSC的高效腱向分化,在原位修复肌腱大鼠髌腱损伤模型中,经逐步式诱导腱向分化的BMSC构建的组织工程化肌腱形成的再生肌腱组织,具有更致密的细胞外基质结构,更多的胶原含量和更高的生物力学性能。Le等研究了肌肉生长抑制素(Myostatin/GDF-8)不同浓度(0ng/ml、50ng/ml和500ng/ml)和不同作用时间(24小时、48小时和72小时)对大鼠原代BMSC增殖,迁移及腱向分化能力的影响,结果发现:与未处理组相比,高剂量的Myostatin(500ng/ml)随着作用时间的延长可显著地促进BMSC的增殖、迁移及腱向分化($P <$ 0.01),提示Myostatin/GDF-8在体外可有效地诱导BMSC腱向分化。

然而,BMSC作为组织工程的种子细胞,产业化所需的细胞数目很大,需长期传代。研究表明,从骨髓捐赠者骨髓分离出来的 BMSC 经过体外培养能传代 24~40 代,但逐步出现了老化,>25 代的BMSC 有部分出现凋亡的特征。目前有学者认为,可以通过影响 BMSC 中人类端粒末端反转录酶基因的表达而保留延长端粒酶的活性,使细胞突破极限,细胞寿命延长。但是通过这种方式增殖可能会增加基因表达的不稳定性,可能致瘤。此外,BMSC的细胞来源也是一个重要的问题,目前仍没有十分完善的获取和培养扩增 BMSC 的方案以获得足够多数量、功能化肌腱样细胞,其定向诱导分化的效率不太理想,相关研究尚需进一步深入。

(二) 肌腱干细胞

TDSC 作为肌腱组织特异性干细胞,被证实具有普遍的干细胞特性,包括:呈克隆样生长、具有自我更新能力和多向分化潜能。自 2007 年首次被发现并报道存在于人和小鼠的肌腱组织中,便引发了围绕这一新的组织特异性干细胞的研究热潮。之后,不断有研究者相继从马、兔以及大鼠的肌腱组织中分离获得 TDSC。因此,TDSC 作为间充质干细胞家族的一个全新成员,逐渐被视为一种应用于肌腱损伤修复与再生最具前景的细胞类型。P. P. Lui与其研究团队发现,将 TDSC 培养至片层结构后包裹于移植物表面,能够有助于大鼠前交叉韧带的损伤修复,并且通过 *Scleraxis* 转染后的 TDSC 能够更好地促进大鼠膑腱缺损的修复。同时 TDSC 还可以与其他生物来源性的基质联合使用,如富含血小板的血浆(platelet rich plasma,PRP),利用 PRP 中丰富的生长因子促进 TDSC 的增殖及腱向分化。Lei 等将单纯的 PRP、TDSC 与 TDSC-PRP 复合物进行了大鼠跟腱炎治疗的对比研究,发现 TDSC-PRP复合物的修复能力要显著强于单纯的 PRP 与 TD-SC。Guo 等发现 TDSC 具有自发腱向分化的倾向,在体外培养过程中,随着培养时间的延长,干细胞标志物表达显著下降,而腱向分化相关的标志物显著升高,胶原合成也相应地增加,该研究认为 TDSC自发腱向分化的可能原因在于其具有"记忆"功能,可优先分化为组织来源的细胞类型。Chen 等研究发现在肌腱发育的不同阶段,所分离获得的TDSC 自我更新能力和多向分化潜能不同,与来源于 1 天龄和 56 天龄大鼠跟腱组织的 TDSC 相比,来源于 7 天龄大鼠跟腱组织的 TDSC 表现出最高的自我更新能力、细胞增殖及多向分化潜能,揭示了选择合适的干细胞来源对于有效构建组织工程肌腱的重要性。Yin 等利用单细胞基因分析技术解析肌腱细胞亚群,在肌腱细胞群中鉴定了一个 nes-tin$^+$TDSC 亚群,并在体内外证实 *nestin* 对于肌腱干细胞的表型维持及分化决定中的关键作用,发现nestin$^+$TDSC 比 nestin$^-$ TDSC 具有更高的自我更新能力和更强的腱向分化能力,*nestin* 基因敲除后TDSC 的克隆形成能力以及腱向分化能力均显著下降。Wu 等将大鼠来源的 BMSC 与 TDSC 以不同比例(20∶1,10∶1,5∶1和1∶1)混合后进行共培养,发现共培养体系(尤其是 1∶1 比例)显著促进了腱向分化标志性基因的表达以及胶原基质的产生,在大鼠髌腱窗口形缺损实验中,共培养体系形成的细胞片层也比单一细胞形成的细胞片层更好地促进了缺损肌腱的修复。

虽然 TDSC 是目前较理想的肌腱组织工程种子细胞,但对其研究仍然存在很多问题和不足,首先是 TDSC 的纯化,以现有的 TDSC 分离技术还不能得到纯化度非常高的细胞,通常我们分离出的TDSC 当中还含有一部分的肌腱细胞,准确的来说这应该是一个细胞混合体;其次,对于 TDSC 在机体内所处的微环境研究还不够透彻,并不能将此微环境中涉及的每一个因素完全构建出来;最后,TD-SC 的来源、数量以及其如何能满足肌腱修复规模化临床应用的问题仍待解决。因此,TDSC 作为肌腱组织工程种子细胞,还需要研究人员进一步深入仔细的发掘和研究。

(三) 脂肪干细胞

ADSC 是一类存在于脂肪组织中,能够自我更新、具有多向分化潜能的成体干细胞,在一定的条件下可以分化成许多有特定功能的细胞系,具有普遍的干细胞特性,由于其具有取材容易、对机体损伤小、来源广泛、体内储备量大、适宜自体移植、没有伦理学争议等优点,被认为是构建组织工程肌腱具有独特优势的种子细胞选择。Lee 等发现将人来源 ADSC 植入大鼠跟腱缺损处,可提高肌腱愈合的生物力学性能,分泌腱向分化相关蛋白(Ⅰ型胶原蛋白和腱生蛋白 C),促进损伤肌腱修复与再生。Yang 等研究发现利用脱细胞肌腱基

质的可溶性提取物联合 TGF-β3 可提高诱导 AD-
SC 腱向分化的能力。Long 等发现人来源 ADSC
与肌腱细胞直接共培养,可相协同促进两种细胞
的增殖及 I 型胶原蛋白产生,而且 ADSC 还可以
促进肌腱细胞的迁移,提示 ADSC 可用于促进损
伤肌腱的再生和修复。

尽管上述文献报道了 ADSC 在肌腱组织修复
与再生中具有一定的应用潜能,然而这类干细胞在
体内具有比其他干细胞更高的成脂分化能力,而且
关于 ADSC 以及生长因子同肌腱的愈合关系并不
明确,因此 ADSC 作为肌腱组织工程种子细胞,还
需进一步地深入研究。

(四) 其他干细胞

近年来,仍有不少学者在继续探索适用于组织
工程肌腱的新种子细胞来源。Zhang 等发现通过
逐步改变物理基质的策略,人诱导性多能干细胞
(human-induced pluripotent stem cell,hiPSC)在经过
明胶包被的孔板培养和高度取向排列的壳聚糖基
超细纤维复合支架培养后发生腱向分化,进一步在
原位修复大鼠跟腱缺损模型中,hiPSC-MSC 与高度
取向排列的壳聚糖基超细纤维复合支架构建的工
程化肌腱复合物显著提高了损伤肌腱的组织结构
及力学性能,揭示 hiPSC 在肌腱组织修复与再生方
面具有潜在的应用价值。Liu 等发现小鼠孤雌胚胎
干细胞(parthenogenetic stem cell,pSC)具有与正常
胚胎干细胞类似的特性,具有自我更新能力和多向
分化潜能,通过拟胚体自主分化所获得的类间充质
干细胞(parthenogenetic mesenchymal stem cell,pM-
SC),可表达间充质干细胞的表面标志物且具有向
成骨、成软骨和成脂方向分化的能力,进一步将诱
导所得的 pMSC 在体外施加周期性单轴拉伸力学
刺激,发现经 10 天的周期性单轴拉伸刺激后 pMSC
发生腱向分化,然后将诱导腱向分化后的细胞接种
至聚乳酸-羟基乙酸共聚物(poly lactic-co-glycolic
acid,PLGA)支架构建细胞-支架复合物,植入裸鼠
皮下后发现可形成类肌腱样组织,因此认为 pSC 是
一种可用于构建组织工程肌腱具有吸引力的种子
细胞来源。Chen 等发现在人牙髓组织可表达肌腱
相关的标志物,进一步将牙髓干细胞(dental pulp
stem cell,DPSC)接种在取向排列的 PGA 纤维支架
表面,在体外施加静态力学刺激,成肌腱相关标志

物表达均显著提高;DPSC-PGA 复合物在裸鼠背部
皮下动态力学刺激下,可形成成熟的类肌腱组织,
揭示 DPSC 有望成为构建组织工程肌腱潜在的种
子细胞来源。Zheng 等分离培养经血源子宫内膜
干细胞(menstrual blood stromal stem cell,MenSC),
将 MenSC 与肌腱细胞共培养 3 周后,发现共培养
组 MenSC 腱向分化标志物显著高于对照组(P<
0.05),提示具有对机体无损伤、来源广泛、易分
离、无伦理道德方面等优势的 MenSC 有望成为肌
腱损伤修复与再生的一种具有潜力的种子细胞
来源。

尽管这些干细胞的前景令人憧憬,但实际应用
起来并非那么容易,这些干细胞在体外长期培养过
程中是否具有稳定性,如何精确地控制其增殖及分
化程度,以及植入体内后的安全性等问题都有待于
更多的临床前实验证实。

第三节　组织工程肌腱的 支架材料研究

由于肌腱具有特殊的组织结构和较强的力学
特性,组织工程肌腱的支架材料曾被广泛认为需要
具备以下条件:①具有良好的生物可降解性,且其
降解率可被很好地控制;②无论是在材料降解前、
降解过程中或降解后,材料本身或其降解产物均对
细胞和宿主的组织有良好的生物相容性;③具有优
良的力学性能并在组织再生过程中仍然能维持很
好的力学特性;④具有良好的生物功能特性,有利
于细胞增殖和分化及基质分泌和组织形成;⑤具有
良好的可加工特性,包括能被制备成特殊的结构和
形状,如可被进一步针刺或编织加工。然而,随着
组织工程和再生医学的快速发展,对支架材料的要
求已经不再只是提供暂时的结构支撑作用。支架
材料不仅是支持细胞并维持组织形状的支架,同
时也是决定细胞命运的重要信号来源库。因此,
模拟天然肌腱组织细胞外基质的生物性能已成为
当前组织工程肌腱支架材料设计的一个重要研究
方向。近年来,应用于组织工程肌腱或损伤肌腱
修复再生的支架材料主要有以下四大类,包括:天
然高分子材料、人工合成材料、复合材料和生物衍
生材料等。

一、支架材料

（一）天然高分子材料

来源于自然界的天然高分子材料,如蚕丝、胶原及壳聚糖等,由于自身及其降解产物无毒、具有良好的生物相容性、保留了组织正常的三维网架结构、不易引起免疫排斥反应、植入人体后无刺激性及可被人体吸收等优点,被认为是一类较为理想的组织工程支架材料。合适的蚕丝基质,除了提供独特的力学特性以及生物相容性和缓慢降解速度以外,还能提供合适的生物材料基质为成体干细胞腱向分化提供支持。丝素蛋白可被加工成薄膜、纤维和网状结构等多种形态,具有形成复杂支架的潜力。丝素独特的力学特性及侧链化学过程多样性,使该材料在组织工程中应用越来越广泛,不过也有报道其生物相容性的一些问题,可能原因是蚕丝脱胶不够彻底,剩余的丝胶蛋白污染所导致。将人发经物理、化学方法处理,除去角化的毛小皮,保留毛髓质,编织成带,具有诱导细胞再生、适于肌腱细胞附着和生长的能力等。经特殊处理过的人发具有抗原性小、可以被机体吸收的特点,已有一些临床应用报道。壳聚糖是由自然界广泛存在的几丁质经过脱乙酰作用得到的多聚糖,它具有良好的生物相容性及可降解性。Funakoshi 等在以壳聚糖为基础的透明质酸混合纤维支架上接种成纤维细胞,用来治疗兔肩袖损伤,结果发现该支架材料可促进支架上的成纤维细胞产生 I 型胶原蛋白并提高了肩袖再生组织的力学强度。Zheng 等将胶原海绵蚕丝支架进行三维仿生改进,以编织状蚕丝支架为基础,模拟天然肌腱组织的取向排列结构,将复合的胶原海绵从无序改良成平行有序排列,在体外可显著地促进 TDSC 的长入及腱向分化,在兔肩袖缺损修复模型中,取向排列的胶原/蚕丝支架修复组织的结构及力学性能均优于对照组,提示该支架可促进损伤肌腱修复与再生。

天然高分子材料应用前景广阔,但是它存在着降解速度无法调节、碎解后物质残留、机体排异、难以加工塑形等不足,尚需要深入研究。

（二）人工合成材料

与天然高分子材料相比,人工合成材料具有丰富的原料来源,理化性质稳定,且结构、性能等可进行任意的修饰和调控的优势,因此很早就被应用于组织工程肌腱的研究,比如涤纶、尼龙、硅橡胶等均被使用过。但是由于它们植入人体后难于与受体肌腱愈合,不能被自体组织替代,因此逐渐被淘汰。在 20 世纪 80 年代用碳纤维作为人工肌腱已有临床应用的报道。在体外实验研究中,研究者发现碳纤维有很好的细胞相容性。在体内实验研究中发现碳纤维有较好的力学性能和组织相容性。因此曾经被认为是组织工程肌腱研究较好的支架材料。但存在如下缺点:①碳纤维易折断,韧性差。②体内降解极慢,很难被自体组织所替代。③碳纤维分子被吞噬后进入淋巴结,有可能导致异物反应。因此其临床使用尚有争议。

目前在组织工程领域,常用的人工高分子材料有 PGA、PLA、PLGA、聚己内酯（polycaprolactone,PCL）、聚乙烯醇（Polyvinyl alcohol,PVA）等。Wang 等将肌腱细胞与 PGA 纤维复合培养 6 周后,植入到裸鼠体内,结果发现含细胞的 PGA 纤维可成为肌腱替代物。秦廷武等将 PGA 与肌腱细胞复合培养,植入鸡深屈肌缺损处,发现 PGA 降解太快,新生肌腱其生物力学性能均小于正常肌腱。在 PVA 作为肌腱支架材料的研究中,发现 PVA 虽具有良好的组织相容性及力学性能,但单纯的 PVA 其细胞黏附性较差。Rothrauff 等以 PCL 和 PLA 为原材料,探讨编织状和叠层状的电纺纳米纤维支架在构建组织工程肌腱/韧带的可行性,研究发现编织状支架具有更高的促进干细胞腱向分化的能力,拉伸强度和缝合保留强度也显著高于叠层状支架,但细胞难以长入编织状支架内部,提示在未来的支架设计中,需要综合考虑编织方式、新的聚合物以及修复位点特异性的生理微环境信号在促进接种的干细胞腱向分化的同时,也能够提供足够的力学性能。Wang 等构建了一种壳芯结构支架材料［内层为 PGA 无纺布纤维、外层为 PGA/PLA（4:2）网状纤维］,利用单纯支架或与自体或同种异体皮肤成纤维细胞复合后修复兔跟腱部分缺损,术后 7 个月和 13 个月的实验结果显示三组均可以达到体内肌腱再生的目的,支架复合自体皮肤成纤维细胞组较其他两组表现出更好的组织形成能力,包括更好的支架降解能力和形成直径更大的胶原原纤维,但三组之间力学性能参数无显著性差异。

　　然而，人工合成材料普遍存在亲水性差、细胞黏着力弱、组织相容性不理想。在强免疫的大动物体内应用时，其降解产物可能会导致机体局部有大量炎细胞浸润，生物相容性不如天然高分子材料优越等问题，其安全性和有效性有待于更多的研究证实。

（三）复合材料

　　基于天然高分子材料及人工合成材料均具有明显的缺陷，单独使用可能受限，因此有研究者提出将二者进行复合可能有利于改进材料的综合性能，克服不足之处，以期能构造出满足应用要求的新型复合材料。如丝素与胶原组植入兔肌腱缺损处后修复的效果比单纯丝素组好，复合材料具良好的力学性能，可促进胶原纤维的形成。Thomas 等也发现丝素与 PLGA 复合材料具有良好的细胞相容性，可促进细胞的增殖及胶原蛋白的生成，在临床应用具有一定的潜力。龙剑虹等通过 MSC 接种至 I 型胶原蛋白-PGA 支架观察细胞生长，发现细胞功能活性无明显改变，表明胶原蛋白-PGA 是良好的负载 MSC 的可降解生物材料。由杨志明领导的研究小组采用了多种复合材料，如碳纤维与 PGA 复合，经过处理的人发与 PGA 复合，胶原与 PGA 复合，人发、胶原和 PGA 复合等，发现在 PGA 降解过程中，肌腱细胞分泌的胶原能沿支架材料分布，逐渐取代可降解部分，大大提高了新形成肌腱的力学性能和肌腱细胞的附着力，体内植入 3 个月后，新生肌腱的抗拉强度达到原来肌腱的 75%，肌腱细胞分泌的胶原量增加。Zhang 等将壳聚糖、明胶与 PLA 混合后利用稳定射流电纺丝法制备高度取向的壳聚糖基超细纤维复合支架，发现通过逐步改变物理基质的策略可诱导 hiPSC 腱向分化并促进大鼠缺损跟腱的修复与再生。Wang 等利用 PCL 复合明胶通过静电纺丝技术制备纳米纤维支架，发现取向排列的纳米纤维支架可促进皮肤成纤维细胞平行排列，并诱导皮肤成纤维细胞形态拉长呈梭形，腱向分化的标志物表达显著提高，体外培养的细胞-支架复合物植入裸鼠皮下可形成类肌腱组织，进行大鼠跟腱缺损修复的实验结果显示该支架材料能够募集内源性细胞参与损伤肌腱的修复与再生。

（四）生物衍生材料

　　生物衍生材料是由经过特殊处理的天然生物组织形成的生物支架材料，具有最接近人体的网架结构、生物力学性能和部分活性因子，有利于细胞的黏附、生长及发挥生理功能，具备人工合成材料无法比拟的优点。典型的生物衍生肌腱材料为同种或异种脱细胞肌腱组织，在目前尚没有办法利用纯化的组分模拟重建复杂的天然肌腱细胞外基质时，其有望成为组织工程肌腱支架材料最为理想的一种来源。近年来，脱细胞肌腱组织，不断地被发现包含有多种生长因子以及其他的生化/物理信号，可为接种的干细胞提供腱向分化的刺激因素，再加上天然的生物力学依从性，在肌腱组织修复与再生中引起了广泛的研究兴趣。Ning 等利用反复冻融结合核酸酶处理比格犬跟腱组织制备了一种厚度为 $300\mu m$ 脱细胞肌腱片状材料（decellularized tendon slice，DTS），发现其同时具备天然肌腱固有表面拓扑结构、保存良好的肌腱细胞外基质生化组分（两个蛋白聚糖：双链蛋白聚糖和纤调蛋白聚糖；四个生长因子：CTGF、VEGF、TGF-β1 和 IGF-1）以及接近于天然肌腱的力学特性等多方面细胞外基质微环境信号，在体外具有诱导大鼠来源 TDSC 和 BMSC 取向排列、增殖及腱向分化的能力。Pan 等将进一步 DTS 支架三层叠加后修复兔肩袖肌腱全厚撕裂缺损，结果发现 DTS 支架在提高修复肌腱的生物力学性能的同时，可为宿主细胞的迁移和增殖提供合适的诱导性微环境，增强了宿主组织与支架材料的整合。考虑到未来的临床应用大规模获取狗跟腱来源组织不切实际以及 DTS 支架高度取向排列的结构可能导致较差的缝合保留强度等因素，Ning 等继续探究未来可能应用于肌腱组织修复和重建的新的生物衍生肌腱材料，发现新生小牛跟腱组织经压缩处理、反复冻融、核酸酶处理和 α-半乳糖苷酶处理等脱细胞处理程序后获得的脱细胞小牛肌腱压片（decellularized bovine tendon sheet，DBTS）支架，具有与完整肌腱近似的生物力学特性、保留了天然肌腱组织的固有超微结构以及天然肌腱细胞外基质中多种生化组分，包括：I 型胶原蛋白、糖胺聚糖、bFGF 和 TGF-β1、纤连蛋白和饰胶蛋白聚糖等，且表现出良好的细胞相容性和组织相容性，提示从大动物获取肌腱组织，制备兼具力学强度和肌腱细胞外基质生物活性因子的脱细胞肌腱生物衍生材料,可望更好地实现损伤/缺损肌腱的修复与再生。四川大学华西医院生物治疗国家重点实验室干细胞与组织工程研究室与北京大清生物技术股份有限公司合作,完成技术转化,研发的"同种异体肌腱修复材料"于2016年4月获得国家Ⅲ类医疗器械产品注册证【国械注准20163460735】,是国内首个获批的肌腱修复材料产品,适用于肌腱组织损伤、缺损需要进行肌腱桥接、移位等移植修复的患者,可避免因取自体肌腱而产生的二次损伤或弥补自体肌腱不够的情况,可为临床提供急需的肌腱修复产品。这一产品化的生物衍生材料亦可进一步作为组织工程肌腱的支架材料。

到目前为止,还不能确定哪一种支架材料是肌腱组织工程学研究中的最佳材料,它涉及材料学、化学、工程学、生物工程学、细胞学和医学等多学科领域,需要跨学科的紧密结合,联合攻关,不断探索,才能找到较为理想的实用型肌腱组织工程支架材料。

二、支架材料制备技术

人工肌腱制备技术不仅要使制备出的支架促进细胞增殖和迁移,还应具有足够的结构整体性能,以使其在体内保持一定的形状。组织工程肌腱支架材料制备方法主要有以下两种。

(一) 静电纺丝

利用静电纺丝获得的支架材料在纳米尺度上模仿天然细胞外基质,可促进细胞的迁移和增殖,具有孔隙率高、精细程度高、比表面积大、均一性好等优点。通过不同的物质共混,可以获得不同特性的生物支架材料。目前,静电纺丝工艺在软骨、肌腱再生等领域取得较大进展。Bosworth等利用静电纺丝技术制备出PCL纳米纤维,用于再生肌腱损伤的修复。与其他制备方法相比,静电纺丝技术可较容易地产生纳米结构细胞外基质及可控的机械性能和体系结构,可为细胞和组织生长提供更好的环境。

(二) 编织法

由于肌腱本身的生理结构,常将支架做成绳索状或纤维状。获取这种结构的方法有三维编织、机织等。通过三维编织法可获得连续纤维织造结构,它采用纤维的连续交织而形成紧密网状结构,具有多轴纤维的方向;在编织方向上具有较好的力学强度,并且具有适宜的孔隙率,是一种较理想的肌腱修复支架结构。Fang等将柞蚕丝进行编织后,植入兔后肢跟腱缺损处,发现柞蚕丝人工腱可支持兔跟腱的修复,在一定时间内仍保持较好的力学强度,承受机体所需的肌腱应力,保持修复肌腱两端连接牢固。

三、支架材料的修饰

在过去的研究中发现,很多材料虽然无毒、无害,部分或全部降解吸收,但却不能使肌腱细胞很好附着,并继续分裂、增殖,发挥生理功能。要克服这些缺点,除对材料本身进行深入研究外,还要应用工程学方法,将特定信号识别功能的生物分子与材料结合,形成有一定"智能"的支架材料。由于最先、也是最直接与受体组织、细胞接触的是支架材料的表面,采用物理、化学等方法对材料表面进行修饰,将极大地改善材料对细胞的吸附力,促进细胞的增殖、分化。目前,对支架材料表面进行修饰,主要是将一些蛋白、多肽、酶、细胞因子及生长因子等用不同方法固定在材料表面,充当细胞的基质和各种因子的配基或受体,使材料表面形成一层有利于细胞锚着的过渡层,为细胞发挥生理功能创造条件。

(一) 生长因子

促进肌腱修复生长因子是诱导和刺激细胞增殖并维持细胞活性等生物效应的一类蛋白类物质。其通过调节细胞增殖、改变分化过程、合成细胞产物来发挥作用。与肌腱修复再生有关的生长因子主要包括:TGF-β1、IGF-1、bFGF、PDGF、CTGF等。生长因子的最大刺激效应取决于作用肌腱片段的位点及生长因子的浓度。在肌腱愈合过程中生长因子可起到减少炎症反应、瘢痕组织形成降至最小程度、促进正常肌腱的功能恢复等作用。生长因子在肌腱愈合过程中的作用逐渐成为肌腱组织工程研究的热点。

(二) 转基因技术

调控细胞表达转基因技术在组织工程上的应用是指通过载体将功能性基因导入靶细胞,改变靶细胞蛋白质合成和分泌,调控其生长,参与组织修复过程。基因转染技术可弥补外源性细胞因子在肌腱修复处作用短暂的缺点。利用转基因技术将生长因子基因转入肌腱细胞,促进转基因肌腱细胞持续、高效分泌生长因子,在局部区域产生高浓度的生长因子,促进损伤肌腱细胞的修复,弥补外源性生长因子的缺点。Mehta 等发现以腺病毒为基础的基因疗法可成为向肌腱组织释放生长因子的一类有前景的技术。Dai 等利用腺病毒将 *LacZ* 基因转入肌腱细胞内,结果显示腺病毒可用于转载以促进肌腱愈合,明胶海绵的应用可提高腺病毒的转染效率。

第四节　细胞生长因子对肌腱愈合的影响

利用促进组织再生的生长因子实现生物材料的功能化,对于组织损伤的修复具有重要的价值。生长因子通过特异性结合于受体分子,激活下游信号通路,可促进细胞增殖、抑制细胞凋亡、动员和趋化体内细胞、诱导干细胞分化和成熟。生长因子对细胞的刺激作用具有可逆性和剂量依赖性,可针对不同损伤的生理病理特点,通过控制生长因子种类、数量促进损伤修复。

肌腱修复过程即肌腱细胞增殖、迁移并分泌细胞外基质的过程,在创伤修复过程中伴随着各类生长因子的释放与参与。细胞生长因子是由细胞分泌的具有生物活性的蛋白质或多肽类物质,具有调节炎性细胞趋向性移动、创伤细胞分裂激活、新生血管形成和细胞间质合成的作用。

一、相关细胞生长因子及作用特点

近年来,在肌腱组织修复与再生研究中常用的生长因子有:骨形态发生蛋白质 12(bone morphogenetic protein-12,BMP-12)、软骨形成蛋白(cartilage-derived morphogenetic protein,CDMP)、PDGF、VEGF、IGF-1、TGF-β、bFGF、CTGF 以及富含多种生长因子的 PRP 等。

(一)BMP-12

BMP 是一类生长和分化因子家族,除 BMP-1外均属于 TGF-β 超家族成员,是一组具有类似结构的高度保守的功能蛋白,目前有 20 多种,具有广泛的生物学作用,对于细胞的形态、增殖、分化及凋亡均有重要作用。其中,BMP-12 被发现不会诱导干细胞成骨或成软骨分化,可诱导干细胞腱向分化。Violini 等通过动物实验发现马来源的 BMSC 在 BMP-12 诱导下具有向腱向分化的潜能,这些细胞表面可见成腱相关的标志物表达。Wang 等将 *BMP-12* 基因转染入猕猴 BMSC,检测发现转染细胞比未经转染的细胞含有更多细胞器,且有 Col I mRNA 和碱性螺旋-环-螺旋转录因子(basic helix-loop-helix,bHLH)mRNA 表达,其中 bHLH 被认为是肌腱细胞表面特异性标志物。Rodeo 等采用不同载体承载 rhBMP-12 修复绵羊肩袖损伤,发现局部应用 rhBMP-12 可促进绵羊冈下肌腱与肱骨近端腱-骨的结合处形成连续胶原纤维,糖胺多糖含量明显增加,肌腱最大负荷强度显著增强,但该促进作用的大小与载体有关。付文玉等以人发角蛋白作为组织工程化肌腱支架,用体外转染 *BMP-12* 基因的人 BMSC 和单纯人 BMSC 为种子细胞,做兔跟腱缺损修复的对比性实验研究。结果显示,以 *BMP-12* 基因诱导的组织工程化肌腱组在肌腱损伤部位细胞增生更为活跃,肌腱修复速度更快,因此认为外源性 *BMP-12* 基因的表达促进了缺损部位尚存肌腱细胞的分裂增殖,或诱导了 BMSC 向肌腱细胞的分化,加速了肌腱的再生修复。Dai 等比较了 *BMP-12* 基因转染对 BMSC、ADSC 和滑膜间充质干细胞(synovium mesenchymal stem cell,SMSC)三种不同间充干细胞腱向分化能力的影响,发现在 BMP-12 作用下 BMSC 的腱向分化能力最强,SMSC 次之,ADSC 在三种干细胞中表现出最差的腱向分化能力。Gelberman 等将自体 ADSC 膜片结合负载 BMP-12 微球用于狗前肢肌腱的修复处,结果发现 ADSC 和 BMP-12 联合使用可加速滑膜内肌腱修复进程,同时可通过促进 M2 型巨噬细胞极化发挥免疫抑制效应促进组织重塑。Liu 等发现 BMP-12 可通过 BMPR- I a 受体激活 Smad1/5/8 信号通路促进 TDSC 腱向分化。

(二)CDMP-1

CDMP 属于 BMP 家族,主要表达于软骨组织,与胚胎时期关节形成有关,既可诱导骨与软骨形成,又能诱导肌腱和韧带形成。CDMP-1 又被称为生长分化因子 5（growth differentiation factor 5，GDF-5）或 BMP-14，其与细胞募集、迁移、增殖及血管发生密切相关。Chhabra 等报道，与 GDF-5 表型正常的对照小鼠相比，GDF-5-/-小鼠跟腱愈合延迟 1~2 周；跟腱细胞中 DNA、糖胺多糖及胶原含量达峰值时间较对照组延迟 5~9 天，且峰值明显低于对照组；新生血管形成也较对照组延迟约 1 周，且损伤修复部位有更多脂肪细胞形成。Rickert 等用腺病毒载体转导 *GDF-5* 基因至大鼠跟腱细胞，8 周后大鼠跟腱修复较局部注射生理盐水的对照组明显增强，同时可见新生软骨细胞形成。

此外，研究发现 CDMP 可改善肌腱的力学性能。Virchenko 等将兔髌腱横断 2 小时后，实验组局部注射含 20μg CDMP 的醋酸缓冲液 60μl，2 周后与仅注射等量醋酸缓冲液的对照组比较，实验组髌腱强度增强约 65%，最大应力增加约 50%，稳定性增加约 57%。Dines 等将含明胶和 rhGDF-5 涂层的缝线植入大鼠肌腱，以促进其修复，3 周时观察发现实验组肌腱修复速度增快，肌腱的最大抗拉力和强度增强。Bolt 等采用局部注射可表达 BMP-14 的重组腺病毒促进大鼠损伤跟腱修复，观察发现肌腱细胞排列紧密，拉伸强度提高，且肌腱组织中未出现异位骨和软骨组织。

（三）PDGF-BB

PDGF 是一种碱性蛋白，由相对分子质量不同的 A、B 两种亚基通过二硫键结合成二聚体，三种同分异构体分别为 PDGF-AA、PDGF-BB、PDGF-AB，其中 PDGF-BB 对创伤修复有明显促进作用。报道显示 *PDGF-BB* 基因转导入大鼠肌腱成纤维细胞修复肩袖损伤，肌腱细胞 DNA 合成增加约 300%，肩袖周围成纤维细胞胶原合成增加约 300%。Weiler 等局部应用 PDGF 促进绵羊前交叉韧带修复，6 周时实验组绵羊的前交叉韧带与空白对照相比较，具有更高的最大负荷强度，周围血管形成明显增多；12 周时胶原纤维含量也明显提高。Haupt 等在马前蹄趾浅屈肌腱应用 rhPDGF-BB 后，*Col I* 基因表达上调，但 *Col III* 基因表达下调；虽然 *PDGF* 基因在 48 小时后表达下降，但是 *Col I* 基因在 48 小时后显著增加，并在第 6 天达峰值，提示 PDGF-BB 主要通过刺激 Col I mRNA 合成来加速

肌腱愈合过程，同时其促进肌腱愈合的作用与剂量有一定关系。Yoshikawa 等研究表明肌腱愈合中，肌腱细胞对生长因子的反应具有位点专一性，在短期培养的肌腱标本中发现 PDGF-BB 以剂量依赖的方式刺激 DNA 和细胞外基质的合成（0.1~100ng/ml），并且其效果在不同类型的肌腱或同一类型肌腱的不同部位是有差别的。将 PDGF 乳剂注射到大鼠内侧副韧带横切创口处，发现修复后内侧副韧带的断裂应力、韧性及断裂能量均增加。Wang 等利用腺病毒将 *PDGF* 基因注入鼠屈肌腱，结果显示 *Col I* 基因显著增多，修复后胶原含量增加，肌腱硬度增强。

（四）VEGF

VEGF 是一种肝素结合蛋白，由二硫键连接相同亚基构成的二聚体，主要作用于血管内皮细胞，具有促进血管生成、提高血管通透性的作用。在正常肌腱组织中 VEGF 的表达水平很低，但是在损伤肌腱中 VEGF 及其受体 1 表达水平明显增高。研究发现 VEGF mRNA 在肌腱受损后逐渐增加，第 7~10 天达到高峰，然后逐渐回落，至第 14 天恢复到正常水平。大鼠动物模型中发现，肌腱修复术后 1 周时，给予肌腱修复部位局部注射外源性 VEGF，与对照组相比能明显提高肌腱早期抗张强度且能够促进 TGF-β1 的表达。Ju 等研究发现，VEGF 虽不能影响经原位冻融处理的兔前交叉韧带力学性能，但能显著增加韧带中血管生成，促进韧带重建。Yoshikawa 等采用绵羊半腱肌肌腱重建其前交叉韧带，局部应用 VEGF 促进韧带重建，并以生理盐水作为对照；12 周结果显示，VEGF 能明显促进滑膜样组织形成，刺激血管形成和细胞浸润，同时也降低了植入肌腱的强度。但也有研究发现应用 VEGF 可改善肌腱力学性能。Zhang 等将 SD 大鼠跟腱横断后，左侧采用 Kessler 改良法修复，右侧采用跖肌腱切除术修复；局部注射 100μl VEGF（50μg/ml）作为实验组，局部注射生理盐水作为对照组。术后 1 周实验组肌腱拉伸强度为（3.63±0.62）MPa，明显高于对照组（2.20±0.36）MPa；术后 2 周实验组强度为（11.34±3.89）MPa，明显高于对照组别。以上研究结果提示 VEGF 对肌腱力学性能的影响可能和样本种群、应用剂量及方式、修复术式均有一定关系。

（五）IGF-1

IGF-1 是由 70 个氨基酸组成的碱性单链蛋白质,与胰岛素有 50% 同源性,IGF-1 在促进肌腱细胞增殖和肌腱组织重建过程中具有重要的作用。IGF-1 以剂量依赖的方式促进胶原合成并在早期促进腱内、外膜和腱周组织的细胞增生。Abrahamsson 报道 IGF-1 对肌腱细胞的增殖作用在 10 ~ 500ng/ml 有量效依赖关系。Tsuzaki 等研究证明,肌腱细胞和腱鞘细胞均可表达 IGF-1 mRNA 并合成 IGF-1。同时还发现,IGF-1 在正常情况下与 IGF-1 特异结合蛋白结合,形成一个非活性的 IGF-1 蛋白库,组织受损后,一些酶释放解开结合的非活性 IGF-1 蛋白并激活它。研究发现,IGF-1 能加快肌腱细胞 mRNA 的转录和各种蛋白质的翻译合成,并加速肌腱细胞有丝分裂的完成,从而缩短了肌腱细胞的形成周期。杨志明等采用体外培养的第 6 代肌腱细胞,加入 IGF-1 共同培养,通过对细胞周期亚时相进行定量分析发现,IGF-1 使肌腱细胞的 G1 期和 G2M 期所需时间缩短,提示 IGF-1 对肌腱细胞生长的促进作用是通过加快 G1 期和 G2M 期进程来实现的;IGF-1 对肌腱细胞增殖作用的必要条件是肌腱细胞膜内 IGF-1 受体系统的活跃,而 IGF-1 受体的抗体和 IGF-1 受体 mRNA 反义寡核苷酸链对肌腱细胞增殖起负性调节。Dahlgren 等报道局部注射 IGF-1 后能够减轻肌腱粘连,增加肌腱的组织强度,促进细胞增殖和增加胶原的含量。Provenzano 等研究表明 IGF-1 可改善韧带的力学特性,通过皮下注射 IGF-1 修复大鼠损伤的内侧副韧带,3 周后发现韧带的最大负荷、最大应力、弹性模量均增加,Ⅰ型胶原蛋白表达也升高。

（六）TGF-β

TGF-β 超家族包括 30 种以上相关蛋白,在哺乳动物细胞内有 3 种同分异构体,即 TGF-β1、TGF-β2、TGF-β3,是一种能调节细胞增殖、分化及细胞间基质蛋白表达的多功能细胞生长因子,其中 TGF-β1 在肌腱愈合中具有重要作用。Chan 等发现正常肌腱细胞和腱鞘细胞能产生 TGF-β1,该因子在肌腱损伤时激活,其 mRNA 上调明显。Li 等采用 TGF-β1 作用于体外培养的兔趾深屈肌肌腱细胞,腱鞘成纤维细胞增殖显著,明显高于腱外膜细胞和腱内膜细胞;3 种细胞均可产生 Col Ⅰ、Ⅱ、

Ⅲ,其中 Col Ⅰ 基因表达明显高于空白对照组。Hou 等通过腺病毒介导 *TGF-β1* 基因修复兔跟腱,实验组在损伤肌腱局部植入经基因修饰的 BMSC,对照组仅植入 BMSC;观察显示实验组有更多的 Ⅰ 型胶原蛋白和纤维束形成,基质重塑速度快,最大抗拉力及弹性模量均高于对照组。但也有研究表明,这种因子的过度表达是导致肌腱粘连愈合的主要原因。有动物实验证实,局部使用 TGF-β1 中和抗体后,可以减轻肌腱修复术后的粘连。Beredjiklian 等通过对羊胚胎肌腱损伤模型研究发现,胚胎肌腱损伤后是无瘢痕愈合,而胚胎环境中 TGF-β1 及其 mRNA 含量明显低于成年组织,这提示胚胎的无瘢痕愈合机制可能就是这种低浓度的 TGF-β1 环境造成的。Han 等发现在体外单独使用肿瘤坏死因子 α(tumor necrosis factor-α,TNF-α)或 TGF-β1 刺激并不能促进 TDSC 的增殖和分化,二者联合使用可显著促进 TDSC 增殖和向成骨、成腱方向分化。Arimura 等发现 TGF-β1 是通过促进胶原沉积而非促进肌腱细胞的增殖来实现提高损伤肩袖修复的力学强度。纵观 TGF-β1 多效性与肌腱修复的进展表明 TGF-β1 在肌腱修复中的作用目前争议还较大,并不是单向有利或有害,而是具有多效性,还需要更多的后续研究去甄别证实,以期调控其多效性促进肌腱修复。

除 TGF-β1 外,TGF-β2、β3 均有促肌腱愈合作用。Chan 等对大鼠髌韧带应用不同剂量 rhTGF-β1、β2、β3 以促进韧带愈合,结果发现 3 种亚型的 TGF-β 均可促进 Col Ⅰ mRNA 含量增加,其中 0.1ng/ml TGF-β3 作用最强;TGF-β1、β3 可促进 Col Ⅲ mRNA 合成,TGF-β2 该作用不明显;不同剂量各亚型间有相互调节的作用,TGF-β3 诱导 Col Ⅰ 和 Col Ⅲ 表达的作用较直接,通过 TGF-β1 和 TGF-β2 来调节其作用强度。但 Uchida 等在大鼠实验中发现 TGF-β 过度表达使髌韧带力学性能衰退,这可能与其过度表达加速了肌腱胶原合成,使肌腱横截面积过度增大有关。

（七）bFGF

bFGF 是由 146 个氨基酸组成的单链多肽,通过与细胞膜受体结合发挥作用,能刺激血管形成和细胞分化增殖。通过检测兔跟腱损伤愈合过程中 bFGF mRNA 的表达情况,结果发现 bFGF mRNA 在

伤后第 1 天即出现明显表达,第 7 天达最高峰,维持 2 个月后下降到一个较低水平,而正常对照组仅出现低水平表达,因此认为 bFGF 在兔跟腱损伤愈合的早期起一定的作用。Chan 等报道正常肌腱细胞和腱鞘细胞均能产生 bFGF,进一步研究表明 bF-GF 是通过细胞增殖反应来促进肌腱愈合而不是通过趋化作用,并在鼠髌腱模型中发现 bFGF 可促进肌腱细胞增殖和 III 型胶原蛋白的合成。有学者在肌腱断端使用外源性 bFGF 能促进鸡鞘内肌腱的愈合,bFGF 组修复部位腱鞘、腱外膜及腱实质的新生血管形成、成纤维细胞增殖较好,胶原分泌早,数量较多,肌腱滑动距离较短,屈曲功能好,肌腱最大抗拉力较大,但肌腱粘连加重。但也有研究提示 bFGF 可降低肌腱与周围组织的粘连。Tang 等对来亨鸡趾深屈肌腱断端局部注射包裹 *bFGF* 基因的腺相关病毒,第 2、4、8 周检测发现 bFGF 明显增强了肌腱的抗拉强度,并且在 12 周时腱鞘周围粘连明显减少。这可能与 bFGF 的应用剂量及方式不同有关。

(八) CTGF

CTGF 是一类新的富含半胱氨酸生长因子家族,目前该家族共有 CTGF/fisp-12、cef10/Cyr61 和 Nov 三个成员。最初研究发现 CTGF 对成纤维细胞具有趋化及促有丝分裂作用,随后发现按不同的细胞类型,CTGF 还具有促细胞增殖、迁移及分化等作用。Liu 等通过 CTGF 过表达和 RNA 干扰等研究了 CTGF 对 BMP-12 诱导的 TDSC 腱向分化的影响,发现 CTGF 可通过其富含半胱氨酸的结构域与 BMP-12 物理性的相互作用,促进 BMP-12 诱导的干细胞腱向分化。Lui 等发现 TDSC 在植入体内修复大鼠髌腱缺损前利用 CTGF 和抗坏血酸(维生素 C)预处理 2 周,可显著地提高损伤肌腱的修复速率和修复质量,未处理的 TDSC 植入体内后需要 16 周才能达到促进肌腱修复的效果,而经 CTGF 和抗坏血酸处理后的 TDSC 仅需要 8 周就表现出最佳的修复效果。

(九) PRP

PRP 是自体抗凝全血经离心后提取出的富含浓缩血小板的血浆,血小板经激活后释放多种促进组织再生的生长因子,包括:PDGF、bFGF、IGF-1、TGF-β1、VEGF、肝细胞生长因子(hepatic growth factor,HGF)和表皮生长因子(epidermal growth factor,EGF)等,这些生长因子可通过协同作用促进局部修复细胞的增殖分化及细胞外基质的合成,从而达到增强组织再生和修复的能力。根据制备设备和技术不同,PRP 含有不同量的血浆、红细胞、白细胞和血小板。因此在当前的临床应用和基础研究中所用的 PRP 并不都是相同的。根据所含白细胞的多少可以将 PRP 大致分为两种:贫白细胞 PRP 和富白细胞 PRP。Alsousou 等研究发现 PRP 能促进早期人体跟腱损伤的愈合和成熟,实验中观察到 PRP 治疗组与对照组比较能产生更多的 I 型胶原蛋白和糖胺聚糖,并且 PRP 组能产生更多的纤维样结构,而且血管化结构相对较少。Zhou 等研究了富白细胞 PRP 和贫白细胞的 PRP 在体外对兔髌腱来源 TDSC 增殖、分化、炎性基因表达以及合成代谢和分解代谢相关蛋白表达的影响,结果发现:TDSC 的增殖与两种 PRP 均呈剂量依赖关系,其中 10% PRP 剂量组 TDSC 增殖能力最强,而且两种 PRP 均可以诱导 TDSC 腱向分化。然而,经体外诱导培养 14 天后,富白细胞 PRP 处理组分解代谢和炎性反应相关基因和蛋白的表达增强,而贫白细胞 PRP 处理组合成代谢相关基因和蛋白的表达增强,本研究提示两种 PRP 看起来在诱导 TDSC 的腱向分化方面是"安全"的,但富白细胞 PRP 在损伤肌腱的愈合阶段可能因为诱导肌腱细胞的分解代谢和炎性反应,从而发挥不利作用,延长损伤肌腱的愈合时间;而贫白细胞 PRP 用于肌腱的急性损伤时,可能因为具有很强的诱导细胞合成代谢作用,将会导致过度的瘢痕组织形成。Yan 等在胶原酶诱导的兔跟腱慢性肌腱病模型中,比较了富白细胞 PRP 和贫白细胞 PRP 的治疗效果差异,结果发现与富白细胞 PRP 治疗组相比,贫白细胞 PRP 治疗组的组织学评分更高,胶原原纤维直径更大,分解代谢相关细胞因子(IL-6)表达更低,而金属蛋白酶组织抑制因子-1(tissue inhibitor of matrix metalloprotease-1,TIMP-1)表达更高,揭示贫白细胞 PRP 比富白细胞 PRP 具有更好的促进肌腱修复能力,更适用于临床治疗肌腱病。

二、细胞生长因子的应用

(一) 直接应用

直接应用是将细胞生长因子直接应用至损伤

局部,包括注射及局部植入包裹生长因子的封闭剂、胶原、凝胶和支架等。局部注射的优点是操作的低侵袭性,仅通过皮肤注射即可达目的。局部植入将生长因子的释放局限于损伤部位,防止向其他部位外溢,提高生长因子的局部作用浓度和效果。直接应用最大缺点为生长因子半衰期较短,不能持久保持局部高浓度,一次应用不能满足整个肌腱愈合期的需要。

(二) 生长因子缓释

常用的生长因子与材料的复合方法是将生长因子和材料混合加工成型,利用材料的包裹、溶胀来限制生长因子的大量扩散;通过冻干等方法限制因子扩散;通过控制材料的降解速度来控制生长因子释放;或者将材料制作成微球或粒子,将生长因子包裹于微球内部。然而,这些方法由于材料自身特性的局限,因子与材料结合能力较弱,其制备过程将造成生长因子活性降低并且加工成型过程中有机溶剂残留可能会带来毒性,同时生长因子的包封率及载荷量低,诱导组织再生作用有限。

为了减少生长因子的扩散,通过共价偶联方式交联生长因子到生物材料上可促进材料功能化,但这种方法使生长因子的释放能力不足,而且共价锚定于材料上,容易影响生长因子与受体的结合,影响生长因子的生物活性,而且共价修饰中交联剂的残留及对因子内部基团的修饰,也会影响其应用的有效性及安全性。

通过添加辅助性分子对生物材料进行化学修饰,可在一定程度上实现生长因子的控制释放,但辅助分子的安全性需要进一步评估,化学修饰会影响材料性能,交联剂残留会带来安全隐患。利用肝素等生物大分子对生物材料进行修饰,利用肝素吸附能力,可增强部分生长因子与生物材料的结合,但这种方法只适用于带有肝素结合区的生长因子,而且生物材料的修饰会影响材料的物理化学性能,并且交联剂的使用及残留会带来安全隐患。

(三) 转基因技术

随着基因工程技术的发展,采用转基因技术实现细胞生长因子的应用成为近年研究热点。转基因技术即利用载体将编码生长因子的功能性基因转入目标细胞,被转入基因的细胞产生生长因子作用于局部发挥作用。在这种方式下,生长因子能持久产生并作用于局部损伤组织,已有研究证明利用转基因技术介导细胞因子促进肌腱修复的可行性与优势。目前常用的载体包括:腺病毒及其相关载体、反转录病毒载体、非病毒载体等。虽然转基因技术尚有局限性,比如病毒载体导致机体产生免疫反应和细胞毒性,非病毒载体转染效率较低等,但是该技术为在局部较长时间应用生长因子提供了一种较为可靠、有效的新方法。

(四) 生物材料与生长因子特异结合技术

戴建武研究团队利用蛋白工程技术,通过分析生长因子的结构和功能基团,设计具有胶原结合能力的生长因子。依据蛋白分析设计结果和改造方案,通过基因工程技术,制备融合胶原结合区的生长因子。以此制备的胶原结合生长因子(collagen-binding domain growth factor,CBD-growth factor),可利用胶原结合区与胶原材料之间较强的非共价结合能力,降低生长因子与材料的解离常数,实现生长因子与胶原材料的高效结合,一方面减低了生长因子在胶原材料上的加载量,另一方面可有效避免体内损伤修复环境中生长因子从材料上脱离扩散,从而提高生长因子的局部有效治疗浓度,并避免扩散带来的不良反应。应用该技术已制备了具有BMP2缓释功能的活性骨材料产品,进入临床试验阶段,并分别制备了具有VEGF、PDGF、脑源性神经营养因子(brain derived neurotrophic factor,BDNF)、神经生长因子(nerve growth factor,NGF)、bFGF等缓释功能的活性胶原材料,在心肌、子宫、皮肤、神经、腹壁等损伤修复中证明了其促进组织血管化及损伤修复作用。有望进一步用于肌腱损伤的修复。

细胞生长因子与转基因技术的应用为肌腱愈合及防止术后肌腱粘连提供了新的思路,对肌腱组织工程临床应用具有重要指导意义。但由于不同的细胞生长因子在不同时间和不同肌腱愈合位点起着不同的作用,如何选择最理想的生长因子,调控其在肌腱细胞增殖分化中的作用,如何合理调控细胞生长因子的浓度,何时运用何种细胞生长因子,细胞生长因子之间的相互作用如何等一系列问题都有待于进一步解决。细胞生长因子的单独应用虽能对肌腱修复产生积极影响,但作用有限,联合应用才符合机体真实内环境的需求,并有助于发挥多基因产物之间的协同作用,提高治疗效果。因此,多种生长因子的协同应用治疗肌腱损伤必将成为趋势,针对不同因子的控释载体和低毒高效的转基因载体也将成为今后研究重点。

第五节　肌腱细胞与支架材料的复合培养

一、非力学负载培养

非力学负载培养包括三维细胞组织培养及细胞共培养。

(一) 三维细胞组织培养

三维细胞组织培养是将具有三维结构的支架材料与不同种类的细胞在体外共同培养,细胞在载体的三维立体空间结构中迁移、生长,构成三维的细胞-支架复合物。该技术既能保留体内细胞微环境的物质及结构基础,又能展现细胞组织培养的直观性及条件可控性的优势,应用较为广泛。Herchenhan 等用肌腱细胞复合纤维蛋白胶支架,体外三维培养 5 周即形成肌腱样组织,细胞-支架复合物的力学强度随纤维直径的增粗而提高。细胞骨架及细胞生物学行为的改变对其功能的发挥至关重要,三维培养使肌腱细胞骨架的分布和形态有利于细胞增殖和生长,对细胞的生长调控近似活体肌腱。在三维培养过程中,细胞会产生持续性的拉应力,但这种拉应力因过于微小而不能精确测定,或有可能是细胞沿纤维定向生长过程中起作用的刺激信号。

(二) 细胞共培养

细胞共培养可最大程度地模拟体内环境,便于观察细胞与细胞之间的相互作用,该技术已在干细胞诱导、软骨组织工程、骨组织工程中广泛应用。有研究体外构建 BMSC 与自体肌腱细胞的间接共培养体系,结果显示,与肌腱细胞间接共培养的培养环境可诱导 BMSC 表达 I 型胶原蛋白,但未出现明显的腱调蛋白表达。虽然将细胞共培养技术应用于肌腱组织工程条件尚未成熟,但具有一定的可行性。

二、力学负载培养

众所周知,从器官、组织到细胞、细胞器等各个层次上的生命运动都是在一定力学环境下进行的。已有研究表明,细胞的形态结构、生长增殖分化及功能都与细胞所处的力学环境密切相关。在肌腱的自然环境中,由于肌肉收缩作用,肌腱组织不断受到不同的力学载荷(主要是拉伸载荷)的作用。因此,在体外进行构建组织工程肌腱时,在细胞-支架复合物培养过程中加入力学刺激的因素已成为组织工程肌腱研究的重要趋势之一。近年来,在构建组织工程肌腱复合物时常用的力学刺激主要分两种,静态力学刺激和动态力学刺激。

(一) 静态力学刺激

体外构建的组织工程肌腱易失去初始强度,体内移植后也难以保持其固有的力学性能,因此增强组织工程肌腱组织的初始强度是体外培养的重要内容之一。有学者以胶原为支架材料,考察孔隙率、长度以及力学刺激参数对支架结构强度的影响,结果显示受力学刺激且较长的支架结构有较好的力学强度。Deng 等将人表皮成纤维细胞种植于 PGA 支架上,借助弹簧支架修成 U 形作为静态机械力承载实验组,与非力学承载组相比,能形成更加成熟的组织,并形成纵向纤维,分泌胶原,具有良好的力学性能。Chen 等在探讨 DPSC 能否成为构建组织工程肌腱潜在的种子细胞来源时,首先将 PGA 纤维纺织在自制的弹簧支架上,并固定弹簧支架使其达到最大拉伸载荷,作为静态力学刺激组,然后将 DPSC 接种在取向排列的 PGA 纤维支架表面形成 DPSC-PGA 复合物,与非力学刺激组相比,静态力学刺激组 DPSC 在 PGA 纤维支架上细胞形态更狭长,成肌腱相关标志物表达也显著高于对照组,揭示静态力学刺激可促进干细胞腱向分化。有研究者分析认为,拉应力作用使细胞骨架拉伸是导致细胞形态变化的原因,这种拉应力直接作用于细胞表面受体或离子通道,促进细胞增殖,并提高了营养物质的运输。也有研究者提出,细胞在非载荷的支架上为了结合支架而顺应变形,故产生拉应力,但载荷的支架可能使细胞并不产生这种主动作用于支架的力。

(二) 动态力学刺激

动态培养是由机械装置提供周期性机械应变作用,刺激细胞在支架上定向生长,促进 I 型胶原蛋白分泌,增强营养和代谢废物的交换。若采用间歇性动态培养,不仅能保留动态培养的优点,同时可提高细胞浸润程度及保持细胞外基质的形成和滞留能力。Qin 等发现采用特定的应力条件作用于肌腱细胞-支架材料复合物后,肌腱细胞数、DNA合成量和胶原分泌量都明显高于静态培养的对照组,表明周期性机械应变可促进组织工程化肌腱的构建。Abousleiman 等将包裹 I 型胶原蛋白的 MSC复合脱细胞人脐静脉支架,用肌腱刺激器给予其周期性的拉力,采用该方法形成的组织工程肌腱具有类似天然肌腱形貌,应变值在人正常肌腱范围内。

生物反应器是常用于动态培养的装置,能模拟体内环境,对培养和运行条件进行严密控制,重复性高,对特定条件控制力强,可调控性高,可为细胞的增殖分化和生化反应提供适宜环境。Chen 等将人胚胎干细胞(human embryonic stem cell, hESC)衍生的 MSC 复合于支架,通过生物反应器提供体外力学刺激,hESC-MSC 形态类似肌腱细胞,细胞-支架复合物在原位移植肌腱再生实验中体现出良好的力学性能。Liu 等在探讨 pSC 在组织工程肌腱再生方面的应用潜能时,采用逐步诱导策略,首先将 pSC 诱导为 pMSC,再对 pMSC 施加周期性单轴拉伸力学刺激(10%拉伸应变;16h/d;每个循环包括 10 秒拉伸和 10 秒松弛),体外动态培养 10 天后发现 pMSC 发生腱向分化,成腱分化相关标志物均显著提高。Qin 等将 BMSC 接种到 DTS 支架表面体外静态培养 2 天后施加周期性单轴拉伸力学刺激(3%拉伸应变;12h/d;20min/h;12 个循环/min),发现与静态培养组相比,周期性拉伸力学刺激可显著促进 BMSC 腱向分化,在体外动态培养 7 天后在支架表面形成致密的细胞层且有利于细胞渗透到支架内部,在体外动态培养的过程中 DTS 支架的生物力学性能未发生明显变化。Saber 等制备肌腱-脱细胞肌腱复合物,利用自制生物反应器对其提供拉伸力,提高了其强度和弹性模量,他们认为力学刺激不能直接提高支架的强度和促进形成有序的胶原纤维,而是通过某种细胞反应获得这些效果。生物反应器的应用可以促进细胞-支架复合物在体外表达肌腱细胞相关标记物及一些机械感知结构和分子,产生力学性能强的非免疫原性肌腱材料,具有一定临床意义。

另一种提供动态力学刺激的培养方法是将细胞-支架复合物植入动物皮下。皮下组织环境缺少血管,氧分压低,又能提供天然的动态力学刺激,模拟肌腱发育和体内环境,有助于细胞-支架复合物腱化。Wang 等构建人胚胎伸肌腱细胞-PGA 支架复合物,设计体外生物反应器动态机械负载和种植于裸鼠筋膜上天然的动态机械负载两个实验组。结果显示,体内负载组形成组织体积更大,胶原纤维成熟并有序排列,力学性能更强。因此认为体内负载是一个优化组织工程肌腱功能的好方法,能使其更加成熟,功能更加完善。

(三)力学刺激作用机制

细胞与支架所处的环境将极大地影响细胞所受到的经由支架传递的生物力学刺激。细胞-支架复合物所受拉应力及培养环境中流速如何引起特定细胞反应,其机制尚不明确。在不同的细胞和支架类型组合中,不同的载荷方式会导致不同效果,特定组合的支架拉应力和流体切应力可能导致某一类细胞的表型成为主导。

应力应变刺激细胞代谢,在基因转录、翻译、细胞及细胞间等不同水平上实现对细胞功能的影响。应力应变刺激不仅能提高细胞增殖率,由其引起的钙离子内流可增强细胞中蛋白质的持续性分泌。应力应变刺激可导致细胞中整合素的组装和细胞骨架的组织化,整合素的组装与多种细胞内信号通路如 FAK 和 RhoA/ROCK 信号通路有关,进而介导细胞分化及其功能的发挥。明确应力在细胞信号通路中的作用,可推进力学刺激模式化,完善肌腱组织工程。

第六节　组织工程肌腱修复材料的临床研究

一、组织工程肌腱的临床试用

构建组织工程肌腱的目的是为了在临床上解决肌腱缺损的问题。由于屈肌腱鞘内肌腱结构复杂,最常发生粘连,因此组织工程肌腱的临床前期研究一般从韧带和鞘外肌腱开始。在四川省卫生厅、医院伦理委员会的支持批准下,四川大学华西医院(原华西医科大学)于 1999—2002 年,以临床科研的方式进行了有限的临床试验。将组织工程肌腱用于修复喙锁韧带和跟腱缺损,经随访,临床效果满意,未见局部组织及全身反应。

肌腱细胞来源于：①无菌条件下切取外伤后切肢患者自愿捐赠的指屈肌腱；②妊娠12周内自愿中止妊娠的健康妇女捐赠的引产胚胎肌腱。均确认无先天性、遗传性疾病、无感染、免疫性疾病、无先天性畸形等。无菌条件下切取屈指肌腱，用分步酶消化法，分离、培养、纯化细胞，并经鉴定确认是肌腱细胞。经扩增到相当数量后作为种子细胞。

用医用碳素纤维与PGA按体积比为1∶2的比例混合编织成带状，消毒备用。将$5×10^6$/ml肌腱细胞接种在复合支架材料上，于体外培养5~7天，培养条件为F12培养基加入10%胎牛血清。术前1天改用无血清及无抗生素培养基。

手术步骤如下。

（1）修复喙锁韧带：采用臂丛神经阻滞麻醉或硬膜外麻醉。常规消毒铺无菌巾。在伤侧沿锁骨外1/3至肩峰做弧形切口。充分暴露骨折、脱位和断裂的喙锁韧带。部分剥离锁骨，骨膜，将骨折脱位复位，经肩峰端打入2枚交叉克氏针或用张力带钢丝内固定，修复肩锁关节囊。暴露喙突基底部和相对应的锁骨，用直角钳绕过喙突基底。将备好的组织工程肌腱从培养瓶中取出，在温热生理盐水中轻轻漂洗。将组织工程肌腱穿过喙突基底，环绕锁骨做"8"字固定，或经锁骨钻孔固定。用2%的氢化可的松盐水冲洗创面，缝合伤口。术后不用外固定及免疫抑制剂，用三角巾悬吊3~5天，疼痛缓解后即开始上肢功能锻炼。

（2）修复跟腱缺损：采用硬膜外麻醉，俯卧位。常规消毒、铺无菌巾。在跟腱内侧作弧形切口，近端达腓肠肌肌腹与肌腱交界处，远端达跟骨结节。充分暴露跟腱。切除跟腱断端瘢痕组织，露出正常跟腱。向两端充分游离跟腱。用不吸收缝线在两断端间作Kessler缝合，尽量将近端跟腱向远端靠拢，尽量跖屈踝关节，缩短跟腱缺损的长度，以恢复小腿三头肌肉张力。将组织工程肌腱编织缝合在两断端上，用1%地塞米松生理盐水冲洗伤口后，彻底止血，缝合伤口。术后将踝关节于跖屈位，用小腿石膏夹板固定6周，以后主动活动踝关节，逐渐增加活动频率及活动幅度。4~6周后开始负重行走。

1999年7月至2001年10月，先后用组织工程肌腱修复喙锁韧带损伤14例，跟腱3~5cm缺损5

例，全部病例伤口均Ⅰ期愈合，无局部及全身反应。经过平均46.9个月的随访，全部病例均恢复了功能。跟腱缺损病例均能以正常步态行走，踝关节屈、伸功能恢复正常，均能用足尖站立。其中3例术后3个月行双侧跟腱MRI检查，证实已完全恢复了跟腱的连续性，与健侧相比，信号无显著差别。喙锁韧带修复患者上肢功能均恢复正常，可从事原工作。其中2例喙锁韧带修复患者，分别在术后3个月、6个月取锁骨内固定物时，暴露修复部位，见喙锁韧带愈合。切取微量组织，经病理检查，证实韧带重建良好。用法医物证技术对标本进行短串联重复基因位点检测（short tandem repeat，STR），发现有非自体等位基因存在，为杂合态，证实植入同种异体肌腱细胞在体内存活。

组织工程肌腱的临床应用目前在国内外文献中报道很少，还处于临床应用的初期阶段，有待更多临床病例经验总结之后，才能提出较为确切的手术适应证及禁忌证。在人体，手部肌腱损伤最常见，然而由于手的结构及功能的特殊性，至今肌腱损伤修复的效果仍较差。应用组织工程肌腱修复手部肌腱损伤、缺损，也许是一种较好的选择。但组织工程肌腱可能首先在跟腱、前臂屈肌腱损伤中应用，在取得更多经验、对组织工程肌腱经过反复改进至完全成熟之后，才能用于手部屈指肌腱损伤的修复。从现有的临床资料看，组织工程肌腱适用于修复喙锁韧带、膝关节侧副韧带、跟腱缺损、髌韧带缺损等。

二、组织工程肌腱的临床试验研究

阐明基本科学问题对于组织工程及相关研究是很重要的。与此同时，需要确立一套组织工程产品的质量控制标准及相关检测的标准方法，才能使组织工程产品的生产和研究在安全规范的条件下进行，进而更好地应用于医药领域，产生更好的经济和社会效益。研发者可以根据指南和标准去衡量他们的创新，有助于选择合适的研究线路。制造者也需要根据指南和标准控制工艺和生产，确认产品安全有效，以获得批准。

我国规定组织工程产品属第三类器械，对于组织工程产品的产业化，需研究标准化批量生产的工艺技术、产品的包装技术、贮存及运输技术、人体内植入前的复苏技术、植入人体后的长期监督技术等，还要熟悉审批手续，制定管理制度和相应的政策法规。

目前，组织工程肌腱的临床应用在国内外文献中报道还较少。采用同种异体肌腱移植方法进行肌腱缺损修复的临床应用在国内有一些报道。2016年，由四川大学华西医院生物治疗国家重点实验室干细胞与组织工程研究室与北京大清生物技术股份有限公司合作已完成技术转化的国内首个肌腱修复材料产品获批。

目前国际上尚无含活细胞的组织工程肌腱产品，相关国家医疗器械管理规定及材料修复产品的临床研究简介如下。

（一）管理要求

为规范和指导按医疗器械申请注册的组织工程医疗产品的研究及申报，国家食品药品监督管理局组织制定了《组织工程医疗产品研究及申报相关要求》，于2007年12月发布（国食药监械〔2007〕762号）。组织工程医疗产品是指用组织工程技术和工艺制备的，用于修复、改善、再生组织或器官结构与功能的医用产品（不包括传统的组织和器官移植以及体细胞及基因治疗产品）。由于该类产品不同于传统意义上的医疗器械或生物制品，具有特殊的复杂性，为保证对该类产品的全面和科学审评，对含有活细胞、生物活性成分等的组织工程医疗产品，在申请注册时，除按照医疗器械相关法规要求进行系统研究外，还应：①对产品中的生物技术部分（包括活细胞、生物活性成分等），应参照《药品注册管理办法》中对生物制品的相关要求进行系统研究，按照《中华人民共和国药典》（第三部）制定并执行相应的质检规程；②因该类产品作用原理和制造工艺尚未成熟，应对其进行系统的临床试验。临床试验的病例数应当符合统计学要求，并且最低病例数（试验组）不低于300例。

对于含有创新性生物制品的产品，其临床试验应包含Ⅰ期、Ⅱ期、Ⅲ期。同时，对申报资料也提出需要额外提交：①对产品中的生物技术部分，应按照《药品注册管理办法》附件三中对治疗用生物制品的药学研究资料的要求提供技术资料，并单独立册；②由于该类产品大都含有动物源性和/或同种异体材料，因此申报资料中应包括与病毒和/或传染性病原体传播、免疫原性相关风险的分析、控制措施及其相应的验证性资料、证明性文件、控制标准及检验报告等。

2009年，卫生部制定了《医疗技术临床应用管理办法》（卫医政发〔2009〕18号），公布了我国三类医疗技术目录，组织工程化组织移植治疗技术被纳入其中，并出台了《组织工程化组织移植治疗技术管理规范（试行）》以规范本类技术的审核和临床应用（卫办医政发〔2009〕199号）。该规范为技术审核机构对医疗机构申请临床应用组织工程化组织移植治疗技术进行技术审核的依据，是医疗机构及其医师开展组织工程化组织移植治疗技术的最低要求。规范所称组织工程化组织移植治疗技术是指通过移植经组织工程技术制备的、含有自体活性细胞的组织，来修复、改善或重建患者的组织或器官的结构和/或功能的治疗技术。组织工程化组织不包括直接移植（如自体植骨、植皮术等）或为后续移植而保存的细胞、组织或器官移植物，也不包括用于其他目的的体细胞治疗。组织工程化组织移植目前仅适用于结构性组织（如骨、软骨、皮肤等组织）的临床应用。以代谢性功能为主的复杂组织如肝、肾、脑等器官的临床应用暂不允许开展。该规范明确了医疗机构和制备环境的基本要求、人员基本要求和技术管理基本要求。技术管理基本要求：

1. 建立组织工程化组织临床应用的质量标准体系，建立对种子细胞、支架材料、活性因子、生长环境等影响组织工程化组织临床应用重要因素的检测方法和评价标准。

（1）建立组织工程化组织用人源细胞质量控制标准：本技术管理规范的质量控制体系仅适用于组织工程化组织所用的自体来源细胞。异基因细胞（包括异体细胞和异种细胞）暂不允许临床应用。参照《中华人民共和国药典》、国家食品药品监督管理局颁布的《人体细胞治疗研究和制剂质量控制技术指导原则》和《生产用细胞基质研究的一般原则》，建立人源细胞质量控制标准。基本要求包括：规定人源细胞来源的供体资质要求；建立细胞的操作规范；为保证组织工程化组织的溯源性和稳定性，应建立细胞制备及检定的检测制度。检测内容主要包括细胞的采集、分离和检定，细胞培养基的使用与检定,细胞的纯度、存活率和均一性,细胞的生物学效应,外源因子和病原微生物(如内毒素、细菌、真菌与支原体)的检测等。

(2)建立组织工程化组织用支架材料质量控制标准:应用于组织工程化组织构建的支架材料,应具备国家食品药品监督管理局医疗器械检测机构的检测报告,检测内容主要包括材料的物理性能、化学性能和生物安全性检测。

(3)建立组织工程化组织质量控制标准:参照我国医药行业标准《组织工程医疗产品》(YY/T0606—2007),在细胞接种、复合物培养及最后处理时对复合细胞的组织工程化组织进行质量控制,建立规范的质量控制标准及相应执行程序,保证组织工程技术临床应用的安全性和有效性。

2. 根据患者病情、可选择的治疗方案、患者意愿及经济承受能力等因素综合判断治疗措施,因病施治,合理治疗,严格掌握组织工程化组织移植治疗技术的适应证和禁忌证。

3. 对患者实施组织工程化组织移植治疗,应由具有副研究员及以上专业技术职务任职资格的组织工程实验室技术人员和组织工程化组织移植治疗医师共同决定,并制订合理的治疗和管理方案,包括失败和并发症处理预案。

4. 实施组织工程化组织移植治疗前,应当向患者和其家属告知手术目的、可选择的手术方案、手术风险、术后注意事项、可能发生的并发症及预防措施等,必须签署知情同意书。

5. 医疗机构应建立完整的临床数据库及严格的术后随访制度。

6. 医疗机构和医师按照规定定期接受组织工程化组织移植治疗技术临床应用能力审核。审核内容包括病例选择、治疗有效率、严重并发症、死亡病例、医疗事故发生情况、术后患者管理、患者生存质量、随访情况和病历质量等。

7. 其他管理要求

(1)使用经食品药品监督管理部门审批的医用物品和耗材,建立登记制度,保证来源可追溯。对于不同来源的组织或细胞,在分离、培养时凡有一次性器具产品可以使用的,必须使用一次性器具,且不得重复使用。

(2)严格执行国家物价、财务政策,按照规定收费。

(二)临床试验方案

根据国家规定,医疗器械产品在临床试验前,必须制定临床试验方案。临床试验方案由医疗机构和实施者共同设计、制定。实施者与医疗机构签署双方同意的临床试验方案,并签订临床试验合同。对于市场上尚未出现的第三类植入体内或借用中医理论制成的医疗器械,临床试验方案应当向医疗器械技术审评机构备案。医疗机构和实施者应当共同制定每病种的临床试验例数及持续时间,以确保达到试验预期目的。

医疗器械临床试验方案应当包括以下内容:①临床试验的题目;②临床试验的目的、背景和内容;③临床评价标准;④临床试验的风险与受益分析;⑤临床试验人员姓名、职务、职称和任职部门;⑥总体设计,包括成功或失败的可能性分析;⑦临床试验持续时间及其确定理由;⑧每病种临床试验例数及其确定理由;⑨选择对象范围、对象数量及选择的理由,必要时对照组的设置;⑩治疗性产品应当有明确的适应证或适用范围;⑪临床性能的评价方法和统计处理方法;⑫不良反应预测及应当采取的措施;⑬受试者《知情同意书》;⑭各方职责。

1. 产品的适应证与研究目的

(1)肌腱修复产品的适应证:肌腱韧带损伤缺损的移植修复,以及肌腱移位术重建运动功能时的肌腱延长。

(2)临床研究的目的:按照国家食品药品监督管理局《医疗器械临床试验规定》的要求开展临床研究,评价肌腱修复产品修复肌腱、韧带损伤缺损的安全性及有效性。

2. 总体设计 目前临床上通常采用自体肌腱移植方法进行肌腱缺损的修复,但自体肌腱移植不仅给患者带来二次损伤,而且存在患者肌腱缺损过多时自体肌腱不够的情况。本肌腱修复产品是在患者不愿接受因为取自体肌腱而产生二次损伤或者患者自体肌腱不够的情况下,作为一种选择进行肌腱修复,而不是取代自体肌腱移植。

采用异体肌腱移植方法进行肌腱缺损修复的临床应用在国内有广泛的报道,但目前国内市场上还没有用于肌腱缺损修复的医疗器械产品,故一般采用前瞻性、单组、目标值对照、多中心临床试验设计,目标值的确定以相关专业公认并普遍采用的评价标准。根据肌腱愈合的生理特性,选择观察时间一般为 12 个月,可以评价产品的安全性和有效性。同时,临床试验需要考虑脱落率的问题,一般按不超过 20% 的脱落率计算。按照检验某样本率是否能达到所期望的总体率估算样本量,并结合脱落率计算计划入选病例。

3. 有效性及安全性评价

(1) 有效性评价

1) 手部肌腱损伤修复的疗效评价,采用中华医学会手外科学会颁布的评定标准 TAM 和 TPM 进行。TAM(total active-movement,TAM) 系统评定方法,即总主动活动度测定法。将掌指关节(MP),近位指间关节(PIP),远位指间关节(DIP)主动屈曲度之和,减去各关节主动伸直受限度之和,即为该手指总的主动活动度(TAM)。各关节伸直以 0° 为准,过伸部分不计。TAM = (MP + PIP + DIP) − (MP+PIP+DIP),总主动活动度 = 各关节屈曲度之和 − 各关节伸直受限度之和。TPM(total passive-movement,TPM) 系统评定方法,即手指各关节被动活动幅度之总和。

2) 肩关节韧带损伤修复的疗效评价参照 Karlsson 标准。

3) 跟腱损伤修复的疗效评价参照 Arner-lindholm 标准。

4) 踝关节外韧带重建的疗效评价参照美国足踝外科(AOFAS)踝-后足功能评分。

5) 膝关节交叉韧带重建的疗效评价参照 Lysholm-Ⅱ膝关节功能评分。

(2) 安全性评价

1) 一般安全性:①体格检查:包括体温、脉搏、血压、呼吸、心电图等。②实验室检查:包括血常规、尿常规、血生化(ALT、AST、BUN、Cr)等。③免疫学检查:包括免疫球蛋白(IgG、IgA、IgM)。④局部情况:包括血运、红肿、渗出液性质等。

2) 不良事件:观察治疗后出现的不良事件情况,并记录其发生日期、程度、处理方法、变化过程等,判断与该器械有无因果关系。不良事件在研究过程中随时观察记录。

4. 入选及排除标准
需明确手部肌腱损伤、肩关节韧带损伤、跟腱损伤、踝关节韧带损伤、膝关节交叉韧带损伤等不同类型患者的入选及排除标准。确定退出临床试验的条件及标准(脱落病例)、剔除病例标准。

5. 试验步骤及流程

(1) 随访时间:一般可确定 7 个随访时间点,即术前、术中、术后 3 天、术后 1 周 ±1 天、术后(4±1)周、术后(6±1)个月、术后(12±2)个月。

(2) 研究具体步骤

1) 筛选期:试验开始前,患者应充分获得关于试验的文字和口头说明,并签署书面知情同意书。

记录:人口统计学资料;病史;体格检查;功能评价;实验室检查;伤口(肌腱、韧带损伤部位评价);患肢活动的影像资料(照片、录影)。

筛选期进行的实验室检查用于筛选受试者进入研究,同时也作为实验室检查基线值,作为基线评价,本次随访将对患者患肢进行功能评价记录。

2) 手术植入:本次随访将对患者进行手术,记录手术方法及过程信息。

3) 术后观察:根据试验流程图,约定访视时间和检查项目;记录功能情况;记录发生的任何不良事件;患肢活动的影像资料(照片、录影)。

4) 总结:受试者试验结论;临床疗效的整体评价;临床安全性的整体评价。

(3) 制订具体随访计划。

6. 数据管理及统计方法
病例报告表由研究者填写,每个入选病例必须完成病例报告表。完成的病例报告表由临床监查员审查后,移交数据管理员,进行数据录入与管理工作。

试验方案确定后,由统计专业人员负责与主要研究者协商制订统计分析计划书。

7. 不良反应及不良事件

(1) 不良反应及其处理:局部伤口感染:术中常规使用抗生素液冲洗伤口,彻底止血;术后应用预防剂量抗生素 5~7 天,早期发现感染征兆,及时引流,部分拆除缝线,必要时取出移植物。

移植肌腱粘连或断裂:术中尽量做到微创操作,减少局部创伤,保障局部良好的血供;避免在瘢痕、骨裸露、血循环差的部位移植;采用抗张力强度好,干扰肌腱内血循环少的缝合技术;术后适当制动,在康复医师指导下循序渐进进行功能恢复锻炼。若早期发生肌腱断裂,可再手术缝合。若粘连严重,经过系统康复治疗,在 4~6 个月时,可考虑肌腱松解术。

（2）不良事件及其报告:不良事件是患者或临床试验受试者接受一种治疗后出现的不良医学事件,但并不一定与治疗有因果关系,它可能是新的疾病、治疗时症状或体征的恶化、伴随疾病的恶化、其他药物的作用或与参加该试验无关。严重不良事件是临床试验过程中发生需住院治疗、延长住院时间、伤残、影响工作能力、危及生命或死亡、导致先天畸形等事件。

不良事件与试验器械的因果关系判断的有关指标包括:①开始使用肌腱修复产品时间与可疑不良事件出现时间有无合理的先后关系。②可疑的不良事件符合该类器械已知的不良事件类型。③所怀疑的不良事件是否可以用患者的病理状况、手术治疗、用药、并用疗法、曾用疗法来解释。④取出植入的肌腱修复产品,可疑不良事件能否减轻与消失。⑤再次接触同样植入物后是否再次出现同样反应。

因果关系的判断等级:肯定有关、很可能有关、可能有关、可能无关、肯定无关。

如发生任何严重不良事件或重要的不良事件,无论是否与研究用器械有关,也无论是否已给予研究用器械,均必须立即通过电话/传真通知申办者。随后,临床监查员必须提供书面报告描述事件的情况和结果。

第七节　结　语

组织工程研究于 20 世纪 80 年代中期兴起以后,由于其重大的科学意义(复制生命)和巨大的开发前景(新的经济增长点),将会对维护人类健康做出突出贡献,一直受到世界各国政府、企业家、科技人员的高度关注。我国在这一领域的起步始于 20 世纪 90 年代初,主要由国家各类基金资助研究。我们在 20 世纪 80 年代中期鸡的肌腱研究基础上,发现传统的肌腱游离移植要经过坏死—再生的过程,肌腱内的细胞死亡,由周围组织长入引进新的活细胞,因此术后粘连发生率高。如果预先在植入肌腱内种植活细胞是否会减少粘连呢? 带着这个问题便开始了肌腱细胞培养及生物学特性

研究,以及生物活性因子对肌腱细胞的生长调控作用及其机制研究。但肌腱细胞体外培养条件下只能传 13 代,以后便出现老化。为使研究更具可比性,同时为今后产业化创造条件,需要获得形态、功能均一的大量细胞,我们进行了永生化肌腱细胞的系列研究,并建立了第一个永生化肌腱细胞株。细胞如何用于临床促进肌腱修复是以前尚未解决的问题,细胞悬液局部注射会导致大量细胞流失,治疗效果难以确定。如果把细胞接种在载体上,然后植入体内则可避免细胞流失,于是我们便进行了多种支架材料研究。有了细胞,有了材料,如何使细胞更多更好地黏附在材料上,便开展了细胞力学研究。正常情况下,肌腱主要承受拉应力,要模拟肌腱体内环境,在体外进行细胞与支架材料的复合培养,进而发明了可变应力场三维培养装置。为了进一步验证体外实验的效果,在鼠、鸡、兔、猴等动物体内进行了一系列的植入实验,对工程化肌腱组织的生物相容性、体内修复能力、生物力学特性、移植免疫排斥反应和植入后的最终结局等进行了系统的研究,证实所制备的组织工程肌腱具有良好的促组织再生与腱化愈合能力,体内植入安全,在体内的力学环境及营养条件下,能较快地发育并发挥正常的生理功能,并且不产生影响组织愈合与再生的排斥反应,最终发展成为自身肌腱组织。由此一步一步地使组织工程肌腱具有了临床应用前景。

在大多数科学问题基本阐明之后,需进行临床验证其是否具有安全性及有效性。在 20 世纪 90 年代末期,各项审批制度还不够健全,我们在省卫生厅、医院伦理委员会的支持批准下,以临床科研的方式进行了有限的临床试验。以同种异体肌腱细胞与碳纤维复合 PGA 材料体外联合培养 7 天后用于手术,先后经过近 20 例喙锁韧带重建及跟腱缺损修复后的随访观察,治疗效果都很好,但不能证明植入的同种异体细胞是否发挥了关键的修复作用。要想获得直接证据,必须为患者取活检,但这是一种有创操作,需要患者的充分合作。有 2 位患者需要取除内固定物,在征得患者同意后,于取钢板的同时取微量组织做短串联重复位点基因检测,结果两位患者组织内均发现了非自体等位基因,证明植入细胞发挥了修复作用。

"组织工程肌腱的基础研究与临床应用"项目

在医院及学校的组织和支持下,申报了成果奖。经过评审委员会评审,这一项目获得了教育部"中国高校技术发明奖"一等奖和首届中华医学科技奖(中华医学会)二等奖。正是这些深厚的基础研究和有效的临床试验结果,为我们进一步实现科技成果产业化奠定了基础,研究团队与企业合作实现了多项专利和技术的转让,协助合作企业进行工艺摸索、产品检验、生产注册和临床验证,先后开展组织工程相关9项产品的检验和临床试验,其中4项已获得国家食品药品监督管理局颁发的产品注册证书,另有2项产品正在进行临床实验,并有望于近期通过审批。

综上所述,肌腱的修复和再生仍然有许多尚未探索的领域,肌腱组织工程是肌腱再生的重要方法之一。但在很多方面仍需进一步深入研究,如支架材料的优选,材料的降解与细胞分泌细胞外基质同步化;探索临床实用的种子细胞的来源、细胞快速大量扩增技术、防止细胞衰老和控制细胞免疫反应等;改善组织工程肌腱的力学性能,使其更接近正常人体肌腱;组织工程肌腱构建技术与体内植入的时机;植入体内后肌腱细胞的转归及与生长发育的关系;含活细胞组织工程肌腱产品的保存、运输、复苏;组织工程学中的医学伦理问题等。需要进一步深入阐明肌腱组织工程的基本理论、机制,经过严格的质量检测,多中心临床验证,通过 CFDA 审批之后,才能在临床上推广应用。随着细胞生物学、分子生物学、免疫学和材料学的发展和细胞培养技术的进步及方法的改进,相信这些领域相结合最终会为肌腱再生提供良好的途径。

(解慧琪　宁良菊)

参 考 文 献

[1] 解慧琪,杨志明.组织工程肌腱研究进展[J].基础医学与临床,2001,21(6):497-500.

[2] 杨志明,魏人前,项舟,等.转化人胚腱细胞致瘤性实验研究[J].中华显微外科杂志,2001,24(1):36-39.

[3] 解慧琪,屈艺,李秀群,等.重建端粒酶活性延长 pt-sA58H 质粒转染人胚胎肌腱细胞寿命[J].中国医学科学院学报,2002,24(3):287-291.

[4] 周政,杨志明,解慧琪,等.组织工程肌腱低温贮存的初步研究[J].中国修复重建外科杂志,2002,16(5):295-299.

[5] 解慧琪,杨志明,屈艺,等.人端粒酶反转录酶真核表达质粒转染人成纤维细胞的体外培养及生物学特性研究[J].中国修复重建外科杂志,2002,16(3):200-204.

[6] 秦廷武,杨志明,解慧琪,等.人工材料表面形态对转化人胚肌腱细胞粘附特性的影响[J].生物医学工程学杂志,2002,18(3):333-336.

[7] 秦廷武,杨志明,解慧琪,等.一种用于应变场三维细胞培养的组织工程支架[J].生物医学工程学杂志,2002,19(2):20-24.

[8] 秦廷武,杨志明,解慧琪,等.动态应变下肌腱细胞三维培养的初步研究[J].华西医大学报,2002,33(1):1-4.

[9] YOUNG R G, BUTLER D L, WEBER W, et al. Use of mesenchymal stem-cells in a collagen matrix for Achilles tendon repair[J]. J Orthop Res,1998,16(4):406-413.

[10] 龙剑虹,祁敏,黄晓元,等.胶原-聚羟基乙酸与骨髓间质干细胞的细胞相容性研究[J].中国医师杂志,2005,7(2):203-205.

[11] YIN Z, GUO J, WU T, et al. Stepwise differentiation of mesenchymal stem cells augments tendon-like tissue formation and defect repair in vivo[J]. Stem Cells Transl Med,2016,5(8):1106-1116.

[12] LE W, YAO J. The effect of myostatin(GDF-8)on proliferation and tenocyte differentiation of rat bone marrow-derived mesenchymal stem cells[J]. J Hand Surg(Asian-Pacific Volume),2017,22(2):200-207.

[13] GUO J, CHAN K, Zhang J, et al. Tendon-derived stem cells undergo spontaneous tenogenic differentiation[J]. Exper Cell Res,2016,341(1):1-7.

[14] CHEN J, ZHANG W, LIU Z, et al. Characterization and comparison of post-natal rat Achilles tendon-derived stem cells at different development stages[J]. Sci Rep,2016,6(1):22946.

[15] YIN Z, HU J J, YANG L, et al. Single-cell analysis reveals a nestin+ tendon stem/progenitor cell population with strong tenogenic potentiality[J]. Sci Adv,2016,2(11):e1600874.

[16] WU T, LIU Y, WANG B, et al. The use of cocultured mesenchymal stem cells with tendon-derived stem cells as a better cell source for tendon repair[J]. Tissue Eng Part A,2016,22(19-20):1229-1240.

[17] LEE S Y, KWON B, LEE K, et al. Therapeutic mechanisms of human adipose-derived mesenchymal stem cells in a rat tendon injury model[J]. Am J Sports Med,2017,45(6):1429-1439.

[18] ZHANG C, YUAN H, LIU H, et al. Well-aligned chi-

tosan-based ultrafine fibers committed teno-lineage differentiation of human induced pluripotent stem cells for Achilles tendon regeneration[J]. Biomaterials,2015,53: 716-730.

[19] LIU W,YIN L,YAN X,et al. Directing the differentiation of parthenogenetic stem cells into tenocytes for tissue-engineered tendon regeneration [J]. Stem Cells Transl Med,2017,6(1):196-208.

[20] CHEN Y Y,HE S T,YAN F H,et al. Dental pulp stem cells express tendon markers under mechanical loading and are a potential cell source for tissue engineering of tendon-like tissue[J]. Int J Oral Sci,2016,8(4):213-222.

[21] ZHENG Y,ZHOU Y,ZHANG X,et al. Effects of hypoxia on differentiation of menstrual blood stromal stem cells towards tenogenic cells in a co-culture system with Achilles tendon cells[J]. Exp Ther Med,2017,13(6): 3195-3202.

[22] SHEN W,CHEN X,CHEN J,et al. The effect of incorporation of exogenous stromal cell-derived factor-1 alpha within a knitted silk-collagen sponge scaffold on tendon regeneration [J]. Biomaterials, 2010, 31 (28): 7239-7249.

[23] ZHENG Z,RAN J,CHEN W,et al. Alignment of collagen fiber in knitted silk scaffold for functional massive rotator cuff repair[J]. Acta Biomaterialia,2017,51:317-329.

[24] ROTHRAUFF B B,LAURO B B,YANG G,et al. Braided and stacked electrospun nanofibrous scaffolds for tendon and ligament tissue engineering[J]. Tissue Eng Part A,2017,23(9-10):378-389.

[25] WANG W,DENG D,WANG B,et al. Comparison of autologous,allogeneic,and cell-free scaffold approaches for engineered tendon repair in a rabbit model-a pilot study [J]. Tissue Eng Part A,2017,23(15-16):750-761.

[26] WANG W,HE J,FENG B,et al. Aligned nanofibers direct human dermal fibroblasts to tenogenic phenotypein vitro and enhance tendon regeneration in vivo[J]. Nanomedicine,2016,11(9):1055-1072.

[27] NING L J,ZHANG Y J,ZHANG Y,et al. The utilization of decellularized tendon slices to provide an inductive microenvironment for the proliferation and tenogenic differentiation of stem cells [J]. Biomaterials, 2015, 52: 539-550.

[28] PAN J,LIU G M,NING L J,et al. Rotator cuff repair using a decellularized tendon slices graft:an in vivo study in a rabbit model[J]. Knee Surg Sports Traumatol Arthrosc,2015,23(5):1524-1535.

[29] NING L J,JIANG Y L,ZHANG C H,et al. Fabrication and characterization of a decellularized bovine tendon sheet for tendon reconstruction[J]. J Biomed Mater Res A,2017,105(8):2299-2311.

[30] BOSWORTH L,CLEGG P,DOWNES S. Electrospun nanofibres of polycaprolactone,and their use for tendon regeneration[J]. Int J Nano Biomater,2008,3(1):263-279.

[31] CHEN J,XU J,WANG A,et al. Scaffolds for tendon and ligament repair:review of the efficacy of commercial products[J]. Expert Rev Med Devices,2009,6(1):61-73.

[32] FANG G,LIANG J. A review of numerical modeling of three-dimensional braided textile composites[J]. J Compos Mater,2011,45(23):2415-2436.

[33] VIOLINI S,RAMELLI P,PISANI L F,et al. Horse bone marrow mesenchymal stem cells express embryo stem cell markers and show the ability for tenogenic differentiation by in vitro exposure to BMP-12[J]. BMC Cell Biol, 2009,10:29.

[34] DAI L,HU X,ZHANG X,et al. Different tenogenic differentiation capacities of different mesenchymal stem cells in the presence of BMP-12 [J]. J Transl Med, 2015,13(1):200.

[35] GELBERMAN R H,LINDERMAN S W,JAYARAM R, et al. Combined administration of ASCs and BMP-12 promotes an M2 macrophage phenotype and enhances tendon healing[J]. Clin Orthopaed Related Res,2017,475 (9):2318-2331.

[36] LIU J,TAO X,CHEN L,et al. CTGF positively regulates BMP12 induced tenogenic differentiation of tendon stem cells and signaling[J]. Cell Physiol Biochem,2015,35 (5):1831-1845.

[37] RICKERT M,JUNGM,ADIYAMAN M,et al. A growth and differentiation factor-5(GDF-5)-coated suture stimulates tendon healing in an Achilles tendon model in rats [J]. Growth Factors,2001,19(2):115-126.

[38] HAUPT J L,DONNELLY B P,NIXON A J. Effects of platelet-derived growth factor-BB on the metabolic function and morphologic features of equine tendon in explant culture[J]. Am J Vet Res,2006,67(9):1595-1600.

[39] YOSHIKAWA Y, ABRAHAMSSON S O. Dose-related

cellular effects of platelet-derived growth factor-BB differ in various types of rabbit tendons in vitro[J]. Acta Orthop Scand,2001,72(3):287-292.

[40] STEINERT A F,WEBER M,KUNZ M,et al. In situ IGF-1 gene delivery to cells emerging from the injured anterior cruciate ligament[J]. Biomaterials,2008,29(7):904-916.

[41] 杨志明,项舟,邹立群.类胰岛素生长因子-1作用下肌腱细胞的周期改变[J].中国修复重建外科杂志,1997,11(5):296-299.

[42] DAHLGREN L A,MOHAMMED H O,NIXON A J. Expression of insulin-like growth factor binding proteins in healing tendon lesions[J]. J Orthop Res,2006,24(2):183-192.

[43] CHAN K M,FU S C,WONG Y P,et al. Expression of transforming growth factor beta isoforms and their roles in tendon healing[J]. Wound Repair Regen,2008,16(3):399-407.

[44] HOU Y,MAO Z,WEI X,et al. The roles of TGF-beta 1 gene transfer on collagen formation during Achilles tendon healing[J]. Biochem Biophys Res Commun,2009,383(2):235-239.

[45] ARIMURA H,SHUKUNAMI C,TOKUNAGA T,et al.

TGF-β1 improves biomechanical strength by extracellular matrix accumulation without increasing the number of tenogenic lineage cells in a rat rotator cuff repair model[J]. Am J Sports Med,2017,45(10):2394-2404.

[46] ALSOUSOU J,THOMPSON M,HARRISON P,et al. Effect of platelet-rich plasma on healing tissues in acute ruptured Achilles tendon:a human immunohistochemistry study[J]. Lancet,2015,385 Suppl 1:S19.

[47] QIN T W,SUN Y L,THORESON A R,et al. Effect of mechanical stimulation on bone marrow stromal cell-seeded tendon slice constructs:a potential engineered tendon patch for rotator cuff repair[J]. Biomaterials,2015,51:43-50.

[48] 杨志明,解慧琪,项舟,等.组织工程化人工肌腱修复喙锁韧带损伤及其体内检测[J].中华骨科杂志,2001,21(2):69-72.

[49] 李箭,杨志明,解慧琪,等.组织工程肌腱修复陈旧性跟腱断裂伴缺损的疗效观察[J].中国修复重建外科杂志,2005,19(8):639-641.

[50] XIE H Q,QIN T W,XIANG Z,et al. Tissue engineering:hope for tendon regeneration[J]. Regenerative Medicine in China. Science(Suppl),2012,336:35-36.

第三十三章

组织工程角膜

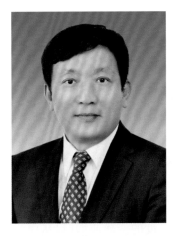

刘祖国

教授,南华大学附属第一医院院长,厦门大学眼科研究所所长。海峡两岸医药卫生交流协会眼科学专业委员会主任委员、眼表泪液病学组组长、亚洲干眼协会主席、亚洲角膜病协会理事、中华医学会眼科学分会常务委员及角膜病学组副组长、中国医师协会眼科医师分会常务委员及眼表与干眼学组组长。

Zuguo Liu M. D. , Ph. D. , Professor , President of The First Affiliated Hospital of University of South China. Director of Eye Institute of Xiamen University. Chairman of Cross-Straits Medicine Exchange Association Commission of Ophthalmology , President of Asia Dry Eye Society , Council member of Asia Cornea Society , Standing committee of the Chinese Ophthalmology Society , Vice President of Chinese cornea society. Standing committee of the Chinese Ophthalmologist Association , President of Chinese ocular surface and dry eye society.

摘要

组织工程学是综合应用工程学和生命科学的基本原理、基本理论、基本技术和基本方法,在体外预先构建一个有生物活性的种植体,然后植入体内,修复组织缺损,替代组织、器官的一部分或全部功能,或作为一种体外装置,暂时替代器官部分功能,达到提高生活、生存质量,延长生命活动的目的。其中活的细胞、可供细胞进行生命活动的支架材料以及细胞与支架材料的相互作用,是组织工程学研究的主要科学问题。相对于其他器官,角膜的组织形态和功能相对简单,组织工程角膜的构建也主要包括三要素,它们是具有干细胞特性的种子细胞、可供种子细胞增殖与分化的支架材料以及诱导种子细胞黏附生长于支架材料的构建技术。本章节按照角膜种子细胞和支架材料的来源分类,通过介绍现有的构建技术和临床试验结果,分析了各种组织工程角度的性能的优劣,指出了临床应用的方向和前景。

Abstract

Tissue engineering is to construct a bioactive implant in vitro and then implant it into the body to repair tissue defect , replace part or all of the functions of tissue and organs , or as an in vitro device , using the basic principles , theories , techniques and methods of engineering and life sciences. The main purpose it to temporarily replace some of functional organs so as to improve the quality of life or prolonging life activities. Among them , stem cells , scaffolds and the interaction between stem cells and scaffolds are the main scientific issues in tissue engineering. Compared with other organs, corneal tissue morphology and function are relatively simple. The construction of tissue-engineered cornea mainly includes three elements: seed cells with stem cell characteristics, scaffolds for seed cell proliferation and differentiation, and techniques for inducing seed cells to adhere to and grow on scaffolds. This chapter classifies corneal stem cells and scaffolds according to their origins, introduces current construction techniques and clinical trials, analyses the advantages and disadvantages of various tissue engineering and points out the direction and prospects of clinical application.

第一节　眼球的解剖结构

眼球的解剖结构(图 33-1)包括眼球壁和眼球内容两个部分。眼球壁包括外层的角膜和巩膜,中层为葡萄膜,内层是视网膜。角膜位于眼球的最前端,透明,无血管,有弹性,表面被泪膜覆盖,作用是维持眼球的完整、透过光线并参与屈光等。巩膜外面是眼球筋膜囊,内层紧靠脉络膜,前部通过巩膜突与角膜相连。巩膜与角膜共同构成眼内容的外屏障,遮光为眼内成像创造暗室,为眼肌提供附着点。葡萄膜自前向后分为虹膜、睫状体和脉络膜三个相连续的部分。虹膜中央有圆孔,称为瞳孔,瞳孔通过括约肌的作用可以开大和缩小,参与调节光线。睫状体分为两部,睫状冠以及睫状体平坦部,其中睫状冠上的睫状突可以分泌房水协助维持眼压,房水可以提供角膜后部、晶状体和小梁网代谢

所需要的物质。睫状体上有由平滑肌纤维束组成的睫状肌,睫状肌收缩可以改变晶状体的曲度,使眼睛能够看清近距离的物体。脉络膜是一层富含血管的棕色膜,为视网膜神经上皮层的外层、视神经和黄斑中心凹提供营养。视网膜由内层的神经上皮和外层的色素上皮组成,能够捕捉外界的光,通过视锥细胞、视杆细胞将捕捉到的光转换为电刺激。眼球内容包括眼内腔与眼内容物两部分。眼内腔包括前房、后房、玻璃体腔。眼内容物包括房水、晶状体和玻璃体,三者是光线进入眼内到达视网膜的通路,与角膜一起构成眼的屈光系统。房水由睫状体的睫状突上皮产生。晶状体位于虹膜后表面和玻璃体前表面之间,通过睫状肌的收缩与松弛可以带动整个晶状体厚度的变薄或增厚,从而改变其曲折力。玻璃体为无色透明的胶体,位于玻璃体腔内,具有黏弹性、渗透性和透明性,对晶状体、视网膜等周围组织有支持、减震和营养作用。

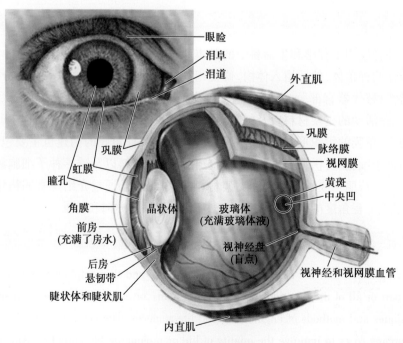

图 33-1　眼球解剖示意

第二节　角膜的解剖结构

角膜(cornea)是眼球壁的组成部分之一。眼球壁的最外层纤维膜包括角膜和巩膜。角膜是透明组织,位于眼球正前方,占纤维膜的1/6,从后面看角膜为正圆形,从前面看角膜为椭圆形。成年男性角膜的横径平均值为 11.04mm,女性为10.05mm,成年男性角膜的竖径平均值为10.13mm,女性为 10.08mm。中央瞳孔区约 4mm直径的角膜区域近似球形——各点的曲率半径基本相同,中央区以外的角膜较为扁平,中央角膜最薄,平均厚度 0.5mm,周边约 1mm。

一、角膜的组织结构

角膜(图 33-2)从前向后依次分为:上皮层(epithelium)、前弹力层(lamina elastica anterior)、基质层(stroma)、后弹力层(lamina elastica posterior)和内皮层(endothelium),泪膜覆盖于上皮层表面,角膜缘干细胞位于角膜与巩膜交界区域,是角膜上皮更新的来源。

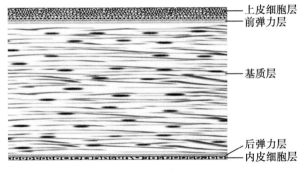

　　　　　　　　　　　　——上皮细胞层
　　　　　　　　　　　　——前弹力层

　　　　　　　　　　　　——基质层

　　　　　　　　　　　　——后弹力层
　　　　　　　　　　　　——内皮细胞层

图 33-2　角膜组织示意

(一) 上皮层

角膜上皮是一种非角化鳞状复层上皮,中央有4~6 层细胞,周边有 8~10 层。上皮细胞分为 3种:表皮细胞(superficial cell)、翼状细胞(wing cell)、基底细胞(basal cell)。该层易与前弹力层发生分离。正常生理状态下,表皮细胞不断退化、脱落,基底细胞增生、修复脱落细胞,干细胞由周边向中央移行补充基底细胞,角膜上皮细胞每 1~2 周更新一次,全角膜上皮细胞修复仅需 3~5 天。所有上皮细胞之间依靠桥粒互相连接保持其稳定性和完整性,在脱落过程中,桥粒裂解,表皮细胞脱离上皮层。表层上皮细胞固有的连接复合体构成细胞之间的带状紧密连接,既能阻止物质从泪膜进入上皮细胞间隙,也能抵抗水分穿越上皮层,故当内皮损伤或眼压升高时,会造成上皮水肿或上皮大泡。该层损伤修复后多不遗留瘢痕。

(二) 前弹力层

由Ⅰ型胶原蛋白和Ⅴ型胶原蛋白组成,厚8~14μm,脱髓鞘神经纤维穿行于角膜上皮基底细胞层与前弹力层之间。前弹力层前表面光滑,与上皮层基底层相毗邻,后面与基质层融合。前弹力层的功能主要为抵御外界损伤,与后弹力层相比,前弹力层对机械性损伤的抵抗力更强,而对化学性损伤的抵抗力则较弱,前弹力层受损后不能再生,局部形成瘢痕进行组织修复。

(三) 基质层

基质层是构成角膜的主体部分,占角膜厚度的90%。基质层胶原主要以Ⅰ型胶原蛋白和Ⅵ型胶原蛋白为主,其中Ⅰ型胶原蛋白占基质胶原的50%~80%。Ⅰ型胶原蛋白为粗横纤维,呈网状排列,构成基质的支架,Ⅵ型胶原蛋白为丝状结构,在胶原纤维中起连接作用,两者对维持角膜的机械张力起主要作用,胶原纤维的规整排列是角膜透明的决定因素。角膜基质共包含有 200~250 个胶原纤维板层,每个板层的厚度一致,且板层内的胶原纤维走向相同并与角膜表面平行。虽然板层之间相互重叠,但是由于间距可容可见光穿过,故角膜基质在外观上是透明的。胶原纤维之间充满细胞外基质,角膜水肿时水分会与这些细胞外基质结合。基质层的层状结构使角膜在剥离术中容易分离。基质层不能再生,损坏后会成为不透明的瘢痕组织。

(四) 后弹力层

是角膜内皮细胞的基底膜。基质层中的纤维连接蛋白与前弹力层是连续的,而与后弹力层的纤维连接蛋白不连续,很容易与相邻的基质层及内皮细胞分离,在外伤或某些病理状态下可发生后弹力层脱离或破裂。与前弹力层比较,后弹力层对化学性及病理性损伤的抵抗力较强,而对机械性损伤的抵抗力较弱,损伤后可以再生。

(五) 内皮层

位于角膜最内侧,由约 500 000 个六边形单层细胞组成,在婴幼儿时期,内皮细胞可以进行有丝分裂,成年后内皮细胞不能进行分裂。因损伤、炎症、眼部手术引起内皮细胞丢失,其缺损区域由邻近的内皮细胞增大、扩展和移行填补覆盖,代偿完成损伤修复。成年后内皮细胞密度平均为 3 015 个细胞/mm²,随着年龄的增长,内皮细胞总数不断下降,内皮细胞密度可从 10 岁时的 3 300 个细胞/mm²下降到 2 200 个细胞/mm²,当密度低于 350 个细胞/mm²,可引起角膜水肿。内皮细胞后壁的细胞膜表面有微绒毛凸向前房,每个细胞有 20~30 个微绒毛,这些微绒毛对于吸收前房内的营养物质和调节角膜内含水量有重要作用。该层细胞具备有限的再生能力。

二、角膜缘

角膜缘(limbus)(图 33-3)位于结膜、角膜和巩膜的交会处,是角膜与巩膜之间的移行区,与角膜没有明显的分界线,前起于角膜前弹力层的止端,后缘止于后弹力层的止端,即前房 Schwalbc 线,总共约 1mm 宽度。角膜缘上皮细胞的层数明显增加超过 10 层以上,上皮细胞层呈小而圆的颗粒状,在基底部乳头形成特殊的栅状结构,称为 Vogt 栅栏(palisades of Vogt),其中含有色素上皮细胞和丰富的血管及淋巴管。

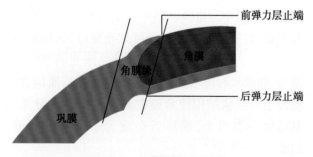

图 33-3　角膜缘的解剖示意

角膜上皮干细胞存在于角膜周边部的角膜缘基底细胞层,是角膜上皮自我更新和增殖的源泉。其具有所有干细胞的共同特点,包括分化程度低,细胞周期长,对创伤和应激反应速度快,具有快速增殖的能力。角膜上皮干细胞通过不对称分裂实现自我更新,一部分成为子代干细胞,一部分成为瞬时增殖细胞,后者再经有丝分裂逐步演变为成熟的角膜上皮细胞。角膜上皮干细胞的作用是结膜与角膜之间的屏障,阻止结膜入侵角膜,因此,存在于角膜缘的角膜上皮干细胞是维护眼表健康的重要结构。角膜缘干细胞所处的角膜缘局部基质环境称为微环境(niche)(图 33-4),良好的微环境对维持角膜缘干细胞正常的结构与功能非常重要。角膜缘处的朗格汉斯细胞、色素细胞、上皮细胞、上皮细胞附着的基底膜、局部角膜基质、血管、淋巴管、神经和表面覆盖的泪膜等细胞以及组织结构构成了角膜缘干细胞微环境。当各种原因引起微环境破坏,必然会导致角膜缘干细胞结构与功能的损害,从而导致角膜缘干细胞功能障碍(limbal stem cells deficiency,LSCD)。

三、角膜的血管

角膜内没有血管,这是角膜透明的主要原因,也是角膜免疫赦免的主要原因。当角膜发生炎症时,可导致角膜缘新生血管产生,并生长进入角膜基质层,浅层基质新生血管呈网状,深层新生血管呈毛刷状。

四、角膜的神经

角膜内的神经起源于三叉神经节的鼻睫状神经,在神经节的中上缘离开,经眶上裂进入眶内,在该处向下偏颞侧,相当于视神经的顶端,抵达上直肌。在进入巩膜以前,鼻睫神经分出 1~3 根长睫

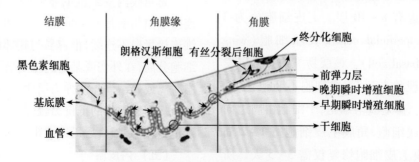

图 33-4　角膜缘干细胞与微环境示意

状神经,在距视神经几毫米处穿入巩膜,沿巩膜内面行进,在脉络膜上腔经数次分叉,形成疏松网络,当抵达角巩膜缘时,已多达12~16根神经分支,其中含有肾上腺素能神经纤维(交感神经纤维)与感觉神经纤维,它们呈环形分布,支配角膜缘周围的结膜及该处的角膜上皮。神经纤维在角膜缘进入角膜以后,神经呈放射状穿过角膜基质的中1/3,向前继续分叉,形成密集的上皮下神经丛,继而穿过前弹力层,其终末部分到达角膜上皮。

第三节　角膜的生理特点

一、角膜的生理功能

角膜的生理功能主要包括:维持眼球的完整及对眼内容物的保护,透过光线并参与屈光,感知环境及外界刺激。

1. 维持眼球的完整及对眼内容物的保护　角膜和巩膜共同构成眼球的外壁,承受眼内压,对维持眼球的形状具有重要的作用。

2. 角膜的透明性　维持透明性主要是由于角膜特殊的解剖结构和相对脱水状态。特殊的解剖结构是维持其透明性的组织学基础,具体表现为:①角膜组织内无血管和色素细胞;②上皮与内皮细胞排列整齐而规则,无角化;③各层细胞折光指数相近,交界面无反光;④胶原纤维排列平行,纤维之间的网络距离接近或相等,胶原纤维直径一致,且小于光波的一个波长。相对脱水的状态是保持角膜长期透明的必要因素,具体表现为:①脱水状态使角膜具备与体内任何组织都不同的特殊解剖结构;②上皮、内皮之间的紧密连接能够阻止泪膜中的水液成分和房水直接进入角膜基质;③内皮泵将角膜基质内的水分泵出角膜,上皮细胞的紧密连接使得其不透水。

3. 角膜的屈光性　基质胶原纤维的折光指数为1.047,而周围的氨基葡聚糖的折光指数为1.340,这种微小差别所致的光线散射,使角膜略带半透明。光线在穿过角膜时由于其前后表面的曲率不同而引起了光线折射。角膜的前表面中央部的平均曲率半径为7.8mm,为眼球最主要的屈光表面,屈光力为48.8D,后表面的平均曲率半径为

6.6mm,屈光力-5.8D,前后表面屈光力的代数和为+43D,约占整个眼球屈光力的75%。

4. 角膜的渗透性　角膜上皮细胞膜由脂蛋白和膜蛋白组成,因此脂溶性的物质易于通过角膜上皮,而角膜基质层内主要为水分和胶原纤维,因此水溶性物质易于通过基质层。理想的眼药水应同时具备脂溶性和水溶性。小分子量的物质和离子也容易通过角膜上皮的细胞间隙。当角膜上皮受损后,泪膜和角膜通透性增加,使药物的分子更容易通过。

5. 感知环境及外界刺激　角膜是人体最敏感的区域,有丰富的神经末梢,能敏感地感受外界的刺激,对机体感受外界不良刺激并迅速反应具有十分重要的意义。

二、角膜的化学成分

1. 水分　角膜内的水分主要在基质层内,生理状态下,角膜处于半脱水状态,含水量为75%~80%。

2. 蛋白质　占角膜成分的18%~20%,其中胶原蛋白约15%,以Ⅰ型胶原蛋白为主,Ⅳ胶原含量其次。

3. 黏多糖　由50%硫酸胶蛋白,25%软骨素和25%硫酸软骨素A组成,存在于胶原纤维之间,起水和作用,黏多糖代谢紊乱时可以引起角膜混浊。

4. 无机盐　含有钠、钾、钙、镁、锌等无机离子,以及氯化物、硫化物、硫酸盐和磷酸盐等无机盐离子。

5. 酶类　含有磷酸酯酶、淀粉酶、三磷酸腺苷、胆碱酯酶、胶原酶,这些酶在上皮层和内皮层含量较基质层高,说明上皮和内皮的代谢较旺盛。

三、角膜的代谢

角膜周边的代谢主要依靠角膜缘血管网,而角膜中央部的营养物质则是通过角膜上皮或内皮进入角膜。维持角膜代谢的能量由细胞内的线粒体提供,65%的葡萄糖是通过糖酵解的途径在细胞内进行代谢的,其余通过磷酸戊糖途径进行代谢。低温时,角膜内皮细胞有氧代谢受到抑制。角膜的氧来源于泪膜和房水,部分来源于角膜缘毛细血

管网。

四、角膜的知觉

角膜产生知觉主要是依靠三叉神经的眼支。三叉神经分支由结膜进入角膜，分布在周边角膜，痛觉和触压觉由角膜上皮层与前弹力层之间的脱髓鞘神经纤维末梢感知，其中中央角膜感觉最明显，可以感知冷热觉、痛觉和触压觉。在角膜移植术后 6 个月上皮下神经纤维可以部分修复，基质层内的神经纤维生长较慢，但角膜植片的感觉通常无法完全恢复。角膜知觉对于角膜上皮生长非常重要，在角膜知觉明显减退或消失的患者中发现，由于缺乏角膜上皮下神经纤维的营养，角膜上皮长期不愈合，会导致神经性角膜溃疡。

第四节 组织工程角膜上皮的进展

组织工程角膜上皮是目前比较成熟的角膜组织工程技术，主要包括种子细胞、载体材料以及合成或培养技术。

一、角膜上皮种子细胞来源

在正常角膜上皮基底层，有干细胞以及瞬时扩增细胞。角膜上皮干细胞体积较小，核浆比大，阳性表达 CK19 和 CK15，提示细胞增殖能力旺盛。一般认为角膜上皮干细胞不表达角膜上皮特异性表面标记物 CK3 和 CK12，阳性标记物有：p63、AB-CG-2、整合素 α9、神经钙黏素（N-cadherin）。角膜上皮主要来源于角膜缘干细胞，目前研究已发现，一部分其他来源的成体干细胞，通过体外扩增或诱导分化可以变成具有角膜上皮细胞功能特性的上皮细胞，已经发现的组织来源包括骨髓、口腔黏膜、脂肪、皮肤以及循环系统等。

（一）自体或同种异体角膜缘干细胞

随着干细胞技术不断发展，特别是对角膜缘干细胞的深入研究，角膜缘干细胞已经越来越多地应用于各种原因引起的角膜缘干细胞缺乏症的治疗。尽管应用自体角膜缘干细胞可以完全规避免疫排斥的风险，但是移植自体角膜缘干细胞需要在健侧眼取材，会对患者造成不可避免的损伤，而且对于

双侧眼都有损伤的患者并不适合，因此同种异体角膜缘干细胞移植具有更大的治疗价值。然而，同种异体角膜缘干细胞移植不仅存在新鲜供体角膜来源不足的问题，其存在的最大问题是如何控制移植后发生的免疫排斥反应。当同种异体角膜缘干细胞通过移植到眼表后，因其微环境发生重大变化会导致部分移植细胞发生凋亡及坏死，同时异基因供体细胞因为其表型被机体免疫系统所识别，可能接着引发免疫排斥。有研究表明，另一个导致移植失败的主要原因是眼表的慢性炎症，因此术前及术后积极的抗炎、控制免疫反应可以提高移植的成功率。

（二）外培养的角膜缘干细胞

近年来，角膜缘干细胞培养技术不断发展和完善，为使用培养的角膜缘干细胞移植提供了平台。干细胞的来源可以是自体角膜缘也可以是同种异体角膜缘，移植可供选用的载体有羊膜、卵壳膜、聚乳酸膜、角膜接触镜、纤维素膜等，其中脱细胞的羊膜具有较强的生物活性，适合干细胞生长，且可以改善眼表炎症，因此是较理想的移植载体。Tsai 等以羊膜为载体构建自体角膜缘上皮细胞移植片，移植于角膜上皮损伤患者，效果显著，其方法具体为：取健侧眼的角膜缘组织（1mm×2mm）（图 33-5A），将角膜缘组织置于 35mm 的羊膜培养基上（图 33-5B），2~3 周后，待上皮细胞生长并形成直径为 2~3cm 的圆形细胞片（图 33-5C），将培养的上皮细胞片移植到患侧眼，D 为术前表现，E 为术后表现（图 33-5D，图 33-5E）。

目前，体外培养的自体角膜上皮干细胞移植用于重建眼表的技术已经成熟，我们已经作为常规的移植技术在临床广泛开展，获得不错的临床效果。但如何缩短培养时间，维持培养后角膜缘干细胞的特性仍然需要进一步研究。

（三）其他成体干细胞来源的角膜上皮

由于角膜上皮干细胞来源有限，一部分其他来源的成体干细胞，通过体外扩增或诱导分化可以变成具有角膜上皮细胞功能特性的上皮细胞。目前已经报道的组织来源包括骨髓、口腔黏膜、脂肪、皮肤以及循环系统等。Vladimir 等从骨髓以及角膜缘中提取了间充质干细胞，将细胞培养在纳米纤维载体上，形成移植片后转移到兔碱烧伤模型的受损

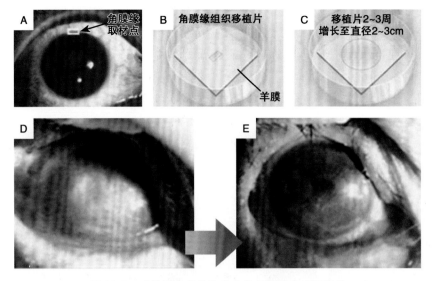

图 33-5　以羊膜为载体构建自体角膜缘上皮细胞片
A. 角膜缘组织取材；B. 角膜缘上皮细胞培养；C. 角膜缘上皮细胞培养 2~3 周；
D. 膜缘上皮细胞移植前；E. 膜缘上皮细胞移植后。

眼上,对其治疗效果进行比较,发现骨髓间充质干细胞与角膜缘干细胞具有相似的治疗效果。术后应用免疫组织化学检测角膜上皮,CK3/CK12 表达呈阳性,表明骨髓间充质干细胞具有分化为角膜上皮的能力,可用于治疗角膜缘干细胞缺乏症。Nishida 等首次使用口腔黏膜中的成体干细胞作为角膜上皮干细胞来源治疗角膜上皮干细胞缺乏的患者。口腔黏膜上皮干细胞在体外扩增后,通过温度培养法获得复层上皮片,将该上皮片进行自体移植,对治疗角膜上皮干细胞缺乏导致的角膜混浊效果显著。

1. 胚胎干细胞来源的角膜上皮　胚胎干细胞(embryonic stem cell,ESC)来源自早期的胚胎内细胞团,可以在一定条件下分化为三个胚层的细胞,属于全能干细胞。Brzeszczynskab 等通过在含有Ⅳ型胶原蛋白的人角膜缘成纤维细胞条件培养基中诱导人类 ESC 向角膜上皮分化,可得到角膜上皮样细胞,检测细胞标记物发现,角膜上皮特异性角蛋白 CK3、CK12 表达增加,人类 ESC 细胞标记物表达下调,表明人类 ESC 细胞可以向角膜上皮方向分化。目前我国的大动物研究显示,来源于胚胎干细胞的角膜上皮细胞移植具有较好的安全性,而且能够达到治疗的目的。

2. 诱导多能干细胞来源的角膜上皮　2006年,Takahashi 和 Yamanaka 通过注入外源性的转录因子 Oct3/4、Klf4、Sox2、c-Myc 获得了诱导多能干细胞(induced pluripotent stem cell,iPSC)。与培养

的角膜缘干细胞不同,iPSC 可以通过活跃的端粒酶,实现持续繁殖,并且可以长期冷冻保存,这些优势使得 iPSC 有强大的临床应用潜力。Artur Cieślar-Pobuda 等利用表面涂有明胶的分化培养基,将 iPSC 与人角膜缘基质细胞进行共培养,21 天后得到角膜上皮样细胞,测试角膜上皮标记物 ΔNp63、CK3、CK12、C/EBPδ、ITF2、ABCG2 和 Pax6 的免疫染色均呈阳性。为了确定其特异性,对 CK10 进行染色,结果分化的细胞确实表达 CK10,但与人角膜上皮细胞中表达水平相似,表明利用 iPSC 可以获得角膜上皮细胞,且其在形态学和特异性方面与原角膜上皮接近。但是也有相关文献显示,利用 iPSC 技术和细胞重编程技术所得到的角膜上皮样细胞即使在同基因宿主中也可能具有免疫原性而发生排斥,在体内试验会形成畸胎瘤,但其仍可作为角膜上皮的新来源,并具有治疗角膜缘干细胞缺乏症的临床潜力。

二、角膜上皮载体

生物衍生材料因其结构和生物成分更接近于活体组织而具有一定的优越性,以羊膜为载体构建组织工程角膜上皮已成为研究的热点。羊膜是一种无血管、神经和淋巴管的半透明膜,免疫原性低,且具有抗新生血管、抑制成纤维化以及减少瘢痕形成等特点。羊膜基底膜含有Ⅳ型和Ⅴ型胶原蛋白、层粘连蛋白、纤维连接蛋白及各种螯合蛋白,这些

成分有利于细胞的分化移行。目前,羊膜已广泛应用于组织工程研究,并成功构建出了角膜上皮层、基质层和内皮层。羊膜被认为是组织工程角膜较为理想的载体材料(图33-6)。但是羊膜菲薄,不能构建复层角膜组织,羊膜的应用还有可能传播肝炎、人类免疫缺陷病毒(human immunodeficiency virus,HIV)等感染性疾病的风险。其他组织来源的薄载体可以用于培养上皮和内皮细胞参与构建组织工程角膜,主要有角膜后弹力层、羊膜的基底膜、合成的明胶膜、晶体前囊膜以及皮肤来源的纤维膜。

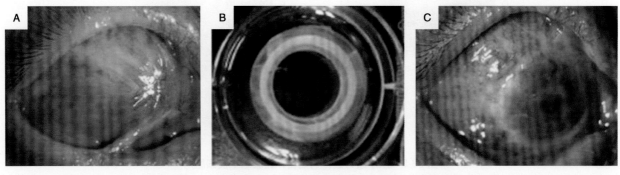

图33-6 基于新型羊膜组织构建的组织工程角膜上皮移植

A.患者接受移植术前表现;B.以新型羊膜组织为载体构建的组织工程角膜上皮;C.移植术后2个月表现。

三、组织工程角膜上皮的构建

1. 角膜上皮细胞分离 将活检或尸眼获得的新鲜角膜上皮经酶消化处理后,可获得完整的角膜上皮片。

2. 角膜上皮细胞体外扩增 将获得的上皮细胞置于去上皮的人羊膜上培养(或3T3上)至上皮片直径超过2cm。

3. 角膜上皮细胞片移植手术 术前可见角膜表面结膜化(图33-7A),手术去除角膜上的结膜直至暴露出透明的角膜基质植床(图33-7B),使用支撑物将组织工程角膜上皮细胞片摊平(图33-7C)并置于角膜基质植床上方(图33-7D),将上皮片黏附于角膜基质,并固定(图33-7E,图33-7F)。

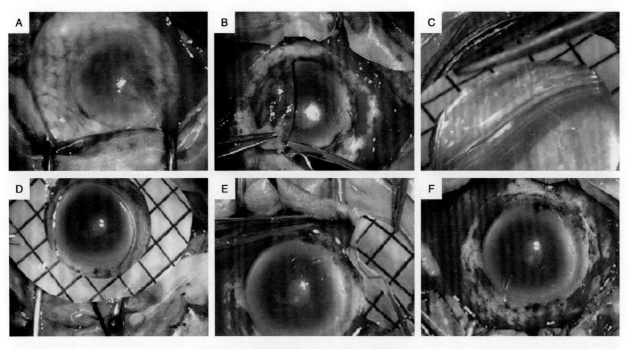

图33-7 组织工程自体上皮细胞片移植手术

A.患者接受移植术前表现;B.角膜上皮细胞片移植手术术中;C.摊平角膜上皮片;D.将上皮片置于植床;E.去除上皮片多余部分;F.缝合上皮片。

组织工程角膜上皮技术已发展成熟,随着角膜上皮干细胞培养、储存、运输等产业化标准的建立,组织工程角膜上皮将广泛应用。组织工程角膜上皮在组织工程角膜方向中进展最快。意大利、印度、日本、中国等国家近十年已在临床中加以应用,并初步评估了不同培养方法、不同手术方式对组织工程角膜上皮移植术后的治疗效果。

第五节　组织工程角膜基质的进展

组织工程角膜基质目前主要为寻找角膜基质的支架材料,虽然已有报道将角膜基质细胞与支架材料共同培养获得带有细胞的组织工程角膜基质,但目前仅限于实验阶段,而临床主要应用的还只是角膜基质支架材料。

一、角膜基质种子细胞来源

有学者认为角膜基质内存在干细胞,并表达干细胞的特异性表面标记物,如 Bmi-1、Notch 1、Six2、Pax6、ABCG2、Spag10、p62 等。使用胶原酶将角膜基质分解,可以获得角膜基质细胞。骨髓间充质干细胞也可以作为角膜基质种子细胞的来源之一。

二、组织工程角膜基质支架

（一）可降解高分子材料

人工合成的可降解高分子材料,如 PLA、PGA 和 PLGA 等可以作为组织工程角膜基质支架。PGA 作为第一批可降解材料已被美国 FDA 批准用于临床。但是这些材料的酸性降解产物会对细胞的活性产生不利影响,在植入术后易引起无菌性炎症反应,不利于组织的修复和再生,故目前已不作为组织工程角膜基质的支架材料,只是在体外培养角膜种子细胞中使用。

（二）不可降解的高分子聚合物

使用不可降解的高分子聚合物制备的角膜称为人工角膜。人工角膜最早于 20 世纪 60 年代开始在临床实验中出现,最初使用玻璃材质将其直接缝于眼表面。虽然这种治疗方法可以提高患者的视力,但是由于短时间内易发生排斥反应,导致人工角膜周围组织溶解,人工角膜脱落,使得手术失

败。随着材料科学的不断进步,人工角膜不断发展,目前在临床上使用的人工角膜主要有 BostenK-Pro、AlphaCor 和 Osteo-Odonto,它们均获得 FDA 批准进入临床。由于排斥率高,人工角膜的手术适应症相对较窄,一般选择严重眼表外伤导致的结膜囊或泪液系统受损无法进行常规的角膜移植手术患者进行治疗。

（三）天然高分子材料

天然高分子材料来源于天然材料的提取物。对天然高分子材料用于组织工程角膜的早期研究较多,其中胶原是常用的材料之一。胶原纤维是角膜基质层的主要组成成分,胶原蛋白占角膜干重的75%。胶原无抗原性,组织相容性好,含有某些特异的氨基酸序列,有利于种子细胞的黏附与生长。胶原的不足之处在于稳定性较差,机械强度小,降解较快。

甲壳素,亦称几丁质或甲壳质,是自然界中含量仅次于纤维素的天然多糖,广泛存在于昆虫、甲壳类动物外壳及真菌细胞壁中。经脱乙酰化反应变成甲壳胺,即壳聚糖。这类天然多糖具有明显碱性、良好的生物相容性和生物可降解性。壳聚糖在体内溶菌酶、甲壳酶的作用下水解成低聚糖。甲壳素作为组织工程角膜植入材料的不足之处在于:①单纯使用甲壳素交联形成的支架质地坚硬,韧性差易折断,且缝线不易穿过;②在体内降解快,易在组织修复前完全降解。

（四）生物衍生材料

由于大部分天然材料合成的组织工程角膜稳定性较差、机械强度小、降解快,因此主要作为组织工程角膜上皮和内皮的载体,直接用于构建组织工程角膜基质较少。目前,天然材料合成最成功的研究是加拿大 Griffth 等将 I 型胶原蛋白和 III 型胶原蛋白通过醛交联的方法(图 33-8),构建出厚度达 400μm 的透明角膜基质支架,并移植给 20 例角膜白斑和圆锥角膜患者,术后 24 个月观察角膜上皮完整,基质透明。这项研究成果为天然材料构建组织工程角膜基质指出了新的方向。

三、异基因来源的角膜基质

正常角膜基质因其天然成分及结构优势克服了合成基质的种种不足。完整的天然角膜基质具有原有组织的三维立体结构和细胞外基质,其保留

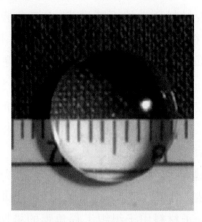

图 33-8   使用胶原交联制备的组织工程角膜

的化学信号可诱导和促进种子细胞的生长和分化。脱细胞角膜基质是近年来的研究热点。脱细胞角膜基质具有天然角膜的板层纤维结构、韧性及厚度,其微环境最接近于生理状态,有利于细胞附着、移行和增生,促进组织再生。同时由于去除了脂质膜、膜相关抗原和可溶性蛋白质,其免疫原性大大下降。由于人角膜基质来源有限,一般采用异种如猪角膜基质。猪角膜基质只表达微量的异种糖基抗原,且胶原的物种差异小,是较有前途的组织工程角膜材料来源。

异基因来源的角膜通过脱细胞处理,可以成为组织工程角膜的细胞外支架。目前国际上有 10 余种通过将动物源性角膜基质细胞脱去,制备成板层组织工程角膜的方法。主要包括:①化学试剂法,使用酸性、碱性溶液、去垢剂等方式破坏细胞中的蛋白质、脂质和核酸,并使细胞碎屑溶解于溶剂内,脱离细胞外基质;②生物试剂法,通过使用核酸酶水解细胞中的核苷酸以及脱氧核苷酸,使用蛋白酶溶解变性的蛋白质,使用磷脂酶 A2 水解细胞的磷脂成分,应用生物试剂可以有效地将细胞从支架材料中移除,但同时也可能破坏天然角膜基质的超微结构,需要进一步改进;③物理脱细胞法,通过改变材料外部的温度、压强、渗透压等物理因素,破坏细胞膜与核膜,但此方法不能十分有效地使细胞失活并从支架材料中移除。

以上脱细胞方法各有优势也各有弊端,总之作用时间越长,对细胞外基质影响越明显。角膜基质由少量的基质细胞(约占基质成分的 5%)和大量排列紧密有序的胶原纤维(约占基质成分的 95%)组成,这种排列紧密有序的胶原纤维结构是角膜透明的主要因素。因此,通过单一方法将基质内的细胞完全去除对角膜的透明度影响很大,有研究表明,使用经过化学试剂处理方法处理后的角膜基质移植,需半年以上的时间才能使移植的角膜基质完全透明。

异基因来源的组织工程角膜具有来源广泛、价格低廉、制备方法简单等诸多优点,我国在此领域发展很快。不同动物来源的角膜在角膜曲率、角膜大小、厚度、前后表面形状等方面存在较大差异。通过将猪、狗、猴、兔、猫这几类动物的角膜地形图结果进行比较,猪的角膜曲率和角膜前后表面的形状与人类最接近。在动物实验和初期的临床实验中发现,猪来源的板层组织工程角膜可以长期保持透明,厦门大学眼科研究所通过活体共聚焦显微镜观察发现,组织工程角膜移植术后 1 年,角膜上皮下神经丛和基质内的角膜基质细胞和神经纤维均长入组织工程角膜。此研究结果证明,猪来源的板层组织工程角膜适宜作为异基因组织工程角膜支架,具有良好的临床应用前景(图 33-9),我国目前已批准 2 个产品,而且还有一些产品正在开展临床试验。

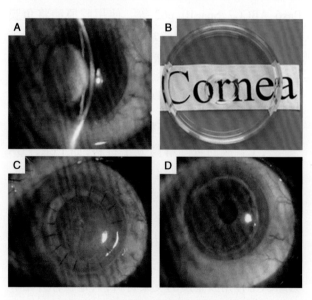

图 33-9   猪来源的板层组织工程角膜移植
A. 角膜移植术前;B. 经脱细胞处理后的猪角膜基质;C. 使用脱细胞的猪角膜基质对患者实施部分板层角膜移植术后 1 周;D. 移植术后 1 年。

在构建组织工程角膜基质的同时将角膜上皮共培养于基质表面,可获得含有角膜上皮细胞功能的组织工程角膜基质,但此方法仅在离体实验中获得成功,尚未进行动物实验。通过将支架材料植入皮下,受体细胞长入支架材料内达到构建的作用,但由于组织工程角膜要求透明度高,该方法会降低其透明度,因此较少使用。

我国组织工程角膜基质的临床研究走在了国际的前列,最先报道了将猪来源的组织工程角膜移植给瞳孔区角膜浑浊的角膜营养不良患者,在移植术后角膜立即恢复了透明,超过7年的随访观察并未发现排斥反应。同时我国组织工程角膜基质已完成了大样本的临床实验,证明了其安全性和有效性。将组织工程角膜移植给细菌性角膜溃疡的患者,可以治愈感染性角膜溃疡,明显提高视力。

第六节　组织工程角膜内皮的进展

角膜内皮由于不能再生,如果发生功能障碍,需要进行移植才能恢复其正常功能。组织工程角膜内皮一直是角膜领域的难点。

一、同种异体角膜内皮移植

移植同种异体角膜内皮是目前解决角膜内皮病变最主要的方法,由于手术设备的改进,如飞秒激光的应用等,角膜内皮移植手术已由原来的大切口发展到微创。手术方式也在不断演变,从最初开窗的角膜内皮移植到闭合式的角膜内皮移植,手术的创伤与并发症均明显减少。目前开展比较多的手术方式是后弹力层剥除角膜内皮移植术(descemet stripping endothelial keratoplasty,DSEK),DSEK采用手工制备植片,剖切深度为80%~90%基质厚度,植片带有后弹力层、内皮层以及一部分的后基质层,受体角膜去除了后弹力层以及内皮层但保留完整基质层(图33-10)。随着处理方法的不断创新和先进仪器的更新,发展出自动角膜板层刀取材的角膜后弹力层撕除角膜内皮移植术和飞秒激光辅助取材的角膜后弹力层撕除角膜内皮移植术,新术式可降低供体角膜的穿孔率以及角膜内皮细胞的丢失率,且不改变角膜的球镜当量,术后视力恢复较好。

近年来发展的后弹力层角膜内皮移植术(descemet membrane endothelial keratoplasty,DMEK)具有更加明显的优势,其单纯以后弹力层联合内皮细

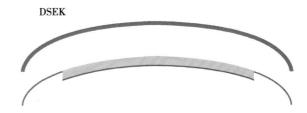

图 33-10　后弹力层剥除角膜内皮移植术(DSEK)
受体角膜组织层以灰色表示,供体角膜组织层以蓝色表示。DSEK以供体后基质层、后弹力层和内皮层替代宿主后弹力层和内皮层。

胞层作为供体,去除了植片的基质层(图33-11)。这种手术设计更加符合眼的解剖结构,同时还使植片更加光滑与整齐,有利于术后视力的恢复。Melles等首先报道了DMEK,术后一周的矫正视力达到1.0,测量角膜内皮细胞计数为2 350个/mm²,DMEK开拓了角膜内皮移植手术领域的新局面。但用于DMEK供体植片的制备要求较高,主要体现在后弹力层的取材困难,容易破坏内皮细胞,植片植入后在眼内的展开和黏附较困难,易发生脱位。目前关于DMEK的手术方法、手术技术以及手术仪器的改进等仍有待进一步的研究。

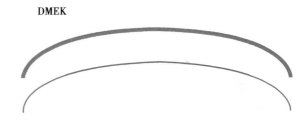

图 33-11　后弹力层角膜内皮移植术(DMEK)
受体角膜组织层以灰色表示,供体角膜组织层以蓝色表示。DMEK以供体的后弹力层和内皮层替代宿主后弹力层和内皮层。

二、体外构建角膜内皮片

成年人角膜内皮细胞主要停留在细胞周期的G1期,其仍具有有丝分裂的潜力,若能促使角膜内皮细胞从G1期进入到S期,那么恢复角膜内皮细胞的再生是可行的。活体上的人角膜内皮细胞是不能通过有丝分裂来繁殖再生的,这是由于前房内生长因子不足,同时房水中又存在生长抑制因子,阻断了细胞的DNA合成。但是角膜内皮上各种生长因子受体的存在表明内皮细胞具有潜在的分裂能力。角膜内皮细胞在体外的生长、增殖还受细胞来源的影响,有资料表明,婴儿体内的角膜内皮细

胞在一定条件下可以有丝分裂;超过 20 岁以上者的内皮细胞培养成功率则大大降低。所以在人类角膜内皮细胞移植的实验中,培养的内皮细胞多来源于胎儿、婴幼儿或 20 岁以下的年轻人。随着人均寿命的延长,供体角膜越来越趋向于老龄化,其内皮细胞多已发生形态学改变及密度降低,不宜再作为穿透性角膜移植手术的供体材料,供体来源更为有限。1952 年 Stocker 建立了角膜内皮细胞组织培养方法,在此基础上 1972 年 Maurice 首次提出了将培养的角膜内皮细胞移植到内皮细胞不健康的角膜上的设想,开辟了角膜内皮细胞移植(corneal endothelium transplantation)这一崭新的研究领域。1979 年 Gospodarowicz 将培养的牛角膜内皮细胞接种在去除自身内皮的兔角膜上,术后观察发现,对照组未接种内皮细胞的植片 7 天内变的混浊,并一直未恢复透明,而覆以牛角膜内皮细胞的角膜片保持透明超过 100 天。此后 Insler 和 Lopez 使用去除内皮的人角膜植片作为载体,接种以培养的婴儿内皮细胞,培养一段时间后移植到非洲绿猴,结果 6 个植片在长达 12 个月随访期内保持透明,而无内皮的对照组植片进行性水肿并伴有新生血管。Koizumi 等将在以 I 型胶原蛋白上培养的猴角膜内皮细胞移植片(图 33-12A)移植到剥脱了角膜内皮的猴眼中。手术后 24 小时,移植物与宿主角膜结合良好(图 33-12B)。手术后 1 个月,角膜变得透明(图 33-12C)并保持透明长达 8 个月(图 33-12D)。

但是,由于动物角膜内皮细胞的增殖能力与人角膜内皮不同,目前的动物实验结果还不能作为证明人角膜内皮细胞可以作为组织工程角膜内皮种子细胞来源的有力证据。

组织工程角膜内皮的构建方法是利用载体在体外培养成连续片状的单层细胞片供移植手术使用。角膜内皮细胞移植片载体应具备以下条件:①透明性好,移植后不影响视力,便于观察细胞的生长情况。②机械性强,能经受移植手术操作。③通透性好,对水及其他液体有一定的渗透性,利于细胞与外界进行物质交换。④生物相容性好,能与宿主角膜牢固结合。研究中使用过的载体有明胶膜、水凝胶膜、胶原膜和后弹力层等,尽管取得了一些成果,但它们都有不足之处。Wang 等设计了

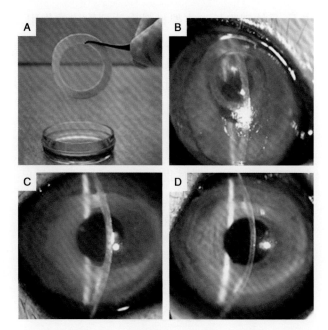

图 33-12　构建组织工程角膜内皮移植
A. 组织工程猴角膜内皮细胞移植片;B. 手术后 24 小时镜下表现;C. 手术后 1 个月镜下表现;D. 手术后 8 个月镜下表现。

一种利用壳聚糖-聚己内酯膜作为载体进行角膜内皮细胞移植的方法(图 33-13):将角膜内皮细胞片从后弹力层上剥离并接种在聚苯乙烯组织培养基上。细胞扩增后,将角膜内皮细胞高密度接种在壳聚糖-聚己内酯膜上。用 O 形环固定膜,防止膜漂浮。当角膜内皮细胞铺满膜表面后,去除 O 形环收集整个角膜内皮细胞片。

三、角膜内皮细胞的替代细胞

由于角膜内皮细胞的增殖能力有限,多年以来,研究者一直希望能找到一种细胞能替代角膜内皮细胞。有研究发现,血管内皮细胞与角膜内皮细胞在形态学、功能学方面有相同点,它们均为单层内皮细胞,细胞膜均可以维持细胞内外钠水平衡等。但目前仅停留在实验室的研究,尚未任何临床方面的报道。

四、角膜内皮细胞前房内注射

近期,Kinoshida 教授团队在新英格兰杂志上报道了一项临床试验结果,他们向 11 例诊断为大疱性角膜病患者的前房注射含有 rho 相关蛋白激酶(rho-associated protein kinase, ROCK)抑制剂的体外培养的人角膜内皮细胞,通过 2 年的随访,观

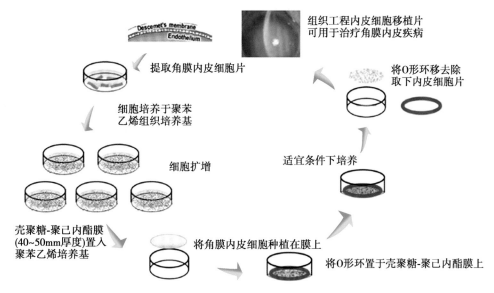

图 33-13　以壳聚糖-聚己内酯膜为载体组织工程角膜内皮的构建

察患者角膜内皮细胞的状况。结果显示,术后患者的角膜透明度恢复,11 例患者角膜中央的内皮细胞密度均超过 500 个细胞/mm²,角膜厚度均小于 630μm,视力得到了有效的提高。此前,Kinoshida 教授团队就已经使用选择性 ROCK 抑制剂 Y-27632 在兔和猴角膜内皮功能障碍模型中,将角膜内皮细胞与 Y-27632 联合移植,成功恢复了动物角膜的透明度。重建的角膜内皮呈单层六角形细胞形状,并正常表达相关标记物如 ZO-1 和 Na⁺/K⁺-ATP 酶。这些研究成果拓展了角膜内皮疾病的治疗领域,使得治疗方法上有了更多的选择。

第七节　组织工程全角膜的进展

组织工程全角膜的构建方式是按照正常角膜的组织学形态将角膜上皮及其载体,角膜基质支架及其种子细胞和单层的内皮细胞共培养构建而成。组织工程全角膜可以满足临床上的各种角膜病变的应用,具有良好的前景,得到了国内外学者的关注。1999 年 Griffith 等以胶原和硫酸软骨素为细胞支架材料、加入角膜细胞生长因子和维生素 C,将组成角膜的上皮细胞、成纤维细胞和内皮细胞利用气-液界面培养法合成了首个功能性组织工程角膜。2010 年 Fu 等将猪角膜进行脱细胞处理,形成的角膜基质作为细胞支架,以角膜上皮、基质及内皮细胞为种子,在脱细胞的猪角膜基质上共同培养,成功构建了包含上皮、内皮及基质细胞的组织

工程全角膜。形态上,上皮细胞在上皮面可以维持复层结构,内皮细胞于内面维持单层结构。2012 年 Yoeruek 等在前人基础上进行改进,将人角膜缘干细胞、角膜基质细胞、内皮细胞分别在脱细胞猪角膜基质的上皮面、基质及内皮面共培养,分别于移植术后第 2 周、第 4 周观察,各层细胞生长状况良好且组织结构与正常角膜类似。但是,目前全角膜移植的主要问题是解决组织工程全角膜的功能性问题和排斥问题,同时如何构建稳定培养组织工程全角膜系统也是有待解决的问题。

此外,3D 打印技术在组织工程角膜中的应用也正在被重视,例如可以应用 3D 打印技术根据病人的需求定制人工角膜,通过三维打印技术而得的一体成型人工角膜,具有特殊的网状多孔结构,使角膜细胞长入并延生在其中,形成与周边角膜组织天然的紧密连接,嵌合更加牢固(图 33-14)。通过精确的 3D 打印技术有望控制如胶原、明胶、壳聚糖等安全且生物相容性好的天然高分子材料,使这些组成细胞外基质的成分按照天然结构排列,最终替

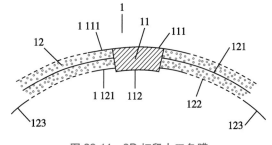

图 33-14　3D 打印人工角膜

代人源或动物源性的角膜支架,并同时将角膜所需的干细胞一起通过 3D 打印构建,从而实现定制的个性化组织工程角膜。

(刘祖国　刘靖)

参 考 文 献

[1] 刘祖国. 眼表疾病学[M]. 北京:人民卫生出版社,2003.

[2] 刘祖国. 干眼[M]. 北京:人民卫生出版社,2017.

[3] 葛坚,王宁利. 眼科学[M]. 北京:人民卫生出版社,2015.

[4] AHMAD S,MATHEWS P M,LINDSLEY K. Boston Type 1 keratoprosthesis versus repeat donor keratoplasty for corneal graft failure:a systematic review and Meta-analysis [J]. Ophthalmology,2016,123(1):165-177.

[5] TAN A,TAN D T,TAN X W. Osteo-odonto keratoprosthesis:systematic review of surgical outcomes and complication rates[J]. Ocul Surf,2012,10(1):15-25.

[6] JIRÁSKOVÁ N,ROZSIVAL P,BUROVA M. AlphaCor artificial cornea:clinical outcome[J]. Eye(Lond),2011,25(9):1138-1146.

[7] FAGERHOLM P,LAGALI N S,MERRETT K. A biosynthetic alternative to human donor tissue for inducing corneal regeneration:24-month follow-up of a phase 1 clinical study[J]. Sci Transl Med,2010,2(46):46-61.

[8] WESTPHAL M,HÄNSEL M,NAUSCH H. Culture of human brain tumors on an extracellular matrix derived from bovine corneal endothelial cells and cultured human glioma cells[J]. Methods Mol Biol,1990,5:113-131.

[9] TSAI R J,LI L M,CHEN J K. Reconstruction of damaged corneas by transplantation of autologous limbal epithelial cells[J]. New Engl J Med,2000,13(2):86.

[10] PRICE M O,GUPTA P,LASS J,et al. EK(DLEK, DSEK,DMEK):new frontier in cornea surgery[J]. Annu Rev Vis Sci,2017,3:69-90.

[11] KOIZUMI N,OKUMURA N,KINOSHITA S. Development of new therapeutic modalities for corneal endothelial disease focused on the proliferation of corneal endothelial cells using animal models[J]. Exper Eye Res, 2012,95(1):60-67.

[12] WANG T J,WANG I J,HU F R,et al. Applications of biomaterials in corneal Endothelial Tissue Engineering. Cornea,2016,35(Suppl 1):S25.

[13] KINOSHITA S,KOIZUMI N,UENO M,et al. Injection of cultured cells with a ROCK inhibitor for bullous keratopathy[J]. New Engl J Med,2018,378(11):995-1003.

[14] OKUMURA N,KOIZUMI N,UENO M,et al. ROCK inhibitor converts corneal endothelial cells into a phenotype capable of regenerating in vivo endothelial tissue [J]. Am J Pathol,2012,181(1):268-277.

[15] NISHIDA K,YAMATO M,HAYASHIDA Y. Corneal reconstruction with tissue-engineered cell sheets composed of autologous oral mucosal epithelium[J]. N Engl J Med,2004,351(12):1187-1196.

[16] LIU Z G,LI W,LIANG L Y,et al. Porcine corneal equivalent for xenographs[J]. Sup Science,2012,24-26.

第三十四章

组织再生材料——从基础研究创新到临床转化应用

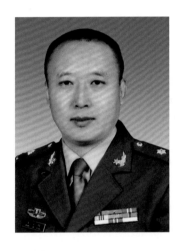

姜玉峰

中国人民解放军战略支援部队特色医学中心（原中国人民解放军第306医院）创面修复科主任。中国医师协会创伤外科分会常务委员兼副总干事，中国中西医结合学会周围血管疾病专业委员会创面及组织修复学组副组长。

Yufeng Jiang is the chief of Wound Repair Department of Strategic Support Force Medical Center of Chinese PLA. He is also a vice deputy executive director and standing committee member of the Trauma Surgeons Branch of Chinese Medical Doctor Association, a vice chairman of Wound and Tissue Repair Group of Peripheral Vascular Disease Committee of Chinese Association of Integrative Medicine.

摘要

生物材料作为组织修复与再生医学研究中组织修复、器官再造与替代产品的重要内容，是材料学和生命科学研发重点和热点。生物材料经历了第1代惰性材料和第2代具有活性或降解性质材料后，已发展到兼具可降解和生物活性的第3代生物材料。近年来，采用生物材料作为人工细胞外基质模板，利用生物材料仿生构建细胞的组织微环境，以期对细胞黏附、形态、增殖与分化以及组织结构和功能修复与器官重建起重要调控作用。目前，国内外多采用表面改性、基因工程技术等合成具有复合功能的融合蛋白生物材料，利用细胞特异性多糖与动态智能水凝胶的有机结合等方式仿生细胞/生长因子间相互作用来构建细胞微环境，为生物材料仿生构建细胞外微环境提供了新的设计思路和制备技术。另外，通过3D结构更好地模拟细胞微环境以促进细胞生长，不但能给细胞提供足够的空间，利于细胞黏附生长、基质沉积、氧气养分进入，还有利于血管和神经长入。由于人体的复杂性，完全用体外培养的组织细胞以及生物活性材料替代或再生组织器官过程涉及细胞、材料以及细胞与材料间相互作用，体内植入又涉及免疫、生长发育、血液供应、神经支配、功能调节、老化等问题，需要细胞生物学、发育生物学、分子生物学、生物材料学、临床医学等多学科研究人员的有机结合才能共同攻关。最近召开的"生物材料与组织再生"香山科学会议进一步明确了该领域研究内容与攻关点，值得关注。

Abstract

Biomaterials are the focus of material science and life science, as tissue repair and regenerative medicine research have been regarded as the resolution of the increasing need in national health care. Biomaterials have been developed into biodegradable and bioactive third-generation materials after the first generation of inert materials and the second generation of active or degradable materials. In recent years, with biomaterials been developing into artificial extracellular matrix, the usage of biomaterials to build cell tissue microenvironment plays an important regulatory role in promoting cell adhesion, morphology, proliferation and differentiation and tissue structure and function of repair and reconstruction of organs. At present, with the advance of surface modification and genetic engineering technology at home and abroad, synthesis of fusion protein biomaterials with compound functions, cell specificity of polysaccharide and dynamic way of the combination of intelligent hydrogels such as bionic cells and bionic extracellular microenvironment, provides a new design thought and technology. In addition, through 3D structure which could simulate cell microenvironment in order to promote cell growth, can not only provide enough space for cells, but also favors the growth of cell adhesion, matrix deposition, oxygen and nutrients, and conducive to blood vessels and nerves. Because of the complexity of the human body, using cultured cells and bioactive materials to replace or regenerate tissues and organs involves interactions between cells and materials. Besides, partial repair and regeneration of single tissue components have been achieved in numerous organs. But complex tissue structure need synchronous repair and regeneration which just like the situation happens in lower animal those have full potential to regeneration limb or large part of their body. The realization of synchronous repair and regeneration requires the suitable injury and repair surrounding environment to initiate the repair and regeneration process. It also needs the right cellular candidates with tightly regulation to drive and lead the whole process of repair and regeneration. In addition, the timing of repair and regeneration also should be precisely control, such as how long does the repair needs and when the regeneration should process stop. In summary, to achieve perfect repair and regeneration needs the right cell types to drive the process in suitable environment at the right moment. With the material implanted in the body, it would involve in immune system, development, blood supply, innervation, function adjustment, and aging, which need the corporation of multidisciplinary researchers in cell biology, developmental biology, molecular biology, biology, materials science, and clinical medicine. The recent Xiangshan Science Conference on biomaterials and tissue regeneration has further clarified the research content and key points in this field, which is worthy of attention.

再生医学与组织修复是国内外临床与科研研究的热点问题。付小兵院士及其团队着眼于目前生物材料在组织再生与修复领域的研究现状和热点问题，总结最近召开的香山科学会议内容，从组织再生材料的科学前沿问题，组织修复与再生创新生物材料研发的关键科学问题，突破创新生物材料应用于组织修复与再生关键技术难题以及创新生物材料产品临床转化应用的政策法规配套、政府监管问题等角度进行阐述。为相关领域读者和决策制定者建言献策。

一、组织再生材料的科学前沿

损伤组织的修复和再生是国家的重大需求。实现损伤组织完美修复与再生主要有以下途径：①通过干细胞特别是诱导多能干细胞（induced pluripotent stem cell，iPSC）技术在体外构建一个与损伤前完全一致的组织和器官；②通过工程化技术，在体外构建与损伤组织具有解剖结构和功能一致的工程化组织和器官；③利用细胞去分化和干细胞诱导分化技术，在损伤部位通过活性生物材料、小分子物质以及改变组织再生内环境等方法，诱导并再生出损伤的组织和器官；④通过纠错机制，使已经产生修复还没达到完美修复的组织和器官转变为完美修复与再生等。深入研究材料所构建的三维微环境与完美修复再生所需生理微环境的关系，是实现完美修复与再生的突破点，也是新型材料研发理论创新与关键技术突破的重要基础。该领域的关键基础科学问题是活性生物材料的构建及其与损伤组织相互作用以诱导组织细胞表型改变进而产生修复再生，包括根据不同修复进程需要，研发能够调控修复行为的活性生物材料，材料诱导不同损伤组织修复再生过程的表征与机制，材料力学与生物电特性等对修复与再生的直接影响,材料降解行为和过程与不同修复再生结局关系,以及宿主创伤反应对材料构建的三维微环境中细胞行为影响及其对多种组织修复再生的调控作用等。技术难题包括实现完美修复与再生,特别是皮肤与皮肤附属器(汗腺、毛囊、皮脂腺)及骨和软骨等多种组织再生微环境的仿生模拟构建,通过同步、级联阶梯诱导或3D打印技术实现皮肤、骨、软骨和神经等多种组织同步修复与再生的关键技术等。

二、用于组织修复与再生创新生物材料研发的关键科学问题

组织再生受到微环境的影响,研究微环境对于设计新一代的组织再生材料至关重要。与生物材料相关的微环境包括:材料的化学组成、材料的几何特征与拓扑形貌、荷电性、软硬度与力学微环境、表面化学修饰(包括活性物质的空间分布)。其中的重大基础科学问题是材料与细胞的相互作用。材料表面荷电性、材料软硬度、材料表面化学修饰对于骨髓基质干细胞的黏附以及诱导分化具有重要影响。独到的表面图案化技术使得影响细胞的不同因素之间可以被独立控制。

在组织再生的过程中,干细胞扮演了无可替代的重要地位。干细胞具有自我更新和分化形成各种细胞的特性,基于干细胞修复与再生能力的再生医学,为人类所面临的重大健康挑战提供了新的解决策略。我国干细胞与再生医学面临着巨大的发展机遇,国家对干细胞和再生医学研究高度重视,不断通过一系列科技专项对干细胞研究给予支持。由于干细胞细胞来源和特性不一致、生产和制备方法缺乏统一标准等,干细胞治疗相对于其他传统医疗手段更为复杂,治疗效果不稳定,需要加强和加快干细胞制备和使用的标准化建设。由于我们对干细胞在体调控和作用机制仍然了解非常有限,仍需要坚持和加强干细胞基础研究和临床前动物实验。干细胞临床转化需要科学的指导和有效的监督,盲目应用势必破坏干细胞与再生医学的健康发展。

生物材料和干细胞之间的相互作用,也是近期研究的热点。新型生物材料通过多种组织工程的方法,可以在体外或者体内搭建成干细胞适应的细胞外基质,或者成为人造微环境。这种由生物材料搭建的人造微环境可以从多个维度进行调控,从而控制干细胞的相关细胞学行为。在另一个角度,干细胞对材料的作用也不容忽视,干细胞对其附着或包裹的材料可以进行重塑,尤其是对于易降解的天然材料。这往往并不是一个弊端,材料学家认为种子细胞对材料的反向作用,是对材料本身改性的一个思考角度。

三、突破创新生物材料应用于组织修复与再生关键技术难题

组织工程与再生医学注重新技术新产品研发、转化与应用,具有巨大的社会需求和催生生物医药产业发展的潜能,是世界各国重点发展的国家战略。在多年组织工程构建与临床系列工作和成果的基础上,在第607次香山科学会议上,与会专家提出组织工程涉及生物材料、干细胞、活性因子、组织工程构建技术、创建新技术新产品,通过企业研发、临床试验与政策法规监管,通过技术与产品的标准制定,在安全性与有效性获得客观评价后,得以将组织工程新技术新产品转化应用于人体。面向转化应用的生物材料研究进展的趋势是,深入了解或阐述材料对机体的影响;深入了解机体对植入生物材料的应答。这些都应从分子应答调控模式、细胞水平及组织形态与功能重建这几个层面综合分析,从而在安全性与有效性方面给予评价。创新生物材料和组织工程产品研发创新与转化面临着前所未有的机遇与挑战,在学科的发展进程中,与医疗健康、生物医药产业密切相关。希望通过产学研、监管及企业市场协同创产,着力推进组织工程发展,造福人类。

对于创新生物材料本身,不外加活体细胞和生长因子也可调控细胞内级联基因表达,引导细胞沿特定组织方向分化,形成特定组织材料是新的发展方向。利用无生命的生物材料诱导骨组织等再生已获成功。纳米生物材料可选择性凋亡肿瘤细胞,不影响正常细胞的增殖和分化,还可促进骨细胞增殖,并在初步临床试验中显示出疗效,开拓了具有治疗以及组织再生作用的生物材料发展新方向。柔性生物电子学和智能技术的研究进展,为再建智能性义肢及重大疾病治疗方面展示出了良好的

前景。

该领域现存的难题包括:人造改性材料与天然生物体相比,还存在很大的差异,无论是物理化学性能,还是生物学效应,所以建造高度生物仿生材料是该领域一直在攻克的难题;传统再生医学和细胞治疗领域,都是使用外源性干细胞进行作用,而外源性干细胞的来源,功能和伦理学问题都使其饱受诟病。所以新型材料希望募集或者动员内源性干细胞也是该领域的一个重点问题,但是单纯地募集内源性干细胞缺乏对募集目标的精确调控,这是关注内源性干细胞科学家们一直希望解决的问题。

四、创新生物材料产品临床转化应用的政策法规配套、政府监管问题

审评监管科学是一门新兴科学,是通过开发新的工具、标准和方法来评价在 FDA 注册和受 FDA 监管产品的安全、有效、质量和性能的科学,包括:研究新器械产品与身体相互反应、开发用于新技术的测试方法、测试产品以确定其失效原因、以及开发普适性方法来帮助进行产品上市后研究等。组织再生生物材料从创新的基础研究到成功临床转化需要审评监管科学的强有力支持与参与,而这种评审与监管如果尽早介入可能更为有效。基于组织再生生物材料的医疗产品需要被分类界定,该产品的临床前研究和安全性评价可能需要新的工具、方法、标准和指导性原则,该产品的生产和制造需要在完善的质量体系规范下受控于生产管理规范,临床成功转化该产品需要在良好临床规范下进行临床试验以证明其有效性,并且该产品临床试验应该选择合适的适应证、对照组和主要疗效指标等,该产品成功注册和上市后,其后市场监管活动仍需要建立在对该产品科学理解的基础上来开展,其与审评监管科学的紧密合作应该被重点关注。

五、政策建议与展望

基于进一步明确组织再生材料前沿发展方向、加快研发与转化应用、完善法规监管等领域的迫切需求,作者凝练出论述政策体制和解决瓶颈问题如下。

1. 发展组织再生材料关系到国家卫生事业、人口健康保障乃至国民经济的发展以及国际地位,

意义至关重要,加快其发展刻不容缓。加大我国对创新组织再生材料重要性的认识和创新研究的投入,继续将其列为国家重大基础、重点专项研究计划,并加大资金支持力度;提出我国创新生物材料和组织修复与再生以及器官制造创新发展中长期规划,确定重点攻关方向、关键技术及任务目标;寻找功能活性细胞和验证其功效以及新型支撑、创新支架材料研发等,将仍然是生物材料和组织工程研究重点关注和急需解决的科学问题,还要重视材料空间结构对组织再生的影响。

2. **目前制约组织再生材料发展的主要瓶颈问题**　①材料研究与临床需求相脱节,材料研发目的不明确,没有强调材料的应用目的,使很多材料学研究陷入迷途;②干细胞等生物制品来源不统一,标准不确定,形成在临床应用以及与材料结合困难;③评审终身负责制造成评审流程长、周期多,从而限制了资本进入以及成果的快速转化。对此作者提出:①在行业学会引导下,成立专家技术委员会,成立技术联盟,并制定统一的技术标准,加速成果向临床转化;②政府通过保险、风险投资等方式多渠道提供资金,为产品质量、医疗应用安全,以及加快向临床转化起到充分保障;③研发早期即引入企业参与,从而分摊及稀释风险,并加快成果研发和产业转化进度;④通过多种渠道,例如院士建议、人大代表议案等方式,促进立法程序、监管程序等快速推进。完善相关法律法规,加速审评专业人员培养,进而提高审评速度,从而形成对该领域的科学管理。

3. **未来发展方向**　①继续保持现在基础-临床医学好的发展势头,加强基础研究向临床前研究,以及从政策法规方面规范好临床研究,做好加速科学研究向临床转化的工作;②寻找新型材料仍然是材料学家的主要任务。过去材料学家主要的着眼点在于材料的成分、组分等特性,忽视了三维结构在组织修复再生中的作用。过去也只着眼于一种材料跟一种组织的关系,在未来要构想多种成分的复合材料同步构建再生多种组织的可能性,未来应基于 3D 结构多种复合成分同步构建多种组织这样的思路来研发新型材料;③要加强材料学和基础-临床医学之间的联系,使得材料学家能根据临床需要去研发新的材料,另外临床/基础研究人员

能够快速地将最新型材料与临床治疗需求相挂钩，以及快速地反馈给材料学家，最终目的是形成临床能用也好用的临床产品。

（姜玉峰 胡添 付小兵）

参 考 文 献

［1］ TANG X,QIN H,GU X S,et al. China's landscape in regenerative medicine［J］. Biomaterials,2017,124:78-94.

［2］ HUANG S,XU Y,WU C,et al. In vitro constitution and in vivo implantation of engineered skin constructs with sweat glands［J］. Biomaterials,2010,21:5520-5525.

［3］ HUANG S,FU X B. Stem cell therapies and regenerative medicine in China［J］. Sci China Life Sci,2014,2:157-161.

［4］ LIU N B,HUANG S,YAO B,et al. 3D bioprinting matrices with controlled pore structure and release function guide in vitro self-organization of sweat gland［J］. Sci Rep,2016,6:34410.

［5］ HUANG S,YAO B,XIE J F,et al. 3D bioprinted extracellular matrix mimics facilitate directed differentiation of epithelial progenitors for sweat gland regeneration［J］. Acta Biomater,2016,32:170-177.

［6］ YUAN W,SIPP D,WANG Z Z,et al. Stem cell science on the rise in China［J］. Cell Stem Cell,2012,1:12-15.

［7］ ZHOI Q,RENARD J P,Le F G,et al. Generation of fertile cloned rats by regulating oocyte activation［J］. Science,2003,5648:1179.

［8］ GU Y,ZHU J,XUE C,et al. Chitosan/silk fibroin-based, Schwann cell-derived extracellular matrix-modified scaffolds for bridging rat sciatic nerve gaps［J］. Biomaterials,2014,35:2253-2263.

［9］ LEVORSON E J,SANTORO M,KASPER F K,et al. Direct and indirect co-culture of chondrocytes and mesenchymal stem cells for the generation of polymer/extracellular matrix hybrid constructs［J］. Acta Biomater,2014,10:1824-1835.

［10］ ATALA A,KASPER F K,MIKOS A G. Engineering complex tissues［J］. Sci Transl Med,2012,4:160rv12.

［11］ DAHLIN R L,NI M,MERETOJA V V,et al. TGF-β3-induced chondrogenesis in co-cultures of chondrocytes and mesenchymal stem cells on biodegradable scaffolds［J］. Biomaterials,2014,35:123-132.

［12］ CHA C,LIECHTY W B,KHADEMHOSSEINI A,et al. Designing biomaterials to direct stem cell fate［J］. ACS Nano,2012,6:9353-9358.

［13］ PEPPAS N A,KHADEMHOSSEINI A. Make better,safer biomaterials［J］. Nature,2016,540:335-337.

［14］ CHEN S J,YE X,ZHONG Y H. The application of 3D printing technology in the preparation of biomedical polymer materials(in Chinese)［J］. Guangdong Chem Industry,2018,45(4):123-126.

［15］ ZHANG X O,LV Y,MAO H,et al. Hyaluronic acid scaffolds:application research and product prospects(in Chinese)［J］. Chin J Tissue Eng Res,2018,22:294-302.

［16］ WANG H X,SONG Z,LAO Y H. et al. Nonviral gene editing via CRISPR/Cas9 delivery by membrane-disruptive and endosomolytic helical polypeptide［J］. Proc Natl Acad Sci U S A,2018,pii:201712963.

［17］ PELAZ B,ALEXOU C,ALVAREZ-PUEBLA R A,et al. Diverse applications of nanomedicine［J］. ACS Nano,2017,11:2313-2381.

［18］ JIANG W,LI M,CHEN Z,et al. Cell-laden microfluidic microgels for tissue regeneration［J］. Lab Chip,2016,16:4482-4506.

［19］ BLACK J B,ADLER A F,WANG H G,et al. Targeted epigenetic remodeling of endogenous loci by CRISPER/Cas9-based transcriptional activators directly converts fibroblasts to neuronal cells［J］. Cell Stem Cell,2016,19:406-414.

［20］ CHAN H F,ZHANG Y,LEONG K W. Efficient one-step production of microencapsulated hepatocyte spheroids with enhanced functions［J］. Small,2016,12:2720-2730.

［21］ LI X,LIU D,MA Y,et al. Direct reprogramming of fibroblasts via a chemically induced XEN-like state［J］. Cell Stem Cell,2017,21:264-273.

［22］ YANG Y,LIU B,XU J,et al. Derivation of pluripotent stem cells with in vivo embryonic and extraembryonic potency［J］. Cell,2017,169:243-257.

［23］ ZHAO Y,ZHAO T,GUAN J,et al. A XEN-like state bridges somatic cells to pluripotency during chemical reprogramming［J］. Cell,2015,163:1678-1691.

［24］ DE LOS ANGELES A,FERRARI F,Xi R,et al. Hallmarks of pluripotency［J］. Nature,2015,525:469-478.

［25］ LI X,ZUO X,JING J,et al. Small-molecular-driven directed reprogramming of moue fibroblasts into functional neurons［J］. Cell Stem Cell,2015,17:195-203.

［26］ OZMADENCI D,FERAUD O,MARKOSSIAN S,et al. Netrin-1 regulates somatic cell reprogramming and pluripotency maintenance［J］. Nat Commun,2015,6:7398.

[27] SHU J,WU C,WU Y,et al. Induction of pluripotency in mouse somatic cells with lineage specifiers[J]. Cell, 2015,161:1229.

[28] XU J,DU Y,DENG H. Direct lineage reprogramming: strategies,mechanisms,and applications[J]. Cell Stem Cell,2015,16:119-134.

[29] FANG R,LIU K,ZHAO Y,et al. Generation of naïve induced pluripotent stem cells from rhesus monkey fibroblasts[J]. Cell Stem Cell,2014,15:488-497.

[30] DU Y,WANG J,JIA J,et al. Human hepatocytes with drug metabolic function induced from fibroblasts by lineage reprogramming[J]. Cell Stem Cell,2014,14:394-403.

[31] SUN X,XU J,LU H,et al. Directed differentiation of human embryonic stem cells into thymic epithelial progenitor-like cells reconstitutes the thymic microenvironment in vivo[J]. Cell Stem Cell,2013,13:230-236.

[32] HOU P,LI Y,ZHANG X,et al. Pluripotent stem cells induced from mouse somatic cells by small-molecule compounds[J]. Science,2013,341:651-654.

[33] WANG C,TANG X,SUN X,et al. TGFβ inhibition enhances the generation of hematopoietic progenitors from human ES cell-derived hemogenic endothelial cells using a stepwise strategy[J]. Cell Res,2012,22:194-207.

第三十五章

医疗器械监管科学概要

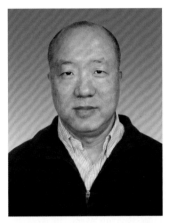

张凯

二级教授,博士研究生导师。美国医学与生物工程院会士(2017),国际生物材料科学与工程学会联合会会士(2020)。现任职四川大学医疗器械监管科学研究院和生物医学工程学院。长期从事生物医用材料和植介入器械的研究和产品开发。兼任中国生物材料学会副秘书长和常务理事,全国外科植入物和矫形器械标准化技术委员会委员,国家药品监督管理局(NMPA)医疗器械技术审评专家咨询委员会委员,国家药品监督管理局医疗器械分类技术委员会植入器械专业组委员,中国医师协会骨科医师分会基础学组委员等。

Kai Zhang, Ph. D. is currently a full professor at Sichuan University, Chengdu, China. Professor Kai Zhang is a Fellow of American Institute for Medical and Biological Engineering(AIMBE, 2017)and a Fellow of the International Union of Societies of Biomaterials Science and Engineering(IUSBSE, 2020), a Council Member of the Chinese Society for Biomaterials, a member of the National Standardization Technical Committee on Surgical Implants and Prosthetic Devices, a member of NMPA Technical Review Advisory Committee, and a member of NMPA Technical Advisory Committee for Classification of Medical Devices.

摘要

监管科学是一门新兴科学,它是指"开发新的工具、标准和方法来评价受监管医疗产品的安全、有效、质量和性能的科学"。监管科学活动包括"研究新器械产品与身体相互反应、开发用于新技术的测试方法、测试产品以确定其失效原因,以及开发普适性方法来帮助进行产品上市后研究等"。本章从监管科学的起源和定义、监管科学的主要原则和工具、医疗器械监管科学的现状和发展趋势、以及监管科学在医疗器械监管工作的一些实际体现等方面概要介绍了监管科学和医疗器械监管科学及其案例。组织再生生物材料是为再生医学、个性化、精准医疗特别设计的一类新型生物材料。与传统生物材料相比,再生生物材料具有其特性,即用来再生已被损伤或有病变的特定组织。组织再生生物材料从创新的基础研究到成功的临床转化需要监管科学的强有力支持与参与。其与监管科学的紧密合作应该被重点关注。

Abstract

Regulatory science is "the science of developing new tools, standards, and approaches to assess the safety, efficacy, quality, and performance of regulated medical products". Regulatory science activities may include "researching how new products interact with the body, developing test methods for new technologies, testing products to identify root causes of failure, and developing epidemiological methods to help conduct post-market studies of products". This chapter is an introduction of regulatory science for medical devices. There are four sections in this chapter, which are the origin and definition of regulatory science, the main principles and tools for regulatory science, the current status and future development of regulatory science for medical devices, and the case studies of regulatory science for medical devices. Regenerative biomaterials are a class of novel biomaterials designed specifically for regenerative, personalized and precision medicine. Compared to traditional biomaterials, regenerative biomaterials have their distinct characteristics of regeneration of targeted tissues that were damaged or diseased. For regenerative biomaterials, the process from their innovative basic research to successful clinical translation needs the strong involvement of regulatory science. Special attention should be paid to the collaboration between regulatory science and regenerative biomaterials during the process from their basic research to clinical translation.

第一节 监管科学的起源和定义

"regulatory science"在国内普遍翻译为"监管科学"。如文献所述，有足够证据表明，"regulatory science"术语首次出现在大约 1970 年。当时，美国环境保护局（United States Environmental Protection Agency，EPA）建立不久，在环境保护局一份有关监管的内部备忘录中首次出现了这个术语。开始，这个术语的使用存在较大争议，理由是人们认为在监管过程仅仅是对于其他学科知识应用，而监管其过程不能构成一个清晰的学科体系。当时被应用最多的争论语句是"science is science""regardless of its application"，所以在 1985 年以前的资料中检索，没有"regulatory science"一词。

随着核能风险、农药使用、废物处理、矿采安全、化学物排放等问题越来越突出，政府及公众比以往更需要事先掌握新的法律、即将实施的规章、相关诉讼案件的判定是否合理，预期会带来怎样的影响和结果。而为了将这些预测的过程变得具有实际可操作性，需要使用一个重要的工具，那就是监管科学。到 1985 年，美国监管科学研究所（Institute for Regulatory Science，IRS）依法成立，该机构是非营利性的科研及教育机构，其尝试多次给出"regulatory science"的定义，其中有：①监管科学由政策制定的科学基础构成。②监管科学由用于政策制定的科学信息构成，包括监管、立法和司法决策。因此，在监管过程中使用的任何学科都可能属于监管学科。③监管科学包括构成监管、立法和司法决策科学基础的学科。④监管科学由在决策中

的应用的科学构成。

文献的作者 Moghissi 等在综合以上内容的基础上，对通用监管科学给出如下定义：监管科学是一门跨学科、多学科的学科，是在监管和政策决策中，对其他相关学科发展的科学方法、工具和过程的研发和应用。它构成了决策的科学基础和工具。并给出了如下简略定义：监管科学由决策过程中所应用的科学构成。监管科学的一项关键特征是对未来事件的预测，食品、药品、环境、经济等许多领域的相关法律规章需要预测潜在的影响，进而能够促进有利的事态发展，避免不良的后果形成。监管科学同样可用来评估其他政策决定的正确性，如政府在法庭上对权利主张的裁决。文献也指出在美国的政府机构中，美国食品药品监督管理局（Food and Drug Administration，FDA）率先于 2004 年结合部门机构职能对"regulatory science"进行定义并予以应用。FDA 结合食品药品监管工作分别有如下定义：①监管科学是为了评估所有 FDA 监管产品的安全性、有效性、质量和性能而研发的新工具、标准和方法的科学；②监管科学是科学方法的应用，以便改进研发、审查和监督药品、生物制品和医疗器械，这些产品在应用之前需要监管批准；③监管科学促进新的工具、方法、标准的研发、评估和应用，这些都支持更好地理解和改进产品安全性、有效性、质量和制造，并贯穿整个产品生命周期。

进入 21 世纪后，FDA 认识到，它正面临着一系列公共卫生方面的挑战，包括科技迅猛发展带来的产品巨变、许多领域的知识和研究能力呈爆炸式增长以及全球化等问题；为了迎接这些与过去相比更加复杂的挑战，顺利完成使命，必须在理论基础上

进行顶层设计和开展更多的探索性研究,于是 FDA 定义、系统规划并形成了"监管科学"学科的具体内容和发展战略等。医疗产品研究涉及基础科学、临床研究、应用医学等多个学科。"监管科学"为监管层面的决策提供着支持,是将关联多个学科整合产生出来的概念。

具体到医疗器械的监管,监管科学主要涉及对医疗器械产品实施监管,向社会传播相关信息,以及建立制订法规和指导原则,FDA 确定为 21 世纪重点推动的工作。FDA 器械和放射健康中心(Center for Devices and Radiological Health,CDRH)将针对医疗器械产品的"监管科学"定义为"一门服务于监管的科学,通过发展及应用新工具、标准、方法来评估医疗器械全生命周期中的安全性、有效性、质量及性能,以此确保医疗器械有关监管决策有理有据并且对公众健康影响获得预期的良好效果。相关监管决策包括上市前审评、上市后监督、公众信息公布等方面。监管科学包含了多个学科,涉及工程学、医学、化学、毒理学、流行病学、统计学、社会科学等。"

第二节　监管科学的主要原则和工具

一、概述

监管过程中,监管内容、程序、方法和结果处理等内容的确定到底有没有基本的科学原则?监管是否取得预期的良好效果?等等。这就是监管科学要回答的问题。监管科学的核心内容是判断监管所依据的科学信息的正确性和可靠性。

为此,Moghissi 等 IRS 的专家提出了以下两个概念:"best available regulatory science(BARS)"以及由此演化的概念"metrics for evaluation of regulatory scientific claims(MERSC)"。笔者没有找到关于它的权威翻译,BARS 暂且直译为"最适用且优化的监管科学"、MERSC 意译为"监管科学主张的评价方法"。它们是监管科学的主要工具。BARS 及 MERSC 示意图见图 35-1,直观地列举了 RARS 的五个原则,MERSC 的三个工具,它们是评判监管

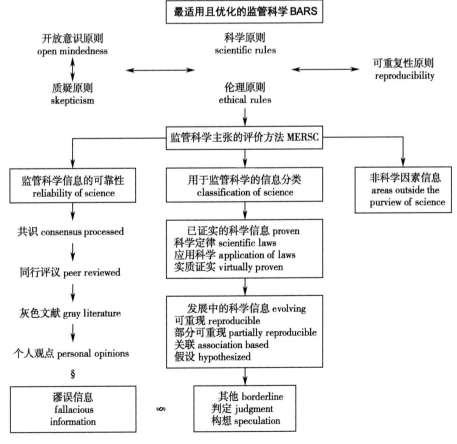

图 35-1　BARS/MERSC 体系结构

过程所依据的科学主张的正确性和可靠性的原则、工具和方法。

应用该系统时,有它一套模型和量化方法。下文仅介绍 BARS 主要原则和 MERSC 的工具。

二、BARS 的五个主要原则

1. 开放性原则 这一原则意味着监管机构愿意接受新知识并利用新知识仔细评估已有的监管主张。历史证据表明许多错误是由于权威、神权、个别科学家和其他人拒绝新出现的科学合理的观点而导致的。

2. 质疑性原则 这一原则要求作出科学主张的人有义务提供足够的证据来支持他们的主张。质疑性原则确保了开放性原则不被滥用。

3. 科学性原则 所有的学科都使用确定的方法、过程和技术以实施专业活动。例如所有学科在取样、分析、数据报道时都使用到计算方法和统计学规律。

4. 伦理原则 这一原则包括道德、真实、透明三个要素。公众不能理解政策规章背后复杂的科学知识,监管机构有责任以通俗易懂的文字将信息对公众进行披露。

5. 可重现性原则 科学主张正确性的最终评价原则是能否被其他具有资质、能力、必要设备及工具的人或机构重现。可重现性是评价监管科学是否正确的证明。

三、MERSC 的三个工具

1. 用于监管科学的科学信息分类标准 这一工具基于信息的科学性及严密性进行了类别划分。

(1) 已证实的科学信息:包括经过验证科学定律或科学原理、应用科学、实质证实科学。科学定律被公众确认并广泛接受,任何具备能力及条件的人都可以重复验证科学定律,科学定律不需要额外的假设或附加条件。应用科学是科学原理在经济、工业等领域的应用,大部分工程学及应用学科均属于应用科学。实质证实科学,对这类科学信息的正确性没有争议,但缺乏全面直接的证据,例如广义及狭义相对论,目前没有可信的数据来反驳它,也没有其他的理论来替代它解释有关科学现象。

(2) 发展中的科学信息:几乎所有学科中绝大部分的科技进步都属于发展中的科学信息,按照可重现性是否经过验证及可重现的程度,分为可重现的信息、部分可重现的信息、基于科学定律的关联信息、未充分验证的假设。很多伟大的科学发现开始于未经充分验证的假设,逐渐与科学定律建立关联并不断完善,最后实现可重现。

(3) 其他信息:不属于已证实的或发展中的科学信息,属于判定与构想。有时候做出的决策或提供给公众的信息缺乏科学基础,但是涉及的具体问题事先咨询了许多专家的意见,这样的信息属于有根据的判定。构想源于个人的直觉,用以发起一项研究或讨论。

(4) 谬误的信息:与前述的三类信息都不一致,有时被称为伪科学、垃圾科学或具有倾向性的受政治等因素影响加工后的信息。

2. 科学信息的可靠性评价 这一评价工具涉及个人观点、灰色文献、同行评议和共识科学信息。个人观点(personal opinions)是单个人发表的见解,与其经历、教育、社会地位无关,很少作为最适用且优化的科学,多用来发起一项科学议题。灰色文献(gray literature)就是政府机构、倡导组织和其他没有参与同行评议的人或组织撰写的书面材料,通常是个别组织或个人撰写的观点。这种信息的可信性及质量难以确定,可能包含科学信息,也可能包含谬误信息,这是政府机构、倡导组织和个人在推荐某观点时最常采用的方式。同行评议(peer reviewed),评议人必须与研究的作者等同且没有利益关系或冲突,且研究者应对评议人的批评意见作出积极回应。共识(consensus processed)的形成为解决科学纷争提供了机会,同样形成共识的专业也与研究者相互独立。

3. 非科学因素的信息 涉及科学信息的分类及判定,不包括信念、观念、社会宗旨、信仰、社会及政治诉求等相关信息。众所周知,在科学研究过程中掺杂政治社会目的会危害科学判断的客观性和正确性。

第三节　医疗器械监管科学的现状和发展趋势

一、FDA 关于医疗器械监管科学的战略及优先方向

从 2004 年开始,FDA 就以"关键路径报告

"(critical path report)"倡议形式,努力使医用产品的研发、审评和生产过程转换成一种更加科学的方式。到2010年2月,首次用"公共卫生的高级监管科学(advancing regulatory science for public health)"的报告形式,提出了监管科学的基本架构。随后,在2011年8月,又进一步明确了其总体战略规划,提出未来数年的优先规划及发展的项目。该战略规划的设计目的是为了保证目前的公共健康需要,并为今后面临的挑战和机遇做好充分准备。

设备仪器与放射健康中心(CDRH)负责美国医疗器械的监管工作,CDRH监管科学委员会RSS在中心高层的领导下负责研究确认下一年度优先开展的监管科学项目,项目信息主要来源于CDRH职员及领导层的反馈。RSS基于医疗器械监管需求及对公众健康的影响程度,按照预定的标准对各个项目的需求程度进行评估,相关标准包括是否定位于推动医疗器械创新及新兴技术的产业化应用,是否定位于确保医疗器械安全性有效性的基础上促进了产品的应用价值,是否定位于隐患的快速识别、产品上市后风险收益的预测、后续产品上市前通告或审批的推动,是否与公众健康需求相对应等。

CDRH在2017年对下述10个关键领域优先开展监管科学的研究,其中大多数项目与审评科学相关:第一,利用"大数据"制定监管决策;第二,对医疗器械及材料现代化的生物相容性及生物学风险评价手段;第三,综合利用真实世界数据及采集数据对多个领域进行监管决策;第四,开发预测及监控医疗器械临床有效性的试验方法;第五,开发改进临床试验设计的方法及工具;第六,开发计算机模拟技术为监管决策提供支持;第七,提高移动医疗性能并提高医疗器械网络安全;第八,关注医疗器械抗菌、灭菌及再处理的实效性,减少对感染病症的医疗处理;第九,在制订监管决策时招募并咨询患者群体建议;第十,利用精准医疗及生物标记物评估医疗器械性能、疾病诊断及疾病发展。

FDA除了从顶层设计,起草了上述纲领性文件外,近年来还与美国科学界携手对于监管科学的发展做了诸多工作。为了填补医疗器械评价技术的空隙,减少监管决策的不确定性,FDA投入大量资金用于建设研究实验室,还设立了专门的内部研究基金和用于与研究机构、大学、社团等开展合作的专项预算经费,以促进监管学科成果的实际应用。

二、美国大学关于监管科学课程设置内容

监管科学作为一门新兴学科,虽然形成不久,但由于它的重要性,为了发挥其更重大更广泛的作用,对其进行课程建设、教学及相关系统培训是非常重要的。目前在美国,已有不少大学设置了监管科学这门学科,其中乔治城大学(Georgetown University)和马里兰大学(University of Maryland)两所大学还获得了FDA的专项资助(各投资100万美元)。另外,美国还有大约10所大学开设了监管科学专业的本科以上学位教育、研究和培训。其中南加州大学(University of Southern California)是唯一一所可以授予监管科学博士学位的美国大学。

在课程设置方面,主要有如下一些内容。

监管科学基础:主要阐述监管科学的目的、结构和要求等;介绍其概念和历史。

1. 监管事务与法律 主要审查(examine)并介绍来自监管科学方面的法律议题。

2. 监管科学与生物伦理学 主要描述一些面对伦理问题或道德挑战下做出决策的学科,包括9个有关科研责任的方面。

3. 利用生物监测、医学反制措施(MCM)保护全球健康 主要提供如何利用基于监管科学的医学反制措施来保护某个国家甚至全球的公众健康和卫生安全等内容。

4. 产品生产与质量体系 主要讨论质量保证体系在整个生产环节的决定性作用,讲解用于医疗产品生产和质量保证的新方法的发展和应用内容。

5. 监管科学的临床研究工具 主要介绍临床研究的基本原理、组织开展及规划、相关的方法学理论等;介绍临床试验设计、观察研究和统计分析工具等。

6. 医疗产品研发技术及发展过程审视 评价监管者或研发机构对新评价技术的监管实例,特别是这个过程的发展演变。

7. 现代毒理学分析工具和方法介绍 包括药品、生物制品和医疗器械等临床前和临床数据的现代毒理学分析工具和方法,从而使监管机构能更好

地把握医用产品的安全性。

8. 监管科学与社会行为科学 介绍一些社会行为方式,通过监管科学能更好地让专业卫生人员和公众对医用产品做出正确的认知与判断。

9. 个性化医疗及患者疗效(outcomes)改进的新实验设计和评估方法 主要讲述用于改进医疗产品研发和患者疗效的新实验设计和评估技术。

10. 领导力(leadership) 主要探讨监管科学相关的领导力的定义、作用和类型,交流反馈的重要性,如何引领改变和解决存在的问题,如何有效地领导团队协作和交流等策略。

11. 生物信息学 介绍信息科学在生物学中的应用;综述分子生物学和遗传学基础、蛋白序列分析工具;描述不同的数据如何用于医疗健康领域。

12. 统计学方法及监管中的统计学工具 用统计学理论和方法来分析和解决产品在监管中遇到的生产质量管理的问题。

13. 确认和验证 介绍确认与验证的基本概念及其在产品研发和质量管理的应用。包括工艺确认和验证、过程确认、实验方法的确认、软件确认、无菌确认、监管方法的确认、清洁确认等。

14. 质量保证计划的管理 介绍整体质量管理、质量管理体系和微软项目管理软件等内容。

15. 特殊议题(special topics) 主要选择现行监管事业中的热点议题进行讨论。

值得注意的是,在不同的大学中科学监管课程的具体内容也有一定的差异。

美国的大学除了根据院校需要设置相关课程外,也根据学者的兴趣开展相关的研究工作。如Georgetown大学设置的生物信息学研究(如用机器学习方式对产生药品反应的基因标志物进行评价)和数据共享研究(共享数据包含医疗机构进行的定性研究和分析,对相关的法律/经济议题进行的独立评估和分析)等。

除了 FDA 和大学之外,美国的一些学术机构或独立财团也积极参与该学科的建设。其中有重要作用的是国立卫生研究所(National Institute of Health,NIH)。NIH 每年都会根据 FDA 的倡议和现实需要制订相应的课题计划,并公开招标,近几年招标的课题有 785 项之多。研究者可以从 FDA 或 NIH 以及特定财团申请到一定的课题经费。这些研究项目或课题充实了监管科学的具体内容,更加翔实地给出了所建立法规及技术规范的科学依据,对监管科学这门新学科的发展起到了积极的推动作用。

三、我国医疗器械监管科学的现状

在医疗器械监管领域,"科学监管"很早就被提及,中国药品监管部门为了更好地保障人民用械安全,同时促进医疗器械行业的发展,采取了诸多措施,积累了丰富的经验,树立并实践了医疗器械科学监管的理念。"监管科学"这一提法在近几年来也开始在药监领域被提及,2016 年 9 月及 2017 年 9 月由国家食品药品监督管理总局(CFDA)指导,中国药品监督管理研究会连续两届主办了中国药品监管科学大会。2016 年第一届会议上时任国家食品药品监督管理总局局长的毕井泉围绕药品科学监管开展演讲,指出"药品审批审评制度改革就是促进药品监管更加科学,通过制度建设和完善进一步推动药品监管科学化"。2017 年在第二届会议上时任国家食品药品监督管理总局副局长的焦红局长作了主题为"医疗器械的科学监管与改革创新"的演讲,指出"科学决策是科学监管的重要基础;深化审评审批制度改革是科学监管的必然要求;强化上市后监管是科学监管的重要体现;推进信息公开是科学监管的重要手段"。医疗器械审评审批改革为医疗器械监管科学的发展提供了政策保障及契机,以我国医疗器械技术审评机构国家食品药品监督管理总局医疗器械技术审评中心(CMDE)为例说明,CMDE 逐渐壮大具有较高专业技术水平的医疗器械审评员队伍,为监管科学的发展提供人力资源保障;推进各项医疗器械技术审评指导原则的制订工作,为各类产品开展科学审评提供技术指南;在创新及优先特别审批程序中与申请人保持良好的沟通交流,以监管科学促进医疗器械领域的创新发展。

此外,地方药监部门及其他社会单位也开始对医疗器械监管科学予以关注,2013 年 4 月由中国医药报社、深圳市药品监管局主办的"全国医疗器械科学监管论坛"在深圳市召开。

医疗器械监管科学的发展离不开医疗器械相

关学科的系统建设及从业人才的专业培养。对照参考国内其他医疗产品监管科学学科的建设情况发现，2018年4月清华大学药学院药品监管科学研究院正式成立，以建设国内一流药品监管科学研究机构，推动药品监管科学学科发展为目标。研究院同期成立了技术委员会，由药品领域院士、专家学者、药监部门药品技术审评专家担任委员。在医疗器械领域，国内科研院校的部分知名学者教授也开始关注监管科学相关学科的建设。2017年10月在南昌举办的中国生物材料大会期间，中国工程院院士、美国国家工程院外籍院士、学会名誉理事长张兴栋教授及张凯教授等专家率先提出在我国开展医疗器械监管科学研究，并建议在国内院校设立"医疗器械监管科学"学科，培养具有医疗器械监管科学相关学科专业背景的高校人才。2018年8月21日，国家药品监督管理局与中国生物材料学会在京联合召开医疗器械监管科学研讨会，会议立足我国医疗器械产业和监管实际，围绕监管科学与创新发展的主题，谋划我国医疗器械监管科学体系。2019年4月26日，我国首个国家药品监督管理局监管科学研究基地正式落户四川大学，与四川大学医疗器械监管科学研究院共同揭牌成立。此后国家药监局与其他10家单位也分别建立了监管科学研究基地。

四、我国学术界关于监管科学的研究现状

经过资料检索发现，2010年前后，国内报纸期刊上开始出现"监管科学"的描述，涉及金融监管、安全生产等领域。关于医疗产品的"监管科学"，也有相关的文献报道，主要介绍FDA等国际上监管科学的有关情况并结合我国实际展开思考和讨论。2014年8月，中国食品药品检定研究院谭德讲等在《中国药事》杂志发表《美国监管科学发展简介及对我国食品药品科学监管的思考》，对美国"监管科学"学科的发展现状进行了简要介绍，并建议我国在构建和发展监管科学学科时，应特别重视：①对国外"监管科学"精髓的引进，并根据自己的监管制度形成有特色的学科内容；②重视监管科学所需工具的基础性研究投入；③重视术语研究和转化的准确性、规范性；④重视国外监管法规的学习和引入；⑤设立专项研究基金；⑥重视与大专院

校联合，设置相关学科，大力培育人才。2014年12月，浙江省食品药品检验研究院赵嘉等，在《中国药事》上发表了《监管科学的起源定义及作用》，介绍了监管科学的起源、定义、基本架构、作用、主要研究工具以及与研究科学之间的区别。近些年，关于"监管科学"文章和活动日益活跃。2017年8月，中国工程院刘昌孝院士在《药物评价研究》发表《国际药品监管科学发展概况》，分析回顾了国际食品药品监管科学的发展概况，介绍国际药品监管和监管科学发展的情况。不过上述报道和文献都还没有系统的介绍"监管科学"学科的主要原则和BAS/MESC概念和工具。2019年，张凯等在《中国循证医学杂志》上发表《医疗器械监管科学与循证科学》，提出采用循证科学的工作和方法实现监管科学与循证科学相结合，为医疗器械监管科学提供全新的方法和工具。2020年，刘文博等在 *Bioactive Materials* 发表了"Regulatory science for hernia mesh：Current status and future perspectives"，对疝补片类医疗器械监管科学体系的发展现状及趋势展望进行了综述。

第四节 "监管科学"在医疗器械监管工作的一些实际体现

医疗器械上市前的技术审评是最能体现医疗器械监管科学的一个环节，是医疗器械技术审评环节的监管科学活动，主要集中在对医疗器械的上市前的安全性及有效性评价，比如研究新型医疗器械与人体的相互作用，对于新技术的测试方法研究，分析产品失效的可能原因等方面。技术审评环节的监管科学可以定义为"审评科学"，它着力于提升对医疗器械产品的安全性、有效性、产品性能以及质量的技术审评水平，缩短产品上市时间，改善产品使用安全性，使得申请人的上市负担最小化。审评科学同时以促进医疗器械创新及确保采用新技术的产品真正改善本国公民的医疗健康水平为目标，以技术审评指导原则等指南性文件的制订作为实现审评科学的重要手段。

一、"监管科学"在美国医疗器械监管工作的一些实际体现

本节列举若干美国 FDA 在 Regulatory Science

有关文件中的技术审评环节的实际案例,包括FDA官方的分析和介绍等,希望对国内监管工作中出现的类似问题有所借鉴或启发。

1. 利用经过验证的体外模型和上市后加强随访跟踪的方式减免临床试验。一般情形下,高风险植入器械在上市前开展前瞻性随机临床试验研究来验证医疗器械临床应用的安全性及有效性。但某些情况下却很难实际操作,这时可利用已有注册器械的临床数据或建模技术获得的数据。

FDA描述的案例是一款可在MRI环境下使用的起搏器。在该产品上市前,市售产品在MRI环境下,起搏器引线可能将MRI的射频能量导入起搏器引线底端,进而引起加热并存在烧伤心脏组织的潜在风险。2011年,某公司起搏器通过改进导体形状特征以及调整MRI扫描模式,减少了这种风险。鉴于起搏器在临床应用中的加热隐患很少发生,属于小概率事件,另外人体实际临床中很难预测最恶劣的情形,所以通过临床试验评估加热相关的安全性风险样本量需要数千个。FDA通过建立的数学模型能够模拟关于器械型号/患者生理条件/MRI扫描参数组合方式的上千种情形,可以模拟出很少发生的导致引线加热的最恶劣情形。当然数学模型的建立也是通过严谨的实验室及动物实验验证。由于第一次以这种数学模型的方式进行评价,所以对照模型由生产企业开展了一项临床研究,对464例植入了起搏器的患者,随机选择进行或不进行MRI成像,通过对比MRI对两组患者的影响,确认和模型预测结果一样,临床应用中没有显示出MRI引起的引线加热。后来,FDA在认证其他用于MRI环境的搏器产品时,同样采用了这种通过获取适当临床数据来确认实验室数据和模型的数据的方法。FDA指出随着依据模型作为验证数据的经验的增加,下一代起搏器甚至可能不需要进行临床试验。

可以预见,随着计算机建模技术的发展,以后可能会有更多的医疗器械免于进行临床试验,可能会通过模拟在"虚拟患者"身上获得"临床"信息,进而推导得出人体临床的结果。或者将来的临床试验可以部分依靠数学模型获得的信息,减少招募更多患者的负担。医疗器械采用这种方式进行上市前安全性有效性评价后,如仍存在远期不确定

性,可采用上市后临床评价作为补充。

2. 罕见病/受益大于风险/尚无批准的有效治疗手段等情形允许开展上市前小样本量的临床试验。一般情况下,对于申请注册的高风险医疗器械产品,要通过临床试验验证产品的安全性和有效性通常需要相当数量的受试样本,但对于一些罕见疾病,可入组的待治疗患者比例很少。美国FDA此时依据以下原则进行要求:产品受益大于风险、尚无批准的有效治疗手段、该器械因某些方面特性成为患者唯一的或不得不考虑的选择。

FDA描述的案例是一款视网膜假体,使得严重色素性视网膜炎失明患者恢复视觉功能,为满足罕见病患者的医疗需求,通过FDA人道主义器械豁免(Humanitarian Use Device,HUD)的途径完成审批。因为后期色素性视网膜炎患者比例少,随机对照试验不可行,所以该医疗器械临床试验仅招募了30例志愿者。

在国内,关于罕见病器械的监管,国家药品监督管理局(National Medical Products Administration,NMPA)起草了《用于罕见病防治医疗器械注册审查指导原则》并于2018年10月发布,稿件中明确指出,对于临床试验样本量统计学要求并非硬性要求,应综合考虑疾病流行病学特征、临床试验机构条件及主要评价要求确定临床试验病例数,并明确病例数确定的合理依据。

3. 随着科学技术的发展及科学认知水平的逐渐提高,对于医疗器械监管要求不断调整和演变。

FDA列举了椎间融合器产品从全部要求开展临床试验到产品部分变更不再要求进行临床试验的演化过程。

第一阶段(2002年前):早期椎间融合器的全面临床试验。

起初融合器被认为是高风险医疗器械,因为这类产品缺乏大规模的临床研究数据,产品远期有效性尚未确定。这一时期的融合器上市前均需要开展临床试验,通常是对具有一节或两个邻节脊柱生理功能退化的患者进行融合试验。现在,对于含有药物或其他特殊成分的新型融合器仍然采用这种方式进行临床试验,因为这种新型融合器的临床应用风险可能很复杂。

第二阶段(2002年后):产品与市售产品相比

有所差异时的临床试验。

这个阶段,不含药物或其他特殊成分的融合器已经有大量临床资料验证其具有较好的有效性及安全性,FDA认为这些融合器属于中等风险的器械。通常,融合器制造商不需要进行临床试验就可以证明它们的新融合器产品和已经上市的融合器"实质等同",但是当融合器设计有新的变化或适用人群发生改变时,可能会需要一些临床数据。

生产企业可以利用已有的临床数据(包括文献和临床经验)来支持融合器产品使用方法的扩展。例如,已上市的与患者自体骨配合使用的融合器,在相关临床数据的支持下,可以扩展为与异体骨配合使用的方式。

第三阶段(2002年后):器械的变更或改进可能不再需要临床试验。

目前,融合器产品的部分变化,例如齿印和植入方向的变化不需要临床试验就可以得到验证,依据与已上市融合器在物理机械性能方面的对比试验数据,FDA可以判定新融合器和已有融合器的功效相同,临床应用的风险相当。

4. 现代化的生物相容性评价方法应用。对于植入患者体内或接触患者的医疗器械产品,必然要开展生物学相容性评价以判定产品与人体接触时是否引起生物相容性有关的风险。通过生物学评价,监管部门能够推断及确认有害化学物质、免疫反应因子等可能引起风险的原因,例如污染物、生产工艺添加助剂的残留、器械降解的副产物等。动物实验往往被用来评价产品的长期生物相容性,致癌性、生殖毒性、全身系统毒性等项目的动物实验价格昂贵,试验周期长,动物牺牲量大,而有时不能方便地转化为人体内风险评价的有效数据。现在,选用较少负担的非动物试验的途径开展生物学评价已经成为趋势。这种评价方式包含了材料化学表征、毒理学评价、计算机模型建立、器械上市后随访及风险评估工具的使用,涉及多种学科的融会贯通。现代化的生物相容性及生物学风险评价手段可节约医疗器械的研究费用,并缩短产品的上市周期,使患者更快地使用到新的产品。

2016年6月FDA发布了关于生物相容性评价的指导原则,"Use of International Standard ISO 10993-1," Biological evaluation of medical devices-

Part 1: Evaluation and testing within a risk management process",对于可吸收材料、纳米材料等特殊情形下的生物学评价也提出一些观点。如建议对医疗器械最终产品和在降解过程中各个时间点的医疗器械进行生物相容性评价,以确保对中间反应产物和最终降解产物进行评价;考虑可能与亚微米/纳米颗粒相关的任何额外毒性问题,如器官的吸收、分布和蓄积、潜在代谢以及排泄等。

二、"监管科学"在我国医疗器械监管工作的一些实际体现

1. "监管科学"与医疗器械审评审批改革 近年来医疗器械审评审批改革事业快速发展,我国医疗器械监管机构及科研院校重视并开始提倡"监管科学",并进行了多方面的布局,这与美国FDA大力倡导的"regulatory science"在某些方面不谋而合,促进了医疗器械监管事业的发展。

2015年8月,国务院印发《关于改革药品医疗器械审评审批制度的意见》(国发〔2015〕44号),全面启动了中国医疗器械审评审批制度改革。2017年10月中共中央办公厅及国务院办公厅联合印发的《关于深化审评审批制度改革鼓励药品医疗器械创新的意见》(厅字〔2017〕42号),对药品医疗器械审评审批制度改革提出了具体要求。对于两份文件中提及的医疗器械审评审批改革措施,这里引用能够体现"监管科学"原则的部分内容并展开简要论述。

(1)"改革医疗器械审批方式。鼓励医疗器械研发创新,将拥有产品核心技术发明专利、具有重大临床价值的创新医疗器械注册申请,列入特殊审评审批范围,予以优先办理"。当前为了鼓励医疗器械创新,设立了创新医疗器械特别审批程序,对于确认符合该程序的医疗器械注册项目将指定专人负责,早期介入,并加强与企业的沟通交流。在注册检测、临床研究、受理注册、技术审评、行政审批等各个环节,由相应负责的各级食品药品监督管理部门或相关技术机构在标准不降低、程序不减少的前提下,对创新医疗器械予以优先办理。

(2)"组建专业化技术审评项目团队,明确主审人和审评员权责,完善集体审评机制……加强技术审评过程中共性疑难问题研究,及时将研究成果

转化为指导审评工作的技术标准,提高审评标准化水平,减少审评自由裁量权。"目前 CMDE 对于符合创新医疗器械审批程序及优先审批程序的第三类医疗器械注册项目、第三类医疗器械临床试验审批申请项目,由审评小组开展分段审评工作,审评小组负责人组织内部交流并汇总各分段审评员的审评意见。此外,CMDE 成立技术委员会,各业务部门成立分技术委员会,对于中心及部门的疑难共性问题进行研究,发挥集体审评的作用,确保审评的科学性及一致性。

(3) "在批准产品上市许可时,同步公布审评、检查、检验等技术性审评报告,接受社会监督"。CMDE 已公开多份《医疗器械产品技术审评报告》,大部分为符合创新及优先审批程序的项目,如第一批对外公开的符合优先审批程序的药物洗脱球囊导管,该项目技术审评报告于 2017 年 12 月 29 日予以公开,包含了产品性能研究、生物相容性评价、临床前动物实验、临床试验等情况,让公众了解医疗器械安全性有效性评价的结论以及重要依据,充分体现了"监管科学"的透明原则。

(4) "接受境外临床试验数据。在境外多中心取得的临床试验数据,符合中国医疗器械注册相关要求的,可用于在中国申报注册申请。对在中国首次申请上市的医疗器械,注册申请人应提供是否存在人种差异的临床试验数据。"2018 年 1 月发布《接受医疗器械境外临床试验数据技术指导原则》,该技术指南文件为申请人通过医疗器械境外临床试验数据申报注册以及监管部门对该类临床试验数据的审评提供技术指导,避免或减少重复性临床试验,加快医疗器械在我国上市进程。

(5) "加快临床急需药品医疗器械审评审批。对治疗严重危及生命且尚无有效治疗手段疾病以及公共卫生方面等急需的医疗器械,临床试验早期、中期指标显示疗效并可预测其临床价值的,可附带条件批准上市,企业应制定风险管控计划,按要求开展研究。"为更好地满足公众对治疗严重危及生命尚无有效治疗手段疾病及公共卫生等临床急需医疗器械的临床需求,促进医疗器械技术创新,NMPA 按照"加快临床急需药品医疗器械审评审批"的要求,组织起草了《治疗严重危及生命且

尚无有效治疗手段疾病及公共卫生方面等临床急需医疗器械的确定程序》及《临床急需医疗器械附带条件批准上市的基本原则》。

(6) "加强国际合作。深化多双边药品医疗器械监管政策与技术交流,积极参与国际规则和标准的制定修订,推动逐步实现审评、检查、检验标准和结果国际共享。"2018 年 3 月我国作为轮值主席国承办了国际医疗器械监管机构论坛(IMDRF)第 13 次管理委员会会议,会上我国提出的"医疗器械临床评价"和"更新 IMDRF 成员认可国际标准清单"新工作项目得到一致赞成通过。"医疗器械临床评价"项目致力于在临床试验决策原则、通过等同性论证开展临床评价的基本要求以及接受境外临床试验数据等方面开展国际合作研究。该项目将协调统一 IMDRF 各成员国的临床评价要求,推动研究成果国际共享,进一步推进全球医疗器械临床评价的科学化、规范化、合理化。"更新 IMDRF 成员认可国际标准清单"实现了我国从参与到主导医疗器械国际标准认可规则制定上的历史性突破,是我国持续和深入推广医疗器械标准管理经验的新进展。

2019 年 4 月,为全面贯彻落实习近平总书记有关药品安全"四个最严"要求,国家药品监督管理局启动实施中国药品监管科学行动计划,并确定首批九个重点研究项目。其中,医疗器械监管科学相关的四个项目为药械组合产品技术评价研究、人工智能医疗器械安全有效性评价研究、医疗器械新材料监管科学研究、真实世界数据用于医疗器械临床评价的方法学研究。此次研究项目紧密围绕医疗产品审评审批制度改革创新,密切跟踪国际监管发展前沿,拟通过监管工具、标准、方法等系列创新,有效解决影响和制约医疗产品创新、质量、效率的突出性问题,加快实现医疗产品治理体系和治理能力现代化。

2. "监管科学"在我国医疗器械监管工作的一些实际案例　在医疗器械技术审评领域,实现科学审评是 CMDE 及审评员们的事业目标。以下介绍我国医疗器械技术审评工作中的一些实际案例,考虑全面性及代表性,案例涉及临床前理化性能研究、生物相容性评价、临床前动物实验、临床评价等多个方面,可以从中发现"监管科学"或"审评科

学"的理念。

（1）临床前理化性能研究：当现行强制性标准要求与医疗器械产品技术发展现状不一致。

强制性标准是医疗器械技术审评的重要依据，但如果随着科学技术水平的不断提升，当医疗器械技术现状不适用于强制性标准时该如何解决问题。医疗器械强制性行业标准 YY 0477—2004《角膜塑形用硬性透气接触镜》中对夜戴型角膜接触镜的透氧系数有明确要求，而随着生产企业和研究机构对该类产品研究的深入及临床数据的不断积累，行标中相关要求急需调整。然而拟进行修订的新版标准 YY0477—2016 处于报批阶段，还未发布实施，此时审评员面临着在审角膜塑形用硬性透气接触镜产品性能指标与现行强制性标准 YY 0477—2004 要求存在冲突的困境。在向眼科光学和仪器标准化技术委员会归口单位函询交流确认产品有关项目要求符合新版行标报批稿的前提下，向 NMPA 医疗器械注册管理司发函征询并向分管局长汇报了相关情况。最终确定提前执行新版报批稿中对透氧系数的要求，确保审评科学合理，而行标其余部分待正式发布实施后再执行。这种操作方式兼顾了对执行强制性标准等技术规章的合理性和合规性。标委会及标准管理相关部门同时也加快了该标准的修订程序，对不满足现有科学认知和技术水平的项目及早进行修订。

近期 CMDE 正在研究强制性标准在技术审评过程执行的有关问题，将以规范化、制度化的方式解决以后可能出现的其他强制性标准等技术规章与现有审评科学发生矛盾时的难题。

（2）生物相容性评价：与科研院所携手参与国家重点研发计划以实现科学监管。

美国 FDA 将"医疗器械及材料现代化的生物相容性及生物学风险评价手段"作为 2017 年优先开展的监管科学研究项目之一。NMPA 同样非常关注对于医疗器械生物相容性的研究，并参与了相关的国家重点研发计划。2016 年 CMDE 与中国食品药品检定研究院、山东省医疗器械产品质量检验中心等单位一起申报项目并获得了"生物医用材料研发与组织器官修复替代"国家重大专项的支持，研究项目包括"组织诱导型生物材料及产品安全有效性评价关键技术研究"课题、"动物源组织或器官免疫原性消除技术研究"课题等，将对生物医用材料生物相容性评价、动物源医疗器械免疫原性评价开展相关研究工作，最终制订有关技术指导原则或其他技术文件。

（3）临床前动物实验：研究确定需要开展临床前动物实验的器械类型及动物实验设计要求。

动物实验研究是医疗器械安全性和有效性综合评价的重要组成部分，特别是对于需临床试验审批医疗器械、罕见病和临床急需医疗器械、创新性医疗器械，在预评估人体使用安全性以及预测临床价值等方面均起到重要支撑作用。此外，部分医疗器械的安全性评价或功能研究在人体临床试验过程中无法观察，动物实验就发挥了不可替代的作用。例如组织再生材料需要解剖并进行组织学观察以评价组织再生的效果。

CMDE 成立了临床前动物实验技术审评要求工作组，将汇总确实需要开展临床前动物实验的医疗器械种类，研究整理出需考虑开展临床前动物实验的相关情形及条件，从实验动物福利方面考虑减少开展不必要的动物实验。另外还将研究医疗器械临床前动物实验的技术审评要求，规范动物实验设计及实验报告相关内容。

以《腹腔内置疝修补补片动物实验技术审查指导原则》为例，任何异物置入人体腹腔都有可能与腔内组织器官发生粘连，进而可能引起肠瘘、肠梗阻等严重的并发症。由于补片植入人体后，对恢复正常的患者再次开腹探查补片的粘连情况是非常不现实的，所以在人体临床试验无法观察的条件下非常有必要开展临床前动物实验，对补片与腔内组织器官的粘连情况、新生腹膜的情况进行评价，以控制产品上市后肠瘘、肠梗阻、肠粘连等相关并发症的风险。指导原则中基于临床可接受的粘连程度创新性地提出粘连强度与面积结合的复合指标作为了粘连情况的评价标准，同时区分出粘连强度和粘连面积的偏重。导则中还包括动物种类及模型、对照设置、评价指标、观察时间点、实验样本量及结果分析、实验质量等动物实验设计的相关要素。

（4）临床评价：恪守临床导向促进医疗器械行业发展。NMPA 在临床评价方面做了大量工作，目前制订并发布了三项通用的关于医疗器械临床评价的指导原则，分别是《医疗器械临床评价技术指导原则》《医疗器械临床试验设计指导原则》《接受医疗器械境外临床试验数据技术指导原则》。随着 2018 年 3 月我国倡议的国际医疗器械临床评价项目在 IMDRF 会议上获得一致通过，接下来我国将在医疗器械临床评价研究中扮演重要角色。

这里以《冠状动脉药物洗脱支架临床试验指导原则》为例，分析说明如何将上市前临床研究与上市后临床研究相结合，共同评价产品的安全性及有效性，尤其是高风险植入性医疗器械的远期安全性通过产品上市后获得临床数据得到验证。冠状动脉药物洗脱支架上市前临床研究分为探索性试验和确证性试验，探索性试验可不设立对照组，首次应用于人体试验研究的探索性试验的样本量一般不应少于 30 例，初步观察产品的安全性和可行性。冠状动脉药物洗脱支架确证性试验建议由两个临床试验组成，其中一个临床试验为随机对照试验，另一个临床试验为单组目标值试验。其中随机对照试验为与对照产品进行的以晚期管腔丢失（LateLoss）为主要研究终点的 1∶1 的不少于 200 对的试验；单组目标值试验以靶病变失败率（TLF）为主要研究终点，样本量应不少于 800 例，其中部分病例可来源于随机对照试验的试验组。试验总样本量应在具有统计学意义基础上不少于 1 000 例。对于上市后临床研究，申请者/生产企业应保证上市后的每件产品具有可追溯性。应对不少于 2 000 例的使用本产品的患者进行术后至少 5 年的跟踪随访，该病例不能包括该产品上市前临床研究中的任何病例。申请者/生产企业应每年形成阶段性临床研究总结，对该产品上市后的安全性信息进行评价，并在延续注册时提交阶段性临床研究总结。如果出现重大的安全性问题，应按照有关不良事件监测规定及时上报相关部门。

（张凯　傅增祥　史新立　刘文博　李军

边旭　林海　朱向东　张兴栋）

参 考 文 献

[1] MOGHISSIA A A,CALDERONEA R A,MCBRIDEA D K,et al. Innovation in regulatory science:metrics for evaluation of regulatory science claims based on best available regulatory science[J]. J Reg Sci,2017,5:50.

[2] MOGHISSI A A,STRAJA S,LOVE B,et al. Innovation in regulatory science:evolution of a new scientific discipline [J]. Technol Innovation,2014,16(2):155-165.

[3] Moghissi A A,Swetnam M S,Love B R,et al. Best available science:Fundamental metrics for evaluation of scientific claims[M]. Arlington,VA:Potomac Institute Press,2010.

[4] U. S. Food and Drug Administration. Advancing Regulatory Science[EB-OL]. [2019-04-10]. https://www. fda. gov/science-research/science-and-research-special-topics/advancing-regulatory-science.

[5] Institute of Medicine(US). Strengthening a workforce for innovative regulatory science in therapeutic development:Workshop summary[M]. Washington DC,US:National Academy Press,2012.

[6] National Institutes of Health. Regulatory science[EB-OL]. [2020-12]. http://commonfund. nih. gov/regulatoryscience.

[7] 谭德讲,高泽诚,杨化新. 美国监管科学发展简介及对我国食品药品科学监管的思考[J]. 中国药事,2014,28(8):813-817.

[8] MOGHISSI A A,CALDERONE R A,MCBRIDE D K,et al. Innovation in regulatory science:metrics for evaluation of regulatory science claims based on best available regulatory science[J]. J Reg Sci,2017,5:50-59.

[9] Union of Concerned Scientists. FDA medical device approval based on politics,not science[EB-OL]. [2009-11-16]. https://www. ucsusa. org/our-work/center-science-and-democracy/promoting-scientific-integrity/fda-medical-device-approval. html#. WvcKI0xuKqk.

[10] U. S. Food and Drug Administration. Critical pathreports [EB-OL]. [2018-03-12]. http://www. fda. gov/ScienceResearch/SpecialTopics/criticalPathInitiative/criticalPathOpportunitiesReports/.

[11] U. S. Food and Drug Administration. A strategic plan-advancing regulatory science at FDA[EB-OL]. [2011-08]. http://www. fda. gov/downloads/ScienceResearch/SpecialTopics/RegulatoryScience/UCM268225. pdf.

[12] National Institutes of Health. Grants & funding[EB-OL]. [2020-12]. https://grants. nih. gov/grants/how-to-apply-application-guide/due-dates-and-submission-policies/due-dates. htm.

[13] 赵嘉,谭德讲,高泽诚,等. 监管科学的起源定义及作用[J]. 中国药事,2014,28(12):1290-1293.

[14] 刘昌孝. 国际药品监管科学发展概况[J]. 药物评价

研究,2017,40(8):1029-1043.

[15] DIVILIO L T. Surgical adhesion development and prevention[J]. Int Surg,2005,90(3 Suppl):6-9.

[16] 张凯,孙鑫,喻佳洁,等. 医疗器械监管科学与循证科学[J]. 中国循证医学杂志,2019,19(5):527-531.

[17] LIU W B,XIE Y X,ZHENG Y D,etal. Regulatory science for hernia mesh:Current status and future perspectives[J]. Bioact Mater,2021,6(2):420-432.

[18] 国家药品监督管理局. 国家药监局启动中国药品监管科学行动计划[EB-OL]. [2019-04-30]. https://www. nmpa. gov. cn/yaowen/ypjgyw/20190430213401392. html.